GINECOLOGIA & OBSTETRÍCIA

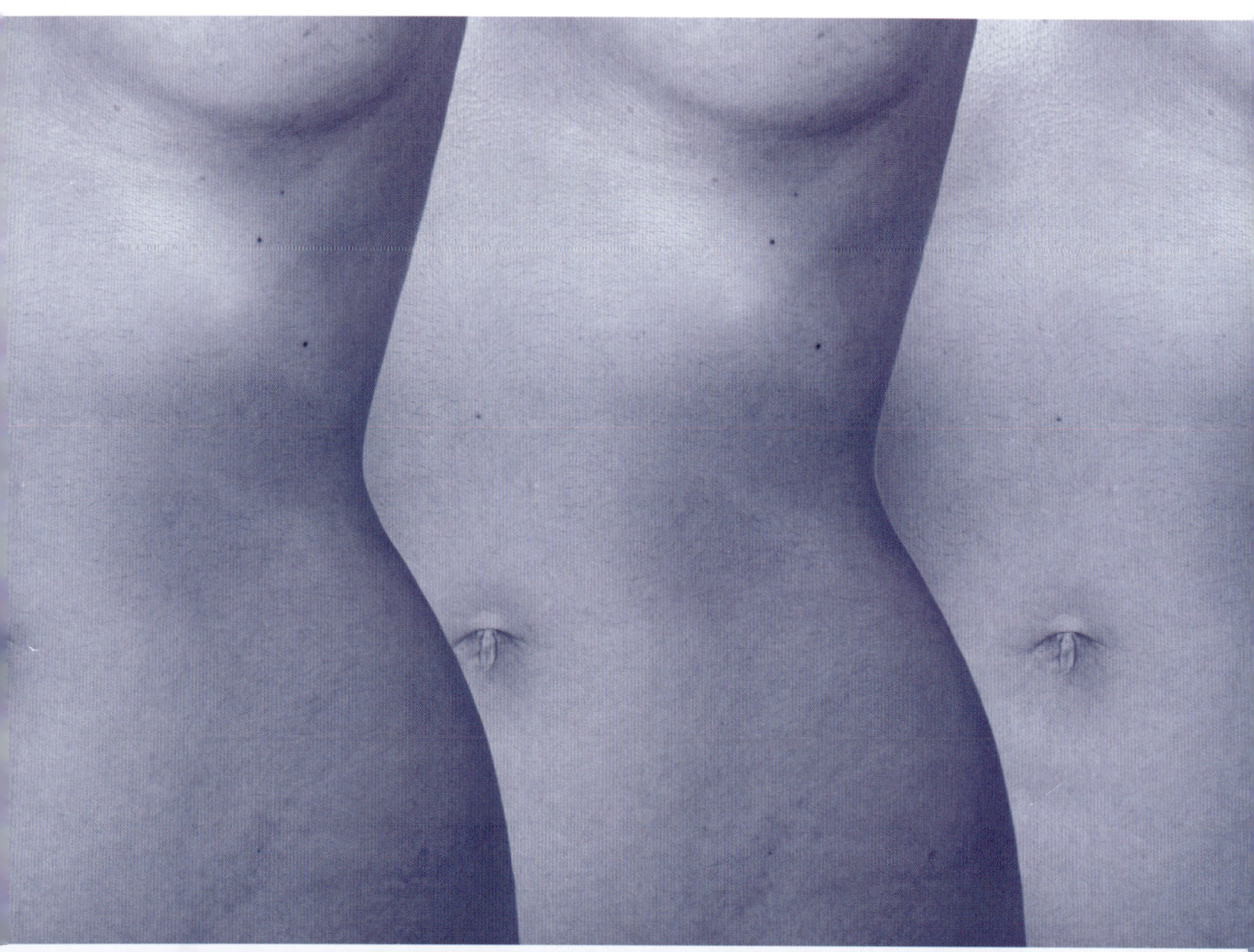

Este livro é dedicado à minha esposa, Gill, e aos meus filhos, Alastair, Nicholas e Timothy, e à memória de Sir Jack Dewhurst.

Nota: A medicina é uma ciência em constante evolução. À medida que novas pesquisas e experiências ampliam os nossos conhecimentos, são necessárias mudanças no tratamento clínico e medicamentoso. Os autores e o editor fizeram verificações junto a fontes que se acredita sejam confiáveis, em seus esforços para proporcionar informações acuradas e, em geral, de acordo com os padrões aceitos no momento da publicação. No entanto, em vista da possibilidade de erro humano ou mudanças nas ciências médicas, nem os autores e o editor nem qualquer outra parte envolvida na preparação ou publicação deste livro garantem que as instruções aqui contidas são, em todos os aspectos, precisas ou completas, e rejeitam toda a responsabilidade por qualquer erro ou omissão ou pelos resultados obtidos com o uso das prescrições aqui expressas. Incentivamos os leitores a confirmar as nossas indicações com outras fontes. Por exemplo e em particular, recomendamos que verifiquem as bulas em cada medicamento que planejam administrar para terem a certeza de que as informações contidas nesta obra são precisas e de que não tenham sido feitas mudanças na dose recomendada ou nas contraindicações à administração. Esta recomendação é de particular importância em conjunto com medicações novas ou usadas com pouca frequência.

DEWHURST

GINECOLOGIA & OBSTETRÍCIA

Manual Prático

D. KEITH EDMONDS, FRCOG, RRACOG
Consultant Obstetrician and Gynaecologist
Queen Charlotte's & Chelsea Hospital
London, UK

OITAVA EDIÇÃO

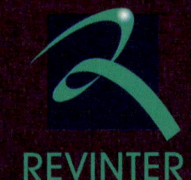

Dewhurst – Ginecologia & Obstetrícia – Manual Prático, Oitava Edição
Copyright © 2016 by Livraria e Editora Revinter Ltda.

ISBN 978-85-372-0649-2

Todos os direitos reservados.
É expressamente proibida a reprodução
deste livro, no seu todo ou em parte,
por quaisquer meios, sem o consentimento,
por escrito, da Editora.

Tradução:

ISABELLA NOGUEIRA (Caps. 1 a 4, 15 a 20)
Tradutora Especializada na Área da Saúde, RJ

MARINA BOSCATO BIGARELLA (Caps. 5 a 7)
Tradutora Especializada na Área da Saúde, SP

SILVIA SPADA (Caps. 8 a 14)
Tradutora Especializada na Área da Saúde, SP

SANDRA MALLMAN (Caps. 21 a 34)
Tradutora Especializada na Área da Saúde, RS

MAURÍCIO DEL BUONO RAMOS (Caps. 35 a 44)
Tradutor Especializado na Área da Saúde, RJ

LUCIANA CRISTINA BALDINI PERUCA (Caps. 45 a 55)
Tradutora Especializada na Área da Saúde, SP

EDIANEZ CHIMELLO (Caps. 56 a 62)
Tradutora Especializada na Área da Saúde, SP

Revisão Técnica:
DÉA SUZANA MIRANDA GAIO
Médica-Ginecologista e Obstetra
Mestrado em Medicina pela Universidade Federal do Rio Grande do Sul

---

CIP-BRASIL. CATALOGAÇÃO NA PUBLICAÇÃO
SINDICATO NACIONAL DOS EDITORES DE LIVROS, RJ

E26d
8. ed.

    Edmonds, D. Keith
    Dewhurst: ginecologia & obstetrícia: manual prático / D. Keith Edmonds; tradução Isabella Nogueira... [*et al.*] – 8. ed. – Rio de Janeiro: Revinter, 2016.
    il.

    Tradução de: Dewhurst's textbook of obstetrics & gynaecology
    Inclui bibliografia e índice
    ISBN 978-85-372-0649-2

    1. Ginecologia. 2. Obstetrícia. I. Título.

15-27262   CDD: 618
                             CDU: 618

Título original:
Dewhurst's Textbook of Obstetrics & Gynaecology – Eighth Edition
Edited by D. Keith Edmonds FRCOG, RRACOG

Copyright © by John Wiley & Sons, Ltd.
ISBN-13: 978-0-470-65457-6
ISBN-10: 0-470-65457-6

Livraria e Editora REVINTER Ltda.
Rua do Matoso, 170 – Tijuca
20270-135 – Rio de Janeiro – RJ
Tel.: (21) 2563-9700 – Fax: (21) 2563-9701
livraria@revinter.com.br – www.revinter.com.br

Sumário

Colaboradores, viii

Professor Sir John Dewhurst, xiii

Prefácio à Primeira Edição, xiv

Prefácio à Oitava Edição, xv

Lista de Abreviaturas, xvi

Pranchas em Cores, xxiii

Seção 1 Obstetrícia

Parte 1 Ciência Básica

1 Fisiologia Materna, 5
Fiona Broughton Pipkin

2 A Placenta e as Membranas Fetais, 16
Berthold Huppertz e John C.P. Kingdom

3 Crescimento Fetal Normal, 26
Jason Gardosi

Parte 2 Gravidez Normal

4 Aconselhamento antes da Concepção, 35
Mandish K. Dhanjal

5 Atenção à Saúde no Pré-Natal, 42
George Attilakos e Timothy G. Overton

Parte 3 Complicações do Início da Gravidez

6 Perda Gestacional Espontânea, 53
Catriona M. Stalder

7 Aborto Espontâneo de Repetição, 60
Siobhan Quenby

8 Neoplasia Trofoblástica Gestacional, 66
Philip Savage e Michael Seckl

9 Gravidez Ectópica, 76
Davor Jurkovic

10 Aborto Induzido, 88
Gillian Flett e Allan Templeton

Parte 4 Medicina Materna

11 Distúrbios Hipertensivos, 101
Jason J.S. Waugh e Maria C. Smith

12 Doença Cardíaca na Gravidez, 111
Catherine Nelson-Piercy

13 Diabetes e Doença Endócrina na Gravidez, 121
Anne Dornhorst e Catherine Williamson

14 Doença Renal, 137
Sarah Winfield e John M. Davison

15 Problemas Hematológicos na Gravidez, 151
Peter Clark, Andrew J. Thompson e Ian A. Greer

16 Distúrbios Médicos Diversos, 173
Andrew McCarthy

Parte 5 Medicina Fetal

17 Rastreamento Pré-Natal, 185
Ruwan C. Wimalasundera

18 Distúrbios do Crescimento Fetal e Avaliação do Bem-Estar Fetal, 200
Gordon C.S. Smith e Christoph C. Lees

19 Condições Médicas Fetais, 208
Janet Brennand

20 Anomalias Fetais, 219
Sailesh Kumar

21 Gestação Múltipla, 230
Mark D. Kilby e Dick Oepkes

Parte 6 Nascimento

22 O Mecanismo do Trabalho de Parto Normal, 247
Andrés López Bernal e Errol R. Norwitz

23 Gravidez Pós-Termo, 269
Aaron B. Caughey

24 Indução e Correção do Trabalho de Parto, 287
Jane E. Norman

25 Emergências Obstétricas, 296
Sara Paterson-Brown

26 Má Apresentação, Má Posição, Desproporção Cefalopélvica e Procedimentos Obstétricos, 311
Sabaratnam Arulkumaran

27 Monitoração Fetal durante o Trabalho de Parto, 326
Sara Paterson-Brown

28 Parto Pré-Termo, 338
Phillip Bennett

29 Analgesia, Anestesia e Ressuscitação, 356
Felicity Plaat

Parte 7 Cuidados Pós-Natais

30 Puerpério e Aleitamento Materno, 365
D. Keith Edmonds

31 Cuidados Neonatais para Obstetras, 377
Glynn Russell

32 Estatística em Obstetrícia, 394
James J. Walker

Seção 2 Ginecologia

Parte 8 Ginecologia

33 Anatomia Clínica da Pelve e do Aparelho Reprodutor, 413
Alan Farthing

34 Desenvolvimentos Normal e Anormal do Trato Genital, 421
D. Keith Edmonds

35 Ultrassonografia na Ginecologia, 435
Tom Bourne

36 Histeroscopia e Laparoscopia, 448
Adam Magos

Parte 9 Infância e Adolescência

37 Puberdade e Distúrbios da Puberdade, 471
D. Keith Edmonds

38 Distúrbios Ginecológicos na Infância e Adolescência, 480
D. Keith Edmonds

Parte 10 Menstruação

39 Ciclo Menstrual, 487
William L. Ledger

40 Contracepção e Esterilização, 495
Sharon T. Cameron e Anna Glasier

41 Síndrome do Ovário Policístico e Amenorreia Secundária, 513
Adam Balen

42 Problemas da Menstruação: Sangramento Anormal e Dismenorreia Primária, 534
Andrew W. Horne e Hilary O.D. Critchley

43 Síndrome Pré-Menstrual, 544
P.M. Shaughn O'Brien

44 Menopausa e a Mulher na Pós-Menopausa, 553
Nick Panay

Parte 11 Distúrbios da Concepção

45 Infertilidade, 567
Mark Hamilton

46 Reprodução Assistida, 580
Geoffrey Trew e Stuart Lavery

Parte 12 Dor Pélvica

47 Infecção Pélvica, 597
Jonathan D.C. Ross

48 Dor Pélvica Crônica, 607
R. William Stones

49 Endometriose, 615
Stephen Kennedy e Philippe Koninckx

Parte 13 Uroginecologia

50 Prolapso Uterovaginal, 627
Anthony R.B. Smith

51 Incontinência Urinária, 635
Dudley Robinson e Linda Cardozo

Parte 14 Doença Ginecológica Benigna

52 Doenças Benignas da Vulva, 695
Fiona M. Lewis e Sallie M. Neill

53 Doenças Benignas da Vagina, Cérvice e Ovário, 706
D. Keith Edmonds

54 Doença Benigna do Útero, 715
Aradhana Khaund e Mary Ann Lumsden

Parte 15 Oncologia Ginecológica

55 Doença Maligna da Vulva e da Vagina, 729
David M. Luesley

56 Doença Pré-Maligna e Maligna do Colo do Útero, 747
Mahmood I. Shafi

57 Câncer Epitelial de Ovário, 760
Hani Gabra e Sarah Blagden

58 Câncer do Endométrio, 776
Sean Kehoe

Parte 16 Tópicos Diversos

59 Disfunção Sexual, 785
Claudine Domoney

60 Violências Doméstica e Sexual, 798
Maureen Dalton

61 Dilemas Éticos em Obstetrícia e Ginecologia, 805
Sheila McLean

62 O Obstetra, o Ginecologista e a Lei, 815
Bertie Leigh

Índice Remissivo, 823

Colaboradores

Sabaratnam Arulkumaran PhD, FRCS, FRCOG
Professor and Head of Obstetrics and Gynaecology
Deputy Head of Clinical Sciences
St George's University of London
London, UK

George Attilakos MD, MRCOG
Consultant in Obstetrics and Fetal Medicine
Fetal Medicine Unit
University College London Hospitals NHS Foundation Trust
London, UK

Adam Balen MD, DSc, FRCOG
Professor of Reproductive Medicine and Surgery
Leeds Teaching Hospitals;
The Leeds Centre for Reproductive Medicine
Seacroft Hospital
Leeds, UK

Phillip Bennett BSc, PhD, MD, FRCOG
Professor of Obstetrics and Gynaecology
Imperial College London
London, UK

Sarah Blagden PhD, FRCP
Senior Lecturer in Medical Oncology
Ovarian Cancer Action Research Centre
Imperial College London Hammersmith Campus
London, UK

Tom Bourne PhD, FRCOG
Consultant Gynaecologist
Queen Charlotte's & Chelsea Hospital
Imperial College NHS Trust
London, UK

Janet Brennand MD, FRCOG
Consultant in Fetal and Maternal Medicine
Southern General Hospital;
Honorary Clinical Senior Lecturer
University of Glasgow
Glasgow, UK

Fiona Broughton Pipkin MA, Dphil, FRCOG ad eundem
Professor of Perinatal Physiology
Department of Obstetrics and Gynaecology
City Hospital
Nottingham, UK

Sharon T. Cameron MD, FRCOG
Consultant Gynaecologist
NHS Lothian and Part-time Senior Lecturer
Department of Reproductive and Developmental Sciences
University of Edinburgh;
Chalmers Sexual and Reproductive Health Service
Royal Infirmary of Edinburgh
Edinburgh, UK

Linda Cardozo MD, FRCOG
Professor of Urogynaecology
Department of Urogynaecology
King's College Hospital
London, UK

Aaron B. Caughey MD, MPP, MPH, PhD
Professor and Chair
Department of Obstetrics and Gynaecology
Oregon Health & Science University
Portland, OR, USA

Peter Clark BSc, MD, FRCP, FRCPath
Consultant Haematologist and Honorary Reader
Department of Transfusion Medicine
Ninewells Hospital and Medical School
Dundee, UK

Hilary O.D. Critchley BSc, MD, FRCOG, FMedSci
MRC Centre for Reproductive Health
University of Edinburgh
The Queen's Medical Research Institute
Edinburgh, UK

Maureen Dalton FRCOG, FFFLM, FFSRH
Clinical Lead Adviser Peninsula SARCs (Exeter, Plymouth and Truro)
Consultant Obstetrician and Gynaecologist
Royal Devon and Exeter Hospital
Exeter, UK

John M. Davison BSc, MD, MSC, FRCOG
Institute of Cellular Medicine
Newcastle University
Newcastle upon Tyne, UK

Mandish K. Dhanjal BSc, MRCP, FRCOG
Consultant Obstetrician and Gynaecologist
Honorary Senior Lecturer
Queen Charlotte's & Chelsea Hospital
Imperial College Healthcare NHS Trust
London, UK

Claudine Domoney MBBChir, MRCOG
Consultant Obstetrician and Gynaecologist,
Chair of the Institute of Psychosexual Medicine
Chelsea and Westminster Hospital
London, UK

Anne Dornhorst DM, FRCPath, FRCP
Hammersmith Hospital
Imperial College Healthcare NHS Trust
London, UK

Alan Farthing MD, FRCOG
Consultant Gynaecologist
Imperial College NHS Trust
London, UK

Gillian Flett FRCOG, FFSRH, MIPM
Clinical Lead Sexual Health
Consultant Sexual and Reproductive Health
Centre for Sexual and Reproductive Health
Aberdeen, UK

Hani Gabra PhD, FRCP
Professor of Medical Oncology
Ovarian Cancer Action Research Centre
Imperial College London Hammersmith Campus
London, UK

Jason Gardosi MD, FRCSE, FRCOG
Honorary Professor of Maternal and Perinatal Health
University of Warwick;
Director
West Midlands Perinatal Institute
Birmingham, UK

Anna Glasier BSc, MD, DSc, FRCOG, FFPHC, OBE
Honorary Professor
University of Edinburgh Clinical Sciences and Community Health
Edinburgh;
School of Hygiene and Tropical Medicine
University of London
London, UK

Ian A. Greer MD, MFFP, FRCP, FRCOG
Consultant Obstetrician and Executive Pro-Vice-Chancellor
Faculty of Health and Life Sciences
University of Liverpool
Liverpool, UK

Mark Hamilton MD, FRCOG
Department of Obstetrics and Gynaecology
University of Aberdeen
Aberdeen Maternity Hospital
Aberdeen, UK

Andrew W. Horne PhD, MRCOG
MRC Centre for Reproductive Health
University of Edinburgh
The Queen's Medical Research Institute
Edinburgh, UK

Berthold Huppertz PhD
Professor of Cell Biology
Institute of Cell Biology, Histology and Embryology
Medical University of Graz
Graz, Austria

Davor Jurkovic MD, FRCOG
Consultant Gynaecologist
Pregnancy and Gynaecology Assessment Unit
King's College Hospital
London, UK

Sean Kehoe MA, MD, DCH, FRCOG, FHEA
Lead Gynaecological Oncologist
Oxford Gynaecological Cancer Centre
Churchill Hospital
Oxford, UK

Stephen Kennedy MA, MD, MRCOG
Professor of Reproductive Medicine and Head of Department
Nuffield Department of Obstetrics and Gynaecology;
Co-Director
Oxford Maternal and Perinatal Health Institute
Green Templeton College
University of Oxford;
Clinical Director Women's Services
Oxford Radcliffe Hospitals NHS Trust
The Women's Centre
Oxford, UK

Aradhana Khaund MD, MRCOG
Locum Consultant in Obstetrics and Gynaecology
Department of Obstetrics and Gynaecology
Southern General Hospital
South Glasgow University Hospitals
Glasgow, UK

Mark D. Kilby MD, FRCOG
Professor of Fetal Medicine
School of Clinical and Experimental Medicine
College of Medical and Dental Sciences
University of Birmingham;
Fetal Medicine Centre
Birmingham Women's Foundation Trust
Birmingham, UK

John C.P. Kingdom MD, FRCSC, FRCOG
Department of Obstetrics and Gynaecology
Samuel Lunenfeld Research Institute
Mount Sinai Hospital
Toronto, Canada

Philippe Koninckx MD, PhD
Nuffield Department of Obstetrics and Gynaecology
University of Oxford
Oxford, UK;
Department of Obstetrics and Gynaecology
University of Leuven
Leuven, Belgium

Sailesh Kumar FRCS, FRCOG, FRANZCOG, DPhil(Oxon), CMFM
Consultant and Senior Lecturer in Fetal Medicine, Obstetrics and Gynaecology
Queen Charlotte's & Chelsea Hospital
Imperial College London
London, UK

Stuart Lavery MBBS, MRCOG
Hammersmith Hospital
London, UK

William L. Ledger MA, DPhil, FRCOG, FRANZCOG
Professor and Head of Department of Obstetrics and Gynaecology
University of New South Wales
Royal Hospital for Women
Sydney, Australia

Christoph C. Lees MD, MRCOG
Consultant in Obstetrics and Fetal–Maternal Medicine
Lead, Fetal Medicine
The Rosie Hospital
Addenbrookes NHS Trust
Cambridge, UK

Bertie Leigh Hon FRCPCH, FRCOG ad eundem
Solicitor
Senior Partner Hempsons
Hempsons
London, UK

Fiona M. Lewis MD, FRCP
Wexham Park Hospital
Slough, UK;
St John's Institute of Dermatology
St Thomas' Hospital
London, UK

Andrés López Bernal MD, DPhil (Oxon)
School of Clinical Sciences
University of Bristol;
St Michael's Hospital
Bristol, UK

David M. Luesley MA, MD, FRCOG
Professor of Gynaecological Oncology
University of Birmingham
Birmingham, UK

Mary Ann Lumsden MD, FRCOG
Head of Section
Reproductive and Maternal Medicine
University of Glasgow
Royal Infirmary
Glasgow, UK

Andrew McCarthy FRCOG
Consultant Obstetrician
Imperial College Healthcare
London, UK

Sheila McLean LLB, MLitt, PhD, LLD (Edin), LLD (Abertay, Dundee), FRSE, FRCGP, FBS, FMedSci, FRCP (Ed), FRSA
Professor of Law and Ethics in Medicine
Institute of Law and Ethics in Medicine
University of Glasgow
Glasgow, UK

Adam Magos BSc, MB, BS, MD, FRCOG
Consultant Gynaecologist/Honorary Senior Lecturer
Royal Free Hospital
London, UK

Sallie M. Neill FRCP
St John's Institute of Dermatology
St Thomas's Hospital
London, UK

Catherine Nelson-Piercy MA, FRCP, FRCOG
Consultant Obstetric Physician
Professor of Obstetric Medicine
Guy's and St Thomas' Foundation Trust
Queen Charlotte's & Chelsea Hospital
London, UK

Jane E. Norman MD, FRCOG
Professor of Maternal and Fetal Health
MRC Centre for Reproductive Biology
University of Edinburgh
The Queen's Medical Research Centre
Edinburgh, UK

Errol R. Norwitz MD, DPhil (Oxon)
Department of Obstetrics
Gynecology and Reproductive Sciences Yale
New Haven Hospital
New Haven, CT, USA

P.M. Shaughn O'Brien DSc, MD, FRCOG
Professor of Obstetrics and Gynaecology
Keele University School of Medicine
Stoke on Trent, UK

Dick Oepkes MD, PhD
Department of Obstetrics
Leiden University Medical Centre
Leiden, Netherlands

Timothy G. Overton BSc, MRCGP, MD, FRCOG
Consultant in Obstetrics and Fetal Medicine
St Michael's Hospital
University Hospitals Bristol NHS Foundation Trust
Bristol, UK

Nick Panay BSc, MRCOG, MFSRH
Consultant Gynaecologist, Specialist in Reproductive Medicine
Queen Charlotte's & Chelsea Hospital;
Chelsea and Westminster Hospital
West London Menopause & PMS Centre;
Honorary Senior Lecturer
Imperial College London
London, UK

Sara Paterson-Brown FRCS, FRCOG
Consultant Obstetrician and Gynaecologist
Clinical Lead for Labour Ward and Maternity Risk
Queen Charlotte's & Chelsea Hospital
Imperial College NHS Healthcare Trust
London, UK

Felicity Plaat BA, MBBS, FRCA
Consultant Anaesthetist & Honorary Senior Lecturer
Queen Charlotte's & Chelsea Hospital
Imperial College School of Medicine
London, UK

Slobhan Quenby BSc, MBBS, MD, FRCOG
Professor of Obstetrics
Clinical Science Research Institute
University of Warwick
University Hospital – Walsgrave Campus
Coventry, UK

Dudley Robinson MD, FRCOG
Consultant Urogynaecologist/Honorary Senior Lecturer
Department of Urogynaecology
King's College Hospital
London, UK

Jonathan D.C. Ross MD, FRCP
Professor of Sexual Health and HIV
Whittall Street Clinic
Birmingham, UK

Glynn Russell MBChB, FCPSA, FRCP, FRCPCH
Division of Neonatology
Imperial College Healthcare NHS Trust
London, UK

Philip Savage PhD, FRCP
Consultant in Medical Oncology
Charing Cross Hospital
Imperial Hospitals NHS Trust
London, UK

Michael Seckl PhD, FRCP
Director
Charing Cross Gestational Trophoblastic Disease Centre and Supraregional Tumour Masker Assay Service
Charing Cross Hospital
Imperial College NHS Healthcare Trust
London, UK

Mahmood I. Shafi MB, Bch, MD, DA, FRCOG
Consultant Gynaecological Surgeon and Oncologist
Addenbrookes Hospital
Cambridge, UK

Anthony R.B. Smith MD, FRCOG
The Warrell Unit
St Mary's Hospital
Manchester, UK

Gordon C.S. Smith MD, PhD
Department of Obstetrics and Gynaecology
The Rosie Hospital
Addenbrookes NHS Trust
Cambridge, UK

Maria C. Smith MD, MRCOG
Senior Lecturer/Consultant Obstetrician
Reproductive and Vascular Biology Group
Institute of Cellular Medicine
Newcastle University
Newcastle upon Tyne, UK

Catriona M. Stalder MBChB, MRCOG
Consultant Obstetrician & Gynaecologist
Queen Charlotte's & Chelsea Hospital
London, UK

Peter Stewart MA (Oxon), BMBCH (Oxon), FRCOG
Royal Hallamshire Hospital
Sheffield, UK

R. William Stones MD, FRCOG
The Puribai Kanji Jamal Professor and Chair
Department of Obstetrics and Gynaecology
Aga Khan University
Nairobi, Kenya

Allan Templeton CBE, MD, FRCOG, FRCP, FMedSci
University of Aberdeen
Aberdeen Maternity Hospital
Aberdeen, UK

Andrew J. Thompson BSc, MD, MRCOG
Consultant Obstetrician and Gynaecologist
Royal Alexandra Hospital
Paisley, UK

Geoffrey Trew MBBS, MRCOG
Hammersmith Hospital
London, UK

James J. Walker MD, FRCP, FRCOG, FRSM
Department of Obstetrics and Gynaecology
St James's University Hospital
Leeds, UK

Jason J.S. Waugh BSc (hons), MBBS, DA, MRCOG
Consultant Obstetrics and Maternal Medicine
Royal Victoria Infirmary
Newcastle upon Tyne, UK

Catherine Williamson MD
Institute of Reproductive and Developmental Biology
Imperial College London
London, UK

Ruwan C. Wimalasundera BSc, MBBS, MRCOG
Consultant Obstetrician & Lead for Fetal Medicine
Queen Charlotte's & Chelsea Hospital
Imperial College NHS Healthcare Trust
London, UK

Sarah Winfield BSc, MBBS, MRCOG
Consultant Obstetrician
Leeds Teaching Hospitals NHS Trust
Leeds, UK

Professor Sir John Dewhurst

O Professor Sir John Dewhurst morreu no dia 1º de dezembro de 2006. Jack, como era conhecido por todos os colegas, foi uma referência para os obstetras e ginecologistas do século XX. Sua reputação era internacionalmente reconhecida e ele se tornou um especialista consagrado em ginecologia da infância e da adolescência. Foi também um extraordinário professor de obstetrícia e ginecologia, e este compêndio, publicado pela primeira vez na década de 1970, é um testamento da sua dedicação ao ensino. Tornou-se, em 1976, o presidente do *Royal College of Obstetricians and Gynaecologists*, cargo mantido por três anos, e pelo qual foi condecorado. Aposentou-se em 1986, depois de uma longa e eminente carreira, mas o seu legado perdura e ele será lembrado com grande afeição e respeito profissional por todos que o conheceram.

Keith Edmonds

Prefácio à Primeira Edição

Nosso objetivo ao escrever este livro foi o de produzir um texto que abrangesse tudo o que o especialista em período de formação em obstetrícia e ginecologia deve saber. Infelizmente, ele deve saber muito, não só sobre a sua própria matéria, mas também sobre certos aspectos das especialidades intimamente relacionadas, como a endocrinologia, bioquímica, citogenética, psiquiatria etc. Assim, tentamos oferecer ao pós-graduando não só um avançado compêndio de obstetrícia e ginecologia, como também algo que integra os relevantes aspectos de outras áreas que atuam cada vez mais sobre o campo clínico.

Para atingir este objetivo dentro de um limite razoável, pressupomos que alguns conhecimentos básicos serão assimilados pelo leitor durante o treinamento médico e nós vamos ver estes temas a partir daí. Os fundamentos não questionáveis do conhecimento são apresentados de forma breve com precisão e clareza, sendo a discussão voltada para os aspectos mais avançados. Sabemos que, mesmo desta forma, não é possível fornecer todos os detalhes que alguns leitores possam querer, então, fornecemos uma bibliografia em cada capítulo. Sempre que possível, tentamos dar uma opinião positiva com justificativa, mas considerando outras possíveis opiniões importantes; acreditamos que isto seja mais útil que um relatório completo de todas as possíveis opiniões que possam ser coletadas. Ao escolhermos dar ênfase aos aspectos fundamentais dos processos naturais e de doenças que são discutidos, acreditamos que o foco sobre estas características fisiológicas básicas e patológicas seja importante para o treinamento adequado de um especialista. As questões clínicas também são apresentadas em detalhes, sempre que a sua discussão teórica seja justificada. Há, contudo, alguns aspectos clínicos que não podem, no nível do especialista, ser considerados em teoria com benefício real; por exemplo, como palpar o abdome de uma gestante e como usar o fórceps obstétrico. Em geral, estas questões são analisadas muito brevemente, ou talvez nem o sejam; este não é um livro sobre *como* as coisas são feitas, mas sobre como o tratamento correto é escolhido, quais são as vantagens de uma escolha em vez de outra, as complicações esperadas etc. As questões práticas, acreditamos, são mais bem aprendidas na prática e com esporádica consulta a compêndios especializados voltados apenas para elas.

Uma palavra pode ser útil na maneira com a qual o livro foi proposto. Teríamos seguido de bom grado o conselho dado à Alice, quando esta estava para depor no julgamento do Valete de Copas no País das Maravilhas, "Comece pelo começo, siga até chegar ao fim e, então, pare". Mas esse conselho é difícil de ser seguido quando se tenta achar o começo de assuntos tão complexos como aqueles aos quais este livro é dedicado. O começo tem início com a fertilização, ou com os eventos que levam a ela, ou com os órgãos genitais sobre a correta função da qual todas as gestações dependem, ou em outro lugar? E em qual direção devemos segui-los? Os distúrbios da reprodução não estão em um compartimento separado da doença do trato genital, mas cada um está claramente associado ao outro por, pelo menos, uma parte da vida da mulher. Embora tenhamos tentado integrar a obstetrícia com a ginecologia e com suas especialidades associadas, é essencial que haja alguma separação ao escrever-se sobre elas, e o plano que seguimos é basicamente este – começamos com a criança do sexo feminino *in utero*, seguimos sua infância até a puberdade, da adolescência à maturidade, da gravidez à maternidade, dos seus anos reprodutivos à menopausa e idade avançada. Alguns assuntos tiveram de ser tirados de ordem e a repetição foi evitada com a indicação de onde poderiam ser encontradas no livro em outros capítulos com temas inter-relacionados. Esperamos que nossos esforços forneçam um texto coerente e integrado desta área e possam satisfazer nossos leitores.

Sir John Dewhurst

Prefácio à Oitava Edição

Enquanto escrevo este texto, o lançamento da primeira edição de *Dewhurst's Postgraduate Obstetrics and Gynaecology* completa quase 40 anos. Pouquíssimos livros têm resistido ao teste da longevidade e é em homenagem às ideias de Jack Dewhurst que o livro está em sua oitava edição. A ideia de Jack era fornecer aos alunos pós-graduandos um texto educativo avançado e adaptado e é esta filosofia que leva à oitava edição. Nenhum compêndio consegue ser totalmente abrangente e esperamos que o conhecimento transmitido por este livro seja um estímulo para todos os estudantes buscarem cada vez mais o aprofundamento no conhecimento especializado.

Esta edição foi remodelada com a esperança de que os leitores adquiram conhecimento de forma mais rápida e abrangente. A especialidade continua a desenvolver-se e a avançar e a ginecologia, em particular, está tornando-se cada vez mais uma especialidade médica e menos cirúrgica. Isto traz um benefício às mulheres, à medida em que os avanços terapêuticos lhes oferecem uma gama crescente de opções para melhorar a sua qualidade de vida. Os obstetras estão cada vez mais focados na diferenciação entre a gravidez normal e a complicada, buscando aperfeiçoar e melhorar o tratamento de gestações com algum grau de comprometimento e, consequentemente, atingindo melhores resultados neonatais. A mellhoria no exercício da obstetrícia e da ginecologia em âmbito mundial reflete o interesse na melhoria da qualidade de vida.

É lamentável que ainda ocorram, por ano, duzentos e cinquenta milhões de mortes de mulheres como consequência de um parto. Esperamos que este compêndio possa contribuir para reduzir este número.

Muitos autores novos aceitaram o desafio de contribuir para esta edição e, junto com os autores que contribuíram no passado, ofereço-lhes os meus sinceros agradecimentos pelo tempo e esforço dedicados à construção dos capítulos. Esperamos ter realizado esta tarefa de forma que o leitor a considere intelectualmente desafiadora e recompensadora.

Por fim, gostaria de agradecer à minha secretária, Liz Manson, que foi de grande ajuda na produção desta obra, e também à equipe da Blackwell Publishing, que mudou muitas vezes durante a implantação desta edição, mas que nunca vacilou no esforço para alcançar o objetivo final.

Keith Edmonds

Lista de Abreviaturas

AABR	puericultura e audiometria de tronco cerebral automatizada	AUB	sangramento uterino anormal
		AV	atrioventricular
ACC	agenesia do corpo caloso	AVE	acidente vascular encefálico
ACE	enzima conversora de angiotensina	AVM	malformação arteriovenosa
ACR	*American College of Radiologists*	AVSD	defeito do septo atrioventricular
ACTH	hormônio adrenocorticotrófico	BBT	temperatura corporal basal
ADCY	adenilil ciclase	BCG	bacilo de Calmette-Guérin
ADHD	transtorno de déficit de atenção/hiperatividade	BD	duas vezes ao dia
ADP	difosfato de adenosina	BMA	*Abortion Act* e a *British Medical Association*
AFC	contagem de folículos antrais	BMD	densidade mineral óssea
AFI	índice de líquido amniótico	BMI	índice de massa corporal
AFLP	esteatose hepática aguda da gravidez	BMPs	proteínas fotogenéticas da medula óssea
AFP	α-fetoproteína	BNF	*British National Formulary*
AICD	cardioversor-desfibrilador implantável e automático	BP	pressão arterial sistêmica
		BPD	diâmetro biparietal
AIS	síndrome da insensibilidade androgênica	BPD	displasia broncopulmonar
ALD	aldosterona	BPS	escore do perfil biofísico
ALSO	*Advanced Life Support in Obstetrics*	BV	vaginose bacteriana
ALT	alanina transferase	CAH	hiperplasia suprarrenal congênita
AMH	hormônio antimülleriano	CAT	tronco arterial comum
AN	*acantose nigricans*	CAVB	bloqueio AV completo
ANP	peptídeo natriurético atrial	CBZ	carbimazol
AOAE	emissão otoacústica automática	CC	citrato de clomifeno
AP	hipofisária anterior	CCAM	malformação adenomatoide cística congênita
APS	síndrome antifosfolípide	CCD	dispositivo de carga acoplada
APTT	tempo de tromboplastina parcial ativada	CCG	*Conveen Continence Guard*
APVS	síndrome da valva pulmonar ausente	CCI	índice clínico-colposcópico
ARF_6	fator 6 de ribosilação do ADP	C_{cr}	*clearance* de creatinina
ARM	ruptura artificial das membranas	CCT	*Contrelle Continence Tampon*
ART	tecnologia da reprodução assistida	CEE	estrogênio equino conjugado
ASD	defeito do septo atrial	CEMACE	Comitê de Investigação da Saúde Materna e Infantil
ASRM	Sociedade Americana de Medicina Reprodutiva		
AST	aspartato transaminase	CF	fibrose cística
ASTEC	*A Surgical Trial in Endometrial Cancer*	CFF	fetal livre de células
AT III	antitrombina III	CHD	cardiopatia congênita
ATP	trifosfato de adenosina	CGRP	peptídeo relacionado com o gene da calcitonina

CHD	doença cardíaca coronariana	DUB	sangramento uterino disjuncional
CI	intervalo de confiança	DVT	trombose venosa profunda
CIN	neoplasia intraepitelial cervical	ECV	versão cefálica externa
CKD	doença renal crônica	EDD	data provável do parto
CLS	espaço dos capilares linfáticos	EDF	fluxo diastólico final
CMO	*Chief Medical Office*	EFM	monitorização eletrônica contínua
CMV	citomegalovírus	EFW	peso fetal estimado
CNS	sistema nervoso central	EGF	fator de crescimento epidermal
CNST	*Clinical Negligence Scheme for Trusts*	eGFR	taxa de filtração glomerular estimada
CO	débito cardíaco	EIA	ensaios imunoenzimáticos alternativos
CO	monóxido de carbono	ELISA	testes imunoenzimáticos
CoA	coarctação da aorta	EMA/CO	etoposide, metotrexato, actinomicina d, ciclofosfamida e vincristina
COC	contraceptivo oral combinado		
COCP	pílula contraceptiva oral combinada	EMAS	*European Menopause and Andropause Society*
COX	ciclo-oxigenase		
CP	placa coriônica	eNOTES	cirurgia embrionária intra-abdominal sem incisões (*embryonic natural orifice transumbelical endoscopic surgery*)
CPA	acetato de ciproterona		
CPA	dopplerfluxometria em cores		
CPP	dor pélvica crônica	EOC	câncer epitelial de ovário
CPR	ressuscitação cardiopulmonar	EORTC	Organização Europeia para Pesquisa e Tratamento do Câncer
CRH	hormônio liberador de corticotrofina		
CRL	comprimento cabeça-nádega	EP/EMA	(etoposide, cisplastina/EMA)
CRP	proteína C-reativa	EPIBEL	*Extremely Premature Infants in Belgium*
CSA	abuso sexual de crianças	EPIC	*European Prospective Investigation into Cancer and Nutrition*
CT	tomografia computadorizada		
CT	citotrofoblasto	EPICure	*Extremely Premature Infant: Curosurf Study*
CTG	cardiotocografia	EPIPAGE	*Épidémiologique sur les Petits Ages Gestacionnels*
cTGA	transposição corrigida das grandes artérias		
CTPA	angiografia pulmonar por CT	EPL	perda gestacional precoce
CVP	pressão venosa central	ERPF	fluxo plasmático renal efetivo
CVS	biópsia de vilo corial	ESHRE	*European Society for Human Reproduction and Embriology*
CXR	radiografia de tórax		
D&C	dilatação e curetagem	EUROCAT	*European Surveillance of Congenital Anomalies*
DAC	diaciglicerol		
DDAVP	desmopressina	FAI	índice de androgênio livre
DES	dietilestilbestrol	FAS	síndrome alcoólica fetal
DEXA	densitometria de raios X de dupla energia	FAST	exame ultrassonográfico focado para o traumatismo
DHEA	diidroepiandrostenediona		
DIC	coagulação intravascular disseminada	FASTER	*First and Second Trimester Evaluation for Aneuploidy Trial*
DIP	desacelerações precoces		
DIPI	inseminação intraperitoneal direta	FBC	hemograma completo
DIV	ventrículo com dupla via de entrada	FBS	amostra de sangue fetal
DM tipo 2	diabetes melito tipo 2	FERC	Ciclo de Recolocação de Embrião Congelado
DMPA	acetato de medroxiprogesterona de depósito	FEV_1	volume expiratório forçado em 1s
		FFP	plasma fresco congelado
DORV	ventrículo direito com dupla via de saída	FFTS	síndrome de transfusão feto-fetal crônica
DOT	transferência direta de oócito	FGFR1	receptor 1 do fator do crescimento do fibroblasto
DPG	difosfoglicerato		
DRSP	Registro Diário da Gravidez dos Problemas	FGS	esclerose glomerular focal
DSD	dissinergia do esfíncter detrusor	FGR	restrição do crescimento fetal
DSD	distúrbios do desenvolvimento sexual	FHR	frequência cardíaca fetal

FISH	hibridização *in situ* fluorescente	HIV	vírus da imunodeficiência humana
FMH	hemorragia materno-fetal	HIVAN	vírus da imunodeficiência humana com nefropatia associada
FMP	data da última menstruação	HLA	antígeno humano leucocitário
FNAC	citologia de aspiração por agulha fina	HLA	antígeno humano linfócito
FNAIT	trombocitopenia aloimune fetal e neonatal	HLHS	síndrome de hipoplasia do coração esquerdo
FOQ	fator de risco familiar	HMB	sangramento menstrual intenso
FRAX	instrumento de avaliação do risco de fratura da OMS	hMG	gonadotrofina humana da menopausa
FSFI	Índice da Função Sexual Feminina	HNPCC	câncer colorretal não poliposo hereditário
FSH	hormônio folículo-estimulante	HO	hemoxidase
FSRH	*Faculty of Sexual and Reproductive Healthcare*	HPA	antígenos plaquetários humanos
fWF	fator de von Willebrand	HPE	holoprosencefalia
GA	anestesia geral	HPO	eixo hipotalâmico-hipofisário-ovariano
GAX	ligação cruzada do colágeno	HPV	papilomavírus humano
GBS	*Streptococcus* do grupo B	HR	frequência cardíaca
GCM1	*glial cell missing-1*	HRT	terapia de reposição hormonal
G-CSF	fator estimulador de granulócitos	HSDD	transtorno do desejo sexual hipoativo
GDF-9	fatores de crescimento diferenciados	HSG	histerossalpingografia
GDM	diabetes melito gestacional	HUS	síndrome urêmica hemolítica
GFR	taxa de filtração glomerular	i.m.	intramuscular
GH	hormônio do crescimento	i.v.	intravenoso
GIFT	transferência intrafalopiana de gameta	IAAb	arco aórtico interrompido Tipo B
GnRH	hormônio de liberação de gonadotrofinas	IADPSG	*International Association of Diabetes in Pregnancy Study Groups*
GMC	*General Medical Council*	IBS	síndrome do colón irritável
GOG	Grupo de Ginecologia e Oncologia	ICH	hemorragia intracraniana
GP	clínico geral	ICSI	injeção intracitoplasmática de espermatozoide
GPCR	ativação dos receptores acoplados à proteína G	IE	endocardite infecciosa
GRIT	ensaio clínico de intervenção da restrição do crescimento	IFN	interferon
GTN	trinitrato de gliceril	IGF	fator de crescimento semelhante à insulina
GTT	neoplasia trofoblástica gestacional	IgG	imunoglobulina intravenosa
GTT	teste oral de tolerância à glicose	IGT	teste de tolerância à glicose
HAPO	*Hyperglycemia and Adverse Pregnancy Outcome*	IHC	imuno-histoquímica
Hb	hemoglobina	IHD	cardiopatia isquêmica
HBPM	heparina de baixo peso molecular	ILCOR	*Internationl Liaison Committee on Resuscitation*
HBV	vírus da hepatite B	IMS	*International Menopause Society*
HC	circunferência cefálica	INR	relação internacional normalizada
hCG	gonadotrofina coriônica humana	IOL	indução do parto
HCM	cardiomiopatia hipertrófica	IOTA	*International Ovarian Tumor Analysis*
HDL	lipoproteína de alta densidade	IR	resistência à insulina
HDN	doença hemolítica perinatal	ITP	púrpura trombocitopênica imunológica
HDR	regimes de alta dose	IUCD	dispositivo de contracepção intrauterino
HELLP	síndrome de hemólise, elevação das enzimas hepática e trombocitopenia	IUD	dispositivo intrauterino
HERS	*Heart and Oestrogen/Progestin Replacement Study*	IUGR	restrição de crescimento intrauterino
HFEA	Conselho de Embriologia e Fertilização Humanas	IUI	inseminação intrauterina
		IUS	sistema intrauterino
HH	hipogonadismo hipogonadotrófico	IUT	transfusão intrauterina
HIE	encefalopatia hipóxico-isquêmica	IVC	veia cava inferior
HIT	trombocitopenia induzida por heparina	IVD	parto vaginal instrumentado

IVF	fertilização *in vitro*	MMR	vacina tríplice viral (sarampo, caxumba, rubéola)
IVIG	imunoglobulina intravenosa	MOET	*Managing Obstetric Emergencies and Trauma*
IVU	urograma venoso	MoM	múltiplos da mediana
KIR	receptores de imunoglobulina do tipo *killer*	MOSES	*Multidisciplinary Obstetric Simulated Emergency Scenarios*
KTP	fosfato titanilopotássico	MPA	acetato de medroxiprogesterona
LAM	método de amenorreia induzido pela lactação	MPAP	pressão arterial pulmonar média
LARC	*Long Acting Reversible Contraceptives*	MR	ressonância magnética
LAVH	histerectomia vaginal assistida por laparoscopia	MRI	imagem por ressonância magnética
LDA	baixas doses de aspirina	MRKH	síndrome de Mayer-Rokitansky-Küster-Hauser
LDL	lipoproteína de baixa densidade	MSD	diâmetro médio do saco gestacional
LEEP	Procedimento de exérese eletrocirúrgica por alça	MSU	amostra de urina de fluxo médio
LESS	cirurgia laparoscópica de sitio único	MTHFR	metilenotetra-hidrofolato redutase
LGA	grande para a idade gestacional	MVA	aspiração manual a vácuo
LH	hormônio luteinizante	MWS	*Million Women Study*
LMP	data da ultima menstruação	NAAT	teste de qualificação de ácido nucleico
LMWH	heparina de baixo peso molecular	NANC	receptores não adrenérgicos, não colinérgicos
LOD	diatermia ovariana laparoscópica	NF	translucência nucal
LOP	occípito-esquerda-transversa	NFP	métodos naturais de planejamento familiar
LP	líquen plano	NGF	fator de crescimento do nervo
LPS	suplementação da fase lútea	NHS	*National Health Service*
LPS	lipopolissacarídeo	NICE	*National Institute for Health and Clinical Excellence*
LR	razão de probabilidade	NIDDM	diabetes melito não dependente de insulina
LSIL	lesão intraepitelial escamosa de baixo grau	NIHF	hidropisia fetal não imune
LUNA	ablação da inervação uterina por via laparoscópica	NIPE	*Newborn and Infant Physical Examination*
MAS	cirurgia minimamente invasiva	NK	células *natural killer*
MCA	artéria cerebral média	NKF	*National Kidney Foundation*
MCDK	rim displásico multicístico	NNT	número necessário de tratamento
MCH	hemoglobina corpuscular média	NO	óxido nítrico
MCHC	concentração de hemoglobina corpuscular média	NOS	enzima sintase do óxido nítrico
MCV	volume corpuscular médio	NOS	*National Osteoporosis Society*
MDI	Índice de Desenvolvimento Mental	NSAIDs	anti-inflamatórios não esteroides
MDRD	Modificação da Dieta na Doença Renal	NSC	*National Screening Committee*
MDT	equipe mutidisciplinar	NTDs	defeitos do tubo neural
MEA	ablação endometrial por micro-ondas	NYHA	*New York Heart Association*
MEOWS	*Modified Early Obstetric Warning System*	OA	occipitoanterior
MEr	eritrócito materno	OAB	bexiga hiperperativa
MESA	aspiração microepididimal de espermatozoide	OCS	sinal do ovário crescente
MHRA	*Medicines and Healthcare Products Regulatory Agency*	OD	uma vez ao dia
MI	infarto do miocárdio	OGTT	teste de tolerância à glicose oral
MIDIRS	Serviço de Recursos e Informação para Parteiras	OHSS	síndrome de hiperestimulação ovariana
MLCK	cinase de cadeia leve de miosina	ONS	*Office for National Statistics*
MLD	drenagem linfática manual	OPERA	*overactive bladder: performance of extended release agents*
MMF	micofenolato mofetil	OT	ocitocina
MMMT	tumor mülleriano maligno misto	OTR	receptores de ocitocina
MMR	razão de mortalidade materna	PAI	inibidor do ativador do plasminogênio
		PAPP-A	proteína plasmática A associada à gravidez

PCA	analgesia controlada pela paciente	PUL	diagnóstico de gestação sem identificação da localização
PCO	ovário policístico		
PCOS	síndrome do ovário policístico	PV	volume plasmático
PCR	reação em cadeia da polimerase	PVL	leucomalácia periventricular cística
PCT	teste pós-coital	PVN	núcleo paraventricular
PD	diálise peritoneal	QID	quatro vezes ao dia
PDE	enzimas fosfodiesterase	QoL	qualidade de vida
PDI	Índice de Desenvolvimento Psicomotor	RAS	sistema renina-angiotensina
PE	embolia pulmonar	RCM	*Royal College of Midwives*
PESA	aspiração percutânea epididimal de espermatozoide	RCOG	*Royal College of Obstetricians and Gynaecologists*
PET	tomografia por emissão de pósitrons	RCPCH	*Royal College of Paediatrics and Child Health*
PFMT	treinamento do músculo do assoalho pélvico	RCT	estudo clínico, controlado e randomizado
PG	prostaglandina	RDS	desconforto respiratório neonatal
PGD	diagnóstico genético pré-implantação	Rh	sistema rhesus
PGF	fator de crescimento placentário	RIF	falha de implantação recorrente
PGS	exame genético pré-implantacional	RMI	índice de risco de malignidade
PID	doença inflamatória pélvica	ROC	*Receiver Operating Characteristics*
PISQ	Questionário Sexual de Incontinência Urinária e de Prolapso Genital	ROT	occípito-direita-transversa
		RR	risco relativo
PKC	proteína cinase C	RTC	estudo randomizado e controlado
PLCβ	fosfolipase C beta	RYR	receptores de rianodina
PLISSIT	permissão, informação limitada, sugestões específicas e terapia intensiva	SART	*Society for Assisted Reproductive Technlogy*
		SCC	carcinoma de células escamosas
PMDD	doença disfórica pré-menstrual	SCJ	junção escamocolunar
PME	exacerbação pré-menstrual	SEM	desvio-padrão da média
PMR	taxa de mortalidade perinatal	SFH	altura da sínfise até o fundo uterino
PMS	síndrome de tensão pré-menstrual	SERCA	Ca^{2+}-ATPases do retículo endoplasmático liso
POF	falência ovariana prematura		
POPQ	Quantificação de Prolapso dos Órgãos Pélvicos	SGA	pequeno para a idade gestacional
		SHBG	globulina ligadora dos hormônios sexuais
PORTEC	*Postoperative Radiotherapy in Endometrial Cancer*	SIL	lesão intraepitelial escamosa
		SILS	cirurgia laparoscópica de incisão única (*single incision laparoscopy surgery*)
PPARγ	receptor ativado por proliferadores de peroxissoma gama		
		Symp NS	sistema nervoso simpático
PPH	hemorragia pós-parto	SIS	infusão de solução salina
PRMs	moduladores de receptor de progesterona	SLE	lúpus eritematoso sistêmico
PROG	progesterona	SMR	coeficientes de mortalidade padronizados
PROST	transferência em estágio pró-nuclear	SNRI	noradrenalina
PS/PA + IVS	estenose pulmonar/atresia pulmonar com septo interventricular intacto	SNS	sacroneuromodulação central
		SOGC	*Society of Obstetricians and Gynaecologists of Canada*
PSTT	tumores trofoblásticos de sítio placentário		
PSV	pico de velocidade sistólica	SP-A	proteína A do surfactante
PTEN	fosfatase e o homólogo de tensina	SR	retículo sacorplasmático
PTH	hormônio da paratireoide	SSRIs	inibidores de reabsorção seletivos de serotonina
PTHrP	proteína relacionada com o hormônio da paratireoide		
		STIs	infecções sexualmente transmissíveis
PTNS	estimulação do nervo tibial posterior-periférico	STOPPIT	*Study Of Progesterone for the Prevention of Preterm Birth In Twins*
		ST	sinciciotrofoblasto
PTU	propiltiouracil	STR	sequências curtas repetidas em *tandem*
		STV	variabilidade a curto prazo

SUI	incontinência urinária de esforço	TVS	ultrassonografia transvaginal
SUUSS	*Serum Urine and Ultrasound Screening Study*	TVT	fita vaginal livre de tensão
SVT	taquicardia supraventricular	TVT-O	acesso transobturatório
SWETZ	exérese da zona de transformação por alça reta	TZ	zona de transformação
TA	transdutores transabdominais	UAE	embolização da artéria uterina
TAT III	complexo trombina-antitrombina III	UDI	inventário de angústia urogenital
TBG	globulina ligadora de tiroxina	UFH	heparina não fracionada
TESE	extração testicular de esperma	UKCTOCS	Triagem de Câncer de Ovário do Ensaio Colaborativo do Reino Unido
TFT	teste de função tireóidea	UKOSS	Sistema de Vigilância Obstétrica do Reino Unido
TGA	transposição das grandes artérias	U_{Na}	excreção urinária de sódio
TGF	fator transformador de crescimento	UPP	pressão uretral de repouso
TIBC	capacidade total de ligação do ferro	UTI	infecção do trato urinário
TID	três vezes ao dia	UVH	coração univentricular
TNF	fator de necrose tumoral	UW	parede uterina
TNM	metástase do linfonodo tumoral	VAIN	neoplasia intraepitelial vaginal
TOBY	*Treatment of Perinatal Asphyxial Encephalopathy*	VB	vaginose bacteriana
TOF	tetralogia de Fallot	VEGF	fator de crescimento vascular endotelial
TOP	pedidos de aborto	VEGFR	variante do receptor do fator de crescimento do endotélio vascular
t-PA	antígeno ativador do plasminogênio do tipo tecidual	VHB	vírus da hepatite B
TPE	excreção de proteína total	VICS	*Victorian Infant Collaborative Study*
TPR	resistência periférica total	VIN	neoplasia intraepitelial vulvar
TPVR	resistência vascular periférica total	VLDL	triglicerídeos das lipoproteínas de baixa densidade
TRAP	perfusão arterial gemelar reversa	VOC	canais do tipo L operados por voltagem
TRH	hormônio liberador de tirotrofina	VSD	defeito do septo ventricular
TSEC	complexo estrogênico do tecido específico	VSD	septo ventricular subaórtico grande
TSH	hormônio estimulante da tireoide	VTE	tromboembolismo venoso
TTP	púrpura trombocitopênica trombótica	VVG	síndrome vulvo-vaginal-gengival
TTTS	síndrome de transfusão gêmeo-gemelar	vWD	doença de von Willebrand
TURP	ressecção transuretral da próstata	WHI	*Women's Health Initiative*
TVD	displasia da valva tricúspide	WHO	Organização Mundial de Saúde
TVOR	recuperação de oócito via transvaginal		

Pranchas em Cores

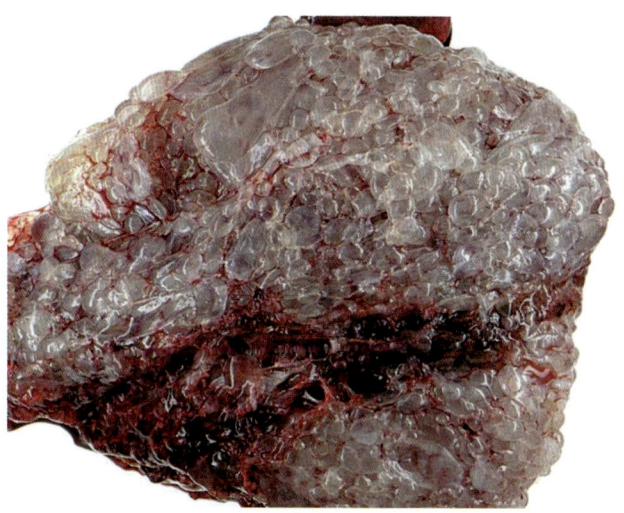

Prancha 8.1 Aparência macroscópica de uma gravidez molar no início do segundo semestre.

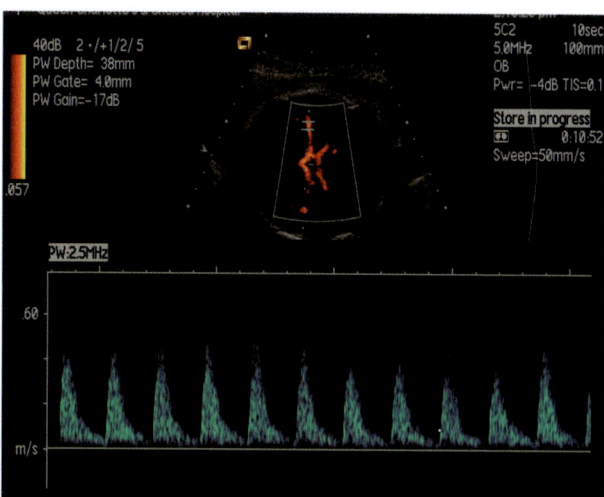

Prancha 17.1 Dopplerfluxometria em cores do polígono de Willis fetal. Os transdutores foram colocados em um ângulo de 0° na artéria cerebral média com identificação do padrão de pulsatilidade do fluxo.

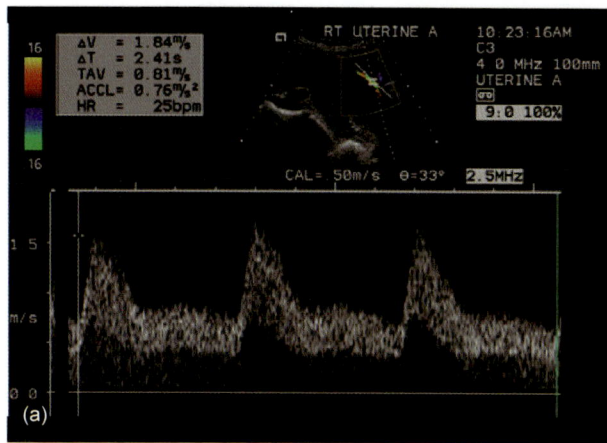
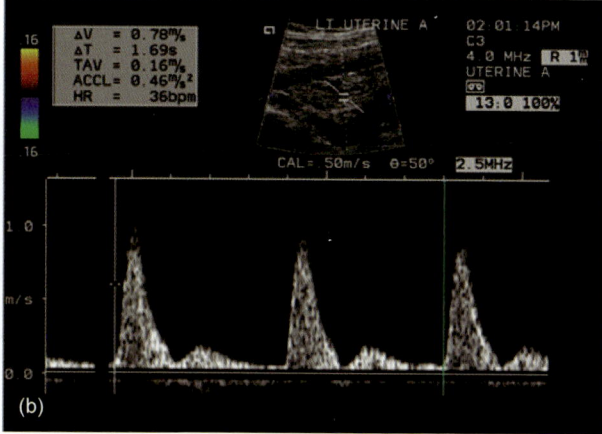

Prancha 18.1 Dopplerfluxometria da artéria uterina: (a) Dopplerfluxometria normal; (b) Dopplerfluxometria anormal.

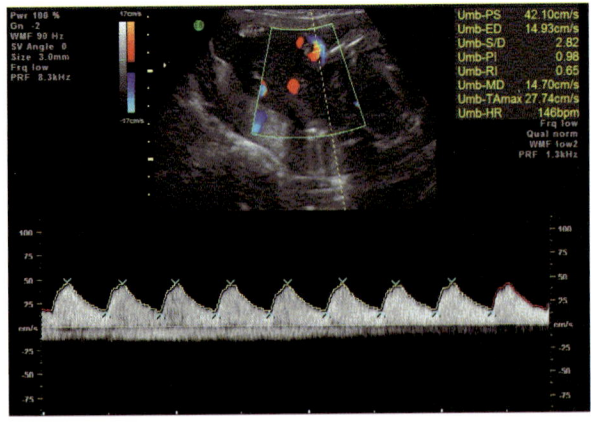
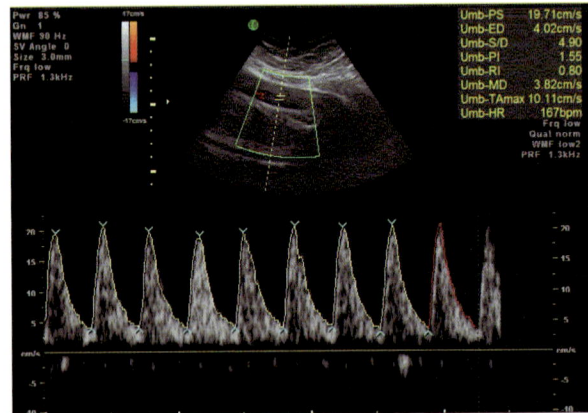
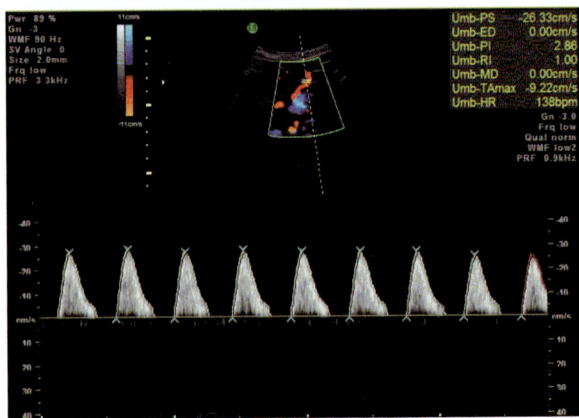

Prancha 18.2 Doppler da artéria umbilical: (a) Dopplerfluxometria normal; (b) fluxo diastólico final reduzido; (c) fluxo diastólico final ausente.

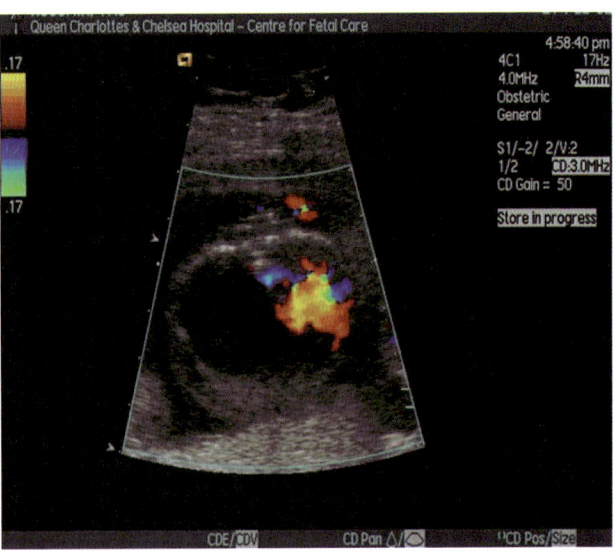

Prancha 20.1 Hidrotórax fetal grande com mudança no mediastino.

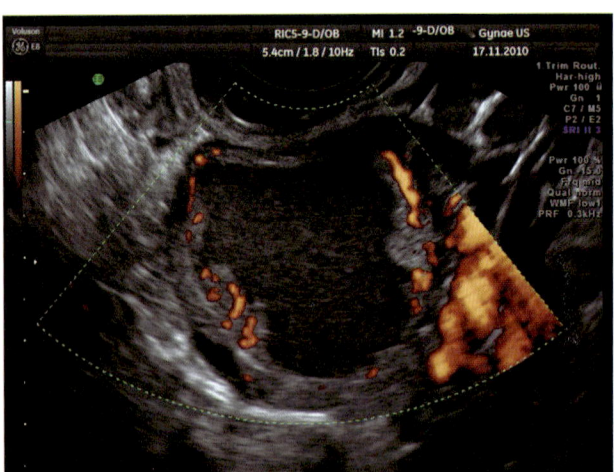

Prancha 35.1 Endometrioma com 12 semanas de gestação apresentando decidualização. Presença de projeções sólidas na cavidade cística com focos de vidro fosco.

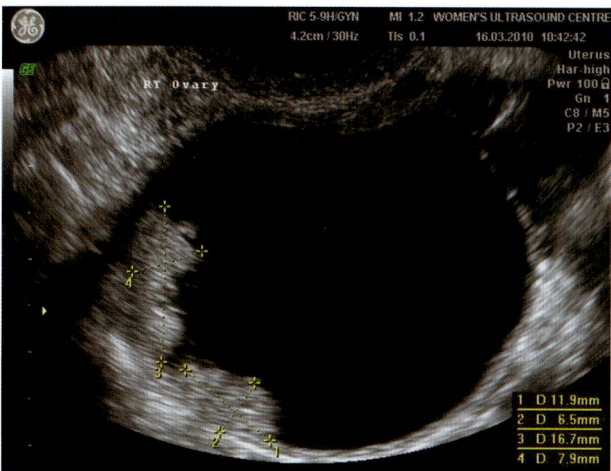

Prancha 35.2 Cisto ovariano *borderline* mostrando projeções sólidas na cavidade cística.

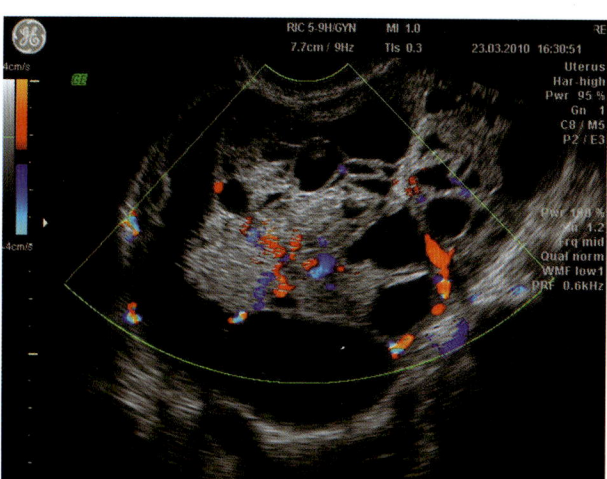

Prancha 35.3 Tumor ovariano sólido-cístico multilocular com alto escore de cores. Estas são características de malignidade ovariana.

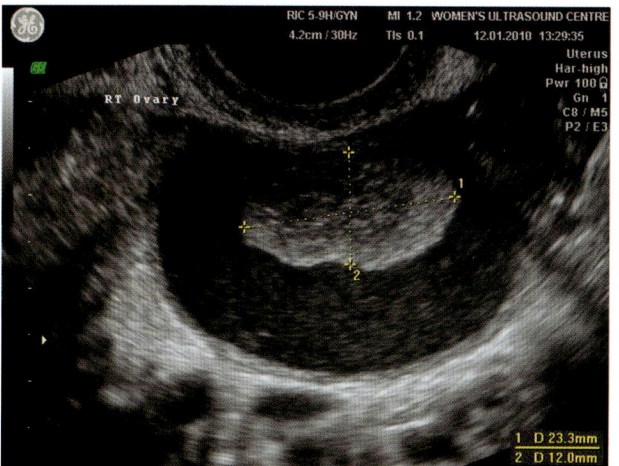

Prancha 35.4 Cisto ovariano fisiológico: a área sólida representa um coágulo.

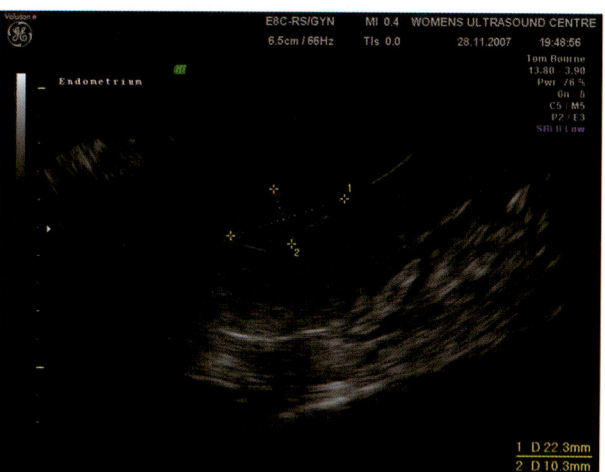

Prancha 35.5 Aparência característica de um pólipo endometrial: observe a natureza hiperecogênica do pólipo com contorno brilhante.

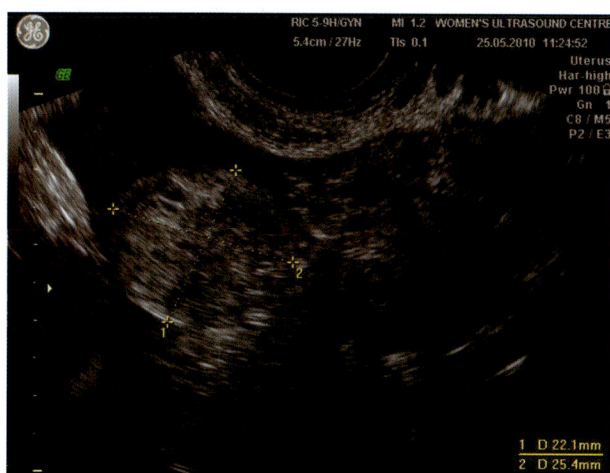

Prancha 35.6 Gravidez ectópica tubária. Muitas vezes se apresentam como 'bolhas' homogêneas; neste caso existe um pouco de sangue circundando a massa.

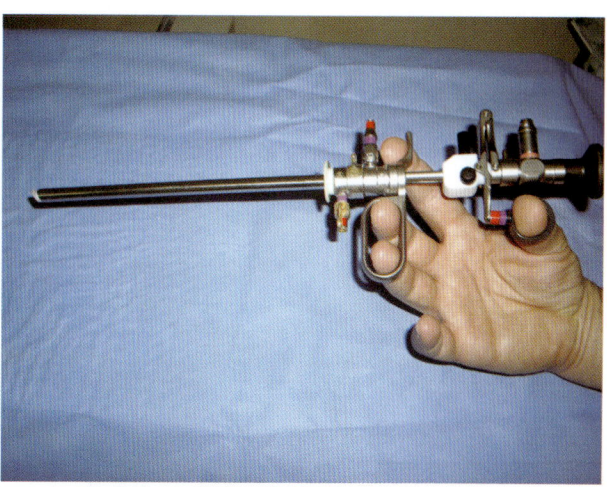

Prancha 36.1 Ressectoscópio de fluxo contínuo com um mecanismo de haste passiva.

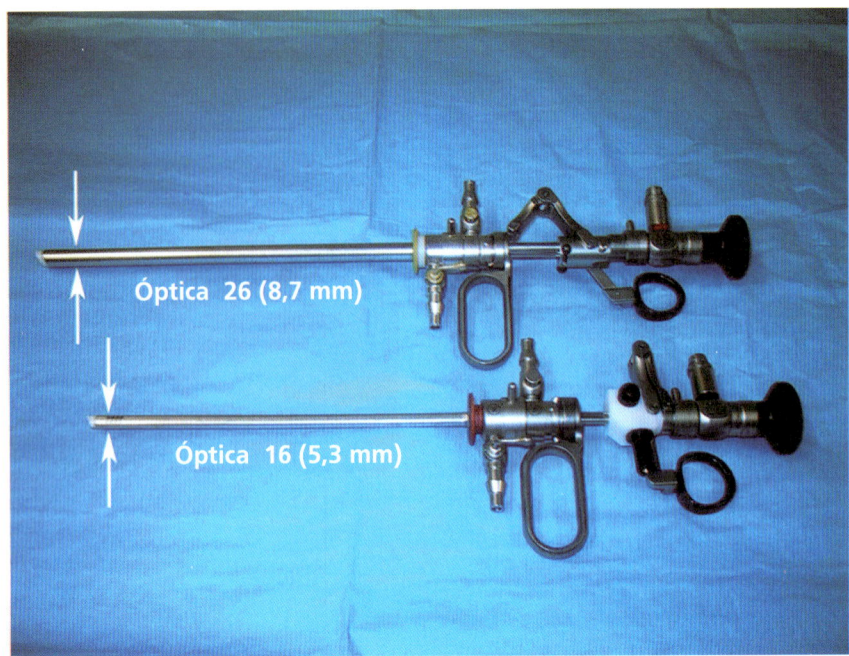

Prancha 36.2 Minirressectoscópio.

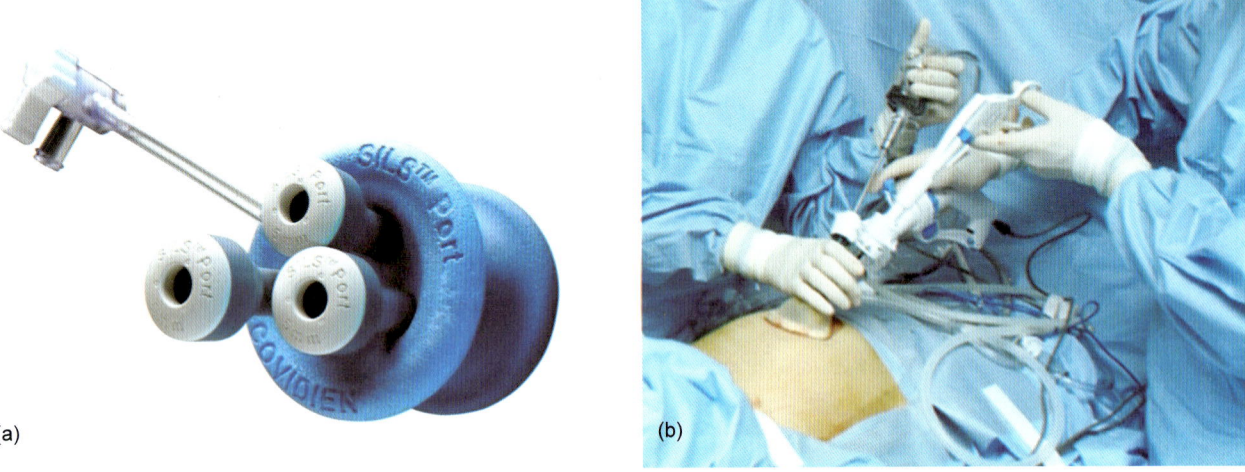

Prancha 36.3 Laparoscopia com porta única: (a) exemplo de uma porta usada para laparoscopia de porta única (SILS™ Port, Covidien, EUA); (b) laparoscopia de porta única sendo realizada. (Com permissão de Elsevier.)

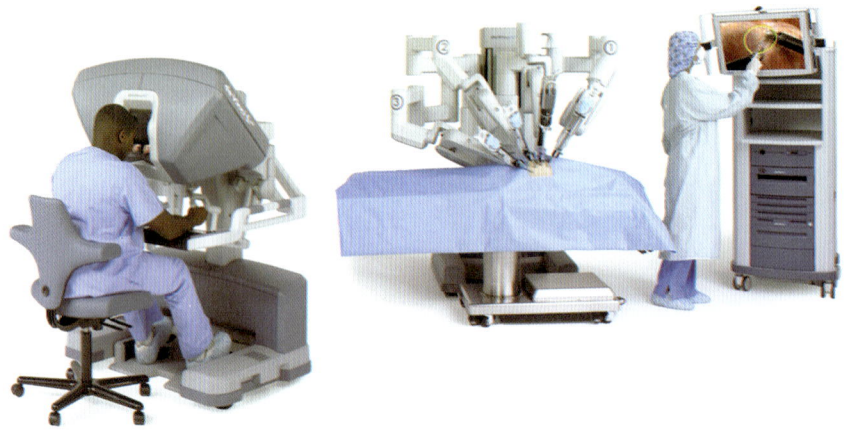

Prancha 36.4 Sistema Cirúrgico da Vinci.

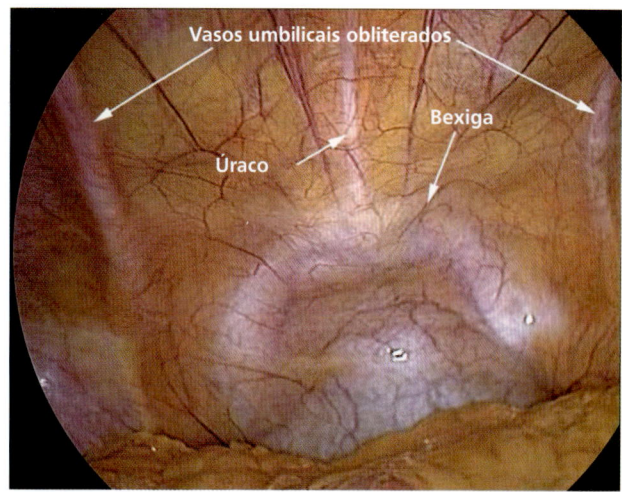

Prancha 36.5 Visão laparoscópica do 'triângulo de segurança'.

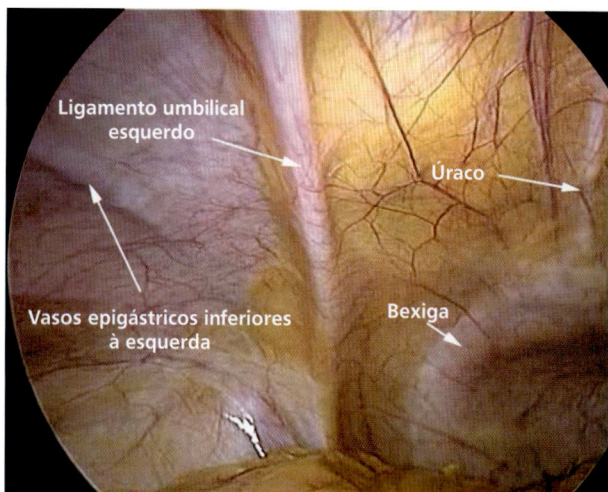

Prancha 36.6 Visão laparoscópica dos vasos epigástricos inferiores à esquerda, lateralmente ao ligamento umbilical (vasos umbilicais obliterados).

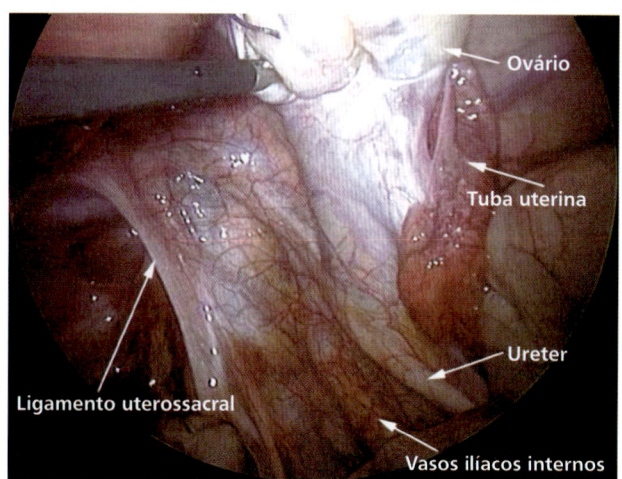

Prancha 36.7 Visão da parede pélvica lateral direita após suspensão e rotação do ovário.

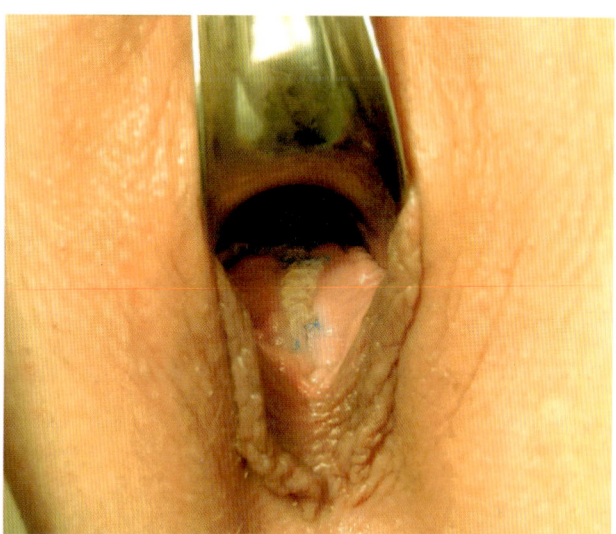

Prancha 50.1 Ilustração da erosão da tela na parede vaginal.

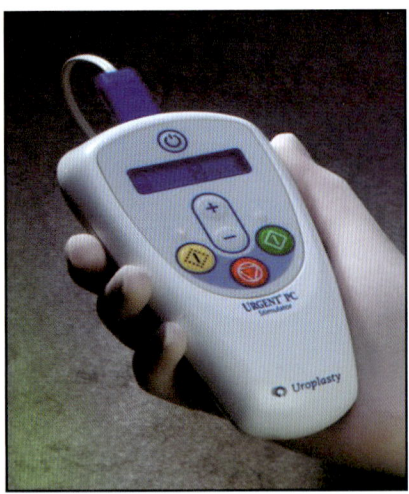 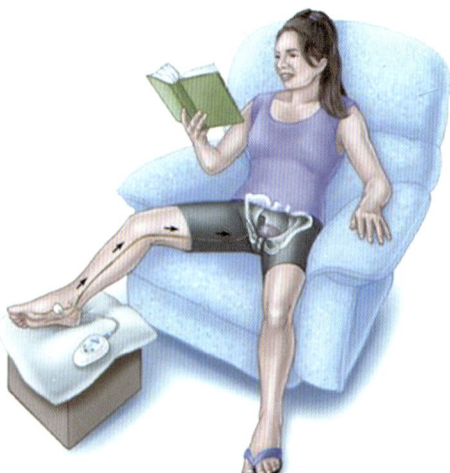 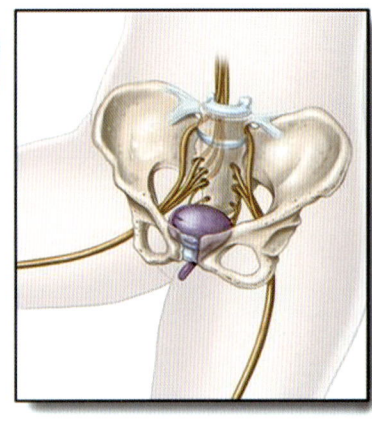

Prancha 51.1 Estimulação do nervo tibial posterior. (a) Estimulador PTNS (PC urgente, Uroplastia, Minneapolis, MN, EUA). (b) Tratamento com PTNS mostrando colocação da agulha.

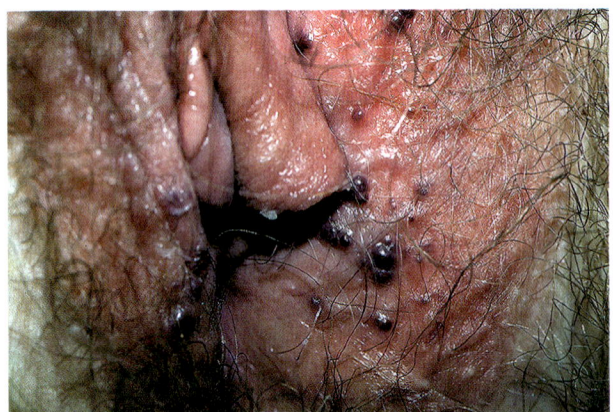

Prancha 52.1 Angioceratomas – visualização de pápulas de coloração vermelho-escura nos grandes lábios.

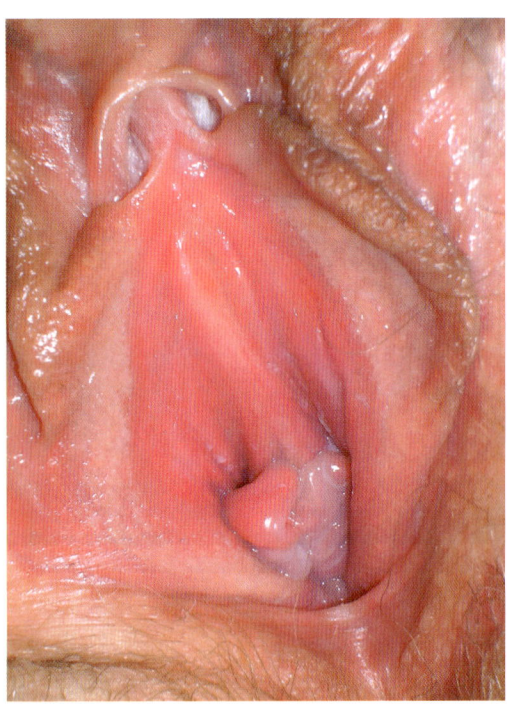

Prancha 52.2 Linha de Hart demarcando a junção entre a pele queratinizada dos pequenos lábios e a mucosa não queratinizada do vestíbulo.

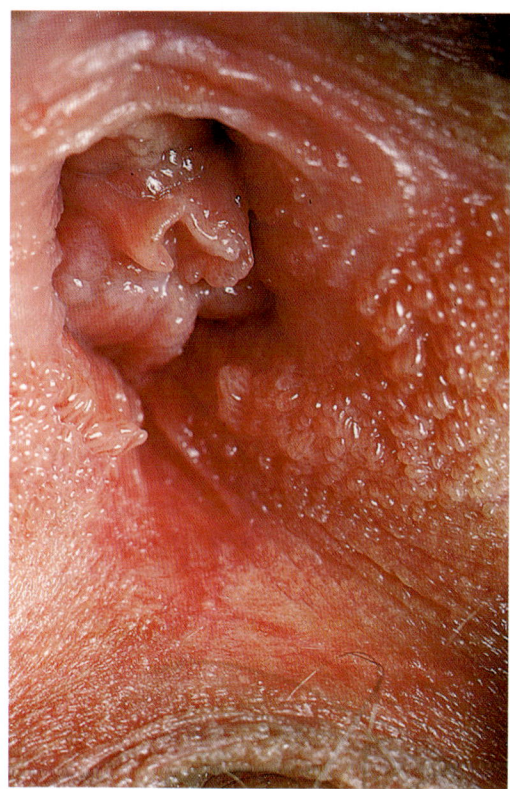

Prancha 52.3 Papilas vestibulares – projeções filamentosas do epitélio vestibular.

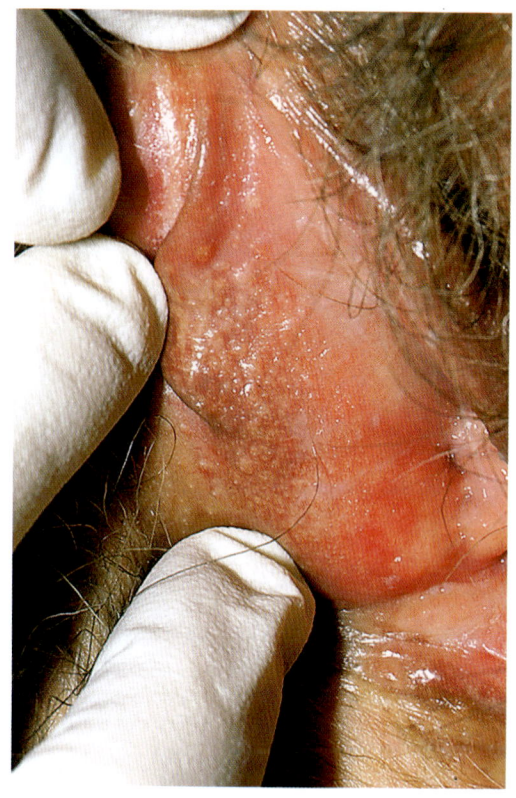

Prancha 52.4 Sinais de Fordyce – pequenas pápulas amarelas na face interna dos pequenos lábios.

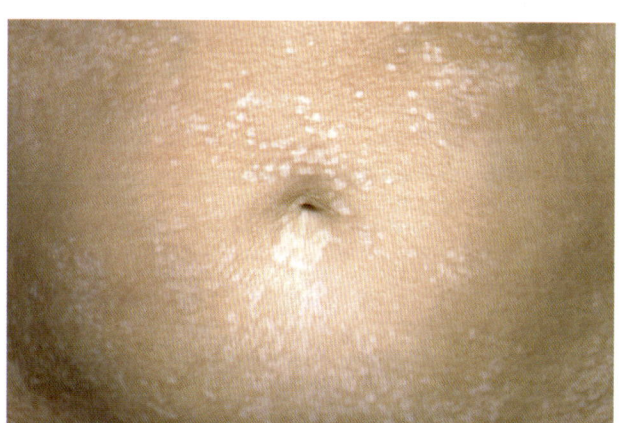

Prancha 52.5 Líquen escleroso extragenital – 'doença das manchas brancas'. Lesões brancas planas que podem unir-se em placas. Podem ser observados tampões foliculares.

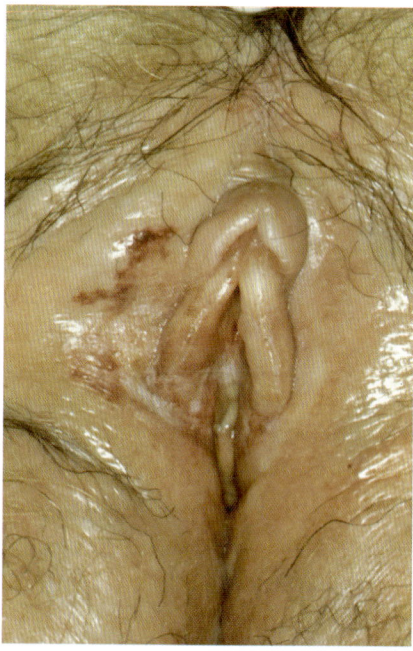

Prancha 52.6 Líquen escleroso vulvar – doença de início precoce apresentando edema com aspecto apergaminhado dos pequenos lábios e do clitóris, e branqueamento acentuado estendendo-se até a região perianal. Pode ser observada fissura cicatrizada na posição de 6 horas.

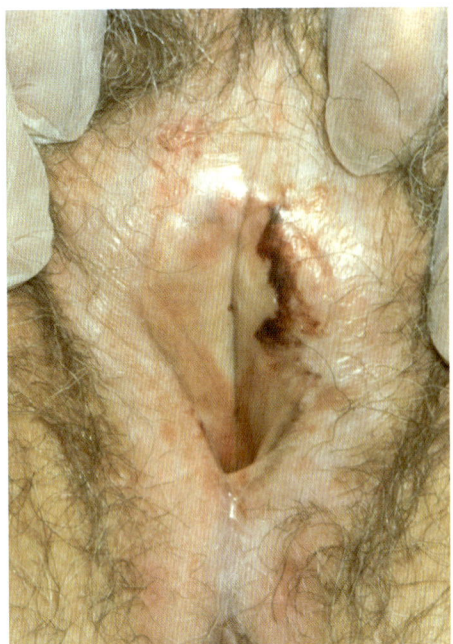

Prancha 52.7 Líquen escleroso vulvar avançado. Branqueamento acentuado com apagamento completo do clitóris e substituição total da arquitetura com reabsorção dos lábios. Grandes equimoses e estreitamento do introito vaginal.

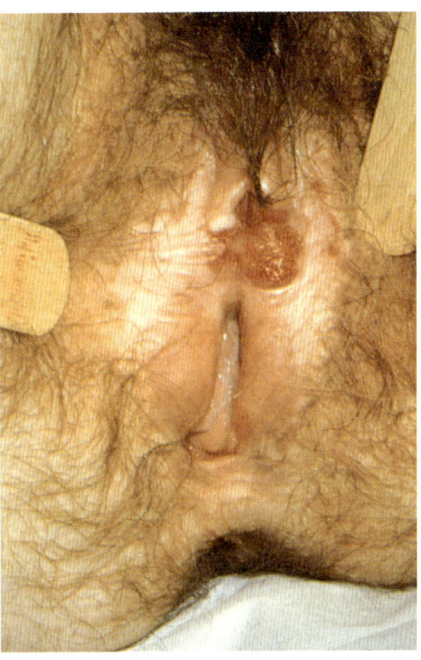

Prancha 52.9 Líquen escleroso complicado por carcinoma escamoso. Observe a cicatriz clássica com aspecto de papel de cigarro e branqueamento acentuado. Neste caso, pode-se observar um nódulo carnudo, mas as áreas de erosão persistente também devem ser biopsiadas.

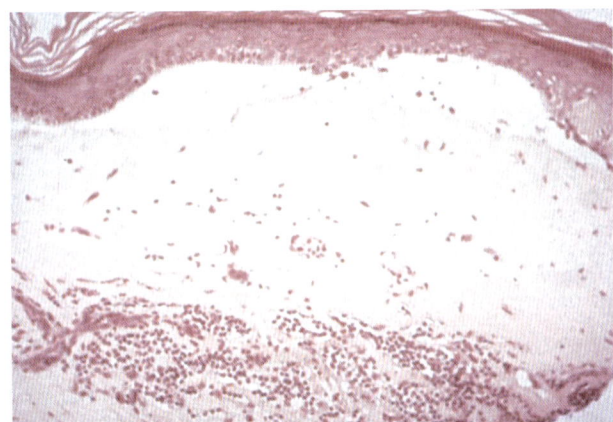

Prancha 52.8 Histologia do líquen escleroso (hematoxilina e eosina x40). Visualização da epiderme atrófica sobre uma faixa homogênea de colágeno e, logo abaixo, um infiltrado de linfócitos.

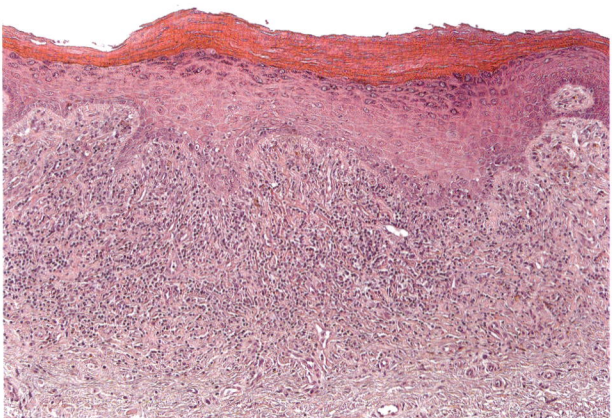

Prancha 52.10 Histologia do líquen plano mostrando o serrilhamento da epiderme, com um infiltrado linfocítico denso e degeneração da membrana basal. (Cortesia do Dr. E. Calonje.)

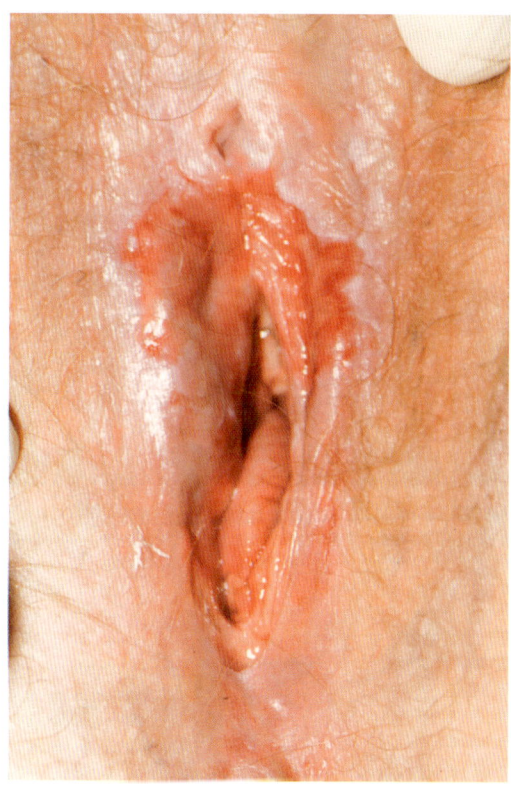

Prancha 52.11 Líquen erosivo plano – erosões com apagamento do lábio menor. Estrias de Wickham são observadas na borda das erosões.

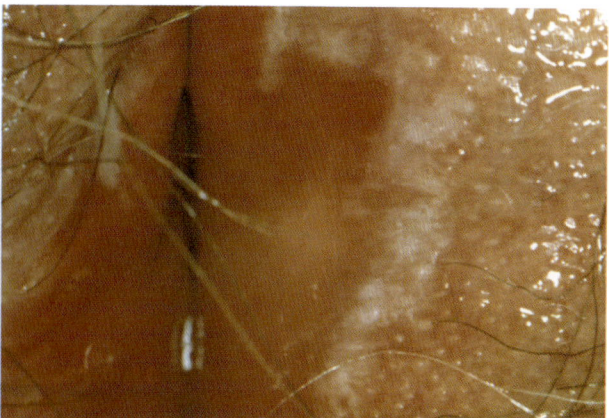

Prancha 52.12 Observa-se uma borda branca rendilhada ao redor da área com erosão. Esse é o melhor local para biópsia.

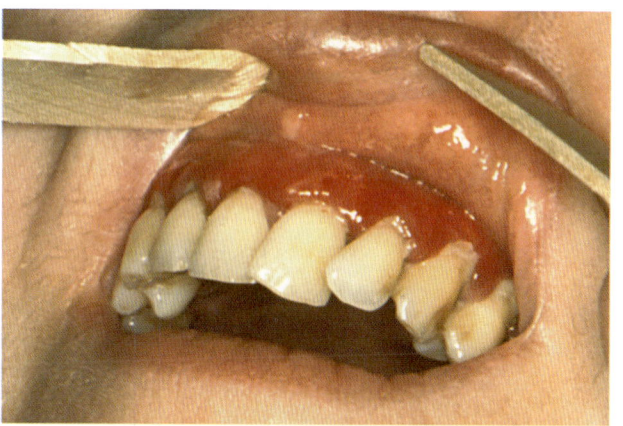

Prancha 52.13 Líquen erosivo plano com envolvimento gengival. Eritema e erosões são observados nas margens gengivais. Lesões semelhantes podem ser observadas na mucosa bucal e língua.

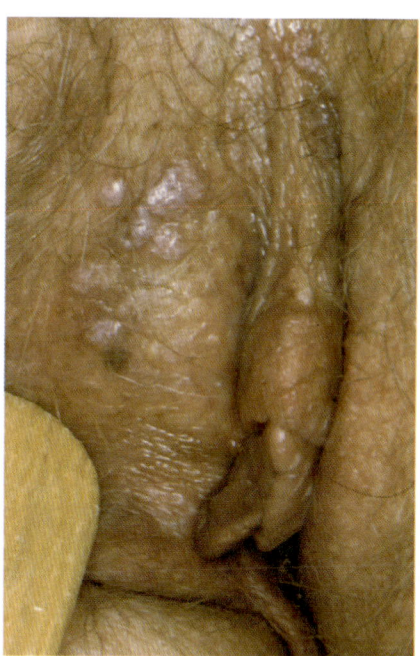

Prancha 52.14 Líquen plano papular. Pápulas achatadas coalescentes típicas mostrando estrias de Wickham. Apresentam coloração azulada e podem ser encontradas na face interna do punho e outras localidades.

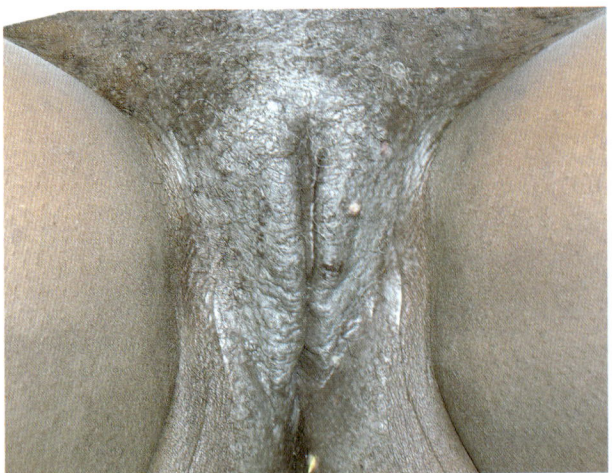

Prancha 52.15 Líquen vulvar simples – a face externa dos lábios maiores está significativamente liquenificada com marcas cutâneas acentuadas e perda de pelos decorrente do prurido.

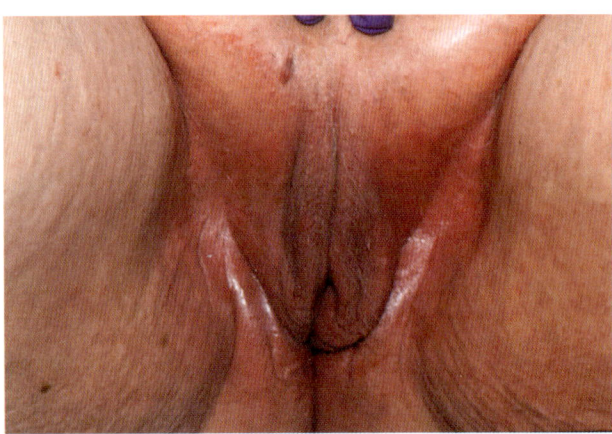

Prancha 52.16 Psoríase vulvar – eritema e maceração com extensão para as pregas inguinais. As bordas ainda estão bem definidas.

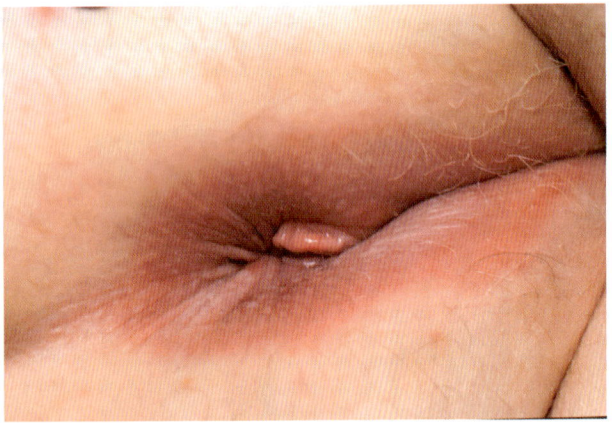

Prancha 52.17 Psoríase perineal – eritema bem demarcado com extensão para fissura anal.

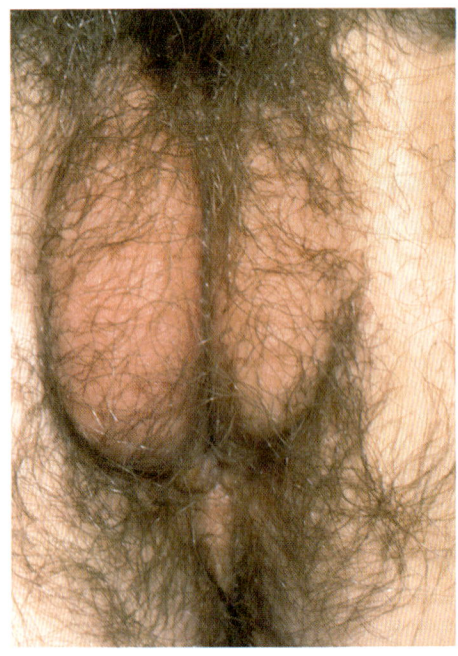

Prancha 52.19 Edema vulvar unilateral – doença de Crohn. Algumas vezes o edema vulvar pode acompanhar a doença de Crohn do trato gastrointestinal.

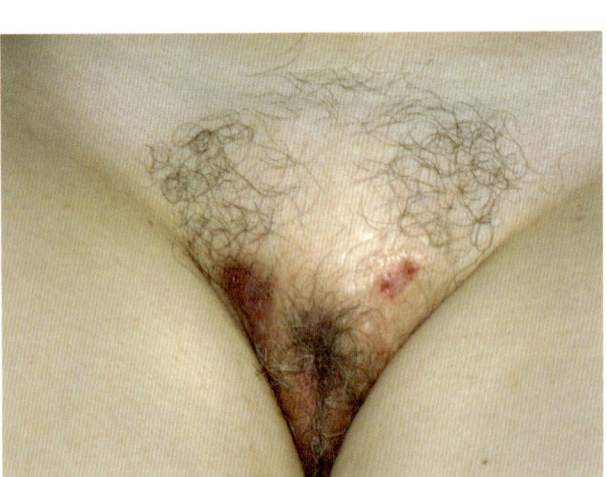

Prancha 52.18 Hidradenite supurativa – lesões inflamatórias com exsudação são observadas no monte pubiano com comedões em ponte.

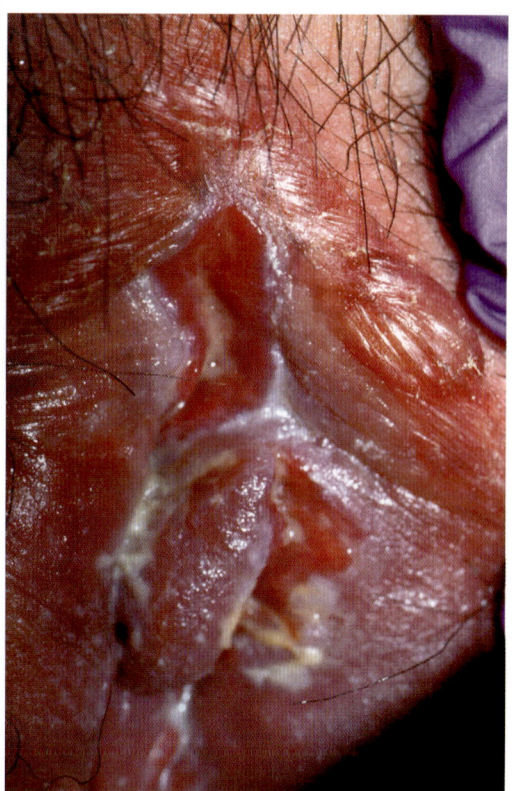

Prancha 52.20 Doença de Crohn vulvar – fissuras profundas em "corte de faca" são observadas nos sulcos interlabiais.

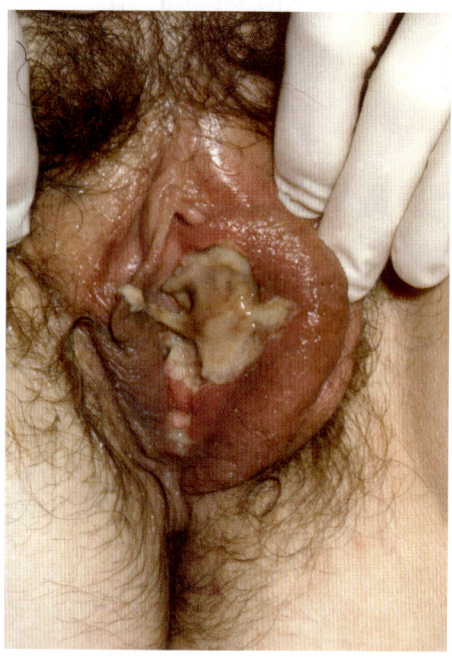

Prancha 52.21 Síndrome de Behçet. Úlceras profundas extensas, penetrando os lábios de uma mulher turca de 45 anos de idade.

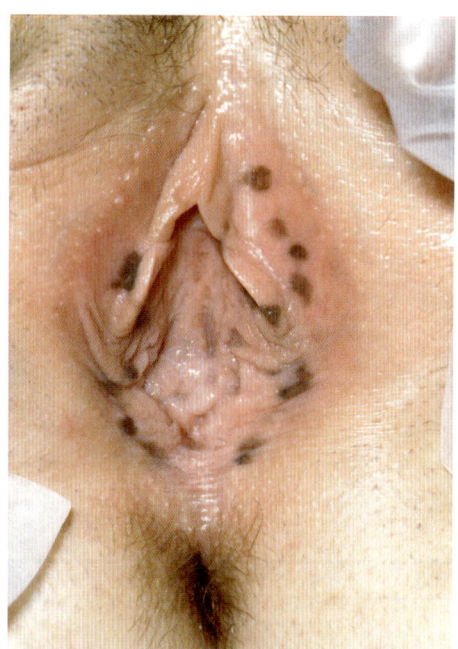

Prancha 52.22 Melanose vulvar – áreas irregulares de pigmentação sem qualquer inflamação precedente.

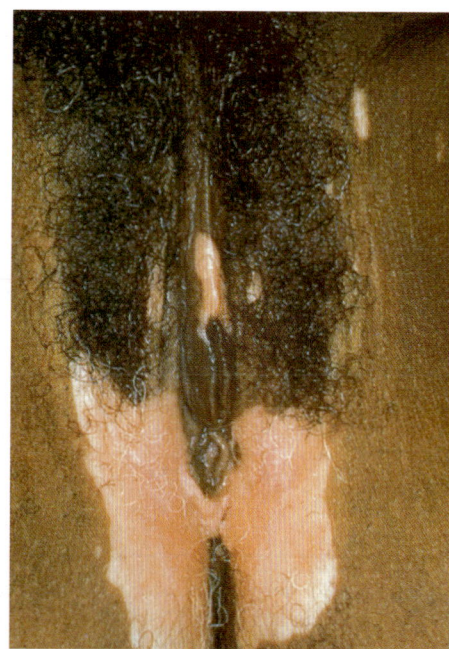

Prancha 52.23 Vitiligo – mostrando perda simétrica de pigmentação.

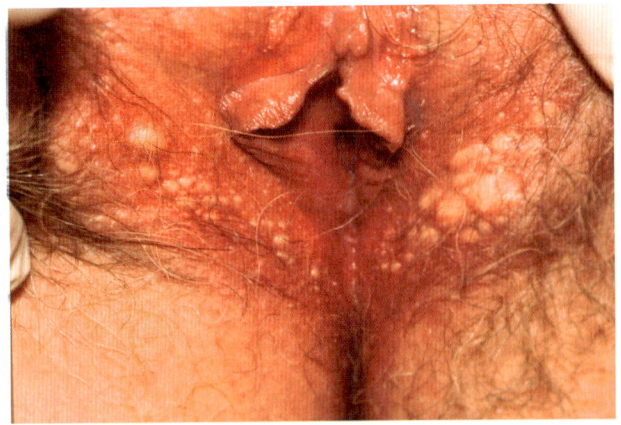

Prancha 52.24 Cistos epidermoides múltiplos na porção externa dos lábios maiores. Geralmente são assintomáticos.

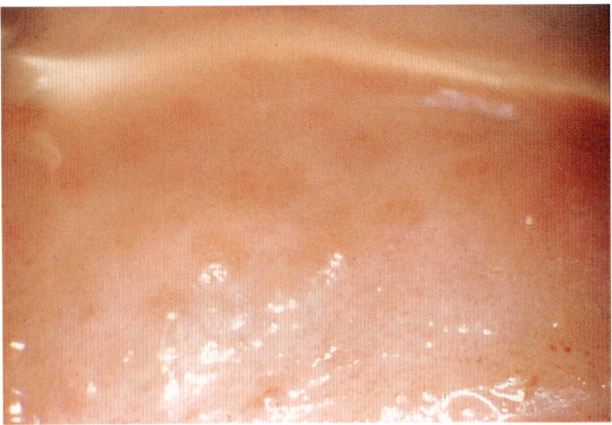

Prancha 53.1 Tricomoníase com vaginite em aspecto de "morango".

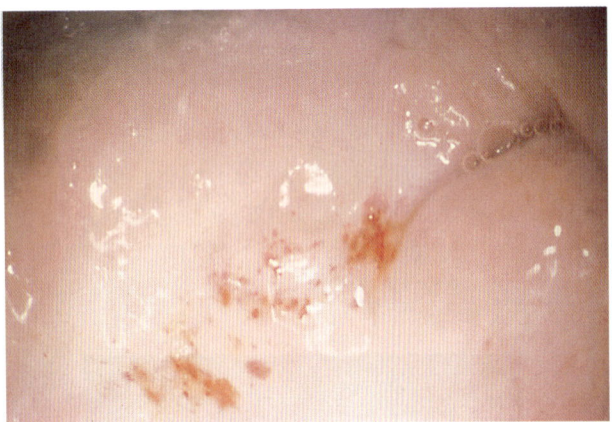

Prancha 53.2 Sangramento e aderências na cúpula vaginal.

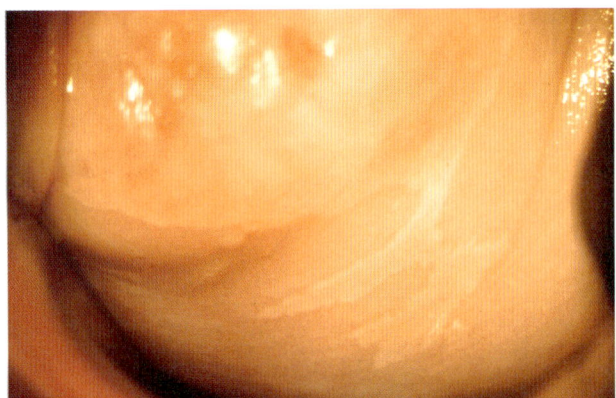

Prancha 53.3 Neoplasia intraepitelial vaginal (VAIN) como extensão de uma lesão cervical.

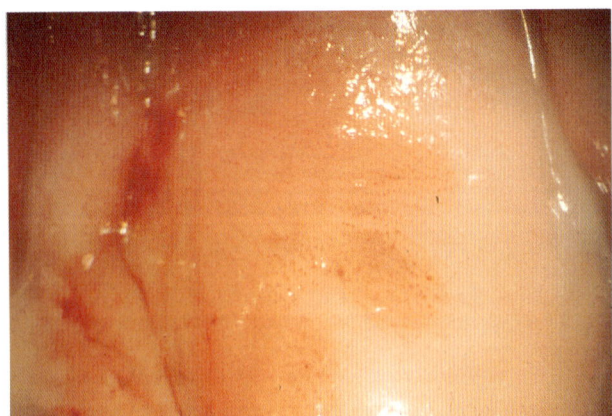

Prancha 53.4 Neoplasia intraepitelial vaginal (VAIN) em ângulo vaginal pós-histerectomia.

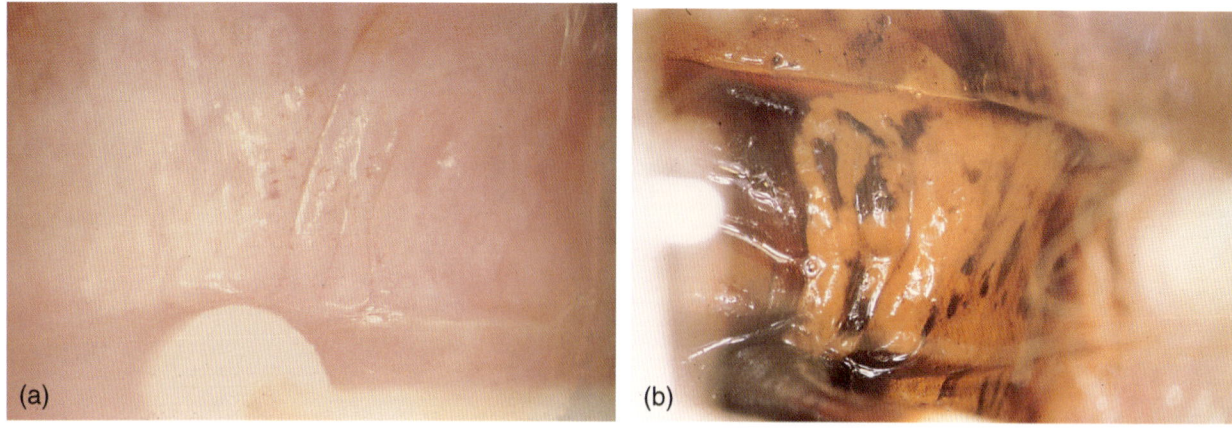

Prancha 53.5 (a, b) Área da neoplasia intraepitelial vaginal (VAIN) antes e depois da aplicação de solução de iodo.

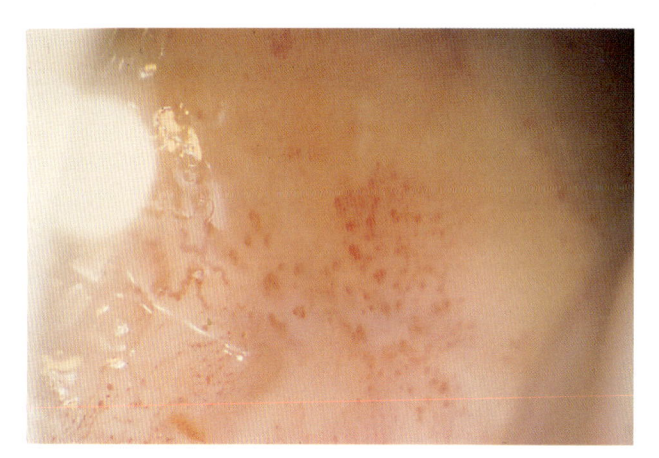

Prancha 53.6 Aparência da cúpula vaginal depois da radioterapia.

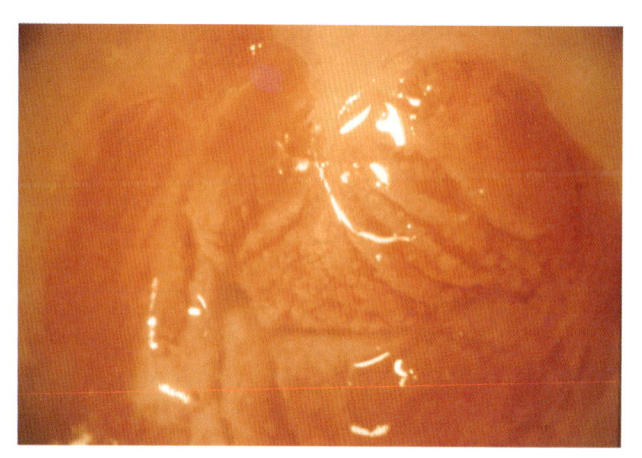

Prancha 53.7 Eversão da cérvice durante a gestação.

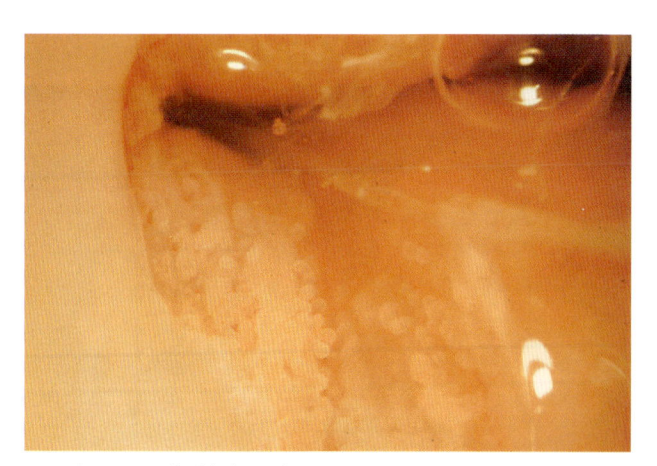

Prancha 53.8 Vilosidades colunares na junção escamocolunar.

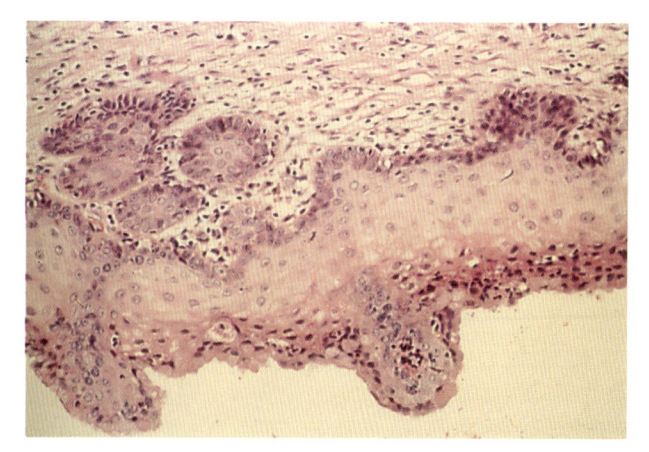

Prancha 53.9 Fotomicrografia dos epitélios colunar e metaplásico imaturos em corte transverso.

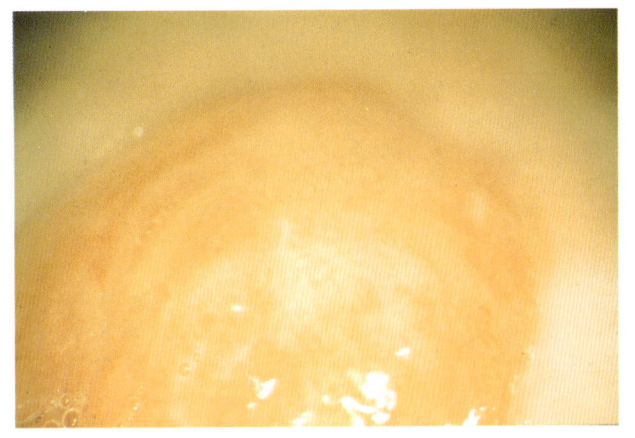

Prancha 53.10 Metaplasia escamosa da cérvice.

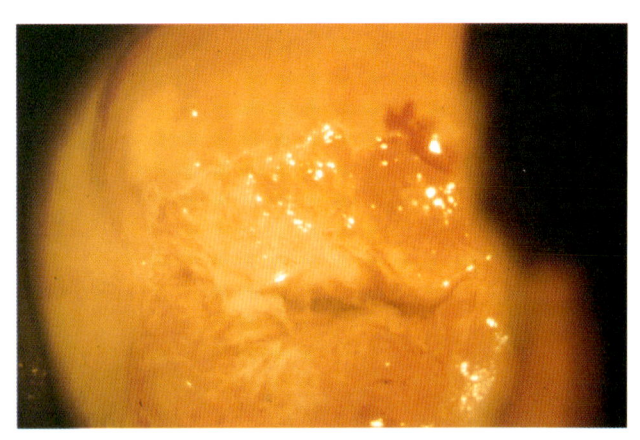

Prancha 53.11 Zona de transformação típica com um cisto de Nabothian, contendo muco às 11 horas.

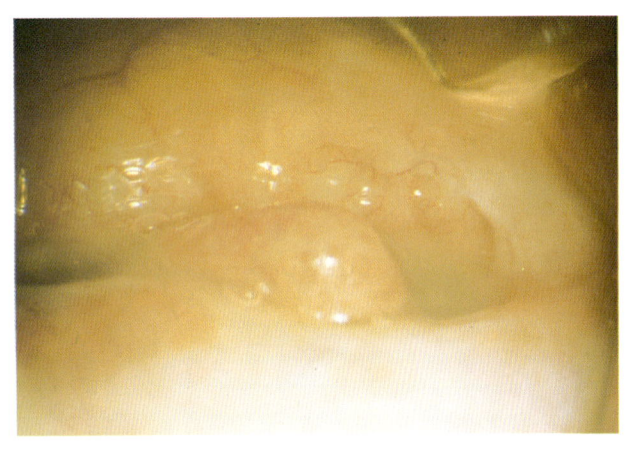

Prancha 53.12 Pólipo endocervical pequeno.

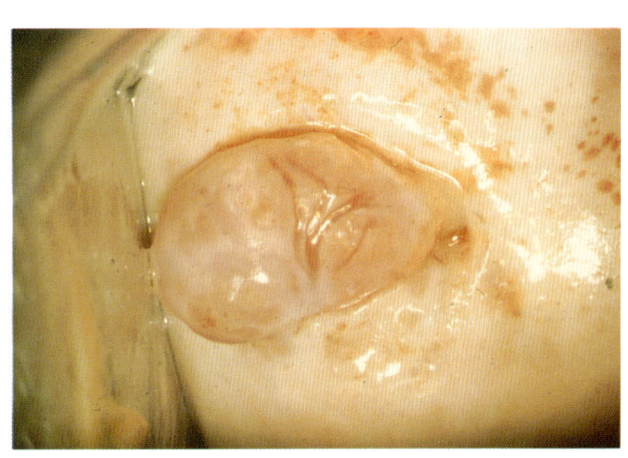

Prancha 53.13 Um grande pólipo com epitélio atrófico e equimose.

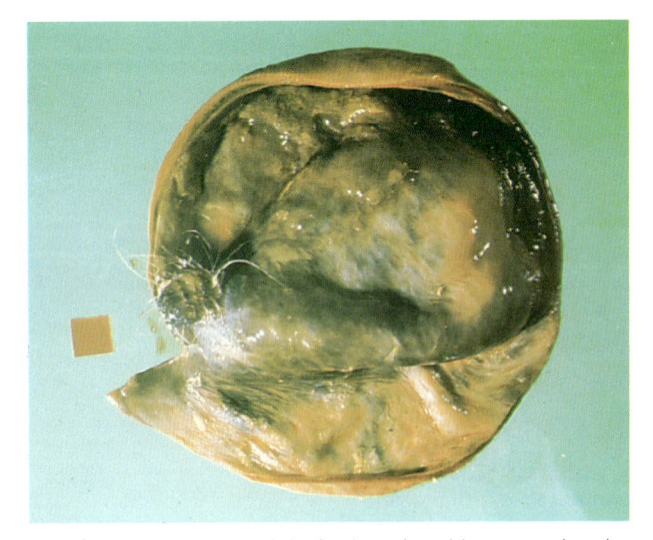

Prancha 53.14 Teratoma cístico benigno do ovário mostrando pelo e pele.

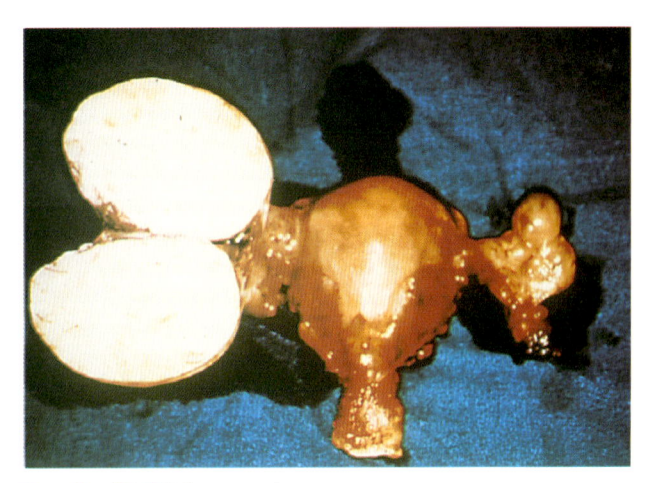

Prancha 53.15 Mioma ovariano.

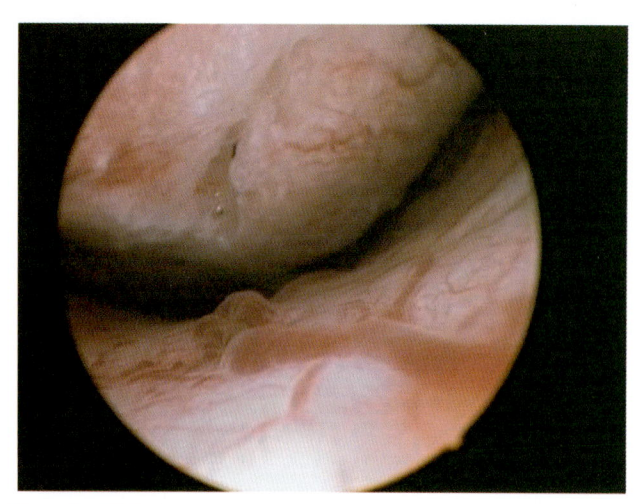

Prancha 54.1 Vista histeroscópica de um pólipo intrauterino em uma mulher em uso de tamoxifeno. Com gentil permissão do Dr. Justine Clark, Consultant Gynaecologist, Birmingham Women´s Hospital, UK.

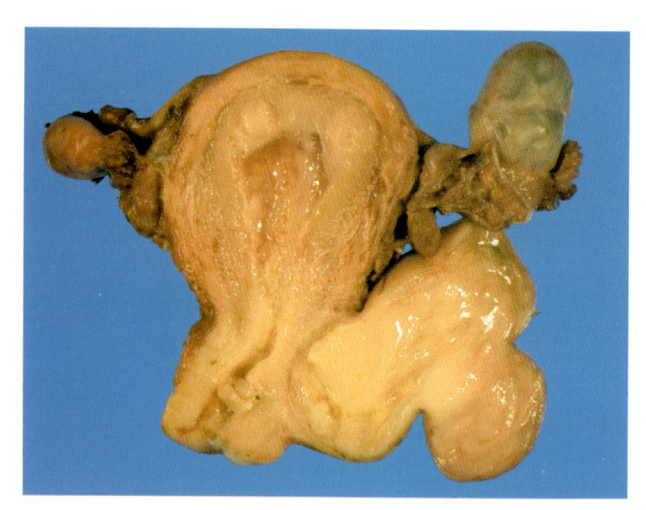

Prancha 54.2 Corte do útero miomatoso – demonstrando a aparência esbranquiçada do mioma e a linha de demarcação entre o miométrio normal e o tecido miomatoso.

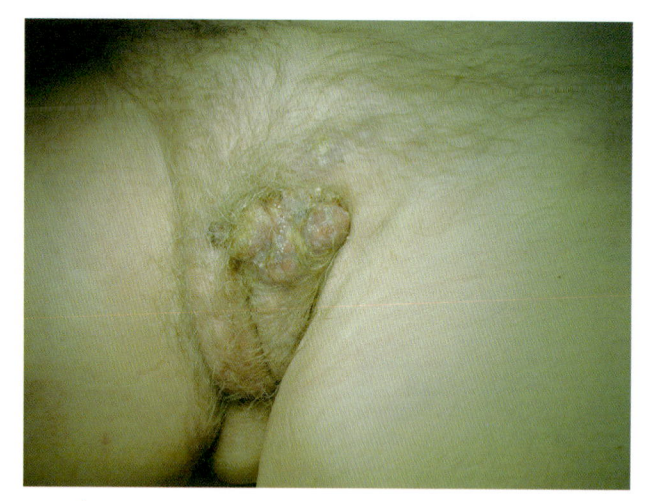

Prancha 55.1 Grande câncer vulvar prévio com depósitos de pele satélite.

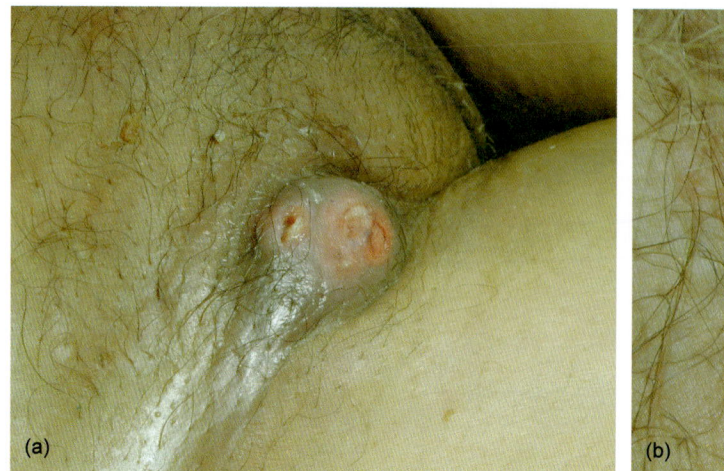

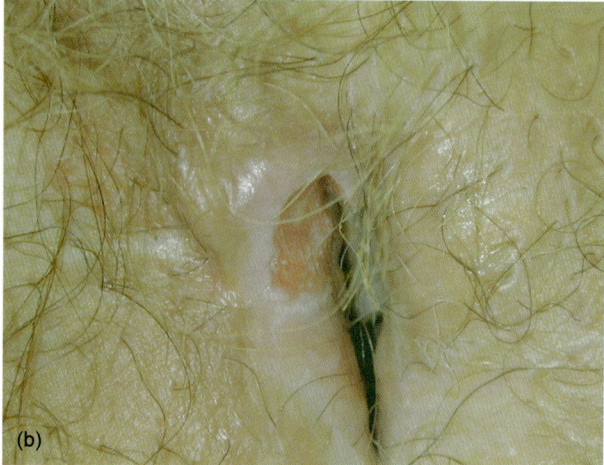

Prancha 55.2 (a) Recorrência na região inguinal direita após vulvectomia simples. (b) Recorrência local após vulvectomia radical.

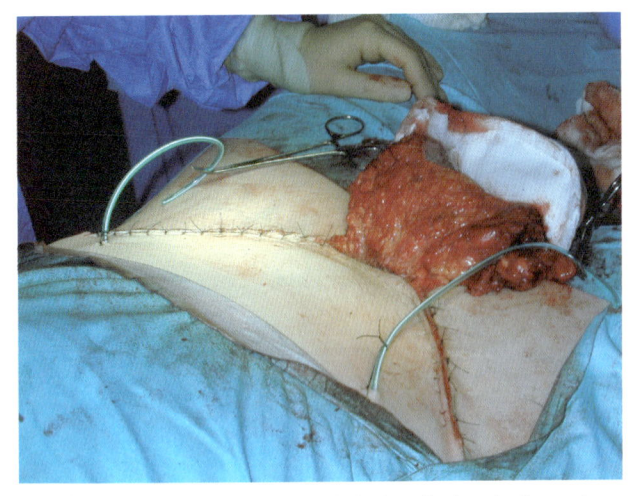

Prancha 55.3 Dissecção em bloco de linfonodos inguinofemorais.

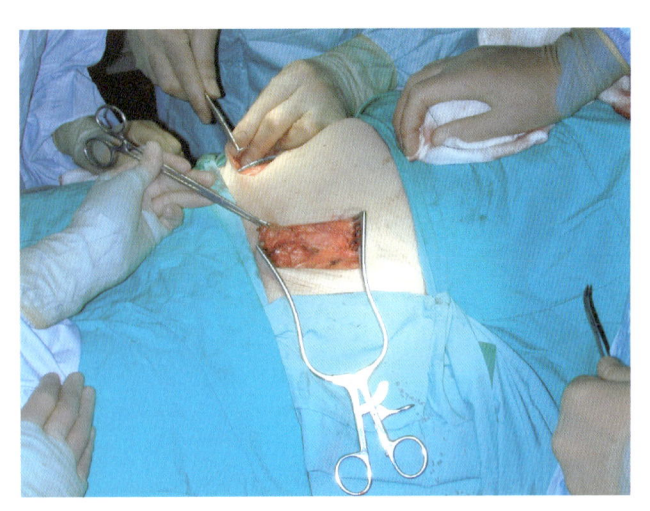

Prancha 55.4 Incisões separadas da região inguinal.

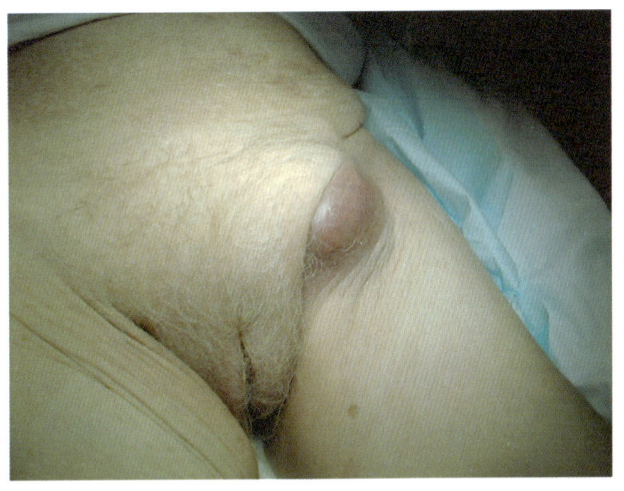

Prancha 55.5 Nódulos clinicamente suspeitos na região inguinal esquerda.

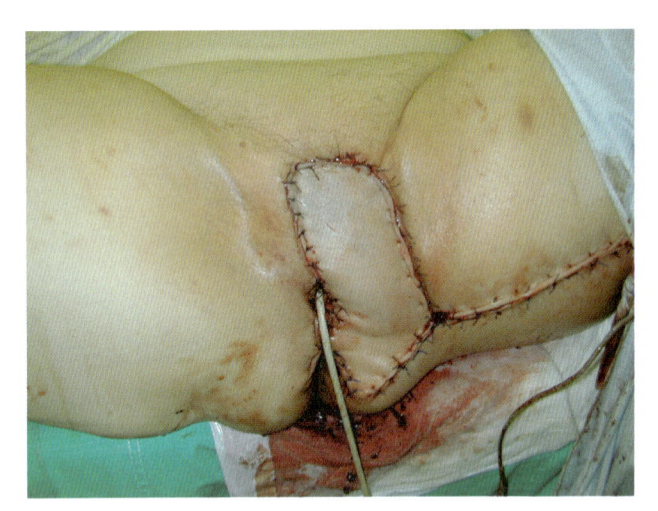

Prancha 55.6 Rotação de retalho de pele para preencher um grande defeito.

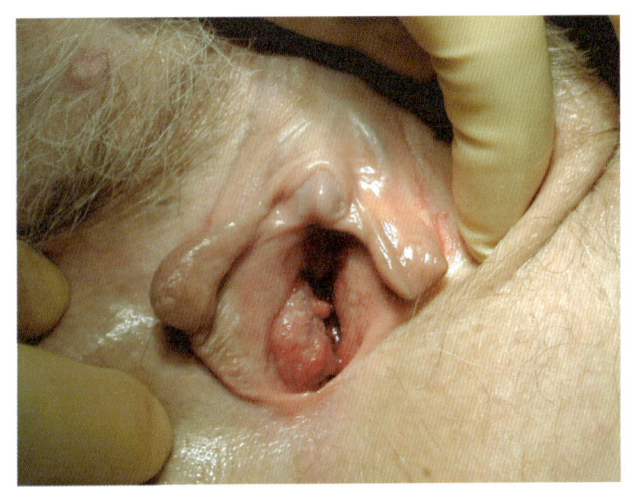

Prancha 55.7 Câncer vaginal.

SEÇÃO 1

OBSTETRÍCIA

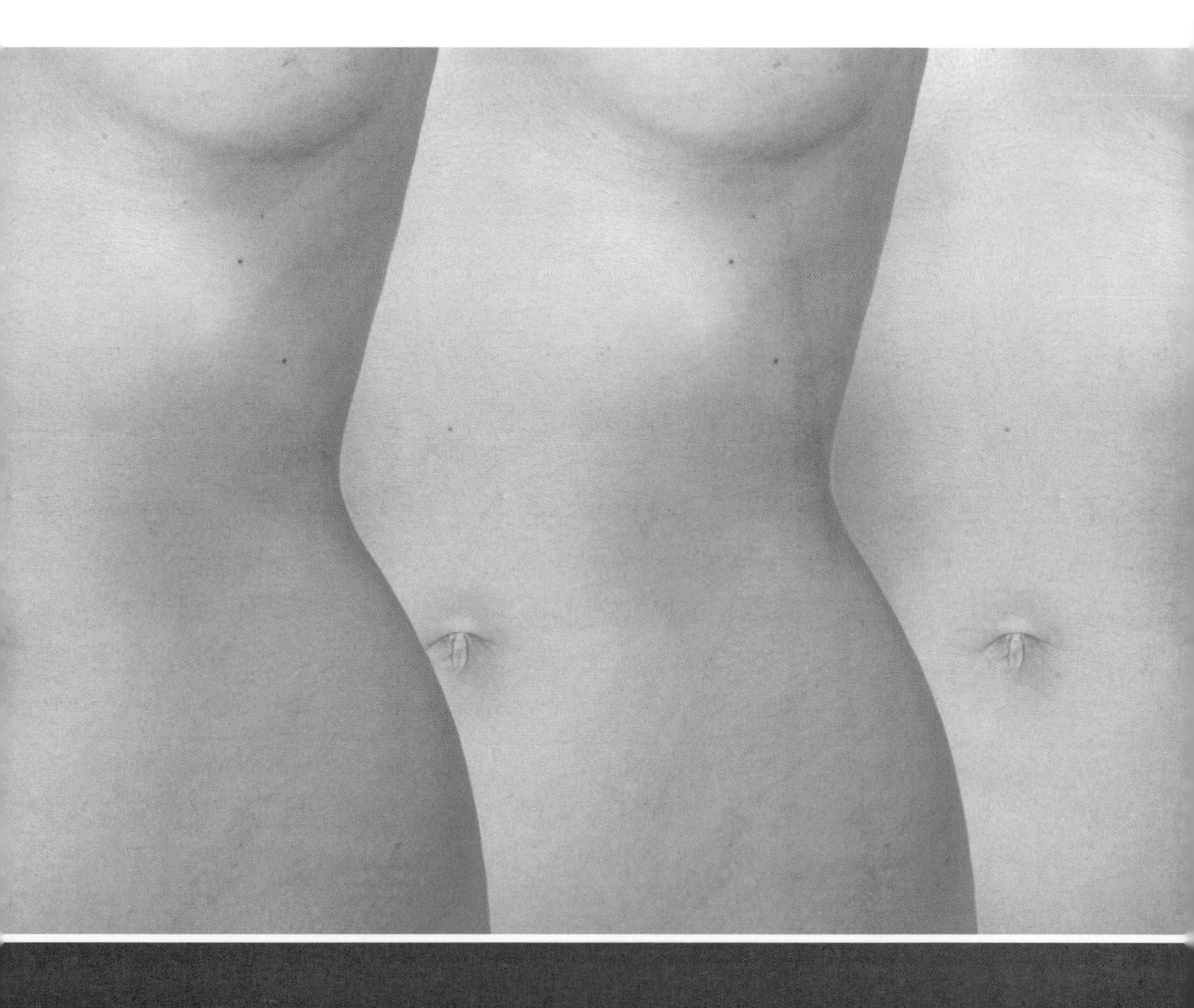

PARTE 1

CIÊNCIA BÁSICA

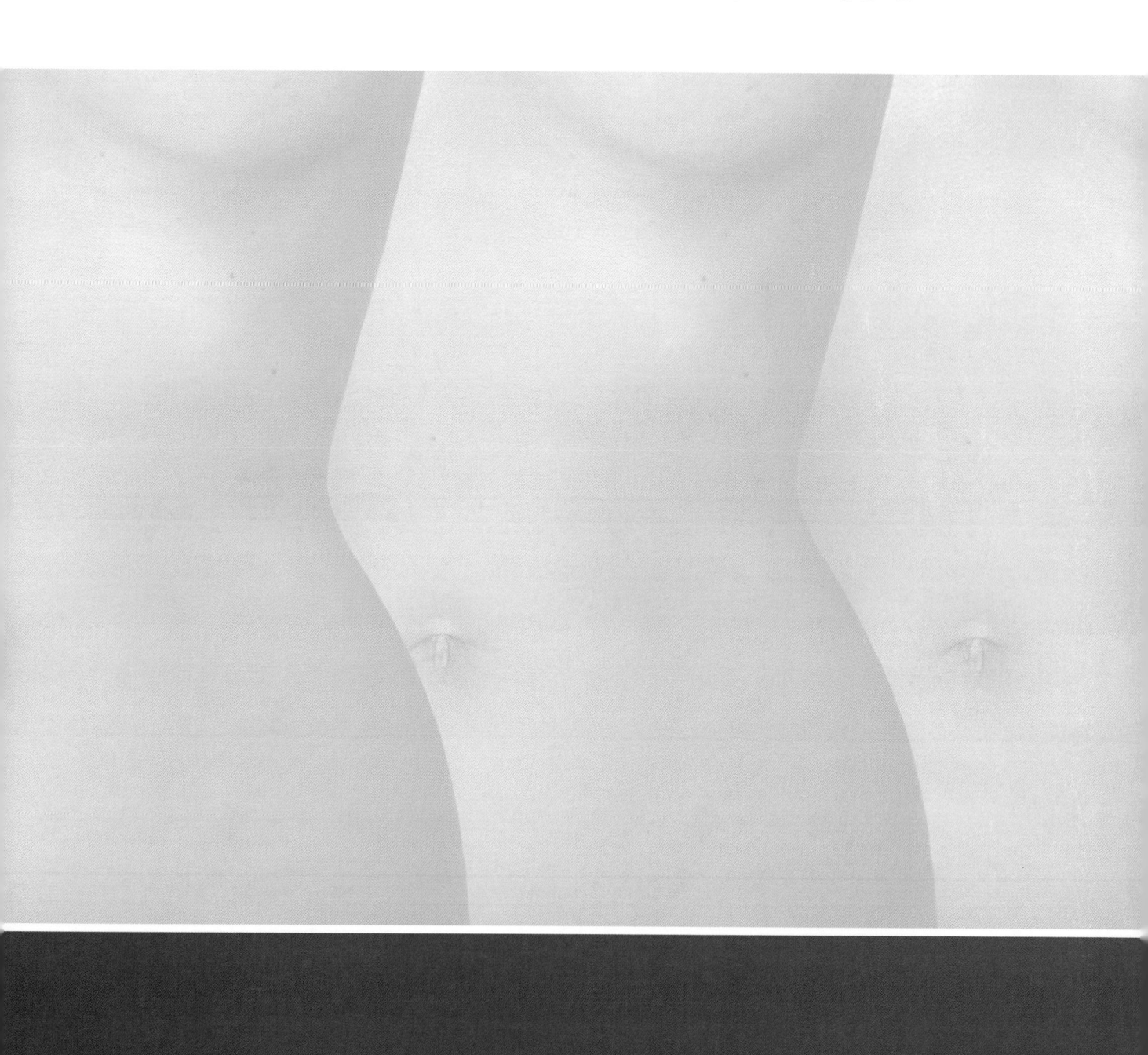

Capítulo 1

Fisiologia Materna

Fiona Broughton Pipkin
Department of Obstetrics and Gynaecology, City Hospital, Nottingham, UK

Consideram-se as mudanças fisiológicas na gravidez necessárias para promover o desenvolvimento do feto e não são reativas à gestação. Na fase luteal de cada ciclo menstrual ovulatório, ocorre uma preparação para a gravidez [1]. A maioria das mudanças provocadas pela gravidez acontece até o final do primeiro trimestre; após esta fase, ocorre o aumento da magnitude destas alterações. Este capítulo fornece um breve panorama das maiores mudanças.

RESPOSTA MATERNA À GRAVIDEZ

A gravidez normal evoca uma resposta inflamatória sistêmica, que envolve o endotélio [2]. Isto pode explicar o aumento do risco de doença cardiovascular em mulheres mais velhas com gestações prévias em comparação às mulheres nulíparas. Ocorre um aumento progressivo dos marcadores de "estresse" oxidativo durante o primeiro e segundo trimestres, mas as concentrações plasmáticas de alguns antioxidantes endógenos, como o superóxido dismutase, também sobem paralelamente. O radical livre superóxido é gerado por uma variedade de vias, incluindo a via placentária, mas causa maior dano quando convertido em radical peróxido, através de uma reação catalisada pelo ferro livre no plasma. Há uma crescente preocupação com o excesso de suplementação de ferro, especialmente quando associado ao uso de vitamina C (para melhorar a absorção), na gestante sem evidência de deficiência de ferro, e diversos estudos apresentam evidências do aumento do estresse oxidativo nestas mulheres [3]. Contrariamente, o baixo consumo de selênio na dieta das mulheres do Reino Unido pode predispor a uma baixa atividade do antioxidante glutationa peroxidase e do sistema tioredoxina na gravidez.

IMUNOLOGIA

Apenas dois tipos de tecido fetal entram em contato direto com os tecidos maternos: o trofoblasto viloso e o trofoblasto extraviloso. O trofoblasto viloso, que é um sincício contínuo, fica imerso no sangue materno, mas parece ser imunologicamente inerte e nunca expressa moléculas HLA classe I ou classe II. O trofoblasto extraviloso entra em contato direto com os tecidos endometrial/decidual maternos e não expressa os principais ligantes da célula T, HLA-A ou HLA-B; as moléculas HLA classe I expressas são trofoblasto específico HLA-G, HLA-C e HLA-E. As células *natural killer* (NK) da decídua uterina, o principal tipo de linfócito decidual, diferem daquelas encontradas na circulação sistêmica. Expressam receptores *killer* do tipo imunoglobulina (KIRs) superficiais, que se ligam ao HLA-C e HLA-G no trofoblasto. O HLA-E e HLA-G são monomórficos, mas o HLA-C é polimórfico, apresentando dois grupos principais, HLA-C1 e HLA-C2. Os KIRs são polimórficos, mas apresentam duas classes principais, KIR-A (inativo) e KIR-B (multiplica as atividades). Então, o próprio KIR polimórfico dos tecidos maternos e o HLA-C polimórfico nos fetos constituem um sistema receptor ligante muito variável em potencial.

O efeito dessas alterações imunológicas na implantação foi deduzido a partir de evidência indireta. Tanto o aborto e a pré-eclâmpsia recorrentes são associados a uma menor invasão do trofoblasto. O genótipo KIR materno pode ser AA, AB ou BB. Sendo o HLA-C1 e o HLA-C2 os alótipos identificáveis do HLA-C do trofoblasto, há nove possíveis combinações. Demostrou-se que, quando o haplótipo KIR materno é o AA, e o trofoblasto expressa qualquer HLA-C2, a possibilidade de um aborto ou de uma pré-eclâmpsia é significativamente maior. Entretanto, mesmo um KIR-B pode fornecer proteção [4]. O HLA-C2 é altamente inibitório à migração do trofoblasto, e, além disso, parece precisar da ativação KIR para superá-lo.

O ÚTERO

O embrião humano no primeiro trimestre parece obter os nutrientes histiotroficamente a partir das glândulas endometriais. As secreções glandulares são ricas em carboidratos, lipídios e fatores de crescimento, e podem suportar adequadamente o crescimento inicial, enquanto o concepto é pequeno [5]. O terço externo do miométrio, assim como o endométrio, sofre alterações provocadas pela gravidez, e, após o primeiro trimestre, essas alterações parecem ser irreversíveis. A mudança mais notável ocorre nas artérias espiraladas, que passam por uma extensiva remodelação. O trofoblasto extraviloso invade esses vasos como células intersticiais dentro do estroma, e como células endovasculares dentro do lúmen vascular. Na gravidez normal, os efeitos dessa invasão resultam em um sistema circulatório composto por vasos flexíveis de parede fina que não respondem aos estímulos vasoconstritores, permitindo fluxo placentário aumentado de baixa resistência. Esse remodelamento somente se completa no começo do segundo trimestre, mas está comprometido tanto na pré-eclâmpsia, quanto na restrição de crescimento intrauterino não associada à hipertensão.

O útero deve permanecer em repouso até o início do trabalho de parto. Os mecanismos responsáveis por isso não foram totalmente esclarecidos, mas incluem a produção endógena de óxido nítrico que, provavelmente, atua através do GMP cíclico ou pelos canais de potássio; por outro lado, alguns hormônios, como a prostaciclina, prostaglandina (PG)E_2 e o peptídeo relacionado com o gene da calcitonina, atuam através dos receptores G_s e têm efeito relaxante muscular.

O SISTEMA CARDIOVASCULAR

Ocorre uma queda significativa da resistência periférica por volta de 6 semanas de gestação até alcançar um nadir de cerca de 40% na metade da gestação, resultando em redução na pós-carga. Isso representa um sistema de baixo débito, ativando o sistema renina-angiotensina-aldosterona e provocando a expansão do volume plasmático (PV) (Fig. 1.1) [6,7]. O aumento do PV ao final do terceiro trimestre é de cerca de 50% em relação ao início da gravidez na primeira gravidez e 60% na segunda nas gestações subsequentes. Quanto maior a expansão plasmática, maior, em média, o peso do bebê ao nascer. O volume extracelular total aumenta cerca de 16% no termo, assim o aumento proporcional do PV é muito maior. A osmolalidade plasmática cai em cerca de 10 mosmol/kg, à medida que ocorre a retenção hídrica.

A frequência cardíaca aumenta, em 10-15 bpm, levando ao aumento do débito cardíaco [8]. Ocorre, provavelmente, uma redução da sensibilidade barorreflexa, à medida que a gravidez avança com redução da variabilidade da frequência cardíaca. O volume sistólico aumenta um pouco no final do primeiro trimestre. Esses dois fatores aumentam o débito cardíaco em 35-40% na primeira gravidez, e em cerca de 50% nas gravidezes posteriores; pode ainda ocorrer um aumento de até 30% no trabalho de parto (Fig. 1.2). A Tabela 1.1 resume as variações percentuais de algumas das variáveis cardiovasculares durante a gravidez.

A aferição da pressão arterial na gravidez apresenta alguns aspectos controversos, no entanto existe, atualmente, um consenso de que o sinal 5 de Korotkoff deve ser utilizado na técnica de auscultação [9]. Durante a primeira metade da gravidez observam-se uma queda discreta da pressão arterial sistólica e uma redução acentuada da pressão diastólica, resultando no aumento da pressão do pulso. Após esta fase, ocorre um aumento regular da pressão arterial, associado a um aumento na atividade simpática periférica, podendo ocorrer um aumento acima dos valores não gravídicos, mesmo nas mulheres normotensas. A hipotensão supina ocorre em cerca de 8% das mulheres no final da gestação em decorrência da compressão exercida pelo útero gravídico sobre a veia cava inferior, reduzindo o retorno venoso.

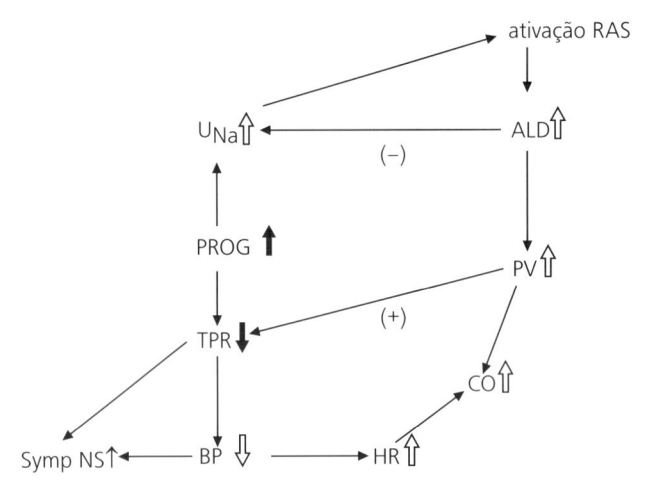

Fig. 1.1 Fluxograma da provável sequência da ativação cardiovascular inicial. ALD, aldosterona; BP, pressão arterial sistêmica; CO, débito cardíaco; HR, frequência cardíaca; PROG, progesterona; PV, volume plasmático; RAS, sistema renina-angiotensina; Symp NS, sistema nervoso simpático; TPR, resistência periférica total; U_{Na}, excreção urinária de sódio.

A resposta pressórica à angiotensina II está reduzida na gravidez normal, mas mantém-se inalterada à noradrenalina. A sensibilidade reduzida à angiotensina II presumivelmente protege contra os níveis potencialmente pressóricos da angiotensina II, encontrados na gravidez normal, e está associada à redução do receptor; os níveis de noradrenalina plasmática não estão elevados na gravidez normal. A resposta das artérias intramiometriais aos vasoconstritores não está alterada na gravidez. O óxido nítrico modula o tônus miogênico e a resposta mediada pelo fluxo da circulação uterina na gravidez normal.

A pressão venosa nos membros inferiores aumenta, tanto por motivos mecânicos, quanto hidrodinâmicos. A circulação pulmonar é capaz de se adaptar a um grande aumento do fluxo sem que ocorra um aumento na pressão, de forma que a pressão no ventrículo direito, nas artérias pulmonares e nos capilares não se altera. A resistência pulmonar diminui no começo da gravidez e não se altera posteriormente. Ocorrem uma vasodilatação progressiva e aumento da distensibilidade venosa e da capacitância durante a gravidez normal, possivelmente em razão do aumento local da síntese do óxido nítrico.

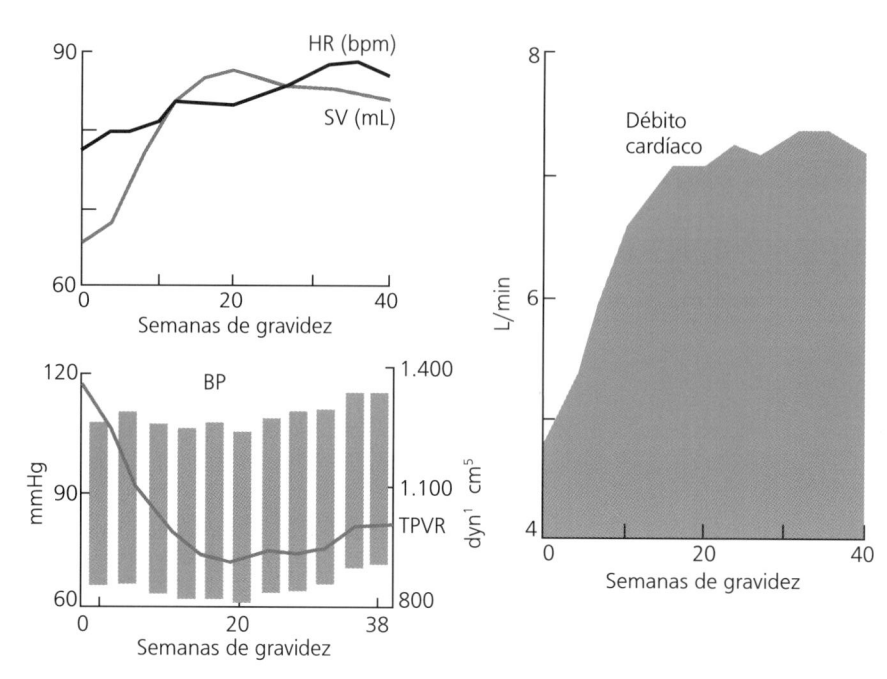

Fig. 1.2 Principais alterações hemodinâmicas associadas à gravidez humana normal. O acentuado aumento do débito cardíaco é decorrente do aumento não sincrônico da frequência cardíaca (HR) e do volume sistólico (SV). Apesar do aumento no débito cardíaco, a pressão arterial (BP) apresenta uma redução na maior parte da gravidez. Isto resulta em uma redução substancial da resistência vascular periférica total (TPVR).

Tabela 1.1 Variação percentual de algumas das variáveis cardiovasculares durante a gravidez

	Primeiro trimestre	Segundo trimestre	Terceiro trimestre
Frequência cardíaca (bpm)	+11	+13	+16
Volume sistólico (mL)	+31	+29	+27
Débito cardíaco (L/min)	+45	+47	+48
Pressão arterial sistólica (mmHg)	-1	+1	+6
Pressão arterial diastólica (mmHg)	-6	-3	+7
MPAP (mmHg)	+5	+5	+5
Resistência periférica total (unidades de resistência)	-27	-27	-29

MPAP significa pressão arterial pulmonar. Os dados são oriundos dos estudos cujos valores pré-concepcionais foram determinados. Os valores médios mostrados são aqueles do final de cada trimestre e, portanto, não são necessariamente o valor máximo. Observa-se que muitas alterações estão próximas do máximo ao final do primeiro trimestre. Fonte: Dados de Robson et al. [8].

O SISTEMA RESPIRATÓRIO

O volume corrente aumenta cerca de 30% no começo da gravidez e chega a aumentar até 40-50% acima dos valores não gravídicos no termo, com uma queda nos volumes de reserva expiratório e residual (Fig. 1.3) [10]. Nem o volume expiratório forçado em 1 s (FEV_1), nem a taxa de pico de fluxo expiratório são afetados pela gravidez, mesmo nas mulheres com asma. O aumento do volume corrente é em grande parte induzido pela progesterona, que parece atuar reduzindo o limiar e aumentando a sensibilidade do bulbo ao dióxido de carbono. A frequência respiratória não se altera, mas a ventilação minuto aumenta de forma similar. Esse excesso ventilatório se observa em toda fase luteal; o Pco_2 é menor no começo da gestação. A progesterona também aumenta a concentração da anidrase carbônica nos eritrócitos, induzindo também a redução do Pco_2. A produção do dióxido de carbono aumenta durante o terceiro trimestre, à medida que o metabolismo fetal aumenta. A queda do Pco_2 materno permite uma transferência placentária mais eficaz de dióxido de carbono do feto, que tem um Pco_2 de cerca de 55 mmHg (7,3 kPa). A queda no Pco_2 resulta na queda da concentração plasmática de bicarbonato (cerca de 18-22 mmol/L comparados ao normal de 24-28 mmol/L), o que contribui para a queda da osmolalidade plasmática; o pH venoso periférico aumenta discretamente (Tabela 1.2 e Fig. 1.4).

O aumento da ventilação alveolar resulta em um aumento proporcionalmente muito menor de Po_2 em, aproximadamente, 96,7 para 101,8 mmHg (12,9-13,6kPa). Esse aumento é compensado pelo deslocamento para a direita da curva de dissociação da oxiemoglobina materna causada pelo aumento da 2,3-difosfoglicerato (2,3-DPG) nos eritrócitos. Isto facilita a liberação de oxigênio para o feto, que tem um Po_2 (25-30 mmHg, 3,3-4 kPa) e aumento de deslocamento para a esquerda da curva de dissociação da oxiemoglobina, em razão da baixa sensibilidade da hemoglobina fetal de 2,3-DPG.

Há um aumento de, aproximadamente, 16% no consumo do oxigênio no termo, em razão do aumento das demandas materna e fetal. Com o aumento de cerca de 18% na capacidade total de transporte de oxigênio (ver a seção de Hematologia), observa-se uma redução na diferença do oxigênio

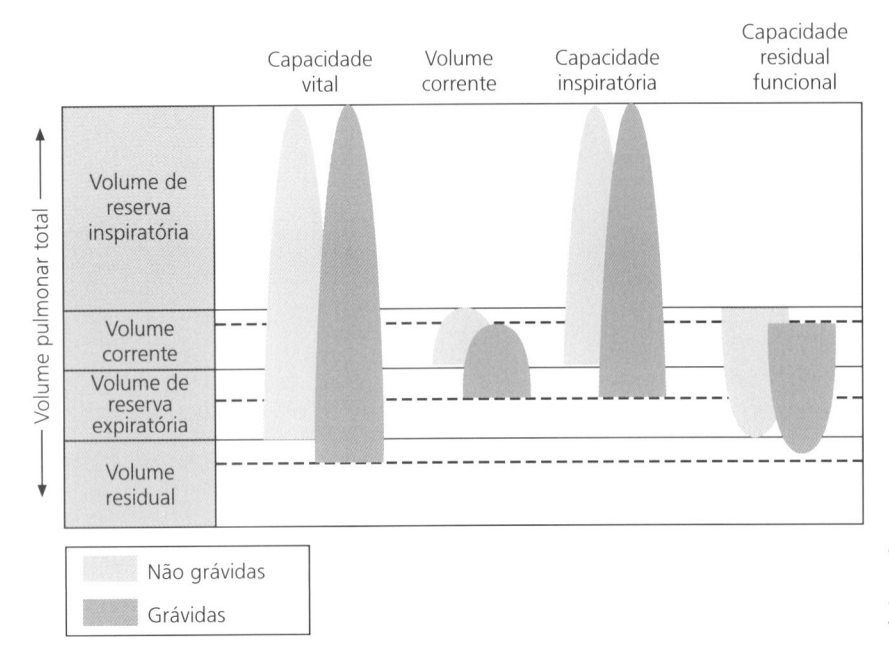

Fig. 1.3 Alterações no volume pulmonar associadas à gravidez normal. Em geral, a reserva inspiratória e os volumes correntes aumentam à custa da reserva expiratória e dos volumes residuais.

Tabela 1.2	A influência da gravidez em algumas variáveis respiratórias	
	Não grávidas	Grávidas – termo
P_{O_2} (mmHg)	93 (12,5 kPa)	102 (13,6 kPa)
O_2 consumo (mL/min)	200	250
P_{CO_2} (mmHg)	35-40 (4,7-5,3 kPa)	30 (4 kPa)
pH venoso	7,35	7,38

Tabela 1.3	Embora o aumento no débito cardíaco de repouso e na ventilação minuto sejam similares na gravidez, há menor capacidade de adaptação ao aumento no débito cardíaco em exercícios moderados que para os aumentos na respiração	
	Repouso	Exercício
Débito cardíaco	+33% (4,5-6 L/min)	+167% (acima de 12L/min)
Ventilação minuto	+40% (7,5-10,5L/min)	+1000% (acima de ~80L/min)

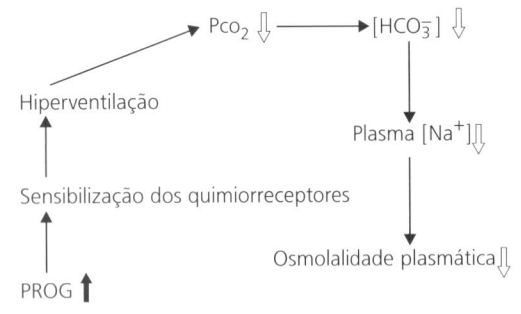

Fig. 1.4 Fluxograma do efeito da hiperventilação. HCO_3^-, bicarbonato; Na^+, sódio; P_{CO_2}, tensão de dióxido de carbono; PROG, progesterona.

arteriovenoso. O fluxo sanguíneo pulmonar aumenta paralelamente com o débito cardíaco e acentua a transferência gasosa.

Durante a gravidez, as exigências sobre o sistema cardiovascular são maiores do que sobre o sistema respiratório [11]. Demostra-se isto na resposta a exercícios moderados (Tabela 1.3).

HEMATOLOGIA

A massa de hemácias circulante aumenta em, aproximadamente, 20-30% durante a gravidez, com um aumento tanto no número, quanto no tamanho da célula. O aumento é maior nas mulheres com gestação múltipla e significativamente maior com a suplementação de ferro (~29% comparado a 17%). A concentração de ferro sérico cai, a absorção do ferro pelo intestino sobe, e a capacidade de ligação do ferro aumenta na gravidez normal, desde que haja um aumento da síntese da transferrina β_1-globulina. A concentração do folato plasmático se reduz pela metade no termo, por causa do maior *clearance* renal, no entanto, a redução na concentração do folato nas células vermelhas é menor. No final da década de 90, estimava-se que um quinto da população feminina com idade entre 16-64 anos no Reino Unido apresentava níveis séricos de ferritina abaixo de 15μg/L, um indicativo de baixa reserva de ferro [12]; desde então aparentemente não foi feita nenhuma pesquisa parecida (*UK Scientific Advisory Committee*, no Relatório de Nutrição de 2008). As adolescentes grávidas parecem estar particularmente em risco de deficiência de ferro. Mesmo a anemia materna relativamente branda está associada ao aumento da razão do peso placentário/peso de nascimento e com a redução do peso ao nascer. Entretanto, a suplementação inadequada pode estar associada a problemas na gravidez (ver anteriormente) [13]. A eritropoetina aumenta na gravidez, e o aumento é maior se a suplementação de ferro não for feita (55% comparados a 25%), mas a mudança na massa eritrocitária antecede isso; o lactogênio placentário humano pode estimular a hematopoese.

O aumento do PV é maior do que o aumento do volume eritrocitário, o que leva a uma redução das concentrações que incorporam o PV, como o hematócrito, a concentração de hemoglobina e contagem de células vermelhas. A queda no hematócrito de, aproximadamente, 36% no começo da gravidez para 32% no terceiro trimestre é um sinal da expansão do volume plasmático.

A contagem total de leucócitos aumenta, principalmente, por causa do aumento dos granulócitos. O número de neutrófilos aumenta com as concentrações de estrogênio e atinge o pico ao redor de 33 semanas, estabilizando-se depois disso, até o trabalho de parto e o puerpério, quando sobem bruscamente. Sua função fagocítica aumenta durante a gestação. As contagens dos linfócitos T e B não são alteradas, mas sua função é suprimida, tornando a gestante mais suscetível a infecções virais, malária e lepra. As células uterinas NK expressam receptores que reconhecem outras combinações anômalas dos antígenos do linfócito humano (HLA-C, -E e -G) expressas pela invasão do citotrofoblasto. É como se isso fosse primordial para o reconhecimento materno do concepto [14] (ver anteriormente).

A contagem e o volume de plaquetas estão inalterados na maioria das gestantes, embora a taxa de sobrevida esteja reduzida. A reatividade plaquetária aumenta no segundo e terceiro trimestres e não volta ao normal até, aproximadamente, 12 semanas após o parto.

COAGULAÇÃO

Um estado de hipercoagulabilidade é uma característica da gravidez normal [15]. Muitos fatores pró-coagulantes aumentam no final do primeiro trimestre (Fig. 1.5). Por exemplo, ocorre o aumento dos fatores VII, VIII e X; e o nível de fibrinogênio plasmático absoluto dobra, ao passo que a antitrombina III, um inibidor da coagulação, cai. A taxa de sedimentação de eritrócitos aumenta no começo da gravidez em razão do aumento do fibrinogênio e outras mudanças fisiológicas. A proteína C, que inativa os fatores V e VIII, permanece inalterada na gravidez, mas as concentrações da proteína S, um de seus cofatores, caem durante os dois primeiros trimestres. Em torno de 5 a 10% do total do fibrinogênio circulante é consumido na dequitação da placenta, e o tromboembolismo é uma das principais causas da morte materna no Reino Unido. A atividade fibrinolítica plasmática está reduzida na gravidez e no trabalho de parto, mas retorna aos valores não gravídicos dentro de uma hora após a dequitação da placenta, sugerindo fortemente que o controle da fibrinólise durante a gravidez é significativamente influenciado por mediadores, derivados da placenta. A Tabela 1.4 resume as mudanças em algumas variáveis de coagulação e fibrinolítica durante a gravidez.

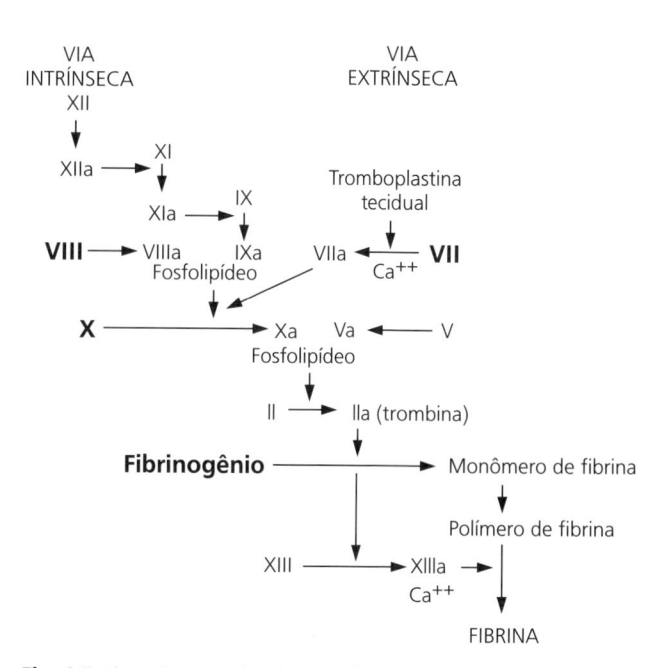

Fig. 1.5 Alterações nas vias de coagulação associadas à gravidez. Os fatores que aumentam durante a gravidez normal estão em negrito. Modificada de Letsky EA. O sistema hematológico. In: Chamberlain G, Broughton Pipkin F (eds) Clinical Phisiology in Obstetrics, 3rd edn. Oxford: Blackwell Science, 1998: 71-110.

Tabela 1.4 São apresentados os percentuais de algumas variáveis da coagulação e da fibrinólise e os níveis de fibronectina derivados de estudo de mulheres no pós-parto. O valor médio mostrado é aquele do final de cada trimestre e não é necessariamente o mais alto. Observa-se o grande aumento do PAI-2 (tipo placentário PAI) e do complexo TAT III no primeiro trimestre

	Primeiro trimestre	Segundo trimestre	Terceiro trimestre
PAI-1 (mg/mL)	-10	+68	+183
PAI-2 (mg/mL)	+732	+1804	+6554
t-PA (mg/mL)	-24	-19	+63
Proteína C (% atividade)	-12	+10	+9
AT III (% atividade)	-21	-14	-10
TAT III	+362	+638	+785
Fibronectina (mg/L)	+3	-12	+53

PAI, inibidor do ativador do plasminogênio; t-PA, antígeno ativador do plasminogênio do tipo tecidual; AT III, antitrombina III; TAT III, complexo trombina-antitrombina III.
Fonte: Dados de Halligan et al. [16].

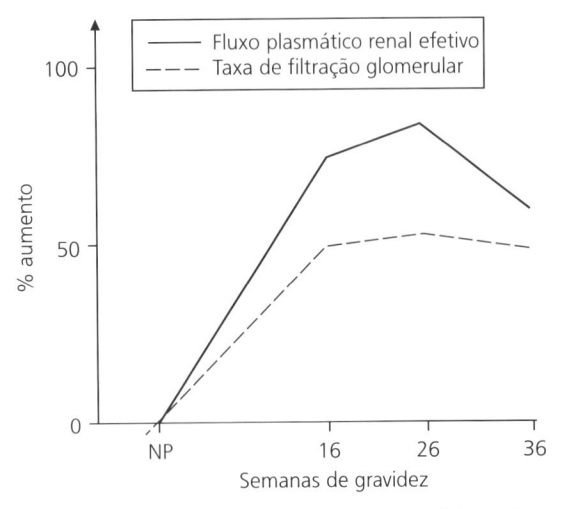

Fig. 1.6 As mudanças na função renal durante a gravidez estão em grande parte concluídas ao final do primeiro trimestre e são, portanto, proativas e não reativas às demandas da gravidez. A fração de filtração cai durante o primeiro trimestre, mas retorna aos níveis não gravídicos durante o terceiro trimestre. (Reproduzida de Bayliss e Davison [17], com permissão.)

O SISTEMA RENAL

Ocorre um aumento do volume renal de, aproximadamente, 70%, na gravidez principalmente por causa do aumento do volume do parênquima renal, com uma acentuada dilatação dos cálices, pelves renais e ureteres na maioria das mulheres [17]. O tônus do ureter uretérico não se reduz, mas ocorre redução do tônus vesical. O fluxo plasmático renal efetivo (ERPF) é aumentado ao redor da sexta semana de gestação, atingindo 80% dos valores não gravídicos na metade da gravidez, apresentando uma queda posteriormente para níveis de 65% sobre os valores não gravídicos (Fig. 1.6). Esse aumento é proporcionalmente maior que o aumento no débito cardíaco, supõe-se que reflita uma vasodilatação específica, provavelmente através do aumento da síntese da prostaciclina renal. A taxa de filtração glomerular (GFR) também aumenta, em cerca de 45% por volta da nona semana, com aumento posterior de apenas 5-10%, e isto é mantido até o termo, dessa forma a fração de filtração cai durante o primeiro trimestre, é estável durante o segundo e depois sobe para os valores não gravídicos. Entretanto, essas alterações não afetam a reserva renal. As alterações diferenciadas entre ERPF e GFR no fim da gravidez sugerem um mecanismo de ação preferencial sobre as arteríolas eferentes, possivelmente através da angiotensina II.

O fluxo de filtração dos metabólitos consequentemente aumenta de forma acentuada, e os mecanismos de reabsorção frequentemente não acompanham esta alteração (p. ex., glicose e aminoácidos; veja anteriormente). Essas mudanças têm profundos efeitos sobre as concentrações de certos metabólitos e eletrólitos plasmáticos, e os valores de referência laboratorial "normais" podem, dessa forma, ser inadequados na gravidez. Por exemplo, a concentração de creatinina plasmática cai de forma significativa por volta da quarta semana de gestação e continua a cair até a metade da gravidez, atingindo níveis abaixo de 50 mmol/L, por outro lado o *clearance* de creatinina começa a cair durante os dois últimos meses da gravidez, de forma que concentração de creatinina plasmática aumenta novamente.

O total do líquido corporal aumenta em cerca de 20% durante a gravidez (~8,5L) com uma queda muito acentuada da osmolalidade plasmática entre as quarta e sexta semanas após a concepção, possivelmente através da ação da gonadotrofina coriônica humana (hCG). O mecanismo de liberação de arginina vasopressina sensível às alterações de volume sofre ajustes com o progresso da gravidez. Assim como o líquido presente no feto, no líquido amniótico, na placenta e nos tecidos maternos, há também o edema e aumento da hidratação da substância fundamental do tecido conectivo com flacidez e inchaço do mesmo tecido.

A gestante acumula cerca de 950 mmol de sódio em função da alta concentração da progesterona circulante, que compete com a aldosterona no túbulo distal. A prostaciclina potencialmente natriurética também aumenta de forma acentuada, com um pequeno aumento no peptídeo natriurético atrial (ANP). Isto estimula o sistema renina-angiotensina, com o aumento da síntese e liberação da aldosterona no primeiro trimestre. O aumento da prolactina plasmática também pode contribuir para a retenção do sódio. Presume-se que o equilíbrio glomerulotubular também deve sofrer alteração na gravidez para justificar a retenção do sódio que realmente ocorre. Há uma queda de cerca de 4-5 mmol/L de sódio plasmático no termo, mas o cloreto plasmático não está alterado. Curiosamente, ocorre uma retenção de cerca de 350 mmol de potássio durante a gravidez, apesar da GFR muito aumentada, do aumento da concentração de aldosterona e da urina relativamente alcalina. A reabsorção tubular renal de potássio se ajusta de maneira adequada ao aumento da carga de potássio filtrada.

A concentração do ácido úrico sérico cai em cerca de um quarto no começo da gravidez, associada ao aumento de sua excreção secundário à redução na reabsorção da rede tubular. A excreção renal de ácido úrico é progressivamente menor, ocorrendo aumento na concentração do ácido úrico sérico durante a segunda metade da gravidez. Observa-se um padrão parecido em relação à ureia, que também é parcialmente reabsorvida pelo néfron.

A excreção de glicose pode aumentar em 10 vezes à medida que maior parte da carga filtrada excede a tubular proximal $T_{máx}$ de glicose (~1,6-1,9 mmol/min). Testes comuns de urina podem detectar glicosúria em 50% das gestantes. A excreção da maior parte dos aminoácidos aumenta, o que é curioso já que são usados pelo feto na sintetização das proteínas. O padrão da excreção não é constante e se difere entre os aminoácidos. A excreção das vitaminas solúveis em água também está aumentada. O mecanismo responsável por essas alterações é a reabsorção tubular inadequada apesar do aumento de 50% na GFR.

A excreção urinária de cálcio é duas a três vezes maior na gravidez normal que na mulher não grávida, apesar da reabsorção tubular acentuada, talvez sob a influência do aumento das concentrações da 1,25-di-hidroxivitamina D. Para contrabalancear isso, a absorção intestinal dobra por volta de 24 semanas, estabilizando após. A reabsorção de bicarbonato renal e a excreção de íons de hidrogênio parecem permanecer inalteradas durante a gravidez. Embora a gestante possa ter acidificação da urina, geralmente ela é ligeiramente alcalina.

A excreção total de proteína e albumina aumenta durante a gravidez, até atingir 36 semanas, em razão do aumento da GFR, associado a alterações tanto na função glomerular, quanto na tubular. Dessa forma, no final da gravidez é aceito um limite superior de até 200 mg total da excreção de proteína por coleta de 24 horas. A avaliação de proteinúria na gravidez com o uso de fitas mostrou resultados muito variáveis.

O SISTEMA GASTROINTESTINAL

O paladar frequentemente fica alterado no começo da gravidez. A motilidade do trato intestinal está reduzida durante os dois primeiros trimestres, ocorrendo aumento da absorção de água e sal e tendência à constipação. A azia é comum em decorrência do aumento da pressão intragástrica. Ocorre aumento da síntese hepática de albumina, globulina e fibrinogênio plasmático, com aumento da concentração plasmática de globulina e de fibrinogênio, apesar do PV aumentado. A síntese hepática total de globulina aumenta por estímulo estrogênico, ocorrendo aumento da, então, globulina ligadora de hormônios. Ocorre redução da extração hepática dos aminoácidos circulantes.

Ocorre aumento do tamanho da vesícula biliar, a secreção de bile permanece inalterada, mas o esvaziamento biliar fica retardado durante a gravidez. A colestase é quase fisiológica na gravidez e pode estar associada a prurido generalizado, mas raramente produz icterícia.

NECESSIDADE CALÓRICA

A necessidade de aporte calórica durante a gravidez deve incluir no cálculo a necessidade de armazenamentos energéticos materno e fetal e aumento da demanda de consumo para a manutenção da atividade física. O peso ganho na gravidez representa o somatório do peso do concepto, do aumento do volume uterino e das mamas e do aumento da reserva do tecido adiposo materno. O metabolismo basal aumenta em 5% no final da gravidez na mulher com peso normal [18]. O ganho de peso médio ao longo da gravidez na mulher com índice de massa corporal (BMI) normal é de, aproximadamente, 12,5 kg. O ganho de peso adicional em relação aos valores pré-gravídicos 6 a 18 meses após o parto é em média de 1 a 2 kg, mas cerca de um quinto das mulheres pode ter um ganho de 5 kg ou mais [19]. As mulheres obesas geralmente ganham pouco peso durante a gravidez, mas perdem menos peso no pós-parto. Um estudo de acompanhamento por cinco anos, envolvendo, aproximadamente, três mil mulheres, observou que as mulheres com gestações prévias apresentaram um ganho de peso maior, cerca de 2 a 3 kg, quando comparadas às nulíparas. Elas também apresentaram um aumento significativamente maior da relação cintura/quadril, que representa um fator de risco independente para doença cardiovascular [20].

▶ Carboidratos/resistência à insulina

Na gravidez, ocorre hiperlipidemia e glicosúria. Embora não ocorra alteração da absorção intestinal da glicose, nem alteração da meia-vida e da resposta à insulina, observa-se queda da concentração plasmática de glicose em jejum de 0,11 mmpl/L ao redor de 6-12 semanas e ao final do primeiro trimestre, o aumento da glicemia após uma sobrecarga de carboidratos é menor que fora da gravidez [21]. Este aumento de sensibilidade estimula a síntese e o armazenamento de glicogênio, deposição de gordura e transporte de aminoácidos para as células. A captação de aminoácidos pela mãe para a gliconeogênese também pode estar aumentada. Após a metade da gravidez, a resistência à ação da insulina se desenvolve progressivamente, e as concentrações de glicose plasmática sobem, embora permaneçam abaixo dos níveis não gravídicos (Fig. 1.7). A glicose atravessa a placenta facilmente, e o feto a usa como seu substrato de energia primária, provavelmente representando um efeito benéfico para o feto. As concentrações de glicose fetal e materna estão significativamente correlacionadas.

A resistência à insulina é presumivelmente derivada de ação endócrina, possivelmente através do aumento do cortisol ou do lactogênio placentário humano. A concentração de leptina plasmática está diretamente correlacionada com a resistência à insulina durante a gravidez [22], enquanto a concentração de glucagon e catecolaminas permanecem inalteradas. A concentração de adiponectina cai na gravidez e está negativamente correlacionada com a concentração de insulina em jejum e tecido adiposo. A concentração de adiponectina também está reduzida baixa em outros estados de resistência à insulina, mas ainda é incerto se representa a causa ou o efeito.

LIPÍDIOS

Ocorre queda dos níveis de colesterol total plasmático no começo da gravidez, atingindo seu ponto mínimo entre 6 e 8 semanas, ocorrendo aumento na gestação a termo. Ocorre um aumento dos ácidos graxos livres circulantes e dos lipídios complexos na gravidez. Há um aumento de, aproximadamente, três vezes nos triglicerídeos das lipoproteínas de muito baixa densidade (VLDL) e um aumento de 50% no colesterol VLDL por volta de 36 semanas [23]. Isto provavelmente é decorrente da ação estrogênica. A lipoproteína de

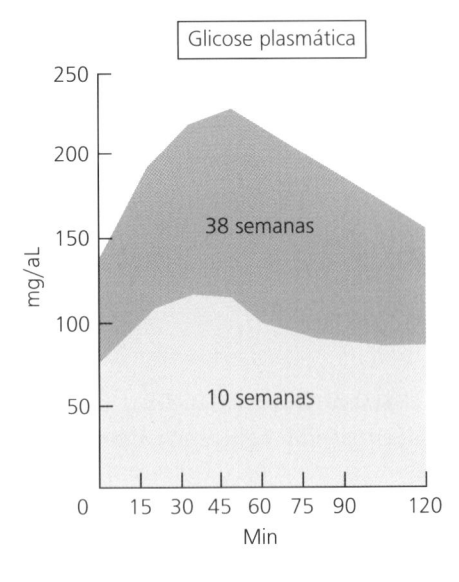

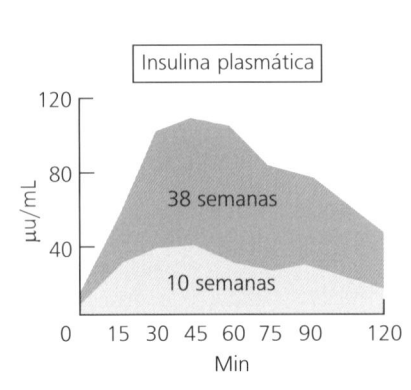

Fig. 1.7 Respostas da gestante normal ao teste de tolerância de 50 g de glicose oral no início e no final da gravidez. No início da gravidez a resposta à insulina plasmática é normal, observando-se uma redução relativa na concentração da glicose plasmática, quando comparada à resposta no estado não gravídico. Em contraste, no final da gravidez a concentração da glicose plasmática atinge níveis mais altos, apesar do aumento considerável da resposta à insulina, um padrão que pode ser explicado pelo estado de relativa resistência à insulina.

alta densidade (HDL) também está aumentada. O peso de nascimento e o peso placentário estão diretamente relacionados com os níveis triglicerídeos VLDL materna a termo. A hiperlipidemia da gravidez normal não é aterogênica, porque o padrão de aumento não é o da aterogênese; no entanto, a gravidez pode desmascarar uma hiperlipidemia patológica.

Os lipídios sofrem peroxidação em todos os tecidos, como parte da função celular normal. A produção excessiva de lipídio pode produzir um estresse oxidativo, com dano da membrana celular. Durante a gravidez normal, corre aumento dos peróxidos lipídicos por volta do segundo trimestre associado ao aumento dos lipídios, e isto pode-se estabilizar posteriormente na gestação [24]. Ocorre um aumento de vitamina E e de outros antioxidantes ao mesmo tempo que aumentam os níveis de peróxido; este aumento é proporcionalmente maior que o dos peróxidos, promovendo uma proteção das atividades fisiológicas. A peroxidação lipídica também ocorre na placenta e se intensifica com a gestação. Considerando as altas concentrações de gorduras insaturadas da placenta associadas às condições de baixo Pao_2, os antioxidantes, como a vitamina A, os carotenoides e os carotenoides pró-vitamínicos A, são necessários para proteger tanto a mãe, quanto o feto da atividade dos radicais livres.

No início da gravidez, ocorre um acúmulo de gordura depositado no tecido adiposo, mas após a metade da gravidez é usado como fonte de energia, principalmente pela mãe, para que a glicose fique disponível para o crescimento fetal [25] e para manter a reserva energética necessária no final da gravidez e lactação. A medição precisa da deposição de gordura relacionada com a gravidez é tecnicamente difícil, mas estima-se que o acréscimo total seja de, aproximadamente, 2-6 kg. A absorção de gordura pelo intestino não está alterada durante a gravidez. O hormônio leptina age como um sensor de alerta para o cérebro do nível das reservas de gordura corporal. A concentração aumenta três vezes durante a gravidez e está diretamente correlacionada com a gordura corporal total e não está relacionada com a taxa metabólica basal durante a gestação. Recentes estudos em animais sugerem que o hipotálamo, que contém os centros reguladores de apetite, é dessensibilizado aos efeitos da leptina na gravidez. Isto permite que a mãe coma mais que o normal, com consequente deposição de gordura.

SISTEMAS ENDÓCRINOS

A placenta é a central da produção hormonal no começo da gestação e independentemente da produção materna.

▶ Hormônios placentários

O hCG é o sinal da gravidez, mas os efeitos indiretos, decorrentes do aumento da síntese hepática das globulinas de ligação para a tiroxina, corticoides e esteroides sexuais, provocados pelo aumento do estrogênio, também afetam as funções endócrinas maternas. A unidade fetoplacentária sintetiza grandes quantidades de estrogênios e progesterona, ambos provavelmente associados ao crescimento e repouso uterino e ao desenvolvimento da glândula mamária. Estimulam também a síntese de uma variedade de outros hormônios importantes. O estrogênio estimula tanto a síntese do fator de crescimento vascular endotelial (VEGF), quanto dos receptores de tirosina quinase e da angiogênese; os dois estão associados. O VEGF parece interagir com outros hormônios produzidos pela placenta e a angiopoetina-2 com um papel importante no desenvolvimento dos capilares das vilosidades no começo da gravidez humana. O receptor-γ ativado por proliferadores de peroxissoma gama (PPARγ) pertence à superfamília dos receptores nucleares e tem um papel importante na modulação da expressão de numerosos outros genes. É expresso no citotrofoblasto viloso e extraviloso humano. O PPARγ liga-se a, e é ativado por ligantes naturais, como eicosanoides, ácidos graxos e lipoproteínas de baixa densidade oxidadas. Estudos com camundongos prenhes demonstraram que isto é essencial para o desenvolvimento placentário.

O hipotálamo e a hipófise

A hipófise aumenta seu volume em cerca de 30% durante a gravidez em primíparas e em cerca de 50% nas gestações subsequentes. Ocorre um aumento do número das células lactotróficas e aumento da prolactina plasmática após a concepção. Na gestação a termo, pode atingir níveis 10 a 20 vezes mais altos do que os níveis plasmáticos das mulheres não grávidas; a secreção de outros hormônios da hipófise anterior permanece inalterada ou reduzida. O hCG e as gonadotrofinas apresentam uma subunidade-α em comum, e o rápido aumento da concentração do hCG suprime a secreção tanto do hormônio foliculoestimulante, quanto do hormônio luteinizante, além de inibir o desenvolvimento folicular ovariano pela inibição da resposta ao hormônio liberador de gonadotrofina. A secreção do hormônio estimulante da tireoide (TSH) responde normalmente ao hormônio liberador de tircotrofina secretado pelo hipotálamo (também sintetizado na placenta). As concentrações do hormônio adrenocorticotrófico (ACTH) sobem durante a gravidez, em parte em razão da síntese placentária do ACTH e do hormônio liberador de corticotropina e não responde aos mecanismos controladores normais.

A glândula suprarrenal

A concentração do cortisol total e livre e de outros corticosteroides aumenta na gravidez, a partir do final do primeiro trimestre. A concentração do cortisol ligado à globulina dobra. A exposição aos glicocorticoides em excesso *in utero* parece inibir o crescimento fetal tanto nos animais, quanto nos humanos. Entretanto, a placenta normal sintetiza 11β-hidroxiesteroide desidrogenase específico da gravidez, que inibe a transferência do cortisol materno. O aumento da secreção do mineralocorticoide aldosterona na gravidez já foi mencionado. A síntese do mineralocorticoide mais fraco, 11-desoxicorticosterona, também apresenta um aumento em torno da oitava semana de gravidez, e o aumento é proporcionalmente maior do que ocorre com os outros corticosteroides, possivelmente em razão da síntese placentária.

A dosagem plasmática das catecolaminas é difícil de ser realizada, mas, atualmente, se acredita que ocorra uma queda na concentração de catecolaminas do primeiro para o terceiro trimestre. Ocorre uma redução da produção de noradrenalina (refletindo principalmente a atividade simpática) observada nos exercícios em pé e isométricos, realizados na gravidez, mas a resposta à adrenalina (predominantemente suprarrenal) permanece inalterada [26].

A tireoide

Pode ocorrer supressão do TSH pelo HCG no início da gravidez, pois os dois compartilham uma subunidade-α. A tireoide permanece normalmente responsiva à estimulação pelo TSH e à supressão pelo tri-iodotironina (T3). Ocorre um aumento de três vezes no *clearance* de iodo, permitindo que a captação absoluta do iodo permaneça dentro da faixa não gravídica. A concentração das globulinas de ligação ligadora da tireoide dobra durante a gravidez, mas as outras proteínas de ligação da tireoide não aumentam. Em geral, a concentração plasmática de T3 e de tiroxina (T4) livre se mantém nos mesmos níveis fora da gravidez (embora os níveis totais estejam aumentados), e a maioria das gestantes é eutireóideas. O T4 livre pode cair no final da gestação [27].

A calcitonina, outro hormônio da tireoide, aumenta no primeiro trimestre, atinge seu pico no segundo, caindo após, mas estas mudanças não são grandes. Isto pode contribuir para a regulação da 1,25-di-hidroxivitamina D.

As paratireoides e o metabolismo do cálcio

A homeostase do cálcio se altera de forma acentuada na gravidez [28,29]. Ocorre uma queda do cálcio plasmático materno total, porque ocorre uma redução da concentração de albumina, mas o cálcio ionizado livre permanece inalterado. A síntese da 1,25-di-hidroxicolecalciferol aumenta, promovendo o aumento da absorção do cálcio gastrointestinal. O hormônio da paratireoide (PTH) regula a síntese da 1,25-di-hidroxivitamina D no túbulo renal proximal. Ocorre uma queda no PTH durante a gravidez, mas uma duplicação da 1,25-di-hidroxivitamina D; a proteína liberadora de PTH (PTHrP) também está presente na circulação materna. As principais fontes de PTHrP são a paratireoide fetal e a placenta. Presume-se que o PTHrP placentário é transferido para a circulação materna e afeta a homeostase do cálcio através do receptor de PTH.

Hormônios renais

O sistema renina-angiotensina é ativado precocemente na gravidez (veja seção sobre o sistema cardiovascular anteriormente). Foi descrito recentemente um componente vasodilatador do sistema renina-angiotensina, em que a angiotensina 1-7 é o agonista; a angiotensina 1-7 aumenta durante a gravidez e pode estimular tanto a liberação do óxido nítrico, quanto a da prostaciclina. A síntese da eritropoetina parece ser estimulada pelo hCG; sua concentração sobe a partir do primeiro trimestre, atingindo um pico no meio da gestação e caindo um pouco após. A prostaciclina é um potente vasodilatador, sintetizada principalmente no endotélio renal. A concentração sobe rapidamente por volta de 8-10 semanas de gestação, atingindo níveis quatro vezes mais altos do que os valores não gravídicos ao final do primeiro trimestre.

O pâncreas

O tamanho das ilhotas de Langerhans e o número de células β aumentam durante a gravidez, assim como os sítios de receptores para a insulina. As funções do pâncreas na gravidez foram analisadas anteriormente.

▶ O endotélio

O endotélio sintetiza uma variedade de hormônios vasodilatadores (p. ex., prostaciclina, VEGF-A, óxido nítrico) e vasoconstritores (p. ex., endotelina-1). Os vasodilatadores são, em geral, regulados na gravidez e promovem a redução precoce na resistência periférica total. Curiosamente, embora o perfil lipídico na gravidez pareça ser aterogênico, a função endotelial na gravidez normal, tal como avaliado pelo fluxo mediado por dilatação, não é prejudicada. Isto pode ocorrer em decorrência do aumento da concentração de estradiol, que regula positivamente a síntese do óxido nítrico endotelial.

CONCLUSÃO

Neste capítulo, fizemos a tentativa de delinear a fisiologia da gravidez normal. As mudanças, em geral, iniciam precocemente, sendo provável que dois dos maiores problemas da gravidez, o retardo do crescimento intrauterino e a pré-eclâmpsia, tenham início antes que a mulher saiba que está grávida. Um melhor entendimento dos mecanismos precoces de adaptação da gravidez normal pode nos ajudar a entender a gestação anormal.

REFERÊNCIAS

1. Chapman AB, Zamudio S, Woodmansee W et al. Systemic and renal hemodynamic changes in the luteal phase of the menstrual cycle mimic early pregnancy. *Am J Physiol* 1997;273:F777-F782.
2. Redman CWG, Sargent IL. Placental stress and pre-eclampsia: a revised view. *Placenta* 2009;30(Suppl 1):38-42.
3. Milman N. Iron and pregnancy: a delicate balance. *Ann Haematol* 2006;85:559-565.
4. Moffett A, Hiby SE. How does the maternal immune system contribute to the development of pre-eclampsia? *Placenta* 2007;28(Suppl 1):S51-S56.
5. Burton GJ, Jauniaux E, Charnock-Jones DS. Human early placental development: potential roles of the endometrial glands. *Placenta* 2007;28(Suppl 1):S64-S69.
6. Chapman AB, Abraham WT, Zamudio S et al. Temporal relationships between hormonal and hemodynamic changes in early human pregnancy. *Kidney Int* 1998;54:2056-2063.
7. Ganzevoort W, Rep A, Bonsel GJ, de Vries JI, Wolf H. Plasma volume and blood pressure regulation in hypertensive pregnancy. *J Hypertension* 2004;22:1235-1242.
8. Robson SC, Hunter S, Boys RJ, Dunlop W. Serial study of factors influencing changes in cardiac output during human pregnancy. *Am J Physiol* 1989;256:H1060-H1065.
9. de Swiet M, Shennan A. Blood pressure measurement in pregnancy. *Br J Obstet Gynaecol* 1996;103:862-863.
10. de Swiet M. The respiratory system. In: Chamberlain G, Broughton Pipkin F (eds) *Clinical Physiology in Obstetrics*, 3rd edn. Oxford: Blackwell Science, 1998:111-128.
11. Bessinger RC, McMurray RG, Hackney AC. Substrate utilisation and hormonal responses to moderate intensity exercise during pregnancy and after delivery. *Am J Obstet Gynecol* 2002;86:757-764.
12. Heath AL, Fairweather-Tait SJ. Clinical implications of changes in the modern diet: iron intake, absorption and status. *Best Pract Res Clin Haematol* 2002;15:225-241.
13. Scholl TO. Iron status during pregnancy: setting the stage for mother and infant. *Am J Clin Nutr* 2005;81:1218S-1222S.
14. Apps R, Murphy SP, Fernando R, Gardner L, Ahad T, Moffett A. Human leucocyte antigen (HLA) expression of primary trophoblast cells and placental cell lines, determined using single antigen beads to characterise allotype specificities of anti-HLA antibodies. *Immunology* 2009;127:26-39.
15. Brenner B. Haemostatic changes in pregnancy. *Thromb Res* 2004;114:409-414.
16. Halligan A, Bonnar J, Sheppard B, Darling M, Walshe J. Haemostatic, fibrinolytic and endothelial variables in normal pregnancies and pre-eclampsia. *Br J Obstet Gynaecol* 1994;101:488-492.
17. Bayliss C, Davison JM. The urinary system. In: Chamberlain G, Broughton Pipkin F (eds) *Clinical Physiology in Obstetrics*, 3rd edn. Oxford: Blackwell Science, 1998:263-307.
18. Butte NF, King JC. Energy requirements during pregnancy and lactation. *Public Health Nutrition* 2005;8:1010-1027.
19. Gunderson EP, Abrams B, Selvin S. Does the pattern of postpartum weight change differ according to pregravid body size? *Int J Obes Relat Metab Disord* 2001;25:853-862.
20. Gunderson EP. Childbearing and obesity in women: weight before, during, and after pregnancy. *Obstet Gynecol Clin North Am* 2009;36:317-332.
21. Butte NF. Carbohydrate and lipid metabolism in pregnancy: normal compared with gestational diabetes mellitus. *Am J Clin Nutr* 2000;71(5 Suppl):1256S-1261S.

> ### 💡 Quadro 1.1 Resumo
>
> - Cada ciclo menstrual ovulatório prepara a futura mãe para as mudanças fisiológicas da gravidez. A progesterona é o fator desencadeante, e antes da concepção inicia mudanças, como o aumento do volume corrente, da frequência cardíaca e da taxa de filtração glomerular, assim como a preparação endometrial está ocorrendo. Essas mudanças são proativas, não reativas, e na gravidez normal são maiores do que o fisiologicamente necessário.
> - O começo da gravidez está associado a uma resposta inflamatória sistêmica. A resposta imunitária da mãe é alterada para permitir a implantação, placentação e remodelamento das artérias espiraladas.
> - A resistência periférica total cai precocemente, seguida pelo aumento da pressão arterial, volume plasmático e débito cardíaco. A ventilação alveolar e a capacidade de transporte do oxigênio aumentam mais que o consumo de oxigênio. Mesmo a gravidez normal está associada a um estado de coagulopatia de baixo grau.
> - A filtração renal aumenta precocemente. O aumento na filtração de sódio ativa o sistema renina-angiotensina, permitindo a retenção de sódio e o aumento do volume plasmático. As concentrações plasmáticas de vários produtos estão reduzidas em razão do aumento da filtração e da expansão do volume plasmático. A aminoacidúria e a glicosúria são comuns.
> - O ganho de peso médio ao longo da gravidez na mulher com BMI normal é de, aproximadamente, 12,5 kg. Um pouco fica geralmente retido após o parto. A gravidez está associada à resistência à insulina e hiperlipidemia; há um acúmulo de deposição de gordura.
> - A placenta é uma fonte de síntese de hormônios e citocinas, provocando alterações na fisiologia materna para se adaptar às demandas da gravidez.

22. Eriksson B, Löf M, Olausson H, Forsum E. Body fat, insulin resistance, energy expenditure and serum concentrations of leptin, adiponectin and resistin before, during and after pregnancy in healthy Swedish women. *Br J Nutr* 2010;103:50-57.
23. Herrera E, Ortega H, Alvino G, Giovannini N, Amusquivar E, Cetin I. Relationship between plasma fatty acid profile and antioxidant vitamins during normal pregnancy. *Eur J Clin Nutr* 2004;58:1231-1238.
24. Poston L, Raijmakers MT. Trophoblast oxidative stress, antioxidants and pregnancy outcome: a review. *Placenta* 2004;25(Suppl A):S72-S78.
25. Kopp-Hoolihan LE, van Loan MD, Wong WW, King JC. Longitudinal assessment of energy balance in well-nourished, pregnant women. *Am J Clin Nutr* 1999;69:697-704.
26. Barron WM, Mujais SK, Zinaman M, Bravo EL, Lindheimer MD. Plasma catecholamine responses to physiologic stimuli in normal human pregnancy. *Am J Obstet Gynecol* 1986;154:80-84.
27. Ramsay ID. The thyroid gland. In: Chamberlain G, Broughton Pipkin F (eds) *Clinical Physiology in Obstetrics,* 3rd edn. Oxford: Blackwell Science, 1998:374-384.
28. Prentice A. Maternal calcium metabolism and bone mineral status. *Am J Clin Nutr* 2000;71(5 Suppl):1312S-1316S.
29. Haig D. Evolutionary conflicts in pregnancy and calcium metabolism: a review. *Placenta* 2004;25(Suppl A):S10-S15.

LEITURAS ADICIONAIS

Broughton Pipkin F. Maternal physiology. In: Chamberlain G, Steer P (eds) *Turnbull's Obstetrics,* 3rd edn. London: Churchill Livingstone, 2001.

Chamberlain G, Broughton Pipkin F (eds) *Clinical Physiology in Obstetrics*, 3rd edn. Oxford: Blackwell Science, 1998.

Capítulo 2

A Placenta e as Membranas Fetais

Berthold Huppertz[1] e John C.P. Kingdom[2]
[1] Institute of Cell Biology, Histology and Embriology, Medical University of Graz, Graz, Austria
[2] Department of Obstetrics and Gynaecology, Samuel Lunenfeld Research Institute, Mount Sinai Hospital, Toronto, Canada

A placenta sempre foi reconhecida e venerada pelos egípcios antigos, e foi o médico grego, Diógenes, de Apolônia (c. 480 a.C.) quem primeiro atribuiu a função de nutrição fetal ao órgão. Aristóteles (384 a 322 a.C.) relatou que as membranas coriônicas envolvem o feto completamente, mas foi apenas, em 1559, durante o Renascentismo, que Realdus Columbus introduziu o termo "placenta", derivado do latim de bolo chato.

CARACTERÍSTICAS ESTRUTURAIS DA PLACENTA

▶ Formato da placenta

Na visão anatômica macroscópica, a placenta dos animais eutérios pode ser classificada de acordo com as interações físicas entre os tecidos fetal e materno [1]. Estas interações podem-se restringir a sítios específicos ou podem abranger toda a superfície do saco coriônico e da superfície interna do útero. Nesse nível anatômico, a placenta humana é classificada como *discoidal*, e as interações ficam limitadas dentro desta área mais ou menos circular (Fig. 2.1a).

▶ Interdigitações materno-fetais

O próximo nível de classificação tem como fundamento a intercomunicação entre os tecidos materno e fetal. Em humanos, a placenta materna e os tecidos fetais ficam dispostos em uma estrutura tridimensional semelhante a uma árvore, denominada de vilosidades do tecido fetal, que fica imersa em um lago de sangue materno [1]. Como os nós e ramos de uma árvore, os tecidos fetais ramificam-se repetidamente em vilosidades pequenas e delgadas (Fig. 2.1b).

▶ Barreira materno-fetal

A interação entre os tecidos uterino e fetal no ser humano faz-se por um processo invasivo da implantação e placentação [1]. O epitélio uterino sofre a invasão das células fetais, provocando erosão dos vasos maternos e levando à imersão das vilosidades placentárias no sangue materno. Uma camada epitelial, denominada *trofoblasto viloso*, recobre as vilosidades trofoblásticas e entra em contato direto com o sangue materno, constituindo a barreira placentária entre os tecidos materno e fetal (Fig. 2.1c).

Esse tipo de placentação é denominado *hemomonocorial*, pois no lado materno há apenas sangue e não mais vasos sanguíneos (hemo), e no lado fetal há apenas uma camada de trofoblasto (monocorial) entre o sangue materno e os capilares fetais (Fig. 2.1c).

▶ Vascularização

As trocas difusionais são definidas não somente pela espessura e natureza histológica da barreira placentária, mas também pela direção do fluxo sanguíneo entre a mãe e o feto. Faz-se o arranjo vascular da placenta de forma não bem definida pelas ramificações das vilosidades em todas as direções permitindo o fluxo sanguíneo materno. Este padrão de fluxo indefinido e variável foi denominado *fluxo multiviloso* (Fig. 2.1d) [1].

> **Quadro 2.1 Resumo**
>
> - A placenta humana é uma placenta discoidal.
> - As interdigitações entre os tecidos materno e fetal estão organizadas como estruturas ramificadas, chamadas árvores vilosas cercadas por um fluxo multiviloso do sangue materno.
> - O trofoblasto viloso constrói a barreira placentária entre os tecidos materno e fetal (placentação hemomonocorial).

CARACTERÍSTICAS MACROSCÓPICAS DA PLACENTA A TERMO

▶ Medidas

A placenta a termo tem forma discoidal, com a inserção do cordão umbilical discretamente deslocada da região central

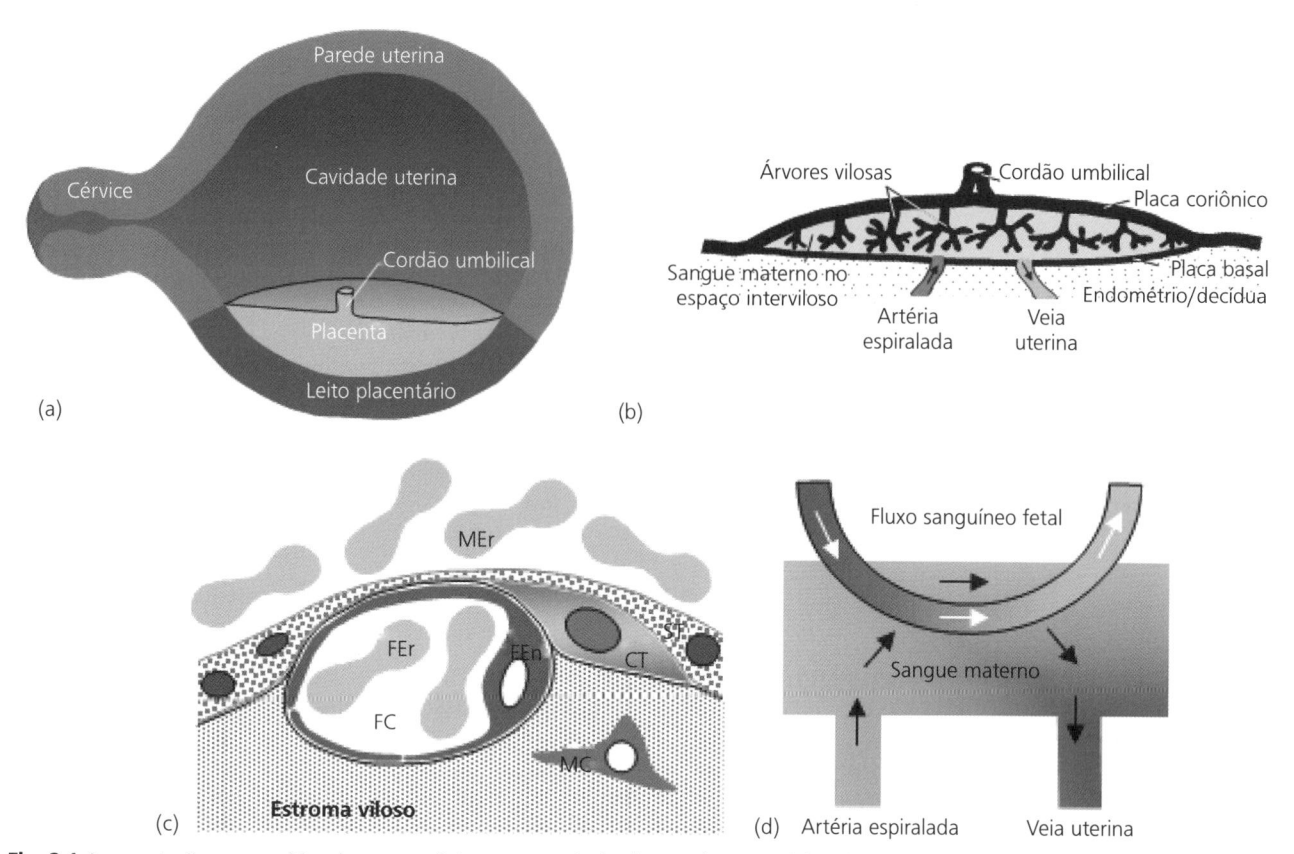

Fig. 2.1 Apresentação esquemática das características estruturais da placenta humana. (a) A placenta humana apresenta um formato discoidal. (b) As interdigitações materno-fetais são organizadas em árvores vilosas imersas no sangue materno, que flutuam pelo espaço interviloso. (c) O tipo hemocorial da placentação resulta em uma barreira materno-fetal, composta por trofoblastos vilosos que estão em contato direto com o sangue materno. (d) O fluxo do sangue fetal e materno é organizado no fluxo multiviloso. CT, citotrofoblasto; FC, capilar fetal; FEn, endotélio fetal; FEr, eritrócito fetal; MC, células mesenquimais; MEr, eritrócito materno; ST, sinciciotrofoblasto.

no lado fetal da placenta [1]. As medidas médias de uma placenta a termo são: 22 cm de diâmetro, 2,5 cm de espessura central, e o peso oscila entre 450-500 g. Entretanto, esses dados podem variar consideravelmente em razão do tipo de parto, especialmente em função da perda de sangue materno e/ou fetal.

Organização tecidual

No lado fetal da placenta, o *âmnio* avascular *recobre a placa coriônica*. Sob o âmnio, os vasos coriônicos se continuam com os do cordão umbilical e estão dispostos em uma forma estrelada. Na outra extremidade, os vasos penetram nas vilosidades, no sistema capilar arteriovenoso. As vilosidades têm origem na placa coriônica e são banhadas pelo sangue materno [1]. A superfície materna da placenta é denominada de *a placa basal* (Fig. 2.1b). É uma superfície artificial gerada pela separação entre a placenta e a parede uterina durante o parto. A placa basal é composta pelas células do trofoblasto fetal e pelas células da decídua materna, e está inserida na matriz fibrinoide do trofoblasto, na matriz extracelular decidual e no estroma fibrinoide. Na margem placentária, as placas coriônica e basal fundem-se, fechando o espaço interviloso e gerando as *membranas fetais* ou *córion liso*.

> **Quadro 2.2 Resumo**
>
> As camadas da placenta compreendem a partir do lado fetal e materno:
> - âmnio avascular (epitélio e mesênquima)
> - placa coriônico-vascularizada (mesênquima com vasos sanguíneos)
> - vilosidades ligadas diretamente à placa coriônica
> - sangue materno no espaço interviloso envolvendo as vilosidades
> - placa basal contendo células fetais e maternas.

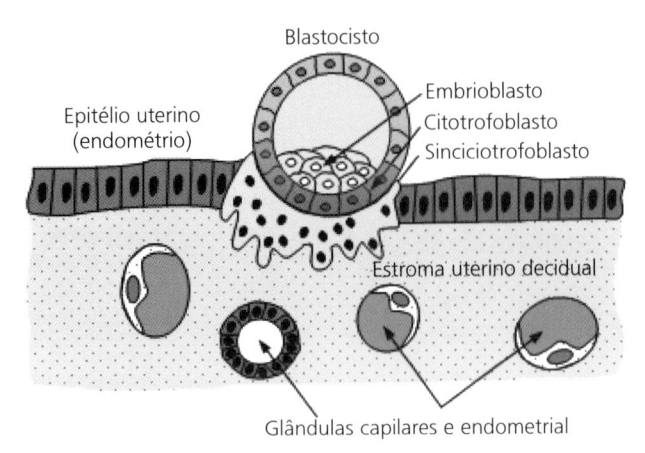

Fig. 2.2 Durante a implantação do blastocisto, as células do trofoblasto entram em contato direto com os tecidos maternos fundindo-se de forma sincicial e originando o sinciciotrofoblasto. Apenas esse tecido multinucleado é capaz de penetrar no epitélio uterino e implantar o embrião em desenvolvimento.

DESENVOLVIMENTO PLACENTÁRIO

Linhagem trofoblástica

No processo de transição da mórula para o blastocisto, a linhagem trofoblástica é a primeira a diferenciar-se da massa celular interna, o embrioblasto (Fig. 2.2) [2]. A diferenciação do trofoblasto ocorre somente após a implantação do blastocisto ao epitélio endometrial. Ainda não temos o conhecimento exato deste processo, mas é provável que a primeira fusão sincicial ocorra nessa fase. À medida que o trofoblasto entra em maior contato com os tecidos maternos e com o embrioblasto ocorre a formação do sinciciotrofoblasto, e somente o sinciciotrofoblasto é capaz de penetrar a mucosa uterina (Fig. 2.2).

Etapa pré-lacunar

Entre 7 e 8 dias após a concepção, ocorre a implantação do blastocisto no endométrio. O desenvolvimento do embrião é acompanhado pelo crescimento da placenta que, nesse estágio, diferencia-se em duas camadas. O sinciciotrofoblasto multinucleado que entra em contato direto com os tecidos maternos, e o citotrofoblasto mononucleado, que forma a célula-tronco do trofoblasto que vai dar origem ao embrião.

Todas as fases de diferenciação e desenvolvimento da placenta descrita até o momento ocorrem antes da formação de espaços contendo líquidos dentro do sinciciotrofoblasto. É, por isso, esse estágio é chamado de "pré-lacunar" [1].

Etapa lacunar

Entre 8 e 9 dias após a concepção, formam-se espaços contendo líquido dentro do sinciciotrofoblasto. Esses espaços juntam-se formando um espaço lacunar maior *(período lacunar)*, sendo, depois, separados por extensões do sinciciotrofoblasto (septos) que atravessam a massa sincicial do lado embrionário para o lado materno [1].

Ao final desse estágio, no 12º dia após a concepção, o processo da implantação está completo. O embrião em desenvolvimento com seus tecidos extraembrionários fica totalmente inserido no endométrio, e o sinciciotrofoblasto envolve completamente o concepto. As células mesenquimais derivadas do embrião se estendem até a superfície interna do trofoblasto (a mesoderme extraembrionária), gerando, assim, uma nova combinação de trofoblasto e mesoderme, denominada *córion*.

O desenvolvimento do sistema lacunar subdivide a placenta em três compartimentos.

1 A parte embrionária do trofoblasto junto à mesoderme extraembrionária formam a *placa coriônica.*
2 Os septos formam as *vilosidades coriônicas primárias,* e a sua ramificação forma as *vilosidades secundárias.* As lacunas que circundam as vilosidades formam o *espaço interviloso.*
3 A parte materna do trofoblasto juntamente com a decídua materna desenvolve a placa *basal.*

Estágio precoce das vilosidades

Tendo início no 12º dia após a concepção, a proliferação do citotrofoblasto provoca a penetração do trofoblasto para dentro dos septos sinciciais, alcançando o lado materno do sinciciotrofoblasto por volta do 14º dia. A continuidade da proliferação do trofoblasto (13º dia) promove o alongamento dos septos e a ramificação na direção do citotrofoblasto (vilosidade primária) [1].

As células mesenquimais da mesoderme extraembrionária seguem o citotrofoblasto e penetram os septos e as vilosidades primárias, gerando a *vilosidade secundária* com um núcleo mesenquimal. Nessa fase, observa-se uma camada citotrofoblástica completa situada entre o mesênquima e o sinciciotrofoblasto.

Por volta de 20-21 dias, a vascularização (desenvolvimento de novos vasos a partir das células hemangioblásticas precursoras) do mesênquima viloso gera a formação dos primeiros vasos placentários *(vilosidade terciária).* A ligação com o sistema vascular do embrião será estabelecida mais tarde pelo cordão umbilical.

As vilosidades estão organizadas de forma ramificada e se agrupam em uma série de unidades esféricas, conhecidas como lóbulos ou placentônios. Cada placentônio se origina de uma placa coriônica contendo um tronco viloso, formado por um septo. A partir do tronco principal formam-se novas ramificações, resultando em vilosidades secundárias que terminam no espaço interviloso e são chamadas de vilosidades terciárias.

Colunas de células trofoblásticas

Durante a invasão do septo sincicial, o citotrofoblasto atinge os tecidos endometriais maternos, enquanto as células mesenquimais não alcançam o ápice do septo. Ocorre o desenvolvimento de várias camadas de citotrofoblasto nas vilosidades secundárias, denominadas (de ancoragem) como *colunas de células* trofoblásticas (Fig. 2.3) [1,3]. Somente os citotrofoblastos, que ficam em contato direto com a membrana basal, permanecem como células-troncos proliferativas e separam o trofoblasto mesenquimal das vilosidades de ancoragem.

▶ Subtipos do trofoblasto extraviloso

A formação das colunas de células não resulta em uma camada única de células trofoblásticas, mas se organiza em colunas separadas, a partir da qual o trofoblasto extraviloso invade os tecidos uterinos maternos (Fig. 2.3) [1]. Essas células migram como trofoblasto intersticial para dentro do estroma endometrial [4], enquanto um subconjunto do trofoblasto intersticial penetra mais profundamente a parede das artérias espiraladas do útero *(trofoblasto intramural)*, alcançando o lúmen dos vasos *(trofoblasto endovascular)* (Fig. 2.3) [5]. Outro subconjunto do trofoblasto intersticial invade as glândulas uterinas, promovendo sua abertura no espaço interviloso *(trofoblasto endoglandular)* (Fig. 2.4) [6]. Alguns dos trofoblastos intersticiais se fundem e geram as *células trofoblásticas gigantes multinucleadas* (Fig. 2.4), que ficam localizadas no limite entre o endométrio e o miométrio.

▶ Fechamento das artérias espiraladas

A invasão do trofoblasto extraviloso finaliza o processo de transformação dos vasos maternos em grandes condutos que permitem o suprimento adequado de oxigênio e nutrientes para a placenta [1,7]. Entretanto, a transferência livre do sangue materno para o espaço interviloso só é estabelecida ao final do primeiro trimestre da gravidez [8]. Antes que a transferência livre do sangue materno possa ocorrer, a extensão da invasão, e, assim, o número de trofoblastos endovasculares é tão grande que os trofoblastos se aglomeram dentro do lúmen dos vasos, tamponando os segmentos distais das artérias espiraladas (Fig. 2.3). Portanto, antes de 10-12 semanas de gestação, o espaço interviloso contém principalmente produtos de secreção das glândulas uterinas erosadas e plasma do sangue materno *(nutrição histotrófica)* (Fig. 2.3) [8,9].

O motivo para ocorrer esta oclusão paradoxal, provocando a falta do sangue materno, pode ser a necessidade de manter a placenta e o embrião em um ambiente de baixo

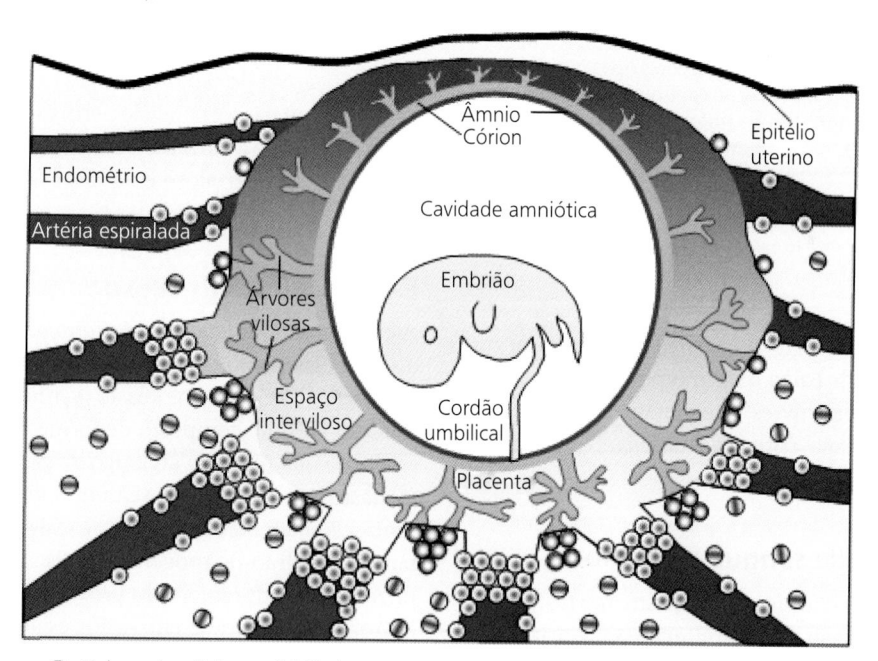

Fig. 2.3 Representação esquemática do desenvolvimento embrionário e tecidos circundantes com aproximadamente 8-10 semanas de gravidez. A cavidade amniótica contendo o embrião é demarcada pelo âmnio que já está em contato com o córion. Do córion, as vilosidades projetam-se para o espaço interviloso, onde algumas vilosidades estão em contato direto com a placa basal (vilosidades de ancoragem). Nesses locais, as colunas de células trofoblásticas são o ponto de partida das células do trofoblasto extraviloso para invasão dos tecidos maternos. As células do trofoblasto intersticial derivadas dessas colunas invadem o endométrio e o miométrio, enquanto um subconjunto dessas células invade as artérias espiraladas, primeiro como intramural, depois como células do trofoblasto endovascular. O fluxo sanguíneo materno na placenta inicia nas regiões superiores da placenta (o polo anembrionário), onde o desenvolvimento está discretamente defasado. As altas concentrações locais do oxigênio contribuem para a regressão das vilosidades no polo anembrionário. Isto, por sua vez, leva à formação do córion liso ou às membranas fetais.

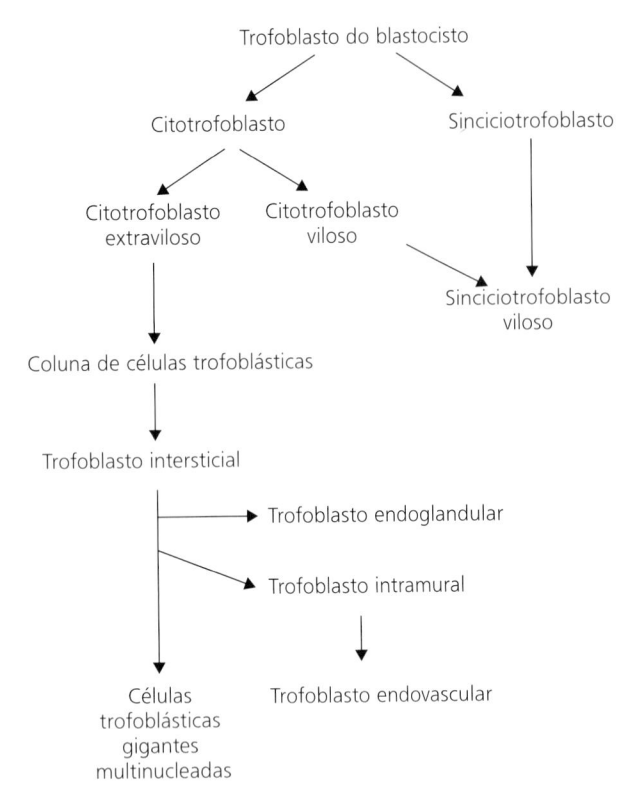

Fig. 2.4 Diferenciação do trofoblasto e subtipos. A linhagem trofoblástica é a primeira a se desenvolver no estágio do blastocisto. Dessa etapa em diante, uma maior diferenciação leva à geração do sinciciotrofoblasto e, subsequentemente, aos dois tipos principais de trofoblasto das vilosidades placentárias, o citotrofoblasto viloso e o sinciciotrofoblasto viloso. As células do trofoblasto que começam a invadir os tecidos maternos são chamadas de trofoblasto extraviloso. A partir do trofoblasto intersticial, todos os outros subtipos do trofoblasto extraviloso se desenvolvem.

> **Quadro 2.3 Resumo**
>
> - Fase blastocística: diferenciação da linhagem trofoblástica.
> - 7º-8º dia após a concepção: etapa pré-lacunar do desenvolvimento placentário.
> - 8º-9º dias após a concepção: etapa lacunar do desenvolvimento placentário.
> - 12º dia após a concepção: implantação completa, o embrião está completamente envolvido pela placenta.
> - 14º dia após a concepção: diferenciação do trofoblasto extraviloso.
> - 20º dia após a concepção: desenvolvimento dos vasos placentários e das células sanguíneas independente do desenvolvimento adequado no embrião.
> - Primeiro trimestre: nutrição histotrófica.
> - Segundo e terceiro trimestres: nutrição hemotrófica.

oxigênio, inferior a 20 mmHg, no primeiro trimestre da gravidez. Este ambiente de baixo oxigênio pode ser necessário para reduzir os radicais livres que afetam o crescimento embrionário nessa etapa crítica do desenvolvimento dos tecidos e órgãos [10,11].

Início do fluxo de sangue materno

Ao final do primeiro trimestre, o tamponamento trofoblástico começa a se tornar mais permeável, e o do sangue materno entra no espaço interviloso, estabelecendo o primeiro fluxo sanguíneo arterial para a placenta (*nutrição hemotrófica*) [8,11]. O fluxo se inicia na parte da placenta que está mais próxima do endométrio (o *polo anembrionário* da placenta) (Fig. 2.3). Este sítio se caracteriza por uma discreta defasagem no desenvolvimento, em relação ao *polo embrionário* que iniciou o processo de invasão profunda (Fig. 2.3). Portanto, nesses locais, o tamponamento dos vasos contém menos células, permitindo que o fluxo de células sanguíneas inicie mais precocemente. Neste local, ocorre a degeneração de grandes porções das vilosidades placentárias, e o córion torna-se secundariamente macio. A regressão leva à formação da membrana fetal ou córion liso. O restante da placenta se desenvolve em *córion frondoso*, formando a placenta definitiva em forma de disco.

ESTRUTURA BÁSICA DAS VILOSIDADES

Trofoblasto viloso

As ramificações do septo sincicial são precursoras das vilosidades placentárias. O sincício permanece durante toda a gestação, formando a barreira placentária entre o sangue materno do espaço interviloso e os vasos fetais dentro do núcleo mesenquimal das vilosidades [1].

Citotrofoblasto viloso

A camada mononucleada do *citotrofoblasto* é a camada basal do trofoblasto viloso que se entende sobre a camada multinucleada do sinciciotrofoblasto (ver Fig. 2.1c) [1]. O citotrofoblasto viloso é composto de forma heterogênea: um subconjunto que prolifera ao longo da gestação (de forma contrária ao que ocorre com o camundongo, que finaliza a diferenciação na metade da gestação), algumas células apresentam um padrão de progenitor, pois são capazes de induzir diferenciação durante todo processo extraviloso, enquanto outros apresentam-se em vários estágios de diferenciação, preparando para a fusão sincicial sob ação do fator de transcrição GCM1 (*Glial cell missing-1*) [12,13]. As vilosidades citotrofoblásticas continuam aumentando durante a gravidez, e passam de 1×10^9 entre a 13ª e a 16ª semana para 6×10^9 entre a 37ª e a 41ª semana de gestação. Estas células vão gradualmente sofrendo dispersão e formando uma camada descontínua durante o terceiro trimestre em razão da rápida expansão e especialização das vilosidades placentárias terciárias, responsáveis pela troca de gás e nutrientes.

O citotrofoblasto viloso, em geral, não entra em contato direto com o sangue materno, a não ser em situações onde ocorre lesão do sinciciotrofoblasto: quando áreas focais de sinciciotrofoblasto são perdidas, por exemplo, em razão da necrose focal, nestes casos ocorre deposição de fibrina (um produto de coágulos de sangue materno) que recobre os citotrofoblastos expostos [14].

Sinciciotrofoblasto

O *sinciciotrofoblasto*, que forma a superfície externa das vilosidades, é composto por uma camada de células multinucleadas, sem membranas, que formam uma única massa multinuclear que recobre a placenta [1]. As microvilosidades situadas no ápice expandem-se (sete vezes) e entram em contato direto com o sangue materno dentro do espaço interviloso (vide Fig. 2.1c). O crescimento e a manutenção do sinciciotrofoblasto dependem da fusão com os citotrofoblastos subjacentes, já que os núcleos sinciciais não se proliferam.

Os núcleos do sinciciotrofoblasto apresentam um formato grande e oval e, durante a maturação, tornam-se menores e mais densos. Finalmente, exibem uma forma envelopada com aumento da densidade e heterocromatinização [15]. Essas são as características típicas da apoptose, um processo fisiológico na placenta normal.

A fusão sincicial excede as necessidades de crescimento das vilosidades placentárias. A fusão sincicial contínua traz um novo material celular para o sinciciotrofoblasto, incluindo proteínas dos tipos Bcl-2 e Mcl-1 que retardam focalmente a apoptose [16]. Embora um subconjunto de núcleos sinciciais seja capaz de fazer a transcrição do RNA na gravidez normal [17], a fusão sincicial continua sendo importante para a manutenção das integridades funcional e estrutural do sinciciotrofoblasto, por exemplo, a secreção de hormônios como a gonadotrofina coriônica e a expressão de superfície dos transportadores dependentes de energia para a absorção de moléculas, como a glicose e os aminoácidos. Consequentemente, os núcleos incorporados aos sinciciotrofoblastos continuam dentro dessa camada por, pelo menos, 3-4 semanas. Em seguida, os núcleos mais velhos agregam-se em algumas áreas, formando os *nós sinciciais* [15].

Renovação do trofoblasto

Como todo epitélio, o trofoblasto viloso apresenta o fenômeno de renovação continuada [1]:

1. proliferação de um subconjunto das células progenitoras do citotrofoblasto;
2. diferenciação das células-filhas mononucleadas pós-proliferativas (2º-3º dias);
3. fusão sincicial das células diferenciadas com o sinciciotrofoblasto excedente;
4. diferenciação e maturação mais profunda dentro do sinciciotrofoblasto (3ª-4ª semanas);
5. envelhecimento e posterior apoptose em locais específicos do sinciciotrofoblasto;
6. organização do material em nós sinciciais; e, finalmente,
7. extrusão dos corpúsculos apoptóticos da membrana (nós sinciciais) na circulação materna.

A maioria dos nós sinciciais apoptóticos é expelida da superfície do sinciciotrofoblasto para a circulação materna [16]. Na gravidez patológica, o controle molecular da diferenciação do trofoblasto está alterado. Nos casos graves de restrição de crescimento intrauterino (IUGR) de início precoce, é provável que ocorra um aumento da apoptose, enquanto, em casos de pré-eclâmpsia, ocorreria aumento tanto da apoptose como da disseminação deste material na circulação materna [15,18].

Liberação do trofoblasto

Ao longo de toda gestação, os nós sinciciais são liberados na circulação materna e se depositam principalmente no leito capilar pulmonar [19-21]. Portanto, podem ser encontrados na circulação venosa uterina, mas não na circulação arterial ou periférica venosa de uma gestante. Estima-se que, no final da gestação, até 150 mil corpúsculos ou 2 a 3 g de material trofoblástico possam entrar na circulação materna diariamente [1].

Os nós sinciciais multinucleados são reconhecidos atualmente como produtos gerados por apoptose [15,20]. Apresentam-se envoltos por uma membrana plasmática fechada, não liberando nenhum conteúdo no sangue materno. Portanto, a indução de uma resposta inflamatória na mãe não é uma característica normal da gravidez. Entretanto, durante as patologias placentárias com uma renovação trofoblástica alterada, como a pré-eclâmpsia, a liberação do material sinciciotrofoblástico está alterada [20,22,23]. Essa liberação necrótica ou aponecrótica do material trofoblástico pode contribuir para o dano endotelial típico da pré-eclâmpsia [19,20,22,23].

Estroma viloso

Os componentes do estroma viloso incluem células do tecido conectivo fixas e móveis:

- células mesenquimais e os fibroblastos em diversos estágios de diferenciação até os miofibroblastos [24];
- macrófagos placentários (células de Hofbauer) e
- os vasos placentários com células musculares lisas e células endoteliais [1].

Oxigênio como regulador do desenvolvimento viloso

Há um crescente reconhecimento do papel do estresse oxidativo placentário na fisiopatologia dos distúrbios da gravidez, variando de aborto espontâneo à pré-eclâmpsia [1,8,10,11,25,26]. Durante o primeiro trimestre, o trofoblasto viloso está adaptado aos baixos níveis de oxigênio, e o trofoblasto parece mais suscetível aos altos níveis de oxigênio [20,27]. Durante o primeiro trimestre, se ocorrer oxigenação da área anembrionária da placenta decorrente do início da circulação materna, as vilosidades apresentam evidência de estresse oxidativo, tornando-se avasculares e sofrendo regressão. Estas mudanças fisiológicas resultam na formação de um córion macio, o córion liso (ver Fig. 2.3).

Se esse início precoce do fluxo do sangue materno ocorrer no polo embrionário da placenta, resultará no dano de toda a placenta. Os casos mais graves estão associados a aborto espontâneo, enquanto casos de menor gravidade não provocam a interrupção da gravidez e podem desencadear outras patologias, como a pré-eclâmpsia e a IUGR [8,11]. Um número crescente de evidências sugere que a etiologia da pré-eclâmpsia envolve principalmente o aumento do estresse oxidativo sem mudanças no trofoblasto extraviloso [28]. Dados recentes indicam também as alterações de hiperoxemia e concentrações de oxigênio flutuantes [20,29].

> **Quadro 2.4 Resumo**
>
> **Vilosidade trofoblástica, camada epitelial mais externa das vilosidades placentárias**
> - Citotrofoblasto: as células progenitoras mantêm o sinciciotrofoblasto por toda a gravidez.
> - Sinciciotrofoblasto: multinucleado, em contato direto com o sangue materno.
> - Sinciciotrofoblasto: disseminação de cerca de 3 g ao dia de material apoptótico no sangue materno, ao final da gestação.
> - Pré-eclâmpsia: alteração qualitativa e quantitativa da disseminação sincicial. Mais fragmentos são liberados, principalmente em razão da necrose e aponecrose.
>
> **Estroma viloso**
> - Células mesenquimais e fibroblastos.
> - Macrófagos (células de Hofbauer).
> - Vasos com camada média e endotélio.

MEMBRANAS FETAIS

No início do desenvolvimento embrionário, a *cavidade amniótica* se amplia até envolver o embrião completamente. O acúmulo de líquido dentro da cavidade amniótica leva à separação completa do embrião dos tecidos extraembrionários circundantes, ficando o cordão umbilical como conexão entre a placenta e o embrião. O mesênquima amniótico entra em contato direto com a mesoderme coriônica, revestindo a superfície interna do saco coriônico (ver Fig. 2.3). As camadas teciduais não se fundem, e o âmnio e o córion continuam podendo deslizar um sobre o outro facilmente [1,30].

Somente durante a implantação/polo embrionário que a placenta definitiva se desenvolve. Em razão da regressão das vilosidades, a maior parte da superfície do saco coriônico (aproximadamente 70%) se desenvolve a partir da fusão da placa coriônica com o âmnio, com os fragmentos de vilosidades e com a decídua que recobre os tecidos (*decídua capsular*), formando uma estrutura compacta de multicamadas, denominada de córion liso ou de membranas fetais.

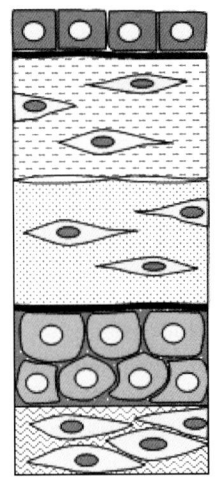

Fig. 2.5 Camadas das membranas fetais. O epitélio amniótico é um epitélio simples que secreta e reabsorve o líquido amniótico. As suas camadas de tecidos conectivos (mesoderme, amniótica e coriônica) são separadas por fibrilas contendo líquido. O trofoblasto extraviloso das membranas fetais apresenta um fenótipo não invasivo e fica imerso em uma matriz autossecretada, denominada matriz do tipo fibrinoide. Finalmente, no lado materno, as membranas fetais são recobertas pela decídua capsular de origem materna.

- Epitélio amniótico (repousando sobre uma membrana basal)
- Mesoderme amniótica (avascular; separada da mesoderme coriônica por fibrilas delgadas contendo líquido)
- Mesoderme coriônica (vascular; separada do trofoblasto extraviloso por uma membrana basal)
- Trofoblasto extraviloso (imerso na matriz fibrinoide)
- Decídua capsular (estroma endometrial decidualizado no córion liso)

Camadas do córion liso

As camadas do córion liso do lado fetal até o lado materno são as seguintes (Fig. 2.5).

1. *Epitélio amniótico.* Epitélio único cuboide que secreta e reabsorve o líquido amniótico e regula a remoção de dióxido de carbono pH [31].
2. *Mesoderme amniótica.* Formada por uma camada fina de tecido conectivo avascular separada do epitélio amniótico por uma membrana basal.
3. *Mesoderme coriônica.* Camada de tecido conectivo separada da mesoderme amniótica por fibrilas delgadas contendo líquido. É contínua com o tecido conectivo da placa coriônica, que contém os vasos umbilicais e das vilosidades.
4. *Trofoblasto extraviloso das membranas fetais.* Este tipo específico de trofoblasto extraviloso não apresenta propriedades invasivas e é separado da mesoderme coriônica por uma membrana basal.
5. *Decídua capsular.* Esta camada de células maternas se encontra diretamente no trofoblasto extraviloso. Ao final do processo de implantação, a decídua envolve o embrião, gerando a decídua capsular. Durante o começo do segundo trimestre, a decídua capsular entra em contato direto com a parede oposta do útero, provocando a obliteração da cavidade uterina.

Características do córion liso

Após a separação da parede uterina, as membranas fetais têm uma espessura média de, aproximadamente, 200-300 μm por termo [1]. A presença da decídua capsular sobre a superfície exterior das membranas fetais após o parto indica que a separação da membrana ocorre entre os tecidos maternos e não na interface materno-fetal. Em razão da ausência das estruturas vasculares dentro dos tecidos conectivos das membranas fetais, todas as trocas paraplacentárias entre as membranas fetais e o feto têm de passar pelo líquido amniótico.

> **Quadro 2.5 Resumo**
>
> **Camadas da membrana fetal, o córion liso**
> - Epitélio amniótico.
> - Mesoderme amniótica.
> - Mesoderme coriônica.
> - Trofoblasto extraviloso.
> - Decídua capsular (tecidos maternos).

ULTRASSONOGRAFIA

Na ultrassonografia, realizada poucos dias após o atraso menstrual, pode-se detectar um saco gestacional com 2-3 mm de diâmetro dentro do endométrio uterino. O desenvolvimento da estrutura e da organização da placenta e das membranas pode ser visto pela ultrassonografia [32]. As pequenas variações anatômicas, como os cistos e lagos, podem ser facilmente diferenciadas das lesões do tecido viloso, como, por exemplo, o infarto e a trombose intervilosa. As placentas pequenas apresentam cordões deslocados da área central, decorrente da regressão coriônica e podem ter lesões parenquimatosas progressivas, características IUGR precoce [33]. Em função disso, é importante documentar a localização placentária e a inserção do cordão. A suspeita de invasão placentária patológica (placenta percreta) pode ser levantada pelo exame de ultrassonografia e pode ser confirmada pela imagem de ressonância magnética (MRI) [34].

Ultrassonografia Doppler

A ultrassonografia Doppler colorida e pulsada são técnicas valiosas para a avaliação placentária. O fluxo do cordão umbilical pode ser visualizado entre 7 e 8 semanas, embora o fluxo diastólico final (EDF) não esteja estabelecido até 14 semanas. O desenvolvimento precoce da IUGR pode ser caracterizado pela ausência do EDF nas artérias umbilicais desde 22 semanas [33], associado a placentas pequenas e malformadas e angiogênese defeituosa nas vilosidades placentárias terminais onde ocorrem as trocas gasosas [35]. O ultrassom Doppler é importante para o fluxo materno nas artérias uterinas [36]. Este exame de rastreamento pode ser feito tanto na ultrassonografia anatômica entre 18 e 20 semanas ou pelo exame específico na 22ª semana [37]. O estudo integrado incluindo a ultrassonografia placentária, o Doppler da artéria uterina e os exames de triagem bioquímicos no primeiro e segundo trimestre (PAPPA, hCG, PP13 e AFP) é uma forma eficaz de rastreamento de síndromes de insuficiência placentária antes que ameacem a viabilidade fetal, permitindo o encaminhamento para unidade de alto risco na gravidez [38,39].

Gestações, que apresentam múltiplas alterações sugestivas de disfunção placentária entre 19 e 22 semanas, apresentam 40% de valor preditivo positivo para parto antes de 32 semanas, em razão de complicações clínicas de insuficiência placentária (IUGR, pré-eclâmpsia, descolamento de placenta e parto de natimorto). O infarto das vilosidades placentárias complica mais de 60% desses casos, embora a trombofilia materna seja rara [38]. Considerando que a placenta normal expressa proteínas anticoagulantes na superfície, a formação anormal da placenta pode ser a causa subjacente de infartos placentários multifocais. Nessas situações, a investigação da função placentária nas gravidezes subsequentes pode identificar melhor o risco futuro, do que um exame de trombofilia materna no período não gravídico.

Doppler colorido

A Dopplerfluxometria em cores (CPA) é uma extensão do ultrassom Doppler e da velocimetria. A CPA pode ser usada para avaliar a vascularização placentária, quando combinada com o exame tridimensional (Fig. 2.6). Essa técnica é capaz de identificar as células sanguíneas vermelhas com um diâmetro maior do que 200 μm [40]. Como a técnica é tridimensional, também pode ser usada para medir as artérias uterinas proximais, portanto, pode determinar o fluxo sanguíneo arterial uterino melhor que a avaliação descritiva da onda de velocidade de fluxo usada na prática corrente.

> **Quadro 2.6 Resumo**
>
> **Ultrassonografia (incluindo Doppler e Dopplerfluxometria em cores)**
> - 3ª semana: visualização do saco gestacional.
> - 7ª-8ª semanas: visualização do fluxo sanguíneo no cordão umbilical.
> - 13ª semana ao parto: visualização dos vasos placentários com diâmetro maior que 200 μm.
> - 14ª semana: estabelecimento do EDF nas artérias umbilicais.
> - 18ª-22ª semanas: exame das artérias uterinas para padrões de fluxo patológico.
> - 22ª semana: o começo precoce da IUGR pode ser previsto pela ausência do EDF nas artérias umbilicais.

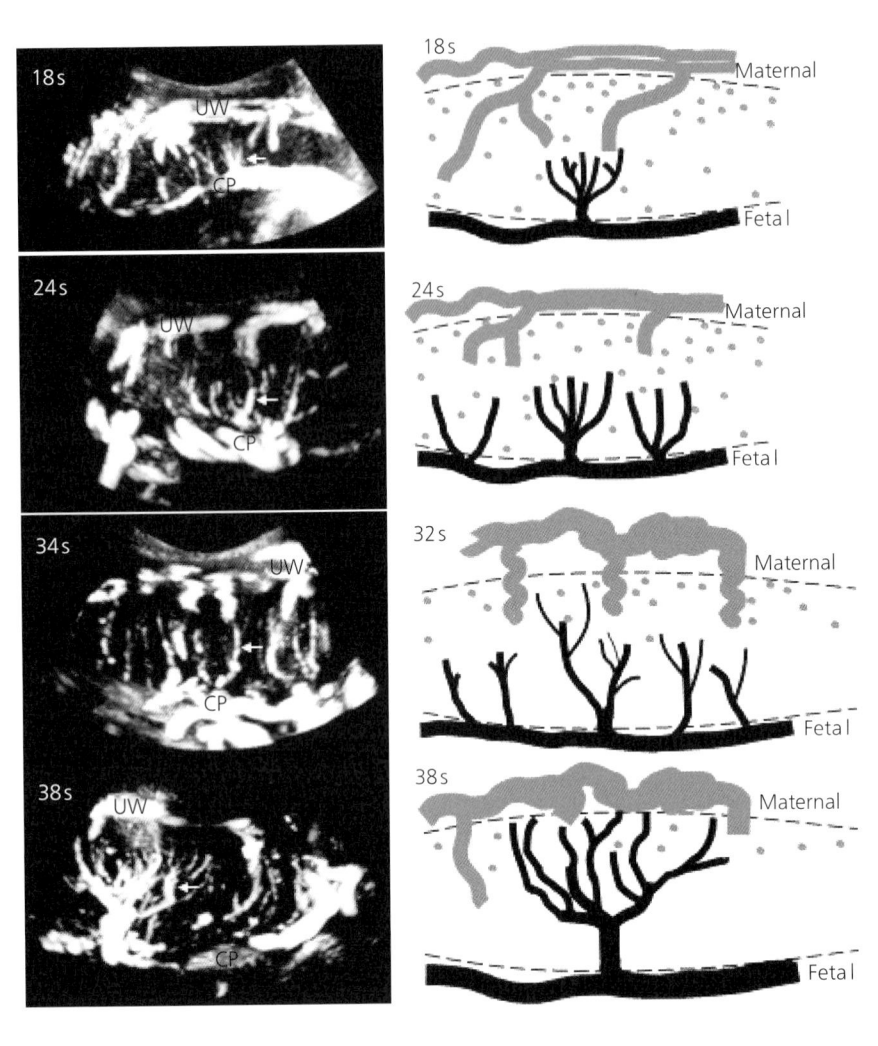

Fig. 2.6 Desenvolvimento do fluxo sanguíneo placentário. Coluna esquerda: Imagens típicas do Doppler tridimensional da placenta de gestante normal com 18, 24, 34 e 38 semanas. Os sinais de fluxo dentro de vilosidades placentárias (setas brancas) aumentam em extensão, intensidade, largura e altura com o avanço da gravidez. No termo (38 semanas), podem-se visualizar estruturas tipo árvore. Como apenas as placentas anteriores podem ser usadas para essas pesquisas, a parede uterina (UW) sempre aparece no topo das imagens, enquanto a placa coriônica (CP) sempre está embaixo. (Cortesia de Justin Konje, Leicester, Reino Unido.) Coluna direita: Vista sinóptica das características do fluxo sanguíneo placentário durante a gravidez como visto pelo Doppler tridimensional. (Adaptada dos desenhos de Peter Kaufmann, Aachen, Alemanha).

REFERÊNCIAS

1. Benirschke K, Kaufmann P, Baergen R. *Pathology of the Human Placenta*. New York: Springer, 2006.
2. Hemberger M. Genetic–epigenetic intersection in trophoblast differentiation: implications for extraembryonic tissue function. *Epigenetics* 2010;5:24-29.
3. Kemp B, Kertschanska S, Kadyrov M, Rath W, Kaufmann P, Huppertz B. Invasive depth of extravillous trophoblast correlates with cellular phenotype: a comparison of intra- and extrauterine implantation sites. *Histochem Cell Biol* 2002;117:401-414.
4. Kurman RJ, Main CS, Chen HC. Intermediate trophoblast: a distinctive form of trophoblast with specific morphologi-cal, biochemical and functional features. *Placenta* 1984;5:349-369.
5. Kaufmann P, Black S, Huppertz B. Endovascular trophoblast invasion: implications for the pathogenesis of intrauterine growth retardation and preeclampsia. *Biol Reprod* 2003;69:1-7.
6. Moser G, Gauster M, Orendi K, Glasner A, Theuerkauf R, Huppertz B. Endoglandular trophoblast, an alternative route of trophoblast invasion? Analysis with novel confrontation co-culture models. *Hum Reprod* 2010;25:1127-1136.
7. Pijnenborg R, Bland JM, Robertson WB, Brosens I. Uteroplacental arterial changes related to interstitial trophoblast migration in early human pregnancy. *Placenta* 1983;4:397-413.
8. Jauniaux E, Watson AL, Hempstock J, Bao YP, Skepper JN, Burton GJ. Onset of maternal arterial bloodflow and placental oxidative stress: a possible factor in human early pregnancy failure. *Am J Pathol* 2000;157:2111-2122.
9. Burton GJ, Jauniaux E, Charnock-Jones DS. Human early placental development: potential roles of the endometrial glands. *Placenta* 2007;28(Suppl A):S64-S69.
10. Burton GJ, Hempstock J, Jauniaux E. Oxygen, early embryonic metabolism and free radical-mediated embryopathies. *Reprod BioMed Online* 2003;6:84-96.
11. Jauniaux E, Hempstock J, Greenwold N, Burton GJ. Trophoblastic oxidative stress in relation to temporal and regional differences in maternal placental blood flow in normal and abnormal early pregnancies. *Am J Pathol* 2003;162:115-125.
12. Baczyk D, Dunk C, Huppertz B et al. Bi-potential behaviour of cytotrophoblasts in first trimester chorionic villi. *Placenta* 2006;27:367-374.
13. Baczyk D, Drewlo S, Proctor L, Dunk C, Lye S, Kingdom J. Glial cell missing-1 transcription factor is required for the differentiation of the human trophoblast. *Cell Death Differ* 2009;16:719-727.
14. Kaufmann P, Huppertz B, Frank HG. The fibrinoids of the human placenta: origin, composition and functional relevance. *Ann Anat* 1996;178:485-501.
15. Huppertz B. IFPA Award in Placentology Lecture. Biology of the placental syncytiotrophoblast: myths and facts. *Placenta* 2010;31(Suppl):S75-S81.
16. Huppertz B, Kadyrov M, Kingdom JC. Apoptosis and its role in the trophoblast. *Am J Obstet Gynecol* 2006;195:29-39.
17. Ellery PM, Cindrova-Davies T, Jauniaux E, Ferguson-Smith AC, Burton GJ. Evidence for transcriptional activity in the

syncytiotrophoblast of the human placenta. *Placenta* 2009;30:329-334.
18. Goswami D, Tannetta DS, Magee LA *et al.* Excess syncytiotrophoblast microparticle shedding is a feature of early-onset pre-eclampsia, but not normotensive intrauterine growth restriction. *Placenta* 2006;27:56-61.
19. Huppertz B, Tews DS, Kaufmann P. Apoptosis and syncytial fusion in human placental trophoblast and skeletal muscle. *Int Rev Cytol* 2001;205:215-253.
20. Huppertz B, Kingdom J. Apoptosis in the trophoblast: role of apoptosis in placental morphogenesis. *J Soc Gynecol Investig* 2004;11:353-362.
21. Iklé FA. Trophoblastzellen im strömenden Blut. *Schweiz Med Wochenschr* 1961;91:934-945.
22. Johansen M, Redman CW, Wilkins T, Sargent IL. Trophoblast deportation in human pregnancy: its relevance for pre-eclampsia. *Placenta* 1999;20:531-539.
23. Redman CWG, Sargent IL. Placental debris, oxidative stress and pre-eclampsia. *Placenta* 2000;21:597-602.
24. Graf R, Matejevic D, Schuppan D, Neudeck H, Shakibaei M, Vetter K. Molecular anatomy of the perivascular sheath in human placental stem villi: the contractile apparatus and its association to the extracellular matrix. *Cell Tissue Res* 1997;290:601-607.
25. Burton GJ, Jauniaux E, Charnock-Jones DS. The influence of the intrauterine environment on human placental development. *Int J Dev Biol* 2010;54:303-312.
26. Kingdom JCP, Kaufmann P. Oxygen and placental villous devel-opment: origins of fetal hypoxia. *Placenta* 1997;18:613-621.
27. Zamudio S. The placenta at high altitude. *High Altitude Med Biol* 2003;4:171-191.
28. Huppertz B. Placental origins of preeclampsia: challenging the current hypothesis. *Hypertension* 2008;51:970-975.
29. Burton GJ, Woods AW, Jauniaux E, Kingdom JC. Rheological and physiological consequences of conversion of the maternal spiral arteries for uteroplacental blood flow during human pregnancy. *Placenta* 2009;30:473-482.
30. Menon R, Fortunato SJ. The role of matrix degrading enzymes and apoptosis in rupture of membranes. *J Soc Gynecol Investig* 2004;11:427-437.
31. Schmidt W. The amniotic fluid compartment: the fetal habitat. *Adv Anat Embryol Cell Biol* 1992;127:1-100.
32. Alkazaleh F, Viero S, Kingdom JCP. The placenta. In: Rumak CM, Wilson SR, Charboneau JW (eds) *Obstetric Ultrasound*, 4th edn. Philadelphia: Elsevier Mosby, 2004.
33. Proctor LK, Toal M, Keating S *et al.* Placental size and the prediction of severe early-onset intrauterine growth restriction in women with low pregnancy-associated plasma protein-A. *Ultrasound Obstet Gynecol* 2009;34:274-282.
34. Warshak CR, Eskander R, Hull AD *et al.* Accuracy of ultrasonography and magnetic resonance imaging in the diagnosis of placenta accreta. *Obstet Gynecol* 2006;108:573-581.
35. Krebs C, Macara LM, Leiser R, Bowman AW, Greer IA, Kingdom JC. Intrauterine growth restriction with absent end-diastolic flow velocity in the umbilical artery is associated with maldevelopment of the placental terminal villous tree. *Am J Obstet Gynecol* 1996;175:1534-1542.
36. Jauniaux E, Jurkovic D, Campbell S, Hustin J. Doppler ultrasound features of the developing placental circulations: corre-lation with anatomic findings. *Am J Obstet Gynecol* 1992;166:585-587.
37. Alkazaleh F, Reister F, Kingdom JCP. Doppler ultrasound. In: Rumak CM, Wilson SR, Charboneau JW (eds) *Obstetric Ultrasound*, 4th edn. Philadelphia: Elsevier Mosby, 2004.
38. Toal M, Keating S, Machin G *et al.* Determinants of adverse perinatal outcome in high-risk women with abnormal uterine artery Doppler images. *Am J Obstet Gynecol* 2008;198:330.e1-7.
39. Costa SL, Proctor L, Dodd JM *et al.* Screening for placental insufficiency in high-risk pregnancies: is earlier better? *Placenta* 2008;29:1034-1040.
40. Konje JC, Huppertz B, Bell SC, Taylor DJ, Kaufmann P. 3-dimensional colour power angiography for staging human placental development. *Lancet* 2003;362:1199-1201.
41. Mayhew TM, Leach L, McGee R, Ismail WW, Myklebust R, Lammiman MJ. Proliferation, differentiation and apoptosis in villous trophoblast at 13–41 weeks of gestation (including observations on annulate lamellae and nuclear pore complexes. *Placenta* 1999;20:407-422.
42. Burton GJ, Jauniaux E. Placental oxidative stress: from miscarriage to preeclampsia. *J Soc Gynecol Investig* 2004;11:342-352.
43. Chaddha V, Viero S, Huppertz B, Kingdom J. Developmental biology of the placenta and the origins of placental insufficiency. *Semin Fetal Neonat Med* 2004;9:357-369.
44. Dugoff L. First- and second-trimester maternal serum markers for aneuploidy and adverse obstetric outcomes. *Obstet Gynecol* 2010;115:1052-1061.

LEITURAS ADICIONAIS

Structural characteristics of the placenta, see [1]

Definition of fibrinoid, see [14]

Trophoblast and its changes during pre-eclampsia, see [28]

Detailed descriptions of pathologies and their impact on macroscopic features of the placenta, see [1]

Classification of villi and the types of villi, see [1]

Stereological parameters of the growing placenta, see [41]

Syncytial fusion and the involvement of apoptosis, see [19,20]

Impact of oxygen on placental development and placental-related disorders of pregnancy, see [42]

Composition and characteristics of fetal membranes, see [31]

Rupture of fetal membranes, see [30]

Placental assessment by ultrasound, see [43]

Placental Doppler, see [32, 36, 37]

Developmental placental pathology, see [1, 43]

Placental biochemistry in clinical practice, see [44]

Role of a placenta clinic, see www.mountsinai.on.ca/care/placenta-clinic

Capítulo 3

Crescimento Fetal Normal

Jason Gardosi
West Midlands Perinatal Institute, Birmingham, UK

O desenvolvimento das técnicas de imagem por ultrassom e a análise de estudos com grande base de dados melhoraram a nossa compreensão do crescimento fetal normal e de sua maturação. Este conhecimento é importante para a avaliação do bem-estar fetal em todos os estágios da gravidez.

DURAÇÃO DA GRAVIDEZ

Em qualquer estudo grande, a curva de distribuição da duração da gravidez apresenta um desvio da normalidade, porque é mais provável que o nascimento antes do termo do que no pós-termo, e as gestações pré-termo podem ocorrer em períodos mais variados da idade gestacional. Assim, nem a média, nem a mediana, mas o modo é a melhor medida para indicar a duração típica da gravidez (Fig. 3.1).

A duração da gestação desde a concepção e a idade fetal ao final da gravidez é de 266 dias ou 38 semanas (ou seja, "idade conceptual"). Na maioria dos casos, mas não em todos, a concepção ocorre no meio do ciclo, sendo por isso adicionadas 2 semanas para calcular a idade menstrual. Por convenção, a idade gestacional também é expressa dessa maneira: adicionando-se 2 semanas à idade gestacional determinada pela ultrassonografia e da mesma forma adicionam-se 2 semanas para o cálculo da data provável do parto (EDD)". A duração típica da gravidez é de 280 dias ou 40 semanas, a gestação a termo é convencionalmente definida entre 37 e 42 semanas, o pré-termo antes de 37 semanas, e o pós-termo além de 42 semanas. Entretanto, esses pontos de cortes podem variar com o objetivo de analisar questões específicas. Por exemplo, a prematuridade menor que 34 semanas indica maior risco de os recém-nascidos necessitarem de alguma forma de cuidados especiais; e o limite de 290 dias ou mais (EDD + 10) ou de 287 dias ou mais (41 semanas) tem sido usado para estudar os efeitos da gravidez pós-termo ou para definir protocolos de indução de gravidez pós-termo.

> **Quadro 3.1 Resumo**
>
> - A duração típica (modal) da gravidez é de 280 dias (40 semanas) a partir do primeiro dia do último período menstrual (idade gestacional), ou 266 dias (38 semanas) a partir da data da concepção (idade concepcional).
> - O "termo" é definido como 37 a 42 semanas de idade gestacional (259 a 294 dias), embora o pós-termo seja algumas vezes definido como > 290 dias (EDD + 10).

DETERMINAÇÃO DA IDADE GESTACIONAL

A determinação precisa da idade gestacional é importante por uma série de motivos, todos são mais importantes do que a previsão da DPP.

1 *Rastreamento pré-natal.* Os valores dos testes sorológicos para rastreamento das anomalias cromossômicas (p. ex., Síndrome de Down), como a proteína plasmática A associada à gravidez (PAPPA), gonadotrofina coriônica humana (hCG) ou estriol, estão fortemente relacionados com a idade gestacional e podem dar falsos resultados, se as "datas" estiverem erradas. Dessa forma, uma gravidez de risco pode não ser identificada, ou podem ser produzidos resultados falso-positivos, que levam a procedimentos diagnósticos invasivos desnecessários, como a coleta de amostra de vilo corial ou amniocentese.

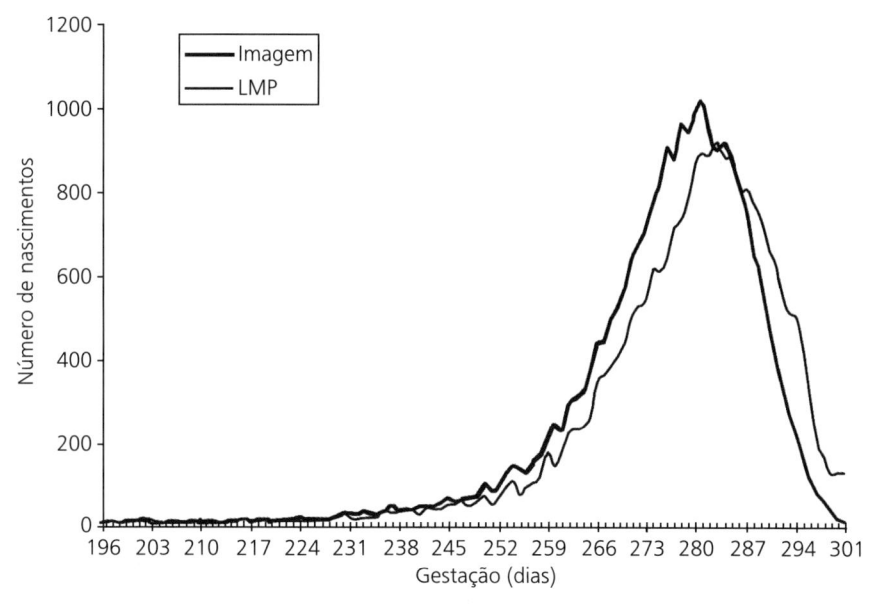

Fig. 3.1 Distribuição da frequência da idade gestacional no nascimento (N = 24.524 gravidezes) em Nottingham, 1988-1995, com registro da data da última menstruação (LMP) e idade gestacional por ultrassonografia. O gráfico mostra um desvio à esquerda associado às datas da ultrassonografia.

2 *Estimativa da viabilidade fetal em prematuridade extrema.* Entre 23 e 28 semanas a chance de sobrevivência do bebê é extremamente dependente da idade gestacional [1], e as datas imprecisas podem levar a um aconselhamento errôneo para os pais e manejo inadequado.

3 *Gravidez pós-termo.* A gestação prolongada está associada ao aumento da morbidade e mortalidade perinatais. Os motivos não são bem entendidos, mas se tornou uma prática estabelecida oferecer a indução no trabalho de parto nas gravidezes que vão além de 290-294 dias.

Antes da ultrassonografia, a data da última menstruação era usada para determinar a idade gestacional e a EDD. Entretanto, para definir as datas da menstruação encontramos vários problemas [2]. Primeiro, o último período menstrual (LMP) pode não ser lembrado com precisão em uma proporção substancial dos casos. Em segundo lugar, ao datar pelo LMP supõe-se que a concepção ocorreu na metade do ciclo, mas pode ter ocorrido mais cedo ou (mais provavelmente) mais tarde. Se a duração normal do ciclo da mulher tender a ser maior, por exemplo, 35 dias em vez de 28, então é necessário fazer um ajuste adicionando 7 dias a EDD. Isto muitas vezes não é feito, mas, mesmo quando feito, representa apenas uma aproximação, já que a duração real da fase folicular no começo da gravidez não é conhecida.

Datar pela ultrassonografia tornou a determinação da idade gestacional mais precisa. A datação pela imagem da ultrassonografia pode ser estimada pela medida do comprimento cabeça-nádega (CRL), que é confiável entre 7 e 12 semanas ou no segundo trimestre entre 15 e 22 semanas pelo diâmetro biparietal (BPD) ou pela circunferência da cabeça (HC). Há poucos estudos que fizeram a comparação entre as medidas de primeiro e segundo trimestre para avaliar qual é a época mais precisa para definir a idade gestacional. Entre 13 e 15 semanas, o cálculo da idade gestacional pela, ultrassonografia pode ser menos preciso, pois a flexão fetal dificulta a medida do [1] CRL e pode ser muito precoce para realizar a medida precisa do BPD ou da HC. As medidas ultrassonográficas também podem apresentar erros, mas em menor proporção do que o LMP. Com base em estudos de gravidez resultante de reprodução assistida em que a data exata da concepção é conhecida, o erro da idade gestacional na ultrassonografia de rotina apresenta uma curva de distribuição normal com um desvio-padrão de ±4, o que significa para um intervalo de confiança de 95% uma variação de -8 a +8 dias [3]. O erro da idade gestacional, definido pelo LMP para a superestimação da idade gestacional real, para um intervalo de confiança de 95% é de -9 a +27 dias [4].

Uma consequência deste erro de superestimação da idade gestacional é a indicação de indução do trabalho de parto para muitas gestantes, que são consideradas pós-termo pelo LMP, mas não são realmente pós-termo pela avaliação ultrassonográfica. Aproximadamente três quartos das gestações "pós-termo" (> 294 dias) pela LMP não são pós-termo pela ultrassonografia (11,3 a 3,6%) [5]. Pode-se deduzir que antes do uso rotineiro da ultrassonografia para determinar a idade gestacional, muitas gestações, consideradas "pós-termo" na prática clínica e em estudos na literatura, eram de fato gestações a termo com erro na determinação da idade gestacional.

Como o exame de ultrassonografia é realizado na maioria das gravidezes no Reino Unido durante a primeira metade da gestação, recomenda-se que a idade gestacional seja preferencialmente determinada pela ultrassonografia [2]. Em muitas unidades, foram desenvolvidos protocolos, onde o LMP é usada somente quando houver uma discrepância maior do que 7, 10 ou 14 dias da datação por ultrassonografia. Entretanto, isso não está com base em evidências de estudos clínicos, e sabe-se que mesmo para os pontos de corte de 14, 10 ou 7 dias, o exame de ultrassonografia é mais preciso do que o LMP na previsão da data do parto [5].

> **Quadro 3.2 Resumo**
>
> - A definição da idade gestacional pela ultrassonografia é mais precisa que a data da última menstruação, mesmo quando a discrepância entre as duas datas for menor que 10 ou 7 dias.
> - A determinação precisa da idade gestacional é importante para:
>   - triagem pré-natal de anomalias fetais, para interpretar testes associados à idade gestacional;
>   - avaliação da viabilidade fetal nas gestações extremamente pré-termo;
>   - avaliação pré-natal do crescimento fetal;
>   - determinar quando a gravidez é pós-termo.

PEQUENO PARA A IDADE GESTACIONAL E RESTRIÇÃO DE CRESCIMENTO INTRAUTERINO

O método tradicional que usa o peso de nascimento abaixo de 2.500 g ou 1.500 g para definir um recém-nascido como pequeno não faz diferença entre o baixo peso decorrente da gestação pré-termo, e o baixo peso em razão da restrição de crescimento intrauterino (IUGR).

Os termos "pequeno para a idade gestacional" (SGA), "adequado para a idade gestacional" e "grande para a idade gestacional" são preferidos; pois são ajustados para a média da idade gestacional correspondente. Tradicionalmente, são usados o 10º e o 90º percentil, respectivamente; embora o 5º e o 95º, ou o 3º e o 97º (equivalente a ±2 desvios-padrão) também possam ser aplicados. Contudo, SGA não é sinônimo de IUGR, já que inclui tanto o constitucionalmente pequeno, quanto o patológico.

Cada vez mais se torna evidente que o peso ao nascer e o crescimento fetal estão associados a muitos outros fatores além da idade gestacional. Esses fatores podem ser fisiológicos (constitucionais) ou patológicos.

Os *fatores fisiológicos* incluem a ordem de nascimento (paridade), as características maternas, como a altura, o peso e origem étnica e o gênero fetal [6]. Foram calculados coeficientes para permitir o ajuste da variação normal do peso de nascimento e para construir a partir destes dados as curvas de crescimento [7]. Estudos de base de dados com o peso de nascimento bem definido e com informações sobre as características maternas e evolução da gravidez são usados para derivar os coeficientes necessários para ajustar a variação fisiológica.

Dessa forma, espera-se que a frequência de SGA patológico represente de fato um resultado adverso. No entanto, ao aplicar os percentis da população em geral para mães de pequena estatura, encontramos um número desproporcionalmente grande de recém-nascido SGA, que não apresentam um aumento do risco de resultado adverso [8]. Contrariamente, os percentis da população em geral subestimam o número de bebês SGA em mães grandes. No entanto, quando o padrão do crescimento/peso ao nascer é ajustado para as variáveis mater-

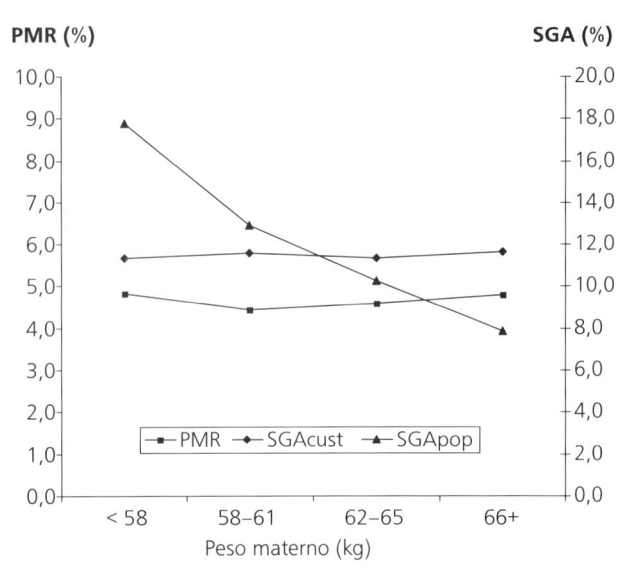

Fig. 3.2 Taxa de mortalidade perinatal (PMR) é pequena para a idade gestacional (SGA) com base em percentis personalizados (SGAcust) e populacionais (SGApop), de acordo com o peso materno dentro do índice de massa corporal (BMI 20-24.9) normal.
t teste de diferença de regressão: PMR *vs.* SGAcust, P = 0,743; PMR *vs.* SGApop, P < 0,001.

nas, a taxa de SGA corresponde de forma muito aproximada às taxas de mortalidade perinatal. Isto é ilustrado na Figura 3.2, que compara simetricamente as mães pequenas e grandes (ou seja, índice de massa corporal dentro da normalidade).

Os *fatores patológicos* que afetam o crescimento incluem tabagismo, álcool, classe social e pobreza, gravidez múltipla e complicações na gravidez, como insuficiência placentária, e fatores relacionados com condições subjacentes associadas à doença hipertensiva na gravidez, hemorragia pré-parto e diabetes (ver Capítulos 11 e 13). Embora afetem claramente o crescimento, *não* deveria ser feito o ajuste para essas variáveis, como é feito para os fatores padronizados para que se possa ter uma curva que reflita o potencial ideal de crescimento fetal. Por exemplo, sabe-se que o tabagismo materno afeta negativamente o crescimento fetal; contudo, não deve ser ajustado se a mãe fumar, mas, em vez disso, "melhorado" à medida que a mãe *não* fumar, permitindo uma melhor detecção do feto que é afetado.

O ajuste padronizado para os fatores constitucionais não só melhora a detecção, mas também permite um melhor entendimento de como a patologia afeta o crescimento. Por exemplo, sabe-se que o tabagismo está associado ao déficit do peso ao nascer, que pode ser acentuado ao final da gravidez, mesmo após o ajustamento para as diferentes características constitucionais das mães tabagistas (p. ex., elas em geral são menores). O déficit do peso ao nascer a termo também é dose-dependente: comparadas a não fumantes, as mães que admitem na primeira consulta que fumam de um a nove cigarros por dia têm bebês que pesam em média 153 g a menos a termo; 10-20 cigarros por dia, 215 g a menos; e 20+ cigarros por dia, 246 g a menos [7].

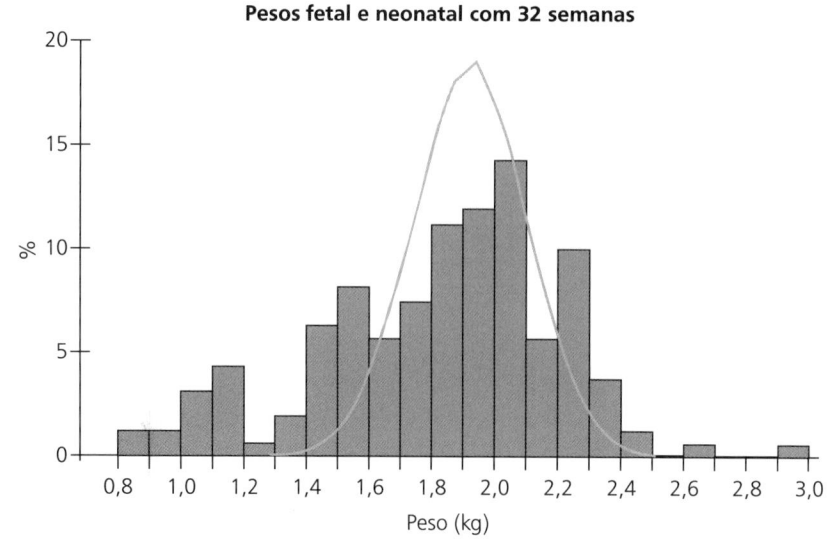

Fig. 3.3 Ultrassonografia *versus* peso de nascimento padrão com 32 semanas de gestação. A linha mostra a estimativa de peso pela ultrassonografia de gestações normais a termo. A curva é caracterizada por uma distribuição normal relativamente estreita. O histograma mostra o peso ao nascer destes recém-nascidos e de gestação pré-termo de uma base de dados de, aproximadamente, 40.000 casos em Midlands, no centro da Inglaterra. A distribuição mostra uma média mais baixa, uma variação mais ampla e assimetria negativa.

> **Quadro 3.3 Resumo**
>
> - SGA não é sinônimo de IUGR, pois inclui tanto o constitucionalmente pequeno, quanto o patológico.
> - O ajuste para fatores constitucionais melhora a associação entre o SGA e os desfechos patológicos, tornando-se uma medida mais útil para avaliação clínica.
> - Os bebês que são apenas constitucionalmente pequenos não apresentam aumento do risco de resultados adversos.

GANHO DE PESO FETAL

Na primeira metade da gravidez, ocorre o desenvolvimento dos órgãos fetais, e o crescimento ocorre principalmente pela divisão celular. Na segunda metade, o crescimento ocorre especialmente pelo aumento do tamanho das células.

A determinação do que é "normal" é essencial para a identificação do crescimento anormal na prática clínica cotidiana. As técnicas de imagem têm nos permitido obter uma melhor compreensão do crescimento fetal normal. O que inclui a ultrassonografia bidimensional e a tridimensional, e a dopplerfluxometria (vide o Capítulo 18).

Anteriormente, o "crescimento normal" era inferido a partir das curvas do peso ao nascer, que mostravam uma ampla variação especialmente no início (pré-termo) da gestação, com achatamento da curva a termo. Um acentuado aplainamento no final da curva fica evidente em algumas curvas de peso ao nascer ainda em uso generalizado [9]. Entretanto, isto é um artefato em razão do erro na idade gestacional: porque é mais provável que o erro da LMP superestime a idade gestacional, como demonstrado anteriormente, de forma que o peso de nascimento no final da gestação é marcado, em muitos casos, como se apresentasse uma idade gestacional mais avançada do que a real, produzindo uma impressão errônea de achatamento do crescimento fetal a termo.

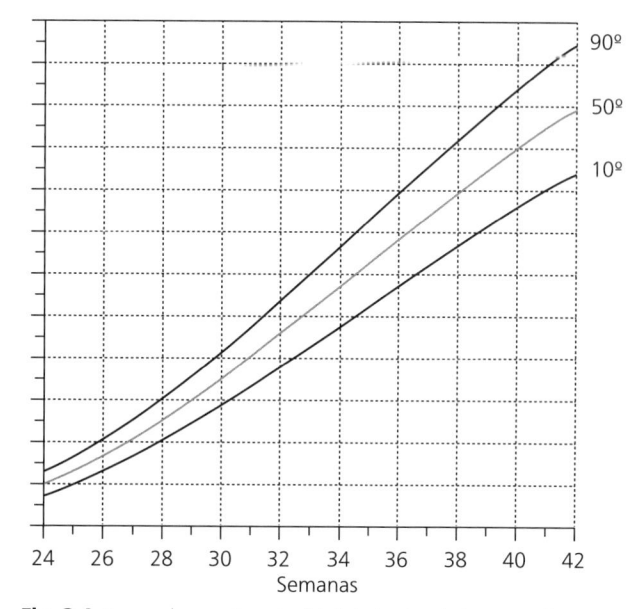

Fig. 3.4 Curvas do crescimento fetal derivadas de imagens da ultrassonografia longitudinal de gravidez normal, mostrando uma distribuição normal e nenhum achatamento no termo.

Muitas das curvas do peso ao nascer também mostram uma depressão ou assimetria negativa nas gestações pré-termo. Isso está associado ao fato de que muitos partos prematuros, incluindo aqueles com início espontâneo do trabalho de parto, são de bebês com restrição de crescimento *in utero* [10,11]. As curvas com dados ultrassonográficos com base em fetos com crescimento continuado até o termo não mostram tal assimetria [12-14] (Figs. 3.3 e 3.4).

A dinâmica do crescimento na gravidez normal pode ser estudada pela conversão da curva de peso para idade gestacional em uma curva de "proporcionalidade", onde o peso no termo em gestações normais equivale a 100%. Como demonstrado na Figura 3.4, espera-se que metade desse

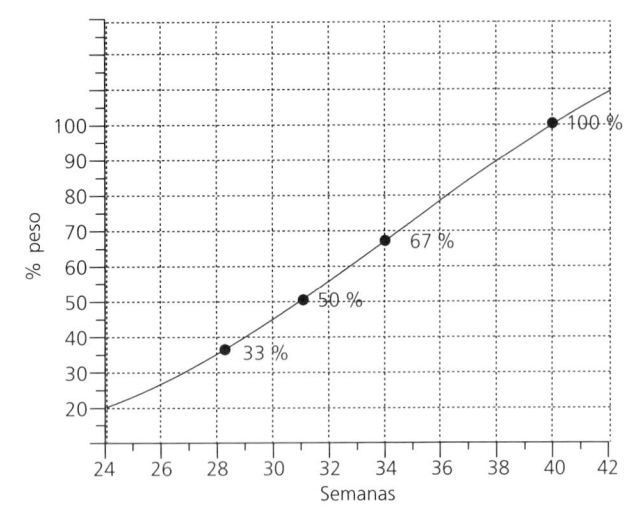

Fig. 3.5 "Proporcionalidade" da curva do crescimento fetal. A linha representa uma equação derivada de uma curva do peso *in utero*, transformada em percentuais de peso no termo *versus* a curva de peso previsto no termo de qualquer gestação (280 dias).% peso = 299,1 − 31,85GA + 1,094GA^2 − 0,01055GA^3.

peso seja alcançada com 31 semanas, e um terço e dois terços devem ser alcançados por volta de 28 e de 34 semanas, respectivamente (Fig. 3.5).

As curvas de proporcionalidade podem ser usadas para avaliar de forma retrospectiva a previsão ajustada dos desfechos de peso de nascimento. As variáveis constitucionais que afetam o crescimento podem apresentar uma variedade infinita de combinações, sendo necessário utilizar um programa de computador, como o GROW (*Gestation Related Optimal Weight software*; www.gestation.net), para permitir o cálculo ajustado ou "personalizado" do crescimento fetal em cada gravidez (Fig. 3.6). Assim, o crescimento "normal" não é uma "média" para a população, mas define o crescimento ideal que o feto pode ter, ou seja, o "crescimento potencial" de cada bebê.

Vários estudos têm demonstrado que os padrões de peso ao nascer e crescimento fetal normal ajustado pela variação constitucional são melhores do que as normas da população local para diferenciar o pequeno fisiológico do pequeno patológico. Os padrões personalizados melhoram a detecção dos bebês patologicamente pequenos nas populações de alto e baixo riscos [15,16]. A pequenez definida pelos padrões personalizados apresenta uma associação mais forte a resultados adversos na gravidez, como o parto de natimorto, morte neonatal ou Apgar baixo [17,18], e está associada a vários indicadores patológicos, como Doppler antenal anormal, cesariana por sofrimento fetal, admissão na unidade neonatal e internação prolongada [19].

Significativamente, os estudos mostraram que os bebês considerados pequenos apenas pelo método populacional (não ajustado) não apresentaram aumento do risco de resultados adversos na gravidez. Na população em geral, até um terço dos bebês é definido erroneamente como pequeno, quando são usados os padrões gerais em vez de padrões individualmente ajustados para o crescimento fetal, e isto pode levar a investigações desnecessárias, aumentando a ansiedade dos pais. Por outro lado, aproximadamente um terço dos bebês que deveriam ter suspeita de estar em risco pode não ser identificado.

Em subgrupos populacionais, como nos grupos étnicos minoritários, a aplicação do padrão populacional não ajustado resulta em um número maior de falso-positivos e falso-negativos. O método individual ou personalizado para determinar o crescimento fetal normal é recomendado pelas diretrizes do *Royal College of Obstetricians and Gynaecologists* [20].

Quadro 3.4 Resumo

- As curvas de crescimento fetal normal devem ser derivadas de medidas ultrassonográficas e não de curvas padronizadas de peso ao nascer, pois os nascimentos pré-termo não são normais e estão associados ao crescimento anormal.
- O crescimento "normal" não é uma média para a população, mas define o crescimento ideal que cada feto pode ter, ou seja, seu "potencial de crescimento", ajustado para os fatores constitucionais e livre de qualquer influência patológica.
- O uso em subgrupos populacionais (p. ex., grupos étnicos, índice de massa corporal elevado) de percentis da população não ajustados resulta na categorização errônea de recém-nascido como normais ou de baixo peso.

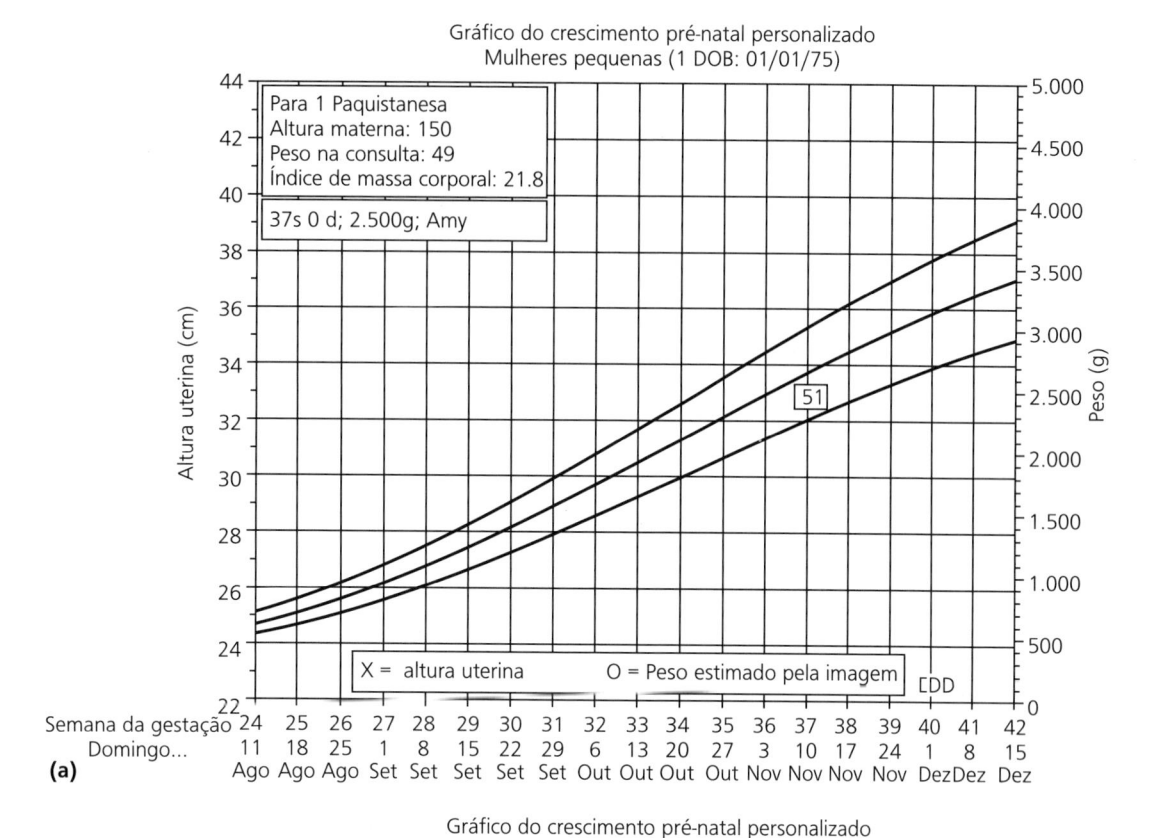

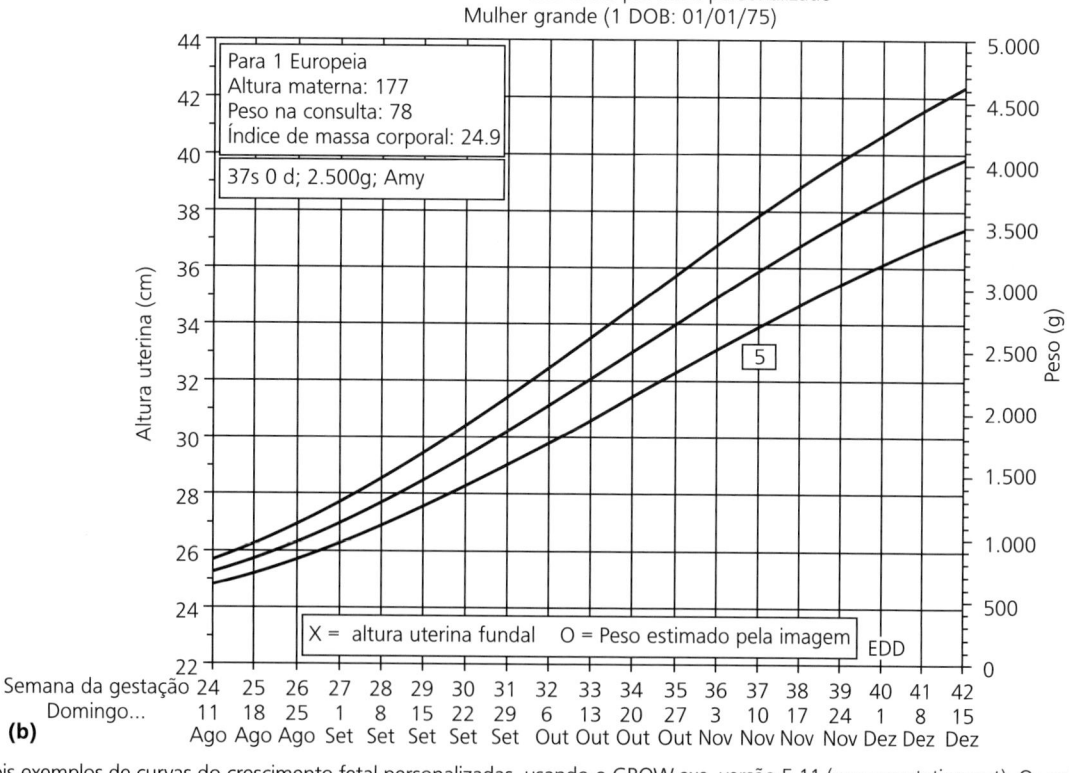

Fig. 3.6 Dois exemplos de curvas do crescimento fetal personalizadas, usando o GROW.exe, versão 5.11 (www.gestation.net). Os gráficos podem ser usados para calcular o peso prévio do bebê e o(s) peso(s) fetal(is) estimado(s) pela ultrassonografia na gravidez atual. As medidas da altura uterina seriada também podem ser representadas graficamente. Os gráficos são ajustados para prever a curva ideal para cada gravidez, com base nas variáveis coletadas (altura, peso, paridade e origem étnica materna). No exemplo, um bebê nascido com 37 semanas, pesando 2.500 g estava dentro dos limites normais para mulheres pequenas (51º percentil), mas apresentava um crescimento restrito para mulheres grandes (5º percentil), uma vez que a última curva faz a previsão de um crescimento ideal. Os dados da gravidez são mostrados no topo à esquerda, junto ao índice de massa corporal (BMI) calculado (por computador). O eixo horizontal mostra o dia e o mês de cada semana da gestação, calculados pelo *software* e com base na EDD.

REFERÊNCIAS

1. Draper ES, Manktelow B, Field DJ, James D. Prediction of survival for preterm births by weight and gestational age: retrospective population based study. *BMJ* 1999;319:1093-1097.
2. Gardosi J, Geirsson R. Routine ultrasound is the method of choice for dating pregnancy. *Br J Obstet Gynaecol* 1998;105:933-936.
3. Mul T, Mongelli M, Gardosi J. A comparative analysis of second-trimester ultrasound dating formulae in pregnancies conceived with artificial reproductive techniques. *Ultrasound Obstet Gynecol* 1996;8:397-402.
4. Gardosi J, Mongelli M. Risk assessment adjusted for gestational age in maternal serum screening for Down's syndrome. *BMJ* 1993;306:1509.
5. Mongelli M, Wilcox M, Gardosi J. Estimating the date of confinement: ultrasonographic biometry versus certain menstrual dates. *Am J Obstet Gynecol* 1996;174:278-281.
6. Gardosi J, Chang A, Kalyan B, Sahota D, Symonds EM. Customised antenatal growth charts. *Lancet* 1992;339:283-287.
7. Gardosi J, Mongelli M, Wilcox M, Chang A. An adjustable fetal weight standard. *Ultrasound Obstet Gynecol* 1995;6:168-174.
8. Gardosi J, Clausson B, Francis A. The value of customised centiles in assessing perinatal mortality risk associated with parity and maternal size. *BJOG* 2009;116:1356-1363.
9. Alexander GA, Himes JH, Kaufman RB, Mor J, Kogan M. A United States national reference for fetal growth. *Obstet Gynecol* 1996;87:163-168.
10. Tamura RK, Sabbagha RE, Depp R et al. Diminished growth in fetuses born preterm after spontaneous labour or rupture of membranes. *Am J Obstet Gynecol* 1984;148:1105-1110.
11. Gardosi J. Prematurity and fetal growth restriction. *Early Hum Dev* 2005;81:43-49.
12. Gardosi J. Ultrasound biometry and fetal growth restriction. *Fetal Maternal Med Rev* 2002;13:249-259.
13. Gallivan S, Robson SC, Chang TC, Vaughan J, Spencer JAD. An investigation of fetal growth using serial ultrasound data. *Ultrasound Obstet Gynecol* 1993;3:109-114.
14. Marsal K, Persson P-H, Larsen T et al. Intrauterine growth curves based on ultrasonically estimated foetal weights. *Acta Paediatr* 1996;85:843-848.
15. de Jong CLD, Gardosi J, Dekker GA, Colenbrander GJ, van Geijn HP. Application of a customised birthweight standard in the assessment of perinatal outcome in a high risk population. *Br J Obstet Gynaecol* 1998;105:531-535.
16. de Jong CLD, Francis A, Van Geijn HP, Gardosi J. Customised fetal weight limits for antenatal detection of fetal growth restriction. *Ultrasound Obstet Gynecol* 2000;15:36-40.
17. Clausson B, Gardosi J, Francis A, Cnattingius S. Perinatal out-come in SGA births defined by customised versus population-based birthweight standards. *BJOG* 2001;108:830-834.
18. McCowan L, Harding JE, Stewart AW. Customised birthweight centiles predict SGA pregnancies with perinatal morbidity. *BJOG* 2005;112:1026-1033.
19. Gardosi J, Francis A. Adverse pregnancy outcome and association with smallness for gestational age birthweight by customized and population based percentiles. *Am J Obstet Gynecol* 2009;201:28.e1-8.
20. Royal College of Obstetricians and Gynaecologists. *The investigation and management of the small-for-gestational age fetus.* RCOG Green-top Guideline No. 31, 2002. Available at www.rcog.org.uk/files/rcog-corp/uploaded-files/GT31SmallGestationalAgeFetus.pdf

PARTE 2

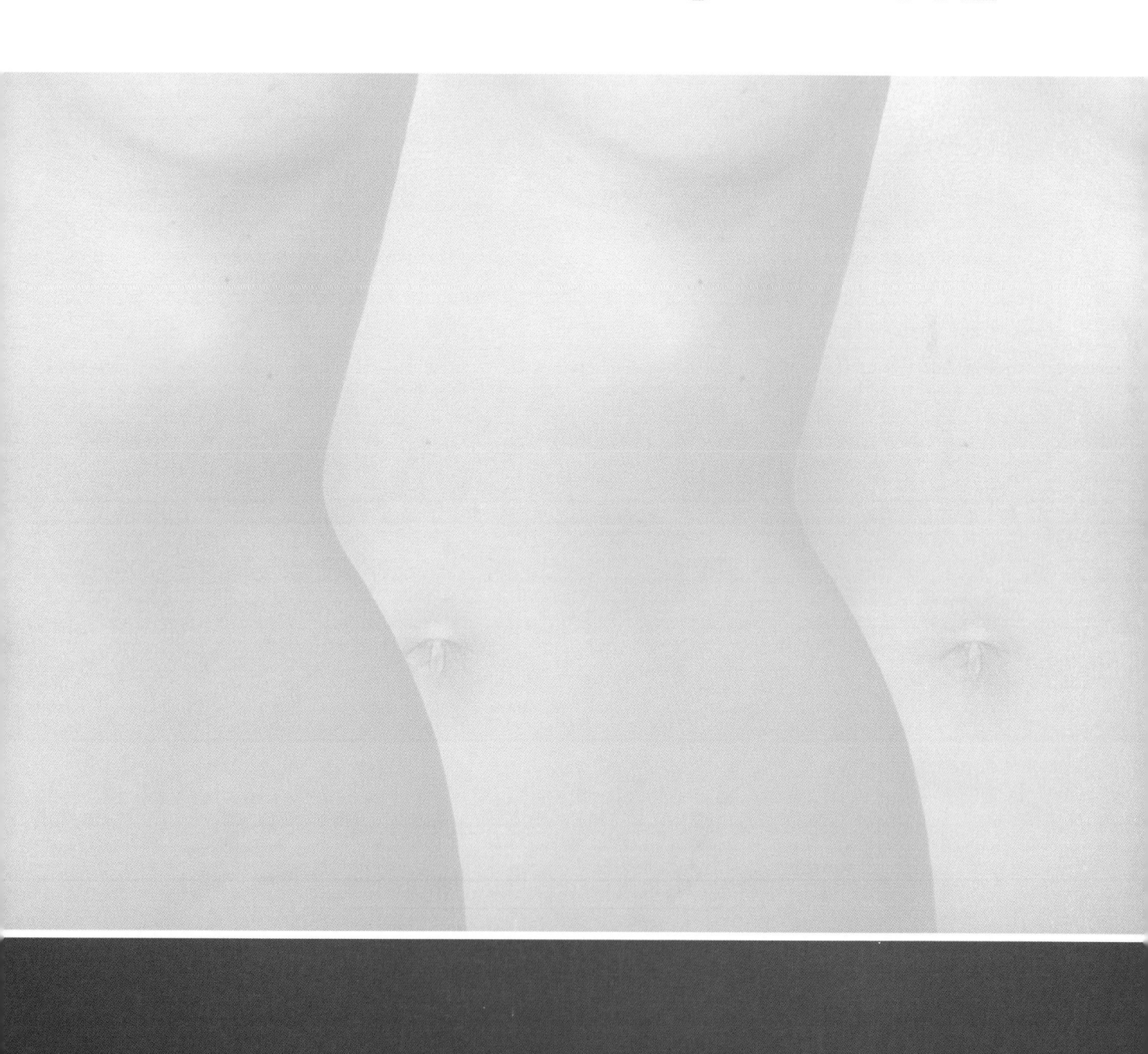

GRAVIDEZ NORMAL

Capítulo 4

Aconselhamento antes da Concepção

Mandish K. Dhanjal
Queen Charlotte's & Chelsea Hospital, London, UK

A mulher que inicia a gravidez com boa saúde, dieta saudável e com bom controle de suas doenças tem maior probabilidade de ter uma evolução saudável e melhores resultados perinatais do que uma mulher que engravidou com um estilo de vida não saudável e mau controle clínico de doenças prévias. O aconselhamento antes da concepção ou pré-natal inclui a realização de uma consulta alguns meses antes da concepção para discutir e modificar hábitos de vida e avaliar e melhorar a saúde antes da gravidez. Não há atualmente nenhuma orientação do Reino Unido sobre aconselhamento da preconcepção, embora o *National Institute for Health and Clinical Excellence (NICE)* o tenha identificado como uma importante área em suas diretrizes pré-natais [1].

FINALIDADE DO ACONSELHAMENTO ANTES DA CONCEPÇÃO

Todas as mulheres que estão planejando uma gestação deveriam ter uma consulta com o clínico geral (GP)*, e deveriam consultar um especialista em aconselhamento preconcepcional**, quando apresentam alguma doença antes da concepção. A finalidade desta consulta é:

- informar à paciente e ao seu parceiro sobre os cuidados gerais e aconselhar sobre estilo de vida e hábitos comportamentais, incluindo exercício, dieta, tabagismo e bebida;
- identificar situações médicas que possam causar algum impacto sobre a gravidez e aconselhar sobre o risco da gravidez naquele momento;
- avaliar qualquer condição médica conhecida e melhorar o estado da doença, particularmente, ajustando as medicações;
- informar sobre o impacto das medidas anteriores sobre a gravidez, o feto e a mãe;
- identificar casais que corram risco de ter bebês com distúrbios genéticos e encaminhá-los para o aconselhamento genético antes de iniciarem uma gravidez e
- discutir a contracepção, caso se considere que a gravidez não seja recomendável no momento ou se a mulher preferir aguardar para gestar. Em termos gerais, para qualquer condição médica, deve-se ter uma discussão sobre se a gravidez trará risco para a mãe ou para o feto.
- Mãe: exacerbação da doença (pré-natal ou pós-natal), mortalidade materna.
- Feto: malformação (genética, teratogênicos), restrição do crescimento intrauterino, parto prematuro, parto de natimorto, morbidade e mortalidade neonatais.

> **Quadro 4.1 Resumo**
>
> - Todas as mulheres deveriam ter um aconselhamento antes da concepção sobre sua saúde e a do feto na gravidez, permitindo-lhes tomar uma decisão informada em relação ao desejo de gravidez.
> - Isso lhes permitirá planejar ou prevenir a gravidez e, se necessário, ter acesso aos serviços multidisciplinares especializados adequados.

O aconselhamento pré-natal deverá orientar as mulheres sobre os riscos, permitindo-lhes tomar uma decisão com base em informações adequadas sobre o desejo de gestar. Isto permite planejar ou evitar a gravidez e, se necessário, ter acesso aos serviços multidisciplinares especializados adequados.

QUEM PRECISA DE ACONSELHAMENTO ANTES DA CONCEPÇÃO?

Todas as mulheres terão benefício com o aconselhamento geral oferecido pelo CG/ou obstetra. O último relatório de investigação de mortalidade materna recomendou especificamente que o aconselhamento antes da concepção seja oferecido para as mulheres em idade fértil com condições de

---

*N. da RT.: No Brasil, seria consulta com médico de família (MF) ou com obstetra.
**N. da RT.: No Brasil, não temos este profissional, seria o obstetra.

saúde física ou mental graves preexistentes, que possam ser agravadas na gravidez, destacando as seguintes condições: epilepsia, diabetes, doença cardíaca adquirida ou congênita conhecida, doenças autoimunes, obesidade com índice de massa corporal (BMI) de 30 ou mais, e doença mental grave prévia [2]. A recomendação é especialmente indicada para mulheres antes de fazerem a reprodução assistida e outros tratamentos de fertilidade.

ÉPOCA PARA O ACONSELHAMENTO PRECONCEPÇÃO

Isto deve ocorrer idealmente 3 a 6 meses antes da concepção; poucas mulheres estão motivadas o suficiente para fazer uma visita ao médico antes de ficarem grávidas, mesmo se tiverem alguma doença. O ideal seria disponibilizar clínicas dedicadas à consulta antes da concepção ou clínicas de rastreamento, mas poucas autoridades de saúde oferecem esse serviço. Além disso, estima-se que 25-40% das gravidezes ocorrem sem planejamento. O aconselhamento antes da concepção deveria, portanto, ocorrer em todas as oportunidades em que a mulher consulta o MF ou gineco-obstetra ou quando consulta para revisão clínica de alguma patologia ou quando as mulheres são encaminhadas para clínicas de infertilidade.

A idade média da primeira relação sexual em geral é aos 16 anos e 0,78% das meninas abaixo de 16 anos ficam grávidas no Reino Unido [3]. O Reino Unido tem a taxa mais alta de adolescentes grávidas na Europa Ocidental e os EUA têm a taxa mais alta no mundo ocidental. Algumas condições médicas, como a cardiopatia congênita complexa, requerem uma discussão sobre a gravidez durante a adolescência (12-15 anos), dependendo do grau de maturidade da criança. Isto não é para encorajar a gravidez nessas adolescentes, mas para educá-las sobre os riscos que a gravidez não intencional pode trazer para elas.

Implícita em qualquer discussão está a necessidade de contracepção adequada (veja Capítulo 40).

PROFISSIONAIS DE SAÚDE QUE DEVEM REALIZAR O ACONSELHAMENTO PRECONCEPÇÃO

Os clínicos gerais* estão em melhor posição para fazer isso, pois têm uma relação a longo prazo com seus pacientes e geralmente são procurados para um aconselhamento contraceptivo e outras condições médicas. Os especialistas também têm um importante papel, em particular os diabetologistas, neurologistas e cardiologistas, que serão vistos por adolescentes e mulheres em idade fértil para *check-ups* regulares de diabetes, epilepsia ou cardiopatias. O aconselhamento antes da concepção é vital para esses grupos já que influenciam diretamente o resultado da gravidez. Infelizmente, alguns especialistas podem ficar relutantes em discutir as complicações da doença e medicações associadas na gravidez porque não estão atualizados com os aconselhamentos específicos para a gravidez.

Os especialistas da medicina materna** e obstetras são ideais para oferecer aconselhamento preconcepção. Eles estão bem informados sobre o impacto de várias doenças na gravidez e estão cientes das implicações dos medicamentos usados na gravidez. Muitos estão envolvidos com concepção no atendimento terciário. Muitos especialistas da medicina materna também estarão aptos para oferecer um aconselhamento contraceptivo específico e, em muitas ocasiões, poderão administrar contraceptivos de longa duração, evitando atrasos na obtenção de um método contraceptivo eficaz.

ACONSELHAMENTO GERAL ANTES DA CONCEPÇÃO

▌Dieta

As mulheres que estão planejando gestar devem ser encorajadas a ingerir frutas, vegetais, alimentos ricos em amido (pão, massa, arroz e batata), proteína (carne magra, peixe, feijão e lentilhas), fibra (pães integrais, fruta e vegetais) e laticínios (leite pasteurizado, iogurte, e queijo duro, cottage e processado) [1]. Isto melhora as reservas de vitaminas, ferro e cálcio.

Considerando a impossibilidade de prever o momento exato do início da gravidez, recomenda-se, antes da concepção, evitar os alimentos listados na Tabela 4.1, que podem conter organismos ou substâncias que podem ser prejudiciais no começo da gravidez. Mesmo uma gravidez planejada não é detectada antes de 5-6 semanas de gestação, fase em que os órgãos vulneráveis, em particular o sistema nervoso

Tabela 4.1 Alimentos que podem causar prejuízo ao feto na fase inicial da gravidez***

Alimento	Risco de conter	Risco fetal na fase inicial
Leite não pasteurizado	Listeria	Aborto
Queijos curados (p. ex., Camembert, Brie, queijos de veia azul)		
Patê (incluindo patê vegetal)		
Pratos prontos crus ou com pouco cozimento		
Mariscos crus (p. ex., ostras)		
Carne crua ou defumada (p. ex., salame)	Toxoplasma	Defeitos do CNS fetal
Fígado e derivados	Excesso de vitamina A	Defeitos do tubo neural
Tubarão, peixe-espada e marlin	Metilmercúrio	Defeitos do CNS fetal

CNS, sistema nervoso central.
***N. da RT.: O autor não descreve risco, nem efeito adverso para o feto em relação aos itens de queijos curado, patês, pratos crus e mariscos crus.

---

*N. da RT.: Obstetras ou médicos de família no Brasil.

**N. da RT.: No Brasil, não temos esta classe de especialista.

central, já começaram a se desenvolver, e o tubo neural já está completamente formado.

Os vegetarianos e veganos correm risco de ter deficiências nutricionais e podem-se beneficiar com os conselhos de um nutricionista.

As mulheres que ingerem muita cafeína devem ser aconselhadas a cortá-la antes da gravidez. A *Food Standards Agency* (Agência de Normas Alimentares do Reino Unido) recomenda que a gestante deva limitar seu consumo de cafeína na gravidez a 300 mg diárias ou menos (quatro xícaras de café, oito xícaras de chá ou oito latas de refrigerante com cola) [1]. A ingestão elevada de cafeína aumenta discretamente o risco de restrição do crescimento fetal.

Suplementos

O uso diário do ácido fólico 0,4 mg é recomendado para as mulheres que estão planejando gestar e deve ser continuado até 12 semanas de gestação, incluindo a recomendação de aumento de alimentos que contêm folato, pois foi demonstrado em ensaios clínicos randomizados e controlados a redução significativa de defeitos do tubo neural (NTDs), como espinha bífida e anencefalia [4]. Uma alta dose de ácido fólico (5 mg por dia) é necessária em mulheres:

- com uma gravidez anterior afetada por um NTD [5];
- que tenham sido afetadas por um NTD;
- tenham um irmão ou pai afetado por um NTD;
- que estejam tomando medicamentos antifolatos (p. ex., a maioria dos agentes antiepilépticos e medicamentos 5-aminossalicílicos usados nas doenças inflamatórias do intestino); ou
- com diabetes [6].

Alguns países enriquecem determinados alimentos (p. ex., farinha, cereais) com folato, considerando que algumas mulheres não têm condições de arcar com a suplementação médica e que algumas não planejam a gravidez [7]. Há algumas evidências de que o risco de outras malformações congênitas pode ser reduzido com a suplementação de folato e multivitaminas [8].

A vitamina D pode ser benéfica para algumas mulheres do subcontinente indiano, do Oriente Médio e Chifre da África que apresentam propensão à deficiência de vitamina D e osteomalacia associada a dores musculares e ósseas, em razão da combinação de um tipo de dieta (fitatos na farinha do chapati) e pouca exposição ao sol [1]. Um grande estudo da Organização Mundial de Saúde mostrou que a suplementação de cálcio para mulheres com baixa ingestão reduz pela metade o risco de desenvolvimento de pré-eclâmpsia [9].

Tabagismo

As mulheres devem ser aconselhadas a parar de fumar antes da gravidez. Elas geralmente têm consciência dos riscos do fumo sobre a própria saúde, mas, muitas vezes, são menos conscientes dos riscos para o feto, o que inclui aborto, descolamento prematuro de placenta, placenta prévia, ruptura prematura de membranas, parto prematuro, baixo peso ao nascer, lábio leporino e fenda palatina, mortalidade perinatal, síndrome da morte súbita infantil e desenvolvimento cognitivo prejudicado [1]. A discussão sobre esses riscos pode fornecer uma forte motivação para a gestante parar de fumar. Estima-se que se todas as grávidas parassem de fumar, haveria uma redução de 10% nas mortes fetais e infantis. Demonstrou-se que o conselho de um médico, programas antitabagistas e manuais de autoajuda têm ajudado as mulheres a pararem de fumar.

Álcool

As mulheres devem limitar a ingestão de álcool para uma a duas unidades padrão de álcool por semana, como recomendado pelo NICE, já que não há evidências de dano fetal com esse grau de consumo [1]. O perigo do uso de álcool na gravidez para o feto ocorre quando o consumo é maior, de forma que as mulheres que ingerem álcool em excesso apresentam maior risco, de infertilidade, aborto, aneuploidia, anomalias estruturais congênitas, restrição do crescimento fetal, morte perinatal e atraso no desenvolvimento [10]. As mulheres que consomem grande quantidade de álcool são mais propensas a terem uma gestação não planejada, portanto, podem persistir bebendo de forma irregular no primeiro trimestre sem saber que estão grávidas. A síndrome alcoólica fetal ocorre em 0,6 por 1.000 nascidos-vivos (dados canadenses) e pode-se apresentar com dismorfia facial característica, baixo peso ao nascer e alterações do desenvolvimento intelectual e do comportamento. O espectro dos transtornos fetais causados pelo uso de alcoól é ainda mais extenso [10]. O abuso do álcool pode resultar em problemas na saúde materna sendo uma importante causa de morte materna [2].

Peso corporal

As mulheres devem ser aconselhadas a engravidar com o BMI normal de 20-24,9 kg/m². As mulheres com sobrepeso (BMI 25-29,9 kg/m²) e obesas (BMI ≥ 30 kg/m²) devem ser orientadas para perda de peso realizando dieta e exercício antes da concepção. Pode ser necessário o encaminhamento para nutricionista, elas devem ser informadas sobre os resultados adversos da gravidez associados à obesidade (Tabela 4.2) [11]. É muito difícil para as mulheres com obesidade mórbida (obesidade grau III) com um BMI de 40 kg/m² ou mais alcançar um BMI normal. Além do encaminhamento para um nutricionista, devem ser auxiliadas a perder peso por vários métodos, incluindo a prescrição de medicamentos de redução de peso de uma forma cuidadosamente supervisionada e encaminhamento para cirurgia gástrica. Elas devem ser fortemente aconselhadas a adiar a gravidez até que tenham perdido peso. As mulheres abaixo do peso (BMI < 20 kg/m²) podem ter dificuldade de engravidar em razão dos ciclos anovulatórios e têm uma chance maior de restrição de crescimento intrauterino fetal.

Tabela 4.2	Riscos de obesidade para a mãe e sua prole

Riscos maternos de obesidade
Infertilidade
Aborto
Doença hipertensiva
Diabetes gestacional
Tromboembolismo
Infecção
Cardiopatia
Partos instrumentados
Cesariana
Hemorragia pós-parto
Morte materna

Riscos da obesidade materna para o recém-nascido
Defeitos do tubo neural
Grande para idade gestacional
Parto prematuro
Distorcia de ombro
Aumento do peso ao nascer
Hipoglicemia neonatal
Prole obesa nas fases infantil e adulta

> **Quadro 4.2 Resumo**
>
> As mulheres devem adequar a dieta, parar de fumar e evitar a ingestão de álcool ou reduzir o seu uso, devem estar com um BMI normal ao engravidar e fazer suplementação com ácido fólico no período periconcepcional.

ACONSELHAMENTO SOBRE MEDICAMENTOS

É um equívoco pensar que a maioria dos medicamentos seja prejudicial à gravidez. Infelizmente essa é uma crença errada apoiada pelo público e muitos profissionais da saúde, incluindo médicos. Muitas mulheres suspendem as medicações vitais assim que descobrem a gravidez e correm o risco de terem uma irrupção da doença, que causará dano a elas e aos bebês.

As mulheres sob tratamento médico de doenças devem ter uma discussão sobre o perfil de segurança dos medicamentos na gravidez antes de engravidar. Há preocupações válidas sobre a segurança de alguns medicamentos na gravidez, mas os mais comumente usados têm bons dados de segurança e podem continuar a ser tomados na gravidez. Mesmo que se saiba que o medicamento ofereça o risco de teratogenicidade, as consequências de descontinuá-lo podem ser pior que os efeitos de tomá-lo, justificando a continuação do seu uso (p. ex., medicamentos antiepilépticos). Deve-se usar a menor dose eficaz. Se estiver disponível um melhor perfil de segurança, ele deve ser usado no lugar.

Os medicamentos que são prejudiciais ao feto podem ter um efeito, dependendo do tempo de exposição.

- Fase pré-embrionária (0-14 dias após a concepção): pode levar ao aborto, por exemplo, metotrexato, misoprostol, mifepristona, talidomida e retinoides.
- Primeiro trimestre: afeta a organogênese resultando na malformação congênita (teratogênio), por exemplo, medicamentos antiepilépticos, inibidores da enzima conversora de angiotensina (ACE), varfarina.
- Segundo e terceiro trimestres: pode causar restrição do crescimento, afetar o comportamento neurofisiológico (p. ex., alta dose de valproato de sódio), ou ter efeito sobre os tecidos fetais (p. ex., inibidores da ACE, tetraciclina).

É importante saber quando os medicamentos prejudiciais que trazem um risco de dano fetal se usados como medicamento individual em uma etapa diferente podem não ter efeito sobre o feto, por exemplo, um agente teratogênico pode arcar com o risco de malformação congênita se usado no primeiro trimestre, mas pode ser seguro se o seu uso for necessário posteriormente. Há uma lista com os teratogênicos e medicamentos conhecidos, cujo uso é seguro durante a gravidez na Tabela 4.3.

Tabela 4.3	Segurança de medicamentos na gravidez

Medicamentos que são prejudiciais à gravidez
NSAIDs (exceto doses baixas de aspirina)
Varfarina
Tetraciclina, doxiciclina, ciprofloxacina
Paroxetina
Inibidores da ACE, bloqueadores dos receptores da angiotensina
Estatinas
Retinoides

Medicamentos que podem ser usados na gravidez (se clinicamente necessários: os benefícios superam os riscos)
Analgésicos (paracetamol, codeína)
Antiácidos, ranitidina, omeprazol
A maioria dos antibióticos (evitar trimetoprim no primeiro trimestre e a termo)
A maioria dos antidepressivos (alguns SSRIs, antidepressivos tricíclicos)
Anti-hipertensivos: metildopa, nifedipina, labetalol, doxazosina, prazosina, hidralazina
Antieméticos (ciclizina, prometazina, proclorperazina, metoclopramida, domperidona)
Anti-histamínicos
Beta-agonistas
Esteroides inalados
Hormônios (insulina, tiroxina)
Laxantes
Baixas doses de aspirina

ACE, enzima conversora de angiotensina; NSAID, anti-inflamatório não esteroide; SSRI, inibidores seletivos da recaptação da serotonina.

> **Quadro 4.3 Resumo**
>
> - As medicações mais comumente usadas têm boas referências de segurança e podem ser continuadas na gravidez, usando as menores doses eficazes.
> - Informar as mulheres de qualquer risco para a gravidez das medicações que estão em uso.
> - Trocar os medicamentos teratogênicos antes da gravidez, se possível (pode não ser apropriado com alguns teratogênicos conhecidos, por exemplo, medicamentos antiepilépticos).

ACONSELHAMENTO RELACIONADO COM A IDADE MATERNA

Retardar a época de gravidez para uma idade mais avançada está associado à piora dos resultados reprodutivos, com aumento da infertilidade e de abortamento, comorbidade médica e aumento da morbidade e mortalidade maternas e fetais.

A Tabela 4.4 mostra o importante declínio da fertilidade e o aumento na frequência de abortamentos em mulheres com mais de 40 anos [12]. A taxa de fertilidade foi avaliada por estudo de 10 populações diferentes, sem uso de contracepção entre os séculos XVII e XX. Esse estudo apresenta a melhor previsão da capacidade reprodutiva feminina. Atualmente, a fertilidade das mulheres mais velhas está aumentando, em função do uso da tecnologia da reprodução assistida (ART) (vide Capítulo 46), como a fertilização *in vitro*. O risco da ART inclui o aumento da incidência de síndrome da hiperestimulação ovariana e de gravidez múltipla, além do risco inerente relacionado com a idade materna.

O risco de hipertensão, obesidade, diabetes, cardiopatia isquêmica e câncer preexistente aumenta com a idade e é de duas a cinco vezes maior em mulheres com mais de 40 anos comparadas a mulheres na faixa dos 20 anos [13]. Esses riscos devem ser ponderados, pois a incidência absoluta dessas doenças é baixa. A Tabela 4.5 mostra o aumento do risco de pré-eclâmpsia e diabetes gestacional com o aumento da idade materna. A morte materna em mulheres com mais de 40 anos, embora rara, é três vezes maior do que em mulheres na faixa dos 20 anos [2].

As anomalias cromossômicas aumentam significativamente com o aumento da idade materna (Tabela 4.6). A informação sobre os riscos e o aconselhamento com esclarecimento sobre a possibilidade de realizar o diagnóstico na gravidez com emprego de testes de rastreamento e testes confirmatórios deve ser dada (ver o Capítulo 17). A opção da interrupção da gravidez ou de sua continuidade em caso de um feto afetado deve ser discutida.*

As mulheres com idade mais avançada têm contratilidade uterina mais fraca e maior incidência de parto vaginal instrumentado e cesariana em comparação às mães mais jovens. A probabilidade de baixo peso de nascimento e de natimorto é maior nas mulheres com idade mais avançada. Na 41ª semana de gestação, o risco de natimorto em mulheres com idade entre 35 e 39 anos é aproximadamente o dobro do que nas mulheres na faixa etária dos 20 anos. O risco aumenta 3,5 vezes em mulheres com mais de 40 anos [15]. Contudo, é importante lembrar que o risco absoluto de parto de natimorto é pequeno.

Tabela 4.4 Risco de infertilidade e aborto espontâneo com a idade [12]

Idade materna (anos)	Taxa de fertilidade por 1.000 mulheres casadas	Abortos espontâneos (%)
20-24	470	11
25-29	440	12
30-34	400	15
35-39	330	25
40-44	190	51
≥ 45	40	93

Tabela 4.5 Risco de doenças específicas da gravidez com a idade [14]

Doença relacionada com a gravidez	Idade materna	
	20-29 anos	> 40 anos
Pré-eclâmpsia	3,4%	5,4%
Diabetes gestacional	1,7%	7%

Tabela 4.6 Risco de Síndrome de Down (trissomia 21) com a idade materna

Idade materna (anos)	Risco de anomalia cromossômica	Risco de Síndrome de Down
15-24	1 em 500	1 em 1.500
25-29	1 em 385	1 em 1.100
35	1 em 178	1 em 350
40	1 em 63	1 em 100
45	1 em 18	1 em 25

O *Royal College of Obstetricians and Gynaecologists* considera significativamente menor o risco gestacional entre as mulheres que iniciam a família na faixa etária de 20 anos e que completam sua prole até os 35 anos. As mulheres que planejam retardar o início de uma gravidez devem ser informadas sobre as possíveis consequências para a saúde e por outro lado devem ser avisadas que os riscos obstétricos e médicos são significativamente reduzidos, quando a família fica completa na faixa etária entre 20 e 30 anos. As mulheres devem receber assistência e acompanhamento, quando a opção for para retardar a gravidez para os 40 anos por qualquer motivo. O risco absoluto para a mãe é pequeno, contudo o risco de aborto e de aneuploidia é alto.

💡 Quadro 4.4 Resumo

Adiar a gravidez está associado à piora dos resultados reprodutivos, a aumento da infertilidade e de abortamento, a maior incidência de anomalias cromossômicas e de comorbidade médica e a um aumento da morbidade e mortalidade maternas e fetais.

---

*N. da RT.: No Brasil, não é legalizada a interrupção da gravidez em situação de feto malformado, exceção aos casos de anencefalia. No caso de síndrome de Down, não é permitido o aborto e isto deve ser informado às gestantes no Brasil, salientando que o diagnóstico antenatal posbilita a preparação de um melhor ambiente e de um melhor atendimento médico das intercorrências que possam ser minimizadas.

ACONSELHAMENTO GENÉTICO

Os casais que já têm um filho com anomalia cromossômica, uma doença hereditária, como fibrose cística e anemia de Fanconi, ou um histórico familiar de doenças genéticas, devem ser encaminhados para o aconselhamento genético, para receber informações sobre os riscos de reincidência e sobre a disponibilidade de diagnóstico pré-natal. Em alguns casos, o diagnóstico genético pré-implantação está disponível (ver Capítulo 46).

CONDIÇÕES EM QUE A GRAVIDEZ NÃO É RECOMENDADA

Há algumas condições em que a gravidez não é recomendada em razão do alto risco de morbidade e mortalidade maternas e fetais.

- Hipertensão arterial pulmonar (mortalidade até 40%).
- Disfunção ventricular sistêmica grave.
- Cardiomiopatia periparto anterior com comprometimento da função ventricular esquerda.
- Obstrução cardíaca esquerda grave, por exemplo, estenose aórtica/mitral com a área valvar < 1 cm^2.
- Síndrome de Marfan com dilatação da aorta > 4 cm.
- Diabetes com HbA_{1c} >10%.
- Comprometimento respiratório grave, por exemplo, capacidade vital forçada < 1 L.
- Câncer de mama nos últimos dois anos.
- Insuficiência renal grave (creatinina > 250 mmol/L).
- Ruptura da cicatriz uterina prévia.

O contraceptivo mais eficaz deve ser usado nessas circunstâncias, e outras opções para constituir família devem ser discutidas, por exemplo maternidade substitutiva e adoção. Se a expectativa de vida materna for limitada, é importante o aconselhamento em relação a ter um filho por qualquer método, como a gravidez, a maternidade substitutiva ou por adoção, discutindo os cuidados com uma criança no caso de mortalidade e morbidade maternas durante uma gravidez, por maternidade substitutiva ou por adoção.

> **Quadro 4.5 Resumo**
>
> Se a gravidez não for recomendada em razão dos riscos graves materno e fetal:
> - Use o contraceptivo mais eficaz.
> - Discuta sobre maternidade substitutiva e adoção se a expectativa de vida materna não for gravemente limitada.

DOENÇAS ESPECÍFICAS

Pré-eclâmpsia

A suplementação com cálcio pode ser oferecida às mulheres que têm baixa ingestão de cálcio na dieta com o objetivo de reduzir pela metade o risco de desenvolver pré-eclâmpsia. A dose recomendada é de, pelo menos, 1 g, iniciando antes da gestação e mantendo durante a gravidez. [9]. As mulheres que tiveram pré-eclâmpsia em uma gravidez anterior têm 10% de chance de recorrência. A recorrência é maior, se o início da pré-eclâmpsia foi precoce (< 34 semanas de gestação), e, nesse grupo, a administração de baixas doses de aspirina desde o início da gestação está associada à redução do risco de pré-eclâmpsia [16]. Recomenda-se iniciar o uso de aspirina, tão logo feito o diagnóstico de gravidez. Não deve ser usado antes da concepção, pois pode aumentar o risco de síndrome do folículo luteinizado não roto, que pode levar à infertilidade feminina.

Hipertensão

As mulheres com hipertensão prévia devem fazer uma avaliação para identificar as causas, e aquelas com hipertensão crônica precisam fazer uma avaliação de possíveis danos em órgão-alvo. Os medicamentos em uso e o controle da pressão arterial devem ser revisados para ajustes e, se necessário, deve ser feita a troca de drogas com maior risco de teratogenicidade, como os inibidores de ACE e os bloqueadores dos receptores da angiotensina por agentes mais seguros [17].

Diabetes

Existem muitas diretrizes internacionais com recomendações sobre os cuidados das mulheres com diabetes antes da concepção, sendo mais recentes as publicações do NICE [18] e da *American Diabetes Association* [19]. O controle pré-gravidez da diabetes influencia diretamente as taxas de aborto e de malformação congênita. O NICE recomenda a redução de peso para as mulheres com um BMI acima de 27 kg/m^2, monitorando o controle metabólico até conseguir um HbA_{1c} menor que 6,1% antes da concepção para reduzir esse risco. O casal deve ser orientado e esclarecido para evitar e tratar a hipoglicemia, se necessário. As mulheres com HbA_{1c} acima de 10% devem evitar a gravidez com emprego de um método de contracepção adequado e eficaz até que os níveis de segurança de glicose e o HbA_{1c} sejam atingidos. Recomenda-se o uso de uma dose mais alta de ácido fólico antes da concepção, em razão do aumento da incidência dos NTDs. A retinopatia preexistente deve ser tratada antes da gravidez, pois pode progredir rapidamente na gravidez [18].

Insuficiência renal

As mulheres com doença renal devem ser aconselhadas a engravidar, quando o grau de comprometimento renal for de leve a moderado. O adiamento da gravidez pode resultar na perda de função renal. A gravidez nessa situação aumenta o risco de pré-eclâmpsia, de restrição do crescimento fetal e de parto prematuro e pode acelerar a evolução para insuficiência renal crônica terminal.

Cardiopatia

As mulheres com cardiopatia devem fazer uma avaliação dos riscos, com histórico completo, exames e investigação detalhada (p. ex., ECG, ecocardiograma, MRI). Os efeitos da cardiopatia na gravidez e da gravidez na cardiopatia devem ser avaliados, especialmente, o risco de agravamento e os efeitos adversos do tratamento ou da intervenção durante a gravidez e o risco de mortalidades fetal e materna. Algumas condições cardíacas podem requerer correção cirúrgica antes da gravidez, por exemplo, uma estenose mitral grave que necessita de uma valvuloplastia ou substituição da valva. Em outras condições, pode ser necessário alterar a anticoagulação no início da gravidez (p. ex., valvas cardíacas de metal). Algumas condições apresentam alto risco de mortalidade materna, não sendo recomendada a gravidez (p. ex., hipertensão arterial pulmonar). Enquanto a decisão de gestar, adiar a gestação ou contraindicar a gestação não é tomada, é necessário fazer um adequado aconselhamento contraceptivo. O prognóstico a longo prazo depois da gravidez é muito importante. Mesmo após uma gravidez bem-sucedida, em algumas situações o risco de recidiva é alto (p. ex., cardiomiopatia periparto) e em outras o quadro pode-se agravar com a idade, aumentando o risco em gravidezes futuras. O encaminhamento para um geneticista é importante, quando há história familiar de doença cardíaca com características que sugerem anomalia cromossômica ou genética subjacente.

Quadro 4.6 Resumo

Doença prévia
- Avaliação completa e tratamentos médico e cirúrgico adequados antes da concepção.
- Discutir o impacto da doença e das medicações sobre a gravidez, o feto e a mãe.
- Planejar a gestação para quando a doença estiver quiescente ou bem controlada.

Doença relacionada com uma gravidez anterior
- Discutir o risco de recorrência e estratégias para a prevenção

HISTÓRICO DE MAU OBSTÉTRICO PASSADO

As mulheres com parto anterior traumático ou com evolução adversa da gravidez podem-se beneficiar de um aconselhamento com o obstetra antes da concepção. Elas podem ter várias dúvidas e questões não respondidas depois do parto e algumas incertezas sobre os riscos de outra gravidez. O aconselhamento permite fazer um planejamento da frequência de visitas de pré-natal, informar sobre a necessidade de vigilância do bem-estar fetal e discutir os planos do parto, permitindo aos casais tomar decisões informadas antes de iniciar a gravidez.

REFERÊNCIAS

1. National Collaborating Centre for Women's and Children's Health. *Antenatal Care: Routine Care for the Healthy Pregnant Woman*. Available at www.nice.org.uk/guidance/index.jsp?action=download&o=40145.
2. Lewis G (ed.) *Saving Mothers' Lives: Reviewing Maternal Deaths to Make Motherhood Safer 2003-2005. The Seventh Report on Confidential Enquiries into Maternal Deaths in the United Kingdom*. London: The Confidential Enquiry into Maternal and Child Health, 2007. Available at: www.cmace.org.uk/getattachment/26dae364-1fc9-4a29-a6cb-afb3f251f8f7/Saving-Mothers'-Lives-2003-2005-(Full-report).aspx
3. Office for National Statistics. Teenage pregnancy statistics 2010. Available at: www.dcsf.gov.uk/everychildmatters/healthandwellbeing/teenagepregnancy/statistics/statistics/Accessed May 2010.
4. Lumley J, Watson L, Watson M, Bower C. Periconceptional supplementation with folate and/or multivitamins for preventing neural tube defects. *Cochrane Database Syst Rev* 2001;(3):CD001056.
5. MRC Vitamin Study Research Group. Prevention of neural tube defects: results of the Medical Research Council Vitamin Study. *Lancet* 1991;338:131-137.
6. Mahmud M, Mazza D. Preconception care of women with diabetes: a review of current guideline recommendations. *BMC Womens Health* 2010;10:5.
7. Centres for Disease Control and Prevention. Trends in wheat-flour fortification with folic acid and iron: worldwide, 2004 and 2007. *MMWR* 2008;57:8-10.
8. Czeizel AE. The primary prevention of birth defects: multivitamins or folic acid? *Int J Med Sci* 2004;11:50-61.
9. Villar J, Abdel-Aleem H, Merialdi M et al. World Health Organisation randomised trial of calcium supplementation among low calcium intake pregnant women. *Am J Obstet Gynecol* 2006;194:639-649.
10. Royal College of Obstetricians and Gynaecologists. Statement no. 5. Alcohol consumption and the outcomes of pregnancy. Available at www.rcog.org.uk/files/rcog-corp/uploaded-files/RCOGStatement5AlcoholPregnancy2006.pdf. Accessed May 2010.
11. Lee CY, Koren G. Maternal obesity: effects on pregnancy and the role of pre-conception counselling. *J Obstet Gynaecol* 2010;30:101-106.
12. Heffner LJ. Advanced maternal age: how old is too old? *N Engl J Med* 2004;351:1927-1929.
13. Dhanjal MK. The older mother and medical disorders in pregnancy. In: Bewley S, Ledger W, Dimitrios N (eds) *Reproductive Ageing*. London: RCOG Press, 2009.
14. Gilbert WM, Nesbitt TS, Danielsen B. Childbearing beyond age 40: pregnancy outcome in 24?032 cases. *Obstet Gynecol* 1999;93:9-14.
15. Reddy UM, Ko CW, Willinger M. Maternal age and the risk of stillbirth throughout pregnancy in the United States. *Am J Obstet Gynecol* 2006;195:764-770.
16. Duley L, Henderson-Smart DJ, Meher S, King JF. Antiplatelet agents for preventing pre-eclampsia and its complications. *Cochrane Database Syst Rev* 2007;(2):CD004659.
17. Cooper WO, Hernandez-Diaz S, Arbogast PG et al. Major congenital malformations after first-trimester exposure to ACE inhibitors. *N Engl J Med* 2006;354:2443-2451.
18. National Institute for Health and Clinical Excellence. *Diabetes in Pregnancy: Management of Diabetes and its Complica-tions from Pre-conception to the Postnatal Period*. Clinical Guideline 63. Available at: www.nice.org.uk/nicemedia/pdf/CG063Guidance.pdf
19. American Diabetes Association. Standards of medical care in diabetes: 2009. *Diabetes Care* 2009;32(Suppl 1):S13-S61.
20. Adamson DL, Dhanjal MK, Nelson-Piercy C, Collis R. Cardiac disease in pregnancy. In: Greer IA, Nelson-Piercy C, Walters B (eds) *Maternal Medicine*. London: Elsevier Health Sciences, 2007.

Capítulo 5

Atenção à Saúde no Pré-Natal

George Attilakos[1] e Timothy G. Overton[2]
[1]Fetal Medicine Unit, University College London Hospitals NHS Foundation Trust, London, UK
[2]St. Michael's Hospital, University Hospitals Bristol NHS Foundation Trust, Bristol, UK

O cuidado com a mulher grávida representa um desafio único para a medicina moderna. A maioria das mulheres apresenta uma gravidez sem complicações, com parto normal de um recém-nascido saudável que necessitará de pouca intervenção médica. Infelizmente, um número significativo de mulheres pode apresentar problemas médicos complicando a gravidez ou pode desenvolver condições graves, colocando em risco a vida das mães e dos fetos. O risco de morte materna por complicações obstétricas era de 1 em 290, em 1928, e os dados mais recentes do Inquérito Confidencial sobre Saúde Materna e Infantil mostraram um risco de 1 em 21.416. [1]. Sem dúvida, o bom cuidado pré-natal teve uma contribuição significativa nessa redução. O desafio atual da atenção pré-natal é identificar quais mulheres necessitarão de cuidado e ajuda especializados para ter uma gravidez sem complicações, com interferência mínima. O período pré-natal também dá à mulher a oportunidade, especialmente para aquelas na primeira gravidez, de receber informação de vários profissionais da saúde a respeito da gravidez, do parto e da maternidade.

OBJETIVOS DO PRÉ-NATAL

▶ Educação pré-natal

Informação

A mulher e seu marido/companheiro têm o direito de participar de todas as decisões relacionadas com os cuidados do pré-natal. Eles devem estar capacitados para tomar decisões esclarecidas e informadas em relação ao local da consulta, sobre quem será o prestador dos cuidados, sobre os testes que serão feitos e sobre onde o bebê irá nascer. As informações com base em evidência devem ser dadas de forma compreensível. No entanto, existem poucas informações escritas, e principalmente no início da gravidez as informações disponíveis podem ser errôneas ou imprecisas. *O livro da gravidez* [2] fornece informação sobre o feto em desenvolvimento, cuidados e aulas de pré-natal, direitos e benefícios, bem como listas de organizações úteis. Muitos panfletos têm sido produzidos pelo Serviço de Recursos e Informação para Parteiras (MIDIRS) para auxiliar as mulheres a tomar decisões informadas e objetivas durante a gravidez. O *Royal College of Obstetricians and Gyneacologists* também tem produzido vários documentos com informações relacionadas com a gravidez, muitos são publicados como protocolos no "*Green-Top Guidelines*" para médicos. A informação escrita é particularmente importante para ajudar mulheres a compreender a função dos exames e as opções disponíveis e para dar conselhos sobre o estilo de vida, incluindo recomendações de dieta. As informações disponíveis precisam ser fornecidas no primeiro contato, salientada a importância das barreiras de linguagem e culturais. Os serviços locais devem empenhar-se para fornecer informações compreensíveis para aqueles cuja língua-mãe não é o inglês e para aqueles com deficiências física, cognitiva e sensorial. É necessário o auxílio de tradutores nas clínicas que atendem pacientes de etnias variadas.

Os casais também devem ter a oportunidade de fazer cursos de pré-natal.* O ideal é que estes cursos debatam as mudanças fisiológicas e psicológicas que ocorrem durante a gravidez, o desenvolvimento fetal, o trabalho de parto e o parto e os cuidados com o recém-nascido. Evidências têm mostrado que as mulheres que comparecem a essas aulas adquirem um conhecimento maior em comparação àquelas que não comparecem.

Orientação sobre estilo de vida

Na fase inicial da gravidez, as mulheres recebem conselhos sobre o estilo de vida, incluindo informações sobre dieta e alimentos, trabalho durante a gravidez e aspectos sociais, por exemplo, tabagismo, álcool, atividades física e sexual.

---

*N. da RT.: No Brasil, chamamos grupos de gestantes.

As mulheres devem ser aconselhadas sobre os benefícios da alimentação balanceada, contendo frutas e vegetais, alimentos derivados de amido, como massa, pão, arroz e batatas, proteína, fibra e laticínios. Elas devem ser informadas sobre alimentos que podem apresentar risco para o feto. A listeriose é causada pela bactéria *Listeria monocytogenes* que pode se apresentar como um resfriado leve, mas está associada a aborto espontâneo, natimorto e doença grave no recém-nascido. Alimentos contaminados são a fonte mais comum, incluindo leite não pasteurizado, queijos cremosos e patê. A toxoplasmose é adquirida pelo contato com fezes de gato contaminado ou pela ingestão de carne malcozida e pode causar problemas visuais e neurológicos permanentes no recém-nascido, se a mãe contrair a infecção durante a gravidez. (Alimentos contaminados por *Salmonella* não têm evidência de efeitos adversos no feto). Para reduzir o risco, as mulheres grávidas devem ser aconselhadas a lavar bem as frutas e as verduras antes de comê-las e cozinhar bem as carnes, incluindo as pré-cozidas. Informações da Agência dos Padrões Alimentares do Reino Unido (*Comendo enquanto você está grávida*) também podem ser úteis. Por exemplo, a Agência de Padrões Alimentares aconselha mulheres a reduzir o consumo de cafeína para 200 mg/dia (equivalente a duas xícaras de café instantâneo), em razão de sua associação a baixo peso ao nascer e aborto espontâneo.

As mulheres que não têm história prévia de recém-nascido com espinha bífida são aconselhadas a usar 400 µg/dia de ácido fólico desde antes da concepção até a 12ª semana de gestação para reduzir as chances de defeitos no tubo neural (NTDs) do feto. No entanto, as pesquisas não conseguiram demonstrar a eficácia dessa estratégia em análises da incidência de NTDs na população em geral. Uma explicação para esse resultado poderia ser o uso inadequado antes da concepção, provavelmente por má adesão. A possibilidade de acrescentar folato a certos alimentos (p. ex., farinha) para garantir a suplementação da população permanece questionável. Evidências atuais não apoiam rotinas de suplementação de ferro para todas as mulheres grávidas, pois podem estar associada a efeitos colaterais indesejáveis, como constipação. Contudo, quando a gestante apresenta deficiência de ferro, e a suplementação de ferro é aconselhada para prevenir a morbidade materna associada ao sangramento durante e após o parto. O consumo de vitamina A (fígado e derivados de fígado) deve ser limitado durante a gravidez para, aproximadamente, 700 mg/dia em razão da teratogenicidade fetal.

Como o álcool atravessa livremente a barreira da placenta, as mulheres devem ser aconselhadas a não beber em excesso durante a gravidez. A recomendação atual no Reino Unido para mulheres grávidas é de evitar o consumo de álcool, nos primeiros três meses de gravidez e, se elas optarem pelo uso de álcool, devem limitar o consumo para uma a duas unidades, uma a duas vezes por semana. Episódios de uso abusivo de álcool e o uso contínuo estão associados à síndrome alcoólica fetal, caracterizada por baixo peso ao nascer, fácies específicas e dificuldades intelectuais e comportamentais no decorrer da vida.

Aproximadamente 27% das mulheres são tabagistas no momento do nascimento de seus filhos. O tabagismo está associado a resultados adversos na gravidez, incluindo o aumento do risco de mortalidade perinatal, descolamento prematuro da placenta, parto prematuro, ruptura prematura das membranas, placenta prévia e baixo peso ao nascer. Existem evidências mostrando redução da incidência de pré-eclâmpsia associada ao tabagismo, no entanto o tabagismo apresenta muitas associações negativas que contraindicam o seu uso. Embora existam controvérsias sobre a eficácia dos programas antifumo, as mulheres devem ser encorajadas a procurar os serviços locais de ajuda antitabagismo [3]. As mulheres grávidas que não conseguem parar de fumar devem ser informadas sobre os benefícios da redução do número de cigarros. Uma redução de 50% pode reduzir significativamente a concentração de nicotina fetal e está associada a aumento do peso ao nascer.

As mulheres que consomem drogas recreativas devem ser aconselhadas a suspender seu uso e podem ser encaminhadas para programas de reabilitação. Existem evidências demonstrando efeitos adversos no feto e no desenvolvimento subsequente.

O exercício moderado contínuo durante a gravidez ou a relação sexual regular parecem não estar relacionados com resultados negativos. Certas atividades físicas devem ser evitadas, como esportes de contato que podem causar trauma abdominal. Atividades de mergulho devem ser evitadas em decorrência do risco de descompressão fetal e aumento no risco de malformação.

O trabalho que exige esforço físico, particularmente as atividades em que é preciso permanecer em pé durante períodos prolongados, pode estar associado a maus resultados, como parto prematuro, hipertensão e pré-eclâmpsia e recém-nascidos pequenos para a idade gestacional. Contudo, as evidências são fracas, e o trabalho não foi associado a aumento dos riscos durante a gravidez. As mulheres devem ser informadas sobre os direitos trabalhistas na gravidez, e os profissionais da saúde precisam conhecer a legislação em vigor.

A mãe solteira ou socialmente desfavorecida precisa de um auxílio especial e de maneira ideal, uma pessoa competente deve ser alocada para ajudar cada uma dessas mulheres. Essa pessoa deve ser capaz de estabelecer contato com outros serviços sociais para garantir apoio para a mãe e para o recém-nascido. As adolescentes grávidas necessitam de apoio similar, e devem ser disponibilizados programas de suporte adequado para essas mães vulneráveis.

Sintomas comuns durante a gravidez

Na gestação, é comum ocorrerem sintomas causados pelas mudanças fisiológicas. Contudo, esses sintomas podem ser debilitantes, causando ansiedade. É importante que os profissionais da área da saúde conheçam esses sintomas e possam indicar um tratamento adequado e saibam quando é necessário realizar uma investigação adicional.

Cansaço excessivo é um dos primeiros sintomas da gravidez e afeta quase todas as mulheres. Dura, aproximadamente, 12-14 semanas e desaparece depois disso na maioria dos casos.

Náuseas e vômitos na gravidez são os sintomas iniciais mais comuns. Acredita-se que aconteçam por causa do aumento nos níveis da gonadotrofina coriônica humana (hCG), mas as evidências são controversas. A hiperêmese gravídica, com desequilíbrio de eletrólitos e deficiência nutricional, é bem menos comum, complicando, aproximadamente, 3,5 em 1.000 gestações. Náuseas e vômitos na gravidez variam de gravidade, mas geralmente cessam após oito semanas. Na maioria das vezes, os sintomas desaparecem ao redor da 16ª semana. Vários tratamentos não medicamentosos são recomendados, incluindo gengibre, vitaminas B_6 e B_{12} e a compressão no ponto P6. Existem evidências sobre a eficácia de cada um desses tratamentos, mas persistem dúvidas quanto à segurança da vitamina B_6 (piridoxina), e existem dados limitados sobre a segurança da vitamina B_{12} (cianocobalina). Os anti-histamínicos (proclorperazina, prometazina) e metoclopramida são os agentes farmacológicos de escolha, já que reduzem a náusea e são seguros com relação à teratogenicidade, embora causem sonolência [4].

A constipação pode complicar, aproximadamente, 1/3 das gestações, e a gravidade geralmente diminui com o avanço da gestação. Acredita-se que esteja relacionada, em parte, com o baixo consumo de fibras e com a redução da motilidade intestinal causada pelo aumento dos níveis de progesterona. Alterações na dieta, suplementando com cereais e fibra de trigo e com aumento do consumo de líquidos, podem auxiliar.

Azia também é um sintoma comum na gravidez, mas, diferente da constipação, ocorre com mais frequência, à medida que a gravidez progride. Estima-se que complique 1/5 das gestações no primeiro trimestre, aumentando para 3/4 no terceiro trimestre. Ocorre em decorrência da pressão causada pelo aumento do útero, combinada com as alterações hormonais que levam ao refluxo gastroesofágico. É importante diferenciar esse sintoma da dor epigástrica associada à pré-eclâmpsia, que geralmente está associada à hipertensão e proteinúria. Os sintomas podem melhorar por modificações simples no estilo de vida, como manter uma postura ereta depois das refeições, deitar-se com apoio nas costas, fazer pequenas refeições com frequência e evitar alimentos gordurosos. Antiácidos (principalmente Gaviscon), histaminas antagonistas do receptor H_2 e inibidores da bomba de próton são eficazes, embora este último seja recomendado, somente quando outros tratamentos falharam em razão de sua segurança não comprovada durante a gravidez.

Hemorroidas podem-se manifestar com uma frequência de uma a cada dez mulheres no último trimestre da gravidez. Há pouca evidência sobre os efeitos benéficos de cremes tópicos ou da sua segurança durante a gravidez. Modificações na dieta podem ajudar e, em circunstâncias extremas, o tratamento cirúrgico pode ser considerado, embora isso seja pouco comum, pois as hemorroidas costumam desaparecer após o parto.

Veias varicosas ocorrem com frequência durante a gravidez. Elas não causam danos e, embora as meias de compressão possam melhorar os sintomas, não impedem o aparecimento das veias varicosas.

A secreção vaginal fisiológica sofre alterações na gravidez. Contudo, se provocar prurido, mau cheiro ou se estiver associada à dor durante a micção pode ser de etiologia infecciosa, como tricomoníase, vaginose bacteriana ou candidíase. Deve ser feita uma avaliação e instituído o tratamento adequado.

Dor nas costas é outro sintoma debilitante, com uma prevalência estimada em 61% durante a gravidez. Existem pesquisas limitadas sobre as intervenções eficazes para a dor nas costas, mas massagem, exercícios na água e reeducação postural podem ajudar no alívio dos sintomas.

▶ Rastreamento de complicações maternas

Anemia

A exigência materna de ferro aumenta na gravidez em razão da demanda do feto em desenvolvimento, a formação da placenta e do aumento da massa das hemácias maternas. Em virtude do aumento de 50% no volume plasmático materno, há uma queda fisiológica na concentração de hemoglobina (Hb) durante a gravidez. A anemia na gestação é definida por um nível de Hb abaixo de 11 g/dL até a 12ª semana de gestação ou menos de 10,5 g/dL até a 28ª semana de gestação e necessita de uma investigação. A baixa concentração de Hb (8,5-10,5 g/dL) pode estar associada a parto prematuro e baixo peso ao nascer. Devem ser feitos exames de rotina na primeira consulta e na 28ª semana de gestação. Embora existam muitas causas para a anemia, incluindo talassemia e anemia falciforme, a deficiência de ferro permanece a mais comum. A dosagem de ferritina no soro é a melhor forma de avaliar as reservas de ferro materno, e se estiver baixa, deve-se considerar a suplementação com ferro. A suplementação rotineira de ferro em mulheres com Hb normal na gravidez não mostrou melhora no resultado materno ou fetal e, atualmente, não tem sido recomendada.

Grupo sanguíneo

Identificar o grupo sanguíneo e examinar a presença de anticorpos atípicos é importante na prevenção de doença hemolítica, principalmente pela aloimunização Rh. O rastreamento de anticorpos deve ser feito de rotina na primeira consulta em todas as mulheres e deve ser repetido na 28ª semana de gestação, independentemente do resultado do D (RhD). A detecção de anticorpos atípicos deve incitar o encaminhamento para uma unidade de medicina fetal especializada. No Reino Unido, 15% das mulheres são RhD negativo e devem receber profilaxia anti-D após eventos potencialmente sensibilizantes (p. ex., amniocentese ou hemorragia anteparto) e rotineiramente na 28ª e 34ª semana de gestação ou uma vez na 32ª semana, dependendo da dosagem de imunoglobulina anti-D usada [3].* No futuro, todas as mulheres RhD-negativas poderão fazer o diagnóstico do RhD fetal através da análise do DNA fetal livre no plasma materno. Isto possibilitará a administração de anti-D especificamente para mulheres com fetos RhD-positivo, resultando em menor custo e evitando que muitas mulheres sejam expostas a produtos do sangue sem necessidade. Um estudo de possibilidade já foi realizado [5], e outro estudo está em andamento no Reino Unido.

Hemoglobinopatias

O rastreamento da anemia falciforme e da talassemia é importante, e cada país apresenta uma estratégia específica, dependendo da prevalência dessas condições. No Reino Unido, este exame deve ser oferecido para todas as mulheres precocemente na gravidez. Se a prevalência regional de anemia falciforme for alta, devem ser oferecidos exames laboratoriais. Se a prevalência de doença falciforme for baixa, o exame inicial deve ser com base no Questionário de Origem da Família.

Infecção

Deve-se colher o sangue materno no início da gravidez e examinar para diagnóstico de hepatite B, HIV, rubéola e sífilis, com consentimento informado. A identificação de mulheres portadoras de hepatite B pode levar a uma redução de 95% da transmissão mãe-para-bebê com a administração pós-natal de vacina e imunoglobulina para o recém-nascido. As mulheres portadoras do vírus do HIV podem receber tratamento com drogas antirretrovirais que, quando combinadas com cesariana e evitando a amamentação, podem reduzir as taxas de transmissão materna de aproximadamente 25 para 1% [6]. Essas mulheres precisam ser tratadas por equipes especializadas. O rastreamento de rubéola visa a detectar aquelas mulheres que são suscetíveis ao vírus, possibilitando vacinação pós-natal para proteger futuras gravidezes. Todas as mulheres não imunes à rubéola devem ser aconselhadas a evitar contato com qualquer pessoa infectada e, se inadvertidamente tiverem contato, devem relatar o evento ao médico. Níveis de anticorpos em série irão determinar se a infecção ocorreu. Vacinação durante a gravidez é contraindicada porque a vacina pode ser teratogênica. Embora a incidência de sífilis infecciosa seja baixa, houve alguns surtos recentes na Inglaterra e no País de Gales. Sífilis não tratada está associada à sífilis congênita, morte neonatal, natimorto e parto prematuro. Após um exame positivo para sífilis, é necessário realizar um teste de confirmação. A interpretação dos resultados pode ser difícil, e o encaminhamento a clínicas especializadas em medicina geniturinária é recomendado.** As evidências atuais não referendam a realização de exames de rotina para citomegalovírus, hepatite C, toxoplasmose ou *Streptococcus* do grupo B.

A bacteriúria assintomática ocorre em, aproximadamente, 2 a 5% das mulheres grávidas e, quando não tratada, está associada à pielonefrite e parto prematuro. O tratamento adequado irá reduzir o risco de parto prematuro. O exame deve ser oferecido no início da gravidez por cultura de urina.

Doença hipertensiva

A hipertensão crônica antecede a gravidez ou manifesta-se até 20 semanas, enquanto que a hipertensão induzida pela gravidez se desenvolve na gravidez e desaparece após o parto e não está associada à proteinúria. A pré-eclâmpsia é definida como hipertensão associada à proteinúria, ocorrendo após 20 semanas e desaparecendo após o nascimento. A prevalência da pré-eclâmpsia varia entre 2 e 10% e está associada à morbidade e mortalidade maternas e perinatais aumentadas [7]. Os fatores de risco incluem nuliparidade, idade acima dos 40 anos, história familiar de pré-eclâmpsia, história de pré-eclâmpsia na gravidez anterior, índice de massa corporal (BMI) superior a 35, gravidez múltipla e diabetes ou hipertensão preexistente. Com frequência, hipertensão é um sinal inicial que antecede o desenvolvimento de doenças fetal e materna grave e deve ser avaliada regularmente na gravidez. Não existem evidências bem-definidas sobre a frequência com que a pressão sanguínea deve ser verificada e, portanto, é importante identificar os fatores de risco para pré-eclâmpsia no início da gravidez. Na ausência de fatores de risco, a pressão sanguínea e a análise de proteína na urina devem ser medidas em cada visita de pré-natal***, e as gestantes devem ser avisadas sobre os sinais e sintomas de pré-eclâmpsia (dor de cabeça frontal, dor epigástrica, vômito e perturbação visual). Contudo, quando os fatores de risco estiverem presentes, a pressão arterial e a análise da urina devem ser feitas com mais frequência.

Diabetes gestacional

Atualmente, não existe um consenso sobre a definição do diabetes gestacional, sobre o rastreamento de rotina, sobre o diagnóstico e sobre o tratamento. Contudo, as evidências têm mostrado que o tratamento do diabetes gestacional traz mais benefício do que a conduta expectante [8]. A recomendação do *National Institute for Health and Clinical Excellence* (NICE) é de fazer o rastreamento de diabetes gestacional uti-

---

*N. da RT.: No Brasil, isto não é uma recomendação do Ministério da Saúde.

**N. da RT.: No Brasil, não temos este especialista, seria o infectologista ou especialista em doenças sexualmente transmissíveis.

***Não está correto fazer a pesquisa de proteína em cada consulta, a recomendação é de fazer a pesquisa de proteína na urina se houver aumento da pressão arterial.

lizando fatores de risco na população saudável [3]. As mulheres com fatores de risco devem ser testadas para diabetes gestacional, usando o teste de tolerância à glicose oral de 75 g em 2 horas.

Doença psiquiátrica

A importância das doenças psiquiátricas relacionadas com a gravidez foi relatada no Inquérito Confidencial sobre Saúde Materna e da Criança de 2000-2002 [9]. Um número significativo de mortes maternas decorrente de causas psiquiátricas ou associadas a elas foi relatado na pesquisa mais recente [1]. Na primeira consulta, as mulheres devem ser questionadas sobre o histórico de doença mental significativa ou tratamento psiquiátrico prévio. A história familiar de doença mental perinatal também é importante. Se houver suspeita de doença mental, é importante fazer o encaminhamento para especialista. A intercomunicação eficaz, principalmente com os serviços de atenção primária, é de grande importância.

Placenta prévia

Em, aproximadamente, 1,5% das mulheres a placenta localiza-se sobre o orifício cervical interno na ultrassonografia da 20ª semana, mas na hora do parto apenas 0,14% terá placenta prévia. Somente as mulheres cuja placenta cobre o orifício cervical interno no segundo trimestre devem fazer outro exame na 32ª semana para verificar a localização da placenta. Se não for possível definir a localização da placenta com o exame transabdominal, um exame transvaginal deve ser realizado. Não há evidências sobre a eficácia do rastreamento de vasa prévia na 20ª semana. Contudo, a Sociedade de Obstetrícia e Ginecologista do Canadá recomenda a realização de ultrassonografia para todas as mulheres com alto risco de vasa prévia (p. ex., inserção baixa ou cordão umbilical velamentoso) [10].

▶ Rastreamento das complicações fetais

Viabilidade fetal

Deve-se oferecer a todas as gestantes um exame de ultrassonografia para confirmar a idade gestacional. A definição da idade gestacional é mais acurada, quando o exame é realizado entre a 10ª e a 13ª semana de gestação, e o comprimento craniocaudal pode ser medido com o feto em posição neutra (p. ex., não está contraído ou hiperestendido). As evidências atuais mostram que a data estimada para o parto, pela ultrassonografia, pode reduzir a necessidade de indução do trabalho de parto com 41 semanas em comparação à data prevista pela data da última menstruação. O exame ultrassonográfico para definir a idade gestacional melhora a confiabilidade dos exames sorológicos de rastreamento da síndrome de Down, permite o diagnóstico de gravidez múltipla e corionicidade e pode identificar até 80% das principais anomalias fetais. Mulheres com mais de 14 semanas de gestação devem fazer a ultrassonografia para definir a idade gestacional, usando as medidas do diâmetro biparietal ou da circunferência da cabeça.

Rastreamento da Síndrome de Down

As recomendações atuais do NICE reforçam a indicação de realização de teste sorológico combinado para rastreamento da síndrome de Down para todas as gestantes no Reino Unido entre a 11ª e a 14ª semana de gestação. Quando a primeira consulta de pré-natal ocorrer mais tarde, teste sorológico deve ser feito entre a 15ª e a 20ª semana de gestação. O Comitê Nacional de Rastreamento especificou os pontos de corte deste rastreamento, em 2010, declarando que a frequência de diagnóstico deve ser de 90% para uma frequência de rastreamento positivo de 2%. Como o exame para síndrome de Down é um assunto complexo, os profissionais da saúde devem compreender quais são as opções disponíveis para suas pacientes. Uma informação imparcial com base em evidência deve ser fornecida à mulher no início da gravidez, para que ela tenha tempo de tomar a decisão de realizar o exame e para ter a oportunidade de esclarecer qualquer dúvida antes que passe o prazo para realizar o teste. Reconhecendo a importância disso, o NICE atualmente recomenda que as duas primeiras consultas de pré-natal sejam feitas antes da 12ª semana de gestação, possibilitando que a gestante tenha tempo suficiente para tomar uma decisão informada sobre o exame. Após um exame com resultado positivo, é necessário fazer o de aconselhamento, explicando que o resultado não é definitivo e para informar sobre as opções de testes adicionais através de biópsia do vilocoriônica ou da amniocentese. Um teste positivo não indica obrigatoriedade de realizar o teste adicional confirmatório. Da mesma forma, uma mulher com resultado negativo deve compreender que o feto ainda pode ter síndrome de Down (ver Medicina fetal na prática clínica).

Rastreamento de anomalias estruturais

A identificação das anomalias estruturais do feto permite oferecer alguma terapia intrauterina, possibilita planejar o parto, por exemplo, quando o feto apresenta doença cardíaca congênita e pode preparar os pais para receber o recém-nascido. Além disso, pode ser considerada a opção de interromper a gravidez se um problema grave for diagnosticado. Anomalias estruturais graves estão presentes em cerca de 3% dos fetos examinados com 20 semanas de gestação. As taxas de detecção variam de acordo com o sistema examinado, com a habilidade do examinador, o tempo do exame e a qualidade do equipamento de ultrassonografia. Dados de acompanhamento são importantes para avaliar a qualidade do serviço. As mulheres devem conhecer as limitações dos exames. As taxas de detecção local de várias anormalidades, como espinha bífida, doença cardíaca e fissura facial, devem estar disponíveis. A informação por escrito deve ser fornecida para as mulheres no início da gravidez, explicando a natureza e a finalidade dos exames, destacando o que não pode ser detectado, como paralisia cerebral e muitas condições genéticas. O exame de rastreamento de anomalias fetais não são exames de rotina que todas as mulheres devem fazer, mas são exames que devem ser oferecidos na rotina com aconselhamento e informação, e a mulher pode optar se quer ou não fazer (ver Medicina fetal na prática clínica). Em 2010, o Programa de Rastreamento de Anomalia Fetal da NHS publicou um protocolo com indicação de realização de ultrassonografia para rastreamento de anomalia fetal no segundo trimestre [11]. Essas diretrizes definem os protocolos que servem de base para os serviços de ultrassonografia na Inglaterra, descrevendo o que pode e, o mais importante, o que não pode ser realizado.

Rastreamento do bem-estar fetal

Todas as consultas de pré-natal representam uma oportunidade para avaliar o bem-estar fetal. A ausculta cardíaca fetal confirma a vitalidade, e geralmente os batimentos cardíacos podem ser detectados a partir da 14ª semana de gestação. Embora a ausculta do coração fetal possa ser tranquilizadora, não há evidências de valor clínico ou de prognóstico. Da mesma forma, não existe evidência para apoiar o emprego da tococardiotocografia de rotina em uma gravidez sem complicações. O exame físico do abdome através de inspeção e da palpação irá identificar, aproximadamente, 30% dos fetos pequenos para a idade gestacional [12]. A medida da altura uterina em centímetros desde o fundo uterino até a sínfise púbica tem sensibilidade e especificidade de, aproximadamente, 27 e 88%, respectivamente, e a medida seriada pode melhorar a precisão. Embora as evidências do benefício da medida seriada da altura uterina sejam limitadas, recomenda-se que as mulheres recebam uma estimativa do tamanho fetal em cada consulta de pré-natal; quando existir alguma dúvida pode ser indicada uma avaliação por ultrassonografia. A avaliação do tamanho fetal por ultrassonografia para investigação de suspeita de feto grande suspeito não é recomendada em gravidez de baixo risco.

Existem gráficos personalizados de crescimento fetal que fazem ajustes para altura, peso, etnia e paridade maternos. Contudo, não existe evidência de boa qualidade demonstrando melhora dos resultados perinatais com sua aplicação [3].

Tradicionalmente, as mulheres são aconselhadas a observar a frequência dos movimentos fetais no terceiro trimestre. Embora as evidências não apoiem a contagem dos movimentos fetais para reduzir a incidência de morte fetal tardia, as mulheres que observarem redução dos movimentos fetais devem entrar em contato com o hospital local.

ORGANIZAÇÃO DO CUIDADO PRÉ-NATAL

A atenção pré-natal tem sido tradicionalmente oferecida por uma equipe de profissionais, parteiras comunitárias e parteiras e obstetras de hospitais.* A distribuição dos profissionais depende da avaliação de normalidade da gravidez percebida na primeira consulta. Contudo, a gravidez e o parto são, até certo ponto, um processo imprevisível. A frequência das visitas de pré-natal e os cuidados adequados devem ser planejados com atenção, possibilitando a detecção precoce de problemas sem se tornar excessivamente cuidadoso.

▌ Quem deve realizar a assistência pré-natal?

Uma metanálise comparando o resultado da gravidez em dois grupos de mulheres de baixo risco, um com cuidado pré-natal comunitário (parteira e clínico geral) e o outro com cuidado hospitalar não apresentaram nenhuma diferença em termos de parto prematuro, cesariana, anemia, hemorragia pré-parto, infecções do trato urinário e mortalidade perinatal. O primeiro grupo apresentou baixa incidência de hipertensão induzida pela gravidez e pré-eclâmpsia, que poderia refletir uma baixa incidência ou baixa detecção [13]. Contudo, é importante manter um fluxo claro e bem definido de referenciamento para especialistas quando forem detectados problemas fetais ou maternos.

Existe pouca evidência sobre a opinião das mulheres com relação a quem deveria fornecer a atenção pré-natal. Infelizmente, a assistência geralmente é fornecida por vários profissionais, muitas vezes em diferentes cenários. Estudos avaliando o impacto da atenção comunitário geralmente não separam o período pré-natal do parto. Os estudos mostram consistentemente que com menos cuidadores as mulheres são mais bem informadas e preparadas para o trabalho de parto, compareçam mais às aulas de pré-natal, têm menos admissões hospitalares e têm maiores taxas de satisfação. Diferenças em desfechos clínicos, como a taxa de cesariana, de hemorragia pós-parto, de admissão na unidade neonatal e de mortalidade perinatal, geralmente, não são significativas [3]. Apesar de parecer vantajoso para as mulheres serem vistas pelo mesmo cuidador durante a gravidez e o parto, as questões práticas e econômicas precisam ser levadas em consideração. Todavia, sendo possível, o cuidado deve ser fornecido por um pequeno grupo de profissionais.

▌ Documentação da atenção pré-natal

O registro pré-natal precisa documentar claramente os cuidados que as mulheres recebem de todos os envolvidos. Isto serve como um documento legal, com informações úteis para a mulher e como um mecanismo de comunicação entre diferentes profissionais da saúde. Atualmente, existem boas evidências de que as mulheres devem levar os próprios registros. As mulheres sentem-se com maior controle da gravidez, e a perda dos registros ocorre com a mesma frequência que deixando o hospital! Além disso, informações úteis estarão disponíveis aos médicos, caso a mulher necessite de cuidado de emergência longe de casa. Muitas áreas do Reino Unido estão se esforçando para ter um formato padronizado de registro. Isto seria um benefício para aquelas mulheres que transitam entre hospitais, de forma que os cuidadores estariam automa-

---

*N. da RT.: No Brasil, trabalhamos com muito poucas parteiras, temos enfermeiras de maternidades e poucas obstétricas. Atualmente, algumas regiões dispõem de parteiras ou "doulas".

ticamente familiarizados com o estilo dos registros. Se passássemos para um registro eletrônico dos pacientes, deveria haver um acordo geral sobre os dados mínimos, e um registro pré-natal padrão seria um passo nessa direção.

Frequência das consultas pré-natais

Houve poucas mudanças quanto à frequência com que as mulheres devem-se consultar durante a gravidez nos últimos 50 anos. Em 2003, NICE produziu uma diretriz clínica intitulada *Cuidado pré-natal: cuidados de rotina para a mulher grávida saudável*, que foi atualizada e revisada, em 2008 [3]. Este documento reconheceu a grande quantidade de informações que precisam ser discutidas no início da gravidez, particularmente com relação aos exames. A primeira consulta precisa ser feita no início da gravidez, certamente antes de 12 semanas, se possível. A consulta inicial precisa ser vista como uma oportunidade para comunicar informações gerais sobre a gravidez, como dieta, tabagismo e suplemento de ácido fólico. Um objetivo importante é identificar aquelas mulheres que necessitarão de cuidado adicional durante a gravidez (Tabela 5.1). Um teste de urina deve ser enviado para exame bacteriano e uma ultrassonografia agendada. Tempo suficiente deve ser dado para uma discussão imparcial sobre os testes disponíveis, incluindo aqueles para anemia, anticorpos antieritrocitários, sífilis, HIV, hepatite e rubéola. Por causa da complexidade da síndrome de Down, ela também deve ser discutida em detalhes e complementada com informação por escrito. É ideal agendar outra consulta de acompanhamento antes da realização dos exames para permitir questionamentos adicionais e para que haja tempo para realizar os testes após o consentimento materno.

A próxima consulta deve ser realizada em torno da 16ª semana de gestação para discutir os resultados dos exames. Além disso, informações sobre cursos de pré-natal devem ser fornecidas e definido um plano para agendamento das futuras consultas de pré-natal, incluindo quem irá fazer o acompanhamento da gestante. Na consulta pré-natal, a pressão sanguínea deve ser medida, e deve ser feito o teste de proteínas na urina.* A ultrassonografia da 20ª semana para detecção de malformações fetais deve ser agendada com informações e esclarecimento, e as mulheres devem compreender suas limitações.

Em cada visita, a medida da altura uterina deve ser marcada, a pressão sanguínea deve ser medida, e o teste de proteínas na urina deve ser feito. Na 28ª semana de gestação, deve-se coletar sangue para verificar a presença de hemoglobina e anticorpos atípicos para hemácias. Profilaxia anti-D deve ser oferecida para mulheres Rh negativo. Uma consulta de acompanhamento na 34ª semana possibilitará a oportunidade de discutir esses resultados, uma segunda dose de anti-D deve ser oferecida na 34ª semana. Na 36ª semana, a posição fetal precisa ser verificada, e, se houver dúvida, uma ultrassonografia pode ser agendada para excluir apresentação pélvica. Se a apresentação pélvica for confirmada, a versão cefálica externa deve ser considerada. Para mulheres que ainda não tiveram parto com 41 semanas, o descolamento de membrana e a indução do trabalho de parto devem ser discutidos e oferecidos. Consultas adicionais com 25, 31 e 40 semanas são propostas para as nulíparas.

Em resumo, um total de dez consultas é recomendado para nulíparas, e sete consultas para multíparas, partindo do princípio de que têm gravidezes sem complicações.

Tabela 5.1 Fatores que indicam a necessidade de cuidado especializado adicional na gravidez

Condições, como hipertensão, doença cardíaca ou renal, distúrbios endócrinos, psiquiátricos ou hematológicos, epilepsia, diabetes, doença autoimune, câncer ou HIV
Fatores de vulnerabilidade (p. ex., aquelas que carecem de suporte social)
40 anos de idade ou mais e 18 anos ou mais jovem
BMI ≥ 35 ou < 18
Cesariana prévia
Pré-eclâmpsia ou eclâmpsia grave
Pré-eclâmpsia ou eclâmpsia prévia
Três ou mais abortos espontâneos
Parto prematuro prévio ou perda no segundo trimestre
Doença psiquiátrica prévia ou psicose puerperal
Morte neonatal prévia ou natimorto
Bebê anterior com anomalia congênita
Bebê anterior pequeno para idade gestacional ou grande para a idade gestacional
Histórico familiar de distúrbio genético

Fonte: Com a gentil permissão do National Collaborating Centre for Women´s and Children´s Care.

Quadro 5.1 Resumo

- A administração de ácido fólico de 400 μg/dia é recomendada para reduzir a incidência de NTDs.
- As mulheres devem ser informadas sobre os efeitos nocivos do tabagismo na gravidez.
- Mulheres nulíparas necessitam de mais consultas pré-natais.
- Mulheres com fatores de risco devem ser encaminhadas para assistência obstétrica especializada.
- No agendamento, as mulheres devem ser questionadas sobre histórico de doença mental significativa, tratamento psiquiátrico prévio ou histórico familiar de doença mental perinatal.
- Avaliação da idade gestacional deve ser realizada na 10ª e 13ª semanas de gestação pela medida do comprimento craniocaudal.
- Todas as mulheres no Reino Unido devem fazer o rastreamento combinado para síndrome de Down entre 11 e 14 semanas de gestação.
- Anti-histamínicos (procloperazina, prometazina) e metoclopramida parecem ser os agentes farmacológicos de escolha para náusea e vômito na gravidez.
- É recomendado que as mulheres tenham uma estimativa do tamanho fetal pela medida da altura uterina em cada visita de pré-natal; quando houver suspeita de feto pequeno, elas devem ser encaminhadas à ultrassonografia.

---

*N. da RT.: No Brasil, fazemos somente o exame comum de urina e não existe uma recomendação internacional para o teste de proteínas na urina, nem uma evidência definitiva do benefício desta investigação.

REFERÊNCIAS

1. Centre for Maternal and Child Enquiries (CMACE). Saving Mothers' Lives: Reviewing Maternal Deaths to Make Mother-hood Safer 2006-2008. The Eigth Report on Confidential Enquir-ies into Maternal Deaths in the United Kingdom. *BJOG* 2011;118 (Suppl 1):1-203.
2. National Health Service. *The Pregnancy Book*. London: Department of Health, 2009. Available at www.dh.gov.uk/en/Publicationsandstatistics/Publications/Publicati onsPolicyAnd Guidance/DH_107302. Accessed on 20 June 2010.
3. National Collaborating Centre for Women's and Children's Health. *Antenatal Care: Routine Care for the Healthy Pregnant Woman*. Available at www.nice.org.uk/guidance/index.jsp?action=download&o=40145.
4. Jewell D, Young G. Interventions for nausea and vomiting in early pregnancy. *Cochrane Database Syst Rev* 2003;(4):CD000145.
5. Finning K, Martin P, Summers J, Massey E, Poole G, Daniels G. Effect of high throughput RHD typing of fetal DNA in maternal plasma on use of anti-RhD immunoglobulin in RhD negative pregnant women: prospective feasibility study. *BMJ* 2008;336:816-818.
6. Mandelbrot L, Le Chenadec J, Berrebi A *et al*. Perinatal HIV-1 transmission. Interaction between zidovudine prophylaxis and mode of delivery in the French perinatal cohort. *JAMA* 1998;280:55-60.
7. Sibai B, Dekker G, Kupferminc M. Pre-eclampsia. *Lancet* 2005;365:785-799.
8. Crowther CA, Hiller JE, Moss JR *et al*. Effect of treatment of gestational diabetes mellitus on pregnancy outcomes. *N Engl J Med* 2005;352:2477-2486.
9. Confidential Enquiry into Maternal and Child Health. *Why Mothers Die: 2000-2002*. London: RCOG Press, 2004.
10. Gagnon R, Morin L, Bly S *et al*. SOGC Clinical Practice Guideline: guidelines for the management of vasa previa. *Int J Gynaecol Obstet* 2010;108:85-89.
11. NHS Fetal Anomaly Screening Programme. 18 + 0 to 20 + 6 Weeks Fetal Anomaly Scan: National Standards and Guidance for England. London: RCOG Press, 2010. Available at http://fetalanomaly.screening.nhs.uk/getdata.php?id=11218
12. Royal College of Obstetricians and Gynaecologists. The Investigation and Management of the Small-for-gestational Age Fetus. Green-top Guideline No. 31, 2002. Available at www.rcog.org.uk/files/rcog-corp/uploaded-files/GT31Small GestationalAgeFetus.pdf.
13. Villar J, Carroli G, Khan-Neelofur D, Piaggio G, Gulmezoglu M. Patterns of routine antenatal care for low-risk pregnancy. *Cochrane Database Syst Rev* 2001;(4):CD000934.

PARTE 3

Complicações do Início da Gravidez

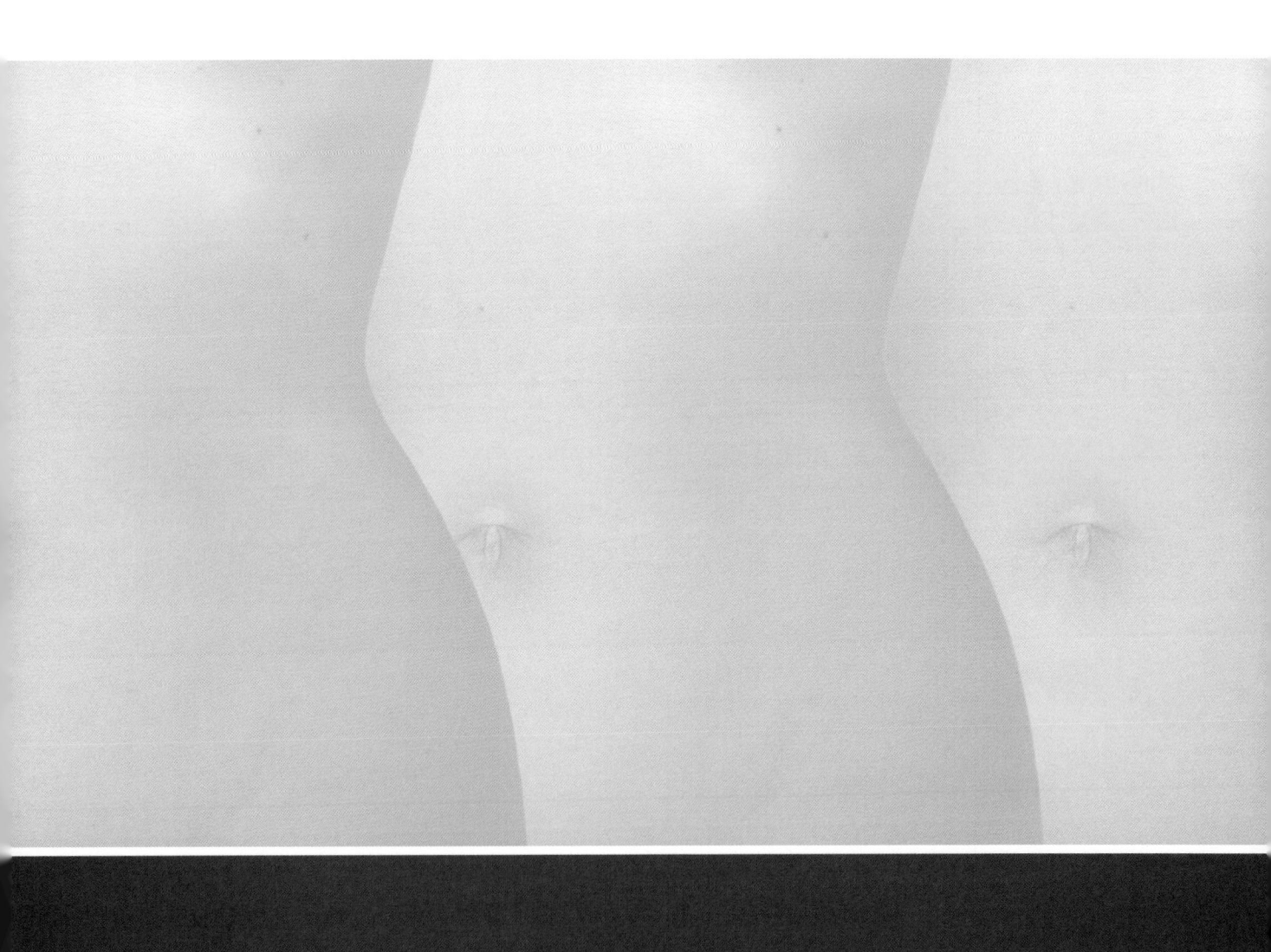

Capítulo 6

Perda Gestacional Espontânea

Catriona M. Stalder
Queen Charlotte's & Chelsea Hospital, London, UK

A perda gestacional* espontânea é a interrupção involuntária que ocorre no início da gravidez. Apesar da frequência com que ocorre, ainda existe oportunidade para aprimorar os cuidados com a paciente, pois este acontecimento provoca um trauma psicológico e emocional considerável. Reconhecer e abordar o assunto permitem que os médicos melhorem os cuidados com a paciente. Parte desse esforço tem envolvido o desenvolvimento de unidades de assistência à gravidez inicial. Essas unidades também melhoram o cuidado clínico do ponto de vista de diagnóstico e de tratamento. No Reino Unido, as complicações no início da gravidez raramente resultam em morte materna. O relatório trienal mais recente (2005-2007) relatou uma morte materna em razão da perda gestacional espontânea, embora tenham ocorrido 18 mortes por sepse materna como causa direta, incluindo mortes no início da gravidez [1].

Com o advento dos testes de gravidez disponíveis comercialmente, sensíveis e acessíveis, as mulheres apresentam-se cada vez mais precocemente na gravidez em busca de confirmação de sua viabilidade. É importante que, ao mesmo tempo em que reconhecemos sua ansiedade, procedamos com métodos diagnósticos seguros e reconhecidos para evitar erros. Também é importante reconhecer que a gravidez é um processo dinâmico e que um diagnóstico de viabilidade no início do primeiro trimestre não significa necessariamente que a gravidez irá persistir, porém, se os batimentos cardíacos fetais forem detectados na 6ª semana de gestação, existe uma chance de 90% de que a gravidez irá continuar além do primeiro trimestre [2].

A incidência de perda gestacional espontânea varia, dependendo da idade gestacional e da idade materna. Até 50% das gestações sofrem interrupção antes da 4ª semana a partir da data da última menstruação (LMP), gestações são denominadas bioquímicas ou subclínicas. Na 6ª semana de gestação, a incidência é de 1 perda gestacional em cada 5 gestações, e no segundo trimestre a incidência cai para 1 em 40 [3] (Fig. 6.1).

DEFINIÇÃO

A perda gestacional espontânea é definida como a perda espontânea de uma gravidez antes da viabilidade, definida legalmente no Reino Unido como gestação com 23 semanas e 6 dias.** Quando ocorre após esse período é classificada como natimorto. A perda gestacional espontânea do primeiro trimestre é aquela que ocorre antes da 12ª semana de gestação e contabiliza a maioria dos casos. A incidência geral é de 20%. A perda gestacional espontânea no segundo trimestre é menos comum, contabilizando 1 a 4% de todas as perdas gestacionais espontâneas [5]. Embora alguns casos de perda gestacional espontânea do segundo trimestre possam ser explicados da mesma forma que as perdas do primeiro trimestre, parece provável que as causas sejam diferentes.

As recentes diretrizes do *Royal College of Obstetricians and Gynaecologists* (RCOG), de outubro de 2006, ajudaram a esclarecer as diferentes definições e terminologias e suas mudanças, evitando o emprego da palavra "abortamento que está associada a aborto terapêutico entre o público geral (Tabela 6.1). A definição precisa dos diferentes tipos de perda gestacional, é importante para permitir a realização de pesquisas comparativas que avaliem as opções de tratamento, seus resultados e benefícios.

TERMINOLOGIA

As definições na Tabela 6.2 podem ser vistas como uma combinação de diagnósticos clínicos e com base em ultrassonografia, e, muitas vezes, a hipótese é feita de forma prospectiva e confirmada retrospectivamente. É preciso ter precaução quando o diagnóstico é feito apenas com dados clínicos, pois muitas vezes não é confirmado pela ultrassonografia. Por

---
*N. da RT.: Os ingleses recomendam usar o termo perda gestacional e não usar aborto ou abortamento.
**N. da RT.: No Brasil, a definição de aborto é a interrupção da gravidez até 20 ou 22 semanas e com peso até 500 g. (Conforme Norma Técnica "Atenção Humanizada ao Abortamento; MS , SAS . 2 ed; 2011).

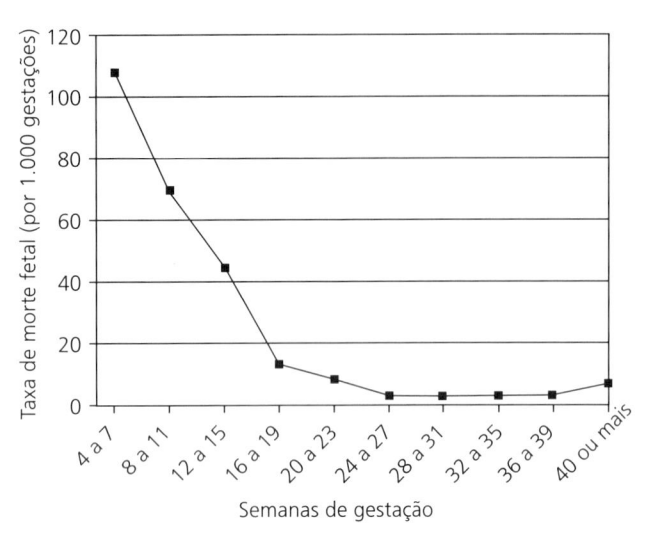

Fig. 6.1 Taxas estimadas de mortalidade fetal por semanas de gestação [4].

Tabela 6.1	Termos recomendados para uso em caso de perda gestacional espontânea
Termo anterior	**Termo recomendado**
Abortamento espontâneo	Perda gestacional espontânea
Ameaça de abortamento	Ameaça de perda gestacional espontânea
Abortamento inevitável	Perda gestacional espontânea inevitável
Abortamento incompleto	Perda gestacional espontânea incompleta
Abortamento completo	Perda gestacional espontânea completa
Abortamento subclínico/gestação anembrionária	Perda gestacional espontânea subclínica, precoce
Ovo cego	Perda gestacional espontânea retida
Abortamento séptico	Perda gestacional espontânea com sepse
Abortamento recorrente	Perda gestacional espontânea de repetição

Tabela 6.2	Definição dos termos de uso comum
Termo	**Definição**
Ameaça de perda gestacional espontânea	Sangramento vaginal na presença de uma gravidez viável
Perda gestacional espontânea inevitável	Sangramento vaginal na presença do orifício cervical aberto e de restos ovulares*
Perda gestacional espontânea incompleta	Sangramento vaginal com eliminação de restos ovulares, mas achados de ultrassonografia sugerindo presença de restos ovulares na cavidade uterina
Perda gestacional espontânea completa	Definição clínica: ausência de sangramento e colo uterino fechado Definição ultrassonográfica: útero vazio com queda no hCG onde uma gravidez intrauterina foi previamente confirmada
Perda gestacional espontânea retida/perda fetal precoce	Perda gestacional espontânea na ausência de sintomas ou com sintomas mínimos, com visualização da gravidez intrauterina
Perda gestacional espontânea recorrente	Três ou mais perdas consecutivas no início da gravidez
Perda bioquímica da gravidez	Não são identificadas estruturas gestacionais no exame de ultrassonografia e o teste de gravidez que era positivo se torna negativo
Saco gestacional vazio	Saco gestacional com estruturas ausentes ou mínimas
Gravidez de localização desconhecida	Teste de gravidez positivo, mas a localização da gravidez não é identificada
Gravidez de viabilidade desconhecida	A presença de estruturas intrauterinas confirmando a localização da gravidez, mas sem batimento cardíaco fetal para confirmar sua viabilidade+

*Deve-se tomar muito cuidado antes de fazer esse diagnóstico, pois o orifício cervical externo aberto em mulheres com partos prévios pode ser confundido com o colo aberto dos casos de perda gestacional inevitável. É melhor evitar esse termo.
+O RCOG Green-top Guideline No. 25 (outubro de 2006) recomenda o diagnóstico de gravidez de viabilidade desconhecida na presença de um saco gestacional com < 20 mm de diâmetro, sem saco gestacional ou vesícula vitelina ou com comprimento craniocaudal fetal de < 6 mm, sem batimento cardíaco fetal. Isto sugere que se o saco gestacional tiver > 20 mm ou se o comprimento fetal for de > 6-10 mm, então o diagnóstico de perda gestacional espontânea pode ser feito, mas os dados que comprovam isso envolvem poucos casos, sendo necessário cautela e aconselhável repetir o exame 7-10 dias depois para confirmar os achados.

exemplo, em alguns casos onde o quadro clínico sugere perda gestacional espontânea completo, poderá haver evidência na ultrassonografia de retenção de restos ovulares em 45% das pacientes [6], embora o significado clínico desse achado não esteja bem definido.

ETIOLOGIA

Embora as causas de perda gestacional espontânea de primeiro e de segundo trimestre sejam diferentes, pode ocorrer alguma sobreposição, além da situação ocasional, onde o diagnóstico de perda gestacional espontânea de primeiro trimestre é feito tardiamente no segundo trimestre.

▶ Perda gestacional espontânea no primeiro trimestre

As evidências sugerem que uma proporção significativa de perdas gestacionais espontâneas resulte de anormalidades cromossômicas. É provável que uma implantação anormal desempenhe um papel importante em alguns casos, e esta é uma área de pesquisas recentes. A frequência de alterações cromossômicas nos tecidos de abortos espontâneos de primeiro trimestre é de 50 a 70% [7]. As anormalidades cromossômicas a seguir estão associadas à perda gestacional espontânea.

- Trissomias: 68%, principalmente as trissomias do 16, 21 e 22.
- Triploidia: 17,1%.
- Monossomia: 9,8% (X0, síndrome de Turner).

Outras causas relacionadas com perda gestacional espontânea no primeiro trimestre são as seguintes:

- Doença materna: síndrome antifosfolipídica, diabetes, doença da tireoide.
- Medicamentos: metotrexato, alguns anticonvulsivantes.
- Anormalidades uterinas: o papel dos miomas não está bem definido, mas pode estar relacionado [5].
- Infecção: varicela, rubéola e outras doenças virais.

Perda gestacional espontânea no segundo trimestre

- Cérvice: lesões causadas por cirurgia, conização e excisão alargada da zona de transformação com alça eletrocirúrgica de alta frequência [8].
- Infecção: pode ocorrer com ou sem ruptura das membranas. Pode ser localizada no trato genital ou sistêmica.
- Trombofilias.
- Anormalidades uterinas: miomas submucosos e distorção congênita da cavidade (septo uterino) podem estar associados.
- Anormalidades cromossômicas: podem não ser detectadas antes do segundo trimestre

DIAGNÓSTICO

> **Quadro 6.1 Resumo**
>
> É importante reconhecer que a gravidez é um processo dinâmico e embora se possa confirmar a viabilidade da gravidez em qualquer momento, isto não significa, necessariamente, que a gravidez irá continuar.

O diagnóstico é com base na história clínica, no exame físico e em exames complementares.

Histórico

- LMP: é importante confirmar a duração do ciclo menstrual, a regularidade e o uso da contracepção na época da concepção, pois a data provável da ovulação pode ser alterada por qualquer um desses fatores (presumindo-se que ocorra 15 dias depois do LMP para calcular a idade gestacional), resultando em sub ou superestimação da idade gestacional.
- Sintomas: dor e/ou sangramento. Acreditava-se que a apresentação de um antes do outro auxiliava na diferenciação entre gravidezes ectópica e intrauterina, mas isso não é verdadeiro. A localização e a natureza da dor são indicadores de pior prognóstico. Aumento da frequência urinária e diarreia podem ser sinais sutis de irritação peritoneal, em decorrência de um sangramento intraperitoneal associado à gravidez ectópica.
- Histórias obstétrica e ginecológica podem apresentar fatores de risco associados, como infecção sexualmente transmitida ou doença pélvica inflamatória. É importante averiguar a data do último exame citopatológico de colo uterino e histórico de anormalidades cervicais e tratamentos.
- História médica: sabe-se que *diabetes mellitus* mal controlada está associado à perda gestacional espontânea e que outras doenças crônicas também podem estar relacionadas, embora essas tendam a estar associadas à redução da fertilidade (capacidade de conceber) e não da fecundidade (capacidade de manter uma gravidez).
- Medicamentos: prescritos, não prescritos e recreativos.

Exame

Exame geral

Um exame geral para avaliar o bem-estar imediato da paciente é obrigatório. Mulheres jovens podem mascarar a perda de sangue, e um quadro de descompensação significativa é um sinal tardio; portanto, deve-se estar atento para sinais sutis de perda de sangue, verificando, além da frequência cardíaca e da pressão sanguínea, a frequência respiratória, a palidez, o nível de consciência e o retorno capilar. A distensão peritoneal também pode provocar bradicardia.

Palpação abdominal

- Determinar a altura uterina: o útero geralmente é palpável acima da borda da sínfise púbica na 12ª semana de gestação, embora isto esteja alterado na gravidez múltipla e na presença de miomas uterinos.
- Avaliar se existem outras massas pélvicas, que possam explicar a dor (p. ex., torção de ovário, miomas com processos degenerativos).
- Avaliar se há sangramento intra-abdominal ou distensão generalizada do abdome.
- Confirmar a localização da dor.

Exame vaginal

O exame vaginal irá revelar se o colo do útero está aberto ou se existem restos ovulares no orifício cervical. Se houver, os tecidos devem ser removidos, e o material enviado para diagnóstico histopatológico, pois restos deciduais (na presença de gravidez ectópica) podem ser confundidos com restos ovulares. Os produtos da concepção não podem ser confirmados por inspeção macroscópica, a menos que partes fetais sejam visualizadas. Mesmo quando a história é de perda gestacional espontânea completa, 45% das pacientes apresentarão evidência ultrassonográfica de produtos retidos e até 6% poderão ter uma gravidez ectópica [9].

O exame especular da vagina através de espéculo permite inspecionar o colo do útero e a vagina e excluir outras causas locais de sangramento.

Diagnóstico diferencial (Tabela 6.3)

A mola hidatiforme é uma complicação relativamente rara, mas importante da gravidez que deve ser considerada em todos os casos de perda gestacional espontânea e, quando possível, o tecido deve ser enviado para confirmação histológica dos produtos do aborto. Contudo, quando a perda ges-

Tabela 6.3	Diagnóstico diferencial			
	Tamanho uterino*	Colo do útero	Perda de sangue	Dor
Ameaça de perda gestacional espontânea	Equivalente à Idade gestacional documentada	Fechado	Qualquer	Variável
Perda gestacional espontânea incompleta	Menor que a idade gestacional documentada	Aberto	Geralmente intenso	Presente
Perda gestacional espontânea completa	Menor que a idade gestacional documentada	Fechado	Anteriormente intensa, mas reduzindo	Anteriormente presente, agora ausente
Perda gestacional espontânea retida	Variável	Fechado	Variável	Variável

*Lembre-se de que a presença de miomas pode gerar uma avaliação distorcida do tamanho uterino.

tacional espontânea ocorre no domicílio, não é possível fazer esta avaliação. Nesses casos, ocorre uma alteração significativa do tecido molar, e as mulheres apresentarão sangramento contínuo, e o diagnóstico será considerado nesse estágio.

Métodos diagnósticos
Ultrassonografia

A ultrassonografia progrediu muito desde seu primeiro uso na gravidez, em 1967. Tem um papel fundamental no diagnóstico de perda gestacional espontânea. Contudo, o diagnóstico de perda gestacional não deve ser feito com base apenas nos achados da ultrassonografia por causa da variação natural na apresentação das estruturas e a incerteza que envolve a idade gestacional. Isto é particularmente relevante frente aos testes de urina com alta sensibilidade para diagnóstico de gravidez, que são realizados cada vez mais cedo na gestação, muitas vezes antes da época em que é possível visualizar uma gravidez viável. Quando houver qualquer dúvida, é obrigatório repetir o exame depois de, no mínimo, 7 dias para confirmar uma suspeita de gravidez não viável.

Os pontos de referência visíveis no exame transvaginal são os seguintes:

- Semana 5: saco gestacional visível.
- Semana 6: vesícula vitelina visível.
- Semana 6: embrião visível.
- Semana 7: bolsa amniótica visível.

A impossibilidade de identificar esses pontos de referência, na idade gestacional suposta, não representa necessariamente uma perda gestacional espontânea. A determinação do tempo de gestação é feita a partir do primeiro dia do LMP, presumindo-se que a concepção tenha ocorrido no dia 15. Obviamente, isto deixa uma margem grande de imprecisão, em razão da variabilidade da duração dos ciclos, do atraso na ovulação e do registro impreciso das datas menstruais.

Gonadotrofina coriônica humana

Existem poucas evidências para fundamentar o emprego da dosagem de gonadotrofina coriônica humana tipo beta (β-hCG) na determinação da viabilidade após a visualização de um saco gestacional intrauterino e vesícula vitelina, pois existe uma variação considerável no aumento normal da β-hCG, e quedas ocasionais são identificadas na presença de gravidez subsequentemente viável. Além disso, o efeito da gravidez gemelar no aumento da β-hCG é incerto.

O β-hCG exerce um papel importante no tratamento de gestações de localização incerta, pois o aumento esperado nos primeiros estágios da gravidez é acentuado, com aumento de pelo menos 66% em 48 horas [10]. Contudo, a variação nesse aumento não exclui, necessariamente, uma gravidez viável. Além disso, é importante reconhecer que os testes raramente são feitos no intervalo de 48 horas, em razão do momento da consulta, e isto irá influenciar a interpretação.

Progesterona

O papel da progesterona está associado, principalmente, ao prognóstico da evolução da gravidez de localização desconhecida e não ao diagnóstico de perda gestacional espontânea, embora o nível de progesterona menor do que 20 nmol/L sugira uma gravidez não viável, um nível acima de 60 nmol/L, uma gravidez viável (sem determinar sua localização), enquanto valores entre 20 e 60 nmol/L são incertos. [11]. Sua utilidade também é limitada pela incapacidade de muitos laboratórios de fornecer resultados no mesmo dia. Os níveis de progesterona ajudam a determinar quais pacientes são apropriadas para tratamento expectante, no caso de gravidez de localização desconhecida e gravidez ectópica. Por exemplo, se uma gravidez ectópica for identificada e os níveis de progesterona estiverem abaixo de 20 nmol/L, então o tratamento expectante provavelmente será mais bem-sucedido do que quando os níveis de progesterona estiverem acima de 60 nmol/L. Quando se sabe que a gravidez é intrauterina, não faz sentido monitorar os níveis de progesterona.

Os níveis de progesterona também não são válidos, quando as pacientes estão usando progesterona exógena, como ocorre muitas vezes nas gestações de reprodução assistida ou nos casos de perda gestacional espontânea recorrente.

> **Quadro 6.2 Resumo**
>
> - A ultrassonografia tem papel importante, mas deve-se ter cuidado quando se diagnostica perda gestacional espontânea por um único exame.
> - Ampla variabilidade dos níveis normais de hCG em qualquer gestação limita seu uso para avaliação de viabilidade.
> - Os níveis de progesterona se correlacionam bem com a viabilidade a ponto de ser uma ferramenta útil no diagnóstico de perda gestacional espontânea.

TRATAMENTO

As opções de tratamento são classificadas em três grupos: clínico, cirúrgico e expectante. Os fatores a serem levados em consideração quando se discutem essas opções com as pacientes incluem.

- Tipo de perda gestacional espontânea: o tratamento expectante não é adequado para a perda gestacional retida, e o tratamento clínico não resolve os casos de perda gestacional espontânea incompleta [12].
- Quando a perda gestacional é diagnosticada, é importante definir o período da gestação em que ocorreu, se em gestações avançadas (11 semanas ou mais, onde a perda gestacional espontânea pode passar despercebida). Essas pacientes correm o risco de sangramento mais intenso em comparação a gestações iniciais, e as gestantes devem ser alertadas sobre esse risco e deve ser considerado o esvaziamento cirúrgico como tratamento de primeira linha. Se elas optarem por esvaziamento cirúrgico, deverá ser realizado em ambiente hospitalar.
- Disponibilidade de Unidades individuais de internação com as seguintes características: acesso aos cuidados de emergência durante 24 horas nos casos de sangramento intenso e manejo expectante. Condições para oferecer tratamento médico hospitalar.
- Histórico médico: doença cardíaca e anemia falciforme, por exemplo. Os riscos aumentam na presença de hemorragia, nesses casos o esvaziamento cirúrgico está associado à menor perda sanguínea, sendo a escolha mais adequada.
- Escolha do paciente
- Custo

▶ Tratamento expectante

Historicamente, o tratamento cirúrgico é o principal método terapêutico para as mulheres com perda gestacional espontânea. Contudo, o reconhecimento dos riscos potencialmente graves associados à curetagem resultou na mudança de conduta, e uma ampla gama de outras opções tem sido oferecida às mulheres. Até 85% das perdas gestacionais se resolvem espontaneamente no período de três semanas após o diagnóstico. A resolução espontânea depende, em parte, do tempo de espera para realizar a intervenção. Existem controvérsias quanto ao melhor método para confirmar o diagnóstico de perda gestacional espontânea completa, se por ultrassonografia ou clinicamente pelos sintomas. É provável que a melhor solução envolva ambos e não somente a medida da espessura do endométrio. Além disso, a regularidade e a vascularização do conteúdo da cavidade endometrial são mais importantes do que apenas a espessura. A falta de concordância na definição da perda gestacional completa não permite uma avaliação de eficácia das opções de tratamento.

A satisfação da paciente com o tratamento expectante depende da seleção adequada dos casos (gestação inicial, gravidez única, circunstâncias sociais) e do aconselhamento. As pacientes devem ser informadas das manifestações clínicas que podem ocorrer com a evolução do quadro (dor e sangramento), devem ser aconselhadas sobre analgesia e sobre a eliminação de restos ovulares. O aconselhamento deve ser reforçado com informações por escrito e por telefones para contato, se houver preocupação ou complicação, para os casos em que ocorra alguma complicação ou preocupação.

▶ Tratamento cirúrgico

O tratamento cirúrgico envolve o esvaziamento do útero através de dilatação e curetagem por sucção ("retirada dos produtos retidos da concepção" é o termo em uso geral no Reino Unido). O procedimento pode ser realizado sob anestesia geral ou local dependendo da experiência. A dilatação do colo do útero pode ser auxiliada pela preparação da cérvice com prostaglandina (p. ex., misoprostol), iniciando no mínimo uma hora antes do procedimento, e recomenda-se principalmente quando a mulher não teve parto vaginal prévio [1]. Acredita-se que isto reduza a pressão necessária para dilatar o colo do útero e o risco de falha no procedimento, de retenção de restos ovulares e de perfuração uterina. A curetagem geralmente é mais segura, mas é importante aconselhar a mulher sobre os riscos associados. Eles incluem o risco da anestesia geral (caso relevante), o risco de infecção ou de restos ovulares (3-5%) associada ao risco potencial de hemorragia, e o risco de 0,5% de perfuração uterina com lesão de outros órgãos e a necessidade de passar para laparoscopia ou laparotomia nessas circunstâncias. As pacientes devem ser informadas de que a perfuração uterina sem complicações adicionais apresenta risco mínimo para fertilidade futura. Costumava-se dizer que a síndrome de Asherman, com formação de sinéquias uterinas causando infertilidade, tem sido associada à curetagem mais intensa. Contudo, há pouca evidência que comprove isso.

▶ Tratamento médico

O tratamento médico da perda gestacional espontânea envolve o uso de terapia com estimulantes da contração uterina de forma isolada ou combinada com terapia anti-hormonal, para esvaziamento da cavidade uterina.* Os agentes uterotônicos disponíveis incluem gemeprost e misoprosol, ambos são análogos da prostaglandina (PG)E_1. Gemeprost é licenciado para uso no tratamento de esvaziamento uterino. Necessita de refrigeração e é mais caro do que o misoprosol. O misoprosol não é licenciado para uso ginecológico, pode ser armazenado em temperatura ambiente e é significativamente mais barato.** Também pode ser administrado por via oral, pela vagina ou pelo reto. Os efeitos colaterais incluem náusea, vômito e diarreia que podem

---

*N. da RT.: No Brasil, os anti-hormoniais não estão liberados e nem disponíveis.
**N. da RT.: No Brasil, só dispomos de misoprostol, que é licenciado para uso em nível hospitalar.

ser intensos. Não existem evidências que justifiquem o uso de outros uterotônicos, como ergometrina, ocitocina ou outras prostaglandinas nessa situação. Análogos de PGE_1 podem ser usados em combinação com terapia anti-hormonal: mifepristone, uma antiprogesterona, que pode ser usada para sensibilizar o útero aos efeitos dos uterotônicos e, dessa forma, pode melhorar o esvaziamento uterino completo. O efeito da mifepristone máximo ocorre em 36-48 horas após o início do tratamento.

No geral, a taxa de sucesso do tratamento médico (72-93%) é semelhante ao do tratamento expectante (75-85%) [13], mas o tratamento médico tem a vantagem de que os pacientes podem controlar o curso de eventos, estabelecendo um horário para o medicamento, possibilitando que o aborto ocorra espontaneamente. Contudo, as taxas de sucesso dependem de quanto tempo se passou após o início do tratamento: quanto maior o tempo de espera, maior a possibilidade de sucesso. Em comparação ao tratamento cirúrgico, existe maior perda sanguínea associada, porém sem aumento na necessidade de transfusão de sangue. Os riscos de infecção entre essas três opções são semelhantes [14]

> **Quadro 6.3 Resumo**
> - O manejo expectante, clínico ou cirúrgico, da perda gestacional espontânea são todos opções viáveis para o tratamento da perda gestacional no primeiro trimestre, e a decisão deve ser com base na escolha da paciente, bem como na situação clínica.
> - A incidência de infecção não é significativamente maior em qualquer tipo de tratamento.
> - A perda sanguínea é mais intensa no tratamento clínico e expectante em comparação ao cirúrgico, embora não haja risco aumentado de transfusão de sangue. Isto deve ser considerado quando se aconselham certos grupos, por exemplo, pacientes com anemia falciforme, onde a perda de sangue deve ser mínima.

FATOR RH

Apesar da ausência de antígenos na superfície das hemácias embrionárias até a 12ª semana de gestação, há preocupação quanto à possibilidade de sensibilização das mulheres Rh negativas por eventos do início da gravidez. As diretrizes atuais da *British Blood Transfusion Society* e do RCOG são citadas a seguir.

▶ Perda gestacional espontânea

Imunoglobulina anti-D deve ser administrada a todas as mulheres não sensíveis ao RhD-negativo que tiveram perda gestacional espontânea após 12 semanas de gestação. Dados publicados para embasar as recomendações sobre perda gestacional espontânea precoce são escassos. Existe evidência de que hemorragia feto-materna significativa ocorra apenas após a curetagem para remoção dos restos ovulares, mas não ocorrendo após perda gestacional espontânea e completa [15,16]. A Imunoglobulina anti-D deve ser administrada quando houver uma intervenção para esvaziamento uterino. O risco de imunização por perda gestacional espontânea antes de 12 semanas de gestação é insignificante, quando não ocorre instrumentação para esvaziamento uterino, e a imunoglobulina anti-D não é necessária nessas circunstâncias.

▶ Ameaça de perda gestacional espontânea

A Imunoglobulina anti-D deve ser administrada para todas as mulheres não sensibilizadas ao RhD-negativo com ameaça de perda gestacional espontânea após 12 semanas de gravidez. Se o sangramento continuar de forma intermitente após 12 semanas de gestação, a imunoglobulina anti-D deve ser administrada em intervalos de seis semanas. Há evidências de sensibilização após sangramento uterino que ocorre nas primeiras 12 semanas de gravidez, com feto viável e a continuidade da gravidez, no entanto são poucos os casos [17]. Com base nessa evidência, a administração rotineira de imunoglobulina anti-D não pode ser recomendada. No entanto, pode ser prudente administrar imunoglobulina anti-D, quando o sangramento é intenso ou repetido, ou quando há dor abdominal associada, principalmente se esses eventos ocorrerem quando a gestação estiver próxima de 12 semanas.

A dose recomendada de imunoglobulina anti-D para perda gestacional espontânea é de 250 unidades antes da 20ª semana de gestação e 500 unidades após a 20ª semana. Recomenda-se também que seja feito um teste Kleihauer para avaliar a quantidade de hemorragia feto-materna após a 20ª semana.

> **Quadro 6.4 Resumo**
> Anti-D é necessário nas circunstâncias a seguir para mulheres RhD-negativas não sensibilizadas:
> - Perda gestacional espontânea na 12ª semana e após;
> - Perda gestacional espontânea em qualquer gestação onde tenha havido intervenção (médica ou cirúrgica) ou onde o sangramento tenha sido intenso e repetido;
> - Ameaça de perda gestacional espontânea na 12ª ou após – se os episódios forem repetidos –, nesses casos anti-D deve ser repetido com intervalos de seis semanas.

PSICOLOGIA E ACONSELHAMENTO

A perda da gravidez em qualquer gestação representa um sofrimento emocional para as mulheres, sendo importante que o aconselhamento permita essa reflexão. A linguagem utilizada deve ser sensível, evitando termos, como falha na gravidez ou aborto, que em termos leigos, implica em aborto terapêutico e não se relaciona com a terminologia que engloba a perda gestacional espontânea. Quando possível todas as informações fornecidas devem ser reforçadas por material por escrito, pois as pacientes, muitas vezes, não compreendem e precisam que as informações sejam repetidas antes de serem realmente compreendidas. O ambulatório deve fornecer essas informações por escrito.

A síndrome de estresse pós-traumático é uma possibilidade que pode ocorrer. Se os sintomas psicológicos persistirem, as pacientes devem ser encorajadas a buscar assistência.

CONCLUSÃO

A perda gestacional espontânea ocorre com frequência na gravidez. É, na maioria das vezes, inevitável. Portanto, o tratamento da paciente deve ter como objetivo tornar a experiência o mais tolerável possível, disponibilizando tempo para explicações e discussões sobre as opções possíveis para que a paciente sinta-se amparada e segura. Dentro das possibilidades apresentadas, as pacientes devem ter a liberdade de fazer as escolhas que mais lhe convêm. As informações devem ser reforçadas com material por escrito.

REFERÊNCIAS

1. Lewis G (ed.) *Saving Mothers' Lives 7th Report of the Confidential Enquiries into Maternal Deaths in the UK*. London: CEMACH, 2007.
2. Cashner KA, Christopher CR, Dysert GA. Spontaneous fetal loss after demonstration of a live fetus in the first trimester. *Obstet Gynecol* 1987;70:827-830.
3. Savitz DA, Hertz-Picciotto I, Poole C, Olshan AF. Epidemiologic measures of the course and outcome of pregnancy. *Epidemiol Rev* 2002;24:91-101.
4. French FE, Bierman JM. Probabilities of fetal mortality. *Public Health Rep* 1962;77:835-847.
5. Regan L, Rai R. Epidemiology and the medical causes of miscarriage. *Baillieres Best Pract Res Clin Obstet Gynaecol* 2000;14:839-854.
6. Alcazar JL, Baldonado C, Laparte C. The reliability of transvaginal ultrasonography to detect retained tissue after spontaneous first trimester abortion clinically thought to be complete. *Ultrasound Obstet Gynecol* 1995;6:126-129.
7. Hassold T, Chen N, Funkhouser J *et al.* A cytogenetic study of 1000 spontaneous abortions. *Ann Hum Genet* 1980;44:151-178.
8. Kyrgiou M, Koliopoulos G, Martin-Hirsch P, Arbyn M, Prendiville W, Paraskevaidis E. Obstetric outcomes after conservative treatment for intraepithelial or early invasive cervical lesions: systematic review and meta-analysis. *Lancet* 2006;367:489-498.
9. Condous G, Okaro E, Khalid A, Bourne T. Do we need to follow up complete miscarriages with serum human chorionic gonadotrophin levels? *BJOG* 2005;112:827-829.
10. Braunstein GD, Rasor J, Danzer H, Adler D, Wade ME. Serum human chorionic gonadotrophin levels throughout normal pregnancy. *Am J Obstet Gynecol* 1976;26:678-681.
11. Mol BW, Lijmer JG, Ankum WM, van der Veen F, Bossuyt PM. The accuracy of single serum progesterone measurement in the diagnosis of ectopic pregnancy: a meta-analysis. *Hum Reprod* 1998;13:3220-3227.
12. de Jonge ET, Makin JD, Manefeldt E, De Wet GH, Pattinson RC. Randomised clinical trial of medical evacuation and surgical curettage for incomplete miscarriage. *BMJ* 1995;311:662.
13. Nielson S, Hanlin H, Platz-Christensen J. Randomised trial comparing expectant with medical management for first trimester miscarriages. *Br J Obstet Gynaecol* 1999;106:804-807.
14. Trinder J, Brocklehurst P, Porter R, Read M, Vyas S, Smith L. Management of miscarriage: expectant, medical or surgical? Results of randomised controlled trial (miscarriage treatment (MIST) trial). *BMJ* 2006;332:1235-1240.
15. Royal College of Obstetricians and Gynaecologists. *Rh Prophylaxis, Anti-D Immunoglobulin*. Green-top Guideline No. 22, 2002. Available at: www.rcog.org.uk/womens-health/clinical-guidance/use-anti-d-immunoglobulin-rh-prophylaxis-green-top-22
16. Matthes CD, Matthews AE. Transplacental haemorrhages in spontaneous and induced abortion. *Lancet* 1969;i:694-695.
17. Ghosh, Murphy WG. Implementation of the rhesus prevention programme: a prospective study. *Scott Med J* 1994;39:147-149.

Capítulo 7

Aborto Espontâneo de Repetição

Siobhan Quenby
Clinical Science Research Institute, University of Warwick, Coventry, UK

DEFINIÇÃO

Aborto espontâneo de repetição tem várias definições. O *Royal College of Obstetricians and Gynaecologists* define aborto espontâneo de repetição como a perda de três ou mais gestações consecutivas antes da viabilidade [1]. O termo, portanto, inclui todas as perdas gestacionais desde o momento da concepção até 24 semanas de gestação [1]. Contudo, os avanços na assistência neonatal têm possibilitado a sobrevivência de um pequeno número de recém-nascido com menos de 24 semanas de gestação. Assim, alguns abortos espontâneos no final do segundo trimestre também podem ser considerados partos prematuros extremos. No outro limite, situam-se as perdas gestacionais subclínicas ou bioquímicas. A *European Society of Human Reproduction and Embriology* define como aborto bioquímico aquelas situações em que o teste de gravidez é transitoriamente positivo e não há visualização ultrassônica da gravidez [2]. O aborto espontâneo também pode ser classificado pelos achados da ultrassonografia como saco gestacional vazio (perda da gravidez antes de dez semanas de gestação) ou perda fetal (perda de uma gravidez após a visualização de atividade cardíaca fetal) [2] (Tabela 7.1).

Apesar das tentativas de padronização das definições, alguns investigadores consideram que as mulheres com duas perdas consecutivas apresentam aborto espontâneo de repetição, pois duas perdas parecem aumentar a chance de uma gravidez subsequente terminar em aborto espontâneo [3].

EPIDEMIOLOGIA

Aproximadamente 15% de todas as gestações que podem ser visualizadas na ultrassonografia terminam em perda da gravidez [4]. Três ou mais perdas afetam 1-2% das mulheres em idade reprodutiva, e duas ou mais perdas afetam cerca de 5% [4]. Apesar dos estudos realizados em mulheres com três ou mais abortos espontâneos, a causa de perda gestacional de repetição permanece desconhecida na maioria dos casos [5].

A idade materna avançada está associada a aborto espontâneo. Os índices de aborto espontâneo relacionados com a idade são os seguintes: 12-19 anos, 13%; 20-24 anos, 11%; 25-29 anos, 12%; 30-34 anos, 15%; 35-39 anos, 25%; 40-44 anos 51%; e acima de 45 anos 93% [6]. Isto se deve à redução no número e na qualidade dos oócitos associada ao avanço da idade materna.

O aumento no número de abortos espontâneos prévios também afeta adversamente o risco de aborto espontâneo futuro [5]. O histórico de recém-nascido vivo após aborto espontâneo consecutivo não reduz substancialmente o risco de aborto espontâneo futuro [5]. O baixo peso e a obesidade estão relacionados com aborto espontâneo de repetição [7].

> **Quadro 7.1 Resumo**
>
> - O Aborto espontâneo de repetição é definido como três perdas consecutivas da gravidez.
> - Os Abortos espontâneos devem ser classificados também com base nos achados ultrassonográficos: em bioquímico, em saco gestacional vazio, em perda fetal de segundo trimestre.
> - Nas mulheres com aborto espontâneo de repetição os fatores associados à piora de prognóstico incluem o número de perdas anteriores, idade materna e obesidade.

OUTROS FATORES ASSOCIADOS E SEU TRATAMENTO

Os fatores que têm sido associados a aborto espontâneo de repetição precoce incluem anormalidades cromossômicas fetal e parental [8,9], anormalidades estruturais uterinas [10], síndrome antifosfolípide [11], algumas trombofilias [12], doença autoimune e distúrbios endocrinológicos, como síndrome do ovário policístico e diabetes não controlado [13]. É importante compreender que muitas dessas associações são fracas, e existem somente poucos estudos observacionais publicados, que demonstram associação prognóstica ao resultado positivo dos testes de rastreamento das condições associadas a aborto espontâneo de repetição. Dessa forma, é fraco o nível de evidência para confirmar a relação de causa dos fato-

Tabela 7.1 Classificação do aborto espontâneo

Tipo de aborto espontâneo	Tempo de gestação (semanas)	Atividade cardíaca fetal	Achados da ultrassonografia
Primeiro trimestre			
Bioquímico	0-6	Ausente	Não visualizado
Saco gestacional vazio	4-10	Ausente	Saco gestacional vazio ou contendo estruturas mínimas sem atividade cardíaca fetal
Fetal	6-12	Ausente	Comprimento craniocaudal e atividade cardíaca fetal previamente identificados
Segundo trimestre	12-24	Ausente	Feto identificado com tamanho equivalente a 12-24 semanas de gestação

res associados. Existem poucos ensaios clínicos controlados e randomizados, com grande tamanho amostral e de alta qualidade, demonstrando que o tratamento das mulheres com aborto espontâneo de repetição é eficaz na prevenção de aborto espontâneo subsequente. De maneira ideal, a avaliação de um casal com aborto espontâneo de repetição tem como objetivo detectar os fatores de risco e fornecer orientações sobre as opções de manejo, informando sobre o valor prognóstico de uma gravidez subsequente e recomendando o tratamento com benefício comprovado para o desfecho de nascido vivo. Esse ideal não foi obtido pelas pesquisas atuais.

FATORES GENÉTICOS ESTRUTURAIS

Anormalidade cromossômica fetal

As anormalidades cromossômicas são a causa mais frequente de aborto espontâneo no início da gravidez, principalmente em mulheres com idade mais avançada. São responsáveis por até 70% das perdas no início da gravidez, caindo para 20%, quando a perda gestacional ocorre entre 13 e 20 semanas de gestação [8]. Os defeitos comuns são as trissomias, a poliploidia ou a monossomia. De maneira ideal, os produtos da concepção devem ser encaminhados para cariotipagem, pois o cariótipo anormal é o diagnóstico da causa do aborto espontâneo, e este resultado representa um fator prognóstico importante com uma probabilidade de um bom resultado na próxima gravidez de mais de 75% [8]. Contudo, essa investigação não tem sido reconhecida com boa relação custo/benefício.

Anormalidade cromossômica parental

As anormalidades cromossômicas parentais são encontradas em cerca de 2% das mulheres com perda recorrente da gravidez, e a mais comum é uma translocação recíproca balanceada [14]. Casais com translocações balanceadas correm risco de conceber uma criança com translocação não balanceada. Assim, quando a anormalidade é encontrada, o casal deve ser encaminhado para um geneticista para aconselhamento e para ser oferecido o diagnóstico pré-natal. Contudo, um estudo envolvendo uma grande série de casos de casais com abortos espontâneos de repetição e translocação balanceada encontrou um risco de translocação não balanceada nos filhos menor do que 1% [15]. Esse risco de 1% de aborto espontâneo é similar ao risco de perda gestacional associado ao diagnóstico pré-natal invasivo em gestação normal. Alguns estudos observacionais, envolvendo casais com aborto espontâneo de repetição e translocações equilibradas, apresentaram uma frequência de nascidos vivos de 70% na gravidez subsequente [15]. Este resultado é semelhante aos resultados dos casais com aborto espontâneo de repetição sem anormalidades cromossômicas [4]. Portanto, o custo/benefício de investir em cariotipagem dos pais tem sido questionado [14]. Se for detectada uma translocação balanceada, é importante oferecer aconselhamento com informações claras sobre a opção do diagnóstico pré-natal invasivo [1].

Esperava-se que o diagnóstico genético pré-implantação (PGD) e as tecnologias da reprodução assistida (ARTs) melhorariam o resultado de nascimentos vivos para mulheres com aborto espontâneo de repetição e translocações equilibradas. Contudo, na prática PGD-ART existe uma série de desvantagens. Nem todas as células em um embrião de quatro ou oito células são geneticamente idênticas, portanto o PGD não é uma medida confiável do cariótipo. Os índices de gravidez e de nascimentos vivos por PDG-ART são mais baixos do que na concepção natural [16]. Além disso, a concepção natural envolve a seleção de oócitos normais e, dessa forma, a seleção da gravidez normal, possibilitando que gestações geneticamente anormais sejam interrompidas. Essas etapas da seleção natural são puladas no PGD-ART, criando grande número de embriões anormais. Contudo, deve-se considerar PGD quando a mulher apresenta subfertilidade e aborto espontâneo de repetição e translocação balanceada. Os estudos observacionais mostram que PGD-ART tem melhores resultados na gravidez, apesar das baixas taxas de transferência embrionária e menor tempo para uma gravidez bem-sucedida [16].

Quadro 7.2 Resumo

- O Aborto espontâneo de repetição está associado a translocações parentais balanceadas.
- Na presença de translocação balanceada os casais ainda têm 70% de chance de ter um nascido vivo na próxima gravidez.
- Apenas 1% dos filhos de casais com translocação balanceada apresentam translocações não balanceadas.
- A cariotipagem dos pais não apresenta uma boa relação custo/benefício.

FATORES ANATÔMICOS

Anomalia uterina congênita

A prevalência das anomalias uterinas congênitas, como útero septado, bicorno ou arqueado, na população em geral é de cerca de 6,7%, mas aproximadamente 16,7% nas mulheres com aborto espontâneo de repetição [10]. No entanto, uma relação causal direta não está definida, em razão da diversidade dos critérios diagnósticos e das técnicas empregadas para avaliar a morfologia uterina. Os avanços na cirurgia histeroscópica permitiram a correção dessas malformações com o uso de um ressectoscópio. Estudos observacionais sugerem que a cirurgia (metroplastia histeroscópica) pode melhorar o resultado da gravidez [17,18]. Contudo, não existem estudos clínicos controlados e randomizados para avaliar a eficácia desse tratamento [19].

Insuficiência istmocervical

A insuficiência istmocervical é uma causa da perda gestacional no segundo trimestre. O diagnóstico dessa condição é feito com base na história obstétrica, na avaliação da permeabilidade cervical com o uso de velas de Hegar ou através da avaliação ultrassonográfica transvaginal do colo do útero durante a gravidez. O tratamento através da cerclagem cervical está associado ao potencial risco cirúrgico e ao risco de estimular contrações uterinas. Deve ser considerado somente nos casos em que a probabilidade de benefício seja evidente [1].

A cerclagem transabdominal tem sido usada como tratamento do aborto espontâneo no segundo trimestre e para a prevenção do trabalho de parto prematuro precoce em mulheres com falha prévia da cerclagem transvaginal e/ou com um colo do útero muito curto ou com cicatriz cirúrgica [20,21]. Uma revisão sistemática demonstrou menor risco de morte perinatal ou de parto antes da 24ª semana de gestação e maior risco de complicações operatórias graves associados à cerclagem abdominal [21]. Contudo, não existem estudos clínicos controlados e randomizados publicados comparando a sutura vaginal *versus* a abdominal.

Anomalia uterina adquirida

As anomalias uterinas adquiridas, como miomas ou sinéquias intrauterinas (síndrome de Asherman), também têm sido associadas a aborto espontâneo de repetição. A localização, o tamanho e o número de miomas não têm influência significativa sobre a frequência da gravidez pós-cirúrgica, porém alguns estudos observacionais relatam menor frequência de gestação associado aos miomas submucosos de maior tamanho [22]. Não existem estudos clínicos controlados e randomizados avaliando o tratamento histeroscópico.

> **Quadro 7.3 Resumo**
>
> - O aborto espontâneo de repetição está associado a anomalias estruturais uterinas.
> - Os estudos observacionais sugerem que a cirurgia histeroscópica é eficaz.
> - A cirurgia histeroscópica não provou ser eficaz em ensaios clínicos controlados randomizados.

FATORES PROTROMBÓTICOS
Síndrome antifosfolípide

A prevalência da síndrome antifosfolípide (APS) em mulheres com aborto espontâneo de repetição no primeiro trimestre é de 15%, sendo esse histórico ou o histórico de uma perda gestacional de segundo trimestre, um dos componentes clínicos do diagnóstico da síndrome [11,23]. Algumas opções de tratamento como o uso de baixas doses de aspirina (LDA), de heparina, de prednisolona e de imunoglobulina intravenosa (IVIG) têm sido investigadas. Uma revisão sistemática mostrou que o uso da prednisolona e da imunoglobulina intravenosa IVIG não melhorou os resultados da gravidez e está associada a aumento no risco de diabetes e de parto prematuro [24]. A mesma revisão concluiu que o uso isolado de LDA em baixas doses não apresentou benefício significativo, mas a associação de LDA em baixas doses à heparina não fracionada reduziu em 54% a perda gestacional subsequente [24]. O uso de LDA em baixas doses associado à heparina é o tratamento recomendado para mulheres com aborto espontâneo de repetição e APS [1]. O uso de heparina de baixo peso molecular (HBPM) pode ser utilizado como opção à heparina, pois apresenta menor risco de trombocitopenia e pode ser administrada uma vez ao dia, e os níveis séricos não precisam ser monitorados. Contudo, a heparina de baixo peso molecular pode não apresentar o mesmo resultado na redução de risco de aborto espontâneo na APS [24]. A gestação em mulheres com APS é considerada de alto risco e deve ser monitorada durante os três trimestres, mesmo nas mulheres que fizeram o tratamento [1].

Trombofilia

Algumas trombofilias, como a mutação do fator V de Leiden, a resistência à proteína C ativada, a mutação do gene da protrombina G20210A e a deficiência da proteína S, têm sido significativamente associadas a aborto espontâneo de repetição [12]. Contudo, permanece controverso o valor prognóstico do ratreamento com resultado positivo. Um exame completo de trombofilia pode apresentar resultados anormais em 20% das mulheres sem história de complicações obstétricas. Dessa forma, permanece incerto o valor do rastreamento de trombofilias de todas as mulheres com aborto de repetição precoce [25]. O tratamento com LDA de baixas doses associado ou não à heparina de baixo peso molecular tem sido proposto para prevenção de infartos placentários ou de trombose vascular. Os primeiros estudos sugeriam um efeito benéfico da tromboprofilaxia com melhores resultados na frequência de nascidos vivos [26,27]. Contudo, os ensaios clínicos recentes, controlados e randomizados e com alta qualidade não conseguiram comprovar uma melhora na frequência de nascidos vivos em mulheres com aborto espontâneo idiopático ou associado à trombofilia [28-31]. Assim, não há evidência que comprove o uso de LDA de baixas doses e heparina no tratamento de mulheres com aborto espontâneo de repetição sem APS. Porém, a tromboprofilaxia para prevenção da trombose materna tem sido considerada em mulheres com múltiplos fatores de risco.

> **Quadro 7.4 Resumo**
>
> - O aborto espontâneo de repetição está associado à trombofilia.
> - Na presença de APS, o uso de aspirina e heparina parece ser um tratamento eficaz.
> - Na ausência de APS, nem aspirina e heparina, nem aspirina isolada demonstraram prevenir o aborto espontâneo.

FATORES ENDOCRINOLÓGICOS
Síndrome do ovário policístico

Existe uma associação entre a síndrome do ovário policístico e o aborto espontâneo de repetição. Os mecanismos provavelmente associados são o hiperandrogenismo e a resistência à insulina [32]. Contudo, a variabilidade dos diagnósticos da síndrome do ovário policístico torna difícil a avaliação da importância e do valor prognóstico de sua detecção. Todavia, a redução de peso nas mulheres obesas com síndrome do ovário policístico é uma forma de tratamento segura, eficaz e barata [33]. Alguns estudos de pequeno porte têm investigado a ação da metformina na redução da frequência do aborto espontâneo, principalmente nos casos associados a um teste anormal de tolerância à glicose. Atualmente, a metformina é considerada um medicamento de baixo risco na gravidez [32,34]. Contudo, um estudo clínico controlado e randomizado, envolvendo mulheres inférteis, demonstrou melhores resultados com o uso do clomifeno em comparação ao uso de metformina na obtenção de nascimentos vivos, mas não apresentou diferença nas taxas de aborto espontâneo [35].

Anormalidades no metabolismo da glicose e distúrbios da tireoide

Os distúrbios da tireoide e o diabetes bem controlados não representam fatores de risco para aborto espontâneo de repetição. A recomendação nacional não indica o rastreamento de rotina na ausência de sintomas [1,25].

Fatores imunológicos

Os mecanismos imunológicos provavelmente desempenham uma função importante para o sucesso da gravidez, onde o sistema imune materno interage com o embrião alogenicamente diferente.

Anticorpos antitireoide

A presença de anticorpos tem sido associada à alta taxa de perda da gravidez, os mecanismos subjacentes são autoimune ou insuficiência tireoidiana leve [13,36]. Um pequeno estudo sugeriu que mulheres com aborto espontâneo de repetição e anticorpos antitireoide, mas com testes normais da função tireoidiana podem-se beneficiar do tratamento com levotiroxina [37]. Testes adicionais em grande escala são necessários para embasar esse achado.

Células *natural killer*

As células *natural killer* (NK) podem ser encontradas no sangue periférico ou no endométrio e têm recebido atenção especial como um fator imunológico na área da reprodução. As células NK periféricas e uterinas foram associadas a aborto espontâneo de repetição [38,39]. O papel exato e a função que as células NK desempenham no processo de aborto espontâneo de repetição assim como o valor prognóstico do aumento no número dessas células permanecem controversos [40]. Uma revisão sistemática, incluindo 20 ensaios clínicos, que utilizaram vários tratamentos imunológicos, como imunização com células paternas, imunização com células de doadores, infusão de membrana trofoblástica e imunoglobulina intravenosa, não demonstrou benefício significativo em comparação ao grupo-controle em uso de placebo na frequência de nascimentos vivos [41].

ABORTO ESPONTÂNEO DE REPETIÇÃO IDIOPÁTICO
Acolhimento

As mulheres com aborto espontâneo de repetição apresentam sentimentos de ansiedade e insegurança e precisam ser tranquilizadas em relação a uma nova gravidez. Três quartos dessas mulheres com aborto espontâneo de repetição idiopático podem ter uma gestação com nascido vivo na gravidez subsequente. O atendimento dessas mulheres deve incluir o acolhimento e os suportes emocional e psicológico e a realização de ultrassonografias seriadas, devendo ser acompanhada em uma unidade dedicada ao atendimento de gestação inicial [5,43].

Aspirina

O uso empírico de aspirina é comum. Contudo, uma revisão sistemática recente não mostrou aumento na frequência de nascido vivo em mulheres com aborto espontâneo de repetição [43]. Um ensaio clínico controlado e randomizado encontrou uma tendência de aumento de risco de aborto espontâneo no grupo em uso de aspirina [29,43].

Progesterona

A progesterona é necessária para o sucesso da gravidez inicial. Uma revisão sistemática para avaliação da suplementação com progesterona não encontrou redução significativa no risco de aborto espontâneo [44]. Uma análise de subgrupo em mulheres com aborto espontâneo de repetição demonstrou redução significativa na frequência de aborto espontâneo, mas esses estudos eram pequenos e de fraca qualidade. Estudos clínicos controlados e randomizados, envolvendo um grande número de pacientes são necessários para definir a eficácia do uso de progesterona.

Gonadotrofina coriônica humana

Um ensaio clínico pequeno controlado e randomizado avaliou o emprego da gonadotrofina coriônica humana (hCG), não encontrando benefício, mas uma análise de subgrupo, em mulheres com oligomenorreia, encontrou aumento na frequência de nascido com o uso de hCG [45].

CONCLUSÕES

O manejo do aborto espontâneo de repetição representa um desafio em função da falta de evidência com base em estudos de qualidade, que comprovem a efetividade dos tratamentos. Casais com aborto espontâneo de repetição devem receber apoio e fazer as investigações necessárias. O tratamento empírico das mulheres com aborto espontâneo de repetição idiopático deve ser evitado, e pode ser estimulada a participação desses casais em ensaios clínicos de qualidade sempre que possível para melhorar o nível de evidências.

REFERÊNCIAS

1. Royal College of Obstetricians and Gynaecologists. *The Investigation and Treatment of Couples with Recurrent Miscarriage.* Green-top Guideline No. 17, 2003. Available at: www.rcog.org.uk/files/rcog-corp/uploaded-files/GT17RecurrentMiscarriage2003.pdf
2. Farquharson RG, Jauniaux E, Exalto N. ESHRE Special Interest Group for Early Pregnancy (SIGEP). Updated and revised nomenclature for description of early pregnancy events. *Hum Reprod* 2005;20:3008-3011.
3. Bhattacharya S, Townend J, Bhattacharya S. Recurrent miscarriage: are three miscarriages one too many? Analysis of a Scottish population-based database of 151?021 pregnancies. *Eur J Obstet Gynecol Reprod Biol* 2010;150:24-27.
4. Wilcox AJ, Weinberg CR, O'Connor JF et al. Incidence of early loss of pregnancy. *N Engl J Med* 1988;319:189-194.
5. Quenby SM, Farquharson RG. Predicting recurring miscarriage: what is important? *Obstet Gynecol* 1993;82:132-138.
6. Nybo Anderson AM, Wohlfahrt J, Christens P, Olsen J, Melbye M. Maternal age and fetal loss: population based register linkage study. *BMJ* 2000;320:1708-1712.
7. Metwally M, Saravelos SH, Ledger WL, Li TC. Body mass index and risk of miscarriage in women with recurrent miscarriage. *Fertil Steril* 2010;94:290-295.
8. Hogge WA, Byrnes AL, Lanasa MC, Surti U. The clinical use of karyotyping spontaneous abortions. *Am J Obstet Gynecol* 2003;189:397-400; discussion 400-402.
9. Stephenson MD, Sierra S. Reproductive outcomes in recurrent pregnancy loss associated with a parental carrier of a struc-tural chromosome rearrangement. *Hum Reprod* 2006;21:1076-1082.
10. Saravelos SH, Cocksedge KA, Li TC. Prevalence and diagnosis of congenital uterine anomalies in women with reproductive failure: a critical appraisal. *Hum Reprod Update* 2008;14:415-429.
11. Greaves M, Cohen H, Machin SJ, Mackie I. Guidelines on the investigation and management of the antiphospholipid syndrome. *Br J Haematol* 2000;109:704-715.
12. Rey E, Kahn SR, David M, Shrier I. Thrombophilic disorders and fetal loss: a meta-analysis. *Lancet* 2003;361:901-908.
13. Arredondo F, Noble LS. Endocrinology of recurrent pregnancy loss. *Semin Reprod Med* 2006;24:33-39.
14. Barber JC, Cockwell AE, Grant E et al. Is karyotyping couples experiencing recurrent miscarriage worth the cost? *BJOG* 2010;117:885-888.
15. Franssen MT, Korevaar JC, van der Veen F, Leschot NJ, Bossuyt PM, Goddijn M. Reproductive outcome after chromosome analysis in couples with two or more miscarriages: index [corrected]-control study. *BMJ* 2006;332:759-763.
16. Fischer J, Colls P, Escudero T, Munné S. Preimplantation genetic diagnosis (PGD) improves pregnancy outcome for translocation carriers with a history of recurrent losses. *Fertil Steril* 2010;94:283-289.
17. Valli E, Vaquero E, Lazzarin N et al. Hysteroscopic metroplasty improves gestational outcome in women with recurrent spontaneous abortion. *J Am Assoc Gynecol Laparosc* 2004;11:240-244.
18. Roy KK, Singla S, Baruah J, Kumar S, Sharma JB, Karmakar D. Reproductive outcome following hysteroscopic septal resection in patients with infertility and recurrent abortions. *Arch Gynecol Obstet* 2011;283:273-279.
19. Kowalik CR, Mol BW, Veersema S, Goddijn M. Critical appraisal regarding the effect on reproductive outcome of hysteroscopic metroplasty in patients with recurrent miscarriage. *Arch Gynecol Obstet* 2010;282:465.
20. Farquharson R, Topping J, Quenby S. Transabdominal cerclage: the significance of dual pathology and increased preterm delivery. *BJOG* 2005;112:1424-1426.
21. Zaveri V, Aghajafari F, Amankwah K, Hannah M. Abdominal versus vaginal cerclage after a failed transvaginal cerclage: a systematic review. *Am J Obstet Gynecol* 2002;187:868-872.
22. Yu D, Wong YM, Cheong Y et al. Asherman syndrome: one century later. *Fertil Steril* 2008;89:759-779.
23. Rai RS, Regan L, Clifford K et al. Antiphospholipid antibodies and beta 2-glycoprotein-I in 500 women with recurrent miscarriage: results of a comprehensive screening approach. *Hum Reprod* 1995;10:2001-2005.
24. Empson MB, Lassere M, Craig JC, Scott JR. Prevention of recurrent miscarriage for women with antiphospholipid antibody or lupus anticoagulant. *Cochrane Database Syst Rev* 2005;(2):CD002859.
25. American College of Obstetricians and Gynecologists. Management of recurrent pregnancy loss. ACOG practice bulletin, No. 24, February 2001. (Replaces Technical Bulletin Number 212, September 1995.) *Int J Gynaecol Obstet* 2002;78:179-190.
26. Brenner B, Bar J, Ellis M et al. Effects of enoxaparin on late pregnancy complications and neonatal outcome in women with recurrent pregnancy loss and thrombophilia: results from the Live-Enox study. *Fertil Steril* 2005;84:770-773.
27. Deligiannidis A, Parapanissiou E, Mavridis P et al. Thrombophilia and antithrombotic therapy in women with recurrent spontaneous abortions. *J Reprod Med* 2007;52:499-502.
28. Laskin CA, Spitzer KA, Clark CA et al. Low molecular weight heparin and aspirin for recurrent pregnancy loss: results from the randomised, controlled HepASA Trial. *J Rheumatol* 2009;36:279-287.
29. Kaandorp SP, Goddijn M, van der Post JA et al. Aspirin plus heparin or aspirin alone in women with recurrent miscarriage. *N Engl J Med* 2010;362:1586-1596.
30. Clark P, Walker ID, Langhorne P et al. SPIN: The Scottish Pregnancy Intervention Study: a multicentre randomised controlled trial of low molecular weight heparin and low dose aspirin in women with recurrent miscarriage. *Blood* 2010;115:4162-4167.
31. Visser J, Ulander VM, Helmerhorst FM et al. Thromboprophylaxis for recurrent miscarriage in women with or without thrombophilia. HABENOX: a randomised multicentre trial. *Thromb Haemost* 2011;105:295-301.

32. Cocksedge KA, Li TC, Saravelos SH, Metwally M. A reappraisal of the role of polycystic ovary syndrome in recurrent miscarriage. *Reprod Biomed Online* 2008;17:151-160.
33. Clark AM, Ledger W, Galletly C *et al.* Weight loss results in significant improvement in pregnancy and ovulation rates in anovulatory obese women. *Hum Reprod* 1995;10:2705-2712.
34. Zolghadri J, Tavana Z, Kazerooni T *et al.* Relationship between abnormal glucose tolerance test and history of previous recurrent miscarriages, and beneficial effect of metformin in these patients: a prospective clinical study. *Fertil Steril* 2008;90:727-730.
35. Legro RS, Barnhart HX, Schlaff WD *et al.* Clomiphene, metformin, or both for infertility in the polycystic ovary syndrome. *N Engl J Med* 2007;356:551-566.
36. Stagnaro-Green A, Glinoer D. Thyroid autoimmunity and the risk of miscarriage. *Best Pract Res Clin Endocrinol Metab* 2004;18:167-181.
37. Vaquero E, Lazzarin N, De Carolis C *et al.* Mild thyroid abnormalities and recurrent spontaneous abortion: diagnostic and therapeutical approach. *Am J Reprod Immunol* 2000;43:204-208.
38. Dosiou C, Giudice LC. Natural killer cells in pregnancy and recurrent pregnancy loss: endocrine and immunologic perspectives. *Endocr Rev* 2005;26:44-62.
39. Quenby S, Nik H, Innes B *et al.* Uterine natural killer cells and angiogenesis in recurrent reproductive failure. *Hum Reprod* 2009;24:45-54.
40. Tuckerman E, Laird SM, Prakash A, Li TC. Prognostic value of the measurement of uterine natural killer cells in the endometrium of women with recurrent miscarriage. *Hum Reprod* 2007;22:2208-2213.
41. Porter TF, LaCoursiere Y, Scott JR. Immunotherapy for recurrent miscarriage. *Cochrane Database Syst Rev* 2006;(2):CD000112.
42. Brigham SA, Conlon C, Farquharson RG. A longitudinal study of pregnancy outcome following idiopathic recurrent miscarriage. *Hum Reprod* 1999;14:2868-2871.
43. Kaandorp S, Di Nisio M, Goddijn M, Middeldorp S. Aspirin or anticoagulants for treating recurrent miscarriage in women without antiphospholipid syndrome. *Cochrane Database Syst Rev* 2009;(1):CD004734.
44. Haas DM, Ramsey PS. Progestogen for preventing miscarriage. *Cochrane Database Syst Rev* 2008;(2):CD003511.
45. Quenby S, Farquharson RG. Human chorionic gonadotropin supplementation in recurring pregnancy loss: a controlled trial. *Fertil Steril* 1994;62:708-710.

Capítulo 8

Neoplasia Trofoblástica Gestacional

Philip Savage e Michael Seckl
Charing Cross Hospital, London, UK

A neoplasia trofoblástica gestacional (GTT) se origina das células do trofoblasto e engloba uma variedade de condições relacionadas, desde a mola hidatiforme parcial geralmente benigna até as patologias malignas agressivas, como o coriocarcinoma e os tumores trofoblásticos de sítio placentário (PSTT). Essas caracteríticas biológicas únicas, a relativa raridade e a existência de terapias efetivas tornam os tumores trofoblásticos uma área importante da ginecologia e da oncologia.

Apesar da raridade, as pacientes com gravidez molar que necessitam de tratamento adicional, após o esvaziamento uterino, podem esperar um bom resultado e sucesso com o tratamento. A frequência de cura geral é de, aproximadamente, 100% [1]. Nas pacientes com coriocarcinoma e PSTT, o tratamento estabelecido por mais de 25 anos também apresenta grande possibilidade de cura e mínima toxicidade a longo prazo.[2]

Com a eficácia das atuais terapias médicas, o objetivo principal do manejo da doença trofoblástica no Reino Unido é implementar as ações de suporte. Essas ações incluem o desenvolvimento de estratégias para assegurar o monitoramento da gonadotrofina coriônica humana (hCG) após a gravidez, melhorar os relatórios de patologia e alertar e manter a percepção sobre a importância de um diagnóstico precoce de coriocarcinoma e de tumores de sítio placentária.

Há quase 40 anos, o Reino Unido centraliza a vigilância, o acompanhamento e as instalações de tratamento do GTT, assim grande parte do conteúdo deste capítulo baseia-se na experiência do *Trophoblast Tumour Centre no Charing Cross* em Londres.

CLASSIFICAÇÃO, CARACTERÍSTICAS DEMOGRÁFICAS E FATORES DE RISCO

A classificação da Organização Mundial de Saúde do GTT divide os tumores trofoblásticos em molas hidatiformes parcial e completa, e os diagnósticos malignos de mola invasiva, coriocarcinoma e PSTT.

A incidência relatada de gravidez molar na Europa e América do Norte é de 0,2-1,5 por 1.000 nascimentos vivos [3], e um estudo recente do Reino Unido indicou uma incidência geral de 1 gravidez molar por 591 concepções viáveis no período de 2002-2009 [4]. Em geral, a gravidez molar parcial é mais comum do que a mola completa, a uma razão aproximada de 60:40. Embora existam variações pequenas na incidência da gravidez molar em função de etnia e área geográfica, existem dois fatores de risco bem documentados para aumento de risco de gravidez molar: os extremos da idade materna e uma gravidez molar prévia.

O risco relativo de gravidez molar é maior nos extremos da idade reprodutiva. Os resultados de uma recente análise na Inglaterra e País de Gales, resumida na Tabela 8.1, mostram risco pequeno em jovens, um risco médio entre 16-45 anos e um risco crescente após os 45 anos de idade, particularmente acima de 50 anos. É interessante observar que o risco da gravidez molar parcial permanece relativamente inalterado entre os grupos etários, sendo a alteração do risco geral decorrente da maior incidência de gravidez molar completa. No grupo etário de 18-40 anos, a mola completa constitui cerca de 40% de todas as gestações molares, mas no grupo etário acima dos 45 anos, elas são responsáveis por mais de 90% dos casos [4].

PATOLOGIA PRÉ-MALIGNA E APRESENTAÇÃO
▶ Mola parcial

A origem genética da gravidez molar completa e parcial é mostrada na Figura 8.1. As molas parciais são triploides com 69 cromossomas, compreendendo duas sequências de cromossomas paternos e uma sequência de cromossomas maternos. A macroscopia e as imagens ultrassonográficas durante o primeiro trimestre são similares aos achados de uma gestação normal. O embrião pode apresentar a vitalidade em uma imagem ecográfica precoce, mas torna-se inviável por volta da décima segunda semana. A histologia da mola parcial mostra menos edema dos vilos coriônicos, em comparação à mola completa, e as alterações podem ser apenas focais. Em consequência, muitas vezes o diagnóstico de mola parcial poderá não ser feito após aborto ou esvaziamento uterino, a não ser que os produtos ovulares sejam enviados para um exame patológico especializado.

A apresentação clínica da mola parcial mais frequente é a de um abortamento retido, e não de sangramento irregular, nem de achados de ultrassonografia de rotina. O tratamento obstétrico é feito por esvaziamento por sucção e exame histológico; todos as pacientes com mola parcial devem ser acompanhados com mensuração seriada e registro dos níveis de hCG.

Felizmente, a mola parcial raramente se transforma em doença maligna, o risco geral de uma paciente necessitar de quimioterapia, após uma mola parcial, é de 0,5-1% [5].

Mola completa

Nas molas completas, o material genético é de origem totalmente masculina, e resulta da fertilização de um oócito anucleado "vazio" sem DNA materno. O complemento cromossômico mais frequente é o 46XX, que resulta de um espermatozoide portador de um cromossoma X, que duplica seu DNA, ou menos frequentemente o 46XY ou 46XX decorrentes da presença de dois espermatozoides distintos.

O diagnóstico clínico da mola completa é feito com mais frequência pela apresentação de sangramento no primeiro trimestre ou por achados de uma ultrassonografia anormal. Não há material fetal, e a histologia mostra o estro-

Tabela 8.1 Risco de gravidez molar comparada ao número de concepções viáveis em várias idades maternas na Inglaterra e País de Gales

Idade	Porcentagem de molas parciais em relação a concepções viáveis	Porcentagem de molas completas em relação a concepções viáveis	Risco geral de gravidez molar
13	0,08	0,32	1 em 250
14	0,07	0,20	1 em 370
15	0,04	0,21	1 em 400
20	0,05	0,06	1 em 909
25	0,09	0,06	1 em 666
30	0,11	0,05	1 em 625
35	0,11	0,05	1 em 625
40	0,18	0,09	1 em 370
45	0,29	0,75	1 em 96
50+	0,59	16,2	1 em 6

Fonte: Adaptada de Savage et al.[4].

ma viloso edematoso característico. A clássica aparência em "cacho de uvas" é vista somente no segundo trimestre e, como na maioria dos casos, é diagnosticada precocemente; atualmente é raro sua observação na prática clínica no Reino Unido. A aparência macroscópica típica da mola completa é mostrada na Tabela 8.1. O tratamento obstétrico é o esvaziamento uterino por sucção, e o acompanhamento deve ser feito com a mensuração seriada e o registro dos níveis de

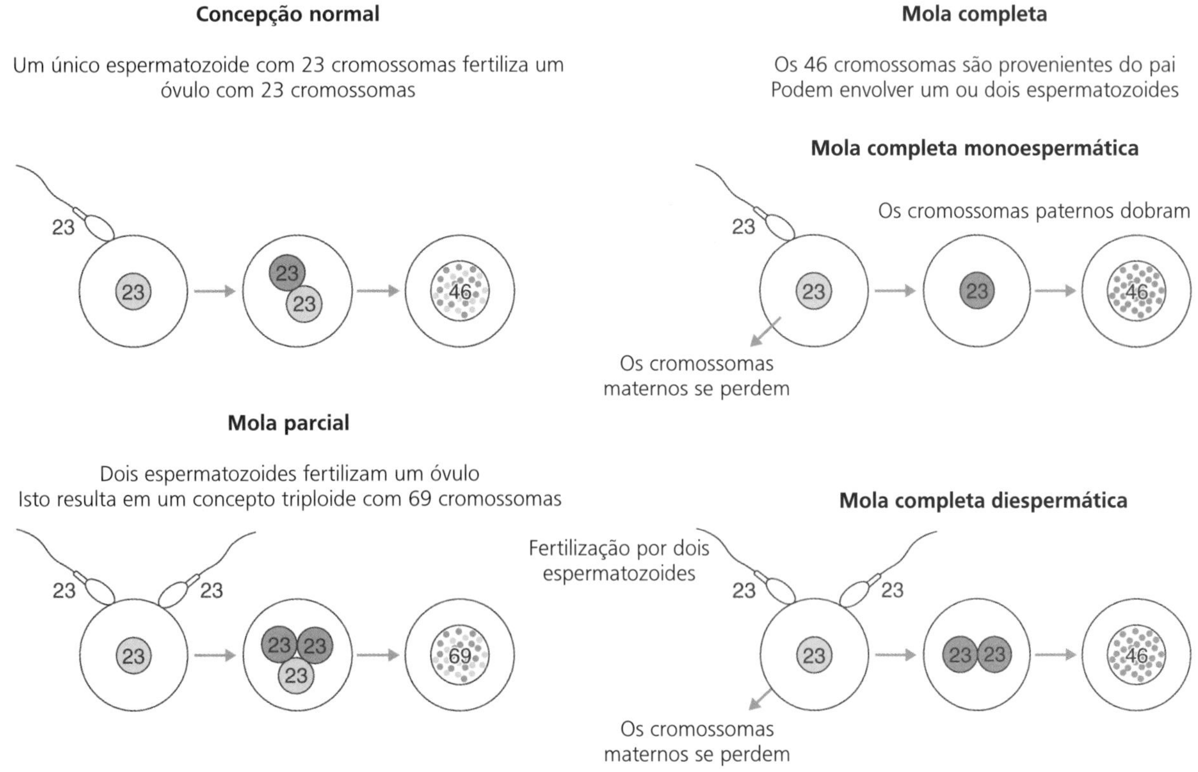

Fig. 8.1 A origem genética e estrutura de uma gravidez normal, de gravidez molar parcial e completa.

hCG. A gravidez molar completa tem um risco considerável de progredir para doença invasiva, aproximadamente 15% das pacientes com mola completa necessitam de quimioterapia.

▶ Registro e vigilância

Em geral, 90% das pacientes com gravidez molar não necessitam de qualquer tratamento adicional após o esvaziamento uterino. Nessas pacientes, as células residuais do tumor trofoblástico não proliferam, e, quando as células param de crescer, os níveis de hCG voltam ao normal. Atualmente, não há um método prognóstico efetivo que permita uma acurada distinção entre as pacientes que desenvolverão doença invasiva após a evacuação, e a maioria que não a desenvolverá. Em consequência, todas as pacientes com gravidez molar devem manter um acompanhamento com registro de hCG. Essa abordagem permite a identificação precoce das pacientes cuja doença continua a proliferar e ao mesmo tempo possibilita a observação cuidadosa das pacientes com queda mais lenta dos níveis de hCG, reduzindo a indicação de uma quimioterapia desnecessária.

Os programas de vigilância de hCG permitem identificar as pacientes que necessitam de tratamento adicional, de acordo com o padrão dos resultados de hCG. A Tabela 8.2 mostra as indicações recomendadas pelo Charing Cross Hospital para o tratamento. As pacientes com gravidez molar que necessitam de tratamento, inscritas no serviço de vigilância, têm uma taxa de cura próxima de 100%, e mais de 95% delas inicialmente se enquadram no grupo de tratamento de baixo risco. Em geral, de 1.400 pacientes registradas anualmente cerca de 8% recebem quimioterapia.

PATOLOGIA MALIGNA E APRESENTAÇÃO

▶ Mola invasiva (corioadenoma destrutivo)

A mola invasiva surge quase sempre de uma mola completa e se caracteriza pela invasão de células malignas no miométrio, que podem levar à perfuração do útero. Microscopicamente, a mola invasiva tem aparência histológica semelhante à da mola completa, mas se caracteriza pela capacidade de invadir o miométrio e as estruturas locais, se não for tratada. Felizmente, a incidência da mola invasiva no Reino Unido sofreu significativa queda com a introdução de ultrassonografia rotineira, o esvaziamento precoce da mola completa e a vigilância eficaz de hCG, sendo rara atualmente.

▶ Coriocarcinoma

O coriocarcinoma é, tanto em termos histológicos como clínicos, evidentemente maligno e apresenta as complicações clínicas de emergência mais frequentes no tratamento da doença trofoblástica. O diagnóstico geralmente segue-se a uma mola completa, quando as pacientes estão normalmente inscritas em um programa de vigilância, mas pode surgir também em pacientes não supervisionadas após um aborto não molar ou uma gravidez a termo. A apresentação clínica de coriocarcinoma pode ser decorrente de doença localizada no útero, levando ao sangramento, ou de metástases distantes que podem causar uma grande variedade de sintomas, sendo os pulmões, o sistema nervoso central e o fígado, os locais mais frequentes de doença distante.

Os casos de coriocarcinoma, que apresentam sintomas de metástases distantes, podem constituir um desafio diagnóstico. No entanto, a combinação de história ginecológica e hCG sérica elevada pode definir o diagnóstico, evitando a biópsia hepática, que apresenta risco de hemorragia intensa, conforme mostrado na Figura 8.2. Quando a patologia de coriocarcinoma está disponível, os achados característicos mostram a estrutura do trofoblasto viloso, de sinciciotrofoblasto ou de células citotrofoblásticas, hemorragia, necrose e crescimento intravascular. O perfil genético do coriocarcinoma mostra anormalidades grosseiras sem padrões característicos específicos.

Tabela 8.2	As indicações utilizadas no Charing Cross Hospital para iniciar o tratamento quimioterápico em pacientes com tumor trofoblástico gestacional

Nível elevado de hCG 6 meses após o esvaziamento (o mesmo que esteja em queda)
Platô de hCG em três amostras séricas consecutivas
hCG > 20.000 IU/L mais que 4 semanas após o esvaziamento
Elevação do hCG em duas amostras séricas consecutivas
Metástases pulmonares, vulvares ou vaginais, a menos que o nível de hCG esteja em queda
Sangramento vaginal intenso ou sangramento gastrointestinal/intraperitoneal
Evidência histológica do coriocarcinoma
Metástases para o cérebro, fígado, gastrointestinal ou pulmonar > 2 cm na radiografia de tórax

hCG, coriocarcinoma humano.

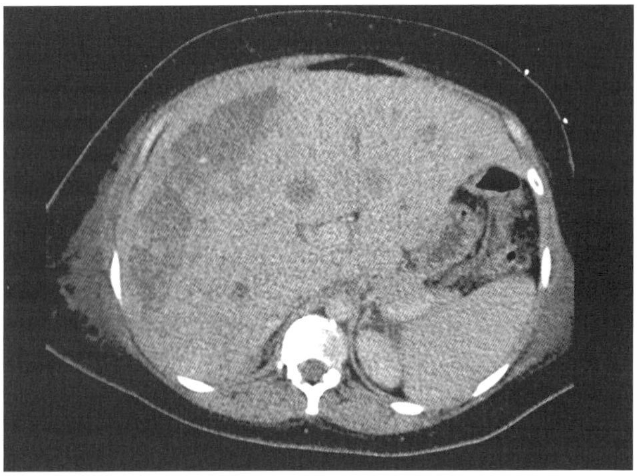

Fig. 8.2 Imagem de CT do abdome de uma paciente com coriocarcinoma, mostrando metástases hepáticas múltiplas e um grande hematoma subcapsular secundário a uma biópsia por fragmentos.

Tumor trofoblástico de sítio placentário

O tumor trofoblástico de sítio placentário foi originalmente descrito, em 1976 [6], sendo a forma mais rara de doença trofoblástica gestacional com a ocorrência de quatro a seis casos anuais no Reino Unido. O PSTT acompanha uma gravidez normal mais frequentemente, mas pode ocorrer após um aborto não molar ou uma gravidez molar.

Ao contrário da maioria dos tipos de doença trofoblástica, que caracteristicamente se apresentam logo após a gravidez, no PSTT o intervalo médio entre a gravidez anterior e a apresentação é de 3,4 anos. As apresentações clínicas mais frequentes são de amenorreia ou de sangramento anormal. Em quase todos os casos, o nível sérico de hCG está elevado, mas é caracteristicamente mais baixo do que em outros tipos de GTT. O tumor pode surgir após qualquer tipo de gravidez, incluindo as molas completa e parcial e acredita-se que seja derivado de trofoblasto não viloso. A patologia é caracterizada por células trofoblásticas intermediárias com citoplasma vacuolizado, expressão de fosfatase alcalina placentária e hCG, bem como ausência de citotrofoblastos e vilos. A apresentação clínica do PSTT pode variar, desde a doença de crescimento lento limitado ao útero até a doença metastática, sendo o pulmão e o fígado os locais mais comuns de disseminação distante [7].

O papel da hCG no diagnóstico e tratamento da doença trofoblástica

Produzida predominantemente por células do sinciotrofoblasto, a hCG é uma proteína heterodimérica glicosilada das unidades α e β mantidas unidas por ligações não covalentes. Na doença maligna, pode ocorrer uma série de variantes de hCG, incluindo hCG hiperglicosilada, hCG clivada, hCG sem o peptídeo C terminal na subunidade β e a subunidade β livre. Com exceção de poucos casos atípicos de PSTT, a hCG é expressa por todos os tumores trofoblásticos malignos.

A mensuração da hCG permite estimar o volume tumoral, constitui uma parte importante da avaliação do risco de doença, além de ser um método simples para acompanhar a resposta ao tratamento. O nível de hCG pode ser mensurado por uma variedade de imunoensaios, mas, atualmente, não existe um ensaio internacionalmente padronizado, e os vários *kits* disponibilizados comercialmente em diferentes hospitais podem variar quanto à capacidade de detectar diferentes porções de moléculas de hCG parcialmente degradada, podendo, assim, produzir resultados divergentes e, algumas vezes, falso-negativos [8,9].

Na ausência de produção de hCG tumoral, a meia-vida sérica da hCG é de 24-36 horas; no entanto, na situação clínica, os níveis totais de hCG mostram caracteristicamente níveis de queda mais lentas, pois as células tumorais continuam produzindo hCG, mesmo com o tratamento e com a queda do número de células produtoras.

FATORES PROGNÓSTICOS E GRUPOS DE TRATAMENTO

Os primeiros resultados de tratamento bem-sucedido da doença trofoblástica, com quimioterapia, mostram claramente que há uma relação entre o nível de elevação da hCG na época do diagnóstico e a ocorrência de metástases a distância e redução da chance de cura com o emprego de um único agente quimioterápico. Essa relação e o impacto sobre a escolha do tratamento e a taxa de cura foram codificados pela primeira vez pelo sistema de escores de Bagshawe, publicado, em 1976 [10]. Subsequentemente, houve uma série de revisões, e sistemas paralelos bastante semelhantes foram publicados. A Tabela 8.3 mostra os escores de prognósticos revisados de 2000 da *International Federation of Gynecology and Obstetrics* (FIGO). Pela avaliação desses parâmetros, pode ser estimada a categoria de risco, oferecendo-se às pacientes o tratamento inicial com quimioterapia com único agente, se o seu escore for 6 ou menor, ou quimioterapia com combinação de múltiplos agentes para escore 7 e acima [11].

Tratamento da doença de baixo risco

Mais de 90% das mulheres com gravidez molar no Reino Unido que necessitam de tratamento adicional após o esvaziamento uterino enquadram-se na categoria de tratamento de baixo risco, de acordo com o sistema de escores de prognóstico da FIGO. Até recentemente, era incerta a eficácia do

Tabela 8.3 O sistema de escores prognósticos da International Federation of Gynaecology and Obstetrics (FIGO) empregado para definir a intensidade do tratamento inicial com quimioterapia

Escores	0	1	2	4
Idade (anos)	< 40	≥ 40	–	–
Gravidez antecedente	Mola	Aborto	Gestação a termo	–
Meses desde a gravidez de índice	< 4	4-6	7-13	≥ 13
Nível de hCG (IU/L pré-tratamento)	< 1.000	1.000-10.000	1.000-100.000	> 100.000
Maior tamanho de tumor	< 3 cm	3-5 cm	≥ 5 cm	–
Local de metástases	Pulmão	Baço, rim	Gastrointestinal	Cérebro, fígado
Número de metástases	–	1-4	5-8	> 8
Quimioterapia prévia	–	–	Agente único	Duas ou mais drogas

esvaziamento uterino repetido no tratamento dessas pacientes. Uma série de estudos recentes sobre o impacto do esvaziamento repetido em mulheres com níveis de hCG em elevação ou inalterados, após o primeiro esvaziamento, sugeriu que o procedimento repetido raramente é curativo [12,13]. Com base nesses dados, a recomendação atual é considerar o esvaziamento repetido somente se o nível de hCG estiver abaixo de 5.000 IU/L e for observado presença de restos de tecido na cavidade uterina à ultrassonografia.

Para as pacientes que se enquadram no grupo de tratamento de baixo risco pelo sistema da FIGO o protocolo de uso mais amplo é o metotrexato administrado por via intramuscular com resgate com ácido folínico oral, conforme o regime mostrado na Tabela 8.4. O primeiro curso de tratamento deve ser administrado no hospital, e os cursos subsequentes, administrados em casa. Entretanto, as pacientes com um nível de hCG acima de 10.000 IU/L frequentemente permanecem hospitalizadas por até 3 semanas, pois apresentam um risco maior de sangramento, principalmente quando ocorre redução rápida do volume tumoral com a quimioterapia inicial. O sangramento em geral é bem controlado com o repouso no leito, e menos de 1% das pacientes de baixo risco necessitam de intervenção de emergência, como tamponamento vaginal, embolização ou histerectomia.

Tabela 8.4	Regime de tratamento com quimioterapia de baixo risco com metotrexato e ácido folínico
Dia 1	Metotrexato, 50 mg, IM, à tarde
Dia 2	Ácido folínico, 15 mg, VO, às 18 h
Dia 3	Metotrexato, 50 mg, IM, à tarde
Dia 4	Ácido folínico, 15 mg, VO, às 18 h
Dia 5	Metotrexato, 50 mg, IM, à tarde
Dia 6	Ácido folínico, 15 mg, VO, às 18 h
Dia 7	Metotrexato, 50 mg, IM, à tarde
Dia 8	Ácido folínico, 15 mg, VO, às 18 h

O tratamento com quimioterapia de baixo risco normalmente é bem tolerado e com baixa toxicidade. O metotrexato não causa alopecia ou náusea significativa, e a mielossupressão é extremamente rara. Os efeitos colaterais mais frequentes são a inflamação pleural, a mucosite e discreta elevação nos testes de função hepática. Para as pacientes de baixo risco com metástases pulmonares visíveis na radiografia de tórax, a conduta no *Charing Cross Hospital* é acrescentar a profilaxia do sistema nervoso central (CNS) com a administração de metotrexato intratecal para minimizar o risco de desenvolvimento de doença do CNS.

O tratamento é continuado até a normalização do nível sérico de hCG, sendo geralmente mantido por outros três ciclos (6 semanas) para assegurar a erradicação de doença residual com níveis de HCG abaixo do nível de detecção sorológica [1]. Um exemplo típico do gráfico de tratamento de uma paciente que completa com sucesso a quimioterapia com metotrexato é mostrado na Figura 8.3.

Uma revisão dos dados, de 1990, mostrou que 67% das pacientes no grupo de baixo risco necessitaram somente do tratamento com o protocolo de metotrexato para o bom resultado da terapia. As pacientes com resposta inadequada à terapia com metotrexato, evidenciada por um platô ou pela elevação de hCG, devem mudar o tratamento para uma terapia de segunda linha. Esta terapia pode ser constituída por agente único, como actinomicina D (0,5 mg nos dias 1-5, a cada 2 semanas, se a hCG estiver abaixo de 300 IU/L) ou quimioterapia com a combinação de etoposida, metotrexato, actinomicina D, ciclofosfamida e vincristina (EMA/CO) se o hCG estiver acima de 300 IU/L (Tabela 8.5).

Um exemplo do padrão de evolução dos níveis de hCG durante o curso do tratamento é mostrado na Figura 8.4 Pode ser observado o nível elevado do hCG, que leva à introdução de quimioterapia com metotrexato; seguida da redução inicial da hCG, mas com apresentação do platô após 2

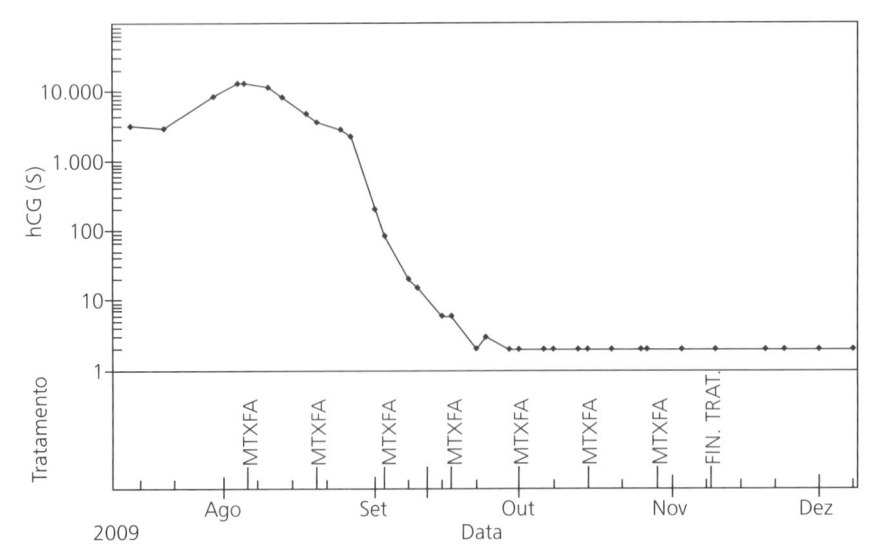

Fig. 8.3 O tratamento e o gráfico de evolução dos níveis de gonadotrofina coriônica humana (hCG) de uma paciente de baixo risco com um tumor trofoblástico gestacional, tratado com sucesso com quimioterapia com metotrexato e ácido folínico.

ciclos de tratamento. A introdução do tratamento de segunda linha com quimioterapia com EMA/CO leva à rápida queda da hCG até os níveis normais e a conclusão da quimioterapia com mais de 6 semanas de tratamento. Em geral, a sobrevida nesse grupo é de quase 100%, e a introdução de quimioterapia adicional, quando necessário, minimiza os riscos carcinogênicos potenciais a longo prazo do tratamento em excesso.

▶ Tratamento da doença de alto risco

Os dados históricos do tratamento antes da introdução da quimioterapia com múltiplos agentes demonstraram que menos de um terço das pacientes de alto risco seriam curadas com terapia com agente único [14]. A introdução de tratamentos com combinação de quimioterapia nos anos 1970 transformou essa situação, e os dados modernos indicam uma probabilidade de cura das pacientes de alto risco de 85–90% com o uso de quimioterapia com EMA/CO [2,15]. Essa combinação inclui o uso de uma dose potente com cinco agentes quimioterápicos, aplicada em dois ciclos com 1 semana de intervalo, conforme mostrado na Tabela 8.5. Esse protocolo quimioterápico, no lugar de um protocolo de 3 ou 4 ciclos por semana usado em outras neoplasias, parece ser mais efetivo nos casos de malignidade de rápida proliferação. Em geral, o regime EMA/CO é bem tolerado, e a toxicidade grave, potencialmente fatal, é rara, e a maioria das pacientes tolera o tratamento sem complicações importantes.

Entretanto, essas drogas são mielossupressivas, e o suporte com fator estimulador de granulócitos (G-CSF) pode ser necessário. Felizmente, a toxicidade séria ou potencialmente fatal é rara, e a maioria das pacientes tolera o tratamento sem maiores problemas. Da mesma forma que na situação de baixo risco, o tratamento deve ser continuado por 6 semanas após a normalização da hCG. Em pacientes selecionadas, a dose de etoposida pode ser reduzida após a normalização de hCG, reduzindo a dose total de exposição e minimizando o risco potencial de desenvolvimento de malignidades secundárias. Um exemplo de uma paciente de alto risco, tratada com regime quimioterápico de alto risco, é apresentado na Figura 8.5, que mostra a resolução de extensas metástases pulmonares e a normalização dos níveis de hCG em resposta ao tratamento.

Entre as pacientes de alto risco tratadas com EMA/CO, aproximadamente 17% desenvolvem resistência a essa combinação e precisam mudar para uma segunda linha de tratamento. Nessa situação, os regimes EP/EMA ou TE/TP podem ser usados, que incorporam cisplatina e etoposida à combinação e paclitaxel no regime TE/TP. Esses tratamentos, combinados com cirurgia principalmente do útero em áreas definidas de doença resistente à droga, produzem uma taxa de cura de cerca de 90% nesse grupo relativamente pequeno de pacientes [16,17]. O objetivo é minimizar os riscos de infecção a curto prazo e a toxicidade óssea a longo prazo, evitando o uso rotineiro de dexametasona em antieméticos, pois isto pode estar associado à infecção por *Pneumocystis* e a necrose avascular da cabeça femoral.

Tabela 8.5	Quimioterapia com EMA/CO
Semana 1	
Dia 1	Actinomicina D, 0,5 mg, IV
	Etoposida, 100 mg/m^2, IV
	Metotrexato, 300 mg/m^2, IV
Dia 2	Actinomicina D, 0,5 mg, IV
	Etoposida, 100 mg/m^2, IV
	Ácido folínico, 15 mg, VO, a cada 12 h × 4 doses
	Iniciar 24 h após iniciar o metotrexato
Semana 2	
Dia 8	Vincristina 1,4 mg/m^2 (máximo de 2 mg)
	Ciclofosfamida, 600 mg/m^2

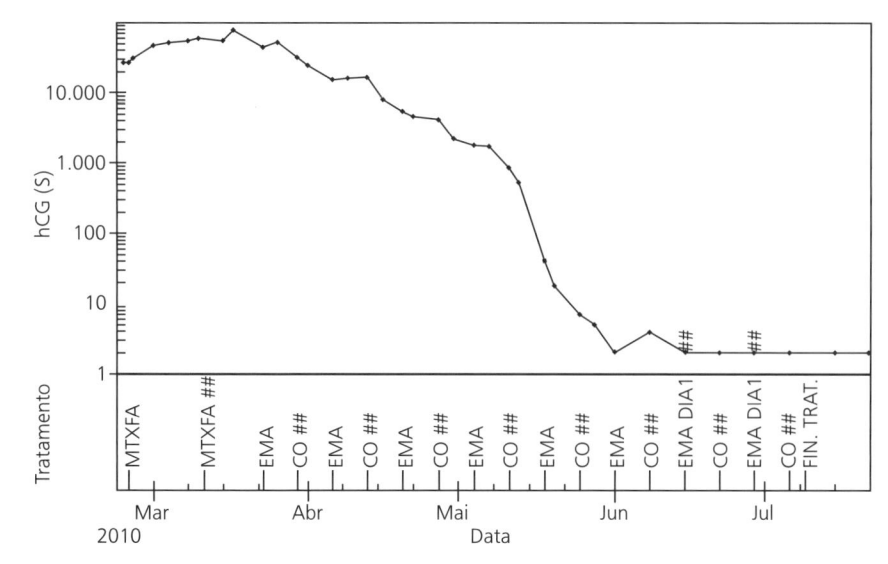

Fig. 8.4 O tratamento e o gráfico de evolução dos níveis de gonadotrofina coriônica humana (hCG) de uma paciente de baixo risco com um tumor trofoblástico gestacional, inicialmente tratado com quimioterapia com metotrexato e ácido folínico, mudando para o tratamento com EMA/CO em resposta a um platô de hCG.

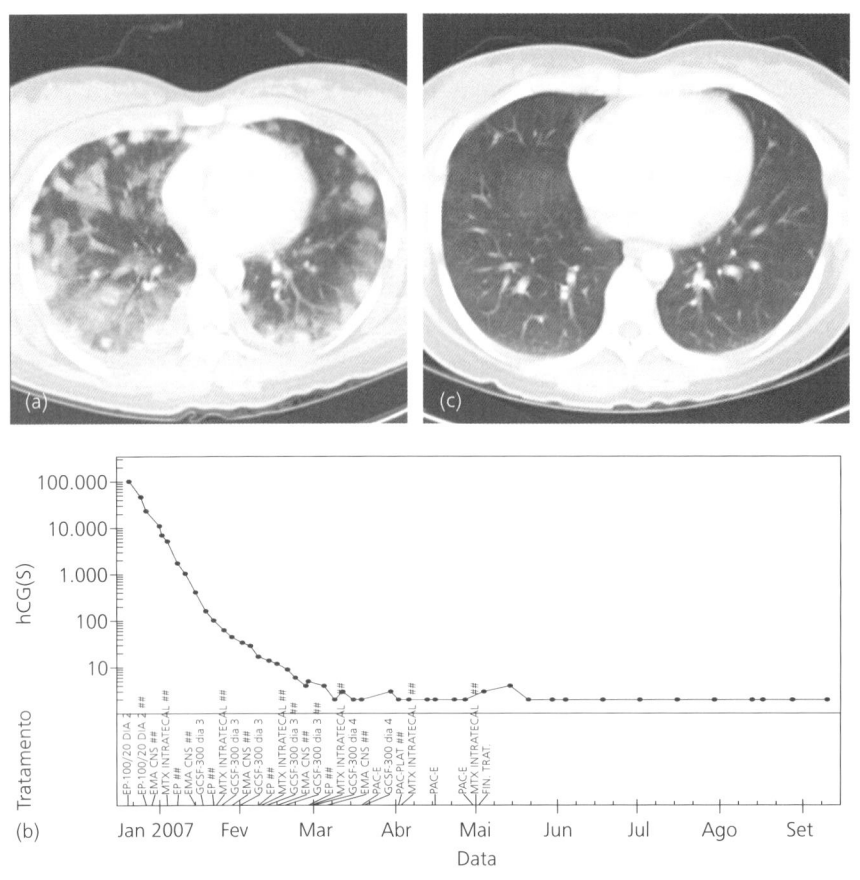

Fig. 8.5 A imagem de CT de tórax pré-tratamento (a), gráfico de tratamento (b) e imagem de CT pós-tratamento (c) em uma mulher de 29 anos que apresentava insuficiência respiratória secundária ao coriocarcinoma, 2 meses após o nascimento de uma criança saudável.

Aproximadamente 4% dos pacientes que apresentam doença trofoblástica têm metástases cerebrais no momento do diagnóstico. Ao contrário da maioria das outras malignidades, em que as metástases cerebrais estão associadas a um mau prognóstico, as pacientes com neoplasia trofoblástica e comprometimento do CNS podem ser curadas rotineiramente. O tratamento pode incluir a ressecção cirúrgica inicial, se a doença for superficial, seguida de quimioterapia com EMA/CO modificada, contendo uma dose mais alta de metotrexato, o que aumenta a penetração no CNS. Esse tratamento, combinado com a administração de metotrexato intratecal, tem mostrado resultados de 86% de cura, nas pacientes com doença do CNS que se apresentam suficientemente saudáveis para começar um tratamento efetivo [18].

Tratamento da doença trofoblástica de sítio placentário

A descrição original do PSTT sugeria uma doença maligna de evolução relativamente benigna. Entretanto, os estudos seguintes demonstraram que o PSTT pode apresentar metástases com frequência, mas, muitas vezes, pode ser curada com terapia efetiva.

O tratamento ideal do PSTT depende do estadiamento. Quando a doença se limita ao útero, normalmente o tratamento curativo é obtido com histerectomia. Para pacientes com doença disseminada, o tratamento recomendado é a quimioterapia, que é continuada por 6-8 semanas após a normalização do nível de hCG. Após o tratamento bem-sucedido com quimioterapia, a histerectomia geralmente é recomendada, pois as células tumorais viáveis podem persistir na parede uterina. Os dados de pacientes com PSTT, tratadas entre 1976 e 2006, demonstram uma probabilidade de cura de 100% para aquelas que se apresentaram dentro do intervalo de 4 anos da gravidez antecedente, mas um pior prognóstico para aquelas que se apresentaram com um intervalo mais longo [7].

Risco de recidiva e complicações tardias do tratamento

Para a maioria das pacientes com doença trofoblástica, que obtiveram remissão sorológica, o panorama é muito promissor, com risco muito baixo de recidiva, grande possibilidade de nova gravidez bem-sucedida e pequeno risco para a saúde a longo prazo decorrentes da exposição à quimioterapia. Após a normalização da hCG, o risco de recidiva é inferior a 2% em pacientes da categoria de baixo risco e de 8% para as pacientes da categoria EMA/CO de alto risco [19]. As recidivas ocorrem, em geral, dentro dos primeiros 12 meses após o tratamento. Para as pacientes que inicialmente fizeram um tratamento bem-sucedido e apresentaram recidiva precoce, o tratamento quimioterápico adicional e uma cirurgia de doença localizada levam à cura em mais de 80% dos casos. Por outro lado, o prognóstico não é tão favorável para o pequeno número de pacientes, que não normalizam os níveis de hCG com um regime de quimioterapia combinada de primeira linha, e a cura é de, aproximadamente, 50% [19].

▶ Fertilidade subsequente

Após o tratamento quimioterápico, a fertilidade se mantém, e os ciclos menstruais regulares reiniciam entre 2-6 meses após a conclusão da quimioterapia. Entretanto, o tratamento quimioterápico antecipa a idade média da menopausa em, aproximadamente, 1 ano para as pacientes tratadas com metotrexato e em 3 anos para aquelas tratadas com EMA/CO [20].

O planejamento de uma nova gravidez deve ser adiada por 12 meses após o tratamento para evitar efeitos teratogênicos no desenvolvimento de oócitos e para minimizar a possível confusão na interpretação da elevação dos níveis de hCG, decorrente de uma nova gravidez ou da recidiva da doença. O pequeno impacto sobre a fertilidade futura reflete-se nos dados, que mostram que 83% das mulheres que desejam conceber após tratamento quimioterápico são capazes de ter, pelo menos, um nascimento vivo. Apesar da frequentemente longa exposição à quimioterapia citotóxica no grupo de alto risco, não parece haver um significativo aumento nas anormalidades fetais [21].

Muitas pacientes, que apresentam uma gravidez molar e particularmente aquelas que necessitam de quimioterapia, ficam ansiosas com a possibilidade de recidiva em gravidez subsequente. Embora os dados sejam sugestivos de que o risco de outra gravidez molar seja 10 vezes maior que na população normal, isto equivale apenas a um risco aproximado de 1 em 70 [22]. Esse risco parece ser independente da exposição à quimioterapia, sendo semelhante entre as pacientes que necessitaram de quimioterapia e aquelas em que a gravidez molar foi curada apenas por esvaziamento uterino.

▶ Toxicidades a longo prazo

Os dados disponíveis do acompanhamento prolongado das pacientes com doença trofoblástica, tratadas a partir dos anos 1970, mostram que a exposição à quimioterapia combinada apresenta riscos para a saúde a longo prazo. Um estudo envolvendo 1.377 pacientes tratadas no *Charing Cross Hospital* mostrou um risco maior para o desenvolvimento de uma segunda malignidade entre as pacientes que receberam quimioterapia combinada. Nessa série de pacientes, o risco relativo (RR) geral foi 1,5 maior, sendo particularmente acentuado para leucemia mieloide (RR, 16,6), câncer de cólon (RR, 4,6), câncer de mama (RR, 5,8) e melanoma (RR, 3,41) [23]. Essa base de dados está sendo atualizada, e esse risco pode aumentar, juntamente com o envelhecimento das pacientes. Em contrapartida, as pacientes tratadas com metotrexato como único agente não têm apresentado risco mais alto de uma segunda malignidade.

Essa preocupação de saúde a longo prazo, decorrente do uso de quimioterapia combinada, reforça os benefícios de um programa de vigilância eficaz, que permite o início de tratamento com metotrexato como único agente na grande maioria das mulheres com GTT após uma gravidez molar.

QUESTÕES PESSOAIS E PSICOLÓGICAS

Apesar da alta taxa de cura e da toxicidade relativamente baixa a longo prazo, decorrente do tratamento quimioterápico, não surpreende que o diagnóstico de tumor gestacional e particularmente o tratamento com quimioterapia possam provocar alterações psicológicas.

As principais áreas que podem causar sofrimento a curto prazo são a perda da gravidez, o impacto do diagnóstico de "câncer", o processo de tratamento e a necessidade de postergar uma futura gravidez. Durante o tratamento quimioterápico, são frequentes as questões referentes aos efeitos colaterais, os problemas emocionais e as preocupações com a fertilidade, e as pacientes se beneficiam com o apoio de um aconselhamento especializado. Uma série de estudos demonstrou que essas preocupações podem permanecer por muitos anos, com sentimentos associados ao desejo de mais filhos, a falta de controle da fertilidade e a lamentação contínua da gravidez perdida, que pode continuar sendo repetida com frequência por 5-10 anos após o tratamento bem-sucedido [24,25]. Uma série de pesquisas tem demonstrado o desejo de muitas pacientes de receber mais apoio durante o período de diagnóstico e tratamento, por aconselhamento e por outras formas de apoio. Em razão da raridade do diagnóstico, a possibilidade de oferecer um aconselhamento especializado próximo ao domicílio da paciente é provavelmente um desafio, mas o apoio através de um fórum de pacientes na internet em www.mymolarpregnancy.co.uk se comprovou extremamente útil para muitas pacientes no Reino Unido e em outros lugares.

SUMÁRIO

Todas as formas de GTT, incluindo gravidez molar, são raras, e sua etiologia, biologia e responsividade ao tratamento são muito diferentes de outras neoplasias malignas.

Mais de 90% dos casos de gravidez molar são curados com o esvaziamento uterino feito inicialmente, e os casos que necessitam de quimioterapia geralmente alcançam a cura com um tratamento de toxicidade muito baixa. O Coriocarcinoma e o PSTT são formas mais raras de GTT que podem se manifestar por ampla variedade de apresentações, e a dosagem de hCG deve ser realizada em todas as mulheres com um diagnóstico recente de câncer metastático.

No Reino Unido, há um serviço centralizado de tratamento e vigilância, que vincula todas as equipes obstétricas e ginecológicas através de um registro eficaz, a um acompanhamento e um serviço de tratamento especializado. Há um serviço de aconselhamento e tratamento de emergência disponível nos principais centros do Reino Unido, e estes estão sempre disponíveis para prestar o aconselhamento de qualquer paciente, seja do Reino Unido ou de estrangeiras a pedido.

> **Quadro 8.1 Resumo**
>
> - A frequência de gravidez molar é de, aproximadamente, 1 por 500 concepções viáveis nas mulheres do Reino Unido. O risco de uma gravidez molar aumenta com a idade materna: em mulheres com 45 anos, o risco é de 1 em 96; em mulheres com 50 anos e acima dessa idade, o risco é de 1 em 6.
> - A probabilidade de que um tratamento quimioterápico seja necessário após o esvaziamento uterino é de, aproximadamente, 15% na gravidez molar e de 1% nas molas parciais. O tratamento moderno apresenta uma frequência de cura de cerca de 100%, usando principalmente a quimioterapia de baixa toxicidade com metotrexato.
> - O coriocarcinoma é um diagnóstico raro, com uma incidência de 1 entre 50.000-100.000 concepções. A maioria dos casos ocorre após uma gravidez normal ou um aborto. Os sintomas e os achados iniciais no coriocarcinoma podem ser variados, e recomenda-se que toda mulher, que se apresente com câncer sem diagnóstico prévio, realize a dosagem laboratorial de hCG.
> - O Reino Unido possui um serviço nacional de registro, vigilância e tratamento especializado dos tumores gestacionais. Todas as pacientes com gravidez molar comprovada ou presumida devem ser registradas, sendo disponibilizado o aconselhamento por especialistas nos casos de emergência durante 24 horas.

REFERÊNCIAS

1. McNeish IA, Strickland S, Holden L et al. Low-risk persistent gestational trophoblastic disease: outcome after initial treatment with low-dose methotrexate and folinic acid from 1992 to 2000. *J Clin Oncol* 2002;20:1838-1844.
2. Bower M, Newlands ES, Holden L, Bagshawe KD. EMA/CO for high-risk gestational trophoblastic tumours: results from a cohort of 272 patients. *J Clin Oncol* 1997;15:2636-2643.
3. Smith HO, Kim SJ. Epidemiology. In: Hancock BW, Newlands ES, Berkowitz RS, Cole LA (eds) *Gestational Trophoblastic Diseases*, 2nd edn. Sheffield: International Society for the Study of Trophoblastic Diseases, 2003.
4. Savage P, Williams J, Wong S-L, Short D et al. The demographics of molar pregnancies in England and Wales 2000-2009. *J Reprod Med* 2010;55:341-345.
5. Seckl MJ, Fisher RA, Salerno G et al. Choriocarcinoma and partial hydatidiform moles. *Lancet* 2000;356:36-39.
6. Kurman RJ, Scully RE, Norris HJ. Trophoblastic pseudotumor of the uterus. An exaggerated form of 'syncytial endometritis' simulating a malignant tumour. *Cancer* 1976;38:1214-1226.
7. Schmid P, Nagai Y, Agarwal R et al. Prognostic markers and long-term outcome of placental-site trophoblastic tumours: a retrospective observational study. *Lancet* 2009;374:48-55.
8. Cole LA, Shahabi S, Butler SA et al. Utility of commonly used commercial human chorionic gonadotropin immunoassays in the diagnosis and management of trophoblastic diseases. *Clin Chem* 2000;47:308-315.
9. Harvey RA, Mitchell HD, Stenman UH et al. Differences in total human chorionic gonadotropin immunoassay analytical specificity and ability to measure human chorionic gonadotropin in gestational trophoblastic disease and germ cell tumours. *J Reprod Med* 2010;55:285-295.
10. Bagshawe KD. Risk and prognostic factors in trophoblastic neoplasia. *Cancer* 1976;38:1373-1385.
11. FIGO Oncology Committee. FIGO staging for gestational trophoblastic neoplasia. *Int J Gynaecol Obstet* 2002;77:285-287.
12. van Trommel NE, Massuger LF, Verheijen RH et al. The curative effect of a second curettage in persistent trophoblastic disease: a retrospective cohort survey. *Gynecol Oncol* 2005;99:6-13.
13. Savage P, Seckl MJ. The role of repeat uterine evacuation in trophoblast disease. *Gynecol Oncol* 2005;99:251-252.
14. Bagshawe KD, Dent J, Newlands ES, Begent RH, Rustin GJ. The role of low-dose methotrexate and folinic acid in gestational trophoblastic tumours (GTT). *Br J Obstet Gynaecol* 1989;96:795-802.
15. Escobar PF, Lurain JR, Singh DK, Bozorgi K, Fishman DA. Treatment of high-risk gestational trophoblastic neoplasia with etoposide, methotrexate, actinomycin D, cyclophosphamide, and vincristine chemotherapy. *Gynecol Oncol* 2003;91:552-557.
16. Newlands ES, Mulholland PJ, Holden L, Seckl MJ, Rustin GJ. Etoposide and cisplatin/etoposide, methotrexate, and actinomycin D (EMA) chemotherapy for patients with high-risk gestational trophoblastic tumours refractory to EMA/cyclophosphamide and vincristine chemotherapy and patients presenting with metastatic placental site trophoblastic tumours. *J Clin Oncol* 2000;18:854-859.
17. Wang J, Short D, Sebire NJ et al. Salvage chemotherapy of relapsed or high-risk gestational trophoblastic neoplasia (GTN) with paclitaxel/cisplatin alternating with paclitaxel/etoposide (TP/TE). *Ann Oncol* 2008;19:1578-1583.
18. Newlands ES, Holden L, Seckl MJ, McNeish I, Strickland S, Rustin GJ. Management of brain metastases in patients with high-risk gestational trophoblastic tumours. *J Reprod Med* 2002;47:465-471.
19. Powles T, Savage PM, Stebbing J et al. A comparison of patients with relapsed and chemo-refractory gestational trophoblastic neoplasia. *Br J Cancer* 2007;96:732-737.
20. Bower M, Rustin GJ, Newlands ES et al. Chemotherapy for gestational trophoblastic tumours hastens menopause by 3 years. *Eur J Cancer* 1998;34:204-207.
21. Woolas RP, Bower M, Newlands ES et al. Influence of chemotherapy for gestational trophoblastic disease on subsequent pregnancy outcome. *Br J Obstet Gynaecol* 1998;105:1032-1035.
22. Bagshawe KD, Dent J, Webb J. Hydatidiform mole in England and Wales 1973-83. *Lancet* 1986;ii:673-677.
23. Rustin GJ, Newlands ES, Lutz JM et al. Combination but not single-agent methotrexate chemotherapy for gestational trophoblastic tumours increases the incidence of second tumours. *J Clin Oncol* 1996;14:2769-2773.
24. Wenzel L, Berkowitz R, Robinson S et al. The psychological, social, and sexual consequences of gestational trophoblastic disease. *Gynecol Oncol* 1992;46:74-81.
25. Wenzel L, Berkowitz RS, Newlands E et al. Quality of life after gestational trophoblastic disease. *J Reprod Med* 2002;47:387-394.

LEITURAS ADICIONAIS

Hancock BW, Newlands ES, Berkowitz RS, Cole LA (eds) *Gestational Trophoblastic Disease*, 2nd edn. Sheffield: International Society for the Study of Trophoblastic Diseases, 2003.

Royal College of Obstetricians and Gynaecologists. *The Management of Gestational Trophoblastic Neoplasia.* Green-top Guideline No. 38, 2010. Available at: www.rcog.org.uk/files/rcog-corp/GT38ManagementGestational0210.pdf

Soper JJ, Mutch DG, Schink JC. Diagnosis and treatment of gestational trophoblastic disease: American College of Obstetricians and Gynecologists Practice Bulletin No. 53. *Gynecol Oncol* 2004;93:575-585.

WEBSITES

International Society for the Study of Trophoblastic Diseases (ISSTD): www.isstd.org/index.html

US hCG reference service: www.hcglab.com/

UK Hydatidiform Mole and Choriocarcinoma Information and Support Service: www.hmole-chorio.org.uk/

Capítulo 9

Gravidez Ectópica

Davor Jurkovic
King's College Hospital, London, UK

As primeiras descrições de gravidez ectópica, na Inglaterra, são de 1.731, quando Gifford descreveu a implantação de uma gravidez fora da cavidade uterina. Charles Meigs produziu descrições particularmente vívidas de casos graves de gravidez ectópica em meados do século XIX, quando a gravidez ectópica era considerada rara, mas uma condição universalmente fatal. Com o aperfeiçoamento das técnicas cirúrgicas, durante o século XX ficou possível a cura da gravidez ectópica [1]. Entretanto, ainda é considerada uma complicação grave com altas taxa de mortalidade. Essa percepção está sendo alterada, recentemente decorrente da maior capacidade de se estabelecer o diagnóstico da gravidez ectópica de maneira não invasiva em mulheres com mínimos sintomas clínicos. Apesar do aumento importante na incidência de gravidez ectópica nos últimos anos, a mortalidade pela doença permanece estacionária [2]. Portanto, o principal desafio da moderna prática clínica é identificar e tratar o mais cedo possível os casos de gravidez ectópica com potencial para causar séria morbidade e, ao mesmo tempo, minimizar a necessidade de intervenções, quando podem ser evitadas sem causar qualquer dano.

EPIDEMIOLOGIA E ETIOLOGIA

Nos últimos 30 anos, a incidência de gravidez ectópica aumentou na maioria dos países industrializados. A incidência de gravidez ectópica pode ser expressa de várias maneiras, por exemplo, pelo número de nascimentos, número de gravidezes ou número de mulheres em idade reprodutiva e pode ser usada como um denominador. Em virtude da dificuldade de registro de todas as gestações, usa-se o número de mulheres com idades entre 15 a 44 anos como denominador, para comparar as diferentes populações. A incidência anual varia entre 100 e 175 por 100.000 mulheres com 15 a 44 anos de idade [3]. Nos últimos anos, observaram-se a estabilização e, algumas vezes, redução das incidências de gravidez ectópica em alguns países, como a Suécia e a Finlândia. A incidência de gravidez ectópica no Reino Unido mostrou uma pequena alteração nos últimos anos, com 9,6 por 1.000 gestações entre 1991-1993 e 11,1 por 1.000 gestações entre 2003-2005 [2].

O aumento da incidência de gravidez ectópica, que tem sido observado, pode dever-se a uma série de fatores. Pode ser um reflexo real do número maior de casos na população ou pode refletir a melhora na sensibilidade dos testes diagnósticos para gravidez ectópica. No passado, um número significativo de gestações ectópicas pode ter se resolvido espontaneamente sem ter sido detectado, o que é menos provável de ocorrer na prática clínica moderna. Portanto, o aumento da incidência de gravidez ectópica pode em parte ser explicado pela maior efetividade dos exames de rastreamento.

Identificou-se uma série de fatores que aumentam o risco individual de implantação ectópica. A associação entre idade materna e gravidez ectópica foi bem documentada no passado. A incidência de gravidez ectópica é três vezes maior em mulheres com 35 a 44 anos de idade, comparadas àquelas no grupo etário de 15 a 24 anos [4,5]. Nos últimos anos, a primeira gestação tem ocorrido mais tardiamente, o que pode ter contribuído para o aumento da incidência.

O aumento observado na incidência de gravidez ectópica também pode ser atribuído ao aumento dos fatores de risco, como as infecções sexualmente transmissíveis. Uma recente metanálise mostrou que a probabilidade de ocorrer uma gravidez ectópica é significativamente maior nas mulheres com história de infecção pélvica, com múltiplos parceiros e com início precoce das relações sexuais. A probabilidade foi particularmente elevada em mulheres com história de infecção por Clamídia [6]. Outro estudo realizado na Suécia mostra a mesma associação entre gravidez ectópica e infecção precedente por Clamídia. Esses dados mostraram que o aumento na incidência de gravidez ectópica foi precedida por um pico similar de incidência de salpingite aguda 15 anos antes [7]. Foi demonstrada também uma associação entre a redução na incidência de infecção por Clamídia em razão do rastreamento e tratamento e o declínio da incidên-

Tabela 9.1	Fatores de risco para gravidez ectópica tubária

História de gravidez ectópica anterior
IUCD ou falha na esterilização
Doença inflamatória pélvica
Infecção por Clamídia
Idade precoce de relação sexual e múltiplos parceiros
História de infertilidade
Cirurgia pélvica anterior
Idade materna mais avançada
Tabagismo
Exercício físico extenuante
Exposição no útero ao dietilestilbestrol

cia de gravidez ectópica. Entretanto, os achados dos estudos epidemiológicos podem ter sido confundidos com outros fatores e devem ser interpretados com cautela. É possível que a associação temporal entre a incidência de infecção por Clamídia e gravidez ectópica possa realmente ser decorrente das mudanças instituídas nos programas de rastreamento da infecção por Clamídia e do desenvolvimento contínuo de melhores métodos diagnósticos para a detecção de gravidez ectópica.

Todos os métodos de contracepção são eficazes na redução do número de gravidez intra e extrauterina. Entretanto, quando ocorrem gestações resultantes de falha contraceptiva, o risco de gravidez ectópica é significativamente maior em mulheres que engravidaram após esterilização ou enquanto usavam dispositivo de contracepção intrauterino (IUCD), mas não em mulheres que conceberam em razão da falha dos contraceptivos hormonais orais ou dos métodos de barreira [8].

Outros fatores associados ao aumento de risco de gravidez ectópica incluem cirurgia pélvica prévia, história de infertilidade, exposição uterina ao dietilestilbestrol, exercício físico extenuante e o fumo. O risco de gravidez ectópica entre mulheres negras e outras minorias étnicas é 1,6 vez maior do que o risco em mulheres brancas nos EUA [4].

Em mulheres com gravidez ectópica anterior, o risco de recorrência é de 12 a 18%. O risco futuro aumenta a cada ocorrência sucessiva [9,10] (Tabela 9.1).

> **Quadro 9.1 Resumo**
>
> - A incidência de gravidez ectópica no Reino Unido permanece estável.
> - A incidência de gravidez ectópica aumenta com a idade materna.
> - Uma história de doença sexualmente transmissível aumenta a chance de gravidez ectópica.
> - Todos os métodos de contracepção reduzem o número de gravidez ectópica.

MORTALIDADE

A gravidez ectópica continua a ser uma causa importante de mortalidade materna em todo o mundo. Os números nos EUA mostram que a incidência de gravidez ectópica aumentou quatro vezes entre 1972 e 1987. Ao mesmo tempo, a mortalidade diminuiu seis vezes, de 19,6 para 3,4 por 10.000 casos. Entretanto, o número absoluto de mortes diminuiu em menos da metade de 47 para 30 casos ao ano [11]. No Reino Unido, o número de gravidez ectópica e o número de mortes permaneceram estacionários nos últimos 12 anos, com uma taxa de mortalidade de 4 por 10.000 gestações [2]. Essa tendência se mantém inalterada apesar da grande expansão na última década dos serviços disponíveis para mulheres com suspeita de complicações precoces da gravidez. Uma explicação possível é a de que as mulheres que apresentam as formas mais graves de gravidez ectópica, como a ectópica intersticial, não apresentam sintomas, até que ocorra uma ruptura súbita acompanhada de sangramento interno maciço. A ausência de sinais precoces impede que as mulheres procurem os serviços semieletivos disponíveis disponibilizados.

FISIOPATOLOGIA

Qualquer anomalia em morfologia ou função tubária pode levar à gravidez ectópica. Na gravidez normal, o ovo é fertilizado na tuba uterina, e o embrião é transportado para dentro do útero. É provável que a causa mais importante de gravidez ectópica seja a lesão da mucosa tubária, que pode causar obstrução, impedindo o transporte do embrião. Outra possibilidade é a de que um pequeno defeito na mucosa possa favorecer a implantação na tuba uterina [12]. O dano à mucosa pode ser causado por infecção ou por trauma cirúrgico. Contudo, não existem evidências de lesão tubária em muitos casos de gravidez ectópica. Nessas mulheres, a causa de gravidez ectópica pode ser a disfunção da atividade da musculatura lisa tubária. Em geral, os estrógenos estimulam a atividade mioelétrica tubária, enquanto a progesterona apresenta um efeito inibidor. A alteração na relação estrógeno/progesterona pode afetar a motilidade tubária de diferentes maneiras. Os níveis anormalmente altos podem causar espasmo tubário, o que pode bloquear o transporte do embrião para a cavidade uterina. Esta pode ser a explicação para o aumento na incidência de gravidez ectópica após hiperestimulação ovariana e após a contracepção oral pós-coito. Por outro lado, as doses farmacológicas de progesterona em mulheres que usam somente progesterona podem causar um relaxamento tubário, levando à retenção do ovo fertilizado dentro da tuba [13]. As anormalidades embrionárias têm sido estudadas na tentativa de explicar a ocorrência de ectópica na ausência da patologia tubária, e ainda que a maioria das gestações tubárias não seja viável, a incidência de defeitos cromossômicos não é maior que nas amostras obtidas de gravidez intrauterina [14].

APRESENTAÇÃO CLÍNICA

A apresentação clínica da gravidez ectópica é muito variável e reflete o potencial biológico de desenvolvimento de uma gravidez em sua fase muito precoce. Por outro lado, isto também é determinado, principalmente, pela localização da gravidez dentro da tuba. Em geral, quando a implantação ocorre mais próxima da cavidade uterina, pode haver um desenvolvimento mais avançado. A gravidez ectópica ampular, que representa 70% de todas as gestações ectopias tubárias, raramente se desenvolve além de um estágio muito inicial, e os sintomas clínicos de aborto tubário podem estar presentes desde 5 semanas de gestação. Um terço das gestações ectópicas tubárias intersticiais desenvolve-se de maneira semelhante à das gestações intrauterinas saudáveis com evidência de um embrião vivo ao exame ultrassonográfico. Essas gestações tendem a evoluir de forma silenciosa até que ocorra uma ruptura súbita [15].

Na maioria das vezes, a gravidez ectópica apresenta-se clinicamente como um aborto precoce, e o primeiro sintoma é geralmente a secreção vaginal marrom, que se inicia logo após o atraso menstrual. O volume de sangramento varia e, em algumas mulheres, pode ser bastante intenso. A eliminação de coágulos com decídua pode levar a um diagnóstico errôneo de aborto. A dor abdominal é uma característica tardia na apresentação clínica da gravidez ectópica. A localização da dor não é específica, e não raro as mulheres se queixam de dor na região contralateral à gravidez ectópica. Algumas mulheres podem-se queixar de dor similar às cólicas da menstruação ou de desconforto abdominal. A dor é causada pelo abortamento tubário e sangramento tubário através da extremidade fimbrial da tuba para dentro da cavidade peritoneal. A intensidade da dor é variável e não reflete necessariamente o volume de sangue perdido para dentro da cavidade abdominal. Aproximadamente 10 a 20% das gestações ectópicas não apresentam sangramento [16]. Em proporção significativa desses casos, pode-se detectar um embrião viável ao exame de ultrassonografia, o que aumenta o risco de ruptura. A dor associada à ruptura tende a ser mais intensa, com sinais de peritonismo à palpação abdominal. Os casos graves de ruptura apresentam-se com náusea, vômito e diarreia, que se pode assemelhar a uma doença gastrointestinal. Esse cenário inespecífico pode retardar o diagnóstico da gravidez ectópica. De fato, esse diagnóstico errôneo tem sido feito em mais de um terço das mulheres que morrem em razão da gravidez ectópica no Reino Unido, desde 1998 [2]. Entretanto, o sangramento intra-abdominal significativo pode ser reconhecido pelos sinais típicos de choque hemorrágico, incluindo palidez, taquicardia, hipotensão e oligúria.

As mulheres com suspeita de complicações no início da gravidez são tradicionalmente submetidas ao exame vaginal com espéculo e a palpação bimanual. O exame com espéculo é de pouca valia na detecção da gravidez ectópica. Pode ajudar no diagnóstico de aborto pela visualização de restos ovulares dentro da cérvice ou da vagina. Embora isso possa reduzir a chance de gravidez ectópica, não elimina a possibilidade de uma gravidez heterotópica. A palpação dos órgãos pélvicos também tem limitado valor diagnóstico. Em sua maioria, as gestações ectópicas são muito pequenas e não podem ser sentidas à palpação. A avaliação do tamanho uterino raramente é útil, e a sensibilidade dolorosa cervical não é um sinal específico de ectópica [17]. O exame vaginal é desagradável para as mulheres e, muitas vezes, desconfortável, mesmo naquelas com gravidez intrauterina normal. Pode-se argumentar que a aplicação de pressão significativa em uma tuba inchada com gravidez ectópica, durante esse exame, pode facilitar a ruptura tubária e complicar o tratamento da gravidez ectópica. Na prática clínica moderna, onde está disponível facilmente o diagnóstico por ultrassonografia, o exame vaginal em mulheres com suspeita de gravidez ectópica tem pouco valor e não deve ser empregado de rotina.

> **Quadro 9.2 Resumo**
>
> - Os sintomas de gravidez ectópica variam, dependendo da localização da gravidez dentro da tuba.
> - O sintoma mais comum é a secreção vaginal marrom.
> - A dor abdominal é um sintoma tardio decorrente do sangramento intraperitoneal.

DIAGNÓSTICO

Cirurgia

Tradicionalmente, o diagnóstico de gravidez ectópica era feito durante a cirurgia e depois confirmado pelo exame histológico após salpingectomia. Na laparoscopia, a gravidez ectópica sem ruptura típica se apresenta como uma área de distensão bem definida na tuba uterina [18] (Fig. 9.1). O diagnóstico pode ser dificultado pela presença de adesões pélvicas extensas, que prejudicam a visualização das tubas. Alguns casos de achados laparoscópicos falso-positivos e falso-negativos têm sido relatados, mas nenhum estudo formal para análise da acurácia da laparoscopia no diagnóstico da gravidez ectópica foi publicado. Alguns autores defendem o uso de dilatação e curetagem para fazer o diagnóstico da gravidez ectópica. A presença de vilos coriônicos pode auxiliar no diagnóstico, pois a incidência de gravidez heterotópica é relativamente baixa, mas não exclui uma gravidez ectópica. Entretanto, a maioria das mulheres com ausência de vilos na curetagem não tem gravidez ectópica na laparoscopia subsequente, portanto o valor diagnóstico da curetagem é muito limitado [19].

Ultrassonografia

Com o advento da ultrassonografia para diagnóstico e com o uso crescente de tratamento conservador, o diagnóstico de gravidez ectópica está sendo feito cada vez mais sem o uso de cirurgia. A sensibilidade do exame com ultrassom no diagnóstico de gravidez ectópica depende da qualidade do equipamento e da experiência e habilidade do operador. Com o uso da ultrassonografia transabdominal, a visualização direta da gravidez ectópica raramente é possível. O único valor da ultrassonografia transabdominal é a detecção de uma gravidez intrauterina em mulheres com suspeita clínica de ectó-

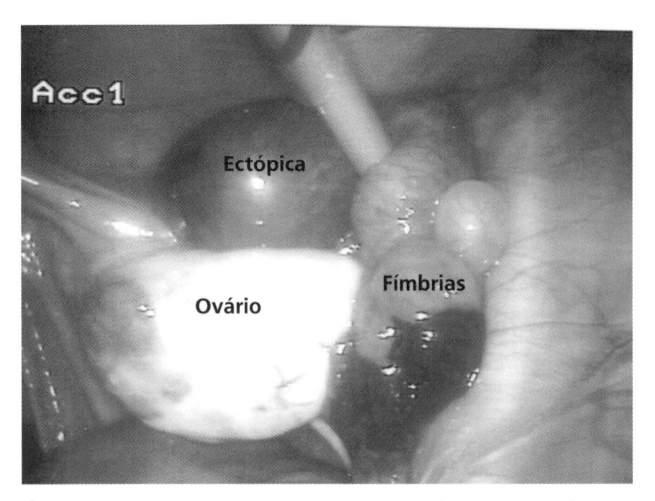

Fig. 9.1 Uma vista laparoscópica de uma gravidez ectópica tubária ístmica com sangramento proveniente da extremidade fimbrial da tuba. (Cortesia do Dr. E. Saridogan, University College Hospital, Londres.)

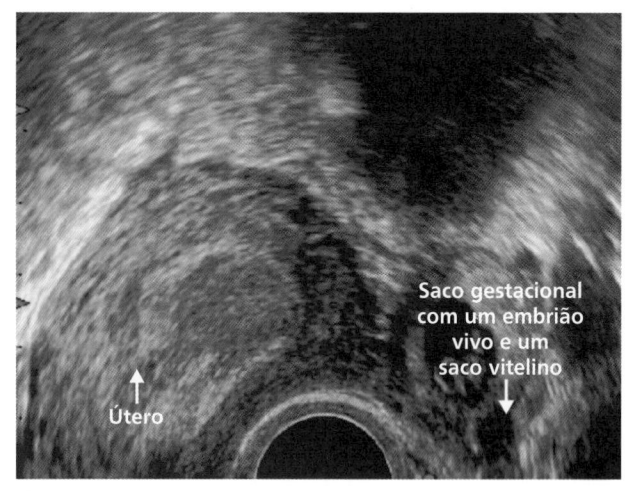

Fig. 9.2 Uma imagem de ultrassonografia de um saco gestacional ectópico tubário à esquerda do útero, que continha um embrião vivo e um saco vitelino.

pica. Mesmo o diagnóstico de gravidez intrauterina é difícil de ser feito até 6 a 7 semanas de gestação. Além disso, é quase impossível diferenciar entre a gravidez ectópica intersticial e gravidez intrauterina através do exame transabdominal. Por essas razões, a ultrassonografia transabdominal não deve ser usada rotineiramente em mulheres com suspeita clínica de gravidez ectópica.

O exame transvaginal produz imagens muito mais claras das estruturas pélvicas em comparação com o exame transabdominal. A abordagem transvaginal permite a palpação dos órgãos pélvicos sob controle visual, o que permite avaliar a mobilidade e ajuda a estabelecer a origem da dor pélvica. A pressão delicada aplicada com a ponta da sonda pode ser usada para verificar se a gravidez ectópica tubária presumida se movimenta separadamente do ovário. Esse sinal de "órgãos deslizantes" pode evitar o diagnóstico falso-positivo de gravidez ectópica em mulheres com um corpo lúteo aumentado na ultrassonografia [20,21]. Em mãos experientes, a ultrassonografia transvaginal detectará 75 a 80% das gestações ectópicas tubárias clinicamente significativas no primeiro exame [22]. Os restantes 20 a 25% podem ser detectados em exames subsequentes de acompanhamento e a ultrassonografia raramente falhará em visualizar uma gravidez ectópica no pré-operatório. A sensibilidade relatada de exame ultrassonográfico pré-operatório (incluindo imagens de acompanhamento) é de 87 a 99%, com uma especificidade de 94-99,9% [22,23]. Entretanto, a maioria desses estudos incluem exames ultrassonográficos de acompanhamento, assim nem todas as gestações ectópicas são visualizadas no exame ultrassonográfico transvaginal inicial. Algumas mulheres inicialmente apresentaram um exame ultrassonográfico transvaginal inconclusivo e foram classificadas como "gravidez de localização desconhecida".

A morfologia da gravidez ectópica pode ser classificada em cinco categorias: saco gestacional com um embrião vivo (Fig. 9.2), saco com um embrião, mas sem batimentos cardíacos, saco contendo somente um saco vitelino, saco gestacional vazio e tumoração tubária sólida. Os três primeiros tipos morfológicos são muito específicos e permitem fazer um diagnóstico conclusivo de gravidez ectópica. A probabilidade de um diagnóstico falso-positivo é maior, quando o saco está vazio ou em casos de tumoração tubária não homogênea [23,24].

A presença de líquido livre no fundo de saco de Douglas é um achado frequente em mulheres com gravidez intrauterina normal que não deve ser usado como um elemento do diagnóstico de gravidez ectópica. Contudo, a presença de coágulos sanguíneos é importante e é um achado comum na gravidez ectópica rota. Os coágulos sanguíneos se apresentam hiperecoicos e irregulares na imagem ultrassonográfica e podem ser confundidos com as alças intestinais. A verificação da presença de peristaltismo ajuda no diagnóstico diferencial.

Em mulheres com gravidez ectópica, o sangramento dentro da cavidade uterina pode simular uma gravidez intrauterina inicial ("pseudossaco"). A distinção entre um pseudossaco e um saco gestacional verdadeiro pode ser difícil pela imagem transabdominal. Portanto, um exame transvaginal deve ser realizado em todas as mulheres com risco de gravidez ectópica e com a presença de um saco vazio na imagem transabdominal, para fazer o diagnóstico diferencial, usando os critérios listados na Tabela 9.2 (ver também Figs. 9.3 e 9.4).

Nas mulheres que apresentam gravidez intrauterina no exame ultrassonográfico, a possibilidade de gravidez heterotópica deve ser excluída. Este é particularmente o caso das

Tabela 9.2	Diagnóstico diferencial entre o saco gestacional intrauterino inicial e o pseudossaco	
	Saco gestacional inicial	Pseudossaco
Localização	Abaixo da linha média, sinal ecográfico penetrando no endométrio	Ao longo da linha da cavidade, entre as camadas endometriais
Forma	Estável, geralmente arrredondado	Pode-se alterar durante o exame, geralmente ovoide
Margens	Anel duplo	Camada única
Padrão de fluxo colorido	Grande fluxo periférico	Avascular

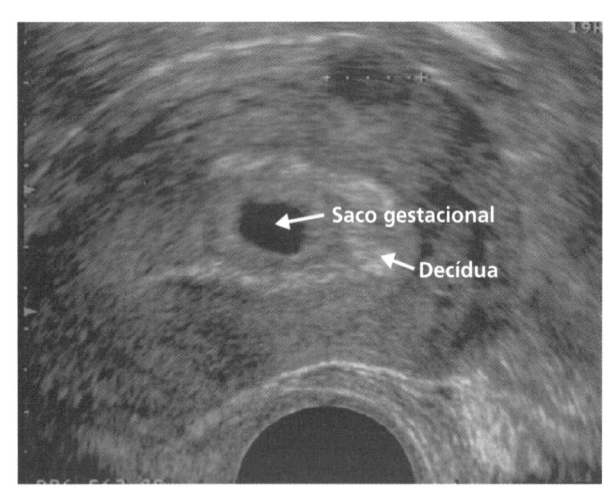

Fig. 9.3 Uma secção longitudinal através do útero mostrando uma gravidez intrauterina inicial com 5 semanas de gestação. O saco é circundado por uma camada bem definida de tecido trofoblástico e decídua espessa.

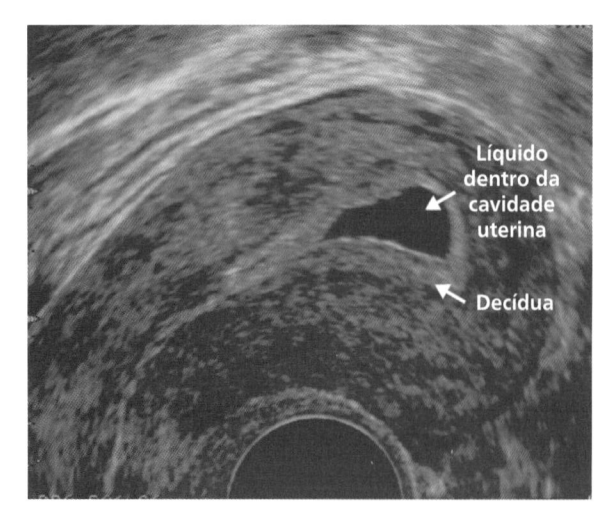

Fig. 9.4 A cavidade uterina distendida com líquido semelhante a uma gravidez intrauterina (pseudossaco) em uma mulher com uma gravidez ectópica tubária.

mulheres que conceberam após estimulação da ovulação ou fertilização *in vitro*. Nas mulheres sintomáticas com gravidez espontânea, é útil examinar o número de corpos lúteos. Se houver mais de um corpo lúteo, uma gravidez ectópica concomitante precisa ser excluída.

> **Quadro 9.3 Resumo**
> - A ultrassonografia transabdominal tem um papel limitado no diagnóstico de gravidez ectópica.
> - A ultrassonografia transvaginal é o exame de imagem de primeira escolha.
> - A ultrassonografia transvaginal pode detectar 75 a 80% das gestações ectópicas no exame inicial, e os restantes 20 a 25% serão detectados durante o acompanhamento.

Medidas bioquímicas

Gonadotrofina coriônica humana sérica

As medidas de gonadotrofina coriônica humana (hCG) sérica são usadas tradicionalmente na investigação complementar de mulheres com suspeita de gravidez ectópica, em que o exame ultrassonográfico não identificou uma gravidez intrauterina ou ectópica. Na maioria dos casos, é possível visualizar uma gravidez normal com o uso da ultrassonografia transabdominal, quando os níveis de hCG sérica ultrapassam 6.500 IU/L (*Third International Reference* 75/537, *World Health Organization*) [25]. Com a ultrassonografia transvaginal esse limiar pode ser reduzido para 1.000 IU/L [26]. Essas observações ajudaram a introduzir o conceito de "zona de hCG discriminatória", acima da qual uma gravidez intrauterina normal deverá ser detectável no exame ultrassonográfico. Contudo, o conceito de zona discriminatória com frequência é mal interpretado na prática clínica. Muitos clínicos interpretam a ausência de uma gravidez intrauterina visível na imagem de ultrassonografia associada à dosagem de hCG sérica abaixo do nível predefinido como uma gravidez intrauterina normal e com a dosagem acima desse nível como diagnóstico de gravidez ectópica [27]. Isto não é verdadeiro logo após um abortamento completo, quando os níveis de HCG ainda permanecem altos em decorrência da longa meia-vida de seu *clearance* de 24 a 36 horas. Também se demonstrou que mais de 50% das gestações ectópicas visualizadas na ultrassonografia apresentam níveis de hCG abaixo de 1.000 IU/L [28,29]. Por isso, o valor do conceito de uma zona discriminatória é limitado na prática clínica, sendo útil somente na avaliação de mulheres assintomáticas com datas incertas de ciclo menstrual.

A elevação anormalmente lenta da hCG sérica também é usada para diagnosticar a gravidez ectópica. Na gravidez inicial normal, o tempo de duplicação da hCG é de 1,4 dia, antes de 5 semanas de gestação, e de 2,4 dias a partir de então até 7 semanas de gestação. Um tempo prolongado para a duplicação de hCG é um indicador de gravidez anormal. Contudo, não é possível discriminar entre abortos intrauterinos e gravidez ectópica. Também foi demonstrado que cerca de 10% das gestações ectópicas apresentam um aumento normal da hCG sérica [28].

O uso da hCG, para selecionar as pacientes para o manejo expectante, médico ou cirúrgico da gravidez ectópica e para avaliação da eficácia do tratamento em visitas de acompanhamento, é discutido adiante.

Progesterona

A produção de progesterona pelo corpo lúteo é dependente da queda de hCG no início da gravidez. A meia-vida da progesterona é de apenas 2 horas, comparada à meia-vida de 24 a 36 horas da hCG sérica [30]. Consequentemente, os níveis de progesterona sérica responderão rapidamente a qualquer diminuição de produção de hCG. A dosagem de progesterona pode ser usada como bioensaio da viabilidade de uma gravidez inicial. A progesterona sérica abaixo de 20 nmol/L reflete a rápida diminuição dos níveis de hCG e pode ser usada para o diagnóstico de aborto espontâneo com uma sensibilidade de 94% e especificidade de 91% [28]. Os níveis de progesterona abaixo de 60 nmol/L indicam um aumento normal dos níveis de hCG, mas valores entre 20 e 60 nmol/L estão associados à gravidez anormal. Na prática clínica, a dosagem de progesterona sérica é particularmente útil em mulheres com um exame ultrassonográfico não conclusivo. Embora a maioria dessas mulheres tenha um aborto intrauterino, elas devem ser acompanhadas com medidas seriadas de hCG sérica para evitar a falha no diagnóstico de gravidez ectópica. A dosagem de rotina de progesterona sérica pode diagnosticar confiavelmente a gravidez em regressão e pode reduzir entre 50 a 60% a necessidade de ultrassonografias de acompanhamento e dosagens seriadas de hCG nas mulheres com achados ultrassonográficos não conclusivos [28,31].

TRATAMENTO

▶ Cirurgia

A cirurgia é realizada para diagnóstico e para tratamento da gravidez ectópica. Na segunda metade do século XX, a laparoscopia começou a ser empregada principalmente como uma ferramenta diagnóstica, e a cirurgia aberta foi usada para tratar a gravidez ectópica. Com os recentes avanços na laparoscopia operatória, a abordagem minimamente invasiva se tornou um método de escolha para tratar a maioria das gestações ectópicas tubárias. Há vantagens importantes da cirurgia laparoscópica sobre a cirurgia aberta, incluindo menos dor no pós-operatório, menor tempo de hospitalização e retomada mais rápida das atividades sociais [32]. Entretanto, o resultado reprodutivo futuro após cirurgia laparoscópica ou aberta não apresenta diferença significativa. Embora a frequência de gravidez ectópica recorrente seja um pouco menor após a cirurgia laparoscópica, a probabilidade de gravidez intrauterina subsequente parece ser semelhante [33].

Não está definido se a salpingotomia laparoscópica com conservação tubária oferece alguma vantagem sobre a salpingectomia. A salpingotomia laparoscópica é um procedimento mais longo, com risco mais elevado de sangramento intra e pós-operatório. Além disso, há um risco de 10 a 15% de persistência de tecido trofoblástico após a salpingotomia, podendo ser preciso realizar um tratamento médico ou cirúrgico adicional. Estudos observacionais indicam que a conservação tubária resulta em taxas ligeiramente mais altas de gravidez intrauterina subsequente [34]. Enquanto esse resultado não for confirmado por um ensaio clínico prospectivo randomizado, a escolha entre a remoção da tuba e a conservação tubária deve ser efetuada, de acordo com as circunstâncias em cada caso individual. Atualmente, existe um consenso de que a conservação tubária deva ser tentada, se a mulher desejar outra gravidez e se houver evidência de dano tubário contralateral na laparoscopia. Na presença de uma tuba contralateral saudável, pode-se realizar salpingectomia com consentimento da paciente [33].

▶ Tratamento médico

O tratamento medicamentoso da gravidez ectópica tornou-se popular nos últimos anos, após a publicação de vários estudos observacionais que relataram mais de 90% de sucesso com o uso de metotrexato sistêmico em dose única [35]. Contudo, muitas vezes, o diagnóstico de gravidez ectópica estava fundamentado no monitoramento dos níveis séricos de hCG sérica e de progesterona e não na visualização direta da gravidez ectópica na ultrassonografia ou na laparoscopia. É possível que um número significativo de casos de aborto intrauterino tenha sido diagnosticado erroneamente como gravidez ectópica, contribuindo para as altas taxas de sucesso. Existem alguns aspectos vantajosos do tratamento medicamentoso como a opção de fazer um tratamento ambulatorial e evitar a cirurgia. Em virtude da necessidade de um acompanhamento prolongado e o aumento de falha em mulheres que apresentam níveis mais elevados de hCG inicial, a relação custo-benefício do tratamento medicamentoso somente é boa na gravidez ectópica com nível de hCG sérica abaixo de 1.500 IU/L [36].

Os critérios de seleção para o tratamento com metotrexato são restritos e estão listados na Tabela 9.3. Os resultados de dois estudos randomizados que compararam o metotrexato à cirurgia mostraram que somente um terço dos casos de gravidez ectópica tubária preencheu esses critérios e estava adequado para o tratamento medicamentoso, com taxas de sucesso entre 65 e 82% [37,38]. O sucesso do tratamento com metotrexato ficou entre 23 e 30%, enquanto todas as outras mulheres necessitaram de cirurgia. O risco de ruptura tubária e de transfusão de sangue foi significativamente mais frequente nas mulheres que receberam metotrexato, comparadas àquelas submetidas à cirurgia, enfatizando a necessidade de um acompanhamento bastante cuidadoso [37]. Há também o risco de efeitos colaterais, como gastrite, estomatite, alopecia, cefaleias, náusea e vômito. Distúrbios das funções hepática e renal, bem como leucopenia ou trombocitopenia, também podem ocorrer.

Tabela 9.3	Critérios de seleção para o tratamento conservador da gravidez ectópica tubária

Sintomas clínicos mínimos
Diagnóstico ultrassonográfico de certeza de gravidez ectópica tubária
Nenhuma evidência de atividade cardíaca embrionária
Tamanho < 5 cm
Nenhuma evidência de hemoperitônio em imagem de ultrassonografia
hCG sérica baixa (metotrexato < 3.000 IU/L; expectante < 1.500 IU/L)

Em vista disso, o uso de metotrexato no tratamento de gravidez ectópica é limitado, mas pode ser oferecido com base em uma avaliação individual para mulheres altamente motivadas, que apresentam uma gravidez ectópica pequena, não rota, com um nível sérico de hCG entre 1.500 e 3.000 IU/L e que, provavelmente, vão seguir um acompanhamento bem organizado.

Tratamento expectante

O tratamento expectante tem importantes vantagens sobre o tratamento medicamentoso, pois acompanha a evolução da história natural da doença e não apresenta os efeitos colaterais graves do metotrexato. É mais fácil monitorar a evolução natural da gravidez ectópica, pois as medidas séricas de hCG refletem de maneira acurada a atividade trofoblástica, e os níveis crescentes indicam um risco aumentado de ruptura. Com o tratamento medicamentoso ocorre uma elevação inicial do hCG sérico após a administração de metotrexato, independentemente do resultado bem ou malsucedido. Com o tratamento medicamentoso, é necessário aguardar uma semana após a aplicação para confirmar o sucesso do tratamento, aumentando o risco de que ocorram desfechos adversos, em comparação ao tratamento expectante.

O manejo expectante requer acompanhamento prolongado e pode causar ansiedade tanto às mulheres como aos profissionais de saúde. Entretanto, o principal fator limitante do manejo expectante é a frequência relativamente alta de fracasso e a incapacidade de identificar com precisão os casos com maior probabilidade de fracasso. Para minimizar o risco de falha, muitos autores usam critérios rigorosos de seleção das pacientes elegíveis para o tratamento expectante, como um nível inicial de hCG abaixo de 250 UI/L [39]. Com o uso desses critérios de seleção rigorosos, a frequência de bons resultados é relativamente alta, algumas vezes atingindo 70 até 80% [40,41]. De acordo com esses critérios, somente um pequeno número de pacientes é considerado elegível para o manejo expectante, representando uma pequena contribuição de apenas 7 a 25% na frequência geral dos resultados bem-sucedidos da gravidez ectópica tubária. Estudos recentes têm mostrado resultados melhores, até 40% de resolução espontânea da gravidez ectópica, com o uso de critérios mais liberais de seleção para o manejo expectante [18]. Esses resultados também refletem o aumento da sensibilidade dos equipamentos modernos de ultrassonografia, que permitem a detecção de gestações ectópicas muito pequenas (Fig. 9.5). É provável que uma grande proporção desses casos precoces de gravidez ectópica ficasse sem diagnóstico anteriormente e fosse tratada como abortos intrauterinos precoces. A sensibilidade dos equipamentos provavelmente será ainda melhor no futuro, sendo imperativo para a prática moderna continuar os esforços no sentido de refinar os critérios de seleção para o manejo expectante da gravidez ectópica tubária.

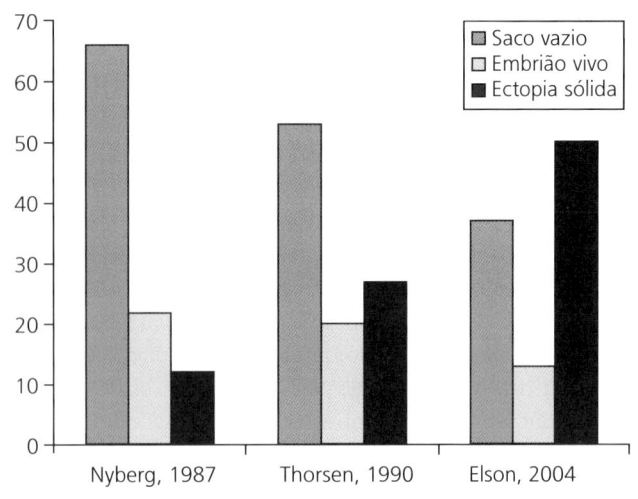

Fig. 9.5 Frequências relativas de tipos morfológicos diferentes de gravidez ectópica detectadas em ultrassonografia nas duas últimas décadas. A proporção de formas mais graves, como a gravidez ectópica com embrião vivo e os sacos gestacionais bem formados, está diminuindo, enquanto a proporção de formas leves, como a gravidez ectópica pequena sólida, está aumentando. Esse achado reflete a capacidade do equipamento moderno para detectar a gravidez ectópica tubária, e não uma alteração da evolução natural da condição.

De acordo com a literatura atual, o sucesso do manejo expectante pode ser determinado pelos níveis séricos de hCG na apresentação inicial. Em geral, se o nível de hCG sérico for inferior a 1.500 UI/L e a gravidez ectópica estiver visível na imagem de ultrassonografia, o sucesso do manejo expectante será de 60 a 70% [18]. Associando as medidas de progesterona sérica e as características morfológicas da gravidez ectópica na imagem de ultrassonografia é possível melhorar a predição do sucesso do manejo expectante.

Os resultados de fertilidade a longo prazo em mulheres que receberam o manejo expectante são semelhantes aos das mulheres submetidas à cirurgia ou ao tratamento medicamentoso conservador. Vários autores examinaram os resultados reprodutivos em mulheres com gravidez ectópica após o manejo expectante bem-sucedido, comparadas àquelas que necessitaram de cirurgia. Não foram encontradas diferenças significativas na frequência de permeabilidade tubária ipsolateral e nas frequências de gravidez subsequente intrauterina e extrauterina [42]. A principal vantagem do tratamento expectante é evitar uma intervenção, e não a melhora dos resultados reprodutivos.

Fertilidade após a gravidez ectópica tubária

A frequência de gravidez intrauterina após gravidez ectópica varia entre 50 a 70% [42]. A gravidez ectópica recorrente pode ocorrer em 6 a 16% das mulheres com história anterior de gravidez ectópica [43], e deve-se oferecer a essas mulheres exames ultrassonográficos precoces em todas as gestações futuras para detectar a recorrência de gravidez ectópica antes que possam ocorrer complicações.

> **Quadro 9.4 Resumo**
>
> - Gravidez ectópica tubária pode ser tratada cirurgicamente ou clinicamente.
> - Critérios rigorosos precisam ser observados para a escolha da conduta médica.
> - Metotrexato é o tratamento medicamentoso de escolha.
> - A probabilidade de gravidez intrauterina após gravidez ectópica é de 50 a 70%.
> - A probabilidade de gravidez ectópica recorrente é de 6 a 16%.

GRAVIDEZ ECTÓPICA NÃO TUBÁRIA

Gravidez ectópica intersticial

A implantação do ovo na porção proximal da tuba uterina, que penetra a parede muscular uterina, é chamada de gravidez intersticial. A incidência de gravidez ectópica intersticial é de 1 em 2.500 a 5.000 nascidos vivos, representando 2 a 6% de todas as gestações ectópicas [44]. Os fatores de risco que predispõem a uma gravidez intersticial são os mesmos das gestações ectópicas tubárias e incluem gravidez ectópica prévia (40,6%), tratamento de reprodução assistida (37,5%) e infecções sexualmente transmissíveis (25%) [45]. Um fator predisponente único de gravidez intersticial é a salpingectomia ipsolateral prévia. A morbidade materna associada à gravidez intersticial ainda é alta, e a mortalidade materna associada a essa apresentação de gravidez ectópica é de cerca de 2 a 2,5% [2].

O diagnóstico pré-operatório da gravidez intersticial continua sendo o mais difícil de ser feito. Isto se deve, em parte, à ausência de sintomas antes da ruptura súbita. Na prática clínica moderna, o diagnóstico de gravidez intersticial deve ser feito de maneira não invasiva com o emprego da ultrassonografia transvaginal. O diagnóstico baseia-se na visualização da parede lateral da cavidade uterina adjacente à área intersticial tubária na detecção do saco gestacional e na visualização de uma camada miometrial contínua circundando o saco coriônico [46] (Figs. 9.6 e 9.7).

A gravidez intersticial rota normalmente apresenta-se de forma dramática com sangramento intra-abdominal intenso, que requer cirurgia urgente. A hemostasia pode ser conseguida com a remoção do tecido gestacional e pela sutura o local da ruptura. Entretanto, em casos de sangramento intenso, a ressecção do corno ou, em casos raros, a histerectomia pode ser necessária para cessar o sangramento.

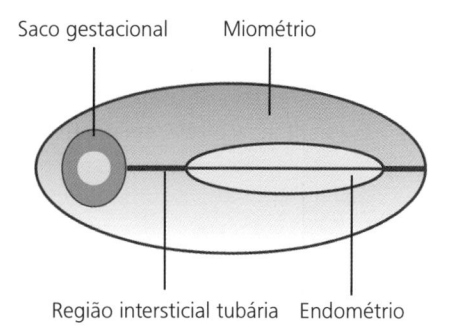

Fig. 9.6 Ilustração esquemática da gravidez intersticial.

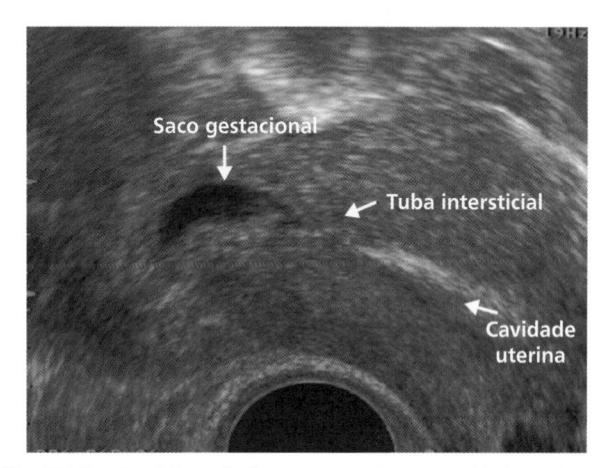

Fig. 9.7 Secção oblíqua do útero mostrando uma cavidade uterina vazia e a região intersticial da tuba adjacente à cavidade e o saco ectópico. O saco está completamente cercado pelo miometrial, o que é típico da gravidez intersticial.

O diagnóstico ultrassonográfico não invasivo precoce antes da ruptura permite que seja realizada uma cirurgia laparoscópica para o tratamento de gravidez ectópica intersticial. Vários procedimentos têm sido descritos, incluindo ressecção, cornostomia ou salpingotomia [47]. A injeção intramiometrial de vasopressina e sutura em alça do ligamento largo têm sido usados para reduzir a perda sanguínea no pós-operatório.

A gravidez intersticial não rota, com tamanho abaixo de 12 semanas, pode ser tratada de modo conservador. O tratamento com metotrexato deve ser administrado a todas as mulheres com os níveis de hCG sérica em elevação na visita de acompanhamento. Bons resultados são relatados com o uso de metotrexato sistêmico e com o uso local [48,49]. Nas gestações intersticiais viáveis, a injeção local, guiada por ultrassonografia, é preferível, pois interrompe a evolução do embrião viável e ao mesmo tempo aumenta a probabilidade de sucesso do tratamento medicamentoso. As gestações intersticiais pequenas com níveis de hCG sérica em declínio podem ser tratadas de maneira expectante sem qualquer intervenção.

Com exceção dos efeitos colaterais do metotrexato, a principal desvantagem do tratamento conservador é o tem-

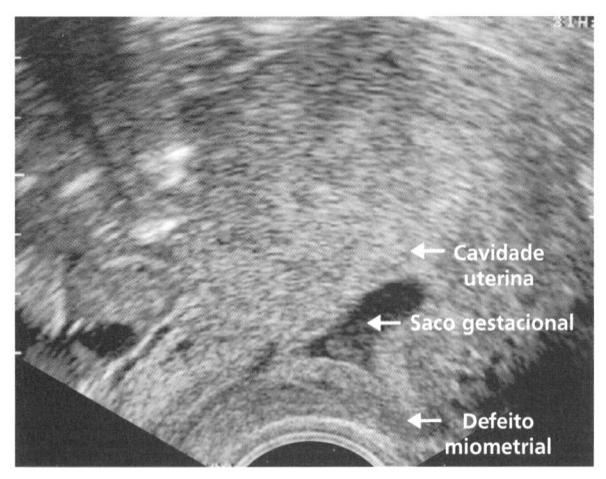

Fig. 9.8 Gravidez de 7 semanas em uma cicatriz de cesariana com saco gestacional herniado para dentro da área com defeito miometrial.

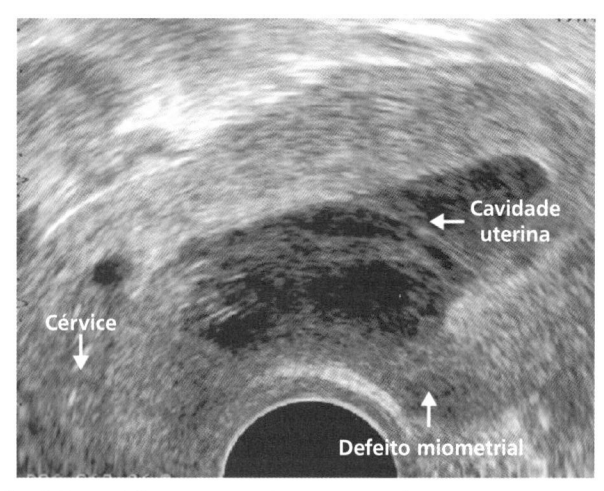

Fig. 9.9 Um defeito miometrial anterior visível após o esvaziamento de uma gravidez em cicatriz de cesariana.

po necessário para que ocorra a absorção completa da que leva; em gestações maiores, isto pode levar até um ano.

Gravidez localizada abaixo do orifício cervical interno: gravidez ectópica cervical e na cicatriz de cesariana

A gravidez cervical é definida como a implantação do ovo dentro da cérvice, abaixo do orifício interno. A gravidez em cicatriz de cesariana é uma entidade nova, que se refere a uma gravidez implantada em uma cicatriz uterina deficiente, após uma cesariana prévia em segmento inferior [50]. Antes da introdução da ultrassonografia transvaginal de alta resolução, não era possível distinguir a gravidez cervical da gravidez na cicatriz de cesariana. Na literatura antiga, 33% das gestações "cervicais" ocorriam em mulheres com história de cesariana prévia, sugerindo que a gravidez em cicatriz era responsável por um número significativo dos casos de gravidez ectópica cervical [51].

A característica comum da gravidez cervical e da gravidez de cicatriz de cesariana é a implantação nas áreas que apresentam defeitos miometriais após cirurgia intrauterina (Fig. 9.8). No caso de gravidez cervical, a implantação ocorre na região onde houve uma falsa passagem em tentativas anteriores de dilatação cervical. Em razão do comprometimento miometrial, o esvaziamento cirúrgico da gravidez ectópica cervical ou da gravidez de cicatriz de cesariana quase sempre apresenta hemorragia grave. O sangramento tende a ser mais intenso com o avanço da gestação. A gravidez cervical geralmente é viável e não raro a ectópica da cicatriz de cesariana progride até o termo completo. Nesses casos, as mulheres normalmente desenvolvem placenta prévia/acreta, que, muitas vezes, é complicada por hemorragia intensa pós-parto e histerectomia periparto [52].

A tentativa de remover a gravidez cervical e a gravidez da cicatriz de cesariana, provavelmente, causará intenso sangramento vaginal, havendo relatos de 40% de histerectomia após o procedimento de dilatação e curetagem sem diagnóstico pré-operatório de gravidez cervical [53]. Vários métodos têm sido usados para reduzir o sangramento proveniente do local de implantação no procedimento de dilatação e curetagem, incluindo a inserção de um cateter de Foley na cérvice, injeção de vasopressina intracervical, cerclagem cervical de Shirodkar, ligamento transvaginal dos ramos cervicais das artérias uterinas ou embolização da artéria uterina angiográfica. O uso de qualquer desses métodos em conjunto com dilatação e curetagem reduz o risco de histerectomia para menos de 5% (Fig. 9.9).

Como nos outros tipos de gravidez ectópica, o tratamento medicamentoso com metotrexato ou o manejo expectante pode ser usado na gravidez cervical pequena não viável. Ainda que o tratamento conservador seja bem-sucedido em alguns casos, ele está associado a sangramento vaginal prolongado que pode persistir alguns meses e ao risco de infecção e sepse. Por essas razões, a cirurgia deve ser preferida para a gravidez ectópica cervical em cicatriz de cesariana, exceto em casos de gravidez não viável muito pequenas, que podem ser acompanhadas de maneira expectante [54].

O risco de recorrência de gravidez ectópica cervical/em cicatriz de cesariana é baixo, e se a próxima gestação estiver localizada normalmente dentro da cavidade uterina, provavelmente apresentará uma evolução sem complicações [54].

Gravidez ovariana

A gravidez ovariana é definida como a implantação do ovo na superfície do ovário ou dentro dele, distante das tubas uterinas. Não há fatores de risco diretos associados à gravidez ovariana primária, embora existam relatos de associações ao uso de IUCDEs, doença inflamatória pélvica e concepção assistida [55]. Condições aleatórias ocorrem em alguns casos, pois a recorrência de gravidez ovariana raramente é relatada.

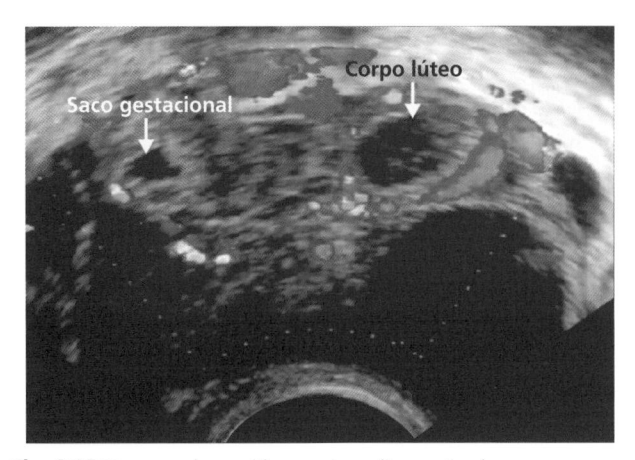

Fig. 9.10 Um caso de gravidez ovariana diagnosticado por ultrassonografia. O saco gestacional com um anel trofoblástico característico é visto lateralmente ao corpo lúteo cístico.

O diagnóstico de gravidez ovariana raramente é feito na fase pré-operatória, e muitas mulheres são tratadas cirurgicamente, pois o diagnóstico somente é feito durante o procedimento cirúrgico [56]. Na ultrassonografia, pode-se visualizar uma pequena gravidez ovariana implantada no ovário próxima ao corpo lúteo (Fig. 9.10).

A laparoscopia surgiu como o método padrão ouro para o tratamento da maioria das gestações ovarianas. A técnica de remoção laparoscópica depende do tamanho e da localização da gravidez dentro do ovário e do estado hemodinâmico da paciente. A cirurgia laparoscópica conservadora envolve a ressecção ovariana ou a aspiração da gravidez combinada com coagulação do local de implantação usando um termo coagulador [57]. Nos casos em que ocorre um sangramento intraoperatório profuso, pode ser necessária a ooforectomia ou a salpingooforectomia para conseguir hemostasia.

Gravidez abdominal

A gravidez abdominal é uma raridade que somente alguns poucos ginecologistas encontram durante sua carreira profissional. Na maioria das vezes, a gravidez abdominal é o resultado de reimplantação de gravidez ectópica tubária não diagnosticada. Com a crescente precisão da ultrassonografia transvaginal de primeiro trimestre, é provável que a prevalência de gravidez abdominal avançada diminua. As características clínicas e ultrassonográficas de uma gravidez abdominal inicial são muito semelhantes às da gravidez ectópica tubária. No entanto, a gravidez abdominal viável que progride além do primeiro trimestre tipicamente não é diagnosticada no exame ultrassonográfico transabdominal de rotina. Deve-se suspeitar de gravidez abdominal em mulheres com dor abdominal persistente na fase avançada da gravidez e naquelas com queixas de dor aos movimentos fetais. Na gravidez abdominal, é difícil obter imagens bem definidas do feto, em razão das alças intestinais sobrejacentes, e, muitas vezes, há evidência de oli-

goidrâmnio e restrição do crescimento intrauterino precoce. A mortalidade perinatal é alta (> 40%), e a incidência de malformações fetais também é maior [58].

Em mulheres com suspeita clínica de gravidez abdominal, deve ser realizada a ultrassonografia transvaginal para avaliar o útero e estabelecer a continuidade entre o canal cervical, a cavidade uterina e o saco gestacional. Se a gravidez estiver fora da cavidade uterina, o diagnóstico diferencial incluirá a gravidez abdominal e a gravidez no corno atrófico não comunicante de um útero unicorno. A visualização da região intersticial das duas tubas sugere o diagnóstico de gravidez abdominal.

O tratamento da gravidez abdominal é cirúrgico. O momento da intervenção depende dos sinais clínicos e sintomas do paciente. Na gravidez abdominal avançada, com desenvolvimento fetal normal e diagnosticada no final do segundo trimestre, a interrupção da gravidez pode ser postergada algumas semanas até o feto alcançar a viabilidade. Na cirurgia, o saco gestacional deve ser aberto cuidadosamente, evitando a ruptura da placenta. O feto deve ser removido, o cordão cortado curto e a placenta deixada no local [59]. Uma tentativa de remover a placenta pode resultar em hemorragia incontrolável maciça. O tratamento adjuvante com metotrexato não é necessário, e o tecido placentário residual será absorvido lentamente pelo período de alguns meses, às vezes alguns anos. Pode ocorrer infecção do tecido placentário deixado no local e formação de abscesso pélvico, podendo necessitar de drenagem.

CONCLUSÕES

O avanço das técnicas diagnósticas não invasivas da gravidez ectópica promoveu mudanças substanciais no tratamento dessa condição comum. Atualmente, as mulheres com o diagnóstico de gravidez ectópica apresentam tipicamente sintomas leves, porque o diagnóstico é feito precocemente na história natural da doença antes de ocorrer a ruptura ou porque a gravidez ectópica está interrompida. A determinação do risco da gravidez ectópica pode ser usada para oferecer às mulheres diferentes opções de tratamento, que vão desde o manejo expectante até a cirurgia. Mesmo quando a cirurgia é necessária, ela pode ser realizada de maneira semieletiva com o uso de abordagem minimamente invasiva. Apesar desses importantes avanços, não há espaço para complacência, pois a de mortalidade por gravidez ectópica tem permanecido constante nas duas últimas décadas. O principal desafio é desenvolver estratégias que levem à redução da mortalidade por gravidez ectópica. Outros esforços também são necessários para refinar os critérios de seleção para o manejo conservador da gravidez ectópica, em especial para o manejo expectante. A conservação tubária na cirurgia também permanece como uma questão importante, e os esforços devem continuar no sentido de melhorar as técnicas cirúrgicas de salpingotomia para minimizar o dano iatrogênico à tuba e preservar a fertilidade futura.

REFERÊNCIAS

1. Tait RL. Five cases of extrauterine pregnancy operated upon at the time of rupture. *Br Med J* 1884;1:1250.
2. Lewis G (ed.) *Saving Mothers' Lives: Reviewing Maternal Deaths to Make Motherhood Safer 2003-2005. The Seventh Report on Confidential Enquiries into Maternal Deaths in the United Kingdom*. London: The Confidential Enquiry into Maternal and Child Health, 2007. Available at www.cmace.org.uk/getattachment/26dae364-1fc9-4a29-a6cb-afb3f251f8f7/Saving-Mothers'-Lives-2003-2005-(Full-report).aspx
3. Coste J, Bouyer J, Ughetto S et al. Ectopic pregnancy is again on the increase. Recent trends in the incidence of ectopic pregnancies in France (1992-2002). *Hum Reprod* 2004;19:2014-2018.
4. Egger M, Low N, Davey Smith G, Lindblom B, Herrmann B. Screening for chlamydial infections and the risk of ectopic pregnancy in a county in Sweden: ecological analysis. *BMJ* 1998;316:1776-1780.
5. Goldner T, Lawson H, Xia Z, Atrash H. Surveillance for ectopic pregnancy: United States, 1970-1989. *MMWR CDC Surveill Summ* 1993;42:73-85.
6. Westrom L, Bengtsson LPH, Mardh PA. Incidence, trends and risks of ectopic pregnancy in a population of women. *BMJ* 1981;282:15-18.
7. Ankum WM, Mol BWJ, Van der Veen F, Bossuyt PMM. Risk-factors for ectopic pregnancy: a meta-analysis. *Fertil Steril* 1996;65:1093-1099.
8. Bjartling C, Osser S, Persson K. The frequency of salpingitis and ectopic pregnancy as epidemiologic markers of *Chlamydia trachomatis*. *Acta Obstet Gynecol Scand* 2000;79:123-128.
9. Mol BW, Ankum WM, Bossuyt PM, Van der Veen F. Contraception and the risk of ectopic pregnancy: a meta-analysis. *Contraception* 1995;52:337-341.
10. Bouyer J, Job-Spira N, Pouly JL et al. Fertility after ectopic pregnancy: results of the first three years of the Auvergne Registry. *Contracept Fertil Sex* 1996;24:475-481.
11. Maymon R, Shulman A, Halperin R, Michell A, Bukovsky I. Ectopic pregnancy and laparoscopy: review of 197 patients treated by salpingectomy or salpingotomy. *Eur J Obstet Gynecol Reprod Biol* 1995;62:61-67.
12. Cartwright PS. Incidence, epidemiology, risk factors and etiology. In: Stovall TG, Ling FW (eds) *Extrauterine Pregnancy. Clinical Diagnosis and Management*. New York: McGraw-Hill, 1993:27-64.
13. Vasquez G, Winston RML, Brosens IA. Tubal mucosa and ectopic pregnancy. *Br J Obstet Gynaecol* 1983;90:468.
14. Pulkkinen MO, Talo A. Tubal physiologic consideration in ectopic pregnancy. *Clin Obstet Gynecol* 1987;30:164.
15. Coste J, Fernandez H, Joye N. Role of chromosome abnor-malities in ectopic pregnancy. *Fertil Steril* 2000;74:1259-1260.
16. Hafner T, Aslam N, Ross JA, Zosmer N, Jurkovic D. The effectiveness of non-surgical management of early interstitial pregnancy: a report of ten cases and review of the literature. *Ultrasound Obstet Gynecol* 1999;13:131-136.
17. Elson J, Tailor A, Banerjee S, Salim R, Hillaby K, Jurkovic D. Expectant management of tubal ectopic pregnancy: prediction of successful outcome using decision tree analysis. *Ultrasound Obstet Gynecol* 2004;23:552-556.
18. Kitchin JD, Wein RM, Nunley WC. Ectopic pregnancy: current clinical trends. *Am J Obstet Gynecol* 1979;134:870.
19. Beck P, Broslovsky L, GaI D, Tancer ML. The role of laproscopy in the diagnosis of ectopic pregnancy. *Int J Gynaecol Obstet* 1984;22:307-309.
20. Lindahl B, Ahlgren M. Identification of chorion vili in abortion specimens. *Obstet Gynecol* 1986;67:79-81.
21. Timor-Tritsch IE, Yeh MN, Peisner DB, Lesser KB, Slavik TA. The use of transvaginal ultrasonography in the diagnosis of ectopic pregnancy. *Am J Obstet Gynecol* 1989;161:157-161.
22. Kirk E, Papageorghiou AT, Condous G, Tan L, Bora S, Bourne T. The diagnostic effectiveness of an initial transvaginal scan in detecting ectopic pregnancy. *Hum Reprod* 2007;22:2824-2828.
23. Condous G, Okaro E, Khalid A et al. The accuracy of transvaginal sonography for the diagnosis of ectopic pregnancy prior to surgery. *Hum Reprod* 2005;20:1404-1409.
24. Brown DL, Doubilet PM. Transvaginal sonography for diagnosing ectopic pregnancy. *J Ultrasound Med* 1994;13:259-266.
25. Kadar N, DeVore G, Romero R. Discriminatory hCG zone: its use in the sonographic evaluation for ectopic pregnancy. *Obstet Gynecol* 1981;58:156-161.
26. Cacciatore B, Stenman U-H, Ylostalo P. Diagnosis of ectopic pregnancy by vaginal ultrasonography in combination with a discriminatory serum hCG level of 1000 IU/L (IRP). *Br J Obstet Gynaecol* 1990;97:904-908.
27. Pisarska MD, Carson SA, Buster JE. Ectopic pregnancy. *Lancet* 1998;351:1115-1120.
28. Banerjee S, Aslam N, Woelfer B, Lawrence A, Elson J, Jurkovic D. Expectant management of early pregnancies of unknown location: a prospective evaluation of methods to predict spontaneous resolution of pregnancy. *BJOG* 2001;108:158-163.
29. Kirk E, Condous G, Van Calster B, Van Huffel S, Timmerman D, Bourne T. Rationalising the follow-up of pregnancies of unknown location. *Hum Reprod* 2007;22:1744-1750.
30. Fridstrom M, Garoff L, Sjoblom P, Hillens T. Human chorionic gonadotropin patterns in early pregnancy after assisted conception. *Acta Obstet Gynecol Scand* 1995;74:534-538.
31. Day A, Sawyer E, Mavrelos D, Tailor A, Helmy S, Jurkovic D. Use of serum progesterone measurements to reduce need for follow-up in women with pregnancies of unknown location. *Ultrasound Obstet Gynecol* 2009;33:704-710.
32. Grey D, Thorburn J, Lundorff P, Strandell A, Lindblom B. A cost-effectiveness study of a randomised trial of laparoscopy versus laparotomy for ectopic pregnancy. *Lancet* 1995;345:1139-1143.
33. Royal College of Obstetricians and Gynaecologists. *The Management of Tubal Pregnancy*. Green-top Guideline No. 21, 2004. Available at www.rcog.org.uk/files/rcog-corp/GTG21Tubal11022011.pdf
34. Bangsgaard N, Lund C, Ottensen B, Nillas I. Improved fertility following conservative surgical treatment of ectopic pregnancy. *BJOG* 2003;110:765-770.
35. Stovall TG, Ling FW. Single-dose methotrexate: an expanded clinical trial. *Am J Obstet Gynecol* 1993;168:1759-1765.
36. Sowter M, Farquhar C, Gudex G. An economic evaluation of single dose methotrexate and laparoscopic surgery for the treatment of unruptured ectopic pregnancy. *BJOG* 2001;108:204-212.
37. Hajenius PJ, Engelsbel S, Mol BW et al. Randomised trial of systemic methotrexate versus laparoscopic salpingostomy in tubal pregnancy. *Lancet* 1997;350:774-779.
38. Sowter MC, Farquhar CM, Petrie KJ, Gudex G. A randomised trial comparing single dose systemic methotrexate and laparoscopic surgery for the treatment of unruptured tubal pregnancy. *BJOG* 2001;108:192-203.
39. Cacciatore B, Korhonen J, Stenman U-H, Ylostalo P. Transvaginal sonography and serum hCG in monitoring of presumed ectopic pregnancies selected for expectant management. *Ultrasound Obstet Gynecol* 1995;5:297-300.
40. Ylostalo P, Cacciatore B, Sjoberg J, Kaaraianen M, Tenhunen A, Stenman U-H. Expectant management of ectopic pregnancy. *Obstet Gynecol* 1992;80:345-348.
41. Makinen JI, Kivijarvi AK, Irjala KMA. Success of non-surgical management of ectopic pregnancy. *Lancet* 1990;335:1099.
42. Strobelt N, Mariani E, Ferrari L, Trio D, Tiezzi A, Ghidini A. Fertility after ectopic pregnancy. *J Reprod Med* 2000;45:803-807.

43. Dubuisson JB, Aubriot FX, Foulot H. Reproductive outcome after laparoscopic salpingectomy for tubal ectopic pregnancy. *Fertil Steril* 1990;53:1004-1007.
44. Bouyer J, Coste J, Fernandez H, Pouly JL, Job-Spira N. Sites of ectopic pregnancy: a 10 year population-based study of 1800 cases. *Hum Reprod* 2002;17:3224-3230.
45. Tulandi T, Al-Jaroudi D. Interstitial pregnancy: results generated from the society of reproductive surgeons registry. *Obstet Gynecol* 2004;103:47-50.
46. Ackerman TE, Levi CS, Dashefsky SM, Holt SC, Lindsay DJ. Interstitial line: sonographic finding in interstitial (cornual) ectopic pregnancy. *Radiology* 1993;189:83-87.
47. Lau S, Tulandi T. Conservative medical and surgical management of interstitial ectopic pregnancy. *Fertil Steril* 1999;72:207-215.
48. Cassik P, Ofili-Yebovi D, Yazbek J, Lee C, Elson J, Jurkovic D. Factors influencing the success of conservative treatment of interstitial pregnancy. *Ultrasound Obstet Gynecol* 2005;26:279-282.
49. Jermy K, Thomas J, Doo A, Bourne T. The conservative management of interstitial pregnancy. *BJOG* 2004;111:1283-1288.
50. Vial Y, Petignat P, Hohlfeld P. Pregnancy in a cesarean scar. *Ultrasound Obstet Gynecol* 2000;16:592-593.
51. Ushakov FB, Elchalal U, Aceman PJ, Schenker JG. Cervical pregnancy: past and future. *Obstet Gynecol Surv* 1996;52:45-57.
52. Herman A, Weinraub Z, Avrech O, Maymon R, Ron-El R, Bukovsky Y. Follow up and outcome of isthmic pregnancy located in a previous caesarean section scar. *Br J Obstet Gynaecol* 1995;102:839-841.
53. Jurkovic D, Hacket E, Campbell S. Diagnosis and treatment of early cervical pregnancy: a review and a report of two cases treated conservatively. *Ultrasound Obstet Gynecol* 1996;8:373-380.
54. Jurkovic D, Ben-Nagi J, Ofilli-Yebovi D, Sawyer E, Helmy S, Yazbek J. The efficacy of Shirodkar cervical suture in securing haemostasis following surgical evacuation of Cesarean scar ectopic pregnancy. *Ultrasound Obstet Gynecol* 2007;30:95-100.
55. Raziel A, Golan A, Pansky M, Ron-El R, Bukovsky I, Caspi E. Ovarian pregnancy: a report of twenty cases in one institution. *Am J Obstet Gynecol* 1990;163:1182-1185.
56. Seinera P, Di Gregorio A, Arisio R, Decko A, Crana F. Ovarian pregnancy and operative laparoscopy: a report of eight cases. *Hum Reprod* 1997;12:608-610.
57. Morice P, Dubuisson JB, Chapron C, De Gayffier A, Mouelhi T. Laparoscopic treatment of ovarian pregnancy. *Gynecol Endocrinol* 1996;5:247-249.
58. Attapattu JAF, Menon S. Abdominal pregnancy. *Int J Gynaecol Obstet* 1993;43:51-55.
59. Martin JN Jr, Sessums JK, Martin RW, Pryor JA, Morrison JC. Abdominal pregnancy: current concepts of management. *Obstet Gynecol* 1988;71:549-557.

Capítulo 10

Aborto Induzido

Gillian Flett[1] e Allan Templeton[2]
[1]Centre for Sexual and Reproductive Health, Aberdeen, UK
[2]University of Aberdeen, Aberdeen Maternity Hospital, Aberdeen, UK

O aborto induzido é um dos procedimentos ginecológicos praticados com mais frequência no Reino Unido. O aborto cirúrgico por aspiração a vácuo ou por dilatação e curetagem foi o único método utilizado durante a década de 1960. A introdução de aspiração a vácuo e dos cateteres flexíveis determinou uma mudança na conduta, em razão da redução do volume de perda sanguínea e do risco de perfuração uterina. Entre os anos de 1980 e 1990 foram desenvolvidos novos medicamentos para o aborto precoce e para a interrupção da gravidez do segundo trimestre com a introdução da mifepristona, este medicamento representa um dos mais significativos avanços no controle da fertilidade dos últimos anos. O resultado permitiu uma evolução, cuja extensão é o envolvimento da paciente na escolha do método e a ampliação dos serviços de saúde que fazem o aborto com ênfase na segurança e eficácia, e foram ampliadas as oportunidades para o parto fora dos ambientes hospitalares. Em 2009, foram realizados 189.100 abortos na Inglaterra e no País de Gales [1] e na Escócia [2], houve 13.005 abortos; pela primeira vez esses índices mostraram uma redução em relação aos anos precedentes. Existe uma associação evidente ao estado de privação, e um quarto das mulheres apresenta um aborto anterior. Cerca de um terço das mulheres inglesa poderá ter um aborto em torno dos 45 anos de idade [3]. No Reino Unido, mais de 98% dos abortos são realizados com a justificativa de risco para a saúde mental ou física da mulher ou de seus filhos [1,2]. Esses abortos são o foco deste capítulo. Uma minoria de abortos é realizada por anormalidade fetal, redução de gravidez com múltipla e término seletivo por anormalidades; as questões legais e éticas e as questões relativas a esses méritos dividem as considerações.

A disponibilização financeira através do NHS para a realização do aborto varia consideravelmente em todo o Reino Unido, e melhorar o acesso aos serviços de aborto de qualidade continua sendo a principal prioridade para a saúde sexual. O alinhamento mais próximo da assistência ao aborto e da atenção à saúde sexual apresenta vantagens, pois a assistência integrada pode melhorar a avaliação do risco de saúde sexual e facilitar o aconselhamento com orientação e disponibilização imediata de uma ampla variedade de métodos contraceptivos, particularmente os implantes de longa duração e os métodos intrauterinos.

A LEI E O ABORTO

Os critérios legais em torno do aborto são específicos em cada país. A legislação sobre o aborto no Reino Unido está com base na lei *Abortion Act* [4], de 1967, com emendas efetuadas pela lei *Human Fertilization and Embryology Act*, de 1990 [5]. As emendas da lei do aborto foram consideradas durante a apreciação de um projeto de lei do *Human Fertilization and Embryology Bill*, na sessão do parlamento de 2007-2008. Os membros do Parlamento, receberam um relatório do comitê composto pela *Science and Technology Committee* [6], com informações atualizadas sobre dor e viabilidade fetal, juntamente com a resposta do governo de autoria do Departamento de Saúde [7], mas isto não foi totalmente considerado pelo Parlamento, e o estatuto do aborto permanece inalterado. Antes da realização de um aborto, é necessário apresentar um certificado que deve ser assinado por dois profissionais médicos autorizando o aborto, exigindo-se a retenção desse certificado durante 3 anos. Um formulário de notificação deve ser dirigido ao *Chief Medical Office* (CMO) da região e deve ser assinado pelo médico que assume a responsabilidade pelo procedimento, embora a interrupção medicamentosa seja frequentemente efetuada pela equipe de enfermagem que ministra os fármacos prescritos previamente pelos médicos. A maioria dos abortos é realizada em conformidade com os estatutos C ou D, que regulam a interrupção da gravidez: a gravidez não deve ter mais do que 24 semanas e quando a continuação da gravidez envolve riscos maiores de dano para a saúde física ou mental da mulher ou da criança ou dos filhos existentes e de sua família (Tabela 10.1).

A lei Abortion Act não se aplica à Irlanda do Norte, onde os fundamentos para o aborto são extremamente restritos. Após uma instrução de audiência em uma revisão judicial de

Tabela 10.1	Fundamentos estatutários para o aborto legal no Reino Unido
A	A continuação da gravidez envolve risco à vida da gestante maior do que a interrupção da gravidez
B	A interrupção é necessária para prevenir lesão grave permanente à saúde física ou mental da gestante
C	A gravidez não excedeu a vigésima quarta semana, e sua continuação envolve risco maior do que a interrupção da gravidez de lesão à saúde física ou mental da gestante
D	A gravidez não excedeu a vigésima quarta semana, e sua continuação envolve o risco à vida da gestante maior do que a interrupção da gravidez, de lesão à saúde física ou mental do(s) filho(s) existente(s)
E	Existe risco substancial de o recém-nascido apresentar anormalidades físicas ou mentais que provoquem incapacidade grave
F	Para salvar a vida da gestante
G	Prevenir lesão permanente grave à saúde física ou mental da gestante

Quadro 10.1 Resumo

- A prática de aborto é regida pela lei com a qual os profissionais devem estar familiarizados.
- O aconselhamento com informações e boa comunicação é essencial.
- O aborto é um procedimento ginecológico frequente e seguro.
- O aborto apresenta uma associação forte com violência do parceiro.
- É importante a avaliação de risco de infecção sexualmente transmissível (incluindo HIV) e a realização dos testes diagnósticos.
- O aconselhamento contraceptivo e o início imediato da contracepção são parte essencial da assistência ao aborto.

2004, publicou-se a orientação para os profissionais referente ao término da gravidez na Irlanda do Norte, em 2009 [8], e informações atualizadas sobre a questão estão disponíveis no *site* da Family Planning Association (www.fpa.org.uk/).*

Os médicos, que atendem as mulheres que requisitam assistência para o aborto, devem seguir os princípios bioéticos, descritos no documento *General Medical Council* (GMC), o *Duties of a Doctor*[9]. Existe uma cláusula de objeção de consciência dentro da lei *Abortion Act*, e a *British Medical Association* (BMA) produziu uma revisão importante sobre os aspectos éticos e legais [10]. Nas situações em que os profissionais apresentam objeção de consciência, o aconselhamento deve ser feito, incluindo as orientações sobre os primeiros passos para encaminhar o procedimento e sobre os locais onde os requisitos legais devem ser preenchidos. Normalmente, isto inclui o imediato encaminhamento a outro médico. Os médicos e os enfermeiros podem se recusar a participar de um aborto, mas não podem se recusar a participar de qualquer tratamento de emergência.

Antes de proceder ao aborto, o médico certamente desejará certificar-se do cumprimento do estatuto legal, mas também é importante estar certo de que a mulher considerou cuidadosamente todas as opções e tem certeza de sua decisão e dá o seu consentimento informado. Nos últimos anos, os serviços de saúde reprodutiva e sexual e os prestadores de serviços de aborto se tornaram mais conscientes das necessidades específicas de mulheres jovens, e uma pessoa jovem competente pode dar o seu próprio consentimento, embora o apoio dado pelo envolvimento de pais/cuidadores seja estimulado, e uma avaliação sempre é efetuada para identificar a presença de fatores de risco relativos à proteção da criança.

ACONSELHAMENTO E PRÉ-AVALIAÇÃO PARA O ABORTO

A idade gestacional é o principal determinante da escolha entre as opções disponíveis para o aborto, e, normalmente, a mulher toma a decisão em consulta médica e com aconselhadores da gestação. O método de aborto escolhido deve ser aceito pela mulher e deve ser seguro e eficaz. Diretrizes completas sobre a assistência a mulheres que solicitam o aborto induzido foram publicadas pelo *Royal College of Obstetricians and Gynaecologists* (RCOG, atualização em andamento, 2010) [11]. A escolha é parte integrante da assistência ao aborto e deve ser feita após o fornecimento de informações associado a um aconselhamento sensível, sendo essencial para que a mulher possa escolher o método mais adequado para a sua situação e, dessa forma, possa melhorar os sentimentos associados à experiência do aborto. Cada vez mais as mulheres são encaminhadas para serviços específicos, que realizam o aborto e que oferecem assistência separadamente das outras pacientes ginecológicas e que podem oferecer o apoio total de um serviço ginecológico. Existem evidências fortes mostrando um risco menor de complicações em abortos realizados em gestações iniciais. Por isso, os serviços precisam ser organizados para minimizar os atrasos desnecessários.

Na consulta de pré-avaliação, o aconselhamento e a escolha do procedimento provavelmente predominam, mas é uma oportunidade para fazer triagem de condições médicas preexistentes que possam exigir atenção multidisciplinar. Apesar dos sentimentos envolvidos nessa situação, é pouco frequente que a mulher se negue a receber essa assistência. É crescente o uso de questionários de autoavaliação como parte da consulta. Para as condições médicas graves, os riscos de aborto estão se tornando menores em comparação aos riscos associados à progressão da gravidez. A avaliação prévia também oportuniza uma avaliação do uso prévio de outros métodos contraceptivos e o planejamento de contracepção no futuro. Deve ocorrer uma investigação de rotina sobre violência sexual com disponibilização de apoio e informações, pois é frequente a associação de abuso doméstico com aborto, em especial o aborto repetido [12]. Devem ser verificados o índice de massa corporal e a pressão arterial de todas as pacientes. As pacientes que

---

*N. da RT.: No Brasil, a Lei é extremamente restrita, e informações podem ser vistas no Código Penal artigo n.142.

optam pelo aborto cirúrgico com anestesia geral devem ter uma avaliação que inclui as auscultas pulmonar e cardíaca. Embora a história menstrual possibilite o cálculo da idade gestacional, sabe-se que a lembrança dos ciclos menstruais pode não ser precisa, e o exame bimanual é muito limitado para avaliar o tempo de uma gestação. A maior acurácia da ultrassonografia vaginal ou abdominal, para determinar o tempo da gestação, tornou esse exame uma rotina realizada na maioria dos centros. A viabilidade e a localização da gravidez também podem ser confirmadas. É importante que o exame ultrassonográfico seja realizado de forma humanizada, e a paciente deve ser informada que não é necessário observar o andamento do exame ultrassonográfico. Se há alguma condição médica prévia que possa estar associada à anemia, recomenda-se realizar um hemograma completo, por exemplo, uma doença renal. Um exame de triagem para talassemia e anemia falciforme pode ser relevante. É importante confirmar a imunidade à rubéola e oferecer imunização subsequente, se a paciente não estiver imunizada. O sangue de todas as pacientes deve ser enviado para a confirmação do grupo sanguíneo ABO e *rhesus* com triagem de anticorpos. Todas as mulheres não sensibilizadas, RH negativo, devem receber profilaxia anti-D.

Cada vez mais os centros incluem o aconselhamento pré-teste e oferecem triagem da infecção pelo vírus da imunodeficiência humana (HIV), sífilis, hepatites B e C, a não ser que seja adotada e aceita a política para a triagem universal de rotina. Esses testes continuam sendo realizados com base em uma avaliação de risco e podem ser influenciados pela história pessoal, pela avaliação de risco de saúde sexual, pela história de teste recente e pela prevalência da doença na população. A triagem cervical não é essencial para a assistência ao aborto, mas novamente é uma oportunidade para verificar se está atualizada, podendo ser oferecida nos casos em que não foi realizada. Sempre é importante, com todos os exames, assegurar que o resultado pode ser comunicado à mulher, adotando-se uma ação apropriada para qualquer resultado anormal.

A triagem de infecções do trato genital é importante para identificar patógenos que aumentam o risco de infecção pós-aborto e doença inflamatória pélvica e que podem provocar sequelas a longo prazo como a infertilidade por fator tubário e gravidez ectópica. Os organismos infecciosos mais importantes são: *Chlamydia trachomatis* e *Neisseria gonorrhoea*. A vaginose bacteriana também está associada ao aumento do risco de infecção. Dados de grupo-controle provenientes de estudos sobre o uso de antibióticos profiláticos para aborto sugerem a ocorrência de complicações por infecção em 1 em cada 10 casos de interrupção da gravidez, mas os índices de infecção são muito variados. Uma triagem completa, incluindo o rastreamento de infecções sexualmente transmissíveis (STIs), é uma oportunidade para o acompanhamento da paciente, para fazer a notificação do parceiro e para fazer o tratamento, evitando a reinfecção. O uso de antibióticos profiláticos no momento do aborto é defendido por muitos especialistas, e uma metanálise de Sawaya *et al.*[13] mostrou uma redução em torno de 50% do risco de morbidade infecciosa subsequente e um efeito protetor evidente no grupo de pacientes de baixo risco. Entretanto, essa abordagem ainda deixa as mulheres em risco de reinfecção por parceiros não identificados e não tratados. Uma terceira estratégia, possivelmente ideal, forneceria um regime profilático efetivo da vaginose bacteriana e da infecção por *Chlamydia,* juntamente com uma triagem vaginal completa para STIs [14]. A profilaxia e a conduta de "rastrear e tratar" foram comparadas em um estudo randomizado, e a conclusão foi de que a profilaxia universal é, no mínimo, tão eficaz quanto a conduta de "rastrear e tratar" na redução de complicações infecciosas do aborto a curto prazo e pode ser oferecida a um custo direto mais baixo [15], mas o estudo referiu a introdução futura de testes mais sensíveis com amplificação de ácido nucleico para Clamídia e para gonorreia.

O grupo RCOG *Guideline Development Group* no Reino Unido [11] recomendou que todos os serviços de aborto devem adotar uma estratégia para reduzir problemas infecciosos pós-aborto, e a recomendação mínima é para a profilaxia com antibióticos para *Chlamydia* e vaginose bacteriana. O uso de metronidazol 1 g por via retal, no momento do aborto, ou de metronidazol oral 800 mg associado à azitromicina oral 1 g, após o procedimento, seria um regime adequado. O uso da azitromicina tem sido indicado, substituindo o curso de 7 dias de doxiciclina, decorrente das dificuldades de adesão. As evidências sobre os regimes de profilaxia com uso de antibióticos específicos continuam limitadas.

ESCOLHENDO O MÉTODO DE ABORTO

Os fatores que determinam a escolha de cada mulher para o aborto com uso de medicamentos ou cirúrgico são complexos. Algumas mulheres encontram vantagens nos métodos cirúrgicos, que são simples e rápidos e estão associados a um risco relativamente baixo de complicação ou falha. Os métodos medicamentosos, com frequência, são escolhidos por parecerem mais fisiológicos, como um aborto acidental e por evitarem a necessidade de instrumentação uterina, apresentando também a vantagem de baixos índices de complicações e fracasso. Algumas mulheres apresentam um sentimento de perda do controle, quando um procedimento cirúrgico é realizado, enquanto outras desejam especificamente permanecer inconscientes e submeter-se a um procedimento realizado pelo seu médico. O uso da mifepristona*, um agente antiprogesterona, foi autorizado, em 1991, para a interrupção da gravidez com até 9 semanas. Existe uma literatura extensa publicada, fornecendo informações de apoio, da segurança, da eficácia e a aceitabilidade do uso do medicamento para o aborto inicial no primeiro trimestre [16–19]. Em 1995, a licença foi estendida, incluindo as gestações com mais de 13 semanas. Atualmente, o regime medicamentoso

---

*N. da RT.: No Brasil, a comercialização deste medicamento não está autorizada pela ANVISA.

| 4 | 5 | 6 | 7 | 8 | 9 | 10 | 11 | 12 | 13 | 14 | 15 | 16 | 17 | 18 | 19 | 20 | 21 | 22 | 23 | 24 |

Aspiração manual a vácuo intrauterina (MVA)

Interrupção por aspiração sob anestesia local ou geral

Aborto cirúrgico por profissional especialista no procedimento de dilatação e curetagem (D+E)

Interrupção com uso de medicamentos com mifepristona + dose única de prostaglandina

Interrupção com uso de medicamentos com mifepristona e doses repetidas de prostaglandina

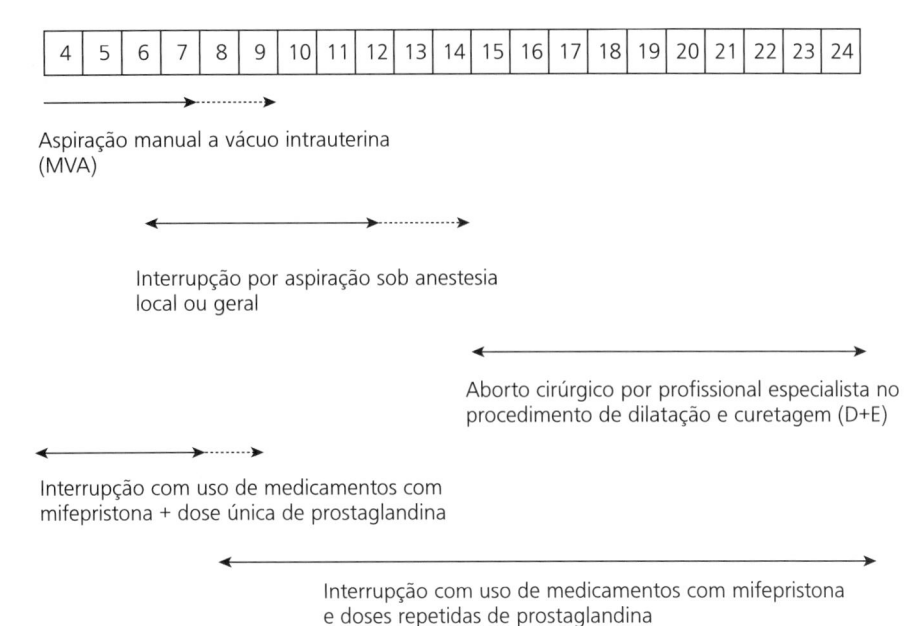

Fig. 10.1 Métodos de aborto adequado, conforme a idade gestacional.

não está autorizado para uso entre 9 e 13 semanas de gestação, e a conduta cirúrgica é adotada na maioria desses casos. Existem evidências de um ensaio clínico randomizado, que compara o aborto a uso de medicamentos, e o cirúrgico em gestações de 10 a 13 semanas, confirmando que o regime medicamentoso é uma alternativa efetiva à cirurgia com grande aceitabilidade [20]. Atualmente, um número crescente de unidades de saúde tem oferecido o aborto com uso de medicamentos como uma escolha alternativa para essas gestações. Em nossa experiência, cerca de metade das mulheres no final do primeiro trimestre opta por métodos medicamentosos. Embora idealmente os serviços de aborto possam oferecer uma escolha de métodos recomendados por todas as faixas de gestação, o mínimo recomendado pela diretriz RCOG é que um serviço deve estar apto a oferecer o aborto por um dos métodos recomendados em uma determinada faixa gestacional (Fig. 10.1).

As estatísticas escocesas indicam que, atualmente, 70% de todos os abortos sejam medicamentosos e 81% sejam realizados em gestações com menos de 9 semanas [2]. A introdução do aborto medicamentoso foi mais lenta na Inglaterra e no País de Gales e continua ocorrendo uma variação significativa no financiamento entre os planos de saúde. É interessante que a introdução do aborto médico não tenha afetado o índice geral dos abortos. Pesquisas realizadas com pacientes mostraram que as mulheres aprovam a possibilidade de escolher o método de acordo com a idade gestacional [21,22]. Ambos os métodos podem ser usados para a gravidez múltipla.

As diretrizes do RCOG recomendam que seja evitada a interrupção convencional por sucção nas gestações iniciais com menos de 7 semanas, porque o procedimento tem probabilidade três vezes maior de não remover integralmente o saco gestacional em comparação ao procedimento realizado entre 7 e 12 semanas [23]. Embora a interrupção medicamentosa esteja indicada nessas gestações iniciais com menos de 7 semanas, tem sido empregada com mais frequência a aspiração manual a vácuo (MVA) realizada sob anestesia local e combinada com o exame de ultrassonografia, seguindo protocolos rigorosos, para confirmar a aspiração completa. Nas situações em que houver dúvidas sobre a evacuação completa, é realizado o rastreamento dos níveis de gonadotrofina coriônica humana (hCG). A seleção do método medicamentoso ou cirúrgico para abortos com mais de 15 semanas depende da disponibilidade de pessoal treinado da área de saúde e do interesse em participar nos procedimentos de dilatação e curetagem (D+C) tardia. Nesse período, a incidência de abortos é menor, e sua realização ocorre com mais frequência em setores especializados independentes. Isto se justifica, pois, com o aumento da idade gestacional, a segurança do aborto cirúrgico no segundo trimestre dependerá muito da habilidade e da experiência do operador. Clínicas e médicos normalmente estabelecem limites para os procedimentos operatórios com base nessas considerações. A histerotomia, com sua alta morbidade e mortalidade associadas, não é mais realizada.

As unidades de cuidado diário (ambulatorial/*day-care*) são reconhecidas como um modelo custo-efetivo de prestação de serviços, e um serviço de aborto típico estará apto a tratar mais de 90% de suas pacientes, com base nas unidades de cuidados diários. Problemas médicos preexistentes, fatores sociais, distância geográfica e a possibilidade de que seja necessária a permanência no hospital por problemas cirúrgicos ou médicos podem influenciar os índices de assistência em unidades de cuidados diários. As mulheres submetidas ao procedimento no segundo trimestre devem ser informadas da possível necessidade de pernoite, embora isso ocorra em uma minoria, na prática ocorrem cerca de 3% de procedimentos no segundo trimestre.

ABORTO COM USO DE MEDICAMENTOS NO PRIMEIRO TRIMESTRE

A mifepristona, um agente antiprogesterona, é usada em combinação com doses de prostaglandina na realização do aborto medicamentoso. Existem poucas contraindicações ao uso de medicamentos para a interrupção da gravidez, que incluem a suspeita de gravidez ectópica associada à presença de um dispositivo intrauterino antes do aborto, insuficiência suprarrenal crônica, uso prolongado de esteroides, distúrbios hemorrágicos, tratamento com anticoagulantes, alergia conhecida à mifepristona ou misoprostol, porfiria aguda e durante o aleitamento. A maioria das mulheres com anemia e hemoglobina abaixo de 9,5 ou 10 g/dL também é excluída, pois a necessidade de transfusão de sangue pode estar aumentada. Embora a necessidade de transfusão de sangue seja muito baixa, é mais frequente nos procedimentos medicamentosos do que nos cirúrgicos. O aborto medicamentoso pode ser uma opção melhor para as mulheres obesas, em que a visualização da cérvice pode ser difícil, na presença de miomas que obstruem o acesso à cavidade uterina e em algumas anomalias uterinas. Como a interação através de vias telefônicas é mais frequente no caso de abortos medicamentosos, as habilidades de linguagem e a capacidade de compreensão precisam ser consideradas.

Os abortos com uso de medicamentos precisam ser realizados em hospitais ou locais registrados para aborto. A paciente é informada sobre a forma de usar a mifepristona e, subsequentemente, será internada na unidade de cuidados diários, em geral 36 a 48 horas após. Costuma-se, por razões legais, supervisionar a ingestão de comprimidos de mifepristona, mas os efeitos colaterais são insignificantes e as mulheres são liberadas em 10 minutos. Pode ocorrer um sangramento leve 48 horas após a tomada de mifepristona e, nas gestações iniciais, o aborto pode ocorrer neste período. A via de administração e os regimes de prostaglandina variam e têm sido aprimorados para reduzir os efeitos colaterais, apresentar uma melhor relação custo-efetivo e para serem mais bem aceitos pela equipe e pelas mulheres. Embora a recomendação seja para permanecer sob supervisão por 4 a 6 horas após a administração de prostaglandina, período em que, mais frequentemente, ocorre a expulsão da gravidez (Tabela 10.2), recentemente, as mulheres estão retornando para suas casas logo após a tomada do misoprostol.

Atualmente, a administração do misoprostol em casa, pela própria paciente, está se tornando uma rotina comum em todo mundo, como nos EUA e cada vez mais na Suécia e na França, para gestações de até 63 dias. Nos procedimentos supervisionados, a equipe de enfermagem confirma a eliminação dos produtos da concepção. A quantidade de sangramento pode ser variável, mas, em geral, é semelhante a um ciclo menstrual intenso e aumenta com a idade da gestação. É normal que as mulheres tenham algumas cólicas abdominais baixas, necessitando de analgesia oral e em poucos casos. Em gestação avançada pode ser necessária analgesia com opiáceos. O tempo de gestação influencia os índices de eficácia de aborto completo e das complicações, mas o risco é maior em gestações de 9 a 13 semanas. O risco de uma gravidez persistir, particularmente na faixa gestacional de 9 a 13 semanas, continua a ser um desafio, e as unidades que realizam abortos medicamentosos nessas gestações devem fazer um aconselhamento cuidadoso. Quando ocorre eliminação de quantidades mínimas ou se não ocorre a eliminação de produtos da concepção, deve-se realizar uma ultrassonografia. A continuidade da gravidez não identificada apresenta uma complicação especial em razão do risco da anormalidade fetal associada ao uso de misoprostol. A curetagem cirúrgica é necessária.

Aborto com uso de medicamentos em gestações de até 9 semanas

Quando a mifepristona está disponível, o uso de agentes únicos tem sido abandonado em favor dos regimes combinados de mifepristona e prostaglandina. Por muitos anos, recomendou-se a dose de 600 mg de mifepristona para o aborto medicamentoso. A dose mais baixa de mifepristona (200 mg) é igualmente efetiva, sendo também mais econômica. Uma revisão da Cochrane concluiu que a dose pode ser

Tabela 10.2 Exemplos de regimes com uso de medicamentos

Até 7 semanas (49 dias) de gestação
*Mifepristona 200 mg oral, seguida de misoprostol 800 µg, 36 a 48 horas após, administrado por via vaginal pela própria mulher ou pelo médico (600 µg, por via sublingual, é uma alternativa adequada)

7-9 semanas (49-63 dias) de gestação
Se o aborto não ocorrer 4 horas após administração de misoprostol, uma segunda dose de 400 µg pode ser administrada por via vaginal ou oral (dependendo do sangramento ou conforme a preferência). (A administração desta dose de 400 µg pode ser por via sublingual, quando a via sublingual está sendo usada)

Outro regime autorizado até 9 semanas de gestação
Mifepristona 600 mg oral (200 mg também são efetivas) seguido de gemeprost 1 g, 36-48 horas após, por via vaginal

9-13 semanas de gestação
*Mifepristona 200 mg oral seguida, 36-48 horas após por misoprostol 800 µg, por via vaginal. Um máximo de quatro doses adicionais de misoprostol 400 µg podem ser administradas em intervalos de 3 horas, por via vaginal ou oral dependendo do volume de sangramento

Aborto do segundo trimestre (13-24 semanas de gestação)
*Mifepristona 200 mg oral seguida, 36-48 horas após, por misoprostol 800 µg, por via vaginal, e após misoprostol 400 µg oral, em intervalos de 3 horas, até um máximo de quatro doses orais

Outros regimes autorizados
Mifepristona 600 mg oral (200 mg também são efetivos) seguida, 36-48 horas depois, por gemeprost 1 mg, por via vaginal, a cada 3 horas, até um máximo de cinco doses (5 mg)

*Esses regimes não são licenciados.

reduzida para 200 mg, sem diminuição significativa da eficácia. Um estudo multicêntrico conduzido pela Organização Mundial de Saúde (WHO) confirmou a eficácia da redução da dose de mifepristona [24,25]. Em 2007, a dose de 200 mg de mifepristona usada em conjunto com um análogo de prostaglandina vaginal foi aprovada pela *European Medicines Agency*, tendo sido aplicada em toda a União Europeia. Embora o gemeprost* seja o análogo de prostaglandina convencional usado para o aborto, ele tem desvantagens de custo, além de não ser estável à temperatura ambiente. O análogo de prostaglandina alternativo, o misoprostol, é efetivo sendo usado com mais frequência na prática, e substituiu o gemeprost** ao longo dos anos. O misoprostol é mais eficaz se administrado por via vaginal do que oral [26-28]. Uma revisão envolvendo 2.000 mulheres submetidas a aborto medicamentoso em gestação de até 63 dias, usando mifepristona na dose de 200 mg, seguida de dose única de misoprostol 800 µg, administrado por via vaginal, obteve um índice de aborto completo de 97,5% [29]. Foi observada uma redução significativa da eficácia em gestações de 49 dias ou mais. Um estudo de casos com uma série grande de pacientes demonstrou, subsequentemente, que o uso de mifepristona associado ao uso de duas doses de misoprostol, em vez de uma só, elimina esse efeito da idade gestacional [30]. Atualmente, existem pesquisas avaliando intervalos de tempo mais curtos entre a mifepristona e o misoprostol.

▶ Aborto medicamentoso no final do terceiro trimestre (9 a 13 semanas)

Novos dados são continuamente publicados sobre a alta aceitação e eficácia do uso de medicamentos para a interrupção da gestação entre 9 e 13 semanas, embora seu uso ainda não esteja autorizado para essas gestações, provavelmente será oferecido como método de escolha. Um estudo randomizado [31], comparando a aspiração a vácuo sob anestesia geral ao aborto medicamentoso, usando um regime com mifepristona 200 mg, seguido 36 a 48 horas depois por até cinco doses de misoprostol, mostrou que os índices de aborto completo sem necessidade de um segundo procedimento foram de 94,6% no grupo medicamentoso e de 97,9% no grupo cirúrgico, uma diferença clinicamente não significativa. O mesmo grupo relatou subsequentemente uma série consecutiva de 1.076 mulheres com idade gestacional entre 64 e 91 dias, tratadas com o mesmo regime. O índice de aborto completo nessa série foi de 95,8%, com um índice de continuação da gravidez de 1,5%, sendo aparente um efeito da idade gestacional [32]. Outros estudos foram consistentes com um índice de evacuação de 5 a 10%. A experiência local em Aberdeen sugere que a maioria das pacientes apresenta um aborto após três doses de misoprostol, e que o uso de até duas doses adicionais, chegando a um total de cinco doses, pode melhorar os resultados, atingindo índices mais altos de aborto completo, sendo válido planejar o esvaziamento cirúrgico posterior. Ao contrário dos regimes empregados até 9 semanas, quando o autocuidado em casa é possível, as mulheres que se submetem ao aborto medicamentoso no final do primeiro trimestre devem ser mantidas em ambiente hospitalar sob supervisão e observação. Muitos casos de abortos no final do primeiro trimestre devem ser tratados como abortos de segundo semestre.

▶ Aborto médico do segundo trimestre

O aborto médico do segundo trimestre com o uso de mifepristona, seguida pelo uso de prostaglandina mostrou-se seguro e eficaz, com menor tempo de indução do aborto do que com os métodos anteriores que usavam prostaglandina somente ou complementada pela infusão de ocitocina. Evidências recentes, de um ensaio clínico randomizado reforçam a dose de 200 mg de mifepristona [33].

O intervalo de indução do aborto tende a ser mais longo com o aumento do tempo de gestação [34], e os estudos relatados mostram que, em 97% dos casos, o aborto ocorre no dia do tratamento com o uso de cinco doses de misoprostol. Pode ser necessário um segundo ou terceiro dia de tratamento, e as pacientes devem ser prevenidas sobre essa possibilidade. O esvaziamento cirúrgico uterino não é necessário rotineiramente após o aborto do segundo trimestre, com o uso de medicamentos. Deve ser realizado apenas quando há evidência clínica de aborto incompleto, e a probabilidade dessa ocorrência é menor do que 8% [34]. O esvaziamento por sucção delicada do tecido placentário pode ser realizada sem o recurso da anestesia geral, visto que a dilatação cervical é ampla.

▶ Necessidades de anestesia

A dor abdominal associada ao aborto com uso de medicamentos é frequente. Algumas publicações mostram que necessidade de analgesia é maior em mulheres em faixa etária mais jovem, idade gestacional maior, períodos mais longos de indução, enquanto que, em mulheres com parto(s) prévio(s), a probabilidade de usar analgesia [35] é menor. Em uma série de mais de 4.000 mulheres que realizaram aborto com uso de medicamentos, com até 22 semanas de gestação foi descrito o uso de analgesia em 72% delas, sendo que a maioria (97%) fez uso de analgesia oral, e somente 2,3% necessitaram de opiácio intramuscular [35]. O uso de analgesia, realizada precocemente, precisa ser avaliado. As recomendações feitas pelo grupo consultor do RCOG consideram que as necessidades de analgesia são variáveis e que não há benefício na administração rotineira de um analgésico profilático. Contudo, é importante a disponibilização de analgésicos orais e parenterais para atender às necessidades das mulheres, e muitos centros usam a analgesia rotineiramente.

---

*N. da RT.: No Brasil, dispomos somente do misoprostol. O nome comercial no Reino Unido é gemeprost.
**N. da RT.: Não está disponível no Brasil, usamos somente misoprostol.

> **Quadro 10.2 Resumo**
>
> - As mulheres valorizam a possibilidade de escolha do método de aborto.
> - O aborto medicamentoso é uma alternativa adequada ao aborto cirúrgico, com grande eficácia e aceitabilidade da paciente.
> - O uso da mifepristona, associada ao análogo de prostaglandina administrado 36 a 48 horas após, é altamente efetivo para o aborto.
> - Há um efeito evidente da idade gestacional, e a gestação com mais de 49 dias necessita de doses adicionais de prostaglandina.
> - A administração de misoprostol por via vaginal é mais eficaz do que a via oral, sendo a administração sublingual e oral associada a efeitos colaterais mais frequentes.

Tabela 10.3 Agentes para o preparo cervical para aborto cirúrgico

*Misoprostol 400 µg (dois comprimidos de 200 µg) por via vaginal ou sublingual, tomados pela mulher ou administrado pelo clínico, 3 horas antes da cirurgia
Gemeprost 1 mg via vaginal, 3 horas antes da cirurgia
Mifepristona 200 mg via oral, 36-48 horas antes da cirurgia

*Este regime não é licenciado.

ABORTO CIRÚRGICO

O aborto cirúrgico pode ser realizado em ambiente hospitalar ou em serviços específicos para realizar o aborto. A anestesia geral é usada como prática-padrão no Reino Unido, embora o uso de anestesia local, bloqueio paracervical, com ou sem sedação, venha sendo cada vez mais oferecido, pois os períodos de recuperação e de observação são menores com o uso de anestesia local. A aspiração a vácuo é o procedimento-padrão, usando uma cânula para aspiração dessa forma, evitando completamente a introdução de instrumentos pontiagudos na cavidade uterina e reduzindo o risco de lesão uterina. A interrupção com o emprego de sucção pode ser mais segura sob anestesia local, mas estudos comparando a segurança de anestesias local e geral foram observacionais ou apenas parcialmente randomizados.

Muitos especialistas evitam a interrupção cirúrgica, quando a gestação tem menos de 7 semanas, em razão do risco de falha do procedimento. No entanto, o aumento da sensibilidade dos testes de gravidez permite um diagnóstico precoce, e, muitas vezes, as mulheres apresentam-se com gestações iniciais, logo após o atraso da menstruação. Para essas mulheres, não é aceitável adiar o aborto até a idade gestacional adequada para cirurgia, e sua preferência pode não ser necessariamente o aborto com uso de medicamentos; em certas circunstâncias pode haver contraindicações ao aborto medicamentoso. Os abortos por sucção, realizados em gestação com menos de 7 semanas, apresentam uma probabilidade três vezes maior de falha na remoção do saco gestacional em comparação aos realizados entre 7 e 12 semanas [23].

Na década de 1990 foi despertado novamente o interesse pela MVA, cuja origem é de 1960, usado para regulação do fluxo menstrual. A MVA pode ser mais demorada do que os procedimentos realizados com dispositivos eletrônicos, especialmente quando a gestação tem mais de 9 semanas. O método de evacuação uterina com MVA é realizado com uma cânula flexível de 4, 5 ou 6 cm fixada a uma seringa manual portátil de vácuo de 50 mL. É menos barulhenta que a aspiração eletrônica, representando uma vantagem para as pacientes que estão acordadas. No início da gestação, após o preparo cervical, é possível passar diretamente a cânula fina de aspiração sem necessidade de dilatação, evitando o bloqueio cervical. A MVA foi abandonada após a legalização do aborto, em razão do seu índice de fracasso. No entanto, os protocolos modernos, que incluem o uso da ultrassonografia de alta resolução antes e após o procedimento, a inspeção imediata e cuidadosa dos tecidos aspirados, associado à dosagem de hCG, melhoraram a sua eficácia. A técnica está bem estabelecida nos EUA. Existe interesse na introdução dessa técnica de aborto cirúrgico no Reino Unido, pois é adequada para a gestação inicial em pacientes acordadas. Creinin e Edwads [36] relatam um índice de continuidade da gravidez de apenas 0,13%, mas outras séries relataram índices de 2,3% [37]; se o aborto por sucção eletrônica convencional for o único método disponível em um serviço, a recomendação do RCOG *Guideline Group* é adiar o procedimento até que a gravidez tenha ultrapassado 7 semanas de gestação. Não existem evidências com base em ensaios clínicos randomizados comparando a MVA ao uso de medicamentos para interrupção da gravidez.

O aborto por sucção convencional é apropriado para gestações entre 7 e 15 semanas, embora muitas unidades adotem o uso de medicamentos para induzir o aborto em gestações acima de 12-13 semanas, provavelmente refletindo a necessidade de habilitação e experiência dos profissionais.

O preparo cervical antes do aborto cirúrgico reduz as complicações de lesão cervical, perfuração uterina, hemorragia e evacuação incompleta. As pacientes jovens representam um fator de risco para lesão cervical, e a idade gestacional avançada, particularmente, em mulheres multíparas, está associada à perfuração uterina. A mifepristona e os análogos de prostaglandina, gemeprost e misoprostol, são eficazes agentes de preparo cervical (Tabela 10.3). No Reino Unido, o gemeprost é uma preparação licenciada, embora haja evidências de que o misoprostol é uma alternativa efetiva de custo mais baixo, na prática, é o agente de preparo de uso mais frequente. O intervalo ideal para a administração do misoprostol é, no mínimo, 3 horas antes da cirurgia [38]. A mifepristona também é efetiva para o preparo cervical [39]. A mifepristona tem maior eficácia que o gemeprost e o misoprostol, quando administrada 48 horas antes da cirurgia, mas é necessário aguardar 36 a 48 horas antes de realizar a cirurgia, podendo ocorrer sangramento no período pré-operatório. Um estudo mais recente sugere que a via de administração sublingual do misoprostol também é eficaz para o preparo cervical, mas está associado ao aumento da incidência de efeitos colaterais gastrointestinais, embora possa ser usado pela própria mulher antes do atendimento para o procedimento, reduzindo o tempo necessário dentro da área cirúrgica [40].

Realizando o aborto cirúrgico

A técnica adequada e os cuidados de assepsia são fundamentais associados à instrumentação cuidadosa e delicada para evitar lesão à cérvice ou ao útero. O procedimento apresenta baixas taxas de complicação, mas a habilidade e a experiência são importantes para que complicações graves sejam reconhecidas rapidamente e corrigidas. A técnica empregada varia entre os cirurgiões. Após a confirmação de posição, tamanho e forma do útero por exame bimanual, é normal a cérvice ser tracionada com uma pinça de Pozzi, e faz-se a dilatação. A cânula de sucção deve ser introduzida até a região média do fundo uterino e, quando confirmado o posicionamento correto, a cânula de sucção pode ser ligada. A cânula é girada delicadamente em movimentos para frente e para trás, sendo tracionada somente até o orifício interno, até que não ocorra mais descida de material da cavidade uterina, podendo ser percebida uma sensação arenosa, quando a cânula é movimentada contra a parede do útero vazio e contraído.

Algumas vezes, pode ser necessário usar uma pinça de anel para remover restos ovulares do canal cervical. A curetagem traumática deve ser evitada. Em razão da incidência baixa de hemorragia, os ocitócicos não são administrados de rotina. O cirurgião deve assegurar-se de que os restos ovulares principais da gravidez foram removidos e apresentam-se compatíveis com a idade da gestação.

O risco de perfuração uterina no momento do aborto cirúrgico é de 1 a 4 entre 1.000, conforme relatos de grandes séries de casos revisadas. O risco de dano visceral é muito grave e, havendo suspeita de perfuração, deve-se realizar laparoscopia, no mínimo, para confirmar a perfuração; quando houver alguma possibilidade ou suspeita de lesão intestinal, deve-se realizar laparoscopia cirúrgica. As vantagens do preparo cervical na redução do risco de lesão cervical estão bem definidas. A frequência precisa de lesão cervical é difícil de ser determinada, em virtude da variedade de definições de lesão cervical e a coleta variável de dados. Estima-se que a incidência de lesão cervical seja menor do que 1% nos casos de aspiração a vácuo no primeiro trimestre [11]. A lesão cervical é mais frequente e mais séria com D+C no segundo trimestre. A falha no esvaziamento uterino é complicação reconhecida associada à interrupção cirúrgica, e o índice de falha relatado é de 2,3 por 1.000 abortos cirúrgicos [23]. A incidência é maior em multíparas, em abortos realizados com menos de 7 semanas de gestação, em que são usadas cânulas ou na presença de uma anomalia uterina (frequentemente não identificada antes do aborto) ou quando o procedimento é realizado por um clínico inexperiente. A ultrassonografia está sendo cada vez mais usada na sala cirúrgica para confirmar a evacuação da gravidez e é útil nos casos complicados para confirmar o acesso seguro à cavidade uterina e orientar a evacuação.

O aborto por métodos cirúrgicos após o primeiro trimestre

A D+E tardia é praticada extensamente nos EUA e há profissionais habilitados na Inglaterra, Países Baixos, França e partes da Austrália. No entanto, em outros países, como a Escócia, a interrupção da gravidez no segundo trimestre é realizada quase exclusivamente com o uso de métodos modernos de interrupção com uso de medicamentos. Os ginecologistas do NHS na Inglaterra não têm preferência pela D+E, mas seu uso é mais frequente entre especialistas que não pertencem ao NHS. O esvaziamento cirúrgico convencional no primeiro trimestre pode ser feito até 15 semanas de gestação, depois dessa fase é necessário fazer o preparo cervical e o uso de instrumentos especiais. O uso dos métodos modernos de preparação cervical, aliados à maior experiência clínica com o procedimento, melhorou a segurança. O exame ultrassonográfico em tempo real realizado durante o procedimento pode reduzir a incidência de perfuração. Um estudo de coorte retrospectivo comparou a incidência de complicações de D+E aos métodos contemporâneos de aborto medicamentoso, usando misoprostol, e foi encontrada uma incidência maior de complicações no grupo de aborto medicamentoso em comparação a D+E (22% versus 4%), mesmo após a exclusão das mulheres do grupo medicamentoso que foram submetidas ao esvaziamento cirúrgico decorrente da retenção de restos ovulares [41]. A D+E tem-se mostrado como um fator de risco para resultados adversos em gravidez subsequente com perda gestacional e parto pré-termo. Uma recente análise retrospectiva de casos não confirma essa hipótese [42]. Não existe nenhum ensaio clínico randomizado e controlado de aborto medicamentoso tardio e D+E. Nos EUA, um estudo-piloto randomizado observou que as mulheres declinaram da randomização, preferindo a D+E [43]. O procedimento só pode ser realizado com segurança por ginecologistas especificamente treinados na técnica e que conseguem manter suas habilidades pela continuidade da prática cirúrgica. A comparação entre as duas técnicas é difícil de ser feita, pois o aborto de medicamentos está associado a um número maior de complicações menores, mas o procedimento cirúrgico pode causar complicações graves.

> **Quadro 10.3 Resumo**
>
> - O preparo cervical é importante, sendo realizado com melhores resultados com a administração de misoprostol 400 μg por vias vaginal ou sublingual 3 horas antes do procedimento.
> - O procedimento por aspiração pode ser realizado na fase inicial da gestação com avaliação dos restos ovulares e acompanhamento para assegurar o esvaziamento completo do útero.
> - A habilidade e a experiência cirúrgicas são importantes.
> - O procedimento cirúrgico após 15 semanas requer treinamento específico adicional na técnica e suficiente número de casos para manter as habilidades.

ORIENTAÇÕES PARA O FUTURO

Os estudos realizados nos EUA relatam grande eficácia e aceitabilidade do aborto de medicamentos inicial, realizado em ambientes domiciliares e a assistência domiciliar está estabelecida nos EUA. Não foi feita uma avaliação por um ensaio clínico randomizado. Uma pesquisa multicêntrica, utilizando um questionário patrocinado pela *Family Planning Association*, foi realizada para avaliar a visão das mulheres sobre a administração domiciliar de misoprostol para o aborto medicamentoso. Foram demonstrados a aceitabilidade e o apoio a essa abordagem [44]. O trabalho piloto para a autoadministração domiciliar de misoprostol em gestações iniciais de até 56 dias também confirmou a viabilidade e a aceitabilidade em um local no Reino Unido [45]. São necessárias mais pesquisas, mas esse método representa uma evolução, podendo alterar radicalmente a disponibilização de serviços especializados para o aborto com importantes implicações no custo, alterando o fluxo de cuidados do hospital para a atenção domiciliar.

Pesquisas mais recentes têm avaliado o intervalo de tempo entre a administração de mifepristona e misoprostol. A aceitabilidade é maior para os intervalos de tempo mais curtos [46]. Somente as vias não orais têm eficácia suficiente para serem consideradas. As vias vaginal, sublingual e oral foram todas consideradas em diferentes estudos e investigações, que examinaram vários intervalos de tempo entre a administração de mifepristona e a de misoprostol, desde 15 minutos de 6 a 8 horas e de 23 a 25 horas.

É provável que mais pesquisas necessitem ser feitas nessa área para examinar com mais profundidade a aceitabilidade dos intervalos e das vias de administração e para comparar a eficácia nos diferentes intervalos de administração. O que as mulheres sentem são fatores importantes que ajudarão a refinar ainda mais as opções médicas para otimizar o atendimento individual.

COMPLICAÇÕES E PROBLEMAS

O aborto legal em países desenvolvidos é extremamente seguro. Infelizmente, o aborto ilegal e inseguro continua a ser um importante contribuinte para a mortalidade materna em base global. As complicações aumentam com o avanço da idade, multiparidade e aumento da idade gestacional. As complicações são classificadas em categorias que incluem as que ocorrem imediatamente após o procedimento e as que surgem subsequentemente. A maioria das complicações imediatas foi discutida diretamente na apresentação dos procedimentos medicamentosos e cirúrgicos. O estudo das complicações a longo prazo é um desafio e tem sido limitado pela qualidade dos dados coletados e pelo delineamento do estudo.

A complicação mais frequente é o sangramento aumentado ou dor intensa. Nesses casos, é importante excluir a retenção de restos ovulares e a infecção. A ultrassonografia é extremamente útil para esclarecer a situação. Estudos do uso de antibióticos profiláticos para aborto sugerem uma redução nas complicações por infecção. A maioria das infecções tende a ser polimicrobiana e responde bem à terapia antimicrobiana oral de amplo espectro e a aspiração dos produtos retidos. Entretanto, os clínicos devem estar sempre vigilantes às infecções raras associadas à deterioração multissistêmica rápida, uma vez que essas infecções estão associadas à liberação de citotoxina e podem ser rapidamente fatais. Os organismos causadores são certas cepas de *Staphylococcus aureus*, *Streptococcus* do grupo A, certas cepas de clostrídios de *Clostridium perfringens* (anteriormente *welchii*) e *Clostridium sordellii*. Este último tem sido associado a uma série de mortes nos EUA, mas nenhuma morte na Europa foi relatada, e a etiologia precisa permanecer sob investigação.

Importantes revisões têm sido realizadas no que se refere ao risco subsequente de câncer de mama após o término de uma gravidez, e a conclusão refuta qualquer relação causal entre o aborto induzido e o risco aumentado subsequente para câncer de mama [47,48]. As mulheres geralmente apresentam preocupações referentes à sua futura saúde reprodutiva. A evidência não mostra uma associação comprovada à gravidez ectópica subsequente, placenta prévia ou infertilidade secundária. A literatura publicada relatando a associação ao parto pré-termo é conflitante, e os estudos anteriores não mostravam qualquer efeito, porém estudos recentes mostram uma associação positiva [49-51]. Os estudos são influenciados por fatores de confusão, e os estudos retrospectivos apresentam o fator de confusão relacionado com a lembrança seletiva da mulher. Muitas mulheres referem uma sensação de alívio após o aborto, enquanto outras relatam emoções complexas nas primeiras 2-3 semanas, embora estas se resolvam posteriormente. É comum a tristeza, e esta deve ser reconhecida como parte de uma resposta normal. A maioria dos serviços oferece o apoio com aconselhamento. Alguns estudos sugerem índices mais altos de transtorno psiquiátrico ou de comportamentos autolesivos entre as mulheres que tiveram um aborto prévio, mas a interpretação deve ser criteriosa, pois a situação pode refletir uma continuação de condições preexistentes.

Não existem evidências convincentes da associação entre o aborto e o desenvolvimento de importantes sequelas psiquiátricas [52], e os problemas psicológicos sempre devem ser vistos no contexto dos resultados alternativos da gravidez, como o nascimento e criação ou adoção de filhos, que possam ter acarretado maior risco emocional.

> **Quadro 10.4 Resumo**
>
> - O aborto é um dos procedimentos mais seguros na prática médica.
> - As taxas de complicação aumentam com o aumento da idade gestacional.
> - Os antibióticos profiláticos reduzem o risco de infecção pós-aborto, mas o melhor regime e o tempo de uso ainda não estão definidos.
> - A hemorragia importante é pouco frequente, e a necessidade de transfusão, embora rara, é mais provável após o aborto medicamentoso.
> - A ultrassonografia é importante papel para o reconhecimento de falha do aborto e para identificar a presença de restos ovulares retidos que necessitam de manejo adicional.
> - A avaliação dos resultados adversos a longo prazo é difícil, mas, com a possível exceção de um risco ligeiramente aumentado do parto pré-termo em gravidez subsequente, não há evidências de resultados adversos significativos à saúde.

ACOMPANHAMENTO PÓS-ABORTO

Uma das primeiras e mais importante ações antes da alta é o aconselhamento e o oferecimento de método contraceptivo para ser iniciado logo após o término da gravidez. As mulheres devem receber um relatório escrito dos sintomas que podem apresentar após o aborto e das condições que podem necessitar de consulta médica urgente. Um número de telefone de atendimento 24 h deve estar disponível, para os casos de dor, sangramento ou febre alta. A avaliação e a internação ginecológica de emergência devem estar disponíveis como parte da assistência aos serviços de aborto. É habitual oferecer uma consulta de acompanhamento após 2 semanas, mas não há um benefício comprovado do acompanhamento [53]. Na prática, muitas mulheres parecem negligenciar essa consulta.

A carta de alta no dia do término deve conter informações suficientes sobre o procedimento para permitir que outro profissional lide com as complicações, que possam ocorrer. O aconselhamento deve estar disponível para qualquer mulher ou parceiro após a interrupção da gravidez, oferecendo-se um suporte proativo às mulheres com história anterior de problemas de saúde mental. As mulheres que experimentam maior dificuldade após a interrupção da gravidez, frequentemente, são aquelas que estavam ambivalentes antes do procedimento, que não tiveram o apoio do parceiro, que apresentavam algum problema de saúde mental anteriormente ou aquelas que apresentam opiniões mais rígidas e consideravam o aborto errôneo.

SUMÁRIO

O aborto é um dos procedimentos mais frequentes, porém dos mais seguros, na medicina moderna. As complicações e o fracasso não são completamente evitáveis, mas podem ser minimizados por atenção cuidadosa e específica na visita pré-triagem e com atendimentos médico e cirúrgico capacitados, realizados com base nas evidências publicadas e nas diretrizes disponíveis. É importante que a idade gestacional seja avaliada com precisão. Se não forem usados antibióticos profiláticos, deve ser realizado o rastreamento de infecções, incluindo as STIs. Para procedimentos cirúrgicos, devem ser empregadas boas técnicas assépticas. Os clínicos envolvidos devem ser experientes, capacitados e de acordo com os procedimentos que realizam. Deve-se manter atenção especial para o risco de desenvolvimento de complicações, e o acesso da paciente aos serviços clínicos para aconselhamento e tratamento pós-aborto das complicações deve ser facilitado. O aborto é uma parte necessária do controle da fertilidade, mas os esforços visam à melhora na utilização, acessibilidade e disponibilidade da contracepção de emergência, devendo a contracepção regular permanecer como uma prioridade de saúde sexual.

REFERÊNCIAS

1. Department of Health. Abortion Statistics, England and Wales: 2009. Available at: www.dh.gov.uk/en/Publicationsand statistics/Publications/PublicationsStatistics/DH_116039
2. Scottish Health Statistics Abortions 2010. ISD Scotland, Sexual Health, Abortions. Avalable at: www.isdscotland.org/isd/1918.html
3. Birth Control Trust. *Abortion Provision in Britain: How Services are Provided and How They Could Be Improved*. London: Birth Control Trust, 1997.
4. Abortion Act 1967. London: HMSO.
5. Human Fertilisation and Embryology Act 1990. London: HMSO.
6. House of Commons Science and Technology Committee (2007). *Scientific Developments Relating to the Abortion Act 1967*. Twelfth report of Session 2006-2007, Vol. 1. HC 1045-1. Available at: www.publications.parliament.uk/pa/cm200607/cmselect/cmsctech/1045/1045i.pdf
7. Department of Health. (2007) *Government Response to the Report from the House of Commons Science and Technology Committee on the Scientific Developments Relating to the Abortion Act 1967*. Available at: www.dh.gov.uk/en/Publicationsandstatistics/Publications/PublicationsPolicyAndGuidance/DH_080925
8. Department of Health, Social Services and Public Safety, Northern Ireland. *Guidance on the termination of pregnancy: the law and clinical practice in Northern Ireland*. March 2009. Available at: www.dhsspsni.gov.uk/hss-md-9-2009.pdf
9. General Medical Council. *Maintaining Good Medical Practice*. London: GMC, 1998.
10. British Medical Association. *The Law and Ethics of Abortion: BMA Views*. London: BMA, 1997 (revised 1999).
11. Royal College of Obstetricians and Gynaecologists. *The Care of Women Requesting Induced Abortion 2000, revised 2004*. Evidence-based Guideline No. 7. London: RCOG, 2004.
12. Aston G, Bewley S. Abortion and domestic violence. *Obstet Gynaecol* 2009;11:163-168.
13. Sawaya GF, Grady D, Kerlikowske K, Grimes DA. Antibiotics at the time of induced abortion: the case for universal prophylaxis on a meta-analysis. *Obstet Gynecol* 1996;87:884-890.
14. Blackwell AL, Thomas PD, Wereham K, Emery SJ. Health gains from screening for infection of the lower genital tract in women attending for termination of pregnancy. *Lancet* 1993;342:206-210.
15. Penney GC, Thomson M, Norman J et al. A randomised comparison of strategies for reducing infective complications of induced abortion. *Br J Obstet Gynaecol* 1998;105:599-604.
16. Spitz IM, Barden CW, Benton L, Robins A. Early pregnancy termination with mifepristone and misoprostol in the United States. *N Engl J Med* 1998;338:1241-1247.
17. Bartley J, Tong S, Everington D, Baird DT. Parity is major determinant of success rate in medical abortion: a retrospective analysis of 3161 consecutive cases of early medical abortion treated with reduced doses of mifepristone and vaginal gemeprost. *Contraception* 2000;62:297-303.
18. Ashok PW, Templeton A, Wagaarachchi PT, Flett GM. Factors affecting the outcome of early medical abortion: a review of 4132 consecutive cases. *BJOG* 2002;109:1281-1289.
19. Slade P, Heke S, Fletcher J, Stewart P. A comparison of medical and surgical termination of pregnancy: choice, emotional impact and satisfaction with care. *Br J Obstet Gynaecol* 1998;105:1288-1295.
20. Ashok PW, Kidd A, Flett GM, Fitzmaurice A, Graham W, Templeton A. A randomised comparison of medical abortion and surgical vacuum aspiration at 10-13 weeks gestation. *Hum Reprod* 2002;17:92-98.
21. Howie FL, Henshaw RC, Naagi SA et al. Medical abortion or vacuum aspiration? Two year follow up of a patient preference trial. *Br J Obstet Gynaecol* 1997;104:829-833.
22. Penney GC, Templeton A, Glazier A. Patients' views on abortion care in Scottish Hospitals. *Health Bull* 1994;52:431-438.
23. Kaunitz AM, Rovira EZ, Grimes DA, Schuz KF. Abortions that fail. *Obstet Gynecol* 1985;66:533-537.

24. Kulier R, Gulmezoglua AM, Hofmeyr GJ, Cheng LN, Campana A. Medical methods for first trimester abortion. *Cochrane Database Syst Rev* 2004;(2):CD002855.
25. World Health Organization Task Force on Post-Ovulatory Methods for Fertility Regulation. Lowering the doses of mifepristone and gemeprost for early abortion: a randomised controlled trial. *BJOG* 2001;108:738-742.
26. Grimes DA. Medical abortion in early pregnancy: a review of the evidence. *Obstet Gynecol* 1997;89:790-796.
27. el-Refaey H, Rajasekar D, Abdulla M, Calder L, Templeton A. Induction of abortion with mifepristone (RU486) and oral or vaginal misoprostol. *N Engl J Med* 1995;332:983-987.
28. el-Refaey H, Templeton A. Induction of abortion in the second trimester by a combination of misoprostol and mifepristone: a randomised comparison between two misoprostol regimes. *Hum Reprod* 1995;10:475-478.
29. Ashok PW, Penney GC, Flett GM, Templeton A. An effective regimen for early medical abortion: a report of 2000 consecutive cases. *Hum Reprod* 1998;13:2962-2965.
30. Ashok PW, Templeton A, Wagaarachchi PT, Flett GMM. Factors affecting the outcome of early medical abortion: a review of 4132 consecutive cases. *BJOG* 2002;109:1281-1289.
31. Ashok PW, Kidd A, Flett GMM, Fitzmaurice A, Graham W, Templeton A. A randomised comparison of medical abortion and surgical vacuum aspiration at 10-13 weeks of gestation. *Hum Reprod* 2002;17:92-98.
32. Hamoda H, Ashok PW, Flett GM, Templeton A. Uptake and efficacy of medical abortion over 9 and up to 13 weeks gestation: a review of 1076 consecutive cases. *Contraception* 2005;71:327-332.
33. Webster D, Penney GC, Templeton A. A comparison of 600 and 200 mg mifepristone prior to second trimester abortion with the prostaglandin misoprostol. *Br J Obstet Gynaecol* 1996;103:706-709.
34. Ashok PW, Templeton A, Wagaarachchi PT, Flett GM. Mid trimester medical termination of pregnancy: a review of 1002 consecutive cases. *Contraception* 2004;69:51-58.
35. Hamoda H, Ashok PW, Flett GM, Templeton A. Analgesia requirements and predictors of analgesia use for women undergoing medical abortion up to 22 weeks of gestation. *BJOG* 2004;111:996-1000.
36. Creinin MD, Edwards J. Early abortion: surgical and medical options. *Curr Probl Obstet Gynecol Fertil* 1997;20:6-32.
37. Paul ME, Mitchell CM, Rogers AJ, Fox MC, Lackie EG. Early surgical abortion; efficacy and safety. *Am J Obstet Gynecol* 2002;187:407-411.
38. Fong YF, Singh Kuldip, Prasad RNV. A comparative study using two dose regimens (200?μg and 400?μg) of vaginal misoprostol for preoperative cervical dilatation in first trimester nulliparae. *Br J Obstet Gynaecol* 1998;105:413-417.
39. Henshaw RC, Templeton AA. Pre-operative cervical preparation before 1st trimester vacuum aspiration; a randomised controlled comparison between gemeprost and mifepristone (RU486). *Br J Obstet Gynaecol* 1991;98:1025-1030.
40. Carbonell Esteve JL, Mari JM, Valero F *et al*. Sublingual versus vaginal misoprostol (400 μg) for cervical priming in first trimester abortion: a randomised trial. *Contraception* 2006;74:328-333.
41. Autry AM, Hayes EC, Jacobson GF, Kirby RS. A comparison of medical induction and dilatation in evacuation for second-trimester abortion. *Am J Obstet Gynecol* 2002;187:393-397.
42. Kalish RB, Chasen ST, Rosenzweig LB, Rashbaum WK, Chervenak FA. Impact of mid-trimester dilatation and evacuation on subsequent pregnancy outcome. *Am J Obstet Gynecol* 2002;187:882-885.
43. Grimes DA, Smith MS, Witham AD. Mifepristone and misoprostol versus dilatation and evacuation for midtrimester abortion: a pilot randomised controlled trial. *BJOG* 2004;111:148-153.
44. Hamoda H, Critchley HOD, Paterson K, Guthrie K, Rodger M, Penney GC. The acceptability of home medical abortion to women in UK settings. *BJOG* 2005;112:781-785.
45. Hamoda H, Ashok PW, Flett GMM, Templeton A. Home self-administration of misoprostol for medical abortion up to 56 days gestation. *J Fam Plann Reprod Health Care* 2005;31:189-192.
46. Schaff EA, Fielding SL, Westhoff C *et al*. Vaginal misoprostol administered 1, 2 or 3 days after mifepristone for early medical abortion: a randomised trial. *JAMA* 2000;284:1948-1953.
47. American College of Obstetrics and Gynecology Committee on Gynecology Practice. ACOG Committee Opinion. Induced abortion and breast cancer risk. *Int J Gynaecol Obstet* 2003;83:233-235.
48. Beral V, Bull D, Doll R, Peto R, Reeves G and Collaborative Group on Hormonal Factors in Breast Cancer. Breast cancer and abortion: collaborative reanalysis of data from 53 epidemiological studies, including 83?000 women with breast cancer from 16 countries. *Lancet* 2004;363:1007-1016.
49. Thorpe GM Jr, Hartmann KE, Shadigan E. Long-term physical and psychological health consequences of induced abortion: review of the evidence. *Obstet Gynecol Surv* 2002;58:67-79.
50. Henriet L, Kaminski M. Impact of induced abortions on subsequent pregnancy outcome: the 1995 French national perinatal survey. *BJOG* 2001;108:1036-1042.
51. Ancel PY, Lelong N, Papiernik E, Saurel-Cubizolles MJ, Kaminski M. History of induced abortion as a risk factor for preterm birth in European countries: results of the EUROPOP survey. *Human Reprod* 2004;19:734-740.
52. Charles VE, Polis CB, Sridhara SK, Blum RW. Abortion and long-term mental health outcomes: a systematic review of the evidence. *Contraception* 2008;78:436-450.
53. Grossman D, Ellertson C, Grimes DA, Walker D. Routine follow-visits after first-trimester induced abortion. *Obstet Gynecol* 2004;103:738-745.

PARTE 4

MEDICINA MATERNA

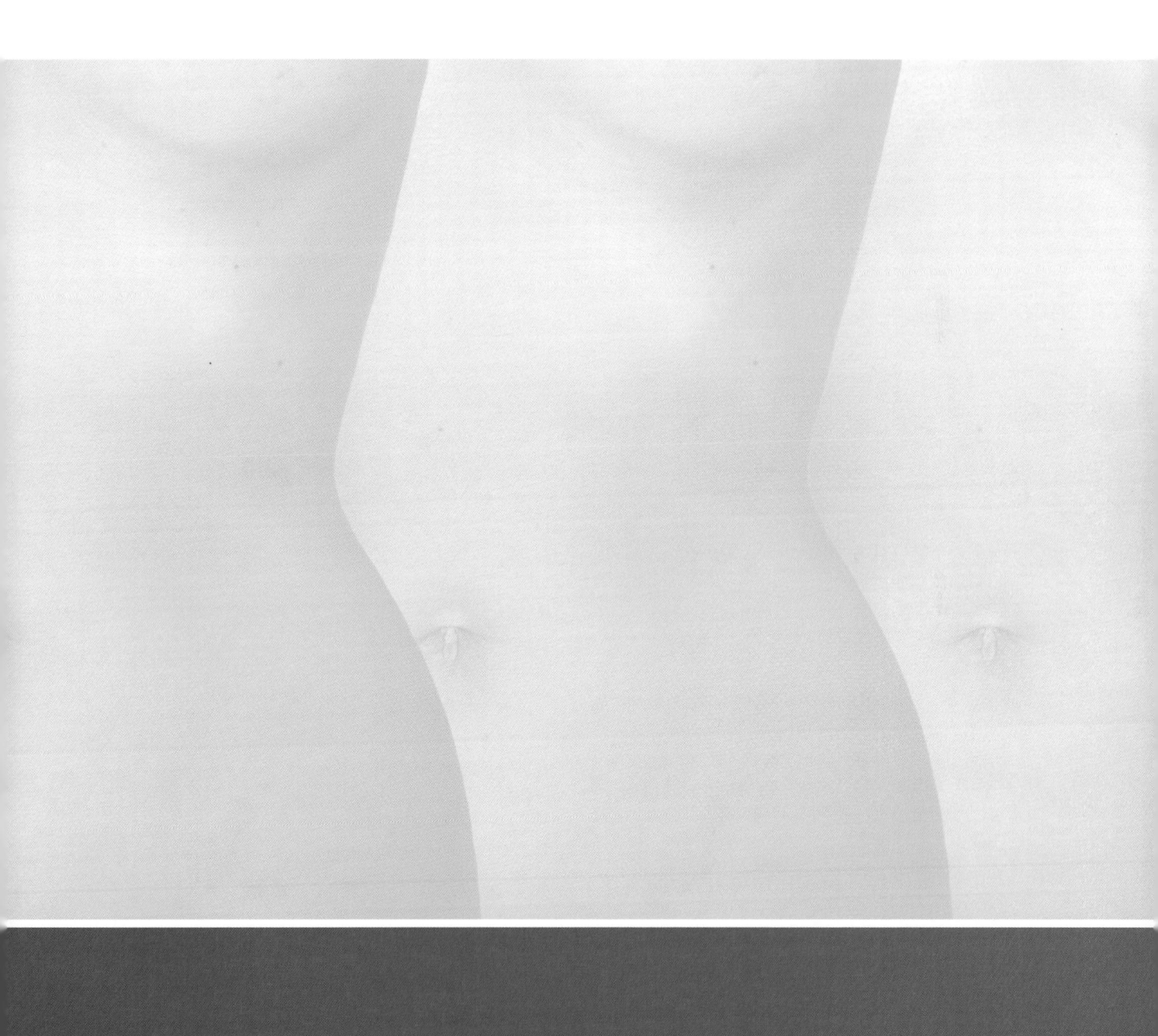

Capítulo 11

Distúrbios Hipertensivos

Jason J.S. Waugh[1] e Maria C. Smith[2]
[1]Royal Victoria Infirmary, Newcastle upon Tyne, UK
[2]Reproductive and Vascular Biology Group, Institute of Cellular Medicine, Newcastle University, Newcastle upon Tyne, UK

A pré-eclâmpsia é um transtorno idiopático da gravidez caracterizado por hipertensão e proteinúria. Dados recentes mostram que mais de 63.000 mulheres morrem em todo o mundo a cada ano em razão da pré-eclâmpsia e suas complicações; 98% destas mortes ocorrem em países desenvolvidos [1]. No Reino Unido, a pré-eclâmpsia é a segunda maior causa de morte materna direta e de perda perinatal, é responsável pela morte de seis a nove mulheres anualmente [2] e pela morte de mais de 175 bebês [3]. Mais de 10% das mulheres desenvolvem pré-eclâmpsia em sua primeira gravidez e, embora a maioria destas tenha resultados bem-sucedidos de gravidez, a condição pode dar origem a graves complicações multissistêmicas, incluindo hemorragia cerebral, disfunções hepática e renal, assim como comprometimento respiratório. O desenvolvimento de estratégias para prevenir e tratar o transtorno tem sido um desafio em decorrência da compreensão incompleta da causa subjacente da patogênese.

FISIOPATOLOGIA

A patogênese da pré-eclâmpsia origina-se na placenta. A doença pode ocorrer na ausência de tecido fetal (gravidez molar), e as manifestações da doença se resolvem somente após o parto com a dequitação da placenta. As alterações que provocam o desenvolvimento da pré-eclâmpsia ocorrem no início da gravidez, quando o trofoblasto placentário invade as artérias espirais uterinas maternas no momento da implantação. Nas gestações complicadas por pré-eclâmpsia, a transformação das artérias espiralada está comprometida, e a remodelagem do sistema vascular de baixa capacitância para um sistema de alta capacitância ocorre abaixo do padrão ideal. A teoria mais frequente da evolução do quadro tem sido a hipótese de que a isquemia placentária relativa subsequente causa a liberação de fatores vasoativos dentro da circulação, provocando uma disfunção endotelial que dá origem a lesões nos órgãos-alvo, produzindo as manifestações clínicas da doença. Os estudos e pesquisas científicas para determinar esses fatores vasoativos, que permanecem indefinidos, são, em grande parte, responsáveis por ser a pré-eclâmpsia conhecida como a "doença das teorias".

Várias hipóteses têm sido consideradas nos estudos do fator-chave vasoativo circulante, incluindo interleucinas, fator de necrose tumoral (TNF)-α e componentes da via da angiotensina. Todos esses fatores se alteram nas gestações com pré-eclâmpsia, mas não foi possível demonstrar que qualquer um deles tenha um papel iniciador no processo patológico. A pré-eclâmpsia é uma doença de primatas superiores somente, e a falta de um modelo animal clinicamente relevante tem sido um obstáculo significativo à pesquisa. A descoberta de tirosina quinase tipo fms (sFlt-1) foi particularmente estimulante, pois foi a primeira a demonstrar que causa um fenótipo de pré-eclâmpsia em um modelo animal [4].

A sFlt-1 é uma variante do receptor do fator de crescimento do endotélio vascular (VEGFR)-1, que possui um domínio de ligação ao ligante extracelular, mas não tem domínios transmembrana e citoplasmático. A sFlt-1 circulante é capaz de se ligar competitivamente ao VEGF e ao fator de crescimento placentário (PGF) e pode reduzir a ligação ativa desses fatores, que promovem a angiogênese e a placentação. As mulheres com pré-eclâmpsia têm níveis circulantes aumentados de sFlt-1 e níveis reduzidos de VEGF e de PGF. O VEGF é importante na manutenção da estabilidade do endotélio glomerular [5,6], e tem sido sugerido que as manifestações renais precoces da pré-eclâmpsia sejam uma consequência da sensibilidade renal para reduzir os níveis desse fator. Em animais, demonstrou-se que tanto VEGF como PGF devem estar reduzidos para causar um fenótipo de pré-eclâmpsia [4]. Estudos *in vitro* e *in vivo* [7] demonstraram que a placenta hipóxica apresenta níveis aumentados de sFlt-1, e estudos com primatas [8] indicam que isto pode ser suficiente para produzir um fenótipo de pré-eclâmpsia. Outro fator é a endoglina (sEng), uma forma modificada do correceptor do fator transformador de crescimento (TGF)-β. A sEng também está aumentada na pré-eclâmpsia e foi demonstrado o que aumenta o efeito da sFlt-1 e que está associada ao dano endotelial hepático [9]. Tem sido demonstrada a elevação sérica de sFlt-1, de PGF e de sEng nas mulheres que vão apresentar pré-eclâmpsia várias semanas antes de manifestações clínicas da doença [10].

> **Quadro 11.1 Resumo**
>
> - A patogênese da pré-eclâmpsia permanece desconhecida, mas está surgindo um maior conhecimento científico da condição.
> - A pré-eclâmpsia é responsável por, aproximadamente, 25% de todos os recém-nascidos de peso muito baixo, um número significativo de nascimentos pré-termo e apresenta mortalidade perinatal alta.
> - A pré-eclâmpsia é a segunda causa mais frequente de morte materna direta.
> - Essas mortes são evitáveis, uma vez que a assistência inadequada complica 90% dessas mortes.

Um aspecto interessante dessa hipótese é o seu elo com uma possível explicação para o fato de haver uma menor incidência de pré-eclâmpsia entre as mulheres fumantes. Um dos componentes do fumo induz a formação de hemoxidase (HO)-1. Este é um gene de resposta ao estresse com um papel protetor celular, particularmente contra a lesão hipóxica. A HO-1 degrada o heme em biliverdina, monóxido de carbono (CO) e ferro livre. Tanto a biliverdina como o CO podem reduzir a expressão endotelial de sFlt-1 e sEng [11]. A hipótese desse modo de ação da HO-1 levantou a teoria de que agentes farmacológicos com atividade similar a HO-1 possam ser úteis no tratamento da pré-eclâmpsia. As estatinas são amplamente usadas fora da obstetrícia para reduzir os lipídios séricos, e estudos futuros devem avaliar se o teórico pode ser usado com segurança na gravidez.

DEFININDO A DOENÇA HIPERTENSIVA NA GRAVIDEZ

Há sempre considerável discussão sobre a definição mais apropriada dos transtornos hipertensivos na gravidez. São reconhecidos os benefícios de uma definição clínica mais ampla, mantendo-se, ao mesmo tempo, uma definição de pesquisa fenotípica bastante rigorosa. A hipertensão complica entre 6 a 12% de todas as gestações [12], incluindo duas condições relativamente benignas (a hipertensão crônica e a gestacional) e as condições mais graves de pré-eclâmpsia ou eclâmpsia. A pré-eclâmpsia complica entre 3 a 5% de todas as gestações e caracteriza-se por disfunções placentária e vascular materna, que podem levar a resultados adversos, como hipertensão grave, acidente vascular encefálico, convulsões (eclâmpsia), lesões renal e hepática, hemorragia, restrição do crescimento fetal ou até morte [13].

O diagnóstico de pré-eclâmpsia e a predição de eventos adversos baseiam-se em marcadores tradicionais, algumas vezes não confiáveis e pouco específicos, como a pressão arterial, a excreção de proteína urinária e a presença de sintomas. Por exemplo, mais de 20% das mulheres com eclâmpsia não apresentam os critérios diagnósticos comuns de pré-eclâmpsia antes do evento, tornando a predição desse resultado adverso extremamente difícil [14]. Somente 0,7% a 5% das mulheres com pré-eclâmpsia classicamente definida apresentarão algum desfecho adverso [15].

Por essa razão, a definição deve ser consistente para orientar o tratamento clínico e para permitir a comparação de desfechos clínicos entre as unidades clínicas/regiões. A NICE *Clinical Guideline* 107 recentemente publicada [16] definiu o manejo da hipertensão na gravidez no Reino Unido. A lista a seguir resume as definições da NICE associadas à hipertensão e gravidez e usadas neste capítulo.

- *Hipertensão gestacional:* hipertensão recente que se apresenta após 20 semanas sem proteinúria significativa.
- *Pré-eclâmpsia:* hipertensão recente que se apresenta após 20 semanas com proteinúria significativa.
- *Hipertensão crônica:* a hipertensão que está presente no registro das visitas prévias à gestação ou que se apresenta antes de 20 semanas ou se a mulher está usando medicação anti-hipertensiva, quando é encaminhada aos serviços de maternidade. A etiologia pode ser primária ou secundária.
- *Eclâmpsia:* uma condição convulsiva associada à pré-eclâmpsia.
- *Síndrome HELLP:* hemólise, enzimas hepáticas elevadas e baixa contagem de plaquetas.
- *Pré-eclâmpsia grave:* a pré-eclâmpsia com hipertensão grave e/ou com sintomas, e/ou com comprometimento bioquímico e/ou hematológico.
- *Proteinúria significativa:* definida como uma relação de proteína urinária/creatinina superior a 30 mg/mmol ou o resultado de coleta de urina de 24 horas, mostrando mais de 300 mg de proteína.
- *Hipertensão leve:* pressão arterial diastólica de 90–99 mmHg, pressão arterial sistólica de 140-149 mmHg.
- *Hipertensão moderada:* pressão arterial diastólica de 100-109 mmHg, pressão arterial sistólica de 150-159 mmHg.
- *Hipertensão grave:* pressão arterial diastólica de 110 mmHg ou acima, pressão arterial sistólica de 160 mmHg ou acima.

> **Quadro 11.2 Resumo**
>
> - Pré-eclâmpsia é uma doença multissistêmica diagnosticada pelas manifestações características de hipertensão gestacional e proteinúria gestacional.
> - A hipertensão gestacional é a pressão arterial persistente > 140/90 mmHg, que ocorre após 20 semanas de gestação. Apresenta morbidade adicional pequena.
> - A proteinúria gestacional é a excreção de proteína urinária acima de 300 mg por 24 horas (equivalente à relação proteína/creatinina de 30 mg/mmol).
> - Há erros associados à medição da pressão arterial e da proteinúria na gravidez, que podem ser minimizados pela combinação de uma boa técnica e do emprego de dispositivos automáticos.
> - Todas as condições anteriores podem ocorrer sobrepostas à hipertensão crônica, tornando difícil o diagnóstico.
> - O acompanhamento pós-natal é essencial para confirmar o "diagnóstico de gravidez" e aconselhar sobre o risco a longo prazo.

MEDINDO PRESSÃO ARTERIAL E PROTEINÚRIA NA GRAVIDEZ E PRÉ-ECLÂMPSIA

Os erros associados à medição da pressão arterial foram bem-descritos, tanto em populações não grávidas como em grávidas. O cuidado ao fazer tais medições reduzirá os resultados falso-positivos e falso-negativos, além de melhorar os cuidados clínicos. Os erros de máquina/aparelho levaram ao desenvolvimento de protocolos rigorosos de validação para aparelhos automáticos de pressão arterial em populações específicas e em ambientes clínicos [17], enquanto os erros humanos inerentes às leituras manuais promoveram a elaboração de diretrizes sobre a técnica de medição de pressão arterial manual e com aparelhos automáticos na prática clínica [18]. O registro de apenas um dígito (a prática de arredondar o dígito final da pressão arterial para zero) ocorre na maioria das medições no pré-natal, e o simples ato de evitar isto reduz a incidência de erros no diagnóstico. O uso de um manguito com largura média em uma bainha de esfigmomanômetro causará sistematicamente uma redução de 25% na medida da pressão em uma população geral de pré-natal. A disponibilização e o uso de manguitos mais largos podem evitar o sobrediagnóstico de hipertensão [19]. A manutenção da deflação do manguito em 2-3 mmHg/s pode prevenir o sobrediagnóstico de hipertensão diastólica e o uso do sinal 5 de Korotkoff também evita o falso diagnóstico, sendo atualmente uma recomendação universal no diagnóstico da hipertensão diastólica. O sinal 4 de Korotkoff (quando ocorre o abafamento da bulha) é menos reproduzível, e os ensaios clínicos controlados randomizados confirmaram maior segurança, abandonando seu uso, exceto em raras situações em que a pressão arterial se aproxima de zero [20,21].

A detecção de proteinúria através de um método confiável é essencial para diferenciar as gestações com pré-eclâmpsia daquelas com hipertensão gestacional ou crônica e para identificar as gestações que apresentam maior risco de desfechos adversos. A medição de proteinúria significativa, tradicionalmente a excreção de 300 mg em um período de 24 horas, apresenta uma probabilidade de erro de coleta e de dosagem. A colheita de amostras de urina de 24 horas não é prática para ser usada como teste de rotina, por isso o exame de urina com fita é empregado para o rastreamento inicial, e exames complementares devem ser feitos para confirmar os resultados positivos com fita. A leitura visual da fita não é acurada [22], mas o uso de leitores automáticos de fitas melhora significativamente a acurácia dos testes com fita, sendo recomendado pela NICE o seu uso na gravidez [23]. A NICE também recomenda que seja feita a quantificação de proteinúria após um resultado positivo. Existem dois métodos aprovados pela NICE. O primeiro é a quantificação da proteinúria de 24 horas, e isto requer a avaliação da integridade da amostra, e isto pode ser feito pela medição da excreção de creatinina. O outro método indicado é a razão de excreção proteína/creatinina. Este teste é realizado em uma amostra de urina, sendo muito mais rápido. Muitos estudos demonstraram resultados similares na estimativa de proteinúria comparando esse teste à medição da proteinúria de 24 horas [24]. O limiar para definição da proteinúria significativa com esse teste é de 30 mg de proteína/mmol de creatinina.

Tabela 11.1 Identificação das mulheres com fator de risco aumentado de pré-eclâmpsia

Somente um fator de alto risco
Doença hipertensiva durante gravidez anterior
Doença renal crônica
Doença autoimune, como lúpus eritematoso sistêmico ou síndrome antifosfolipídeo
Diabetes tipo 1 ou tipo 2
Hipertensão crônica

Dois ou mais fatores de risco moderado
Primeira gravidez
40 anos de idade ou mais
Intervalo entre as gestações maior do que 10 anos
Índice de massa corporal de 35 kg/m^2 ou acima na primeira visita
História familiar de pré-eclâmpsia
Gravidez múltipla

AVALIAÇÃO DE RISCO E REDUÇÃO DE RISCO

O rastreamento da pré-eclâmpsia na população em geral de pré-natal tem sido feito nos últimos 60 anos, com a avaliação de mais de 100 testes bioquímicos, biofísicos ou epidemiológicos. Mesmo não havendo um teste universal para ser usado, é possível fazer o aconselhamento das mulheres em relação ao seu risco de pré-eclâmpsia, com base na história clínica e em algumas investigações.

As diretrizes da NICE para a assistência pré-natal de rotina [25] enfatizam a necessidade de fazer a avaliação do risco de pré-eclâmpsia da mulher. Vários fatores de risco para pré-eclâmpsia são conhecidos e foram incorporados às recomendações da NICE [26,27]. A Tabela 11.1 resume os fatores de risco de pré-eclâmpsia, que devem ser identificados e registrados na primeira consulta. Muitos dos fatores de risco listados nessa tabela são dinâmicos e podem-se alterar reduzindo o risco antes ou entre as gestações.

O risco individual não é simplesmente uma adição numérica. A história familiar de pré-eclâmpsia em um parente de primeiro grau é significativo e em dois parentes é mais significativo, apesar disso a exposição aos antígenos paternos, durante períodos maiores de coabitação, e a contracepção sem o uso de métodos de barreira podem reduzir o risco, tanto quanto o aborto acidental ou a interrupção da gravidez. A pré-eclâmpsia é mais comum nos extremos da idade reprodutiva e após tratamento de fertilização *in vitro* (IVF), particularmente com esperma de doador. Outros fatores, frequentemente associados ao avanço da idade, como obesidade, diabetes gestacional e pré-gestacional e outras doenças que afetam o sistema cardiovascular, são potentes fatores de risco para pré-eclâmpsia. O risco relativo para pré-eclâmpsia de alguns desses fatores é mostrado na Tabela 11.2 [27].

Tabela 11.2 Risco relativo para o desenvolvimento de pré-eclâmpsia		
	Risco relativo	Intervalos de confiança
Síndrome antifosfolipídio	9,72	4,34-21,75
História anterior de pré-eclâmpsia	7,19	5,83-8,83
Diabetes preexistente	3,56	2,54-4,99
Gravidez múltipla	2,93	2,04-4,21
Nuliparidade	2,91	1,28-6,61
História familiar	2,90	1,70-4,93
BMI elevado		
Antes da gravidez	2,47	1,66-3,67
Na primeira consulta	1,55	1,28-1,88
Idade acima de 40 anos	1,96	1,34-2,87
Pressão arterial diastólica elevada (> 80 mmHg)	1,38	1,01-1,87

De acordo com o risco relativo apresentado, a maioria das mulheres de alto risco ainda não desenvolveu pré-eclâmpsia um número considerável de casos se apresenta na população de "baixo risco". A identificação de mulheres em risco permite maior vigilância, podendo ser considerado o uso de terapias profiláticas. Se medidas preventivas adequadas se tornarem disponíveis, esses testes de triagem serão cada vez mais importantes. Os testes que podem ser empregados para triagem de pré-eclâmpsia na população em geral (de alto ou baixo risco) estão centrados na identificação da função placentária insuficiente, que é um pré-requisito quase universal para que ocorra a condição clínica. A avaliação da circulação uterina materna com Doppler é considerada um teste promissor. Este teste quando "positivo" demonstra a alta resistência das artérias uterinas, assim como a aparente "irregularidade" da forma de onda Doppler. Estas duas características foram usadas isoladamente e em combinação para a triagem de populações de alto e baixo riscos. Os estudos iniciais sugeriam que, aproximadamente, uma em cinco mulheres com Doppler anormal em gestação de 20 semanas iria desenvolver pré-eclâmpsia [28], com um valor preditivo mais alto em gestação de 24 semanas. A recomendação da NICE, em 2008, foi de não empregar o exame Doppler da artéria uterina para rastreamento universal em mulheres de baixo risco [25]. Mais recentemente, a NICE *Clinical Guideline* 107 estendeu a recomendação para não empregar esse teste em mulheres de alto risco, em razão da qualidade fraca dos estudos realizados até o momento. Entretanto, ela reconheceu seu potencial e fez uma recomendação de pesquisa no que se refere a seu uso no tratamento de mulheres de alto risco.

Nenhum outro teste biofísico, além da medição acurada da pressão arterial no primeiro trimestre, tem qualquer aplicação clínica ou é prático o suficiente para ser empregado na prática clínica. Numerosos marcadores hematológicos e bioquímicos são usados tanto para predizer como para avaliar a pré-eclâmpsia. Por exemplo, em mulheres que apresentam hipertensão crônica, a medição de ácido úrico e plaquetas pode ajudar na identificação da pré-eclâmpsia sobreposta; novamente, os testes não possuem sensibilidade e especificidade [29]. O valor preditivo do aparecimento e da gravidade de desfechos específicos, como descolamento prematuro da placenta, hipertensão grave, lesão neurológica e restrição ao crescimento fetal, foi avaliado para poucos desses marcadores. A razão para isto é que os biomarcadores anteriormente estudados eram principalmente indicadores genéricos de ativação e disfunção vascular, que surgem tardiamente no processo da doença pré-eclâmptica e não são específicos da pré-eclâmpsia ou até da gravidez.

Avanços recentes identificaram uma classe de fatores antiangiogênicos e angiogênicos específicos da gravidez (p. ex., PGF, VEGF) que são produzidos pela placenta e estão estritamente correlacionados com os estágios pré-clínicos e clínicos da pré-eclâmpsia [10,30-33]. Ensaios desses marcadores estão sendo avaliados como ferramentas para predição e/ou diagnóstico de pré-eclâmpsia antes do início de doença clínica e do desenvolvimento de morbidade significativa. O estudo FASTER, de 2003, demonstrou que o risco para o desenvolvimento de pré-eclâmpsia, quando os níveis de inibina A e gonadotrofina coriônica humana β (hCG) estão acima do percentil 95, foi 3,42 (CI 95% 2,7 e 4,3) e 2,20 (CI 95% 1,7 e 2,9), respectivamente [34].

Essas medidas faziam parte de exames de triagem para aneuploidia quádrupla em gestações de 15 a 18 semanas. Em 2008, a *Society of Obstetricians and Gynaecologists of Canada Genetics Committee*, com base em uma revisão sistemática, sugeriu que o Doppler anormal da artéria uterina, em combinação com a dosagem elevada de alfafetoproteína (AFP), de hCG e de inibina A ou diminuição da proteína A plasmática (PAPP-A) associadas à gravidez, identifica um grupo de mulheres com risco aumentado de restrição do crescimento intrauterino e de pré-eclâmpsia. No entanto, a recomendação é para não aplicar o rastreamento na população em geral de pré-natal, utilizando múltiplos marcadores séricos, pois a frequência de resultados falso-positivos é elevada, a sensibilidade é baixa, e não existem estudos demontrando melhora dos desfechos [35].

A triagem é importante para direcionar os recursos nas mulheres de alto risco e para identificar aquelas em que as terapias profiláticas podem trazer algum benefício. A aspirina e o cálcio apresentam um efeito benéfico comprovado, enquanto outros agentes, mais recentemente os antioxidantes, não se comprovaram úteis. A recomendação da NICE *Clinical Guideline* 107 inclui a terapia com dose baixa de aspirina (75 mg/dia) para todas as mulheres de alto risco, a partir de 12 semanas de gestação. Os agentes antiplaquetários foram associados à redução estatisticamente significativa do risco de pré-eclâmpsia em mulheres com risco moderado e em mulheres de alto risco (mulheres com risco moderado: 25 estudos, N = 28.469, RR 0,86, CI 95% 0,79-0,95; mulheres com alto risco: 18 estudos, N = 4.121, RR 0,75, CI 95% 0,66-0,85).

Uma metanálise, envolvendo 32.217 mulheres e seus 32.819 bebês, encontrou uma redução estatisticamente significativa no risco de pré-eclâmpsia (RR 0,90, CI 95% 0,84-0,97). Os resultados desse estudo sugerem que é necessário o tratamento de 114 mulheres para prevenir um caso de pré-eclâmpsia. O uso de agentes antiplaquetários mostrou, além da redução de 10% na pré-eclâmpsia em mulheres com alto risco, uma redução de 10% no nascimento pré-termo. Nenhum subgrupo especial entre as mulheres com alto risco apresentou uma probabilidade maior ou menor de se beneficiar com o uso dos agentes antiplaquetários. Não houve diferença estatisticamente significativa entre as mulheres que iniciaram o tratamento antes de 20 semanas (RR 0,87, CI 95% 0,79-0,96) e aquelas que iniciaram o tratamento após 20 semanas (RR 0,95, CI 95% 0,85-1,06; P = 0,24). Não houve diferença estatisticamente significativa entre as mulheres que receberam agentes antiplaquetários e aquelas que receberam placebo, quanto à incidência de efeitos adversos potenciais, como hemorragia antes do parto, descolamento prematuro da placenta ou hemorragia pós-parto, e foi observada a redução de risco de nascimento pré-termo antes de 37 semanas (RR 0,93, CI 95% 0,89-0,98) [36].

Os ensaios clínicos sobre o uso de cálcio para prevenção da pré-eclâmpsia são mais controversos. Existe boa evidência demonstrando que, em regiões onde a ingestão dietética de cálcio é baixa, a suplementação com cálcio reduz o risco de pré-eclâmpsia, mas o estado de risco prévio influencia o resultado. Em estudos realizados em locais onde a ingestão dietética de cálcio é normal, não se encontrou benefício com a sua suplementação. Nenhuma outra intervenção pode ser recomendada, incluindo o uso de magnésio, de ácido fólico, de antioxidantes (vitaminas C e E), de óleos de peixe ou de repouso no leito. Mudanças na dieta ou no estilo de vida podem ser benéficas para a saúde geral, e a perda de peso pode reduzir o risco de doença hipertensiva fora da gestação, mas modificações, como a de uma dieta com baixo teor de sal, não se comprovaram benéficas.

HIPERTENSÃO CRÔNICA

As mulheres com hipertensão devem receber assistência antes da gravidez. Os objetivos dessa assistência incluem a determinação da gravidade e da causa da hipertensão; a revisão de medicações potencialmente teratogênicas, como os inibidores da enzima conversora de angiotensina (ACE), os bloqueadores do receptor de angiotensina (risco três vezes maior de anormalidade congênita) e diuréticos, o aconselhamento com informações sobre o risco associado à gravidez e sobre as estratégias profiláticas (todas devem receber aspirina em dose baixa na gravidez) e a avaliação das comorbidades, como comprometimento renal, obesidade ou diabetes coexistentes.

O principal risco é a pré-eclâmpsia sobreposta, mas mesmo em sua ausência, a mortalidade perinatal é maior. Os medicamentos apropriados para tratar a hipertensão na gravidez incluem metildopa, labetalol, nifedipino e hidralazina. Não existem dados seguros sobre outros anti-hipertensivos, mas muitos não apresentam associação estabelecida a anormalidades congênitas e podem ser usados quando clinicamente indicado.

O controle da pressão arterial deve ser efetuado individualmente. Quando a hipertensão crônica é secundária a outra doença, a assistência deve ser multidisciplinar, e a pressão deve ser mantida abaixo de 140/90 mmHg e frequentemente em limites mais baixos. Quando a hipertensão crônica não é complicada (essencial), a meta deve ser 150-155/80-100 mmHg [16].

Existe um risco reconhecido de restrição do crescimento fetal (FGR) nesse grupo; recomenda-se o acompanhamento seriado do crescimento fetal, e a frequência das consultas deve ser maior para monitoramento da pressão arterial e fazer o rastreamento de pré-eclâmpsia. A interrupção da gravidez é indicada em decorrência de alterações das condições fetais ou decorrente do mau controle da hipertensão. Quando a gestação for interrompida antes de 34 semanas, corticosteroides para estimular a maturidade pulmonar fetal devem ser usados.

A recomendação da NICE quando a gestação atinge o termo é de planejar o parto após 37 semanas de acordo com cada caso, desde que seja mantido o controle da pressão arterial. Após o parto, a pressão arterial deve ser mantida abaixo de 140/90 mmHg, e a medicação deve ser revista e otimizada, tanto para controle da pressão arterial quanto para a amamentação.

HIPERTENSÃO GESTACIONAL

A hipertensão gestacional é relativamente comum, e as pacientes identificadas são inicialmente acompanhadas na sua comunidade em serviços de avaliação diária.* A primeira avaliação inclui a análise de proteinúria para identificar mulheres com pré-eclâmpsia. Na ausência de proteinúria, a recomendação do *Clinical Guideline* 107 da NICE indica o uso de um pacote integrado de cuidados de acordo com os níveis da pressão arterial.

- Se a pressão arterial for 140-149/90-99 mmHg, estão indicadas revisão semanal e dosagem da proteinúria (conforme descrito anteriormente).
- Se a pressão arterial for 150-159/100-109 mmHg, está indicado o uso de labetalol, como tratamento de primeira linha, e a meta de pressão arterial é 149-150/80-100 mmHg. Procede-se a uma verificação de ureia e eletrólitos, testes de função hepática e hemograma completo. As revisões devem ser feitas duas vezes por semana com dosagem apenas de proteinúria.
- Se a pressão arterial for > 160/> 110 mmHg, a paciente deve ser internada até que esteja abaixo de 159/109 mmHg, e o tratamento é feito como descrito anteriormente. Depois de controlada a pressão, efetua-se a revisão

---

*N. da RT.: No Brasil, o SUS e alguns hospitais privados disponibilizam a internação ambulatorial no regime de "hospital dia".

semanal, conforme descrito anteriormente. A proteinúria deve ser avaliada a cada visita, e os exames de sangue devem ser repetidos semanalmente.

O reconhecimento da associação entre a apresentação precoce e a maior probabilidade de progressão para pré-eclâmpsia orientou a recomendação da NICE de ajustar a frequência das visitas, de acordo com a precocidade da apresentação das alterações. A hipertensão gestacional não requer profilaxia com aspirina, e as pacientes não precisam ser internadas rotineiramente, se a pressão estiver controlada.

O monitoramento fetal também é controverso. Se houver a suspeita de feto pequeno (por medição padronizada da altura uterina) deve ser feita uma investigação pela biometria fetal. Nenhum benefício foi demonstrado (redução da mortalidade perinatal) em estudos em que foi oferecido monitoramento adicional às mulheres com hipertensão gestacional na ausência de FGR. O aconselhamento genérico de avaliação dos movimentos fetais é a recomendação do *Clinical Guideline* 107 da NICE.

Um grande estudo randomizado, controlado, o HYPITAT [37], comparou o parto a termo (por indução de parto) com o manejo conservador em pacientes com hipertensão gestacional e pré-eclâmpsia leve. Esse estudo mostrou uma redução na hipertensão grave em mulheres com pré-eclâmpsia, mas não na hipertensão gestacional e não foi observado nenhum benefício neonatal. Por isso, a NICE sugere não fazer a indução do parto antes de 37 semanas, a não ser que a pressão arterial esteja descontrolada, e em torno de 37 semanas o julgamento do risco deve ser ponderado entre o obstetra e a mulher.

É imperativo que a mulher com hipertensão gestacional seja acompanhada em consultas após o parto para avaliar a pressão arterial. Aquelas que permanecerem com hipertensão necessitam da revisão de um especialista, e uma porcentagem dessas mulheres apresenta hipertensão crônica, podendo necessitar de uma avaliação de risco cardiovascular e de aconselhamento.

> **Quadro 11.3 Resumo**
>
> - A pré-eclâmpsia requer a hospitalização, mas a hipertensão gestacional não.
> - A pressão arterial de 140-149/90-99 mmHg não requer tratamento farmacológico.
> - A pressão arterial de 150-159/100-109 mmHg requer tratamento para atingir a meta de 130-149/80-99 mmHg.
> - A pressão arterial ≥ 160/≥ 110 mmHg requer tratamento urgente para atingir a meta de pressão arterial acima descrita.

PRÉ-ECLÂMPSIA

A pré-eclâmpsia é diagnosticada quando há proteinúria significativa na presença de hipertensão gestacional. A relação entre o nível de proteinúria e as complicações maternas e fetais é fraca. Uma revisão sistemática [38] encontrou um risco maior de natimorto associado à proteinúria e menor probabilidade de natimorto na ausência de proteinúria (nível de 5 g por 24 horas). Por isso, a NICE recomenda hospitalizar as mulheres com diagnóstico de pré-eclâmpsia, a pressão arterial deve ser tratada da mesma forma que a hipertensão gestacional, e a proteinúria não precisa ser novamente medida. A NICE recomenda o manejo conservador até 34 semanas de gestação com a administração de esteroides para estimular a maturidade pulmonar fetal e planejar a monitoração fetal de modo individualizado, reconhecendo o risco aumentado associado à FGR. A NICE recomenda a interrupção da gravidez após 34 semanas, quando a hipertensão é grave, e a pressão arterial se mantém estável, e após 37 semanas quando a hipertensão é leve ou moderada. Quando as mulheres se apresentam tardiamente (após 37 semanas), o parto deve ocorrer em 24 a 48 horas após estabilização [37].

▶ Planejando o parto

A saída da placenta continua sendo a única intervenção que leva à resolução das manifestações clínicas e bioquímicas de pré-eclâmpsia. Infelizmente, algumas mulheres apresentam um agravamento no período do pós-parto imediato, antes da fase de recuperação, e todas as complicações graves de pré-eclâmpsia podem ser encontradas nesse momento. Portanto, é importante que o parto ocorra em um ambiente que permita a monitoração rigorosa e o tratamento adequado. O ambiente deve ser uma instituição preparada para a assistência de parto, capaz de manter uma vigilância pós-natal continuada, em alguns casos pode ser necessária a internação em unidade de cuidados intensivos. O modo do parto dependerá da gestação, da gravidade da doença materna, do grau de comprometimento fetal e das preferências materna e do clínico.

Hipertensão controlada isolada ou pré-eclâmpsia leve

As mulheres com hipertensão tratada ou pré-eclâmpsia leve a termo, cujo parto é espontâneo ou ocorre após indução, devem continuar sua medicação anti-hipertensiva, e sua pressão arterial deve ser monitorada de hora em hora. Os parâmetros hematológicos e bioquímicos devem ser verificados somente nas mulheres que não estiveram sob vigilância anteriormente ou em que essas investigações não estão atualizadas [16]. A cardiotocografia é recomendada durante o parto ativo, particularmente se houver qualquer suspeita de FGR, e os assistentes do parto devem estar vigilantes para sinais de descolamento prematuro da placenta. Desde que a hipertensão permaneça bem controlada, não há evidência de que seja necessário limitar de forma rotineira a duração do segundo período, e, em muitas mulheres, o parto pode ser feito sem instrumentação.

O manejo ativo do terceiro período pode ser feito, pois as mulheres com pré-eclâmpsia apresentam, menor tolerância à hemorragia pós-parto. A ergometrina está associada à exacerbação da hipertensão e não deve ser usada de rotina.

A oxitocina é o fármaco recomendado para o manejo de rotina do terceiro período no Reino Unido, e isto também se aplica às mulheres com hipertensão. No caso de hemorragia pós-parto, deve ser lembrado que as outras alternativas uterotônicas, como o misoprostol, também podem estar associadas à hipertensão.

Pré-eclâmpsia grave

O diagnóstico de pré-eclâmpsia grave, em geral, é feito em associação à decisão de interromper a gravidez após estabilização da condição materna. As mulheres devem ser tratadas em ambiente de cuidados permanentes por uma equipe multidisciplinar composta por clínicos experientes e capacitados, incluindo uma equipe de parteiros de alto risco, obstetras e anestesistas, sendo possível obter suporte adicional, se necessário, de intensivistas, nefrologistas, hematologistas, hepatologistas, neurologistas e neonatologistas. Os cuidados estão dirigidos para o controle rigoroso da infusão de líquidos, o tratamento de hipertensão, a prevenção/tratamento da convulsão eclâmptica e o imediato reconhecimento e tratamento das complicações, que surgirem antes da fase de recuperação.

Tratamento da hipertensão

A hipertensão não controlada, especialmente a pressão sistólica acima de 160 mmHg persistente ou pressões arteriais médias sustentadas acima de 125 mmHg, compromete a autorregulação cerebral. A hemorragia cerebral e a encefalopatia são as principais causas de mortalidade materna na doença hipertensiva da gestação, no Reino Unido. Considerando isso, o relatório mais recente do CEMACE [2] recomenda tratar de forma ativa a hipertensão grave. O objetivo do tratamento é reduzir gradualmente a pressão arterial e manter os níveis em torno de 150/80-100 mmHg.

Os agentes anti-hipertensivos usados com mais frequência no Reino Unido para controle agudo da hipertensão na gravidez são o labetalol (bloqueador de receptores α e β), a hidralazina (bloqueador de receptores α) e os bloqueadores de canal de cálcio (nifedipino). Os estudos de metanálise não demonstraram diferença na eficácia do tratamento entre esses agentes anti-hipertensivos nessa população, e a escolha do medicamento deve ser individualizada, levando em consideração o perfil farmacológico e os efeitos colaterais. Na prática obstétrica, no Reino Unido, o labetalol pode ser administrado por vias oral e intravenosa, o nifedipino é administrado por via oral, e a hidralazina é usada somente por administração intravenosa. Antes do parto é importante prevenir quedas súbitas da pressão arterial, que podem causar redução da perfusão placentária e provocar sofrimento fetal, principalmente em fetos com crescimento restrito. A redução rápida da pressão arterial é observada com mais frequência após o uso de hidralazina. Para prevenir esse efeito, alguns clínicos recomendam fazer uma infusão rápida de 500 mL de solução coloide antes ou juntamente com a primeira dose de hidralazina. Atualmente não está definido se essa prática reduz a incidência de comprometimento fetal ou se a prática está associada a qualquer morbidade materna aumentada, especialmente a sobrecarga de líquidos. Certamente não existe indicação para um aumento da pré-carga após o parto. A queda súbita da pressão arterial pode também ocorrer com o uso de nifedipina, especialmente se administrada juntamente com sulfato de magnésio, pois pode ocorrer a potencialização da ação vasodilatadora, agravando a queda da pressão. Considerando o risco desses efeitos adversos o uso de labetalol tem sido indicado como um agente de primeira linha em pacientes que não apresentam asma brônquica e, atualmente, é o único agente nesse grupo a ser licenciado no Reino Unido para tratamento agudo da hipertensão da gravidez.

▶ Prevenção e tratamento da eclâmpsia

O sulfato de magnésio é o fármaco recomendado para tratar e prevenir a eclâmpsia. O estudo Magpie (Sulfato de Magnésio para Prevenção da Eclâmpsia) [14] recrutou 10.141 mulheres com pré-eclâmpsia, que foram randomizadas para receber sulfato de magnésio ou placebo. A incidência de eclâmpsia foi significativamente menor nas mulheres que receberam sulfato de magnésio. O maior efeito foi observado em mulheres que apresentavam o risco mais elevado: 63 mulheres com pré-eclâmpsia grave necessitam ser tratadas para prevenir uma convulsão, enquanto é necessário tratar 100 mulheres com doença leve ou moderada. Não se observou nenhum benefício em relação a outros desfechos, incluindo morbidade ou mortalidade materna ou neonatal.

Uma revisão de Cochrane relatou resultados melhores com o uso de sulfato de magnésio em comparação ao uso de diazepam ou de fenitoína para o tratamento de eclâmpsia [39]. Houve redução da incidência de convulsão materna recorrente, e foram observados melhores resultados neonatais, incluindo redução na necessidade de hospitalização em unidade de cuidados especiais para recém-nascidos ou para ventilação, em parturientes após o uso de sulfato de magnésio.

O mecanismo de ação exato pelo qual o sulfato de magnésio reduz a irritabilidade cerebral não é claro. É um agente vasodilatador e contribui para a redução da pressão de perfusão, mas possui outras propriedades relevantes, incluindo estabilização da membrana. O sulfato de magnésio está surgindo como um agente potencial para reduzir as taxas de paralisia cerebral em recém-nascidos pré-termo, embora o mecanismo e a dose ideal para essa finalidade ainda não sejam determinados. Essa propriedade pode contribuir para melhorar os resultados neonatais em mulheres com parto pré-termo decorrente da pré-eclâmpsia.

O sulfato de magnésio é administrado por via intravenosa em dose de ataque de 4 g em 5 min seguida por infusão de 1 g/hora, que deve ser mantida por 24 horas. As convulsões recorrentes devem ser tratadas com uma dose adicional de 2 a 4 g em 5 min, reservando-se o diazepam para ser usado nos casos de convulsão recorrente, apesar do sulfato de magnésio. Os níveis plasmáticos terapêuticos de sulfato de magnésio são de 4 a 8 mg/dL; as manifestações de toxicidade ocorrem quando os níveis séricos atingem 10 mg/dL, provocando perda dos reflexos tendinosos profundos e, quando atingem 15 mg/dL, ocorre a paralisia respiratória. A droga é excretada na urina, e a toxicidade é mais provável em mulheres com manifestações renais de pré-eclâmpsia. Para reverter a toxicidade do sulfato de magnésio deve ser administrado 1 g de gluconato de cálcio (10 mL de solução a 10%) em 2 min e suporte ventilatório, se necessário.

> **Quadro 11.4 Resumo**
>
> - O sulfato de magnésio é o medicamento de escolha para o tratamento da eclâmpsia.
> - O sulfato de magnésio é o medicamento de escolha para prevenção da eclâmpsia.
> - Mais de 25% dos casos de eclâmpsia ocorrem no pós-natal.

Controle de infusão de líquidos

A combinação de lesão endotelial vascular e contração do volume intravascular provoca alterações fisiológicas do balanço hídrico no período do pós-parto inicial, aumentando o risco de edema pulmonar nas mulheres com pré-eclâmpsia. A avaliação de seis casos de morte materna, notificados junto ao *Confidential Enquiry into Maternal Deaths*, no Reino Unido entre 1994 e 1996, mostrou que a reposição hídrica sem controle rigoroso criterioso na pré-eclâmpsia foi um fator contribuinte importante. No triênio subsequente às recomendações feitas pelo Comitê para implementar o controle mais rigoroso de fluidos, não houve mortes nesse grupo de pacientes atribuídas à sobrecarga de líquidos iatrogênica.

Atualmente, recomenda-se restringir a infusão de líquidos para 80 mL/hora até que a diurese seja restabelecida no pós-parto. Nos casos em que ocorrem perdas maiores continuadas ou quando a diurese é mínima (oligúria), podendo estar associada à redução da função renal em mulheres em que o monitoramento invasivo pode auxiliar no manejo da reposição de líquidos, evitando a sobrecarga de volume.

Questões relativas à anestesia

A anestesia regional e a anestesia geral podem apresentar complicações na paciente com pré-eclâmpsia. A anestesia epidural com frequência é defendida para o parto de mulheres com pré-eclâmpsia, em razão da hipótese de que poderá contribuir para a redução da pressão arterial por um efeito de redução da ansiedade associada à dor e pelo efeito de vasodilatação periférica. Embora possa ter um efeito anti-hipertensivo modesto, parece não haver melhora significativa nos resultados maternos ou fetais em mulheres que receberam anestesia epidural para o parto. Como na população obstétrica geral, a anestesia epidural está associada a um segundo período mais longo e a maior incidência de parto instrumental. Não existem evidências que justifiquem a recomendação do uso rotineiro da anestesia epidural em parto de mulheres com pré-eclâmpsia, e o diagnóstico de pré-eclâmpsia não deverá influenciar na escolha de uma analgesia para o parto. No entanto, uma exceção importante é a situação de pré-eclâmpsia grave associada à trombocitopenia. A contagem plaquetária abaixo de $80 \times 10^9/L$ é uma contraindicação à anestesia regional decorrente do risco aumentado de hematoma espinal.

A anestesia geral pode ser complicada pela exacerbação de hipertensão grave em resposta à intubação. Além disso, o edema de laringe pode tornar a intubação tecnicamente difícil, devendo ser realizada somente por anestesistas experientes e capacitados. O risco maior é observado em mulheres que não foram estabilizadas de maneira apropriada antes da anestesia.

COMPLICAÇÕES

Hepáticas

Aproximadamente 12% das mulheres com pré-eclâmpsia grave desenvolvem a síndrome HELLP, caracterizada por hemólise, elevação das enzimas hepáticas e contagem plaquetária baixa. Nem todos os componentes estão necessariamente evidentes inicialmente, e nem o diagnóstico está necessariamente associado à gravidade da doença hipertensiva. Muitas mulheres podem estar assintomáticas ou apresentar apenas um quadro inespecífico de mal-estar e náusea, e poucas mulheres apresentam a queixa à clássica hipersensibilidade epigástrica e dor no quadrante superior direito. O diagnóstico baseia-se nos exames laboratoriais, incluindo hemograma, contagem plaquetária e dosagem das transaminases hepáticas. O tratamento é, principalmente, de suporte. Esteroides em altas doses têm sido usados para tentar acelerar a recuperação da trombocitopenia, mas não existem evidências de melhora associada dos resultados maternos e não são recomendados.

Raramente, a isquemia hepática pode causar hemorragia hepática e hematoma subcapsular. Essa complicação está associada a um aumento significativo do risco de mortalidade materna. Após o parto o tratamento conservador com controle através de ultrassonografia pode ser apropriado nas pacientes que estejam hemodinamicamente estáveis e quando o hematoma não está em expansão. As medidas descritas para promover a hemostasia durante uma laparotomia incluem a compressão, a realização de suturas hemostáticas, aplicação de agentes coaguladores tópicos, a embolização ou a lobectomia.

Renais

Embora a endoteliose capilar glomerular seja uma característica patológica clássica de pré-eclâmpsia, e a oligúria relativa seja comum no pós-parto inicial, essas características geralmente se resolvem de modo espontâneo. A insuficiência renal aguda é uma complicação rara da pré-eclâmpsia, com uma incidência estimada de 1 em 10.000-15.000 gravidezes. A hemorragia obstétrica é um fator precipitante muito mais comum. O tratamento é de suporte; o controle rigoroso da reposição de volume associado a uma dieta com alto teor de proteína e baixo teor de potássio, e o monitoramento diário de eletrólitos, em geral, é suficiente, enquanto se espera a resolução espontânea. A diálise raramente é necessária em mulheres sem patologia preexistente.

Neurológicas

Sequelas neurológicas da pré-eclâmpsia, além da convulsão, incluem hemorragia, encefalopatia e cegueira temporária (amaurose). A ruptura da autorregulação cerebral, o aumento da pressão de perfusão e a maior permeabilidade vascular são fatores contribuintes. Outro fator de complicação é a hemoconcentração, que predispõe à trombose e ao vasospasmo, ambos associados à convulsão. Havendo sinais de alteração neurológica, a investigação deve ser feita por imagens cranianas para excluir outras patologias, mas nenhum tratamento específico é recomendado.

Tratamento pós-natal

Um terço das mulheres com hipertensão induzida pela gestação ou pré-eclâmpsia apresenta hipertensão no período pós-natal. Nas mulheres com parto pré-termo, decorrente da doença hipertensiva, o índice de hipertensão pós-natal é de 75%. O mau controle da hipertensão provoca sentimentos de ansiedade nas mulheres e nos profissionais que cuidam de sua saúde, retarda a alta para a comunidade e, ocasionalmente, as põe em risco de complicações significativas. Existem poucas evidências para orientar o manejo da hipertensão no pós-parto, por isso, recomenda-se uma abordagem pragmática [16]. As mulheres devem permanecer hospitalizadas até estarem assintomáticas, sua pressão arterial permanecer estável dentro dos limites de segurança, e seus exames bioquímicos devem estar normalizando.

Todas as mulheres que receberam anti-hipertensivos durante a gestação devem manter o seu uso no período pós-natal. As mulheres que receberam metildopa devem trocar a medicação antes do terceiro dia pós-natal, em razão da associação de metildopa à depressão pós-parto. Se a pressão arterial se mantiver abaixo de 140/90 mmHg, a dose pode ser reduzida. Muitas mulheres não necessitarão manter a medicação após 6 semanas. Os agentes anti-hipertensivos mais frequentemente prescritos, que não apresentam efeitos conhecidos no aleitamento, incluem o labetalol, o atenolol, o metoprolol, o nifedipino, o enalapril e o captopril.

As mulheres que não fizeram uso de anti-hipertensivos durante a gravidez devem monitorar sua pressão arterial quatro vezes ao dia, durante a internação. Se a pressão arterial permanecer acima de 150/100 mmHg, elas devem ser tratadas. No acompanhamento domiciliar na comunidade, a pressão arterial deve ser medida uma vez entre o terceiro e o quinto dia, usando o mesmo limite para indicar o tratamento. Se a medicação for iniciada, o acompanhamento deve ser feito nas primeiras 48 horas para assegurar uma resposta apropriada.

Mais de 25% de casos de eclâmpsia ocorrem no período pós-natal, muitas vezes em mulheres em que a doença hipertensiva não foi identificada durante a gravidez [40]. Todas as mulheres com queixa de cefaleia intensa ou dor epigástrica no pós-natal devem fazer uma avaliação para excluir a pré-eclâmpsia. Todas as mulheres que apresentaram pré-eclâmpsia devem fazer uma revisão obstétrica 6 semanas após o nascimento. Dessa forma, pode-se confirmar se houve a resolução da hipertensão e da proteinúria ou se é necessário encaminhar para fazer uma investigação adicional. As mulheres devem receber o aconselhamento sobre seu risco de pré-eclâmpsia em gestações futuras; o risco geral de recorrência está em torno de 16%, mas aumenta para 55%, se o parto ocorreu antes de 28 semanas de gestação, decorrente de doença hipertensiva. Nesse aconselhamento, deve-se avaliar se existem outros fatores de risco que possam ser modificados antes de ocorrer outra gravidez, por exemplo, o controle do peso. Finalmente, as mulheres devem ser informadas das novas evidências que sugerem um risco maior de morbidade cardiovascular futura no grupo de mulheres que apresentou pré-eclâmpsia [41]. Espera-se que essa conscientização possa estimular a modificação de outros fatores relacionados com o estilo de vida (p. ex., parar de fumar) que podem atenuar esse risco.

REFERÊNCIAS

1. World Health Organization. *Trends in Maternal Mortality: 1990 to 2008*. Geneva: WHO, 2010. Available at: http://whqlibdoc.who.int/publications/2010/9789241500265_eng.pdf
2. Centre for Maternal and Child Enquiries. Saving Mothers Lives: Reviewing Maternal Deaths to Make Motherhood Safer: 2006-2008. The Eighth Report on Confidential Enquiries into Maternal Deaths in the United Kingdom. *BJOG* 2011;118 (Suppl 1):1-203.
3. Centre for Maternal and Child Enquiries. *Perinatal Mortality 2008*. Available at: www.cemach.org.uk/getattachment/60bc0b7b-e304-4836-a5e7-26895c97ab20/Perinatal-Mortality-2008.aspx
4. Maynard SE, Min JY, Merchan J et al. Excess placental soluble fms-like tyrosine kinase 1 (sFlt1) may contribute to endothelial dysfunction, hypertension, and proteinuria in preeclampsia. *J Clin Invest* 2003;111:649-658.
5. Ballermann BJ. Glomerular endothelial cell differentiation. *Kidney Int* 2005;67:1668-1671.
6. Maharaj AS, Saint-Geniez M, Maldonado AE, D'Amore PA. Vascular endothelial growth factor localisation in the adult. *Am J Pathol* 2006;168:639-648.
7. Nevo O, Soleymanlou N, Wu Y et al. Increased expression of sFlt-1 in in vivo and in vitro models of human placental hypoxia is mediated by HIF-1. *Am J Physiol* 2006;291:R1085-R1093.
8. Makris A, Thornton C, Thompson J et al. Uteroplacental ischemia results in proteinuric hypertension and elevated sFLT-1. *Kidney Int* 2007;71:977-984.

9. Venkatesha S, Toporsian M, Lam C et al. Soluble endoglin contributes to the pathogenesis of preeclampsia. *Nat Med* 2006;12:642-649.
10. Levine RJ, Lam C, Qian C et al. Soluble endoglin and other circulating antiangiogenic factors in preeclampsia. *N Engl J Med* 2006;355:992-1005.
11. Cudmore M, Ahmad S, Al-Ani B et al. Negative regulation of soluble Flt-1 and soluble endoglin release by heme oxygenase-1. *Circulation* 2007;115:1789-1797.
12. Report of the National High Blood Pressure Education Program Working Group on High Blood Pressure in Pregnancy. *Am J Obstet Gynecol* 2000;183:S1-S22.
13. ACOG Committee on Practice Bulletins: Obstetrics. ACOG practice bulletin. Diagnosis and management of preeclampsia and eclampsia. *Obstet Gynecol* 2002;99:159-167.
14. Altman D, Carroli G, Duley L et al. Do women with pre-eclampsia, and their babies, benefit from magnesium sulphate? The Magpie Trial: a randomised placebo-controlled trial. *Lancet* 2002;359:1877-1890.
15. Menzies J, Magee LA, Li J et al. Instituting surveillance guidelines and adverse outcomes in preeclampsia. *Obstet Gynecol* 2007;110:121-127.
16. National Institute for Health and Clinical Excellence. *Hypertension in Pregnancy. The Management of Hypertensive Disorders During Pregnancy.* NICE Clinical Guideline 107, 2010. Available at: www.nice.org.uk/nicemedia/live/13098/50418/50418.pdf
17. O'Brien E, Petrie J, Littler W et al. An outline of the revised British Hypertension Society protocol for the evaluation of blood pressure measuring devices. *J Hypertens* 1993;11:677-679.
18. O'Brien E, Asmar R, Beilin L et al. European Society of Hypertension recommendations for conventional, ambulatory and home blood pressure measurement. *J Hypertens* 2003;21:821-848.
19. Shennan AH, Waugh JW. The measurement of blood pressure and proteinuria in pregnancy. In: Critchley H, Poston L, Walker J (eds) *Pre-eclampsia.* London: RCOG Press, 2003:305-324.
20. Brown MA, Buddle ML, Farrell T, Davis G, Jones M. Randomised trial of management of hypertensive pregnancies by Korotkoff phase IV or phase V. *Lancet* 1998;352:777-781.
21. Shennan A, Gupta M, Halligan A, Taylor DJ, de Swiet M. Lack of reproducibility in pregnancy of Korotkoff phase IV as measured by mercury sphygmomanometry. *Lancet* 1996;347:139-142.
22. Waugh JJ, Clark TJ, Divakaran TG, Khan KS, Kilby MD. Accuracy of urinalysis dipstick techniques in predicting significant proteinuria in pregnancy. *Obstet Gynecol* 2004;103:769-777.
23. Waugh JJ, Bell SC, Kilby MD et al. Optimal bedside urinalysis for the detection of proteinuria in hypertensive pregnancy: a study of diagnostic accuracy. *BJOG* 2005;112:412-417.
24. Côté AM, Brown MA, Lam E et al. Diagnostic accuracy of urinary spot protein:creatinine ratio for proteinuria in hypertensive pregnant women: systematic review. *BMJ* 2008;336:1003-1006.
25. National Institute for Health and Clinical Excellence. *Antenatal Care: Routine Care for the Healthy Pregnant Woman.* NICE Clinical Guideline 62, 2008. Available at: http://guidance.nice.org.uk/CG62
26. Milne F, Redman C, Walker J et al. The pre-eclampsia community guideline (PRECOG): how to screen for and detect onset of pre-eclampsia in the community. *BMJ* 2005;330:576-580.
27. Duckitt K, Harrington D. Risk factors for pre-eclampsia at antenatal booking: systematic review of controlled studies. *BMJ* 2005;330:565.
28. Mires GJ, Williams FL, Leslie J, Howie PW. Assessment of uterine arterial notching as a screening test for adverse pregnancy outcome. *Am J Obstet Gynecol* 1998;179:1317-1323.
29. Meads CA, Cnossen JS, Meher S et al. Methods of prediction and prevention of pre-eclampsia: systematic reviews of accuracy and effectiveness literature with economic modelling. *Health Technol Assess* 2008;12(6):iii-iv,1-270.
30. Levine RJ, Maynard SE, Qian C et al. Circulating angiogenic factors and the risk of preeclampsia. *N Engl J Med* 2004;350:672-683.
31. Ahmad S, Ahmed A. Elevated placental soluble vascular endothelial growth factor receptor-1 inhibits angiogenesis in preeclampsia. *Circ Res* 2004;95:884-891.
32. Kendall RL, Thomas KA. Inhibition of vascular endothelial cell growth factor activity by an endogenously encoded soluble receptor. *Proc Natl Acad Sci USA* 1993;90:10705-10709.
33. Livingston JC, Chin R, Haddad B, McKinney ET, Ahokas R, Sibai BM. Reductions of vascular endothelial growth factor and placental growth factor concentrations in severe preeclampsia. *Am J Obstet Gynecol* 2000;183:1554-1557.
34. Dugoff L, Hobbins JC, Malone FD et al. First-trimester maternal serum PAPP-A and free-beta subunit human chorionic gonadotropin concentrations and nuchal translucency are associated with obstetric complications: a population-based screening study (the FASTER Trial). *Am J Obstet Gynecol* 2004;191:1446-1451.
35. Gagnon A, Wilson RD, Audibert F et al. Obstetrical complications associated with abnormal maternal serum markers analytes. *J Obstet Gynaecol Can* 2008;30:918-949.
36. Askie LM, Duley L, Henderson-Smart DJ, Stewart LA. Antiplatelet agents for prevention of pre-eclampsia: a meta-analysis of individual patient data. *Lancet* 2007;369:1791-1798.
37. Koopmans CM, Bijlenga D, Groen H et al. Induction of labour versus expectant monitoring for gestational hypertension or mild pre-eclampsia after 36 weeks' gestation (HYPITAT): a multicentre, open-label randomised controlled trial. *Lancet* 2009;374:979-988.
38. Thangaratinam S, Coomarasamy A, O'Mahony F et al. Estimation of proteinuria as a predictor of complications of pre-eclampsia: a systematic review. *BMC Med* 2009;7:10.
39. Duley L, Gulmezoglu AM, Henderson-Smart DJ, Chou D. Magnesium sulphate and other anticonvulsants for women with pre-eclampsia. *Cochrane Database Syst Rev* 2010;(11):CD000025.
40. Matthys LA, Coppage KH, Lambers DS, Barton JR, Sibai BM. Delayed postpartum preeclampsia: an experience of 151 cases. *Am J Obstet Gynecol* 2004;190:1464-1466.
41. Bellamy L, Casas JP, Hingorani AD, Williams DJ. Pre-eclampsia and risk of cardiovascular disease and cancer in later life: systematic review and meta-analysis. *BMJ* 2007;335:974.

Capítulo 12

Doença Cardíaca na Gravidez

Catherine Nelson-Piercy
Guy's and St Thomas' Foundation Trust and Queen Charlotte's & Chelsea Hospital, London, UK

A incidência de doença cardíaca grave na gestação é rara no Reino Unido, na Europa e no mundo desenvolvido, no entanto permanece como a principal causa de morte materna no Reino Unido [1]. Entre 2006-2008 a mortalidade materna, tendo como causa indireta a cardiopatia, foi de 2,3 por 100.000 nascidos vivos. A mortalidade materna por doença cardíaca continua crescendo desde o início dos anos 1980. As principais causas de mortes decorrentes da cardiopatia nos últimos 10 anos são a cardiomiopatia (predominantemente periparto), o infarto do miocárdio e a doença cardíaca isquêmica, a dissecção da aorta torácica e a síndrome da morte súbita do adulto. No Reino Unido, a doença cardíaca reumática é rara atualmente nas mulheres em idade reprodutiva e está restrita principalmente a imigrantes. Não houve relato de mortes maternas por doença cardíaca reumática desde 1994 até 2002, mas ocorreram 2 mortes no triênio 2003-2005. [2]

Mulheres com doença cardíaca congênita, submetidas à cirurgia corretiva ou paliativa na infância e que sobreviveram até a idade adulta, são encontradas com mais frequência. Essas mulheres podem apresentar uma gravidez complicada. Nas mulheres com valvas protéticas metálicas a decisão referente à anticoagulação é difícil, e elas apresentam um risco muito maior de hemorragia na gravidez.

Em razão das alterações fisiológicas significativas que ocorrem na gravidez, os sintomas, como palpitações, e os sinais, como o sopro de ejeção sistólica, são achados frequentes e inocentes. Nem todas as mulheres com doença cardíaca significativa são capazes de suportar o aumento das demandas fisiológicas. A assistência à mulher grávida e à parturiente com doença cardíaca requer uma abordagem multidisciplinar, envolvendo obstetras, cardiologistas e anestesistas, sendo preferível o acompanhamento em uma clínica de pré-natal especializada em cardiopatias. Dessa forma, pode ser feito um plano de tratamento documentado, abrangendo tanto o parto planejado como o de emergência.

As condições cardíacas mais comuns e importantes encontradas na gravidez são discutidas a seguir.

ADAPTAÇÕES FISIOLÓGICAS NA GRAVIDEZ, TRABALHO DE PARTO E PARTO

O aumento do volume sanguíneo ocorre a partir da quinta semana depois da concepção, decorrente da ação dos estrógenos e da prostaglandina, que provocam o relaxamento da musculatura lisa e aumentam a capacidade do leito venoso. Ocorre aumento do volume plasmático e aumento do número de eritrócitos, mas em menor grau, explicando, assim, a anemia fisiológica da gravidez. O relaxamento da musculatura lisa arterial provoca a queda da resistência vascular sistêmica e, juntamente com o aumento do volume sanguíneo, determina o aumento precoce do débito cardíaco. A pressão arterial cai discretamente, mas próximo ao termo retorna aos níveis pré-gravídicos. O aumento do débito cardíaco aumentado ocorre em razão da elevação do volume de ejeção e em menor grau ao aumento da frequência cardíaca de repouso de 10 a 20 bpm. No final do segundo semestre, o volume sanguíneo e o volume de ejeção apresentam uma elevação de 30 e 50%. Este aumento correlaciona-se com o tamanho e o peso dos produtos da concepção e, portanto, é consideravelmente maior em gestações múltiplas, assim como é maior o risco de insuficiência cardíaca na doença cardíaca.[3]

Embora não ocorra elevação da pressão capilar pulmonar, a pressão coloidosmótica está reduzida. O gradiente entre a pressão oncótica e a pressão capilar pulmonar está reduzido em 28%, tornando as mulheres grávidas particularmente suscetíveis ao edema pulmonar. O edema pulmonar pode ser precipitado, se houver aumento da pré-carga cardíaca (como a infusão de líquidos), maior permeabilidade capilar pulmonar (como na pré-eclâmpsia), ou ambos.

No final da gravidez, o posicionamento materno em decúbito dorsal pode provocar compressão da veia cava inferior (IVC) pelo útero gravídico com queda consequente do volume de ejeção e do débito cardíaco. A mudança do decúbito lateral para o supino pode resultar em redução de 25% do débito cardíaco. Portanto, sempre que possível, as mulheres grávidas devem manter o decúbito lateral esquerdo ou direito. Se for necessário manter o decúbito supino deve-se elevar a pelve, promovendo o deslocamento do útero para frente e otimizando o débito cardíaco e o fluxo sanguíneo uterino. O débito cardíaco reduzido está associado à redução do fluxo sanguíneo uterino e à perfusão placentária, podendo comprometer o bem-estar fetal.

O trabalho de parto está associado a um aumento adicional do débito cardíaco (15% no primeiro período e 50% no segundo período). As contrações uterinas levam a uma autotransfusão de 300 a 500 mL de sangue de volta à circulação, e a resposta simpática à dor e ansiedade eleva a frequência cardíaca e a pressão arterial. O débito cardíaco é maior durante as contrações, mas ocorre também entre elas. A elevação do volume de ejeção a cada contração é atenuada pelo alívio da dor pela analgesia epidural e pela posição supina. A analgesia epidural ou anestesia causam vasodilatação arterial e queda da pressão arterial. [4] A anestesia geral está associada à elevação da pressão arterial e da frequência cardíaca durante a indução, mas ocorre uma estabilização cardiovascular subsequentemente. O uso de prostaglandinas para induzir o parto tem pouco efeito sobre a hemodinâmica, mas a ergometrina causa vasoconstrição, e a ocitocina pode provocar vasodilatação e retenção hídrica.

No terceiro período, até 1L de sangue pode retornar à circulação em decorrência do alívio da obstrução da IVC e das contrações uterinas. O volume de sangue cardíaco e intratorácico eleva-se, o débito cardíaco aumenta em 60 a 80% seguido por rápido declínio para os valores pré-parto em, aproximadamente, 1 hora após o parto. A transferência de volume do espaço extravascular também aumenta o retorno venoso e o volume de ejeção. As mulheres com comprometimento cardiovascular apresentam um risco maior de edema pulmonar durante o segundo período do trabalho de parto e no período pós-parto imediato. Todas essas alterações se revertem rapidamente na primeira semana e mais lentamente nas 6 semanas seguintes, mas alterações significativas persistem até 1 ano após e aumentam nas gestações subsequentes [5].

Achados normais do exame cardiovascular na gravidez

Os achados normais podem incluir o aumento da intensidade da primeira bulha cardíaca, o desdobramento exagerado da segunda bulha e o aparecimento de uma terceira bulha fisiológica. Sopros de ejeção sistólica podem ser audíveis na borda esternal esquerda em quase todas as mulheres e podem apresentar uma intensidade e uma duração maior e podem-se irradiar para todo o precórdio. Podem variar de acordo com o posicionamento e, se não houver outras anormalidades, reflete o aumento do volume de ejeção. Outros dois tipos de sopro audíveis são o sopro venoso e o mamário. Em razão da vasodilatação periférica, ocorre aumento da pulsação arterial, e são comuns as arritmias.

AVALIAÇÃO CARDÍACA NA GRAVIDEZ

A troponina não é afetada pela gravidez e permanece um exame válido para investigar a isquemia do miocárdio. O eixo do ECG pode desviar-se para cima no final da gravidez em razão da horizontalização do coração. Onda Q pequena e onda T invertida na derivação precordial direita não são raras. As arritmias atrial e ventricular são comuns.

A dose de radiação associada a uma radiografia de tórax materna é mínima e não deve impedir a realização de raios X de tórax, quando estiver clinicamente indicado na gravidez. A ecocardiografia torácica é a investigação de escolha para excluir, confirmar ou monitorar doença cardíaca estrutural na gravidez. A ecocardiografia transesofágica é segura, tomando-se as precauções habituais para evitar aspiração. Os exames de imagem por ressonância magnética (MRI) e por tomografia computadorizada (CT) são seguras na gravidez. A investigação de rotina com estudos eletrofisiológicos e a angiografia deve ser postergada para depois da gravidez, mas uma angiografia não deve ser retardada, por exemplo, nas síndromes coronarianas agudas.

CONSIDERAÇÕES GERAIS EM GESTANTES COM DOENÇA CARDÍACA

A segurança e os desfechos da gravidez estão relacionados com os seguintes aspectos:
- presença e gravidade da hipertensão pulmonar;
- presença de cianose;
- significado hemodinâmico da lesão;
- classe funcional da NYHA (*New York Heart Association*) determinada pelo nível de atividade que leva à dispneia. [6]

A maioria das mulheres com doença cardíaca preexistente tolera bem a gravidez, se estiverem assintomáticas ou apenas levemente sintomáticas (classe II ou inferior da New York Heart Association) antes da gravidez. As exceções importantes são: hipertensão pulmonar, síndrome de Marfan com dilatação da aorta e, em algumas mulheres, a estenose mitral ou aórtica.

Os fatores preditores de eventos cardíacos, como um infarto, arritmia, edema pulmonar e morte, que complicam a gravidez em mulheres com doença cardíaca estrutural, são [7]:

- um evento cardíaco prévio ou arritmia;
- classificação da NYHA acima da classe II;
- cianose;
- fração de ejeção ventricular esquerda < 40%;
- obstrução ventricular esquerda, *i. e.*, área da valva mitral < 2 cm^2, área da valva aórtica < 1,5 cm^2, gradiente da valva aórtica (média – não grávida) > 30 mmHg.

Essas características indicam a necessidade de referenciamento para centros especialistas para aconselhamento e manejo da gravidez.

Mulheres com cianose (saturação de oxigênio abaixo de 80 a 85%) apresentam um risco maior de restrição de crescimento fetal, perda fetal e tromboembolismo secundário à policitemia reativa. Um estudo mostrou que a chance de ter um nascido vivo nessa situação foi inferior a 20% [8].

As mulheres com os fatores de risco mencionados anteriormente devem ser tratadas e aconselhadas por uma equipe multidisciplinar composta por cardiologistas com especialização em obstetrícia, obstetras com especialização em doença cardíaca, especialistas em medicina fetal e pediatras. Deve haver envolvimento precoce de anestesistas obstétricos e um plano cuidadosamente documentado para o parto.

PATOLOGIAS CARDÍACAS

Doença cardíaca congênita

As mulheres com doença cardíaca congênita acianótica e assintomáticas, que apresentam defeitos simples, normalmente, toleram bem a gravidez. Muitos defeitos terão de ser tratados com cirurgia ou foram tratados por intervenção realizada por cardiologista pediátrico, mas outros são descobertos pela primeira vez durante a gravidez. As mulheres com doença cardíaca congênita apresentam um risco aumentado, e o aconselhamento genético deve ser feito, se possível, antes da gravidez [9] e uma avaliação detalhada com ecocardiografia fetal por volta de 18 a 20 semanas de gestação deve ser realizada.

Doença cardíaca congênita acianótica

Defeito do septo atrial

Depois da doença da válvula aórtica bicúspide (muito mais comum no sexo masculino), o defeito na comunicação interatrial (ASD) do tipo *ostium secundum* é o defeito cardíaco congênito mais comum em adultos. A embolia paradoxal é rara, e as arritmias normalmente não se desenvolvem até a meia-idade. A regurgitação mitral por prolapso da cúspide mitral se desenvolve em até 15% dos defeitos de ASDs não corrigidos. A hipertensão pulmonar é rara.

Não existem complicações previstas durante a gravidez, mas a perda aguda de sangue é mal tolerada. Pode causar aumento significativo do desvio da esquerda para direita e queda súbita do débito ventricular esquerdo, da pressão arterial e do fluxo sanguíneo coronariano, podendo levar à parada cardíaca.

Defeito do septo ventricular e ducto patente

Assim como nas doenças de regurgitação valvar, esses defeitos aumentam o volume de carga do ventrículo esquerdo e são bem tolerados na gravidez a não ser que sejam grandes e complicados por doença vascular pulmonar.

Estenose pulmonar

A estenose pulmonar, em geral, é assintomática durante a gravidez. Entretanto, a estenose grave pode causar insuficiência ventricular direita. A valvoplastia pulmonar com cateter de balão tem sido realizada com êxito durante a gravidez. O melhor período para realizar o procedimento é o segundo trimestre.

Estenose aórtica

A obstrução de saída do ventrículo esquerdo pode causar problemas durante a gravidez. A obstrução é grave se a área da valva aórtica for menor que 1 cm^2 ou o gradiente médio de pressão fora da gravidez for superior a 50 mmHg. Os indicadores de risco elevado na gravidez incluem a incapacidade para aumentar a pressão arterial, durante o exercício, sem que ocorram alterações do segmento ST ou das ondas T, comprometimento da função ventricular esquerda e sintomas, como dor torácica, síncope ou pré-síncope.

O ECG mostra sinais de hipertrofia ventricular esquerda, e a dopplerfluxometria valvar transaórtica está elevada durante a gravidez, se o aumento do volume de ejeção for normal. Se a função sistólica ventricular esquerda estiver comprometida, o ventrículo esquerdo poderá ser incapaz de gerar um alto gradiente através da valva. Portanto, o gradiente baixo pode ser falsamente tranquilizador.

As pacientes que apresentam angina, dispneia ou taquicardia em repouso devem ser hospitalizadas para observação. A administração de um bloqueador β-adrenérgico aumenta o tempo do fluxo coronariano diastólico e o enchimento ventricular esquerdo com melhora da angina e da função ventricular esquerda. Se, apesar dessas medidas, a angina, a congestão pulmonar e a insuficiência ventricular esquerda persistirem ou progredirem, é preciso considerar a valvoplastia aórtica com cateter de balão [10]. Essas valvas não são ideais, e pode ocorrer regurgitação aórtica grave, mas se o procedimento tiver êxito, ganha-se algum tempo para que a gravidez possa evoluir. O procedimento pode ser realizado para alívio da estenose subaórtica isolada, mas com algum risco de causar regurgitação mitral.

Coarctação da aorta

A maioria dos casos de coarctação da aorta é corrigida cirurgicamente antes da gravidez, embora o estreitamento residual não seja raro. Idealmente, devem-se avaliar com MRI qualquer estreitamento ou dilatação pré- ou pós-estenose ou a formação de aneurisma antes da gravidez. A coarctação aórtica pode ser diagnosticada pela primeira vez durante a gravidez e sempre deve ser considerada quando há hipertensão, especialmente se não foi realizada previamente uma investigação das causas secundárias.

Mesmo com pressão arterial normal, o controle adequado durante o exercício não pode ser mantido, o que traz risco de hemorragia cerebral ou dissecção aórtica. [11] A mulher deve ser aconselhada a evitar o esforço e fazer repouso. O risco de dissecção é maior em pacientes com anormalidade aórtica preexistente, como a síndrome de Marfan ou outros distúrbios do tecido conectivo.

A hipertensão deve ser tratada, e, para minimizar o risco de ruptura e dissecção, os betabloqueadores são os agentes ideais. A insuficiência ventricular esquerda é improvável na ausência de uma valva aórtica bicúspide estenótica ou de fibroelastose endocárdica com comprometimento da função ventricular esquerda. O parto normal geralmente é possível, embora a coarctação grave seja uma indicação para um segundo período encurtado.

Síndrome de Marfan

A maioria (80%) das pacientes com síndrome de Marfan apresenta envolvimento cardíaco, com mais frequência prolapso e regurgitação de valva mitral. A gravidez aumenta o risco de ruptura ou dissecção aórtica, normalmente no terceiro trimestre ou logo após o nascimento. O risco de dissecção aórtica tipo A em mulheres grávidas com síndrome de Marfan está em torno de 1%, mesmo na ausência de dilatação da raiz da aorta [6]. A dilatação progressiva e a dimensão da raiz da aorta superior a 4 cm estão associadas ao aumento de risco (10%) [12]. As mulheres que apresentam a raiz da aorta com dimensão superior a 4,6 cm devem ser aconselhadas a retardar a gravidez para depois da correção da raiz da aorta ou depois da substituição com ressuspensão da valva aórtica [13].

As mulheres com envolvimento cardíaco mínimo e com a dimensão da raiz da aorta inferior a 4 cm apresentam um resultado satisfatório da gravidez, embora naquelas exista um risco maior quando há uma história familiar de dissecção aórtica ou morte súbita. Em algumas famílias, ocorre dissecção da raiz da aorta na ausência de dilatação prévia [6].

O tratamento deve incluir aconselhamento referente à herança dominante da condição, ecocardiografia mensal para avaliar a raiz aórtica de pacientes com comprometimento cardíaco e o uso de betabloqueadores para tratar a hipertensão ou nos casos de dilatação da raiz da aorta. O parto normal é possível, quando as dimensões permanecem estáveis, mas recomenda-se a cesariana eletiva com anestesia regional quando houver dimensões maiores ou progressão da dilatação.

Doença cardíaca congênita cianótica

A doença cardíaca cianótica em adultos está associada à hipertensão pulmonar (como na síndrome de Eisenmenger) ou à estenose pulmonar (como na tetralogia de Fallot). As pacientes com um único ventrículo, transposição das grandes artérias e atresias pulmonares complexas com suprimento sanguíneo sistêmico para os pulmões podem sobreviver até a vida adulta com ou sem cirurgia paliativa prévia.

Tetralogia de Fallot

A associação de obstrução grave das vias de saída do ventriculo direito com um defeito do septo ventricular (VSD) grande e dextroposição da aorta causa hipertrofia ventricular direita e *shunt* da direita para a esquerda com cianose. A gravidez é bem tolerada, mas pode ocorrer restrição do crescimento fetal, aumento da incidência de aborto, prematuridade e recém-nascidos pequenos para a idade gestacional. O hematócrito tende a se elevar durante a gravidez em mulheres cianóticas, pois a vasodilatação sistêmica aumenta a formação de *shunts* da direita para a esquerda. As mulheres que apresentam a saturação arterial de 85% ou mais, em repouso, hemoglobina abaixo de 18 g/dL e hematócrito abaixo de 55%, têm uma chance razoável de um resultado satisfatório. A saturação arterial cai acentuadamente com o esforço, e o repouso é importante para otimizar o crescimento fetal. Deve ser administrada heparina de baixo peso molecular (LMWH) subcutânea para prevenir trombose venosa e embolia. A maioria das mulheres fez a correção cirúrgica da tetralogia antes da gravidez e, nesse caso, a evolução é boa [14].

Doença cardíaca congênita após a cirurgia

Os sobreviventes de cirurgia neonatal paliativa para doença cardíaca congênita complexa precisam de uma avaliação individual. A ecocardiografia realizada por um pediatra ou por um cardiologista especialista em doença congênita de adultos possibilita uma avaliação detalhada.

Após a operação de Fontan para atresia tricúspide ou transposição com estenose pulmonar, exclui-se o retorno de sangue pelo ventrículo direito, e o ventrículo esquerdo funciona como bomba tanto para a circulação sistêmica como para a pulmonar. A elevação da pressão venosa pode levar à congestão hepática e edema importante, mas a gravidez pode ser bem-sucedida. É importante manter o volume circulatório estável no periparto nas mulheres com circulação de Fontan, pois se houver redução do enchimento no periparto, uma vez que sem uma pré-carga, o ventrículo esquerdo não poderá impulsionar o sangue adequadamente para a circulação pulmonar. Essas mulheres devem ser anticoaguladas com varfarina fora da gravidez e durante a gravidez devem usar LMWH.

Síndrome de Eisenmenger e hipertensão pulmonar

A doença vascular pulmonar, seja ela tanto secundária a um grande *shunt* reverso da esquerda para a direita, como uma VSD (síndrome de Eisenmenger) ou decorrente de doença pulmonar ou de tecido conectivo (p. ex., esclerodermia), ou de hipertensão pulmonar arterial idiopática, apresenta um alto risco na gravidez, e as mulheres que apresentam doença pulmonar vascular significativa devem ser aconselhadas desde muito jovens a evitar a gravidez, e devem ser aconselhadas sobre o uso de contraceptivo apropriado. [15] A mortalidade materna é de 25 a 40%. [16]

O risco está associado à resistência vascular pulmonar fixa, que não pode cair com as alterações fisiológicas da gravidez, e a incapacidade de aumentar o fluxo sanguíneo pulmonar com hipoxemia refratária. A hipertensão pulmonar é definida, fora da gravidez, pela elevação da pressão da artéria pulmonar média (não sistólica) igual ou superior a 25 mmHg em repouso ou igual ou superior a 30 mmHg no exercício, na ausência de um *shunt* da esquerda para a direita. A pressão sistólica da artéria pulmonar (não média) é estimada com o uso de ultrassonografia Doppler pela medida da velocidade do fluxo através da valva tricúspide. Este deve ser considerado um teste de triagem. Não há concordância na relação entre a pressão pulmonar média e a pressão pulmonar sistólica estimada. Se a avaliação da pressão pulmonar sistólica por Doppler indicar hipertensão pulmonar, recomenda-se uma avaliação com cardiologista. Se houver hipertensão pulmonar na presença de *shunt* da esquerda para a direita, o diagnóstico de doença vascular pulmonar é particularmente difícil e, provavelmente, uma investigação adicional, incluindo cateterismo cardíaco para calcular a resistência vascular pulmonar, será necessária. A hipertensão pulmonar, definida por estudos Doppler, também pode ocorrer na estenose mitral e com grandes *shunts* da esquerda para a direita que não revertidos. As mulheres com hipertensão, que apresentam *shunts* da esquerda para a direita, apresentam um risco menor, e a gravidez pode evoluir sem complicações. Porém mesmo na ausência de doença vascular pulmonar e de resistência vascular pulmonar fixa (ou não foi definida antes da gravidez), existe um risco de desenvolvê-las e por isso necessitam de monitoração rigorosa.

O tratamento moderno da hipertensão pulmonar inclui fármacos, como sildenafila e bosentana. Com essas terapias, as pressões pulmonares podem ser reduzidas até atingir níveis normais, sendo mais seguro o acompanhamento na gravidez. Embora a bosentana apresente efeitos teratogênicos em animais, o benefício de manter a terapia durante a gestação, provavelmente supera os riscos da sua interrupção. No caso de gravidez não planejada, o término terapêutico deve ser oferecido. O término eletivo da gravidez apresenta um risco de mortalidade de 7%, por isso é importante evitar a gravidez, se possível. Se essa recomendação não for atendida, está indicada uma assistência multidisciplinar com internação eletiva para repouso no leito, oxigenioterapia e tromboprofilaxia com LMWH. [17] O crescimento fetal deve ser cuidadosamente monitorado.

A morte materna ocorre principalmente no parto ou na primeira semana após o nascimento. Não há evidência de que o monitoramento da pressão da artéria pulmonar antes ou durante o parto melhore o resultado; a inserção de um cateter na artéria pulmonar aumenta o risco de trombose, que pode ser fatal nessas mulheres. Os vasodilatadores administrados para reduzir a pressão da artéria pulmonar inevitavelmente resultarão em redução concomitante da pressão sistêmica (com exceção de óxido nítrico inalado e de prostaciclina), exacerbando a hipoxemia.

Não há evidência de que o parto abdominal ou normal ou que a anestesia regional *ou a* geral melhorem o resultado em mulheres grávidas com hipertensão pulmonar. É muito importante evitar a vasodilatação sistêmica. A paciente deve ser atendida em unidade de terapia intensiva após o parto. A nebulização com prostaciclina pode ser usada na tentativa de prevenir a vasoconstrição pulmonar. Quando ocorre uma deterioração súbita do estado materno (geralmente no período pós-parto), a ressuscitação raramente terá êxito, e nenhuma causa adicional será encontrada após a morte, ainda que possa haver tromboembolismo, hipovolemia ou pré-eclâmpsia concomitantes. O óbito normalmente é precedido por resposta vagal, queda da pressão arterial e da saturação de oxigênio, seguidas por fibrilação ventricular.

Doença valvar adquirida

Prolapso de valva mitral

O prolapso de valva mitral é uma condição frequente, também conhecida como "valva mitral flexível". Pode ocorrer de forma esporádica ou por herança de modo dominante em algumas famílias com variantes da síndrome de Marfan. A gravidez é bem tolerada e, em mulheres com prolapso de valva mitral isolado, não há implicações na gravidez para a mãe ou o feto.

Doença cardíaca reumática

Estenose mitral

A estenose mitral continua sendo a patologia cardíaca, potencialmente letal mais frequente na gravidez em todo o mundo. As gestantes apresentam riscos elevados de complicações, pois (i) uma paciente assintomática pode apresentar uma deterioração na gravidez, (ii) pode haver agravamento da estenose mitral após uma gravidez precedente não complicada, (iii) pode ocorrer recorrência ou piora após valvoplastia ou valvotomia e (iv) a estenose mitral não diagnosticada previamente pode não ser identificada no exame de rotina pré-natal, pois o sopro é baixo, normalmente silencioso, diastólico e submamário.

Pode ocorrer uma deterioração do estado geral secundária à taquicardia (relacionada com dor, ansiedade, exercício ou infecção intercorrente), arritmias ou pelo aumento do débito cardíaco durante a gravidez. A taquicardia sinusal em repouso é um sinal de risco. A taquicardia é uma resposta reflexa à restrição do volume sistólico de ejeção, provocando redução do tempo de esvaziamento atrial esquerdo durante a diástole e restrição do volume de ejeção ventricular esquerdo com aumento da pressão atrial esquerda. Isto gera um círculo vicioso de frequência cardíaca e pressão atrial esquerda em elevação e pode precipitar o edema pulmonar. A ansiedade causada pela dispneia aumenta a taquicardia e exacerba o quadro (Fig. 12.1). O edema pulmonar pode ser precipitado por aumento de volume (como ocorre durante o terceiro período do parto ou pela reposição de volume de forma não criteriosa) [18]. Os riscos são maiores na estenose mitral grave (área da valva mitral < 1 cm^2), em pacientes com sintomas moderados ou graves antes da gravidez, e nas mulheres com diagnóstico no final da gravidez.

O ECG na estenose mitral mostra ondas P atrial esquerda e desvio do eixo para direita. A radiografia torácica mostra um coração pequeno, com aumento do átrio esquerdo e congestão ou edemas atrial esquerdo e pulmonar. O diagnóstico é confirmado por ecocardiografia transtorácica.

Mulheres com estenose mitral grave devem ser aconselhadas a adiar a gravidez para depois realizar a valvotomia mitral com cateter de balão, aberta ou fechada, ou para depois da substituição valvar. Betabloqueadores reduzem a fre-

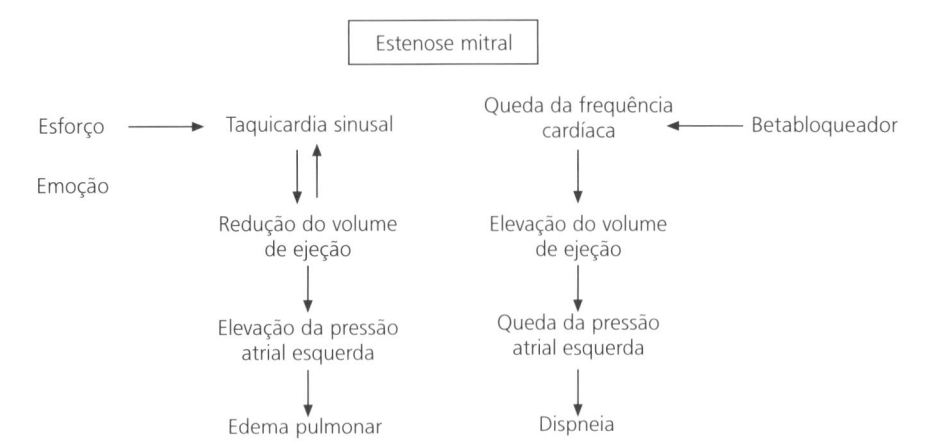

Fig. 12.1 Estenose mitral.

quência cardíaca, aumentam o tempo de enchimento diastólico, reduzindo o risco de edema pulmonar [18]. Devem ser administrados na gravidez para manter a frequência cardíaca abaixo de 90 bpm. O uso de diuréticos deve ser iniciado ou mantido, quando houver indicação. É importante a restrição dos esforços e o repouso.

No caso de edema pulmonar, a paciente deve manter o decúbito dorsal elevado, deve ser administrado oxigênio, a frequência cardíaca deve ser reduzida pelo alívio da ansiedade com uso de diamorfina, e devem ser administrados 20 mg de furosemida intravenosa. Digoxina deve ser usada apenas se ocorrer fibrilação atrial, pois não reduz o ritmo sinusal (o impulso simpático aumentado supera seu leve efeito vagotônico).

Se a terapia medicamentosa falhar ou para as pacientes com estenose mitral grave, a valvotomia mitral com cateter de balão poderá ser usada com segurança e sucesso na gravidez, se a valva for viável [19]. Nesses casos, é necessário fazer a transferência para um hospital com instalações adequadas para cirurgia cardíaca. A valvotomia percutânea com balão acarreta um risco de complicações importantes de 1%, enquanto para a valvotomia cirúrgica o risco é como segue:

- Valvotomia fechada: mortalidade fetal de 5 a 15%, mortalidade materna de 3%.
- Valvotomia aberta: mortalidade fetal de 15 a 33%, mortalidade materna de 5%.

Se houver necessidade de uma cirurgia aberta, ela deverá ser adiada, se possível, para depois do parto.

As mulheres com estenose mitral devem evitar o decúbito dorsal e a posição de litotomia no trabalho de parto e parto. A sobrecarga de volume deve ser evitada; mesmo com oligúria, sem significativa perda de sangue, deve-se evitar a infusão de coloide intravenoso. A analgesia ou anestesia epidural pode ser realizada nas pacientes com estenose mitral, e o parto com uso de fórceps pode ser indicado para alívio do esforço materno.

Doença valvar regurgitante

As pacientes com doença valvar regurgitante, tanto da valva mitral quanto da aórtica, toleram muito melhor a gravidez que as pacientes com estenose valvar. A vasodilatação sistêmica na gravidez reduz o fluxo regurgitante, como ocorre na taquicardia em pacientes com a regurgitação aórtica. Quando a doença da valva cardíaca é de origem reumática, o advento de súbita fibrilação atrial pode precipitar o edema pulmonar. O monitoramento da função ventricular esquerda é importante nas pacientes com regurgitação mitral ou aórtica grave.

VALVAS CARDÍACAS MECÂNICAS

A maioria das mulheres com valvas cardíacas protéticas apresenta uma boa reserva cardiovascular durante a gravidez. A estratégia ideal para anticoagulação das gestantes com valva cardíaca metálica é controversa, em razão dos efeitos adversos materno e fetal. Essas mulheres necessitam de anticoagulação durante toda vida e durante a gestação decorrente do risco maior de trombose. No entanto, a varfarina está associada à embriopatia por varfarina (condrodisplasia pontilhada), se administrada durante o período de organogênese (gestação de 6 a 12 semanas) [20] e com hemorragia intracerebral fetal no segundo e terceiro trimestres.

Apesar da relação internacional normalizada (INR) materna se manter dentro dos índices terapêuticos, o efeito anticoagulante no feto é maior do que na mãe, pois o fígado fetal produz níveis baixos de fatores de coagulação dependentes de vitamina K, e os pró-coagulantes maternos não cruzam a placenta em razão de seu grande tamanho molecular. O risco fetal da varfarina é dependente da dose. Mulheres que necessitam de mais de 5 mg diários apresentam maior risco de teratogênese, aborto e natimorto [21,22].

A heparina e LMWH não cruzam a placenta e são uma boa opção. Entretanto, mesmo com uso de doses plenas estarem associadas a maior risco de trombose valvar e eventos embólicos [20,21,23]. O uso de heparina pode também causar hemorragia retroplacentária, com risco de perda fetal. Outras desvantagens da heparina não fracionada incluem a necessidade de administração parenteral, ação intensa, mas de curta duração, índice terapêutico pequeno, uma curva dose-resposta aguda, com necessidade de aumentar a dose durante a gravidez e falta de um teste ideal e de um nível padrão de atividades eficaz e segura. O aumento da dose aumenta o risco de sangramento. O uso a longo prazo de altas doses de heparina não fracionada pode causar osteoporose.

As LMWHs têm melhor perfil de segurança na gravidez. Estudos recentes mostraram um risco baixo de eventos trombóticos com o monitoramento dos níveis de anti-Xa e ajustes adequados da dose e com a boa adesão a duas aplicações diárias [23,24]. A aspirina em baixa dose pode ser usada concomitantemente, e muitas mulheres requerem aumento da dose de LMWH para manter os níveis de anti-Xa entre 0,8 a 1,2 IU/mL.[24]

Existem três opções básicas para o manejo da anticoagulação.

1. Manter o uso de varfarina durante toda a gravidez, suspendendo o seu uso somente para o parto. Esta é a opção mais segura para a mãe. [20,21]
2. Substituir o uso de varfarina por LMWH em alta dose entre 6 a 12 semanas de gestação para evitar a embriopatia por varfarina.
3. Usar LMWH em alta dose durante toda a gravidez.

A opção depende de vários fatores:

- *O tipo de valva mecânica*. O risco de trombose é menor com as novas valvas bicúspides do tipo bileafleat (p. ex., Carbomedics) do que com as de primeira geração do tipo *ball cage* (p. ex., Starr-Edwards) ou de segunda geração do tipo *tilting disc* (p. ex., Björk-Shiley).
- *A localização da valva*. As valvas aórticas estão associadas a um risco menor de trombose do que as valvas mitrais [24].
- *O tamanho da valva mecânica*. Se uma valva for substituída antes do término da fase de crescimento da mulher, ela poderá ser relativamente pequena, e isto aumenta o risco de trombose.
- *O número de valvas mecânicas*. Duas valvas conferem risco maior de trombose.
- *A dose de varfarina* necessária para manter uma INR em níveis terapêuticos. Se for inferior a 5 mg, o risco fetal é menor.
- Qualquer história prévia de eventos embólicos.

Se a varfarina for usada na gravidez, está indicada a realização de ecografias seriadas para avaliação fetal para detectar casos de embriopatia e hemorragia cerebral. A varfarina deve ser descontinuada e substituída por LMWH 10 dias antes do parto para permitir a sua eliminação da circulação fetal. A terapia com LMWH deve ser suspensa no parto.

A reintrodução da varfarina deve ser feita 3 a 5 dias após o parto para minimizar o risco de hemorragia obstétrica. O risco de sangramento durante a gestação é alto, mas aumenta após o parto em mulheres com valvas mecânicas [24].

No caso de sangramento ou necessidade de parto urgente em uma paciente com anticoagulação plena, o efeito da varfarina poderá ser revertido com plasma fresco congelado, fator recombinante humano VIIa e vitamina K e para a heparina pode ser usado o sulfato de protamina. Deve-se evitar a vitamina K em altas doses, para não prejudicar a anticoagulação com varfarina após o parto.

O tratamento trombolítico pode ser usado para trombose de valva protética durante a gravidez, e embora possa causar embolia ou sangramento ou descolamento da placenta, os riscos são menores do que os da cirurgia cardiotorácica.

DOENÇA ARTERIAL CORONARIANA

O infarto do miocárdio e a doença cardíaca isquêmica são vistos atualmente com mais frequência em mulheres grávidas e no pós-parto, e a gravidez aumenta o risco de infarto do miocárdio [25]. Quando o infarto do miocárdio ocorre na gravidez, em geral se desenvolve sem história precedente de angina típica. As mulheres grávidas podem apresentar dor epigástrica atípica ou náusea ou tontura, assim como dor no peito, pescoço e braço esquerdo. Na gravidez, a causa de base pode decorrer de condições não ateroscleróticas. A dissecção espontânea da artéria coronária e a trombose de artéria coronária são mais comuns na gravidez [2,26]. A maioria ocorre tardiamente na gravidez ou após o parto. A isquemia coronariana pode estar associada ao abuso de drogas, como *crack* e cocaína. A embolia sempre deve ser considerada e investigada a causa como estenose mitral ou endocardite infecciosa.

Os fatores de risco para doença cardíaca isquêmica na gravidez são os mesmos da mulher não grávida. O risco é maior em mulheres mais velhas com múltiplas gestações, em fumantes, naquelas com diabetes, obesidade, hipertensão, hipercolesterolemia ou história familiar de doença arterial coronariana. [25,27]. Deve ser feita a investigação de dor torácica e de outros sintomas que possam estar associados à síndrome coronariana aguda, especialmente em mulheres com fatores de risco. A troponina I não é afetada pela gravidez, e esta deve ser avaliada juntamente com ECGs seriados em mulheres com suspeita de síndrome coronariana aguda.

O tratamento do infarto agudo do miocárdio e da síndrome coronariana aguda é o mesmo da mulher não grávida. A angiografia coronariana deve ser realizada para definir a patologia e determinar o tratamento. A trombólise intravenosa e intracoronariana e a angioplastia coronariana transluminal percutânea e implante de *stent* têm sido realizados com êxito na gravidez. O uso de aspirina e de betabloqueadores são seguros na gravidez. O clopidogrel pode ser usado após o implante de *stent*, mas idealmente deve ser descontinuado antes do parto. Existem menos dados sobre o uso de inibidores de glicoproteína IIb/IIIa, e seu uso deve ser evitado. O uso de estatinas deve ser suspenso durante toda a gravidez, por estar associado a maior risco de malformações. [28]

CARDIOMIOPATIA HIPERTRÓFICA

A cardiomiopatia hipertrófica (HCM) é uma doença autossômica dominante, caracterizada por hipertrofia não dilatada do ventrículo esquerdo com carga hemodinâmica normal e com alteração dos miócitos e distúrbio miofibrilar. Estudos entre familiares, algumas vezes com identificação de um gene mutante responsável, mostraram um espectro amplo de anormalidade fenotípica não apenas em indivíduos em diferentes idades, mas nas famílias. Os estudos de pacientes descritos anteriormente pelos centros especializados representavam uma população de pacientes de alto risco, encaminhadas por causa de sintomas incapacitantes ou pela história familiar. Antes da introdução da ecocardiografia só era possível identificar as situações mais graves, e essas pacientes constituíram a base de muitos estudos de história natural publicados.

Não raro, a HCM é diagnosticada pela primeira vez na gravidez, quando a presença do sopro sistólico indica o estudo por ECG e ecocardiografia. A HCM era considerada uma doença rara com um alto risco de morte súbita, atualmente é reconhecida como relativamente frequente. Um estudo recente encontrou um índice de 1 caso entre 500 adultos jovens e, na maioria das pacientes, o distúrbio era benigno.

As pacientes com HCM evoluem bem na gravidez, apresentando um aumento do ventrículo esquerdo e do volume de ejeção. O risco está associado à obstrução de saída ventricular esquerda, que pode ser precipitado por hipotensão ou hipovolemia. Os sintomas de dispneia, dor torácica, tontura ou síncope indicam a necessidade de um betabloqueador. [29] As arritmias ventriculares são mais comuns em pacientes idosos e pouco frequentes em jovens. A morte súbita é rara durante a gravidez. É importante evitar a vasodilatação durante o trabalho de parto e parto, assim como durante anestesia/analgesia regional. Qualquer hipovolemia terá o mesmo efeito e deve ser corrigida rapidamente e de maneira adequada. É menos comum encontrar hipertrofia em recém-nascidos de mães com HCM.

CARDIOMIOPATIA PERIPARTO

Essa condição específica da gravidez é definida como o desenvolvimento de insuficiência cardíaca entre o último mês de gravidez até o 5º mês após o parto, na ausência de uma causa identificável ou de doença cardíaca reconhecível antes do último mês da gravidez. A disfunção sistólica ventricular esquerda é demonstrada pelos seguintes critérios ecocardiográficos: [30]

- fração de ejeção ventricular esquerda < 45%;
- encurtamento fracional < 30%;
- dimensão diastólica final ventricular esquerda > 2,7 cm/m².

A ecocardiografia mostra dilatação das quatro câmaras, com predomínio de hipocinesia ventricular esquerda, que pode ser global ou mais acentuada em áreas específicas.

A condição é rara, mas sua real incidência é desconhecida, pois os casos leves não são reconhecidos. Os fatores de risco incluem gravidez múltipla, hipertensão (preexistentes ou relacionados com a gravidez ou a pré-eclâmpsia), multiparidade, a idade materna avançada e etnia afro-caribenha.

A cardiomiopatia periparto não difere clinicamente da cardiomiopatia dilatada, com exceção da sua relação com a gravidez. A gravidade pode variar, apresentando-se de uma forma muito grave e catastrófica até uma apresentação subclínica, podendo ser diagnosticada somente através de um achado casual de ecocardiografia. Deve-se suspeitar do diagnóstico no período periparto, quando a paciente apresenta dispneia, taquicardia ou sinais de insuficiência cardíaca. O edema pulmonar é uma característica importante e pode ser precipitado pelo uso de ocitocina ou pela infusão de fluidos para manter o débito cardíaco durante a anestesia espinal para o parto. A radiografia de tórax mostra aumento do tamanho cardíaco com congestão pulmonar ou edema e muitas vezes derrame pleural bilateral. A embolia sistêmica decorrente de trombo mural pode desencadear arritmias ventriculares ou preceder o desenvolvimento de insuficiência cardíaca clínica, e a embolia pulmonar piora o quadro clínico.

O diagnóstico diferencial inclui cardiomiopatia dilatada preexistente, tromboembolismo pulmonar, embolia por líquido amniótico, infarto do miocárdio e edema pulmonar associado à pré-eclâmpsia ou à terapia com β_2-agonistas para tratamento do trabalho de parto pré-termo. A ecocardiografia identifica o aumento do ventrículo esquerdo e exclui a embolia pulmonar como causa. A pré-eclâmpsia raramente causa comprometimento da função ventricular esquerda e ocorre recuperação rápida após o parto.

O tratamento é similar ao da insuficiência cardíaca por outras causas, com uso de oxigênio, diuréticos, vasodilatadores e com uso de inibidores da enzima conversora de angiotensina (ACE) após o parto. A tromboprofilaxia é imperativa. A adição cuidadosa de um bloqueador β-adrenérgico cardiosseletivo pode ser útil, se persistir a taquicardia, particularmente se o débito cardíaco estiver preservado. As pacientes em estado mais grave podem necessitar de intubação, ventilação e monitoramento e, às vezes, podem precisar de suporte inotrópico, colocação de balão intra-aórtico ou de dispositivo de assistência ventricular. O transplante cardíaco pode ser a única chance de sobrevida em casos graves.

Cerca de 50% das mulheres apresentam uma recuperação espontânea e completa. A maioria dos casos fatais ocorre na época do diagnóstico, e cerca de um quarto das mortes maternas por doença cardíaca é devido à cardiomiopatia [2]. Dados recentes mostram uma sobrevida de 94% em 5 anos [31]. As pacientes devem manter o uso de um inibidor da ACE, enquanto a função ventricular esquerda estiver alterada. O prognóstico e a recorrência dependem da normalização do tamanho ventricular esquerdo, que pode apresentar uma melhora gradual vários anos após o parto [32,33]. É improvável que as mulheres com grave disfunção miocárdica (definida pela dimensão diastólica final ventricular esquerda $\geq$ 6 cm e pelo encurtamento fracional $\leq$ 21%) recuperem a função cardíaca normal [34]. As pacientes, que não normalizam a função miocárdica e o tamanho ventricular esquerdo em até 6 meses após o parto, apresentam um risco significativo de piora da insuficiência cardíaca (50%) e morte (25%) ou de cardiomiopatia periparto recorrente em uma nova gravidez. As mulheres devem ser desmotivadas a uma gravidez [32]. Quando ocorre a normalização do tamanho e da função do ventrículo esquerdo, deve-se avaliar a reserva funcional com o uso de ecocardiografia de estresse (exercício). Mesmo com resultado normal existe um risco de insuficiência cardíaca recorrente em nova gravidez [29].

ARRITMIAS

As arritmias atriais e ventriculares são comuns na gravidez. Muitas gestantes apresentam sintomas associados aos batimentos cardíacos fortes que ocorrem após a pausa compensatória de uma extrassístole ventricular. A maioria das mulheres com episódios de tontura, síncope e palpitações não tem arritmia [35].

A taquicardia sinusal requer uma investigação das possíveis causas, como perda de sangue, infecção, insuficiência cardíaca, tireotoxicose ou embolia pulmonar. A arritmia mais comum encontrada na gravidez é a taquicardia supraventricular (SVT). É raro que a SVT (tanto a mediada por via acessória como a reentrante nodal atrioventricular) apresente-se pela primeira vez na gravidez, mas a exacerbação dos sintomas é comum na gravidez [35]. Metade dos SVTs não responde às manobras vagais.

Propranolol, verapamil e adenosina são aprovados pela *Food and Drug Administration* para o tratamento agudo da SVT. A adenosina apresenta vantagens sobre o verapamil, incluindo a provável não transferência placentária e pode ser usada com segurança na gravidez nos casos de SVTs que não respondem à estimulação vagal [35]. Para prevenção de SVTs, podem ser usados betabloqueadores ou verapamil. Flecainamida é segura, sendo usada no tratamento de taquicardias fetais. Propafenona e amiodarona devem ser evitadas [36], a última em razão da interferência na função tireóidea fetal [37]. Marca-passo temporário e permanente, cardioversores-desfibriladores implantáveis e automáticos (AICD) também são seguros na gravidez. É necessário precaução com o uso de eletrocautério bipolar em cesariana, pois pode ser interpretado erroneamente como AICD com fibrilação ventricular, levando ao desenvolvimento de choque. O aparelho deve ser desativado durante a cesariana.

PARADA CARDÍACA

Esta deve ser tratada com os mesmos protocolos usados na mulher não grávida. As gestantes (especialmente no final da gravidez) devem ser mantidas em decúbito lateral para aliviar a obstrução ao retorno venoso, causada pela compressão do útero grávido sobre a IVC. O decúbito lateral esquerdo proporciona o alívio mais rápido. Se for necessário realizar manobras de ressuscitação cardiopulmonar, a pelve pode ser lateralizada, mantendo o dorso na posição horizontal para permitir as compressões torácicas externas. A cesariana de emergência pode ser necessária para ajudar a reanimação materna.

PROFILAXIA DA ENDOCARDITE

A endocardite infecciosa (IE) é rara na gravidez, mas ameaça tanto a vida da mãe como da criança. Os casos fatais de endocardite na gravidez têm ocorrido no pré-natal e não como consequência de infecção adquirida no momento do parto [2]. O tratamento é essencialmente o mesmo da mulher fora da gravidez, com substituição de emergência da valva, se indicado. O parto deve ser realizado antes de cirurgia, se houver viabilidade fetal. Nas recomendações atuais do *National Institute for Health and Clinical Excellence* [38] no Reino Unido, profilaxia com antibióticos contra EI não é necessária para o parto. A *British Society for Antimicrobial Chemotherapy* [39] e a *American Heart Association* recomendam a cobertura apenas para pacientes consideradas de alto risco para desenvolver IE (como as mulheres com IE prévia) e para as situações onde a IE apresenta um risco maior de complicação grave (como a doença cardíaca congênita cianótica). Se for usada profilaxia com antibióticos, ela deverá ser feita com amoxicilina, 2 g IV mais gentamicina, 120 mg IV, no início do trabalho de parto ou na ruptura das membranas ou antes da cesariana, seguida por amoxicilina 500 mg oral (ou i.m/i.v. dependendo da condição da paciente) 6 horas depois. Para as mulheres alérgicas à penicilina, pode ser usada a vancomicina, 1 g, i.v., ou teicoplanina, 400 mg, i.v., substituindo a amoxicilina.

> **Quadro 12.1 Resumo**
>
> - A doença cardíaca é a causa mais comum de morte na gravidez e no puerpério no Reino Unido.
> - A mortalidade por hipertensão pulmonar na gravidez é de 25 a 40%.
> - As mulheres com síndrome de Marfan estão em risco de dissecção aórtica na gravidez, particularmente se apresentarem dilatação da raiz aórtica.
> - As mulheres com estenose mitral apresentam risco de edema pulmonar na metade da gravidez e durante ou imediatamente após o parto.
> - Se as mulheres com valvas mecânicas na gravidez forem tratadas com doses terapêuticas de heparina de baixo peso molecular, isto deverá ser monitorado com cuidado, e as doses ajustadas para manter os níveis terapêuticos. Essas mulheres estão em risco aumentado de sangramento, particularmente após o parto.

REFERÊNCIAS

1. Lewis G. Centre for Maternal and Child Enquiries (CMACE). Saving Mother's Lives: reviewing maternal deaths to make mother-hood safer: 2006-2008. The Eigth Report of the Confi-dential Enquiries into Maternal Deaths in the UK. *BJOG* 2011;118(Suppl 1).
2. Lewis G (ed.) *Saving Mothers' Lives: Reviewing Maternal Deaths to Make Motherhood Safer 2003-2005. The Seventh Report on Confidential Enquiries into Maternal Deaths in the United*

Kingdom. London: The Confidential Enquiry into Maternal and Child Health, 2007. Available at: www.cmace.org.uk/getattachment/26dae364-1fc9-4a29-a6cb-afb3f251f8f7/Saving-Mothers'-Lives-2003-2005-(Full-report).aspx

3. Robson SC, Hunter S, Boys RJ, Dunlop W. Serial study of factors influencing changes in cardiac output during human pregnancy. *Am J Physiol* 1989;256:H1060-H1065.
4. Robson SK, Hunter S, Boys R, Dunlop W, Bryson M. Changes in cardiac output during epidural anaesthesia for Caesarean section. *Anaesthesia* 1986;44:465-479.
5. Clapp JF III, Capeless E. Cardiovascular function before, during and after the first and subsequent pregnancies. *Am J Cardiol* 1997;80:1469-1473.
6. Thorne SA. Pregnancy in heart disease. *Heart* 2004;90:450-456.
7. Siu SC, Sermer M, Colman JM *et al.* Prospective multicenter study of pregnancy outcomes in women with heart disease. *Circulation* 2001;104:515-521.
8. Presbitero P, Somerville J, Stone S *et al.* Pregnancy in cyanotic congenital heart disease. Outcome of mother and fetus. *Circulation* 1994;89:2673-2676.
9. Burn J, Brennan P, Little J *et al.* Recurrence risks in offspring of adults with major heart defects: results from first cohort of British Collaboration study. *Lancet* 1998;351:311-316.
10. Presbitero P, Prever SB, Brusca A. Interventional cardiology in pregnancy. *Eur Heart J* 1996;17:182-188.
11. Beauchesne LM, Connolly HM, Ammash NM, Warnes CA. Coarctation of the aorta: outcome of pregnancy. *J Am Coll Cardiol* 2001;38:1728-1733.
12. Lind J, Wallenburg HC. The Marfan syndrome and pregnancy: a retrospective study in a Dutch population. *Eur J Obstet Gynecol Reprod Biol* 2001;98:28-35.
13. Lipscomb KJ, Clayton Smith J, Clarke B, Donnai P, Harris R. Outcome of pregnancy in women with Marfan's syndrome. *Br J Obstet Gynaecol* 1997;104:201-206.
14. Singh H, Bolton PJ, Oakley CM. Outcome of pregnancy after surgical correction of tetralogy of Fallot. *BMJ* 1983;285:168.
15. Thorne SA, Nelson-Piercy C, MacGregor A. Risks of contraception and pregnancy in heart disease. *Heart* 2006;92:1520-1525.
16. Bédard E, Dimopoulos K, Gatzoulis MA. Has there been any progress made on pregnancy outcomes among women with pulmonary arterial hypertension? *Eur Heart J* 2009;30: 256-265.
17. Weiss BM, Zemp L, Seifert B, Hess OM. Outcome of pulmonary vascular disease in pregnancy: a systematic overview from 1978 through 1996. *J Am Coll Cardiol* 1998;31:1650-1657.
18. Tsiaras S, Poppas A. Mitral valve disease in pregnancy: outcomes and management.. *Obstet Med* 2009;2:6-10.
19. Horstkotte D, Fassbender D, Piper C. Balloon valvotomy during pregnancy. *J Heart Valve Dis* 2005;14:144-146.
20. Chan WS, Anand S, Ginsberg JS. Anticoagulation of pregnant women with mechanical heart valves. *Arch Intern Med* 2000;160:191-196.
21. Sadler L, McCowan L, White H, Stewart A, Bracken M, North R. Pregnancy outcomes and cardiac complications in women with mechanical, bioprosthetic and homograft valves. *BJOG* 2000;107:245-253.
22. Cotrufo M, De Feo M, De Santo L, Romano G, Della Corte A, Renzulli A. Risk of warfarin during pregnancy with mechanical valve prostheses. *Obstet Gynecol* 2002;99:35-40.
23. Oran B, Lee-Parritz A, Ansell J. Low molecular weight heparin for the prophylaxis of thromboembolism in women with prosthetic mechanical heart valves during pregnancy. *Thromb Haemost* 2004;92:747-751.
24. McClintock C. Use of therapeutic dose low molecular weight heparin during pregnancy in women with mechanical heart valves. *Obstet Med* 2010;3:40-42.
25. James AH, Jamison MG, Biswas MS, Brancazio LR, Swamy GK, Myers ER. Acute myocardial infarction in pregnancy: a United States population-based study. *Circulation* 2006;113:1564-1571.
26. Roth A, Elkayam U. Acute myocardial infarction associated with pregnancy. *Ann Intern Med* 1996;125:751-757.
27. Ladner HE, Danielsen B, Gilbert WM. Acute myocardial infarction in pregnancy and the puerperium: a population-based study. *Obstet Gynecol* 2005;105:480-484.
28. Edison RJ, Muenke M. Central nervous system and limb anomalies in case reports of first-trimester statin exposure. *N Engl J Med* 2004;350:1579-1582.
29. Steer P, Gatzoulis M, Baker P (eds) *Cardiac Disease in Pregnancy*. London: RCOG Press, 2006.
30. Pearson GD, Veille JC, Rahimtoola S *et al.* Peripartum cardiomyopathy. National Heart, Lung and Blood Institute and Office of Rare Diseases (NIH). Workshop Recommendations and Review. *JAMA* 2000;283:1183-1188.
31. Felker GM, Thompson RE, Hare JM *et al.* Underlying causes and long-term survival in patients with initially unexplained cardiomyopathy. *N Engl J Med* 2000;342:1077-1084.
32. Elkayam U, Tummala PP, Rao K *et al.* Maternal and fetal outcomes of subsequent pregnancies in women with peripartum cardiomyopathy. *N Engl J Med* 2001;344:1567-1571.
33. Sliwa K, Fett J, Elkayam U. Peripartum cardiomyopathy. *Lancet* 2006;368:687-693.
34. Witlin AG, Mabie WC, Sibai BM. Peripartum cardiomyopathy: a longitudinal echocardiographic study. *Am J Obstet Gynecol* 1997;177:1129-1132.
35. Cordina R, McGuire MA. Maternal cardiac arrhythmias during pregnancy and lactation. *Obstet Med* 2010;3:8-16.
36. James PR. Drugs in pregnancy. Cardiovascular disease. *Best Pract Res Clin Obstet Gynaecol* 2001;15:903-911.
37. Magee LA, Downar E, Sermer M *et al.* Pregnancy outcome after gestational exposure to amiodarone. *Am J Obstet Gynecol* 1995;172:1307-1311.
38. NICE Short Clinical Guidelines Technical Team. *Prophylaxis Against Infective Endocarditis: Antimicrobial Prophylaxis Against Infective Endocarditis in Adults and Children Undergo-ing Interventional Procedures*. NICE Clinical Guideline 64, 2008. Available at: www.nice.org.uk/nicemedia/pdf/CG64NICEguidance.pdf
39. Gould FK, Elliott TS, Foweraker J *et al.* Guidelines for the prevention of endocarditis: report of the Working Party of the British Society for Antimicrobial Chemotherapy. *J Antimicrob Chemother* 2006;57:1035-1042.

Capítulo 13

Diabetes e Doença Endócrina na Gravidez

Anne Dornhorst[1] e Catherine Williamson[2]

[1]Hammersmith Hospital, Imperial College Healthcare NHS Trust, London, UK
[2]Institute of Reproductive and Developmental Biology, Imperial College London, London, UK

DIABETES NA GRAVIDEZ

Nos últimos anos, houve um rápido aumento na prevalência do diabetes na gravidez. Este aumento reflete o número cada vez maior de mulheres em idade reprodutiva com diabetes melito tipo 2 (DM tipo 2) pré-gestacional e de mulheres com diabetes melito gestacional (GDM). Nas duas últimas décadas, na Europa, a população de gestantes se tornou mais velha, mais obesa e com maior diversidade étnica, todos são fatores de risco para DM tipo 2 e GDM. Atualmente, em muitas clínicas urbanas de pré-natal na Europa, o número de mulheres com DM tipo 2 pré-gestacional excedeu o daquelas com DM tipo 1. As gestantes com DM tipo 2, provavelmente, são mais velhas, mais obesas e representam uma minoria étnica não branca e, provavelmente, também apresentam níveis de privação social mais altos que os das mulheres com DM tipo 1 ou que a população em geral em pré-natal sem diabetes [1,2]. As mulheres com DM tipo 2, portanto, iniciam a gravidez com fatores de risco já estabelecidos para um mau resultado gestacional (Fig. 13.1).

A crescente proporção de mulheres com DM tipo 2, com o seu risco associado, nas clínicas de pré-natal atuais, ajuda a explicar por que os resultados da gravidez em mulheres com diabetes não melhoraram apreciavelmente nos últimos 40 anos, apesar dos grandes avanços nos cuidados obstétricos, neonatais e nos cuidados com o diabetes. Apesar de alguma melhora dos resultados da gravidez descritos em unidades obstétricas especializadas para mulheres com DM tipo 1, as anormalidades congênitas gerais, natimortos e óbitos perinatais continuam a apresentar uma incidência duas a quatro vezes mais alta em mulheres com diabetes pré-gestacional [3]. Além disso, observa-se aumento do crescimento acima do percentil 90 para a idade gestacional, em cerca de 40 a 50% de todos os nascimentos. O índice de nascimentos por cesariana também continua inaceitavelmente alto, com uma frequência de 67% de todos os partos, em auditoria de mais de 3.800 nascimentos, realizada, em 2003, na Inglaterra, País de Gales e Irlanda do Norte para mulheres com DM tipos 1 e 2. Dessas cesarianas, 56% foram realizadas como emergências [2].

Uma pequena porcentagem de mulheres com diabetes na gravidez tem uma causa monogenética ou mitocondrial para o seu diabetes, que, no passado, seria classificada erroneamente como DM tipo 1 ou 2, mas que, atualmente, está sendo diagnosticado por causa dos avanços na triagem genética. A importância de reconhecer esse grupo é que o resultado da gravidez é determinado tanto pela mutação genética como pelo diabetes.

O manejo obstétrico e do diabetes, desde o aconselhamento preconcepção até os cuidados pós-natais, é influenciado pelo tipo de diabetes que a mulher apresenta (as principais categorias de diabetes são mostradas na Tabela 13.1). Este capítulo cobre o tratamento clínico de gravidez complicada pelo diabetes pré-gestacional, a triagem e o tratamento do GDM. As consequências de uma gravidez com diabetes para os neonatos e sua saúde também são discutidas.

▶ Princípios gerais para o tratamento de gravidez com diabetes

A hiperglicemia materna aumenta o risco de mau resultado na gravidez (Tabela 13.2). As anormalidades congênitas, aborto, crescimento fetal acelerado, natimorto tardio, traumatismo de parto e hipoglicemia neonatal aumentam com o aumento da glicemia materna. O risco a longo prazo de obesidade e o risco futuro de DM tipo 2 para a criança aumentam com o aumento da glicemia materna. Por essas razões, o principal objetivo do tratamento, desde a concepção até o parto, é alcançar a euglicemia materna. Independentemente do controle glicêmico, é preciso fazer a triagem das complicações específicas de diabetes, como retinopatia e nefropatia, tratando-as, quando necessário.

A associação entre o controle glicêmico pré-gravidez e o risco de malformações congênitas, em mulheres com dia-

FATORES DE RISCO
Resultado adverso de gravidez
Obesidade
Idade
Etnia
Privação social

População de pré-natal
Aumento
Obesidade
Idade
Etnia

DM Tipo 2
Fatores de risco
Obesidade
Idade
Etnia
Privação social

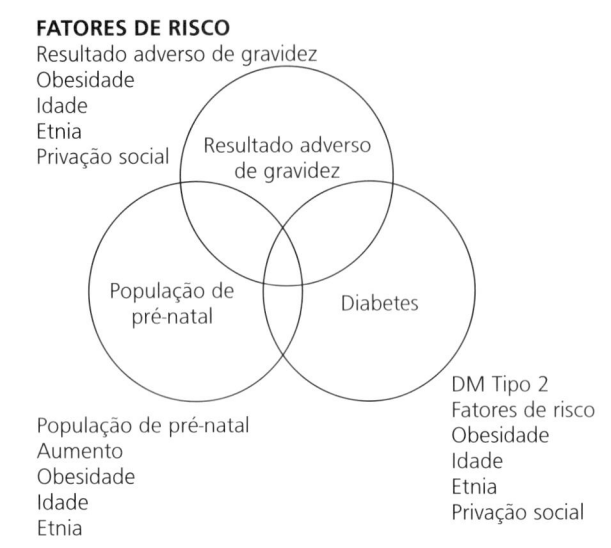

Fig. 13.1 Fatores de risco compartilhados para maus resultados de gravidez e diabetes tipo 2.

Tabela 13.1 As principais categorias de diabetes encontradas na prática obstétrica

Diabetes tipo 1
Deficiência absoluta ou quase absoluta de insulina em razão da destruição autoimune de células β pancreáticas. A apresentação típica abaixo dos 20 anos de idade, com apenas 10% tendo um parente em primeiro grau afetado. Não está associado à obesidade. É responsável por, aproximadamente, 5% de todo os diabetes fora da gravidez, mas por, aproximadamente, 50% dos diabetes em mulheres em idade reprodutiva

Diabetes tipo 2
Deficiência relativa de insulina e sensibilidade diminuída à insulina. Apresenta-se tipicamente acima dos 20 anos de idade, com, aproximadamente, 60% tendo um parente em primeiro grau afetado. Está fortemente associado à obesidade. É responsável por, aproximadamente, 90% de todos os diabetes fora da gravidez e por, aproximadamente, 50% de diabetes em mulheres em idade reprodutiva

Diabetes monogenético
Diabetes do jovem com início na maturidade. Em razão da mutação genética única, que causa um defeito na secreção de insulina pelas células β – pancreáticas. Presente desde o nascimento, mas diagnosticada tipicamente na segunda e terceira décadas. Autossômico dominante com, aproximadamente, 95%, tendo um parente em primeiro grau afetado. Não está associado à obesidade. É responsável por menos de 2% de todos os diabetes fora da gravidez

Diabetes mitocondrial
Surge de uma a mutação no DNA mitocondrial que leva a um defeito na secreção de insulina; portanto é de herança materna. Está associado a uma série de outros problemas médicos, incluindo surdez sensório-neural, tendência ao acidente vascular encefálico e acidose láctica. O diabetes desenvolve-se geralmente na metade da década dos 30 anos de idade. Não está associado à obesidade. É responsável por menos 1% de todos os diabetes fora da gravidez

Diabetes secundário
Diabetes decorrente de outras condições médicas, *i.e.* pancreatite, fibrose cística, glicocorticoides e outras drogas. É responsável por, aproximadamente, 2% de todos os diabetes fora da gravidez

Tabela 13.2 Influência de hiperglicemia materna sobre: mãe, feto, recém-nascido e adulto jovem

Primeiro trimestre

Implantação	Inibe a diferenciação do trofectoderma
Embriogênese	Aumenta o estresse oxidativo que afeta a expressão de genes críticos essenciais para a embriogênese
Organogênese	Ativa a cascata de diacilglicerol-proteína quinase C, aumentando os defeitos congênitos
Aborto	Aumenta a morte celular programada prematura de células progenitoras-chave do blastocisto

Segundo trimestre

Pâncreas endócrino	Estimula as células β fetais
Crescimento fetal	Estimula a hiperinsulinemia fetal que resulta em aumento do crescimento identificado na ultrassonografia em torno de 26 semanas

Terceiro trimestre

Crescimento fetal	Um importante substrato fetal e determinante para o crescimento fetal aumentado
Disposição adiposa	Estimula a hiperinsulinemia que promove a deposição da gordura localizada, incluindo a gordura intra-abdominal
Maturação pulmonar	Estimula a hiperinsulinemia que retarda a maturação pulmonar pela inibição de proteínas surfactantes
Natimorto	Está associado a defeitos na maturação placentária que aumenta o risco de hipóxia fetal

Parto

Traumatismo de parto	O crescimento fetal aumentado está associado ao maior risco de distocia do ombro, predispondo a traumatismo e asfixia de parto

Recém-nascido

Hipoglicemia	Estimula a hiperinsulinemia fetal que predispõe à hipoglicemia neonatal
Hipocalcemia	Altera a expressão placentária de RNAm da calbindina que afeta a calcemia no nascimento
Policitemia	Estimula a hiperinsulinemia fetal que aumenta a hematopoese pré-parto, da mesma forma como a hipóxia fetal
Cardiomiopatia	Estimula a hiperinsulinemia fetal que predispõe à cardiomiopatia hipertrófica

Adolescência/vida adulta

Obesidade	A exposição intrauterina predispõe à síndrome metabólica, independentemente de qualquer suscetibilidade genética
Diabetes tipo 2	A exposição intrauterina predispõe ao diabetes tipo 2, independentemente de qualquer suscetibilidade genética

betes pré-gestacional, ocorre a partir do nível mais alto da variação normal da glicemia [4]. O efeito teratogênico da hiperglicemia materna ocorre durante a formação de blastocisto e continua ao longo da embriogênese e organogênese fetal até a 12ª semana gestacional. Para reduzir significativamente a perda fetal precoce e o risco adicional de anormalidades congênitas, as mulheres com diabetes precisam otimizar seu controle glicêmico antes da gravidez. Por isso é importante o planejamento da gestação e o aconselhamento preconcepção, com orientação de contracepção eficaz até alcançar o controle glicêmico.

As alterações fisiológicas normais na gravidez facilitam a transferência materno-placenta-fetal de glicose, em especial a pós-prandial. Na gravidez complicada por diabetes, a glicose materna é transferida preferencialmente para o feto, em vez de ser captada pelo músculo materno ou acumulada como reserva de gordura. A partir da 12ª semana gestacional, a glicose circulante no feto estimula a secreção de insulina fetal, que age como um potente fator de crescimento intrauterino. Por isso é necessário manter o controle glicêmico materno exemplar durante toda a gravidez.

O diabetes gestacional que ocorre na última metade da gravidez em consequência das alterações metabólicas fisiológicas da gravidez não está associado a malformações congênitas, mas está ao crescimento fetal exagerado. A glicemia materna apresenta um risco contínuo desde os níveis normais até os níveis observados no DM tipo 2 [5].

Com o aumento da obesidade na população em geral de pré-natal, o impacto da obesidade sobre os resultados da gravidez está se tornando mais evidente. A obesidade é um fator de risco independente para natimorto tardio, traumatismo de parto e complicações maternas após o parto [6,7]. A prevenção e o tratamento da obesidade das mulheres em idade reprodutiva tornaram-se uma questão de saúde pública que não é discutida neste capítulo.

Todas as gestações complicadas por diabetes devem ser acompanhadas por uma equipe multidisciplinar, com um obstetra e um diabetologista, usando as diretrizes locais ajustadas às diretrizes nacionais e internacionais [8] (Tabela 13.3).

Quadro 13.1 Resumo

O aumento da hiperglicemia materna está associado ao aumento do risco de:
- malformações congênitas;
- natimorto;
- crescimento fetal aumentado;
- hipoglicemia neonatal.

Aconselhamento preconcepção

As mulheres com diabetes, atendidas em clínica de preconcepção, têm melhores resultados de gravidez que aquelas que não procuram esse atendimento. Além de dar aconselhamento geral sobre um estilo de vida saudável, sobre um controle de peso saudável, dieta, exercício, álcool e tabagismo, essas clínicas oferecem a oportunidade de intensificar o controle glicêmico, de prescrever suplementos de ácido fólico em alta dose (5 mg) e de revisão das medicações para mudança dos medicamentos em uso que podem ser potencialmente prejudiciais, como os inibidores da enzima conversora de angiotensina (ACE), bloqueadores do receptor de angiotensina e estatinas (inibidores de HMG-CoA reductase), que podem ser interrompidos ou mudados para alternativas mais seguras.

Tabela 13.3 Uma abordagem sistematizada do manejo do diabetes na gravidez

Antes da gravidez
Aconselhamento preconcepção

Primeiro trimestre
Encaminhamento a uma clínica obstétrica de pré-natal diabética multidisciplinar
Determinação da idade gestacional por ultrassonografia
Triagem para complicações diabéticas
Triagem para comorbidades não diabéticas
Avaliação e otimização da glicemia
Aconselhamento sobre prevenção de hipoglicemia

Segundo trimestre
Otimização do controle glicêmico
Triagem para anormalidades congênitas
Vigilância das complicações obstétricas médicas
Avaliação do crescimento fetal

Terceiro trimestre
Otimização do controle glicêmico
Avaliação do crescimento fetal
Planejamento da data e do tipo do parto

Parto
Protocolos para insulina durante o trabalho de parto e parto

Pós-parto
Ajuste da dosagem de insulina
Amamentação
Discutindo a contracepção

As clínicas de preconcepção dão às mulheres a oportunidade de participar positivamente no planejamento da gravidez, permitindo a discussão dos cuidados com o diabetes, incluindo como acessar rapidamente o serviço obstétrico na gestação. Essas clínicas devem explicar a razão da maior vigilância fetal e materna e assegurar que o bom controle glicêmico reduz os riscos da gravidez associados ao diabetes, tornando-os similares aos da população em pré-natal. É importante enfatizar que a melhora no controle glicêmico antes da gravidez reduz o risco nessa gravidez [9]. A falta de adesão ao aconselhamento é atribuída, muitas vezes, às mensagens carentes de apoio e negativas que essas mulheres receberam ao longo dos anos. Em geral, 95% das mulheres com diabetes pré-gestacional dão à luz um recém-nascido saudável, embora esse número possa ser mais alto, se for possível melhorar o controle glicêmico no início da gravidez.

As clínicas de preconcepção oportunizam a triagem de doença microvascular diabética, retinopatia, nefropatia e neuropatia. Além disso, podem ser identificadas as mulheres com risco de doença macrovascular. Essas complicações aumentam com a duração do diabetes e, portanto, são mais comuns em mulheres com DM de tipo 1 do que de tipo 2, pois muitas dessas mulheres apresentam DM de tipo 1 há mais de 20 anos.

A retinopatia pode piorar com a rápida melhora do controle glicêmico, pois pode ter-se desenvolvido durante o período de preconcepção e no início da gravidez. Se houver uma retinopatia significativa, recomenda-se adiar a gravidez para permitir a administração de um tratamento a *laser*. As mulheres devem ser tranquilizadas e devem ser informadas de que mesmo que a retinopatia se deteriore na gravidez normalmente, após o parto ela se reverterá para os níveis pré-gestacional, e que o tratamento a *laser* é seguro durante a gravidez.

Em geral, as mulheres podem ser tranquilizadas em relação à deterioração da função renal durante a gravidez, pois, quase sempre, ocorre a recuperação após o parto. As mulheres com significativa nefropatia diabética (proteinúria > 2 g por 24 horas) devem ser avisadas sobre o alto risco de pré-eclâmpsia e nascimento pré-termo. As mulheres com microalbuminúria e graus menores de proteinúria devem ser conscientizadas de que necessitarão de monitoramento rigoroso da pressão sanguínea durante a gravidez, em razão do risco maior de hipertensão induzida pela gravidez.

A neuropatia diabética é mais comum em mulheres com DM tipo 1, enquanto a neuropatia autonômica é particularmente grave na gravidez, uma vez que reduz a resposta metabólica e adrenérgica à hipoglicemia, podendo desencadear episódios frequentes e graves de hipoglicemia. Esse risco é especialmente prevalente no início da gravidez, antes do aumento dos hormônios maternos e placentários que aumentam a resistência à insulina e minimizam esse risco. As mulheres com neuropatia autonômica devem receber orientações sobre a dieta para reduzir esse risco de hipoglicemia, e seus parceiros devem ser instruídos sobre como administrar glucagon para tratamento de hipoglicemia grave.

O diabetes está associado à doença macrovascular e à doença cardíaca coronariana prematura, e esse risco aumenta com a duração do diabetes e com a idade materna avançada. A história de doença cardiovascular prévia ou o seu diagnóstico na gravidez está associado à significativa morbidade materna, e as mulheres com história anterior de doença isquêmica cardíaca ou consideradas de risco para essa doença devem ser encaminhadas a um cardiologista antes da gravidez.

Para alcançar os níveis glicêmicos pré-gravidez definidos pelos protocolos (HbA$_{1c}$ < 6,1%, glicose sanguínea de jejum < 5,5 mmol/L, glicose em 2 horas após a refeição < 7,8 mmol/L) é necessário intensificar o controle glicêmico antes da gravidez. O controle glicêmico pode ser feito melhor com o monitoramento domiciliar frequente da glicemia, contando com o auxílio de uma enfermeira especialista em diabetes.

Todas as mulheres com DM tipo 1 serão necessárias quatro a cinco aplicações diárias de insulina ou uma bomba de infusão de insulina. Para as mulheres que não usam a bomba de infusão de insulina, a aplicação de insulina deverá ser feita por um regime basal em *bolus* com uma insulina basal de longa ação, geralmente ministrada à noite, e com insulina de ação rápida ou curta aplicada a cada refeição. Existem evidências de que o risco de hipoglicemia em mulheres com DM tipo 1 no início da gravidez é menor com o uso de bomba insulínica e podendo ser iniciado o seu uso antes da gravidez.

Para mulheres com DM tipo 2, recomenda-se também um regime em *bolus* por oferecer mais flexibilidade para os horários de alimentação e de exercício, além de diminuir o risco de hipoglicemia no início da gravidez. Para algumas mulheres que tiveram DM tipo 2 por um breve período e evoluíram bem com dieta e metformina, o controle glicêmico pode ser obtido antes e no início da gravidez com a aplicação duas vezes ao dia de uma mistura (de insulina de curta e média ações) ou com a aplicação apenas da insulina de ação rápida. Entretanto, no segundo trimestre, a maioria das mulheres necessitará de um regime basal em *bolus*.

As diretrizes clínicas do Reino Unido recomendam manter o agente oral metformina nas mulheres com DM tipo 2, que usavam antes da gravidez, embora isto não seja endossado por outras diretrizes nacionais. Ainda que não existam evidências de que as sulfonilureias são teratogênicas no início da gravidez, esses agentes estão associados a um controle glicêmico na gravidez não tão bom quanto a insulina e a resultados gestacionais menos favoráveis.

> **Quadro 13.2 Resumo**
>
> Mulheres com diabetes pré-gestacional devem receber as seguintes informações:
> - devem tomar 5 mg de ácido fólico antes da concepção e durante os 12 meses subsequentes;
> - devem manter a HbA$_{1c}$ dentro dos melhores níveis possíveis antes da concepção;
> - deve-se assegurar que todas as medicações de rotina sejam seguras para a gravidez;
> - devem fazer a triagem de patologias da retina e doença renal associadas ao diabetes.

Primeiro trimestre

Encaminhamento para uma clínica obstétrica multidisciplinar com assistência combinada ao pré-natal e ao diabetes

As mulheres grávidas com diabetes devem ser acompanhadas em uma clínica obstétrica multidisciplinar de pré-natal e diabetes. A equipe deve consistir em um obstetra, diabetologista, parteira especializada e nutricionista. É preciso fornecer uma orientação precisa sobre as possibilidades de acesso rápido ao serviço depois de confirmada a gravidez, para permitir que o tratamento glicêmico seja prontamente intensificado. Entre as visitas clínicas pré-natais, o contato regular por telefone com a enfermeira especializada em diabetes, durante todo o primeiro trimestre, pode reduzir as necessidades de visitas clínicas.

Períodos dos exames de ultrassonografia

Deve-se realizar um ultrassonografia inicial com 6 a 8 semanas para avaliar a viabilidade e para definir a idade gestacional. A ultrassonografia em gestação mais avançada é menos acurada para definir a idade gestacional. Isto é importante, pois a maioria das mulheres tem um parto eletivo antes de 40 semanas.

Triagem de complicações do diabetes

O rastreamento da retinopatia, em geral, é realizado anualmente com o uso de fotografias retinianas realizadas nos serviços de assistência primários. No primeiro trimestre, todas as mulheres devem fazer um exame com dilatação da pupila, de preferência com fotografia retiniana e com encaminhamento para um oftalmologista, se for diagnosticado retinopatia.

A triagem para nefropatia diabética consiste na mensuração da relação albumina/creatinina e nível de creatinina sérica. Se ambas estiverem elevadas, deve-se fazer o controle rigoroso da pressão sanguínea, com uso precoce de agentes hipertensivos seguros, se a pressão sanguínea estiver elevada. Para as mulheres com proteinúria significativa ou creatinina sérica acima de 120 μmol/L, deve-se considerar a introdução de aspirina ou heparina.

As mulheres com neuropatia autonômica diabética apresentam risco mais alto de paresia gástrica, que pode aumentar no inicio da gravidez, causando náusea e vômito, mau controle glicêmico e risco maior de hipoglicemia. O aconselhamento dietético e o tratamento não farmacológico devem ser feitos antes do tratamento com antieméticos, como os anti-histamínicos.

Triagem de comorbidades maternas não associadas ao diabetes

As mulheres com DM tipo 1 são mais suscetíveis a outras doenças autoimunes. A prevalência de doença tireóidea autoimune é alta e justifica a triagem de todas as mulheres com DM tipo 1, sem doença tireóidea conhecida, no início da gravidez. Para outras doenças autoimunes associadas ao DM tipo 1, a triagem deverá ser feita apenas se clinicamente indicada.

As mulheres com DM tipo 2 apresentam uma probabilidade maior de comorbidades associadas à resistência à insulina, como obesidade, hipertensão e dislipidemia. A hipertrigliceridemia associada ao DM tipo 2 está associada a aumento dos níveis circulantes de glicerol e de ácidos graxos, que podem agir como substratos de energia fetal, elevando o risco de crescimento exagerado. As mulheres com DM tipo 2 obesas devem receber aconselhamento dietético, incluindo uma meta de ganho de peso adequado. O encorajamento para que realizem caminhadas, especialmente após as refeições, é útil para reduzir a elevação da glicemia pós-prandial e prevenir o ganho de peso.

Triagem das anomalias cromossômicas

O risco de anormalidades cromossômicas, como a síndrome de Down, não está aumentado em mulheres com diabetes. Todavia, a triagem para a síndrome de Down no final do primeiro trimestre (13 semanas e 6 dias), usando o rastreamento "combinado" (translucência nucal β-gonadotrofina coriônica humana e proteína A plasmática associada à gravidez) poderá detectar aumento da translucência nucal associada a malformações estruturais do coração decorrente de malformações relacionadas com o diabetes.

Avaliação e controle glicêmico

A primeira mensuração de HbA_{1c} efetuada na gravidez mostra o nível de controle glicêmico no momento da organogênese, sendo um indicador do risco de malformações congênitas importantes.

Os níveis ideais de controle glicêmico materno para minimizar uma excessiva transferência materna de glicose exigem que a glicemia de jejum seja abaixo de 6 mmol/L, e os níveis pós-prandiais em 1 hora abaixo de 7,8 mmol/L. Como mencionado anteriormente, este grau de controle glicêmico requer um regime de insulina altamente flexível, que é mais bem alcançado com um regime basal de insulina em *bolus* ou com o uso de uma bomba insulínica. Os novos análogos insulínicos de ação rápida são bastante adequados para se atingir a meta de glicemia pós-prandial, e o NovoRapid está licenciado para uso na gravidez; os análogos insulínicos de longa ação, como a insulina glargine e a insulina detemir*, apesar de fornecerem melhor resultado basal que as insulinas humanas NHP de ação intermediárias, ainda não estão licenciados para uso na gravidez.

O ajuste da dose de insulina baseia-se no monitoramento diário e frequente da glicemia que deve incluir o valor de jejum, um valor de 1 hora após a refeição e uma leitura na hora de dormir. O ajuste individual da dose de insulina em pacientes com estilos de vida, duração do diabetes e complicações variáveis exige uma capacitação considerável. Não existe uma fórmula que seja aplicável a todas as mulheres com DM tipo 1 ou tipo 2, sendo necessário formular um regime de insulina individualizado entre as mulheres, que, muitas vezes, estão extremamente motivadas a fazer isto por si mesmas, auxiliadas pela equipe de diabetes.

A cetoacidose diabética está associada a um alto risco de perda fetal e requer imediata hospitalização e tratamento. A cetoacidose desenvolve-se mais rapidamente na gravidez e com níveis mais baixos de glicemia, em razão da lipólise materna aumentada. É importante, portanto, avisar as mulheres com DM tipo 1 para que não interrompam sua insulina, mesmo quando não se alimentaram, por causa da náusea ou vômito. As mulheres com DM tipo 1 devem ser capacitadas para avaliarem a presença de cetonas, usando de preferência as tiras de testes sanguíneos, em vez de tiras de urina reagentes de cetona. É necessário fazer o aconselhamento sobre como tratar e monitorar os níveis baixos de cetonemia (< 1,5 mmol/L) e quando procurar o aconselhamento hospitalar com urgência, caso não se sintam bem ou se as cetonas sanguíneas estiverem em 1,5 mmol/L. São frequentes os testes positivos para cetonas urinárias antes do café da manhã, mas são rapidamente eliminadas após a alimentação e aplicação da dose de insulina dessa refeição; se a

---

*N. da RT.: É esse o nome da insulina no Brasil também.

cetonúria urinária for persistente, é necessária a assistência médica. As mulheres com DM tipo 2 normalmente têm insulina suficiente para prevenir a cetoacidose fora da gravidez; entretanto, com o aumento da resistência à insulina associada à gravidez e aumento da lipólise materna, a cetoacidose pode ocasionalmente ocorrer, em especial na presença de vômito.

Aconselhamento sobre prevenção de hipoglicemia

A hipoglicemia materna é frequente no início da gravidez em mulheres tratadas com insulina. A hipoglicemia não é prejudicial ao feto, mas, ocasionalmente, é um risco de vida para a mulher. A morte materna entre mulheres com DM tipo 1 continua ocorrendo de acordo com o relatório de triênio do *Confidential Enquiries into Maternal Deaths* (Pesquisas Confidenciais sobre Mortes Maternas) no Reino Unido. Os fatores de risco para a hipoglicemia grave incluem a duração do DM tipo 1, o baixo nível de conscientização, neuropatia autonômica, gastroparesia, comprometimento renal e estar dormindo. Todas as mulheres devem ser avisadas sobre o risco da hipoglicemia, devem estar orientadas para intensificar seu controle de insulina e devem ser aconselhadas sobre o horário das refeições e lanches; além disso, os membros da família precisam estar informados para reconhecer e tratar a hipoglicemia, incluindo a administração de glucagon. Todas as mulheres devem portar cartões de identificação, especificando que estão tomando insulina, e o que fazer caso apresentem hipoglicemia. Um aconselhamento específico para dirigir veículos inclui a necessidade de realizar um exame de sangue antes de entrar no carro e não dirigir se apresenta episódios hipoglicêmicos sem sinais de alerta. Os análogos de insulina de ação rápida, como NovoRapid, mostraram redução dos episódios hipoglicêmicos graves, especialmente noturnos, na gravidez.

> **Quadro 13.3 Resumo**
>
> As mulheres tratadas com insulina devem ser informadas de que:
> - hipoglicemia materna é frequente no início da gravidez;
> - o risco de hipoglicemia aumenta com a duração de diabetes tipo 1;
> - deve ter sempre consigo doces e uma bebida doce;
> - portar/usar alguma forma de identificação, especificando que elas estão tomando insulina;
> - devem instruir seus parceiros sobre como e quando podem administrar glucagon;
> - devem parar de dirigir, se perderem a percepção de sua hipoglicemia.

Segundo trimestre

Otimização do controle glicêmico

No início do segundo trimestre, na gestação normal, ocorrem queda da glicemia de jejum e elevação dos níveis de glicemia pós-prandial. Na metade do segundo trimestre, a resistência à insulina materna começa a aumentar em razão das altas concentrações de ácidos graxos maternos circulantes e de hormônios placentários. A termo, em mulheres sem diabetes, a secreção de insulina terá de aumentar de duas a três vezes para controlar os níveis de glicose sanguínea após as refeições. Antes de 20 semanas de gestação, as pacientes com diabetes que iniciaram uma gravidez bem controlada podem não precisar aumentar sua dose geral de insulina, e algumas podem ter de reduzir a dose em razão da náusea com redução da ingestão de alimentos. Entretanto, após 20 semanas de gestação, as necessidades de insulina começam a aumentar, geralmente dobrando ou triplicando a termo. A enfermeira especializada em diabetes deve assegurar-se do conhecimento e da confiança da gestante para aumentar a sua própria insulina em resposta às leituras de glicemia. Como a insulina basal noturna está aumentada, pode ser necessário administrar metade dessa dose pela manhã para evitar a hipoglicemia noturna.

As mulheres com DM tipo 2 geralmente são resistentes à insulina antes da gravidez e no segundo trimestre, quando a resistência à insulina aumenta, podem necessitar de aumento adicional da dose, podendo, ao final da gravidez, necessitar de doses que excedam 300 unidades ao dia. A associação à metformina pode auxiliar o controle e reduzir a dose de insulina total necessária e auxiliar no controle do ganho de peso.

Triagem para anormalidades congênitas

Um exame detalhado com ultrassonografia deve ser oferecido a todas as mulheres entre 18 e 20 semanas de gestação para identificar anormalidades congênitas importantes. Essa avaliação deve examinar especificamente as estruturas afetadas com mais frequência em gestantes com diabetes, como a coluna, o crânio, os rins e o coração. O exame ultrassonográfico também deve assegurar a visualização das quatro câmaras cardíacas juntamente com os tratos de saída ventriculares.

Controle das complicações obstétricas médicas

Deve-se fazer nova triagem da retinopatia com 26 semanas de gestação, usando fotografias retinianas digitais e se havia evidência de retinopatia no primeiro trimestre será necessário avaliar se houve progressão com o encaminhamento a um oftalmologista.

Mulheres com diabetes estão em risco maior de hipertensão na gravidez, incluindo pré-eclâmpsia. Devem ser realizadas medidas seriadas da pressão sanguínea, o rastreamento de proteinúria com tira reagente urinária e análise laboratorial da relação albumina/creatinina, e se houver hipertensão, o tratamento de ver feito imediatamente e de maneira apropriada (veja Capítulo 11).

Avaliação do crescimento fetal

Os exames ultrassonográficos para avaliação do crescimento fetal devem iniciar no final do segundo trimestre, sendo repetidos a cada 4 semanas até 36 semanas de gestação. As medidas seriadas da circunferência abdominal fetal expressas em percentil podem dar uma indicação de aumento ou restrição do crescimento. A mensuração do volume de líquido amniótico também deve ser registrada de forma seriada, pois o polidrâmnio é mais comum na gestação com diabetes.

▶ Terceiro trimestre

Otimização do controle glicêmico

Durante o terceiro trimestre, a resistência à insulina materna continua a aumentar juntamente com as necessidades de insulina. Alcançar o bom controle glicêmico tende a se tornar mais fácil, uma vez que a resistência à insulina proteja as mulheres contra graves episódios hipoglicêmicos.

Se o uso de glicocorticosteroides para acelerar a maturação pulmonar for necessário, será preciso aumentar a dose de insulina durante as 72 horas subsequentes. Se a beclometasona ou dexametasona for usada em 2 dose 12 mg, administradas em intervalos 12 a 24 horas, é importante aumentar a dose de insulina proativamente ou a mulher deve ser internada, e insulina intravenosa (em escala móvel) deve ser administrada por 72 horas, além de sua dose normal de insulina.

Avaliação do crescimento fetal

O aumento do percentil de crescimento da circunferência abdominal em relação à circunferência cefálica ou ao diâmetro biparietal pode ser identificado nos exames ultrassonográficos seriados e é indicativo de crescimento fetal acelerado. Observa-se esse padrão de crescimento fetal em associação ao mau controle materno e resultante hiperinsulinemia fetal. A insulina fetal é um potente fator de crescimento que promove a deposição excessiva da gordura no abdome e o aumento dos órgãos viscerais, incluindo o fígado e o coração. Embora o termo "macrossomia" seja amplamente usado na clínica e na literatura para descrever os recém-nascidos de gestantes com diabetes, a definição precisa de macrossomia é mal caracterizada, com definições que vão desde um peso ao nascimento absoluto acima de 4, 4,5 ou 5 kg até um percentil de peso ao nascimento que excede 90, 95 ou 97,5%. Como o peso ao nascimento é dependente de idade gestacional, sexo, origem étnica, pesos paterno e materno deve-se evitar uma definição com base no peso absoluto. Com o diabetes o padrão de crescimento fetal é mais importante do que o peso de nascimento absoluto ou o percentil. A obesidade materna isolada é responsável pelo alto peso de nascimento de muitas crianças de gestantes com DM tipo 2.

Os exames ultrassonográficos seriados também ajudam a identificar os fetos com restrição de crescimento fetal ou restrição assimétrica de crescimento (redução do percentil de crescimento da circunferência abdominal, comparado ao da circunferência cefálica). Esse padrão de crescimento é indicativo de insuficiência uteroplacentária em mulheres com comprometimento renal, doença vascular ou hipertensão. Se detectados, o monitoramento fetal deverá ser intensificado para avaliar o momento ótimo do parto.

Momento e modo do parto

Em razão do risco aproximadamente quatro vezes maior de natimorto tardio inesperado em mulheres com diabetes [1,10], as diretrizes nacionais e internacionais recomendam realizar o parto antes de 39 semanas de gestação, idealmente entre 38 e 39 semanas. A data do parto e o tipo de parto devem ser definidos após a realização do ultrassonografia fetal com 36 semanas, quando uma discussão com melhores informações poderá ser realizada com base nos bem-estares materno e fetal, bem como no peso fetal estimado.

Os altos índices de cesariana de emergência em mulheres com diabetes (chega a 56% de todos os nascimentos de gestantes com diabetes pré-gestacional entre 2002 e 2003 na Inglaterra, País de Gales e Irlanda do Norte) se devem, parcialmente, à falha de indução em nulíparas com 38 semanas de gestação e DM tipo 1. Enquanto as mulheres com DM tipo 2, em geral, são multíparas e apresentam uma probabilidade de sucesso da indução do parto antes do termo maior. A obesidade é um fator de risco para a má contratilidade uterina, e isto pode ser um fator contribuinte para o aumento da incidência de cesariana em mulheres com DM tipo 2.

O risco de traumatismo de parto aumenta com o aumento do peso ao nascimento. O risco de distocia de ombro é de, aproximadamente, 3%, quando o peso ao nascimento varia entre 4 a 4,5 kg, e de 10 a 14%, quando o peso ao nascimento é superior a 4,5 kg. Entretanto, a conduta com base somente no peso de nascimento estimado por ultrassonografia (4.000 ou 4.500 g) resulta em um índice inaceitável de cesariana. O planejamento do tipo de parto de um feto grande, de uma gestante com diabetes detectado à ultrassonografia, precisa incluir outros fatores obstétricos e fetais.

▶ Nascimento

Protocolos para uso de insulina durante o trabalho de parto e no parto

É preciso haver um protocolo de assistência impresso com diretrizes definidas e claras para o tratamento de mulheres com diabetes na maternidade, incluindo a forma de administração de insulina durante o parto. A maioria das mulheres deve ser internada de maneira eletiva, seja para indução ou cesariana, e instruções claras sobre o esquema terapêutico para diabetes deverão ser dadas na tarde anterior à internação.

As mulheres que serão internadas para uma indução planejada devem ser encorajadas a usar suas doses normais de insulina na noite anterior. Depois de internadas, devem continuar com o uso da insulina de curta ação para cobrir as refeições, mudando somente para uma escala móvel de insulina intravenosa quando iniciarem o trabalho de parto ou se for indicada a cesariana.

Idealmente, a cesariana eletiva deve ser planejada para o início da manhã, sendo a mulher aconselhada a usar sua dose normal de insulina com a refeição da noite e dois a três terços da dose de insulina basal habitual na noite precedente à internação. Uma vez na maternidade, pode-se iniciar uma escala móvel de insulina, com redução da dose após o parto (veja adiante).

Embora não exista um modo certo ou errado de administrar insulina durante esse período, a conduta hospitalar mais comum é de iniciar uma escala móvel de insulina intravenosa associada à infusão de glicose a 5% durante o trabalho de parto ou para um parto operatório, sendo continuado este esquema até a liberação da ingesta de alimentos pela via oral. Durante o trabalho de parto e o parto, deve-se fazer o monitoramento da glicose sanguínea a cada hora. Imediatamente após o nascimento, a dose de insulina deverá ser reduzida à metade (veja adiante).

Após o nascimento

As necessidades de insulina caem para os níveis pré-gravidez depois da dequitação da placenta. A insulina não é excretada no leite materno e é considerada segura para uso durante a amamentação. As mulheres com DM tipo 1 podem recomeçar seu regime de insulina pré-gravidez após iniciarem a ingestão de alimentos e líquidos normalmente. As mulheres com DM tipo 2 antes da gravidez também podem reiniciar suas doses de insulina pré-gravidez. A dose de insulina pós-parto deverá ser claramente escrita nas anotações hospitalares no planejamento do parto.

Mulheres com DM tipo 2 tratadas anteriormente com metformina podem continuá-la, enquanto estiverem amamentando, uma vez que apenas níveis muito baixos são excretados no leite materno. As sulfonilureias orais em uso hoje são fortemente ligadas às proteínas, e como esta ligação é não iônica, é pouco provável que sejam deslocadas por outras drogas e passem livremente pelo leite materno. Entretanto, existem preocupações teóricas de que possam causar hipoglicemia neonatal, se forem excretadas no leite materno, e, por essa razão, a metformina é preferida, quando são necessárias drogas hipoglicêmicas orais durante a amamentação.

Durante o período pós-parto, deve-se oferecer aconselhamento sobre contracepção adequada e aconselhamento de preconcepção antes de qualquer futura gravidez.

Triagem e tratamento de diabetes gestacional

Diabetes gestacional é a intolerância à glicose reconhecida pela primeira vez na gravidez. Essa definição inclui mulheres com um amplo espectro de alterações desde o diabetes não diagnosticado até a intolerância à glicose, que é consequência das alterações metabólicas que ocorrem no final da gravidez. A intolerância à glicose na gravidez é um *continuum* e há enorme controvérsia sobre onde realmente ocorre o risco para os desfechos da gravidez. Não há controvérsia de que as mulheres com diabetes não diagnosticado e detectado na gravidez devam ser tratadas de forma tão efetiva, quanto às mulheres com diabetes pré-gestacional. À medida que aumenta a prevalência de DM tipo 2, aumenta também a porcentagem de mulheres identificadas com GDM e que, na realidade, representam o diabetes não diagnosticado antes dessa gravidez. Uma porcentagem muito menor de mulheres estão nos estágios pré-clínicos de DM tipo 1. Não está definido qual o melhor meio de rastreamento de diabetes preexistente no início da gravidez.

O estudo *Hyperglycemia and Adverse Pregnancy Outcome* (HAPO), publicado, em 2008, foi um estudo internacional de 7 anos, que recrutou 23.325 gestantes sem diabetes anterior, envolvendo nove países. Cada mulher submeteu-se a um teste de tolerância à glicose oral (OGTT) de 75 g entre 24 e 32 semanas de gestação e foi acompanhada até o final da gravidez [5]. Esse estudo mostrou que a glicemia de jejum elevada, assim como o nível pós-OGTT, em 1 e 2 horas, correlacionavam-se linearmente com os resultados maternos, perinatais e neonatais, definidos como um peso ao nascer acima do percentil 90 para a idade gestacional, parto primário por cesariana, hipoglicemia neonatal clinicamente diagnosticada e nível de peptídio C sérico no sangue do cordão acima do percentil 90. O estudo também demonstrou uma forte interação entre a obesidade materna, GDM e o resultado da gravidez. A prevalência de macrossomia entre 17.244 mulheres não obesas no estudo HAPO, sem GDM, foi de 6,7% (1147), comparada a 10,2% para mulheres não obesas com GDM, 13,6% para mulheres obesas sem GDM, e 20,2% para mulheres obesas com GDM.

Desde o HAPO, o Painel de Consenso da *International Association of Diabetes in Pregnancy Study Groups* (IADPSG) recomendou pontos de corte parar GDM após um OGTT de 75 g entre 24 e 32 semanas de gestação, como segue: glicose plasmática acima de 5,1 mmol/L (92 mg/dL)* em jejum, 10 mmol/L (180 mg/dL) em 1 hora ou 8,5 mmol/L (153 mg/dL) em 2 horas [11]. Esses pontos de corte foram com base no risco de desfechos adversos primários, sendo 1,75 vez a probabilidade estimada desses desfechos. Essas novas diretrizes identificaram 16% de casos de GDM em todo o grupo do estudo HAPO. Embora existam diferentes critérios na Europa e EUA para o seu diagnóstico, há um reconhecimento geral internacional em direção ao emprego do OGTT de 75 g como teste de triagem para GDM. A decisão de se fazer a triagem universalmente ou ter como meta apenas as mulheres com fatores de risco reconhecidos (Tabela 13.4) ainda não foi resolvida. A triagem universal tem implicações de custo e recursos humanos.

Os benefícios de tratar as mulheres que preencham os critérios da WHO para intolerância à glicose (IGT) entre 24 e 34 semanas de gestação foram demonstrados em um estudo clínico australiano, randomizado, envolvendo 1.000 mulheres com GDM, em que os desfechos perinatais esta-

---

*N. da RT.: Conversão para mg/dL mais usado no Brasil.

Tabela 13.4 Fatores de risco para diabetes gestacional

Índice de massa corporal > 30 kg/m^2
Diabetes gestacional em uma gravidez anterior
Idade > 25 anos
História familiar de diabetes
Etnia: pertencente a um grupo étnico não branco
Parto anterior de feto grande
Natimorto anterior

vam reduzidos [12]. As 500 mulheres com GDM randomizadas para intervenção ativa (que incluiu dieta, monitoramento de glicose e insulina, se necessário) mostraram resultados neonatais melhores que aquelas que não receberam intervenção. Esse estudo também destacou um índice de indução de parto 10% mais alto entre o grupo de intervenção, embora a incidência de cesariana tenha sido similar em ambos os grupos.

Uma vez diagnosticado o GDM, as metas de controle glicêmico estabelecidas para GDM na gravidez devem ser similares às metas das mulheres com diabetes, ou seja, glicose sanguínea de jejum abaixo de 6 mmol/L e glicose pós-prandial em 1 hora abaixo de 7,8 mmol/L. A primeira linha de tratamento de GDM é a dieta e exercício leve somente; no entanto, se as metas glicêmicas não forem alcançadas, a metformina somente ou a associação de metformina e insulina podem ser necessárias.

No Reino Unido, o uso de metformina para o tratamento de GDM tem sido endossado desde a publicação do estudo MiG (Metformina *versus* Insulina para o tratamento de diabetes gestacional [13]) em 2008. Esse estudo randomizou 751 mulheres com GDM em 20 a 33 semanas de gestação para um tratamento aberto com metformina (suplementada com insulina, se necessário) ou insulina somente. Dessas 363 mulheres designadas para metformina, 92,6% continuaram a receber metformina até o parto, e 46,3% necessitaram a adição de terapia com insulina. Nenhuma diferença foi vista nos desfechos primários compostos de hipoglicemia neonatal, desconforto respiratório, necessidade de fototerapia, traumatismo de parto, escore de Apgar em 5 min inferior a 7 ou prematuridade. As mulheres tratadas com metformina, comparadas ao grupo de insulina, tiveram o benefício adicional de menor ganho de peso na gravidez e menos retenção de peso em 6 semanas após o parto. Além disso, mais mulheres tratadas com metformina do que no grupo tratado com insulina disseram que escolheriam receber o tratamento designado novamente em outra gravidez (76,6% *versus* 27,2%).

Embora os novos agentes de sulfonilureia, como a glibenclamida, pareçam seguros quando administrados após 15 semanas de gestação, seu uso com ou sem metformina não é amplo nas regiões do mundo, onde a insulina é prontamente acessível [14]. Entretanto, quando o acesso à insulina é difícil, os agentes hipoglicêmicos orais representam uma opção terapêutica.

Entre as mulheres com diagnóstico de GDM, excluindo aquelas que apresentam diabetes após o parto), aproximadamente 50% progredirão para DM tipo 2 nos 20 anos subsequentes. A intervenção no estilo de vida, que minimiza o ganho de peso e encoraja a atividade física, demonstrou reduzir pela metade a taxa de progressão da intolerância à glicose para o diabetes, durante um período de 4 a 5 anos, em mulheres com GDM anterior, de forma similar ao que ocorre com a administração de metformina. Portanto, é importante que todas as mulheres diagnosticadas com GDM recebam aconselhamento de estilo de vida e verifiquem seu estado de tolerância à glicose anualmente com glicose plasmática de jejum, HbA$_{1c}$ ou OGTT. Essas mulheres também devem ser aconselhadas para fazer a triagem precoce da intolerância à glicose em uma nova gravidez, uma vez que as taxas de recorrência sejam altas.

> **Quadro 13.4 Resumo**
>
> - As metas de controle glicêmico para GDM são similares àquelas para o diabetes pré-gestacional.
> - As diretrizes do Reino Unido endossam o uso de metformina durante a gravidez.
> - Aproximadamente 50% das mulheres poderão progredir para o DM tipo 2 no período de 20 anos.
> - Quando houver diagnóstico de GDM, deve ser feita a triagem anual para diabetes.
> - O aconselhamento preconcepção é necessário para nova gravidez.
> - Deve ser feito o rastreamento para diabetes ou GDM, precocemente em futuras gestações.

Consequências neonatais e a longo prazo da gravidez diabética

O recém-nascido de mães com diabetes, além do risco maior de anormalidades congênitas, apresenta um alto risco de distúrbios metabólicos transitórios, conforme delineado na Tabela 13.2 [15]. O distúrbio metabólico mais comum é a hipoglicemia, resultante da hiperinsulinemia fetal persistente após o parto, quando a transferência materna de glicose cessou. As outras condições metabólicas são transitórias e podem ser atribuídas à superexposição à glicose materna e outros substratos de energia.

Recentes estudos em crianças de mães com DM de tipos 1 e 2 mostrou haver um risco aumentado de obesidade na infância e de distúrbios metabólicos na adolescência, incluindo um risco mais alto de intolerância à glicose [16-18]. Esse risco é maior em filhos de mães, cujo controle glicêmico foi precário na gravidez. Quando adultos jovens, os filhos de mães com diabetes estão em risco maior de DM tipo 2, e o diabetes surge em idade mais precoce do que o ocorrido com a sua mãe. Esses estudos em filhos de mães com diabetes são altamente sugestivos de que o diabetes materno pode influenciar aspectos da programação metabólica fetal e ressaltam a importância de se alcançar um controle glicêmico exemplar em todas as gestações com diabetes.

> **Quadro 13.5 Resumo**
>
> O recém-nascido de uma mulher com diabetes apresenta um risco maior de:
> - hipoglicemia neonatal;
> - obesidade na infância;
> - alterações metabólicas na adolescência que predispõem ao DM tipo 2.

Tabela 13.5 Variações normais dos testes de função tireóidea na gravidez

	FT4 (pmol/L)	FT3 (pmol/L)	TSH (mU/L)
Não grávidas	11-23	4-9	0-4
Primeiro trimestre	11-22	4-8	0-1,6
Segundo trimestre	11-19	4-7	0,1-1,18
Terceiro trimestre	7-15	3-5	0,7-7,3*

*Orientação atual para o tratamento de reposição de tiroxina em mulheres com hipotireoidismo autoimune é manter o TSH ≤ 2,5 mU/L.
Fonte: Parker [19], Chan & Swaminathan [20] e Kotarba et al. [21].

Doença endócrina

As doenças da tireoide representam uma das disfunções endócrinas mais frequentes em mulheres grávidas, sendo considerada com mais detalhes do que as outras endocrinopatias. Entretanto, as doenças de hipófise, suprarrenal e paratireoide podem ter sérias consequências para a mãe e o feto e também serão apresentadas.

Doença da tireoide

A função tireóidea na gravidez normal

Os hormônios tireóideos, tiroxina (T4) de tri-iodotironina (T3) são sintetizados dentro dos folículos tireóideos. O hormônio estimulante da tireoide (TSH) estimula a síntese e a liberação de T3 e T4, além da captação de iodeto, que é essencial para a síntese dos hormônios da tireoide. Embora T4 seja sintetizada em maiores quantidades, ela é convertida em T3 mais potente por desionização nos tecidos periféricos.

Durante a gravidez normal, os níveis circulantes de globulina ligada à tiroxina aumentam e, como consequência, os níveis de T3 e T4 totais também aumentam. Portanto, os níveis de hormônios livres devem ser medidos em mulheres grávidas. Os níveis de TSH devem ser interpretados com cautela no primeiro trimestre, pois a gonadotrofina coriônica humana tem um efeito estimulador fraco sobre o receptor de TSH. A Tabela 13.5 sumariza as variações normais de TSH, de T4 e T3 livres na gravidez.

O feto não sintetiza T4 e T3 até a 10ª semana de gestação, sendo dependente de transferência transplacentária do hormônio materno. Em razão da passagem transplacentária e altos níveis de globulina ligada à tiroxina, ocorre aumento da síntese materna dos hormônios tireóideos no primeiro trimestre e aumento da necessidade materna de iodo. Em áreas de deficiência relativa de iodo, isto pode resultar em desenvolvimento de hipotiroximia e bócio maternos.

Hipotireoidismo

O hipotireoidismo afeta, aproximadamente, 1% das mulheres grávidas. A terapia de reposição de tiroxina deve ser feita, o hipotireoidismo tratado não está associado a um resultado adverso de gravidez para a mãe ou o feto. Existe uma associação estabelecida entre o hipotireoidismo mal controlado e uma variedade de resultados adversos, incluindo anormalidades congênitas, hipertensão, parto prematuro, restrição de crescimento fetal e hemorragia pós-parto. O hipotireoidismo clínico também causa subfertilidade, e a presença de autoanticorpos tireóideos, mesmo que a mãe esteja eutireóidea, está associada a um risco maior de aborto [22,23]. Além disso, um estudo que comparou 404 mulheres com hipotireoidismo subclínico (i. e., TSH elevado com T4 livre normal) a 16.894 controles demonstrou uma associação com descolamento prematuro da placenta e parto prematuro [24].

O hipotireoidismo grave afeta o desenvolvimento intelectual das crianças nascidas de mães com essa condição. Atualmente, existem novas pesquisas que estão demonstrando uma relação entre o hipotireoidismo subclínico materno, a hipotiroxinemia isolada e presença de anticorpos tireóideos positivos com nível intelectual e desenvolvimento motor reduzidos nas crianças nascidas de mães com essas condições [25-27]. São necessários grandes estudos prospectivos para esclarecer a relação entre o estado tireóideo materno e o neurodesenvolvimento fetal.

Em decorrência do risco dos efeitos adversos fetais associados ao hipotireoidismo materno subclínico, a *British Endocrine Society* recomenda a reposição de tiroxina às mulheres com hipotireoidismo usando doses que mantenham os testes de função tireóidea normais, com T4 livre no limite superior da variação normal e TSH em níveis de 2,5 mU/L ou menos [28]. As mulheres submetidas à tireoidectomia por câncer tireóideo devem suprimir a secreção de TSH, e, nessa situação, pode ser necessário um aumento adicional na dose de tiroxina. A absorção de tiroxina é diminuída por certas drogas, incluindo suplementos de ferro e cálcio, sendo melhor fazer a tomada em jejum ou com intervalos de 4 horas do uso de suplementos de ferro ou outros.

Hipertireoidismo

O hipertireoidismo afeta 1 em 500 mulheres grávidas, 90% das quais têm doença de Graves. A doença de Graves é causada por anticorpos estimuladores do receptor de TSH. As mulheres com doença bem tratada raramente têm as complicações da gravidez. A doença pode apresentar remissão no último trimestre, e pode ser necessário reduzir ou interromper o tratamento. No período pós-parto, a doença pode agudizar, e pode ser necessário reiniciar o tratamento, usando as mesmas doses ou doses mais altas de medicação antitireói-

Figura 13.2

Passagem transplacentária do receptor Ab estimulante de TSH

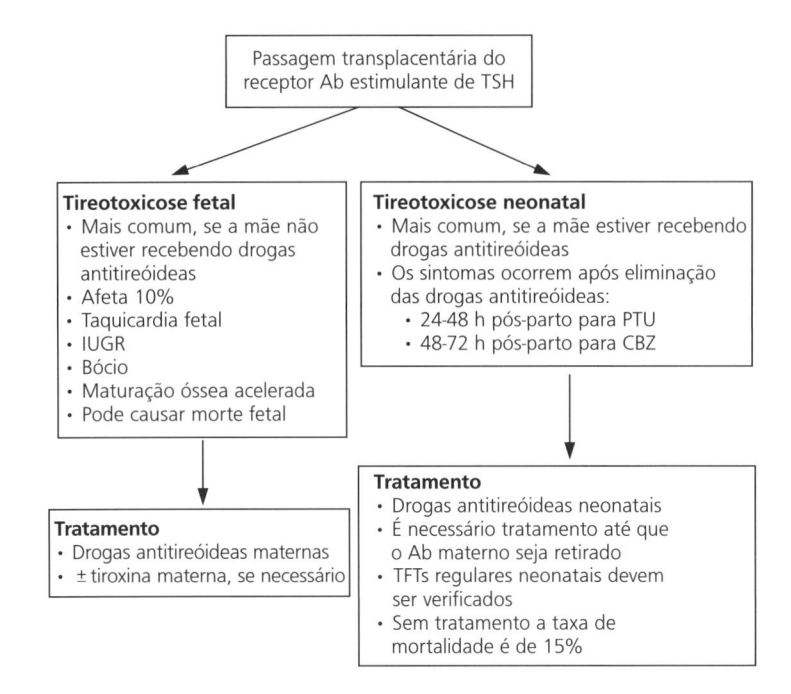

Tireotoxicose fetal
- Mais comum, se a mãe não estiver recebendo drogas antitireóideas
- Afeta 10%
- Taquicardia fetal
- IUGR
- Bócio
- Maturação óssea acelerada
- Pode causar morte fetal

Tratamento
- Drogas antitireóideas maternas
- ± tiroxina materna, se necessário

Tireotoxicose neonatal
- Mais comum, se a mãe estiver recebendo drogas antitireóideas
- Os sintomas ocorrem após eliminação das drogas antitireóideas:
  - 24-48 h pós-parto para PTU
  - 48-72 h pós-parto para CBZ

Tratamento
- Drogas antitireóideas neonatais
- É necessário tratamento até que o Ab materno seja retirado
- TFTs regulares neonatais devem ser verificados
- Sem tratamento a taxa de mortalidade é de 15%

Fig. 13.2 Os efeitos fetais e neonatais da passagem transplacentária dos anticorpos estimulantes do receptor do hormônio estimulante da tireoide (TSH). IUGR, restrição de crescimento intrauterino; CBZ, carbimazol; PTU, propiltiouracil; TFT, teste de função tireóidea.

---

dea. O hipertireoidismo mal controlado está associado a várias complicações da gravidez, incluindo crise tireotóxica materna, aborto, hipertensão gestacional, pré-eclâmpsia e restrição do crescimento intrauterino [29,30]. O risco dessas complicações é menor, se a doença for adequadamente controlada antes do parto.

As principais drogas usadas para tratamento do hipertireoidismo (propiltiouracil e carbimazol) inibem a síntese do hormônio tireóideo. Os primeiros relatos de uma associação entre o tratamento com carbimazol e *aplasia cútis* no feto não foram confirmados por estudos subsequentes, e não existe outra evidência de que qualquer um desses medicamentos esteja associado a anormalidades congênitas. Raramente, podem ocorrer neutropenia e agranulocitose causada pelo uso desses medicamentos. As pacientes devem estar orientadas sobre a associação dessa complicação aos sintomas de infecção, especiamente as alterações da orofaringe e, nessas situações, devem fazer um exame de neutrófilos. Depois de iniciado o tratamento medicamentoso, devem ser realizados testes de função tireóidea com controle regular. Uma recente publicação da *Food and Drug Administration* em conjunto com a *American Thyroid Association* relatou que o tratamento com propiltiouracil está associado à insuficiência hepática aguda com uma incidência de 1 em 10.000 adultos e de 1 em 2.000 crianças [31]. Considerando essa associação, foi feita uma recomendação para não usar esse medicamento como um agente de primeira linha para o tratamento do hipertireoidismo em crianças ou adultos. Entretanto, foi feita uma exceção no primeiro trimestre de gravidez, em razão da possível e rara associação de carbimazol com *aplasia cútis*. Como se mencionou anteriormente, essa associação é teórica, de forma que recomendamos a preferência pelo uso de carbimazol para os novos casos de hipertireoidismo diagnosticado na gravidez.

Propiltiouracil e carbimazol atravessam a placenta. Entretanto, o hipotireoidismo fetal é visto raramente. Os anticorpos estimuladores do receptor do TSH também atravessam a placenta e podem influenciar o estado tireóideo fetal e neonatal. As consequências potenciais de passagem transplacentária de anticorpos estimuladores da tireoide (e a relevância da administração concomitante de medicação antitireóidea) estão resumidas na Figura 13.2.

Mulheres que necessitam de medicação antitireóidea não devem ser desencorajadas da amamentação. Entretanto, se estiverem tomando mais de 15 mg de carbimazol ou 150 mg de propiltiouracil ao dia, o bebê deverá ser avaliado. Elas também devem ser estimuladas a se alimentar antes de tomar a medicação e fazer fracionamento das doses.

A crise tireotóxica, também chamada de "tempestade tireóidea", é uma emergência médica que pode-se apresentar com características exageradas de hipertireoidismo, além de hiperpirexia, insuficiência cardíaca congestiva, arritmias e estado mental alterado. Pode ser precipitada por infecção, suspensão abrupta do tratamento, cirurgia, trabalho de parto ou parto, devendo ser tratada imediatamente, pois pode ser fatal. O tratamento inclui a administração de fluidos intravenosos, hidrocortisona, propranolol, iodo oral e carbimazol ou propiltiouracil.

Tireoidite pós-parto

A tireoidite pós-parto está associada à presença de anticorpos antiperoxidase tireóideos. A incidência varia entre 2 e 16%. Caracteriza-se por uma fase hipertireóidea inicial, que ocorre classicamente 1 a 3 meses após o parto, seguida por uma fase hipotireóidea que, normalmente, se resolve 12 meses após o parto. O hipotireoidismo pode necessitar de tratamento com tiroxina, mas o tratamento deverá ser interrompido após 1 ano, pois muitos casos se resolvem. Entretanto, existe uma probabilidade de 5% ao ano de desenvolvimento de hipotireoidismo subsequente, entre as mulheres que tiveram tireoidite pós-parto, assim as mulheres afetadas devem fazer regularmente a verificação de sua função tireóidea.

▶ Doença hipofisária

A hipófise anterior secreta prolactina, hormônio do crescimento (GH), hormônio adrenocorticotrófico (ACTH), hormônio folículo-estimulante (FSH), hormônio luteinizante (LH) e TSH.

Tumores hipofisários

Prolactinomas

Na gravidez normal, ocorre um aumento de 50 a 70% no volume da hipófise como consequência de hiperplasia lactotrófica normal, e, portanto, um tumor que não apresentava sintomas fora da gravidez pode-se manifestar durante a gravidez. Os tumores hipofisários vistos com mais frequência em mulheres grávidas são os prolactinomas, embora os tumores secretores de ACTH ou GH e os tumores não funcionantes (i. e., não secretores de hormônio) possam ser observados. Os sintomas comuns que ocorrem como consequência do aumento de tamanho de um tumor hipofisário são a cefaleia e distúrbios visuais, em particular a perda de campo visual bitemporal. Raramente, uma mulher pode desenvolver apoplexia hipofisária ou diabetes insípido.

Os prolactinomas são subdivididos de acordo com o seu tamanho. Os tumores com menos de 10 mm de diâmetro são classificados como microprolactinomas e constituem a maioria. Em pacientes não grávidas, 5% dos tumores são classificados como macroprolactinomas (> 10 mm). As mulheres com microprolactinomas podem ser tranquilizadas e devem ser informadas que esses tumores raramente aumentam de tamanho na gravidez. Não é necessário manter o tratamento com agonistas de dopamina, quando uma mulher com um microprolactinoma engravida. Deve ser feita uma avaliação clínica a cada trimestre, que consiste na determinação dos campos visuais para confrontação e pesquisa de sintomas sugestivos de aumento de tamanho da hipófise. Os níveis séricos de prolactina não devem ser verificados, uma vez que eles se elevem em mais de 10 vezes na 25ª semana de gestação. Vários estudos relataram o aumento sintomático do tamanho dos microprolactinomas na gravidez, a análise combinada desses dados mostrou que somente 1,4% de 363 casos apresentavam sintomas relacionados com o aumento de tamanho tumoral [32]. Em contrapartida, 26,2% de 84 mulheres com macroprolactinomas apresentaram sintomas relacionados com o aumento de tamanho tumoral. As mulheres com macroprolactinomas, tratadas previamente com cirurgia ou irradiação antes da gravidez, apresentam uma probabilidade menor de crescimento tumoral sintomático[32].

O uso dos agonistas dopaminérgicos deve ser mantido durante a gravidez, e deve ser feita a avaliação de campos visuais com perimetria formal pelo menos uma vez a cada trimestre e com maior frequência, se houver indicação. A bromocriptina foi o primeiro agonista da dopamina a ser usado, mas seu uso está associado a efeitos colaterais relativamente frequentes, incluindo náusea, vômito e hipotensão postural. A cabergolina e quinagolida são mais usadas, por serem mais bem toleradas, e a cabergolina apresenta uma vantagem adicional de uma meia-vida mais longa, permitindo que seja administrada uma ou duas vezes por semana. Os dados disponíveis indicam que a bromocriptina e a cabergolina não estão associadas a um risco maior de anormalidades congênitas ou de outros resultados adversos de gravidez. A *Medicines and Healthcare Products Regulatory Agency* (MHRA) publicou, em outubro de 2008, novas diretrizes sobre o uso de agonistas dopaminérgicos derivados do *ergot*. Essas recomendações foram feitas em decorrência da publicação feita pela a *European Medicines Agency*, contendo advertências e recomendações relacionadas com a fibrose cardíaca associadas ao uso dessas medicações. Existe um risco maior com a cabergolina, e as diretrizes afirmam que a possibilidade de gravidez deve ser afastada antes de iniciar o uso de cabergolina. Atualmente, não sabemos se pode ocorrer fibrose cardíaca fetal. Essa nova recomendação muda o tratamento atual das mulheres grávidas com macroprolactinoma. Quinagolida é um agonista dopaminérgico não derivado do *ergot* e, portanto, não associado à fibrose cardíaca, assim é provável que essa droga seja mais usada no futuro. Entretanto, existem poucos dados publicados referentes ao seu uso na gravidez.

Mulheres, que usam agonistas dopaminérgicos, não conseguem amamentar. No entanto, a amamentação não é contraindicada em mulheres com microprolactinomas, pois não causa o aumento de tamanho desses tumores hipofisários.

Tumores secretores de ACTH

A síndrome de Cushing é causada por excesso de cortisol circulante. A síndrome de Cushing em pacientes não grávidas é causada com mais frequência por tumores secretores de ACTH (i. e., doença de Cushing), enquanto os tumores suprarrenais são a causa mais comum em mulheres grávidas, e 21% dos tumores suprarrenais são malignos [33]. A predominância dos tumores suprarrenais pode ser explicada pela redução da fertilidade em mulheres com tumores hipofisários. A síndrome de Cushing, causada tanto por tumores hipofisários como suprarrenais é considerada nesta seção, em vista da sobreposição de muitas características.

Os níveis plasmáticos de cortisol, ACTH e globulina ligada ao cortisol estão elevados na gravidez, assim como o cortisol urinário livre. Portanto, é importante referir as variações normais para a gravidez ao investigar o eixo hipotalâmico-hipofisário em uma mulher grávida. Uma revisão de casos clínicos da síndrome de Cushing materna relatou parto prematuro em 12 de 23 casos, um aborto espontâneo e dois natimortos [33]. Uma revisão do tratamento da síndrome de Cushing secundária a tumores suprarrenais demonstrou que os resultados fetal e neonatal são melhores, se o tumor for removido durante a gravidez e não após o da gravidez [34].

A síndrome de Cushing não tratada na gravidez está associada a taxas mais altas de morbidade e mortalidade maternas e fetais, sendo elevada a incidência de diabetes melito e hipertensão. O tratamento da síndrome de Cushing é, principalmente, cirúrgico. Há relatos de uso bem-sucedido da metirapona, cetoconazol e aminoglutetimida, que inibem a biossíntese de cortisol, e de cipro-heptadina que suprime o hormônio liberador de corticotrofina. Contudo, a experiência é limitada em razão da frequência muito baixa da síndrome de Cushing na gravidez.

Outros tumores hipofisários

Os tumores secretores de GH causam acromegalia, que está associada ao comprometimento da fertilidade, e a gravidez raramente ocorre. Mesmo entre as mulheres tratadas, há poucos relatos de gravidez. As mulheres com acromegalia apresentam macroadenomas, e a estimulação normal de lactotrofos adjacentes pode provocar o aparecimento de sintomas consistentes com a expansão tumoral na gravidez. É importante monitorar os campos visuais usando a perimetria formal, da mesma forma como é usada para as mulheres com macroadenomas hipofisários. As mulheres apresentam um risco maior de intolerância à glicose, diabetes melito e doença hipertensiva. As opções de tratamento incluem os agonistas da dopamina para reduzir o tamanho dos lactotrofos adjacentes, análogos de somatostatina ou cirurgia. O análogo de somatostatina, a octreotida, foi usado em um pequeno número de casos sem efeitos adversos. O tratamento mais eficaz para os tumores hipofisários não funcionantes é a cirurgia (possivelmente seguida por radioterapia).

Diabetes insípido

O diabetes insípido é causado pela deficiência do hormônio da hipófise posterior, a vasopressina. Um subgrupo de mulheres afetadas requer uma dose maior de desmopressina decorrente da síntese placentária de vasopressinase. Isto também pode explicar por que casos apresentam-se *de novo* na gravidez. Desmopressina é mais efetiva que a vasopressina, uma vez que seja mais resistente à vasopressinase.

Hipofisite linfocítica

A hipofisite linfocítica é uma doença inflamatória da hipófise que ocorre com mais frequência em mulheres e está associada à gravidez. Aproximadamente 60% dos casos apresentam hipopituitarismo, e 20% apresentam diabetes insípido [35]. É importante distinguir hipofisite linfocítica de adenoma hipofisário, pois cirurgia pode exacerbar o hipopituitarismo associado à primeira. A hipofisite linfocítica pode-se resolver espontaneamente, e cerca de 50% dos casos respondem aos corticosteroides, embora geralmente haja recidiva da condição ao suspender o tratamento.

Síndrome de Sheehan

Este termo descreve o hipopituitarismo que se apresenta no puerpério tardio, causado por hemorragia e hipotensão no momento do parto. A hipotensão resulta em necrose avascular, comprometendo a hipófise anterior com mais frequência do que a posterior. Os sintomas mais frequentes são o bloqueio da lactação e a amenorreia, mas outras manifestações de hipopituitarismo, incluindo características mais sutis de hipoadrenalismo e hipotireoidismo podem estar presentes.

▶ Doença suprarrenal

Tumores suprarrenais

Os tumores suprarrenais são raros na gravidez. Os tumores mais comuns secretam corticosteroide, catecolaminas ou aldosterona, causando síndrome de Cushing, feocromocitoma ou síndrome de Conn, respectivamente. Tumores não funcionantes podem ocorrer raramente. A síndrome de Cushing é causada com mais frequência por tumores suprarrenais em mulheres grávidas, conforme foi apresentado anteriormente.

O feocromocitoma é raro, mas o seu diagnóstico é importante, porque a mortalidade materna e fetal relatada é de 50%, quando não é feito o tratamento adequado. O diagnóstico deve ser suspeitado em mulheres com hipertensão associada à sudorese, ansiedade, cefaleia ou palpitações. As características clínicas podem ser paroxísticas, e algumas mulheres têm intolerância à glicose (IGT) ou diabetes. O diagnóstico é feito pela dosagem das catecolaminas urinárias em 24 horas, que deve ser repetida várias vezes, se o teste inicial estiver normal. Outras investigações que podem ser usadas são: a dosagem das catecolaminas plasmáticas ou um teste de supressão com pentolínio. Os exames de imagem com ressonância magnética devem ser feitos, quando indicados. O tratamento, primeiramente, é feito com o uso de um alfabloqueador, por exemplo, fenoxibenzamina, seguido por um betabloqueador, por exemplo, propranolol. O tratamento definitivo é a remoção cirúrgica, que deve ser feita de acordo com idade gestacional na época do diagnóstico e conforme a resposta ao tratamento médico e a acessibilidade do tumor. A cirurgia laparoscópica pode ser feita na gravidez para a remoção de feocromocitoma com bons resultados.

Síndrome de Conn

O hiperaldosteronismo primário, também chamado de síndrome de Conn, caracteriza-se por hipertensão em associação a baixo potássio sérico, aldosterona plasmática elevada e atividade suprimida da renina. Devem ser usados valores de referência específicos da gravidez para a avaliação desses hormônios. A síndrome de Conn geralmente melhora na gravidez. Quando sintomática, a hipertensão pode ser tratada com uso de anti-hipertensivos convencionais. A espironolactona deve ser usada com cautela, pois pode causar feminização do feto masculino. A cirurgia também é uma opção de tratamento.

Hipoadrenalismo

O hipoadrenalismo pode ocorrer em razão de um quadro hemorrágico, por exemplo, em consequência de grave hemorragia obstétrica, ou por destruição autoimune (doença de Addison). Pode-se apresentar de maneira insidiosa, com sintomas de fadiga, hipotensão, náusea, vômito e, por fim, sepse ou colapso circulatório. A bioquímica sérica pode revelar hiponatremia, e o cortisol sérico deve ser verificado (idealmente com globulina ligada ao cortisol e em conjunto com um endocrinologista). Se for feito o diagnóstico de doença de Addison, é importante lembrar a associação com outras doenças autoimunes, e deve ser feito um rastreamento de condições, como anemia perniciosa, doença tireóidea ou DM tipo 1. A reposição de glicocorticoide é obrigatória, se houver suspeita de hipoadrenalismo, embora esta reposição em geral possa ser postergada até a confirmação do cortisol sérico. A dose de glicocorticoide deve ser aumentada para cobrir o estresse do trabalho de parto ou de infecções intercorrentes, e a mulher deve ser aconselhada a portar um cartão especificando o uso de esteroides e um bracelete de alerta médico. As mulheres com hipoadrenalismo apresentam um risco especial de desenvolverem hiperêmese da gravidez e por isso podem ficar impossibilitadas de usar a medicação glicocorticoide. Nesses casos, é necessário fazer a internação hospitalar para reposição intramuscular ou intravenosa de glicocorticoide, até ser possível liberar a via oral.

Hiperplasia suprarrenal congênita

A hiperplasia suprarrenal congênita inclui vários erros inatos de metabolismo que afetam a síntese de glicocorticoide e mineralocorticoide, sendo o mais comum a deficiência de 21-hidroxilase. Está associada à redução da fertilidade, particularmente se associada à deficiência de mineralocorticoide. As mulheres afetadas que fazem tratamento de fertilidade apresentam um risco maior de hipertensão e pré-eclâmpsia. A necessidade de esteroide raramente aumenta durante a gravidez. Todavia, a dose de glicocorticoides deve ser aumentada para cobrir as necessidades do parto. As mulheres devem receber aconselhamento genético antes da concepção para avaliar os benefícios da triagem do parceiro para a mutação (no caso de deficiência de 21-hidroxilase, a chance de ser portador é de 1 em 50) e o risco de ter um feto acometido.

▶ Doença paratireóidea

O hiperparatireoidismo está associado à elevação do hormônio da paratireoide e pode ser primário, secundário e terciário. O hiperparatireoidismo primário é causado com mais frequência por um adenoma paratireóideo, e está associado à hipercalcemia e hipercalciúria. O hiperparatireoidismo secundário é uma consequência fisiológica normal da hipocalcemia crônica, por exemplo, em associação à deficiência de vitamina D ou insuficiência renal crônica. O hiperparatireoidismo terciário ocorre quando um clone de células começa a funcionar de maneira autônoma, após o hiperparatireoidismo secundário de longa duração. O hiperparatireoidismo primário é mais comum em mulheres, e 25% dos casos ocorrem nos anos reprodutivos. Na maioria das vezes, as mulheres grávidas com hiperparatireoidismo são assintomáticas, embora possam ter sintomas de hipercalcemia, incluindo nefrolitíase, pancreatite ou estado mental alterado. Entretanto, a condição apresenta altas taxas de complicação perinatal, com 27 a 31% de morte fetal em gestações tratadas de maneira conservadora e com uma ocorrência de tetania afetando 50% dos recém-nascidos de mães não tratadas [36]. A taxa de complicação perinatal se reduz consideravelmente se a condição for tratada e, para a maioria dos casos, a terapia apropriada é a remoção cirúrgica do tumor, idealmente no primeiro trimestre.

▶ Deficiência de vitamina D

A deficiência de vitamina D pode ser nutricional ou secundária a uma doença metabólica. A deficiência nutricional de vitamina D é particularmente comum em mulheres de grupos étnicos não brancos, e a deficiência grave pode apresentar-se com osteomalacia e fraturas patológicas na gravidez. A deficiência materna de vitamina D está associada à morbidade neonatal e restrição do crescimento no primeiro ano de vida. Portanto, recomenda-se a suplementação de vitamina D em grupos de risco. As diretrizes da WHO e do UK *National Institute for Health Clinical Excellence* recomendam 400 UI (10 µg) de vitamina D ao dia, durante a gravidez e a lactação. No entanto, essa dose relativamente baixa não deve ser eficaz em mulheres com deficiência grave. Acreditamos que a reposição oral com uso de altas doses (ou em alguns casos uso de injeções intramusculares) de vitamina D seja apropriada nesses casos.

REFERÊNCIAS

1. Confidential Enquiry into Maternal and Child Health. *Pregnancy in Women with Type 1 and Type 2 Diabetes, 2002-2003. England, Wales and Northern Ireland.* London: CEMACH, 2005. Available at: www.cemach.org.uk/getattachment/8af39ba1-1cab-476b-ad8e-b9393f d35aed/Pregnancy-in-women-with-type-1-and-type-2-diab-(1).aspx

2. Confidential Enquiry into Maternal and Child Health. *Diabetes in Pregnancy: Are We Providing the Best Care? Findings of a National Enquiry: England, Wales and Northern Ireland.* London: CEMACH, 2007. Available at: www.cemach.org.uk/getattachment/07707df7-9b29-4e2b-b1cf-5de2 f9715af2/Diabetes-in-Pregnancy—Are-we-providing-the-b-(1).aspx

3. Wender-Ozegowska E, Wróblewska K, Zawiejska A, Pietryga M, Szczapa J, Biczysko R. Threshold values of maternal blood glucose in early diabetic pregnancy: prediction of fetal malformations. *Acta Obstet Gynecol Scand* 2005;84:17-25.

4. Guerin A, Nisenbaum R, Ray J. Use of maternal GHb concentration to estimate the risk of congenital anomalies in the offspring of women with prepregnancy diabetes. *Diabetes Care* 2007;30:1920-1925.

5. Metzger BE, Lowe LP, Dyer AR et al. Hyperglycemia and adverse pregnancy outcomes. *N Engl J Med* 2008;358:1991-2002.

6. Kristensen J, Vestergaard M, Wisborg K, Kesmodel U, Secher NJ. Pre-pregnancy weight and the risk of stillbirth and neonatal death. *BJOG* 2005;112:403-408.

7. Centre for Maternal and Child Enquiries. *Management of Women with Obesity in Pregnancy*. London: CEMACH, 2010. Available at: www.cemach.org.uk/getattachment/26cfa33c-723b-45c5-abee-4d0 0b0d7be4c/Joint-CMACE-RCOG-Guideline—Management-of-O besity.aspx

8. Guideline Development Group. Management of diabetes from preconception to the postnatal period: summary of NICE guidance. *BMJ* 2008;336:714-717.

9. Macintosh MC, Fleming KM, Bailey JA et al. Perinatal mortality and congenital anomalies in babies of women with type 1 or type 2 diabetes in England, Wales, and Northern Ireland: population based study. *BMJ* 2006;333:177.

10. Lauenborg J, Mathiesen E, Ovesen P et al. Audit on stillbirths in women with pregestational type 1 diabetes. *Diabetes Care* 2003;26:1385-1389.

11. Metzger BE, Gabbe SG, Persson B et al. International association of diabetes and pregnancy study groups recommendations on the diagnosis and classification of hyperglycemia in pregnancy. *Diabetes Care* 2010;33:676-682.

12. Crowther CA, Hiller JE, Moss JR et al. Effect of treatment of gestational diabetes mellitus on pregnancy outcomes. *N Engl J Med* 2005;352:2477-2486.

13. Rowan JA, Hague WM, Gao W, Battin MR, Moore MP. Metformin versus insulin for the treatment of gestational diabetes. *N Engl J Med* 2008;358:2003-2015.

14. Langer O, Conway DL, Berkus MD, Xenakis EM, Gonzales O. A comparison of glyburide and insulin in women with gestational diabetes mellitus. *N Engl J Med* 2000;343:1134-1138.

15. Nold J, Georgieff M. Infants of diabetic mothers. *Pediatr Clin North Am* 2004;51:619-637.

16. Weiss PA, Scholz HS, Haas J, Tamussino KF, Seissler J, Borkenstein MH. Long-term follow-up of infants of mothers with type 1 diabetes: evidence for hereditary and nonhereditary transmission of diabetes and precursors. *Diabetes Care* 2000;23:905-911.

17. Clausen TD, Mathiesen ER, Hansen T et al. High prevalence of type 2 diabetes and pre-diabetes in adult offspring of women with gestational diabetes mellitus or type 1 diabetes: the role of intrauterine hyperglycemia. *Diabetes Care* 2008;31:340-346.

18. Mughal MZ, Eelloo J, Roberts SA et al. Body composition and bone status of children born to mothers with type 1 diabetes mellitus. *Arch Dis Child* 2010;95:281-285.

19. Parker JH. Amerlex free tri-iodothyronine and free thyroxine levels in normal pregnancy. *Br J Obstet Gynaecol* 1985;92:1234-1238.

20. Chan BY, Swaminathan R. Serum thyrotrophin hormone concentration measured by sensitive assays in normal pregnancy. *Br J Obstet Gynaecol* 1988;95:1332-1336.

21. Kotarba DD, Garner P, Perkins SL. Changes in serum free thyroxine, free tri-iodothyronine and thyroid stimulating hormone reference intervals in normal term pregnancy. *J Obstet Gynecol* 1995;15:5-8.

22. Prummel MF, Wiersinga WM. Thyroid autoimmunity and miscarriage. *Eur J Endocrinol* 2004;150:751-755.

23. Negro R, Formoso G, Mangieri T, Pezzarossa A, Dazzi D, Hassan H. Levothyroxine treatment in euthyroid pregnant women with autoimmune thyroid disease: effects on obstetrical complications. *J Clin Endocrinol Metab* 2006;91:2587-2591.

24. Casey BM, Dashe JS, Wells CE et al. Subclinical hypothyroidism and pregnancy outcomes. *Obstet Gynecol* 2005;105:239-245.

25. Haddow JE, Palomaki GE, Allan WC et al. Maternal thyroid deficiency during pregnancy and subsequent neuropsychological development of the child. *N Engl J Med* 1999;341:549-555.

26. Pop VJ, Brouwers EP, Vader HL, Vulsma T, van Baar AL, de Vijlder JJ. Maternal hypothyroxinaemia during early pregnancy and subsequent child development: a 3-year follow-up study. *Clin Endocrinol* 2003;59:282-288.

27. Yuanbin Li, Zhongyan Shan, Weiping Teng et al. Abnormalities of maternal thyroid function during pregnancy affect neuropsychological development of their children at 25-30 months. *Clin Endocrinol* 2010;72:825-829.

28. Abalovich M, Amino N, Barbour LA et al. Management of thyroid dysfunction during pregnancy and postpartum: an Endocrine Society Clinical Practice Guideline. *J Clin Endocrinol Metab* 2007;92(8 Suppl):S1-S47.

29. Millar LK, Wing DA, Leung AS, Koonings PP, Montoro MN, Mestman JH. Low birth weight and preeclampsia in pregnancies complicated by hyperthyroidism. *Obstet Gynecol* 1994;84:946-949.

30. Mestman JH. Hyperthyroidism in pregnancy. *Best Pract Res Clin Endocrinol Metab* 2004;18:267-288.

31. Bahn RS, Burch HS, Cooper DS et al. The role of propylthiouracil in the management of Graves' disease in adults: report of a meeting jointly sponsored by the American Thyroid Association and the Food and Drug Administration. *Thyroid* 2009;19:673-674.

32. Molitch ME. Pituitary tumours and pregnancy. *Growth Horm IGF Res* 2003;13(Suppl A):S38-S44.

33. Pickard J, Jochen AL, Sadur CN, Hofeldt FD. Management of Cushing's syndrome secondary to adrenal adenoma during pregnancy. *Obstet Gynecol Surv* 1990;45:87-93.

34. Pricolo VE, Monchik JM, Prinz RA, DeJong S, Chadwick DA, Lamberton RP. Management of Cushing's syndrome secondary to adrenal adenoma during pregnancy. *Surgery* 1990;108:1072-1077.

35. Thodu E, Asa SL, Kontogeorgos G, Kovacs K, Horvath E, Ezzat S. Clinical case seminar: lymphocytic hypophysitis: clinicopathological findings. *J Clin Endocrinol Metab* 1995;80:2302-2311.

36. Schnatz PF, Curry FL. Primary hyperparathyroidism in pregnancy: evidence-based management. *Obstet Gynecol Surv* 2002;57:365-376.

LEITURAS ADICIONAIS

Arun CS, Taylor R. Influence of pregnancy on long-term progression of retinopathy in patients with type 1 diabetes. *Diabetologia* 2008;51:1041-1045.

Barrett H, McElduff A. Vitamin D and pregnancy: an old problem revisited. *Best Pract Res Clin Endocrinol Metab* 2010;24:527-539.

Bell R, Bailey K, Cresswell T, Hawthorne G, Critchley J, Lewis-Barned N. Trends in prevalence and outcomes of pregnancy in women with pre-existing type I and type II diabetes. *BJOG* 2008;115:445-452.

Catalano PM, Huston L, Amini SB, Kalhan SC. Longitudinal changes in glucose metabolism during pregnancy in obese women with normal glucose tolerance and gestational diabetes mellitus. *Am J Obstet Gynecol* 1999;180:903-916.

Conway DL. Obstetric management in gestational diabetes. *Diabetes Care* 2007;30(Suppl 2):S175-S179.

Dabelea D, Knowler WC, Pettitt DJ. Effect of diabetes in pregnancy on offspring: follow-up research in the Pima Indians. *J Matern Fetal Med* 2000;9:83-88.

Diabetes Control and Complications Trial Research Group. Effect of pregnancy on microvascular complications in the Diabetes Control and Complications Trial. *Diabetes Care* 2000;23:1084-1091.

Gautier JF, Wilson C, Weyer C et al. Low acute insulin secretory responses in adult offspring of people with early onset type 2 diabetes. *Diabetes* 2001;50:1828-1833.

Guideline Development Group. Management of diabetes from preconception to the postnatal period: summary of NICE guidance. *BMJ* 2008;336:714-717.

Hawthorne G. Metformin use and diabetic pregnancy: has its time come? *Diabetic Med* 2006;23:223-227.

Holing EV, Beyer CS, Brown ZA, Connell FA. Why don't women with diabetes plan their pregnancies? *Diabetes Care* 1998;21:889-895.

Kitzmiller JL, Block JM, Brown FM *et al.* Managing preexisting diabetes for pregnancy: summary of evidence and consensus recommendations for care. *Diabetes Care* 2008;31:1060-1079.

Lakasing L, Williamson C. Obstetric complications due to autoantibodies. *Baillieres Best Pract Res Clin Endocrinol Metab* 2005;19:149-175.

Lapillonne A. Vitamin D deficiency during pregnancy may impair maternal and fetal outcomes. *Med Hypotheses* 2010;74:71-75.

Lee AJ, Hiscock RJ, Wein P, Walker SP, Permezel M. Gestational diabetes mellitus: clinical predictors and long-term risk of developing type 2 diabetes: a retrospective cohort study using survival analysis. *Diabetes Care* 2007;30:878-883.

Matsushita E, Matsuda Y, Makino Y, Sanaka M, Ohta H. Risk factors associated with preterm delivery in women with pregestational diabetes. *J Obstet Gynaecol Res* 2008;34:851-857.

Metzger BE, Buchanan TA, Coustan DR *et al.* Summary and recommendations of the Fifth International Workshop-Conference on Gestational Diabetes Mellitus. *Diabetes Care* 2007;30(Suppl 2):S251-S260.

Nader S. Thyroid disease and pregnancy. In: Creasy RK, Resnik R, Iams JD, Lockwood CJ, Moore TR (eds) *Creasy and Resnik's Maternal-Fetal Medicine: Principles and Practice*, 6th edn. Philadelphia: Saunders Elsevier, 2009:995-1014.

Nader S. Other endocrine disorders of pregnancy. In: Creasy RK, Resnik R, Iams JD, Lockwood CJ, Moore TR (eds) *Creasy and Resnik's Maternal-Fetal Medicine: Principles and Practice*, 6th edn. Philadelphia: Saunders Elsevier, 2009:1015-1040.

Nicholson W, Bolen S, Witkop CT, Neale D, Wilson L, Bass E. Benefits and risks of oral diabetes agents compared with insulin in women with gestational diabetes: a systematic review. *Obstet Gynecol* 2009;113:193-205.

Nielsen LR, Pedersen-Bjergaard U, Thorsteinsson B, Johansen M, Damm P, Mathiesen ER. Hypoglycemia in pregnant women with type 1 diabetes: predictors and role of metabolic control. *Diabetes Care* 2008;31:9-14.

Nielsen LR, Damm P, Mathiesen ER. Improved pregnancy outcome in type 1 women with diabetes with microalbuminuria or diabetic nephropathy: effect of intensified antihypertensive therapy? *Diabetes Care* 2009;32:38-44.

Pearson DW, Kernaghan D, Lee R, Penney GC. The relationship between pre-pregnancy care and early pregnancy loss, major congenital anomaly or perinatal death in type I diabetes mellitus. *BJOG* 2007;114:104-107.

Powrie RO, Greene MF, Camann W. *De Swiet's Medical Disorders in Obstetric Practice*, 5th edn. Oxford: Wiley-Blackwell, 2010: chapters 11-14.

Ratner RE, Christophi CA, Metzger BE *et al.* Prevention of diabetes in women with a history of gestational diabetes: effects of metformin and lifestyle interventions. *J Clin Endocrinol Metab* 2008;93:4774-4779.

Rosenfeld H, Ornoy A, Shechtman S, Diav-Citrin O. Pregnancy outcome, thyroid dysfunction and fetal goitre after in utero exposure to propylthiouracil: a controlled cohort study. *Br J Clin Pharmacol* 2009;68:609-617.

Sobngwi E, Boudou P, Mauvais-Jarvis F *et al.* Effect of a diabetic environment in utero on predisposition to type 2 diabetes. *Lancet* 2003;361:1861-1865.

Webster J. A comparative review of the tolerability profiles of dopamine agonists in the treatment of hyperprolactinaemia and inhibition of lactation. *Drug Saf* 1996;14:228-238.

Capítulo 14

Doença Renal

Sarah Winfield[1] e John M. Davison[2]
[1]Leeds Teaching Hospitals NHS Trust, Leeds, UK
[2]Institute of Cellular Medicine, Newcastle University, Newcastle upon Tyne, UK

A assistência à saúde das mulheres que planejam uma gravidez, ou das gestantes que têm doença renal, requer o conhecimento atualizado da fisiologia da gravidez, dos cuidados pré-natais e da tecnologia de avaliação do bem-estar fetal. É essencial ter uma equipe de trabalho multidisciplinar em um centro com todas as facilidades necessárias para lidar com pacientes de alto risco e seus bebês. A frequência de doença renal na gravidez varia entre 3 e 15 por 10.000. Este capítulo focalizou a doença renal crônica (CKD), as mulheres em diálise e as receptoras de transplante renal, com o objetivo de oferecer, ao clínico, informações para aconselhamento e uma criteriosa tomada de decisões.

AVALIAÇÃO PRÉVIA À GRAVIDEZ

Os componentes básicos incluem a avaliação de riscos, orientação e educação sobre os cuidados de saúde, e intervenções que sejam consideradas necessárias. Todos esses componentes associados ao "aconselhamento", essa palavra que é muito usada atualmente [1]. A equipe multidisciplinar deve definir os aspectos importantes para fazer a preparação ativa para a gravidez, de acordo com as necessidades de cada mulher. Deve ser estimulado o envolvimento do parceiro, para que todas as questões possam ser discutidas, incluindo as áreas potenciais de discordância, mesmo a possível disponibilização de tratamento para infertilidade, se necessário.

> ### Quadro 14.1 Resumo
> - Todas as mulheres em idade reprodutiva com CKD, incluindo aquelas em diálise e as receptoras de transplante renal, devem estar cientes das implicações referentes à saúde reprodutiva, contracepção, modificação dos fatores de risco terapêutico e otimização das medicações.
> - A preparação ativa para a gravidez deve ser individualizada às necessidades de cada mulher e envolver o seu parceiro.
> - Clínicas multidisciplinares são necessárias para a avaliação pré-gravídica e para a assistência pré-natal dessas mulheres.

O que a paciente deseja saber

Juntamente com as questões e os objetivos relativos à saúde da mulher e de seu parceiro que a equipe deseja apresentar, a mulher tem suas próprias dúvidas e quatro questionamentos diretos.

1 Devo engravidar?
2 Minha gravidez será complicada?
3 Terei um bebê vivo e saudável?
4 Terei problemas após a minha gravidez?

Com frequência, a resposta para a primeira pergunta, e algumas vezes a segunda, é ignorada, e a mulher deseja ter imediatamente as respostas às duas perguntas finais. Portanto, é essencial assegurar que todas as informações são relevantes e até as realidades desagradáveis precisam ser transmitidas com base em fatos e não em experiência empírica.

O que a paciente precisa compreender

Ela deve entender os riscos e a necessidade de implementar seu conhecimento, para que possa usar melhor as orientações e promover as mudanças necessárias em seu comportamento, atitude e no uso de medicamentos. O conhecimento e a compreensão dos riscos, entretanto, podem não ser suficientes para assegurar as mudanças, pois muitos outros fatores influenciam o comportamento. Mesmo, quando existe um componente de autocuidado (mais bem exemplificado nos casos de diálisee/ou diabetes) este também será afetado pelas crenças, habilidades, intuição e motivações da mulher e não apenas pelo conhecimento adquirido. Um relacionamento forte, solidário e positivo com a equipe é um fator determinante, que permite que o aconselhamento pré-gravídico seja incluído em todo processo de assistência à saúde. Uma gravidez planejada é aquela que foi desejada antes da concepção, que ocorre quando a contracepção é suspensa e quando a mulher buscou atingir o melhor estado de saúde.

Mesmo que algumas respostas não sejam favoráveis, a mulher, sendo uma adulta autônoma, pode fazer uma opção pela gestação (ou manter a gestação) em um esforço para restabelecer uma vida normal diante da doença crônica [2]. De fato, algumas mulheres podem procurar aconselhamento só depois de estarem grávidas. Pode haver dilemas éticos relativos ao dever do médico de cuidar das mulheres que ignoram o aconselhamento; é interessante ressaltar que há estudos diferenciando os níveis "saudáveis" e os "patológicos" de risco assumido e que tentaram compreender a psicologia das mulheres que querem a maternidade apesar dos grandes riscos para a sua própria saúde e para a criança [3].

GRAVIDEZ NORMAL

Os rins apresentam acentuadas alterações anatômicas, hemodinâmicas, tubulares e endócrinas como parte das grandes mudanças sistêmicas que ocorrem com a adaptação materna à gravidez [4,5]. O aumento do volume renal ocorre pelo aumento do volume vascular e do espaço intersticial, mas não ocorre crescimento renal, nem alterações morfológicas similares à hipertrofia renal compensatória. Os cálices e a pelve renal e os ureteres apresentam dilatação acentuada, mais proeminente à direita, em 90% das mulheres.

A taxa de filtração glomerular (GFR), medida pelo *clearance* (C_{cr}) de creatinina em 24 horas aumenta entre a 6ª e 8º semanas de gestação. A concentração da creatinina sérica (S_{cr}) e da ureia sérica (Surea), que em média é de 70µmol/L* e de 5 mmol/L, respectivamente, em mulheres não grávidas, diminui para os valores médios de 50 µmol/L e de 3 mmol/L durante a gravidez. Os valores de S_{cr} de 80 µmol/L e S_{ureia} de 6 mmol/L, que são aceitáveis no estado não gravídico, são suspeitos na gravidez. No termo, ocorre uma redução de 15 a 20% no C_{cr}, com efeito mínimo da S_{cr}. Os níveis de S_{cr} podem aumentar até 17 µmol/L, logo após a ingestão de carne cozida (porque o cozimento converte a creatina pré-formada em creatinina), e isto precisa ser considerado no momento da coleta de sangue.

A excreção de proteína total (TPE) urinária em 24 horas aumenta na gravidez normal, e a elevação até 300 mg (para alguns 500 mg) em 24 horas, pode ser considerada normal [6]. A proteinúria significativa (TPE > 300 mg de 24 horas) está correlacionada com uma concentração de proteína de 30 mg/dL em amostra de urina, mas os problemas com a realização dos testes com fita reagente exigem, algumas vezes, uma determinação quantitativa no período de 24 horas ou algum outro período, para confirmação. Outra alternativa pode ser o uso da relação de proteína/creatinina urinária em amostra com resultado positivo, se a relação for 30 mg/µmol ou mais.

DOENÇA RENAL CRÔNICA

▶ Insuficiência renal e as perspectivas da gravidez e evolução após a gravidez

Uma mulher pode perder até 50% de sua função renal e manter a S_{cr} abaixo de 125µmol/L em razão da hiperfiltração pelos néfrons remanescentes; entretanto, se a função renal estiver comprometida de forma mais grave, pequenas reduções adicionais na GFR causarão acentuado aumento da S_{cr} [4,7-9]. As mulheres com CKD podem não apresentar sinais clínicos ou bioquímicos, mas o meio interno pode estar comprometido. A maioria dos indivíduos permanece sem sintomas até que ocorra a redução da GFR para menos de 25% do normal, e os marcadores séricos se mantêm dentro da normalidade até um estágio final de doença. Entretanto, graus de comprometimento funcional que aparentemente não rompem a homeostasia em mulheres não grávidas podem complicar a gravidez.

> **💡 Quadro 14.2 Resumo**
>
> - Se a função renal pré-gravidez estiver normal ou apenas levemente diminuída (S_{cr} ≤ 125µmol/L) e a hipertensão mínima e/ou bem controlada, o resultado obstétrico geralmente é bom.
> - Há um risco maior de complicações pré-natais, como pré-eclâmpsia, restrição do crescimento fetal e parto pré-termo.
> - Oferecer aspirina em baixa dose como profilaxia contra pré-eclâmpsia, iniciando dentro do primeiro trimestre.
> - Durante a gravidez a meta de pressão sanguínea deverá ser 140/90 mmHg.
> - Graus maiores de disfunção renal (S_{cr} > 125µmol/L (e certamente > 180µmol/L) e/ou a presença de hipertensão mal controlada são fatores de risco, pelo menos para o resultado materno, especialmente o prognóstico renal a longo prazo.
> - O uso da fórmula eGFR proveniente de MDRD ou Epi-CKD não é recomendado na gravidez.
>
> MDRD, Modificação da Dieta na Doença Renal.

A gravidez é aconselhável? Essa é a questão básica frente a uma mulher com CKD? Se a resposta for positiva, é aconselhado planejar a gravidez o quanto antes, pois em muitos casos a função renal declinará com o tempo. Em alguns casos, mulheres com suspeita ou com diagnóstico de CKD, às vezes sem terem recebido aconselhamento, podem-se apresentar com uma gravidez em evolução. A questão nessa situação é se a gravidez pode prosseguir ou não (Tabela 14.1).

O prognóstico obstétrico e renal a longo prazo difere entre as mulheres de acordo com os diferentes níveis de disfunção. O aconselhamento baseia-se em dois parâmetros

Tabela 14.1	Considerações pré-gravídicas na doença renal crônica
Patologia renal sob controle	
Boa saúde geral	
Revisão e otimização da terapia medicamentosa pré-gravídica	
Manutenção da pressão arterial diastólica ≤ 80 mmHg ou manter a hipertensão bem controlada com medicação(ões) "segura"	
S_{cr} ≤ 250 µmol/L, mas de preferência ≤ 180 µmol/L e melhor ainda < 125 µmol/L	
Proteinúria mínima ou ausente	
Comorbidades "bem controladas" (p. ex., diabetes melito, infecção)	
Relevância da história obstétrica	

---

*N. da RT.: No Brasil, usamos a medida em mg/dL. 1mg/dL equivale a 88,5µmol/L.

| Tabela 14.2 | A função renal pré-gravídica (S_{cr}) em pacientes com CKD e associação ao resultado obstétrico e perda de função renal ||||

Estado renal	S_{cr} (μmol/L)	Problemas na gravidez (%)	Bom Resultado obstétrico (%)	Perda permanente da função renal (%)
Leve	≤ 125	26	96	< 3
Moderado	≥ 125	47	90	25
Grave	≥ 250	86	71	53

As estimativas baseiam-se em 2.420 mulheres/3.645 gravidezes (1972-2000), que atingiram pelo menos 24 semanas de gestação. Esses dados são (revisão de literatura não publicada) retrospectivos e de publicações que lidam incluem pacientes com graus mais altos de disfunção e compreendem menos de 400 pacientes.

funcionais: o grau de insuficiência renal e a presença ou ausência de hipertensão (Tabela 14.2). Embora não existam diretrizes formuladas por grupos de especialistas, e a literatura sobre gravidez e CKD seja constituída quase totalmente por estudos retrospectivos, a classificação da insuficiência renal tem sido feita tradicionalmente e de forma arbitrária com base somente no nível pré-gravídico de creatinina sérica: o nível ≤ 125 μmol/L indica insuficiência leve, entre 125 e 250 μmol/L indica insuficiência moderada e acima desses níveis, insuficiência grave [10]. O uso desses critérios constitui o fundamento do aconselhamento pré-gravídico há mais de 25 anos, mostrando de forma consistente que mulheres normotensas com função renal preservada ou apenas levemente diminuída, mas estável, geralmente evoluem bem, com mais de 95% de nascimentos vivos, e cerca de 75% desses recém-nascidos apresentam idade gestacional madura. Essas excelentes estatísticas refletem uma constante melhora nos resultados perinatais, a partir dos anos 1980, relatada na literatura. Esses resultados são compatíveis com os avanços na assistência pré-natal e nos cuidados neonatais [11-18]. Na insuficiência leve, há maior incidência de pré-eclâmpsia sobreposta ou de hipertensão de aparecimento na fase final da gravidez, assim como de proteinúria aumentada, excedendo a variação nefrótica (3 g por 24 horas) em 50% das mulheres na segunda metade da gravidez. A gravidez parece não afetar de maneira adversa o curso da CKD.

Entretanto, há exceções a essa perspectiva otimista [18-21]. Certos tipos de CKD parecem ser mais sensíveis à gravidez, incluindo a nefropatia lúpica e talvez a glomerulonefrite membrano-proliferativa. As mulheres com esclerodermia e periarterite nodosa apresentam uma evolução pior (especialmente quando o envolvimento renal é grave e associado à hipertensão) e devem ser aconselhadas a evitar a gravidez. Há certa discordância sobre os efeitos adversos da gravidez sobre a história natural da nefropatia por IgA, a glomerulosclerose segmentar focal e a nefropatia por refluxo. Atualmente, o prognóstico dessas patologias renais parece ser similar ao das mulheres com leve comprometimento geral, desde que a função renal pré-gravídica esteja preservada, e a pressão arterial seja normal (Tabela 14.3). A nefrite lúpica é considerada em outra parte desse livro.

O prognóstico é pior quando existem graus mais altos de disfunção renal [18,22-27]. No caso de moderado comprometimento, os nascimentos vivos ainda se aproximam de 90%, mas a incidência de pré-eclâmpsia, a restrição do crescimento fetal e/ou o parto pré-termo excedem 50%. Com a disfunção grave, a perspectiva é mais restrita. Embora haja escassez de dados para análise para essas categorias, o que se tornou evidente é que o ponto de corte para creatinina de 250 μmol/L é muito alto para definir o comprometimento moderado, sendo 180 μmol/L mais apropriado, e, portanto, esse grupo de pacientes tem sido classificado como "moderado a grave" (Tabela 14.4). Essa literatura está crescendo lentamente, e a mensagem não poderia ser mais clara: a hipertensão é comum no termo (60%), assim como a proteinúria significativa (50%) e a deterioração da função renal (às vezes rápida e substancial) e apesar dos índices altos de sobrevivência dos recém-nascidos (80 a 90%), a incidência de parto prematuro (60%) e de restrição de crescimento fetal (40%) demosntra o potencial muito alto de complicações obstétricas nessas mulheres [22,24,28,29]. Anteriormente não era tão evidente o fato de que 30 a 50% das mulheres com insuficiência renal moderada apresentavam uma deterioração da função renal mais rapidamente do que o esperado pelo curso natural de sua doença, e a hipertensão mal controlada pode ser um prenúncio da pior evolução [24]. Quando os níveis de creatinina se elevam acima de 250 μmol/L, aumenta o risco de perda acelerada da função renal e mesmo a interrupção da gravidez pode não se reverter o quadro (Tabela 14.2).

▶ Diálise temporária

A diálise temporária ou aguda tem sido indicada na gravidez, quando ocorre uma deterioração geral da função renal (especialmente quando a S_{ureia} excede 20 mmol/L e/ou com hipercalemia refratária), grave acidose metabólica, edema pulmonar que responde mal aos diuréticos e risco de sobrecarga de volume com insuficiência cardíaca [5,18,29,30]. A diálise pode aumentar a chance de sucesso da gravidez, permitindo um tempo de espera para a maturação fetal, mas não interrompe a deterioração da função renal, que pode atingir o estágio final da insuficiência. Nessa situação, ao tentar evitar a prematuridade extrema, é necessário ponderar se os efeitos potencialmente fatais sobre o prognóstico renal materno justificam a conduta. Apesar disso, a percepção de algumas mulheres sobre o progresso da assistência pré-natal e dos cuidados neonatais as encoraja, prevendo bons resultados, e elas se sentem preparadas para enfrentar os riscos e podem até procurar a concepção assistida em face de sua infertilidade. A literatura que constitui a base dessa visão é composta de estudos retrospectivos, com a maioria das pacientes apresentando disfunção leve e com um número limitado de paciente com doença de grave a moderada. Essas orientações e os protocolos de assistência requerem a realização de estudos prospectivos bem delineados.

Tabela 14.3	Doença renal crônica e a gravidez
Doença renal	Cuidados clínicos
Glomerulonefrite crônica e esclerose glomerular focal (FGS)	Podem apresentar aumento da pressão arterial no final da gravidez, mas, em geral, sem efeitos adversos, se a função renal estiver preservada e a hipertensão ausente antes da gravidez. Existe discordância, pois acredita-se que as alterações da coagulação próprias da gravidez possam exacerbar a doença, especialmente a nefropatia por IgA, glomerulonefrite membranoproliferativa e FGS
Nefropatia por IgA	Risco de hipertensão aguda ou descontrole da hipertensão e deterioração renal. Relato de bons resultados, quando a função renal está preservada
Pielonefrite crônica (doença tubulointersticial infecciosa)	Bacteriúria na gravidez e exacerbação das infecções
Nefropatia do refluxo	Risco de hipertensão aguda e piora da função renal. O consenso atual é que os resultados são satisfatórios, quando a insuficiência renal pré-gravídica é leve, e a hipertensão está ausente. É necessária vigilância para infecções do trato urinário
Urolitíase	A dilatação e a estase ureteral aparentemente não afetam a história natural, mas as infecções podem ser mais frequentes. *Stents* têm sido implantados com sucesso, e a ureterostomia controlada por ultrassonografia pode ser realizada durante a gestação
Doença renal policística	O comprometimento funcional e a hipertensão são geralmente mínimos nos anos reprodutivos
Nefropatia diabética	Nenhum efeito adverso na função renal. Aumento da frequência de infecções, edema ou pré-eclâmpsia. A nefropatia avançada pode ser uma complicação grave
Vírus da imunodeficiência humana com nefropatia associada (HIVAN)	O componente renal pode ser a síndrome nefrótica ou insuficiência renal grave Quando ocorre proteinúria nefrótica subitamente, especialmente em pacientes imunocomprometidas, será preciso buscar informações com base em uma literatura escassa
Lúpus eritematoso sistêmico	O prognóstico é mais favorável, se a doença estiver em remissão 6 meses antes da concepção. A dosagem de esteroides pode ser aumentada imediatamente após o parto
Periarterite nodosa	O prognóstico fetal é precário. Pode ocorrer morte maternal. Deve-se considerar o aborto terapêutico
Esclerodermia	Quando se manifesta pela primeira vez no início da gravidez, pode ocorrer a rápida deterioração geral. A reativação da esclerodermia quiescente pode ocorrer durante a gravidez e após o parto
Cirurgia urológica prévia	Dependendo da indicação cirúrgica, pode haver outras malformações do trato urogenital. A infecção do trato urinário é comum durante a gravidez, e a função renal pode sofrer uma redução reversível. Não representa um risco de obstrução, mas a cesariana pode ser necessária para a apresentação anormal ou para evitar a ruptura do mecanismo de continência, se esfíncteres artificiais ou neurouretras estiverem presentes
Após nefrectomia, rins solitário e pélvico	A gravidez é bem tolerada. Pode estar associada a outras malformações do trato urogenital. Raramente ocorre distocia com um rim pélvico

Tabela 14.4 Função renal pré-gravídica (S_{cr}) em pacientes com CKD e a associação a complicações obstétricas e resultado perinatais e perda da função renal

					Perda > 25% da função renal		
S_{cr} (µmol/L)	Restrição de crescimento fetal (%)	Parto pré-termo	Pré-eclâmpsia (%)	Mortes perinatais (%)	Gravidez (%)	Persiste no pós-parto	Falência em estágio terminal em 1 ano (%)
≤ 125	25	30	22	1	2	–	–
125-180	45	70	40	6	40	20	3
≥ 180	70	> 90	60	12	70	55	35

As estimativas baseiam-se na literatura de 1985 a 2009, em gestações com pelo menos 24 semanas (Davison e Winfield, dados não publicados). Modificada e suplementada de Williams & Davison [8].

A partir de análises mais recentes de mulheres com CKD grave, atualmente considera-se o corte da S_{cr} no nível de 250 µmol/L muito alto para representar a insuficiência renal moderada, atualmente recomenda-se um corte de 180 µmol/L [1,45].

Estratégia e tomada de decisões no pré-natal

Essas pacientes devem ser vistas precocemente no início da gravidez. As avaliações subsequentes devem ocorrer em intervalos de 2 a 4 semanas até a 32ª semana e depois a cada 1-2 semanas, dependendo das circunstâncias clínicas [1,8].

1. A avaliação da função renal deve ser feita pela verificação do C_{cr} de 24 horas e pela proteinúria de (veja Capítulo 11) 24 horas ou pela razão de proteína/creatinina em amostra de urina.
2. Monitoramento rigoroso da pressão sanguínea para detecção precoce de hipertensão (e avaliação da gravidade) e de pré-eclâmpsia, considerando (no início da gravidez) a profilaxia com uso de aspirina em baixa dose.
3. Detecção e tratamento precoce da anemia, geralmente com reposição de ferro por via oral/intravenosa. Pode ser usado eritropoetina recombinante humana, se o hematócrito for 20% ou menos, mas é necessário ter cuidado, uma vez que possa causar ou agravar a hipertensão. Pode ser necessária a transfusão de sangue.
4. Detecção precoce de bacteriúria assintomática ou confirmação de infecção do trato urinário (UTI) e indicação de tratamento; se houver UTIs recorrentes, deve ser administrado profilaxia com antibióticos.
5. Avaliação do bem-estar e do crescimento fetal com ultrassonografia e perfil biofísico fetal.

O equilíbrio entre o prognóstico materno e o prognóstico fetal: o efeito da gravidez em uma determinada doença e o efeito específico dessa doença na gravidez precisam sempre ser ponderados. O cuidado clínico associado a doenças renais específicas é sumarizado na Tabela 14.3. As seguintes diretrizes aplicam-se às pacientes com CKD.

Função renal

Se a função renal deteriorar-se significativamente em qualquer estágio da gravidez, devem-se investigar as causas e tratar quando possível, por exemplo UTI, desidratação leve ou desequilíbrio eletrolítico (ocasionalmente precipitado por terapia diurética inadequada). Próximo ao termo pode ocorrer uma redução aceitável de 15 a 20% na função renal, de forma similar ao que ocorre na gravidez normal, afetando minimamente a creatinina sérica. A redução significativa sem causa reversível é uma indicação de interrupção da gravidez. Quando ocorre proteinúria persistente, mas a pressão sanguínea permanece normal, a função renal está preservada, a gravidez pode ser mantida mediante avaliação rigorosa. Na síndrome nefrótica a profilaxia com heparina é necessária, e esta deve ser continuada por 6 semanas após o parto. O uso de diálise aguda foi mencionado anteriormente.

Pressão sanguínea

A linha divisória convencional para a hipertensão obstétrica é de 140/90 mmHg. Em sua maioria, os riscos específicos de hipertensão na gravidez parecem estar relacionados com a pré-eclâmpsia sobreposta (veja Capítulo 11). Os dados de incidência de pré-eclâmpsia sobreposta em mulheres com CKD apresentam uma variação ampla. Isto ocorre porque o diagnóstico de certeza não pode ser feito somente com base clínica; a hipertensão e a proteinúria podem ser manifestações de CKD, e a hipertensão isoladamente está associada a um risco de pré-eclâmpsia quatro vezes maior do que em mulheres grávidas normotensas. O tratamento da hipertensão leve (pressão arterial diastólica inferior a 95 mmHg no segundo trimestre ou abaixo de 100 mmHg no terceiro) não é necessário durante a gravidez normal, mas na CKD pode ser indicado um tratamento mais agressivo com o objetivo de preservar a função renal. Existe controvérsias em relação ao "controle rigoroso", a acurácia de aparelhos automáticos e o papel das medições ambulatoriais de pressão.

Medicações, como metildopa, bloqueadores do canal de cálcio, labetalol e hidralazina, são seguras na gravidez. Os inibidores da enzima conversora de angiotensina (ACE) e bloqueadores do receptor da angiotensina não devem ser prescritos. Se as pacientes estiverem usando alguma dessas medicações no início da gravidez (para realizar a chamada proteção renal da pré-gravidez), o uso deve ser suspenso ou recomendado para reiniciar adiante.

Vigilância fetal e momento do parto

A avaliação seriada do bem-estar fetal é essencial. Na ausência de deterioração fetal ou materna, o parto deve ocorrer a termo ou próximo ao termo. Se surgirem complicações, pode-se determinar o momento oportuno para a intervenção de acordo com o estado fetal (ver o Capítulo 28). Independentemente da idade gestacional, a maioria dos fetos com peso superior a 1.500 g sobrevive melhor em um berçário de cuidados especiais do que em um ambiente intrauterino hostil. O parto pré-termo planejado pode ser necessário, se for iminente a morte fetal intrauterina, se ocorrer deterioração significativa da função renal, se sobrevir hipertensão incontrolável ou se ocorrer eclâmpsia. A cesariana deve ser feita por indicação obstétrica.

O papel da biópsia renal na gravidez

A experiência com a biópsia renal na gravidez é pequena, principalmente porque as circunstâncias clínicas raramente justificam os riscos [5,9]. Portanto, a biópsia geralmente é postergada para ser feita após o parto. Relatos de sangramento excessivo e outras complicações, em mulheres grávidas, tornam a gravidez uma contraindicação relativa à biópsia renal. Quando a biópsia renal é realizada imediatamente após o parto em mulheres com pressão sanguínea bem controlada e índices normais de coagulação, a morbidade é similar àquela relatada em pacientes não grávidas. As poucas indicações, geralmente concordantes, para a biópsia pré-parto são: suspeita de glomerulonefrite rapidamente progressiva ou quando se desenvolve grave síndrome nefrótica no início da gravidez.

Efeitos a longo prazo da gravidez em mulheres com doença renal

A gravidez não causa deterioração, nem altera o índice de progressão da CKD além do esperado no estado não gravídico, desde que a disfunção renal prévia à gestação seja mínima e/ou a hipertensão esteja ausente ou bem controlada antes da gravidez [11,18,31-33]. Um fator importante no prognóstico a longo prazo pode ser o efeito esclerosante provocado pela vasodilatação renal gestacional prolongada sobre os glomérulos residuais (intactos) dos rins dessas mulheres. A situação pode ser mais grave em doença renal que acomete um único rim, pois geralmente esclerose é mais acentuada nos poucos glomérulos (intactos). Embora a evidência em mulheres saudáveis e naquelas com doença renal leve seja um argumento contra o dano induzido por hiperfiltração na gravidez, há pouca dúvida de que, em algumas mulheres com disfunção moderada e grave, possa haver um declínio renal não previsto, acelerado e irreversível, na gravidez ou imediatamente após [31].

Novos estudos estão sendo feitos focando a relação entre CKD e pré-eclâmpsia e o prognóstico tardio, em ambos os grupos, avaliando os desfechos de alterações cardiovasculares e insuficiência renal em estágio terminal e a relação pré-eclâmpsia sobreposta à CKD na progressão para o estado terminal [34-37]. Aparentemente a pré-eclâmpsia não é um fator de risco ("marcador" é um termo melhor) para a progressão (ver o Capítulo 11).

Novo sistema de avaliação da função renal e suas implicações na CKD na gravidez

GFR estimada

A abordagem tradicional, com definição de CKD como leve, moderada ou grave, usada pela maioria dos clínicos está sendo questionada atualmente. Existe uma orientação atual para empregar a classificação de CKD que faz parte das diretrizes de prática clínica da US *National Kidney Foundation* (NKF) K/DOQI, endossada pelo UK *National Service Framework for Renal Services*, e agora amplamente adotados pelos nefrologistas [38,40]. A classificação está fundamentada na GFR estimada (eGFR; unidades mL/min/1,73 m^2), calculada por uma fórmula com base na *creatinina sérica* ajustada para idade, gênero e etnia; atualmente, incentiva-se a maioria dos laboratórios de patologia química a informar a eGFR. A fórmula de Modificação da Dieta na Doença Renal (MDRD) foi desenvolvida nos EUA em uma população de mulheres de múltiplas etnias e com comprometimento renal moderado e com uma eGFR abaixo de 60 mL/min/1,73 m^2. A classificação reconhece cinco estágios de CKD (Tabela 14.5).

Na população não grávida, a eGFR é muito menos confiável em pacientes com CKD em estágios 1 e 2, em razão da fraca correlação com a GFR real, quando esta excede 60 mL/min [41]. De fato, mais de 95% das mulheres que engravidam com CKD subclínica apresentam uma GFR real de 60 mL/min ou mais.

Ao contrário de muitas fórmulas de predição, a equação MDRD não é individualizada para a área de superfície corporal, por isso o seu uso na gestação é interessante onde o aumento da área de superfície corporal não é um reflexo de aumento da massa muscular e, portanto, de aumento da creatinina. Entretanto, os estudos não têm observado isto, e a fórmula MDRD na gravidez tem feito uma subestimativa da GFR, em comparação ao padrão ouro do *clearance* de insulina [42]. Uma importante preocupação clínica derivada do fato de que a eGFR tende a subestimar a GFR real é a falsa indicação de deterioração da GFR, podendo resultar na indicação da interrupção desnecessária do parto. Portanto, o uso da equação MDRD durante a gravidez para estimar a GFR em mulheres com comprometimento renal conhecido antes da concepção ou que desenvolvem complicações renais durante a gravidez não é recomendado. O mesmo se aplica à fórmula Epi-CKD [43], a fórmula de Cockroft-Gault e muitas outras, que são imprecisas na gravidez. Existem discordâncias sobre o uso de cistatina C para monitorar a função renal [44].

eGFR *versus* S$_{cr}$

Aparentemente um sistema com base na GFR pode ser superior àquele fundamentado na S$_{cr}$ e os estudos, talvez devam usar a nova classificação da CKD [45]. Consideramos que não seria adequado, tendo em vista que a grande maioria das gestantes apresenta a doença leve (CKD em estágios 1 e 2), e as fórmulas usadas para calcular a eGFR nesses casos não são confiáveis. Além disso, o sistema tradicional é fácil de ser usado, e os especialistas em nefrologia estão familiarizados com ele. Deve-se mencionar que as mulheres muito pequenas podem apresentar S$_{cr}$ normal ou discretamente elevada, especialmente se a massa muscular total for muito baixa, pode ser necessário realizar um *clearance* de creatinina urinário (uma coleta de 12 horas será suficiente) para avaliar os valores "reais" da GFR, que podem ser indicativos de disfunção renal grave [45].

Se o sistema de CKD for usado, em vez das diretrizes tradicionais, pode ser preferível estratificar as pacientes em dois grupos: estágios 1-2, comprometimento renal leve; estágios 3-5, comprometimento renal de moderado a grave. Embora não se tenha feito nenhuma reavaliação das primeiras publicações, para verificar a possibilidade de uma análise

Tabela 14.5 Estágios da CKD classificados de acordo com a US National Kidney Foundation

Estágio		eGFR (mL/min/1,73 m^2)
1	Dano renal com GFR normal ou até aumentada	≥ 90
2	Dano renal com leve diminuição da GFR	60-89
3	Diminuição moderada da GFR	30-59
4	GFR gravemente baixa	15-29
5	Insuficiência renal	< 15 ou diálise

eGFR, taxa de filtração glomerular estimada.
Fonte: Davison *et al.* [5], National Kidney Foundation [38,39], Davison & Lindheimer [45], Imbasciati *et al.* [46].

de acordo com os estágios de 1 a 5, existe um estudo prospectivo de referência que acompanhou a evolução durante 23 anos, avaliando a taxa de declínio da função renal materna durante a gravidez em 49 mulheres brancas, não diabéticas com estágios 3 a 5 de CKD antes da gravidez (eGFR< 60 mL/min/1,73 m^2 pré-gravidez) até, em média, 39 meses após o parto [46]. Esse estudo multicêntrico de um grupo italiano confirmou as observações anteriores de que essas mulheres apresentam gestações complicadas com maus resultados perinatais, assim como um acelerado declínio da função renal. O tempo necessário para coletar esses dados, 21 anos, endossa a frequência muito baixa de gravidez em mulheres com CKD avançada. A principal conclusão foi encorajante, porque apesar de ocorrer a perda da função renal durante a gravidez, a frequência com que isso ocorreu não foi afetada pela gravidez [33]. Além disso, a sobrevida fetal foi de 95%, mas houve muitos casos de nascidos pré-termo e/ou com restrição de crescimento. Os melhores resultados foram os de mulheres cuja eGFR pré-gravídica estava entre 60 e 40 mL/min/1,73 m^2, correspondendo a valores de S_{cr} entre 125 e 141 a 150 μmol/L ou proteinúria abaixo de 1 g/dia. As mulheres com eGFR abaixo de 40 mL/min/1,73 m^2 e proteinúria acima de 1 g/dia tiveram resultados piores, e essa associação mostrou resultados piores do que a análise de cada fator isoladamente. Essas mulheres desenvolveram insuficiência renal mais rápido do que os outros grupos, mas não foi possível determinar se a gravidez foi um fator causal.

PACIENTES EM DIÁLISE

Diálise e as perspectivas de gravidez e após a gravidez

As mulheres que fazem diálise apresentam redução da libido e da fertilidade, mas a longo prazo podem engravidar e, portanto, devem usar a contracepção, se quiserem evitar a gravidez [29,47-49]. Embora a gravidez não seja comum (uma incidência de 1 em 200 pacientes é mencionada), a real frequência é desconhecida, porque o risco de aborto espontâneo precoce é alto. A elevada taxa de aborto terapêutico nesse grupo de pacientes (que diminuiu de 40% nos anos 1990 para menos de 15% atualmente) indica que muitas gestações ocorreram de forma inadvertida, provavelmente porque não estavam cientes da possibilidade de engravidarem.

> **Quadro 14.3 Resumo**
>
> - A incidência de gravidez relatada em pacientes em diálise crônica em idade reprodutiva é de 1 em 200.
> - A gravidez representa um grande risco materno, mas o bom resultado obstétrico atualmente é de 80%, levando a uma reconsideração do aconselhamento para essas pacientes.
> - A frequência da diálise deve ser aumentada, logo que a gravidez seja diagnosticada, sendo muito importante o tratamento de anemia, problemas nutricionais e hipertensão.

Muitos especialistas não recomendam que as pacientes em diálise engravidem ou mantenham a gravidez. Na última década, contudo, a sobrevivência fetal melhorou significativamente de 50% para quase 80%, com 90% alcançando 36 semanas de gestação, levando à reconsideração do aconselhamento para essas pacientes [50,51]. Os fatores prognósticos favoráveis ao sucesso obstétrico incluem um tempo em diálise inferior a 5 anos, ter menos de 35 anos de idade, produção de urina residual e ausência de hipertensão ou hipertensão bem controlada e o diagnóstico precoce da gravidez, facilitando o aumento da frequência e da duração da diálise. Apesar disso, a gravidez está associada a um grande risco materno, incluindo sobrecarga de volume, ameaça de parto prematuro, polidrâmnio (40 a 70%), exacerbações da hipertensão e/ou da pré-eclâmpsia sobreposta (50 a 80%), sendo raro, felizmente, o descolamento prematuro da placenta.

Estratégia de assistência pré-natal e tomada de decisões

As mulheres que engravidam em diálise podem iniciar tardiamente o pré-natal, pois nem elas nem seus médicos suspeitaram de gravidez mais precocemente. A menstruação irregular e amenorreia são comuns. Os testes urinários de gravidez não são confiáveis (ainda que qualquer urina esteja disponível). Assim, a avaliação por ultrassonografia é necessária para confirmar e datar a gravidez.

Indicação de diálise

Algumas pacientes apresentam melhora na GFR gestacional, apesar da necessidade de diálise em razão da insuficiência [9,10,47,49,52-55]. O planejamento da estratégia de diálise tem vários objetivos.

1. Manter a S_{ureia} abaixo de 20 mmol/L (alguns indicam < 15 mmol/L), pois o risco de morte fetal intrauterina é maior, se os valores excederem 20 mmol/L. Ocasionalmente, a gestação evolui bem, apesar dos níveis mantidos de 28 mmol/L durante muitas semanas, mas a S_{ureia} baixa está associada a um peso ao nascer e idade gestacional mais altos no parto. A diálise semanal deve ser de 20 horas ou mais, usando-se um dialisador com teor mais alto de potássio, e teores mais baixos de cálcio e bicarbonato. Atualmente, existem evidências mostrando que a diálise noturna (até 36 horas por semana) está associada a resultados melhores, uma vez que ela também possa ser um protocolo de hemofiltração. O aumento de horas de diálise, ainda que mínimos, auxiliam o controle de ganho de peso e facilitam o tratamento dietético. A desvantagem de aumentar a diálise é risco de desequilíbrio eletrolítico, sendo necessário avaliar sempre a bioquímica sérica. Pode-se usar heparina para a anticoagulação.

2. Evitar a hipotensão e a depleção de volume materno durante a diálise, bem como uma diálise biocompatível

com uma pequena área de superfície para reduzir a ultrafiltração em cada tratamento pode ser útil. No final da gravidez, o útero aumentado e a postura supina podem agravar os episódios hipotensivos por diminuírem o retorno venoso.

3 Assegurar o rigoroso controle da pressão sanguínea durante a gravidez, mantendo a pressão arterial diastólica idealmente entre 80 e 90 mmHg.
4 Evitar as flutuações rápidas de volume intravascular limitando o ganho de peso interdiálise para cerca de 1 kg até o final da gravidez.
5 Observar o cálcio sérico para evitar hipercalcemia, lembrando o risco de hipofosfatemia, hipocalemia e depleção de vitaminas hidrossolúveis, e dos riscos da infusão de sulfato de magnésio, se for necessário o seu uso.
6 Observar os sinais de trabalho de parto prematuro, uma vez que a diálise e as contrações uterinas estejam associadas.

Anemia

As pacientes em diálise geralmente apresentam anemia, que invariavelmente se agrava com a gravidez. Existem evidências de uma correlação positiva entre a hemoglobina materna e um resultado obstétrico bem-sucedido; contudo, embora a hemoglobina de 10 g/dL ou mais seja recomendável, o limite superior de um nível ideal de hemoglobina ainda precisa ser determinado [54]. A transfusão sanguínea pode ser necessária (especialmente antes do parto), mas é preciso cautela, pois pode exacerbar a hipertensão e prejudicar o controle da sobrecarga circulatória, até com diálise extra. As flutuações do volume sanguíneo podem ser minimizadas, se forem transfundidos concentrados de hemácias durante a diálise. O tratamento de anemia com eritropoetina humana recombinante tem sido usado "com segurança" na gravidez, quando as necessidades podem ser maiores. Riscos teóricos da hipertensão e complicações trombóticas não foram encontrados, nem efeitos adversos neonatais.

Hipertensão

A normotensão antes da gravidez é tranquilizadora. Algumas pacientes têm perfil lipídico alterado e, possivelmente, aterogênese acelerada e teoricamente podem não ter capacidade para fazer as adaptações cardiovasculares da gestação. As pacientes com nefropatia diabética, que engravidam, apresentam risco cardiovascular maior. De uma forma geral, a pressão arterial tende a ser lábil, e a hipertensão é comum, embora o controle seja possível com uma cuidadosa diálise. Idealmente, a pressão arterial diastólica deverá ser mantida entre 80 e 90 mmHg.

Nutrição

Mesmo com a diálise mais frequente, a ingestão alimentar não controlada deve ser desencorajada [47]. A dieta deve incluir a ingesta diária oral de 1,5/kg de proteína, 1,5 g de cálcio, 50 mmol de potássio e 80 mmol de sódio, com suplementos de vitamina C, riboflavina, niacina, tiamina e vitamina B_6 e com suplementação de ferro e ácido fólico. A necessidade de suplementação de vitamina D pode ser difícil de avaliar nas pacientes submetidas à paratireoidectomia. A mensuração de 25-hidroxivitamina D deve ser feita com suplementação, se necessário. Além disso, os suplementos orais de fosfato podem ser usados, se os níveis de fosfato estiverem baixos.

Vigilância fetal e o momento do parto

O mesmo se aplica no caso de CKD. O parto prematuro é comum, e o trabalho de parto pré-termo pode ser desencadeado pela diálise. A cesariana deve ser indicada somente por razões obstétricas, embora a cesariana eletiva possa minimizar os potenciais problemas durante o parto.

Diálise peritoneal

As mulheres jovens podem ser tratadas com essa abordagem, havendo atualmente relatos de gravidez bem-sucedida [56]. O resultado não depende do tipo de diálise (hemodiálise *versus* peritoneal), mas pode haver um risco maior de infertilidade em mulheres que fazem diálise peritoneal (PD) contínua ambulatorial.

Com a PD, a anticoagulação e alguns problemas de equilíbrio hídrico são evitados, mas persistem os riscos de hipertensão, anemia, parto a termo, morte súbita intrauterina e descolamento prematuro da placenta. Durante a gravidez, o número de trocas de PD deve ser aumentado, podendo ser necessária a redução dos volumes de enchimento de fluidos para menos de 1,5 L, e para isso seria melhor o uso da PD automática. O tamanho do útero aumentado no final da gravidez pode impossibilitar a PD podendo ser necessária uma mudança temporária para hemodiálise. Deve ser lembrado que a peritonite pode ser uma grave complicação da PD ambulatorial crônica, sendo responsável pela maioria das falhas das terapias, mas a incidência relatada não é maior na gravidez. Se for necessária a cesariana, então teoricamente deve ser realizada extraperitonealmente, sendo necessária a mudança da abordagem tradicional para a hemodiálise.

RECEPTORES DE TRANSPLANTE DE RIM

▶ Transplante e as perspectivas de gravidez e após a gravidez

As funções renal, endócrina e sexual retornam rapidamente após o transplante, e as técnicas de reprodução assistida também estão disponíveis. Cerca de 1 em cada 50 mulheres em idade reprodutiva com um transplante funcionante pode engravidar. Das concepções, cerca de 25% não ultrapassarão o trimestre inicial, em razão de aborto espontâneo ou terapêutico, mas entre as gestações que evoluem, 97% terminam com sucesso [1,3,5,9]. No início da gravidez, pode haver maior risco de gravidez ectópica, decorrente de adesões pélvicas após a cirurgia, PD, dispositivo intrauterino (IUCD) e/ou doença inflamatória pélvica consequente à imunossupressão. O diagnóstico de gravidez ectópica pode ser tardio, pois o sangramento irregular e a dor podem ser erroneamente atribuídos à deterioração da função renal e/ou a presença do aloenxerto pélvico. Existem relatos da realização de transplante renal em mulheres receptoras e com gestação inicial, sem que os cirurgiões tivessem feito o diagnóstico da gravidez. O sucesso obstétrico nestas situações depende do aconselhamento sobre a importância da contracepção para todas as pacientes com insuficiência renal e da exclusão da gravidez antes de realizar a cirurgia.

> **Quadro 14.4 Resumo**
>
> - Cerca de 1 em 50 mulheres em idade reprodutiva com um transplante funcionante engravida.
> - Dessas gestações que ultrapassam o primeiro trimestre, 97% apresentam um bom resultado obstétrico. A avaliação seriada da função renal é essencial juntamente com o diagnóstico inicial e o tratamento de rejeição (5%), o controle da pressão sanguínea e o tratamento de infecção.
> - Algumas drogas imunossupressivas são contraindicadas na gravidez.
> - Não há problemas obstrutivos e/ou lesão mecânica no transplante durante o parto normal.

O aconselhamento deve ser feito juntamente com a discussão sobre os vários tratamentos para insuficiência renal e sobre o potencial para uma reabilitação ideal [1,2,57,58]. Conforme mencionado no início deste capítulo, casais que desejam um filho devem ser encorajados para discutir todas as implicações, incluindo as desagradáveis realidades das perspectivas de sobrevida materna. Os centros devem ter suas próprias diretrizes. Na maioria das vezes, uma espera de pelo menos 1 ano após o transplante é recomendável. Nessa ocasião, a paciente estará recuperada da cirurgia e de outras sequelas, a função do enxerto estará estabilizada, e a imunossupressão estará em níveis de manutenção. Se a função renal se mantiver durante 2 anos, há uma grande probabilidade de sobrevida do aloenxerto em 5 anos (Tabela 14.6). Como na CKD, é preferível que os valores de S_{cr} pré-gravídicos estejam abaixo de 125 µmol/L, acima deste nível aumenta o risco de complicações (Tabela 14.7). É interessante ressaltar que os dois cortes significativos de S_{cr} mais altos são 160 e 180 µmol/L [1]. Na paciente não grávida, o uso de eGFR não é aplicável.

Estratégia de assistência pré-natal e tomada de decisões

O tratamento requer avaliação seriada da função renal, diagnóstico precoce e tratamento da rejeição, controle da pressão sanguínea, diagnóstico precoce ou prevenção de anemia, tratamento de qualquer infecção e meticulosa avaliação do bem-estar fetal (Tabela 14.8). Assim como nas avaliações renais regulares, os testes de função hepática, proteína plasmática e de cálcio e fosfato devem ser verificados a intervalos de 6 semanas. As sorologias para citomegalovírus e herpes-vírus humano devem ser repetidas a cada trimestre, e o rastreamento de infecção pelo HIV deve ser feito no primeiro atendimento. Os hematinícos podem ser necessários, se os índices hematológicos apresentarem deficiência.

Função de transplante

O aumento sustentado da GFR, característico do início da gravidez normal, é evidente em receptoras de transplante

Tabela 14.6 Considerações pré-gravídicas em receptoras de transplante renal

Boa saúde geral por, aproximadamente, 1 ano após o transplante
Estatura compatível com um bom resultado obstétrico
Proteinúria ausente ou mínima
Hipertensão bem controlada ou ausente
Sem evidência de rejeição de enxerto
Sem distensão pélvica calicial em ultrassonografia recente ou em urografia intravenosa
Função estável do enxerto: $S_{cr} \leq 160$ µmol/L, de preferência ≤ 125 µmol/L
Terapia medicamentosa em níveis de manutenção: prednisolona, azatioprina, ciclosporina e tacrolimo são "seguros"
Micofenolato mofetil e sirolimo são contraindicados

Fonte: Newcastle upon Tyne 1976, revisado em 1987 e 2006. Veja Davison [1], Winfield & Davison [3], Davison et al. [10], Armenti et al. [57].

Tabela 14.7 Função renal pré-gravídica (S_{cr}) na CKD em receptoras de transplante renal com estimativas de complicações obstétricas e resultado perinatal de perda da função do enxerto

S_{cr} (µmol/L)	Restrição de crescimento fetal (%)	Parto pré-termo	Pré-eclâmpsia (%)	Mortes perinatais (%)	Perda > 25% da função renal		
					Gravidez (%)	Persiste no pós-parto	Falência em estágio terminal em 1 ano (%)
≤ 125	30	35	24	3	15	4	–
125-160	50	70	45	7	20	7	10
≥ 160	60	90	60	12	45	35	70

As estimativas baseiam-se na revisão da literatura (1991-2007) de 1.076 mulheres e 1.498 gestações, com todas as gestações atingindo, pelo menos 24 semanas
Fonte: Davison, dados não publicados.

Tabela 14.8 Resumo do tratamento de uma paciente de transplante renal

Antes da gravidez

As pacientes devem postergar a gravidez pelo menos 1 ano após o transplante, com contracepção apropriada e segura

Avaliação da função do enxerto

Biópsia recente e/ou testes específicos

Proteinúria

S_{cr}

Hepatites B e C, citomegalovírus, toxoplasmose e estado de herpes simples

Manutenção da imunossupressão

Azatioprina

Ciclosporina

Tacrolimo

Corticosteroides

Micofenolato mofetil e sirolimo contraindicados

Comorbidades (p. ex., diabetes, hipertensão) devem ser tratadas de maneira ideal

Vacinações devem ser administradas, se necessário (p. ex., hepatite, tétano, pneumococos, papilomavírus humano e influenza)

Discuta a etiologia da doença original e problemas genéticos, se apropriado

Discuta o efeito da gravidez sobre a função do enxerto

Discuta os riscos da restrição de crescimento fetal, parto prematuro e baixo peso ao nascer

Pré-natal

Diagnóstico precoce e datação da gravidez

Monitoramento clínico e laboratorial do enxerto e níveis da droga imunossupressiva a cada 2-4 semanas até 32 semanas, então a cada 1-2 semanas até o parto

Vigilância da rejeição, considerando biópsia do transplante, se houver a suspeita. Vigilância de infecção bacteriana ou viral (p. ex., citomegalovírus, toxoplasmose, hepatite no primeiro trimestre e repetir, se houver sinais de rejeição ou sensibilidade no local do enxerto)

Culturas mensais de urina

Vigilância fetal após 32 semanas (p. ex., teste sem estresse, avaliação ultrassonográfica)

Monitoramento e tratamento da hipertensão

Vigilância da pré-eclâmpsia

Vigilância de diabetes gestacional

Para receptoras renais: proteinúria é comum

Para receptoras de rim-pâncreas: os agentes imunossupressores podem aumentar o efeito diabetogênico da gravidez. Todas as infecções devem ser consideradas graves

Parto

Parto cesariano por indicação obstétrica

Para receptoras de rins: episiotomia no lado oposto ao enxerto. A cesariana pode não ser complicada

Pós-parto

Monitorar os níveis de droga imunossupressiva por 3-4 semanas após o parto, com ajuste, se necessário

Vigilância para rejeição e considerar biópsia, se houver a suspeita

A amamentação é apropriada; monitorar os níveis fetais da droga

O aconselhamento para a contracepção é essencial

Fonte: modificada e suplementada de Armenti *et al.* [57].

---

renal. A resposta funcional imediata do enxerto após o transplante e uma boa GFR pré-gravidez estão associados à melhor evolução na gravidez. Reduções transitórias de 20 a 25% na GFR podem ocorrer durante o terceiro trimestre e geralmente não representam uma situação deteriorante com comprometimento permanente. Entretanto, um comprometimento significativo da função renal pode ocorrer durante a gravidez, e isto pode persistir após o parto, estando invariavelmente relacionado com S_{cr} pré-gravídica (Tabela 14.7). O declínio gradual da função renal em pacientes não grávidas é frequente, sendo difícil definir o papel específico da gravidez nesse declínio. A gravidez não parece comprometer o enxerto a longo prazo, a não ser que já exista prévia disfunção do enxerto [57,59,60]. A proteinúria ocorre próximo ao termo em 40% dos pacientes, mas desaparece após o parto. Na ausência de hipertensão, não é significativa, a menos que exceda 1 g em 24 horas, quando é considerada como um marcador de resultado obstétrico subótimo e/ou de deterioração tardia da função renal. É desconhecido se os inibidores da calcineurina são mais nefrotóxicos na paciente grávida, em comparação à não grávida. A literatura indica que, com o advento desses agentes imunossupressivos, os níveis de S_{cr} pré-gravidez são mais altos do que durante a era da azatioprina e esteroides [60].

Rejeição de transplante

Ocorrem episódios graves de rejeição em 5% das mulheres grávidas. Embora essa incidência não seja maior do que a observada em não grávidas durante um período similar, isso não seria esperado, considerando que o estado imunológico da gravidez poderia beneficiar o aloenxerto. A rejeição com frequência ocorre no puerpério e pode ser uma consequência do retorno a um estado imune normal (apesar da imunossupressão) ou possivelmente em razão de um efeito rebote decorrente da imunorresponsividade gestacional alterada [57,61].

A rejeição crônica com uma evolução progressiva subclínica pode ocorrer em todas as receptoras. A influência da gravidez sobre a evolução da rejeição subclínica é desconhecida: nenhum fator prediz de modo consistente quais pacientes desenvolverão rejeição durante a gravidez. Pode haver um fator de contribuição não imune para a falência crônica do enxerto, decorrente do efeito da hiperfiltração pelos néfrons remanescentes, talvez exacerbado durante a gravidez. O diagnóstico clínico da rejeição é difícil. É preciso considerar esta possibilidade, quando qualquer das seguintes características clínicas estiver presente (febre, oligúria, função renal deteriorante, aumento de tamanho renal e dor). A avaliação ulltrassonográfica pode ser útil, mas sem biópsia renal, não é possível fazer o diagnóstico diferencial entre rejeição e pielonefrite aguda, glomerulopatia recorrente, possível pré-eclâmpsia grave e até nefrotoxicidade por ciclosporina e, portanto, a biópsia renal está indicada antes de se iniciar uma terapia antissupressiva [61].

Terapia imunossupressora

A terapia imunossupressora geralmente é mantida durante a gravidez. Há muitos registros encorajadores e o relatório de um serviço que acompanhou a de gravidez (não complicada) de pacientes que usaram ciclosporina e tacrolimo (FK506 ou Prograf). Muitos efeitos adversos são atribuídos aos inibidores da calcineurina em receptores de transplante de grávidas, incluindo a toxicidade renal, disfunção hepática, hipertensão crônica, tremor, convulsões, efeitos diabetogênicos, síndrome urêmico-hemolítica e neoplasia. A ciclosporina pode reduzir ou suprimir algumas das alterações fisiológicas da gestação, em especial a expansão de volume plasmática e o aumento hemodinâmico renal. Existem evidências sugerindo maior incidência de hipertensão e de baixo peso de nascimento [61,62].

De acordo com os relatórios de registro e dados de pós-*marketing*, existe uma associação entre a exposição ao micofenolato mofetil (MMF) na gravidez e o aumento da incidência de um tipo específico de malformação e um aumento na incidência de abortos espontâneos em receptoras de transplante. A predominância de um tipo particular de defeito de nascimento não havia sido relatada com os regimes imunossupressores anteriores, e existem relatos de gestação bem-sucedida com exposição ao MMF, mas não se pode evitar a conclusão de que existe um padrão característico de malformação após a exposição *in utero* ao MMF [63]. De fato, a existência de uma embriopatia associada ao MMF tem sido proposta, sendo as principais características: fissura labial e fenda palatina, microtia com atresia do canal auditivo externo, micrognatia e hipertelorismo [64]. Anomalias oculares, agenesia do corpo caloso, defeitos cardíacos, malformações renais e hérnia diafragmática podem também fazer parte do espectro fenotípico, que é apoiado por estudos experimentais com animais. Até o momento, o desenvolvimento psicomotor e o crescimento nos recém-nascidos são referidos como normais.

Portanto, o MMF representa um dilema para o tratamento, pois é uma droga com eficácia comprovada, mas apresenta um risco de efeitos adversos graves na gestação. A imunossupressão alternativa pode ser menos efetiva (p. ex., azatioprina) ou com experiência limitada nesse contexto (p. ex., sirolimo). Nessas circunstâncias, o clínico tem duas escolhas: (i) recomendar a mudança no regime de imunossupressão no período pré-gravídico, aumentando potencialmente o risco de rejeição e sem uma base de evidências, comprovando a eficácia dessa mudança, ou (ii) recomendar a continuação de um regime eficaz com um risco teratogênico potencial (Tabela 14.9).

Hipertensão e pré-eclâmpsia

Hipertensão, particularmente antes de 28 semanas de gestação, está associada a resultado perinatal adverso. Isto pode decorrer das alterações cardiovasculares que acompanham e/ou são agravadas por hipertensão crônica. O aparecimento de hipertensão no terceiro trimestre, sua relação com a deterioração da função renal e a possibilidade de patologia prévia e pré-eclâmpsia é um problema diagnóstico. A pré-eclâmpsia é de fato diagnosticada clinicamente em cerca de 30% das gestações.

Tabela 14.9 Informações de segurança na gravidez de drogas imunossupressoras usadas em transplante

	Dados em animais	Categoria de gravidez
Corticosteroides (prednisolona, metilprednisolona, outros)	Sim	B
Azatioprina (Imuran)	Sim	D
Ciclosporina (Sandimmun, Neoral, outros)	Sim	C
Tacrolimo (FK506, Prograf)	Sim	C
Globulina antitimocítica (Atgam, ATG)	Não	C
Globulina antitimocítica (Thymoglobulin)	Não	C
Muromnab-CD3 (Orthoclone OKT3)	Não	C
Micofenolato mofetil (CellCept)	Sim	D
Ácido micofenólico (Myfortic)	Sim	D
Basiliximab (Simulect)	Sim	B
Daclizumab (Zenapax)	Não	C
Sirolimo (Rapamune)	Sim	C

B, sem risco fetal, não existem estudos controlados; C, o risco fetal não pode ser descartado; D, evidência de risco fetal.
Fonte: US Food and Drug Administration classification. Modificada de Armenti *et al.* [57,61,62].

Infecções

Durante toda a gravidez, as pacientes devem ser monitoradas cuidadosamente para infecções bacteriana e viral. Os antibióticos profiláticos devem ser administrados antes de qualquer procedimento, ainda simples.

Diabetes melito

A melhora dos resultados de transplante renal possibilita que as mulheres com insuficiência renal causada por diabetes melito de início na juventude possam engravidar. As complicações da gravidez apresentam uma frequência duas vezes maior do que a observada em gestante sem diabetes. Isto pode ser decorrente de uma disfunção cardiovascular generalizada, decorrente da síndrome metabólica. Gestações bem-sucedidas têm sido relatadas após aloenxertos combinados de pâncreas e rins.

Vigilância fetal e o momento do parto

Os aspectos apresentados para CKD são igualmente aplicáveis às receptoras de transplante renal. O parto prematuro é comum (45 a 60%) por razões obstétricas e em razão da ocorrência frequente de parto pré-termo ou ruptura prematura das membranas. O parto prematuro geralmente está associado à má função renal, mas a imunossupressão a longo prazo pode reduzir a resistência do tecido conectivo e contribuir para a maior incidência de ruptura prematura das membranas.

O objetivo deve ser o parto vaginal; geralmente não existem problemas obstrutivos e/ou lesão mecânica ao transplante [3,57]. A não ser que ocorram complicações, pode-se aguardar o início espontâneo do parto, mas recomenda-se não exceder 38 a 39 semanas de gestação. Durante o parto, é mandatório o cuidadoso monitoramento do equilíbrio hídrico, do estado cardiovascular e da temperatura. A técnica asséptica é essencial para cada procedimento. A indução cirúrgica do parto (por amniotomia) e a episiotomia justificam a cobertura com antibióticos. O alívio da dor pode ser conduzido da mesma forma que em mulheres saudáveis. O aumento dos esteroides não deve ser negligenciado. A cesariana deve ser realizada somente por razões obstétricas.

Tratamento pós-parto

Tratamento pediátrico

Mais de 50% de nascimentos vivos não têm problemas neonatais. O parto prematuro é comum (45 a 60%), assim como a restrição de crescimento fetal (20 a 30%), e, ocasionalmente, os dois problemas são coexistentes. O baixo peso de nascimento é visto em bebês nascidos de mães que receberam transplante no período inferior há 2 anos do parto, e o uso de inibidores de calcineurina pode estar associado à diminuição do peso ao nascer [3,61].

Amamentação

Existem substanciais benefícios com a amamentação. Pode-se argumentar que em razão da exposição a agentes imunossupressores e seus metabólitos na gravidez, a amamentação não deve ser permitida. Entretanto, pouco se sabe sobre as quantidades dessas drogas e seus metabólitos no leite materno, e se os níveis são biologicamente insignificantes ou substanciais. No caso de ciclosporina, os níveis no leite materno geralmente são maiores do que aqueles em uma amostra sanguínea colhida simultaneamente. Existe uma percepção de que as mães que desejam amamentar devem ser incentivadas, enquanto o bebê está em desenvolvimento [3,62,64], podendo-se realizar o monitoramento dos níveis de droga no recém-nascido.

Avaliação a longo prazo

Existem preocupações teóricas referentes à exposição *in utero* aos agentes imunossupressores, com o eventual desenvolvimento de tumores malignos nos filhos afetados, complicações autoimunes e/ou anormalidades no desempenho reprodutivo na próxima geração. Assim, é necessário o acompanhamento pediátrico (Tabela 14.10). Até agora, as informações sobre o progresso geral no início da infância têm sido boas.

Tabela 14.10	Problemas neonatais do recém-nascido de receptoras de aloenxerto renal
Parto prematuro e/ou pequeno para a idade gestacional	
Síndrome do desconforto respiratório	
Insuficiência adrenocortical	
Septicemia	
Infecção por citomegalovírus	
Hematopoese deprimida	
Hipoplasias linfoide e tímica	
Níveis reduzidos de linfócitos T e de imunoglobulina	
Aberrações cromossômicas em leucócitos	

Acompanhamento materno após gravidez

O desfecho final do sucesso de transplante é a sobrevivência da paciente e do enxerto a longo prazo. Como transcorreram apenas 40 anos desde que este procedimento se tornou largamente empregado no tratamento de insuficiência renal em estágio terminal, existem poucos dados de estudos a longo prazo, com a inclusão de um número de pacientes suficientemente grande para emitir conclusões definitivas. Além disso, os resultados a longo prazo dos transplantes renais referem-se a um período em que muitos aspectos do tratamento não são aceitáveis atualmente. A média de sobrevivência de grandes séries de pacientes em todo o mundo mostra que cerca de 90% de receptores de rins provenientes de doadores vivos aparentados estão vivos 5 anos após o transplante. No caso de rins de cadáveres, o número é de, aproximadamente, 70%. Se a função renal estiver normal 2 anos após o transplante, a sobrevivência aumenta para mais de 80%. Por isso, as mulheres são aconselhadas a esperar cerca de 2 anos antes de considerar uma gravidez, mas, atualmente, essa recomendação está sendo alterada para 1 ano.

Uma importante preocupação é a sobrevida materna ou o estado de saúde da mãe em relação aos cuidados que são necessários para a criação do seu filho. Ocasionalmente, a gravidez e, algumas vezes, causas imprevisíveis provocam o declínio da função renal. Entretanto, o consenso é de que a gravidez não tem efeito sobre a função ou sobrevivência do enxerto [57,59,65]. Além disso, gestações repetidas não afetam de modo adverso a função do enxerto ou o desenvolvimento fetal, desde que a função renal pré-gravidez esteja bem preservada, e a hipertensão seja mínima e/ou esteja bem controlada.

Contracepção

A contracepção oral pode causar ou agravar a hipertensão, pode provocar o tromboembolismo e/ou alterações discretas no sistema imune. Isto não é uma contraindicação absoluta, mas é essencial uma vigilância cuidadosa. O uso de IUCDs pode agravar distúrbios da menstruação e pode levar à confusão entre os sintomas e sinais de distúrbios do início da gravidez, como ameaça de aborto ou gravidez ectópica. O risco aumentado de infecção pélvica crônica em pacientes imunossuprimidas com IUCDs é um risco e, como a inserção ou a substituição do IUCD pode estar associado à bacteriemia de origem vaginal, o uso de profilaxia com antibióticos é essencial. A eficácia de um IUCD está reduzida em mulheres que tomam agentes imunossupressores e anti-inflamatórios, mas muitas ainda requerem esse método.

Problemas ginecológicos

Há risco de que os sintomas secundários a uma patologia pélvica genuína sejam erroneamente atribuídos aos transplantes por causa da sua localização perto da pelve [5]. A taxa estimada de malignidades em receptoras de transplante, que recebem terapia imunossupressora, é 100 vezes maior que o normal, e o trato genital feminino não é exceção. Esta associação está provavelmente relacionada com fatores, como perda da resposta imune, imunossupressão crônica, permitindo a proliferação tumoral e/ou a estimulação antigênica prolongada do sistema reticuloendotelial. Portanto, é essencial a avaliação ginecológica regular, e qualquer tratamento ginecológico deve seguir linhas convencionais, sendo improvável que o resultado seja influenciado pela interrupção ou redução da imunossupressão [3,61].

REFERÊNCIAS

1. Davison JM. Prepregnancy care and counselling in chronic renal patients. *Eur Clin Obstet Gynaecol* 2006;2:24-29.
2. McKay DB, Josephson MA, Armenti VT et al. Women's Health Committee of the American Society of Transplantation: Repro-duction and transplantation: Report on the AST Consensus Conference on Reproductive Issues and Transplantation. *Am J Transplant* 2005;5:1592-1599.
3. Winfield S, Davison JM. The patient with organ transplantation. In: Macklon NS, Greer IA, Steegers EAP (eds) *Textbook of Periconceptional Medicine*. Zug, Switzerland: Informa, 2009:57-68.
4. Lindheimer MD, Conrad KP, Karumanchi SA. Renal physiology and disease in pregnancy. In: Alpern RJ, Hebert SC (eds) *Seldin and Giebisch's The Kidney*. San Diego: Elsevier, 2007, pp 2339-2398.
5. Davison JM, Nelson-Piercy C, Kehoe S, Baker P. *Renal Disease in Pregnancy*. London: RCOG Press, 2008. Available at: www.rcog.org.uk/files/rcog-corp/uploaded-files/StudyGroupConsensuViewsRenalDisease.pdf
6. Lindheimer MD, Kanter D. Interpreting abnormal proteinuria in pregnancy: the need for a more pathophysiological approach. *Obstet Gynecol* 2010;115:365-375.
7. Williams D. Renal disorders. In: James DK, Steer PJ, Weiner CP, Gonik B (eds) *High Risk Pregnancy. Management Options*, 3rd edn. Philadelphia: Saunders, 2006:1098-1124.
8. Williams D, Davison JM. Chronic kidney disease in pregnancy. *BMJ* 2008;336:311-315.
9. Williams DJ, Davison JM. Renal disorders. In: Creasy RK, Resnik R, Iams JD (eds) *Maternal-Fetal Medicine: Principles and Practice*, 6th edn. Philadelphia: Saunders, 2009:767-792.
10. Davison JM, Katz AI, Lindheimer MD. Kidney disease and pregnancy: obstetric outcome and long-term renal prognosis. *Clin Perinatol* 1985;12:497-519.
11. Katz AI, Davison JM, Hayslett JP, Simpson M. Pregnancy in women with kidney disease. *Kidney Int* 1980;18:192-206.
12. Jungers P, Forget D, Henry M, Huoillier P. Chronic kidney disease and pregnancy. *Adv Nephrol* 1986;15:103-115.
13. Surian M, Imbasciati E, Cosci P. Glomerular disease and pregnancy: a study of 123 pregnancies. *Nephron* 1984;36:101-105.
14. Abe S. An overview of pregnancy in women with underlying renal disease. *Am J Kidney Dis* 1991;17:112-115.
15. Barcelo P, Lopez-Lillo J, Del Rio G. Succesful pregnancy in primary glomerular disease. *Kidney Int* 1986;30:914-919.
16. Jungers P, Houillier P, Forget D, Henry-Amar M. Specific controversies concerning the natural history of renal disease in pregnancy. *Am J Kidney Dis* 1991;17:116-122.
17. Imbasciati E, Pouticelli C. Pregnancy and renal disease: predictors of maternal outcome. *Am J Nephrol* 1991;11:353-357.
18. Jungers P, Chauveau D. Pregnancy and renal disease. *Kidney Int* 1997;52:871-885.
19. Abe S. The influence of pregnancy on the long term renal prognosis in women with IgA nephropathy. *Clin Nephrol* 1994;41:61-64.
20. Jungers P, Houillier P, Chauveau D, Chouksonn G, Moynot A, Stihari H. Pregnancy in women with reflux nephropathy. *Kidney Int* 1996;50:593-599.
21. Jungers P, Chauveau D, Choukroun G et al. Pregnancy in women with impaired renal function. *Clin Nephrol* 1997;47:281-288.
22. Hou SH, Grossman SD, Madia N. Pregnancy in women with renal disease and moderate renal insufficiency. *Am J Med* 1985;78:185-189.
23. Imbasciati E, Pardi G, Capetta P. Pregnancy in women with chronic renal failure. *Am J Nephrol* 1986;6:193-198.
24. Cunningham FG, Cox SM, Harstad TW, Mason RA, Prichard JA. Chronic renal disease and pregnancy outcome. *Am J Obstet Gynecol* 1990;163:453-459.
25. Jones DC, Hayslett JP. Outcome of pregnancy in women with moderate or severe renal insufficiency. *N Engl J Med* 1996;335:226-232.
26. Bar J, Ben-Rafael Z, Padoa A, Orvieto R, Bover G, Hod M. Prediction of pregnancy outcome in subgroups of women with renal disease. *Clin Nephrol* 2000;53:437-444.
27. Hou S. Historical perspective of pregnancy in chronic renal disease. *Adv Chronic Kidney Dis* 2007;14:116-118.
28. Fischer MJ. Chronic kidney disease and pregnancy: maternal and fetal outcomes. *Adv Chronic Kidney Dis* 2007;14:132-145.
29. Bramham K, Briley AL, Seed PT et al. Pregnancy outcome in women with chronic kidney disease. A prospective cohort study. *Reproductive Sci* 2011;18:623-630.
30. Chopra S, Suri V, Aggarwal N, Rohilla M, Keepanasseril A, Kohli HS. Pregnancy in chronic renal insufficiency: single centre experience from North India. *Arch Gynecol Obstet* 2009;279:691-695.
31. Epstein FH. Pregnancy and renal disease. *N Engl J Med* 1996;335:277-278.
32. Fischer MJ, Lehnerz SD, Herbert JR, Parikh CR. Kidney disease is an independent risk factor for adverse fetal and maternal outcome in pregnancy. *Am J Kidney Dis* 2004;43:415-423.
33. Lindheimer MD, Davison JM. Pregnancy and chronic kidney disease: any progress? *Am J Kidney Dis* 2007;49:729-731.
34. Vikse BE, Irgeus LM, Bostad L, Iversen BM. Adverse outcome and later kidney biopsy in the mother. *J Am Soc Nephrol* 2006;17:837-845.
35. Vikse BE, Irgeus LM, Leivestad T, Skjaerven R, Ivesen BM. Preeclampsia and the risk of end-stage renal disease. *N Engl J Med* 2008;359:800-809.
36. Munkhaugen J, Vikse BE. New aspects of preeclampsia: lessons for the nephrologists. *Nephrol Dial Transpl* 2009;24:2964-2967.
37. Ness RB, Roberts JM. Epidemiology of pregnancy-related hypertension. In: Lindheimer MD, Roberts JM, Cunningham FG (eds) *Chesley's Hypertensive Disorders in Pregnancy*, 3rd edn. San Diego: Academic Press, 2009:37-50.

38. National Kidney Foundation KDQQI Clinical Practice Guide-lines for Chronic Kidney Disease: Evaluation, Classification and Stratification. *Am J Kidney Dis* 2002;39(Suppl 1):S1-S266.
39. National Kidney Foundation Practice Guidelines for Chronic Kidney Disease: Evaluation, Classification and Stratification. *Ann Intern Med* 2003;139:137-147.
40. Department of Health. Estimating glomerular filtration rate (GFR): information for laboratories. Available at: www.dh.gov.uk/prod_consum_dh/groups/dh_digitalassets/@dh/@en/documents/digitalasset/dh_4133025.pdf
41. Lin J, Knight EL, Hogan ML, Singh AK. A comparison of prediction equations for estimating GFR in adults without kidney disease. *J Am Soc Nephrol* 2003;14:2573-2580.
42. Smith MC, Moran P, Ward MK, Davison JM. Assessment of GFR during pregnancy using the MDRD formula. *BJOG* 2008;115:109-112.
43. Smith MC, Moran P, Davison JM. Epi-CKD is a poor predictor of GFR in pregnancy. *Arch Dis Child Fetal Neonatal Ed* 2011;96:Fa99.
44. Bubay Z, Al-Wakeen J, Addar M et al. Serum cystatin-C in pregnant women: reference values, reliable and superior diagnostic accuracy. *Clin Exp Obstet Gynecol* 2005;32:175-179.
45. Davison JM, Lindheimer MD. Pregnancy and chronic kidney disease (CKD). *Semin Nephrol* 2011;31:86-99.
46. Imbasciati E, Gregorinin G, Cabiddu G, Gammaro L. Pregnancy in CKD stages 3 to 5: fetal and maternal outcomes. *Am J Kidney Dis* 2007;49:753-762.
47. Luders C, Castro MC, Titan SM et al. Obstetric outcome in pregnant women on longterm dialysis: a case series. *Am J Kid Dis* 2010;56:77-85.
48. Okendaye I, Abrinko P, Hou S. Registry of pregnancy in dialysis patients. *Am J Kidney Dis* 1998;31:766-773.
49. Holley JL, Schmidt RJ, Bender FH. Gynecologic and reproductive issues in women on dialysis. *Am J Kidney Dis* 1997;29:685-690.
50. Hou S. Pregnancy in women on dialysis: is success a matter of time? *Clin J Am Soc Nephrol* 2008;3:312-313.
51. Piccoli GB, Conijn A, Consiglia V et al. Pregnancy in dialysis patients: is the evidence strong enough to lead us to change our counselling policy? *Clin Am J Soc Nephrol* 2010;5:62-71.
52. Barau M, Hladunewich M, Kenner J et al. Successful pregnancies on nocturnal home hemodialysis. *Clin J Am Soc Nephrol* 2008;3:392-396.
53. Asimaiya Y, Otsubo S, Matsuda Y et al. The importance of low blood urea nitrogen levels in pregnancy patients undergoing hemodialysis to optimise birth weight and gestational age. *Kidney Int* 2009;75:1217-1222.
54. Reddy SS, Holley JL. The implications of using dialysis and anaemia management for infant survival in pregnant women on hemodialysis. *Kidney Int* 2009;75:1133-1134.
55. Hou S. Modification of dialysis regimens for pregnancy. *J Artif Organs* 2002;25:823-826.
56. Hou S. Pregnancy in women treated with dialysis: Lessons from a large series over 20 years. *Am J Kid Dis* 2010;56:5-6.
57. Armenti VT, Constantinescu S, Moritz MJ, Davison JM. Pregnancy after transplantation. *Transplant Rev* 2008;22:223-240.
58. McKay DB, Josephson MA. Pregnancy in recipients of solid organs: effects on mother and child. *N Engl J Med* 2006;354:1281-1293.
59. Sturgiss SN, Davison JM. Effect of pregnancy on the long-term function of renal allografts: an update. *Am J Kidney Dis* 1995;26:54-56.
60. Sibanda N, Briggs JD, Davison JM et al. Pregnancy after organ transplantation: a report from the UK Transplant Pregnancy Registry. *Transplantation* 2007;83:1301-1307.
61. Armenti VT, Moritz MJ, Cardonick EH, Davison JM. Immunosuppression in pregnancy: choices for infant and maternal health. *Drugs* 2002;62:2361-2375.
62. Armenti VT, Moritz MJ, Davison JM. Drug safety issues in pregnancy following transplantation and immunosuppression. *Drug Saf* 1998;19:219-232.
63. Perez-Aytes A, Ledo A, Boso V et al. In-utero exposure to mycophenolate mofetil: a characteristic phenotype? *Am J Med Genet A* 2008;146:1-7.
64. Armenti VT, Moritz MJ, Davison JM. Parenthood posttransplantation: 50 years later. *Transplantation* 2008;85:1389-1390.
65. Sifontis NM, Coscia LA, Constantinescu S et al. Pregnancy outcomes in solid organ transplant recipients with exposure to mycophenolate mofetil or sirolimus. *Transplantation* 2006;82:1608-1702.
66. Kim HW, Seok HJ, Kim TH et al. The experience of pregnancy after renal transplantation: Pregnancies even within postoperative 1 year may be tenable. *Transplant* 2008;85:1412-1419.

Capítulo 15

Problemas Hematológicos na Gravidez

Peter Clark[1], Andrew J. Thompson[2] e Ian A. Greer[3]
[1]Ninewells Hospital and Medical School, Dundee, UK
[2]Royal Alexandra Hospital, Paisley, UK
[3]University of Liverpool, Liverpool, UK

ANEMIA

Pode ocorrer uma "anemia" normocítica normocrômica a partir de 7-8 semanas de gestação, em razão do aumento fisiológico do volume plasmático, que é relativamente maior que o aumento da massa de células vermelhas. A hemoglobina pode cair para menos de 11 g/dL no primeiro trimestre e ficar abaixo de 10,5 g/dL no segundo e terceiro trimestres [1]. Uma anemia mais acentuada pode ocorrer em virtude da deficiência de ferro, folato ou, mais raramente, vitamina B_{12} ou uma hemoglobinopatia

▶ Necessidade de hematínicos

A gravidez requer a ingestão de, aproximadamente, 2,5 mg/dia, podendo ser necessário 3-7,5 mg/dia de ferro no terceiro trimestre. Desse modo, a deficiência de ferro é uma causa muito comum da anemia na gravidez no mundo inteiro. Uma dieta ocidental média fornece, aproximadamente, 250 µg/dia de folato; contudo, as necessidades aumentam para, aproximadamente, 400 µg/dia durante a gravidez [2], com a deficiência ocorrendo mais frequentemente decorrente da falta de vegetais ricos em folato, como brócolis e ervilhas, estando relacionada com a privação social. A deficiência de folato é mais comum na gravidez múltipla, partos frequentes e mães adolescentes. O corpo armazena, aproximadamente, 3 mg de vitamina B_{12}, com uma exigência alimentícia diária de 3 µg. A única fonte de vitamina B_{12} é de origem animal e, portanto, os vegetarianos e veganos apresentam um risco maior de sofrer de deficiência alimentícia.

▶ Os efeitos da deficiência hematínica

Os sinais e sintomas das deficiências precoces são inespecíficos, incluindo o cansaço e outras queixas aleatórias (Tabela 15.1). Além da anemia, a deficiência de folato e da vitamina B_{12} está ligada aos defeitos do tubo neural [3,4]. O efeito da deficiência de ferro (antes de a anemia ter-se manifestado) sobre os bem-estares materno e fetal ainda não é bem conhecido. A deficiência de ferro foi associada ao aumento da perda sanguínea no parto, baixa reserva de ferro fetal, aumento da razão do peso placenta/feto [5], parto prematuro e baixo peso ao nascer [1], embora todas essas situações possam estar associadas a outra causa subjacente. A maioria dos indivíduos com deficiência de folato é identificada acidentalmente em razão do aumento do volume corpuscular médio (MCV) das hemácias. A anemia por deficiência de folato, geralmente, coexiste com a deficiência de ferro e, mais frequentemente, apresenta-se no final da gravidez ou no começo do puerpério. A deficiência de vitamina B_{12} grave também pode resultar em uma neuropatia desmielinizante, embora uma deficiência materna da vitamina B_{12} leve possa ser compatível com a gravidez normal [6].

▶ Diagnóstico da deficiência hematínica

O MCV pode aumentar na gestação normal, mas a redução do MCV associada à deficiência de ferro não é um marcador confiável na gravidez. O ferro sérico, a capacidade total de ligação do ferro (TIBC), a ferritina, os níveis séricos dos receptores de transferrina e a protoporfirina derivada da célula vermelha podem ser usados para diagnosticar a deficiência de ferro. A gravidez normal leva à queda progressiva do ferro sérico e da ferritina, e ao aumento da TIBC, protoporfirina livre e níveis dos receptores de transferrina [7]. Para o diagnóstico de deficiência leve, vários parâmetros devem ser analisados, embora uma acentuada redução de ferritina sérica (< 12 µg/L) seja diagnóstica. Para fins práticos, a ferritina sérica é a melhor pesquisa de primeira linha para a suspeita de deficiência de ferro.

A anemia megaloblástica decorrente da deficiência da vitamina B_{12} ou de folato é sugerida pelo MCV acima de 100 fl, com desvio para a direita dos neutrófilos no hemograma (Tabela 15.2). O folato sérico é sensível à deficiência, mas pode ocorrer uma redução em razão de uma carência muito recente de folato e também está reduzido na gravidez normal.

Tabela 15.1	Causas da deficiência de ferro, folato e vitamina B_{12}

Ferro
Dieta: vegetariano/vegano
Perda de sangue
Menorragia
Úlcera péptica
Doença inflamatória intestinal
Hemorroidas
Varizes
Aspirina
Anticoagulantes
Doença de von Willebrand
Má absorção
Doença celíaca
Gastrectomia

Folato
Dieta
Alcoolismo
Pobreza
Adolescência
Má absorção: enteropatia induzida por glúten (doença celíaca)
Uso crescente:
  Hemólise crônica
  Distúrbios congênitos das hemácias
  Hemoglobinopatia
  Doenças mieloproliferativas
Perda: diálise
Diversos: anticonvulsivantes

Vitamina B_{12}
Dieta: veganos
Má absorção
Anemia perniciosa
Ressecção gástrica parcial, ressecção ileal, oclusão intestinal
Doença de Crohn
Tênias
Espru tropical
Diversos: deficiência do folato

O nível de folato nas hemácias é pouco afetado por alterações recentes da dieta, mas pode aumentar na gravidez normal [8,9]. Se necessário, a eritropoese megaloblástica pode ser demonstrada por exame da medula óssea. Os níveis séricos da vitamina B_{12} podem cair em 30-50% durante a gravidez normal, mas isso, provavelmente, não é uma deficiência verdadeira [6]. Os testes específicos para diagnosticar a deficiência de fator intrínseco (da anemia perniciosa) envolvem a exposição a radioisótopos e são contraindicados na gravidez, mas os anticorpos de fator intrínseco no plasma, se presentes, podem sugerir o diagnóstico de anemia perniciosa.

▶ Profilaxia

A concentração de hemoglobina, geralmente, é usada para classificar a deficiência hematínica, com uma avaliação na primeira consulta e novamente no começo do terceiro trimestre. Ainda não está definido se a conduta de fazer suplementação de ferro para todas as gestantes é adequado, porque, embora possa resultar em menos mulheres com um nível de hemoglobina abaixo de 10 g/dL ao final da gravidez e no puerpério [1], não está claro se isso beneficia a mãe ou o feto. Se necessário, a suplementação pode ser feita com 30-60 mg de ferro elementar diário, o que provoca poucos efeitos colaterais. Os efeitos colaterais são, principalmente, vistos com a terapia de reposição ($\geq$ 200 mg/dia de ferro elementar). A suplementação com mais de 200 mg/dia não resulta em uma hemoglobina ou hematócrito acima do normal. A quantidade de ferro elementar presente nas formulações orais comuns aparece na Tabela 15.3. Para prevenção dos defeitos do tubo neural, a suplementação de ácido fólico (400 µg/dia) é rotineiramente administrada no primeiro trimestre. Também deve ser administrada por três meses antes da concepção nas mulheres que planejaram a gravidez e é necessária uma dose maior, se já tiveram algum filho com defeito no tubo neural ou se apresentam um distúrbio crônico das células vermelhas. A suplementação com ácido fólico também é importante nas mulheres com possível deficiência alimentar. O uso de folato deve ser mantido por toda a gravidez em mulheres que estejam em uso de anticonvulsivantes que antagonizam o metabolismo do folato, naquelas com provável deficiência alimentar ou com aumento das necessidades, como a gravidez múltipla.

▶ Tratamento

O tratamento da deficiência de ferro é feito com 200 mg de ferro elementar diariamente, não são necessárias doses maiores. Mesmo 200 mg/dia de ferro elementar podem causar um desconforto gastrointestinal, que pode estar relacionado com a dose ou com o produto. Geralmente, há uma melhora

Tabela 15.2	Diagnóstico diferencial de um MCV aumentado

Deficiência da vitamina B_{12}
Deficiência do folato
Álcool
Hipotireoidismo
Gravidez
Doença hepática
Mielodisplasia
Hemólise

Tabela 15.3 Ferro elementar em várias preparações orais de ferro

Preparação	Dose (mg)	Ferro elementar (mg)
Sulfato ferroso	300	60
	325	65
Sulfato ferroso (seco)	200	65
	325	105
Gluconato ferroso	300	34-35
Fumarato ferroso	325	106
	322	100
	200	65

ou com a redução da dose (100 mg/dia), ou com uma mudança na fórmula de preparação. A absorção do ferro é maximizada quando combinada com ácido ascórbico, por exemplo, com suco de laranja fresco ou vitamina C. A falha terapêutica ocorre em razão da má absorção ou quando a perda é maior que a ingestão, mas é mais comum decorrente da baixa adesão. Existem preparados de ferro líquidos e orais e terapia parenteral. A terapia parenteral é útil, quando há má absorção e falha na adesão, mas não apresenta uma resposta geral mais rápida que o ferro oral, e os efeitos colaterais são comuns. Portanto, o uso de ferro parenteral é raramente necessário. A anemia pela deficiência de folato comprovada deve ser tratada com ácido fólico (5 mg/dia). Nesses casos de anemia, a deficiência da vitamina B_{12} deve ser excluída, pois o folato pode aumentar essa deficiência, e pode ocorrer exacerbação de distúrbios neurológicos [10]. Na deficiência da vitamina B_{12}, uma única dose intravenosa de 1.000 µg de B_{12} provoca uma resposta dos reticulócitos dentro de 3-7 dias. Devem-se aplicar injeções semanais, até que a anemia seja resolvida, e pode ser necessário manter a reposição por toda vida.

> **Quadro 15.1 Resumo**
>
> A hemoglobina cai na gravidez normal, mas não deve cair para menos de 11 g/dL no primeiro trimestre ou abaixo de 10,5 g/dL no segundo e terceiro trimestres.

AS TALASSEMIAS

As talassemias são um grupo heterogêneo de transtornos genéticos da síntese de hemoglobina, e recebem o mesmo nome da hemoglobina deficiente. A mutação se caracteriza pela redução da taxa de síntese de uma das cadeias de globina ou pode afetar a síntese de todas as cadeias [11]. A maioria das talassemias é herdada de forma mendeliana recessiva. Em razão da diversidade dos defeitos genéticos e da possibilidade das combinações genéticas, as talassemias, independentes da sua base molecular, são classificadas pelos efeitos clínicos como talassemia minor, talassemia intermediária e talassemia major. Em geral, os portadores de talassemia são assintomáticos e enquadram-se na categoria minor. Aqueles com talassemia intermediária são afetados mais gravemente e, muitas vezes, podem ter anemia, embora não exijam transfusões regularmente. A talassemia major apresenta-se com dependência de transfusão por toda a vida.

Talassemia alfa

As mulheres que apresentam supressão de uma ou duas das quatro cadeias α-globina normalmente não têm sintomas e têm uma evolução normal da gravidez. Com a doença da hemoglobina (Hb) H, onde três genes da α-globina estão ausentes, os pacientes apresentam várias manifestações clínicas desde anemia assintomática leve até anemia grave dependente de transfusões, com icterícia, hepatoesplenomegalia, restrição do crescimento e anomalias ósseas. A hemólise de leve à moderada é a principal característica, sendo agravada pela gravidez. Por isso é necessário fazer uso do ácido fólico profilático (5 mg/dia). Os cálculos biliares não são raros por causa da alta rotatividade das hemácias. As infecções, os medicamentos e a febre podem agravar a anemia. Na ausência de produção das 4 cadeias α, Hb Barts (os pais são portadores de deleção de 2 cadeias α no mesmo cromossoma), o feto desenvolverá hidropisia, polidrâmnio e placentomegalia [12]. O risco de pré-eclâmpsia é alto, e o feto apresenta um risco de outras anomalias congênitas. A gestante portadora de talassemia-alfa apresenta um MCV menor que 80 fL (geralmente menor que 70 fL), hemoglobina corpuscular média (MCH) menor que 27 pg, com frequência sem evidência de anemia e concentração de hemoglobina corpuscular média (MCHC) normal. Se a deficiência de ferro for excluída, deve-se considerar a hipótese de talassemia, e o diagnóstico deve ser confirmado com a reação em cadeia da polimerase e análise genética da hemoglobina.

Talassemia beta

Essa condição se deve a um defeito na síntese da cadeia-β provocada por mutações em pontos heterogêneos do gene das cadeias-beta da hemoglobina, com, aproximadamente, 180 mutações diferentes associadas a seu fenótipo. A talassemia-beta interfere na maturação das hemácias e aumenta a destruição das hemácias dentro da medula óssea e no baço. A maioria das formas apresenta anemia crônica com disfunção da eritropoese, esplenomegalia e deformidade esquelética. Se não forem feitas transfusões suficientes, ocorrem anemia profunda, acentuada deformidade esquelética dos ossos longos e do crânio, infecções recorrentes e morte. Pode-se controlar a anemia pela transfusão de sangue adequada, mas a sobrecarga de ferro poderá causar alterações endócrinas, pancreáticas, hepáticas e insuficiência cardíaca. Isto resulta na falha do crescimento puberal, atraso no desenvolvimento sexual e hipogonadismo hipogonadotrófico, afetando a fertilidade. Portanto, existem poucos relatos de gestação bem-sucedidas [13-15]. A gravidez deve ser evitada na presença de disfunção ventricular esquerda significativa ou arritmias. A ferritina sérica mostra o armazenamento hepático de ferro, mas não tem relação com a deposição cardíaca. Atualmente, a ressonância magnética pode quantificar a sobregarga de ferro no miocárdio. A indicação de cesariana por desproporção céfalo-pélvica é frequente, decorrente da baixa estatura materna associada ao crescimento fetal normal. Deve-se levar em consideração a anestesia neuroaxial, considerando a possibilidade de anomalias espinais. A gravidez pode apresentar uma boa evolução nos casos de talassemia-beta intermediária bem controlada, entretanto a restrição do crescimento e o agravamento da anemia não são raros [16]. A necessidade de transfusão aumenta com evolução da gestação. Quando a transfusão é necessária, o objetivo deve manter a hemoglobina acima de 10 g/dL para reduzir o risco de hipóxia fetal. Os agentes quelantes devem ser suspensos quando é feito o diagnóstico da gravidez (a segurança da quelação na gravidez não está estabelecida) e podem ser reiniciados após o parto, mas a suplementação com ácido fólico é necessária durante toda a gravidez.

A talassemia beta minor é normalmente assintomática, mas a anemia é comum, e o risco de restrição do crescimento fetal e oligoidrâmnio é maior. Entretanto, não existe diferença entre a mortalidade perinatal e as malformações congênitas [17]. Os portadores têm hemoglobina normal/baixa, MCV e MCH baixos, mas MCHC normal. As anemias mais graves podem ser encontradas associadas a deficiências alimentares. A suplementação de ácido fólico deve ser prescrita (e ferro oral, mas apenas se a ferritina estiver baixa) durante a gravidez.

Rastreamento da talassemia

O rastreamento populacional dos distúrbios da hemoglobina tem sido realizado por muitos anos, e recomenda-se o rastreamento pré-natal para hemoglobinopatias para os grupos de alto risco [18]. Podem-se detectar os portadores de forma segura pela avaliação dos índices eritrocitários, tradicionalmente um MCV de 80 fL ou menos, embora (pois o tamanho das hemácia pode aumentar com o armazenamento) um MCH menor que 27 pg seja mais confiável. A eletroforese (e exclusão da deficiência de ferro, quando indicado) é usada para fazer o diagnóstico (p. ex., a elevação do HbA_2 entre 3,5-7%, associada ou não ao aumento de HbF, é consistente com a talassemia beta heterozigota). Se a porcentagem do HbA_2 estiver dentro da faixa normal e o MCH for menor que 27 pg, deve-se fazer a pesquisa do traço alfa talassêmico [11]. O diagnóstico pré-natal é possível através de diversos métodos, como a biópsia de vilo corial (CVS), amniocentese ou amostra sanguínea fetal, [18,19], incluindo o diagnóstico genético de pré-implantação [20]. A acurácia do diagnóstico é alta nos centros especializados. Contudo, o exame de material fetal na circulação materna ainda não é adequado para verificar se o feto é portador da maioria das hemoglobinopatias [20,21].

DOENÇA FALCIFORME

A doença falciforme varia na apresentação desde uma doença hemolítica incapacitante permanente (caracterizada por crises causadas por infecção, aplasia, infarto e hemólise) a um diagnóstico feito apenas com base no hemograma. Essa variação pode ocorrer em razão da co-herança da persistência da hemoglobina fetal. Com crises repetidas, podem-se desenvolver deformidade óssea, osteomielite, insuficiência renal, infarto do miocárdio, úlcera de membros inferiores, cálculos biliares e insuficiência cardíaca. Há um risco maior de infecções transmitidas pelo sangue e sobrecarga de ferro com as transfusões repetidas. O resultado da gravidez nas mães com distúrbios falciformes é dependente da adequação dos cuidados da saúde materna [22]. Nos EUA, foi relatada uma mortalidade materna de 0,25-0,5%, com 99% das gestações (com mais de 28 semanas), resultando em nascidos vivos. Cerca de metade das gestações apresentam pelo menos uma crise de dor, sendo muitas vezes necessário realizar a hospitalização. Pode haver um risco de pré-eclâmpsia e restrição do crescimento fetal, associado a infartos placentários [23]. Nos países em desenvolvimento, a evolução da gravidez complicada por um distúrbio com falciforme pode ser substancialmente pior, com altas mortalidades materna e perinatal.

O traço falciforme não altera os índices hematológicos. O diagnóstico é feito por um teste de falcização positivo e pela demonstração das bandas HbA e HbS em eletroforese em gel.

A doença falciforme é diagnosticada pela presença de anemia, pela presença de hemácias falciformes no hemograma, por sinais de hipoesplenismo no hemograma, por um teste de falcização positivo e pelo padrão do HbS e HbF, sem HbA, na eletroforese da hemoglobina. A presença de uma microcitose pode sugerir a co-herança da talassemia, ou a deficiência de ferro. Os níveis de hemoglobina mais altos (11-13 g/dl) podem indicar a presença de HbC ou co-herança de outra variante da hemoglobina.

A prevenção da infecção deve ser incluída na assistência de todos os indivíduos que estão fazendo tratamento de um distúrbio falciforme maior. A profilaxia pode ser feita com a penicilina profilática, sendo indicado também realizar a imunização com vacinas pneumocócica, meningocócica e para *Haemophilus influenzae* e a profilaxia antimalárica. O tratamento das crises de dor envolve o controle adequado da dor, o tratamento das infecções, manutenção da oxigenação, hidratação e tromboprofilaxia [24], embora sejam necessários estudos controlados randomizados específicos do tratamento na gravidez [25]. Normalmente, a transfusão de sangue não é necessária. Contudo, se a hemoglobina estiver caindo (indicando o agravamento da hemólise) e se houver evidência de queda na contagem de reticulócitos (indicando uma fase aplásica iminente), uma transfusão, deve ser feita. Quando é necessário fazer uma transfusão e o nível da hemoglobina estiver abaixo de 5 g/dL, uma nova transfusão para atingir níveis de hemoglobina entre 12-14 g/dL pode resultar em diluição suficiente das células falciformes, atingindo o nível-alvo desejado abaixo de 30% das hemácias circulantes. Quando é necessário fazer uma transfusão com um nível maior de hemoglobina (8-10 g/dL), é preciso realizar uma transfusão de troca parcial (removendo 500 mL através da flebotomia, enquanto se faz a transfusão de duas unidades de hemácias). A base do tratamento do distúrbio falciforme grave na gravidez é a suplementação de ácido fólico (5 mg/dia durante a gravidez), avaliação regular da hemoglobina, monitoramento regular do crescimento fetal e análise da necessidade de transfusão [19]. As transfusões sanguíneas profiláticas na gravidez permanecem controversas, e, embora possa haver uma redução na frequência dos episódios vaso-oclusivos [26], parece que a melhora nos desfechos da gravidez está associada principalmente à melhora na assistência geral da gravidez [19]. Contudo, deve-se considerar a transfusão quando há uma anemia aguda (hemoglobina < 5 g/dL), pré-eclâmpsia, septicemia, insuficiência renal aguda, síndrome torácica aguda, isquemia cerebral recente de origem arterial e na preparação para a cirurgia. A avaliação da necessidade de transfusão deve ser feita com maior regularidade na gravidez múltipla.

> **Quadro 15.2 Resumo**
>
> A maioria das pacientes com traço falciforme ou talassemia minor geralmente é assintomática e tem uma resposta normal à gravidez.

DOENÇA HEMOLÍTICA DO RECÉM-NASCIDO

Os antígenos Rh das hemácias resultam da ação de dois genes (*RHD* e *RHCE*), levando a dois haplótipos (combinando c ou C, D ou não D, e ou E). Desses, o RhD é o mais importante na obstetrícia. Aproximadamente 15% das pessoas brancas são RhD negativo. Se uma mãe RhD negativo carrega um feto RhD positivo, a passagem transplacentária de sangue e imunoglobulina pode resultar na produção do anticorpo anti-RhD materno, que é transmitido para o feto. Há probabilidade de formação materna de anti-RhD, na ausência de profilaxia, de 1 em 6. A formação desses anticorpos pela mãe depende do volume de hemorragia materno-fetal (FMH) e da incompatibilidade ABO entre a mãe e o feto (pois o anticorpo materno natural anti-A ou anti-B pode eliminar as células fetais antes de ocorrer a imunização). A doença hemolítica perinatal (HDN) ocorre com maior frequência na segunda gravidez ou nas subsequentes, mas, ocasionalmente, pode ocorrer uma hemólise fetal significativa na primeira gestação [27].

Desde a introdução da profilaxia rotineira com imunoglobulina anti-RhD em países desenvolvidos, houve uma impressionante redução na ocorrência da icterícia neonatal grave relacionado com o RhD. Apesar disso, é necessário manter a vigilância, pois a imunização pelo anti-RhD continua sendo a mais frequente associada a uma significativa morbidade e mortalidade fetais e neonatais. No entanto, outros aloanticorpos maternos, direcionados para RhE, Rhc, RhC e Kell, assim como a incompatibilidade ABO entre a mãe e o feto, devem ser levados em consideração no diagnóstico da hiperbilirrubinemia neonatal [28].

Diagnóstico pré-natal e monitoramento da incompatibilidade RhD

Todas as mulheres devem ter o grupo sanguíneo determinado no começo da gravidez e de novo com 28-32 semanas de gestação. Recomenda-se nova avaliação entre 34 e 36 semanas [29]. Quando ocorre um evento potencialmente sensibilizante em mulheres RhD negativo (Tabela 15.4), de-

Tabela 15.4 Potenciais eventos de sensibilização do RhD

Hemorragia pré-parto
Trauma abdominal
Versão externa do feto
Gravidez ectópica
Parto
Investigações invasivas
Amniocentese
Biópsia de vilo corial
Amostragem sanguínea fetal
Redução embrionária
Outras intervenções terapêuticas/cirúrgicas intrautero
 (p. ex., colocação de *shunt*, transfusão intrauterina)
Perda fetal
Morte intrauterina
Parto de natimorto
Aborto com curetagem
Aborto completo ou incompleto > 12/40
Aborto terapêutico

ve-se determinar se ela tem um anti-RhD circulante (se com mais de 20 semanas de gestação ou no parto) e deve ser feita uma estimativa de FMH [30]. No parto, a tipagem ABO/RhD do recém-nascido deve ser determinada por uma amostra do cordão. Se o recém-nascido for RhD positivo e houver suspeita de HDN, deverá ser realizado um teste direto de antiglobulina com a amostra sanguínea do cordão [31].

A detecção de anti-RhD no início da gravidez apresenta um risco maior de HDN, em comparação ao aparecimento mais tardio na gravidez. Quando qualquer anticorpo associado à HDN é detectado, deve ser quantificado. Para o RhD, deve ser feito por métodos automatizados, em vez de titulação manual e relatado em unidades internacionais [29]. Em geral, o valor absoluto pode não ser tão importante, quanto o aumento do título. O fator RhD (assim como o Kell e o c) fetal pode ser determinado pelo DNA fetal livre de célula obtido a partir da circulação materna [32,33]. A dopplerfluxometria da artéria cerebral média fetal, realizada semanalmente, pode prever a anemia moderada ou grave e está substituindo a amniocentese seriada para indicação de coleta de sangue fetal [34].

Comprometimento fetal

O comprometimento fetal varia desde anemia leve até anemia grave, associada a icterícia, edema, insuficiência cardíaca, efusões e hemorragia pulmonar, déficits neurológicos e kernicterus, que pode resultar em parto de natimorto, morte neonatal ou remissão completa.

Tratamento intrauterino

Se a maturidade fetal permitir, há a indicação do parto, quando houver evidências significativas de doença. Quando a imaturidade fetal não permite o parto, deve-se realizar a transfusão fetal (que reduz a mortalidade perinatal de 95% para 50%). A transfusão está indicada, quando o hematócrito está abaixo de 25% (18-26 semanas de gestação) ou abaixo de 30% (após 34 semanas). Deve-se fazer um teste de compatibilidade cruzada entre o sangue usado e o soro materno, com um hematócrito de 75-90% e soronegativo para citomegalovírus e com irradiação gama (para evitar a transfusão relacionada com a doença do enxerto *versus* hospedeiro). O objetivo é aumentar o hematócrito para, aproximadamente, 45%, outras transfusões podem ser necessárias a cada 1-3 semanas. Em algumas circunstâncias, tem-se usado a plasmaférese ou altas doses intravenosas de imunoglobulina normal humana, até que a transfusão fetal seja possível.

▌Prevenção

A sensibilização pode ser prevenida pela supressão da resposta imunológica materna ao antígeno RhD. Isto é conseguido pela administração oportuna de um anticorpo passivo [31,35-37]. A injeção intramuscular do anticorpo RhD deve ser administrada em todas as mulheres com Rh negativo dentro de 72 horas após o parto até 10 dias [37,38]. A dose necessária deve ser determinada pelo nível de FMH. A administração por via intramuscular de 125 IU de anti-RhD é suficiente para proteger a transfusão de 1 mL de hemácias RhD positivo. No Reino Unido, administram-se, rotineiramente, 250 IU para qualquer possível evento sensibilizante antes de 20 semanas e 500 IU para qualquer evento após 20 semanas. Se algum evento sensibilizante ocorrer por mais de 7 dias após a dose anti-RhD profilática, outra dose deve ser administrada. A rotina de imunoprofilaxia anti-RhD pós-parto reduziu de forma acentuada as mortes fetais, embora ainda ocorram casos de HDN (em razão de outros grupos sanguíneos, sensibilização não reconhecida em uma gravidez anterior, transfusão de hemácias ou plaquetas, tratamento inadequado ou possível sensibilização não reconhecida). Atualmente, os eventos não reconhecidos são a causa mais importante da sensibilização materna em muitos países desenvolvidos. A administração de rotina de anti-RhD, em todas as mulheres RhD negativo, sem anticorpos anti-RhD detectáveis no terceiro trimestre pode reduzir a isoimunização associada a algum evento sensibilizante [38].

▌Anticorpos não RhD

Pelo menos 40 antígenos das hemácias foram associadas à HDN, incluindo Rhc, RhC, RhE, Kell, Duffy, MNS, Lutheran, Kidd e U. Depois do anti-RhD, os anticorpos contra c, Kell (K_1) ou E são os anticorpos mais frequentemente encontrados associados à necessidade de tratamento. O antígeno K_1 é encontrado em 9% das pessoas brancas (praticamente todas são heterozigotas), e 8-18% das gestações que apresentam anti-K_1 materno detectável apresentam feto K_1 positivo, com hidropisia em, aproximadamente, 30% dos casos. O tratamento nesses é feito pela realização da ultrassonografia, pela genotipagem paterna, pela amostragem de sangue fetal e pela transfusão intrauterina [39].

> **Quadro 15.3 Resumo**
>
> Embora o antígeno RhD ainda seja uma causa significativa da doença hemolítica perinatal, vários outros aloanticorpos maternos devem ser analisados rotineiramente no diagnóstico da hiperbilirrubinemia neonatal.

Tabela 15.5 Trombocitopenia na gravidez

Amostra inadequada ou coagulada
Gestacional
Púrpura trombocitopênica idiopática
Trombocitopenia induzida por heparina
Púrpura pós-transfusional
Esteatose hepática aguda da gravidez
Pré-eclâmpsia/síndrome HELLP
Púrpura trombocitopênica trombótica/síndrome urêmica hemolítica
Coagulação intravascular disseminada
Trombocitopenia induzida por medicamento
Lúpus eritematoso sistêmico/síndrome antifosfolipídio
Viral (HIV/EBV/CMV)
Trombocitopenias congênitas/trombocitopenia
Hiperesplenismo
Doença de von Willebrand tipo 2b
Disfunção da medula óssea/deficiência hematínica

CMV, citomegalovírus; EBV, vírus Epstein-Barr.

TROMBOCITOPENIA

No final da gravidez, menos de 5% das mulheres apresentam uma contagem das plaquetas abaixo de 150×10^9/L. Essa trombocitopenia gestacional não é significativa, mas requer a exclusão de outros distúrbios (Tabela 15.5). Se a contagem das plaquetas estiver abaixo de 100×10^9/L, é necessário fazer outras investigações (Tabela 15.6).

▌Púrpura trombocitopênica imunológica

A púrpura trombocitopênica imunológica (ITP) resulta em trombocitopenia por causa da destruição das plaquetas mediada por autoanticorpos. Esses anticorpos podem ocorrer idiopaticamente e podem estar associados a outros distúrbios

Tabela 15.6 Pesquisa da trombocitopenia

Hemograma para excluir a aglutinação das plaquetas, anemia hemolítica microangiopática ou outros distúrbios hematológicos
Coagulação do tecido (para incluir os níveis de fibrinogênio e D-dímero)
Testes das funções renal e hepática
Anticorpos antifosfolipídios
Anticorpos anti-DNA para excluir o SLE (o anticorpo antinuclear é suficiente como um teste de rastreamento)

SLE, lúpus eritematoso sistêmico.

Tabela 15.7	Causas da Púrpura trombocitopênica imunológica

Idiopática
Helicobacter pylori
Lúpus eritematoso sistêmico.
Linfoma/leucemia linfocítica crônica
HIV
Medicamentos

(Tabela 15.7). A apresentação mais frequente da ITP é de uma trombocitopenia materna assintomática, mas a passagem transplacentária de anticorpos pode resultar em trombocitopenia fetal em 9-15% dos casos e hemorragia intracerebral em 1,5% dos recém-nascidos. O diagnóstico da ITP na gravidez é feito por exclusão de outros distúrbios [40].

Tratamento

A ocorrência de sangramento espontâneo é pouco provável, quando a contagem das plaquetas está acima de 20×10^9/L, sendo necessário fazer o monitoramento da paciente e a contagem das plaquetas seriada, com o objetivo de atingir um nível adequado de plaquetas para garantir um parto seguro (incluindo a anestesia neuroaxial). Tanto o parto vaginal espontâneo, quanto a cesariana são considerados seguros por uma perspectiva da cirurgia, quando a contagem das plaquetas está acima de 50×10^9/L. Quando a mulher deseja fazer uma analgesia peridural ou por raquianestesia, a contagem das plaquetas deve estar acima de 80×10^9/L [40].

O tratamento com corticoides orais e o uso de imunoglobulina intravenosa (IgG) podem apresentar uma resposta de 50-70% na contagem de plaquetas. Essa resposta geralmente persiste por 2-3 semanas, e a repetição da dose pode ser necessária. Os tratamentos secundários incluem altas doses de metilprednisolona ou azatioprina, ou a combinação dessas terapias com IgG intravenosa. Outros tratamentos (alcaloides da vinca e ciclofosfamida) não são adequados na gravidez, e a esplenectomia deve ser evitada. Contudo, se forem considerados essenciais, devem ser utilizados entre 13 e 20 semanas de gestação. O anticorpo anti-CD20 rituximabe também foi usado em casos refratários de ITP, embora não esteja bem definido seus efeitos [41]. Além disso, o rituximabe atravessa a placenta e causa supressão do desenvolvimento das células-β neonatais. O seu efeito a longo prazo sobre o feto é desconhecido [42].

Manejo do parto

A contagem das plaquetas do bebê não pode ser prevista de forma segura a partir de nenhuma avaliação materna. A amostragem de sangue fetal apresenta riscos e pode apresentar resultados falsamente baixos. Os procedimentos no trabalho de parto e no parto que representam um risco de sangramento adicional devem ser evitados (eletrodo no escalpo fetal, amostragem de sangue fetal, uso de vácuo extrator e fórceps de rotação). Não existem evidências de que a cesariana seja mais segura para o feto com trombocitopenia do que um parto vaginal sem complicações, pois o nível mais baixo das plaquetas é mais frequente 24-48 horas após o parto. A contagem das plaquetas no sangue do cordão deve ser determinada em todos os recém-nascidos, necessário manter uma monitoração rigorosa pelos próximos 2-5 dias. O uso da IgG intravenosa pode bloquear a transferência placentária dependente de Fc dos anticorpos maternos para o feto.

▶ Púrpura trombocitopênica trombótica/síndrome urêmica hemolítica

A púrpura trombocitopênica trombótica (TTP) e a síndrome urêmica hemolítica (HUS) são caracterizadas por trombocitopenia, anemia hemolítica microangiopática e insuficiência de múltiplos órgãos [43]. A TTP é mais frequentemente associada a anomalias neurológicas e isquemia não renal, enquanto as pacientes com HUS têm manifestações predominantemente renais que se apresentam com mais frequência após o parto. A HUS pode-se manifestar com hemólise, elevação das enzimas hepáticas e baixo número de plaquetas, tornando difícil diferenciar da síndrome HELLP associada à pré-eclâmpsia [44-46]. A TTP apresenta-se mais frequentemente como um episódio único idiopático, embora exista uma forma congênita recorrente. A HUS e TTP podem ser uma manifestação secundária de outras patologias (Tabela 15.8).

O fator de von Willebrand (vWF) no endotélio é clivado pela metaloprotease ADAMTS13, resultando em multímeros balanceados do vWF. A TTP/HUS é caracterizada pela falha dessa clivagem. Na TTP, isto pode acontecer por causa de uma deficiência congênita do ADAMTS13, mas é mais comum em razão de um autoanticorpo adquirido. O excesso resultante da circulação de multímeros ultragrandes do vWF leva à agregação e degradação de plaquetas e à trombo-

Tabela 15.8	Causas da púrpura trombocitopênica trombótica/síndrome urêmica hemolítica

Púrpura trombocitopênica trombótica
Congênita
Gravidez
Medicamentos (p. ex., clopidogrel, ticlopidina, tacrolimo)
Pílula contraceptiva combinada
Transplante de medula óssea
Lúpus eritematoso sistêmico
Malignidade
HIV
Escherichia coli O157

Síndrome urêmica hemolítica
Gravidez
Infecção (citotoxina produtora de *E. coli* ou *Shigella*)
Medicamentos (p. ex., ciclosporina, quinina, quimioterapia)

se microvascular. Na HUS e em muitos casos de TTP, o ADAMTS13 é normal, portanto a redução do ADAMTS13 não é específica para a TTP/HUS. O mecanismo exato não é completamente entendido. As mudanças fisiológicas da coagulação na gravidez podem desencadear esses distúrbios.

Diagnóstico

A HUS apresenta-se caracteristicamente após o parto com trombocitopenia, hemólise e insuficiência renal, enquanto que a TTP apresenta um quinteto clássico de manifestações que incluem febre, hemólise, trombocitopenia, sinais de sistema nervoso central e disfunção renal. Entretanto, essa apresentação completa só ocorre em, aproximadamente, 50% dos casos. A TTP, especiamente a TTP recorrente, geralmente se apresenta antes de 24 semanas de gravidez. Os testes rotineiros de coagulação do sangue são, muitas vezes, normais nas fases iniciais da TTP/HUS, mas à medida que a doença progride, pode haver a ativação da coagulação e coagulação intravascular disseminada. Embora a gravidez esteja associada às alterações da atividade da ADAMTS13 [47], a medição da ADAMTS13 e anticorpos contra a ADAMTS13 pode ser de valor na confirmação do diagnóstico clínico da TTP nas gestantes [48-50]. Contudo, os resultados desses testes geralmente estarão disponíveis após o diagnóstico presumido e considerando a necessidade de iniciar rapidamente o tratamento, tais resultados não devem retardar o tratamento.

Tratamento

Com exceção da HUS relacionada com a endotoxina (onde o tratamento de suporte é o mais importante) e TTP congênita, é improvável que uma distinção clara entre as duas síndromes seja possível na maioria dos casos relacionados com a gravidez. Como consequência, ambas são consideradas como uma única síndrome, quando se considera a terapia, especialmente porque pode haver benefícios da plamaférese na SUH não relacionada com a toxina (ou atípica) [51].

A base do tratamento é a plasmaférese, que deve ser iniciada nas primeiras 24 horas após o ínício das manifestações [52]. Embora o regime ideal e reposição do líquido não estejam definidos, o uso de plasma fresco congelado (FFP) é o padrão. O uso de crioprecipitado ou FFP tratado com detergente solvente pode ser preferido. Quando a troca não está disponível imediatamente, o FFP isolado pode ser benéfico e pode ser realmente suficiente na doença congênita. A metilprednisolona intravenosa e aspirina (quando as plaquetas estão > 50 x 10^9/L) são geralmente adicionadas à terapia de troca plasmática. Contudo, as transfusões plaquetárias devem ser evitadas na TTP. Se não houver resposta ou se houver um agravamento do quadro, recomenda-se aumentar o volume ou a frequência das trocas ou fazer a substituição do fluido. Já com a ITP, a rituximabe pode ser usada nas pacientes com resistência à doença ou recorrência, embora, como notado anteriormente [42], seu perfil de segurança na gravidez ainda não esteja determinado.

> **Quadro 15.4 Resumo**
>
> - Não é rara a ocorrência de uma trombocitopenia leve (contagem das plaquetas ≥ 100 × 10^9/L) com a evolução da gestação na gravidez normal.
> - Na ITP, a contagem das plaquetas do recém-nascido não pode ser prevista com segurança a partir de nenhuma característica materna e deve-se evitar qualquer procedimento durante o parto que possa aumentar o risco adicional de sangramento para o recém-nascido.
> - A base do tratamento da TTP é a plamaférese, que deve ser iniciada nas primeiras 24 horas.

TROMBOEMBOLISMO VENOSO

O tromboembolismo venoso (VTE) é a principal causa da morte materna no mundo desenvolvido e continua sendo a principal causa direta da mortalidade materna no Reino Unido. O VTE ocorre durante toda a gravidez, com uma incidência pré-natal e pós-natal de 6-12 e 3-7 por 10 mil maternidades, respectivamente. Mais de 40% do VTE ocorre no primeiro trimestre da gravidez [53], e um recente relatório sobre a mortalidade materna no Reino Unido mostrou que dois terços dos casos de embolia pulmonar (PE) fatal ocorreram no primeiro trimestre [54]. A incidência da PE fatal na gravidez apresentou uma queda desde a década de 50 no Reino Unido, associada à redução do número de mortes após o parto vaginal. O impacto é menor em relação às mortes ocorridas durante a gestação intraparto e após a cesariana [55], embora a queda na mortalidade por PE nos casos de cesariana pareça estar associada ao uso da tromboprofilaxia. O risco diário de VTE é quatro vezes maior no período pós-natal em comparação ao período gestacional [56].

A trombose venosa profunda (DVT) na gestação acomete, principalmente, as veias ileofemorais (mais de 70% vs. 9% no estado não gravídico) e é, por isso, provavelmente que pode resultar em PE. É mais provável que ocorra no membro inferior esquerdo (85-90% vs. 55% no estado não gravídico), possivelmente em razão da compressão da veia ilíaca esquerda pela artéria ilíaca direita [57]. Entre as gestantes que apresentam DVT, 80% podem apresentar a síndrome pós-trombótica, caracterizada pelo inchaço crônico da perna, desconforto, descoloração da pele e úlcera da perna.

▶ Mudanças fisiológicas na gravidez

O VTE é até 10 vezes mais comum na gravidez em comparação a pacientes fora da gravidez, isto pode estar relacionado com as mudanças fisiológicas da circulação materna e da coagulação que ocorrem na gravidez normal. A tríade de Virchow para o VTE consiste nas alterações do fluxo sanguíneo normal (estase), trauma ou dano no endotélio vascular e alterações na constituição do sangue (hipercoagulabilidade), descrevendo as três grandes categorias de fatores que contribuem para a trombose. Durante a gravidez normal, a hipercoagulabilidade ocorre pelo aumento dos níveis do fator VIII e do fibrinogênio, pela redução nos níveis da proteína S, resistência à proteína C em 40% das mulheres e alteração da fibrinólise [58]. Os estudos que avaliam a velocidade do fluxo sanguíneo nos membros inferiores demonstraram uma redução importante na velocidade do fluxo de até 50% com 29 semanas de gestação, atingindo o nadir com 34-36 semanas. As mudanças tanto no fluxo sanguíneo, quanto nos fatores de coagulação podem persistir por até 6 semanas após o parto. O terceiro fator envolvido na maioria dos casos de trombose venosa é o dano vascular e o trauma nas veias pélvicas, que pode ocorrer durante o parto vaginal e, possivelmente, de forma mais expressiva durante o parto abdominal ou instrumental [59].

Fatores de risco para a VTE na gravidez

São conhecidos vários fatores de risco da VTE na gravidez (Tabela 15.9), a idade acima de 35 anos (1,216 vs. 0,615 por 1.000 gestações) e a cesariana (particularmente de emergência) [60]. A presença de múltiplos fatores de risco aumenta o risco de VTE. Por exemplo, a associação do índice de massa corporal (BMI) igual ou acima de 25 e imobilização demonstrou um aumento acima de 60 vezes no risco, enquanto cada fator isolado está associado a um aumento inferior a 10 vezes. Mais de 70% das mulheres que sofrem de PE fatal ou não fatal

Tabela 15.9 Os fatores de risco para o tromboembolismo venoso (VTE) na gravidez

Fator de risco para o VTE	Razões de probabilidade ajustadas	Intervalo de confiança de 95%
VTE anterior	24,8	17,1-36
Imobilização	7,7	3,2-19
(Se combinado com BMI ≥ 25)	62	–
BMI > 30	5,3	2,1-13,5
Tabagismo	2,7	1,5-4,9
Ganho de peso > 21 kg (vs. 7-21 kg)	1,6	1,1-2,6
Paridade > 1	1,5	1,1-1,9
Idade > 35	1,3	1-1,7
Pré-eclâmpsia	3,1	1,8-5,3
Pré-eclâmpsia com crescimento intrauterino restrito	5,8	2,1-16
Técnicas de reprodução assistida	4,3	2-9,4
Gêmeos	2,6	1,1-6,2
Hemorragia pré-parto	2,3	1,8-2,8
Hemorragia pós-parto	4,1	2,3-7,3
Cesariana	3,6	3-4,3
Condições médicas: doença falciforme, SLE, cardiopatia, anemia, infecção, varizes	2-8,7	–
Transfusão de sangue	7,6	6,2-9,4

BMI, índice de massa corporal; SLE, lúpus eritematoso sistêmico.
Fonte: Royal College of Obstetricians and Gynaecologists [72], Lindqvist et al. [106], Jacobsen et al. [107], James et al. [108], Knight [109].

Tabela 15.10 Taxas de prevalência (%) da trombofilia congênita nas populações ocidentais

Fator V de Leiden	2-7
Deficiência da proteína C	0,2-0,33
Protrombina 20210A	2
Deficiência da antitrombina	0,25-0,55
Anticorpos antifosfolipídios (anticoagulante lúpico e anticorpos anticardiolipina)	3

Tabela 15.11 Riscos do tromboembolismo venoso associado à gravidez em mulheres com trombofilia subjacente

Defeito trombofílico	Risco de trombose
Fator V de Leiden (heterozigoto)	9,32
Fator V de Leiden (homozigoto)	34,4
Protrombina 20210A (heterozigoto)	6,8
Protrombina 20210A (homozigoto)	26,4
Deficiência da proteína C	4,76
Deficiência da proteína S	3,19

Fonte: Robertson et al. [110].

no Reino Unido têm fatores de risco identificáveis, por esta razão, muitos episódios são potencialmente evitáveis com o uso adequado da tromboprofilaxia [54]. Aproximadamente 50% dos episódios de VTE na gravidez apresentam uma trombofilia hereditária subjacente identificável (Tabelas 15.10 e 15.11). Os anticorpos antifosfolipídios adquiridos persistentes também aumentam o risco de VTE na gravidez. A partir de estudos de caso-controle e de coorte, o risco trombótico é de, aproximadamente, 1 em 450 em heterozigotos para o fator V de Leiden, aproximadamente, 1 em 200 em heterozigotos para protrombina G20210A e, aproximadamente, 1 em 113 naqueles com deficiência da proteína C. Portanto, o risco absoluto de VTE é baixo para a maioria das trombofilias comuns. Contudo, o risco absoluto é muito maior naquelas com deficiência da antitrombina (risco de VTE de 1 em 2,8 para a deficiência do tipo 1 e 1 em 42 para a do tipo 2) e homozigotos para o fator V de Leiden, enquanto aquelas com defeitos combinados (p. ex., heterozigotos para fator V de Leiden/protrombina G20210A) têm um risco de VTE na gravidez de 4,6 em 100 [61].

Trombofilia e complicações na gravidez

A síndrome antifosfolipídio obstétrica é caracterizada pela presença dos anticorpos antifosfolipídios maternos (anticoagulante lúpico ou anticorpos anticardiolipina IgG e/ou IgM no sangue, em títulos médio ou alto em, pelo menos, duas ocasiões com, pelo menos, 3 meses de intervalo) e uma complicação obstétrica (incluindo um episódio de VTE, aborto recorrente, restrição do crescimento fetal, pré-eclâmpsia grave ou morte fetal intrauterina) [62]. Nessa síndrome, os

Tabela 15.12	Associação entre as trombofilias hereditárias e as complicações da gravidez: metanálise de estudos observacionais				
	Recidiva de aborto	IUGR	Pré-eclâmpsia	Descolamento de placenta	Perda fetal tardia
Fator V de Leiden	2 (1,5-2,7)	2,7 (1,3-5,5)	2,19 (1,46-3,27)	6,7 (2-21,6)	3,26 (1,82-5,83)
Protrombina G20210A	2 (1-4)	2,5 (1,3-5)	2,54 (1,52-4,23)	7,71 (3,01-19,76)	2,3 (1,09-4,87)
Deficiência da proteína C	1,57 (0,23-10,54)	–	21,5 (1,1-414,4)	–	1,41 (0,96-2,07)
Deficiência da proteína S	14,72 (0,99-218,01)	10,2 (1,1-91)	12,7 (4-39,7)	0,3 (0-70,1)	7,39 (1,28-42,83)
Deficiência da antitrombina	–	–	7,1 (0,4-117,4)	4,1 (0,3-49,9)	–

Os dados são razões de probabilidade com os intervalos de confiança de 95% entre parênteses. IUGR, crescimento intrauterino restrito.
Fonte: Rodger et al. [66].

resultados adversos da gravidez podem ser decorrentes da deficiente perfusão placentária em razão da trombose localizada ou pelo aumento da produção de trombina e lesão placentária. Os anticorpos antifosfolipídios podem interferir na invasão do trofoblasto e, in vitro, a heparina mostrou atenuar esse efeito. São recomendadas baixas doses de aspirina e heparina no tratamento de mulheres com aborto de repetição e síndrome antifosfolipídio [63,64].

As trombofilias hereditárias também estão associadas às complicações da gravidez mediadas pela placenta, incluindo restrição do crescimento fetal, pré-eclâmpsia, descolamento de placenta e morte fetal intrauterina (Tabela 15.12). O mecanismo pode estar relacionado com a redução da perfusão placentária, deposição de fibrina e formação de trombo nos vasos uterinos e espaços intervilosos [65]. Contudo, essa associação está com base em estudos de caso-controle retrospectivos e de baixa consistência e não confirmada em estudos prospectivos [66,67]. Portanto, não há nenhuma evidência convincente da causa. Não existem evidências para apoiar o uso da terapia antitrombótica em mulheres que têm trombofilia hereditária e que apresentaram complicações na gravidez [68,69]. Um estudo observacional com um número pequeno de pacientes demonstrou o benefício da heparina de baixo peso molecular (LMWH) [70], mas é necessário mais informações de ensaios clínicos, envolvendo um grupo maior de pacientes. Enquanto isso, a intervenção antitrombótica não é recomendada para mulheres com trombofilia hereditária e complicações na gravidez.

▶ Tromboprofilaxia durante a gravidez e o puerpério

A primeira visita pré-natal deve incluir a avaliação de fatores de risco do VTE. As gestantes devem ser questionadas, em especial, sobre os históricos pessoal e familiar de VTE, e se algum diagnóstico objetivo foi feito. As mulheres com um histórico pessoal de VTE apresentam um risco maior de recidiva durante a gravidez e o puerpério. Foram relatados índices de recidiva de 1,4-11,1% [71]. O risco de recidiva do VTE durante a gravidez é maior em mulheres que já tiveram um episódio espontâneo ou relacionado com estrogênio em comparação àquelas que tiveram VTE provocado por um fator de risco temporário. Deve-se avaliar o risco de VTE durante toda a gravidez (e, particularmente, antes e depois do parto), pois muitos fatores de risco (Tabela 15.9) podem-se tornar evidentes com o progresso da gravidez e após o parto.

As diretrizes atuais recomendam não fazer tromboprofilaxia rotineiramente durante a gestação nos casos em que o VTE anterior estava associado a um fator de risco temporário que não existe mais, e o evento não tinha relação com a gravidez, nem com uso de "pílula", e não existem outros fatores de risco [72]. Nessa situação, a tromboprofilaxia com LMWH deve ser feita no puerpério. O uso de meias elásticas de compressão graduada devem ser usadas no pré-natal. As mulheres que apresentam VTE recorrente, VTE prévia ou histórico familiar de TEV (parentesco de primeiro grau), fatores de risco adicionais, incluindo trombofilia ou quando o evento prévio foi idiopático ou relacionado com gravidez ou com "pílula", deve-se oferecer a tromboprofilaxia com LMWH durante o pré-natal (Tabela 15.13). A administração uma vez ao dia de LMWH é adequada, começando na primeira consulta de pré-natal e mantendo-se durante toda a gravidez e por, pelo menos, 6 semanas após o parto. A dose de LMWH é calculada com base no peso da mulher (Tabela 15.14).

Não existem evidências para orientar o tratamento de trombofilia assintomática hereditária ou adquirida na gravidez. Essas mulheres podem estar qualificadas para as tromboprofilaxias pré-natal e pós-natal, dependendo da trombofilia específica e da presença de outros fatores de risco. As mulheres com VTE anterior que estão recebendo uma terapia anticoagulante a longo prazo devem mudar para LMWH em torno de 6 semanas de gestação para evitar o risco de teratogênese. Essas mulheres devem ser consideradas de risco muito elevado para VTE e devem receber doses terapêuticas de LMWH (p. ex., enoxaparina 40 mg 12/12 horas, dalteparina 5.000 unidades 12/12 horas ou tinzaparina 4.500 unidades 12/12 horas) por toda a gravidez.

Tabela 15.13	Resumo da tromboprofilaxia pré-natal

- As mulheres que tiveram um VTE provocado prévio e não relacionado com estrogênio não precisam de tromboprofilaxia pré-natal com LMWH rotineiramente.
- As mulheres com um VTE não provocado prévio, ou VTE relacionado com estrogênio (incluindo a gravidez), ou um VTE recorrente prévio, ou outros fatores de risco adicionais para o VTE, deve ser oferecida uma tromboprofilaxia pré-natal com LMWH.
- A tromboprofilaxia com LMWH, durante a gestação, deve ser considerada para as mulheres de alto risco, com 3 ou mais fatores
- As mulheres com trombofilia hereditária ou adquirida e sem histórico prévio de VTE não precisam de tromboprofilaxia farmacológica no pré-natal. As exceções são as mulheres com:
  - defeitos trombofílicos múltiplos (incluindo homozigose para fator V Leiden)
  - deficiência da antitrombina
  - trombofilia hereditária e um forte histórico familiar de VTE, especialmente se relacionado com a gravidez

LMWH, heparinas de baixo peso molecular; VTE, tromboembolismo venoso.

Tabela 15.15	Sintomas e sinais de tromboembolismo venoso

Trombose venosa profunda
Dor ou desconforto na perna (especialmente na perna esquerda)
Inchaço
Sensibilidade
Temperatura elevada e edema
Baixa dor abdominal
Contagem de leucócitos elevada

Embolia pulmonar
Dispneia
Colapso
Dor no peito
Hemoptise
Desmaio
Pressão venosa jugular elevada
Sinais focais no tórax
Sintomas e sinais associados à DVT

Tabela 15.14	Doses profiláticas de tromboembolia com LMWH durante a gravidez e o puerpério		
Peso (kg)	Enoxaparina	Dalteparina	Tinzaparina
< 50	20 mg diárias	2.500 unidades diárias	3.500 unidades diárias
50-90	40 mg diárias	5.000 unidades diárias	4.500 unidades diárias
91-130	60 mg diárias*	7.500 unidades diárias*	7.000 unidades diárias*
131-170	80 mg diárias*	10.000 unidades diárias*	9.000 unidades diárias*
> 170	0,6 mg/kg/dia*	75 unidades/kg/dia*	75 unidades/kg/dia*

*Pode ser administrada em duas doses.
Fonte: Royal College of Obstetricians and Gynaecologists [72].

▶ VTE agudo na gravidez

Diagnóstico

Os sintomas e sinais associados à DVT são comuns na gravidez normal (Tabela 15.15), refletindo as mudanças fisiológicas da gravidez. Na verdade, menos de 10% das mulheres que apresentam suspeita de DVT na gravidez têm o diagnóstico confirmado, e menos de 6% com suspeita de PE são tratadas após a confirmação do diagnóstico por imagem. Contudo, como a mortalidade da PE não tratada é alta, e o diagnóstico clínico do VTE não é seguro, o diagnóstico por imagem deve ser feito, quando há a suspeita de VTE, e o tratamento anticoagulante deve ser iniciado (a menos que seja fortemente contraindicado), até que exames definitivos sejam feitos [73]. A avaliação do d-dímero tem um alto valor preditivo negativo como um teste de rastreamento do VTE fora da gravidez. Contudo, são vistos níveis elevados durante a gravidez normal, em particular no termo e no período pós-natal [74] e estão mais elevados em condições como a pré-eclâmpsia, trabalho de parto prematuro e descolamento de placenta. São necessários mais pesquisas e estudos para validação dos algoritmos diagnósticos, usando o d-dímero com determinação dos intervalos de referência específicos para a gestação [75].

Trombose venosa profunda

A ultrassonografia em tempo real/duplex é usada para diagnosticar a DVT e tem uma sensibilidade de 97% e uma especificidade de 94%. Um resultado negativo da ultrassonografia com um baixo nível de suspeita clínica indica a suspensão da anticoagulação (Tabela 15.16). Com uma ultrassonografia negativa, mas com um alto nível de suspeita clínica, a anticoagulação deve ser continuada e a ultrassonografia repetida dentro 1 semana ou deve-se realizar uma venografia por raios X. Se o novo teste for negativo, o tratamento anticoagulante deve ser descontinuado.

Quando há suspeita de trombose venosa ilíaca (que pode-se apresentar com dor nas costas e/ou inchaço em todo o membro inferior) e a ultrassonografia não demonstra a presença de trombo, deve-se fazer um Doppler pulsátil, venografia por ressonância magnética, ou venografia por contraste convencional.

Embolia pulmonar

Se houver suspeita de PE e a mulher estiver hemodinamicamente estável, deve-se fazer uma radiografia de tórax (CXR) para excluir outros distúrbios, incluindo pneumotórax,

Tabela 15.16	Pesquisa de trombose venosa profunda (DVT) e embolia pulmonar (PE) na gravidez
Resultado dos testes	Tratamento
A cintilografia de V/Q apresenta uma probabilidade "média" ou "alta" de PE	O tratamento com anticoagulante deve ser continuado
"Baixa" probabilidade de PE na cintilografia de V/Q, mas com ultrassonografia positiva para DVT	O tratamento com anticoagulante deve ser continuado
A cintilografia de V/Q apresenta um baixo risco de PE e há uma ultrassonografia negativa de membros inferiores	O tratamento com anticoagulante deve ser descontinuado.
A cintilografia de V/Q apresenta um baixo risco de PE e há uma ultrassonografia negativa de membro inferior, mas há um alto nível de suspeita clínica	O tratamento com anticoagulante deve ser continuado com repetição do teste após 1 semana (cintilografia de V/Q e ultrassonografia do membro inferior)
Probabilidade clínica da PE alta, e a cintilografia de V/Q mostrar "baixa" probabilidade e a ultrassonografia de membros inferiores for negativa	Deve-se considerar outros métodos de imagem alternativos (veja o texto)

Tabela 15.17	Estimativas da dose de radiação fetal durante os testes diagnósticos para tromboembolismo venoso
Radiografia de tórax	< 0,01 mGy
Venografia limitada	< 0,5 mGy
Cintilografia de V/Q (depende dos isótopos utilizados)	5,8 mGy
Baixas doses de rastreamento de perfusão (omissão de rastreamento de ventilação)	< 0,12 mGy
Angiografia pulmonar por CT	Primeiro trimestre < 0,02 mGy Segundo trimestre < 0,08 mGy Terceiro trimestre < 0,13 mGy

Fonte: de Ginsberg et al. [111], dados de exceção para angiografia pulmonar por CT de Winer-Muram et al. [112].

pneumonia ou colapso lombar. A dose de radiação da radiografia de tórax (CXR) é insignificante para o feto (Tabela 15.17). Embora a radiografia de tórax (CXR) possa estar normal em mais da metade das pacientes grávidas com PE objetivamente comprovada, as alterações características causadas pela PE incluem atelectasia, derrame, opacidades focais, oligoemia regional ou edema pulmonar. O ECG tem valor limitado, e a interpretação da gasometria precisa levar em consideração a fisiologia da gravidez normal.

Se a radiografia de tórax for normal, deve-se fazer um exame de ultrassonografia com Dopplerfluxometria bilateral de membros inferiores (Tabela 15.16). Um diagnóstico de DVT pode indicar de forma indireta o diagnóstico da PE e considerando que a terapia anticoagulante é a mesma para as duas situações, geralmente não é necessária outra investigação. Isto limita as doses de radiação para a mãe e o feto. A escolha do método para fazer o diagnóstico definitivo da PE normalmente fica entre cintilografia de ventilação-perfusão (V/Q) e angiografia pulmonar por CT (CTPA). Durante a gravidez, o componente de ventilação da cintilografia de V/Q pode ser omitido, minimizando a dose de radiação para o feto. No Reino Unido, a *British Thoracic Society* recomenda que a CTPA seja usada como primeira linha de investigação para a PE não massiva em pacientes não grávidas [76]. Contudo, a cintilografia de V/Q tem um valor preditivo negativo alto na gravidez e pode ser mais confiável que a CTPA [77]. Quando a interpretação da V/Q é difícil (p. ex., se a radiografia de tórax (CXR) for anormal), é preferível fazer a CTPA. Essa técnica permite uma dose muito baixa de radiação para o feto (veja a seção abaixo), e pode identificar outras patologias, como a dissecção da aorta. A principal desvantagem da CTPA é a alta dose de radiação para as mamas, com o aumento do risco permanente do desenvolvimento do câncer de mama.

Exposição à radiação associada a testes diagnósticos

A CTPA libera menos radiação para o feto que a cintilografia de V̇/Q̇ durante todos os trimestres da gravidez (Tabela 15.17). O risco de câncer fatal aos 15 anos de idade é menor que 1 em um milhão após a exposição *in utero* à CTPA e 1 em 280 mil após uma cintilografia de perfusão. A CTPA está associada a um baixo risco de radiação para o feto, mas apresenta uma dose relativamente alta de radiação (20 mGy) para o tórax materno e em especial para o tecido mamário. A liberação de 10 mGy de radiação sobre as mamas aumenta o risco permanente de desenvolvimento do câncer de mama. Estima-se que o aumento do risco seja de 13,6% (risco de base de 1 em 200), este número que tem sido amplamente citado [73,78]. Embora, o nível de risco possa estar superestimado, o tecido mamário é especialmente sensível à exposição à radiação durante a gravidez. Portanto, é sensato recomendar a cintilografia de V/Q do pulmão como a primeira escolha de pesquisa para as mulheres jovens, especialmente se houver algum histórico familiar de câncer de mama ou se a paciente já tiver feito alguma tomografia computadorizada de tórax. A exposição à radiação pela angiografia pulmonar é de, aproximadamente, 0,5 mSv para o feto e de 5-30 mSv para a mãe.

Tratamento

Deve-se fazer um rastreamento com hemograma completo e testes de coagulação antes de iniciar a terapia anticoagulante. As insuficiências renal e hepática, que são um alerta à terapia anticoagulante, devem ser avaliadas pela ureia, eletrólitos e testes de função hepática.

A heparina é usada como tratamento do VTE na gravidez, e a LMWH tendo sido substituída pela heparina não fracionada (UFH). Os antagonistas da vitamina k são raramente usados no período pré-natal para o tratamento do VTE, pois atravessam a placenta e podem ter efeitos adversos para o feto (veja anteriormente). Uma metanálise de estudos randomizados e controlados em pacientes não grávidas mostrou que a LMWH é mais eficaz e está associada a menor risco de complicações hemorrágicas e menor índice de mortalidade que a UFH no tratamento inicial da DVT. Uma metanálise de estudos randomizados e controlados mostrou uma eficácia equivalente entre a LMWH e a UFH no tratamento inicial da PE. Uma revisão sistemática da LMWH na gravidez confirmou a sua eficácia e segurança no tratamento da trombose aguda e na tromboprofilaxia.

Embora vários preparados da LMWH estejam disponíveis, existem muitas experiências atualmente com enoxaparina, dalteparina e tinzaparina. Nas pacientes não grávidas com VTE agudo, a LMWH geralmente é administrada em uma dose diária. Em vista das alterações reconhecidas na farmacocinética da dalteparina e enoxaparina durante a gravidez, recomenda-se a administração duas vezes ao dia para essas heparinas no tratamento inicial do VTE na gravidez (enoxaparina 1 mg/kg duas vezes ao dia; dalteparina 100 unidades/kg duas vezes ao dia). Os dados bioquímicos preliminares sugerem que a administração uma vez ao dia de tinzaparina (175 unidades/kg) pode ser adequada no tratamento do VTE na gravidez. Independente de qual LMWH seja usada, a mulher deve ser ensinada sobre o modo de uso para permitir a autoadministração do medicamento através da injeção subcutânea, podendo ser feita em regime ambulatorial até o parto.

O tratamento com LMWH pode ser monitorado pela medição do pico de atividade anti-Xa (3 horas após a injeção) com um intervalo terapêutico de, aproximadamente, 0,5-1,2 unidade/mL. Contudo, para a maioria dos pacientes, tal monitoramento é considerado desnecessário, pois os resultados são confiáveis, usando uma dose com base no peso [79]. A monitoração pode ser indicada para os extremos do peso corporal (< 50 e ≥ 90 kg) e nas mulheres com VTE recorrente ou doença renal. O monitoramento das plaquetas é considerado desnecessário em mulheres tratadas exclusivamente com LMWH (veja adiante).

Riscos da terapia anticoagulante na gravidez

Tanto a UFH quanto a LMWH não atravessam a placenta e não estão associadas à teratogenicidade ou sangramento fetal. Por outro lado, os antagonistas da vitamina k, como a varfarina, atravessam a placenta e, com uma exposição entre 6 e 12 semanas de gestação, estão associados a uma embriopatia característica (Tabela 15.18), que pode ser evitada pela substituição por heparina. O risco da embriopatia varfarínica foi de 6,4% em uma revisão sistemática com uso da varfarina durante a gravidez em mulheres com válvulas cardíacas mecânicas [80], embora outras revisões tenham encontrado níveis mais baixos (0,6-4%) [81]. O risco de embriopatia pode ser maior com doses de varfarina acima de 5 mg/dia. A varfarina também está associada às hemorragias fetal e neonatal. Com a imaturidade hepática fetal, é provável que os níveis terapêuticos maternos de varfarina (INR 2-3) provoquem a anticoagulação excessiva no feto. A varfarina durante o segundo e terceiro trimestres está associada a complicações do neurodesenvolvimento.

Tabela 15.18 As características da embriopatia varfarínica

Hipoplasia de face média, especialmente nasal
Calcificação condral pontilhada
Membros proximais curtos
Falanges curtas
Escoliose

As complicações maternas da terapia anticoagulante incluem hemorragia, osteoporose, trombocitopenia e alergia. Com a UFH, a incidência de sangramento maior nas pacientes grávidas é de 2%, similar aos índices associados ao uso de heparina e varfarina, quando usadas para o tratamento do DVT em não grávidas. Uma das possíveis vantagens da LMWH sobre a UFH é o aumento da razão anti-Xa (antitrombótica) anti-IIa (anticoagulante), resultando em um risco teoricamente reduzido de sangramento. A UFH causa uma perda óssea dose-dependente e se administrada por mais de 1 mês, podem ocorrer fraturas vertebrais sintomáticas em 2-3% dos pacientes, com uma significativa redução da densidade evidente em mais de 30% das pacientes com a terapia a longo prazo. A LMWH apresenta um risco muito menor de osteoporose sintomática que a UFH [82]. Aproximadamente 3% das pacientes não grávidas que recebem UFH desenvolvem uma trombocitopenia idiossincrática imune, induzida por heparina (HIT) e mediada pela IgG, que, frequentemente, é complicada por VTE preexistente ou por nova trombose arterial. O risco de HIT é substancialmente menor com a LMWH e é considerado insignificante, se a LMWH for usada de forma exclusiva. Essa condição deve ser suspeita, se a contagem das plaquetas cair abaixo de $100 \times 10^9/L$ (ou menor que 50% da contagem de base) 5-15 dias após o início da heparina (ou cedo, com recente exposição à heparina). Se for necessário uma anticoagulação contínua nessas pacientes, então é recomendável o uso do componente heparinoide, danaparoide sódico. O danaparoide inibe a produção da trombina e apresenta uma reatividade cruzada baixa com anticorpos da HIT. A análise de 91 gestações entre 83 mulheres concluiu que a danaparoide é um antitrombótico eficaz e seguro na gestação para mulheres que são intolerantes à heparina [83]. As diretrizes da América do Norte recomendam que o monitoramento de rotina das plaquetas não é necessário nas pacientes obsté-

Tabela 15.19	Heparina e instrumentação neuraxial

Esperar 12 horas após a dose profilática de LMWH antes da instrumentação peridural

Esperar 24 horas após a última dose terapêutica (p. ex., enoxaparina 1 mg/kg/12 horas) antes da instrumentação peridural

Esperar de 10-12 horas após a injeção de LMWH mais recente antes da remoção da cânula

Sem LMWH por, pelo menos, 4 horas após a remoção do cateter peridural

tricas que receberam apenas LMWH, pois a trombose trombocitopênica induzida por heparina não é uma característica na gravidez tratada exclusivamente com LMWH [68]. Se a UFH for usada ou se a paciente obstétrica estiver recebendo LMWH após a primeira dose de UFH, ou se ela recebeu UFH no passado, a contagem das plaquetas deve, em condições ideais, ser monitorada a cada 2-3 dias do 4º ao 14º dia, ou então, até que a heparina pare de ser usada, independente de qual ocorra primeiro [84].

Trabalho de parto e parto

O tratamento com a heparina deve ser descontinuado 24 horas antes da indução eletiva do parto ou cesariana. Se ocorrer o parto espontâneo, a heparina deve ser suspensa até uma nova avaliação. Se for necessário o uso de heparina e houver um alto risco de hemorragia, deve-se usar a UFH intravenosa (já que a reversão imediata ocorre com descontinuação ou com a protamina). Da mesma forma, se o risco de recidiva de VTE (p. ex., um VTE diagnosticado próximo do termo), então a UFH intravenosa terapêutica pode ser iniciada e descontinuada 4-6 horas antes do tempo esperado para o parto. O risco de hematoma epidural ou espinhal durante a instrumentação neuraxial em pacientes grávidas recebendo LMWH não está definido, mas são indicadas precauções (Tabela 15.19).

No Reino Unido, recomenda-se manter a terapia anticoagulante para as pacientes não grávidas por 6 semanas após o parto para a trombose venosa da panturrilha e por 3 meses para DVT proximal ou PE, quando o VTE teve relação com um fator de risco temporário, e 6 meses para o primeiro episódio de VTE idiopático. A presença de fatores de risco continuados e a segurança LWMH têm levado as autoridades a propor a continuidade da terapia anticoagulante durante a gravidez e até pelo menos 6 semanas após o parto e a permitir a duração total do tratamento por, pelo menos, 3 meses. A heparina e a varfarina são adequadas para o uso após o parto, e nenhuma das duas é contraindicada na amamentação.

Tratamento da PE massiva com grave risco de vida

A PE com grave risco à vida é uma emergência obstétrica e médica. É definida por uma embolia associada a um grave comprometimento hemodinâmico (pressão arterial sistólica < 90 mmHg, ou queda na pressão arterial sistólica de 40 mmHg, ou mais a partir dos dados basais, por um período maior que 15 min), não explicado por hipovolemia, sepse ou nova arritmia. Os hospitais devem ter diretrizes para o tratamento do choque obstétrico não hemorrágico. As gestantes em choque precisam ser avaliadas por uma equipe multidisciplinar de ressuscitação com clínicos experientes, incluindo obstetras, médicos e radiologistas seniores, que devem decidir em uma base individual, se a mulher deve receber UHF intravenosa, terapia trombolítica ou toracotomia e embolectomia cirúrgica.

Devem-se administrar oxigênio e suporte circulatório com infusão de fluidos intravenosos e agentes inotrópicos, se necessário. A UFH intravenosa é o método tradicional da administração da heparina no VTE agudo e continua sendo o tratamento preferido para a PE massiva, por causa do seu rápido efeito e extensa experiência de uso nessa situação. O diagnóstico deve ser estabelecido usando tanto a ecocardiografia portátil quanto a CTPA.

Na PE com um grande risco de vida, com comprometimento hemodinâmico, deve-se considerar a terapia trombolítica, pois a terapia anticoagulante não reduzirá a obstrução da circulação pulmonar. Após a terapia trombolítica ter sido administrada, pode-se fazer uma infusão intravenosa de UHF. Existe um grande número de casos publicados sobre o uso da terapia trombolítica na gravidez, sendo a estreptoquinase o agente mais frequentemente usado. A estreptoquinase e, provavelmente, outros agentes trombolíticos, não atravessam a placenta. Não foi relatada nenhuma morte materna relacionada com a terapia trombolítica, e a taxa de complicação de sangramento materno é de, aproximadamente, 6%, similar ao de pacientes não grávidas que estão recebendo terapia trombolítica. A maioria dos eventos de sangramento ocorre nos locais de cateteres e punção e, nas mulheres grávidas, do trato genital. Se não houver indicação para a trombólise ou se a paciente estiver morrendo, um cirurgião cardiotorácico deve ser consultado para analisar uma toracotomia de emergência.

Quadro 15.5 Resumo

- Embora a trombose venosa seja geralmente associada ao período pós-parto, ocorre um número significativo de casos de embolia pulmonar fatal no primeiro trimestre.
- A trombose venosa gestacional geralmente ocorre nas veias iliofemorais, em particular no lado esquerdo.
- As avaliações do risco de VTE devem ser realizadas durante toda a gravidez e no puerpério.
- O diagnóstico clínico do VTE não é confiável. É necessária a realização de exames de imagem e iniciar o tratamento anticoagulante até a confirmação pelos exames.
- Nem a heparina não fracionada, nem a de baixo peso molecular atravessam a placenta.

DISTÚRBIOS HEMORRÁGICOS HEREDITÁRIOS

Vários distúrbios hemorrágicos hereditários podem ser encontrados por aqueles que prestam assistência à gravidez. A deficiência do vWF é a mais comum. Para alguns desses distúrbios na gravidez, o manejo inclui o diagnóstico ou a exclusão, da condição fetal de portador desses defeitos hereditários. Contudo, muitos casos em que o feto é portador permanecem insuspeitos durante a gravidez. Dependendo do defeito, algumas gestantes portadoras de hemofilia podem precisar de um tratamento mais ativo durante a gravidez, o parto e o puerpério. Um esboço das questões que envolvem a doença de von Willebrand (vWD) e as hemofilias mais comuns (ou seja, A, B e C) estão detalhados adiante. Os desafios particulares que envolvem outros distúrbios raros, como a disfibrinogenemia ou a deficiência do fator (F)XIII, foram o tema de uma recente revisão abrangente [85].

Hemofilias A e B

As deficiências hereditárias do fator VIII (hemofilia A) e fator IX (hemofilia B) ocorrem como doenças recessivas ligadas ao cromossoma X. Consequentemente, a maioria das mulheres portadoras do gene é assintomática. Além disso, na grande maioria das portadoras da hemofilia A, os níveis do fator VIIIc estão normalizados durante a gravidez. As mulheres podem ser levemente sintomáticas se (entre outros mecanismos) forem homozigotas para uma mutação ou lionização (onde a inativação aleatória do cromossoma X que ocorre em todas as células, inativa mais cromossoma X normal nas células produtoras do fator). Para ambas as hemofilias, as filhas de um homem afetado são portadoras obrigatórias da doença, e a mulher portadora de hemofilia tem uma possibilidade de 50% de passar a doença para o filho, e 50% de chance de passar o estado de portadora para a filha.

A hemofilia A resulta de uma variedade de mutações genéticas, embora 40% dos indivíduos gravemente afetados tenham uma inversão, envolvendo, íntron 22 do gene, já que a maioria das doenças leves resulta de pontos de mutação. A hemofilia A tende a apresentar um padrão similar entre os membros familiares afetados, refletindo a mutação familiar, embora em 60% dos casos não exista uma história familiar. A hemofilia B é consideravelmente menos comum, mas frequentemente está associada à história familiar. Também está associada a uma ampla variedade de mutações, com muitas delas sendo peculiares a uma família. A hemofilia A e a hemofilia B apresentam o risco de sangramentos com hemorragia ao longo da vida. Contudo, são raras as complicações hemorrágicas no neonato, e os sintomas são, geralmente, vistos pela primeira vez quando a criança começa a engatinhar ou a andar. Os sintomas de ambas as hemofilias estão diretamente relacionados com o nível da atividade do fator remanescente: um nível abaixo de 1 IU/dL leva a uma hemorragia espontânea grave (geralmente, hemartrose); um nível de 1-5 IU/dL leva a uma hemorragia moderada após um traumatismo menor; e um nível de 6-40 IU/dL leva a uma hemorragia leve, somente após um traumatismo maior. Na hemofilia e na vDW (veja a seguir), o diagnóstico pode ser suspeito, se o tempo de tromboplastina parcial ativada (APTT) estiver prolongado, embora o tempo normal não exclua a doença leve. O diagnóstico da hemofilia pode ser confirmado pela determinação dos níveis do fator VIIIc, FIXc e FXIc. Nos casos mais leves, a vWD também pode ser excluída.

Na hemofilia A leve e na vWD, deve-se fazer uma avaliação do efeito da vasopressina, um análogo da desmopressina (DDAVP), que pode aumentar os níveis plasmáticos do fator VIIIc e do vWF de duas a cinco vezes. O DDAVP não apresenta um efeito ocitócico significativo [86] e não está associado à teratogenicidade nos estudos em animais, tem sido usado no começo da gravidez para a realização da CVS ou amniocentese [87]. Teoricamente, se usado no parto, pode aumentar o risco maior de hiponatremia fetal. Contudo, seu uso não deve ser postergado para depois do clampeamento do cordão umbilical. A substituição com produtos do fator nas hemofilias A e B deve ser feita com preparações de fatores recombinantes ou de alta pureza, quando possível, e o cálculo da dose deve estar com base na concentração plasmática do fator necessário e no peso corporal ou no volume plasmático. O tratamento deve ser iniciado sob a supervisão de um médico experiente no tratamento da hemofilia, e no Reino Unido há um sistema regionalizado de centros de hemofilia. Em todos os casos, se um paciente buscar cuidados, o centro responsável pelo tratamento do paciente hemofílico deve ser contatado para dar informações sobre o tratamento que está sendo usado e verificar se o paciente tem algum inibidor de fator VIII ou FIX, que possa afetar o tratamento.

Detecção de portadores da hemofilia

Uma mãe é uma portadora obrigatória de hemofilia, se tiver um pai afetado. Ela também é considerada portadora se tiver dois filhos afetados, ou se ela tiver um histórico familiar e um filho afetado. É provável que ela seja portadora, se não tiver história familiar, mas tiver um filho afetado. Em geral, o fenótipo da hemofilia A permanece constante nas famílias, e a transmissão de um defeito leve resulta em um filho levemente afetado. Um nível reduzido de fator VIIIc sugere que o paciente seja portador da hemofilia A, embora um nível normal não exclua a condição, especialmente se a paciente estiver grávida. Nos casos suspeitos, mas com fator VIIIc normal, foi demonstrado que a razão entre os níveis de fator VIIIc e de vWF pode diferenciar as portadoras e as não portadoras, mas na gestação decorrente das mudanças fisiológicas acentuadas em ambos os fatores, é improvável que possa auxiliar no diagnóstico diferencial. Quando existe atividade reduzida do FIX, é provável que a mulher seja portadora da hemofilia B (sendo mais clara a distinção entre portadoras e não portadoras, em comparação à deficiência do fator fator VIII na hemofilia A), mas a avaliação dos níveis do antígeno do FIX é mais complexa e pode ser considerada uma sobreposição com assuntos diferentes da hemofilia. Ao contrário do fator VIII, a atividade do FIX não se altera substancialmente com a evolução da gestação, e nas portadoras que apresentam um nível baixo, não ocorre alteração do nível durante a gravidez.

Há duas avaliações diferentes para o diagnóstico genético da hemofilia A: evidências direta e indireta de uma mutação. Na hemofilia grave a detecção direta da inversão do íntron 22, ou mais frequentemente da inversão parcial da sequência do íntron 22, deve ser realizada. Nos indivíduos levemente afetados, os métodos indiretos podem ser usados com a análise da ligação de polimorfismos. Isto requer informações sobre vários membros da família, um dos quais deve ser protador da doença, e baseia-se na ocorrência de variações da sequência de nucleotídeos que pode ser usada para traçar o gene mutante. O sequenciamento direto pode confirmar o diagnóstico na maioria dos indivíduos. A confirmação de hemofilia B em uma mulher portadora requer conhecimento da mutação dentro da família. Para ter certeza de que a mutação identificada é causa da hemofilia B, recomenda-se confirmar se essa mutação já está incluída em um banco de dados de base internacional das mutações da hemofilia, pois algumas mutações não afetam a função.

Diagnóstico pré-natal

Em alguns casos esporádicos, a exclusão da hemofilia fetal não pode ser feita pelo diagnóstico pré-natal. Contudo, quando há a suspeita de hemofilia, o diagnóstico pré-natal pode ser feito por várias técnicas. A CVS é o método de escolha. Contudo, a CVS pode acabar sendo um risco desnecessário para o feto feminino, pois precisa ser realizada antes de que se possa definir o sexo fetal pela ultrassonografia. A CVS é usada para determinar o sexo fetal em primeira instância e, se necessário, uma mutação conhecida pode ser detectada pelo sequenciamento ou, se possível, pela análise de associação. Vários polimorfismos são informativos em, aproximadamente, 90% dos casos de hemofilia B em pessoas brancas. Contudo, o diagnóstico genético pela CVS não é infalível. No segundo trimestre, é comum oferecer a sexagem fetal pela ultrassonografia. A amniocentese também pode ser usada para conseguir material genético fetal e pode ser realizada após a determinação do sexo pela ultrassonografia. Contudo, apresenta um risco de interrupção da gravidez após 15 semanas de gestação. A cordocentese pode ser usada para determinar os níveis fetais do fator VIII ou do FIX entre 18 e 20 semanas, mas é usada como o último recurso, pois pode apresentar um risco de interrupção da gravidez. É possível fazer o isolamento do DNA livre do feto na circulação materna no primeiro trimestre, e pode ser mais usado em associação à ultrassonografia [88], para determinar o sexo do feto antes de 11 semanas de gestação. No futuro, o diagnóstico da hemofilia poderá ser pelo isolamento das células fetais ou do DNA livre do feto da circulação materna.

Tratamento das portadoras antes do parto

Na hemofilia A leve e vWD, os níveis do fator de vW e fator VIIIc aumentam com a gestação e, portanto, a substituição desses produtos raramente é necessária nas portadoras antes do parto. Contudo, quando há complicações precoces, como aborto ou gravidez ectópica, ou um procedimento, como a amniocentese ou CVS, podem ocorrer complicações. Os níveis do FIXc não aumentam durante a gravidez e nas portadoras da hemofilia B afetadas de forma mais grave, pode ser necessário um suporte hemostático durante a gravidez, em comparação às portadoras da hemofilia A. Isto deve ser feito com o uso de produtos de fatores recombinantes, pois a DDAVP é ineficaz na deficiência do FIX. Se houver a possibilidade de uso de produtos do sangue (ou de produtos recombinantes) durante a gravidez, devem-se avaliar as hepatites A e B e deve-se considerar a imunização adequada. Os níveis do fator VIIIc e FIX devem ser avaliados em todas as portadoras na primeira visita pré-natal e de novo no terceiro trimestre (em 28 e 34 semanas). Um nível de 50 IU/dL de fator VIII ou FIX pode ser suficiente para evitar problemas hemorrágicos no começo da gravidez, no parto vaginal, em procedimentos diagnósticos (como a amniocentese), na cesariana, e para anestesia peridural (se o nível estiver acima de 50 IU/dL, e os testes de coagulação estiverem normais) [89].

Tratamento do parto e puerpério

Na admissão para a sala de parto, devem-se realizar um hemograma completo, testes de coagulação, avaliação do nível do fator (a menos a avaliação anterior tenha sido normal) e um teste de compatibilidade cruzada por grupo que deve ser armazenada. Deve-se evitar a analgesia intramuscular, se a mãe tiver um nível de fator VIIIc menor que 50 IU/dL, mas pode ser administrada por via intravenosa. O manejo do parto deve considerar a possibilidade de hemofilia fetal. Mesmo se o feto for do sexo feminino, existe o risco de hemorragia, por causa da combinação da lionização e a produção reduzida do fator de coagulação associada à imaturidade hepática. O modo do parto continua controverso [90], mas deve ocorrer pelo método menos traumático, e, normalmente, o parto vaginal é preferível para a as portadoras de hemofilia conhecida, e poucos obstetras recomendam a cesariana com base somente na suspeita ou no diagnóstico da hemofilia fetal. A principal preocupação é a hemorragia intracerebral fetal no decorrer do parto. Portanto, seja o feto uma mulher portadora ou um homem afetado, devem-se evitar procedimentos que aumentem um risco de hemorragia, como os partos complicados com uso de fórceps, fórceps de rotação, extração por vácuo, uso de eletrodos no escalpo fetal ou amostragem do sangue do escalpo fetal. O parto com fórceps baixo ou médio é considerado de risco moderado. Contudo, se houver um prolongamento do parto, com suspeita de demora para o parto vaginal, a cesariana deve ser realizada.

Na hemofilia A, os níveis do fator VIIIc da gravidez caem rapidamente, atingindo os níveis não gravídicos após o parto, sendo possível que haja hemorragia, e os níveis de fator VIII devem ser mantidos acima de 50 IU/dL por, pelo menos, 3 dias após o parto vaginal e por 5 dias após a cesariana [89]. A DDAVP pode ser usada, se necessário, nas mães lactantes já que não passa para o leite. Deve ser feita a punção venosa do cordão umbilical do recém-nascido, para determinação dos níveis do fator em todos os casos suspeitos ou conhecidos. As vacinas devem ser administradas por injeções subcutâneas e intramuscular e deve-se evitar a administração pelo calcanhar, até que os fatores de coagulação sejam conhecidos. Em tais casos, a profilaxia da vitamina K é administrada rotineiramente mais por via oral que por via intramuscular. Deve-se organizar um acompanhamento para a determinação e, se necessário, um tratamento em centro pediátrico de hemofilia.

As complicações são mais difíceis de resolver, quando ocorre um caso esporádico de hemofilia, de forma inesperada e com uma hemorragia intracerebral após o parto vaginal. Nesse contexto, é importante lembrar que, aproximadamente, um terço dos casos de hemofilia ocorre em razão de novas mutações. Nos casos esporádicos, a hemofilia na criança pode não ser considerada imediatamente, e o prolongamento leve do APTT (que ocorre nos indivíduos moderadamente afetados) pode ser interpretado como dentro dos limites normais para o recém-nascido. Em todos os casos de suspeita, devem-se realizar as análises do fator específico. O rastreamento para a luxação congênita do quadril deve ser realizado com cuidado, ou adiado até que se saibam os resultados dos níveis do fator. O início precoce da profilaxia após o parto ainda é controverso, e, em algumas áreas, as ultrassonografias cerebrais seriadas são usadas para o rastreamento de hemorragia intracerebral. As recomedações indicam a realização de tomografia computadorizada/ultrassonografia do crânio em neonatos com diagnóstico de hemofilia, que tiveram um parto traumático ou suspeita de hemorragia [89].

Hemofilia C

A hemofilia C é herdada como um traço autossômico recessivo e apresenta níveis reduzidos do FXIc. Esse distúrbio tem uma prevalência na população em geral de, aproximadamente, 1 em 1 milhão, mas ocorre com alta frequência nas populações judias asquenazes e iraquianas. São identificadas, pelo menos, 28 mutações conhecidas, mas, diferente das hemofilias A e B, o sangramento é mais difícil de ser previsto. Geralmente, o sangramento não se correlaciona bem com a atividade residual do FXI. A hemartrose e a hemorragia espontânea são raras. Em muitos indivíduos afetados, o sangramento ocorre após uma cirurgia ou trauma. Embora a deficiência possa prolongar o APTT, isto somente é detectado em indivíduos homozigotos. Portanto, em todos os casos de suspeita, deve-se realizar uma análise do FXIc. O diagnóstico pré-natal é geralmente difícil em razão do grande número de mutações associadas à deficiência do FXI, embora duas mutações sejam predominantes nos judeus asquenazes, facilitando o diagnóstico pré-natal [89].

Tratamento na gravidez

Existem vários estudos que mostram não haver alteração na mudança nos níveis do FXIc, na gestação em indivíduos normais [91,92], embora se observe em muitas uma redução gradual [93]. Recomenda-se que os níveis do fator sejam verificados na primeira consulta, com 28 semanas, com 34 semanas e antes de procedimentos invasivos [89]. Contudo, não há uma boa correlação entre os níveis do FXIc e a hemorragia, um monitoramento rigoroso dos níveis do FXIc pode ser de valor limitado. A hemorragia pós-parto ocorre em 20% dos homozigotos, mas a um sangramento excessivo pode ocorrer em heterozigotos. Os indivíduos com um nível do FXIc abaixo de 151 IU/dL têm uma possibilidade de 16-30% de apresentarem um sangramento excessivo durante o parto [92,94] e devem receber tratamento profilático com concentrado do fator no começo do parto ou antes do parto planejado, a menos que tenham um histórico de cirurgia maior sem profilaxia [89]. Os produtos devem estar disponíveis, mesmo quando não foi indicado um suporte hemostático específico. Quando a terapia é necessária, o uso diário do concentrado de FXI é justificado, com o objetivo de alcançar um nível do FXIc não maior que 70 IU/dL (pois, os níveis acima de 100 IU/dL foram associados à trombose [95,96]). Quando existe história de trombose ou aterosclerose, o concentrado de FXI pode não ser aconselhável, e o suporte com FFP com inativação viral é uma alternativa. Quando não há história de sangramento, o ácido tranexâmico pode ser usado para profilaxia no parto [91], mas o risco de trombose deve ser observado, pois a fibrinólise está alterada na gravidez. O uso da anestesia regional é controverso e deve ser evitado em vários casos ou naqueles com um histórico de hemorragia significativa [89]. Assim como com qualquer outra hemofilia, a possibilidade da trasmissão fetal deve ser considerada, quando é feito o planejamento da monitoração fetal, do uso de vácuo extrator e de fórceps no parto, embora a hemorragia neonatal seja rara. Os níveis do FXI podem estar baixos no período neonatal, e a exclusão da doença no bebê pode não ser possível imediatamente após o parto.

Doença de von Willebrand

O vWF promove a adesão das plaquetas no subendotélio, nos locais onde ocorre lesão do vaso, enquanto a ligação do fator VIII ao vWF no plasma protege contra a degradação do fator VIII. A vWD resulta de um defeito quantitativo ou qualitativo no vWF e é o distúrbio hemorrágico hereditário mais comum, com uma frequência estimada em, aproximadamente, 1% em muitas populações [97,98]. Há três tipos principais de vDW: o tipo 1 é o mais comum e resulta de uma deficiência parcial do vWF e, geralmente, é leve; o tipo 2 resulta de um defeito funcional do vWF (com quatro variantes reconhecidas); e o tipo 3 é mais grave, resulta de uma ausência virtual do vWF e com um efeito significativo sobre os níveis do fator VIIIc [99].

A redução do vWF provoca um defeito na homeostase primária, levando à menorragia, hematomas, epistaxe, hemorragia pós-parto e hemorragia após a extração dental. Na vWD grave, a associação à redução do fator VIII circulante, a apresentação é de um fenótipo da hemofilia A de leve a moderado. Em todos os casos com suspeita, o APTT, antígeno do vWF e atividade, e níveis do fator VIIIc devem ser avaliados. O vWF/fator VIII pode estar aumentado na resposta de fase aguda e na gravidez [93], e o diagnóstico da doença leve pode ser difícil. Na forma mais leve e comum da vWD, ocorre uma resposta dos níveis sanguíneos do vWF a uma infusão da vasopressina análoga da DDAVP [86,100]. Nos indivíduos que não respondem à DDAVP, o tratamento com concentrados do fator derivado do plasma (que contém fator VIII e vWF) é necessário. Embora os agentes antifibrinolíticos devam ser evitados na gravidez, o ácido tranexâmico pode ser útil junto com outra terapia, particularmente na hemorragia pós-parto e tem sido usado para controlar, ou prevenir a hemorragia no parto ou/próxima ao dia do parto sem efeitos maternos ou fetais aparentes [87].

Tratamento

Todas as mulheres com vWD, que estão planejando engravidar, devem ser aconselhadas sobre o risco de hemorragia e devem ser encaminhadas para aconselhamento genético, para informações sobre herança genética da vWD e sobre o acompanhamento do recém-nascido após o parto [99]. Todas as mulheres afetadas devem ter facilidade para um acesso rápido em um centro de tratamento de hemofilia especializado durante a gravidez. Se o feto apresentar risco de vWD grave (normalmente, tipo 3), pode ser necessário um diagnóstico pré-natal, através da identificação da mutação ou pela análise dos polimorfismos de comprimento de fragmentos de restrição. Embora os níveis do vWF aumentem com a gestação, é importante fazer a avaliação do vWF (atividade e antígeno) e dos níveis do fator VIIIc entre 34 e 36 semanas de gestação, em todas as mulheres com a vWD, para confirmar se ocorreu o aumento suficiente dos níveis para permitir que o trabalho de parto e o parto ocorram sem a necessidade de DDAVP ou produtos sanguíneos [99].

Nos indivíduos com a vWD de leve à moderada, os níveis de vWF começam a aumentar a partir de 6-10 semanas de gestação, com um aumento de três a quatro vezes no terceiro trimestre [92,101]. Com isto é desnecessário realizar a terapia pré-natal na maioria dos casos. As complicações no começo da gravidez (especialmente quando a atividade do vWF está abaixo de 50 IU/dL) podem requerer tratamento específico para melhorar os níveis de vWF. A DDAVP tem sido usada durante a gravidez, mas devem-se evitar a administração repetida e o uso, quando há evidência de pré-eclâmpsia [89]. Nos casos mais graves de vWD, é improvável que ocorra um aumento no vWF na gestação [101,102], e a terapia com o fator pode ser necessária para profilaxia durante as intervenções, ou se houver sangramento espontâneo. Na vWD tipo 2b, pode haver agravamento ou aparecimento de trombocitopenia durante a gravidez, em razão do aumento da agregação plaquetária [103]. Consequentemente, o monitoramento das plaquetas pode ser aconselhável nesse grupo, embora o tratamento, geralmente, não seja necessário [104]. A atividade do vWF/fator VIII com nível acima de 50 IU/dL é considerada segura para os partos vaginal e cesariana [89].

Após o parto, os níveis de vWF retornam rapidamente aos níveis pré-gravídicos. Consequentemente, a vWD está associada a um risco duas a quatro vezes maior de hemorragias pós-parto primária e secundária [87,105]. Na maioria dos casos leves de vWD leves, não é necessário fazer uma terapia profilática para o parto vaginal, embora possa ser necessário (especialmente na vWD tipo 2) para a episiotomia ou se ocorrer laceração perineal. Mesmo na doença leve, a anestesia peridural não deve ser considerada fácil, em razão do risco de hematoma espinhal. Em todos os casos, antes da anestesia epidural deve ser verificado se a atividade do vWF se encontra acima de 50 IU/dL [89]. Assim como com a hemofilia A leve, o uso de DDAVP pode ser antes da cesariana, quando é conhecida a boa resposta da paciente. A hemorragia pós-parto secundária tardia pode ser de 15-20 vezes mais comum nas gestantes com vWD do que nas mulheres normais [99] e mesmo na vWD leve, decorrente da queda no vWF após o parto, e o planejamento da alta das mulheres sintomáticas deve levar em conta a possibilidade de uma hemorragia pós-parto secundária tardia. Em particular, os níveis do vWF e fator VIIIc devem ser monitorados nos primeiros dias após o parto e mantidos acima de 50 IU/dL por 3-5 dias. Após o parto, todas as mulheres devem ser aconselhadas sobre a possibilidade de ocorrer uma hemorragia pós-parto, e deve-se manter um contato próximo entre as mulheres afetadas e os prestadores de cuidados médicos durante todo o puerpério [99]. A vWD grave é mais frequentemente associada à hemorragia intraparto e pós-parto, que pode ocorrer apesar da profilaxia.

A anestesia peridural não é recomendada para doenças graves, mas se o nível do cofator da ristocetina do vWF (atividade do vWF) e o nível do fator VIIIc estiver acima de 50 IU/dL e os testes de coagulação estiverem normais, não há contraindicação absoluta para a anestesia regional [99]. Quando o feto apresenta o risco de apresentar a vWD, ou qualquer outro distúrbio hemorrágico, o parto deve ser realizado de forma a minimizar os riscos de traumatismo fetal. Em todos os casos suspeitos, o nível do vWF deve ser avaliado por punção venosa do cordão umbilical realizada em condiçoes assépticas. No entanto, não se pode excluir a doença mais leve.

> **Quadro 15.6 Resumo**
>
> - A maioria dos portadores de hemofilia leve ou não afetados e pacientes com a vWD têm uma resposta normal à gravidez. Contudo, é necessário que se mantenham a vigilância e um planejamento, quando ocorrerem complicações, sendo, às vezes, necessários exames invasivos principalmente no da gravidez.
> - Dada a possibilidade de transmissão fetal da herança de distúrbios hemorrágicos, o parto das mães afetadas ou portadoras deve ser pelo método menos traumático possível.

REFERÊNCIAS

1. Pena-Rosas J, Viteri F. Effects and safety of preventive oral iron or iron+folic acid supplementation for women during pregnancy. *Cochrane Database Syst Rev* 2009;(4):CD004736.
2. Ali S, Economides D. Folic acid supplementation. *Curr Opin Obstet Gynecol* 2000;12:507-512.
3. Hibbard E, Smithells R. Folic acid metabolism and human embryopathy. *Lancet* 1965;i:1254-1256.
4. Ray J, Blom H. Vitamin B12 insufficiency and the risk of fetal neural tube defects. *Q J Med* 2003;96:289-295.
5. Hindmarsh PC, Geary MP, Rodeck CH, Jackson MR, Kingdom JC. Effects of early maternal iron stores on placental weight and structure. *Lancet* 2000;356:719-723.
6. Pardo J, Peled Y, Bar J et al. Evaluation of low serum vitamin B(12) in the non-anaemic pregnant patient. *Hum Reprod* 2000;15:224-226.
7. van den Broek NR, Letsky EA, White SA, Shenkin A. Iron status in pregnant women: which measurements are valid. *Br J Haematol* 1998;103:817-824.
8. Andersson A, Hultberg B, Brattström L, Isaksson A. Decreased serum homocysteine in pregnancy. *Eur J Clin Chem Clin Biochem* 1992;30:377-379.
9. Qvist I, Abdulla M, Jägerstad M, Svensson S. Iron, zinc and folate status during pregnancy and two months after delivery. *Acta Obstet Gynecol Scand* 1986;65:15-22.
10. Commentary. Does folic acid harm people with vitamin B12 deficiency. *Q J Med* 1995;88:357-364.
11. Old J. Screening and genetic diagnosis of haemoglobinopathies. *Scand J Clin Lab Invest* 2007;67:71-86.
12. Chui D, Waye J. Hydrops fetalis caused by alpha-thalassaemia: an emerging health care problem. *Blood* 1998;91:2213-2222.
13. Aessopos A, Karabatsos F, Farmakis D et al. Pregnancy in patients with well-treated beta-thalassaemia: outcome for mothers and newborn infants. *Am J Obstet Gynecol* 1999;180:360-365.
14. Jensen C, Tuck S, Wonke B. Fertility in beta-thalassaemia major: a report of 16 pregnancies, preconceptual evaluation and a review of the literature. *Br J Obstet Gynaecol* 1995;102:625-629.
15. Mordel N, Birkenfeld A, Goldfarb AN, Rachmilewitz EA. Successful full-term pregnancy in homozygous beta-thalassaemia major: case report and review of the literature. *Obstet Gynecol* 1989;73:837-839.
16. Nassar AH, Usta IM, Rechdan JB, Koussa S, Inati A, Taher AT. Pregnancy in patients with beta thalassemia intermedia: outcomes of mothers and newborns. *Am J Hematol* 2006;81:499-502.
17. Sheiner E, Levy A, Yerushalmi R, Katz M. Beta-thalassaemia minor during pregnancy. *Obstet Gynecol* 2004;103:1273-1277.
18. Ryan K, Bain BJ, Worthington D et al. Significant haemoglobinopathies: guidelines for screening and diagnosis. *Br J Haematol* 2010;149:35-49.
19. American College of Obstetricians and Gynecologists. Haemoglobinopathies in pregnancy. ACOG Practice Bulletin No. 78. *Obstet Gynecol* 2007;109:229-237.
20. Leung WC, Leung KY, Lau ET, Tang MH, Chan V. Alpha-thalassaemia. *Semin Fetal Neonatal Med* 2008;13:215-222.
21. Hahn S, Zhong X, Holzgreve W. Recent progress in non-invasive prenatal diagnosis. *Semin Fetal Neonatal Med* 2008;13:57-62.
22. Rahimy MC, Gangbo A, Adjou R, Deguenon C, Goussanou S, Alihonou E. Effect of active prenatal management on pregnancy outcome in sickle cell disease in an African setting. *Blood* 2000;96:1685-1689.
23. Koshy M. Sickle cell disease and pregnancy. *Blood Rev* 1995;9:157-164.
24. Rees DC, Olujohungbe AD, Parker NE, Stephens AD, Telfer P, Wright J. Guidelines for the management of the acute painful crisis in sickle cell disease. *Br J Haematol* 2003;120:744-752.
25. Martí-Carvajal AJ, Peña-Martí GE, Comunián-Carrasco G, Martí-Peña AJ. Interventions for treating painful sickle cell crisis during pregnancy. *Cochrane Database Syst Rev* 2009;(1):CD006786.
26. Mahomed K. Prophylactic versus selective blood transfusion for sickle cell anaemia during pregnancy. *Cochrane Database Syst Rev* 2006;(3):CD000040.
27. Urbaniak S, Greiss M. RhD haemolytic disease of the fetus and the newborn. *Blood Rev* 2000;14:44-61.
28. Roberts IA. The changing face of haemolytic disease of the newborn. *Early Hum Dev* 2008;84:515-523.
29. British Committee for Standards in Haematology, Blood Transfusion Task Force. Guidelines for blood grouping and red cell antibody testing during pregnancy. *Transfus Med* 1996;6:71-74.
30. Working Party of the British Committee for Standards in Haematology, Transfusion Taskforce. *Guidelines for the Esti-mation of Fetomaternal Haemorrhage*. London: British Society for Haematology, 2009. Available at: www.bcshguidelines.com/documents/BCSH_FMH_bcsh_sept2009.pdf
31. British Committee for Standards in Haematology. *Guidelines for the Use of Prophylactic Anti-D Immunoglobulin*. London: British Society for Haematology, 2006. Available at: www.bcshguidelines.com/documents/Anti-D_bcsh_07062006.pdf
32. Lo Y, Bowell PJ, Selinger M et al. Prenatal determination of fetal rhesus D status by DNA amplification of peripheral blood of rhesus-negative mothers. *Ann NY Acad Sci* 1994;731:229-236.
33. van der Schoot C, Hahn S, Chitty LS. Non-invasive prenatal diagnosis and determination of fetal Rh status. *Semin Fetal Neonatal Med* 2008;13:63-68.

34. Moise KJ Jr. The usefulness of middle cerebral artery Doppler assessment in the treatment of the fetus at risk for anemia. *Am J Obstet Gynecol* 2008;198:161.e1-4.
35. National Institute for Health and Clinical Excellence. *Pregnancy (Rhesus-negative Women): Routine Anti-D.* Technology appraisal TA156. London: NICE, 2008. Available at: http://guidance.nice.org.uk/TA156
36. Royal College of Obstetricians and Gynaecologists. *The Use of Anti-D Immunoglobulin for Rhesus D Prophylaxis.* Green-top Guideline No. 22, 2011. Available at: www.rcog.org.uk/files/rcog-corp/GTG22AntiD.pdf
37. Bowman J. Thirty-five years of Rh prophylaxis. *Transfusion* 2003;43:1661-1666.
38. MacKenzie IZ, Bowell P, Gregory H, Pratt G, Guest C, Entwistle CC. Routine antenatal Rhesus D immunoglobulin prophylaxis: the results of a prospective 10 year study. *Br J Obstet Gynaecol* 1999;106:492-497.
39. Daniels G, Poole J, de Silva M, Callaghan T, MacLennan S, Smith N. The clinical significance of blood group antibodies. *Transfus Med* 2002;12:287-295.
40. British Committee for Standards in Haematology General Haematology Task Force. Guidelines for the investigation and management of idiopathic thrombocytopenic purpura in adults, children and in pregnancy. *Br J Haematol* 2003;120:574-596.
41. Arnold D, Dentali F, Crowther MA *et al.* Systematic review: efficacy and safety of rituximab for adults with idiopathic thrombocytopenic purpura. *Ann Intern Med* 2007;146:25-33.
42. Klink DT, van Elburg RM, Schreurs MW, van Well GT. Rituximab administration in third trimester of pregnancy suppresses neonatal B-cell development. *Clin Dev Immunol* 2008;2008:271363.
43. Franchini M, Zaffanello M, Veneri D. Advances in the pathogenesis, diagnosis and treatment of thrombotic thrombocytopenic purpura and hemolytic uremic syndrome. *Thromb Res* 2006;118:177-184.
44. George JN. The association of pregnancy with thrombotic thrombocytopenic purpura/hemolytic uremic syndrome. *Curr Opin Hematol* 2003;10:339-344.
45. Esplin M, Branch D. Diagnosis and management of thrombotic microangiopathies during pregnancy. *Clin Obstet Gynecol* 1999;42:360-367.
46. Veyradier A, Meyer D. Thrombotic thrombocytopenic purpura and its diagnosis. *J Thromb Haemost* 2005;3:2420-2427.
47. Stella CL, Dacus J, Guzman E *et al.* The diagnostic dilemma of thrombotic thrombocytopenic purpura/hemolytic uremic syndrome in the obstetric triage and emergency department: lessons from 4 tertiary hospitals. *Am J Obstet Gynecol* 2009;200:381-384.
48. Martin JN Jr, Bailey AP, Rehberg JF, Owens MT, Keiser SD, May WL. Thrombotic thrombocytopenic purpura in 166 pregnancies: 1955-2006. *Am J Obstet Gynecol* 2008;199:98-104.
49. Gerth J, Schleussner E, Kentouche K, Busch M, Seifert M, Wolf G. Pregnancy-associated thrombotic thrombocytopenic purpura. *Thromb Haemost* 2009;101:248-251.
50. Scully M, Starke R, Lee R, Mackie I, Machin S, Cohen H. Successful management of pregnancy in women with a history of thrombotic thrombocytopaenic purpura. *Blood Coagul Fibrinolysis* 2006;17:459-463.
51. Taylor CM, Machin S, Wigmore SJ, Goodship TH. Clinical practice guidelines for the management of atypical haemolytic uraemic syndrome in the United Kingdom. *Br J Haematol* 2009;148:37-47.
52. Scully MA, Machin SJ. Berend Houwen Memorial Lecture: ISLH Las Vegas May 2009: the pathogenesis and management of thrombotic microangiopathies. *Int J Lab Hematol* 2009;31:268-276.
53. Blanco-Molina A, Trujillo-Santos J, Criado J *et al.* Venous thromboembolism during pregnancy or postpartum: findings from the RIETE Registry. *Thromb Haemost* 2007;97:186-190.
54. Centre for Maternal and Child Enquiries. *Saving Mothers' Lives: Reviewing Maternal Deaths to Make Motherhood Safer, 2003-2005. The Seventh Report of the Confidential Enquiries into Maternal Deaths in the United Kingdom.* London: CMACE, 2007. Available at: www.cmace.org.uk/getattachment/26dae364-1fc9-4a29-a6cb-afb3f251f8f7/Saving-Mothers'-Lives-2003-2005-(Full-report).aspx
55. Confidential Enquiry into Maternal and Child Health. *Still-birth, Neonatal and Post-neonatal Mortality 2000-2003. England, Wales and Northern Ireland.* London: CEMACH, 2005. Available at: www.cmace.org.uk/getattachment/f0dc4ef6-71e9-4ec2-8221-f118522b5f3c/Stillbirth,-Neonatal-and-Perinatal-Mortality-2000-.aspx
56. Ray J, Chan W. Deep vein thrombosis during pregnancy and the puerperium: a meta-analysis of the period of risk and the leg of presentation. *Obstet Gynecol Surv* 1999;54:265-271.
57. Chan W, Spencer F, Ginsberg J. Anatomical distribution of deep vein thrombosis in pregnancy. *Can Med Assoc J* 2010;182:641.
58. Clark P, Brennand J, Conkie JA, McCall F, Greer IA, Walker ID. Activated protein C sensitivity, protein C, protein S and coagulation in normal pregnancy. *Thromb Haemost* 1998;79:1166-1170.
59. Greer I, Thomson A. Management of venous thromboembolism in pregnancy. *Best Pract Res Clin Obstet Gynaecol* 2001;15:583-603.
60. McColl M, Ramsay J, Tait R. Risk factors for pregnancy-associated venous thromboembolism. *Thromb Haemost* 1997;78:1183-1188.
61. Bates SM, Greer IA, Hirsh J, Ginsberg JS. Use of antithrombotic agents during pregnancy: the Seventh ACCP Conference on Antithrombotic and Thrombolytic Therapy. *Chest* 2004;163:627S-644S.
62. Cohen D, Berger SP, Steup-Beekman GM, Bloemenkamp KW, Bajema IM. Diagnosis and management of the antiphospholipid syndrome. *BMJ* 2010;340:c2541.
63. Rai R, Cohen H, Dave M, Regan L. Randomised controlled trial of aspirin and aspirin plus heparin in pregnant women with recurrent miscarriage associated with phospholipid antibodies (or antiphospholipid antibodies). *BMJ* 1997;314:253-257.
64. Royal College of Obstetricians and Gynaecologists. *The Investigation and Treatment of Women with Recurrent Miscarriage.* Green-top Guideline No. 17, 2003. Available at: www.rcog.org.uk/files/rcog-corp/uploaded-files/GT17RecurrentMiscarriage2003.pdf
65. Kujovich J. Thrombophilia and pregnancy complications. *Am J Obstet Gynecol* 2004;191:412-424.
66. Rodger M, Paidas M, McLintock C *et al.* Inherited thrombophilia and pregnancy complications revisited. *Obstet Gynecol* 2008;112:320-324.
67. Rodger M, Betancourt MT, Clark P *et al.* The association of factor V Leiden and prothrombin gene mutation and placenta-mediated pregnancy complications: a systematic review and meta-analysis of prospective cohort studies. *PLoS Med* 2010;7:e1000292.

68. Bates SM, Greer IA, Pabinger I, Sofaer S, Hirsh J. Venous thromboembolism, thrombophilia, antithrombotic therapy, and pregnancy: American College of Chest Physicians Evidence-Based Clinical Practice Guidelines (8th Edition). *Chest* 2008;133(6 Suppl):844S-886S.
69. Walker M, Ferguson S, Allen V. Heparin for pregnant women with acquired or inherited thrombophilias. *Cochrane Database Syst Rev* 2003;(2):CD003580.
70. Younis JS, Ohel G, Brenner B, Haddad S, Lanir N, Ben-Ami M. The effect of thromboprophylaxis on pregnancy outcome in patients with recurrent pregnancy loss associated with factor V Leiden mutation. *BJOG* 2000;107:415-419.
71. De Stefano V, Martinelli I, Rossi E et al. The risk of recurrent venous thromboembolism in pregnancy and puerperium without antithrombotic prophylaxis. *Br J Haematol* 2006;135:386-391.
72. Royal College of Obstetricians and Gynaecologists. *Reducing the Risk of Thrombosis and Embolism During Pregnancy and the Puerperium*. Green-top Guideline No. 37a, 2009. Available at: www.rcog.org.uk/files/rcog-corp/GTG37aReducingRiskThrombosis.pdf
73. Royal College of Obstetricians and Gynaecologists. *The Acute Management of Thrombosis and Embolism During Pregnancy and the Puerperium*. Green-top Guideline No. 37b, 2007. Available at: www.rcog.org.uk/files/rcog-corp/GTG37b1022011.pdf
74. Francalanci I, Comeglio P, Alessandrello Liotta A et al. D-dimer plasma levels during normal pregnancy measured by specific ELISA. *Int J Clin Lab Res* 1997;27:65-67.
75. Kovac M, Mikovic Z, Rakicevic L et al. The use of D-dimer with new cutoff can be useful in diagnosis of venous thromboembolism in pregnancy. *Eur J Obstet Gynecol Reprod Biol* 2010;148:27-30.
76. British Thoracic Society Standards of Care Committee Pulmonary Embolism Guideline Development Group. British Thoracic Society guidelines for the management of suspected acute pulmonary embolism. *Thorax* 2003;58:470-484.
77. Ridge CA, McDermott S, Freyne BJ, Brennan DJ, Collins CD, Skehan SJ. Pulmonary embolism in pregnancy: comparison of pulmonary CT angiography and lung scintigraphy. *AJR Am J Roentgenol* 2009;193:1223-1227.
78. Cook J, Kyriou J. Radiation from CT and perfusion scanning in pregnancy. *BMJ* 2005;331:350.
79. Rodie VA, Thomson AJ, Stewart FM, Quinn AJ, Walker ID, Greer IA. Low molecular weight heparin for the treatment of venous thromboembolism in pregnancy: case series. *BJOG* 2002;109:1020-1024.
80. Chan W, Anand S, Ginsberg J. Anticoagulation of pregnant women with mechanical heart valves: a systematic review of the literature. *Arch Intern Med* 2000;160:191-196.
81. Schaefer C, Hannemann D, Meister R et al. Vitamin K antagonists and pregnancy outcome. A multi-centre prospective study. *Thromb Haemost* 2006;95:949-957.
82. Greer I, Nelson-Piercy C. Low-molecular weight heparins for thromboprophylaxis and treatment of venous thromboembolism in pregnancy: a systematic review of safety and efficacy. *Blood* 2005;106:401-407.
83. Magnani H. An analysis of clinical outcomes of 91 pregnancies in 83 women treated with danaparoid. *Thromb Res* 2010;125:297-302.
84. Warkentin TE, Greinacher A, Koster A, Lincoff AM. Treatment and prevention of heparin induced thrombocytopenia: American College of Chest Physicians Evidence-Based Clinical Practice Guidelines (8th Edition). *Chest* 2008;133(6 Suppl):340S-380S.
85. Kadir R, Chi C, Bolton-Maggs P. Pregnancy and rare bleeding disorders. *Haemophilia* 2009;15:990-1005.
86. Mannucci P. Desmopressin: a nontransfusional form of treatment for congenital and acquired bleeding disorders. *Blood* 1998;72:1449-1455.
87. Kujovich J. von Willebrand disease and pregnancy. *J Thromb Haemost* 2005;3:246-253.
88. Chi C, Hyett JA, Finning KM, Lee CA, Kadir RA. Non-invasive first trimester determination of fetal gender: a new approach for prenatal diagnosis of haemophilia. *BJOG* 2006;113:239-242.
89. Lee CA, Chi C, Pavord SR et al. The obstetric and gynaecological management of women with inherited bleeding disorders: review with guidelines produced by a taskforce of UK Haemophilia Centre Doctors' Organization. *Haemophilia* 2006;12:301-306.
90. Madan B, Street A. What is the optimal mode of delivery for the haemophilia carrier expecting an affected infant: vaginal delivery or caesarean delivery? *Haemophilia* 2010;16:425-426.
91. Chi C, Kulkarni A, Lee CA, Kadir RA. The obstetric experience of women with factor XI deficiency. *Acta Obstet Gynecol Scand* 2009;88:1095-1100.
92. Kadir RA, Lee CA, Sabin CA, Pollard D, Economides DL. Pregnancy in women with von Willebrand's disease or factor XI deficiency. *Br J Obstet Gynaecol* 1998;105:314-321.
93. Clark P. Changes in haemostasis variables in pregnancy. *Semin Vasc Med* 2003;3:13-24.
94. Salomon O, Steinberg DM, Tamarin I, Zivelin A, Seligsohn U. Plasma replacement therapy during labor is not mandatory for women with severe factor XI deficiency. *Blood Coagul Fibrinolysis* 2005;16:37-41.
95. Bolton-Maggs PH, Colvin BT, Satchi BT, Lee CA, Lucas GS. Thrombogenic potential of factor XI concentrate. *Lancet* 1994;344:748-749.
96. Collins PW, Goldman E, Lilley K, Pasi KJ, Lee CA. Clinical experience of factor XI deficiency: the role of fresh frozen plasma and factor XI concentrate. *Haemophilia* 1995;1:227-231.
97. Rodeghiero F, Castaman G, Dini E. Epidemiological investigation of the prevalence of von Willebrand's disease. *Blood* 1997;69:454-459.
98. Werner EJ, Broxson EH, Tucker EL, Giroux DS, Shults J, Abshire TC. Prevalence of von Willebrand disease in children: a multiethnic study. *J Pediatr* 1993;123:893-898.
99. Nichols W, Hultin MB, James AH et al. von Willebrand disease (VWD): evidence-based diagnosis and management guidelines, the National Heart, Lung, and Blood Institute (NHLBI) Expert Panel report (USA). *Haemophilia* 2008;14:171-232.
100. Castaman G, Tosetto A, Rodeghiero F. Pregnancy and delivery in women with von Willebrand's disease and different von Willebrand factor mutations. *Haematologica* 2010;95:963-969.
101. Conti M, Mari D, Conti E, Muggiasca ML, Mannucci PM. Pregnancy in women with different types of von Willebrand disease. *Obstet Gynecol* 1986;68:282-285.
102. Greer IA, Lowe GD, Walker JJ, Forbes CD. Haemorrhagic problems in obstetrics and gynaecology in patients with congenital coagulopathies. *Br J Obstet Gynaecol* 1991;98:909-918.
103. Rick ME, Williams SB, Sacher RA, McKeown LP. Thrombocytopenia associated with pregnancy in a patient with type IIB von Willebrand's disease. *Blood* 1987;69:786-789.

104. Pasi K, Collins PW, Keeling DM *et al.* Management of von Willebrand disease: a guideline from the UK Haemophilia Centre Doctors' Organization. *Haemophilia* 2004;10:218-231.
105. Kouides P. Current understanding of von Willebrand's disease in women: some answers, more questions. *Haemophilia* 2006;12(Suppl 3):43-51.
106. Lindqvist P, Dahlback B, Marsal K. Thrombotic risk during pregnancy: a population study. *Obstet Gynecol* 1999;94:595-599.
107. Jacobsen A, Skjeldestad F, Sandset P. Ante- and postnatal risk factors of venous thrombosis: a hospital-based case-control study. *J Thromb Haemost* 2008;6:905-912.
108. James AH, Jamison MG, Brancazio LR, Myers ER. Venous thromboembolism during pregnancy and the postpartum period: incidence, risk factors, and mortality. *Am J Obstet Gynecol* 2006;194:1311-1315.
109. Knight M. Antenatal pulmonary embolism: risk factors, management and outcomes. *BJOG* 2008;115:453-461.
110. Robertson L, Wu O, Langhorne P *et al.* Thrombophilia in pregnancy: a systematic review. *Br J Haematol* 2006;132:171-196.
111. Ginsberg JS, Hirsh J, Rainbow AJ, Coates G. Risks to the fetus of radiological procedures used in the diagnosis of maternal venous thromboembolic disease. *Thromb Haemost* 1989;61:189-196.
112. Winer-Muram HT, Boone JM, Brown HL, Jennings SG, Mabie WC, Lombardo GT. Pulmonary embolism in pregnant patients: fetal radiation dose with helical CT. *Radiology* 2002;224:487-492.

Capítulo 16

Distúrbios Médicos Diversos

Andrew McCarthy
Imperial College Healthcare, London, UK

O *Confidential Enquiry into Maternal and Child Health* [1] é citado no Capítulo 32. No último relatório, abrangendo os anos de 2003-2005, os índices de mortalidade materna por causas indiretas permaneceram estáveis em comparação aos anos anteriores. A morte materna ocorreu, muitas vezes, em mulheres vulneráveis que não tiveram acesso a cuidados de saúde, e ênfase é dada para que seja assegurado esse acesso aos membros mais vulneráveis da sociedade, possibilitando uma assistência à saúde adequada.

A maioria das condições médicas nessa faixa etária não resulta em uma morbidade grave, embora muitas pacientes possam apresentar complicações (p. ex., epilepsia, asma e enxaqueca). É importante que as mulheres sejam aconselhadas de forma adequada antes da gravidez sobre o possível impacto da sua condição médica e possam engravidar com orientações seguras sobre as medicações usadas de forma rotineira ou sobre a mudança do tratamento quando necessário no primeiro trimestre. O acesso aos cuidados especializados pode ser necessário, quando engravidarem e precisa estar disponibilizado. O comprometimento com o uso efetivo do tratamento em algumas condições crônicas é muito importante, e estas questões devem ser esclarecidas antes da gravidez, por exemplo, anticoagulação para pacientes de alto risco ou sobre o risco de dano renal para o feto com o uso de inibidores da enzima conversora de angiotensina (ACE)*. A importância do aconselhamento preconcepcional foi enfatizada no último *Confidential Enquiry*.

Vários distúrbios médicos podem complicar a saúde da mãe durante a gravidez e puerpério. Eles podem ser classificados como incidentais na gravidez e nenhuma exacerbação é esperada, em razão da gravidez, e aqueles que são claramente propensos à exacerbação decorrente da gravidez. Estes causam muita preocupação para os obstetras, mas algumas complicações incidentais podem causar uma morbidade e requerem um tratamento cuidadoso e organizado, e não existem protocolos de tratamento bem-definidos para essas condições.

CONSIDERAÇÕES GERAIS

A idade média para engravidar aumentou de forma gradual nos últimos anos. Esta situação aumenta o risco de complicações na gravidez associada a condições médicas simultâneas e aumenta o risco de causar um prejuízo à saúde da mulher. No Reino Unido, os relatórios do triênio 2003-2005 mostraram que 3,2% dos partos ocorreram em mulheres com 40 anos ou mais, e 2,9% das mulheres apresentavam um índice de massa corporal (BMI) acima de 40. Em algumas unidades, 6% das mulheres tinham 40 anos ou mais. Isto reflete uma mudança maior, com aumento do risco de morbidade por causa de distúrbios médicos, e pode ser um fator contributivo para as mortes indiretas no relatório da mortalidade materna trienal. O número de partos em mulheres que nasceram fora do Reino Unido também continua a crescer, contribuindo para o aumento da morbidade.

O tratamento da mulher com distúrbios médicos é mais bem realizado nas clínicas com obstetras e médicos clínicos e parteiras disponíveis. Quando os problemas surgem, essas clínicas permitem o manejo ambulatorial, mais conveniente para a paciente, e facilitam a comunicação entre as equipes de médicos. Representam um ponto de referência para a mulher, que pode fazer contato no começo da gravidez, quando são necessárias mudanças no tratamento; ou no final da gestação, se houver problemas. É necessário que haja uma boa comunicação entre os diferentes especialistas envolvidos nos cuidados de uma mulher, e é necessário que haja uma boa comunicação entre as unidades de maternidade para que as mulheres com complicações sejam tratadas nos centros com todos os especialistas necessários. Dentro das unidades, é importante considerar a forma de comunicação entre os especialistas, que pode ser através de uma reunião multidisciplinar formal para discussão dos casos de risco. O papel da parteira e dos auxilia-

---

*N. da RT.: ACE é contraindicado na gravidez e causa insuficiência renal.

res é muito importante para assegurar que as mulheres se sintam confortáveis no contato com os serviços, e para assegurar que sejam identificadas questões como o abuso doméstico (ver o Capítulo 61).

DISTÚRBIOS RESPIRATÓRIOS

As mulheres com distúrbios respiratórios requerem uma avaliação cuidadosa no pré-natal. Para muitos, isto significa a opinião de um médico especialista em obstetrícia, para outros, deveria ser encaminhado a um pneumologista. A realização de exames da função pulmonar pode ser necessária em mulheres com risco de comprometimento respiratório. Deve-se fazer a exclusão de doença vascular pulmonar associada por ecocardiografia nos casos de risco (ver o Capítulo 12 para mais informações). A opinião de um anestesista antes do terceiro trimestre é valiosa, incluindo para as mulheres que apresentam um possível comprometimento respiratório decorrente de problemas musculoesqueléticos. As condições musculoesqueléticas podem ser um fator de complicação para a anestesia regional, e o encaminhamento deve ocorrer com antecedência suficiente para permitir que sejam feitas imagens da coluna vertebral, se necessário.

A dispneia pode ser um dos sintomas mais difíceis de ser interpretado na gravidez. Algum grau de dispneia ocorre no decurso da gravidez normal, mas pode ser uma manifestação de complicações graves e com risco de vida, como o tromboembolismo, cardiopatia, ou piora da doença respiratória. As pacientes devem receber uma cuidadosa avaliação clínica através de história e de exames complementares. A saturação de oxigênio, gases sanguíneos e radiografia de tórax podem ajudar na diferenciação entre a dispneia fisiológica e uma doença grave. Deve-se buscar a opinião de médicos experientes, se houver suspeita de patologia subjacente e quando ocorrem internações recorrentes.

> **Quadro 16.1 Resumo**
>
> As mulheres com internações recorrentes têm sido identificadas nas pesquisas de mortalidade materna como um grupo de risco. A reinternação com a mesma queixa necessita de uma reavaliação do diagnóstico primário, adequação do tratamento e a necessidade da revisão de um médico mais experiente ou de um especialista.

O tratamento do comprometimento respiratório agudo pode ser necessário no parto. Enquanto as alterações fisiológicas da gravidez não exigem alterações respiratórias, mas, na presença da patologia, o impacto negativo da gravidez, incluindo a limitação do diafragma, pode exigir o planejamento do parto como parte do tratamento para garantir a recuperação. Em algumas circunstâncias, a cesariana pode ser obrigatória, sendo necessária a presença de um obstetra, de um médico clínico e de um anestesista experiente. Essas pacientes podem precisar de uma anestesia geral e tratamento intensivo após o parto.

Asma

A doença respiratória mais comum é a asma, afetando, aproximadamente, 4% de todas as mulheres grávidas, e a morte materna decorrente da asma ainda ocorre ocasionalmente [1]. A maioria das mulheres com asma não apresenta nenhum efeito adverso durante a gravidez. Deve ser feito o aconselhamento sobre o uso de medicamentos na gravidez e sobre a segurança das medicações comumente usadas para controlar a asma. As gestantes devem ser informadas sobre o risco da exacerbação das crises de asma e da importância do tratamento da exacerbação com medicação, como esteroide. Geralmente, um curto curso de terapia esteroide oral consegue controlar os sintomas, quando os inaladores convencionais falharam. Como essas mulheres podem ser admitidas diretamente nas salas de parto, é importante que os protocolos para o tratamento da crise de asma aguda estejam disponíveis [2], assim como a supervisão por um médico. O ideal é conseguir o controle das crises de asma no terceiro trimestre antes do parto, sendo necessárias várias visitas, quando o controle é difícil para assegurar aumentos graduais no tratamento. As exacerbações agudas são raras no parto.

Pneumonia

A pneumonia pode ser uma doença com risco de vida para as mulheres em idade fértil [1], embora a incidência na gravidez seja semelhante à da população não grávida [3]. A tosse produtiva e a dor pleurítica são as queixas mais comuns além da dispneia. A pneumonia aguda deve ser tratada por médicos experientes; o exame por imagem é importante nos cuidados da paciente e não deve ser evitado. Em uma série de pacientes, 24% apresentavam asma associada, por isso, o histórico da doença respiratória sempre deve ser analisado. A maioria dos antibióticos é segura para as gestantes (as tetraciclinas são contraindicadas), e é importante para o tratamento potente da infecção, sem constrangimento, em razão da preocupação com o uso da medicação. O uso de aminoglicosídeo deve ser levado em conta em casos mais graves, associados ao do tratamento de primeira linha [3]. Os objetivos do tratamento incluem evitar o agravamento do quadro respiratório até um estágio, onde seja necessária a realização do parto, que nessas condições será de alto risco. Também é importante prevenir as infecções subjacentes que podem progredir para a síndrome séptica associada à instabilidade hemodinâmica. A preparação para a anestesia é necessária desde a fase inicial, onde o parto pode ter que ser levado em consideração. Efeitos adversos têm sido relatados na gravidez, especialmente o alto risco de parto prematuro e descolamento prematuro de placenta [3].

A pneumonia por varicela é uma causa de especial preocupação na gravidez. Aparece tipicamente alguns dias após o início da erupção [3] e é mais provável de aparecer no terceiro trimestre. O manejo das mulheres com varicela primária e com sintomas respiratórios deve ser agressivo. Pode ocorrer em associação à encefalite e hepatite, sendo necessário internação imediata para fazer o tratamento intravenoso com aciclovir. Aparentemente o aciclovir não apresenta efeitos adversos para o feto, e a incidência de casos fatais apresentou uma redução acentuada com tratamento com aciclovir.

Tuberculose

A tuberculose pode-se apresentar pela primeira vez durante a gravidez. O índice de suspeita deve ser alto, quando ocorrem sintomas de tosse, mal-estar ou perda de peso em grupos de alto risco. O diagnóstico na gravidez apresenta uma dificuldade diagnóstica, pois é mais difícil interpretar os sintomas não específicos, como o mal-estar. No Reino Unido, a população imigrante é a que apresenta maior risco, com as mulheres somalis e asiáticas, representando quase todos os casos [4]. No estudo de UKOSS [Sistema de Vigilância Obstétrica do Reino Unido], a média de permanência no Reino Unido era entre 4 e 5 anos na época do diagnóstico, e a idade gestacional mediana no diagnóstico era de 27 semanas. Isto está associado às crescentes complicações obstétricas, particularmente ao alto risco de parto prematuro e de restrição de crescimento intrauterino (IUGR). O retardo no diagnóstico é maior nos casos de doença extrapulmonar. A maioria das opções de tratamento parece ser segura, incluindo o etambutol, rifampicina, isoniazida com piridoxina e também pirazinamida. A estreptomicina apresenta risco de lesão do oitavo nervo e deve ser evitada. A doença extrapulmonar é tão comum quanto a doença pulmonar no Reino Unido [4]. No estudo do UKOSS, a coinfecção com HIV estava presente em uma minoria significativa, e a maioria tinha doença extrapulmonar.

Fibrose cística

Os homens com esta doença são geralmente inférteis, e as mulheres podem ser férteis e desejarem conceber. O diagnóstico pré-natal desta doença autossômica recessiva deve ser discutido antes da gravidez, e um planejamento deve ser feito. É também importante que tais mulheres tenham um tratamento planejado antes da concepção, levando em consideração os riscos específicos para a mãe. A doença pulmonar com hipoxemia, mau estado nutricional e hipertensão pulmonar é grave e pode tornar a gravidez desaconselhável. As preocupações adicionais são doença hepática, diabetes, e a capacidade da mulher após o parto para atender as exigências de um recém-nascido no contexto de expectativa de vida limitada (final dos 30 anos). Os testes de funções pulmonares, a ecocardiografia para excluir a hipertensão pulmonar e a gasometria arterial podem orientar a decisão sobre se a gravidez é aconselhável. As infecções torácicas requerem um tratamento pré-natal rápido e especializado, e os problemas associados, como o diabetes, também requerem atenção. É aconselhável que se tenha uma participação precoce da equipe de anestesia, e de preferência deve-se administrar a anestesia regional no trabalho de parto. A maioria das mulheres com fibrose cística apresenta um bom resultado gestacional [5,6], embora o *Confidential Enquiry* mais recente enfatize que a morte materna pode ocorrer apesar dos cuidados ideais [1]. Existem relatos de bons resultados da gestação após o transplante de pulmão em pacientes com fibrose cística, embora o risco da rejeição subsequente do transplante seja uma preocupação [7].

Insuficiência respiratória após o parto

A insuficiência respiratória pode surgir pela primeira vez no período pós-parto. O diagnóstico diferencial inclui síndrome da angústia respiratória do adulto, edema pulmonar decorrente da pré-eclâmpsia ou síndrome nefrótica, embolia de líquido amniótico, embolia pulmonar, infecção e colapso, e efeitos colaterais da tocólise. Em geral, o diagnóstico não é único, e os cuidados de suporte são necessários. Deve-se excluir a cardiopatia ou cardiomiopatia periparto não diagnosticada, e fazer a profilaxia de complicações tromboembólicas.

DOENÇAS NEUROLÓGICAS

Felizmente, as manifestações sérias das doenças neurológicas são raras na gravidez, embora a hemorragia cerebral represente uma causa significativa de morte materna. A epilepsia e a enxaqueca são casos mais comuns de morbidade, e a epilepsia contribui de forma significativa para a mortalidade materna [1]. As mortes por epilepsia são causadas diretamente pelas convulsões, e pode-se apresentar um fenômeno conhecido como "morte súbita na epilepsia". Essa doença é mal definida, geralmente não tem indícios e pode ocorrer distante de uma convulsão.

Epilepsia

O tratamento das mulheres em idade fértil que sofrem de epilepsia deve considerar a segurança e a adequação na gravidez. Os medicamentos antiepilépticos podem causar malformação congênita, e o risco aumenta, dependendo do medicamento usado, da dose e do número de medicamentos usados [8]. As maiores preocupações estão associadas ao uso do valproato de sódio, em relação ao risco de malformação congênita e subsequente desenvolvimento neurológico [9]. A avaliação pela ultrassonografia para rastreamento de anomalias precisa excluir as anormalidades específicas associadas à medicação, mas atinge os 100% de detecção. O uso diário de 5 mg de ácido fólico deve ser prescrito para prevenção da deficiência de folato para as gestantes que estão fazendo o tratamento com drogas anticonvulsivantes. Os níveis séricos dos medicamentos antiepilépticos estão sujeitos a muitas influências e, em geral, caem moderadamente durante a gravidez. As possíveis influências incluem volume plasmático aumentado, ligação às proteínas alterada e excreção. É importante conseguir um bom controle das convulsões para minimizar a morbidade materna, e as pacientes devem ser acompanhadas para garantir que os ajustes nas doses sejam feitos de forma adequada. As mulheres devem ser tratadas com a menor quantidade de medicamentos possível. O valproato de sódio é a maior preocupação no segundo e terceiro trimestres, por causa dos dados que sugerem um aumento das necessidades educacionais das crianças expostas *in utero* [9]. As doses dos medicamentos podem precisar de reajustes após o parto, quando foram feitas alterações durante o período pré-natal. Deve-se dar um aconselhamento específico às mulheres epiléticas em relação aos cuidados com o recém-nascido, como não dar banho sozinha, e as organizações de grupos de pacientes, muitas vezes, emitem folhetos informativos úteis.

> **Quadro 16.2 Resumo**
>
> A medicação anticonvulsiva deve ser revista antes da gravidez para assegurar o uso do menor número de medicamentos possíveis, com o menor risco para malformação congênita, mas mantendo o controle adequado das convulsões.

Enxaqueca

A enxaqueca é o problema mais comum na gravidez. As mulheres grávidas, geralmente, sofrem com dores de cabeça que podem ser resolvidas espontaneamente no segundo trimestre, e o histórico natural da enxaqueca na gravidez sugere uma redução da incidência durante os trimestres [10]. As estratégias empregadas para a enxaqueca durante a gravidez incluem baixa dose de aspirina, como profilaxia, paracetamol e codeína para alívio da dor durante a crise aguda, e propranolol, se a crise persistir, apesar dessas medidas. A enxaqueca focal pode surgir na gravidez, sendo necessária a avaliação de um especialista para excluir as causas subjacentes graves. As evidências disponíveis sugerem que os triptanos são seguros na gravidez e uma opção razoável para aquelas com uma enxaqueca persistente [11].

Os sintomas neurológicos transitórios focais podem surgir na gravidez e, geralmente, têm um curso benigno. Um estudo que avaliou mulheres que se apresentaram com uma primeira crise de disfasia, síndrome hemissensório e hemimotor encontrou uma baixa incidência de isquemia cerebral [12]. Na maioria dos casos, concluiu-se que foram casos de crises de enxaqueca, apesar da falta de uma história prévia. Subsequentemente, apenas 29% apresentaram recidiva de enxaqueca no acompanhamento, sugerindo que a gravidez pode baixar o limiar para uma crise de enxaqueca e resultar na apresentação de apresentar um único episódio.

Doença vascular cerebral

A hemorragia cerebral é uma grande causa da morbidade e mortalidade maternas [1]. Pode ocorrer em razão do controle inadequado da pressão arterial ou decorrente da vulnerabilidade circulatória. As queixas neurológicas durante a gravidez devem ser investigadas, assim como no estado não gravídico. Os acidentes vasculares encefálicos isquêmicos também aparecem na gravidez, sendo difícil determinar se há um aumento na incidência, refletindo as mudanças da coagulação na gravidez. A investigação de qualquer estado trombofílico subjacente pode ser importante, e a tromboprofilaxia deve ser indicada.

No último relatório do triênio sobre a mortalidade materna [1], 11 dos 22 casos de hemorragia intracraniana ocorreram em razão da hemorragia subaracnóidea. A maioria ocorreu no pré-natal, na segunda metade da gravidez, e alguns, no pós-natal. Um desses casos ocorreu durante o trabalho de parto, levantando a hipótese de que o trabalho de parto é um fator de risco potencial. Isto não está definido e, nesse caso, surgiu a partir de um grande aneurisma na artéria cerebral média. Não está definido na literatura se existe risco de ruptura durante o trabalho de parto, e as decisões sobre o modo do parto devem ser individualizadas e refletir os desejos do paciente e a paridade. A experiência com base nesse relatório sugere que os exames neurológicos devem ser realizados, e uma neuroimagem deve ser feita na presença de dores de cabeça graves e incapacitantes. Das 22 mulheres que morreram por hemorragia cerebral nesse relatório, nove tinham algum grau de hipertensão fora de controle. A pressão arterial pode ser mais difícil de ser controlada no pós-natal.

Uma análise dos fatores de risco e período da hemorragia intracraniana foi conduzida nos EUA [13]. A análise dessa população mostrou que a idade materna avançada, raça afro-americana, distúrbios hipertensivos, coagulopatia e abuso de medicamento estão associados a um risco aumentado de hemorragia cerebral. O mesmo estudo sugere que o período pós-parto é o período de maior risco e foi exacerbado com o aumento da idade materna. Nesse estudo, 20% das mulheres com hemorragia intracraniana morreram, embora aceito pelos autores, este valor pode estar subestimado em decorrência do delineamento do estudo. Quando os aneurismas cerebrais são detectados no período pré-natal, a decisão sobre o tratamento deve ser feita em conjunto entre os obstetras e neurocirurgiões, levando-se em consideração as questões da exposição à radiação e possível embolização [14].

> **Quadro 16.3 Resumo**
>
> A falha no controle da hipertensão pode resultar em hemorragia cerebral. As dores de cabeça graves e incapacitantes devem ser investigadas.

Trombose venosa cerebral

A trombose venosa cerebral pode ser mais comum na gravidez [15]. Apresenta-se com uma grave cefaleia, nessa situação deve-se solicitar a avaliação de um neurologista para determinar se a ressonância magnética é necessária.

Esse é o exame de escolha para fazer o diagnóstico. O tratamento envolve a anticoagulação, na maioria dos casos com heparinas de baixo peso molecular até que a estabilidade seja alcançada após o parto, quando a conversão para a varfarina pode ser considerada.

REUMATOLOGIA

Síndrome antifosfolipídio e lúpus eritematoso sistêmico

A evolução da gravidez pode ser complicada pelo lúpus eritematoso sistêmico (SLE), mas, em geral, o resultado é bom. O resultado é significativamente melhor quando a gravidez ocorre na fase quiescente da doença, e pior quando o quadro é instável ou apresenta um agravamento no primeiro trimestre ou durante a gravidez. Muitas vezes, os maus resultados podem ser explicados pela associação à síndrome antifosfolipídio (APS), com aumento do risco de IUGR, descolamento prematuro de placenta e pré-eclâmpsia. A nefrite lúpica associada à hipertensão e proteinúria pode ter um impacto adverso na gestação. A insuficiência renal secundária à nefrite aumenta ainda mais o risco. Os anticorpos Ro e La, ocasionalmente, apresentam aumento da morbilidade ou da mortalidade decorrentes do bloqueio cardíaco congênito (2%) e lúpus congênito (5%). Como a maioria do tratamento imunossupressor é seguro na gravidez, a melhor abordagem é manter o tratamento e manter o estado quiescente da doença. Deve ser feita a monitoração rigorosa do tratamento imunossupressor, e infecções associadas e agudização devem ser tratadas rapidamente.

A APS é uma doença adquirida, caracterizada pelo aumento da tendência à trombose, aborto recorrente, mau resultado da gravidez e trombocitopenia (veja Capítulo 7). Os testes laboratoriais que confirmam o diagnóstico incluem a sorologia para o anticorpo anticardiolipina e anticoagulante lúpico. Esses testes devem ser positivos em duas ocasiões consecutivas com, pelo menos, 6 semanas de intervalo, pois uma positividade transitória pode ser encontrada em associação a uma doença viral. O prognóstico é pior para a APS associada a um histórico trombótico, do que para a APS associada a um aborto recorrente prévio ou mau histórico obstétrico [16]. O tratamento na gravidez envolve terapia antiplaquetária com baixa dose de aspirina e, algumas vezes, heparina. O argumento para o tratamento com heparina é maior para aquelas com um histórico trombótico (obrigatório) ou com complicações tardias da gravidez, ou aborto recorrente.

Artrite reumatoide

A artrite reumatoide pode complicar a gravidez. Na presença da doença leve, pode surgir um aumento nos sintomas da artrite, e presume-se que seja em razão das propriedades esteroidais dos hormônios placentários ou de outros efeitos imunes da gravidez. Nesses casos, pode ocorrer uma agudização após o parto. Muitos estudos de séries de casos incluem mulheres com doença leve, e, atualmente, mais mulheres com doença moderada ou grave desejam engravidar. Isto se deve parcialmente ao sucesso crescente dos medicamentos usados para tratamento da doença, como os alfa-antagonistas do metotrexato, leflunomida e fator de necrose tumoral (TNF)-α que devem ser suspensos antes ou no início da gravidez. A gravidez pode ser mais complicada nesses casos, sendo necessária a supervisão cuidadosa por um reumatologista ou obstetra e o envolvimento de um anestesista antes do parto. Nas gestantes que estão recebendo terapia a longo prazo com esteroide, é necessário que o rastreamento para o diabetes gestacional. Evidências recentes sugerem que o infliximabe pode ser usado de forma segura nas pacientes com sintomas graves. Devem-se considerar as limitações que podem surgir com a artrite reumatoide moderada ou grave. Pode ocorrer um prejuízo importante da capacidade para atender às necessidades do recém-nascido. O encaminhamento precoce a um terapeuta ocupacional pode garantir que a família esteja mais bem preparada para os eventuais problemas que possam surgir.

A esclerodermia e a doença mista do tecido conectivo também podem complicar a gravidez. A esclerodermia/esclerose sistêmica é uma doença de alto risco na gravidez e deve ser tratada em unidades muito especializadas. As decisões sobre a terapia (ou desistência da terapia) devem ser feitas em conjunto com reumatologista, pois há uma preocupação específica sobre a retirada de inibidores da ACE e prescrição de esteroides. Deve-se tomar cuidado na avaliação do estado cardiopulmonar de tais mulheres, quando a gravidez está sendo planejada. A ecocardiografia deve ser realizada para excluir a hipertensão pulmonar. A hipertensão e o envolvimento renal também são comuns, e é necessário que haja um tratamento cuidadoso. As doenças mistas do tecido conectivo também podem apresentar problemas, semelhantes aos do lúpus ou outras doenças artríticas.

DISTÚRBIOS HEPÁTICOS

Os distúrbios hepáticos frequentemente complicam a gravidez, mas, raramente, resultam em morbidade a longo prazo. A colestase da gravidez é a mais comum [17] e afeta, aproximadamente, 4.500 gravidezes por ano no Reino Unido. Ela se apresenta classicamente com prurido e insônia no terceiro trimestre. Está associada a um risco aumentado de morte intrauterina, classicamente a partir da 37ª semana de gestação, de eliminação de mecônio e de parto prematuro. O mecanismo da morte intrauterina é incerto, mas é provável que esteja relacionado com um efeito tóxico sobre o feto. Um estudo recente sugere que o aumento do risco de complicações fetais esteja associado ao aumento dos níveis de ácidos biliares no limiar de 40 µmol/L [18]. As pesquisas laboratoriais incluem os testes de função hepática e a avaliação dos ácidos biliares séricos. Atualmente, é incerto se os ácidos biliares podem ser diretamente responsáveis pela morte fetal. As estratégias de tratamento incluem o parto, o uso de creme aquoso à base de mentol para aliviar o prurido e o uso de ácido ursodesoxicólico. Este é atualmente principal elemento do tratamento e é prescrito em doses que começam com 500 mg, duas vezes ao dia e podem ser aumentadas para o máximo de 2 g ao dia. O valor dessas estratégias de tratamento com ácido ursodesoxicólico e parto entre 37-38 semanas é incerto [19]. Há uma alta probabilidade de recidiva (aproximadamente 80%). Algumas mulheres que têm essa doença apresentam doença hepática subjacente, sendo mais provável, quando o início das manifestaçoes ocorre precocemente, ou quando não ocorre a recuperação da função hepática após o parto.

A esteatose hepática aguda da gravidez (AFLP) é grave, mas é raro sua manifestação na gravidez e pode ter manifestações inespecíficas no momento da apresentação. É associada à náusea, vômito, dor abdominal e icterícia. O diagnóstico é normalmente feito quando essas manifestações se associam ao aumento significativo do aspartato transaminase (AST) e da alanina transferase (ALT), sem evidência direta de pré-eclâmpsia. O diagnóstico pode ser confirmado pela imagem sugestiva de infiltração gordurosa hepática. As manifestações de insuficiência hepática incluem coagulopatia, instabilidade hemodinâmica e hipoglicemia, e essas pacientes devem ser tratadas em unidades de cuidados intensivos ou local de observação rigorosa. A hipoglicemia pode ser acentuada e requer correção imediata. É comum nas maternidades não avaliar o nível de glicemia. A avaliação seriada da coagulação sanguínea é importante. O parto deve ser realizado antes do desnvolvimento da coagulopatia de consumo, e, se necessário, independentemente da maturidade fetal. O diagnóstico diferencial entre a AFLP e a síndrome HELLP (hemólise, enzimas hepáticas elevadas, plaquetas baixas), ou pré-eclâmpsia, nem sempre é possível.

A disfunção hepática na gravidez também pode ser causada pela hepatite viral ou autoimune incidental. Quando a disfunção hepática não apresenta uma causa aparente, deve-se fazer a sorologia para investigar a hepatite aguda e solicitar auxílio de médico especialista. Geralmente é difícil determinar se a disfunção hepática é decorrente de uma complicação associada à gravidez ou de doença hepática incidental, e o parto deve ser considerado, quando não há definição da causa. A insuficiência hepática é rara na gravidez ou após o parto. As causas mais comuns incluem o uso excessivo de paracetamol, hepatite viral, síndrome HELLP e AFLP. O diagnóstico de certeza é importante, pois pode ser necessária a transferência precoce para uma unidade de doenças hepáticas, para avaliação da necessidade de transplante. O parto não altera o curso natural da hepatite viral, mas é provável que seja benéfico na síndrome HELLP e AFLP. A indicação para especialistas das unidades hepáticas ocorre mais comumente após o parto, se ocorrer a deterioração da função hepática, sem apresentar resolução. Essas decisões devem ser tomadas com base na avaliação e opinião de um especialista com experiência.

HIPERÊMESE

A hiperêmese gravídica é caracterizada por vômitos intensos no início da gravidez, que exijam uma internação hospitalar. Os vômitos frequentes no início da gravidez, mas algumas mulheres apresentam episódios desproporcionalmente mais graves, provocando alterações, como desidratação grave e risco aumentado de tromboembolismo. Os desfechos da gravidez, geralmente, não se alteram em razão da hiperêmese, embora possa ocorrer um aumento na incidência de IUGR, pois os vômitos persistentes podem causar perda de peso materno. As opções de tratamento incluem pequenos lanches leves, reidratação intravenosa e, algumas vezes, utilização de antieméticos no tratamento. A prometazina e a metoclopramida são comumente usadas nesses casos. Há uma incerteza em relação à eficácia dos antieméticos. É importante fazer a reposição de vitamina B, pois pode ocorrer encefalopatia de Wernicke. Os corticoides podem ter um papel importante nos casos excepcionais. Quando este manejo falhar, pode ser necessário fazer uma nutrição parenteral total, mas isto é muito raro. É difícil prever o risco de recorrência em uma gravidez subsequente, mas algumas mulheres apresentam náuseas e vômitos graves em todas as gravidezes.

É muito importante que a hiperêmese seja considerada como um diagnóstico de exclusão. As causas subjacentes para vômitos persistentes devem ser pesquisadas, como as patologias do sistema nervoso central, doenças gastrointestinais ou problemas cirúrgicos. A úlcera péptica é rara na gravidez, mas pode ocorrer. Algumas vezes, pode ser considerada a endoscopia para as mulheres com vômitos persistentes ou uma prova terapêutica. O refluxo gastroesofágico é um problema frequente. O diagnóstico, em geral, não causa dúvida, e a doença pode ser tratada com antiácidos, metoclopramida, antagonistas H_2 da histamina e inibidores da bomba de prótons.

COMPLICAÇÕES ABDOMINAIS E DOENÇA INFLAMATÓRIA INTESTINAL

Complicações, como apendicite, pancreatite e colecistite, podem ocorrer na gravidez; e estima-se que 0,2-1% de todas as mulheres grávidas possam necessitar de uma cirurgia geral [20]. Esses problemas devem ser tratados de forma agressiva para minimizar o risco de peritonite associada, que pode resultar em parto prematuro e sepse. O risco estimado de perda fetal é de 20% com uma apendicite perfurada em comparação a 5%, se não houver complicações [20]. O diagnóstico dessas complicações pode ser difícil e requer a opinião de um profissional experiente.

A doença inflamatória intestinal também pode complicar a gravidez. O resultado da gravidez geralmente é satisfatório, embora possa haver um risco maior de parto prematuro e IUGR, especialmente se houver uma doença ativa. Geralmente é tratada da mesma forma na gravidez e no estado não gravídico, com esteroides e sulfassalazina, como suporte principal da terapia. Pode ser necessário fazer uma suplementação de hematínicos e vitamina D. Existem evidências de que o infliximabe pode ser usado de forma segura nos casos mais graves e difíceis [21]. As possíveis sequelas, como as doenças perineal e perianal e aderências intra-abdominais, precisam ser consideradas na decisão sobre o modo do parto. Na presença de bolsa ileal, com anastomose ao canal anal, as evidências são limitadas e sugerem que o parto vaginal seja seguro [22], embora a possibilidade de piora na função com o tempo não seja excluída, pois os estudos atuais não têm ainda a duração mais longa de acompanhamento.

> **Quadro 16.4 Resumo**
>
> Na presença da doença inflamatória intestinal grave ou sem controle, deve-se encaminhar a paciente para uma unidade que possa fornecer cuidados multidisciplinares e aconselhamento, e assistência neonatal no caso de prematuridade.

DERMATOSES DA GRAVIDEZ

Existem várias doenças dermatológicas específicas que surgem apenas na gravidez. A mais comum é denominada "erupção polimórfica da gravidez" e afeta, aproximadamente, 0,5% das gravidezes. Essa erupção exantemática maculopapular apresenta-se no abdome e nas coxas, sem atingir a região umbilical. Causa irritação e pode ser tratada com creme esteroide, se localizada, ou esteroides sistêmicos. A biópsia da pele é, algumas vezes, necessária na gravidez, caracteristicamente quando há uma apresentação relativamente precoce e sintomas maternos significativos. A erupção polimórfica tende a surgir no final do terceiro trimestre, e a não recorrer nas gravidezes subsequentes. Isto não afeta o resultado fetal.

O penfigoide gestacional é muito mais raro (com uma incidência de 1 em 60 mil) e começa ao redor do umbigo. Se apresenta como pápulas e placas pruriginosas que se desenvolvem em vesículas e bolhas, após o intervalo de algumas semanas. Acredita-se que sejam de origem imunológica e estão associadas a outras doenças autoimunes. Os casos graves devem ser tratados com esteroides sistêmicos. A resolução da erupção pode ocorrer tardiamente, após o parto e apresenta um alto risco de recidiva nas gestações subsequentes, frequentemente, se apresentando no começo da gestação. Esta doença parece estar associada a algum risco fetal e IUGR, e, portanto, deve ser feita a vigilância do bem-estar fetal.

O prurigo da gravidez é outra erupção papular que afeta as superfícies extensoras e o abdome. Pode estar associado a atopias e pode ser tratada com os anti-histamínicos e esteroides tópicos. Há outros tipos de dermatoses que podem surgir especificamente durante a gravidez. A opinião e biópsia dermatológica tendem a ser reservadas para aquelas que são particularmente incapacitantes ou que não apresentarem melhora com o uso de esteroides tópicos.

VÍRUS DA IMUNODEFICIÊNCIA HUMANA

Se a mãe tiver HIV, na ausência de intervenção, o bebê terá uma chance em quatro de infecção. É possível reduzir esse risco para 1%, se forem instituídas estratégias de tratamentos, com o uso de terapia antirretroviral, cesariana eletiva e bloqueio da lactação. O teste pré-natal rotineiro de HIV agora é a norma na maioria dos países desenvolvidos em vista da possibilidade de prevenção da transmissão perinatal e tem-se mostrado mais efetivo do que uma abordagem por avaliação de fatores de risco. O teste rápido para as pacientes sem registro do teste é cada vez mais viável. No Reino Unido, 95% das mulheres são diagnosticadas até o parto. A infecção com HIV apresenta problemas específicos na gravidez, e o tratamento antirretroviral deve ser supervisionado por médicos experientes. As mulheres infectadas recebem esse tratamento com o objetivo de reduzir a transmissão vertical e minimizar a progressão da doença. A escolha do tratamento antirretroviral vai depender do estado clínico, carga viral e contagens de CD4. Não há nenhuma evidência de anomalia congênita associada a diferentes agentes antirretrovirais, mas é necessário algum cuidado com os novos agentes e regimes de tratamento até que os dados de acompanhamento a longo prazo estejam disponíveis. Os riscos da transmissão perinatal são reduzidos pela cesariana, tratamento antirretroviral adequado intraparto, bloqueio da lactação e tratamento do neonato. Se a mulher entrar em trabalho de parto, a monitoração invasiva e a ruptura artificial das membranas devem ser evitadas, e um plano de tratamento antirretroviral para a mãe e o neonato deve ser feito.

DISTÚRBIOS PSIQUIÁTRICOS NO PERÍODO PRÉ-NATAL

É cada vez mais evidente que os problemas psiquiátricos podem levar à mortalidade materna e à morbidade significativa [1]. As informações do relatório mais recente de mortalidade materna confirmam a maior contribuição feita pela doença psiquiátrica. A avaliação pré-natal deve incluir uma avaliação do risco de morbidade psiquiátrica. Isto envolve a revisão de episódios anteriores de cuidados psiquiátricos ou vulnerabilidade social. As pacientes que apresentam esse risco são geralmente as que recebem um tratamento pré-natal precário, e são desproporcionalmente representadas pelos subgrupos de refugiados ou de minorias étnicas. A linguagem e a cultura representam barreiras para o tratamento adequado. Os profissionais da saúde precisam estar cientes desses fatores, e o sistema precisa assegurar que tais pacientes possam ter acesso aos cuidados pré-natais adequados, e que sejam feitos planos para assegurar um acompanhamento de suporte no puerpério.

Os sintomas depressivos são comuns no período pré-parto e no pós-parto, embora a doença depressiva grave seja um problema maior após o parto. Os sintomas incluem insônia, falta de energia, ansiedade e incapacidade de sentir prazer com a gravidez. As mulheres, geralmente, apresentam um histórico de episódio depressivo anterior, mas até um terço não apresenta nenhuma história prévia. Naquelas com um diagnóstico anterior, é necessário que sejam feitos reajustes das medicações usadas previamente. A redução do uso de medicações é possível, desde que seja confirmada pela equipe de saúde mental. Frequentemente, o tratamento deve ser mantido, apesar do desejo materno instintivo de suspender o uso das medicações, em razão da preocupação com a saúde do bebê.

A maioria das medicações psicotrópicas é relativamente segura na gravidez, com poucas evidências descritas de anomalias congênitas associadas. As exceções incluem o lítio, que parece estar associado a um aumento na incidência da anomalia de Ebstein. Nas pacientes com distúrbios bipolares é preciso fazer julgamento equilibrado, refletindo sobre a estabilidade psiquiátrica e um risco de 5% de uma possível correção cirúrgica da anomalia. Existe uma associação entre os inibidores seletivos da recaptação da serotonina e o risco de defeitos cardiovasculares no feto [23]. É possível que esses agentes aumentem o risco de hipertensão pulmonar no neonato. Para muitas mulheres que apresentam distúrbios de ansiedade e depressão leve, a psicoterapia e o aconselhamento podem ser uma opção melhor que a medicação. Os antidepressivos tricíclicos, como a imipramina ou a amitriptilina, parecem ser seguros na gravidez, mas existem evidências que são conflitantes. Existem recomendações para a redução da dose ou para suspensão do tratamento antes do parto, para evitar os efeitos colaterais anticolinérgicos no neonato. Suspeita-se que os benzodiazepínicos tenham uma ação teratogênica e é melhor evitá-los. Para muitas mulheres, é razoável fazer um teste com a retirada da medicação antidepressiva no período da concepção, mas após avaliação e consentimento do psiquiatra.

As doenças maníaco-depressivas e a esquizofrenia com frequência apresentam recaídas após o parto, e a assistência na fase inicial do puerpério deve ser planejada com antecedência, incluindo a reintrodução da medicação. A medicação antipsicótica na gravidez pode apresentar riscos para o feto, mas esses riscos devem ser pesados em relação à necessidade de estabilização. É importante que as decisões sobre a terapia a longo prazo durante a gravidez sejam tomadas em conjunto com um psiquiatra. A incidência de doenças depressivas graves aumenta de forma acentuada nos meses seguintes ao parto, e 10% das mulheres apresentam uma forma leve da doença depressiva após o parto. A incidência de psicose puerperal é de 1 em cada 500 partos, e, aproximadamente, a metade das mulheres apresenta sintomas nos primeiros 7 dias após o parto. As internações após o parto devem ser feitas em unidades especializadas para a mãe e o recém-nascido [1].

DOENÇA MALIGNA

No *Confidential Enquiry*, as principais categorias de tumor associados à morte foram o de mama, cerebral, hematológico, melanoma, pulmão e gastrointestinal. Assim como com as outras categorias a morte associada a tumores apresentou um número maior de mulheres com problemas sociais e domésticos que não receberam tratamento. O retardo no diagnóstico pode acontecer na gestação, pois os sintomas podem ser confundidos com os sintomas da gravidez, ou os sinais podem ser mascarados pelas mudanças abdominais e mamárias da gravidez. As opções de tratamento podem ser limitadas, em razão da vascularização aumentada, acesso cirúrgico mais difícil e maior risco de tromboembolismo. Pode-se considerar a realização de quimioterapia [24] e radioterapia [25] na gravidez, com a ampliação das evidências tranquilizadoras para a quimioterapia.

A gravidez pode piorar o crescimento dos tumores dependentes de hormônio, como o de mama. A incidência do câncer de mama relacionado com a gravidez é de, aproximadamente, 1 em 3 mil [24]. É provável que ocorra um aumento discreto com o avanço da idade materna. A idade gestacional média no diagnóstico é de 21 semanas. O câncer de mama na gravidez se apresenta com mais frequência em um estágio tardio da doença, o prognóstico é semelhante ao câncer de mama fora do período gestacional, quando isto é levado em consideração. Quando o câncer de mama é diagnosticado no primeiro trimestre, é mais frequente a indicação de interrupção da gravidez. O tratamento pode ser feito por cirurgia, como fora do período gestacional. A radioterapia pode ser usada, mas requer um cuidadoso aconselhamento e depende da idade gestacional, da dose necessária e da possibilidade de proteger o feto. Os protocolos quimioterápicos, que não apresentam riscos para o feto, podem ser usados, mas devem ser evitados nas semanas anteriores ao parto, para minimizar o risco de neutropenia ou trombocitopenia. O uso do tamoxifeno não é recomendado na gravidez. O aconselhamento atual recomenda evitar a gravidez por, pelo menos, 2 anos, após o diagnóstico do câncer de mama e, dependendo do estadiamento, o tempo deve ser prolongado. Os mesmos princípios semelhantes são aplicados para outros tumores. Deve-se fazer uma abordagem pragmática após o diagnóstico de câncer na gravidez, levando em consideração os desejos da paciente, a idade gestacional e a possibilidade de tratar a maioria dos casos de câncer na gravidez com índices razoáveis de sucesso.

> **Quadro 16.5 Resumo**
>
> Devem-se determinar o estadiamento do tumor e definir o protocolo de tratamento adequado, antes da discussão sobre o desfecho da gravidez ou a necessidade de sua interrupção.

CONCLUSÃO

Este capítulo envolveu a discussão de muitos distúrbios médicos que podem afetar a gravidez, com ênfase naqueles que contribuem para as mortes indiretas no relatório trienal sobre a morte materna. É importante enfatizar que o tratamento adequado dessas doenças pode tornar a mulher mais confiante durante a gravidez e pode evitar a morbidade desnecessária, por exemplo, a enxaqueca ou artrite na gravidez, e a evitar a morte fetal associada a condições médicas, como a colestase obstétrica. Os cuidados pré-natais de boa qualidade podem facilitar o manejo de um puerpério complicado e evitar a morbidade a longo prazo associada ao agravamento dos distúrbios no período pós-parto, quando se torna difícil para as mulheres irem às consultas médicas, e o padrão de consultas frequentes de rotina é interrrompido.

REFERÊNCIAS

1. Lewis G (ed.) *Saving Mothers' Lives: Reviewing Maternal Deaths to Make Motherhood Safer 2003-2005. The Seventh Report on Confidential Enquiries into Maternal Deaths in the United Kingdom*. London: The Confidential Enquiry into Maternal and Child Health, 2007. Available at: www.cmace.org.uk/getattachment/26dae364-1fc9-4a29-a6cb-afb3f251f8f7/Saving-Mothers'-Lives-2003-2005-(Full-report).aspx
2. British Thoracic Society Scottish Intercollegiate Guidelines Network. British guideline on the management of asthma. *Thorax* 2008;63(Suppl 4):1 121.
3. Graves CR. Pneumonia in pregnancy. *Clin Obstet Gynecol* 2010;53:329-336.
4. Knight M, Kurinczuk JJ, Nelson-Piercy C et al. Tuberculosis in pregnancy in the UK. *BJOG* 2009;116:584-588.
5. Whitty JE. Cystic fibrosis in pregnancy. *Clin Obstet Gynecol* 2010;53:369-376.
6. Boyd J, Mehta A, Murphy D. Fertility and pregnancy outcomes in men and women with cystic fibrosis in the United Kingdom. *Hum Reprod* 2004;19:2238-2243.
7. Gyi KM, Hodson ME, Yacoub MY. Pregnancy in cystic fibrosis lung transplant recipients: case series and review. *J Cyst Fibros* 2006;171:175.
8. Morrow J, Russell A, Guthrie E et al. Malformation risks of antiepileptic drugs in pregnancy: a prospective study from the UK Epilepsy and Pregnancy Register. *J Neurol Neurosurg Psychiatry* 2006;77:193-198.
9. Adab N, Kini U, Vinten J. The longer term outcome of children born to mothers with epilepsy. *J Neurol Neurosug Psychiatry* 2004;76:1575-1583.
10. Goadsby PJ, Goldberg J, Silberstein SD. Migraine in pregnancy. *BMJ* 2008;336:1502-1504.
11. Duong S, Bozzo P, Nordeng H et al. Safety of triptans for migraine headaches during pregnancy and breastfeeding. *Can Fam Physician* 2010;56:537-539.
12. Liberman A, Karussis D, Ben-Hur T et al. Natural course and pathogenesis of transient focal neurological symptoms during pregnancy. *Arch Neurol* 2008;65:218-220.
13. Bateman BT, Schumacher HC, Bushnell J et al. Intracerebral haemorrhage in pregnancy: frequency, risk factors, and outcome. *Neurology* 2006;67:424-429.
14. Laurence AG, Marshman A, Aspoas R et al. The implications of ISAT and ISUIA for the management of cerebral aneurysms during pregnancy. *Neurosurg Rev* 2007;30:177-180.
15. Jeng J, Tang S, Yip P. Stroke in women of reproductive age: comparison between stroke related and unrelated to pregnancy. *J Neurol Sci* 2004;221:25-29.
16. Bramham K, Hunt BJ, Germain S et al. Pregnancy outcome in different clinical phenotypes of antiphospholipid syndrome. *Lupus* 2010;19:58-64.
17. Geenes V, Williamson C. Intrahepatic cholestasis of pregnancy. *World J Gastroenterol* 2009;15:2049-2066.
18. Glantz A, Marschall H, Mattsson L. Intrahepatic cholestasis of pregnancy: relationships between bile acid levels and fetal complication rates. *Hepatology* 2004;40:467-474.
19. Gurung V, Williamson C, Chappell L et al. Pilot study for a trial of ursodeoxycholic acid and/or early delivery for obstetric cholestasis. *BMC Pregnancy Childbirth* 2009;9:19.
20. Parangi S, Levine D, Henry A et al. Surgical gastrointestinal disorders during pregnancy. *Am J Surg* 2007;193:223-232.
21. O'Donnell S, O'Morain C. Review article: use of antitumour necrosis factor therapy in inflammatory bowel disease during pregnancy and conception. *Aliment Pharmacol Ther* 2008;27:885-894.
22. Hahnloser D, Pemberton JH, Wolff BG et al. Pregnancy and delivery before and after ileal pouch-anal anastomosis for inflammatory bowel disease: immediate and long-term consequences and outcomes. *Dis Colon Rectum* 2004;47:1127-1135.
23. Pedersen LH, Henriksen TB, Vestergaard M, Olsen J, Bech BH. Selective serotonin reuptake inhibitors in pregnancy and congenital malformations: population based cohort study. *BMJ* 2009;339:b3569.
24. Vinatier E, Merlot B, Poncelet E et al. Breast cancer during pregnancy. *Eur J Obstet Gynecol Reprod Biol* 2009;147:9-14.
25. Luis SA, Christie DR, Kaminski A, Kenny L, Peres MH. Pregnancy and radiotherapy: management options for minimising risk, case series and comprehensive literature review. *J Med Imaging Radiat Oncol* 2009;53:559-568.

PARTE 5

MEDICINA FETAL

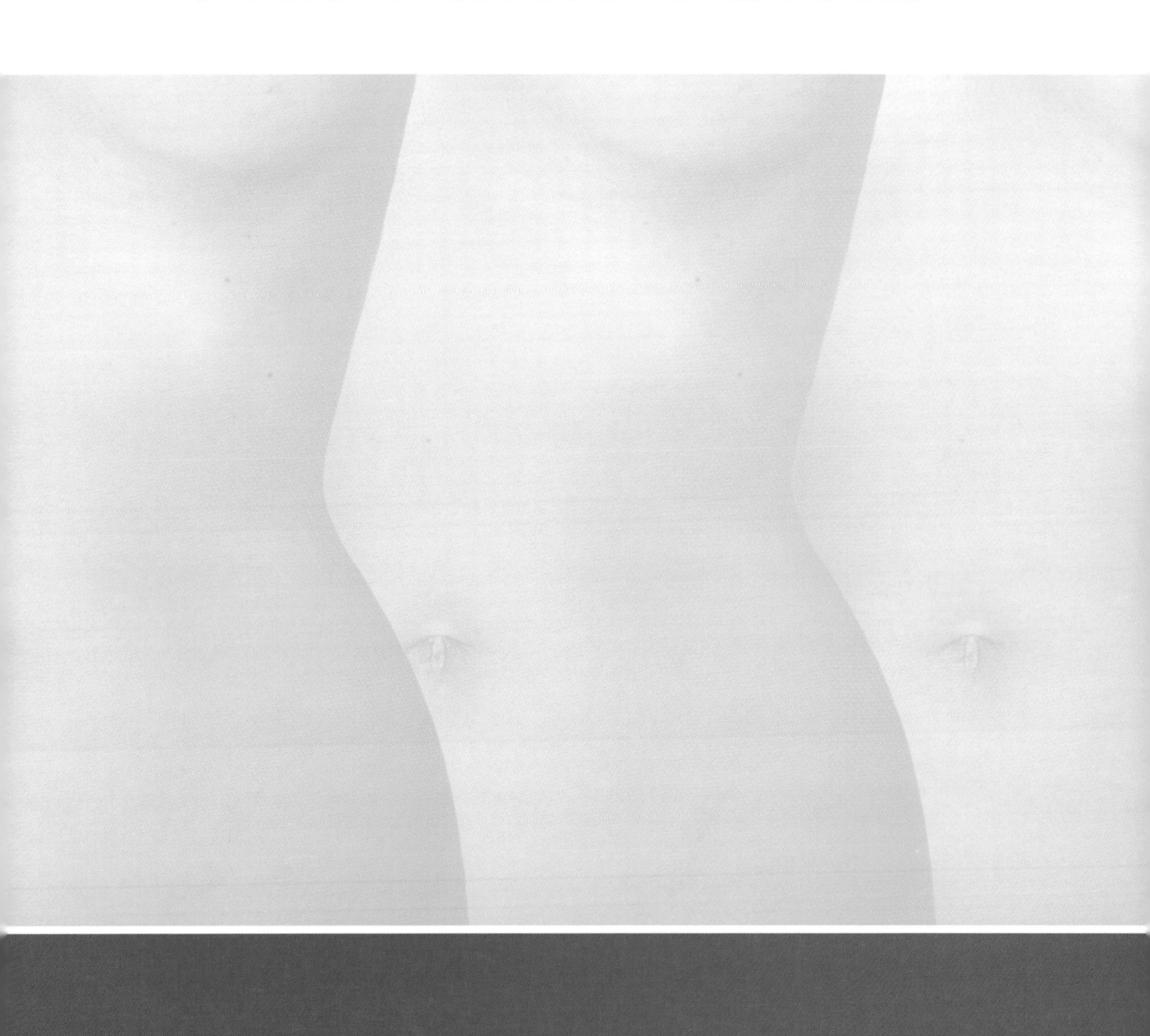

Capítulo 17

Rastreamento Pré-Natal

Ruwan C. Wimalasundera
Queen Charlotte's & Chelsea Hospital, London, UK

Há várias definições para rastreamento, mas a usada pelo *National Screening Committee* (NSC) no Reino Unido [1] é a seguinte:

O rastreamento é um serviço de saúde pública, em que os membros de uma população definida, que não percebem que estão em risco de alguma doença, ou que estão afetados por uma doença ou por complicações de uma doença, são questionados ou recebem um oferecimento para fazer um teste para identificação de suspeitos de uma determinada patologia, selecionando aqueles que mais provavelmente possam ser ajudados e não prejudicados pela aplicação de mais exames ou tratamentos para reduzir os riscos de uma doença ou de suas complicações.

O rastreamento pré-natal é o de uma população grávida de baixo risco, para identificar aquelas que apresentam risco de ter uma doença ou condição que possa afetar a mãe e o feto. Os objetivos do rastreamento pré-natal são diversos. Primeiramente, permite que as mulheres com alto risco de uma doença possam fazer um teste diagnóstico mais específico, que pode trazer um risco de aborto, para confirmar o diagnóstico. Em segundo lugar, para permitir um aconselhamento aos pais sobre o impacto da doença diagnosticada sobre a mãe e o feto, e permitir o tratamento médico ou cirúrgico propício da doença antes ou após o parto. Se a doença trouxer algum risco significativo para a mãe ou para o feto e não houver tratamento disponível, os pais têm a chance de decidirem se a interrupção é apropriada. Por fim, permite que os pais e a família tenham a chance de se preparar emocional, financeira e socialmente para a criança, se ela nascer com a doença.

Para decidir que doenças maternas e fetais devem ser rastreadas, é importante entender os princípios fundamentais do rastreamento inicialmente descritos por Wilson e Jungner, em 1968 [2].

- A doença deve ter uma prevalência alta o suficiente na população rastreada e ser um problema de saúde significativo em temos de morbidade ou mortalidade.
- A história natural da doença e os estágios de progressão precisam ser entendidos.
- O teste de rastreamento para a doença deve ter alta sensibilidade, especificidade e ser aceitável pela população.
- Deve haver um teste diagnóstico mais específico disponível para os indivíduos com resultado positivo.
- Deve haver mecanismos para aconselhamento, prevenção, tratamento e/ou controle dos pacientes com rastreamento positivo.
- O programa do rastreamento deve ter uma boa relação custo-benefício, ou seja, o custo do caso descoberto (incluindo o diagnóstico e o tratamento) deve ser economicamente equilibrado em relação às possíveis despesas com os cuidados médicos em geral.

Os programas de rastreamento precisam ser administrados no nível da população, devem ser efetivos e divulgar informações confiáveis aos clínicos e ao público. No Reino Unido, a função de supervisão é do NSC, que foi estabelecido em 1996. Usando esse critério, o programa NSC para o rastreamento pré-natal inclui o rastreamento da anomalia fetal para síndrome de Down e anomalias estruturais fetais, rastreamento da anemia falciforme e talassemia e rastreamento de doenças infecciosas (HIV, hepatite B, rubéola e sífilis).

Outros testes de rastreamento são oferecidos rotineiramente na gravidez, seguindo as diretrizes nacionais, mas não são administrados pelo programa nacional, como o rastreamento de anemia materna e de anticorpos dos grupos sanguíneos. Estes são coordenados por programas regionais ou dentro de hospitais particulares. Existem doenças que não atendem os critérios para o rastreamento populacional, mas que podem ser oferecidas em uma base individual, em razão da presença de fatores de risco específicos, como o diabetes gestacional, fibrose cística, doença de Tay-Sachs, rastreamento do comprimento do colo uterino para o parto prematuro, infecção por estreptococos do grupo B ou Doppler das artérias uterinas. Contudo, eles estão fora do contexto desse capítulo. Por fim, há testes de rastreamento ainda em fase de pesquisa, mas que podem ser aplicados no futuro, como a genotipagem fetal não invasiva.

Todos esses testes de rastreamento podem trazer benefícios ou prejuízos. É essencial, portanto, que essas informações estejam disponíveis para as mulheres grávidas, explicando os benefícios e os riscos envolvidos no rastreamento de uma doença em particular, incluindo as implicações de um resultado positivo, em temos do prosseguimento das investigações, dos tratamentos e possível aborto e a possibilidade de causar um estresse psicológico. Os pais precisam dessas informações no começo da gravidez e precisam saber que têm escolha de aceitar ou recusar o teste e que sua decisão será respeitada e apoiada pelos profissionais da saúde.

DIAGNÓSTICO DA ANOMALIA FETAL

As diretrizes do *National Institute of Health and Clinical Excellence* (NICE) para os cuidados pré-natais no Reino Unido estipulam que todas as mulheres devem ter acesso a, no mínimo, dois exames na gravidez [3]: um exame no primeiro trimestre, entre 10 e 14 semanas, como parte do programa de rastreamento da síndrome de Down ou, se for recusado, para determinar a idade gestacional; um exame mais detalhado é oferecido entre 18 e 22 semanas para rastrear anomalias estruturais no feto.

Rastreamento da síndrome de Down

Há vários testes que podem ser oferecidos para o rastreamento da síndrome de Down. Cada um consiste na avaliação do risco com base na idade materna e a realização de uma ecografia no primeiro trimestre ou um teste sanguíneo no primeiro ou no segundo trimestre, ou uma combinação de ecografia e testes sanguíneos. Os testes atuais oferecidos no Reino Unido incluem:

- Translucência nucal. *Um teste realizado no primeiro trimestre (11 a 13+6 semanas) com base na medida da prega nucal fetal (translucência nucal), associado à idade materna.*
- Teste quádruplo. realiza-se o teste no início do segundo trimestre (14 a 20 semanas) e está fundamentado na dosagem da α-fetoproteína (AFP), estriol não conjugado, subunidade β livre da gonadotrofina coriônica humana (hCG) ou hCG total e inibina A, associado à idade materna.
- Teste combinado. Teste realizado no final do primeiro trimestre (10 a 14+1 semanas) com base na associação entre a medida da translucência nucal à subunidade hCG-β livre, proteína plasmática A associada à gravidez A (PAPP-A) e idade materna.
- Teste integrado. Integração de diferentes marcadores de rastreamento, medidos em diferentes períodos da gravidez e integrados em um único resultado. Quando não é especificado, o "teste integrado" é atribuído à integração da medida da translucência nucal e do PAPP-A no primeiro trimestre com AFP sérica, hCG, inibina A e estriol não conjugado a partir de 14+2 a 20 semanas de gestação.

A implementação de uma estratégia nacional para o rastreamento da síndrome de Down e anomalia fetal no Reino Unido é uma responsabilidade do NSC. Em 2003, o Committee elaborou um programa de rastreamento conhecido como o Modelo de Boas Condutas [4], que recomendou o oferecimento a todas as gestantes do rastreamento da síndrome de Down, usando um teste com uma taxa de detecção acima de 75% e uma taxa de falso-positivo menor que 3%, usando um corte de 1 em 250 no termo. Essas diretrizes tiveram como base o relatório do SURUSS [5], um estudo multicêntrico com, aproximadamente, 50 mil gestações unifetais que analisou os métodos mais eficazes, seguros e a relação custo-benefício de rastreamento da síndrome de Down, usando translucência nucal, soro materno e marcadores de urina no primeiro e segundo trimestres, e idade materna em várias combinações. Os autores concluíram que o teste integrado era a melhor forma de rastreamento, com o maior índice de detecção e menor índice de falso-positivo em qualquer ponto de corte de risco (Tabela 17.1). O Modelo de Boas Condutas concluiu que o teste integrado resultou na menor incidência de perda de fetos não afetados (Tabela 17.2).

Contudo, em 2008 [6] e novamente em 2010 [7], o Modelo de Melhores Condutas foi revisado, e o relatório concluiu que em todo o Reino Unido deveria ser oferecido um teste de rastreamento que detectasse 90% da síndrome de Down com um índice de falso-positivo de 2%, usando um ponto de corte de 1 em 150. O teste de rastreamento atual apoiado pelo NSC é

Tabela 17.1 O estudo SURUSS de desempenho do rastreamento com um ponto de corte de risco constante, no segundo trimestre de 1 em 250

Teste de rastreamento	Taxa de detecção (%)	Taxa de falso-positivo (%)
Teste triplo	81	6,9
Teste quádruplo	84	5,7
Teste combinado	83	5
Teste integrado	90	2,8

Fonte: Dados de Wald *et al.* [5].

Tabela 17.2 Resultado em 100 mil mulheres rastreadas com uma taxa de detecção constante de 75%

Teste	Mulheres não afetadas encaminhadas para CVS ou amniocentese	Nº de síndrome de Down diagnosticada	Nº de perdas de fetos não afetados	Nº de síndrome de Down diagnosticada por perda de fetos não afetados
Triplo	4.200	152	30	5,1
Quádruplo	2.500	152	18	8,5
Combinado	2.300	152	17	9
Integrado	300	152	2	76,3

Assumindo uma taxa de aceitação de 80% de amniocentese/CVS e 0,9% da taxa de perda pelo procedimento.
Fonte: Dados de Wald *et al.* [5].

o teste combinado. O Committee concluiu que o teste combinado apresentava o melhor custo-benefício, pois é um procedimento feito em um único estágio, sendo o mais simples para ser implantado nacionalmente e apresentava o padrão requerido na época do parto (a taxa de detecção atual para esse teste é de 85%, com uma taxa de 2,2% de falso-positivo). Foi previsto que 15% das mulheres estarão em um estágio muito avançado para realizar o teste combinado no início do pré-natal, e estas mulheres devem ter acesso ao teste quádruplo a partir de 14 a 20 semanas de gestação [7]. Embora o teste integrado tenha um índice de detecção ligeiramente melhor, a necessidade de dois testes sorológicos, em diferentes ocasiões, aumentou o risco das mulheres perderem o segundo teste, o que afeta a precisão e aumenta a carga de trabalho da equipe de saúde na coordenação do teste e no rastreamento dos casos perdidos.

Existem algumas situações clínicas que apresentam implicações na interpretação dos testes de rastreamento da síndrome de Down em qualquer programa.

1 *Gestação gemelar.* Desde 2009, as gestações gemelares podem ter acesso ao teste combinado. Contudo, é essencial que a "corionicidade" da gravidez seja diagnosticada no exame e relatada ao laboratório, pois o fator de ajuste para os exames sorológicos pode variar dependendo de se a gravidez é dicoriônica ou monocoriônica [8]. Embora os dados de um único centro apresentem um índice de detecção de 75% com 6,9% de falso-positivo [9], ainda não existem dados populacionais nas gestações gemelares. Com as gestações triplas ou de ordem superior, não há nenhum dado disponível em relação aos ajustes bioquímicos. Portanto, o risco de síndrome de Down pode ser calculado, usando apenas a idade materna e medição da translucência nucal.

2 *Medição da translucência nucal de 3,5 mm ou mais.* Quando a medição da translucência nucal no primeiro trimestre for de 3,5 mm ou mais, está associada a um risco elevado de anomalias cardíacas fetais (2,5%) e aneuploidia. Portanto, deve-se fazer um encaminhamento para um exame ou aconselhamento com um especialista, mesmo se o rastreamento da Síndrome de Down tiver sido recusado previamente. Não há nenhuma indicação para completar a bioquímica sorológica sob essas circunstâncias.

3 *Sangramento vaginal no primeiro trimestre.* Se houver história de sangramento vaginal significativo na época do rastreamento do primeiro trimestre da síndrome de Down, isto pode alterar os níveis dos marcadores bioquímicos no sangue materno, usados no teste combinado, talvez isso seja secundário a rupturas do leito placentário. Contudo, o NSC sugere que seja realizado um teste combinado, porque os dados atuais sugerem que os níveis dos marcadores bioquímicos não são significativamente diferentes nas mulheres com sangramento.

4 *Perda de um dos fetos em gestação gemelar.* Quando a ultrassonogarfia feita no primeiro trimestre mostra um segundo saco vitelínico vazio, os marcadores bioquímicos não apresentam nenhuma diferença, em comparação aos da gravidez unifetal, e o teste combinado pode ser usado para calcular o risco. Se a ultrassonografia mostrar que há um segundo saco com um feto morto (algumas vezes chamado de gêmeo perdido), é possível que os efeitos sobre os marcadores bioquímicos maternos se mantenham por muitas semanas. Sob essas circunstâncias, o cálculo do risco deve ter como base apenas a idade materna e a translucência nucal (ou seja, sem bioquímica).

▸ Resultado positivo do rastreamento

Todas as mulheres que têm um resultado positivo do rastreamento devem ser encaminhadas para um possível teste confirmatório. Isto envolve um aconselhamento inicial em relação às complicações do resultado positivo do rastreamento e os possíveis testes confirmatórios disponíveis. Os testes confirmatórios devem ser a biópsia de vilo corial (CVS) ou a amniocentese. Esse aconselhamento deve ter como base o risco da aneuploidia, a opção pelo teste, a opção de não fazer nenhum teste, a técnica do teste proposto, a incidência de perda relacionada com o procedimento ou outras complicações comuns associadas ao teste, o tempo de demora para ter os resultados e as opções para os possíveis tratamentos, dependendo do resultado do teste. Essa decisão entre o possível risco de perda de um feto não afetado, contra o de ter uma criança afetada é muito difícil e traumático e é importante que os pais não sejam apressados na tomada de decisão.

Amniocentese

A amniocentese só pode ser realizada após 15 semanas, quando o útero é um órgão abdominal, e a proporção do líquido aspirado necessária (15-20 mL) é relativamente menor em comparação ao volume de líquido nessa idade gestacional (150-250 mL). O procedimento é realizado sob condições assépticas, orientado pelo exame de ultrassonografia contínua, usando uma agulha de calibre 20-22 introduzida por via transabdominal. A incidência de aborto por amniocentese geralmente é de 1 em 100 (1%) e tem como base um único estudo clínico randomizado e controlado de amniocentese realizada no segundo trimestre por Tabor *et al.* [10] na Dinamarca, em 1986. Eles demonstraram que as mulheres randomizadas para o grupo não submetido à amniocentese tiveram uma incidência de aborto de 0,7% em comparação a 1,7% do grupo que fez amniocentese, mostrando um aumento de 1% na incidência de aborto associado à amniocentese.

O líquido amniótico contém células da epiderme fetal, urogenital e do epitélio pulmonar, e células das membranas extraembrionárias. As células são concentradas por centrifugação e depois cultivadas durante 7-10 dias, com o resultado do cariótipo ficando disponível em 14-15 dias. Na última década, as sondas cromossômicas específicas e as técnicas de hibridização *in situ* fluorescente (FISH) foram desenvolvidas para detectar as aberrações numéricas nas células na interfase, eliminando a necessidade de cultura celular prolongada. Portanto, um diagnóstico rápido de pré-natal com líquido amniótico e com base na fluorescência, usando sondas de sequências curtas repetidas em *tandem* (STR) com marcadores nos cromossomas 21, 13 e 18 e a amplificação da reação em cadeia da polimerase (PCR) dessas STR [11], pode ser realizado para oferecer um resultado dentro de três dias úteis.

Atualmente, a rotina com todos os exames de amniocentese e CVS, realizados para rastreamento de testes combinados, é realizar o exame por PCR somente dos cromossomas 21, 18 e 13 e não para um cariótipo completo. Um cariótipo completo só é realizado, se houver anomalias estruturais na ecografia ou história prévia de outras anomalias cromossômicas. Se a PCR confirmar as trissomias 21, 18 ou 13, então a mesma amostra é enviada para cultura para realizar um cariótipo completo confirmatório. Têm ocorrido situações onde o resultado de PCR inicial é normal, sem nenhuma anomalia observada durante a ecografia para realização da amniocentese, mas a ecografia detalhada da morfologia fetal, realizada várias semanas após, detecta uma anomalia estrutural, que pode ser consistente com outras anomalias cromossômicas. É raro, mas pode ser necessário que se faça uma amniocentese para um cariótipo completo.

Biópsia de vilo corial

Envolve a amostragem do tecido placentário, em vez do líquido amniótico, e pode ser realizada logo após o resultado positivo do teste de rastreamento combinado entre 11 e 14 semanas. Há dois caminhos usados para a CVS: a via transabdominal, que, atualmente, é a opção de preferência, ou a via transcervical, quando a via abdominal não for possível. A CVS não deve ser realizada antes de 10 semanas, por causa da associação relatada entre a CVS precoce e redução de membro fetal e hipoplasia oromandibular [12]. A análise citogenética da CVS é semelhante à da amniocentese. Contudo, o cariótipo placentário pode não ser exatamente o mesmo que o do feto, conhecido como mosaicismo confinado à placenta, e ocorre em, aproximadamente, 1% das amostras de vilo corial. Ele pode requerer uma nova análise através da amniocentese no segundo trimestre. O mosaicismo só é confirmado no feto em, aproximadamente, 10% dos casos.

Gestações múltiplas

O diagnóstico pré-natal invasivo só deve ser realizado nas gestações múltiplas por um especialista no nível terciário da medicina fetal, com experiência na realização da interrupção seletiva da gravidez, se necessário. O conteúdo uterino precisa ser mapeado minuciosamente antes de o procedimento ser realizado para assegurar que sejam tomadas amostras separadas para cada feto e que cada gêmeo possa ser identificado com precisão em um estágio posterior. A amniocentese é a opção de preferência na maioria das unidades, por causa do risco relativamente alto da contaminação cruzada do tecido corial associado à CVS em gêmeos dicoriônicos (2-6%), levando a resultados falso-positivos ou falso-negativos. Estudos recentes de séries de casos sugerem que a incidência total de perda fetal em gêmeos após a amniocentese entre (3,5-4%) e na CVS entre (2-4%) não é muito maior do que a incidência basal.

Teste genético não invasivo

Em razão das perdas fetais associadas aos procedimentos invasivos realizados para o diagnóstico pré-natal, muitos grupos de pesquisa têm investigado métodos não invasivos para avaliar a genética fetal e anomalias cromossômicas. O foco inicial das pesquisas foi a tentativa de isolar as células fetais na circulação materna [13], mas o número das células fetais no sangue materno era muito baixo, sendo difícil de serem isoladas. Além disso, as células fetais parecem continuar na circulação materna por muitos anos após o parto, e qualquer célula isolada em uma gravidez pode ser oriunda de gestações anteriores, não sendo úteis para exame [14]. Consequentemente, tem sido difícil isolar as células fetais para testes genéticos pré-natais, através de métodos não invasivos confiáveis [15].

Contudo, em 1997, Lo *et al.*, 1997 [15], relataram a presença do DNA fetal livre de células (CFF) na circulação materna, contribuindo com 10% do DNA livre total na circulação materna e que poderia ser detectado rapidamente usando as técnicas de biologia moleculares básicas [16,17]. Essas células fetais CFF DNA podem ser detectadas na circulação materna nas primeiras semanas da gravidez [18] e desaparecem completamente da circulação materna 2 horas após o parto [19]. O CFF DNA consiste em curtos fragmentos de DNA, e não de cromossomas inteiros e tem origem na placenta [20,21]. Essas propriedades tornam o CFF DNA uma fonte ideal do material fetal para o diagnóstico genético pré-natal não invasivo. Além disso, o RNA fetal livre derivado dos genes ativos na placenta e, portanto, fetais na origem também foram isolados na circulação materna [22]. Embora ainda seja difícil extrair DNA ou RNA fetal puro do soro materno, usando a diferença intrínseca entre os DNAs materno e fetal [21], a proporção relativa do DNA fetal pode ser aumentada.

Muitas pesquisas têm sido feitas avaliando as sequências de DNA derivadas do cromossoma paterno ou que ocorreram *de novo* e não estão, portanto, presentes na mãe. O exemplo mais usado desses testes não invasivos é a determinação do sexo fetal em situações de risco para doenças ligadas ao cromossoma X, como a hiperplasia suprarrenal congênita (CAH) [23]. Essas investigações do CFF DNA para o cromossoma Y na circulação materna indicam um feto do sexo masculino na presença do DNA do cromossoma Y. Vários estudos mostraram 87-100% de sensibilidade, com 98-100% de especificidade e 45% de redução na necessidade de um teste invasivo nas gestações com uma história de CAH [24]. A técnica também foi desenvolvida para ser usada em distúrbios de um único gene não encontrado na mãe, como a doença de Huntington, acondroplasia ou fibrose cística.

A situação clínica em que o CFF DNA tem um grande impacto sobre o tratamento clínico de rotina é a genotipagem do RhD fetal nas mulheres RhD negativo. Atualmente, é uma prática rotineira realizar genotipagem fetal não invasiva em todas as mulheres RhD negativo aloimunizadas, que já tiveram uma criança afetada ou apresentam títulos crescentes de anticorpos, com um índice de falso-negativo de 0,2% [25].

O avanço mais recente mais significativo foi o uso do CFF DNA na detecção da trissomia 21. Em 2011, Chiu et al. [26] relataram o uso do "sequenciamento massivo paralelo de genomas" para medir o pequeno aumento da concentração do DNA no cromossoma 21 fetal nas gestações afetadas pela síndrome de Down. Ao usar essa técnica em 753 gravidezes, encontram uma sensibilidade para detecção da trissomia 21 de 100% e uma especificidade de 97,9%, o que resultou em 96,6% de valor preditivo positivo e 100% de valor preditivo negativo. Os autores concluíram que a análise do sequenciamento do DNA multiplexado no plasma materno pode ser usada para excluir a trissomia 21 fetal nas gestações de alto risco e que, se o referenciamento para a amniocentese ou CVS estivesse com base no resultado do teste de sequenciamento, aproximadamente, 98% dos procedimentos diagnósticos invasivos poderiam ter sido evitados. Atualmente, esse teste ainda está na fase de pesquisa e é muito caro e demorado para ser usado em rastreamento populacional. Contudo, com uma evolução do desenvolvimento, é provável que haja uma completa alteração no rastreamento da síndrome de Down na próxima década.

Resultado confirmatório positivo

Uma vez que se tenha feito um diagnóstico da trissomia 21 pela amniocentese ou CVS, os pais precisam ser encaminhados para um aconselhamento com um especialista, geralmente com um aconselhamento genético ou um coordenador de programas de rastreamento. Os pais precisam ser aconselhados em relação aos achados e às implicações de uma criança com trissomia 21, incluindo os riscos de um atraso físico ou neurológico. Eles também precisam de aconselhamento em relação às opções de continuar ou interromper a gravidez.

> **Quadro 17.1 Resumo**
>
> - O NSC recomenda o uso de teste combinado para o rastreamento da síndrome de Down em todas as mulheres. Isto inclui o exame de translucência nucal e medidas no soro materno para a PAPP A e hCG entre 10+6 e 14+1 semanas. Usando o ponto de corte de 1:150, há uma taxa de detecção de 85% para uma taxa de falso-positivo de 2,2%.
> - O teste combinado deve ser oferecido na gestação gemelar, mas a corionicidade precisa ser definida. As gestações múltiplas de maior número devem usar apenas a medida da translucência nucal.
> - O teste diagnóstico com CVS ou amniocentese envolve riscos de abortamento de, aproximadamente, 1:100.
> - O teste diagnóstico não invasivo para a trissomia 21, usando o DNA fetal livre, é tecnicamente possível, mas ainda não é economicamente prático.

Rastreamento por ultrassonografia para as anomalias fetais

No Reino Unido, existe uma recomendação para realizar o rastreamento de rotina por ultrassonografia das anomalias fetais no segundo trimestre [3]. Entretanto, a detecção de anomalias fetais varia consideravelmente, dependendo da anomalia que está sendo rastreada, da gestação e da habilidade do técnico e da qualidade do equipamento usado. Uma revisão sistemática do rastreamento por ultrassonografia rotineiro das anomalias fetais [27], incluindo 96.633 bebês, realizada entre 1996 e 1998, encontrou um índice de detecção total de 44,7%, com a detecção sendo consideravelmente maior após 24 semanas (41,3%) em comparação quando feita antes de 24 semanas (18,6%) (Tabela 17.3). No Reino Unido, embora as taxas de detecção pareçam ser maiores, há uma considerável variação geográfica. Chitty et al. [28] relataram um índice de detecção total de 74% em uma unidade do interior de Londres, enquanto Boyd et al. [29] relataram um índice de detecção de 50% em Oxford.

Embora o exame de anomalias seja uma rotina no Reino Unido nas últimas três décadas, só recentemente (2010) o NSC publicou uma diretriz com orientações sobre os requisitos mínimos para o rastreamento da anomalia fetal, com o objetivo de melhorar os índices de detecção das anomalias específicas, em especial a cardíaca [30]. As estruturas que precisam ser revistas como padrão e as revisões específicas a serem obtidas estão detalhadas na Tabela 17.4.

Protocolo cardíaco fetal

A detecção das anomalias cardíacas é de interesse especial. Ocorreu um aumento na detecção pré-natal precoce da cardiopatia congênita (CHD), em razão dos avanços na resolução da ultrassonografia e a incorporação de, pelo menos, uma visão de quatro câmaras cardíacas no exame rotineiro de anomalia, que agora é aceito como método-padrão no Reino Unido. Contudo, há uma variação regional na detecção pré-natal da

Tabela 17.3 Percentagem de anomalias fetais detectadas pelo rastreamento rotineiro por ultrassonografia no segundo trimestre de acordo com os sistemas anatômicos

Doença	Taxa de detecção (%) esperada em 2010
Anencefalia	98
Espinha bífida aberta	90
Lábio leporino	75
Hérnia diafragmática	60
Gastrosquise	98
Onfalocele	80
Anomalias cardíacas graves	50
Agenesia renal bilateral	84
Displasia esquelética letal	60
Síndrome de Edwards (trissomia 18)	95
Síndrome de Patau (trissomia 13)	95

Fonte: National Institute for Health and Clinical Excellence [3].

Tabela 17.4	Ecografia morfológica fetal: 18+0 a 20+6 semanas; avaliação padronizada	
Área	Estrutura	Corte
Cabeça e pescoço	Crânio	Formato
	Pescoço: translucência nucal (NF)	Subjetivo: medida do NF se parecer maior
	Cérebro	
	Cavum do septo pelúcido	
	Átrio ventricular	
	Cerebelo	
Face	Lábios	Corte coronal
Tórax	Coração	Consulta do protocolo cardíaco fetal (veja o texto)
	Corte de quatro câmaras	
	Vias de saída	
	Pulmões	
Abdome	Estômago: estômago e porção intra-hepática curta da veia umbilical	Sagital transverso
		Transverso
		Transverso: medida AP
		Sagital e transverso
	Parede abdominal	
	Intestino	
	Pelve renal	
	Bexiga	
Coluna	Vértebra	Sagital e transverso
	Cobertura cutânea	Sagital e transverso
Membros (a)	Fêmur	Comprimento (apenas uma perna)
Membros (b)	Mãos: metacarpos (esquerdo e direito)	Visível (não contado)
	Pés: metatarsos (esquerdo e direito)	
Cavidade uterina	Líquido amniótico	Volume subjetivo
	Placenta	Visível e posição observada

Fonte: Kirwan [30].

CHD, com os centros obstétricos perto de unidades cardíacas atuando melhor do que aqueles localizados em áreas mais remotas. O risco de aneuploide varia com a anomalia estrutural detectada e está fora do assunto desse capítulo detalhar o risco de cada anomalia estrutural. Contudo, as anomalias cardíacas são o tipo mais comum de anomalia estrutural, detectada na vida fetal e no nascimento, com uma frequência de 8:1.000. A Tabela 17.5 ilustra a variação no risco de aneuploidia associada aos vários defeitos cardíacos [31].

A ecocardiografia fetal, envolvendo a visão das quatro câmaras do coração e as vias de saída, faz parte do *exame de ultrassonografia básico* (ver Tabela 17.4) [30]. São necessárias, no mínimo, quatro visões intracardíacas básicas: lateralidade, a visão das quatro câmaras, a via de saída ventricular esquerda e a via de saída ventricular direita. A descrição de todas as estruturas que precisam de avaliação está delineada na Tabela 17.4. O uso do Doppler colorido não é necessário, mas deve ser estimulado, pois pode fornecer informações adicionais e aumentar a detecção da CHD. É provável que o uso do Doppler colorido seja incorporado na avaliação da ecocardiografia fetal, em 2013.

Marcadores ultrassonográficos no segundo trimestre

Os marcadores do tecido mole são sinais detectados em um exame de anomalia no segundo trimestre, que por si só não representam defeitos estruturais, mas que têm uma associação à aneuploidia, e, portanto, sua presença aumenta o risco de aneuploidia. Os marcadores incluem edema nucal, medidas do comprimento do fêmur e do úmero encurtadas, cistos de plexo coroide, dilatação da pelve renal bilateral, intestino fetal ecogênico e focos hiperecogênicos ("bolas de golfe") no coração do feto. As publicações anteriores, relatando o aumento da prevalência desses marcadores nos fetos com síndrome de Down em comparação aos fetos euploides, foram usadas para calcular o risco de trissomia 21. Contudo, uma metanálise de 56 estudos, realizada por Smith-Bindmen *et al.* [32], encontrou uma sensibilidade para os marcadores individuais isolados entre 1-16% (Tabela 17.5), enquanto a sensibilidade de múltiplos marcadores associados às anomalias estruturais foi de 69%. A maioria dos marcadores isoladamente apresentam riscos relativamente baixos (valores preditivos positivos ou razões de probabilidade de apenas 3-7). Em 2010, o NSC em sua declaração sobre o rastreamento de anomalias na gravidez esclareceu o papel dos marcadores do tecido mole [30].

A introdução do programa nacional de rastreamento da síndrome de Down no início da gravidez mudou a interpretação dos achados ecográficos de anomalia fetal 18+0 a 20+6. O Programme Centre recomendou que o resultado do teste de rastreamento da síndrome de Down estabelecido nesta fase não deveria ser novamente. As mulheres que apresentam resultados definidos como sendo de "baixo risco" nos exames ecográficos, realizados no primeiro e segundo trimestres, ou que recusaram o rastreamento da síndrome de Down, não devem ser encaminhadas para uma avaliação complementar de anomalia cromossômica, mesmo que algumas anomalias, como exemplificado a seguir (única ou múltipla), tenham sido detectadas nos exames realizados com 18+0 a 20+6 semanas. Na verdade, encorajamos que o termo "marcador de risco menor de síndrome de Down" da ultrassonografia não seja mais usado.

1. Cisto(s) de plexo coroide.
2. Dilatação da cisterna magna.
3. Focos ecogênicos no coração.
4. Cordão com dois vasos.

Contudo, as alterações descritas a seguir são exemplos de achados que devem ser relatados, e a mulher deve ser encaminhada para uma avaliação complementar e receber a mesma assistência oferecida para qualquer caso de suspeita de anomalia fetal.

1. Prega nucal (maior que 6 mm).
2. Ventriculomegalia (átrio maior que 10 mm).
3. Intestino ecogênico (com densidade equivalente ao osso).
4. Dilatação da pelve renal (medida AP maior que 7 mm).
5. Medidas pequenas em comparação ao exame de idade gestacional (significativamente menor que o 5° percentil nas tabelas nacionais).

Tabela 17.5 Metanálise realizada por Wimalasundera e Gardiner [31]

Anomalia cardíaca	Taxa de aneuploidia geral (%)	Trissomia 21 (%)	Trissomia 18 (%)	Trissomia 13 (%)	45, XO (%)	Outro (%)	Síndrome da deleção 22q11.2
AVSD	46	79	13			8	
VSD	46	43	45	2	4	6	10-17
TOF	31	43	29	7	–	21	6-30
CoA	33	18	24	24	12	22	
CAT	19				25	75	10
IAAb							17-50
APVS	20						
HLHS	7		56	22	11	11	–
DORV	21	10	40	20	30		1
Atresia mitral	18						
UVH	15						
PS/PA + IVS	5						
Atresia tricúspide	7				50	50	
TVD	4						
Estenose aórtica	5						
ASD	17						
TGA	0						
cTGA	0						
Tumores	0						
Cardiomiopatia	0						
Síndromes cardioesplênicas	0						
DIV	0						

Dados expressos como taxa global de aneuploidia (%) para cada defeito cardíaco congênito.
APVS, síndrome da valva pulmonar ausente; ASD, defeito do septo atrial; AVSD, defeito do septo atrioventricular; CAT, tronco arterial comum; CoA, coarctação da aorta; DIV, ventrículo com dupla via de entrada; DORV, ventrículo direito com dupla via de saída; HLHS, síndrome de hipoplasia do coração esquerdo; IAAb, arco aórtico interrompido Tipo B; PS/PA + IVS, estenose pulmonar/atresia pulmonar com septo interventricular intacto; TGA, transposição das grandes artérias; cTGA, transposição corrigida das grandes artérias; TOF, Tetralogia de Fallot; TVD, displasia da valva tricúspide; UVH, coração univentricular; VSD, defeito do septo ventricular.

Opções de tratamento

O acompanhamento de mulheres com diagnóstico de anomalia fetal inclui o referenciamento para o aconselhamento adequado em relação à natureza da anomalia, à possibilidade de tratamento e ao possível resultado para a criança. Deve-se indicar uma consulta com um pediatra especializado, principalmente quando é prevista a necessidade de intervenções pós-natais ou se houver um risco maior de deficiência grave. O aconselhamento deve ser dirigido à certeza do diagnóstico, à possível associação a outras anomalias e ao risco associado de aneuploidia ou de outras síndromes genéticas não diagnosticadas. As mulheres também precisam ser aconselhadas sobre o prognóstico para o feto, incluindo da morbidade perinatal e o risco de morte intrauterina, morbidade pós-natal associada aos achados e à expectativa de vida da criança. Finalmente, elas precisam ser aconselhadas sobre os procedimentos que podem ser necessários para resolução ou melhora de alguma condição patológica no período neonatal, sobre o parto precoce e o tipo de parto que podem ser necessários e se algum procedimento pode ser oferecido com o feto ainda *in utero*.

Não há tratamentos para as anomalias cromossômicas e algumas anormalidades estruturais, e o manejo fica essencialmente limitado entre as opções de aborto ou a continuação da gravidez. A menos que a anomalia seja leve, o aborto é uma opção que deve ser discutida no aconselhamento dos pais. O relatório do *Royal College of Obstetricians and Gynaecologist* (RCOG) sobre o aborto por causa de anomalia fetal [33], considerando que os fundamentos para o aborto estejam especificados na Lei de Aborto de 1967, recomenda aos médicos orientar as mulheres sobre essa opção. É preciso garantir a compreensão da mulher sobre eles, a natureza da anomalia fetal e sobre o provável resultado da gravidez com a continuidade até o termo ou com o aborto. Essa compreensão permite que a mulher seja capaz de decidir se quer realizar o aborto e dar seu consentimento informado.

Os pais que optaram por continuar com a gravidez, quando o prognóstico é universalmente fatal, como a anencefalia ou trissomia do 18, precisam receber apoio da equipe responsável pelos seus cuidados. Contudo, as mulheres precisam ser aconselhadas em relação ao risco de morte intrauterina e probabilidade de chegar ao final da gravidez, o tratamento do trabalho de parto deve ser discutido. Aos pais deve ser dada a opção de não receber monitoramento no trabalho de parto para evitar o parto pela cesariana, que pode não alterar o índice de sobrevivência neonatal e vai aumentar significativamente a morbidade materna. A ressuscitação neonatal com a opção de não fazer nenhuma manobra de ressuscitação ativa também precisa ser discutida pelo neonatólogo e cuidadosamente detalhada no prontuário.

> ### Quadro 17.2 Resumo
>
> - A ecografia morfológica deve ser oferecida para todas as mulheres entre 18+0 e 20+6 semanas.
> - Se os cistos de plexo coroide, focos ecogênicos intracardíacos, artéria umbilical única e cisterna magna dilatada ocorrerem de forma isolada, não devem ser considerados marcadores de aneuploide e não devem ser relatados.
> - Se uma anomalia for detectada, os pais precisam ter certeza de sua decisão para continuar a gravidez ou interromper a gravidez, se isto for oferecido.

RASTREAMENTO DA HEMOGLOBINOPATIA

Os distúrbios falciformes e a talassemia são as hemoglobinopatias hereditárias mais comuns. São causadas por defeitos genéticos únicos, com 5% da população mundial sendo portadores e, aproximadamente, 300.000 nascidos afetados mundialmente por formas graves da doença por ano. A opção para o rastreamento pré-natal está fundamentada no diagnóstico precoce, possibilitando escolher a interrupção ou não da gravidez com aconselhamento informado, pois não existem medidas para melhorar o resultado no pré-natal.

A estratégia do rastreamento no Reino Unido tem sido complicada pela variabilidade das minorias étnicas em diferentes regiões, influenciando os índices de prevalência, particularmente da doença falciforme. As opções estratégicas no Reino Unido foram avaliadas em duas revisões sistemáticas [34,35], que levaram à introdução, em 2004, de uma estratégia de rastreamento nas áreas com alta prevalência, considerada uma prevalência fetal da doença falciforme maior que 1,5:10.000 nascidos vivos. O objetivo principal do rastreamento pré-natal da doença falciforme e da talassemia é identificar 50% dos casais em risco na 10ª semana de gestação, para permitir a conclusão do teste diagnóstico pré-natal por volta de 13 semanas, naqueles que desejarem [36]. O rastreamento envolveu a realização universal do exame de sangue materno nas áreas com alta prevalência, sem uma referência específica nos questionários sobre a origem familiar. Estima-se que 40% da população de pré-natal com alto risco se encontra dentro desses grupos de alta prevalência [37].

Nas áreas de baixa prevalência que inclui 60% da população de pré-natal, o programa sugeriu o uso do questionário, incluindo a avaliação de fator de risco familiar (FOQ) para o rastreamento. O uso atual do FOQ foi adaptado a partir do estudo-piloto original de Dyson et al. [38], que comparou dois questionários e avaliou a importância na detecção dos grupos de alto risco. Foi posteriormente adaptado a partir de testes mais específicos nas áreas de baixa prevalência e envolve questões sobre as origens étnicas da mãe e do pai da criança [39].

A estratégia atual no Reino Unido para as populações de baixa prevalência (< 1,5:10.000 nascidos vivos) é realizar o rastreamento da talassemia em todas as mulheres através do hemograma, realizado rotineiramente, e o rastreamento das mulheres de alto risco para doença falciforme deve ser feito com base nas respostas do FOQ. Ele demonstrou ser uma ferramenta de rastreamento eficaz nas populações de baixa prevalência [40].

▶ Variantes da hemoglobina

A hemoglobina (Hb) é composta de cadeias de tetraglobina, duas cadeias α e duas cadeias não α. As cadeias α são codificadas por dois genes intimamente relacionados, *HbA1* e *HbA2*, no cromossoma 16. As cadeias não α (β, γ e δ) são codificadas por um aglomerado de genes do cromossoma 11 [41]. Nos adultos normais, o HbA é o principal tipo de hemoglobina (96-98%), enquanto o HbA_2 e o HbF só estão presentes em 2-3% e em menos de 1%, respectivamente [42].

As variantes da hemoglobina são caracterizadas pela mutação genética das cadeias de globina. Na hemoglobina normal, o ácido glutâmico está na 6ª posição da cadeia β, enquanto na doença falciforme, esse ácido glutâmico é substituído pela valina, levando à formação das células falciformes. O processo de falcização pode ser ativado por infecções, hipóxia, acidose, exercício físico, vaso-oclusão em decorrência do frio e da desidratação [43]. Foram encontrados muitos tipos de variações da hemoglobina, dependendo do grupo racial. Normalmente, os portadores das variantes da hemoglobina, especialmente os heterozigotos, não apresentam nenhum sintoma. Contudo, a combinação entre as variantes da hemoglobina e o gene da talassemia na mesma cadeia de globina pode resultar em sintomas graves. Por exemplo, a combinação da HbE com o gene da talassemia resulta em um heterozigoto duplo, que apresenta sintomas semelhantes à talassemia homozigótica.

A talassemia, que é um pouco diferente das variantes da hemoglobina, envolve mutações genéticas que causam a produção de uma quantia de insuficiência das cadeias de globina normais. Todos os tipos de talassemia são considerados doença quantitativa da hemoglobina. A talassemia pode ser categorizada em três classes: major, intermediária e minor, de acordo com a gravidade dos sintomas. As principais síndromes da talassemia (talassemia major) são a talassemia α e β, que envolvem os defeitos genéticos homozigóticos na produção da cadeia da α-globina e da β-globina, respectivamente [41].

▶ Teste de rastreamento

O rastreamento da talassemia e variantes da hemoglobina são com base no hemograma completo e eletroforese de hemoglobina. Se o volume corpuscular médio (MCV) for menor que 80 fL e a hemoglobina corpuscular média (MCH) for menor que 27 pg, isto sugere uma anemia microcítica e a possibilidade de talassemia ou anemia por deficiência de ferro. A análise mais específica pode ser feita por técnicas, como a cromatografia líquida de alto desempenho [44]. A eletroforese é uma das técnicas amplamente usadas para a análise das variantes da hemoglobina com base no movimento das diferentes hemoglobinas ou diferentes cadeias de globina, contendo cargas diferentes, em um campo elétrico [41].

Resultado positivo do rastreamento

Devem-se oferecer os testes de rastreamento paterno, quando uma mulher apresenta o diagnóstico de portadora em uma população de alto ou baixo risco. Se ambos os pais forem portadores ou o estado de portador do pai não puder ser identificado, o casal/mulher precisa ser encaminhado para um aconselhamento em relação ao diagnóstico e os possíveis efeitos de uma criança afetada, assim como as opções reprodutivas disponíveis. Dependendo do resultado desse aconselhamento e da decisão tomada, devem ser encaminhados para um centro de medicina fetal para fazer a genotipagem fetal. Isto pode ser feito por CVS ou amniocentese, sendo feita a genotipagem do feto para a talassemia ou variantes da célula falciforme encontrada no genótipo dos pais. Os resultados são disponiblizados no período de três a cinco dias úteis. O aconselhamento mais aprofundado seguindo esses resultados, geralmente é garantido. Pode ser feito o encaminhamento para um pediatra especializado em hematologia para conversar sobre as expectativas em relação a uma criança afetada, incluindo informação sobre os tratamentos atuais disponíveis, antes dos pais tomarem uma decisão sobre a continuação ou interrupção da gravidez.

> **Quadro 17.3 Resumo**
>
> - Em regiões de alto risco, o rastreamento da talassemia e de doença falciforme deve ser oferecido às mulheres pela realização de um hemograma completo e da eletroforese de hemoglobina. Se a mãe for afetada ou portadora, o parceiro deve fazer o rastreamento antes de ser oferecido um teste diagnóstico fetal.
> - Em regiões de baixo risco, o rastreamento da talassemia é oferecido para todos, e o rastreamento da doença falciforme deve ser oferecido às mulheres consideradas de alto risco, com base no resultado do questionário para a família.

ANTICORPOS CONTRA HEMÁCIAS

O sistema rhesus (Rh) das proteínas das hemácias é um dos sistemas de grupos sanguíneos mais complexos. Há diversos antígenos, dos quais o D, C/c e E/e são os mais importantes. Acredita-se que a função do complexo Rh seja crítica para a estrutura da membrana [45]. Foram descritos mais de 50 antígenos diferentes da hemácia associados à doença hemolítica perinatal (HDN). Contudo, apenas três anticorpos parecem estar associados à doença fetal grave: anti-RhD, anti-Rhc e anti-Kell (K_1). A HDN é mais comumente causada pela sensibilização materna ao fator Rh, em especial ao antígeno D. A HDN em razão da incompatibilidade D era prevalente em pessoas brancas, que apresentavam uma incidência maior do fenótipo D negativo (15-17%), mas era rara em outros grupos étnicos. Contudo, a incidência diminuiu de forma acentuada com o uso da imunoglobulina anti-Rh, como profilaxia nas mulheres Rh negativo, demonstrando ser eficaz para prevenção da aloimunização RhD [46].

O rastreamento dos anticorpos dos grupos sanguíneos no Reino Unido deve ser realizado na primeira consulta (8-12 semanas de gestação) [3]. O teste inicial deve incluir a tipagem ABO e RhD, assim como o teste de rastreamento para detectar anticorpos irregulares dos grupos sanguíneos. O teste deve ser repetido com 28 semanas de gestação para todas as mulheres sem anticorpos no teste inicial, para avaliar se houve desenvolvimento de anticorpos. O rastreamento do anticorpo deve ser realizado por um teste indireto da antiglobulina e um painel de hemácias em conformidade com as diretrizes do Reino Unido [47].

A recomendação da profilaxia pré-natal com anti-D inclui o oferecimento a todas as mulheres grávidas que são RhD negativo [48]. A profilaxia anti-D rotineira pode ser administrada em duas doses de 500 unidades de imunoglobulina anti-Rh (uma com 28 semanas e uma com 34 semanas), como duas doses de 1.000-1.650 unidades (uma em 28 semanas e uma em 34 semanas), ou em dose única de 1.500 unidades entre 28 e 30 semanas de gestação [48].

Contudo, como o anti-D é um produto sanguíneo e pode estar associado a um pequeno risco de reação alérgica, no caso de a mulher ser RD negativo, pode ser oferecido o teste para o parceiro, pois se o pai também for negativo, a profilaxia anti-D não precisará ser administrada. Outras situações em que a profilaxia pré-natal com anti-D pode não ser necessária incluem os casos em que a mulher opta pela esterilização após o parto ou quando uma mulher tem certeza de que não vai querer ter outro filho após a gravidez atual [3].

Resultado positivo do rastreamento

Quando um anticorpo da hemácia é detectado no rastreamento materno, o clínico, responsável pela assistência pré-natal, deve estar informado sobre seu provável significado, com relação ao risco de HDN e problemas com a transfusão. O tratamento das gestações onde os anticorpos das hemácias foram detectados varia, dependendo do significado clínico e do título do anticorpo detectado. Se um anticorpo Rh, como o D, E, c ou Kell, for detectado, a genotipagem do Rh ou Kell fetal é atualmente realizada rotineiramente, usando o CFF DNA no soro materno, como descrito previamente. Se o feto for positivo para os antígenos Rh ou Kell, então o título materno deve ser repetido todos os meses até 28 semanas de gestação, quando o intervalo do teste deve ser feito a cada 2 semanas. Se o título for acima de 4 IU/mL, a mulher precisa ser encaminhada para um centro de medicina fetal terciária, para fazer a monitoração do bem-estar fetal mais intensivamente e para avaliar a necessidade de terapia *intrauterina* para a anemia fetal.

A terapia intrauterina para a anemia fetal através da transfusão fetal intravascular foi o primeiro maior sucesso da história na medicina fetal. Houve dois avanços recentes que revolucionaram o tratamento da anemia fetal. Em primeiro lugar, o desenvolvimento das técnicas de PCR para identificar o genótipo do Rh fetal a partir do DNA fetal no soro materno, como descrito anteriormente [49]. O segundo maior avanço é o abandono da amniocentese invasiva para detectar o ΔOD450 do líquido amniótico, como marcador de hemólise fetal, em favor do monitoramento não invasivo da anemia fetal, usando a dopplervelocimetria da artéria cerebral média fetal. Mari et al. [50] demonstraram que, ao usar o corte de 1,5 múltiplos da mediana (MOM), o Doppler do pico de velocidade sistólica da artéria cerebral média (MCA PSV) poderia ser usado com uma sensibilidade de 100% e uma taxa de falso-positivo de 12% para detectar a anemia fetal (Placa 17.1).

A mulher aloimunizada com aumento de títulos de anticorpos acima de 4 IU/mL deve ser acompanhada com um monitoramento do MCA PSV semanalmente, usando a ultrassonografia. Se o MCA PSV estiver acima de 1,5 MOM [50], a amostragem sanguínea fetal sob a orientação ecográfica deve ser realizada com exame imediato do sangue fetal. Se o feto estiver com anemia, deve ser feita uma transfusão com concentrado de hemácias (hematócrito 70-90%) grupo O, Rh negativo, citomegalovírus negativo, irradiado e usando compatibilidade cruzada materna. O monitoramento do MCA PSV semanal deve ser mantido, sendo realizada uma amostragem do sangue fetal, se indicada pelo PVS ACM. As mulheres que receberam transfusão podem ter um parto eletivo com 37-38 semanas, e o neonato deve ser submetido a uma fototerapia dupla pós-natal. A terapia *intrauterina* melhorou drasticamente o resultado das gestações com aloimunização a anticorpos das hemácias, alcançando uma taxa de sobrevida acima de 92%, se as transfusões ocorrerem antes do desenvolvimento da hidropisia fetal [51].

> **Quadro 17.4 Resumo**
>
> - Todas as mulheres devem ser rastreadas para os anticorpos das hemácias na consulta de pré-natal entre (8-14 semanas) e novamente com 28 semanas de gestação.
> - O uso profilático do anti-Rh com 28 e 34 semanas de gestação nas mulheres Rh negativo reduziu drasticamente a incidência da aloimunização ao Rh.
> - As mulheres com aumento crescente de anticorpos RhD, Rhc ou RhE ou de anticorpos anti-Kell detectáveis precisam ser encaminhadas para uma unidade de medicina fetal para o monitoramento e possível transfusão sanguínea fetal.

RASTREAMENTO DE INFECÇÕES

O programa de rastreamento de doenças infecciosas na gravidez do Reino Unido recomenda fazer o rastreamento rotineiro de HIV, hepatite B, rubéola e sífilis. O programa e os protocolos são aprovados pelo NSC e publicados pelo NICE nas suas diretrizes de assistência pré-natal [3]. A prevalência das infecções por hepatite B, sífilis, HIV e rubéola ainda é significativa no Reino Unido, especialmente nos grandes centros, como Londres [52] (Tabela 17.6), e o rastreamento pré-natal rotineiro é essencial para prevenir a transmissão da mãe para o filho de hepatite B, HIV e sífilis. O programa de rastreamento também identifica as mulheres que podem ser protegidas em gestações futuras pela vacina tríplice viral (MMR) (sarampo, caxumba, rubéola) pós-natal.

Tabela 17.6 Prevalência de infecções em Londres (dados com base nos relatórios anuais)

Infecção	Prevalência em Londres (%) 2007/2008	Prevalência em Londres (%) 2008/2009	Prevalência em Londres (%) 2009/2010
Sífilis	0,36	0,41	0,38
Hepatite B	10,4	1,02	1,02
HIV	0,39	0,39	0,46
Rubéola	4,15	5	4,6

O programa estipula o seguinte:

1. O rastreamento da rubéola, sífilis, HIV e hepatite B deve ser oferecido a todas as mulheres na primeira consulta de pré-natal como uma parte dos cuidados pré-natais durante a primeira e todas as gestações posteriores, independente do histórico de imunização.
2. Embora todas as mulheres tenham o direito de recusar o rastreamento, se ele for recusado na primeira consulta, deverá ser oferecido novamente com 28 semanas de gestação.
3. Às mulheres grávidas que entram em trabalho de parto sem ter recebido cuidados pré-natais deve ser oferecido um rastreamento das doenças infecciosas. Dá-se prioridade ao rastreamento da hepatite B e do HIV, e é tomada uma ação presuntiva, de acordo com o resultado positivo preliminar, até que o diagnóstico seja confirmado. Se o resultado do teste HIV não estiver disponível, devem ser oferecidas medidas preventivas apropriadas. Nos casos em que o consentimento para o rastreamento é recusado durante o trabalho de parto, deve ser novamente oferecido após o parto.
4. Se o resultado do rastreamento for positivo, os protocolos nacionais atuais recomendam realizar uma segunda amostragem com sorologia da sífilis, hepatite B e HIV, para confirmação. De acordo com esse resultado, as mulheres devem ser encaminhadas para aconselhamento com um especialista, acompanhamento e tratamento adequados [53].

Hepatite B

A hepatite B é uma doença infecciosa, causada pelo vírus da hepatite B (HBV). É transmitida pelo sangue ou outros fluidos corporais infectados. A transmissão pode ocorrer por contato sexual ou por transmissão vertical perinatal da mãe para o bebê. O risco de transmissão perinatal depende do estado da infecção materna. Aproximadamente 70-90% das mães positivas para o antígeno HBV (HBeAg) transmitirão a infecção para o bebê. A taxa de transmissão é de, aproximadamente, 10% nas mulheres com anticorpo para o antígeno e (anti-HBe). A infecção pode resultar em uma infecção aguda ou crônica. A infecção crônica com HBV pode resultar em cirrose e câncer hepático. Quanto mais precoce na vida ocorrer a infecção, maior o risco de que ela leve à infecção crônica, doença hepática e morte precoce.

A vacinação do recém-nascido nas primeiras 24 horas após o parto e com 1, 2 e 12 meses é eficaz na prevenção da transmissão da infecção da mãe para o filho. Nos recém-nascidos de mulheres com um risco maior de transmissão, a adição da imunoglobulina específica da hepatite B pode reduzir o risco adicional. Com essa estratégia, a transmissão pode ser prevenida em mais de 90% dos infantes expostos à infecção materna [54].

Resultado positivo do rastreamento

A mulher com rastreamento positivo do HBV deve ser encaminhada à consulta com um médico especialista (hepatologista, gastroenterologista ou especialista em doenças infecciosas) dentro de 6 semanas de um resultado positivo. Deve ser feita uma avaliação completa, incluindo a insituição do tratamento e orientações para a vacinação pós-natal do recém-nascido. Deve ser feito um aconselhamento para a realização do teste em outros membros da família.

Notificação e rastreamento do contato

A notificação da hepatite B, HIV e sífilis é um requisito legal sob o Ato da Saúde Pública (Controle de Doença) e Regulamentos da Saúde Pública (Doenças Infecciosas). A notificação é particularmente importante, pois assegura o correto rastreamento do contato e o tratamento da família e de contatos próximos, de acordo com as recomendações do *Joint Committee on Vaccination and Immunisation* [55] e do *Department of Health* [56].

> **Quadro 17.5 Resumo**
>
> - Deve ser oferecida a vacinação pós-natal do recém-nascido para prevenção da transmissão vertical da hepatite B, para as mulheres que apresentam o antígeno de superfície do HBV positivo, mas apresentam o antígeno e negativo.
> - Devem ser oferecidas a vacinação e a imunoglobulina da hepatite B para as mulheres que apresentam o antígeno e positivo.

▶ Vírus da imunodeficiência humana

O HIV é um retrovírus que infecta e danifica os linfócitos T, resultando na imunossupressão e, eventualmente, leva à AIDS. Foram identificadas duas formas do vírus: HIV-1 e HIV-2. A forma mais comum e virulenta é o HIV-1, sendo o HIV-2, relativamente raro nos países ocidentais. O HIV pode ser transmitido pelo contato sexual ou via sangue contaminado, por exemplo, agulha compartilhada ou transmissão vertical da mãe à criança, que pode ocorrer no útero, durante o parto ou pela amamentação [57].

A transmissão vertical é um problema global, e a maioria das crianças infectadas com HIV no Reino Unido adquiriu a infecção da mãe. Às mulheres grávidas deve ser oferecido o rastreamento da infecção do HIV na primeira consulta, pois a intervenção pré-natal pode reduzir a transmissão da infecção do HIV da mãe à criança.

O uso da terapia antirretroviral demonstrou a redução significativa da taxa de transmissão vertical. A quimioprofilaxia com zidovudina dada no período pré-natal e intraparto e aos recém-nascidos reduz a transmissão vertical de 27,7% para 7,9% [58]. Contudo, a monoterapia com zidovudina é considerada inadequada nas mães com uma alta carga viral ou baixas contagens de CD4, porque ela falha na supressão da replicação viral e aumenta o risco do desenvolvimento da resistência viral [59]. A *British HIV Association* [57,60] recomenda o uso da terapia combinada antirretroviral, para que se consiga prolongar a supressão viral, quando o tratamento está indicado, com o objetivo de reduzir a carga viral para níveis indetectáveis, e recomenda que a infecção do HIV nas mulheres grávidas deve ser tratada da mesma forma que as pacientes não grávidas. É recomendado, portanto, que a infecção avançada do HIV nas mulheres grávidas deve ser tratada com a terapia combinada antirretroviral, para se conseguir uma supressão viral mais completa e prolongar o período de recuperação da função imune [61].

Resultado positivo do rastreamento

Se o resultado do rastreamento for positivo, as amostras devem ser encaminhadas para confirmação laboratorial da reatividade para o HIV (envolvendo pelo menos duas análises independentes adicionais). Todas as mulheres que apresentam um teste positivo devem ser aconselhadas pessoalmente, e devem ser oferecidos aconselhamento e apoio para os parceiros e família, se necessário.

As mulheres positivas devem ser encaminhadas para iniciar o tratamento com um especialista em HIV, em um serviço multidisciplinar. Esse manejo inclui também o aconselhamento sobre o tratamento da infecção e intervenções para reduzir o risco de transmissões vertical e sexual, incluindo discussões sobre o uso de antirretrovirais e cesariana, o tratamento e cuidado precoce da criança e orientações sobre a amamentação. O aconselhamento é também uma oportunidade para reforçar os conselhos de promoção da saúde e discutir sobre arranjos para a notificação do parceiro e testagem da criança anterior [53].

Os resultados positivos do HIV devem estar acessíveis aos membros da equipe, com informações continuadas sobre o cuidado clínico adequado, em particular na sala de parto, quando a mulher chega em trabalho de parto. Também é importante assegurar que os planos de assistência pediátrica sejam determinados antes do parto, para assegurar que a mãe entenda e consinta na realização do teste e de possível regime de tratamento após o parto.

▶ Rubéola

A rubéola adquirida na gravidez, particularmente nas primeiras 12 semanas, pode resultar em perda fetal ou anomalias congênitas graves. É, portanto, importante que todas as mulheres suscetíveis na gravidez sejam identificadas e aconselhadas a evitar a exposição à rubéola e que lhes seja oferecida a primeira dose da vacina tríplice viral (MMR) pelo serviço de maternidade após o parto [3].

Os programas estabelecidos de imunização da rubéola na infância resultam em cobertura vacinal alta das gestantes no Reino Unido, a detecção da IgG específica da rubéola implica na imunidade desencadeada pela imunização ou por infecção antes da gravidez. A detecção da IgG da rubéola nas mulheres que chegaram recentemente de países onde a rubéola é endêmica (ou onde a imunização da rubéola não está disponível ou implementada de forma eficaz), raramente identifica a infecção aguda adquirida no começo da gravidez [62]. Contudo, dados recentes dos sistemas de fiscalização nacional da *Health Protection Agency* no Reino Unido relataram um aumento nacional no número de mulheres suscetíveis à rubéola [63].

O teste de detecção de anticorpos da rubéola deve ser oferecido pelo menos na primeira gravidez, independentemente de haver um teste anterior positivo de IgG específica da rubéola ou histórico de imunização. A história de exposição à rubéola ou de possível infecção recente com o vírus, no começo da gravidez, deve ser investigado, em especial em imigrantes recentes, e o laboratório deve ser informado sobre a história com suspeita da infecção para que sejam realizados testes adequados para identificação de infecção primária da rubéola recente (IgM e avidez de IgG) [64]. O teste é considerado desnecessário, se houver alguma evidência documentada de dois testes de amostras sanguíneas diferentes, ambas confirmando a presença da IgG específica da rubéola [65].

Resultado positivo do rastreamento

Testes como ensaio imunossorvente ligado à enzima (ELISA) e hemólise radial são adequados para o rastreamento do anticorpo da rubéola; a aglutinação de látex é um ensaio de segunda linha adequado [53].

Se um nível baixo de IgG específico da rubéola (< 10 UI/mL) for detectado a mulher recebeu duas doses documentadas ou mais de vacina da rubéola, supõe-se que seja improvável que doses adicionais da vacina apresentem valor de proteção contra a rubéola. Essas mulheres são aconselhadas a relatar o aparecimento de qualquer erupção, doença ou contato com uma erupção do tipo da rubéola para uma investigação mais aprofundada.

Os resultados do rastreamento são relatados como IgG específica da rubéola detectada/não detectada em vez de imune/suscetível. O laboratório deve orientar sobre a necessidade de um acompanhamento mais específico (p. ex., "aconselhamento sobre imunização pós-parto, se grávida" para resultados relatados como IgG específica da rubéola não detectada). Como a detecção da IgG específica da rubéola não exclui a possibilidade de infecção recente, as evidências de erupção no começo da gravidez devem ser investigadas e comunicadas ao laboratório para permitir a interpretação dos resultados [64]. A imunização das mulheres grávidas deve ser evitada, sempre que possível [53].

▶ Sífilis

A sífilis é uma doença infecciosa, causada pela *Treponema pallidum*. É transmitida primariamente pelo contato sexual, mas pode ser transmitida da mãe ao feto durante a gravidez. O estadiamento da infecção pela sífilis adquirida e congênita é feito estadiada de acordo com o tempo decorrido desde a infecção primária. O risco de transmissão da mãe para o feto cai com o aumento da duração da infecção materna. O risco varia de 70 a 100% na sífilis primária, 40% na sífilis latente precoce e 10% na sífilis latente tardia. A infecção pela sífilis materna pode apresentar uma grande variedade de resultados adversos na gravidez e no período neonatal, incluindo o aborto tardio, parto de natimorto, hidropisia e baixo peso ao nascer [54].

O objetivo do rastreamento pré-natal da sífilis é detectar as mulheres grávidas com sífilis congenitamente transmissível, para que elas possam ser tratadas com antibióticos, prevenindo a transmissão da infecção. Isto pode reduzir de forma significativa o risco de sífilis congênita, natimortos, partos prematuros, mortes neonatais e doenças graves na infância. A mulher grávida, também, pode ser tratada para evitar o progresso da doença, além de dar a oportunidade para o parceiro se tratar [66].

Apesar da baixa prevalência no Reino Unido, as análises econômicas realizadas na Noruega, Inglaterra e Tailândia, demonstraram de forma consistente que os benefícios do rastreamento pré-natal da sífilis compensam os custos, mesmo quando a prevalência da infecção materna está tão baixa quanto 1 a 11 casos por 100.000 [67,68].

Resultado positivo do rastreamento

A taxa de falso-negativo de amostras sanguíneas únicas testadas com sorologia para sífilis depende do estágio da infecção. Na sífilis primária, pode ser de até 20-30%, e um alto índice de suspeita clínica é muito importante, quando há um risco significativo de infecção primária. Contudo, à medida que o tempo passa na infecção pela sífilis (ou seja, na infecção secundária ou latente precoce), a taxa de falso-negativo fica abaixo de 0,1% (sensibilidade de 99,99%) [69].

Um teste com rastreamento positivo deve ser confirmado com a realização de um segundo teste, empregando uma metodologia independente. A taxa de reatividade falsa das amostras sanguíneas únicas testadas dessa forma deve ser efetivamente zero (especificidade de 100%) [69]. Uma vez que o resultado positivo do rastreamento seja confirmado, a mulher e a família devem ser encaminhadas a um especialista em ginecologia para avaliação, aconselhamento e possível tratamento [53].

▸ Estreptococos do grupo B

O estreptococo do grupo B (*Streptococcus agalactiae*) é a principal causa de início precoce da infecção nos recém-nascidos. Embora o rastreamento seja oferecido rotineiramente na América do Norte [70], ainda há controvérsias sobre os seus benefícios. A incidência de início precoce da infecção por estreptococo do grupo B no Reino Unido, na ausência de um rastreamento sistemático ou de profilaxia antibiótica intraparto universal, é de 0,5 por 1.000 nascimentos, este resultado é similar aos dados dos EUA, após a realização do rastreamento universal, e utilização da profilaxia antibiótica intraparto, apesar de os índices de portadoras vaginais serem comparáveis [71].

Não há nenhum estudo randomizado e controlado (RTCs) do rastreamento realizado no pré-natal ou comparando as diferentes estratégias de rastreamento. A eficácia das estratégias de rastreamento foi avaliada com base em estudos observacionais. Portanto, atualmente o RCOG publicou uma recomendação sugerindo que o rastreamento pré-natal rotineiro do estreptococo do grupo B não deve ser oferecido às mulheres grávidas, porque as evidências da eficácia clínica e o custo continuam incertos [71].

▸ Vírus da hepatite C

O rastreamento do vírus da hepatite C não deve ser oferecido rotineiramente, pois não há evidências suficientes para apoiar a eficácia clínica e custo.

▸ Toxoplasmose

O rastreamento sorológico pré-natal rotineiro da toxoplasmose não deve ser oferecido, pois os riscos do rastreamento superam os possíveis benefícios. As mulheres grávidas devem ser informadas sobre as medidas de prevenção primária para evitar a infecção pela toxoplasmose, como:

- lavar as mãos antes de manusear a comida;
- lavar todas as frutas e vegetais, incluindo as saladas prontas, antes de comer;
- cozinhar as carnes cruas e refeições congeladas prontas;
- usar luvas e lavar as mãos após manusear a terra e fazer jardinagem;
- evitar contato com as fezes do gato.

CONCLUSÕES

O rastreamento pré-natal é a realização de exames para as mulheres grávidas aparentemente saudáveis, com o objetivo de identificar as doenças não diagnosticadas ou as gestações com alto risco para o desenvolvimento da doença. Existem argumentos econômicos bem-definidos, a favor de algumas formas de rastreamento pré-natal, como da síndrome de Down, anomalias estruturais, anticorpos dos grupos sanguíneos, certas infecções e hemoglobinopatias. Contudo, o rastreamento populacional para outras doenças, como a infecção pelo estreptococo do grupo B, não tem os mesmos valores econômicos, epidemiológicos ou clínicos. Apesar disso, os contínuos avanços nas técnicas atuais de rastreamento podem alterar os índices de detecção e de resultados falso-positivos, promovendo uma mudança nos pontos de risco, como no caso do rastreamento da síndrome de Down. De forma mais significativa, os recentes avanços nas técnicas, de genotipagem fetal não invasiva e de rastreamento da aneuploidia, usando o CFF DNA no soro materno, podem permitir programas de rastreamento mais precisos e seguros no futuro.

É importante lembrar que os programas de rastreamento têm o potencial tanto para prejudicar, quanto para beneficiar. Portanto, é essencial que uma informação clara e abrangente esteja disponível para os pais o mais cedo possível na gravidez, para permitir-lhes tomar uma decisão informada sobre a realização do teste de rastreamento e as implicações do resultado positivo ou negativo.

REFERÊNCIAS

1. National Screening Committee. Definition of screening. Available at: www.screening.nhs.uk/screening.
2. Wilson JM, Jungner YG. [Principles and practice of mass screening for disease.] *Bol Oficina Sanit Panam* 1968;65:281-393.
3. National Institute for Health and Clinical Excellence. *Antenatal Care: Routine Care for the Healthy Pregnant Women*. Clinical Guideline 62, 2008. Available at: http://guidance.nice.org.uk/CG62.
4. Department of Health. Model of Best Practice for Providing Down's Syndrome Screening, 2003. Available at: www.dh.gov.uk/publications.
5. Wald NJ, Rodeck C, Hackshaw AK, Walters J, Chitty L, Mackinson AM. First and second trimester antenatal screening for Down's syndrome: the results of the Serum, Urine and Ultrasound Screening Study (SURUSS). *Health Technol Assess* 2003;7(11):1-77.
6. Department of Health. *Fetal Anomaly Screening Programme. Screening for Down's Syndrome: UK NSC Policy Recommendations 2007-2010: Model of Best Practice*. Available at: www.dh.gov.uk/prod_consum_dh/groups/dh_digitalassets/@dh/@en/documents/digitalasset/dh_084731.pdf
7. NHS Fetal Anomaly Screening Programme. Review of the Model of Best Practice 2008: Down's syndrome screening for England. Gateway reference 9674. Available at: www.screening.nhs.uk.
8. Spencer K, Kagan KO, Nicolaides KH. Screening for trisomy 21 in twin pregnancies in the first trimester: an update of the impact of chorionicity on maternal serum markers. *Prenat Diagn* 2008;28:49-52.
9. Spencer K, Nicolaides KH. Screening for trisomy 21 in twins using first trimester ultrasound and maternal serum biochemistry in a one-stop clinic: a review of three years experience. *BJOG* 2003;110:276-280.
10. Tabor A, Philip J, Madsen M, Bang J, Obel EB, Norgaard-Pedersen B. Randomised controlled trial of genetic amniocentesis in 4606 low-risk women. *Lancet* 1986;i:1287-1293.

11. Verma L, Macdonald F, Leedham P, McConachie M, Dhanjal S, Hulten M. Rapid and simple prenatal DNA diagnosis of Down's syndrome. *Lancet* 1998;352:9-12.
12. Froster UG, Jackson L. Limb defects and chorionic villus sampling: results from an international registry, 1992-94. *Lancet* 1996;347:489-494.
13. Cheung MC, Goldberg JD, Kan YW. Prenatal diagnosis of sickle cell anaemia and thalassaemia by analysis of fetal cells in maternal blood. *Nat Genet* 1996;14:264-268.
14. Bianchi DW, Simpson JL, Jackson LG et al. Fetal gender and aneuploidy detection using fetal cells in maternal blood: analysis of NIFTY I data. National Institute of Child Health and Development Fetal Cell Isolation Study. *Prenat Diagn* 2002;22:609-615.
15. Lo YM, Corbetta N, Chamberlain PF et al. Presence of fetal DNA in maternal plasma and serum. *Lancet* 1997;350:485-487.
16. Lun FM, Chiu RW, len Chan KC, Yeung LT, Kin LT, nis Lo YM. Microfluidics digital PCR reveals a higher than expected fraction of fetal DNA in maternal plasma. *Clin Chem* 2008;54:1664-1672.
17. Lo YM, Tein MS, Lau TK et al. Quantitative analysis of fetal DNA in maternal plasma and serum: implications for noninvasive prenatal diagnosis. *Am J Hum Genet* 1998;62:768-775.
18. Galbiati S, Smid M, Gambini D et al. Fetal DNA detection in maternal plasma throughout gestation. *Hum Genet* 2005;117:243-248.
19. Lo YM, Zhang J, Leung TN, Lau TK, Chang AM, Hjelm NM. Rapid clearance of fetal DNA from maternal plasma. *Am J Hum Genet* 1999;64:218-224.
20. Alberry M, Maddocks D, Jones M et al. Free fetal DNA in maternal plasma in anembryonic pregnancies: confirmation that the origin is the trophoblast. *Prenat Diagn* 2007;27:415-418.
21. Chan KC, Zhang J, Hui AB et al. Size distributions of maternal and fetal DNA in maternal plasma. *Clin Chem* 2004;50:88-92.
22. Poon LL, Leung TN, Lau TK, Lo YM. Presence of fetal RNA in maternal plasma. *Clin Chem* 2000;46:1832-1834.
23. Rijnders RJ, van der Schoot CE, Bossers B, de Vroede MA, Christiaens GC. Fetal sex determination from maternal plasma in pregnancies at risk for congenital adrenal hyperplasia. *Obstet Gynecol* 2001;98:374-378.
24. Wright CF, Chitty LS. Cell-free fetal DNA and RNA in maternal blood: implications for safer antenatal testing. *BMJ* 2009;339:b2451.
25. van der Schoot CE, Hahn S, Chitty LS. Non-invasive prenatal diagnosis and determination of fetal Rh status. *Semin Fetal Neonatal Med* 2008;13:63-68.
26. Chiu RW, Akolekar R, Zheng YW et al. Non-invasive prenatal assessment of trisomy 21 by multiplexed maternal plasma DNA sequencing: large scale validity study. *BMJ* 2011;342:c7401.
27. Bricker L, Garcia J, Henderson J et al. Ultrasound screening in pregnancy: a systematic review of the clinical effectiveness, cost-effectiveness and women's views. *Health Technol Assess* 2000;4(16):i-193.
28. Chitty LS, Hunt GH, Moore J, Lobb MO. Effectiveness of routine ultrasonography in detecting fetal structural abnormalities in a low risk population. *BMJ* 1991;303:1165-1169.
29. Boyd PA, Chamberlain P, Hicks NR. 6-year experience of prenatal diagnosis in an unselected population in Oxford, UK. *Lancet* 1998;352:1577-1581.
30. NHS Fetal Anomaly Screening Programme. 18+0 to 20+6 *Weeks Fetal Anomaly Scan: National Standards and Guidance for England.* Royal College of Obstetricians and Gynaecologists, 2010. Available at: http://fetalanomaly.screening.nhs.uk/getdata.php?id=11218
31. Wimalasundera RC, Gardiner HM. Congenital heart disease and aneuploidy. *Prenat Diagn* 2004;24:1116-1122.
32. Smith-Bindman R, Hosmer W, Feldstein VA, Deeks JJ, Goldberg JD. Second-trimester ultrasound to detect fetuses with Down syndrome: a meta-analysis. *JAMA* 2001;285:1044-1055.
33. Royal College of Obstetricians and Gynaecologists. *Termination of Pregnancy for Fetal Abnormality in England, Wales and Scotland.* May 2010. Available at: www.rcog.org.uk/files/rcog-corp/TerminationPregnancyReport18May2010.pdf
34. Davies SC, Cronin E, Gill M, Greengross P, Hickman M, Normand C. Screening for sickle cell disease and thalassaemia: a systematic review with supplementary research. *Health Technol Assess* 2000;4(3):i-99.
35. Zeuner D, Ades AE, Karnon J, Brown J, Dezateux C, Anionwu EN. Antenatal and neonatal haemoglobinopathy screening in the UK: review and economic analysis. *Health Technol Assess* 1999;3(11):i-186.
36. NHS Sickle Cell and Thalassaemia Screening Programme. *Standards for the Linked Antenatal and Newborn Screening Pro-gramme.* Available at: http://sct.screening.nhs.uk/cms.php?folder=2493.
37. Streetly A, Claske M, Downing M et al. Implementation of the newborn screening programme for sickle cell disease in England: results for 2003-2005. *J Med Screen* 2008;15:9-13.
38. Dyson SM, Culley L, Gill C et al. Ethnicity questions and antenatal screening for sickle cell/thalassaemia (EQUANS) in England: a randomised controlled trial of two questionnaires. *Ethn Health* 2006;11:169-189.
39. Family Origin Questionnaire. Available at: http://sct.screening.nhs.uk/cms.php?folder=2506.
40. Anglin A, Gill C, Latinovic R, Henthorn J, Streetly A. *Review of Antenatal Screening Implementation in Low Prevalence Trusts.* Available at: http://sct.screening.nhs.uk/getdata.php?id=11051
41. Hartwell SK, Srisawang B, Kongtawelert P, Christian GD, Grudpan K. Review on screening and analysis techniques for haemoglobin variants and thalassemia. *Talanta* 2005;65:1149-1161.
42. Clarke GM, Higgins TN. Laboratory investigation of hemoglobinopathies and thalassemias: review and update. *Clin Chem* 2000;46:1284-1290.
43. Little RR, Roberts WL. A review of variant hemoglobins interfering with hemoglobin A1c measurement. *J Diabetes Sci Technol* 2009;3:446-451.
44. Colah RB, Surve R, Sawant P et al. HPLC studies in hemoglobinopathies. *Indian J Pediatr* 2007;74:657-662.
45. Ballas SK, Clark MR, Mohandas N et al. Red cell membrane and cation deficiency in Rh null syndrome 7. *Blood* 1984;63:1046-1055.
46. Freda VJ, Gorman JG, Pollack W. Rh factor: prevention of isoimmunization and clinical trial on mothers. *Science* 1966;151:828-830.
47. UK Blood Transfusion and Tissue Transplantation Service. *Guidelines for the Blood Transfusion Services in the UK,* 7th edn. Available at: www.transfusionguidelines.org.uk/index.aspx?Publication=RB&Section=25
48. National Institute for Health and Clinical Excellence. *Preg-nancy (Rhesus Negative Women): Routine Anti-D (Review).* Tech-nology Appraisal 156. Available at: http://guidance.nice.org.uk/TA156
49. Lo YM, Bowell PJ, Selinger M et al. Prenatal determination of fetal rhesus D status by DNA amplification of peripheral blood of rhesus-negative mothers. *Ann NY Acad Sci* 1994;731:229-236.
50. Mari G, Deter RL, Carpenter RL et al. Noninvasive diagnosis by Doppler ultrasonography of fetal anaemia due to maternal red-cell alloimmunization. Collaborative Group for Doppler Assessment of the Blood Velocity in Anaemic Fetuses. *N Engl J Med* 2000;342:9-14.
51. van Kamp IL, Klumper FJ, Meerman RH, Oepkes D, Scherjon SA, Kanhai HH. Treatment of fetal anemia due to red-cell alloimmunization with intrauterine transfusions in the Netherlands, 1988-1999. *Acta Obstet Gynecol Scand* 2004;83:731-737.

52. Permalloo N, Chapple J. NHS antenatal and newborn screening programmes London region report 2009-2010. Available at: www.screening.nhs.uk/getdata.php?id=10098.
53. Department of Health. *Screening for Infectious Diseases in Preg-nancy. Standards to Support the UK Antenatal Screening Pro-gramme*. Available at: www.dh.gov.uk/assetRoot/04/06/61/91/04066191.pdf.
54. National Screening Committee. *Infectious Diseases in Preg-nancy Screening Programme. Programme Standards*. Available at: http://infectiousdiseases.screening.nhs.uk/getdata.php?id=10640
55. Department of Health. Joint Committee on Vaccination and Immunisation. Available at: www.dh.gov.uk/ab/JCVI/index.htm?ssSourceSiteId=en.
56. Department of Health. *Immunisation Against Infectious Disease: The 'Green Book'*. Available at: www.dh.gov.uk/en/Publicationsandstatistics/Publications/PublicationsPolicyAndGuidance/DH_079917
57. de Ruiter A., Mercey D, Anderson J et al. British HIV Association and Children's HIV Association guidelines for the management of HIV infection in pregnant women 2008. *HIV Med* 2008;9:452-502.
58. Connor EM, Sperling RS, Gelber R et al. Reduction of maternal-infant transmission of human immunodeficiency virus type 1 with zidovudine treatment. Pediatric AIDS Clinical Trials Group Protocol 076 Study Group. *N Engl J Med* 1994;331:1173-1180.
59. Carpenter CC, Fischl MA, Hammer SM et al. Antiretroviral therapy for HIV infection in 1998: updated recommendations of the International AIDS Society-USA Panel. *JAMA* 1998;280:78-86.
60. Taylor GP, Lyall EG, Mercey D et al. British HIV Association guidelines for prescribing antiretroviral therapy in pregnancy (1998). *Sex Transm Infect* 1999;75:90-97.
61. Lyall EG, Blott M, de Ruiter A et al. Guidelines for the management of HIV infection in pregnant women and the prevention of mother-to-child transmission. *HIV Med* 2001;2:314-334.
62. Tookey PA, Cortina-Borja M, Peckham CS. Rubella suscepti-bility among pregnant women in North London, 1996-1999. *J Public Health Med* 2002;24:211-216.
63. Health Protection Agency and UK National Screening Com-mittee. Infectious Diseases in Pregnancy Screening Pro-gramme: 2005-2007 data. Available at: http://infectiousdiseases.screening.nhs.uk/publications.
64. Mehta NM, Thomas RM. Antenatal screening for rubella: infection or immunity? *BMJ* 2002;325:90-91.
65. Morgan-Capner P, Crowcroft NS. Guidelines on the management of, and exposure to, rash illness in pregnancy (including consideration of relevant antibody screening programmes in pregnancy). *Commun Dis Public Health* 2002;5:59-71.
66. Greenwood AM, D'Alessandro U, Sisay F, Greenwood BM. Treponemal infection and the outcome of pregnancy in a rural area of The Gambia, west Africa. *J Infect Dis* 1992;166:842-846.
67. Williams K. Screening for syphilis in pregnancy: an assessment of the costs and benefits. *Community Med* 1985;7:37-42.
68. Connor N, Roberts J, Nicoll A. Strategic options for antenatal screening for syphilis in the United Kingdom: a cost effectiveness analysis. *J Med Screen* 2000;7:7-13.
69. Egglestone S, Turner AJ. The PHLS Syphilis Serology Working Group. Serological diagnosis of syphilis. *Commun Dis Public Health* 2000;3:158-162.
70. Centers for Disease Control and Prevention. Prevention of perinatal group B streptococcal disease: a public health perspective. *MMWR* 1996;45:1-24.
71. Royal College of Obstetricians and Gynaecologists. *Prevention of Early-onset Neonatal Group B Streptococcal Disease*. Green-top Guideline No. 36, 2003. Available at: www.rcog.org.uk/files/rcog-corp/uploaded-files/GT36GroupBStrep2003.pdf

Capítulo 18

Distúrbios do Crescimento Fetal e Avaliação do Bem-Estar Fetal

Gordon C.S. Smith e Christoph C. Lees
The Rosie Hospital, Cambridge, UK

A definição de distúrbios do crescimento deve relacionar o crescimento observado com o crescimento esperado. No caso do crescimento fetal, há três níveis de complexidade adicionais. Primeiro, o crescimento é determinado em parte pela idade gestacional, e um aparente distúrbio de crescimento pode refletir a avaliação imprecisa da idade gestacional. Segundo, mesmo se a idade gestacional for conhecida com precisão, o tamanho do feto só pode ser avaliado indiretamente pela ultrassonografia. Terceiro, as medições fetais são caracteristicamente relacionadas com um padrão de crescimento de uma determinada base populacional. A divergência com o normal pode surgir a partir dos determinantes parentais do crescimento, como a raça e a estatura. O principal interesse na avaliação do crescimento fetal é evitar as complicações associadas a um feto que tenha um crescimento restrito, em razão da insuficiência uteroplacentária. A consequência mais importante do comprometimento fetal é a morte perinatal, principalmente natimorto anteparto.

REGULAÇÃO ENDÓCRINA DO CRESCIMENTO FETAL

O crescimento fetal é criticamente regulado pelos fatores de crescimento semelhantes à insulina (IGFs). Há dois tipos de IGFs, numerados com I e II. Há dois receptores principais para os IGFs, numerados com 1 e 2. O receptor IGF tipo 1 é o mediador da maioria dos principais efeitos biológicos do IGF-I e do IGF-II, e liga os dois fatores de crescimento com a mesma afinidade. O receptor IGF tipo 2 parece estar principalmente envolvido no *clearance* do IGF-II. Os camundongos sem IGF-I, IGF-II ou o receptor IGF tipo 1 têm crescimento restrito no nascimento; e os camundongos sem o receptor tipo 2 são grandes no nascimento. Após o nascimento, os níveis de IGF são estimulados pelo hormônio do crescimento (GH); contudo, na vida fetal, os níveis do IGF parecem ser independentes do GH e são estimulados pelo lactogênio placentário humano. Os efeitos do IGF são influenciados por seis proteínas de ligação de IGF (IGFBP). A ligação do IGF a uma IGFBP pode reduzir ou aumentar o seu efeito fisiológico. Há inúmeras proteases de IGFBP, como a proteína do plasma associada à gravidez-A (PAPP-A), uma protease da IGFBP-4 e IGFBP-5. Foram descritas muitas associações entre os níveis do sangue do cordão umbilical, líquido amniótico e soro materno dos componentes do sistema IGF e crescimento fetal.

REGULAÇÃO PLACENTÁRIA DO CRESCIMENTO FETAL

A placenta é claramente crucial para o crescimento fetal, pois fornece todos os substratos para o crescimento fetal e realiza a troca gasosa na vida fetal. Algumas das associações entre as proteínas do sistema IGF e o eventual peso ao nascer envolvem os componentes derivados de forma placentária, como o PAPP-A, já que os IGFs também são importantes para o controle placentário. Inúmeros testes da função placentária demonstram associações ao crescimento fetal eventual (ver a seguir). Há uma perspectiva de que muitas complicações da gravidez associadas à função placentária deficiente podem ocorrer em decorrência da falha na invasão da conhecida "segunda onda" de migração trofoblástica no segundo trimestre. Contudo, estudos mais recentes sugeriram que a migração trofoblástica ocorre como um processo contínuo durante a primeira metade da gravidez. O processo da implantação e a placentação precoce podem ser cruciais no distúrbio do crescimento fetal e há associações entre o tamanho do feto no primeiro trimestre da gravidez e os níveis maternos de PAPP-A e o peso ao nascer (Fig. 18.1).

IMPRESSÃO GENÔMICA E CRESCIMENTO FETAL

Os principais genes do sistema IGF são impressos. A impressão genômica é a inativação seletiva de um gene no concepto,

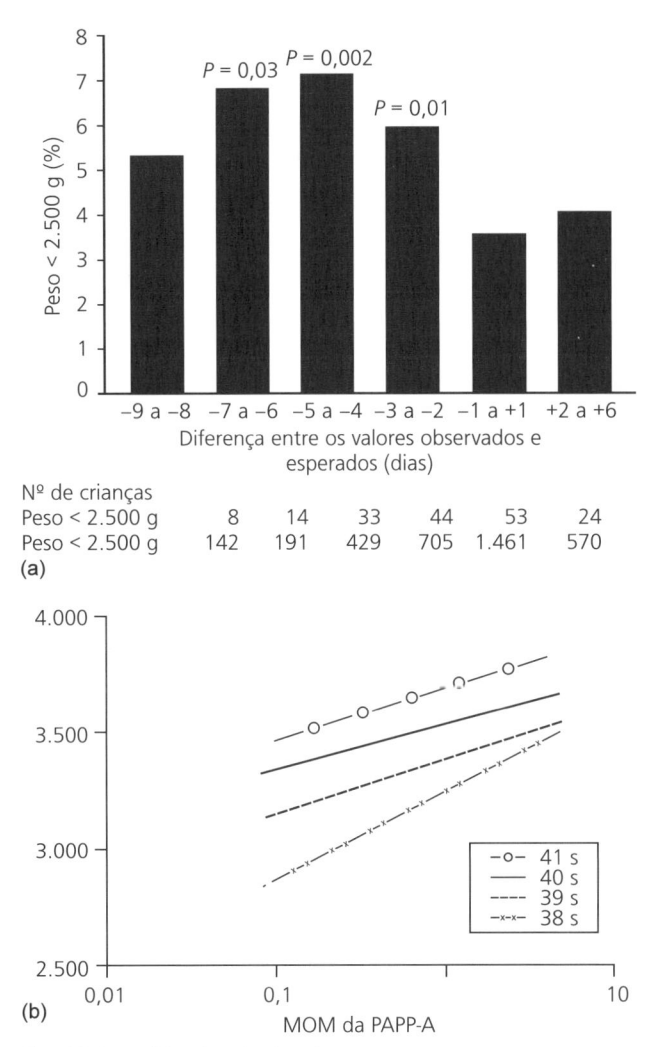

Fig. 18.1 Medidas do primeiro trimestre e peso ao nascer. (a) Relação entre o comprimento cabeça-nádega observado e o esperado e a incidência do baixo peso ao nascer. (b) Relação entre os níveis da PAPP-A no primeiro trimestre e peso ao nascer a termo.

meras condições genéticas que são manifestações da expressão anômala dos genes impressos. Elas podem resultar em supercrescimento fetal (p. ex., síndrome de Beckwith-Wiedemann) e crescimento intrauterino restrito (p. ex., síndrome de Silver-Russell).

DEFINIÇÃO DO DISTÚRBIO DO CRESCIMENTO FETAL

O distúrbio do crescimento fetal é estritamente definido, como insuficiência do crescimento fetal de acordo com o potencial genético. Na prática, isto nunca é conhecido, e o crescimento fetal é definido com base nas dimensões esperadas da criança em relação à idade gestacional. No nascimento, essas medições podem ser feitas diretamente; já na vida fetal, usa-se a ultrassonografia (veja adiante). Definir se um dado valor de uma variável contínua é normal, se o peso ou uma medida ultrassonográfica envolve a identificação do valor que se acredita ser o limite da faixa normal. Geralmente, as medições que estão dentro de dois desvios-padrão da média são consideradas normais: isto inclui, aproximadamente, 95% da população. Disso resulta que, aproximadamente, 2,5% da população será considerada pequena e 2,5%, grande, presumindo uma distribuição normal. Na prática, em razão do erro na estimativa da idade gestacional, a imprecisão na estimativa do peso e variação no real potencial genético, não haverá nenhum corte que separe corretamente o normal e o anormal. Na prática, se o limiar é fixado em um valor extremamente baixo, a maioria dos fetos que se encontram abaixo desse nível terá crescimento restrito. Se o limiar aumentar, a proporção que realmente tem crescimento restrito vai reduzir. O inverso segue para a identificação dos fetos grandes. Na prática, os três percentis comumente usados, como limiar, são: menor que o 3º, menor que o 5º e menor que o 10º percentil e os limites superiores equivalentes usados para os fetos grandes. Os fetos que estão fora do limiar são chamados de pequenos para a idade gestacional (SGA) ou grandes para a idade gestacional (LGA), e aqueles dentro da faixa são chamados de adequado para a idade gestacional (AGA). Os termos SGA e restrição de crescimento intrauterino (IUGR) são geralmente usados alternadamente, embora claramente não sejam sinônimos.

EPIDEMIOLOGIA DO DISTÚRBIO DO CRESCIMENTO FETAL

As associações epidemiológicas ao parto de um feto SGA estão demonstradas na Tabela 18.1. Podem ser classificadas como primariamente genéticas, primariamente ambientais ou mistas genéticas e ambientais, embora as distinções não sejam absolutas. Fatores semelhantes estão envolvidos na determinação do feto grande, embora as associações sejam invertidas. O crescimento fetal também pode ser afetado pelos processos patológicos. Estes podem ser classificados, como doença materna, anomalias da placenta e doença fetal.

que distingue a expressão gênica em relação à origem materna ou paterna. Isto é um processo epigenético, ou seja, é uma alteração hereditária na expressão do gene, que não ocorre em razão da mudança na sequência do DNA. A impressão genômica é primariamente uma característica dos mamíferos placentários e acredita-se que seja importante no controle dos conflitos entre o interesse paterno em gerar um descendente grande e o interesse materno em dividir os recursos igualmente entre todos os filhos. Os genes impressos podem agir no equilíbrio desses conflitos de interesses em todos os estágios do desenvolvimento. Na vida fetal, isto é manifestado primariamente no controle do crescimento fetal. O papel fundamental do sistema IGF placentário é salientado pelo fato de que o IGF-II, um estimulador da migração placentária, é paternalmente impresso, e o receptor IGF tipo 2, que degrada o IGF-II, é impresso, maternalmente. A importância da impressão na regulação do crescimento fetal humano é ilustrada por inú-

Tabela 18.1 Associações epidemiológicas à restrição de crescimento intrauterino	
Fator de risco	Risco
Gravidez prévia afetada	Risco de recidiva de, aproximadamente, 20%, dependendo da persistência dos fatores de risco
Tabagismo	Redução de 458 g no peso médio ao nascer naquelas que fumam 20 cigarros/dia
	Razão de probabilidade (OR) de 2,28 (2,29-2,76) para SGA
Álcool	Em < 1 unidade/dia, OR 1,1 (95% IC 1-1,13) para SGA
	1-2 unidades por dia, OR 1,62 (1,26-2,09)
	3-5 unidades por dia, OR 1,96 (1,16-3,31)
Cafeína	Nenhum efeito significativo sobre o risco de peso ao nascer no percentil 10º de quando o tabagismo for controlado
Diabetes	20% de incidência nas mulheres em um rígido controle vs. 10% de um controle menos rígido para o peso ao nascer < percentil 10º
Hipertensão	Risco de SGA (em hipertensão crônica leve) de 8 a 15,5% dependendo das séries
Doença renal	Incidência de SGA de ~23% com proteinúria crônica durante a gravidez
	37% de risco de SGA com insuficiência renal de moderada à leve
Doença intestinal	OR de 2,4 (1,6-3,7) de baixo peso ao nascer na doença de Crohn
	Não há evidências de risco elevado de IUGR na colite ulcerativa
	OR 3,4 (95% CI 1,6-7,2) de 'IUGR' na doença celíaca não tratada
Cardiopatia	Sem aumento no risco de SGA (< 10º percentil)
Trombofilia	Fator V de Leiden heterozigoto: OR agrupado 0,8 (0,3; 2,3)
	Gene heterozigoto para protrombina G20210A: OR agrupado 5,7 (1,2; 27,4)
	MTFHR heterozigoto: OR agrupado 5 (1,8; 13,8)
	Deficiência da proteína S: OR agrupado 10,2 (1,1-91)
	Anticorpos anticardiolipina: OR 33,9 (1,6-735,8)
Concepção assistida	A relação entre a gravidez por IVF e IUGR continua controversa, mas a OR para o SGA (< 10º percentil) de 1,6 (95%) em metanálise recente
Lúpus eritematoso sistêmico	Incidência de 28,5% de IUGR nas gestações com lúpus ativo, mas 7,6% nas pacientes com lúpus inativo
Idade materna	Sem evidências de aumento de risco associado à baixa idade materna, mas com OR de peso no nascimento abaixo do 5º percentil na idade acima de 35 anos de 1,28 e de 1,49 na idade acima de 40 anos
Peso/BMI	Sem evidências de risco elevado de SGA com obesidade materna
	BMI < 20 OR 1,37 (1,29-1,45) para o peso ao nascer < 5º percentil
Baixo nível socioeconômico	OR 2,91 (95% CI 2,14-7,51) para o IUGR

BMI, índice de massa corporal; CI, intervalo de confiança; IUGR, crescimento intrauterino restrito; IVF, fertilização in vitro; MTHFR, metilenotetra-hidrofolato redutase; SGA, pequeno para a idade gestacional.

As doenças maternas, cardiovasculares e do tecido conectivo estão particularmente associadas ao crescimento restrito. Por outro lado, a diabetes e a obesidade maternas são causas comuns de um feto grande. As causas placentárias do crescimento restrito incluem o mosaicismo confinado à placenta, mas o crescimento restrito mais comum está associado a testes bioquímicos e ultrassônicos, que sugerem uma função placentária insuficiente, mas que não estabelecem a causa da disfunção. As causas fetais intrínsecas do crescimento restrito incluem as anomalias cromossômicas (em particular a aneuploidia), síndromes não cromossômicas (como a síndrome de Cornelia de Lange) e a infecção congênita. A elucidação cuidadosa da história estrutural e avaliação por Doppler da placenta e do feto e outras investigações adequadas ajudarão a esclarecer, se a anomalia do crescimento é patológica.

RESPOSTA FISIOLÓGICA FETAL AO AMBIENTE INTRAUTERINO ADVERSO

Nos casos em que o feto tem um crescimento restrito em razão de um ambiente intrauterino adverso, a adaptação é um desafio para a sobrevivência. O principal objetivo dessas adaptações é manter o fornecimento de oxigênio para os principais órgãos, especialmente o cérebro, o coração e a glândula suprarrenal. Esses reflexos são estimulados pelos quimiorreceptores arteriais periféricos. Ao contrário da criança e do adulto, a estimulação dos quimiorreceptores inibe os movimentos respiratórios do feto. As respostas adaptativas fundamentam muitas das avaliações biofísicas do bem-estar fetal. As respostas e medidas biofísicas estão listadas na Tabela 18.2.

CONSEQUÊNCIAS DO DISTÚRBIO DO CRESCIMENTO FETAL

A única causa mais frequente da morte perinatal é o inexplicável parto de natimorto. A análise desses eventos sugere que o crescimento fetal restrito seja o principal determinante dessas mortes. O parto do natimorto dos fetos estruturalmente normais também está associado a descolamento de placenta e à pré-eclâmpsia. As duas complicações estão associados ao IUGR. O crescimento restrito também está associado à morte perinatal decorrente da prematuridade. Foi demonstrado que o crescimento restrito no começo da gravidez está associado a

Tabela 18.2	Base fisiológica da avaliação biofísica do crescimento fetal restrito		
Órgão	Estado normal	Associação a ambiente adverso	Medida biofísica
Placenta fetal	Circulação de baixa resistência	O desenvolvimento placentário inadequado resulta em alta resistência	A dopplervelocimetria das artérias umbilicais apresenta aumento da resistência
Corpo fetal	Circulação de alta resistência moderada	Os quimiorreceptores das artérias periféricas estimulam a vasoconstrição em órgãos não vitais	A dopplervelocimetria da aorta descendente apresenta alta resistência. A aorta descendente também irriga as artérias umbilicais, e a resistência aumentada no lado fetal da placenta contribui para esse achado
Placenta materna	Circulação de baixa resistência	O baixo desenvolvimento placentário inadequado resulta em alta resistência	A dopplervelocimetria da artéria uterina apresenta fluxo de alta resistência e incisura: preditivo de IUGR, descolamento prematuro de placenta e parto de natimorto
Circulação cerebrovascular	Resistência alta	Os quimiorreceptores das artérias periféricas estimulam a vasodilatação para manter o suprimento de oxigênio no cérebro	A dopplervelocimetria da artéria cerebral média demonstra resistência reduzida
Rim	Fluxo sanguíneo adequado e produção de urina	A vasopressina aumentada e a redução do fluxo sanguíneo reduzem a produção de urina	Volume de líquido amniótico reduzido
Tórax	Movimentos respiratórios preparam para o nascimento	Os quimiorreceptores das artérias periféricas inibem os movimentos respiratórios	Movimentos respiratórios fetais reduzidos
Coração	Pressão venosa central baixa	A pressão venosa central aumenta com o desenvolvimento de insuficiência cardíaca, quando o feto não consegue compensar o ambiente intrauterino adverso	Fluxo de alta resistência no ducto venoso, fluxo ausente ou reverso durante a sístole atrial, fluxo pulsátil na veia umbilical
Sistema nervoso central	Estímulo do movimento fetal nos ciclos de atividade	Redução dos movimentos fetais inibidos para poupar o consumo de oxigênio pelos órgãos não vitais	Movimentos fetais reduzidos ou ausentes

um risco elevado de parto prematuro espontâneo. O trabalho de parto parece ter início pela ativação do eixo hipotálamo-hipófise-suprarrenal do feto. Nos ovinos, o hormônio efetor das glândulas suprarrenais é o cortisol, já nos primatas e, acredita-se, nos humanos, é provável que sejam os precursores androgênicos do estrogênio; o efeito em ambas as espécies é a estimulação do trabalho de parto. Portanto, o parto prematuro espontâneo pode ser uma resposta fisiológica indicativa de um ambiente deficiente. O crescimento restrito também está diretamente relacionado com a prematuridade no contexto do parto eletivo por suspeita de comprometimento fetal. O crescimento fetal restrito também está associado ao aumento da morbidade e mortalidade na infância, por exemplo, o risco de síndrome da morte súbita infantil varia inversamente com o percentil do peso ao nascer (Fig. 18.2). Acredita-se que a suscetibilidade do adulto a uma variedade de doenças também pode ser afetada pelo IUGR (a hipótese de Barker). A base para isso são as associações entre o peso ao nascer, as proporções do nascimento e as taxas de doença posterior. Essas associações não são particularmente fortes, mas apresentam um

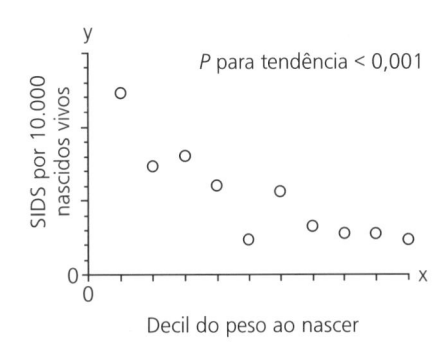

Fig. 18.2 Associação entre o percentil do peso ao nascer e o risco da síndrome da morte súbita infantil.

risco relativo de morte por cardiopatia isquêmica (IHD) de, aproximadamente, 1,7 em todas as faixas de pesos ao nascer. É interessante observar que a mãe, que tem um filho com baixo peso ao nascer, apresenta um risco relativamente maior de IHD, sugerindo um componente genético. Os modelos animais parecem confirmar as associações entre o estresse intrauterino e as funções cardiovascular e metabólica posteriores.

INVESTIGAÇÃO E TRATAMENTO DO DISTÚRBIO DO CRESCIMENTO FETAL

O desafio do cuidado perinatal é distinguir os fetos pequenos, mas saudáveis ("constitucionalmente pequenos"), daqueles com crescimento reduzido patológico. Na prática, os distúrbios do crescimento restrito são raros, quando representam um achado isolado antes de 24 semanas, e a avaliação de rotina do crescimento fetal deve ser realizada normalmente somente após as 24 semanas. Enquanto o tamanho fetal pode ser avaliado tanto de forma clínica, quanto pela ultrassonografia, o crescimento fetal só pode ser determinado por avaliações seriadas.

O conceito do IUGR simétrico e assimétrico tem sido usado para descrever o começo precoce do IUGR (cromossomial/genético) e começo tardio (uteroplacentário), respectivamente. Desse modo, o crescimento fetal restrito antes de 24 semanas está mais comumente associado às anomalias genéticas e cromossômicas ou com infecção fetal, enquanto, após 24 semanas, o crescimento fetal é determinado principalmente por influências maternas e da função uteroplacentária. Com os avanços na tecnologia da ultrassonografia, ficou evidente que a dicotomia do IUGR em simétrico/assimétrico é uma forma muito simplificada de classificação. O crescimento restrito que se acredita ser inerente às condições cromossômicas e genéticas pode ser mediado pela insuficiência uteroplacentária; portanto, o crescimento restrito grave em bebês com trissomia 18 no terceiro trimestre apresenta frequentemente características de crescimento restrito assimétrico com Doppler uteroplacentário e fetal anormal. Por outro lado, a avaliação por ultrassonografia dos fetos com início precoce de insuficiência uteroplacentária, geralmente, revela medidas abdominais e cefálicas simetricamente reduzidas.

▶ Previsão do crescimento fetal restrito

Os fatores epidemiológicos descritos anteriormente podem ser usados para identificar os fetos que provavelmente terão anomalias de crescimento, permitindo um nível elevado de vigilância. Contudo, embora muitas associações estatísticas sejam descritas, poucas delas são particularmente fortes. Portanto, embora um estudo possa mostrar que uma mulher com um índice de massa corporal de 17 tem um risco elevado de ter um SGA, a maioria dessas mulheres poderia ter um recém-nascido AGA. Os piores desfechos ocorrem em mulheres com fatores de risco não identificados. Isto pode ser expresso em termos de rastreamento: o histórico materno tem baixa sensibilidade e baixo valor preditivo na detecção do distúrbio do crescimento fetal. A predição com uso de avaliações bioquímicas do IUGR foi investigada principalmente usando medidas feitas no primeiro e segundo trimestres, no contexto do programa de rastreamento da síndrome de Down. Níveis baixos de PAPP-A no primeiro trimestre estão associados a baixo peso ao nascer, estudos da α-proteína, gonadotrofina coriônica humana e inibina A no primeiro e segundo trimestres demonstraram um resultado menos consistente. Nenhum desses exames bioquímicos tem valor preditivo suficiente para ser útil em um contexto clínico.

O Doppler das artérias uterinas permite uma avaliação indireta da resistência nas artérias, arteríolas e capilares da face materna da placenta. Essa é uma técnica rápida, simples e não invasiva que envolve a colocação, usando a ultrassonografia por Doppler colorido, de um transdutor sobre a artéria uterina na porção distal após o cruzamento da artéria ilíaca interna. O Doppler de onda pulsada é, então, aplicado, e uma forma da onda de velocidade de fluxo é obtida, e os índices de resistência, como índice de resistência, índice de pulsatilidade (PI) e relações A/B ou S/D podem ser derivados. As formas de onda de baixa resistência indicam uma boa invasão trofoblástica, atingindo as arteríolas espiraladas (Placa 18.1a), as formas de onda de alta resistência (caracterizadas por baixos níveis de fluxo diastólico final e incisura) indicam uma placentação anormal (Placa 18.1b). Quanto maior o IP da artéria uterina, maior o risco de um resultado adverso em razão da placentação anormal (Fig. 18.3). Estudos maiores com boa reprodutibilidade foram publicados na última década, sugerindo sua possível utilidade como ferramenta de rastreamento para prever tanto a pré-eclâmpsia, quanto o crescimento fetal restrito.

Embora a sensibilidade do Doppler uterino seja baixa para detectar o crescimento restrito em todas as gestações, no entanto nos casos de crescimento restrito graves e de início precoce, a sensibilidade é alta, especialmente se realizado entre 22 e 24 semanas. Por exemplo, a sua sensibilidade em predizer o IUGR abaixo do 10° percentil, requerendo um parto antes de 34 semanas é de, aproximadamente, 80%, para uma população selecionada com índice de rastreamento positivo de 5%. Contudo, é menos confiável na previsão do IUGR em gestação gemelar e quando realizado no começo da gestação. A dopplerfluxometria das artérias uterinas não integra os protocolos de assistência pré-natais de rotina,

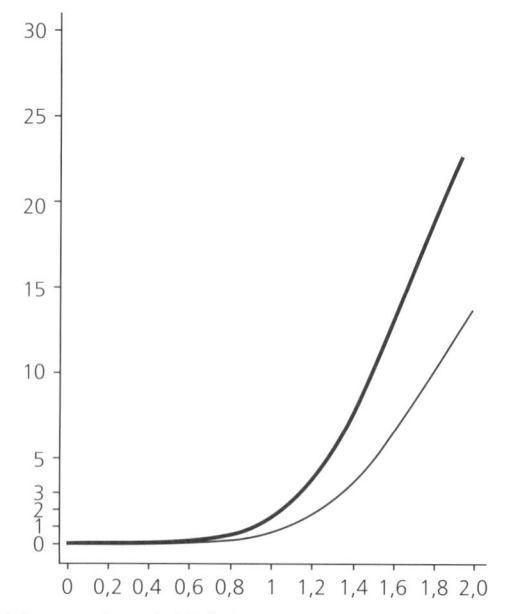

Fig. 18.3 Razão de probabilidade para os resultados adversos graves (eixo vertical) relativa à média do índice de pulsatilidade (eixo horizontal). As fumantes são representadas pela linha preta grossa (esquerda), as não fumantes, pela linha fina.

pois há controvérsias sobre sua utilidade no rastreamento de populações de baixo risco, embora a preocupação com a reprodutibilidade do exame já esteja ultrapassada.

Os modelos de rastreamento no primeiro trimestre, incorporando a impedância da artéria uterina, histórico materno e medições no soro materno da PAPP-A, por exemplo, não apresentam o mesmo desempenho do Doppler das artérias uterinas entre 22-24 semanas para o rastreamento do SGA ou crescimento restrito, tendo uma taxa de falso-positivo relativamente alta. Os modelos tendem a ser mais eficazes para o rastreamento da pré-eclâmpsia e do SGA com pré-eclâmpsia, do que para SGA ou IUGR isoladamente. A perspectiva de melhorar esses modelos de predição de risco com a avaliação das funções cardíaca e vascular maternas no primeiro trimestre é atraente, embora as técnicas atuais sejam demoradas e relativamente pouco reprodutíveis, tornando-se pouco úteis no rastreamento populacional.

Avaliação clínica do crescimento fetal

O exame clínico é feito pela medida da altura desde a sínfise púbica até fundo uterino (SFH). A avaliação da SFH tem sido tradicionalmente realizada a partir de 24 semanas de gestação pela medida da distância entre a sínfise púbica materna e o fundo uterino, e medições sucessivas registradas pelo cartão da mulher ou em um gráfico. A medida da SFH após 24 semanas é considerada igual em centímetros na semana de gestação, ± 2 cm até 36 semanas e ± 3 cm a partir de 36-42 semanas. Os problemas associados à medida da SFH são a reprodutibilidade intra e interobservadores e aquelas inerentes à técnica. Como dependem da avaliação da altura do fundo uterino, como uma medida substituta do crescimento fetal, não leva em consideração os fatores maternos de confusão, como a altura, peso e constituição física, e fatores uterinos/fetais, como miomas, polidrâmnio ou oligoidrâmnio, gravidez múltipla e posição fetal. Dois grandes estudos retrospectivos da década de 1980 sugeriram que as medidas reduzidas de SFH identificaram corretamente apenas 25-50% dos fetos, cujo peso ao nascer estava abaixo do 10º percentil.

Uma abordagem para melhorar a capacidade preditiva das medidas de SFH para os fetos SGA é o ajuste da medição das características maternas, como a altura, peso, paridade e etnicidade. Um estudo controlado, não randomizado da medição personalizada da SFH demonstrou uma detecção pré-natal elevada de crianças SGA (48% com SFH ajustada *vs.* 29% com as medidas-padrão). Contudo, nenhuma diferença ficou aparente no resultado clínico entre os dois grupos. A personalização também foi aplicada em outras medições obstétricas, como a biometria fetal e peso ao nascer. Embora o seu uso esteja cada vez mais generalizado, o papel da personalização das medições obstétricas não está completamente definido. Isto está relacionado, em parte, com a distinção entre os determinantes fisiológicos e patológicos da variabilidade no crescimento fetal. Por exemplo, a nulípara está associada a um menor peso ao nascer e um elevado risco de natimorto. É plausível que a etiologia do crescimento restrito se encontra entre a nuliparidade e o natimorto. Se isso for assim, pode-se questionar se as medidas obstétricas deveriam ser ajustadas para a nuliparidade.

Biometria ultrassonográfica

A ultrassonografia é o método mais sensível para a avaliação do crescimento fetal. É importante observar que uma única medida feita pela ultrassonografia pode indicar se a circunferência abdominal fetal ou se o peso fetal estimado está acima ou abaixo do percentil predefinido, mas esse achado isolado não é um diagnóstico de uma anomalia do crescimento fetal. O crescimento fetal anormal só pode ser determinado por medidas sucessivas, frequentemente da circunferência abdominal, que são expressas em um gráfico, tanto manualmente, quanto por um *software* especializado em um gráfico de percentil.

Os parâmetros de crescimento, principalmente o diâmetro biparietal, circunferência da cabeça, comprimento do fêmur e circunferência abdominal, são expressos graficamente em planilhas que delineiam a faixa normal de crescimento dentro de uma população. Em uma tentativa de refinar a identificação do IUGR real, foram elaboradas planilhas de crescimento pelas medidas feitas com ultrassonografia ajustadas às características materna e fetal. Esses gráficos permitem a diferenciação entre os fetos que são pequenos, mas que têm uma taxa de crescimento normal (portanto, poderiam ter sido rotulado erroneamente como "crescimento restrito" se fossem usados os percentis de crescimento normal da população) e aqueles cujo crescimento estava dentro da faixa normal, mas apresentou uma queda abaixo de um dado percentil.

Doppler arterial e venoso fetal

A decisão de interromper uma gestação com feto SGA está fundamentada em uma combinação de investigações. A avaliação do Doppler arterial e venoso fetal mostrou ser útil e reprodutível no rastreamento das respostas cardiovasculares à hipóxia e acidemia nos fetos comprometidos pela insuficiência uteroplacentária. Os vasos fetais mais comumente avaliados são as artérias umbilical e cerebral média, a aorta torácica e o ducto venoso. A metanálise dos estudos randomizados e controlados mostraram que o Doppler da artéria umbilical em gestações de alto risco melhora o resultado perinatal. Ainda se desconhece o motivo dessa melhora, pois não foi seguido nenhum plano consistente de tratamento.

À medida que a unidade fetoplacentária se torna mais hipóxica, a impedância do Doppler da artéria umbilical normal (Placa 18.2a) aumenta, levando eventualmente à redução e ausência do fluxo diastólico final (Placa 18.2b, c; respectivamente). Em circunstâncias extremas, com a evolução da condição, pode haver um fluxo diastólico final umbilical reverso; contudo, isto raramente é visto no intervalo de 3 semanas. Durante todo este processo, há uma queda concomitante na resistência da artéria cerebral média, conhecida como centralização ou "poupança cerebral". As alterações venosas poste-

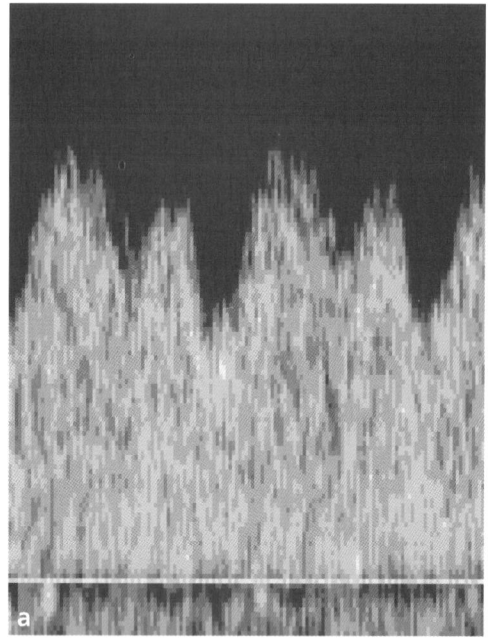

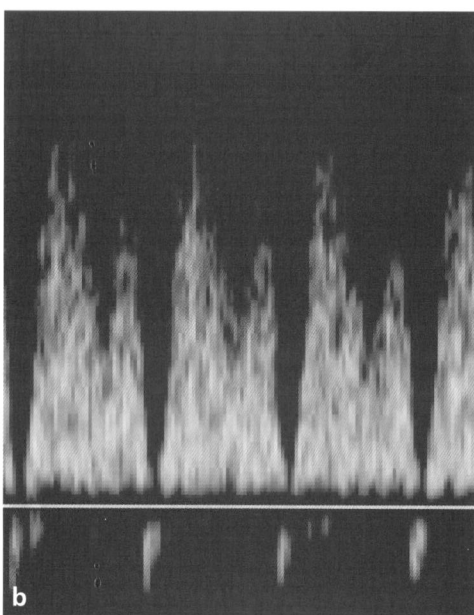

Fig. 18.4 Avaliação do Doppler do ducto venoso: (a) forma de onda normal; (b) onda a reversa.

riores podem ser observadas com o Doppler de onda pulsada do ducto venoso: como acidemia e comprometimento da contratilidade da superveniência cardíaca, a forma de onda bifásica (Fig. 18.4a) torna-se anormal com uma onda *a* exagerada, algumas vezes alcançando ou caindo abaixo da linha de base, indicando "resistência" durante a contração atrial (diástole) (Fig. 18.4b). Essa descoberta no ducto venoso, geralmente refletida pela pulsatilidade elevada na veia umbilical, é um evento ominoso e geralmente pré-terminal.

Cardiotocografia e avaliação biofísica

O método mais reprodutível de avaliação da frequência cardíaca fetal é através da análise computadorizada; vários pacotes de *software* permitem o armazenamento, comparação e impressão de traçados sucessivos. A insuficiência uteroplacentária crônica pode levar à hipóxia e, em muitos casos, à acidemia. A variabilidade a curto prazo (STV) da frequência cardíaca fetal, avaliada pela análise computadorizada, é o melhor indicador de comprometimento fetal nesse contexto. A STV aumenta com a idade gestacional: o percentil 2,5° é de, aproximadamente, 4,4 ms com 26 semanas e de 6 ms com 34 semanas. A acidemia fetal com valores superiores a esses é muito rara, pois a STV reduzida se correlaciona bem com a hipóxia e acidemia metabólica fetal.

Observa-se uma redução gradual, durante dias ou semanas, da variabilidade nos registros sucessivos de acompanhamento de um feto de alto risco, com crescimento restrito associado a outros achados, como o líquido amniótico reduzido, movimentos fetais reduzidos e resistência da artéria umbilical elevada, com centralização do fluxo sanguíneo. As desacelerações espontâneas vistas na cardiotocografia (CTG) são um achado relativamente tardio e, geralmente, coincide com uma variabilidade reduzida nos registros computadorizados. As desacelerações não provocadas na CTG estão relacionadas com a ocorrência de hipoxemia e acidemia fetal.

Os outros elementos do perfil biofísico, como o tônus fetal, movimentos e líquido amniótico, devem ser relatados junto ao crescimento fetal, achados da Dopplerfluxometria, da condição materna e da CTG em todos os exames por ultrassonografia de um possível feto comprometido. Contudo, nas práticas do Reino Unido e europeia, a pontuação biofísica formal é raramente usada para ditar o tratamento e tempo do parto.

Indicação do parto

O momento ideal para a interrupção da gravidez de fetos com crescimento restrito hipóxico é simplesmente desconhecido. Não houve nenhum estudo randomizado que tenha indicado qual método de avaliação fetal poderia ser usado ou quando o parto poderia ser feito. O ensaio clínico da intervenção da restrição do crescimento (GRIT) relatou mais de 500 bebês comprometidos, quando a interrupção da gravidez gerava dúvida. O estudo mostrou uma tendência não significativa de melhores resultados a longo prazo, quando o parto foi retardado em gestações entre 24 e 30 semanas, mas não em gestações posteriores. O risco de hipoxemia e acidemia fetal (e possível morte intrauterina) deve ser pesado contra as complicações que surgem com a prematuridade. Na prática, há uma considerável variação geográfica: o perfil biofísico na América do Norte geralmente determina a data do parto, enquanto na Europa a decisão é geralmente feita com a combinação de CTG e dos achados do Doppler. A inconsistência reflete a falta de evidências fortes, favorecendo um método em vez do outro.

Há um consenso de que o Doppler do fluxo diastólico reverso da artéria umbilical após 32 semanas de gestação, e a ausência do fluxo diastólico após 34 semanas são uma indicação para o parto imediato. Contudo, o fluxo diastólico umbilical reverso com 26 ou mesmo 28 semanas não é necessariamente uma indicação para o parto, pois na gestação em idade mais precoce, os achados do Doppler podem seguir um curso mais crônico. Há fortes evidências de estudos observacionais de que, no crescimento restrito fetal grave, retardar o parto para depois de 29 semanas confere uma "melhora significativa" tanto na mortalidade, quanto na morbidade. Contudo, é preciso fazer uma avaliação completa, incluindo todas as dopplerfluxometrias realizadas e os parâmetros biofísicos antes da tomada de decisão para o parto.

Quadro 18.1 Resumo

- O crescimento fetal na segunda metade da gravidez está associado a várias medidas do primeiro trimestre (comprimento craniocaudal menor que o esperado e PAPP-A baixa), indicando que a disfunção placentária tardia pode ter origem nas semanas próximas à pós-concepção.
- Os efeitos placentários dos fatores de crescimento semelhantes à insulina (IGF), agindo através do receptor IGF tipo 1, são determinantes críticos do crescimento fetal.
- As características maternas, medições bioquímicas e Doppler das artérias uterinas estão associadas ao risco do crescimento fetal restrito, mas a principal abordagem clínica para detectar os fetos pequenos nas populações de baixo risco é a medida da altura da sínfise púbica ao fundo uterino.
- A principal forma de avaliação dos fetos com suspeita de crescimento restrito é a dopplervelocimetria da artéria umbilical, mas a monitoração seriada deve ser realizada usando biometria, Doppler arterial, Doppler venoso e cardiotocografia computadorizada.

LEITURAS ADICIONAIS

Baschat AA, Cosmi E, Bilardo CM et al. Predictors of neonatal outcome in early-onset placental dysfunction. *Obstet Gynecol* 2007;109:253-261.

Breeze AC, Lees CC. Prediction and perinatal outcomes of fetal growth restriction. *Semin Fetal Neonatal Med* 2007;12:383-397.

Das UG, Sysyn G. Abnormal fetal growth: intrauterine growth retardation, small for gestational age, large for gestational age. *Pediatr Clin N Am* 2004;51:639-654.

Smith GCS. First trimester origins of fetal growth impairment. *Semin Perinatol* 2004;28:41–50. This whole issue of the journal was a series of reviews on disorders of fetal growth and contains eight recent relevant reviews.

Zhong Y, Tuuli M, Odibo AO. First-trimester assessment of placenta function and the prediction of pre-eclampsia and intrauterine growth restriction. *Prenat Diagn* 2010;30:293-308.

Capítulo 19

Condições Médicas Fetais

Janet Brennand
Southern General Hospital, Glasgow, UK

FUNÇÃO DA TIREOIDE FETAL

O advento da amostragem sanguínea fetal permitiu uma quantificação direta e precisa da função tireoidiana fetal. A síntese do hormônio tireoidiano fetal tem início entre 10-12 semanas de gestação; antes disso, o feto depende da transferência placentária dos hormônios tireoidianos maternos. O hormônio estimulante da tireoide (TSH), globulina ligadora de tiroxina (TBG), tiroxinas livre e total (T4) e triiodotironina (T3) no plasma fetal aumentam com o avanço da gestação, a partir de 14-16 semanas [1,2]. As concentrações da T4 livre e total (FT4) atingem os níveis adultos por volta de 36 semanas de gestação. Por outro lado, as concentrações da T3 são menores que os níveis adultos por toda a gravidez. Não há nenhuma relação entre os níveis do hormônio tireoidiano materno e fetal, confirmando que o desenvolvimento do eixo hipófise-tireoide fetal independe da mãe. As concentrações do TSH fetal são baixas até 15-18 semanas de gestação, e a falta de correlação entre elas e as concentrações do hormônio tireoidiano indica que a maturação tireoidiana é independente do TSH. Os receptores do TSH fetal tornam-se sensíveis ao TSH com 20 semanas de gestação.

Os hormônios tireoidianos promovem o crescimento, desenvolvimento e função neurológica normal. A interrupção da função tireoidiana normal, se não reconhecida ou não tratada, pode ter significativas sequelas a longo prazo. A disfunção tireoidiana no feto pode ser o resultado de uma alteração primária fetal; mas ocorre mais frequentemente de forma secundária à doença tireoidiana materna e/ou do seu tratamento.

A presença do bócio fetal indica disfunção tireoidiana, se o diagnóstico diferencial excluiu outros tumores da região cervical fetal, como higroma cístico, teratoma cervical e hemangioma. O bócio pode representar hipertireoidismo ou hipotireoidismo fetal. As consequências adversas graves do hipertireoidismo fetal são o aborto e a morte intrauterina, e cretinismo pelo hipotireoidismo neonatal.

▶ Hipertireoidismo fetal

É mais provável que o hipertireoidismo fetal ocorra de forma secundária à doença de Graves materna, resultando da transferência placentária de autoanticorpos. Os anticorpos antirreceptores do TSH (TRAbs) são da classe IgG e, portanto, capazes de atravessar a barreira placentária e estimular a glândula tireoide fetal. Os TRAbs podem estimular a tireoide fetal a partir de 20 semanas de gestação; e estão aumentados em pelo menos 80% das mulheres com a doença de Graves. Estima-se que a tireotoxicose neonatal ocorra em 2-10% dos recém-nascidos de mulheres com a doença de Graves [3]. O risco de hipertireoidismo fetal está relacionado com as concentrações dos TRAbs. A placenta é mais permeável à IgG na segunda metade da gravidez, e as concentrações fetais dos TRAbs atingem os níveis maternos por volta de 30 semanas de gestação; como resultado, o hipertireoidismo fetal geralmente se desenvolve na segunda metade da gravidez.

Gestações em risco

Uma mulher grávida com a doença de Graves pode ser categorizada como se segue [3]:

1. Eutireóidea, não está sob medicação, mas recebeu medicamentos antitireoidianos anteriormente: o risco de hipertireoidismo fetal/neonatal é desprezível, e a dosagem dos TRAbs não é necessária.
2. Eutireóidea, tratada anteriormente com iodo radioativo ou cirurgia: os TRAbs devem ser medidos no começo da gravidez para detectar a presença e, se presente, a sua concentração. As altas concentrações de anticorpos identificam uma gravidez em risco de hipertireoidismo fetal. Os TRAbs devem ser medidos novamente no terceiro trimestre para identificar o risco de hipertireoidismo neonatal.
3. Requerendo medicamentos antitireoidianos para manter a função tireoidiana normal: os TRAbs devem ser medidos no último trimestre.

Características

A taquicardia fetal (> 160 bpm) é a característica mais comum do hipertireoidismo fetal. Outros achados incluem a restrição do crescimento intrauterino (IUGR), maturação óssea acelerada, cardiomegalia, insuficiência cardíaca e hidropisia. Um bócio fetal grande pode causar a hiperextensão do pescoço fetal, resultando em má apresentação. A compressão esofágica pode resultar em polidrâmnio com risco associado de parto prematuro.

Manejo

A ultrassonografia pode detectar o bócio fetal, que é a primeira característica ultrassônica da disfunção tireoidiana fetal e aparece antes da taquicardia fetal. O bócio fetal é definido pela circunferência tireoidiana igual ou maior do que o percentil 95º para a idade gestacional, de acordo com padronização definida das medidas da tireoide fetal [4]. A dopplerfluxometria colorida pode ajudar a diferenciar entre um bócio hipertireoidiano e hipotireoidiano. O hipertireoidismo está associado à captação de sinal em toda glândula, enquanto a captação periférica do sinal sugere hipotireoidismo [5,6]. A ultrassonografia deve ser realizada mensalmente nas gestações de risco por volta de 20 semanas de gestação para avaliar o tamanho da tireoide.

As concentrações da tireoide no líquido amniótico não refletem o estado da tireoide fetal [7] e, portanto, a amniocentese não é indicada para a avaliação da função tireoidiana fetal. A cordocentese é o único método direto para avaliá-la; é um procedimento invasivo, com um risco de aborto, e deve ser reservado para os casos em que é impossível distinguir entre o hipertireoidismo e o hipotireoidismo fetal pela avaliação clínica, ou para os casos em que não ocorre a resposta esperada à terapia fetal (ou seja, piora apesar do tratamento).

Tratamento

O tratamento materno com administração dos medicamentos antitireoidianos é seguro e eficaz no tratamento do hipertireoidismo fetal. O propiltiouracil é o medicamento de escolha por causa do risco reduzido dos efeitos colaterais. Se a mãe for eutireóidea, pode precisar de suplementação de tiroxinas, que podem ser necessárias em mulheres que já estão sob medicação antitireoidiana e que precisam aumentar a dose.

▶ Hipotireoidismo fetal

As causas do hipotireoidismo fetal são demonstradas na Tabela 19.1 [8]. Mundialmente, a deficiência do iodo é a principal causa. A doença tireoidiana materna associada aos autoanticorpos tireoidianos pode causar hipotireoidismo fetal. Os anticorpos antitireoperoxidase atravessam a barreira placentária no terceiro trimestre, mas têm pouco efeito sobre a função tireoidiana fetal. Contudo, embora os TRAbs geralmente sejam estimulantes, podem ser inibidores, resultando no hipotireoidismo fetal.

Características

As características ultrassográficas incluem o IUGR, bócio e a redução dos movimentos fetais. Pode haver taquicardia ou bra-

Tabela 19.1 Causas do hipotireoidismo fetal/neonatal

Distúrbio	Transmissão
Disgenesia da tireoide (aplasia, hipoplasia, ectopia)	Rara
Disormonogênese tireóidea	Familiar, autossômica recessiva
Disfunção hipotálamo-hipófise	Rara, autossômica recessiva
Mutações do receptor do TSH	Autossômica recessiva, dominante
Bloqueadores do receptor de IgG do TSH	Doença tireoidiana materna com transmissão placentária
Iatrogênica	
Medicamentos antitireoidianos	
Iodo radioativo após 10-12 semanas de gestação	
Excesso de iodo/iodeto	
Deficiência de iodo endêmica	

Fonte: Adaptada de Fisher [8].

dicardia e, nos casos graves, bloqueio cardíaco completo. Podem ocorrer cardiomegalia e atraso na maturação esquelética. O hipotireoidismo fetal geralmente não é reconhecido e deve ser considerado em todas as mulheres com uma história de doença tireoidiana e/ou de uso de medicação antitireoidiana.

Manejo

Quando o hipotireoidismo fetal é secundário à terapia antitireoidiana materna, a dose do medicamento deverá ser reduzida, com o objetivo de manter os níveis do T4 livre materno na extremidade superior da faixa normal para a idade gestacional. A ultrassonografia da tireoide fetal deve ser realizada em intervalos não maiores que 15 dias para assegurar a redução no tamanho, que, geralmente, é observado dentro de 2 semanas da redução da terapia [9].

A transferência placentária da T4 é inadequada para o tratamento do bócio hipotireoidiano. A via intra-amniótica é usada, e 250-500 μg da T4 em intervalos de 7-10 dias é o regime proposto [10]. O sucesso do tratamento pode ser monitorado pela avaliação com ultrassonografia citada anteriormente. Se a condição fetal piorar apesar do tratamento, a cordocentese é necessária para medir os níveis do TSH e do FT4 fetal.

> ## 💡 Quadro 19.1 Resumo
>
> - Há um risco de disfunção tireoidiana fetal em mulheres com anticorpo receptor da tireoide positivo ou que estão recebendo medicação antitireoidiana.
> - O bócio fetal, presente na ultrassonografia, indica a disfunção tireoidiana fetal, se outros diagnósticos diferenciais tiverem sido excluídos.
> - Deve ser possível distinguir entre o hipertireoidismo e o hipotireoidismo fetal pela avaliação clínica na maioria dos casos.
> - A cordocentese é reservada para aqueles casos em que essa distinção não seja possível na avaliação clínica.
> - A disfunção tireoidiana fetal pode ser tratada com êxito *in utero*.

HIPERPLASIA SUPRARRENAL CONGÊNITA

A hiperplasia suprarrenal congênita (CAH) ocorre quando a esteroidogênese suprarrenal anormal resulta em excesso de andrógenos. Cinco hormônios são responsáveis pela conversão do colesterol em cortisol, e um defeito em qualquer um deles fará com que os precursores sejam desviados para a produção dos andrôgênios. A CAH é uma doença autossômica recessiva e em 90-95% dos casos em razão da deficiência da 21-hidroxilase. O excesso de andrôgênios intrauterinos leva à virilização de um feto do sexo feminino e na forma grave está associado à perda de sódio secundária à deficiência da aldosterona. O excesso de andrôgênios não interfere no desenvolvimento da genitália do feto masculino. Pode-se atribuir o sexo errado nos recém-nascidos do sexo feminino que sofreram virilização e, provavelmente, será necessário realizar uma cirurgia genital corretiva.

O objetivo da terapia é prevenir a virilização do feto do sexo feminino. A glândula suprarrenal fetal pode ser suprimida pela administração materna da dexametasona. O regime recomendado é o de uma dose mínima de 20 μg por quilo do peso antes da gravidez, e a terapia deve ser começada entre 6-7 semanas de gestação, quando a genitália externa começa a se diferenciar [11].

▶ Orientações para o manejo

- Deve ser oferecido aconselhamento pré-gravidez e o diagnóstico da mutação genética, quando a família apresenta histórico de um caso-índice afetado.
- O risco de um ter feto comprometido em uma gravidez subsequente é de 1 em 4 e de apresentar um feto do sexo feminino virilizado é de 1 em 8.
- Começo do tratamento com dexametasona entre 6-7 semanas de gestação.
- Realização da biópsia de vilo corial (CVS) entre 10-11 semanas de gestação para identificar um feto comprometido.
- Descontinuação da dexametasona em todos os fetos do sexo masculino e em todos os fetos do sexo feminino não comprometidos.
- Se o feto comprometido for do sexo feminino, o tratamento deve ser continuado durante toda a gravidez.

O uso do protocolo anterior expõe sete entre oito gestações à terapia desnecessária com esteroide. A análise não invasiva de DNA fetal livre de sangue materno pode identificar o cromossoma Y a partir de 7 semanas de gestação, e a terapia deve ser descontinuada nas gestações com um feto do sexo masculino, não sendo necessário esperar pelos resultados da CVS. Se o feto for do sexo feminino, o tratamento terá que ser continuado até que os resultados genéticos da CVS estejam disponíveis, expondo ainda três de oito fetos a um tratamento possivelmente desnecessário. A futura detecção do defeito genético por meios não invasivos será a única forma de eliminar essa abordagem com base no risco para o tratamento precoce. Não há nenhum relato de efeitos teratogênicos do tratamento com dexametasona no pré-natal. A informação em relação aos efeitos a longo prazo é limitada, e os pais devem estar conscientes disso, quando discutirem sobre os prós e os contras da terapia.

ARRITMIAS CARDÍACAS FETAIS

Compreendem o ritmo cardíaco irregular fetal, taquicardia fetal e bradicardia fetal. Os distúrbios do ritmo são encontrados em, aproximadamente, 2% das gestações durante o exame de ultrassonografia de rotina [12]. A ecocardiografia modo M e Doppler de onda pulsada são as principais técnicas diagnósticas. As arritmias mais frequentes são discutidas neste capítulo; para uma discussão mais abrangente de todas as arritmias e seu diagnóstico, o leitor é remetido para outra literatura [13,14].

▶ Frequência cardíaca fetal irregular

É tipicamente descrita como uma "batida perdida" e ocorre geralmente em razão das extrassístoles atriais. Essas extrassístoles são mais comuns no terceiro trimestre e são detectadas em 1,7% dos fetos após 36 semanas de gestação, sendo muito raras as extrassístoles ventriculares. As extrassístoles são benignas e geralmente se resolvem antes do parto. Ocasionalmente (2-3% dos casos), ocorre uma taquicardia sustentada e é aconselhável fazer a ausculta cardíaca regularmente para identificar se essa arritmia está presente.

▶ Taquicardia

Uma taquicardia fetal é definida pela frequência cardíaca sustentada acima de 180 bpm. A taquicardia fetal ocorre em 0,5% das gestações e é relativamente comum. A taquicardia supraventricular (SVT) é o tipo mais comum (66-90% dos casos), seguida pela taquicardia atrial (10-30%). A fibrilação atrial e a taquicardia atrial paroxística são muito menos comuns, e a taquicardia ventricular é extremamente rara durante a vida fetal [15].

Taquicardia supraventricular

O tipo mais comum de SVT é o fenômeno de reentrada, onde uma via acessória de condução permite uma rápida passagem retrógrada do impulso elétrico do ventrículo para o átrio, estabelecendo um circuito de reentrada, que é definido como taquicardia atrioventricular (AV) reentrante. Nesse tipo de SVT, o tempo de intervalo entre a contração ventricular e a atrial (intervalo VA) é curto. Na SVT, causada pela taquicardia ectópica atrial ou taquicardia juncional recíproca permanente, o intervalo VA é longo. É importante que se estabeleça o comprimento do intervalo VA, quando a terapia tiver que ser decidida. Na SVT, a frequência cardíaca fetal pode atingir até 240 bpm com variabilidade reduzida. A razão de contrações atrioventriculares (razão AV) é de 1:1.

Taquicardia atrial

A frequência atrial é muito rápida em torno de 350-500 bpm. A razão de condução AV de 1:1 não é possível nessa velocidade tão rápida. Mais comumente, há um grau de bloqueio AV, geralmente 2:1, mas pode ser maior.

Tabela 19.2 Medicamentos antiarrítmicos para o tratamento da taquicardia fetal

Medicamento	Dose de ataque	Dose de manutenção	Níveis plasmáticos	Observações
Digoxina	0,5-1 mg IV	0,25-0,5 mg 3×/dia	1-2,5 ng/mL	Um antiarrítmico de primeira linha
				Administração materna ineficaz em caso de hidropisia fetal
Flecainida		100 mg 3×/dia	0,4-0,8 (µg/mL)	Pró-arrítmico
				Monitoração materna regular feita por ECG
				Boa transferência placentária: terapia de primeira linha, se houver hidropisia
				O efeito deve ser observado dentro (ritmo sinusal) de 72 horas
Sotalol		80-160 mg 2×/dia		Pró-arrítmico
				Monitoração materna por ECG
				Boa transferência placentária: níveis fetais quase iguais aos maternos
				Terapia de primeira linha, se houver hidropisia fetal
Amiodarona	800-1600 mg/dia oral ou IV	400-800 mg/dia		Transferência placentária insuficiente (10-40%)
				Meia-vida longa facilita a acumulação no compartimento fetal

Fonte: Adaptada de Simpson e Silverman [14].

Opções de manejo

O feto com taquicardia sustentada apresenta um risco de desenvolver insuficiência cardíaca, hidropisia e, por fim, a morte fetal. A mortalidade fetal é de 27% se ocorrer hidropisia, em comparação a 0-4%, se a hidropisia estiver ausente [16]. O objetivo do manejo é reduzir esse risco. Se o manejo for conservador, é necessário que se faça uma cuidadosa monitoração fetal para detectar os sinais precoces da insuficiência cardíaca. O parto, seguido pela terapia pós-natal, é uma opção quando a gestação se encontra próximo ao termo, mas sabe-se que o controle farmacológico da frequência cardíaca no período neonatal nem sempre é simples. A terapia intrauterina *in utero* é eficaz na restauração do ritmo sinusal e é a opção de preferência para o tratamento dos fetos prematuros, reservando o parto para os casos que não respondem à terapia fetal indireta ou direta.

A via transplacentária é a via de escolha para a terapia fetal. Os medicamentos usados no manejo da taquicardia fetal estão ilustrados na Tabela 19.2. Se não houver nenhuma resposta à administração do medicamento materno ou se houver hidropisia grave, é necessário que se faça uma terapia fetal direta via cordocentese. Os riscos associados à cordocentese são maiores na presença da hidropisia. A administração materna dos medicamentos deve ser realizada em um ambiente hospitalar, decorrente dos potenciais efeitos pró-arrítmicos (flecainida, sotalol, amiodarona). Um ECG de base deve ser realizado antes da medicação, e repetido após o começo da terapia ou com o aumento da dosagem medicamentosa, visando ao prolongamento do intervalo QT.

▶ Bradicardia

É definida como uma frequência cardíaca fetal constantemente abaixo de 100 bpm.

Bloqueio atrioventricular

No bloqueio AV, há um distúrbio na condução elétrica entre o átrio e o ventrículo. São descritos três tipos. No bloqueio em primeiro grau, há um intervalo AV prolongado que não pode ser detectado na ultrassonografia de rotina. O bloqueio de segundo grau tem dois tipos. No tipo I, há um progressivo alongamento do tempo de condução AV até que um impulso seja bloqueado; isto resulta em um ritmo irregular, mas a frequência cardíaca fetal pode ser normal. No bloqueio de segundo grau do tipo II, existe a condução de algumas batidas e de outras não, sem o alongamento do tempo da condução AV. No modo M, a frequência atrial pode ser o dobro da frequência ventricular (bloqueio 2:1) e, ocasionalmente, pode ser visto um bloqueio 3:1.

No bloqueio AV completo (CAVB), há uma completa dissociação das contrações atriais e ventriculares. Essa rara condição (1 em 15.000-22.000 nascidos vivos) tem duas causas importantes: cardiopatia congênita (CHD) e doença imunologicamente mediada. A CHD é responsável por 50% dos casos de CAVB completo, sendo os defeitos mais comuns o isomerismo atrial esquerdo e transposição congenitamente corrigida das grandes artérias. A doença imunologicamente mediada tem sido objeto da terapia fetal. A transferência placentária dos anticorpos maternos anti-Ro e anti-La resulta na inflamação e dano no miocárdio fetal e tecido de condução. Esses anticorpos podem estar presentes em mulheres com um histórico de síndrome de Sjögren ou lúpus eritematoso sistêmico. O risco de CAVB completo em uma mulher com anticorpos é de, aproximadamente, 2%, com um risco de recorrência de 16%. O risco para o feto é máximo entre 16 e 26 semanas de gestação. Os fatores de mau prognóstico do CAVB completo incluem hidropisia, frequência cardíaca abaixo de 55 bpm e parto prematuro. A mortalidade varia entre 18 e 43% [13].

Não há nenhuma opção de tratamento que seja claramente eficaz. Os esteroides, tanto a dexametasona, quanto a betametasona, têm sido administrados com resultados variados. O mesmo ocorre com os β-simpaticomiméticos, que são administrados com o objetivo de aumentar a frequência cardíaca fetal. A atual falta de evidências que confirmem a eficácia da terapia, e os possíveis efeitos colaterais maternos e fetais da medicação devem ser lembrados na avaliação para decidir a insituição ou não do tratamento.

> **Quadro 19.2 Resumo**
>
> - As arritmias cardíacas fetais são comuns, compromentendo 1-2% das gestações.
> - As batidas ectópicas geralmente se resolvem espontaneamente.
> - Prefere-se a terapia fetal para as taquicardias no parto prematuro.
> - A ecocardiografia fetal detalhada e o teste para detecção de anticorpos maternos anti-Ro e anti-La devem ser realizados nos casos de bloqueio cardíaco completo.
> - Atualmente, não há nenhuma terapia com benefício comprovado para o bloqueio cardíaco completo.

TROMBOCITOPENIA ALOIMUNE FETAL E NEONATAL

Estima-se que a incidência da trombocitopenia aloimune fetal e neonatal (FNAIT) seja de 1 em 1.000-2.000 gestações [17]. Ocorre quando os antígenos, que estão presentes nas plaquetas fetais, não estão nas plaquetas maternas. Uma resposta aloimune é desencadeada pela produção dos anticorpos (IgG) maternos, que atravessam a barreira placentária, causando a destruição das plaquetas fetais e trombocitopenia. As plaquetas fetais expressam antígenos específicos a partir do primeiro trimestre. A FNAIT é equivalente à aloimunização que ocorre com os eritrócitos. Contudo, ao contrário da aloimunização dos eritrócitos, a FNAIT pode complicar 50% das primeiras gestações.

Os seguintes antígenos plaquetários humanos (HPA) são descritos: HPA-1, HPA-2, HPA-3, HPA-4, HPA-5 e HPA-15 [18]. Essa distribuição dos HPAs é afetada pela raça, sendo 2% de mulheres brancas HPA-1a negativo. Os anticorpos HPA-1a são responsáveis por 85% dos casos de FNAIT. Os outros anticorpos mais frequentemente encontrados nas pessoas brancas são o HPA-5b e HPA-3a [19]. O HPA-5b está associado a um quadro mais leve de FNAIT em comparação ao HPA-1a. Em alguns casos, um anticorpo responsável não pode ser identificado, apesar do diagnóstico clínico da FNAIT.

A FNAIT é rara, mas a incompatibilidade plaquetária não é infrequente: 1 em 50 gestações poderá apresentar incompatibilidade com o HPA-1a; a frequência observada da aloimunização é muito menor que isso. O desenvolvimento dos aloanticorpos HPA-1a está relacionado com o fenótipo HLA. A histocompatibilidade maior dos antígenos de classe II HLA-DR3 é encontrada em 60-80% das pessoas que desenvolveram anticorpos, e o antígeno HLA DRw52 é encontrado em 100% dos responsivos. Portanto, a incompatibilidade plaquetária não é igual à aloimunização, que, por sua vez, não é igual à trombocitopenia fetal [20].

A maioria das crianças afetadas é assintomática ou apresenta-se com sinais de hemorragia menor, como petéquias. Nos casos mais graves, haverá hemorragia interna, sendo a hemorragia intracraniana (ICH) a mais frequente. As sequelas da ICH podem ser graves e incluem mortalidade perinatal, hidrocefalia e deficiência neurológica a longo prazo. O risco da ICH perinatal é de, aproximadamente, 11% (incluindo 15% das mortes fetais) [21]. A gravidade da FNAIT não está relacionada com os títulos do anticorpo materno e não pode ser usada como guia para o manejo das gestações subsequentes. O risco de trombocitopenia é semelhante ou está elevado em uma gravidez subsequente, quando o pai for homozigoto para o antígeno responsável. O histórico obstétrico é importante. Se não houver ICH na gravidez-índice, o risco de ICH em uma gravidez subsequente afetada é de 7%. Se um irmão anterior tiver sido afetado por ICH, o risco de recorrência é de 75% [21]. A maioria dos casos de ICH ocorre no terceiro trimestre, com um risco máximo na 30ª semana de gestação, mas há casos documentados de ocorrência por volta de 20 semanas de gestação [22]. O risco está relacionado com a duração do tempo em que o feto fica exposto à trombocitopenia, por isso a terapia deve começar entre 18 e 20 semanas.

Manejo

O objetivo do tratamento é reduzir o risco de ICH intrauterino e perinatal. O único método para fazer avaliação da contagem das plaquetas fetais é através de cordocentese. Se o feto for trombocitopênico, o risco de exsanguinação como um resultado da cordocentese é maior. A transfusão direta das plaquetas na hora da cordocentese vai aumentar a contagem das plaquetas fetais, mas a expectativa de vida das plaquetas é de apenas 4-5 dias, sendo necessária a repetição das transfusões com intervalos de 7-10 dias, se a contagem das plaquetas normal precisar ser mantida. O risco de perda fetal é de 1,6% por procedimento na FNAIT, e a incidência de parto de emergência é de 2,4% por procedimento [21]. A degranulação das plaquetas transfundidas pode aumentar o risco de bradicardia fetal. A taxa acumulada de perda fetal por gravidez é de 6%, se a cordocentese e a transfusão plaquetária forem a opção escolhida [17]. Uma abordagem alternativa é adiar a cordocentese até antes do parto, no momento em que uma única transfusão plaquetária pode ser feita, se indicado, e o parto ocorrer dois dias após; reduzindo os riscos associados a múltiplos procedimentos. Contudo, nesse período de espera, o feto já pode ser exposto à trombocitopenia prolongada e sofrer uma ICH.

Por causa dos riscos associados à terapia invasiva, foi desenvolvida uma abordagem mais conservadora. O uso da imunoglobulina intravenosa (IVIG) no tratamento da FNAIT foi relatada pela primeira vez por Bussel et al. [23]. Uma dose de 1 g/kg/semana resultou em um aumento significativo na contagem das plaquetas fetais. O mecanismo de ação da IVIG continua incerto, mas são descritas várias possíveis explicações [17]. Em primeiro lugar, os anticorpos anti-HPA na circulação materna serão diluídos pela presença da imunoglobulina e, portanto, a transferência placentária será menor. Em segundo lugar, a IVIG pode bloquear os receptores Fc, prevenindo a transmissão dos anticorpos maternos. Por fim, a IVIG pode bloquear os receptores Fc nos macrófagos fetais, prevenindo a destruição das células revestidas pelo complexo antígeno-anticorpo. A IVIG reduz o risco de ICH mesmo nos fetos que não apresentam um aumento na contagem das plaquetas. Deve haver algum efeito adicional de proteção com o uso dessa terapia. A adição dos corticoides ao regime da IVIG não melhora a eficácia [24].

A IVIG é o tratamento de escolha para a FNAIT em muitos centros. Embora o manejo invasivo forneça informações diretas sobre a contagem das plaquetas fetais, deve-se observar que ele deveria mostrar resultados tão bons ou melhores do que o tratamento conservador para justificar a incidência de complicações, que podem ser maiores do que a postergação do tratamento. Evidências recentes mostram que esse não é o caso, com a IVIG tendo uma taxa de sucesso de 100% em comparação a taxas de sucesso de 94-96% para a cordocentese e a transfusão plaquetária [17].

O parto é um momento de risco da ICH no feto trombocitopênico. A cesariana eletiva não está livre do risco de ICH, e são relatados casos de parto vaginal sem efeitos adversos. O ideal seria que a contagem das plaquetas fetais excedesse a 50 × 10^9/L, se o parto vaginal for considerado. Se o teste invasivo for evitado, e, portanto, a contagem das plaquetas fetais for desconhecida, deve-se optar pela cesariana eletiva.

Anemia fetal

Pode ser resultado da aloimunização das células vermelhas ou da infecção por parvovírus. O mecanismo da anemia fetal, seu manejo e tratamento são discutidos para ambas as etiologias.

Aloimunização das células vermelhas

Se a mulher grávida tiver sido exposta às hemácias fetais que têm antígenos diferentes das suas próprias hemácias (ou seja, os antígenos foram herdados do pai), ela terá uma resposta imunitária. A resposta inicial é a produção dos anticorpos IgM, que não atravessam a barreira placentária e, portanto, é improvável que a gravidez em que os anticorpos são detectados pela primeira vez seja afetada. Contudo, na próxima exposição aos antígenos estranhos das hemácias, são produzidos anticorpos IgG, que atravessam a barreira placentária e causam a anemia hemolítica fetal. Os anticorpos mais comumente associados à doença hemolítica perinatal (HDN) são os anticorpos do sistema Rh: RhD, Rhc e RhE, e Kell.

Alguns aspectos da avaliação e manejo das gestações em risco da HDN são discutidos no Capítulo 15. A Figura 19.1 esboça uma estratégia de manejo proposta para as gestações rh sensibilizadas. Os pontos importantes para o reconhecimento incluem:

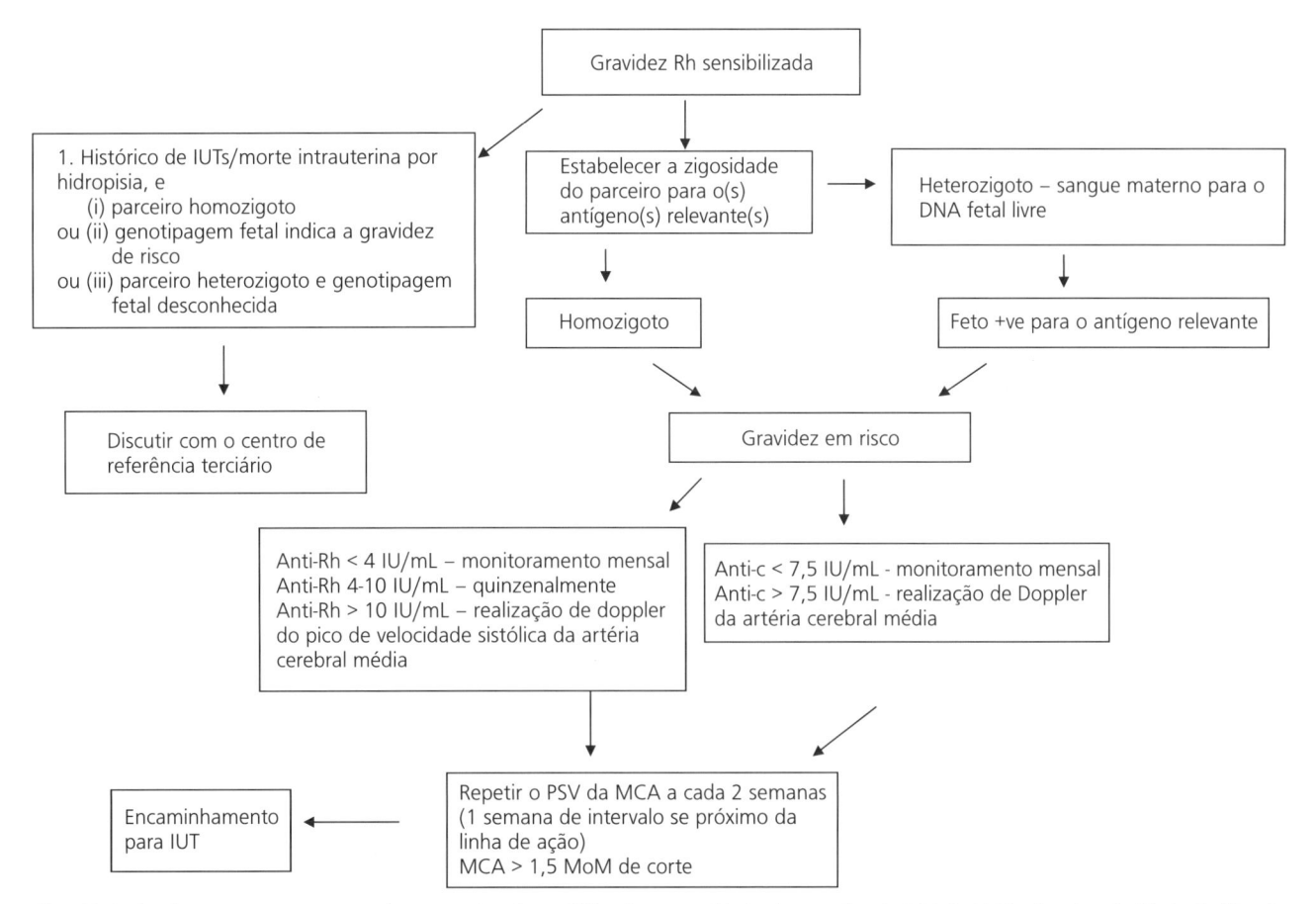

Fig. 19.1 Algoritmo para o tratamento das gestações rh sensibilizadas. IU, unidades internacionais; PSV da MCA, pico de velocidade sistólica da artéria cerebral média; IUT, transfusão intrauterina; MoM, múltiplos da mediana.

- Se o pai for heterozigoto para o antígeno relevante, o grupo sanguíneo fetal deve ser definido usando a técnica não invasiva da avaliação do DNA fetal livre no sangue materno.
- As concentrações do anti-Rh e do anti-c podem ser quantificadas; o que não é possível para os anticorpos anti-E ou Kell.
- A tendência do aumento na concentração do anticorpo é tão importante, quanto um nível de corte especial.

Monitoração: Doppler da artéria cerebral média

Estando estabelecido o risco de anemia fetal secundária à aloimunização pelas células vermelhas, o objetivo do monitoramento é determinar quando a terapia deve ser indicada, antes de ocorrer uma anemia grave fetal. A hidropisia fetal é indicativa de anemia grave. As características ultrassonográficas precoces da hidropisia são a ascite e cardiomegalia, seguidas por edema progressivo da pele, derrame pericárdico e pleural e edema placentário. O propósito de todo o monitoramento descrito anteriormente é a intervenção antes do desenvolvimento da hidropisia.

O Doppler pode trazer informações sobre a anemia fetal, decorrente dos princípios básicos do fluxo sanguíneo. Se a área de secção transversa do vaso continuar constante, a velocidade sanguínea é diretamente proporcional ao fluxo sanguíneo. Além disso, a redução da viscosidade sanguínea aumentará o fluxo sanguíneo [25]. O feto anêmico tem uma viscosidade sanguínea reduzida e uma circulação hiperdinâmica, sendo que ambas aumentarão o fluxo sanguíneo e, portanto, a velocidade sanguínea. Isto se reflete na artéria cerebral média (MCA) com aumento no pico de velocidade sistólica (PSV). As mensurações do PSV da MCA que se encontram acima de um ponto de corte de 1,5 múltiplo da mediana para a idade gestacional identificam os fetos anêmicos de grau moderado a grave com uma sensibilidade de 100% e um índice de falso-positivo de 12% [26]. O PSV da MCA não é um bom preditor da anemia leve, mas isto não é significativo clinicamente, pois esse grupo de fetos não necessita de terapia intrauterina. A mensuração do PSV da MCA é demonstrada na Figura 19.2, e a técnica foi descrita por Mari *et al.* [26].

O monitoramento não invasivo usando o Doppler da MCA está substituindo a amniocentese seriada no manejo das gestações de risco. A amniocentese é um procedimento invasivo com uma taxa de perda relacionada com o procedimento de até 1%. Os procedimentos repetidos são geralmente necessários na mesma gravidez, e cada procedimento carrega um risco de hemorragia feto-materna e de exacerbação da anemia fetal. Um estudo multicêntrico comparando o Doppler da MCA à amniocentese para o monitoramento das gestações em risco demonstrou que o Doppler da MCA tem uma precisão e uma sensibilidade significativamente maiores [27]. Além disso, 51% das mulheres teriam evitado um procedimento invasivo se tivessem realizado apenas o Doppler da MCA, sendo essa a modalidade de monitoramento de escolha na maioria dos centros.

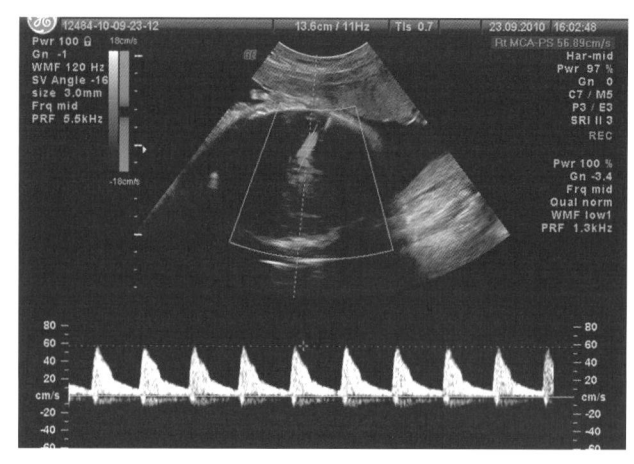

Fig. 19.2 Mensuração do pico de velocidade sistólica da artéria cerebral média.

Quadro 19.3 Resumo

- Os principais anticorpos causadores da anemia fetal são o anti-Rh, anti-Kell e o anti-c.
- A infecção por parvovírus é uma importante causa da anemia fetal e deve ser levada em consideração em todos os casos de hidropisia não imunes.
- Os testes não invasivos substituíram os testes invasivos no tratamento da anemia fetal.
- O Grupo sanguíneo fetal pode ser determinado no DNA fetal livre no sangue materno.
- O Doppler da artéria cerebral média substitui a amniocentese para definir quando deve ser feita a transfusão intrauterina na maioria dos centros.
- A necessidade da transfusão intrauterina deve ser prevista antes do desenvolvimento da hidropisia.

Tratamento: transfusão intrauterina

A primeira transfusão intrauterina (IUT) foi realizada por Liley, em 1963 [28], através da via intraperitoneal. As hemácias doadas são absorvidas pela circulação através dos linfáticos diafragmáticos. Isto resulta em uma restauração mais lenta da hemoglobina fetal, em comparação ao procedimento, onde o sangue é colocado diretamente na circulação, e atualmente não é considerada a via de escolha para a terapia fetal. Mas é usada em alguns casos que precisam de transfusão antes de 18-20 semanas de gestação, quando o acesso intravascular pode não ser possível. A transfusão intraperitoneal a partir de 16 semanas de gestação tem sido empregada de forma bem-sucedida em uma pequena coorte de casos graves da aloimunização Rh, até que o acesso intravascular seja possível com a evolução da gravidez [29].

A introdução da ultrassonografia em tempo real facilitou a transfusão intraperitoneal guiada por agulha, em 1977 [30]. A primeira transfusão intravascular foi realizada por *fetoscopia* por Rodeck *et al.*, em 1981 [31]. Foi empregada uma variedade de técnicas para a IUT. A transfusão intravascular direta é a técnica preferida, o volume adicional é absorvido pela circulação fetoplacentária, "protegendo",

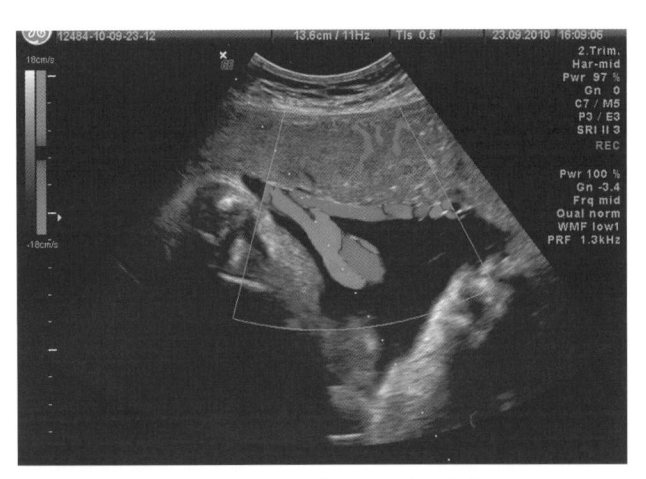

Fig. 19.3 Punção guiada com agulha na região da inserção placentária anterior do cordão umbilical.

assim, o feto da sobrecarga de líquidos. A circulação fetal é acessada pelo cordão umbilical na sua inserção placentária (Fig. 19.3) ou na porção intra-hepática da veia umbilical. Também foi descrita a transfusão intracardíaca [32]. A escolha da via será influenciada pelo local placentário e posição fetal. O acesso pela inserção do cordão fica mais fácil, se a placenta estiver anterior. Ao acessar a inserção do cordão umbilical, a veia é puncionada, e evita-se a artéria, em razão do risco de espasmos e de complicações.

Os aspectos técnicos do procedimento estão listados a seguir.

- Sedação materna, antibióticos, curso único de esteroides a partir de 26 semanas de gestação.
- Técnica asséptica.
- Abordagem guiada por agulha e à mão livre; agulha de calibre 20.
- Inserção do cordão/veia intra-hepática.
- Sangue irradiado para compatibilidade cruzada, O, Rh negativo e citomegalovírus.
- Repetição em um intervalo de 2 semanas.
- Planejar o parto entre 34-35 semanas de gestação.

Após a punção vascular, uma amostra do sangue fetal é analisada imediatamente pelo pessoal de laboratório, no local, para obter o hematócrito fetal. O volume do sangue a ser transfundido é calculado por uma fórmula, incorporando o hematócrito fetal, o hematócrito do doador e o volume sanguíneo fetoplacentário. É importante que o hematócrito do doador seja o maior possível ($\geq 75\%$) para reduzir o risco de sobrecarga de volume. O objetivo é ter um hematócrito pós-transfusão de 40-45%. O declínio pós-procedimento estimado do hematócrito é de 1-2% por dia [33], e, em geral, o intervalo da transfusão é de 14 dias, embora os casos variem individualmente, de acordo com as estratégias dos diferentes centros. Se o feto estiver seriamente anêmico e/ou hidrópico, é realizada uma transfusão gradual, visando a um hematócrito de 30%, com a repetição da transfusão 1 semana depois.

Complicações da IUT

Há inúmeras complicações relacionadas com os procedimentos da IUT. A taxa de mortalidade perinatal é de 1,6-2% [34]. As complicações incluem vasospasmo e bradicardia fetal, corioamnionite e trabalho de parto/parto prematuro, parto de emergência e aumento da aloimunização com implicações para as gestações futuras.

Resultados

Uma revisão de 19 estudos usando a IUT mostrou uma taxa de sobrevida global de 84% [34]. A taxa de sobrevida é maior nos fetos não hidrópicos (94%) em comparação aos fetos hidrópicos (74%). Há evidências de que as crianças gravemente afetadas pela eritroblastose fetal apresentam um peso ao nascer menor que os grupos-controle pareados [35]. As crianças tratadas com a IUT mostram evidências de crescimento intrauterino e peso ao nascer comparável aos dos grupos-controle [36]. Os dados existentes sobre o desenvolvimento neurológico a curto prazo, após a IUT, sugerem que um desenvolvimento normal em mais de 90% dos casos, independentemente de um histórico de hidropisia [37,38].

Aloimunização Kell

Pode resultar em uma anemia fetal profunda, hidropisia e morte intrauterina e difere da aloimunização Rh por vários motivos. O histórico obstétrico anterior não é confiável na previsão do resultado em uma gravidez subsequente [39]. Os títulos do anticorpo materno não se relacionam bem com a gravidade da anemia fetal; foram relatados maus resultados com títulos baixos [40]. O tipo de anemia não é apenas hemolítico, mas ocorre associado também à supressão eritroide [41]. Por esses motivos, o manejo de uma gravidez com imunização Kell é difícil. Felizmente, a incidência de HDN decorrente do Kell é baixa; apenas 9% da população branca é Kell positivo e 0,2% são homozigotos [42]. A monitoração do PSV da MCA mostrou ser confiável no manejo da aloimunização Kell. As mensurações quinzenais do PSV da MCA, com os títulos do anticorpo de 1:32 são uma abordagem razoável de manejo.

> **Quadro 19.4 Resumo**
>
> - A cordocentese guiada por ultrassonografia revolucionou a investigação e terapia fetal.
> - A transfusão intrauterina pode tratar a anemia secundária à aloimunização ou pela infecção por parvovírus.
> - O acesso intravascular é obtido na inserção placentária do cordão ou na região intra-hepática da veia umbilical.
> - A taxa de perda relacionada com o procedimento da transfusão intrauterina é de 1-2%.
> - O risco é maior, se houver hidropisia fetal.

▶ Parvovírus

A infecção por parvovírus deve ser levada em consideração em qualquer feto, apresentando hidropisia não imune. Por outro lado, deve-se fazer a monitoração para rastreamento da anemia fetal, quando a mulher apresenta um quadro de infecção por parvovírus durante a gravidez. O tópico foi exaustivamente revisto por outros autores [43-45].

Acredita-se que o parvovírus B19 infecte exclusivamente os humanos, e liga-se ao grupo sanguíneo do receptor celular antígeno P, que está presente nos precursores hematopoiéticos, células endoteliais, miócitos fetais e trofoblasto placentário. O seu efeito sobre o sistema hematopoiético resulta em uma anemia profunda e hidropisia fetal não imune (NIHF). Além disso, foram identificadas partículas virais no tecido do miocárdio fetal, e a disfunção cardíaca decorrente da miocardite também pode contribuir para o desenvolvimento da insuficiência cardíaca.

Aproximadamente 50% das mulheres grávidas são suscetíveis à infecção, e os surtos ocorrem a cada 3-4 anos, geralmente no final do inverno e na primavera. A incidência da hidropisia aumenta, quando a infecção ocorre entre 17 e 24 semanas de gestação [45]. O risco da hidropisia nos casos de infecção entre 9-20 semanas ou 13-20 semanas de gestação é de 2,9% [46] e 7,1% [45], respectivamente. O vírus infecta o fígado fetal, que é a principal fonte da atividade hematopoiética no segundo trimestre. Há um aumento da hematopoiese nessa idade gestacional para atender às demandas do feto em crescimento, e a expectativa de vida das hemácias é reduzida, tornando o feto particularmente suscetível a qualquer redução na produção hematopoiética.

Os níveis do antígeno P são desprezíveis no terceiro trimestre, e, portanto, o risco de anemia e hidropisia pode ser baixo. O risco de transmissão vertical durante a gravidez é de 30%, e o intervalo médio entre a infecção materna e o desenvolvimento da NIHF é de 2-6 semanas [47], embora tenham sido relatados intervalos maiores [46].

A sorologia materna confirmará a infecção recente. Se os títulos do IgM excederem os títulos do IgG, a infecção ocorreu no mês anterior, e o feto continua em risco de complicações, mesmo sem manifestações iniciais [48]. A sorologia materna pode apresentar resultados falsos se verificada antes de 7 dias após o contato com a IgG e IgM, pois ambas podem estar negativas nesse estágio. Da mesma forma, quando a hidropisia estiver clinicamente estabelecida, os níveis da IgM já podem estar baixos ou, raramente, indetectáveis [43]. A sorologia fetal não tem nenhuma utilidade diagnóstica, já que o sistema imune fetal é muito imaturo para montar uma resposta imunitária detectável de IgG/IgM. São necessárias técnicas de reação em cadeia da polimerase para detectar o DNA viral.

Manejo

O PSV da MCA é confiável na previsão da anemia fetal secundária à infecção por parvovírus [49]. A anemia pode ser tratada com êxito pela IUT, que reduz a taxa de mortalidade da hidropisia grave [45]. Geralmente, é necessária uma única transfusão. A cordocentese e a IUT apresentam riscos, que

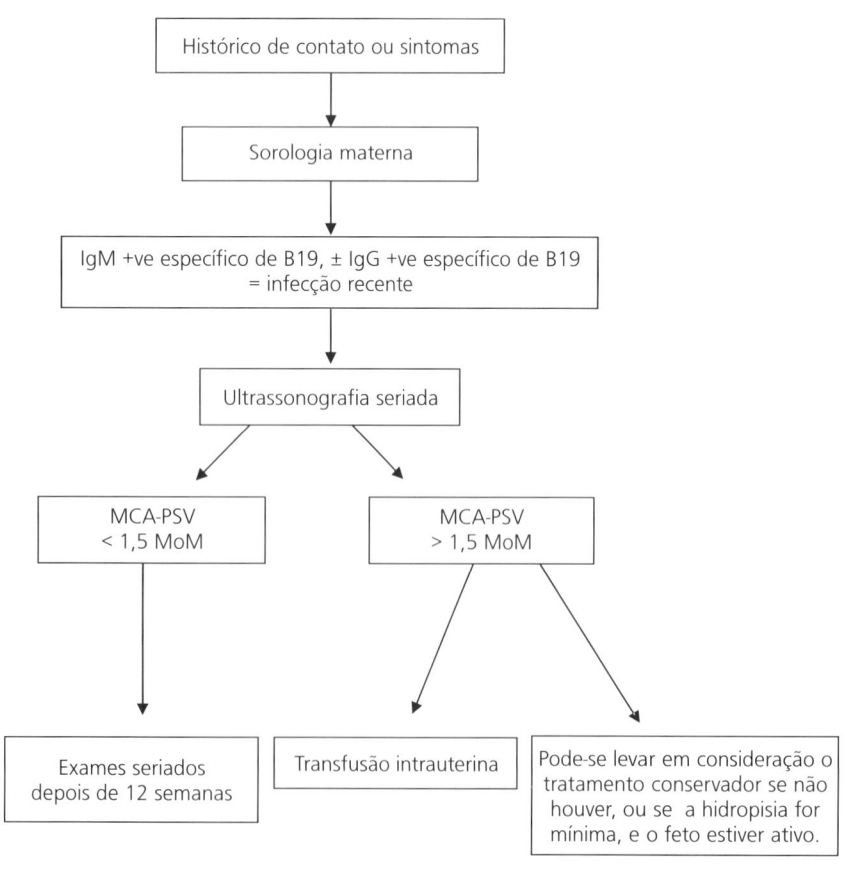

Fig. 19.4 Algoritmo para o tratamento da infecção por parvovírus. MoM, múltiplos da mediana.

são maiores quando o feto está hidrópico. A trombocitopenia é geralmente uma característica da infecção por parvovírus e, possivelmente, aumentará o risco de exsanguinação relacionado com o procedimento. Além da transfusão das hemácias, deve-se levar em consideração a transfusão das plaquetas nos fetos com trombocitopenia grave.

A vigilância fetal cuidadosa é necessária após a soroconversão materna antes de 24 semanas de gestação. O PSV da MCA deve ser realizado semanalmente, e a IUT deve ser considerada para os resultados acima do ponto de corte de 1,5 múltiplo da mediana. Indica-se a vigilância seriada entre 8-12 semanas após a conversão. A anemia decorrente do parvovírus pode ser resolvida à medida que o feto monta sua própria resposta imunitária. Como resultado, a monitoração por Doppler da MCA pode identificar alguns fetos que são anêmicos na apresentação, mas que se encontram na fase de recuperação da infecção. Se outros sinais do bem-estar fetal estiverem presentes, como a presença de movimentos fetais e volume normal do líquido amniótico, é possível manter o conservador e evitar a IUT nesses casos. Há um resumo dessa proposta do manejo na Figura 19.4.

REFERÊNCIAS

1. Ballabio M, Nicolini U, Jowett T et al. Maturation of thyroid function in normal human foetuses. *Clin Endocrinol* 1989;31:565-571.
2. Thorpe-Beeston JG, Nicolaides KH, Felton C et al. Maturation of the secretion of thyroid hormone and thyroid stimulating hormone in the fetus. *New Engl J Med* 1991;324:532-536.
3. Laurberg P, Nygaard B, Glinoer D et al. Guidelines for TSH-receptor antibody measurement in pregnancy: results of an evidence-based symposium organised by the European Thyroid Association. *Eur J Endocrinol* 1998;139:584-586.
4. Ranzini AC, Ananth CV, Smulian JC et al. Ultrasonography of the fetal thyroid: normograms based on biparietal diameter and gestational age. *J Ultrasound Med* 2001;20:613-617.
5. Polak M, Leger J, Luton D et al. Fetal cord blood sampling in the diagnosis and the treatment of fetal hyperthyroidism in the offsprings of a euthyroid mother producing thyroid stimulating immunoglobulins. *Ann Endocrinol* 1997;4:348-352.
6. Luton D, Fried D, Sibony O et al. Assessment of fetal thyroid function by colored Doppler echography. *Fetal Diagn Ther* 1997;12:24-27.
7. Hollingsworth DR, Alexander NM. Amniotic fluid concentrations of iodothyronines and thyrotropin do not reliably predict fetal thyroid status in pregnancies complicated by maternal thyroid disorders of anencephaly. *J Clin Endocrinol Metab* 1983;57:349-355.
8. Fisher DA. Fetal thyroid function: diagnosis and manage-ment of fetal thyroid disorders. *Clin Obstet Gynecol* 1997;40:16-31.
9. Thorpe-Beeston JG. Goitre. In: Fisk NM, Moise KJ Jr (eds) *Fetal Therapy*. Cambridge: University Press, 1997:252-260.
10. Polak M, Le Gac I, Vuillard E et al. Fetal and neonatal thyroid function in relation to maternal Graves' disease. *Best Pract Res Clin Endocrinol Metab* 2004;18:289-302.
11. Van Vliet G, Polak M, Ritzen EM. Treating fetal thyroid and adrenal disorders through the mother. *Nat Clin Pract Endocrinol Metab* 2008;4:675-682.
12. Southall DP, Richards J, Hardwick RA et al. Prospective study of fetal heart rate and rhythm patterns. *Arch Dis Child* 1980;55:506-511.
13. Api O, Carvalho JS. Fetal dysrhythmias. *Best Pract Res Clin Obstet Gynaecol* 2008;22:31-48.
14. Simpson JM, Silverman NH. Diagnosis of cardiac arrhythmias during fetal life. In: Yagel S, Silverman NH, Gembruch U (eds) *Fetal Cardiology*. London: Taylor & Francis, 2005:333-343.
15. Simpson JM. Fetal arrhythmias. *Ultrasound Obstet Gynecol* 2006;27:599-606.
16. Simpson JM, Sharland GK. Fetal tachycardias: management and outcome of 127 consecutive cases. *Heart* 1998;79:576-581.
17. Van den Akker ESA, Oepkes D. Fetal and neonatal alloimmune thrombocytopenia. *Best Pract Res Clin Obstet Gynaecol* 2008;22:3-14.
18. Metcalfe P, Watkins NA, Ouwehand WH et al. Nomenclature of human platelet antigens. *Vox Sang* 2003;85:240-245.
19. Porcelijn L, Kanhai HHH. Diagnosis and management of fetal platelet disorders. In: Rodeck CH, Whittle MJ (eds) *Fetal Medicine: Basic Science and Clinical Practice*. London: Churchill Livingstone, 1999:805-815.
20. Kelsey H, Rodeck CH. Fetal thrombocytopenia. In: Fisk NM, Moise KJ Jr (eds) *Fetal Therapy*. Cambridge: University Press, 1997:164-183.
21. Radder CM, Brand A, Kanhai HHH. Will it ever be possible to balance the risk of intracranial haemorrhage in fetal or neonatal alloimmune thrombocytopenia against the risk of treatment strategies to prevent it? *Vox Sang* 2003;84:318-325.
22. Giovangrandi Y, Daffos F, Kaplan C et al. Very early intracranial haemorrhage in alloimmune fetal thrombocytopenia. *Lancet* 1990;336:310.
23. Bussel JB, Richard MD, Berkowitz L et al. Antenatal treatment of neonatal alloimmune thrombocytopenia. *N Engl J Med* 1988;319:1374-1378.
24. Bussel JB, Berkowitz RL, Lynch L et al. Antenatal management of alloimmune thrombocytopenia with intravenous gamma-globulin: a randomised trial of the addition of low-dose steroid to intravenous gamma-globulin. *Am J Obstet Gynecol* 1996;174:1414-1423.
25. Giles WB, Trudinger BJ. Umbilical cord whole blood viscosity and the umbilical artery flow velocity time waveforms: a correlation. *Br J Obstet Gynaecol* 1986;93:466-470.
26. Mari G, Deter RL, Carpenter RL et al. Noninvasive diagnosis by Doppler ultrasonography of fetal anemia due to maternal red-cell alloimmunization. Collaborative group for Doppler assessment of the blood velocity in anemic fetuses. *N Engl J Med* 2000;342:9-14.
27. Oepkes D, Seaward G, Vandenbussche FPHA et al. Doppler ultrasonography versus amniocentesis to predict fetal anemia. *N Engl J Med* 2006;355:156-164.
28. Liley AW. Intrauterine transfusion of foetus in haemolytic disease. *BMJ* 1963;2:1107-1109.
29. Fox C, Martin W, Somerset DA et al. Early intraperitoneal transfusion and adjuvant maternal immunoglobulin therapy in the treatment of severe red cell alloimmunisation, prior to fetal intravascular transfusion. *Fetal Diagn Ther* 2008;23:159-163.
30. Cooperberg PL, Carpenter CW. Ultrasound as an aid in intrauterine transfusion. *Am J Obstet Gynecol* 1977;128:239-241.
31. Rodeck CH, Kemp JR, Holman CA et al. Intravascular fetal blood transfusion by fetoscopy in severe rhesus isoimmunisation. *Lancet* 1981;i:625-627.
32. Westgren M, Selbing A, Stangenberg M. Fetal intracardiac transfusions in patients with severe rhesus isoimmunisation. *BMJ* 1988;296:885-886.
33. MacGregor SN, Socol ML, Pielet BW et al. Prediction of hematocrit decline after intravascular transfusion. *Am J Obstet Gynecol* 1989;161:1491-1493.
34. Schumacher B, Moise KJ. Fetal transfusion for red blood cell alloimmunization in pregnancy. *Obstet Gynecol* 1996;88:137-150.

35. Binks AS, Lind T, McNay RA. Effects of rhesus haemolytic disease upon birthweight. *J Obstet Gynaecol Br Commonw* 1973;80:301-304.

36. Roberts A, Grannum P, Belanger K *et al.* Fetal growth and birthweight in isoimmunized pregnancies after intravenous intrauterine transfusion. *Fetal Diagn Ther* 1993;8:407-411.

37. Janssens HM, de Haan MJ, van Kamp IL *et al.* Outcome for children treated with fetal intravascular transfusions because of severe blood group antagonism. *J Pediatr* 1997;131:373-380.

38. Hudon L, Moise KJ Jr, Hegemier SE *et al.* Long-term neurodevelopmental outcome after intrauterine transfusion for the treatment of fetal hemolytic disease. *Am J Obstet Gynecol* 1998;179:858-863.

39. Caine ME, Mueller-Heubach E. Kell sensitzation in pregnancy. *Am J Obstet Gynecol* 1986;154:85-90.

40. Leggat HM, Gibson JM, Barron SL *et al.* Anti-Kell in pregnancy. *Br J Obstet Gynaecol* 1991;98:162-165.

41. Weiner CP, Widness JA. Decreased fetal erythropoiesis and hemolysis in Kell haemolytic anemia. *Am J Obstet Gynecol* 1996;174:547-551.

42. Weinstein L. Irregular antibodies causing haemolytic disease of the newborn. *Obstet Gynecol Surv* 1976;31:581-591.

43. de Jong EP, de Haan TR, Kroes AC *et al.* Parvovirus B19 infection in pregnancy. *J Clin Virol* 2006;36:1-7.

44. Heegaard ED, Brown KE. Human parvovirus B19. *Clin Microbiol Rev* 2002;15:485-505.

45. Enders M, Weidner A, Zoellner I *et al.* Fetal morbidity and mortality after acute human parvovirus B19 infection in pregnancy: prospective evaluation of 1018 cases. *Prenat Diagn* 2004;24:513-518.

46. Miller E, Fairley CK, Cohen BJ *et al.* Immediate and long term outcome of human parvovirus B19 infection in pregnancy. *Br J Obstet Gynaecol* 1998;105:174-178.

47. Yaegashi N, Niinuma T, Chisaka H *et al.* The incidence of, and factors leading to, parvovirus B19-related hydrops fetalis following maternal infection: report of 10 cases and meta-analysis. *J Infect* 1998;37:28-35.

48. Beersma MFC, Claas ECJ, Sopaheluakan T *et al.* Parvovirus B19 viral loads in relation to VP1 and VP2 antibody responses in diagnostic blood samples. *J Clin Virol* 2005;34:71-75.

49. Delle Chiaie L, Buck G, Grab D *et al.* Prediction of fetal anemia with doppler measurement of the middle cerebral artery peak systolic velocity in pregnancies complicated by maternal blood group alloimmunization or parvovirus B19 infection. *Ultrasound Obstet Gynecol* 2001;18:232-236.

Capítulo 20

Anomalias Fetais

Sailesh Kumar
Queen Charlotte's & Chelsea Hospital, London, UK

Quase 5% dos recém-nascidos apresentam alguma malformação congênita. Em muitos casos, essas malformações são menores e não têm impacto sobre os resultados a curto e longo prazos individualmente. Contudo, as maiores malformações congênitas são fatores significativos para a morbidade e a mortalidade perinatais, e a detecção dessas anomalias tem sido o objetivo dos programas de rastreamento pré-natal pelo mundo todo. Em muitos países, a detecção pré-natal das anomalias fetais e o subsequente aborto desses fetos têm sido responsáveis pelo declínio na taxa de mortalidade perinatal visto nas três últimas décadas. A detecção das anomalias estruturais fetais geralmente é feita por ultrassonografia com algumas técnicas mais sofisticadas adicionais, como a ultrassonografia 3D/4D, imagem de ressonância magnética (MRI) fetal ou fetoscopia, reservadas para os casos complexos, onde a ultrassonografia bidimensional padrão falha em esclarecer o diagnóstico.

Os objetivos de um programa de rastreamento pré-natal devem ser (i) fornecer informações adequadas para as mulheres, para que possam tomar uma decisão informada sobre as opções de rastreamento e manejo da gravidez, (ii) identificar as anomalias fetais graves, tanto a incompatibilidade com a vida, quanto associada à morbidade, permitindo as mulheres tomarem decisões oportunas sobre o resultado da gravidez, (iii) identificar as anomalias que possam ser beneficiadas por uma intervenção pré-natal e (iv) identificar as anomalias que possam requerer uma intervenção precoce após o parto. Claramente a implementação bem-sucedida de um programa de rastreamento de anomalia fetal no pré-natal depende de muitos fatores, incluindo o fornecimento de informações adequadas para o paciente, a disponibilidade de ultrassonografistas treinados, um bom equipamento de ultrassonografia e protocolos de tratamento claros para os pacientes após a detecção da anomalia.

O *European Surveillance of Congenital Anomalies* (EUROCAT) registrou uma prevalência total das principais anomalias congênitas de 23,9 por 1.000 nascimentos no período entre 2003-2007. Os defeitos cardíacos congênitos foram as anomalias não cromossômicas mais frequentes (6,5 por 1.000 nascimentos), seguidos pelos defeitos dos membros (3,8 por 1.000), anomalias do sistema urinário (3,1 por 1.000) e malformações do sistema nervoso (2,3 por 1.000). Estima-se que a taxa de mortalidade perinatal associada às anomalias congênitas, nessa região, seja de 0,9-1 por 1.000 nascimentos.

Embora o rastreamento da aneuploidia no primeiro e segundo trimestres esteja amplamente disponível no Reino Unido, Europa, América do Norte e em muitas partes da Australásia, o primeiro rastreio por ultrassonografia pré-natal para muitas mulheres será o rastreio da anomalia fetal no segundo trimestre, que, geralmente, é feito entre 18-22 semanas de gestação. A maioria das anomalias estruturais fetais será detectada durante o exame. Com melhores equipamentos de alta resolução e ultrassonografistas treinados, muitas anomalias estruturais são agora diagnosticadas durante o final do primeiro e no começo do segundo trimestre, que é preferível pelas mulheres.

MOMENTO E DESENVOLVIMENTO DE MALFORMAÇÕES FETAIS

A importante janela morfogenética durante a qual o feto está particularmente suscetível é o período da blastogênese, que se estende por todas as primeiras 4 semanas do desenvolvimento (da fertilização ao fim da fase de gastrulação, dias 27 a 28 após a concepção). Qualquer lesão durante esse período pode resultar em malformações estruturais, incluindo padrões de anomalias congênitas múltiplas, surgindo do desenvolvimento dos defeitos externos. Um dano grave pode causar morte do feto ou, em razão da natureza pluripotente do embrião e da idade gestacional precoce, podem ocorrer mudanças compensatórias, permitindo que o desenvolvimento continue de forma normal ou quase normal. Como o feto é menos suscetível ao dano, quando o desenvolvimento da maioria dos órgãos está completo, as anomalias mais comuns associadas às exposições teratogênicas durante o período fetal são o crescimento fetal restrito (retardo do crescimento intrauterino) e anomalias leves do fenótipo (p. ex., pregas epicânticas, clinodactilia). Contudo, os medicamentos teratogênicos podem resultar em uma ampla variedade de efeitos que variam entre infertilidade, restrição de crescimento no início do pré-natal, defeitos estruturais e anomalias funcionais do sistema nervoso central (CNS) e aborto ou morte fetal. Da mesma forma, várias infecções perinatais (particularmente, viroses) podem ter significativos efeitos teratogênicos no desenvolvimento do feto com um espectro extremamente amplo das malformações resultantes.

> **Quadro 20.1 Resumo**
>
> - O feto é mais vulnerável nas primeiras 4 semanas de vida.
> - Muitas condições maternas, medicamentos e infecções podem causar malformações estruturais em órgãos específicos.
> - A ultrassonografia é a modalidade usual de imagem na gravidez e detecta a maioria das anomalias.

ANOMALIAS FETAIS EM SISTEMAS DE ÓRGÃOS ESPECÍFICOS

Anomalias do sistema cardiovascular

O coração fetal desenvolve-se a partir da mesoderme esplâncnica e, em sua forma mais precoce e rudimentar, é representado por dois tubos que se fundem subsequentemente e, depois, canalizam-se. Então ocorrem rotações e septações repetidas que, finalmente, resultam em um órgão de quatro câmaras.

A cardiopatia congênita afeta 6-8 por 1.000 nascidos vivos, pelo menos a metade dos quais deve ser detectada antes do nascimento. As malformações cardíacas estão associadas a uma ampla variedade de condições fetais e maternas e medicações. A ecocardiografia fetal deve ser levada em consideração para os seguintes casos:

- Parente de primeiro grau com cardiopatia congênita: um irmão anterior afetado, 2-4% de risco; dois ou mais irmãos anteriores afetados, 10% de risco; mãe afetada, 5-12% de risco; pai afetado, 1-3% de risco.
- Diabetes materno-dependente de insulina: 3-4% de risco.
- Anticorpos autoimunes (anti-Ro e anti-La).
- Terapia medicamentosa: lítio 10% de risco.
- Epilepsia: 4-7% de risco com monoterapia, 15% de risco com multiterapia.
- Gêmeos monocoriônicos: 4% de risco.
- Translucência nucal elevada ≥ 3,5 mm: 3% de risco, subindo para 23% de risco se > 5,5 mm.
- Anomalias estruturais de alto risco: fístula traqueoesofágica, 15-40% de risco; atresia duodenal, 17% de risco; onfalocele, 20-30% de risco; hérnia diafragmática, 10-20% de risco.

A detecção de qualquer anomalia cardíaca deve sugerir uma avaliação detalhada para as anomalias extracardíacas. A cariotipagem deve ser oferecida (risco de 1-50%), dependendo do tipo da lesão. O teste da deleção 22q concomitante deve ser realizado para as anomalias da via de saída (1% de risco geral, mas 10% com lesões na via de saída). O parto geralmente deve ocorrer em uma unidade terciária. O modo e o tempo do parto geralmente são decididos de acordo com os critérios obstétricos padrões.

Estenose aórtica

A estenose aórtica é responsável por 4-6% de todas as anomalias cardiovasculares e é quatro vezes mais comum nos homens. Tem uma incidência de 3-4 por 10.000 nascidos vivos. Pode ser subvalvar, valvar ou supravalvar. A estenose secundária às anomalias valvares geralmente ocorre em razão das malformações da cúspide vistas nas valvas aórticas bicúspides ou unicúspides. A incidência das valvas aórticas bicúspides é de, aproximadamente, 1 em 100 recém-nascidos. A estenose aórtica crítica causa redução de saída do ventrículo esquerdo e aumento da pressão de enchimento diastólico, que, então, causa hipertrofia seguida por dilatação do ventrículo esquerdo.

A estenose aórtica crítica pode causar hipoperfusão coronária, isquemia subendocárdica e acidose metabólica significativa. O desenvolvimento da hidropisia fetal acarreta um prognóstico muito reservado. O diagnóstico diferencial inclui síndrome de hipoplasia do coração esquerdo (HLHS), coarctação da aorta e cardiomiopatia. A HLHS é frequentemente associada à atresia aórtica e da valva mitral.

Em muitos centros de doenças cardíacas congênitas, a valvoplastia por transcateter com balão é o procedimento inicial nos recém-nascidos com estenose aórtica congênita que são dependentes do ducto ou têm um baixo débito cardíaco. A desobstrução do canal arterial no pós-parto deve ser mantida com prostaglandina $(PG)E_2$ e qualquer acidose metabólica associada, corrigida. A ecocardiografia neonatal precoce deve ser realizada para confirmar a anomalia cardíaca, para, então, o tratamento ser planejado.

Estenose pulmonar

É uma anomalia muito comum com o diagnóstico geralmente feito após o parto. Tem uma incidência de, aproximadamente, 1 em 1.500 nascidos vivos. A estenose pulmonar pode ser isolada, ocorre em associação a outras anomalias (tetralogia de Fallot) ou ocorre em associação a síndromes genéticas (síndrome de Williams, síndrome de Noonan) ou pode ser secundária à infecção por rubéola congênita. O estreitamento da valva pulmonar pode levar à hipertrofia do ventrículo direito e, nos casos graves, hipoplasia do ventrículo direito. A estenose pulmonar pode progredir intraútero, resultando na regurgitação tricúspide, insuficiência cardíaca e hidropisia.

O parto deve ocorrer em uma unidade terciária. O canal arterial deve ser mantido patente com uma infusão de PGE_2. A ecocardiografia precoce para confirmar o diagnóstico e para excluir outras malformações cardíacas deve ser realizada. O cateterismo cardíaco e a valvuloplastia por balão são os tratamentos de escolha, embora alguns casos possam requerer uma cirurgia de coração aberto.

Síndrome de hipoplasia do coração esquerdo

A HLHS é a principal anomalia cardíaca congênita, é responsável por 1% das anomalias cardíacas congênitas (Fig. 20.1). Sem o tratamento, os bebês recém-nascidos com HLHS geralmente morrem e ela é responsável por 25% de todas as mortes cardíacas na primeira semana de vida. A HLHS é o resultado final de um espectro de condições que incluem a estenose/atresia aórtica, estenose/atresia mitral, hipoplasia da aorta proximal e hipoplasia ventricular esquerda. As anomalias importantes associadas incluem as anomalias do retorno venoso pulmonar. Foram relatadas anomalias do CNS, incluindo a agenesia do corpo caloso, microcefalia e holoprosencefalia. A HLHS está associada à aneuploidia, síndromes genéticas (Holt-Oram, Noonan) e anomalias extracardíacas.

A paciente deve ser encaminhada para um centro terciário, e o manejo deve ser feito conjuntamente com um especialista em medicina fetal e um cardiologista pediátrico. A cariotipagem deve ser realizada, e o aborto deve ser discutido com os pais, já que o resultado para a maioria dos casos é muito ruim.

Síndrome de hipoplasia do coração direito

Essa anomalia ocorre em razão da atresia da valva pulmonar com um septo interventricular intacto. Ocasionalmente, a valva tricúspide também é atrésica. O ventrículo esquerdo abastece tanto a circulação sistêmica, quanto a pulmonar (pelo fluxo retrógrado através do canal arterial). Há uma suspeita de malformação, se houver uma discrepância óbvia entre os tamanhos dos dois ventrículos. A cariotipagem pode ser indicada, se houver anomalias adicionais. Contudo, o risco geral para a aneuploidia é baixo. O aborto deve ser discutido, especialmente, se houver hidropisia.

Defeito do septo atrioventricular

Essa anomalia representa um espectro das malformações cardíacas congênitas, caracterizadas por uma junção atrioventricular comum coexistente, associada a uma septação atrioventricular deficiente. No *ostium primum* do defeito do septo atrial, há orifícios valvulares atrioventriculares separados, apesar de uma junção comum, enquanto no defeito do septo atrioventricular completo, há uma valva comum. Há uma forte associação (30-50%) à síndrome de Down. As malformações cardíacas adicionais apresentam-se em mais de 70% dos casos.

A principal característica do diagnóstico na visão de quatro câmaras do coração é a presença de uma valva atrioventricular comum. Após a anomalia ser detectada, aconselha-se que se faça um encaminhamento para um centro terciário e um cardiologista pediátrico. A cariotipagem é essencial, e a avaliação cuidadosa do feto para as anomalias adicionais é importante. O aborto deve ser oferecido às grandes lesões com hidropisia fetal, se a aneuploidia for detectada ou se houver outras grandes anomalias associadas.

Tetralogia de Fallot

A tetralogia de Fallot ocorre em, aproximadamente, 1 em 3.600 nascidos vivos e é responsável por 3,5% dos infantes nascidos com uma cardiopatia congênita. Ela engloba o defeito do septo ventricular, obstrução da via de saída do ventrículo direito, aorta substituindo o septo interventricular e hipertrofia ventricular direita. O espectro da gravidade é amplo, variando da obstrução da via de saída direita até atresia pulmonar; 15% dos casos podem estar associados à síndrome de DiGeorge causada pela deleção no braço longo do cromossoma 22 (22q11.2). Uma vez que haja suspeita do diagnóstico, é essencial que se faça um encaminhamento para um cardiologista pediátrico. A cariotipagem deve ser oferecida (incluindo os estudos da deleção 22q). O desenvolvimento da hidropisia é um sinal prognóstico mau, e o aborto deve ser discutido.

▶ Anomalias do sistema nervoso central

O desenvolvimento do CNS humano envolve várias etapas complexas, incluindo a proliferação neural, migração do neuroblasto e diferenciação neuronal. Este é um processo extremamente complexo influenciado pelos fatores genéticos e ambientais e continua extraútero por vários anos.

Agenesia do corpo caloso

A agenesia do corpo caloso (ACC) é uma falha no desenvolvimento do grande feixe de fibras que conecta os dois hemisférios cerebrais. Isto ocorre em 1 em 4.000 indivíduos e estima-se que tenha uma incidência de 4 por 1.000 nascidos vivos. A ACC pode ser completa ou parcial; pode ser isolada, associada à aneuploidia, parte de uma síndrome genética ou estar associada a outras malformações cerebrais. Vários teratogênicos (álcool, medicação antiepiléptica e cocaína), fatores ambientais e infecções virais (rubéola) também foram associados à ACC. Se houver suspeita de ACC, deve-se fazer uma investigação cuidadosa de anomalias intracranianas e

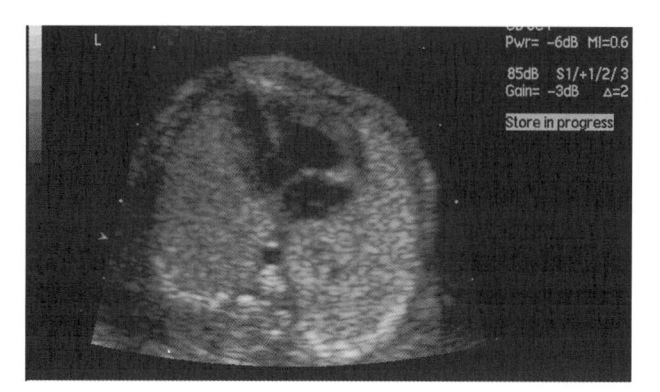

Fig. 20.1 Hipoplasia do coração esquerdo.

extracraniais. A cariotipagem deve ser oferecida, e deve-se realizar uma MRI fetal para avaliar o cérebro em maiores detalhes.

O aconselhamento de um neurologista pediátrico é essencial, já que o espectro dos possíveis problemas é amplo. A opção de aborto deve ser oferecida, se o diagnóstico for feito antes de 24 semanas (no Reino Unido) ou após essa idade gestacional, se houver evidências de ventriculomegalia progressiva ou a presença de anomalias adicionais. O resultado para a ACC completa e parcial é conflitante, com a maioria dos estudos não mostrando nenhuma diferença nos resultados comportamentais e médicos entre os dois. A maioria das crianças com ACC isolada terá problemas comportamentais leves.

Malformação de Dandy-Walker

A malformação de Dandy-Walker é a malformação congênita mais comum do cerebelo, com uma incidência de 1 em 5.000 nascimentos. A malformação de Dandy-Walker clássica é caracterizada pela ausência do vérmis cerebelar acompanhada pela dilatação do quarto ventrículo e um cisto de fossa posterior. O cerebelo pode ser hipoplásico. Na variante de Dandy-Walker, a fossa posterior é minimamente aumentada; há uma agenesia parcial do vérmis, o quarto ventrículo se comunica com o espaço aracnoide, e não há nenhuma hidrocefalia presente. Há uma associação a uma variedade de síndromes genéticas, anomalias cromossômicas, infecções e teratogênicos ambientais. As malformações CNS associadas estão presentes em até 68% dos casos, a mais comum é a agenesia ou hipoplasia do corpo caloso, e, nesse caso, a cariotipagem deve ser oferecida. Nesses casos selecionados, especialmente, se houver variante de Dandy-Walker, a MRI fetal é extremamente útil. A interrupção da gestação independente da idade gestacional, se a malformação de Dandy-Walker clássica for detectada, em razão do prognóstico muito ruim a longo prazo. A situação é muito mais difícil com a variante de Dandy-Walker isolada, já que muitas dessas crianças podem ter um bom resultado a longo prazo. É essencial que haja um aconselhamento com um neurologista pediátrico.

Holoprosencefalia

A holoprosencefalia (HPE) compreende um espectro de malformações congênitas, envolvendo o cérebro e a face e é caraterizada pela divisão da linha média prejudicada ou incompleta do prosencéfalo embrionário. A HPE tem uma incidência de 1 em 16.000 nascidos vivos. Apenas 3% dos fetos com HPE sobrevivem ao nascimento. As anomalias faciais associadas à HPE incluem ciclopia, etmocefalia, cebocefalia, lábio leporino mediano e manifestações faciais menos graves. Os defeitos da linha média facial ocorrem na maioria dos casos (> 80%). Aproximadamente 40% dos nascidos vivos com HPE têm uma anomalia cromossômica, e a trissomia do 13 é responsável por mais da metade desses casos.

A HPE alobar é a forma mais grave. Há uma divisão incompleta dos hemisférios cerebrais com uma única linha média do ventrículo do prosencéfalo (monoventrículo), que geralmente se comunica com um cisto dorsal. A fissura inter-hemisférica e o corpo caloso estão completamente ausentes. Na HPE semilobar, há uma falha na separação dos hemisférios anteriores, com alguma separação dos hemisférios posteriores. Os cornos frontais dos ventrículos laterais estão ausentes, mas os cornos posteriores estão presentes. O corpo caloso está ausente na porção anterior. Na HPE lobar (a forma mais branda), os hemisférios cerebrais estão bem divididos, com a fusão apenas nas faces rostrais/ventrais.

A cariotipagem deve ser oferecida, e o aborto deve ser discutido e oferecido. A HPE alobar e muitos casos de semilobar não são compatíveis com a sobrevida prolongada após o nascimento. A HPE lobar pode estar associada à sobrevida a longo prazo, e as anomalias endócrinas e/ou cirurgia craniofacial precisam ser avaliadas. O aconselhamento genético é essencial, e o diagnóstico pré-natal pode ser uma opção nos casos selecionados. A HPE decorrente de causas euploides não sindrômicas tem um risco de recidiva de 6%.

Ventriculomegalia

A ventriculomegalia é definida pela medida do átrio dos cornos posterior e anterior dos ventrículos laterais acima de 10 mm em qualquer idade gestacional. A medida superior a 15 mm é considerada grave. Uma vez detectada, é importante obter um histórico detalhado, especialmente de doença viral recente ou trauma materno significativo, histórico genético familiar, anomalia congênita anterior ou trombocitopenia fetal/neonatal. A cariotipagem deve ser oferecida (risco de 7-15% de aneuploidie), e o líquido amniótico deve ser enviado para a análise de reação em cadeia da polimerase (PCR) viral. O rastreamento de infecção no sangue materno, particularmente toxoplasma/citomegalovírus (CMV) e rubéola, deve ser realizado. Se a ventriculomegalia estiver associada à hemorragia intracerebral, devem-se buscar evidências de trombocitopenia aloimune fetal (anticorpos antiplaquetários/tipagem do Hpa).

Deve-se realizar uma MRI fetal, e é essencial que se faça uma nova revisão com um neurologista pediátrico, particularmente se o prognóstico for duvidoso. O resultado do neurodesenvolvimento para a ventriculomegalia isolada leve é variável e, em geral, mais de 85% apresentam uma resposta normal ou um atraso mínimo. Contudo, a ventriculomegalia bilateral assimétrica pode acarretar um prognóstico pior, com um risco significativo de anomalias comportamentais. Os fatores de mau prognóstico incluem as anomalias cerebrais coexistentes e progressão da ventriculomegalia. Na ventriculomegalia grave, o resultado ainda pode ser variável, mas menos de 30% das crianças apresentam um desenvolvimento normal. O aborto deve ser oferecido nos casos de ventriculomegalia grave (> 15 mm) associado à aneuploidia, espinha bífida ou outras malformações maiores. O modo do parto segue os critérios obstétricos padronizados. Na presença de macrocefalia grave, é necessário que se faça a cesariana ou cefalocentese. Esta está associada a uma alta incidência de perda no procedimento ou intraparto.

Defeitos do tubo neural

A maioria dos defeitos de tubo neural é multifatorial na origem, com um componente genético que interage com vários fatores de risco ambientais. As formas mais comuns dos defeitos de tubo neural são citadas como "abertas", quando os tecidos neurais envolvidos estão expostos à superfície do corpo. Elas incluem anencefalia, craniorraquisquise e mielomeningocele. Entre 2 e 16% dos defeitos de tubo neural abertos isolados ocorrem em associação à aneuploidia ou a um único defeito genético. Se houver anomalias estruturais adicionais presentes, o risco pode chegar a 24%. O uso de anticonvulsivantes, mutações do gene da MTHFR (metilenotetra-hidrofolato redutase), hipertermia materna, obesidade, diabetes melito e um histórico familiar anterior são todos fatores de risco. A recidiva em qualquer gravidez posterior pode ser reduzida significativamente com a administração de alta dose de ácido fólico (4-5 mg) no período periconcepcional. Alguns defeitos do tubo neural são letais (anencefalia, craniorraquisquise), enquanto outros são compatíveis com a sobrevida a longo prazo. Contudo, há um risco de morbidade significativa, incluindo as questões de mobilidade e disfunção vesical e do intestino, e o aconselhamento com um neurologista é essencial.

▶ Anomalias do trato gastrointestinal

Atresia duodenal

A atresia duodenal tem uma incidência de 1 em 5.000-10.000 nos nascidos vivos. O diagnóstico é suspeito, quando a ultrassonografia mostra polidrâmnio e uma imagem de bolha dupla (decorrente da dilatação do estômago e do duodeno proximal). Embora seja visto ocasionalmente no começo da gestação, o diagnóstico é geralmente feito apenas após 24 semanas. Aproximadamente 50% dos casos da atresia duodenal têm anomalias estruturais associadas. Quase 30% estão associados à síndrome de Down, e as outras anomalias geralmente têm relação com a associação de Vater (vertebral, anorretal, cardíaco, traqueoesofágico, renal e membros). Se o diagnóstico for suspeito na ultrassonografia pré-natal, deve-se oferecer a cariotipagem em razão do alto risco de síndrome de Down. Se a aneuploidia for confirmada, o aborto é uma opção. Em decorrência do risco significativo de polidrâmnio (50%), são necessários exames frequentes, e a amniorredução deve ser oferecida, se o índice do líquido amniótico for de 40 cm ou mais, ou se a paciente estiver sintomática. O parto prematuro ocorre em, aproximadamente, 40% dos casos. O parto deve ocorrer em um centro terciário com instalações cirúrgicas neonatais e pediátricas.

Íleo/peritonite meconial

O íleo meconial é a impactação do mecônio anormalmente espesso no íleo distal. A peritonite meconial ocorre quando há uma perfuração intrauterina do intestino, resultando em uma peritonite química estéril. As características ultrassônicas da peritonite meconial incluem calcificações intra-abdominais, intestino hiperecogênico, ascite e dilatação do intestino. Pode haver a presença de polidrâmnio. Os exames por ultrassonografia seriada devem ser realizados para avaliar a progressão da dilatação do intestino, desenvolvimento de ascite ou formação de cistos intra-abdominais e polidrâmnio, que podem indicar uma peritonite meconial complicada com uma chance de 50% de necessidade de cirurgia neonatal. Se estes achados estiverem presentes, deve-se levar em consideração a realização do parto em um centro terciário com instalações cirúrgicas neonatais.

Deve-se oferecer teste de portador e/ou teste fetal invasivo, nos casos de fibrose cística parental. Se a fibrose cística for diagnosticada, um aconselhamento genético adequado deve ser oferecido, e o aborto, discutido, se o diagnóstico for feito no começo da gravidez. O resultado a longo prazo depende da causa subjacente para a peritonite meconial. O prognóstico na peritonite meconial simples isolada geralmente é excelente. Nas crianças com fibrose cística, a perspectiva a longo prazo é reservada, porque outras complicações extra-abdominais podem estar presentes.

▶ Defeitos na parede abdominal

Onfalocele

Este é um defeito na linha média da parede abdominal anterior de tamanho variável, caracterizado pela ausência do tecido muscular, da fáscia e da epiderme abdominais. Pode ocorrer no abdome superior, médio ou inferior. Um defeito no fechamento da prega cranial resulta em uma onfalocele alta ou epigástrica, vista classicamente na pentalogia de Cantrell (onfalocele epigástrica, defeito diafragmático anterior, fenda esternal e defeitos pericárdicos/cardíacos). O defeito da prega lateral resulta em uma onfalocele no abdome médio, e os defeitos caudais causam uma onfalocele hipogástrica, atingindo a bexiga ou com extrofia cloacal. As hérnias viscerais são cobertas por uma membrana que consiste no peritônio na superfície interna, âmnio na superfície externa e Geleia de Wharton entre as duas camadas. O cordão umbilical é inserido no saco e não na parede do corpo. Tem uma incidência de 1,5-3 por 10.000 nascidos. A maioria dos casos é esporádica e está associada ao avanço da idade materna, pode ser isolada, associada à aneuploidia (40%), ou fazer parte de uma síndrome genética. Os defeitos menores estarão associados mais provavelmente às anomalias cromossômicas. As anomalias associadas são comuns (50-70%), com predominância das lesões cardíacas (30-40% dos casos). A mortalidade fetal está fortemente associada à presença de malformações estruturais adicionais. O diagnóstico pode ser feito no primeiro trimestre, embora a maioria seja detectada no exame morfológico no segundo trimestre. A alfafetoproteina, geralmente, está elevada no soro materno em uma média de 4 múltiplos da mediana.

Uma vez que a anomalia tenha sido detectada, a paciente deve ser encaminhada a um centro terciário, onde haja instalações para uma avaliação detalhada do feto. Devem-se realizar cariotipagem e ecocardiografia fetal. Se a macroglossia ou outra organomegalia forem detectadas, deve-se suspeitar da síndrome de Beckwith-Wiedemann e deve-se avisar ao laboratório de citogenética para investigar especificamente anomalias na região 11p15. Deve haver um aconselhamento multidisciplinar com cirurgiões pediátricos, neonatólogos, cardiologistas pediátricos e especialistas em medicina fetal. Os pais devem ser informados sobre a incidência elevada do crescimento fetal restrito, parto prematuro e morte intrauterina. O parto deve ocorrer em uma unidade terciária. Embora o parto vaginal não pareça influenciar o resultado, a cesariana eletiva pode ser preferível para que o parto ocorra em um ambiente mais controlado, e o momento da cirurgia neonatal possa ser mais bem planejado. É mais provável que o parto da onfalocele grande tenha um melhor resultado com a cesariana, em razão do risco de trauma ou distocia dos tecidos moles durante o parto vaginal.

O objetivo da cirurgia é fazer a redução da víscera herniada no abdome e fechar a fáscia e a pele para criar uma parede abdominal resistente, com um umbigo relativamente normal. Contudo, o tratamento pode variar, dependendo do tamanho e do tipo do defeito, o tamanho do bebê e qualquer problema neonatal associado. A maioria dos cirurgiões prefere o fechamento primário sempre que possível. No entanto, os grandes defeitos com diagnóstico de hérnia visceral importante pode exigir uma abordagem mais gradual ou escalonada, usando tela para conseguir a redução por algum tempo antes de a parede abdominal ser finalmente fechada.

Gastrosquise

Acredita-se que essa anomalia seja secundária a um dano isquêmico no desenvolvimento da parede abdominal. Ocorre um defeito profundo com fechamento incompleto das pregas laterais durante a sexta semana de gestação. A área periumbilical direita geralmente está comprometida. A incidência da gastrosquise é de 0,4-3 por 10.000 nascidos e parece estar aumentando. Apresenta uma forte associação à idade materna jovem (< 20 anos), tabagismo, uso de drogas ilícitas (cocaína), medicamentos vasoativos de venda livre (como a pseudoefedrina) e toxinas ambientais. O diagnóstico, geralmente, é evidenciado pela ultrassonografia, visualizando-se as alças intestinais, flutuando livremente ou raramente o fígado flutuando no líquido amniótico sem uma membrana de cobertura. O diagnóstico diferencial inclui a ruptura do saco da onfalocele ou do complexo de parede abdominal-membros.

As anomalias associadas ocorrem em 10-20% dos casos e a maioria delas ocorre no trato gastrointestinal. As anomalias cromossômicas ou as síndromes genéticas são muito raras. Há um aumento discreto na incidência das anomalias cardíacas, mas não tão alto quanto na onfalocele. Há uma incidência elevada de parto prematuro (30%), crescimento fetal restrito (70%), oligoidrâmnio (25%) e morte fetal. A causa da insuficiência do crescimento fetal não é clara, mas pode ocorrer em razão da perda elevada de proteínas pelas vísceras expostas. O intestino herniado apresenta um risco de sofrer vólvulo e necrose de segmento longo e/ou segmentos atrésicos e estenóticos mais localizados. O aumento da dilatação das alças intestinais, o oligoidrâmnio progressivo ou a restrição do crescimento fetal podem ser indicativos de risco fetal de morte intrauterina ou de aumento das complicações neonatais. É essencial que se faça um encaminhamento para um centro terciário com manejo multidisciplinar. A ecocardiografia fetal deve ser realizada por causa da associação aumentada às anomalias cardíacas. Devem ser feitos exames ecográficos seriados para avaliar o crescimento fetal e o volume do líquido amniótico, o grau de dilatação intestinal e a espessura da parede intestinal. Não há nenhuma contraindicação para o parto vaginal, mas a indicação de uma cesariana eletiva pode ser uma opção para facilitar o tratamento neonatal, da mesma forma como nos casos de onfalocele. A sobrevida geral é boa (90-95%), com a maioria das mortes associadas a uma perda significativa de alças intestinais, sepse ou complicações a longo prazo associadas à síndrome do intestino encurtado. Há um risco de 10% de síndrome de hipoperistalse, que pode requerer uma hospitalização prolongada e hiperalimentação. O refluxo gastrointestinal ocorre em 10% dos casos e há um risco de 5-10% de obstrução decorrente de aderências em um prazo maior. Um número significativo de casos pode apresentar hérnia inguinal em razão da pressão intra-abdominal após a cirurgia. O risco de recidiva é pequeno, mas a exposição às substâncias vasoativas deve ser evitada em qualquer gravidez posterior.

▶ Anomalias no sistema urinário

As anomalias congênitas do rim e do sistema urinário são responsáveis por um terço das anomalias detectadas pela ultrassonografia fetal de rotina. Nos humanos, os glomérulos fetais se desenvolvem por volta de 8-9 semanas, a função tubular tem início após a 14ª semana, e a nefrogênese está totalmente completa no nascimento. Após 20 semanas, os rins são responsáveis por mais de 90% do volume de líquido amniótico. Qualquer malformação renal bilateral pode estar associada a oligoidrâmnios/anidrâmnio, hipoplasia pulmonar, contraturas articulares e anomalias faciais. A presença associada dessas anomalias é denominada de síndrome de Potter.

Agenesia renal

A agenesia renal unilateral tem uma incidência de 1 em 500-1.000 nascimentos em comparação à agenesia renal bilateral, que ocorre em 1 em 5.000-10.000 nascimentos. A agenesia renal bilateral não é compatível com a vida extrauterina. Ela ocorre mais comumente no sexo masculino e apresenta uma incidência elevada em gestações gemelares. O diabetes materno mal controlado ou a ingestão de drogas nefrotóxicas são outros fatores etiológicos. O diagnóstico geralmente é feito pela ecografia morfológica, realizada no segundo trimestre. Embora o diagnóstico precoce seja algumas vezes possível, geralmente é difícil no primeiro trimestre, já que o volume do líquido amniótico não está significativamente reduzido neste estágio. O anidrâmnio pode estar presente no segundo trimestre na agenesia renal bilateral. O volume do líquido amniótico, geralmente, é normal na agenesia unilateral, e o rim normal pode ser maior em razão da hipertrofia compensatória.

Há uma incidência elevada de anomalias adicionais, de até 44%, nos fetos com agenesia renal, particularmente nos sistemas genital (fundo vaginal cego, malformações uterinas, cistos das vesículas seminais), cardiovascular e gastrointestinal. Se o diagnóstico da agenesia renal bilateral for feito no pré-natal, os pais devem receber um aconselhamento com informações sobre o mau prognóstico, e lhes deve ser oferecida a opção de aborto. A cariotipagem e os estudos *post-mortem* são essenciais para ajudar no diagnóstico da aneuploidia ou de uma síndrome específica. A ultrassonografia renal dos pais deve ser considerada e deve-se oferecer um aconselhamento genético. O risco de recidiva é baixo na agenesia renal unilateral (2-4%), mas pode chegar a 6-10% nos casos bilaterais.

Rim displásico multicístico

O rim displásico multicístico (MCDK) unilateral tem uma incidência de 1 em 3.000-5.000 nascidos vivos, em comparação a 1 em 10.000 na displasia bilateral. Esta é uma das causas mais comuns de massa abdominal no período neonatal. Os rins anormais contêm células indiferenciadas e elementos metaplásicos, como a cartilagem. Na ultrassonografia, há a presença de rins hiperecogênicos grandes com múltiplos cistos de tamanhos variados. As anomalias renais contralaterais podem ocorrer em 30-50% dos casos. O prognóstico fetal depende da presença da displasia unilateral ou bilateral. O MCDK bilateral, geralmente, é letal, ocorrendo morte fetal por hipoplasia pulmonar após o nascimento. O aborto deve ser oferecido nesses casos.

Nenhuma intervenção fetal específica é necessária nos casos de MCDK unilateral. É ideal fazer avaliação seriada ultrassonográfica para monitorar o tamanho renal e volume do líquido amniótico. Ocasionalmente, pode ocorrer reabsorção gradual (autonefrectomia) do rim anormal. A cariotipagem deve ser oferecida para excluir a aneuploidia. O tipo de parto é definido por indicação obstétrica. O prognóstico geralmente é bom. Há um pequeno risco de hipertensão a longo prazo e transformação maligna no rim displásico.

Obstrução do sistema urinário inferior

Nos fetos do sexo masculino, a válvula de uretra posterior é a causa mais comum (90%) da obstrução vesical. Nos fetos do sexo feminino, a atresia uretral é responsável pela maioria dos casos. Os oligoidrâmnios, distensão vesical com paredes espessas e sinal de fechadura, hidroureteres bilaterais e hidronefrose são, geralmente, evidentes na ultrassonografia. As outras causas de obstrução do sistema urinário inferior são a síndrome de Prune-Belly "abdome em ameixa seca" e atresia uretral. O prognóstico é pior (95% da mortalidade), quando existe oligoidrâmnio associado no segundo trimestre. As características que sugerem um mau prognóstico incluem a dilatação do sistema superior, aumento da espessura da parede vesical, oligoidrâmnios e evidência de displasia renal (córtex renal ecogênico e alteração renal cística), especialmente antes de 24 semanas. A obstrução pode ser completa ou parcial, e a quantidade do volume do líquido amniótico pode indicar a gravidade da obstrução. O anidrâmnio desenvolve-se rapidamente na obstrução completa. A displasia renal pode ocorrer desde o início da gestação, se a obstrução for grave. A cariotipagem é importante, pois a aneuploidia está associada em até 10% dos casos. O aborto é uma opção, especialmente se houver oligoidrâmnio/anidrâmnio grave, o diagnóstico for feito no começo da gravidez ou se houver evidências de displasia renal na ultrassonografia.

A terapia fetal é possível, embora não haja nenhum estudo randomizado que tenha avaliado a eficácia de qualquer opção terapêutica. O tratamento pode incluir vesicocentese seriada, desvio vesicoamniótico por via percutânea ou cistoscopia (experimental). A justificativa para o desvio vesicoamniótico é a descompressão do sistema urinário, aliviando a pressão sobre os rins fetais para evitar o desenvolvimento da displasia renal. O desvio permite a restauração do fluxo da urina fetal na cavidade amniótica, prevenindo a hipoplasia pulmonar. O risco da necessidade de diálise e de insuficiência renal posterior é de, aproximadamente, 30-50% em várias séries relatadas. Os problemas a longo prazo adicionais incluem refluxo, infecções recorrentes, complacência vesical e complicações urinárias e da função sexual.

▶ Anomalias na cabeça e no pescoço

Lábio leporino e fenda palatina

A incidência de lábio leporino e fenda palatina varia de acordo com a etnicidade e região geográfica, mas na população geral é de, aproximadamente, 1 em 800-1.000 para o lábio leporino e fenda palatina e 1 em 100 para a fenda palatina somente. As fissuras orofaciais podem ser classificadas como não sindrômicas (isoladas) ou sindrômicas, com base na presença de outras anomalias congênitas. Acredita-se que, aproximadamente, 20-50% de todas as fissuras orofaciais sejam sindrômicas. A etiologia do lábio leporino/fenda palatina é complexa e multifatorial, envolvendo fatores genéticos e ambientais. Muitos fatores ambientais estão associados as fissuras orofaciais, incluindo o consumo materno de álcool e tabagismo. A deficiência de folato também está associada a lábio leporino/fenda palatina, e a suplementação de ácido fólico demonstrou reduzir esse risco. O uso materno de corticoide causa um aumento de três a quatro vezes na incidência das fissuras orofaciais. Os anticonvulsivantes, incluindo fenitoína e ácido valproico, também causam lábio leporino e fenda palatina. A fenitoína causa um aumento de, aproximadamente, dez vezes na incidência das fissuras orofaciais.

As anomalias associadas incluem deformidades cerebrais, cardíacas de membros/coluna vertebral. Há um alto risco de anomalia cerebral com fendas medianas. A cariotipagem deve ser oferecida em todos os casos. Todas as pacientes devem ser encaminhadas após o diagnóstico fetal, para atendimento por uma equipe multidisciplinar, com especialização craniofacial, onde todos os aspectos do manejo do recém-nascido, incluindo a alimentação, cirurgia e resultados estéticos, possam ser discutidos com os pais. É importante excluir qualquer síndrome subjacente após o nascimento e fazer o aconselhamento genético com informações dos riscos de recidiva.

Higroma cístico/linfangioma

O higroma cístico é uma malformação congênita rara do sistema linfático e tem uma incidência de 1 em 6.000-16.000 nascimentos. A incidência pode chegar a 1 em 300, nos casos de abortamento. Aproximadamente 75% se desenvolvem na região cervical, geralmente no triângulo posterior, mais comumente no lado esquerdo, e 20% ocorrem na região axilar. As anomalias cromossômicas estão presentes em quase 70% dos casos, sendo as síndromes de Turner e de Down as mais frequentes. Existe uma associação às condições não cromossômicas (síndrome de Noonan, síndrome múltipla do pterígio). Deve ser feita a investigação complementar de anomalias adicionais, quando é detectada essa alteração. A cariotipagem sempre deve ser oferecida. A presença da hidropisia é uma característica de mau prognóstico, com uma incidência de mortalidade perinatal acima de 80%. A ecocardiografia fetal deve ser realizada. Há uma incidência elevada de parto prematuro e polidrâmnio, particularmente se o higroma cístico prejudicar a deglutição no feto. Nas lesões muito grandes, pode ocorrer a obstrução da faringe e laringe, dificultando muito a intubação. O procedimento EXIT (tratamento intraparto extraútero) pode ser necessário antes da seção do cordão umbilical.

▶ Anomalias no sistema esquelético

As displasias esqueléticas são um grupo heterogêneo de distúrbios genéticos caracterizados por alterações no tamanho, formato e mineralização do sistema esquelético, que frequentemente resultam em redução desproporcional da estatura. O diagnóstico geralmente é feito por características clínicas, critérios radiológicos, histórico familiar e, de forma crescente, por testes genéticos. Estima-se que 30-45 por 100.000 recém-nascidos apresentam uma displasia esquelética. O manejo no pré-natal depende da identificação de uma displasia esquelética e da avaliação da letalidade associada à condição. A cariotipagem deve ser oferecida, particularmente, na presença de outras anomalias. O DNA deve ser armazenado para um futuro estudo genético. Um diagnóstico preciso, geralmente, é feito pela radiologia pós-natal ou pós-aborto ou por exames de biologia molecular. A maioria dos casos de displasia esquelética é de herança autossômica recessiva, sendo importante a realização do aconselhamento genético. Mas podem ocorrer em razão de uma nova mutação dominante. Deve-se colher a história familiar da displasia esquelética, de malformações e de baixa estatura. O aborto é uma opção para a maioria dos casos de displasia esquelética, pois, muitas vezes, o prognóstico é muito reservado. A identificação de tórax estreito está associada a um risco elevado de hipoplasia pulmonar letal. São conhecidas algumas mutações genéticas específicas associadas a algumas displasias esqueléticas (acondroplasia e displasia tanatofórica, mutação do *FGFR3*; displasia campomélica, mutação do *SOX9*; displasia diastrófica, mutação do *DTDST*; osteogênese imperfeita, mutação do *COL1A* ou *COL2A*), e o diagnóstico pré-gravídico pode ser possível em casos selecionados.

▶ Anomalias torácicas

O desenvolvimento pulmonar requer movimentos respiratórios fetais normais, um espaço intratorácico adequado, líquido amniótico suficiente, volume normal do líquido intrapulmonar e fluxo sanguíneo pulmonar. A saúde materna, incluindo a nutrição, fatores endócrinos, tabagismo e doença, também pode influenciar de forma adversa o desenvolvimento pulmonar fetal. Há cinco fases do desenvolvimento pulmonar: embrionária (0-7 semanas intrauterina), pseudoglandular (7-17 semanas intrauterina), canalicular (17-27 semanas intrauterina), sacular (28-36 semanas intrauterina) e alveolar (36 semanas intrauterina a 2 anos pós-natal).

Hérnia diafragmática

A hérnia diafragmática congênita tem uma incidência de 1 em 3.000-5.000 nascimentos. A combinação entre hipoplasia pulmonar, imaturidade pulmonar e hipertensão pulmonar pode resultar em uma alta mortalidade. O grau de hipoplasia pulmonar depende inteiramente do tempo de exposição e da extensão da compressão pulmonar fetal pelo órgão herniado. As anomalias associadas podem estar presentes em 30-60% dos casos e podem envolver qualquer sistema de órgãos. A aneuploidia está presente em 10-20% dos casos e pode estar associada a algumas síndromes genéticas (síndrome do Fryn, síndrome de Beckwith-Wiedemann). Deve-se suspeitar de hérnia diafragmática congênita, se o estômago fetal não estiver na posição intra-abdominal comum. O fígado, o mesentério, o intestino e o baço podem estar localizados no tórax. O diagnóstico diferencial inclui as malformações adenomatoides císticas congênitas, cistos broncogênico, sequestro pulmonar ou teratomas torácicos. Os polidrâmnios e/ou hidropisia podem estar presentes algumas vezes. O líquido amniótico está aumentado em razão da deglutição prejudicada, e pode haver ocorrência de hidropisia, se houver uma compressão cardíaca significativa. A herniação hepática é um fator preditivo para o desenvolvimento da hipoplasia pulmonar.

O manejo inclui uma ecografia morfológica fetal, cariotipagem e ecocardiografia fetal. A MRI fetal ou a ultrassonografia 3D podem ser considerados para avaliar o volume pulmonar. Os pais devem ser aconselhados por um cirurgião pediátrico em relação ao manejo neonatal. O aborto é uma opção, se houver uma herniação visceral significativa (particularmente hepática). O objetivo é realizar o parto no termo. O tipo de parto é decidido de acordo com os critérios obstétricos. Contudo, é essencial que o parto ocorra em um centro terciário, onde o bebê possa ser cuidadosamente monitorado para avaliar o grau do comprometimento pulmonar (hipoplasia e hipertensão vascular) antes da realização da cirurgia.

Malformação adenomatoide cística congênita

A malformação adenomatoide cística congênita (CCAM) é caracterizada pela falta de alvéolos normais, proliferação excessiva e dilatação cística dos bronquíolos respiratórios terminais. A incidência da CCAM é de 1 em 11.000-35.000 nascidos vivos, e a condição é um pouco mais comum no sexo masculino. A CCAM, geralmente, é unilateral (> 85%) e envolve apenas um lobo do pulmão; 60% das lesões ocorrem no lado esquerdo. O diagnóstico, geralmente, é feito com a ultrassonografia pré-natal pela detecção de pulmões hiperecogênicos aumentados, contendo cistos de tamanhos variados. Pode haver desvio do mediastino, compressão cardíaca, polidrâmnio e hidropisia. Ocorre a regressão espontânea em 45 e 85% das CCAMs identificadas no pré-natal. Contudo, as lesões macrocísticas ou sólidas grandes podem causar hidropisia, hipoplasia pulmonar, disfunção cardíaca e morte perinatal. A maioria das CCAMs fetais apresentam um padrão de crescimento característico, dependente da idade gestacional. Geralmente, há um aumento no tamanho entre 17 e 26 semanas antes da possível regressão após 30 semanas. As lesões grandes podem causar hipoplasia pulmonar, comprometimento da deglutição fetal e polidrâmnio, compressão cardíaca e hidropisia. As ecografias seriadas são essenciais na monitoração do tamanho da lesão (particularmente a CCAM macrocística) e do desenvolvimento da compressão cardíaca e/ou hidropisia. Nos casos selecionados, a terapia fetal (aspiração do cisto ou inserção de um desvio para drenar o cisto) pode ser uma opção. O tipo e a data do parto são decididos de acordo com os critérios obstétricos. O recém-nascido vai necessitar uma monitoração rigorosa após o parto e radiografia de tórax. A cirurgia pode ser prorrogada por até 24 meses.

Derrames pleurais

Os derrames pleurais fetais têm uma incidência de 1 em 10.000-15.000 gestações. Os derrames podem ser primários (em razão do vazamento do quilo para a cavidade pleural) ou secundários (visto na hidropisia). As complicações incluem desvio do mediastino, compressão cardíaca, hidropisia e hipoplasia pulmonar (Placa 20.1). Os fetos comprometidos apresentam um risco significativo de sofrimento respiratório no nascimento. A paciente deve ser encaminhada para uma unidade de medicina fetal para mais investigações, quando é detectada essa alteração. A presença de outras anomalias deve ser excluída. A ecocardiografia fetal deve ser realizada, pois as anomalias cardíacas estão presentes em 5% dos casos. A cariotipagem deve ser oferecida, pois existe uma significativa associação (10%) com a aneuploidia. Deve-se realizar uma sorologia materna para rastreamento de infecção. Ecografias seriadas devem ser realizadas para avaliar o tamanho do derrame. O desenvolvimento da hidropisia ou polidrâmnio é uma característica de mau prognóstico. Há várias opções de tratamento. Em primeiro lugar, um período de observação expectante é razoável, se o feto não estiver hidrópico, e o derrame for pequeno ou moderado no tamanho. As outras opções são a toracocentese ou a colocação de dreno pleuroamniótico. Os riscos associados ao dreno pleuroamniótico incluem aborto ou parto prematuro, ruptura das membranas, bloqueio do dreno e migração do dreno. A sobrevida após a colocação de dreno pleuroamniótico é de, aproximadamente, 80%.

▶ Tumores fetais

Teratomas

Os teratomas são tumores que contêm tecidos de todas as três camadas germinativas (ectoderma, mesoderma e endoderma). A maioria dos teratomas diagnosticada no pré-natal fica localizada no cérebro, orofaringe, região sacrococcígea, mediastino, abdome e gônada. Os teratomas são o tumor perinatal mais comum, representando 37-52% dos neoplasmas congênitos e tendo uma incidência anual de, aproximadamente, 1 em 40.000 nascidos vivos. A maioria dos teratomas ocorre na região sacrococcígea (60%), seguida das gônadas (20%) e lesões toracoabdominais (15%).

Os teratomas sacrococcígeos são o neoplasma mais comum no feto e no recém-nascido, com uma prevalência estimada de 1 em 30.000-40.000. Há uma preponderância de incidência no sexo feminino de 3:1. O diagnóstico geralmente é feito quando uma massa complexa é detectada na base da coluna vertebral. Pode ser predominantemente sólida e vascular, ou predominantemente cística com vascularização discreta, ou mista, apresentando quantidades similares de estruturas sólidas e císticas. As anomalias associadas estão presentes em 10-40% dos casos. A fístula arteriovenosa através do componente vascular do tumor pode resultar em hidropisia, polidrâmnio e alto índice de insuficiência cardíaca. Os fatores de mau prognóstico incluem tumores sólidos grandes (> 10 cm), hidropisia e polidrâmnios. Outras complicações incluem obstrução gastrointestinal ou vesical. A maioria dos teratomas sacrococcígeos é histologicamente benigna, com a malignidade sendo mais comum nos tumores sólidos e no sexo masculino.

As principais causas de morbidade e mortalidade perinatais estão associadas à distocia de parto, ruptura e hemorragia tumoral durante o parto. Além disso, o polidrâmnio está associado a trabalho de parto prematuro. Podem ocorrer complicações maternas, incluindo pré-eclâmpsia (síndrome do espelho), se houver aumento do volume placentário e hidropisia significativa. O parto deve ocorrer em um centro terciário com instalações para uma cirurgia de emergência. Deve ser feita a cesariana eletiva, com um cuidado para evitar lesão do tumor. O sangue e seus produtos devem estar disponíveis na sala de parto para o caso de hemorragia tumoral.

HIDROPISIA FETAL

A hidropisia é a fase final do processo de várias doenças fetais, se apresentando com edema e/ou formação de coleções de fluido (ascite, derrame pleural, derrame pericárdico) em várias localizações (Fig. 20.2). Sua etiologia pode ser imune ou não imune, dependendo da presença ou ausência da aloimunização de eritrócitos. As causas não imunes são, atualmente, responsáveis por mais de 90% de todos os casos de hidropisia. As anomalias cardíacas congênitas, arritmias cardíacas (taquicardia supraventricular, bloqueio cardíaco completo), síndrome de transfusão gêmeo-gemelar, anomalias congênitas, aneuploide, infecções, anemia congênita e quilotórax congênito são todas causas possíveis da hidropisia. Independentemente da etiologia, a hidropisia tem um resultado muito ruim (> 80% de mortalidade). O desenvolvimento precoce da hidropisia tem um prognóstico particularmente pior. A incidência de mortalidade é mais alta entre os neonatos com anomalias congênitas (60%), e mais baixa entre os neonatos com quilotórax congênito (6%). A mortalidade é significativamente maior nos recém-nascidos prematuros e naqueles nascidos em maternidades sem condições adequadas.

É importante obter a história familiar, obstétrica e genética detalhada. Um histórico de exposição a possíveis infecções virais (erupção materna, artralgia/mialgia) é especialmente importante. A ultrassonografia morfológica detalhada é importante para detectar as anomalias estruturais, particularmente as anomalias cardíacas e torácicas. O cordão umbilical e a placenta devem ser cuidadosamente examinados para excluir as malformações vasculares. A frequência e o ritmo cardíaco fetal devem ser examinados para excluir as taquiarritmias ou bradiarritmias fetais. Deve ser feita uma sorologia materna completa para invetigação de infecções virais (CMV, parvovírus, rubéola, herpes), sorologia para *Toxoplasmose*, grupo sanguíneo e exame de anticorpos e eletroforese de hemoglobina. A anemia fetal deve ser excluída pela monitoração do pico de velocidade sistólica da artéria cerebral média. A ecocardiografia fetal deve ser realizada em todos os casos. Se houver suspeita de anemia, a causa mais provável é a infecção por parvovírus. Essa é uma condição tratável, requerendo uma única transfusão fetal. A cariotipagem é obrigatória em todos os casos. As amostras devem ser enviadas para citogenética e exames da infecção usando PCR. Se a hidropisia for secundária à arritmia fetal, a terapia antiarrítmica materna pode ser benéfica. Geralmente, há um retardo na resposta, por causa da lenta transferência placentária para a circulação fetal. Ocasionalmente, o tratamento fetal direto pode ser necessário nos casos de taquicardia supraventricular fetal não responsiva ao tratamento materno. Se a hidropisia for secundária à anomalia estrutural (p. ex., derrame pleural), a terapia intrauterina (dreno pleuroamniótico) pode ser necessária. O aborto deve ser oferecido, se a hidropisia for grave, ou se houver malformações ou aneuploidia maiores. Os pais devem ser informados de que a hidropisia não tratada acarreta uma mortalidade perinatal muito alta, e que o resultado provavelmente será ruim.

CONCLUSÕES

Quando uma anomalia estrutural fetal é identificada, independentemente da idade gestacional, há várias questões importantes que devem ser consideradas. Em primeiro lugar, é crucial lembrar que para a mulher grávida a detecção de qualquer anomalia é uma fonte de grande ansiedade e estresse. As mulheres devem receber informações em relação aos achados ultrassonográficos alterados de formas clara, solidária e gentil, em um ambiente de apoio que assegure a privacidade. Sempre que preciso, deve-se fazer o encaminhamento para uma unidade de medicina fetal terciária. É importante fazer uma discussão completa e franca com um obstetra experiente ou um especialista em medicina fetal, para explicar o diagnóstico e o manejo específico da gravidez. Podem ser necessários testes adicionais (amniocentese, biópsia de vilo corial ou amostragem sanguínea fetal). Uma imagem mais complexa com MRI fetal pode, algumas vezes, ajudar a delinear a anatomia (particularmente para as anomalias do CNS). Pode ser necessário fazer um aconselhamento adicional com um aconselhador genético ou geneticista. O aconselhamento sempre deve ser imparcial e respeitar as escolha, a cultura, a religião e as crenças do paciente.

Em muitos casos, as ecografias seriadas serão necessárias para avaliar a evolução da anomalia e para tentar detectar outras anomalias não identificadas previamente, pois isto pode influenciar no aconselhamento e alterar o manejo obstétrico ou neonatal. Em alguns casos, pode ser necessário fazer estudos de imagem e testagem paterna. O encaminhamento adequado para um especialista pediátrico ou cirúrgico deve ser considerado para que a mulher receba informações mais precisas em relação à anomalia e o prognóstico associado. É importante ressaltar que as anomalias estruturais, maiores e menores, sejam isoladas ou múltiplas, podem fazer parte de uma síndrome genética (apesar de um cariótipo fetal normal) e que um prognóstico a longo prazo depen-

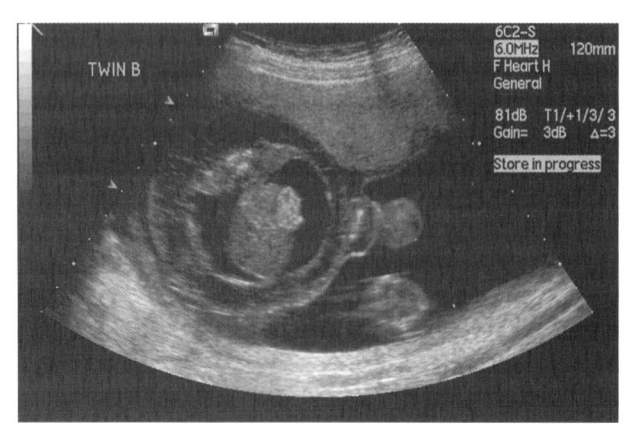

Fig. 20.2 Hidropisia grave com edema e ascite.

> **Quadro 20.2 Resumo**
>
> - Quando uma anomalia é detectada, devem-se levar em consideração investigações adicionais, incluindo cariotipagem, teste parental, MRI fetal e ecocardiografia fetal.
> - O aconselhamento deve ser não direcionado, solidário e, sempre que possível, deve incluir um especialista pediátrico.
> - Para algumas condições, o aborto é uma opção, mas é melhor ser abordado de maneira sensível.
> - A importância de uma análise *post-mortem* deve ser explicada aos pais.
> - Quando adequado, a avaliação genética deve ser providenciada.
> - O aconselhamento pré-gravídico pode ser útil para alguns pais.

derá do diagnóstico final. É importante ressaltar que a ultrassonografia pré-natal faz a avaliação da anatomia e não da função, e a anatomia normal nem sempre se correlaciona com a função normal e vice-versa.

Embora a terapia fetal seja possível em algumas condições, geralmente não é uma opção para a maioria das anomalias estruturais fetais. Se o manejo pós-natal precoce ou de emergência for necessário, o parto deve ser realizado em um centro que possa fornecer a assistência neonatal apropriada. Nos casos de aborto, parto de natimorto ou morte neonatal, o profissional de saúde deve encorajar a realização de um exame *post-mortem* completo por um patologista perinatal, para obter o máximo de informações sobre as anomalias fetais. Se houver recusa da paciente, deve-se considerar pelo menos um exame *post-mortem* parcial ou uma avaliação externa (incluindo radiografias e fotos).

LEITURA ADICIONAL

NHS Fetal Anomaly Screening Programme. 18 + 0 to 20 + 6 *Weeks Fetal Anomaly Scan: National Standards and Guidance for England.* Royal College of Obstetricians and Gynaecologists, 2010. Available at: http://fetalanomaly.screening.nhs.uk/getdata.php?id=11218

Capítulo 21

Gestação Múltipla

Mark D. Kilby[1,2] e Dick Oepkes[3]

[1]School of Clinical and Experimental Medicine, College of Medical and Dental Sciences, University of Birmingham, Birmingham, UK
[2]Fetal Medicine Centre, Birmingham Women's Foundation Trust, Birmingham, UK
[3]Department of Obstetrics, Leiden University Medical Centre, Leiden, Netherlands

A gestação múltipla tem um impacto global nos riscos materno e perinatal em qualquer gravidez, causando impacto na sociedade em razão dos efeitos sociais e econômicos. As melhorias, promovidas nas condições de saúde da população e em particular na assistência perinatal, levaram a uma redução das complicações da gravidez de um modo geral (tanto maternas, quanto perinatais). Entretanto, a proporção dessas complicações atribuídas à gestação de gêmeos e gestações de maior ordem vem aumentando e tem uma importância significativa. Quase todos os problemas maternos e obstétricos ocorrem mais frequentemente na gestação múltipla, e existem muitas intercorrências potenciais intraparto, que podem complicar o manejo de rotina. O manejo moderno de uma gestação múltipla tem um objetivo inicial que é a identificação do risco fetal, mediado primariamente pela corionicidade, e depois pela monitoração do crescimento e do bem-estar fetal através do uso de ultrassonografia. As tentativas de reduzir o risco do parto prematuro e da pré-eclâmpsia são importantes e frustrantes (como nos cuidados da gestação unifetal), tendo havido poucos avanços no manejo geral destas condições nos últimos 20 anos. O reconhecimento da natureza especializada do manejo da gestação múltipla levou à publicação de recomendações por dois grupos de estudos científicos do *Royal College of Obstetricians and Gynaecologists* (RCOG) [1,2] e do *National Institute of Health and Clinical Excellence* (NICE), em 2009 [3]. Na essência dos cuidados está a recomendação de que essas gestações sejam manejadas por equipes especializadas multidisciplinares e em clínicas preparadas para a assistência à gestação múltipla com possibilidade de organizar os cuidados pré-natais, intraparto e inclusive pós-natais.

INCIDÊNCIA

A considerável variação geográfica e temporal na incidência de gestação múltipla reflete fatores que incluem a gemelaridade dizigótica como resultado de ovulação múltipla [4]. A incidência de gemelaridade varia de 4 por 1.000 nascimentos, no Japão, até 54 por 1.000 em algumas regiões da Nigéria. Além disso, esta 'complicação' é mais prevalente em gestações com idade materna avançada (presume-se que seja secundária a um aumento das concentrações do hormônio foliculoestimulante). Pode haver uma predisposição familiar a ovulações múltiplas (gemelidade dizigótica), e ela é atualmente mais bem explicada por um padrão de herança autossômica dominante. Em contraste, a gemelidade monozigótica resulta da clivagem precoce de um único blastócito, ocorre com uma incidência relativamente constante de, aproximadamente, 3,9 por 1.000.

As tendências temporais da gestação múltipla demonstram uma mudança notável no comportamento reprodutivo. Alguns dos primeiros registros documentados na Escandinávia no século XVIII mostram uma incidência de gestação múltipla mais alta naquela época do que é hoje, atingindo um pico de 17 por 1.000 nascimentos [5]. No entanto, durante o século XX, a incidência de gestação gemelar parece ter declinado até o início da década de 1970, quando então houve uma elevação na prevalência [6]. Desde o começo da década de 1980, a incidência de gemelaridade no Reino Unido subiu de 9,8 para 13,6, e o índice de trigêmeos subiu de 0,14 para 0,44 por 1.000 nascimentos. Este aumento ocorre internacionalmente, com a maior elevação, sendo observada nos Estados Unidos (Fig. 21.1). As gestações múltiplas representaram 1,6% de todos os nascimentos no Reino Unido em 2007, com, aproximadamente, 98% de gêmeos [7]. Uma proporção considerável desse aumento se deve às tecnologias de reprodução assistida, como a superovulação (usando antiestrogênios ou gonadotrofinas) e fertilização *in vitro* (IVF) com transferência de embriões. Existem evidências de que o número de gestações múltiplas é influenciado pelo número de transferências de embriões. Ocorreu uma redução no número de gestações múltiplas associadas à IVF, desde a recomendação de que o número de transferências de embriões fosse reduzido (no Reino Unido, pelo menos). Além disso, evidências epidemiológicas sugerem que duas técnicas de reprodução assistida aumentam a incidência de gemelidade

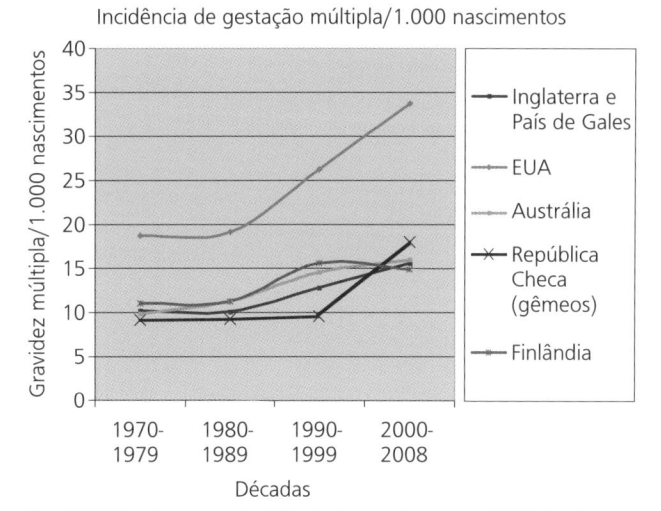

Fig. 21.1 Mudanças na incidência de nascimento múltiplo (todos os modos de concepção) internacional. (De Office of National Statistics, 2010, com permissão.)

monozigótica em até oito vezes [8]. Isto está particularmente associado às técnicas de 'eclosão de blastócitos'. Os gêmeos monocoriônicos compõem 20% das gestações gemelares espontâneas e 5% das iatrogênicas. Isto é importante, uma vez que os gêmeos monocoriônicos tenham índices mais elevados de complicações relacionadas com a gestação.

No entanto, também é importante reconhecer outras influências. A associação entre a idade materna crescente (mais forte aos 30-39 anos) e gemelidade dizigótica espontânea é relevante. Os efeitos combinados da gravidez em idade materna tardia e a grande utilização de tecnologias de reprodução assistida em idade materna avançada têm sido responsáveis por essa elevação [9].

MORTE PERINATAL

A incidência acumulada de perda fetal em gestação gemelar é até cinco vezes mais alta (e em trigêmeos é 10 vezes mais alta) do que em gestações únicas. Os índices de natimortos e de mortalidade neonatal decorrente da gestação múltipla são de 14,9 e 19,8 por mil nascimentos vivos, respectivamente. Esta alta perda e morbidade perinatal é, em grande parte, atribuída ao risco aumentado de prematuridade e também à restrição de crescimento intrauterino (IUGR) com prematuridade iatrogênica associada (independentemente de corionicidade, veja a seguir).

A paralisia cerebral é três vezes mais comum em gêmeos e 10 vezes mais comum em trigêmeos se comparada a recém-nascidos de gestação única. Esses números representam a incidência por feto, enquanto que o cifrão, número mais relevante para o aconselhamento dos pais, é o que indica a chance de sobrevida de um recém-nascido da gestação.

CORIONICIDADE E ZIGOSIDADE

Aproximadamente dois terços dos gêmeos são dizigotos, e um terço, monozigoto. Porém, é a corionicidade e não a zigosidade que faz a mediação do grau de risco perinatal em uma determinada gestação múltipla. Este é o fator mais importante e clinicamente possível de identificar. Os índices acumulados de perda fetal e mortalidade perinatal são até cinco vezes mais altos em gêmeos monocoriônicos comparados a gêmeos dicoriônicos [10]. Este estudo e outro mais recente (em que o manejo moderno possibilitava o reconhecimento da síndrome transfusional feto-fetal e o seu tratamento através de fetoscopia [11]) observaram que, em gestações de gêmeos diamnióticos monocoriônicos, 85% resultavam na sobrevivência de ambos, 7,5% em um sobrevivente e 7,5% sem sobrevivente. Estas mortes ocorriam espontânea ou iatrogenicamente. A morbidade perinatal apresentou uma relação similar, com identificação por ultrassonografia de lesões cerebrais no período neonatal precoce, em até um terço dos gêmeos monocoriônicos comparados a 3% dos gêmeos dicoriônicos nascidos prematuramente [12]. Este excesso de morbidade e mortalidade é mediado predominantemente (mas não exclusivamente) pelas anastomoses vasculares placentárias entre os gêmeos, conectando as duas circulações fetais.

A relação entre zigosidade e corionicidade é demonstrada na Figura 21.2. As gestações monozigóticas assumem uma das três configurações placentárias. A divisão aos 3 dias de fertilização resulta em placentas dicoriônicas separadas, que, em até 50% dos casos, podem ter à ultrassonografia a aparência de estarem adjacentes uma a outra e 'fusionadas'. A divisão após a formação da massa celular interna, que ocorre 4 dias após a fertilização, resulta em uma placenta diamniótica, monocoriônica única, enquanto que a divisão, que ocorre após 7 dias, resulta em gêmeos monoamnióticos, monocoriônicos. Aproximadamente um em cada cinco de todos os gêmeos são monocoriônicos.

▶ Determinação ultrassônica da corionicidade

A corionicidade pode ser determinada clinicamente durante a gestação com o uso de ultrassonografia, com até 90-100% de precisão no primeiro trimestre. A ultrassonografia permite que as seguintes características sejam verificadas:

- Determinação do número de camadas constituintes das membranas em divisão (da espessura das membranas).
- A interpretação qualitativa da membrana como 'espessa' (dicoriônica) ou 'fina' (monocoriônica) aparece de forma precisa, se apresentando como um septo espesso, separando os sacos gestacionais.
- A demonstração de uma projeção de tecido placentário para dentro da membrana entre os gêmeos, conhecida como sinal '*twin peak*', é diagnóstico de uma gestação dicoriônica. Em contraste, um septo fino com uma massa placentária única é sugestivo de monocorionicidade.
- Presença (ou não) de uma massa placentária única.

A corionicidade deve ser determinada por ultrassonografia em todas as gestações múltiplas, como um teste de rastreio, idealmente durante o primeiro trimestre entre 11 e 14 semanas de gestação (quando a especificidade e sensibilida-

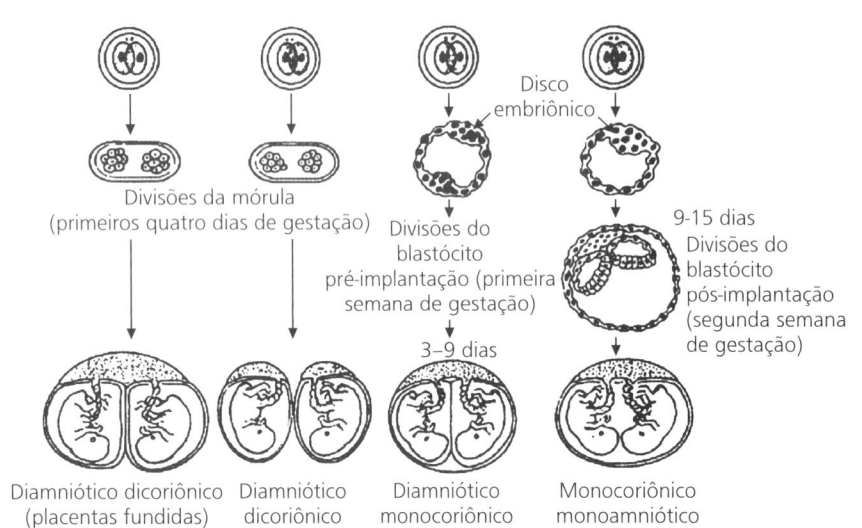

Fig. 21.2 Zigosidade e corionicidade. (De Ward e Whittle [1], com permissão.)

de são maiores). Deve ser conservada uma imagem(ns) digital(is) ou impressa(s) demonstrando os sinais de corionicidade (Fig. 21.3). A corionicidade é relevante para:

- aconselhamento dos pais em relação aos riscos de morbidade e mortalidade perinatais;
- aconselhamento dos pais em relação ao risco de anormalidades genéticas e estruturais;
- teste invasivo e tratamento de anomalia congênita discordante;
- viabilidade de redução da gestação fetal múltipla;
- risco de complicações que podem ocorrer em uma gestação múltipla e sequelas potenciais;
- detecção precoce e tratamento da síndrome transfusional feto-fetal.

Este tipo de exame deve ser rotineiro e permitindo fazer o planejamento prospectivo da assistência à gravidez. Após esse período a visualização ultrassônica da membrana/septo entre os gêmeos e a visualização da genitália pode ser difícil ou se ocorrer um oligoidrâmnio significativo, complicando a gestação. A primeira avaliação ultrassonográfica para verificar a corionicidade deve ser realizada no primeiro trimestre, entre 11 e 14 semanas, no mesmo período em que é realizado o reastreamento com translucência nucal [13]. A definição do sexo por ultrassonografia é realizada com fins médicos, mais do que por razões sociais nos casos de gestação múltipla e atinge um alto grau de precisão entre as 16 e 20 semanas.

Determinação de zigosidade

Gêmeos monocoriônicos são monozigóticos por definição, enquanto gêmeos de sexos discordantes são dizigóticos. Nos 50% restantes, a zigosidade não pode ser determinada sem a investigação do DNA, utilizando a técnica da reação em cadeia da polimerase, que compara os padrões de herança parental de inúmeras sequências repetidas de dinucleotídeos e trinucleotídeos, que são altamente polimórficas em números de cópia. Esta determinação é raramente realizada prospectivamente na prática clínica. Assim como a corionicidade placentária é novamente checada ao nascimento (frequentemente através do exame clínico ou histopatológico), estudos da zigosidade do sangue do cordão podem ser oferecidos aos pais de gêmeos, quando a zigosidade é indeterminada. Não somente os pais ficam curiosos, mas o conhecimento da zigosidade influencia a criação dos gêmeos, seu senso de identidade, seus riscos genéticos e a sua compatibilidade

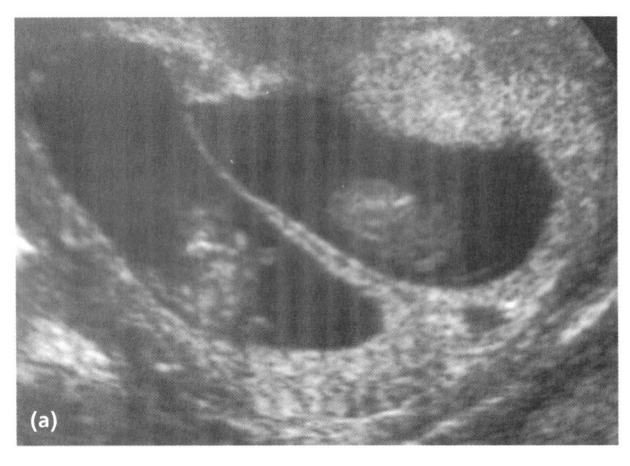

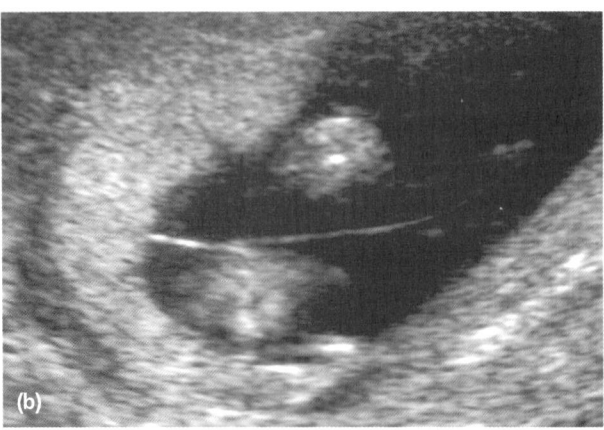

Fig. 21.3 (a, b) Determinação da corionicidade com ultrassonografia no primeiro trimestre. (De Ward e Whittle [1], com permissão.)

para transplante. Entretanto, não é rotina oferecer isto na prática atual dentro do sistema nacional de saúde (NHS) no Reino Unido. Raramente poderá haver indicação para teste de zigosidade intrauterino através de coleta invasiva de tecido fetal, para exclusão de contaminação, dedução de risco genético ou demonstração de dicorionicidade em presença de comprometimento fetal.

Aborto espontâneo

Os gêmeos têm uma alta incidência de perda precoce da gravidez. As estimativas sugerem que, aproximadamente, 12% das concepções nos humanos começam com gêmeos [14]. Estudos de ultrassonografia ou exame histológico do aborto têm mostrado um índice de gestação gemelar no primeiro trimestre pelo menos duas vezes maior do que no nascimento. A perda precoce da gravidez no primeiro trimestre e a reabsorção de um gêmeo não indentificado previamente pela ultrassonografia é conhecida como fenômeno do 'gêmeo desaparecido' e é estimado que ocorra em até 20% das gestações gemelares [15]. A perda espontânea no primeiro trimestre de um ou mais fetos em gestações de maior ordem ocorre em, aproximadamente, 50% das vezes. Quando um gêmeo morre intraútero no segundo trimestre, pode ser encontrado um feto papiráceo (os restos fetais prensados como um papel) aderido à placenta após o parto. Em alguns casos, isto é identificável somente histopatologicamente.

DIAGNÓSTICO PRÉ-NATAL

A utilização da ultrassonografia no primeiro trimestre e para o rastreamento de rotina de anomalias no segundo trimestre para detectar malformações estruturais congênitas e síndrome de Down é importante em todas as gestações múltiplas. A zigosidade determina o risco de anormalidade congênita, e a corionicidade define o tratamento.

A zigosidade pode ser deduzida definitivamente em casos de monocorionicidade ou genitália externa discordante (dizigoto), enquanto que em gêmeos dicoriônicos de sexo discordante, a chance de dizigosidade é de 75-80%. Gêmeos monozigotos têm um aumento de 50% em anormalidades estruturais por feto. Em particular, eles têm uma frequência duas vezes maior de doença cardíaca congênita (um aumento que é quadruplicado por gestação). Mulheres com gêmeos dizigóticos devem ser aconselhadas sobre o risco de síndrome de Down ser teoricamente o dobro do risco relacionado com sua idade, enquanto que mulheres com gêmeos monozigotos mantêm o mesmo risco relacionado com sua idade. O rastreamento sorológico não é aplicável a gestações múltiplas. Em contraste, o exame por ultrassonografia da translucência nucal e do primeiro trimestre é aplicável e recomendado como um teste de rastreio específico pelo *National Screening Committee* no Reino Unido. Entre 18 e 24 semanas, deve-se oferecer a mulheres com gestações múltiplas a ecografia morfológica no segundo trimestre (que inclui a visualização das quatro câmaras do coração e a via de saída do grande vaso) independentemente de corionicidade (como nas gestações únicas). Além disso, no primeiro trimestre entre 11 e 13 + 6 semanas, deve-se oferecer a todas as mulheres com gestações múltiplas o rastreamento com translucência nucal para a detecção de anomalias cromossômicas (bem como para documentação formal da corionicidade). Em gêmeos dicoriônicos, o risco de aneuploidia é o de cada um dos fetos individualmente. Em gestações múltiplas monocoriônicas, o risco de aneuploidia é a média entre os gêmeos. O rastreamento sorológico no primeiro trimestre como coadjuvante para translucência nucal, levando em conta a corionicidade, pode melhorar ligeiramente as taxas de detecção de síndrome de Down em gêmeos, porém ainda estão sendo esperados os resultados de estudos prospectivos de grande porte [16].

Procedimentos invasivos

Os procedimentos invasivos em gêmeos e outras gestações múltiplas de maior ordem são procedimentos potencialmente complexos e somente devem ser realizados em centros de referência de medicina fetal [17]. A topografia intrauterina (placentária e das membranas) é mapeada com o uso de ultrassonografia. A localização dos fetos, o(s) sítio(s) placentário(s) e o plano de divisão do septo em três dimensões devem ser observados e registrados. Este é um pré-requisito para a interpretação de resultados discordantes e para a interrupção seletiva da gravidez. O técnico que realiza o procedimento diagnóstico também deve realizar a interrupção seletiva de modo a minimizar a incerteza e evitar a necessidade de um teste invasivo confirmatório.

Em gêmeos monocoriônicos, é uma prática aceitável a amostragem de somente um dos fetos, através de amniocentese ou da biópsia de vilo corial (CVS). No entanto, casos raros de gêmeos monocoriônicos com heterocariótipos podem não ser identificados (ocorrendo em < 1%). Por este motivo, a amniocentese em ambas as bolsas amnióticas merece consideração, se os gêmeos monocoriônicos forem discordantes para anomalias estruturais, translucência nucal ou padrão de crescimento.

Em gêmeos dicoriônicos, tem havido controvérsias sobre a recomendação de fazer preferencialmente a amniocentese no lugar da CVS para a realização da cariotipagem. Em razão dos problemas de contaminação, alguns investigadores sugerem restringir a CVS para as situações de alto risco, como doença monogênica ou quando existe um risco de aneuploidia maior do que 1 em 50. O risco de contaminação é provavelmente mais alto do que os números publicados (2%), pois que a literatura está limitada aos gêmeos de sexos discordantes. Os eventuais benefícios da CVS são superados pelas graves consequências de erros de diagnóstico decorrentes da contaminação, com a subsequente interrupção de um feto diploide ou com o nascimento de um feto com uma anormalidade cromossômica. Por estes motivos, as diretrizes do RCOG [17] apresentam as vantagens potenciais da amniocentese como opção preferida para cariotipagem em gêmeos dicoriônicos. Esta decisão deve ser ponderada em relação aos riscos de redução seletiva em idade gestacional avançada. Ao realizar a amostragem do sangue fetal, a veia intra-hepática pode ser examinada para evitar confusão com a origem dos cordões em gêmeos.

Não existem ensaios randomizados, controlados, que mostrem a frequência de perda fetal relacionadas com o procedimento realizado em gestação de gêmeos. No entanto, os índices relatados são consideravelmente altos. Dados recentes sugerem que a incidência total de perda fetal em gêmeos é de até 4%, após a amniocentese e entre 2 e 4% para CVS. Um estudo de caso-controle de 220 gêmeos submetidos à amniocentese no segundo trimestre relatou um índice de perda apenas 0,3% mais alta do que nos casos-controle [18].

Em gêmeos dicoriônicos, discordantes para anomalia fetal, a interrupção seletiva da gravidez por indução de assístolia, usando um abortivo, está associada a uma incidência de 8% de perdas fetais, segundo registros internacionais, com uma incidência menor, se o procedimento for realizado antes das 16 semanas de gestação [19]. A interrupção seletiva de gêmeos monocoriônicos não pode ser realizada com o uso de um agente abortivo, pois isto levaria à morte do gêmeo saudável em razão das anastomoses vasculares, com compartilhamento circulatório. Entretanto, foram desenvolvidas várias técnicas de oclusão do cordão para tornar viável a interrupção seletiva. Existem evidências de aumento do risco de mortalidade e de morbidade do cogêmeo, quando são realizados estes procedimentos [20]. Os índices de sobrevivência do cogêmeo variam entre 70 e 80% em relatos de série de casos de um único centro.

RESPOSTAS HOMEOSTÁTICAS MATERNAS

Todas as adaptações fisiológicas normais, como o aumento do débito cardíaco, taxa de filtração glomerular e fluxo sanguíneo renal, estão aumentadas em uma gestação múltipla. O aumento do volume plasmático em mulheres com gestação de gêmeos é 1/3 acima daquele que ocorre nas gestações com feto único. A massa de células vermelhas aumenta, aproximadamente, 300 mL mais do que nas gestações únicas, mas esse aumento é menor do que o aumento no volume plasmático, e os valores de hemoglobina e hematócrito são menores. As reservas maternas de ferro estão reduzidas em 40% nas mulheres com gestação gemelar, portanto recomenda-se a suplementação hematínica (frequentemente uma suplementação combinada de sulfato de ferro e ácido fólico).

A hiperêmese gravídica é mais comum em gestações múltiplas e é manejada como nas gestações únicas. Os casos graves podem responder à terapia esteroide e podem requer suplementação de piroxidina (B_6). A maioria das complicações menores na gravidez, como dor lombar, disfunção da sínfese pubiana, edema, veias varicosas, hemorroidas e estrias, está aumentada, em consequência dos efeitos físicos do maior tamanho uterino e maior produção de hormônio placentário [21].

Doença hipertensiva da gravidez e pré-eclâmpsia são até 10 vezes mais comuns em gestações múltiplas comparadas a gestações únicas, mas o manejo é feito, seguindo os mesmos protocolos padronizados (como nas gestações com feto único). Deve ser levada em consideração a profilaxia com aspirina de baixa dose, porém não existem recomendações nacionais/internacionais, quanto ao seu efeito. A hipertensão materna relacionada com a gravidez continua a ser uma causa significativa de morbidade (e mortalidade) materna em gestações múltiplas e uma causa significativa de parto prematuro iatrogênico, aumentando a morbidade e mortalidade perinatais. Isto ocorre em 15-20% das gestações de gêmeos, 25% de trigêmeos e até 60% das gestações múltiplas de maior ordem [22].

No pós-natal, são consideráveis as dificuldades físicas e o impacto socioeconômico para enfrentar as demandas de dois ou mais bebês. A depressão pós-natal é mais comum em mulheres que estão amamentando gêmeos [23]. Em razão da alta incidência de morte perinatal, observam-se complicações associadas aos sentimentos de perda e ao sofrimento emocional As famílias dessas mulheres com parto de gestação múltipla podem precisar de apoio social.

RESTRIÇÃO DO CRESCIMENTO INTRAUTERINO

A ultrassonografia é o principal método para a monitoração do crescimento em gestações múltiplas. O risco de IUGR (~25%) é mais alto do que na gestação com feto único, e em dois terços dos casos o crescimento será discordante (afetando apenas um dos gêmeos). Além disso, a palpação abdominal e a medida da altura uterina não são adequadas para avaliar como o crescimento dos fetos individualmente, pois elas refletem o crescimento intrauterino total.

Não existe concordância quanto à frequência ideal do exame por ultrassonografia. No entanto, é uma conduta comum fazer a ecografia em gêmeos dicoriônicos em intervalos de até 4 semanas, a partir das 24 semanas de gestação, usando dopplerfluxometria, quando indicado. Gêmeos monocoriônicos são geralmente examinados com maior frequência, a intervalos de 2-3 semanas, frequentemente a partir de 16-18 semanas. Nesta idade gestacional, há uma sobreposição significativa entre o diagnóstico de síndrome transfusional precoce gêmeo-gêmeo e IUGR seletiva. Existem poucas evidências para orientar sobre o melhor intervalo das ecografias (para cada corionicidade).

Existem controvérsias sobre os gráficos de biometria que devem ser usados, se devem ser específicos para gestação gemelar ou não. Os gráficos específicos de gêmeos parecem ser mais sensíveis, pois gêmeos têm um risco mais elevado de IUGR com morbidade potencial, e o uso desses gráficos parece mais apropriado do que o uso de gráficos de outros grupos de risco. Além do mais, tem sido dada uma ênfase crescente ao perfil do crescimento e à condição fetal (isto é, estimativa do volume de líquido amniótico e dopplerfluxometria da artéria umbilical). Muitos centros usam a medida da discordância no peso fetal estimado (EFW) como índice da IUGR discordante:

$$EFW = 100 \times (EFW_{maior} - EFW_{menor})/EFW_{maior}$$

Este parâmetro possui algum valor preditivo de mau prognóstico em gêmeos monocoriônicos com síndrome de transfusão feto-fetal e natimortos [24], mas em gêmeos dicoriônicos é um preditor relativamente fraco de morte perinatal [25].

O tratamento principal da IUGR (isto é, parto está indicado quando o risco de morte intrauterina supera o da sobrevida extrauterina) precisa ser modificado na gestação de gêmeos, pois é preciso considerar os riscos para os dois gêmeos. A latência, entre a ausência de fluxo diastólico final na IUGR e o agravamento com necessidade de parto, é maior na gestação gemelar. Além disso, esta latência é mais longa em gêmeos monocoriônicos. No entanto, é necessária uma supervisão cuidadosa e especializada de tais gestações com o uso de dopplerfluxometria arterial e venosa cerebral, periférica e intracardíaca. Por exemplo, a parada do crescimento fetal, associada ao Doppler arterial e venoso pré-terminais, pode justificar o parto com 26 semanas em um feto único. No entanto, a IUGR discordante num estágio tão precoce da gestação, em gêmeos dicoriônicos, poderá ser mais bem manejada, permitindo-se a morte do feto com IUGR gravemente afetado, poupando o feto saudável dos riscos de prematuridade iatrogênica. Estes riscos e o equilíbrio na tomada de decisão são sempre difíceis e devem ser individualizados. As decisões devem ser tomadas em comum acordo com os pais e com as equipes multidisciplinares (incluindo os neonatologistas).

Em gêmeos monocoriônicos, tais decisões são, ainda, mais complexas. Existem algumas evidências de que a presença ou ausência do fluxo Doppler da artéria umbilical durante a diástole é indicativa de prognóstico. Velocidades diastólicas finais positivas indicam o melhor grupo prognóstico, quando há uma discordância significativa entre gêmeos monocoriônicos em termos de crescimento. A ausência de velocidade diastólica final indica um grupo de risco intermediário, e a assim chamada velocidade diastólica final intermitente ausente indica o pior grupo prognóstico e, em particular, os piores resultados em termos de morbidade perinatal [26]. De fato, em gravidezes de gêmeos monocoriônicos complicadas por IUGR em um dos fetos, existem evidências de que o gêmeo 'maior' poderá ter a maior morbidade associada a sequelas do neurodesenvolvimento. Em alguns casos (de início precoce) poderá ser necessário considerar a oclusão seletiva do cordão, em vez do parto (dependendo da idade gestacional do diagnóstico). Contudo, mais uma vez estas são decisões difíceis que evocam complexidade clínica e ansiedade dos pais. Assim sendo, o tratamento em um centro terciário é muito importante, e as discussões individuais relativas à morbidade e mortalidade relacionadas com o procedimento são essenciais.

TRABALHO DE PARTO PREMATURO

As gestações múltiplas contribuem desproporcionalmente para partos prematuros. Dados recentes indicam que 52,2% dos nascimentos múltiplos ocorrem antes das 37 semanas e 10,7% antes das 32 semanas [27]. Esta é a causa principal de morte neonatal em gestações múltiplas: as taxas de mortalidade são até sete vezes mais altas em gêmeos do que em gestações com feto único; em trigêmeos e gestações de ordem maior, foram registradas taxas de quase 40 por 1.000 nascimentos vivos [28]. A mediana das idades gestacionais no parto de gêmeos e trigêmeos é 37 e 34 semanas respectivamente. Porém, a proporção destas gestações que resultam no parto antes de 30 semanas (gêmeos 7%, trigêmeos 15%) é muito mais preocupante decorrente da morbidade a longo prazo associada. Os pais devem ser informados dos sintomas e sinais de ameaça de trabalho de parto prematuro e da importância de buscar assistência precocemente. O estímulo para este risco aumentado não está claramente definido. Certamente (como em polidrâmnio) existe distensão uterina aumentada (isto é, estiramento), o que pode influenciar os processos intramiometriais autócrinos e parácrinos. Também existe a hipótese da interação endócrina materno-fetal, que pode predispor a este risco aumentado (Fig. 21.4).

Há poucas evidências de que as técnicas de rastreamento disponíveis sejam preditivas de parto prematuro (embora algumas demonstrem uma possibilidade); a identificação precoce do risco de parto prematuro em gestação gemelar pode melhorar os resultados, se forem usadas intervenções efetivas. O manejo do parto prematuro em gestações múltiplas difere pouco do manejo de feto único, exceto pelas consequências da prematuridade, que atingem um número maior de recém-nascidos. A discussão a seguir se concentra nos aspectos que estão associados especialmente às gestações múltiplas.

▶ Predição

A predição de parto prematuro em gestação de gêmeos e gestações múltiplas é tão difícil quanto é para um único feto. Um dos métodos mais promissores de predição de trabalho de parto espontâneo em gêmeos é a medida do comprimento cervical materno, usando a ultrassonografia transvaginal. Uma revisão sistemática de 11 estudos publicados (1.436 gestações) demonstrou a eficácia da mensuração do comprimento cervical na predição do risco de parto prematuro espontâneo em gêmeos. Entre 23 e 24 semanas de gestação, o comprimento cervical médio materno é semelhante ao de gestações com feto único (38 mm). Nessa idade gestacional, um comprimento cervical de 25 mm ou menos apresenta uma razão de probabilidade positiva de 5,02 (95% CI 3,21-7,61) e uma razão de probabilidade negativa de 0,75 (95% CI 0,54-106) para parto anterior a 34 semanas. Isto se

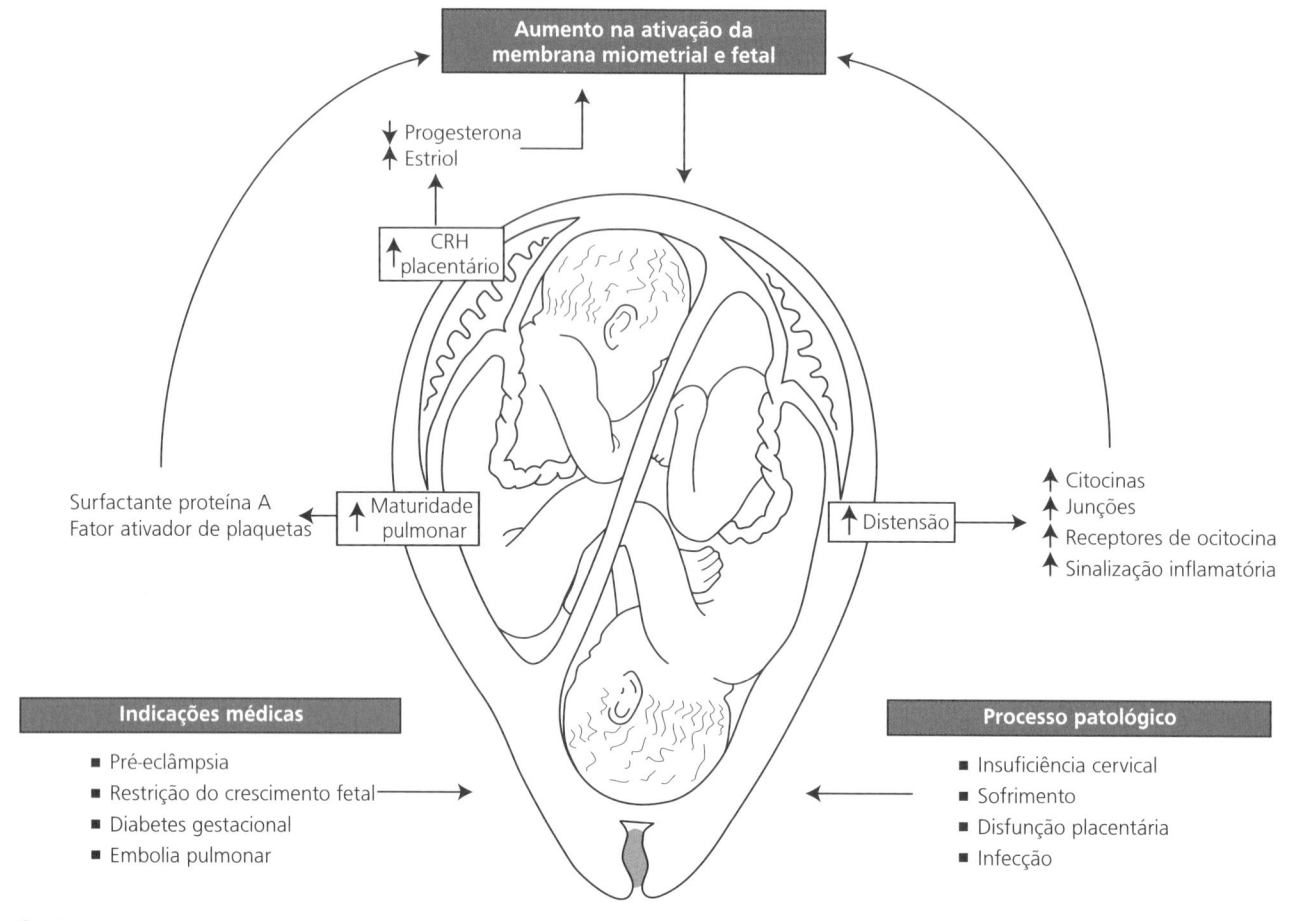

Fig. 21.4 Fatores que afetam o risco de parto prematuro em gêmeos. (a) Gêmeos dicoriônicos. (b) Gêmeos monocoriônicos. (Com permissão de Elsevier.)

correlaciona com uma mudança da probabilidade pré-teste de parto pré-termo de 18,5% para uma probabilidade pós-teste de 14,2% (12,9-15,9) com um teste negativo e 47,6% (38,9-56,4) com um teste positivo [29].

A monitoração domiciliar da atividade uterina ou estimativa da fibronectina fetal [30] não mostrou resultados conclusivos para predição e não são recomendados.

▌Prevenção

O trabalho de parto prematuro em uma gestação múltipla (como em polidrâmnio) é atribuído ao excesso de distensão ('estiramento') do útero. Não existe uma medida preventiva específica (exceto a redução fetal em gravidezes múltiplas de maior ordem, conforme discutido a seguir).

Embora a hospitalização para repouso no leito tenha sido amplamente utilizada no passado, há poucas evidências confirmando o seu benefício. Uma apreciação crítica da literatura e a metanálise de quatro ensaios controlados e randomizados mostraram que o repouso no leito em gestação gemelar aumenta significativamente as chances de parto prematuro, com maior tendência a uma mortalidade perinatal [31]. Em contraste, um ensaio controlado e randomizado em trigêmeos demonstrou uma tendência não significativa de redução de partos prematuros e de mortes neonatais, mas foi com base em um número muito pequeno de casos [32].

A metanálise de sete ensaios controlados e randomizados em trigêmeos demonstrou que a terapia profilática com β_2-simpatomiméticos não traz benefícios na prevenção do trabalho de parto prematuro em gestação de gêmeos [33]. Isto não causou surpresa, pois é relatado nas gestações com feto único e provavelmente se deve à taquifilaxia. Da mesma forma que nas gestações com feto único, esta terapia não é mais usada. A cerclagem cervical e, mais recentemente, a terapia vaginal com progesterona não se revelaram úteis e na verdade podem ser até prejudiciais [34]. De fato, uma metanálise individual de ensaios randomizados de cerclagem cervical em mulheres com colo uterino 'curto' (à ultrassonografia às 20-23 semanas) indicou um risco aumentado de parto prematuro antes das 35 semanas [35].

Os estudos mais recentes têm avaliado a administração materna de progesterona para redução do risco de parto prematuro. O *Study Of Progesterone for the Prevention of Preterm Birth in Twins* (STOPPIT) foi um ensaio controlado e randomizado, duplo-cego para avaliar o papel da progesterona vaginal diária (90 mg) por 10 semanas a partir de 24 semanas de gestação [34]. Este estudo mostrou que a progesterona não reduziu o risco de parto ou de morte intrauterina antes de 34 semanas em mulheres com gestação gemelar. Este efeito foi independente de corionicidade (embora houvesse uma tendência à piora dos resultados em gêmeos monocoriônicos). Estes achados são consistentes com o resultado de outro estudo, em que foi administrada progesterona, como caproato 17 de hidroxiprogesterona (250 mg), e que demonstrou nenhuma eficácia [36].

Não existem evidências de que medidas profiláticas, sejam elas físicas ou farmacológicas, previnam o trabalho de parto espontâneo em gestações múltiplas.

▌Tratamento

O uso de infusões com β_2-simpatomiméticos em gestação múltipla, associado ao uso de esteroides e a sobrecarga de fluidos, são fatores de risco conhecidos para uma complicação rara, mas potencialmente fatal de edema pulmonar. Como nas gestações com feto único, essa terapia para tocólise ativa foi totalmente abandonada. Igualmente, a tocólise com nifedipina oral ou o uso de atosiban (um antagonista do receptor de ocitocina) intravenoso administrado à mãe resulta no prolongamento relativamente modesto da gestação, e são escassos os estudos que informam sobre a eficácia de uso em gestações múltiplas. Como em gestações com feto único, essa terapia é feita somente para possibilitar a profilaxia com corticosteroides. Isto ficou demonstrado em um estudo coorte retrospectivo de 432 gestações gemelares (1982-1986), que mostrou que 54% dos gêmeos nasceram após parto prematuro espontâneo; destes, 23% estavam associados à ruptura prematura das membranas e 23% eram iatrogênicos [37]. Nessa situação de iatrogênicos, 44% eram secundárias à hipertensão materna, 33% secundárias a comprometimento fetal e/ou IUGR, 9% secundárias à hemorragia pré-parto e 7% associadas a uma ou mais morte fetal.

Foi demonstrado claramente que tratamento materno com glicocorticoides reduz a incidência de síndrome de desconforto respiratório e suas consequências perinatais em muitos ensaios clínicos controlados e randomizados [38]. No entanto, apenas um estudo não controlado estudou separadamente os casos de gestações múltiplas e encontrou um benefício reduzido com a administração de coticosteroide em gestações múltiplas em comparação a gestações com feto único [39]. Tem sido sugerido a hipótese de que exista uma 'resistência' relativa à ação dos surfactantes na maturação pulmonar em gestações múltiplas comparadas às gestações com feto único e levantada a possibilidade de que seja necessária uma dose maior, mas isto ainda precisa ser objetivamente testado [40].

Um relatório de Holmes *et al.* [41] indicou que 18% das 325 gestações gemelares com parto antes de 34 semanas de gestação, 70% ocorreram no espaço de 24 horas do diagnóstico, o intervalo usual necessário para a eficácia máxima do corticosteroide. Assim sendo, foi proposto que os corticosteroides sejam administrados profilaticamente. Esta proposta é controversa. Teoricamente é possível que isso possa causar mais dano do que benefício, pois pode ser necessária a administração semanal e não existem evidências de que doses repetidas de esteroides tenham um valor maior. Apesar da segurança dos esteroides em estudos de acompanhamento, ainda permanecem as questões relativas aos potenciais efeitos adversos para os fetos de doses repetidas de esteroide na formação das células gliais e no desenvolvimento do hipocampo nas crianças expostas intraútero.

COMPLICAÇÕES DA GEMELARIDADE MONOCORIÔNICA

A gemelaridade monocoriônica, que complica 20% de todas as gestações de gêmeos, pode ser considerada como uma anomalia congênita da placenta, onde ocorrem comunicações entre as circulações fetais através de anastomoses vasculares placentárias. Isto ocorre em quase todas as gestações gemelares monocoriônicas. As anastomoses arteriais-arteriais ou venosas-venosas bidirecionais superficiais podem compensar o desequilíbrio hemodinâmico criado por anastomoses arteriais-venosas unidirecionais profundas. As pequenas 'transfusões' que ocorrem entre os gêmeos são um evento fisiológico normal em gêmeos monocoriônicos. Entretanto, o desequilíbrio de fluxo entre os gêmeos pode ser patológico e sempre pode ser um risco nessas gestações (aumentando consideravelmente a mortalidade perinatal).

▌Transfusão feto-fetal aguda

Quando ocorre a morte intrauterina de um dos gêmeos monocoriônicos, há um risco significativo de lesão isquêmica predominantemente para o cérebro fetal (18% em gêmeos monocoriônicos), embora tenham sido relatadas lesões dos sistemas pulmonar e hepático, atresia intestinal, redução dos membros e necrose renal. Um estudo de revisão sistemática recente, envolvendo gestações gemelares em geral, mostrou um risco de 9% (95% CI 6-13) para anormalidade neurológica [42]. Na gestação gemelar monocoriônica, a morte de um dos gêmeos aumenta substancialmente o risco de morte intrauterina do outro gêmeo. Um estudo de revisão sistemática recente mostrou um risco seis vezes maior de ocorrer morte fetal intrauterina (12%) após a morte de um dos fetos, em gestações monocoriônicas com mais de 20 semanas de gestação em comparação às gestações dicoriônicas (4%; OR 6, 95% CI 1,8-19,8) [42]. A gravidade e o tipo de lesão cerebral fetal é influenciada pela idade gestacional no momento da morte fetal intrauterina. A morte intrauterina de um dos fetos após o segundo trimestre pode levar à leucomalacia periventricular, encefalomacia multicística ou hemorragia na matriz germinal. No terceiro trimestre de gravidez podem ocorrer leucomalacia subcortical, danos aos gânglios basais ou vasculopatia lentículo-estriada. Existem controvérsias sobre a influência da idade gestacional no desenvolvimento dessas anomalias no sistema nervoso central (CNS). Entretanto, a morbidade a longo prazo desse evento antes de 14 semanas é controversa, e a associação é menos pronunciada.

O comprometimento fetal discordante com risco de morte intrauterina de um gêmeo deve ser ponderado em relação aos efeitos potencialmente adversos da prematuridade iatrogênica no outro gêmeo, se o parto precisar ser realizado em gêmeos monocoriônicos, diferentemente das gestações dicoriônicas. Pode ser feita uma discussão de caso, às vezes complexa, para ponderar os riscos de prevenção da morte intrauterina do gêmeo potencialmente comprometido e das sequelas no outro gêmeo. Entretanto, após a morte fetal intrauterina de um gêmeo monocoriônico, o parto não deve ser imediato. Deve ser feita a avaliação de sequelas secundárias, inicialmente através do uso de ultrassonografia. Esta avaliação deve ser realizada dentro de um centro terciário de medicina fetal. A avaliação deve incluir o exame ultrassonográfico seriado (com a investigação auxiliar por ressonância magnética) para avaliar prospectivamente a presença de neuropatologia no CNS que pode-se desenvolver até 4 semanas após o evento sentinela.

Transfusão feto-fetal crônica

A síndrome de transfusão feto-fetal crônica (FFTS) ocorre em, aproximadamente, 15% das gestações monocoriônicas (gêmeos e trigêmeos). Ela é responsável por até 40% das mortes em gêmeos monocoriônicos, sendo conhecida como síndrome de transfusão gêmeo-gemelar (TTTS)*. A fisiopatologia envolve a formação crônica de desvios da circulação de sangue do gêmeo doador para o gêmeo receptor, levando a um desequilíbrio hemodinâmico entre os gêmeos. Este círculo vicioso de eventos faz com que o gêmeo 'doador' se torne hipoperfundido, com crescimento restrito e oligúria associada e o desenvolvimento de oligoidrâmnio. O cogêmeo, que é o 'receptor', torna-se poliúrico com polidrâmnio, geralmente grave, apresentando uma circulação hiperdinâmica que pode causar disfunção cardíaca diastólica e sistólica, terminando no desenvolvimento de hidropisia fetal e morte (se não houver tratamento). A FFTS/TTTS em gêmeos monocoriônicos é diagnosticada quando há uma forte discordância no volume do fluido amniótico com polidrâmnio no receptor e anidrâmnio no doador. É uma doença grave, quando ocorre antes de 26 semanas. Foi descrito um sistema de estadiamento, que pode ser útil para a anotação das condições de uma forma consistente, mas não apresenta uma ordem lógica da progressão da doença (Tabela 21.1). O prognóstico é melhor nos primeiros estágios da doença (estágios I e II) e pior em doenças mais avançadas (estágios III e IV). Contudo, pode estar presente disfunção cardíaca em até 20% dos fetos com doenças no estágio I (segundo os estágios de Quintero) e, como consequência, as gestações gemelares monocoriônicas complicadas podem evoluir, de forma inesperada, para os estágios mais adversos.

A perda perinatal pode ocorrer em 95% dos casos, no segundo trimestre, se não houver tratamento. A principal complicação é o polidrâmnio grave, que pode estar associado à ruptura prematura das membranas ou a trabalho de parto

*N. da RT.: Não usamos esse termo no Brasil. A transfusão feto–fetal ocorre quase unicamente nas gestações monocoriônicas.

Tabela 21.1	Sistema de estadiamento para FFTS/TTTS de gêmeos monocoriônicos
Estágio I	Polidrâmnio/oligoidrâmnio com bexiga do doador ainda visível
Estágio II	Bexiga do doador não visível
Estágio III	Velocidade do fluxo diastólico final ausente na artéria umbilical, fluxo reverso no ducto venoso ou fluxo venoso umbilical pulsátil em um dos gêmeos
Estágio IV	Hidropisia em um dos gêmeos
Estágio V	Morte de um ou ambos os gêmeos

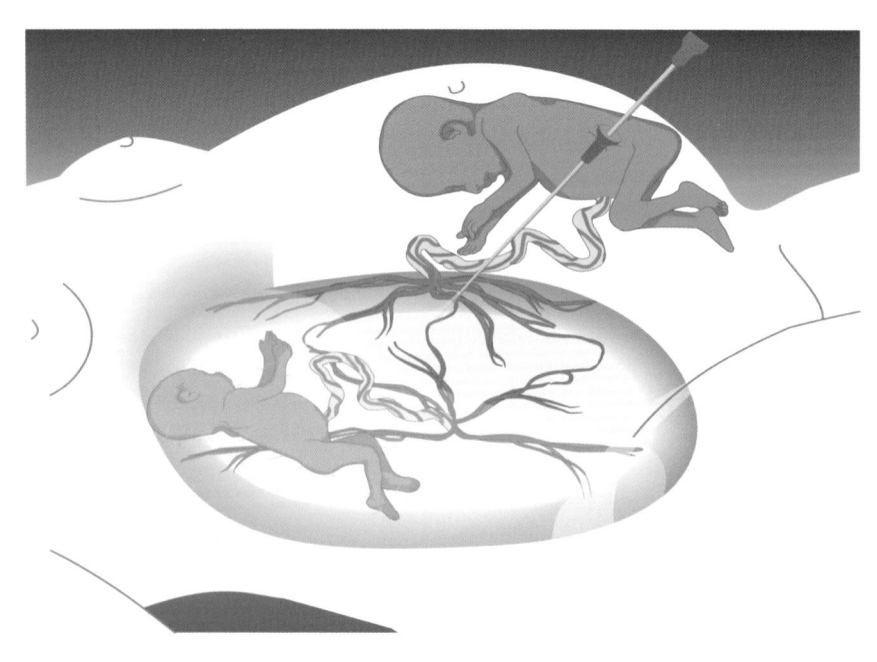

Fig. 21.5 Ablação fetoscópica a *laser*. (Com permissão de Elsevier.)

prematuro (ou a combinação destes), antes de 26 semanas de gestação. Além disso, as diferenças na hemodinâmica entre os gêmeos podem estar associadas à morte de um dos gêmeos ou de ambos (com antecedentes de morbidade no CNS). A avaliação crítica da literatura mostrou que a ablação a *laser*/coagulação dos vasos comunicantes entre os gêmeos, com fetoscópio (Fig. 21.5) é o tratamento ideal em STFF de gêmeos monocoriônicos [43]. Esse é o tratamento de escolha em gestações gemelares monocoriônicas que apresentam esta complicação antes de 26 semanas de gestação.

Sequência de perfusão arterial gemelar reversa

Esta condição rara (complicando uma em cada 35.000 gravidezes) aparece em gêmeos monocoriônicos, com dois cordões umbilicais ligados por grandes anastomoses artério-arteriais. O fluxo de um, o gêmeo 'doador', supre o outro, o gêmeo 'receptor', de modo retrógrado. O gêmeo perfundido quase sempre tem malformações congênitas significativas associadas, frequentemente incluindo coração e aorta rudimentares. O termo 'sequência de perfusão arterial gemelar reversa (TRAP)' é preferido, pois o suprimento arterial desoxigenado reverso está associado ao desenvolvimento rudimentar das estruturas corporais superiores do feto. Assim, o gêmeo acardíaco é perfundido pelo seu cogêmeo (o gêmeo doador) através das anastomoses placentárias entre os gêmeos (Fig. 21.6). A mortalidade perinatal no gêmeo doador em casos não tratados é de, aproximadamente, 50%, em razão do polidrâmnio associado e insuficiência cardíaca que pode decorrer disso [44]. Embora o polidrâmnio possa ser tratado por amniorredução, o tratamento definitivo com oclusão do cordão do gêmeo perfundido (acardíaco) ou da aorta rudimentar, através de uma variedade de técnicas com fetoscopia ou guiadas por ultrassonografia (ablação intrafetal a *laser*, ablação térmica por radiofrequência e oclusão do cordão) pode ser feito. São descritos resultados de sucesso do tratamento, acima de 85%, para o gêmeo doador, em casos selecionados [45,46]. As complicações mais significativas incluem a morte do cogêmeo ou hipoperfusão (com morbidade cerebral) e/ou ruptura prematura das membranas.

Gêmeos monoamnióticos

Entre os gêmeos monozigóticos, 1% encontra-se na mesma bolsa (monoamnióticos), expondo-os aos riscos de entrelaçamento do cordão. Essa complicação ocorre mais frequentemente (mas não exclusivamente) no período intraparto. Por esta razão, na maioria dos casos, o parto é realizado por cesariana eletiva. Estes gêmeos também apresentam índices de mortalidade perinatal altos de, aproximadamente, 30%. Isto parece estar relacionado em grande parte com o risco de morte

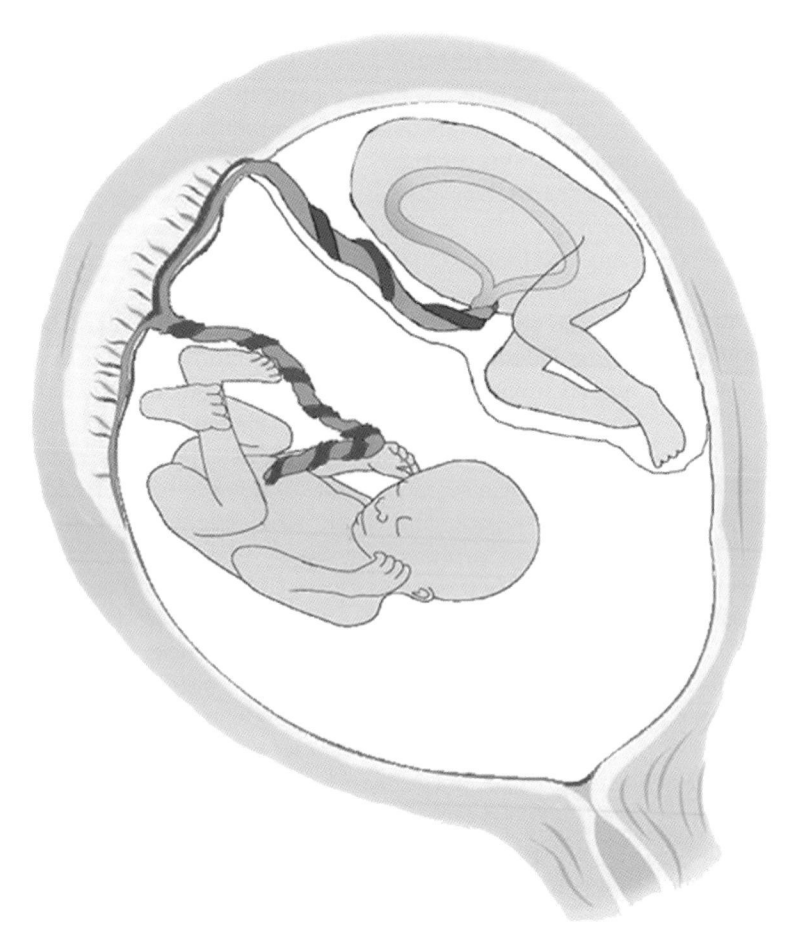

Fig. 21.6 Sequência de perfusão arterial reversa em gêmeos. (Imagem reproduzida com permissão do professor Neil Sebire.)

intrauterina súbita, sem causa aparente (geralmente antes de 34 semanas de gestação). O momento do parto destes gêmeos é controverso. Estudos incidentais e de coorte sugeriram que o uso materno de sulindaco profilático (inibidor da ciclo-oxigenase-2) para reduzir o débito urinário e, assim, o volume amniótico reduz o risco de entrelaçamento do cordão [47]. Podem ser recomendados também a hospitalização a partir de 26-28 semanas e o parto prematuro eletivo entre 32 e 34 semanas de gestação. As evidências mais recentes indicam que o risco destes eventos é relativamente baixo, sendo recomendada a supervisão ambulatorial constante em vez de parto eletivo muito precoce [48-50]. No entanto, existe um consenso geral que sugere a administração de corticosteroide profilático, antes do parto eletivo em gestações com 34 semanas.

TRABALHO DE PARTO E PARTO DE GÊMEOS E GESTAÇÕES MÚLTIPLAS

Independente da corionicidade da gestação gemelar, a melhor conduta é que os cuidados intraparto sejam discutidos, e seja estabelecido um plano multidisciplinar no início do terceiro trimestre de gravidez. As indicações para cesariana eletiva são relativamente poucas. Anomalias congênitas associadas a risco significativo de desproporção cefalo-pélvica (incluindo gêmeos siameses) seriam uma indicação absoluta, e gêmeos potencialmente monoamnióticos seriam outra (veja a seguir). Além disso, o parto das gestações monocoriônicas, complicadas por anomalias placentárias associadas à mortalidade perinatal aumentada (isto é, TTTS ou TRAP), é, em geral, realizado com 34-36 semanas e frequentemente por cesariana [2].

A mortalidade perinatal aumenta ligeiramente após 38 semanas de gestação em gêmeos e há, portanto, muitos obstetras que elegem fazer o parto até esta idade gestacional. Contudo, não há dados que indiquem se esta elevação na mortalidade se aplica a gêmeos cujo crescimento e bem-estar são reconhecidamente normais à ultrassonografia. A indução do trabalho de parto não é contraindicada em gestações gemelares. O modo de parto é decidido segundo os princípios padronizados com base na apresentação do primeiro gêmeo (cefálica em 70%, pélvica em 30%) e na documentação do crescimento fetal e bem-estar ideais. As mulheres que possuem cicatrizes prévias de cesariana, provavelmente, terão um parto melhor com a repetição da cesariana, em razão do maior risco de deiscência/ruptura da cicatriz por distensão uterina e manipulação intrauterina do segundo gêmeo. Dados recentes indicaram que uma cesariana eletiva pode reduzir em até 75% o risco de morte perinatal, comparada ao parto vaginal pela redução nos riscos de acidose e anóxia (especialmente no segundo gêmeo) [51-54].

Tem sido recomendada cesariana quando o primeiro gêmeo é pélvico, o que excluiria o raro risco de gêmeos interligados e o risco da cabeça derradeira da apresentação pélvica. O uso de ultrassonografia intraparto possibilita a detecção desses problemas com o recurso precoce da cesariana de emergência. No entanto, não há provas de que seja inapropriado o parto vaginal de uma apresentação pélvica, quando os outros aspectos satisfazem os critérios para parto vaginal (peso fetal estimado de menos de 3,5-4 kg, cabeça fletida e modo completo) em casos selecionados. A apresentação do segundo gêmeo não é de importância após o nascimento do primeiro.

Mesmo em gêmeos em que o primeiro gêmeo tem apresentação cefálica (a termo), pode haver a necessidade de parto instrumentado do segundo gêmeo com um risco potencialmente aumentado de morbidade perinatal. Contudo, uma Revisão Cochrane (sobre o parto do segundo gêmeo em apresentação não cefálica) mostra um aumento da morbidade febril materna associada à cesariana, sem melhora nos resultados neonatais [55]. Esta questão ainda precisa de uma avaliação crítica.

No acompanhamento do parto vaginal, a cardiotocografia contínua de ambos os gêmeos é mais bem obtida por uma combinação de monitoramentos interno e externo em um gravador de duplo canal. É instalada uma linha intravenosa, e o sangue materno é coletado para tipagem e armazenamento, em vista da maior incidência de cesariana e hemorragia pós-parto. O reforço do trabalho de parto com ocitocina pode ser usado como nas gestações unifetais. É recomendado o uso de analgesia epidural, para a necessidade de manipulação interna do segundo gêmeo. É necessária a presença de um anestesista no parto com recursos disponíveis para realizar uma raquianestesia ou mesmo anestesia geral. O local a ser feito o parto é discutível, mas há uma tendência crescente a realizar o parto de gêmeos em blocos cirúrgicos, para que possa haver o redirecionamento imediato para uma cesariana.

O parto do primeiro gêmeo acontece como o de um feto único. O cordão deve ser clampeado para prevenir a hemorragia fetal (do segundo gêmeo através das anastomoses placentárias). Deve ser feita a identificação da apresentação do segundo gêmeo por um obstetra com experiência, seja por exame abdominal ou vaginal ou através do uso de ultrassonografia transabdominal. A situação oblíqua ou transversa deve ser convertida para a situação longitudinal por versão externa e deve ser mantida por um assistente. As contrações uterinas devem ser monitoradas e, se necessário, corrigidas com o uso de ocitocina. As membranas devem permanecer íntegras para favorecer a versão. A versão cefálica externa pode ser usada trazendo a cabeça fetal para o estreito pélvico. A versão cefálica interna é preferida como procedimento primário por muitos obstetras com experiência, pois parece estar associada a um índice mais alto de sucesso e a menos complicações do que a versão cefálica externa. Um ou preferencialmente os dois pés devem ser apreendidos e tracionados para baixo até a vagina, e o parto pélvico é feito a seguir, auxiliado pelas contrações uterinas e pelo esforço materno.

Estudos retrospectivos de séries de casos sugerem um aumento de risco para o segundo gêmeo associado à demora do parto. Classicamente, intervalos de mais de 30 minutos são aceitáveis, contanto que a cardiotocografia seja satisfatória, e a apresentação esteja descendo. A inércia uterina com um segundo gêmeo em situação longitudinal pode ser corrigida por infusão de ocitocina. Esta não é uma ocorrência incomum no manejo intraparto de gêmeos.

O sofrimento fetal pode ser manejado pelo parto com vácuo extrator, mesmo que a cabeça esteja alta, ou por extração pélvica. Os tecidos vaginais já distendidos depois do nascimento do primeiro gêmeo permitem estes procedimentos em circunstâncias em que eles normalmente seriam contraindicados. A cesariana para o segundo gêmeo é raramente indicada por desproporção, geralmente quando o segundo gêmeo é muito maior do que o primeiro. Deve ser usada uma infusão de ocitocina no terceiro período do trabalho de parto para minimizar os riscos de hemorragia pós-parto.

Existem algumas evidências de que o risco de perda perinatal seja maior no fim do terceiro trimestre em gêmeos monocoriônicos, comparados a gêmeos dicoriônicos. Existe uma recomendação recente para realizar a indução das gestações gemelares monocoriônicas com 37 semanas completas de gestação. No entanto, essa é uma opinião de consenso, mais do que por uma avaliação crítica da literatura publicada.

GESTAÇÃO MÚLTIPLA DE ORDEM SUPERIOR

Os riscos perinatal e materno crescem exponencialmente com o aumento no número fetal. A maioria das gestações múltiplas de ordem superior é resultado de tecnologias de reprodução assistida e, portanto, deve ser prevenida com uma monitoração mais efetiva da resposta folicular e da transferência de um embrião (ou no máximo dois) em terapia de IVF. Existem argumentos comprovados para a restrição do número de embriões transferidos para minimizar o risco de gêmeos e trigêmeos, essa ação parece não alterar o número de nascimento vivo quando são feitos mais ciclos [56,57].

Toda a mulher/casal com uma gestação múltipla de ordem superior deve ter uma discussão com um obstetra experiente sobre o aumento dos riscos maternos e perinatais. Isto deve envolver a discussão e a possibilidade de opção pela redução da gestação fetal múltipla. Além dos índices de mortalidade perinatal, os pais devem ser aconselhados em relação à idade média gestacional para o parto (33 semanas para trigêmeos, 31 semanas para quadrigêmeos). O parto ocorre antes de 28 semanas de gestação em 10% dos trigêmeos e 25% dos quadrigêmeos, com índices de sequelas neurológicas severas de 12 e 25% (respectivamente) nos sobreviventes [58]. A principal desvantagem da redução da gravidez fetal múltipla, frequentemente realizada pela administração de uma injeção intratorácica fetal percutânea de abortivos (comumente cloreto de potássio), é o aborto completo. Dados de registros internacionais demonstraram que esse risco é menor na gestação de gêmeos, e os índices são de 7 e 15% para trigêmeos e quádruplos, respectivamente [59]. Atualmente, há um consenso de que a redução da gravidez multifetal entre 10 e 12 semanas deve ser recomendada para quádruplos e múltiplos de ordem superior para reduzir os riscos maternos e fetais.

A situação com trigêmeos tem sido mais controversa, sendo considerada uma questão social para os pais. Contudo, dados recentes indicam que, em um grupo com redução fetal (N = 482) comparado a um grupo de manejo expectante (N = 411), a taxa de aborto foi significativamente mais alto (8,1% *vs.* 4,4%, RR 1,83, 95% CI 1,08-3,16; $P = 0,036$) e a taxa de partos prematuros mais baixa (10,4% *vs.* 26,7%, RR 0,37, 95% CI 0,27-0,51; $P < 0,0001$) [60].

As gestações múltiplas de ordem superior devem ser conduzidas em centros perinatais terciários com um serviço de medicina fetal. O manejo ocorre de acordo com procedimentos padronizados para gêmeos, mas com maior ênfase na prevenção do parto prematuro e no monitoramento do crescimento e bem-estar fetal. Embora tenha havido relatos de sucesso de parto vaginal de trigêmeos e até mesmo de quádruplos, o parto da maioria das gestações de ordem superior é feito por cesariana. Isto reduz as dificuldades com o monitoramento fetal eletrônico e evita a hipoxemia não reconhecida (especialmente dada a alta incidência de IUGR) e previne o traumatismo de parto de fetos com apresentação não cefálica. Em razão da incidência mais alta de trabalho de parto prematuro no segundo trimestre, pode ser considerado o manejo conservador do segundo gemelar, nos casos em que ocorre o parto do primeiro [61].

▶ O conceito de clínica especializada em gestação múltipla

Existe um consenso crescente de que o manejo de gestações múltiplas deve ser feito em uma 'clínica para gestação múltipla' com parteiras experientes, discussão e tomada de decisão obstétrica e com acesso ao diagnóstico imediato por ultrassonografia e opiniões multidisciplinares (isto é, anestésica, pediátrica neonatal e serviço de psicologia). Estes cuidados devem ter uma abordagem holística (no sentido mais amplo) e podem ser organizados regionalmente ou em centros sub-regionais, dependendo das necessidades e da população local. Essas clínicas possibilitariam o diagnóstico oportuno de complicações na gestação múltipla, juntamente com um plano individualizado de cuidados para o período pré-natal, intraparto e pós-natal a mulheres com gestação múltipla.

CONCLUSÃO

A incidência de gestações múltiplas parece estar crescendo um fenômeno associado ao aumento na idade materna e o uso de tecnologias de reprodução assistida. A maior proporção de gestações múltiplas é de gêmeos. Os cuidados obstétricos devem ser prestados por equipes de especialistas em uma clínica para gestação múltipla, possibilitando que os cuidados pré-natais (influenciados pela corionicidade), cuidados intraparto e o bem-estar pós-natal possam ser discutidos e planejados prospectivamente. Espera-se que esses desenvolvimentos minimizem os riscos maternos e perinatais que existem em gestações tão complexas.

> **Quadro 21.1 Resumo**
>
> - A prevalência de gestações de gêmeos e trigêmeos é crescente em todo o mundo. Isto está associado a um risco significativamente aumentado de resultados maternos e perinatais adversos em tais gestações.
> - A modificação das técnicas de reprodução artificial com a transferência de embriões únicos reduz significativamente (mas não completamente) o risco de gestação múltipla.
> - A ultrassonografia no primeiro trimestre é importante para determinar a corionicidade. As gestações de gêmeos monocoriônicos estão associadas a um risco aumentado de mortalidade e morbidade perinatais.
> - Gestações múltiplas devem ser manejadas em clínicas multidisciplinares especializadas, onde possa ser adotada uma abordagem holística. Isto inclui a discussão e o planejamento dos cuidados intraparto.
> - No período pós-natal, as mulheres que têm filhos de gestações múltiplas precisam de maior apoio, pois estão em maior risco de morbidade emocional/psicológica, e a situação também pode conduzir a um estresse socioeconômico.

REFERÊNCIAS

1. Ward RH, Whittle MJ (eds) *Multiple Pregnancy*. London: RCOG Press, 1995.
2. Royal College of Obstetricians and Gynaecologists. *Multiple Pregnancy: Study Group Statement*. Available at: www.rcog.org.uk/womens-health/clinical-guidance/multiple-pregnancy-study-group-statement.
3. National Institute for Health and Clinical Excellence. *Multiple Pregnancy: the Management of Twin and Triplet Pregnancies in the Antenatal Period*. Available at: http://guidance.nice.org.uk/CG/Wave16/8.
4. Martin NG, Robertson DM, Chenevix-Trench G, de Kretser DM, Osborne J, Burger HG. Elevation of follicular phase inhibin and luteinising hormone levels in mothers of dizygotic twins suggests non-ovarian control of human multiple ovulation. *Fertil Steril* 1991;56:469-474.
5. Eriksson AW, Fellman J. Demographic analysis of the variation in the rates of multiple maternities in Sweden since 1751. *Hum Biol* 2004;76:343-359.
6. Office for National Statistics. Birth Statistics. *Review of the National Statistician on births and patterns of family building in England and Wales, 2006*. Series FM1 No. 35. Births, maternities and multiple births. Available at: www.statistics.gov.uk/downloads/theme_population/FM1_35/FM1_No35.pdf.
7. Office for National Statistics. Birth Statistics. *Review of the National Statistician on births and patterns of family building in England and Wales, 2008*. Series FM1 No. 37. Births 1938–2004. Maternities with multiple birth. Available at: www.statistics.gov.uk/downloads/theme_population/FM1-37/FM1_37_2008.pdf.
8. Derom C, Derom R, Vlietinck R, Maes H, Van den Berghe H. Iatrogenic multiple pregnancies in East Flanders, Belgium. *Fertil Steril* 1993;60:493-496.
9. Office for National Statistics Report. Series FM1 No. 30-33. Birth Statistics 2008. Available at: www.statistics.gov.uk/downloads/theme_population/FM1_33/FM1_33.pdf.
10. Sebire NJ, Snijders RJ, Hughes K, Sepulveda W, Nicolaides KH. The hidden mortality of monochorionic twin pregnancies. *Br J Obstet Gynaecol* 1997;104:1203-1207.
11. Lewi L, Jani J, Blickstein I et al. The outcome of monochorionic diamniotic twin gestations in the era of invasive fetal therapy: a prospective cohort study. *Am J Obstet Gynecol* 2008;199:514.e1-e8.
12. Bejar R, Vigliocco G, Gramajo H et al. Antenatal origin of neurological damage in newborn infants. II. Multiple gestations. *Am J Obstet Gynecol* 1990;162:1230-1236.
13. Royal College of Obstetricians and Gynaecologists. *Management of Monochorionic Twin Pregnancy*. Green-top Guideline No. 51, 2008. Available at: www.rcog.org.uk/files/rcog-corp/uploaded-files/T51ManagementMonochorionicTwinPregnancy2008a.pdf.
14. Boklage CE. Survival probability of human conceptions from fertilisation to term. *Int J Fertil* 1990;35:75, 79-80, 81-94.
15. Landy HJ, Keith LG. The vanishing twin: a review. *Hum Reprod Update* 1998;4:177-183.
16. Spencer K, Kagan KO, Nicolaides KH. Screening for trisomy 21 in twin pregnancies in the first trimester: an update of the impact of chorionicity on maternal serum markers. *Prenat Diagn* 2008;28:49-52.
17. Royal College of Obstetricians and Gynaecologists. *Amniocentesis and Chorionic Villus Sampling*. Green-top Guideline No. 8, 2010. Available at: www.rcog.org.uk/files/rcog-corp/GT8Amniocentesis0111.pdf.
18. Ghidini A, Lynch L, Hicks C, Alvarez M, Lockwood CJ. The risk of second-trimester amniocentesis in twin gestations: a case-control study. *Am J Obstet Gynecol* 1993;169:1013-1016.
19. Evans MI, Ciorica D, Britt DW, Fletcher JC. Update on selective reduction. *Prenat Diagn* 2005;25:807-813.
20. O'Donoghue K, Rutherford MA, Engineer N, Wimalasundera RC, Cowan FM, Fisk NM. Transfusional fetal complications after single intrauterine death in monochorionic multiple pregnancy are reduced but not prevented by vascular occlusion. *BJOG* 2009;116:804-812.
21. Malone FD, D'Alton ME. Multiple gestation: clinical characteristics and management. In: Creasy RK, Resnik R (eds) *Creasy and Resnik's Maternal–Fetal Medicine,* 6th edn. Philadelphia: Saunders Elsevier, 2009:453-476.
22. Malone FD, Kauffman GE, Chelmow D, Athanassiou A, Nores JA, D'Alton ME. Maternal morbidity in twin and triplet pregnancies. *Am J Perinatol* 1998;15:73-76.
23. Thorpe K, Golding J, MacGillivray I, Greenwood R. Comparison of prevalence of depression in mothers of twins and mothers of singletons. *BMJ* 1991;302:875-878.
24. Blickstein I, Goldman RD, Smith-Levitin M, Greenberg M, Sherman D, Rydhstroem H. The relation between inter-twin birth weight discordance and total twin birth weight. *Obstet Gynecol* 1999;93:113-116.
25. Bronsteen R, Goyert G, Bottoms S. Classification of twins and neonatal morbidity. *Obstet Gynecol* 1989;74:98-10.
26. Gratacós E, Lewi L, Muñoz B et al. A classification system for selective intrauterine growth restriction in monochorionic pregnancies according to umbilical artery Doppler flow in the smaller twin. *Ultrasound Obstet Gynecol* 2007;30:28-34.
27. Information Services Division, NHS Scotland. Scottish Perinatal and Infant Mortality and Morbidity Report, 2008. Available at: www.isdscotland.org/Health-Topics/Maternity-and-Births/Publications/index.asp#742.
28. Confidential Enquiry into Maternal and Child Health. *Peri-natalMortality 2007*. London: CEMACH, 2009. Available at: www.cemach.org.uk/getattachment/bc6ad9f0-5274-486d-b61a-8770a0ab43e7/Perinatal-Mortality-2007.aspx.
29. Honest H, Bachmann LM, Coomarasamy A, Gupta JK, Kleijnen J, Khan KS. Accuracy of cervical transvaginal sonography in

30. Goldenberg RL, Iams JD, Miodovnik M et al. The preterm prediction study: risk factors in twin gestations. National Institute of Child Health and Human Development Maternal–Fetal Medicine Units Network. *Am J Obstet Gynecol* 1996;175:1047-1053.
31. Crowther C, Han S. Hospitalisation for bed rest in twin pregnancy. *Cochrane Database Syst Rev* 2010;(7):CD000110.
32. Dodd JM, Crowther CA. Hospitalisation for bed rest for women with a triplet pregnancy: an abandoned randomised controlled trial and meta-analysis. *BMC Pregnancy Childbirth* 2005;5:8.
33. Keirse MJ. New perspectives for the effective treatment of preterm labour. *Am J Obstet Gynecol* 1995;173:618-628.
34. Norman JE, Mackenzie F, Owen P et al. Progesterone for the prevention of preterm birth in twin pregnancy (STOPPIT): a randomised, double-blind, placebo-controlled study and meta-analysis. *Lancet* 2009;373:2034-2040.
35. Berghella V, Odibo AO, To MS, Rust OA, Althuisius SM. Cerclage for short cervix on ultrasonography: meta-analysis of trials using individual patient-level data. *Obstet Gynecol* 2005;106:181-189.
36. Rouse DJ, Caritis SN, Peaceman AM et al. A trial of 17 alpha-hydroxyprogesterone caproate to prevent prematurity in twins. *N Engl J Med* 2007;357:454-461.
37. Gaardner MO, Goldenberg RL, Cliver SP, Tucker JM, Nelson KG, Copper RL. The origin and outcome of preterm twin pregnancies. *Obstet Gynecol* 1995;85:553-557.
38. Brownfoot FC, Crowther CA, Middleton P. Different corticosteroids and regimens for accelerating fetal lung maturation for women at risk of preterm birth. *Cochrane Database Syst Rev* 2008;(4):CD006764.
39. Burkett G, Bauer C, Morrison J, Curet L. Effects of prenatal dexamethasone administration on prevention of respiratory distress syndrome in twin pregnancies. *J Perinatol* 1986;6:304-308.
40. Choi SJ, Song SE, Seo ES, Kim JH, Roh CR. The effects of single or multiple courses of antenatal corticosteroids therapy on neonatal respiratory distress syndrome in singleton vs. multiple pregnancies. *Aust NZ J Obstet Gynaecol* 2009;29:173-179.
41. Holmes R, Wardle P. Tuohy J. Antenatal steroids administration in twin pregnancy. *Contemp Rev Obstet Gynaecol* 1996;8:181-184.
42. Ong SS, Zamora J, Khan KS, Kilby MD. Prognosis for the co-twin following single-twin death: a systematic review. *BJOG* 2006;113:992-998.
43. Roberts D, Neilson JP, Kilby MD, Gates S. Interventions for the treatment of twin–twin transfusion syndrome. *Cochrane Database Syst Rev* 2008;(1):CD002073.
44. Moore TR, Gale S, Benirschke K. Perinatal outcome of forty-nine pregnancies complicated by acardiac twinning. *Am J Obstet Gynecol* 1990;163:907-912.
45. Lee H, Wagner AJ, Sy E, Ball R, Feldstein VA, Goldstein RB. Effacacy of radioferequency ablation in management of TRAP. *Am J Obstet Gynecol* 2007;196:459e1-e4.
46. O'Donoghue K, Barigye O, Pasquini L, Chappell L, Wimalasundera RC, Fisk NM. Interstitial laser therapy for fetal reduction in monochorionic multiple pregnancy: loss rate and association with aplasia cutis congenita. *Prenat Diagn* 2008;28:535-543.
47. Peek MJ, McCarthy A, Kyle P, Sepulveda W, Fisk NM. Medical amnioreduction with sulindac to reduce cord complications in monoamniotic twins. *Am J Obstet Gynecol* 1997;176:334-336.
48. Dias T, Mahsud–Dornan S, Bhide A, Papageorghiou AT, Thilaganathan B. Cord entanglement and perinatal outcome in monoamnionic twin pregnancies. *Ultrasound Obstet Gynecol* 2010;35:201-204.
49. Hack KE, Derks JB, Schaap AH et al. Perinatal outcome of monoamniotic twin pregnancies. *Obstet Gynecol* 2009;113:353-360.
50. Baxi LV, Walsh CA. Monoamniotic twins in contemporary practice: a single-center study of perinatal outcomes. *J Matern Fetal Neonatal Med* 2010;23:506-510.
51. Smith GCS, Shah I, White IR, Pell JP, Dobbie R. Mode of delivery and the risk of perinatal death amongst twins at term. *BJOG* 2005;112:1139-1144.
52. Smith GCS, Fleming KM, White IR. Birth order in twins and the risk of perinatal death related to delivery in England, Northern Ireland and Wales, 1994-2003. *BMJ* 2007;334:576.
53. Armson BA, O'Connell C, Persad V, Joseph KS, Young DC, Baskett TF. Determinants of perinatal mortality and serious neonatal morbidity in the second twin. *Obstet Gynecol* 2006;108:556-564.
54. Herbst A, Kallen K. Influence of mode of delivery on neonatal mortality in the second twin, at and before term. *BJOG* 2008;115:1512-1517.
55. Crowther CA. Caesarean delivery for the second twin. *Cochrane Database Syst Rev* 2000;(2):CD000047.
56. Templeton A, Morris JK. Reducing the risk of multiple births by transfer of two embryos after in vitro fertilisation. *N Engl J Med* 1998;339:573-577.
57. Gelbaya TA, Tsoumpou I, Nardo LG. The likelihood of live birth and multiple birth after single versus double embryo transfer at the cleavage stage: a systematic review and meta-analysis. *Fertil Steril* 2010;94:936-945.
58. Lipitz S, Reichman B, Uval J et al. A prospective comparison of the outcome of triplet pregnancies managed expectantly or by multifetal reduction to twins. *Am J Obstet Gynecol* 1994;170:874-879.
59. Evans MI, Berkowitz RL, Wapner RJ et al. Improvement in outcomes of multifetal pregnancy reduction with increased experience. *Am J Obstet Gynecol* 2001;184:97-103.
60. Papageorghiou AT, Avgidou K, Bakoulas V, Sebire NJ, Nicolaides KH. Risks of miscarriage and early preterm birth in trichorionic triplet pregnancies with embryo reduction versus expectant management: new data and systematic review. *Hum Reprod* 2006;21:1912-1917.
61. Antsaklis A, Daskalakis G, Papageorgiou I, Aravantinos D. Conservative treatment after miscarriage of one fetus in multifetal pregnancies. Report of three cases and review of the literature. *Fetal Diagn Ther* 1996;11:366-372.

PARTE 6

NASCIMENTO

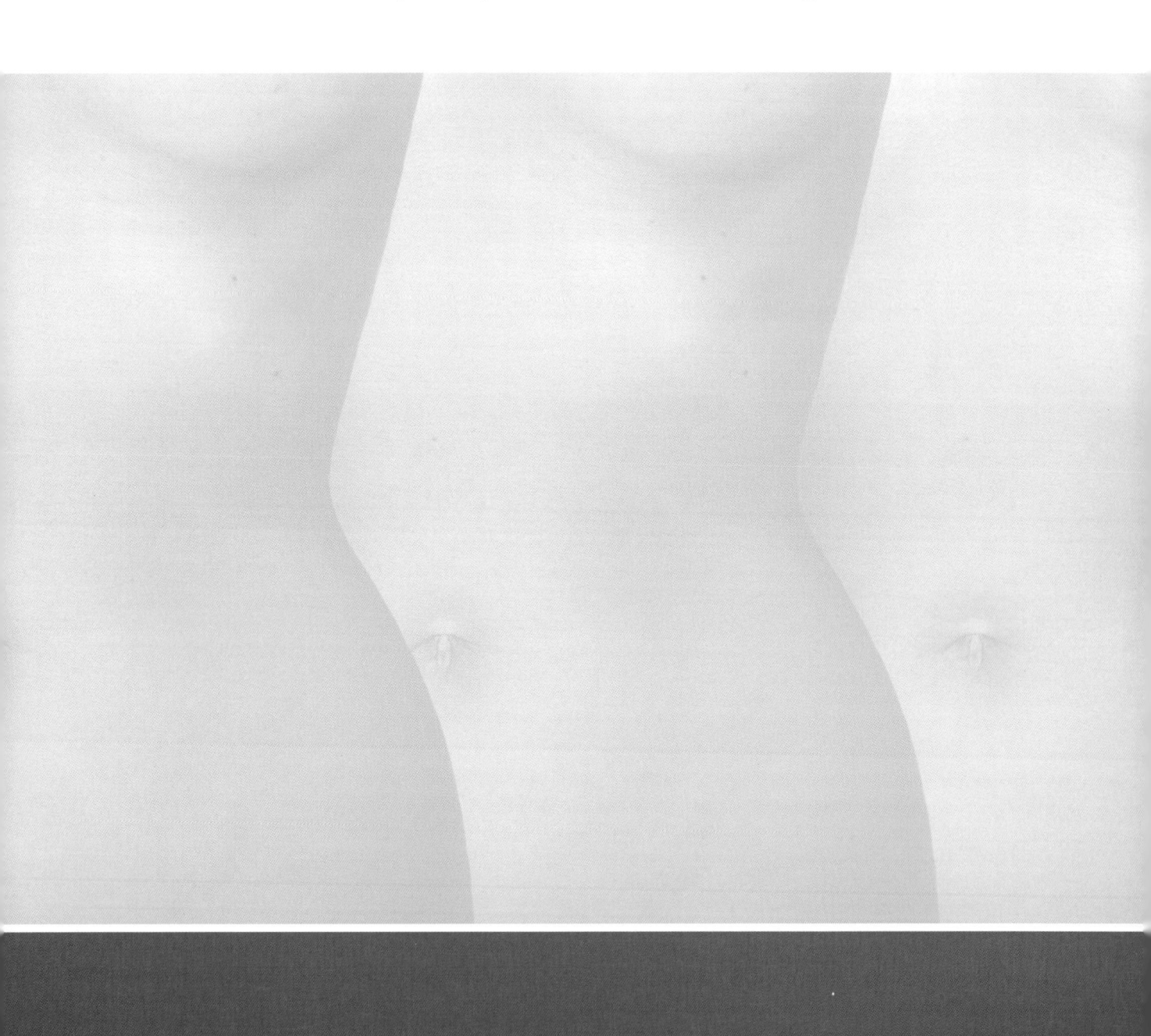

Capítulo 22

O Mecanismo do Trabalho de Parto Normal

Andrés López Bernal[1] e Errol R. Norwitz[2]
[1]School of Clinical Sciences, University of Bristol, and St Michael's Hospital, Bristol, UK
[2]Department of Obstetrics, Gynecology and Reproductive Sciences Yale, New Haven Hospital, New Haven, Connecticut, USA

O trabalho de parto é o processo fisiológico pelo qual os produtos da concepção são passados do útero para o mundo exterior, e é comum a todas as espécies vivíparas mamíferas. A duração média de uma gestação unifetal humana é de 40 semanas (280 dias) a contar do primeiro dia do último período menstrual normal. 'A termo' é definido como o período entre 37 e 42 semanas de gestação. Tanto o nascimento prematuro (definido como o parto antes de 37 semanas), quanto a gravidez pós-termo (continuação além de 42 semanas de gestação) estão associados a um aumento na morbidade e mortalidade neonatais. Evidências fortes sugerem que o feto tem o controle do momento do parto, embora fatores maternos também estejam envolvidos. Este capítulo sintetiza o estágio atual do conhecimento sobre os mecanismos responsáveis pelo início do trabalho de parto e pelo parto seguro e no tempo adequado.

ALTERAÇÕES MORFOLÓGICAS NO ÚTERO DURANTE A GESTAÇÃO

O útero oferece um ambiente seguro para que o embrião se implante e se desenvolva. A camada endometrial nutritiva torna-se 'receptiva' durante uma janela de tempo específica fase lútea do ciclo menstrual, facilitando, assim, a implantação do blastócito e o desenvolvimento de uma unidade feto-placentária viável. Por um período de 40 semanas, o feto, a placenta e o fluido amniótico aumentam sua massa consideravelmente, impondo à mãe excepcionais demandas hemodinâmicas, metabólicas e mecânicas. O útero sozinho aumenta em peso (de 40-70 g no estado não gravídico para 1.100-1.200 g a termo) e volume (de 10 mL para 5 L). Ao mesmo tempo em que se expande, o útero precisa permanecer relaxado com o colo uterino fechado para possibilitar o crescimento e diferenciação do feto até um estágio em que esteja pronto para enfrentar a vida extrauterina. No início do trabalho de parto, o útero é responsável por encaminhar o processo do nascimento através de um conjunto complexo de alterações estruturais, bioquímicas e eletrofisiológicas que resultam no estabelecimento de contrações sincronizadas do miométrio e a maturação e dilatação do colo uterino. O processo de maturação do colo envolve alterações localizadas no conteúdo e características do tecido conectivo, com aumento na solubilidade do colágeno e alterações na composição dos proteoglicanos da substância fundamental. Esta remodelação resulta de uma reação pró-inflamatória no interior do colo, com níveis elevados de citocinas e outras moléculas pró-inflamatórias sinalizadas por receptores do tipo Toll [1,2]. O processo encerra-se com o parto do recém-nascido e da placenta, seguido por um período intenso de remodelação uterina em involução.

DIAGNÓSTICO DO TRABALHO DE PARTO

> **Quadro 22.1 Resumo**
>
> Trabalho de parto é um diagnóstico clínico, caracterizado por contrações uterinas regulares que aumentam em frequência e intensidade, resultando em apagamento e dilatação do colo uterino.

Trabalho de parto é um diagnóstico clínico, caracterizado por um aumento na atividade do miométrio ou, mais precisamente, uma mudança no padrão de contratilidade do miométrio de 'contraturas' (irregulares, prolongado e de baixa frequência) para 'contrações' (atividade regular, de alta intensidade e alta frequência) [3], resultando em apagamento e dilatação do colo uterino. No trabalho de parto normal, parece haver uma relação dependente de tempo entre estas várias fases. As alterações bioquímicas no tecido conectivo do colo uterino frequentemente precedem as contrações uterinas e a dilatação do colo que, por sua vez, ocorrem antes da ruptura espontânea das membranas fetais. A dilatação do colo na ausência de contrações uterinas é vista mais comumente no segundo trimestre e é sugestiva de insuficiência istmocervical. Igualmente, a presença de contrações uterinas, na ausência de alteração no colo, não satisfaz os critérios para o diagnóstico de trabalho de parto e deve ser denominada como contrações 'prematuras' ou 'pré-trabalho de parto'.

> **Quadro 22.2 Resumo**
>
> A habilidade dos prestadores de cuidados obstétricos para predizer e prevenir o trabalho de parto e nascimento prematuro é deficiente, resultando em complicações potencialmente graves para o recém-nascido, sofrimento para os pais e custos médicos elevados.

MOMENTO DO TRABALHO DE PARTO E NASCIMENTO

O início oportuno do trabalho de parto e nascimento é um determinante crítico dos resultados perinatais. Evidências consideráveis sugerem que, na maioria dos animais vivíparos, o feto tem o controle do momento do trabalho de parto [4-9]. A evolução lenta do conhecimento e da nossa compreensão sobre os mecanismos moleculares e celulares responsáveis pelo início do trabalho de parto se deve principalmente à falta de um modelo animal adequado e à natureza autócrina/parácrina da cascata de eventos que desencadeia o parto nos humanos, o que impossibilita a investigação direta. Conforme comentado anteriormente, alterações no momento ideal do nascimento são a causa principal da mortalidade e morbidez neonatais. A habilidade dos prestadores de cuidados obstétricos para predizer e prevenir o trabalho de parto e nascimento prematuro é deficiente, resultando em complicações potencialmente graves para o recém-nascido, sofrimento para os pais e custos médicos elevados. Apesar do uso rotineiro de corticosteroides e das melhorias consideráveis nas unidades de cuidados especiais de neonatologia, os índices de mortalidade perinatal para nascimento prematuro permanecem constantes e existe uma ampla gama de complicações a curto e longo prazos e deficiências nos recém-nascidos prematuros sobreviventes [10]. Assim sendo, existe uma necessidade urgente de investigação dos mecanismos do trabalho de parto prematuro espontâneo, que pode ou não resultar dos mesmos mecanismos endócrinos e intracelulares associados ao início fisiológico do trabalho de parto a termo. Os fatores genéticos, endócrinos e bioquímicos implicados no início do trabalho de parto normal serão discutidos em detalhes a seguir.

▶ Influências genéticas sobre o momento do trabalho de parto

Os experimentos de cruzamento entre cavalo e burro realizados na década de 1950 resultaram em uma duração gestacional intermediária entre a dos cavalos (340 dias) e a dos burros (365 dias), sugerindo um papel importante do genótipo fetal no desencadeamento do trabalho de parto [4,11]. Em contraste, os grupos familiares [12,13], disparidades raciais [14-18] e a alta incidência de nascimento prematuro recorrente [19,20] sugerem um papel importante dos fatores genéticos maternos na determinação do início do trabalho de parto. Por exemplo, mulheres negras (incluindo afro-americanas, africanas e afro-caribenhas) apresentam um índice de nascimentos prematuros duas vezes maior do que o observado em mulheres brancas [14-18]. Mesmo após o ajuste por potenciais de confusão demográficos e comportamentais, a incidência de partos prematuros em mulheres negras permanece mais alta do que a das mulheres brancas [16,17]. É interessante observar que o risco de nascimento prematuro em casais inter-raciais (negro-branco) é significativamente diferente e intermediário entre o de casais branco-branco (8,6%) e negro-negro (14,8%) [21]. Tomados em conjunto, estes dados sugerem que influências genéticas, tanto da mãe quanto do feto, podem estar envolvidas no momento do trabalho de parto. Estudos recentes estimam que fatores genéticos – ou, mais corretamente, interações gene-ambiente – podem ser responsáveis por até 20% dos nascimentos prematuros [22-24]. Por exemplo, a mãe por ser portadora do polimorfismo -308 (G → A) na região promotora do gene do fator de necrose tumoral TNF-α está associada a um risco aumentado de nascimento prematuro espontâneo (odds ratio [OR] 2,7, 95% CI 1,7-4,5) [25,26], que está, ainda, mais aumentado na presença de vaginose bacteriana (OR 6,1, 95% CI 1,9-21) [25-27]. O aumento do risco de nascimento prematuro espontâneo é ainda maior, se a mulher com o polimorfismo no gene promotor do TNF-α e vaginose bacteriana for negra (OR 17) [27].

▶ Controle endócrino do trabalho de parto

É provável que exista uma 'cascata do trabalho de parto' a termo no ser humano (Fig. 22.1) responsável pela interrupção dos mecanismos que mantêm a quiescência uterina e pelo recrutamento de fatores que promovem a atividade uterina [7,28]. Em razão de sua importância teleológica, esta cascata provavelmente deve ter múltiplas voltas redundantes para garantir um sistema que assegure o sucesso da gravidez e, em última análise, a preservação da espécie. Neste modelo, cada elemento está conectado ao seguinte, de forma sequencial, e muitos dos elementos demonstram características de pró-alimentação típicas de um mecanismo em cascata. O

Fig. 22.1 Proposição da 'cascata do trabalho de parto' para o início do trabalho de parto a termo. O início espontâneo do trabalho de parto a termo é regulado por uma série de hormônios parácrinos/autócrinos que agem de forma integrada em uma cascata no trabalho de parto. Os fatores responsáveis pela manutenção da quiescência uterina durante a gestação (a) e pelo início do trabalho de parto a termo (b) estão demonstrados. Isto inclui a remoção dos efeitos inibitórios da progesterona na contratilidade uterina e o recrutamento de cascatas que promovem a produção de estrogênio (estriol), levando à suprarregulação das proteínas associadas às contrações no interior do útero. ACTH, hormônio adrenocorticotrófico (corticotrofina); CAPs, proteínas associadas às contrações; CRH, hormônio liberador de corticotrofina; DHEAS sulfato de desidroepiandrosterona; 11β-HSD, 11β-hidroxiesteroide desidrogenase; SROM, ruptura espontânea das membranas.

Capítulo 22 ■ O Mecanismo do Trabalho de Parto Normal

(a)

FETO	PLACENTA/MEMBRANAS FETAIS	MÃE
Hipotálamo — CRH Hipófise anterior — ACTH Glândula suprarrenal → DHEAS, Cortisol	Cortisol ← Cortisol (⊖) 11β-HSD ⇢ Cortisona Colesterol → Δ⁵-Pregnenolona → Desidroepiandrosterona → Estradiol-17β → Estriol Progesterona Ocitocina placentária Prostaglandinas CRH Placentário	Cortisol Hipotálamo Hipófise posterior → Ocitocina Útero O útero é mantido em um estado de quiescência funcional

(b)

FETO	PLACENTA/MEMBRANAS FETAIS	MÃE
Hipotálamo — CRH Hipófise anterior — ACTH Glândula suprarrenal → DHEAS, Cortisol Prepara sistemas de órgãos fetais para a vida extrauterina (⊕)	Cortisol ← Cortisol 11β-HSD → Cortisona Colesterol → Δ⁵-Pregnenolona → Desidroepiandrosterona → Estradiol-17β → Estriol Progesterona Suprarregulação de CAPs Receptores de ocitocina Receptores de prostaglandinas Junções Ocitocina placentária Prostaglandinas CRH Placentário	Hipotálamo Hipófise posterior → Ocitocina Útero SROM → Trabalho de parto

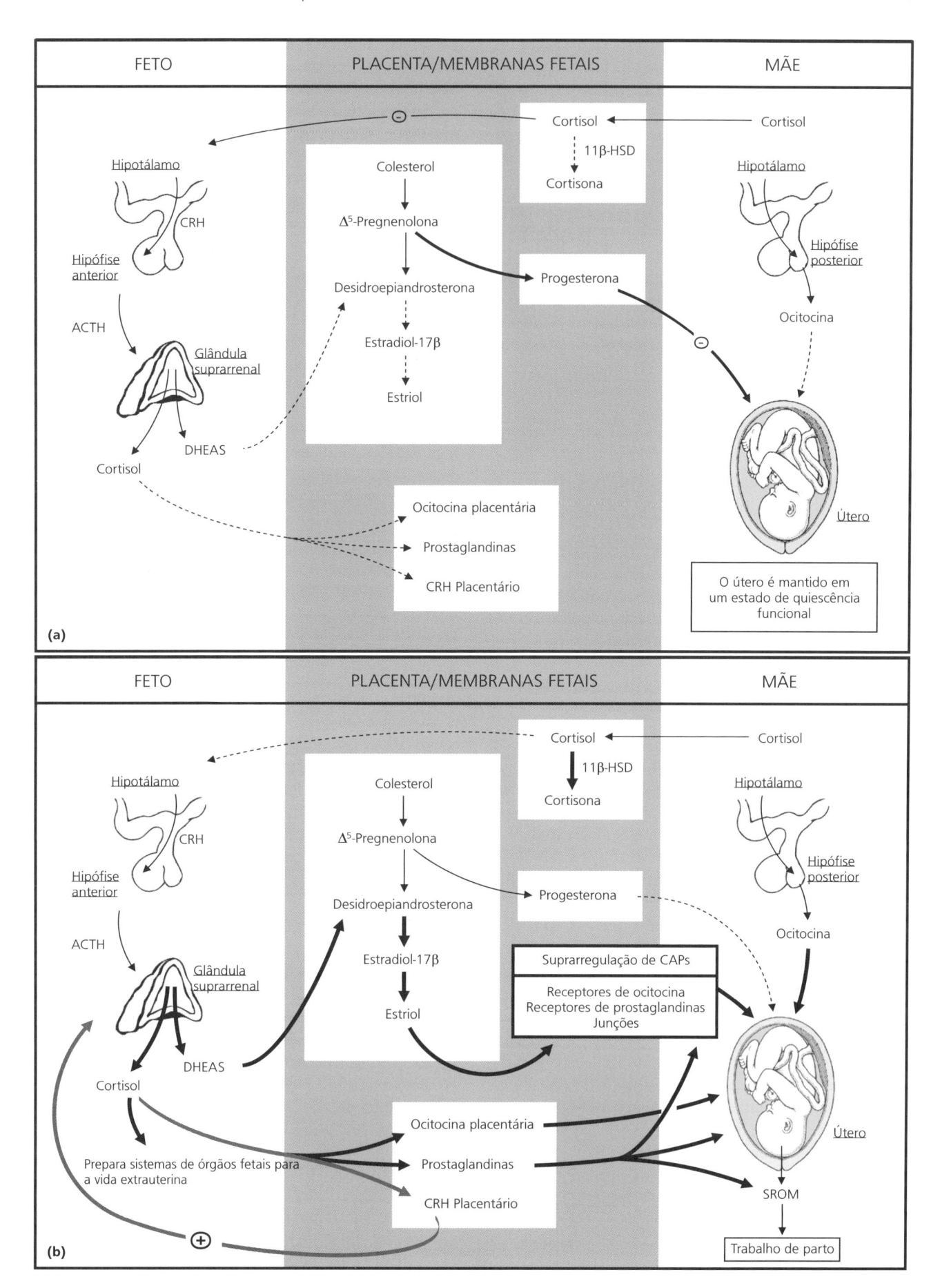

recrutamento sequencial de sinais que servem para estimular o trabalho de parto sugere que não será possível identificar nenhum mecanismo de sinalização exclusivo como responsável pelo desencadeamento do trabalho de parto. Pode ser prudente descrever tais mecanismos como sendo responsáveis pela *promoção*, em vez do *desencadeamento*, do processo do trabalho de parto [29].

Uma análise abrangente de cada via parácrina/autócrina implicou na revisão detalhada do processo do trabalho de parto em outra publicação [4-9,29,30]. Em resumo, o trabalho de parto humano é um evento fisiológico multifatorial que envolve um conjunto integrado de alterações, que ocorrem gradualmente por um período de dias a semanas no interior dos tecidos do útero materno (miométrio, decídua e colo uterino) e nas membranas fetais. Essas mudanças incluem, mas não somente isso, um aumento na síntese de prostaglandina e sua liberação no útero, um aumento na formação das junções miometriais e aumento dos receptores de ocitocina no miométrio ('ativação uterina'). Depois que o miométrio e o colo uterino estão preparados, os fatores endócrinos e/ou parácrinos/autócrinos das membranas fetais e da placenta provocam uma mudança no padrão da atividade miometrial, de contraturas irregulares para contrações regulares ('estimulação uterina'). O feto pode coordenar essas alterações na atividade miometrial através da distensão mecânica do útero e através da secreção de hormônios da neuro-hipófise e outros estimuladores da síntese de prostaglandina.

▶ Eixo hipotalâmico-hipofisário-suprarrenal fetal

O mecanismo final do início do trabalho de parto parece ser a ativação do eixo hipotalâmico-hipofisário-suprarrenal, provavelmente comum a todas as espécies. Nos seres humanos, a suprarrenal fetal produz um precursor do estrogênio C_{19} (desidroepiandrosterona) diretamente da sua zona intermediária (fetal). A placenta humana é um órgão esteroidogênico incompleto, e a síntese do estrogênio pela placenta humana é dependente do precursor esteroide C_{19} (veja a Fig. 22.1) [6,31]. No macaco rhesus, a infusão do precursor C_{19} androstenediona conduz ao parto prematuro [32,33]. Este efeito é bloqueado pela infusão concomitante de um inibidor da aromatase [34], demonstrando que a conversão para estrogênio é importante. No entanto, a infusão sistêmica de estrogênio não foi capaz de induzir o parto [32,33], sugerindo que a ação do estrogênio é provavelmente parácrina/autócrina. Tão importante para o início do trabalho de parto quanto o aumento local da produção de estrogênio é a remoção da atividade da progesterona ao nível do útero, o que parece ser comum a todas as espécies [35]. Na maioria dos animais de laboratório (exceto na cobaia e no tatu), a remoção da progesterona ocorre pela diminuição das concentrações de progesterona na circulação materna (isto é, remoção sistêmica da progesterona) [36,37]. Nas mulheres, porém, o parto ocorre sem uma remoção sistêmica da progesterona. Os níveis de progesterona nas circulações materna e fetal são relativamente altos na gravidez (10 a 100 vezes mais altos do que na fase lútea do ciclo menstrual) e permanecem elevados durante toda a gestação, bem como durante o trabalho de parto e o parto, reduzindo somente depois da dequitação da placenta [38,39]. Com base no trabalho pioneiro de George Corner et al. [40], Arpad Csapo propôs na década de 1950 a hipótese do bloqueio da progesterona' [41]. Esta hipótese propõe que a progesterona mantém a gravidez, bloqueando ativamente as contrações do miométrio, e que o trabalho de parto é iniciado pela retirada do bloqueio da progesterona que promove a transformação do músculo para o estado do trabalho de parto. Este paradigma é apoiado por um corpo de pesquisa considerável em várias espécies [35-37]. Por exemplo, a administração de um antagonista do receptor de progesterona (como RU486) aumenta a contratilidade e excitabilidade do miométrio em todos os estágios da gestação e, na maioria dos casos, induz o trabalho de parto e o parto [42,43]. Atualmente, é aceito que a progesterona seja essencial para a manutenção da gravidez humana, e a interrupção da sua síntese ou de ação na segunda metade da gestação dá início ao trabalho de parto. Apoiando esse argumento, estudos clínicos recentes demonstraram que a suplementação de progesterona pode reduzir a incidência de nascimento prematuro recorrente em mulheres de alto risco, em razão de um ou mais nascimentos prematuros espontâneos anteriores [44,45] ou de encurtamento cervical [46].

▶ Surfactante pulmonar fetal

Estudos recentes em camundongos sugerem que a proteína A do surfactante (SP-A) secretada no pulmão dos fetos próximos ao termo pode proporcionar um gatilho adicional para o parto naquela espécie [47]. Se a SP-A ou alguma das outras proteínas multiméricas associadas ao surfactante (SP-B, SP-C ou SP-D) tiver um papel comparável no trabalho de parto humano, é uma questão que ainda precisa ser determinada. As concentrações de SP-A e SP-D aumentam consideravelmente no fluido amniótico a partir de 26 semanas de gestação até o termo [48] e foram localizadas nas membranas e decídua fetais [48], onde parecem exercer funções imunes atuando através de receptores do tipo Toll TLR-2 e TLR-4 [48,49]. O conceito de que o surfactante fetal (uma mistura de lipídios e apoproteínas) pode ser um sinalizador para o parto é atraente, porque faz uma ligação entre a maturação pulmonar fetal, que é essencial para a vida extrauterina e o início do trabalho de parto. O surfactante do fluido amniótico, além de ser um componente proteico, é uma importante fonte intrauterina do lipídio bioativo, ácido araquidônico, que é necessário para a síntese de prostaglandina [50].

▶ 'Ativação decidual' e o início do trabalho de parto

A ativação das células deciduais, especialmente os macrófagos, tem sido implicada no mecanismo do trabalho de parto, promovendo a síntese e liberação de prostaglandinas e citocinas pró-inflamatórias [51,52]. As prostaglandinas são o caminho final comum para o parto em muitas espécies e agem como hormônios locais para sincronizar a ativação uterina e a maturação cervical, através de uma via de sinalização específica para o receptor na decídua e miométrio [53,54]. Tem sido proposta a hipótese de que existe um equilíbrio delicado dentro da decídua entre macrófagos 'ativados classicamente' (M1 ou pró-inflamatórios) e 'ativados alternativamente' (M2 ou anti-inflamatórios) e que este equilíbrio se altera seguindo padrão previsível durante a gravidez [55]. Embora a terminologia M1/M2 esteja desatualizada e os macrófagos raramente se enquadrem em uma classificação particular em razão de sua plasticidade funcional, ela permanece útil para fins de descrição. É proposto que, no início da gravidez, uma subpopulação específica de macrófagos deciduais M2 apresenta uma função imunossupressora através da secreção de citocinas interleucinas (IL)-10 e do fator transformador de crescimento (TGF)-β para melhorar a tolerância imunológica do concepto semialógeno [56]. Isto ocorre juntamente com a redução dos macrófagos M1 ativados dentro da decídua, caracterizada pela produção reduzida de citocinas pró-inflamatórias (IL-1β, TNF-α) em resposta ao interferon (IFN)-γ ou lipopolissacarídeo (LPS) bacteriano. As células *natural killer* (NK) uterinas são a fonte dominante de IFN-γ, e os macrófagos deciduais expressam receptores de IFN-γ. Os macrófagos deciduais não respondem a IFN-γ (conforme medido pela indução de idoleamina 2,3-dioxigenase) no início da gravidez [57], mas respondem a termo [58]. Os macrófagos deciduais parecem ter um papel imunossupressor e angiogênico no início da gravidez, decorrente, em grande parte, dos seus altos níveis de IL-10. Acredita-se que a progesterona fornece o estímulo para a inibição do fenótipo pró-inflamatório dos macrófagos deciduais [59], seja diretamente ou através da estimulação cruzada de receptores de glicocorticoides [57]. À medida que a gestação progride, as células NK uterinas declinam e estão quase ausentes a termo; em contraste, o número de macrófagos deciduais permanece alto durante a gestação [60,61]. Na decídua a termo, aproximadamente 50% das células são originárias da medula óssea, compreendendo até 20% de macrófagos [60]. Além do mais, os macrófagos deciduais preparados em mulheres com parto a termo são a principal fonte de PGF [62] e produzem radicais superóxidos e TNF-α, quando desafiados com LPS [63]. Além disso, TNF-α e IL-1β têm um forte efeito parácrino nos macrófagos deciduais e células do estroma a termo, estimulando a liberação de grandes quantidades de PGF [64,65]. Estes dados sugerem que o trabalho de parto a termo é caracterizado pela 'ativação decidual' e uma suprarregulação localizada de prostaglandinas e citocinas pró-inflamatórias.

Fatores bioquímicos locais envolvidos no início do trabalho de parto

Independente de onde tem início o mecanismo de desencadeamento do trabalho de parto, se na mãe ou no feto, o caminho final comum termina no tecido uterino materno. No útero, o trabalho de parto é decorrente de uma cascata de eventos bioquímicos intrauterinos que culmina no desenvolvimento de contrações uterinas fásicas regulares, além da dilatação e apagamento do colo uterino. Como em outros músculos lisos, as contrações do miométrio são mediadas pela ligação da miosina à actina, dependente de trifosfato de adenosina (ATP). No entanto, em contraste com o músculo liso vascular, as células do miométrio possuem uma inervação esparsa que é ainda mais reduzida durante a gravidez [66]. A regulação do mecanismo contrátil do útero é, portanto, dependente não só de fatores sistêmicos, mas também de fatores biológicos e endócrinos intrínsecos no interior das células do miométrio. A base muscular das contrações uterinas e os fatores locais que afetam a contratilidade do miométrio são discutidos em detalhes a seguir.

CONTRATILIDADE MIOMETRIAL

Base fisiológica da contratilidade uterina

O útero contrai porque a camada miometrial contém células musculares lisas, organizadas em feixes, incluídas em uma matriz de tecido conectivo colágeno. As fibras de colágeno facilitam a transmissão da força gerada pelos feixes miometriais. As células musculares lisas contêm actina (filamentos finos) e miosina (filamentos espessos) de uma forma menos organizada do que na musculatura estriada, mas mesmo assim formam unidades contráteis eficientes em razão de sua organização citoesquelética [67]. A miosina dos músculos lisos nos mamíferos pertence às miosinas de classe II, que são caracterizadas por uma estrutura proteica hexamérica composta por duas cadeias pesadas (~ 200kDa) e dois pares de cadeias leves: a cadeia leve de miosina reguladora 20-kDa (MYL_{20}) e a cadeia leve essencial 17-kDa. Funcionalmente, a miosina consiste em três domínios: o domínio motor (que interage com a actina e se liga ao ATP), o domínio do pescoço (que se liga às cadeias leves e é o sítio da interação com a calmodulina) e o domínio da cauda ou ancoragem (que ajuda a posicionar o motor para que ele interaja com a actina) [68]. A miosina gera força contrátil, puxando os filamentos de actina de polaridade oposta na direção uns dos outros (Fig. 22.2).

A miosina é uma proteína estrutural e uma enzima (Mg-ATPase) capaz de hidrolisar o ATP para gerar energia mecânica. A região ATPase da miosina está localizada na cabeça e é ativada pela actina. O seu nível de atividade é baixo quando MYL_{20} não é fosforilado, porém aumenta muito na fosforilação das cadeias reguladoras. A enzima responsável pela fosforilação de MYL_{20} é a cinase de cadeia leve de miosina (MLCK) dependente de cálcio/calmodulina. Existem três isoformas de MLCK: dos músculos esquelético, cardíaco e liso. Todas as três isoformas têm um domínio comum de serina treonina quinase, mas a MLCK dos músculos liso possui domínios de imunglobulina e fibronectina únicos [69]. Apesar do seu nome, a MLCK do músculo liso é expressa em quase todos os tecidos e está envolvida não somente nas contrações, mas também em muitas outras atividades celulares.

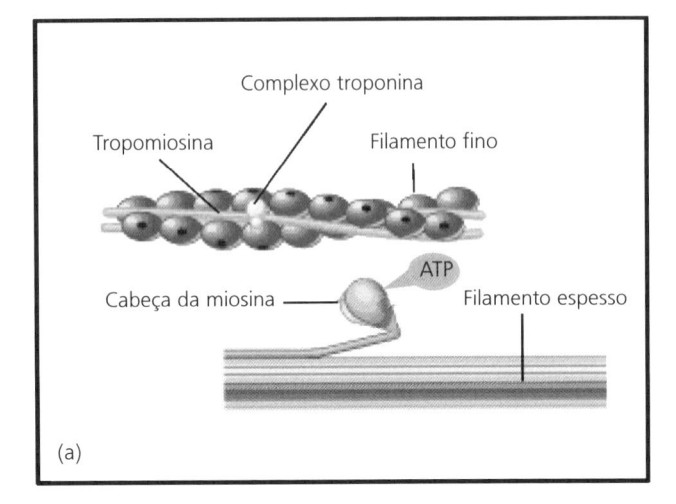

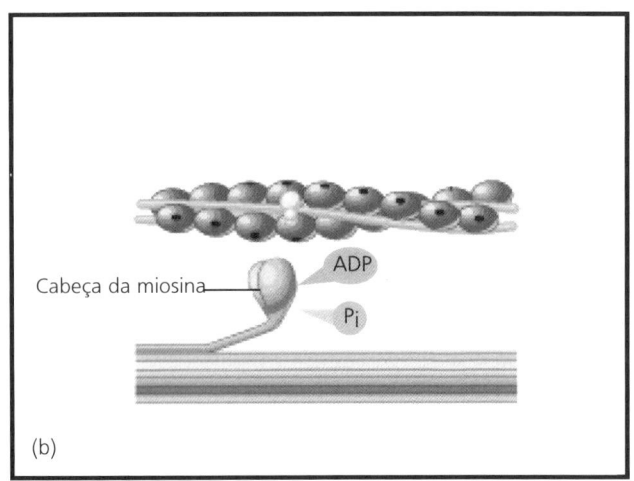

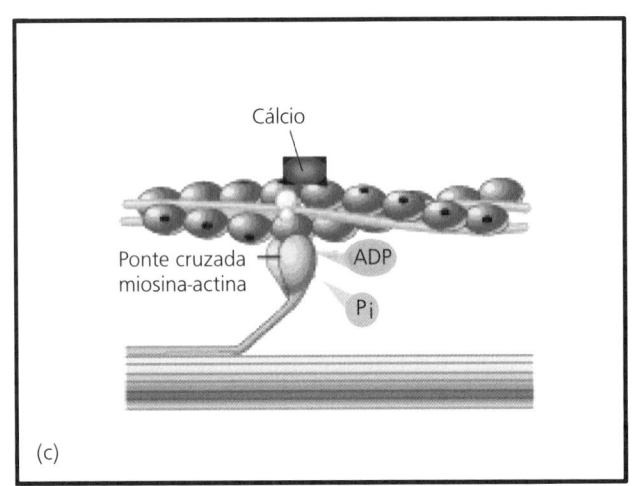

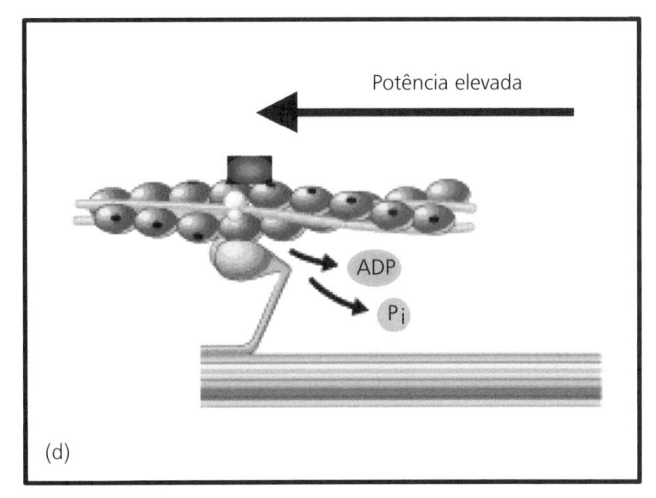

Fig. 22.2 Mecanismo da contração muscular. (a) Aparecimento da unidade contrátil em estado de repouso. O filamento espesso se refere à miosina; o filamento fino é a actina. Os sítios de ligação da miosina nos filamentos de actina são revestidos por um fino filamento, conhecido como trompomiosina, que oculta os sítios de ligação à miosina, impedindo, assim, que as cabeças da miosina se liguem à actina e formem pontes cruzadas. O trifosfato de adenosina (ATP) é hidrolisado em difosfato de adenosina (ADP) e fosfato inorgânico (Pi). O complexo troponina é anexado ao filamento de trompomiosina. (b) Quando aumentam as concentrações intracelulares de cálcio, o cálcio se liga ao complexo troponina, resultando em uma alteração que permite que os sítios de ligação entre a actina e miosina sejam expostos com a formação de pontes cruzadas de actina-miosina. (c) A formação de pontes cruzadas de actina-miosina resulta na liberação de Pi e ADP, fazendo com que as cabeças da miosina se liguem e deslizem nas fibras de miosina. Esta 'potência elevada' resulta na redução da unidade contrátil e na geração de força no interior do músculo. (d) No final da potência elevada, a cabeça da miosina libera o sítio de ligação à miosina, é armada de volta à sua posição mais distante e se liga a uma nova molécula de ATP em preparação para outra contração. A ligação das cabeças de miosina ocorre assincronicamente (isto é, algumas cabeças de miosina estão se ligando, enquanto outras cabeças estão liberando os filamentos de actina), o que possibilita que o músculo gere uma força suave contínua. As pontes cruzadas precisam, portanto, se formar repetidamente durante uma contração muscular.

Embora as quinases sejam frequentemente retratadas como enzimas com substratos múltiplos, o único substrato conhecido da MLCK é a miosina. Além de um domínio ligado à miosina, a MLCK do músculo liso também possui domínios para actina no N-terminal e calmodulina. A MLCK purificada somente pode-se ligar à calmodulina na presença de cálcio. A estrutura da proteína de MLCK sugere que ela é uma molécula longa e flexível capaz de se ligar à actina através do seu N-terminal e à região do pescoço da miosina através do domínio C-terminal. Nesta posição, o centro catalítico da enzima é capaz de fosforilar MYL_{20} nos filamentos espessos enquanto está firmemente ancorado aos filamentos finos.

O miométrio humano expressa as isoformas 137-kDa e 218-kDa de MLCK tanto no estado gravídico, quanto não gravídico [70,71]. É interessante notar que um pequeno fragmento não catalítico C-terminal 19-kDa de MLCK, chamado telokin, é altamente expresso no miométrio grávido comparado ao não grávido, sugerindo que ele pode ter um papel regulador na gestação [71]. O telokin pertence a um grupo de proteínas relacionadas com a quinase, porém a sua expressão parece estar restrita à musculatura lisa, especialmente a musculatura lisa fásica. Apesar da homologia da sua sequência com o domínio C-terminal, o telokin não é simplesmente um fragmento proteolítico de MLCK, mas é expresso independentemente, especialmente no miométrio [71]. Como o telokin se liga à miosina no mesmo sítio que a MLCK, mas não tem atividade catalítica, um aumento nas concentrações de telokin pode competir com a MLCK e reduzir as interações actina-miosina [72]. Em alguns tecidos, o telokin age para aumentar a atividade da fosfatase de miosina e induzir a dessensibilização do cálcio, promovendo, assim, o relaxamento da musculatura lisa [73], mas estes mecanismos não foram investigados no miométrio humano.

❱ Geração de contrações uterinas

A musculatura lisa do miométrio é miogênica; isto significa que ela pode gerar contrações espontaneamente sem a necessidade de estimulação externa. As contrações da célula miometrial iniciam pela despolarização da membrana celular, possibilitando a rápida entrada do cálcio pelos canais de voltagem. Um aumento na concentração celular de cálcio ($[Ca^{2+}]_i$) é percebido pelo sensor de Ca^{2+}, calmodulina, que ativa MLCK e provoca a fosforilação de MYL_{20}. A fosforilação de MYL_{20} estimula a formação de pontes cruzadas entre os filamentos de actina e miosina e a geração de força [70,74]. A natureza fásica das contrações miometriais (episódios recorrentes de força separados por intervalos de relaxamento) é necessária para possibilitar a circulação sanguínea pela placenta e a troca de oxigênio e produtos residuais com o feto durante as várias horas do trabalho de parto. Para promover o relaxamento entre as contrações, as células miometriais possuem mecanismos eficientes de retirada do Ca^{2+}, incluindo bombas de Ca^{2+} e permutadores de Na^+/Ca^{2+} na membrana celular, bem como no retículo sarcoplasmático para promover a entrada de Ca^{2+} nas reservas celulares [75,76] (Fig. 22.3).

O aumento nos hormônios esteroides e fatores de crescimento derivados da placenta na gravidez têm efeitos importantes na estrutura do útero. O tecido do miométrio torna-se mais vascularizado durante a gravidez e existem hiperplasia e hipertrofia das células miometriais. O conteúdo celular, composto por actina e miosina e pelas proteínas ligadoras de actina, caldesmon e calponina, aumenta várias vezes comparado às células não gravídicas [70]. Comparações entre feixes de tecido miometrial de mulheres grávidas e não grávidas mostram que a relação entre o nível de fosforilação de MLCK e a quantidade de força é mais favorável no tecido grávido [70].

Homeostase do cálcio

A natureza fásica das contrações uterinas é uma propriedade intrínseca da musculatura lisa uterina e está relacionada com a capacidade das células miometriais se modificarem $[Ca^{2+}]_i$ através da ativação/inibição complexa dos receptores da membrana, canais de íons e bombas de Ca^{2+}. A principal fonte de Ca^{2+} é o fluido extracelular, mas reservas intracelulares como o retículo sarcoplasmático têm funções reguladoras importantes [77].

As células miometriais são despolarizadas pelos potenciais de ação que provocam o influxo de Ca^{2+} através dos canais operados por voltagem [78,79]. Os potenciais de ação espontânea nas células miometriais na gravidez humana são inibidos em soluções deficientes de sódio ou sem cálcio [80,82], demonstrando, assim, o papel essencial do Ca^{2+} extracelular e dos permutadores de Na^+/Ca^{2+} da membrana na geração de potenciais de ação e contratilidade miogênica. Os canais de cálcio do tipo L parecem ser particularmente importantes. O uso de inibidores dos canais de cálcio do tipo L (nifedipina, magnésio) suprime as contrações espontâneas e induzidas por ocitocina nas fibras musculares de mulheres grávidas a termo, confirmando o papel essencial do Ca^{2+} externo no desenvolvimento das contrações uterinas fásicas no final da gravidez.

A importância das reservas intracelulares de cálcio na fisiologia dos músculos lisos foi objeto de intensa investigação por, pelo menos, duas décadas [83]. No miométrio humano, os aumentos esporádicos em $[Ca^{2+}]_i$ ocorrem principalmente pela liberação de Ca^{2+} das reservas intracelulares (como o retículo sarcoplasmático) do que pela entrada de Ca^{2+} através da membrana plasmática. Estas elevações são transitórias e são seguidas pela entrada de Ca^{2+} nas células através dos canais dependentes de voltagem. Sem este influxo de Ca^{2+} de fontes extracelulares, as reservas intracelulares são rapidamente esgotadas. Dois tipos de reservas intracelulares podem ser distinguidos com base na natureza dos seus mecanismos reguladores: (i) aqueles que contêm receptores de rianodina (RYR), que são ativados pela rianodina ou cafeína, e (ii) as reservas que contêm o receptor de inositol 1,4,5 trisfosfato (IP_3R). Estes últimos estão associados à ativação dos receptores acoplados à proteína G (GPCR) na membrana celular, resultando na ativação da fosfolipase C. Vários isoformes de RYR e IP_3R foram descritos no miométrio humano [84,85].

Acoplamento eletrofisiológico

Foi proposto um modelo para a ativação do miométrio humano com base em mecanismos eletrofisiológicos e de receptores [76,86-88]. Neste modelo, a ativação da contratilidade uterina durante o trabalho de parto é guiada pelos potenciais de ação iniciados pela lenta despolarização de grupos de células miometriais marca-passo. Os potenciais de ação desencadeiam a entrada de Ca^{2+} nas células através dos canais operados por voltagem do tipo L, e o aumento de $[Ca^{2+}]_i$ provoca contrações, ligando, assim, o sinal elétrico com a força (acoplamento excitação-contração). Este modelo considera que o equilíbrio entre a despolarização e hiperpolarização na membrana celular é controlado por múltiplas bombas e canais, incluindo um permutador de Na^+/Ca^{2+}, uma bomba de Na^+/K^+ e um canal de K^+ ativado por Ca^{2+} (ver Fig. 22.3), todos os quais contribuem para o relaxamento (hiperpolarização). Por outro lado, canais de clorido sensíveis a Ca^{2+}, canais do tipo T e um suposto canal que detecta

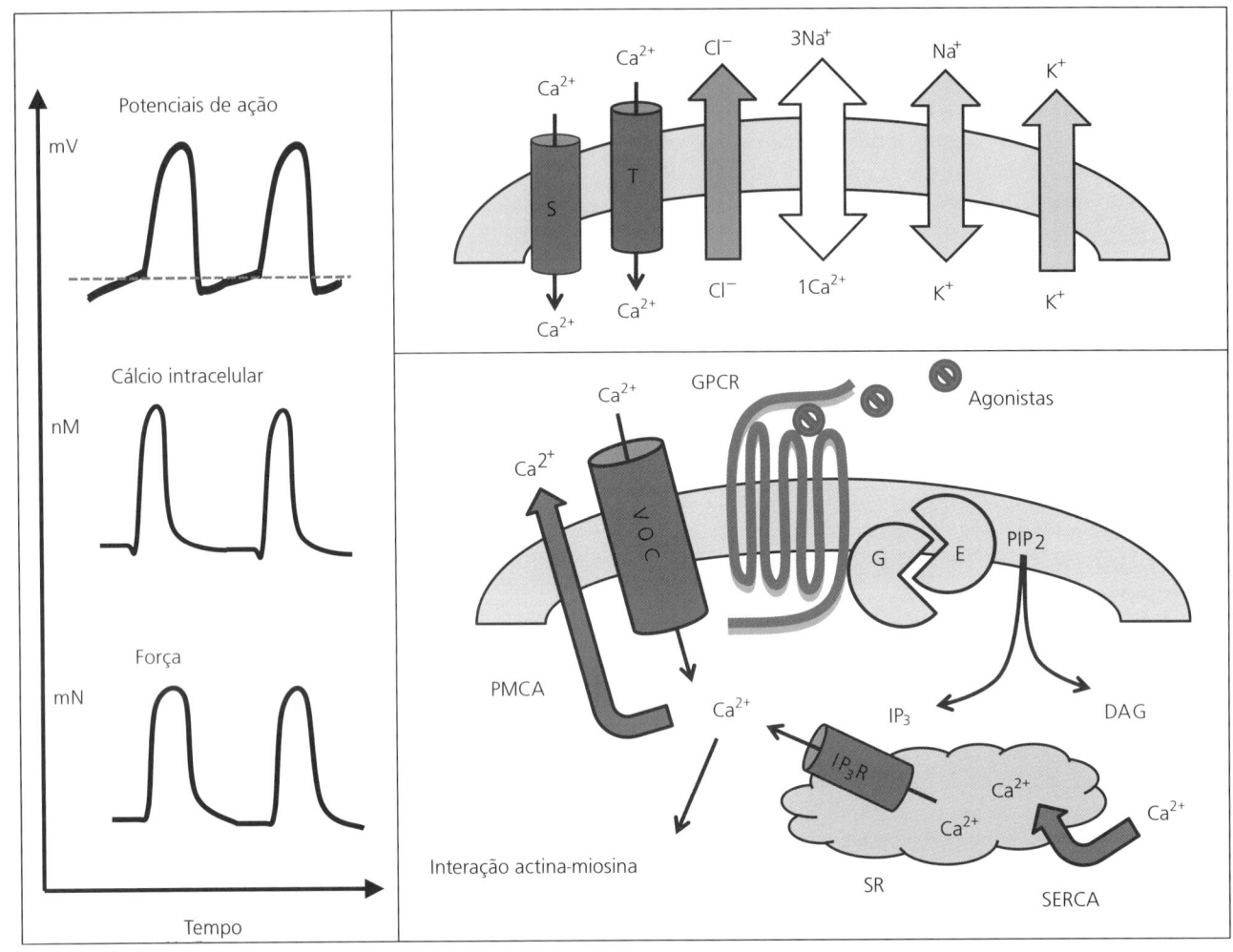

Fig. 22.3 Base fisiológica da contratilidade miometrial. São gerados potenciais de ação pela despolarização do marca-passo da membrana celular (alto), que é regulada por uma interação complexa de vários canais e bombas de íon. Estes incluem canais de cálcio operados pela reserva (S) e do tipo T (T), bem como canais de clorido (Cl⁻) sensíveis ao cálcio (Ca^{2+}), todos os quais contribuem para a despolarização da membrana. Isto é balanceado pelo permutador de Na^+/Ca^{2+} e o forte efeito hiperpolarizador da bomba Na^+/K^+ e dos canais de potássio (K^+) sensíveis ao Ca^{2+}. Os potenciais de ação (medidos em mV) provocam a entrada rápida de Ca^{2+} na célula, abrindo canais do tipo L operados por voltagem (VOC). O aumento resultante nas concentrações intracelulares de Ca^{2+} (tipicamente de 100 a 500 nmol/L) provoca tensão (medida em mN) através do aumento da interação actina-miosina. Agonistas estimuladores, como a ocitocina, operam através dos receptores acoplados à proteína G (GPCR) com complexos efetores de proteína G ativada (G/E). Uma interação G/E comum envolve G_q/fosfolipase C, que gera dois segundos mensageiros do fosfatidilinositol 4,5-bisfosfato (PIP_2) da membrana, a saber, inositol 1,4,5-trisfosfato (IP_3) e diacilglicerol (DAG). IP_3 estimula a contratilidade a liberar Ca^{2+} das reservas intracelulares no retículo sarcoplasmático (SR) através dos canais receptores de IP_3 (IP_3R). DAG estimula a proteína quinase C. A natureza física da contração miometrial requer a ativação dos mecanismos de extrusão de Ca^{2+} para reduzir rapidamente as concentrações intracelulares de Ca^{2+}. Estes mecanismos incluem Ca^{2+}-ATPases da membrana plasmática (PMCA), que transportam Ca^{2+} para fora da célula, e Ca^{2+}-ATPases do retículo endoplasmático liso (SERCA), que encoraja a utilização de Ca^{2+} no SR.

o baixo nível de Ca^{2+} na reserva do retículo sarcoplasmático (o assim chamado 'canal operado pela reserva') parece influenciar o equilíbrio do 'marca-passo' em favor da despolarização [86].

Antagonistas de GPCR, como a ocitocina, podem iniciar a despolarização através da geração de IP_3 e do esvaziamento da reserva do retículo sarcoplasmático através dos canais IP_3R, enquanto os canais RYR contribuem para as contrações miometriais, aumentando diretamente $[Ca^{2+}]_i$ [89].

REGULAÇÃO DA CONTRATILIDADE MIOMETRIAL

Os mecanismos exatos responsáveis pela transição de um estado de relaxamento longo do útero grávido para um curto período de contrações ativas no trabalho de parto permanecem desconhecidos. Um melhor entendimento dos fatores envolvidos na perda da quiescência uterina pode auxiliar na antecipação e prevenção do trabalho de parto prematuro. As abordagens terapêuticas para inibir a contratilidade uterina em mulheres em trabalho de parto prematuro ainda são precárias e se baseiam no uso de drogas que não são efetivas ou que têm efeitos colaterais potencialmente graves. É preciso implementar as pesquisas do controle endócrino do parto e melhorar nossa compreensão da fisiologia miometrial. Estas pesquisas são essenciais para que possamos conceber técnicas melhores para a predição e o diagnóstico precoce do trabalho de parto e aperfeiçoar as estratégias farmacológicas para controlar a contratilidade uterina, quando for indicada. Muitos dos fatores específicos envolvidos na regulação das contrações miometriais são discutidos em detalhes a seguir.

Papel dos receptores da superfície celular

Além da atividade uterina espontânea estimulada pelos potenciais de ação, há fortes evidências de que os receptores de superfície celular e suas vias de sinalização celular têm influência fisiológica na regulação da contratilidade uterina. O útero é ricamente dotado de receptores na superfície celular, muitos dos quais são suprarregulados na gravidez e respondem aos hormônios e transmissores clássicos (como a ocitocina e 5-hidroxitriptamina) e também aos moduladores locais (prostaglandinas, tromboxanos). A ligação entre o receptor da membrana celular miometrial e o início da cascata de sinalização é mediada, na maioria dos casos, por uma proteína reguladora ligada à GTP (proteína G) (resumida na Tabela 22.1). As proteínas G podem ativar enzimas efetoras, como a fosfolipase Cβ (PLCβ), adenilil ciclase ou fosfoinositídeo 3-quinase. O caminho da PLCβ é ativado por receptores frequentemente acoplados a G_q, que estimulam a contratilidade miometrial. Os agonistas endógenos incluem hor-

Tabela 22.1 Receptores acoplados à proteína G no miométrio e suas vias sinalizadoras

Ligantes endógenos	Receptores	Classe de proteína G	Mecanismo de sinalização	Efeito na contratilidade miometrial
Aminas				
Catecolaminas	ADRA1	$G_{q/11}$	↑PLCβ/IP_3–Ca^{2+}/DAG-PKCβ	Estimulação
			↑PLCD/IP_3–Ca^{2+}	
	ADRA2	$G_{i/0}$	↓ADCY/cAMP/PKA	Estimulação
	ADRB2	G_S	↑ADCY/cAMP/PKA	Inibição
	ADRB3	G_S	↑ADCY/cAMP/PKA	Inibição
		$G_{i/0}$	↓ADCY/cAMP/PKA	
Histamina	HRH1	$G_{q/11}$	↑PLCβ/IP_3–Ca^{2+}/DAG-PKCβ	Estimulação
	HRH2	G_S	↑ADCY/cAMP/PKA	Inibição
Serotonina	HTR1,2	$G_{i/0}$	↓ADCY/cAMP/PKA	Estimulação
		$G_{q/11}$	↑PLCβ/IP_3–Ca^{2+}/DAG-PKCβ	
	HTR4,7	G_S	↑ADCY/cAMP/PKA	Inibição
Eicosanoides				
PGD_2	PTGDR	G_S	↑ADCY/cAMP/PKA	Inibição
PGE_2	PTGER1	$G_{q/11}$	↑PLCβ/IP_3–Ca^{2+}/DAG-PKCβ	Estimulação
	PTGER2,4	G_S	↑ADCY/cAMP/PKA	Inibição
	PTGER3	$G_{i/0}$	↓ADCY/cAMP/PKA	Estimulação
		G_S	↑ADCY/cAMP/PKA	Inibição
		$G_{q/11}$	↑PLCβ/IP_3–Ca^{2+}/DAG-PKCβ	
$PGF_{2\alpha}$	PTGFR	$G_{q/11}$	↑PLCβ/IP_3–Ca^{2+}/DAG-PKCβ	Estimulação
Prostaciclina	PTGIR	G_S	↑ADCY/cAMP/PKA	Inibição
Tromboxano A_2	TBXA1R	$G_{q/11}$	↑PLCβ/IP_3–Ca^{2+}/DAG-PKCβ	Estimulação
		$G_{12/13}$	↑ARHGEF/RHOA/ARF6/PLD	
Peptídeos				
Angiotensina	AGTR2	$G_{12/13}$	↑ARHGEF/RHOA/ARF6/PLD	Estimulação
Relacionados com a calcitonina	CL-RAMP	G_S	↑ADCY/cAMP/PKA	Inibição
Gonadotrofina coriônica	LHCGR	G_S	↑ADCY/cAMP/PKA	Inibição
Endotelina	EDNRA	$G_{q/11}$	↑PLCβ/IP_3–Ca^{2+}/DAG-PKCβ	Estimulação
		G_i	↓ADCY/cAMP/PKA	
Ocitocina/vasopressina	OXTR/AVPR1A	$G_{q/11}$	↑PLCβ/IP_3–Ca^{2+}/DAG-PKCβ	Estimulação
		G_i	↓ADCY/cAMP/PKA	

ADCY, adenilil ciclase. ARF_6, fator 6 de ribosilação do ADP; ARHGEF, fator de troca de nucleotídeos guanina RHO; DAG, 1,2-diacilglicerol; GRK, quinase do receptor acoplado à proteína G; IP_3, inositol 1,4,5-trisfosfato; PLCβ, fosfolipase C beta; PLD, fosfolipase D; PKA, proteína quinase A; PKCβ, proteína quinase C beta.

mônios peptídeos (ocitocina, endotelina), prostanoides (PGF$_{2\alpha}$, tromboxano A$_2$), catecolaminas, agentes muscarínicos e mediadores inflamatórios (bradiquinina, serotonina). A resposta é iniciada pela hidrólise de "pool" de fosfatidilinositol 4,5-bisfosfato (PIP$_2$) sensível ao receptor na membrana celular. A ruptura de PIP$_2$ gera duas moléculas com efeitos sinalizadores potentes: IP$_3$, que libera cálcio do retículo sarcoplasmático, e 1,2-diacilglicerol (DAG) que ativa a proteína cinase C (PKC) e estimula a fosforilação de muitas proteínas-alvo, incluindo canais de íons, bombas de Ca^{2+}, proteínas envolvidas na função GPCR e acoplamento a PLC e proteínas envolvidas na regulação de IP$_3$R [90]. DAG também possui efeitos independentes de PKC. Por exemplo, nas células miometriais humanas, análogos de DAG facilitam diretamente a entrada de Ca^{2+} pela membrana celular através dos canais do tipo L e permutadores de Na$^+$/Ca^{2+} [91].

Alguns ligantes podem ativar mais de um tipo de receptor miometrial, criando, assim, respostas complexas que dependem da abundância e afinidade relativa de cada subtipo do receptor e da presença de outros agonistas competindo pelos, ou interagindo com, receptores relacionados. Além do mais, as proteínas G são heterotrímeros (subunidades αβγ) e os efeitos das subunidades G$_\alpha$ no PLCβ, adenilil ciclase e outros efetores são modulados pela interação de várias subunidades G$_{\beta\gamma}$, especialmente aquelas liberadas de G$_i$/G$_0$ ou G$_{12}$, com as mesmas ou outras proteínas efetoras, incluindo fosfoinositide 3-quinase e canais de íons. Para cada receptor, o efeito na contratilidade miometrial dependerá da integração destes sinais e do estado fisiológico do órgão sob diferentes influências endócrinas. As alterações na sensibilidade miometrial aos agonistas provavelmente são um mecanismo importante para a manutenção do equilíbrio entre a quiescência uterina e a contratilidade.

Receptores de ocitocina

Há muitos genes potencialmente envolvidos na regulação da contratilidade uterina cuja expressão é modulada por estrogênios, progesterona e outros hormônios da gravidez. A ocitocina (OT) é um peptídeo estimulador potente. Os níveis de OT nas circulações materna e fetal não se alteram significativamente durante a gravidez ou no primeiro estágio do trabalho de parto, porém o útero vai se tornando mais sensível aos níveis circulantes de OT na gestação a termo, em razão do aumento nas concentrações dos receptores de ocitocina (OTR) nas células miometriais [92]. Foi proposto que um aumento na concentração de OTR no útero pode ser um desencadeante para o parto [93]. As concentrações de OTR no miométrio aumentam progressivamente durante toda a gestação, atingindo os níveis máximos no final da gravidez e parecem permanecer estáveis durante o trabalho de parto e o parto [85,94,95]. O desbloqueio ou bloqueio de OTR pode ser um mecanismo para manter a quiescência uterina até o parto. No entanto, o papel preciso da sinalização de OT-OTR no início do trabalho de parto ainda é incerto. Por exemplo, camundongos com deficiência de OT e OTR têm gestações e partos normais [96,97]. As evidências de estudos realizados em camundongos sugerem que a inibição da função de OTR não é responsável pelo relaxamento uterino na gravidez, embora a OT seja importante para a função lútea [98], para a resposta da lactação e para o comportamento social [96,99]. Contudo, o emprego dos antagonistas de OTR tem sido considerado uma boa opção para o manejo do trabalho de parto prematuro nas mulheres, pois essas drogas possuem seletividade uterina relativamente alta e poucos efeitos colaterais [100].

Receptores da gonadotrofina coriônica

Além do seu papel na manutenção do corpo lúteo e consequentemente na produção de progesterona no início da gravidez, a gonadotrofina coriônica humana (hCG) também parece ter um efeito direto na contratilidade da musculatura lisa miometrial. Foram identificados receptores de hCG (hCGR) no miométrio humano gravídico e não gravídico, e a ligação de hCG ao tecido miometrial decresce com o início do trabalho de parto, seja ele a termo ou prematuro [101]. A aplicação de hCG a feixes de fibras miometriais humanas obtidas de mulheres no final da gravidez inibe a contratilidade [102], aumentando a possibilidade de que as gonadotrofinas placentárias sirvam como agentes tocolíticos endógenos. A ação de hCG envolve o acoplamento à adenilil ciclase através de hCGR-G$_{\alpha s}$ e inibição de fluxos de Ca^{2+} intracelular através de um mecanismo cAMP/proteína cinase (PKA) [103]. Não está claro quais alvos de PKA são fosforilados na estimulação do hCGR, mas as evidências disponíveis sugerem que hCG antagoniza proteínas envolvidas na sinalização de OT [103]. Além do mais, a ativação de hCGR nas células miometriais humanas conduz à perda da formação conjuntiva e infrarregulação da proteína GJA1 (conexina 43) através de um efeito mediado por PKA [104]. Outro mecanismo pelo qual hCGR pode promover a quiescência uterina é através da inibição do gene fosfodiesterase 5 nas células miometriais, potencializando, assim, o efeito dos nucleotídeos cíclicos (como cGMP e cAMP) [105].

Receptores β$_2$-adrenérgicos

Os receptores β$_2$-adrenérgicos (ADRB2) têm sido empregado durante muitos anos para relaxar o útero e são muito conhecidos como as chamadas drogas betamiméticas. A exposição de feixes de fibras miometriais humanas gravídicas aos β$_2$-agonistas isoprotenerol e ritodrina resulta em um decréscimo significativo na força contrátil e na frequência das contrações espontâneas [106-108]. Receptores inibidores, como ADRB2 e o receptor PGE (PGER2), acoplam-se por G$_{\alpha s}$ para aumentar a atividade de adenilil ciclase e a produção de cAMP intracelular, suprimindo, desse modo, a contratilidade miometrial. Em contraste, os receptores acoplados a G$_i$/G$_0$ (p. ex., α$_2$-adrenoceptor, ADRA2) inibem a adenilil ciclase e reduzem a produção de cAMP, o que favorece as contrações uterinas. As alterações na sensibilidade do útero aos agonistas endógenos (catecolaminas, prostaglandinas) que operam através destes receptores podem ser responsáveis pela transição da quiescência uterina para o início do trabalho de parto. No entanto, essa hipótese ainda precisa ser verificada. Os betamiméticos (ritodrina, terbutalina, salbutamol) estavam entre os primeiros agentes usados clinicamente para inibir as contrações uterinas no contexto do trabalho de parto prematuro, porém a sua eficácia permanece questionável [109]. Além do mais, uma vez que os receptores ADRB2 sejam amplamente expressos em muitos sistemas dos órgãos, o uso de betamiméticos na gravidez está associado a efeitos colaterais cardiovasculares, neuromusculares e metabólicos potencialmente sérios.

▶ Papel das proteínas de junção

O relaxamento uterino durante a gravidez se deve em parte à incoordenação elétrica e metabólica entre as células musculares lisas miometriais. As junções são canais de proteína especializados que facilitam a propagação da atividade elétrica e a troca de pequenas moléculas entre as células adjacentes. Acredita-se que o aparecimento das junções no miométrio indique o início do trabalho de parto [110-112]. A GJA1 (conexina 43) é uma das principais proteínas nas junções miometriais. A sua expressão é estimulada pelo estradiol e ácido retinoico e inibida pela progesterona [113-115]. A função das junções é rigidamente regulada pela fosforilação de resíduos de serina no terminal C de GJA1. A deleção condicional do gene *GJA1* em um modelo murino foi associada a um atraso marcante no parto [116].

ESTIMULANTES E RELAXANTES UTERINOS

A lista de estimulantes e relaxantes uterinos implicados no início do trabalho de parto a termo está resumida na Tabela 22.2. Alguns deles são discutidos em maiores detalhes a seguir.

▶ Estimulantes uterinos

Ocitocina

A ocitocina é um potente agente uterotônico endógeno. O útero é muito sensível à OT e ela é capaz de estimular as contrações uterinas se ministrada exogenamente por infusão intravenosa no ritmo de 1-2 mU/min a termo. Contudo, ainda permanecem muitas incertezas quanto ao seu mecanismo de ação. Por exemplo, a análise da relação da tensão de Ca^{2+} nas fibras miometriais gravídicas revela um forte componente de 'sensibilização de Ca^{2+}' durante as contrações induzidas por OT [117,118], provavelmente envolvendo a inibição da fosfatase de miosina. Os mecanismos envolvidos estão em investigação, mas, provavelmente, envolvem pequenas proteínas ligadas a GTP da família RHO e a ativação de quinases dependentes de RHO [119].

Tabela 22.2 Fatores endógenos e exógenos que afetam a contratilidade miometrial durante o trabalho de parto

Estimulantes uterinos
Endógenos
Ocitocina
Prostaglandinas
Endotelina
Fator de crescimento epidérmico

Exógenos
Ocitocina
Prostaglandinas

Relaxantes uterinos
Endógenos
Relaxina
Óxido nítrico
L-Arginina
Magnésio
Hormônio liberador de corticotrofina

Exógenos
Agonistas β-adrenérgicos (hidroclorido de ritodrina, sulfato de terbutalina, salbutamol, fenoterol)
Antagonista receptor de ocitocina (atosiban)
Sulfato de magnésio
Bloqueadores dos canais de cálcio (nifedipino, diltiazem, verapamil)
Inibidores da prostaglandina (indometacina)
Inibidor da fosfodiesterase (aminofilina)
Doador de óxido nítrico (nitroglicerina, nitropussiato de sódio)

Prostaglandinas

> **Quadro 22.3 Resumo**
>
> As prostaglandinas são o caminho comum final da cascata do parto. Prostaglandinas ministradas por qualquer rota a qualquer espécie em qualquer estágio da gestação resultarão no término da gravidez.

As prostaglandinas causam contrações uterinas, apagamento cervical e dilatação e podem ser usadas clinicamente para indução do trabalho de parto. Uma discussão detalhada do papel central que as prostaglandinas desempenham no desencadeamento do trabalho de parto está além do objetivo deste capítulo e foi examinada em outro lugar [4-9,29,30].

Endotelina

A endotelina é um peptídeo de 21 aminoácidos com propriedades vasoconstritoras potentes que se liga a receptores específicos nas células vasculares endoteliais para regular a homeostase vascular. Os receptores de endotelina também foram isolados no âmnio, córion, endométrio e miométrio [120,121] e aumentam no miométrio durante o trabalho de parto [121,122]. A endotelina promove diretamente a contratilidade uterina através do seu aumento de $[Ca^{2+}]_i$ [120,123] e indiretamente através da estimulação da produção de prostaglandina pela decídua e membranas fetais [121].

Fator de crescimento epidermal

O fator de crescimento epidermal (EGF) é um fator de crescimento onipresente que desempenha um papel importante na regulação do crescimento, proliferação e diferenciação celular. Sua ação ocorre através da ligação a receptores de tirosina quinase específicos da superfície celular que também foram identificados na decídua e miométrio e parecem ser suprarregulados pelo estrogênio [120]. EGF parece promover diretamente a contratilidade uterina pelo aumento de $[Ca^{2+}]_i$ [124] e indiretamente pela mobilização de ácido araquidônico e aumento da síntese e liberação de prostaglandinas pela decídua e membranas fetais [121].

▶ Relaxantes uterinos

Relaxina

A relaxina é secretada pelo corpo lúteo, placenta e miométrio e foram identificados sítios de ligação da relaxina nas células miometriais [125]. A relaxina inibe a contratilidade miometrial, promovendo o escoamento do cálcio e, assim, reduzindo $[Ca^{2+}]_i$ e inibindo a ativação de canais de Ca^{2+} mediados por agonistas; ela também inibe diretamente a fosforilação de MLCK [81,125,126]. Infelizmente, a administração exógena de relaxina não demonstrou de forma consistente inibir a atividade contrátil uterina [127].

Proteína relacionada com o hormônio da paratireoide

A proteína relacionada com o hormônio da paratireoide (PTHrP) é produzida por muitos tecidos e possui várias funções nos tecidos em desenvolvimento e adultos, incluindo a regulação do tônus vascular, remodelação óssea, transporte placentário de cálcio e relaxamento miometrial. No miométrio dos ratos, os níveis de mRNA PRHrP aumentam no final da gestação e são mais altos no miométrio gravídico, comparados ao miométrio não gravídico [128]. Nas ratas grávidas, a administração de PTHrP(1-34) inibe as contrações espontâneas na camada longitudinal do miométrio; em ratas não grávidas, PTHrP(1-34) inibe as contrações uterinas estimuladas pela OT e acetilcolina [129,130] e retarda, mas não elimina completamente o aumento na conexina 43 e expressão genética de OTR [131]. Foi demonstrado que PTHrP (1-34) exerce um efeito relaxante significativo no miométrio humano coletado de tecidos no final da gestação antes, mas não depois, do início do trabalho de parto [132]. Considerados em conjunto, estas dados sugerem que o desencadeamento do trabalho de parto está associado à inativação do efeito de relaxamento miometrial do PTHrP.

Peptídeo relacionado com o gene de calcitonina e adrenomedulina

Os níveis circulantes do peptídeo relacionado com o gene da calcitonina (CGRP) e adrenomedulina estão aumentados na gravidez e foram implicados na manutenção da quiescência miometrial durante a gestação [133-135]. Foi identificado que o CGRP inibe a contratilidade miometrial em ratos [133], humanos [136] e camundongos [137]. No entanto, este efeito desaparece após o início do trabalho de parto, sugerindo que a progesterona pode ser necessária para mediar a atividade de CGRP [133]. A adrenomedulina demonstrou inibir as contrações uterinas espontâneas induzidas por bradiquinina e galanina em ratos [134,138], mas o seu papel na gravidez humana ainda não está bem estabelecido.

Magnésio

O magnésio está presente em altas concentrações no miométrio. Promove a inibição da entrada de Ca^{2+} nas células miometriais pelos canais de cálcio operados por voltagem dos tipos T e L e aumenta a sensibilidade dos canais de K^+ ativada por Ca^{2+} [126,139], o que leva à hiperpolarização e relaxamento das células miometriais. O magnésio compete com o cálcio no interior da célula pela ligação com a calmudolina, reduzindo a afinidade dos complexos calmudolina por MLCK, o que favorece ainda mais o relaxamento miometrial [140].

Óxido nítrico

No começo da década de 1980, Furchgott et al. descreveram um fator liberado pelo endotélio vascular com propriedades relaxantes das células vasculares de musculatura lisa. Esse fator é suprarregulado pela acetilcolina, bradiquinina, histamina e 5-hidroxitriptamina e inibido pela hemoglobina. Esse chamado 'fator de relaxamento derivado do endotélio' posteriormente demonstrou ser óxido nítrico (NO) [141,142]. O NO ativa a via da guanilato ciclase, levando à produção de cGMP, diminuindo $[Ca^{2+}]_i$ e interferindo na fosforilação da cadeia leve de miosina [143,144]. NO e o seu substrato L-arginina, bem como doadores de NO (como o nitroprussiato de sódio), demonstraram causar relaxamento da atividade contrátil miometrial, tanto in vitro quanto in vivo [145]. Em condições fisiológicas, a ʟ-arginina é convertida em L-citrulina e NO pela enzima sintase do óxido nítrico (NOS). Há três isoformes NOS distintos: NOS neuronal (nNOS ou NOS1), NOS induzível (iNOS ou NOS2) e NOS endotelial (eNOS ou NOS3). nNOS e NOS são isoformes constitutivos dependentes de cálcio enquanto que iNOS é uma enzima induzível independente de cálcio que é altamente expressa nos macrófagos e outros tecidos, especialmente no contexto de inflamação. O papel de NO no sistema cardiovascular, nervoso e imunológico foi amplamente estudado e confirmado, mas o seu envolvimento no relaxamento da fibra uterina continua controverso. iNOS é expresso no miométrio humano, e alguns estudos sugeriram que a sua expressão diminui antes do início do trabalho de parto, seja ele a termo ou prematuro [146]. No entanto, outros estudos não conseguiram confirmar estas observações [147-149]. Além do mais, a adição de L-arginina ou do inibidor de NOS L-nitro-arginina-metil-éster ($_L$NAME) não afeta a contratilidade miometrial *in vitro* [145,150]. Considerados em conjunto, estes estudos sugerem que o caminho de NO não está diretamente envolvido na regulação da contratilidade uterina na gravidez humana.

Fosfodiesterase

A família multigene de enzimas fosfodiesterase (PDE) atenua os efeitos de cAMP e cGMP pela catalização da sua hidrólise e inativação e, assim, ocupa uma posição-chave na modulação dos níveis intracelulares de nucleotídeo cíclico. Foram estabelecidas doze famílias distintas, porém relacionadas de PDE, de acordo com a homologia da sequência, especificidade do substrato, sensibilidade do inibidor e função. Vários isoformes de PDE foram identificados no útero humano [151-153]. Todos os subtipos PDE1 são ativados por Ca^{2+}/calmodulina [154,155] e unicamente integram os mecanismos de sinalização de Ca^{2+} e dos nucleotídeos cíclicos. A atividade das enzimas PDE, responsáveis pela degradação de cAMP, revelou-se significativamente inibida no tecido miometrial durante a gravidez [156], provavelmente como consequência de altos níveis de progesterona [157], sugerindo que a inibição de PDE pode fazer parte do mecanismo responsável pelo relaxamento miometrial e pela manutenção da gravidez. Foram estudados diversos inibidores de PDE não seletivos e seletivos em um esforço de desenvolver um agente tocolítico efetivo para tratar o trabalho de parto prematuro, incluindo 3-isobutil-1-metilxantina (um inibidor de PDE não específico), rolipram (um inibidor específico de PDE4), vinpocetine (um inibidor específico de PDE1) e sildenafil (um inibidor específico de PDE5) [151,158]. Apesar dos efeitos relaxantes [151,159-162] e anti-inflamatórios potentes [160] nos feixes de fibras miometriais de mulheres grávidas, o valor terapêutico destes agentes parece estar limitado pela sua falta de especificidade, baixa potência e efeitos colaterais maternos.

▶ Relaxantes uterinos exógenos

Foram desenvolvidos inúmeros relaxantes uterinos em uma tentativa de prevenir e interromper o trabalho de parto prematuro (ver Tabela 22.2). Infelizmente, a capacidade destes agentes tocolíticos de prevenir o nascimento prematuro tem sido decepcionante.

Agonistas de receptores adrenérgicos β_2

Os agonistas ADRB2 agem através de receptores específicos nas células miometriais para ativar PKA dependente de cAMP, o que, por sua vez, inibe a fosforilação da cadeia leve de miosina [163] e reduz $[Ca^{2+}]_i$ [126,139], levando por conseguinte à relaxação miometrial.

Antagonistas de receptores de ocitocina

Antagonistas sintéticos competitivos de OTR, como atosiban (que têm especificidade mista do receptor de vasopressina/ocitocina), inibem a contratilidade uterina, tanto *in vitro* quanto *in vivo* [164-166]. A ausência relativa de OTR em outros sistemas orgânicos (com exceção do rim) sugere que tais agentes devem ter poucos efeitos colaterais, e isto foi confirmado por inúmeros ensaios clínicos [167-169].

Bloqueadores de canais de cálcio

Os bloqueadores de canais de cálcio funcionam primariamente inibindo a entrada de Ca^{2+} através de canais de cálcio do tipo L dependentes de voltagem. Isto provoca relaxamento uterino, mas pode ter efeitos adversos cardiovasculares na condução atrioventricular.

Inibidores da síntese de prostaglandina

Os inibidores da síntese de prostaglandina desativam a enzima ciclo-oxigenase responsável pela conversão do ácido araquidônico para o metabólito intermediário PGH_2, que é posteriormente convertido para PGE_2 e $PGF_{2\alpha}$. A aspirina causa acetilação irreversível da enzima ciclo-oxigenase (COX), enquanto que a indometacina é um inibidor competitivo (reversível). Embora sejam relativamente efetivos na supressão das contrações uterinas, os efeitos adversos desses agentes no feto em desenvolvimento (incluindo o fechamento prematuro do canal arterial e hipertensão pulmonar persistente) têm seu uso significativamente limitado. Além do mais, esses efeitos adversos podem ser vistos com inibidores não seletivos de COX (como a indometacina) e os que são seletivos para o isoforme induzível de COX-2 (meloxicam, celecoxib).

MECANISMO DO TRABALHO DE PARTO NORMAL A TERMO

O trabalho de parto e o parto não são um processo passivo em que as contrações uterinas impulsionam um objeto rígido através de uma abertura fixa. A habilidade do feto de se adaptar a pelve com sucesso é dependente da interação complexa de três variáveis: a força, o passageiro e a passagem.

A força

Refere-se à força gerada pela musculatura uterina. A atividade uterina é caracterizada pela frequência, amplitude (intensidade) e duração das contrações. Ela pode ser avaliada pela observação, palpação, monitores externos (como a tocodinamimetria externa, que mede as mudanças no formato da parede abdominal, como uma função das contrações uterinas e é, portanto, mais qualitativa do que quantitativa) e a medida direta da pressão intrauterina (que requer a inserção de um transdutor de pressão diretamente na cavidade uterina, geralmente através do colo uterino após a ruptura das membranas fetais). Acredita-se que quanto mais efetiva a

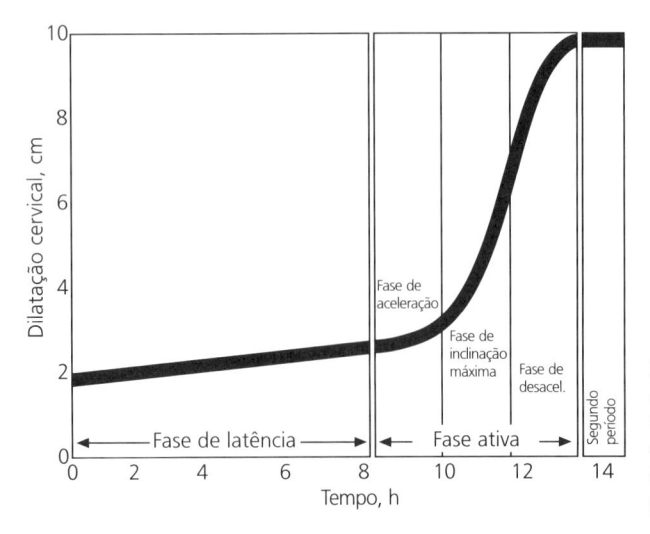

Fig. 22.4 Características da curva da dilatação cervical média durante o trabalho de parto em nulíparas. (Modificada de Friedman EA. Labour: Clinical Evaluation and Management, 2nd edn. New York: Appleton-Century-Crofts, 1978 com permissão.)

força, mais provável será o parto vaginal bem-sucedido; contudo, existem poucos dados para apoiar esta afirmação. Classicamente, define-se a atividade uterina 'adequada' no trabalho de parto pela presença de três a cinco contrações a cada 10 minutos, e, assim, são observadas em, aproximadamente, 95% das mulheres em trabalho de parto espontâneo a termo. Várias unidades foram projetadas para medir objetivamente a atividade uterina, usando um transdutor para aferição da pressão uterina, os mais comuns dos quais são as *unidades Montevidéu* (a força média das contrações em mmHg multiplicada pelo número de contrações por 10 minutos), que é uma medida da frequência e amplitude médias acima do tônus basal; 200-250 unidades Montevidéu definem o trabalho de parto adequado [170,171]. A medida final da atividade uterina é clínica. Se as contrações uterinas forem 'adequadas', ocorrerá um dos dois eventos: ou o colo do útero irá se apagar e dilatar e a cabeça fetal irá descer ou haverá aumento da bossa serossanguínea (edema do escalpo) e/ou moldagem dos ossos do crânio. A última situação sugere um diagnóstico de desproporção cefalopélvica.

O passageiro

O passageiro é o feto. Existem diversas variáveis fetais que podem influenciar o curso do trabalho de parto e do parto.

1 Tamanho fetal: pode ser estimado clinicamente pelo uso das quatro manobras de Leopold ou por ultrassonografia.
2 Situação fetal: refere-se ao eixo longitudinal do feto em relação ao eixo longitudinal do útero.
3 Apresentação fetal: refere-se à parte fetal que se sobrepõe diretamente no estreito superior da pelve.
4 Atitude: refere-se à posição da cabeça em relação à espinha fetal (isto é, o grau de flexão e/ou extensão da cabeça fetal).
5 Posição do feto: refere-se à orientação da apresentação fetal em relação à pelve materna.
6 Descida: uma medida da descida da apresentação fetal pelo canal de parto.

A presença de uma gestação multifetal aumenta a probabilidade de situação anormal e má apresentação no trabalho de parto.

A passagem

A passagem consiste na pelve óssea (sacro, íleo, ísquio e púbis) e da resistência proporcionada pelas partes pélvicas moles (colo uterino e músculos do assoalho pélvico). Foram feitas com muita precisão as medidas dos vários parâmetros da pelve óssea feminina, diretamente em cadáveres e pelo uso de exames por imagens (tomografia computadorizada e ressonância magnética) em mulheres vivas, tendo sido definidos quatro formatos diferentes (ginecoide, antropoide, androide e platipeloide). Na prática, entretanto, o uso da pelvimetria para avaliar o formato e a capacidade pélvica é de valor limitado. A única maneira de determinar se um determinado feto conseguirá passar com segurança através de uma determinada pelve é à prova de trabalho de parto.

> **Quadro 22.4 Resumo**
>
> O trabalho de parto e o parto não são um processo passivo em que as contrações uterinas empurram um objeto rígido por uma abertura fixa. A habilidade do feto de se adaptar à pelve com sucesso é dependente da interação complexa de três variáveis: a força, o passageiro e a passagem.

▶ Períodos do trabalho de parto

Embora o trabalho de parto seja um processo contínuo, para fins de estudo e para auxiliar no manejo clínico ele foi dividido em três períodos, conforme descrito por Friedman (Fig. 22.4) [172,173]. O primeiro período refere-se ao

Tabela 22.3 Progressão do trabalho de parto espontâneo a termo

Parâmetro	Média	Quinto percentil
Nulíparas		
Duração total do trabalho de parto	10,1 horas	25,8 horas
Duração do primeiro período do trabalho de parto	9,7 horas	24,7 horas
Duração do segundo período do trabalho de parto	33 minutos	117,5 minutos
Duração da fase de latência	6,4 horas	20,6 horas
Ritmo da dilatação cervical durante a fase ativa	3 cm/hora	1,2 cm./hora
Duração do terceiro período do trabalho de parto	5 minutos	30 minutos
Multíparas		
Duração total do trabalho de parto	6,2 horas	19,5 horas
Duração do primeiro período do trabalho de parto	8 horas	18,8 horas
Duração do segundo período do trabalho de parto	8,5 minutos	46,5 horas
Duração da fase de latência	4,8 horas	13,6 horas
Ritmo da dilatação cervical durante a fase ativa	5,7 cm./hora	1,5 cm./hora
Duração do terceiro período do trabalho de parto	5 cm.	30 minutos

Fonte: Dados de Friedman EA. Labour: Clinical Evaluation and Management, 2nd edn. New York: Appleton-Century-Crofts, 1978 com permissão.

intervalo entre o início do trabalho de parto e a dilatação cervical completa (10 cm). Ele foi subdividido em diversas fases de acordo com o ritmo da dilatação cervical. A duração e o ritmo da modificação cervical durante o segundo período do trabalho de parto varia entre as mulheres nulíparas e multíparas (Tabela 22.3). O segundo período refere-se ao intervalo entre a dilatação cervical completa e o parto do bebê. O terceiro período refere-se à dequitação da placenta e das membranas fetais, que, geralmente, dura menos de 10 minutos, mas poderá durar até 30 minutos na ausência de sangramento excessivo antes que seja considerada uma intervenção ativa.

Movimentos cardinais no trabalho de parto

Os mecanismos do trabalho de parto, também conhecidos como movimentos cardinais, referem-se às mudanças na posição da cabeça fetal durante a sua passagem pelo canal de parto. Em decorrência da assimetria do formato da cabeça fetal e da pelve óssea materna, estas rotações são necessárias para que o feto se adapte com sucesso ao canal de parto. Embora o trabalho de parto e o nascimento constituam um processo contínuo, são descritos sete movimentos cardinais do feto: insinuação (passagem do diâmetro maior da apresentação pelo estreito superior da pelve), descida, flexão, rotação interna, extensão, rotação externa (também conhecida como restituição) e expulsão (Fig. 22.5).

MANEJO DO TRABALHO DE PARTO E PARTO NÃO COMPLICADO

Manejo intraparto

A avaliação inicial no trabalho de parto deve incluir uma história objetiva (hora do início das contrações, condições das membranas amnióticas, presença ou ausência de sangramento vaginal, percepção de movimento fetal), exame físico e os testes laboratoriais necessários de rotina (hemograma completo, tipo sanguíneo). O exame físico deve incluir a documentação dos sinais vitais da paciente, anotação da situação e apresentação fetais, uma avaliação do bem-estar fetal e uma estimativa da frequência, duração e qualidade das contrações uterinas. Tamanho, situação, apresentação e atitude do feto devem ser avaliados pela palpação abdominal. Se não houver contraindicações para o exame pélvico, devem ser registrados o grau de dilatação cervical, apagamento, condição das membranas fetais e a posição e descida da apresentação. Não havendo certeza da apresentação fetal ou se o exame clínico sugerir uma anormalidade (como uma gravidez multifetal, baixo volume de fluido amniótico ou restrição do crescimento intrauterino), é indicada a realização de uma ultrassonografia. A avaliação da qualidade das contrações uterinas e o grau de dilatação cervical devem ser realizados a intervalos apropriados para o acompanhamento do progresso do trabalho de parto. Os exames vaginais devem ser reduzidos ao mínimo necessário, para evitar a promoção de infecção intra-amniótica. O manejo da dor deve ser discutido e implantado quando desejado. O ritmo cardíaco fetal deve ser registrado antes, durante e depois das contrações uterinas, pelo menos a cada 30 minutos no primeiro período do trabalho de parto e a cada 15 minutos no segundo período.

Assistência clínica no parto

A preparação para o parto deve levar em conta a paridade da paciente, apresentação do feto e a progressão do trabalho de parto. Os objetivos da assistência clínica no parto são a redução do trauma materno, prevenção de dano fetal e suporte inicial do recém-nascido, se necessário. Quando ocorre o coroamento fetal, e o parto é iminente, pode ser feita uma pressão com a mão para firmar a cabeça flexionada e controlar o parto, prevenindo a expulsão precipitada, que está associada a lacerações perineais,

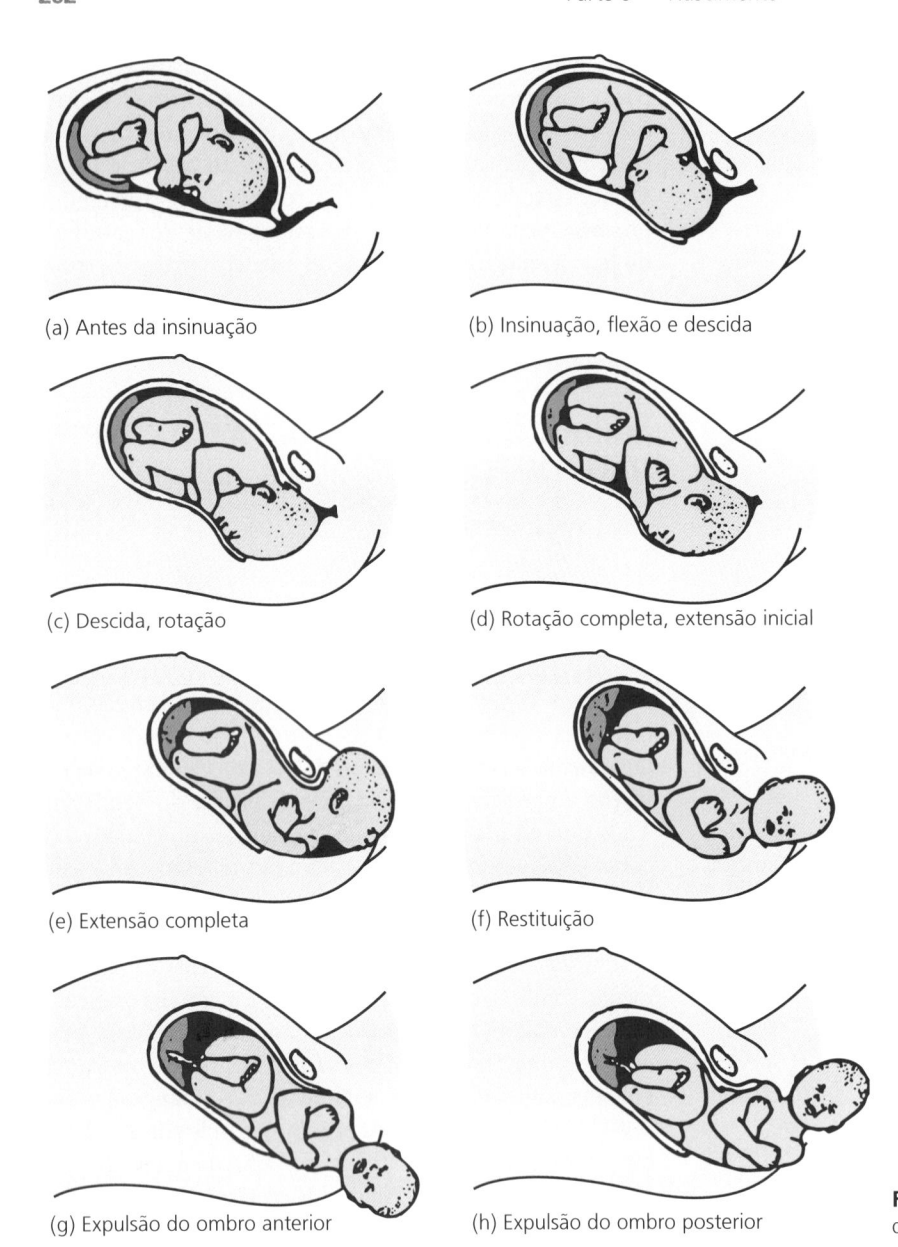

(a) Antes da insinuação
(b) Insinuação, flexão e descida
(c) Descida, rotação
(d) Rotação completa, extensão inicial
(e) Extensão completa
(f) Restituição
(g) Expulsão do ombro anterior
(h) Expulsão do ombro posterior

Fig. 22.5 Movimentos cardinais do feto durante o trabalho de parto e o nascimento.

além de traumatismo intracraniano. Depois do desprendimento da cabeça fetal, ocorre a rotação externa (restituição). Se o cordão estiver em torno do pescoço, ele deve ser passado por cima da cabeça ou, se não for possível, devem ser feitos os clampeamentos duplo e seccionado. O uso de sucção para limpar as secreções da boca fetal, orofaringe e narinas não demonstrou reduzir a incidência da síndrome de aspiração meconial [174] e não é recomendada rotineiramente. Em seguida, as mãos devem ser colocadas lateralmente nos parietais, e o ombro anterior do feto é liberado na contração seguinte com uma tração para baixo em direção ao sacro materno em consonância com os esforços maternos de expulsão. O ombro posterior é, então, liberado com uma tração para cima. O bebê deve ser segurado com firmeza e limpo e enxugado com uma toalha esterilizada. O momento do clampeamento do cordão depende das situações e, frequentemente, é realizado imediatamente após o parto.

Dequitação da placenta e membranas fetais

O terceiro período do trabalho de parto pode ser manejado passiva ou ativamente. O *manejo passivo* envolve esperar pelos três sinais clássicos do descolamento placentário (alongamento do cordão umbilical, um jorro de sangue pela vagina significando que a placenta se descolou da parede uterina e uma alteração no formato do fundo uterino de discoide para globular com elevação da altura do fundo do útero) antes de aplicar tração ao cordão umbilical. Foi demonstrado que o *manejo ativo* do terceiro período reduz a perda total de sangue e a incidência de hemorragia pós-parto [175], mas pode complicar o manejo nos casos que envolvem um segundo gêmeo não diagnosticado ou placenta acreta. No manejo ativo, agentes uterotônicos, como a ocitocina, são administrados no parto, para acelerar a expulsão da placenta. São descritas duas técnicas de tração controlada do cordão para facilitar o descolamento e expulsão da placenta: (i) a manobra de Brandt-Andrews, em que uma das mãos colocada sobre a parede abdominal fixa o fundo do útero para impedir a inversão uterina, enquanto a outra mão exerce uma tração contínua para baixo no cordão umbilical; ou (ii) a manobra de Credé, em que o cordão é mantido fixo com a mão inferior, enquanto com a outra mão colocada sobre o abdome é aplicada pressão e massagem uterinas. Deve ser tomado cuidado para evitar a avulsão do cordão.

Após o parto, a placenta, o cordão umbilical e as membranas fetais devem ser examinados. A falta de um cotilédone placentário ou um defeito na membrana sugere retenção de uma parte da placenta, o que pode causar a hemorragia pós-parto ou infecção. Neste contexto, poderá ser necessária uma exploração manual e/ou cirúrgica do útero para remover os restos placentários. Cérvice, vagina e períneo também devem ser cuidadosamente examinados para verificar se existem lacerações ou outras lesões. Se for encontrada uma laceração, deve ser observada a sua extensão e posição e feita a sua sutura. É essencial uma analgesia adequada (seja regional ou local) para realizar a sutura. Deve ser dada atenção especial à reparação do corpo perineal, do esfíncter retal externo e da mucosa retal. Uma falha no reconhecimento e reparação de uma lesão retal poderá levar à séria morbidade a longo prazo, principalmente a incontinência fecal.

CONCLUSÕES

O início do trabalho de parto e nascimento em tempo oportuno é um determinante importante do resultado perinatal. O trabalho de parto é um processo fisiológico e contínuo. Os fatores responsáveis pelo início e pela manutenção do trabalho de parto a termo não estão entendidos completamente e continuam em investigação ativa. O melhor entendimento dos mecanismos responsáveis pelo início do trabalho de parto irá aprimorar o nosso conhecimento sobre transtornos do parto como o trabalho de parto prolongado (pós-termo) e reforçar a nossa capacidade de assegurar resultados de sucesso na gravidez.

AGRADECIMENTOS

O trabalho aqui descrito foi apoiado por Wellbeing of Women, SAFE network of Excellence, Wellcome Trust (A.L.B.) e March of Dimes (E.R.N.).

REFERÊNCIAS

1. Sennstrom MB, Ekman G, Westergren-Thorsson G et al. Human cervical ripening, an inflammatory process mediated by cytokines. *Mol Hum Reprod* 2000;6:375-381.
2. Dubicke A, Andersson P, Fransson E et al. High-mobility group box protein 1 and its signalling receptors in human preterm and term cervix. *J Reprod Immunol* 2010;84:86-94.
3. Nathanielsz PW, Giussani DA, Wu WX. Stimulation of the switch in myometrial activity from contractures to contractions in the pregnant sheep and nonhuman primate. *Equine Vet J* 1997;24:83-88.
4. Liggins GC. Initiation of labour. *Biol Neonate* 1989;55:366-394.
5. Challis JRG, Gibb W. Control of parturition. *Prenat Neonat Med* 1996;1:283-291.
6. Nathanielsz PW. Comparative studies on the initiation of labour. *Eur J Obstet Gynecol Reprod Biol* 1998;78:127-132.
7. Norwitz ER, Robinson JN, Challis JRG. The control of labour. *N Engl J Med* 1999;341:660-667.
8. Challis JRG, Matthews SG, Gibb W, Lye SJ. Endocrine and paracrine regulation of birth at term and preterm. *Endocr Rev* 2000;21:514-550.
9. Mendelson CR. Fetal–maternal hormonal signalling in pregnancy and labour. *Mol Endocrinol* 2009;23:947-954.
10. Wen SW, Smith G, Yang Q, Walker M. Epidemiology of preterm birth and neonatal outcome. *Semin Fetal Neonatal Med* 2004;9:429-435.
11. Liggins GC. The onset of labour: an overview. In: McNellis D, Challis JRG, MacDonald PC, Nathanielsz PW, Roberts JM (eds) *The Onset of Labour: Cellular and Integrative Mechanisms*. A National Institute of Child Health and Human Development Research Planning Workshop (29 November to 1 December, 1987). Ithaca, NY: Perinatology Press, 1988: 1-3.
12. Iams JD, Goldenberg RL, Mercer BM et al. The Preterm Prediction Study: recurrence risk of spontaneous preterm birth. National Institute of Child Health and Human Development Maternal–Fetal Medicine Units Network. *Am J Obstet Gynecol* 1998;178:1035-1040.
13. Winkvist A, Mogren I, Hogberg U. Familial patterns in birth characteristics: impact on individual and population risks. *Int J Epidemiol* 1998;27:248-254.
14. Carmichael SL, Iyasu S, Hatfield-Timajchy K. Cause-specific trends in neonatal mortality among black and white infants, United States, 1980-1995. *Matern Child Health J* 1998;2:67-76.
15. Ventura SJ, Bachrach CA. Nonmarital childbearing in the United States, 1940-99. *Natl Vital Stat Rep* 2000;48:1-10.
16. Blackmore CA, Ferre CD, Rowley DL, Hogue CJ, Gaiter J, Atrash H. Is race a risk factor or a risk marker for preterm delivery? *Ethn Dis* 1993;3:372-377.
17. Blackmore-Prince C, Kieke B Jr, Kugaraj KA et al. Racial differences in the patterns of singleton preterm delivery in the 1988 National Maternal and Infant Health Survey. *Matern Child Health J* 1999;3:189-197.
18. Ekwo E, Moawad A. The risk for recurrence of premature births to African-American and white women. *J Assoc Acad Minor Phys* 1998;9:16-21.
19. Mercer BM, Goldenberg RL, Moawad AH et al. The Preterm Prediction Study: effect of gestational age and cause of pre-term birth on subsequent obstetric outcome. National Institute of Child Health and Human Development Maternal–Fetal Medicine Units Network. *Am J Obstet Gynecol* 1999;181:1216-1221.
20. Ananth CV, Getahun D, Peltier MR, Salihu HM, Vintzileos AM. Recurrence of spontaneous versus medically indicated preterm birth. *Am J Obstet Gynecol* 2006;195:643-650.
21. Getahun D, Ananth CV, Selvam N, Demissie K. Adverse perinatal outcomes among interracial couples in the United States. *Obstet Gynecol* 2005;106:81-88.
22. Esplin MS. Preterm birth: a review of genetic factors and future directions for genetic study. *Obstet Gynecol Surv* 2006;61:800-806.

23. Gibson CS, MacLennan AH, Dekker GA et al. Genetic polymorphisms and spontaneous preterm birth. *Obstet Gynecol* 2007;109:384-391.

24. Menon R, Forunato SJ, Thorsen P, Williams S. Genetic associations in preterm birth: a primer of marker selection, study design, and data analysis. *J Soc Gynecol Investig* 2006;13:531-541.

25. Genç MR, Vardhana S, Delaney ML, Witkin SS, Onderdonk A for the MAP Study Group. TNFA –308 G?→?A polymorphism influences the TNF-alpha response to altered vaginal flora. *Eur J Obstet Gynecol Reprod Biol* 2007;134:188-191.

26. Macones GA, Parry S, Elkousy M, Clothier B, Ural SH, Strauss JF III. A polymorphism in the promoter region of TNF and bacterial vaginosis: preliminary evidence of gene–environment interaction in the aetiology of spontaneous preterm birth. *Am J Obstet Gynecol* 2004;190:1504-1508.

27. Nguyen DP, Genç MR, Vardhana S, Babula O, Onderdonk A, Witkin SS. Ethnic differences of polymorphisms in cytokine and innate immune system genes in pregnant women. *Obstet Gynecol* 2004;104:293-300.

28. Norwitz ER, Lye SJ. Biology of parturition. In: Creasy RK, Resnick R, Iams JD, Lockwood CJ, Moore T (eds) *Creasy and Resnick's Maternal–Fetal Medicine*, 6th edn. Philadelphia: Elsevier, 2009:69-85.

29. Myers DA, Nathanielsz PW. Biologic basis of term and preterm labour. *Clin Perinatol* 1993;20:9-28.

30. Honnebier MB, Nathanielsz PW. Primate parturition and the role of the maternal circadian system. *Eur J Obstet Gynecol Reprod Biol* 1994;55:193-203.

31. Madden JD, Gant NF, MacDonald PC. Study of the kinetics of conversion of maternal plasma dehydroisoandrosterone sulfate to 16 alpha-hydroxydehydroisoandrosterone sulfate, estradiol, and estriol. *Am J Obstet Gynecol* 1978;132:392-395.

32. Mecenas CA, Giussani DA, Owiny JR et al. Production of premature delivery in pregnant rhesus monkeys by androstenedione infusion. *Nat Med* 1996;2:443-448.

33. Figueroa JP, Honnebier MBOM, Binienda Z, Wimsatt J, Nathanielsz PW. Effect of 48 hour intravenous Δ^4 androstenedione infusion on pregnant rhesus monkeys in the last third of gestation: changes in maternal plasma estradiol concentrations and myometrial contractility. *Am J Obstet Gynecol* 1989;161:481-486.

34. Nathanielsz PW, Jenkins SL, Tame JD, Winter JA, Guller S, Giussani DA. Local paracrine effects of estradiol are cen-tral to parturition in the rhesus monkey. *Nat Med* 1998;4:456-459.

35. Mesiano S, Wang Y, Norwitz ER. Progesterone receptors in the human pregnancy uterus: do they hold the key to birth timing? *Reprod Sci* 2011;18:6-19.

36. Young IR, Renfree MB, Mesiano S, Shaw G, Jenkin G, Smith R. The comparative physiology of parturition in mammals: hormones and parturition in mammals. In: Norris D, Lopez K (eds) *Hormones and Reproduction in Vertebrates*. London: Academic Press, 2010.

37. Young IR. The comparative physiology of parturition in mammals. *Front Horm Res* 2001;27:10-30.

38. Tulchinsky D, Hobel CJ, Yeager E, Marshall JR. Plasma estrone, estradiol, estriol, progesterone, and 17-hydroxyprogesterone in human pregnancy. I. Normal pregnancy. *Am J Obstet Gynecol* 1972;112:1095-1100.

39. Boroditsky RS, Reyes FI, Winter JS, Faiman C. Maternal serum oestrogen and progesterone concentrations preceding normal labour. *Obstet Gynecol* 1978;51:686-691.

40. Corner GW. *The Hormones in Human Reproduction*. London: Princeton University Press, 1946.

41. Csapo A. Progesterone block. *Am J Anat* 1956;98:273-291.

42. Avrech OM, Golan A, Weinraub Z, Bukovsky I, Caspi E. Mifepristone (RU486) alone or in combination with a prostaglandin analogue for termination of early pregnancy: a review. *Fertil Steril* 1991;56:385-393.

43. Chwalisz K, Stockemann K, Fuhrmann U, Fritzemeier KH, Einspanier A, Garfield RE. Mechanism of action of antiprogestins in the pregnant uterus. *Ann NY Acad Sci* 1995;761:202-223.

44. Meis PJ, Klebanoff M, Thom E et al. Prevention of recurrent preterm delivery by 17 alpha-hydroxyprogesterone caproate. *N Engl J Med* 2003;348:2379-2385.

45. da Fonseca EB, Bittar RE, Carvalho MH, Zugaib M. Pro-phylactic administration of progesterone by vaginal suppository to reduce the incidence of spontaneous preterm birth in women at increased risk: a randomised placebo-controlled double-blind study. *Am J Obstet Gynecol* 2003;188:419-424.

46. Fonseca EB, Celik E, Parra M, Singh M, Nicolaides KH. Progesterone and the risk of preterm birth among women with a short cervix. *N Engl J Med* 2007;357:462-469.

47. Condon JC, Jeyasuria P, Faust JM, Mendelson CR. Surfactant protein secreted by the maturing mouse fetal lung acts as a hormone that signals the initiation of parturition. *Proc Natl Acad Sci USA* 2004;101:4978-4983.

48. Miyamura K, Malhotra R, Hoppe HJ et al. Surfactant proteins A (SP-A) and D (SP-D): levels in human amniotic fluid and localization in the fetal membranes. *Biochim Biophys Acta* 1994;1210:303-307.

49. Crouch E, Wright JR. Surfactant proteins A and D and pulmonary host defence. *Annu Rev Physiol* 2001;63:521-554.

50. López Bernal A, Phizackerley PJ. Fetal surfactant as a source of arachidonate in human amniotic fluid. *Prostaglandins Other Lipid Mediat* 2000;60:59-70.

51. Casey ML, MacDonald PC. Biomolecular processes in the initiation of parturition: decidual activation. *Clin Obstet Gynecol* 1988;31:533-552.

52. Nagamatsu T, Schust DJ. The immunomodulatory roles of macrophages at the maternal–fetal interface. *Reprod Sci* 2010;17:209-218.

53. Kang J, Chapdelaine P, Laberge PY, Fortier MA. Functional characterisation of prostaglandin transporter and terminal prostaglandin synthases during decidualization of human endometrial stromal cells. *Hum Reprod* 2006;21:592-599.

54. Olson DM. The role of prostaglandins in the initiation of parturition. *Best Pract Res Clin Obstet Gynaecol* 2003;17:717-730.

55. Gordon S. Alternative activation of macrophages. *Nat Rev Immunol* 2003;3:23-35.

56. Lidstrom C, Matthiesen L, Berg G, Sharma S, Ernerudh J, Ekerfelt C. Cytokine secretion patterns of NK cells and macrophages in early human pregnancy decidua and blood: implications for suppressor macrophages in decidua. *Am J Reprod Immunol* 2003;50:444-452.

57. Cupurdija K, Azzola D, Hainz U et al. Macrophages of human first trimester decidua express markers associated to alternative activation. *Am J Reprod Immunol* 2004;51:117-122.

58. Heikkinen J, Mottonen M, Komi J, Alanen A, Lassila O. Phenotypic characterisation of human decidual macrophages. *Clin Exp Immunol* 2003;131:498-505.

59. Kudo Y, Hara T, Katsuki T et al. Mechanisms regulating the expression of indoleamine 2,3-dioxygenase during decidualization of human endometrium. *Hum Reprod* 2004;19:1222-1230.

60. Vince GS, Starkey PM, Jackson MC, Sargent IL, Redman CW. Flow cytometric characterisation of cell populations in human

pregnancy decidua and isolation of decidual macrophages. *J Immunol Methods* 1990;132:181-189.

61. Abrahams VM, Kim YM, Straszewski SL, Romero R, Mor G. Macrophages and apoptotic cell clearance during pregnancy. *Am J Reprod Immunol* 2004;51:275-282.

62. Norwitz ER, Starkey PM, López Bernal A, Turnbull AC. Identification by flow cytometry of the prostaglandin-producing cell populations of term human decidua. *J Endo-crinol* 1991;131:327-334.

63. Singh U, Nicholson G, Urban BC, Sargent IL, Kishore U, Bernal AL. Immunological properties of human decidual macrophages: a possible role in intrauterine immunity. *Reproduction* 2005;129:631-637.

64. Mitchell MD, Chang MC, Chaiworapongsa T et al. Identification of 9alpha,11beta-prostaglandin F2 in human amniotic fluid and characterisation of its production by human gestational tissues. *J Clin Endocrinol Metab* 2005;90:4244-4248.

65. Norwitz ER, López Bernal A, Starkey PM. Tumour necrosis factor-alpha selectively stimulates prostaglandin F2 alpha production by macrophages in human term decidua. *Am J Obstet Gynecol* 1992;167:815-820.

66. Pauerstein CJ, Zauder HL. Autonomic innervation, sex steroids and uterine contractility. *Obstet Gynecol Surv* 1970;25:S617-S630.

67. Yu JT, López Bernal A. The cytoskeleton of human myometrial cells. *J Reprod Fertil* 1998;112:185-198.

68. Sellers JR. Myosins: a diverse superfamily. *Biochim Biophys Acta* 2000;1496:3-22.

69. Takashima S. Phosphorylation of myosin regulatory light chain by myosin light chain kinase, and muscle contraction. *Circ J* 2009;73:208-213.

70. Word RA, Stull JT, Casey ML, Kamm KE. Contractile elements and myosin light chain phosphorylation in myometrial tissue from nonpregnant and pregnant women. *J Clin Invest* 1993;92:29-37.

71. Moore F, López Bernal A. Myosin light chain kinase and the onset of labour in humans. *Exp Physiol* 2001;86:313-318.

72. Hong F, Haldeman BD, John OA et al. Characterisation of tightly associated smooth muscle myosin–myosin light-chain kinase–calmodulin complexes. *J Mol Biol* 2009;390:879-892.

73. Choudhury N, Khromov AS, Somlyo AP, Somlyo AV. Telokin mediates Ca^{2+}-desensitization through activation of myosin phosphatase in phasic and tonic smooth muscle. *J Muscle Res Cell Motil* 2004;25:657-665.

74. Mackenzie LW, Word RA, Casey ML, Stull JT. Myosin light chain phosphorylation in human myometrial smooth muscle cells. *Am J Physiol* 1990;258:C92-C98.

75. Szal SE, Repke JT, Seely EW, Graves SW, Parker CA, Morgan KG. $[Ca^{2+}]_i$ signalling in pregnant human myometrium. *Am J Physiol* 1994;267:77-87.

76. Wray S, Shmygol A. Role of the calcium store in uterine contractility. *Semin Cell Develop Biol* 2007;18:315-320.

77. Kupittayanant S, Luckas MJ, Wray S. Effect of inhibiting the sarcoplasmic reticulum on spontaneous and oxytocin-induced contractions of human myometrium. *BJOG* 2002;109:289-296.

78. Shmygol A, Blanks AM, Bru-Mercier G, Gullam JE, Thornton S. Control of uterine Ca^{2+} by membrane voltage: towards understanding the excitation–contraction coupling in human myometrium. *Ann NY Acad Sci* 2007;1101:97-109.

79. Young RC, Schumann R, Zhang P. Nifedipine block of capacitative calcium entry in cultured human uterine smooth-muscle cells. *J Soc Gynecol Investig* 2001;8:210-215.

80. Inoue Y, Nakao K, Okabe K et al. Some electrical properties of human pregnant myometrium. *Am J Obstet Gynecol* 1990;162:1090-1098.

81. Sanborn BM. Relationship of ion channel activity to control of myometrial calcium. *J Soc Gynecol Investig* 2000;7:4-11.

82. Sanborn BM, Ku CY, Shlykov S, Babich L. Molecular signalling through G-protein-coupled receptors and the control of intracellular calcium in myometrium. *J Soc Gynecol Investig* 2005;12:479-487.

83. Bolton TB. Calcium events in smooth muscles and their interstitial cells: physiological roles of sparks. *J Physiol* 2006;570:5-11.

84. Awad SS, Lamb HK, Morgan JM, Dunlop W, Gillespie JI. Differential expression of ryanodine receptor RyR2 mRNA in the non-pregnant and pregnant human myometrium. *Biochem J* 1997;322:777-783.

85. Rivera J, Lopez Bernal A, Varney M, Watson SP. Inositol 1,4,5-trisphosphate and oxytocin binding in human myometrium. *Endocrinology* 1990;127:155-162.

86. Berridge MJ. Smooth muscle cell calcium activation mechanisms. *J Physiol* 2008;586:5047-5061.

87. Young RC. Myocytes, myometrium, and uterine contractions. *Ann NY Acad Sci* 2007;1101:72-84.

88. Nakao K, Inoue Y, Okabe K, Kawarabayashi T, Kitamura K. Oxytocin enhances action potentials in pregnant human myometrium: a study with microelectrodes. *Am J Obstet Gynecol* 1997;177:222-228.

89. López Bernal A. Mechanisms of labour: biochemical aspects. *BJOG* 2003;110:S39-S45.

90. Sanborn BM. Hormonal signalling and signal pathway crosstalk in the control of myometrial calcium dynamics. *Semin Cell Develop Biol* 2007;18:305-314.

91. Chung D, Kim YS, Phillips JN et al. Attenuation of canonical transient receptor potential-like channel 6 expression specifically reduces the diacylglycerol-mediated increase in intracellular calcium in human myometrial cells. *Endocrinology* 2010;151:406-416.

92. Turnbull AC, Anderson AB. Uterine contractility and oxytocin sensitivity during human pregnancy in relation to the onset of labour. *J Obstet Gynaecol Br Commonw* 1968;75:278-288.

93. Fuchs AR, Fuchs F, Husslein P, Soloff MS. Oxytocin receptors in the human uterus during pregnancy and parturition. *Am J Obstet Gynecol* 1984;150:734-741.

94. Bossmar T, Akerlund M, Fantoni G, Szamatowicz J, Melin P, Maggi M. Receptors for and myometrial responses to oxytocin and vasopressin in preterm and term human pregnancy: effects of the oxytocin antagonist atosiban. *Am J Obstet Gynecol* 1994;171:1634-1642.

95. Phaneuf S, Rodriguez Linares B, TambyRaja RL, MacKenzie IZ, López Bernal A. Loss of myometrial oxytocin receptors during oxytocin-induced and oxytocin-augmented labour. *J Reprod Fertil* 2000;120:91-97.

96. Takayanagi Y, Yoshida M, Bielsky IF et al. Pervasive social deficits, but normal parturition, in oxytocin receptor-deficient mice. *Proc Natl Acad Sci USA* 2005;102:16096-16101.

97. Nishimori K, Young LJ, Guo Q, Wang Z, Insel TR, Matzuk MM. Oxytocin is required for nursing but is not essential for parturition or reproductive behavior. *Proc Natl Acad Sci USA* 1996;93:11699-11704.

98. Imamura T, Luedke CE, Vogt SK, Muglia LJ. Oxytocin modulates the onset of murine parturition by competing ovarian and uterine effects. *Am J Physiol* 2000;279:R1061-R1067.

99. Kavaliers M, Choleris E, Agmo A et al. Inadvertent social information and the avoidance of parasitised male mice: a role for oxytocin. *Proc Natl Acad Sci USA* 2006;103:4293-4298.
100. Melin P. Oxytocin antagonists in preterm labour and delivery. *Baillieres Clin Obstet Gynaecol* 1993;7:577-600.
101. Zuo J, Lei ZM, Rao CV. Human myometrial chorionic gonadotropin/luteinising hormone receptors in preterm and term deliveries. *J Clin Endocrinol Metab* 1994;79:907-911.
102. Slattery MM, Brennan C, O'Leary MJ, Morrison JJ. Human chorionic gonadotrophin inhibition of pregnant human myometrial contractility. *BJOG* 2001;108:704-708.
103. Eta E, Ambrus G, Rao CV. Direct regulation of human myometrial contractions by human chorionic gonadotropin. *J Clin Endocrinol Metab* 1994;79:1582-1586.
104. Ambrus G, Rao CV. Novel regulation of pregnant human myometrial smooth muscle cell gap junctions by human chorionic gonadotropin. *Endocrinology* 1994;135:2772-2779.
105. Belmonte A, Ticconi C, Dolci S et al. Regulation of phosphodiesterase 5 expression and activity in human pregnant and non-pregnant myometrial cells by human chorionic gonadotropin. *J Soc Gynecol Investig* 2005;12:570-577.
106. Word RA, Casey ML, Kamm KE, Stull JT. Effects of cGMP on $[Ca^{2+}]_i$, myosin light chain phosphorylation, and contraction in human myometrium. *Am J Physiol* 1991;260:C861-867.
107. Saade GR, Taskin O, Belfort MA, Erturan B, Moise KJ Jr. *In vitro* comparison of four tocolytic agents, alone and in combination. *Obstet Gynecol* 1994;84:374-378.
108. Chanrachakul B, Pipkin FB, Warren AY, Arulkumaran S, Khan RN. Progesterone enhances the tocolytic effect of ritodrine in isolated pregnant human myometrium. *Am J Obstet Gynecol* 2005;192:458-463.
109. Moutquin J. Treatment of preterm labor with the beta-adrenergic agonist ritodrine. The Canadian Preterm Labour Investigators Group. *N Engl J Med* 1992;327:308-312.
110. Garfield RE, Hayashi RH. Appearance of gap junctions in the myometrium of women during labor. *Am J Obstet Gynecol* 1981;140:254-260.
111. Cluff AH, Bystrom B, Klimaviciute A et al. Prolonged labour associated with lower expression of syndecan 3 and connexin 43 in human uterine tissue. *Reprod Biol Endocrinol* 2006;4:24.
112. Chow L, Lye SJ. Expression of the gap junction protein connexin-43 is increased in the human myometrium towards term and with the onset of labour. *Am J Obstet Gynecol* 1994;170:788-795.
113. Petrocelli T, Lye SJ. Regulation of transcripts encoding the myometrial gap junction protein, connexin-43, by oestrogen and progesterone. *Endocrinology* 1993;133:284-290.
114. Tanmahasamut P, Sidell N. Up-regulation of gap junctional intercellular communication and connexin43 expression by retinoic acid in human endometrial stromal cells. *J Clin Endocrinol Metab* 2005;90:4151-4156.
115. Tyson-Capper AJ, Cork DM, Wesley E, Shiells EA, Loughney AD. Characterisation of cellular retinoid-binding proteins in human myometrium during pregnancy. *Mol Hum Reprod* 2006;12:695-701.
116. Doring B, Shynlova O, Tsui P et al. Ablation of connexin43 in uterine smooth muscle cells of the mouse causes delayed parturition. *J Cell Sci* 2006;119:1715-1722.
117. McKillen K, Thornton S, Taylor CW. Oxytocin increases the $[Ca^{2+}]_i$ sensitivity of human myometrium during the falling phase of phasic contractions. *Am J Physiol* 1999;276:E345-E351.
118. Woodcock NA, Taylor CW, Thornton S. Effect of an oxytocin receptor antagonist and rho kinase inhibitor on the $[Ca^{++}]_i$ sensitivity of human myometrium. *Am J Obstet Gynecol* 2004;190:222-228.
119. Lartey J, López Bernal A. RHO protein regulation of contraction in the human uterus. *Reproduction* 2009;138:407-424.
120. Fuchs AR. Plasma membrane receptors regulating myometrial contractility and their hormonal modulation. *Semin Perinatol* 1995;19:15-30.
121. Yallampalli C. Role of growth factors and cytokines in the control of uterine contractility. In: Garfield RE, Tabb TN (eds) *Control of Uterine Contractility*. Boca Raton, FL: CRC Press, 1994:285-294.
122. Honore JC, Robert B, Vacher-Lavenu MC, Chapron C, Breuiller-Fouche M, Ferre F. Expression of endothelin receptors in human myometrium during pregnancy and in uterine leiomyomas. *J Cardiovasc Pharmacol* 2000;36:386-389.
123. Kaya T, Cetin A, Cetin M, Sarioglu Y. Effects of endothelin-1 and calcium channel blockers on contractions in human myometrium. *J Reprod Med* 1999;44:115-121.
124. Anwer K, Monga M, Sanborn BM. Epidermal growth factor increases phosphoinositide turnover and intracellular free calcium in an immortalised human myometrial cell line independent of the arachidonic acid metabolic pathway. *Am J Obstet Gynecol* 1996;174:676-681.
125. Hollingsworth M, Downing SJ, Cheuk JMS et al. Pharma-cological strategies for uterine relaxation. In: Garfield RE, Tabb TN (eds) *Control of Uterine Contractility*. Boca Raton, FL: CRC Press, 1994:401.
126. Sanborn BM. Hormones and calcium: mechanisms controlling uterine smooth muscle contractile activity. *Exp Physiol* 2001;86:223-237.
127. Kelly AJ, Kavanagh J, Thomas J. Relaxin for cervical ripening and induction of labour. *Cochrane Database Syst Rev* 2001;(2):CD03103.
128. Thiede MA, Daifotis AG, Weir EC et al. Intrauterine occupancy controls expression of the parathyroid hormone-related pep-tide gene in preterm rat myometrium. *Proc Natl Acad Sci USA* 1990;87:6969-6973.
129. Williams ED, Leaver DD, Danks JA, Moseley JM, Martin TJ. Effect of parathyroid hormone-related protein (PTHrP) on the contractility of the myometrium and localisation of PTHrP in the uterus of pregnant rats. *J Reprod Fertil* 1994;102:209-214.
130. Barri ME, Abbas SK, Care AD. The effects in the rat of two fragments of parathyroid hormone-related protein on uterine contractions in situ. *Exp Physiol* 1992;77:481-490.
131. Mitchell JA, Ting TC, Wong S, Mitchell BF, Lye SJ. Parathyroid hormone-related protein treatment of pregnant rats delays the increase in connexin 43 and oxytocin receptor expression in the myometrium. *Biol Reprod* 2003;69:556-562.
132. Slattery MM, O'Leary MJ, Morrison JJ. Effect of parathyroid hormone-related peptide on human and rat myometrial contractility *in vitro*. *Am J Obstet Gynecol* 2001;184:625-629.
133. Dong YL, Gangula PRR, Fang L, Wimalawansa SJ, Yallampalli C. Uterine relaxation responses to calcitonin gene-related pep-tide and calcitonin gene-related peptide receptors decreased during labor in rats. *Am J Obstet Gynecol* 1998;179:497-506.
134. Upton PD, Austin C, Taylor GM et al. Expression of adrenomedullin (ADM) and its binding sites in the rat uterus: increased number of binding sites and ADM messenger ribonucleic acid in 20-day pregnant rats compared with nonpregnant rats. *Endocrinology* 1997;138:2508-2514.
135. Gangula PRR, Wimalawansa SJ, Yallampalli C. Pregnancy and sex steroid hormones enhance circulating calcitonin gene-related peptide levels in rats. *Hum Reprod* 2000;15:949-953.
136. Dong YL, Fang L, Kondapaka S, Gangula PRR, Wimalawansa SJ, Yallampalli C. Involvement of calcitonin gene-related

peptide in the modulation of human myometrial contractility during pregnancy. *J Clin Invest* 1999;104:559-565.
137. Naghashpour M, Dahl G. Relaxation of myometrium by calcitonin gene-related peptide is independent of nitric oxide synthase activity in mouse uterus. *Biol Reprod* 2000;63:1421-1427.
138. Yanagita T, Yamamoto R, Sugano T et al. Adrenomedullin inhibits spontaneous and bradykinin-induced but not oxytocin- or prostaglandin F(2alpha)-induced periodic contraction of rat uterus. *Br J Pharmacol* 2000;130:1727-1730.
139. Sanborn BM. Ion channels and the control of myometrial electrical activity. *Semin Perinatol* 1995;19:31-40.
140. Ohki S, Ikura M, Zhang M. Identification of magnesium binding sites and the role of magnesium on target recognition by calmodulin. *Biochemistry* 1997;36:4309-4316.
141. Furchgott RF. Endothelium-derived relaxing factor: discovery, early studies, and identification as nitric oxide. *Biosci Rep* 1999;19:235-251.
142. Ignarro LJ, Buga GM, Byrns RE, Wood KS, Chaudhuri G. Endothelium-derived relaxing factor and nitric oxide possess identical pharmacologic properties as relaxants of bovine arterial and venous smooth muscle. *J Pharmacol Exp Ther* 1988;246:218-226.
143. Wu X, Somlyo AV, Somlyo AP. Cyclic GMP-dependent stimulation reverses G protein coupled inhibition of smooth muscle myosin-light chain phosphatase. *Biochem Biophys Res Commun* 1996;220:658-663.
144. Van Riper DA, McDaniel NL, Rembold CM. Myosin light chain kinase phosphorylation in nitrovasodilator-induced swine carotid artery relaxation. *Biochim Biophys Acta* 1997;1355:323-330.
145. Garfield RE, Ali M, Yallampalli C, Izumi H. Role of gap junctions and nitric oxide in control of myometrial contractility. *Semin Perinatol* 1995;19:41-51.
146. Bansal RK, Goldsmith PC, He Y, Zaloudek CJ, Ecker JL, Riemer RK. A decline in myometrial nitric oxide synthase expression is associated with labor and delivery. *J Clin Invest* 1997;99:2502-2508.
147. Thomson AJ, Telfer JF, Kohnen G et al. Nitric oxide synthase activity and localisation do not change in uterus and placenta during human parturition. *Hum Reprod* 1997;12:2546-2552.
148. Norman JE, Thompson AJ, Telfer JF, Young A, Greer IA, Cameron IT. Myometrial constitutive nitric oxide synthase expression is increased during human pregnancy. *Mol Hum Reprod* 1999;5:175-181.
149. Bartlett SR, Bennett PR, Campa JS et al. Expression of nitric oxide synthase isoforms in pregnant human myometrium. *J Physiol* 1999;521:705-716.
150. Jones GD, Poston L. The role of endogenous nitric oxide synthesis in contractility of term or preterm human myometrium. *Br J Obstet Gynaecol* 1997;104:241-245.
151. Leroy MJ, Cedrin I, Breuiller M, Giovagrandi Y, Ferre F. Correlation between selective inhibition of the cyclic nucleotide phosphodiesterases and the contractile activity in human pregnant myometrium near term. *Biochem Pharmacol* 1989;38:9-15.
152. Leroy MJ, Pichard AL, Cabrol D, Ferre F. Cyclic 3'5'-nucleotide phosphodiesterase in human myometrium at the end of pregnancy: partial purification and characterisation of the different soluble isoenzymes. *Gynecol Obstet Invest* 1985;20:27-36.
153. Robinson MF, Levin J, Savage N. Characterisation of soluble cyclic AMP phosphodiesterases and partial purification of a major form in human leiomyoma of the uterus. *Clin Physiol Biochem* 1987;5:249-260.
154. Sonnenburg WK, Seger D, Kwak KS, Huang J, Charbonneau H, Beavo JA. Identification of inhibitory and calmodulin-binding domains of the PDE1A1 and PDE1A2 calmodulin-stimulated cyclic nucleotide phosphodiesterases. *J Biol Chem* 1995;270:30989-31000.
155. Hoeflich KP, Ikura M. Calmodulin in action: diversity in target recognition and activation mechanisms. *Cell* 2002;108:739-742.
156. Kofinas AD, Rose JC, Meis PJ. Changes in cyclic adenosine monophosphate-phosphodiesterase activity in nonpregnant and pregnant human myometrium. *Am J Obstet Gynecol* 1987;157:733-738.
157. Kofinas AD, Rose JC, Koritnik DR, Meis PJ. Progesterone and estradiol concentrations in nonpregnant and pregnant human myometrium. Effect of progesterone and estradiol on cyclic adenosine monophosphate-phosphodiesterase activity. *J Reprod Med* 1990;35:1045-1050.
158. Berg G, Andersson RG, Ryden G. Effects of different phosphodiesterase-inhibiting drugs on human pregnant myometrium: an *in vitro* study. *Arch Int Pharmacodyn Ther* 1987;290:288-292.
159. Leroy MJ, Lugnier C, Merezak J et al. Isolation and characterisation of the rolipram-sensitive cyclic AMP-specific phosphodiesterase (type IV PDE) in human term myometrium. *Cell Signal* 1994;6:405-412.
160. Oger S, Mehats C, Barnette MS, Ferre F, Cabrol D, Leroy MJ. Anti-inflammatory and utero-relaxant effects in human myometrium of new generation phosphodiesterase 4 inhibitors. *Biol Reprod* 2004;70:458-464.
161. Khan RN, Hamoud H, Warren A, Wong LF, Arulkumaran S. Relaxant action of sildenafil citrate (Viagra) on human myometrium of pregnancy. *Am J Obstet Gynecol* 2004;191:315-321.
162. Mehats C, Schmitz T, Breuiller-Fouche M, Leroy MJ, Cabrol D. Should phosphodiesterase 5 selective inhibitors be used for uterine relaxation? *Am J Obstet Gynecol* 2006;195:184-185.
163. Wen Y, Anwer K, Singh SP, Sanborn BM. Protein kinase-A inhibits phospholipase-C activity and alters protein phosphorylation in rat myometrial plasma membranes. *Endocrinology* 1992;131:1377-1382.
164. Goodwin TM, Valenzuela G, Silver H, Creasy G. Dose ranging study of the oxytocin antagonist atosiban in the treatment of preterm labor. *Obstet Gynecol* 1996;88:331-336.
165. Buscher U, Chen FC, Riesenkampff E, von Dehn D, David M, Dudenhausen JW. Effects of oxytocin receptor antagonist atosiban on pregnant myometrium *in vitro*. *Obstet Gynecol* 2001;98:117-121.
166. Wilson RJ, Allen MJ, Nandi M, Giles H, Thornton S. Spontaneous contractions of myometrium from humans, non-human primate and rodents are sensitive to selective oxytocin receptor antagonism *in vitro*. *BJOG* 2001;108:960-966.
167. European Atosiban Study Group. The oxytocin antagonist atosiban versus the beta-agonist terbutaline in the treatment of preterm labor. A randomized, double-blind, controlled study. *Acta Obstet Gynecol Scand* 2001;80:413-422.
168. French/Australian Atosiban Investigators Group. Treatment of preterm labor with the oxytocin antagonist atosiban: a double-blind, randomized, controlled comparison with salbutamol. *J Obstet Gynecol Reprod Biol* 2001;98:177-185.
169. Worldwide Atosiban versus Beta-agonists Study Group. Effectiveness and safety of the oxytocin antagonist atosiban versus beta-adrenergic agonists in the treatment of preterm labour. *BJOG* 2001;108:133-142.
170. Caldeyro-Barcia R, Sica-Blanco Y, Poseiro JJ et al. A quantitative study of the action of synthetic oxytocin on the pregnant human uterus. *J Pharmacol Exp Ther* 1957;121:18-31.

171. Miller FC. Uterine activity, labor management, and perinatal outcome. *Semin Perinatol* 1978;2:181-186.
172. Friedman EA. The graphic analysis of labor. *Am J Obstet Gynecol* 1954;68:1568.
173. Friedman EA. Primigravid labor: a graphicostatistical analysis. *Obstet Gynecol* 1955;6:567-589.
174. Vain NE, Szyld EG, Prudent LM, Wiswell TE, Aguilar AM, Vivas NI. Oropharyngeal and nasopharyngeal suctioning of meconium-stained neonates before delivery of their shoulders: multicentre, randomised controlled trial. *Lancet* 2004;364:597-602.
175. Rogers J, Wood J, McCandlish R, Ayers S, Truesdale A, Elbourne D. Active versus expectant management of third stage of labour: The Hinchingbrooke randomised controlled trial. *Lancet* 1998;351:693-699.

Capítulo 23

Gravidez Pós-Termo

Aaron B. Caughey
Oregon Health & Science University, Portland, Oregon, USA

A idade gestacional é um determinante importante dos resultados perinatais. A maior parte da atenção dada a esta questão teve como objetivo a predição e prevenção de nascimentos prematuros, definido como o parto antes de 37 semanas de gestação. Isto parece ser inteiramente apropriado, já que o nascimento prematuro é a maior causa de morbidade, mortalidade e custos perinatais [1,2]. No entanto, os nascimentos pós-termo também estão associados ao aumento na morbidade e mortalidade perinatais [3]. Além do mais, a gravidez pós-termo é facilmente evitável pela indução do parto. Assim sendo, esta condição potencialmente de risco da gravidez merece maior atenção, pesquisa e reflexão. Este capítulo discute o que se conhece sobre a epidemiologia existente do nascimento pós-termo e os resultados associados, as questões metodológicas relacionadas com o estudo da gravidez pós-termo, as complicações associadas à continuação da gravidez pós-termo, sem que ocorra sua interrupção a partir de um limiar específico e o manejo e prevenção dos nascimentos pós-termo e as direções futuras para pesquisas e atenção clínica.

DEFINIÇÕES

Gravidez pós-termo é atualmente definida com uma gravidez que progride até 42 semanas (294 dias) de gestação ou além [4]. Outros termos como 'prolongada' ou 'pós-datas' também foram usados, mas para fins de nomenclatura deve ser usado 'pós-termo' [5]. Além disso, embora 42 semanas seja a designação atual do limiar para gravidez pós-termo, até a década de 1980 o limiar era de 43 semanas, enquanto que, atualmente, muitos clínicos usam o termo para descrever gestações de 41 semanas em diante.

Para deixar as coisas ainda mais confusas, 'prolongada' foi proposta como um termo para descrever gestações de 41 a 41+6/7 semanas de gestação, mas isto não é de uso comum. É adequado que exista um termo para descrever a variação de 41 a 41+6/7 semanas de gestação e de 40 a 41+6/7 semanas de gestação, tendo sido sugerida a designação 'a termo tardio' para esta última, em contraste com a expressão 'a termo precoce' para descrever gestações de 37+0/7 até 38+6/7 semanas.

Em razão da ampla variação da terminologia, sempre é melhor incluir a idade gestacional juntamente com a denominação para maior clareza, por exemplo, 'gravidez pós termo às 42+1/7 semanas de gestação' ou 'gravidez prolongada às 41+2/7 semanas de gestação'.

▶ Incidência

Para determinar com precisão a incidência 'natural' da gravidez pós-termo, é preciso documentar a data do início da gravidez, ter o acompanhamento de todas as gestações e ausência de intervenção obstétrica.

A frequência de 14% de gestações pós-termo relatada pela ilha havaiana de Kauai [6] pode ser considerada informativa em decorrência dos baixos índices de intervenção obstétrica e do acompanhamento completo das gestações, mas não tem correção para o erro potencial da datação da idade gestacional. No Reino Unido, a queda na incidência de gravidez pós-termo de 11,5%, em 1958 [7], para 4,4%, em 1970 [8], demonstra o efeito da elevação na frequência de indução do trabalho de parto de 13 para 26% durante o mesmo período. Recentemente, nos Estados Unidos, em 2005, 14% de todas as gestações progrediam além de 41 semanas de gestação, e um pouco menos de 6% progrediam além de 42 semanas de gestação [9]. Estas cifras são mais baixas do que 18% das gestações além de 41 semanas e 10% além de 42 semanas relatadas em 1988, e essas mudanças são atribuídas ao aumento na indução do parto [10,11]. Uma análise de 171.527 nascimentos em residentes na região nordeste do Tâmisa, em 1989-1991, constatou a incidência de 6,2% para gravidez pós-termo [12]. Em um estudo de 1.514 mulheres grávidas saudáveis em que a discrepância entre a data da última menstruação (LPM) e a datação com base no comprimento crânio-nádegas (CRL) no primeiro semestre era menos de -1 a +1 dia, a duração da gravidez foi avaliada usando a análise tempo-para-o-evento: o parto não eletivo foi considerado como evento, enquanto o parto eletivo foi tomado censurado [13]. O tempo médio para o parto não eletivo foi de 283 dias a partir da LPM. O gráfico de sobrevida publicado neste estudo apresenta uma incidência de gravidez pós-termo de, aproximadamente, 6%. Este estudo ressalta a importância da datação precisa na verdadeira incidência da gravidez pós-termo.

Conforme observado anteriormente, a precisão da idade gestacional é um componente importante para determinar se uma gravidez é pós-termo. Isto foi demonstrado em diversos estudos de datação da gravidez. Por exemplo, um estudo encontrou que com base nas datas menstruais houve uma incidência de gravidez pós-termo de 10,7%, enquanto que o uso de gráficos de temperatura corporal basal (BBT) apresentou uma taxa muito mais baixa de 4,7% [14]. Em outro estudo, o uso rotineiro de ultrassonografia para confirmar a datação da gravidez reduziu a incidência geral de gravidez pós-termo de 12 para 3% [15]. O impacto da BBT ou datação por ultrassonografia ocorre, provavelmente, em razão da maior probabilidade das mulheres apresentarem oligo-ovulação e ovulação tardia do que poliovulação com ovulação precoce. A ovulação tardia em um determinado ciclo menstrual determina uma idade gestacional menor do que a calculada pela LMP.

Outros estudos demonstraram que o uso de ultrassonografia para estabelecer a idade gestacional reduz a incidência de gravidez pós-termo. Eik-Nes *et al.* [16] mostraram que o ajuste de datas após a medida do diâmetro biparietal com 17 semanas de gestação levou a uma incidência de gravidez pós-termo de 3,9%. Três outros estudos usando ultrassonografia na rotina para determinação da idade gestacional demonstraram uma redução na frequência de diagnósticos falso-positivos de gravidez pós-termo, de 10-15% para, aproximadamente, 2-5% [17-19]. Uma revisão da Cochrane, incluindo ensaios clínicos randomizados comparando o uso de ultrassonografia de rotina *versus* seletivo no segundo trimestre, demonstrou que a biometria realizada de rotina no segundo trimestre reduziu o número de gestações classificadas como pós-termo [20].

A ultrassonografia precoce para datação da gravidez pode ser superior à ultrassonografia no segundo trimestre neste aspecto. Em um estudo clínico randomizado, pequeno, prospectivo, Bennett *et al.* [21] demonstraram que a ultrassonografia de rotina no primeiro trimestre para datação da gravidez reduziu a incidência de gravidez pós-termo de 13 para 5% comparado à datação por ultrassonografia no segundo trimestre. Em outro estudo recente, foi demonstrado que não somente a datação por ultrassonografia no primeiro trimestre resultava em frequências menores de gravidez pós-termo além de 42 semanas de gestação, mas o mesmo era verdadeiro para o diagnóstico de gravidez além de 41 semanas de gestação [22]. A melhoria na datação também revela uma diferença maior nos índices de complicações perinatais entre gestações a termo e pós-termo. Isto se deve ao viés de classificação errada que frequentemente ocorre com a datação errada. Esta classificação errada de mulheres que são a termo, como pós-termo, e mulheres que são pós-termo, como a termo, reduz a diferença na incidência de complicações entre gestações a termo e pós-termo. Assim sendo, estudos mais antigos de mulheres cujas gestações não tiveram confirmação da datação através de ultrassonografia subestimam a incidência de complicações encontradas em gestações pós-termo. O multicentro *First and Second Trimester Evaluation for Aneuploidy Trial* (FASTER) estudou 3.588 mulheres que se submeteram à ultrassonografia no primeiro trimestre [23]. A determinação da idade gestacional, usando CRL em contraste com a LMP reduziu a incidência de gestações com mais de 41 semanas de 22,1 para 8,2% ($P < 0,001$). Deve-se destacar que a ultrassonografia realizada entre 12-14 semanas de gestação, embora considerado precoce, frequentemente pode levar a estimativas piores da idade gestacional do que a ultrassonografia realizada entre 18-22 semanas. São necessários novos estudos para determinar a confiabilidade para definir a idade gestacional comparando o uso da ultrassonografia realizada para translucência nucal em relação à ultrassonografia mais precoce no primeiro trimestre.

> **Quadro 23.1 Resumo**
>
> - Gestação pós-termo é definida como 42 semanas de gestação ou mais.
> - Muitos outros termos, como 'pós-datas' e 'gravidez prolongada' são usados intercambiavelmente com 'pós-termo'.
> - É provável que muitos casos de gravidez pós-termo se devam a erros na determinação da idade gestacional.
> - As gestações com idade gestacional confirmada por ultrassonografia tem menor probabilidade de evoluírem até o pós-termo.
> - A ultrassonografia realizada no primeiro trimestre é melhor do que no segundo trimestre para prevenção do erro de diagnóstico de gravidez pós-termo.

ETIOLOGIA

É provável que a maioria das gestações pós-termo represente a variação superior de uma distribuição normal. Além do mais, conforme observado anteriormente, a 'causa' mais comum de gravidez pós-termo é a datação imprecisa da gravidez. No entanto, parecem existir associações específicas com uma gama de preditores que podem ajudar a indicar as etiologias potenciais da gravidez pós-termo.

As causas raras, porém descritas classicamente, da gravidez pós-termo incluem a deficiência de sulfatase placentária (um transtorno recessivo ligado ao X, caracterizado por baixos níveis de circulação de estriol), insuficiência suprarrenal fetal ou hipoplasia e anencefalia fetal (na ausência de polidrâmnio) [24,25].

Fatores genéticos também podem desempenhar um papel no prolongamento da gravidez. Em um estudo envolvendo mulheres nascidas de uma gravidez com mais de 41 semanas de gestação, foi encontrada uma probabilidade maior de gravidez com mais de 41 semanas de gestação (RR 1,3) [26]. Igualmente, as mulheres que haviam tido uma gravidez anterior pós-termo tinham maior probabilidade de ter outra gravidez assim [26,27]. Por exemplo, após uma gravidez além de 41+0/7 semanas de gestação, o risco de uma segunda gravidez deste tipo é aumentado em 2,7 vezes (de 10 para 27%). Caso tenha havido duas gestações sucessivas prolongadas, a incidência sobe para 39% [28]. Os genes paternos expressos na unidade feto-placentária também parecem influenciar a duração da gestação. Em um recente estudo de caso-controle dinamarquês [29] de mulheres com dois partos consecutivos, o risco de uma segunda gravidez pós-termo entre as 21.746 mulheres cujo primeiro parto tinha sido pós-termo foi de 20% em comparação a 7,7% entre as 7.009 mulheres, cujo primeiro parto foi a termo. No entanto, o risco de parto pós-termo recorrente foi reduzido para 15% quando o primeiro e o segundo filho tinham pais diferentes (OR 0,73, 95% CI 0,63-0,84).

Baixos níveis vaginais de fibronectina fetal com 39 semanas são preditivos de uma probabilidade aumentada de gravidez pós-termo [30]. Ramanathan *et al.* [31] mostraram que a medida transvaginal do comprimento cervical com 37 semanas prediz gravidez pós-termo e falha de indução. Estas observações sugerem que um defeito ou retardo na preparação do colo que ocorre antes do início bem-sucedido do trabalho de parto pode causar gravidez pós-termo e também pode estar associado parcialmente ao aumento de distocia associada à gravidez pós-termo.

A gravidez pós-termo pode resultar de alterações do sistema hormonal liberador de corticotrofina (CRH) durante a gravidez, como a alteração no número ou expressão dos subtipos de receptores miometriais, alteração dos mecanismos sinalizadores ou aumento na capacidade da proteína de ligação para se ligar e desativar CRH. Estudos longitudinais prospectivos demonstraram que mulheres destinadas ao parto antes do termo tendem a ter aumento exponencial mais rápido na CRH na metade da gravidez, enquanto que as mulheres que seguem até o pós-termo têm um aumento mais lento [32]. Os esforços que atualmente estão sendo dirigidos para a pesquisa da iniciação do trabalho de parto antes do termo podem conduzir a um maior conhecimento da etiologia da gravidez pós-termo.

EPIDEMIOLOGIA

Existem inúmeros fatores de risco associados à gravidez pós-termo que podem ter associação causal biológica. O primeiro entre estes é a nuliparidade, com uma maior proporção de nulíparas atingindo 40, 41 ou 42 semanas de gestação, e a duração média da gravidez sendo 2 dias mais longa em nulíparas do que em multíparas. Dados recentes também mostraram uma associação a fetos do sexo masculino [33]. Além disso, foi descrito que mulheres afro-americanas têm índices mais elevados de parto prematuro [34], aumentando a possibilidade de que raça/etnia estejam associadas à idade gestacional de um modo geral e à gravidez prolongada em particular. Um estudo recente encontrou um risco reduzido de gravidez pós-termo entre afro-americanas, asiáticas e latinas na comparação às mulheres brancas [35]. Além do mais, alguns efeitos da raça/etnia foram descritos para a variação entre pacientes obesas e não obesas [36]. A obesidade mostrou-se associada à gravidez pós-termo em diversos estudos [37,38]. A associação pode ser de causalidade: estudos demonstraram este achado de forma consistente e apresentaram um efeito dose-resposta, com maior resposta entre as mulheres que são obesas do que entre aquelas com sobrepeso.

Os mecanismos teóricos para a associação entre obesidade e gravidez pós-termo permanecem obscuros. Como o tecido adiposo é hormonalmente ativo [39] e como mulheres obesas podem ter um estado metabólico alterado, é possível que fatores endócrinos envolvidos no desencadeamento do trabalho de parto estejam alterados em mulheres obesas. As associações previamente observadas entre o baixo índice de massa corporal (BMI) pré-gravídico e o aumento da incidência de parto prematuro espontâneo [40,41] estão de acordo com nossas observações e podem ter um mecanismo comum, embora ainda desconhecido, potencialmente relacionado com os níveis circulantes de estrogênio ou progesterona. Com a nossa evolução como espécie para enfrentar as pressões ambientais da escassez de alimentos, é provável que os resultados de uma gravidez pós-termo raramente servissem como uma pressão evolucionária relacionada com a obesidade há 10.000 anos, quando existíamos primariamente como tribos nômades com um BMI médio mais baixo do que hoje. Provavelmente, existem poucos benefícios para o feto com o avanço da gravidez além de 42 semanas de gestação, e tais gestações pós-termo podem ser produto de fatores intrínsecos e ambientais atuais.

> **Quadro 23.2 Resumo**
>
> A gestação pós-termo é vista mais comumente associada a:
> - anencefalia;
> - deficiência de sulfatase placentária;
> - hipoplasia suprarrenal fetal;
> - fetos do sexo masculino;
> - gravidez pós-termo anterior;
> - obesidade materna;
> - nuliparidade;
> - raça branca.
>
> A etiologia da gravidez pós-termo parece ter um componente materno e um componente fetal. Pode haver algum fator genético predispondo à gravidez pós-termo.

RISCOS ASSOCIADOS À GRAVIDEZ PÓS-TERMO

▶ Mortalidade perinatal

A gravidez pós-termo está associada a um risco aumentado de mortalidade perinatal, por natimorto e por morte neonatal. Há uma distinção metodológica importante a ser feita

Tabela 23.1 Taxas de incidência de mortalidade perinatal a termo *versus* gestações pós-termo

Referência	Fonte	Resultado	37-41 semanas	42 semanas ou mais
Campbell et al. [56]	444.241 nascimentos Noruega 1978-1987	Risco relativo de morte perinatal	1	1,30 (1,13-1,50)
Fabre et al. [130]	547.923 nascimentos Espanha 1980-1992	Incidência de natimortos	3,3	3,6
		Incidência de mortalidade neonatal precoce	1,7	2,8
		Incidência de mortalidade perinatal	4,9	6,4
Olesen et al. [131]	78.033 gestações pós-termo	Risco relativo ajustado: natimorto	1	1,24 (0,93-1,66)
	Registro dinamarquês de nascimentos 1978-1993	Risco relativo ajustado: morte neonatal	1	1,60 (1,07-2,37)
	Amostra de 5% dos partos a termo	Risco relativo ajustado: morte perinatal	1	1,36 (1,08-1,72)

quando são avaliadas as complicações associadas à idade gestacional. Algumas complicações ocorrem somente com as mulheres e crianças com parto naquela semana de gestação. Outras complicações podem ocorrer em todas as mulheres grávidas naquela semana de gestação, tanto naquelas que tem o parto, quanto nas que permanecem grávidas. Por exemplo, um natimorto anteparto pode ocorrer em qualquer grávida em uma determinada idade gestacional, isto é, em gestações em curso. Ou então uma morte neonatal somente pode ocorrer ao grupo que tem o parto naquela semana de gestação [42]. Quando consideramos os resultados relativos à gravidez pós-termo, observamos uma associação a natimorto anteparto independente de como o efeito é medido, mas quando é usado o denominador apropriado de gravidez em curso, o risco de natimorto anteparto aumenta desde 39 e 40 semanas de gestação. Yudkin *et al.* [43] questionaram a validade do uso dos índices de mortalidade perinatal para avaliar os desfechos relacionados com a idade gestacional, argumentando que a população em risco de morte fetal intrauterina em uma determinada idade gestacional é a população de fetos *in utero* naquela semana gestacional e não os que nasceram naquela semana. No entanto, a população em risco de complicações intraparto e neonatais, como prolapso de cordão ou síndrome da aspiração de mecônio, é a população dos recém-nascidos naquela semana de gravidez [44]. Estas questões são explicadas por Smith [44], que relacionou os riscos perinatais em cada semana gestacional com os denominadores apropriados. As mortes anteparto foram relacionadas com o número de gestações em curso, as mortes intraparto a todos os nascimentos naquela idade gestacional, excluindo natimortos anteparto, e as mortes neonatais foram relacionadas com o número de nascimentos vivos. Yudkin *et al.* [43] expressaram o risco prospectivo de natimortos para as 2 semanas seguintes da gravidez; Hilder *et al.* [12] expressaram o risco como um índice da semana seguinte; Cotzias *et al.* [3] geraram controvérsia considerável [45,46] ao expressarem o risco de natimorto prospectivo para o tempo restante da gravidez. Este é um conceito surpreendente para a maioria dos obstetras, enquanto muitos podem achar acessível o conceito do risco prospectivo de natimorto durante a semana seguinte, particularmente em gestações de 40-42 semanas de gestação ('Se esta mulher permanecer sem dar à luz nos próximos 7 dias, qual é a chance de ocorrência de uma morte fetal *in utero*?').

Na extensa literatura existente, os estudos que dicotomizam a idade gestacional em 42 semanas demonstram mortalidade perinatal aumentada (Tabela 23.1). Os resultados apresentados nesta tabela comparam gestações que correspondem à definição epidemiológica de gravidez pós-termo às que tiveram partos 'a termo'. Na prática obstétrica moderna, as mulheres com fatores de risco epidemiológicos e obstétricos têm mais probabilidade de darem à luz antes de 42 semanas. Dessa forma, mulheres com gestações gemelares, pré-eclâmpsia, restrição do crescimento intrauterino, hemorragia anteparto ou morte perinatal prévia têm probabilidade de serem super-representadas na população de 37-41 semanas e sub-representadas entre as que deram à luz a partir de 42 semanas, potencialmente subestimando os riscos da gravidez pós-termo.

Alguns estudos também examinaram esses desfechos de acordo com a semana de gestação em todas as gestações a termo e encontraram resultados semelhantes (Tabela 23.2). Especificamente, esta tabela demonstra que o prolongamento da gravidez é um fator de risco contínuo, sendo improvável que os riscos perinatais se alterem abruptamente a partir de 294 dias de uma gravidez. Os resultados são apresentados por semana de idade gestacional a partir de 37 semanas até 43 semanas de gestação, inclusive. As estatísticas sobre os resultados são apresentadas em uma variedade de formas, conforme discutido anteriormente.

Aparentemente, pode parecer que os estudos usaram o limite de 42 e 43 semanas de gestação ou examinaram as complicações por semana, somente em função do tamanho de amostra necessário para ter um número suficiente de pacientes no subgrupo para garantir a força estatística do estudo. Contudo, a avaliação dos desfechos categoricamente pela idade gestacional ou de forma contínua é uma questão metodológica importante. Se os índices de complicações aumen-

Tabela 23.2 Resultados perinatais por semana de gestação, 37-43 semanas

Referência	Origem	Resultado	38-39	39-40	40-41	41-42	42-43	mais de 43
Bakketeig & Bergsjo [26]	157.577 nascimentos Suécia 1977-1978	Incidência de mortalidade perinatal	7,2	3,1	2,3	2,4	3	4
Ingemarsson & Kallen [49]	914.702 nascimentos Suécia 1982-1991	Natimortos em nulíparas	2,72	1,53	1,23	1,86	2,26	
		Taxa de mortalidade neonatal em nulíparas	0,62	0,54	0,54	0,9	1,03	
		Incidência de natimortos em multíparas	2,1	1,42	1,35	1,4	1,51	
		Incidência de mortalidade neonatal em multíparas	0,55	0,45	0,53	0,5	0,86	
Divon et al. [132]	181.524 gestações unifetais Dados confiáveis, ≥ 40 semanas Suécia 1987-1992	Risco relativo para morte fetal			1	1,5	1,8	2,9
Hilder et al. [11]	171.527 nascimentos Londres 1989-1991	Incidência de natimortos	3,8	2,2	1,5	1,7	1,9	2,1
		Incidência de mortalidade dos bebês	4,7	3,2	2,7	2	4,1	3,7
		Incidência de natimortos por 1.000 OP*	0,56	0,57	0,86	1,27	1,55	2,12
		Incidência de mortalidade dos bebês por 1.000 OP	0,7	0,83	1,57	1,48	3,29	3,71
Caughey & Musci [52]	Com base em hospitais Califórnia 1992-2002 45.673 nascimentos depois de 37 semanas	Incidência de morte fetal por 1.000 OP	0,36	0,4	0,26	0,92	3,47	
Smith [43]	700.878 nascimentos na Escócia 1985-1996 Nascimentos múltiplos e anomalias congênitas excluídas	Probabilidade cumulativa de natimorto anteparto	0,0008	0,0013	0,0022	0,0034	0,0053	0,0115
		Probabilidade estimada de mortes intraparto e neonatal	0,0006	0,0005	0,0006	0,0006	0,0006	0,0008

*Gestações em curso.

tarem com o aumento da idade gestacional, podemos observar um aumento independente do limiar escolhido. E, na verdade, se examinarmos a incidência de natimortos antes e depois de 39, 40, 41, 42 ou 43 semanas, podemos observar o aumento crescente além do limiar. Mais importante é como essas informações podem ser utilizadas para orientar o manejo clínico. A comparação dos desfechos em cada semana é o que precisa ser analisado. Existe um risco mais alto do parto em uma determinada idade gestacional ou de espera por mais uma semana de gestação? Para essas comparações, a análise das complicações semana a semana é mais útil do que simplesmente comparar antes e depois de um dado limiar.

Existem outros problemas metodológicos com esta literatura. Obviamente, pode haver erros ou desvios no registro de informações relacionadas com a idade gestacional. Mulheres com datas incertas mostraram repetidamente um risco aumentado de mortalidade perinatal [47,48]. A sua inclusão pode aumentar os aparentes riscos perinatais da gravidez pós-termo. Estudos mais antigos dos desfechos perinatais em gravidez pós-termo mostraram que, aproximadamente, 25% do excesso de risco de mortalidade em gravidez pós-termo estava relacionado com malformações congênitas [24]. Dentre os estudos citados nas Tabelas 23.1 e 23.2, apenas a de Smith [44] especifica que os casos de malformação congênita letal foram excluídos da análise. Hilder *et al.* [45] reanalisaram os dados apresentados no seu estudo de 1988 [12] após dão ajuste para malformação congênita, mostrando que os resultados apresentados não eram afetados pela representação tendenciosa de fetos com malformação. Outro viés potencial é o intervalo entre a morte intrauterina e o parto. Um feto que morre *in utero* com 41 semanas e nasce com 42 semanas será contabilizado como morte perinatal com 42 semanas de gestação. Se isto acontecesse regularmente, poderia sugerir que os riscos de mortalidade perinatal, na verdade, aumentam meia a uma semana antes.

As duas tabelas mostram que a gravidez pós-termo está associada a um risco aumentado de morte perinatal. Contudo, não há consistência entre os estudos quanto ao período em que o risco de morte aumenta desde morte fetal antes do trabalho de parto até a morte anteparto e a morte neonatal precoce ou mesmo a mortalidade infantil. Os estudos resumidos na Tabela 23.1 sugerem que um risco aumentado de morte neonatal é o fator principal do aumento no risco perinatal. Isto foi mais bem fundamentado por um estudo recente da Califórnia que encontrou índices mais elevados de morte de recém-nascidos a partir de 41 semanas em uma população de baixo risco [49]. Contudo, o estudo de Smith, apresentado na Tabela 23.2, mostra que quando as gestações que terminam com 42 semanas são comparadas às de 41 semanas, ocorre o aumento de todos os desfechos adversos, com exceção da 'probabilidade estimada de mortes intraparto e neonatal [44]. Quando gestações que terminam com 41 semanas são comparadas às que terminam com 40 semanas, este resultado permanece inalterado, como ocorre com a taxa de mortalidade neonatal em multíparas nas séries de Ingemarsson e Kallen [50] e com a taxa de mortalidade de recém-nascidos nas séries de Hilder [12]. Todos os outros resultados vão deteriorar a partir de 40 a 41 semanas e novamente a partir de 41 para 42 semanas.

▌Morbidade perinatal

Estudos epidemiológicos identificam o nascimento após 41 semanas ou após 42 semanas como um fator de risco para uma variedade de resultados neonatais adversos. Um estudo de coorte retrospectivo de todos os nascimentos a termo, de baixo risco, cefálicos e unifetais ocorridos na Universidade da Califórnia, São Francisco, entre 1976 e 2001, examinou a incidência de resultados de morbidade neonatal adversa com 40, 41 e 42 semanas de gestação e os comparou às taxas nas gestações com parto às 39 semanas de gestação, após o controle de dados demográficos maternos, duração do trabalho de parto, indução, modo de parto e peso ao nascimento (exceto macrossomia) [51]. Comparado ao resultado com 39 semanas de gestação, o risco relativo de aspiração de mecônio aumentou significativamente de 2,18 com 40 semanas para 3,35 com 41 semanas e 4,09 (95% CI 2,07-8,08) com 42 semanas. A análise do desfecho composto de 'graves complicações neonatais', que incluía fratura do crânio e lesões no plexo braquial, convulsões neonatais, hemorragia intracraniana, sepse neonatal, síndrome da aspiração de mecônio e síndrome de desconforto respiratório, mostrou um aumento no risco relativo de 1,47 com 40 semanas para 2,04 com 41 semanas e para 2,37 (95% CI 1,63-3,49) com 42 semanas. Achados similares foram demonstrados em outros estudos que examinaram a mortalidade perinatal, incluindo pré-eclâmpsia, mecônio, síndrome da aspiração de mecônio, macrossomia, acidemia neonatal, necessidade de ventilação mecânica neonatal, parto por cesariana e morbidade infecciosa perinatal [52-56].

Por exemplo, distocia, distocia de ombro e trauma obstétrico estão todos aumentados na gravidez pós-termo [57]. Os riscos aumentam com o aumento do peso fetal, porém a idade gestacional permanece um fator de risco independente do peso ao nascimento. Em um estudo de caso-controle com 285 mulheres com gravidez unifetal, pós-termo não complicada e início espontâneo do trabalho de parto e com 855 mulheres com gravidez unifetal a termo não complicada, Luckas *et al.* [58] mostraram que o parto por cesariana era significativamente mais comum em mulheres com gravidez pós-termo (OR 1,90, 95% CI 1,29-2,85). O aumento estava igualmente distribuído entre as cesarianas realizadas por falha do progresso no trabalho de parto (OR 0,74, 95% CI 1,02-3,04) e sofrimento fetal (OR 2,00, 95% CI 1,14-3,61). Este achado é consistente com a hipótese de que alguns casos de gravidez pós-termo estão associados a um defeito na fisiologia do trabalho de parto, além de um aumento no risco de hipóxia fetal. Contudo, a possibilidade de que fatores de confusão possam interferir no manejo quando é feito o diagnóstico de gravidez pós-termo não pode ser excluída podendo aumentar a incidência de partos por cesariana.

Tem sido relatada uma associação entre convulsões neonatais e parto a partir de 41 semanas de gestação em estudos caso-controle anteriores. Minchom *et al.* [59] constataram que o parto após 41 semanas de gestação estava associado a um risco relativo de 2,7 (95% CI 1,6-4,8). Curtis *et al.* [60] estudaram 89 recém-nascidos com convulsões neonatais precoces e com parto com mais de 42 semanas de gestação em Dublin; 27 haviam nascido com mais de 42 semanas de gestação comparados a 6 dos 89 controles (RR 4,73, 95% IC 2,22-10,05).

Paralisia cerebral

A encefalopatia neonatal pode ser seguida pelo desenvolvimento de paralisia cerebral, embora outros casos de paralisia cerebral possam ocorrer após um período neonatal clinicamente normal. É aceito que a presença de encefalopatia neonatal indica a ocorrência de um insulto neurológico durante o trabalho de parto ou no período neonatal precoce, enquanto se considera que a sua ausência indica que o insulto ocorreu em algum momento anterior durante a gravidez [61]. Gaffney *et al.* [62] examinaram a história obstétrica de 141 crianças do *Oxford Cerebral Palsy Register*; 41 crianças com paralisia cerebral precedida por encefalopatia neonatal foram comparadas a 100 que não haviam sofrido de encefalopatia neonatal. Os bebês com encefalopatia neonatal tinham maior probabilidade de terem nascido com 42 semanas de gestação ou mais (OR 3,5, 95% CI 1-12,1). Os recém-nascidos nascidos com 42 semanas ou mais de mulheres nulíparas apresentavam maior risco desta sequência de eventos (OR 11,0, 95% CI 1,2-102,5).

Efeito da paridade e peso ao nascimento

Ainda foi pouco estudado se estes resultados, suas taxas, picos e pontos mais baixos são afetados por outras características demográficas, como a idade materna, raça/etnia, *status* socioeconômico e complicações médicas da gravidez. No entanto, foram examinados pela paridade. Um estudo de casos [50] mostrou que os riscos crescentes de resultados adversos associados ao avanço na idade da gestação são mais marcados em nulíparas do que em multíparas (Tabela 23.2). O fator causal para alteração dos desfechos associado à paridade não é claro e pode ser decorrente das diferenças biológicas ou talvez de diferenças na precisão da datação entre os dois grupos. O peso ao nascimento também foi examinado como um fator de risco para os desfechos associados à idade gestacional. Em uma análise de 181.524 gestações unifetais com dados confiáveis de nascimentos com 40 semanas em diante na Suécia, entre 1987 e 1992, o peso ao nascimento situado dois desvios-padrão ou mais abaixo da média para a idade gestacional estava associado a um aumento significativo na razão de chance, tanto para morte fetal (OR 7,1-10) quanto para morte neonatal (OR 3,4-9,4) [50]. Uma coorte norueguesa [57] também mostrou que recém-nascidos pequenos para a idade gestacional eram mais vulneráveis aos riscos de gravidez pós-termo. Neste estudo, os recém-nascidos que pesavam menos do que o 10º centil tinham um risco relativo de 5,68 (95% CI 4,37-7,38) de morte perinatal a partir das 42 semanas de gestação comparados aos recém-nascidos entre o 10º e 90º centil com a mesma idade gestacional. Nestas séries, o peso de nascimento acima do 90º centil estava associado ao risco relativo mais baixo de morte perinatal (OR 0,51, 95% CI 0,26-1). Estes achados fazem sentido biologicamente, já que se poderia suspeitar que houvesse um subgrupo de fetos cujo crescimento é afetado em razão de fatores intrauterinos que aumentam o risco de morte fetal ou neonatal. A prática padrão de realizar o parto de tais fetos em uma idade gestacional mais precoce é apoiada por estes achados.

> ### Quadro 23.3 Resumo
>
> A gestação pós-termo está associada a:
> - natimorto;
> - parto por cesariana;
> - macrossomia fetal;
> - líquido amniótico tinto de mecônio;
> - traumatismo de parto;
> - acidemia neonatal;
> - paralisia cerebral;
> - mortalidade neonatal.
>
> Uma questão metodológica importante na avaliação dos resultados por idade gestacional em gestações a termo e pós-termo é a determinação adequada da população em risco, isto é, *gestações em curso* (todas as mulheres grávidas em uma idade gestacional particular) ou *gestações com parto* (apenas as mulheres que dão à luz em uma idade gestacional particular).
>
> Embora os resultados listados acima sejam todos mais frequentes a partir de 42 semanas de gestação, eles também estão aumentados (embora não tão altos) em gestações de 41 semanas.

MANEJO

O manejo de gestações pós-termo na verdade se inicia antes que uma gravidez se torne pós-termo. Os objetivos de manejo de tais gestações que de outra forma seriam de baixo risco é prevenir as complicações da gravidez pós-termo e prevenir a própria gravidez pós-termo. Assim sendo, o ponto básico do manejo envolve o uso de testes pré-parto para redução dos riscos de complicações decorrentes do manejo precipitado destas gestações. Isto também inclui a redução do risco de gravidez pós-termo através de uma boa datação da gravidez, preparação do colo em nível ambulatorial e indução do trabalho de parto, todos eles antes que uma gravidez chegue ao pós-termo. Estes tópicos abrangentes são discutidos a seguir.

Testes pré-natais

As evidências de aumento na mortalidade e morbidade perinatais na gravidez a termo tardia e pós-termo comparadas ao parto às 39 ou 40 semanas de gestação conduzam inevitavelmente à conclusão de que alguns casos de gravidez pós-termo podem ser prevenidos por um parto mais precoce. Parece lógico usar testes de rastreamento para identificar gesta-

Tabela 23.3 Ensaios clínicos randomizados de rotina *versus* indução seletiva às 41-42 semanas de gestação

Referências	Nº	Gestação na entrada no ensaio (dias)	Método de indução	Método de avaliação fetal	Mortes perinatais
Augensen et al. [133]	409	290	Ocitocina e amniotomia	CTG	0
Bergsjo et al. [119]	188	284	Descolamento das membranas, ocitocina, amniotomia	Movimentos fetais, ultrassonografia, estriol urinário	1 no braço com indução / 2 no braço seletivo
Cardozo et al. [120]	363	290	PGE$_2$, ocitocina, amniotomia	Movimentos fetais, CTG	1 no braço seletivo / 1 no braço com indução
Chanrachakul & Herabutya [134]	249	290	Amniotomia e ocitocina	CTG, AFI	0
Dyson et al. [117]	302	287	PGE$_2$, ocitocina, amniotomia	CTG, AFI	1 no braço seletivo
Hannah et al. [109]	3.407	287	PGE$_2$, ocitocina, amniotomia	Movimentos fetais, CTG, AFI	2 no braço seletivo
Henden et al. [135]	238	295	Amniotomia, ocitocina	CTG, AFI	0
Henry [118]	112	290	Amniotomia e ocitocina	Amnioscopia	2 no braço seletivo
Herabutya et al. [136]	108	294	PGE$_2$, ocitocina	CTG	1 no braço seletivo
James et al. [137]	74	287	Solução salina extra-amniótica se escore de Bishop < 5; descolamento das membranas, amniotomia e ocitocina	Movimentos fetais, BPS	0
Katz et al. [116]	156	294	Amniotomia, ocitocina	Movimentos fetais, amnioscopia, Teste de esforço com ocitocina	1 em cada braço
Martin et al. [138]	22	287	Laminária, ocitocina	CTG, AFI	0
NICHD [139]	440	287	CTG, ocitocina, amniotomia	CTG, AFI	0
Roach & Rogers [140]	201	294	PGE$_2$	CTG, AFI	0
Suikkari et al. [141]	119	290	Amniotomia, Ocitocina	CTG, lactogênio placentário humano, estriol, AFI	0
Witter & Weitz [142]	200	287	Ocitocina, amniotomia	Estriol, teste de esforço com ocitocina	0

AFI, índice de líquido amniótico; BPS, escore do perfil biofísico; CTG, cardiotocografia.

ções destinadas a ter um resultado adverso e intervir seletivamente nestes casos.

O teste ideal do bem-estar fetal em gravidez pós-termo deve possibilitar a identificação de todos os fetos em risco de resultado adverso, em um estágio em que o parto possa apresentar um resultado universalmente bom. Dessa forma, um teste 'negativo' indicaria que o feto está seguro *in utero* por um intervalo de alguns dias até que seja realizado o parto ou a repetição do teste com o parto bem-sucedido. Atualmente, não existe um método de monitoramento da gravidez pós-termo que apresente evidências dessa eficácia. Existem algumas evidências observacionais, mostrando que alguns fatores de risco para desfechos adversos podem ser identificados, porém existem menos evidências que demonstrem que a predição do resultado adverso significa prevenção.

Contagem dos movimentos fetais

O monitoramento menos invasivo é a avaliação materna dos movimentos fetais, também conhecida como contagem dos pontapés fetais. Este teste é usado comumente na supervisão das gestações a termo e pós-termo (Tabela 23.3), mas não é apoiado por evidências firmes de eficácia. De um modo geral, é pedido às mulheres que contem os movimentos fetais uma ou duas vezes por dia e espera-se que identifiquem quatro a seis destes movimentos em 20-30 minutos. Dois ensaios clínicos randomizados abordaram a questão do benefício das ações tomadas com base no movimento fetal no resultado fetal [63,64]. O maior destes estudos envolveu 68.000 mulheres [64]. Estes ensaios clínicos apresentaram coletivamente evidências de que a contagem rotineira formal do movimento fetal não reduz a incidência de morte fetal intrauterina no final da gravidez. A contagem rotineira resulta em relatos mais frequentes de redução da atividade fetal, com um uso maior de técnicas de avaliação fetal, admissão mais frequente ao hospital e um aumento na incidência de parto eletivo. É possível que a contagem do movimento fetal na gravidez pós-termo tenha um desempenho mais efetivo do que nas gestações de baixo risco. No entanto, se este teste demonstrou redução na morbidade e mortalidade perinatais, é provável que o uso desse protocolo também provoque ansiedade materna e altos índices de falso-positivos.

Avaliação do líquido amniótico por ultrassonografia

O monitoramento por ultrassonografia do volume do líquido amniótico foi descrito inicialmente, em 1980, quando foi descrita uma classificação subjetiva de líquido amniótico 'normal', 'reduzido' ou 'ausente' com base na presença ou ausência de espaço livre de eco entre os membros fetais e o tronco fetal ou a parede uterina [65]. Para testar o valor da classificação, 150 pacientes com gestações de 42 semanas ou mais se submeteram a exame por ultrassonografia nas 48 horas antes do parto. As pacientes classificadas como tendo líquido amniótico reduzido ou ausente tinham uma incidência excessiva estatisticamente significativa de líquido amniótico tinto de mecônio, acidose fetal e asfixia perinatal e aspiração de mecônio. Manning *et al.* [66] descreveram um teste semiquantitativo com base no maior lago vertical de líquido amniótico e usou um lago de 1 cm de profundidade como o limite para intervenção em uma população de fetos com suspeita de restrição do crescimento. Isto foi modificado posteriormente para 2 cm para melhorar a detecção dos fetos com crescimento restrito [67]. Crowley *et al.* [68] encontraram um aumento nos resultados adversos em gestações pós-termo, quando a profundidade máxima do lago era menor do que 3 cm. Fischer *et al.* [69] demonstraram que o maior lago vertical com menos de 2,7 cm era o melhor preditor de resultado perinatal anormal.

Phelan *et al.* [70] descreveram o índice de líquido amniótico (AFI), a soma da profundidade do maior lago nos quatro quadrantes. Fischer *et al.* [69] constataram que a profundidade do maior lago teve melhor desempenho do que o AFI na predição de resultados adversos em gestações pós-termo. Alfirevic e Walkinshaw [71] alocaram randomicamente mulheres com gravidez pós-termo para monitoramento usando ou a profundidade do maior lago ou o AFI. Os dois grupos foram submetidos a monitoramento cardíaco fetal computadorizado a cada 3 dias, além de mensurações do líquido amniótico. O limiar para intervenção era uma profundidade do maior lago abaixo de 1,8 cm ou um AFI de menos de 7,3 cm. Estas cifras foram identificadas como os 3º centis para a população local. O número de mulheres encontradas com AFI anormal foi significativamente mais alto do que o número encontrado com profundidade do maior lago anormal, e mais mulheres fizeram indução do trabalho de parto no braço AFI do ensaio. Não houve mortes perinatais, nem diferenças estatisticamente significativas no resultado perinatal entre os dois grupos.

Morris *et al.* [72] realizaram um estudo observacional de 1.584 mulheres grávidas com 40 semanas de gestação ou mais em Oxford. As mulheres foram submetidas à mensuração do líquido amniótico, usando o maior lago e AFI. Os resultados destas medidas por ultrassonografia foram ocultados dos cuidadores. O resultado desses autores foi similar aos de Alfirevic e Walkinshaw [71] mostrando que mais mulheres têm 'teste positivo' usando AFI do que o maior lago; 125 mulheres (7,9%) tinham um AFI de menos de 5 cm em contraste com 22 mulheres (1,4%) que tinham o maior lago com menos de 2 cm. Não houve mortes perinatais. Houve sete casos de morbidade perinatal grave com uma incidência de 0,44%. Dois desses casos apresentavam um AFI abaixo de 5 cm e quatro um AFI menor do que 6 cm. Em nenhum dos sete casos, a medida do maior lago foi abaixo de 2 cm, enfatizando, assim, a relação entre especificidade e sensibilidade.

Locatelli *et al.* [73] conduziram um estudo similar, porém mediram o AFI 2 vezes por semana a partir de 40 semanas até o parto. Um desfecho composto adverso de morte fetal, Apgar menor que 7 aos 5 minutos, pH da artéria umbilical menor do que 7 e parto cesariana por sofrimento fetal ocorreu em 19,8% daquelas com um ILA abaixo de 5 comparadas a 10,7% das que tinham um AFI acima de 5 ($P = 0,001$).

Estes estudos do líquido amniótico depois de 40 semanas sugerem alguma associação entre a redução no volume e o resultado adverso, mas, em geral, apresentam uma sensibilidade e especificidade baixas. Não há evidências que sugiram que isto possa ser usado como um meio para o monitoramento das gestações após 41 semanas de gestação. Em uma metanálise de estudos sobre a relação do líquido amniótico com resultado fetal adverso, Chauhan *et al.* [74] concluíram que existia alguma associação entre oligoidrâmnio e um risco aumentado de parto por cesariana nos casos associados à alteração nos padrões de frequência cardíaca fetal e Apgar baixo; no entanto, os dados relativos à acidose neonatal eram insuficientes. Fundamentalmente, embora seja biologicamente plausível que a redução no volume do líquido amniótico possa ser preditiva de complicações nas gravidezes a termo e pós-termo, os dados são insuficientes para afirmar definitivamente que tal avaliação seguida por intervenção irá necessariamente modificar os resultados perinatais. Além do mais, a confiança na avaliação por ultrassonografia do volume do líquido amniótico é prejudicada por estudos que apresentam uma fraca correlação entre o AFI por ultrassonografia e o volume do líquido amniótico medido por estudos de diluição com corante [75,76]. É importante o desenvolvimento de melhores testes para identificar a placenta senescente ou as alterações na relação feto-placenta-materna nas gestações a termo e pós-termo para prevenção das complicações perinatais.

Perfil biofísico

Estudos observacionais mostram que escores biofísicos baixos identificam fetos com risco mais alto de desfechos adversos [77]. No entanto, evidências de capacidade preditiva de resultados adversos não têm o mesmo significado de capacidade de prevenção destes resultados.

Uma revisão sistemática de quatro ensaios clínicos, comparando escores do perfil biofísico a outras formas de monitoramento fetal anteparto, não pode demonstrar a superioridade do perfil biofísico sobre outras formas de monitoramento fetal [78]. Apenas um destes ensaios clínicos randomizados e controlados avaliou especificamente a gravidez pós-termo [71]. Neste ensaio, foi feita uma comparação entre o monitoramento da gravidez pós-termo usando um escore modificado do perfil biofísico (consistindo em cardiotocografia computadorizada, ILA e o restante dos componentes do perfil biofísico convencional) com o monitoramento simples, usando cardiotocografia e medida do maior lago amniótico. O método mais complexo de monitoramento da gravidez pós-termo apresentou maior probabilidade de detecção de um resultado anormal, porém não melhorou o resultado da gravidez como demonstrado pelo pH do cordão umbilical.

Um estudo observacional, avaliando o escore do perfil biofísico no manejo da gravidez pós-termo, mostrou que 32 de 293 mulheres que apresentavam um perfil biofísico anormal tinham taxas significativamente mais altas de morbidade perinatal, parto cesariana por sofrimento fetal e aspiração de mecônio do que as mulheres com perfil biofísico tranquilizador [79]. Outro estudo observacional de 131 gestações pós-termo mostrou que um escore de perfil biofísico normal era altamente preditivo de resultado normal, mas um teste anormal tinha um valor preditivo de apenas 14% de resultados neonatais adversos [80].

Cardiotocografia

A cardiotocografia (CTG) antenatal, também conhecida como um teste de esforço com contração, foi amplamente usada por mais de 20 anos para monitorar gestações com risco moderado a alto. Estudos observacionais relataram taxas muito baixas de perda perinatal em gestações de alto risco monitoradas desta forma [81,82]. Quatro estudos controlados e randomizados comparando a CTG a outros métodos de monitoramento fetal anteparto foram objeto de uma revisão da Cochrane [83]. As mulheres com gravidez pós-termo foram incluídas nestes ensaios clínicos. Com base nas informações apresentadas nesta revisão, o CTG pré-natal não teve efeito significativo nos desfechos perinatais nem em intervenções, como o parto eletivo. Miyazki e Miyazaki [84] relataram uma série de 125 mulheres com gestações pós-termo em que foi registrado um CTG uma semana antes do parto. Foram relatados dez resultados adversos neste grupo: quatro mortes anteparto, uma morte neonatal, um caso de encefalopatia neonatal e quatro casos de sofrimento fetal na admissão para o trabalho de parto. O fraco desempenho do CTG pré-natal nesta série e nos ensaios clínicos randomizados pode estar relacionado com erros na interpretação ou com tamanho do intervalo entre o teste e o parto. A análise que utiliza cálculos computadorizados da variabilidade da linha de base pode reduzir o potencial erro humano [85]. Weiner *et al.* [86] compararam o valor do teste pré-natal com CTG computadorizado, CTG convencional, escores do perfil biofísico e Doppler da artéria umbilical; 337 mulheres grávidas com parto com 41 semanas de gestação e que tinham 610 testes antenatais foram incluídas neste estudo. Dos 12 fetos com variabilidade reduzida no CTG computadorizado, 10 tiveram uma prova de trabalho de parto. Destes 10 fetos, nove tiveram sofrimento fetal durante o trabalho de parto. Dos 12 fetos com variabilidade reduzida, sete eram acidóticos no parto (pH da artéria umbilical < 7,2). Ao todo, houve 10 fetos acidóticos no parto no grupo em estudo. Somente dois deles apresentaram a razão sistólico/diastólica da artéria umbilical acima do percentil 95º, três tiveram um índice de líquido amniótico maior do que 5, e cinco tiveram desacelerações dos batimentos cardíacos fetais antes do trabalho de parto. Os fetos que apresentaram um traçado anormal intraparto ou que eram acidóticos no parto tiveram uma taxa significativamente mais alta de variabilidade reduzida ou desaceleração dos batimentos cardíacos fetais antes do trabalho de parto. Os autores concluem que o CTG computadorizado pode melhorar a supervisão fetal na gravidez pós-termo. As críticas a este estudo é o argumento do uso da anormalidade de um CTG anteparto para predizer a anormalidade de um CTG intraparto.

Velocimetria Doppler

Dois estudos do Doppler velocimétrico da artéria umbilical [87,88] na gravidez pós-termo não mostram benefício com o seu uso. Devine *et al.* realizaram estudo observacional pequeno, que comparou os valores preditivos de CTG, AFI, escores do perfil biofísico e a razão do Doppler da artéria cerebral média (MCA) e o Doppler da artéria umbilical, [88] e constataram que a razão do Doppler da MCA e o Doppler da artéria umbilical foram melhores preditores de desfechos adversos definidos por síndrome da aspiração de mecônio ou parto cesariana por sofrimento fetal ou acidose fetal.

▶ Prevenção da gravidez pós-termo

A prevenção da gravidez pós-termo está centrada em torno de esforços para assegurar que não seja feito um diagnóstico errado a partir de datação imprópria da gravidez, estimulando o início do trabalho de parto antes do desenvolvimento da gravidez pós-termo. Embora o primeiro demande uma ação em programas de saúde pública para garantir que todas as pacientes tenham a opção de obter a confirmação da idade gestacional por ultrassonografia no primeiro trimestre, a adoção disseminada desta prática parece limitada. No entanto, a maioria das mulheres se submete à ultrassonografia no segundo trimestre, o que também reduz o risco de diagnóstico errôneo de uma gravidez pós-termo, embora com menor efeito do que a ultrassonografia do primeiro trimestre.

A gravidez pós-termo pode ser prevenida pela indução de todas as pacientes antes que cheguem a 42 semanas de gestação. Esta parece ser uma abordagem razoável, mas também acarreta alguns custos em razão das internações prolongadas nas unidades para trabalho de parto e parto, para que seja feita a indução do trabalho de parto. O uso de medidas, para estimular o trabalho de parto espontâneo, pode ser um método melhor de prevenção da gravidez pós-termo. Diversas intervenções minimamente invasivas foram recomendadas para estimular o desencadeamento do trabalho de parto a termo e prevenir a gravidez pós-termo, incluindo o descolamento das membranas, coito sem proteção e acupuntura. *O descolamento de membranas* é a separação digital das membranas da parede do colo e segmento uterino inferior. Esta técnica, que provavelmente atua pela liberação de prostaglandinas endógenas do colo, requer que o colo esteja suficientemente dilatado para admitir a introdução de um dedo. Embora a separação das membranas possa reduzir o intervalo do início espontâneo do trabalho de parto, não há evidências consistentes de redução no parto vaginal operatório na incidência de cesariana ou na morbidade materna ou neonatal [90-92]. A *relação sexual sem proteção* provoca contrações uterinas através da ação de prostaglandinas do sêmen e liberação potencial de prostaglandinas endógenas de forma semelhantes à separação das membranas. Na verdade, as prostaglandinas foram originalmente isoladas a partir de extratos da próstata e glândulas vesiculares seminais, daí o seu nome. Apesar de alguns dados conflitantes, parece que o coito sem proteção pode conduzir ao início precoce do trabalho de parto, redução nas taxas de gravidez pós-termo e menos indução do trabalho de parto [93-95]. Em um pequeno ensaio clínico randomizado que abordou esta questão, mulheres foram randomizadas para um grupo de aconselhamento para ter relações sexuais *versus* um grupo-controle que não recebeu esta recomendação. Neste estudo, as mulheres aconselhadas a manter relações sexuais o fizeram com mais frequência (60% *vs.* 40%), porém não houve diferença mensurável na taxa de trabalho de parto espontâneo [96]. Igualmente, a eficácia da *acupuntura* para indução do trabalho de parto não pode ser avaliada definitivamente em razão da escassez de dados de ensaios clínicos e requer melhor exame [97,98].

Ultrassonografia para estabelecer a idade gestacional precisa

O primeiro passo para o manejo da gravidez pós-termo é reduzir o número de casos de gravidez pós-termo através da verificação por ultrassonografia da idade gestacional de todas as gestações. Uma revisão sistemática mostra que a ultrassonografia de rotina no segundo semestre reduz o número de casos de gravidez pós-termo [20]. Um ensaio randomizado controlado recente da ultrassonografia do primeiro *versus* segundo trimestre apresentou uma taxa mais baixa de gravidez pós-termo nas gestações datadas por ultrassonografia no primeiro trimestre [21]. Uma análise secundária dos dados do ensaio FASTER mostrou que a determinação da idade gestacional com ultrassonografia no primeiro trimestre por CRL em oposição a LMP reduz a aparente incidência de gestações com mais de 41 semanas de 22,1 para 8,2% [23]. À primeira vista, parece que a obtenção de ultrassonografia no primeiro trimestre para avaliar a viabilidade e idade gestacional é uma conduta adequada e pode ter impacto no número global de gestações pós-termo diagnosticadas.

Indução do trabalho de parto na gravidez pós-termo

Se a indução for feita com 41 semanas, pode-se evitar a natimortalidade com 42 semanas, por isso a indução com 41 semanas tem sido considerada a intervenção mais importante para reduzir a morbidade perinatal da gravidez pós-termo. No entanto, existe uma preocupação de que a indução do trabalho de parto possa aumentar o índice de cesariana. Várias tentativas têm sido feitas para evitar a aparente elevação da mortalidade e morbidade perinatais associadas à gravidez pós-termo. As opções clínicas incluem a indução da gestação a termo para prevenir que as gestações cheguem às 42 semanas, indução de rotina com 41 ou 42 semanas ou um pouco antes e indução seletiva com 41 ou 42 semanas, em casos onde os testes mostraram um risco elevado. Os benefícios e perigos de algumas destas estratégias foram avaliados em ensaios clínicos randomizados e controlados. Usando a estratégia de pesquisa descrita pelo *Cochrane Pregnancy and Childbirth Group*, foram identificados os ensaios clínicos randomizados ou quase randomizados, que compararam indução eletiva a termo *versus* manejo expectante e indução eletiva após 41 semanas *versus* monitoramento das gestações pós-termo para uma revisão sistemática sobre as opções de manejo da gravidez pós-termo [99]. Os principais desfechos de interesse são os identificados na análise dos riscos da gravidez pós-termo: mortalidade perinatal, encefalopatia neonatal, líquido amniótico manchado de mecônio, parto por cesariana. Foi avaliado também o efeito das várias opções de manejo sobre o grau de satisfação materna. Posteriormente, outras revisões sistemáticas de ensaios randomizados compararam a indução do trabalho de parto ao manejo expectante em gestações de 41 semanas ou mais [100] com 41 semanas de gestação ou menos [101].

Uma preocupação importante relativa à indução do trabalho de parto tem sido o aumento do risco de cesariana. Mas esse aumento no risco de cesariana não é aceito por todos [102]. Muitos estudos que observaram o aumento do risco de cesariana associado à indução do trabalho de parto foram estudos retrospectivos [103,104]. O problema metodológico com estes estudos é que eles, em geral, comparam mulheres que fazem indução àquelas que têm trabalho de parto espontâneo [105]. Um estudo recente que comparou mulheres que foram induzidas às que passaram por manejo expectante encontrou, na verdade, taxas mais baixas do parto por cesariana em mulheres que foram induzidas [106]. Uma metanálise recente de três estudos pequenos, que avaliou a indução eletiva do parto antes de 41 semanas de gestação, relatou uma frequência menor de cesariana nas pacientes que fizeram indução [107].

Uma abordagem alternativa para prevenção de gravidez pós-termo é a indução seletiva ou preventiva, em vez da indução de rotina do trabalho de parto em idade gestacional mais precoce. Em um pequeno estudo preliminar do manejo ativo do risco em gravidez a termo (AMOR-IPAT), em que a indução do trabalho de parto com 41 semanas foi recomendada para todas as mulheres com fatores de risco para desproporção céfalo-pélvica ou teste fetal intraparto não tranquilizador, Nicholson et al. [108] demonstraram redução dos índices de cesariana de 17% no grupo com manejo expectante (taxa de indução, 26%) para 4% no grupo de manejo por fatores de risco (taxa de indução, 63%). Em um recente ensaio clínico prospectivo, randomizado e controlado, houve uma tendência de redução dos índices de cesariana no grupo com manejo por fatores de risco, mas o estudo não teve força suficiente para confirmar esse resultado [109]. No entanto, o estudo encontrou índices mais baixos de internação em unidades de cuidados intensivos neonatais e melhora no índice de resultados adversos no grupo com manejo por fatores de risco, que fizeram indução na maioria dos casos.

Indução do trabalho de parto às 41 semanas

Dezesseis ensaios clínicos randomizados comparando a indução 'de rotina' do trabalho de parto em uma idade gestacional específica à indução seletiva do trabalho de parto, indicada por um teste anteparto anormal estão resumidos na Tabela 23.3. Estes ensaios clínicos formam a base de uma revisão sistemática feita por Sanchez-Ramos et al. [100]. Doze deles tinham sido incluídos anteriormente na *Cochrane Review por Crowley* [99]. Um dos ensaios clínicos é maior do que todos os outros e contribuíu com um peso considerável para as duas metanálises [110].

Ambas as metanálises incluem todos os ensaios clínicos de tamanho e qualidade variáveis. A idade gestacional na entrada do ensaio clínico varia de 287 a 294 dias de gestação. Vários métodos de avaliação fetal anteparto foram usados para acompanhar as gestações no braço expectante dos estudos.

Indução do trabalho de parto às 40 semanas, ou antes

A indução preventiva do trabalho de parto, que era rotineiramente feita com 40 semanas ou antes em mulheres com gestações complicadas, foi praticada em algumas unidades obstétricas em alguns países na década de 1970. Seis ensaios clínicos randomizados compararam a conduta de indução 'de rotina' com 39 semanas [111,112] ou 40 semanas [113-116], a manejo 'expectante' de uma duração indefinida ou manejo expectante até 42 semanas de gestação. Estes ensaios não revelaram benefício ou risco maior com a conduta de indução 'de rotina' com 40 semanas. Ocorreram duas mortes perinatais em fetos sem malformação no braço expectante e nenhum no braço de indução. Não houve uma diferença significativa. Não houve efeito sobre o índice de partos por cesariana (OR 0,60, 95% CI 0,35-1,03), parto instrumental ou uso de analgesia no trabalho de parto. Não é surpreendente, que a conduta de indução em torno de 40 semanas reduza o risco de líquido amniótico tinto de mecônio, quando se considera a relação entre a idade gestacional e o líquido amniótico tinto de mecônio no trabalho de parto (OR 0,50, 95% CI 0,31-0,86). Os autores desses ensaios clínicos não abordaram a visão das mulheres sobre a indução do trabalho de parto neste estágio da gravidez. Dessa forma, os autores perderam uma oportunidade valiosa ao não medirem a satisfação das mulheres com o seu atendimento. A indução 'de rotina' do trabalho de parto com 40 semanas não pode ser considerada uma opção para a prevenção da gravidez pós-termo. O número necessário de induções com 40 semanas para prevenir um resultado adverso com 41 ou 42 semanas seria excessivo e improvável que a intervenção fosse aceita pelas mulheres, obstetras ou parteiras.

Indução do trabalho de parto e morbidade e mortalidade perinatais

Mesmo um grande ensaio clínico envolvendo um número maior de pacientes [110] não teria força estatística suficiente para detectar uma redução significativa na incidência de mortalidade perinatal. Para que haja 80% de chance de detecção de uma redução de 50% na taxa de mortalidade perinatal de 3 para 1.000, é necessário um tamanho de amostra de 16.000 pacientes. A Tabela 23.3 registra as 13 mortes perinatais que ocorreram nos ensaios clínicos randomizados, três entre as 3.159 mulheres alocadas para indução e 10 entre as 3.067 mulheres alocadas para indução seletiva. Um feto sem malformação, entre as alocadas para indução [117], teve morte por asfixia após cesariana de emergência, decorrente de líquido amniótico tinto de mecônio e bradicardia que iniciou 2 horas após a indução do trabalho de parto. As outras duas mortes entre aqueles que foram alocados para indução de rotina ocorreram em fetos com anomalias congênitas letais. Ocorreram mais três mortes em fetos com anomalias entre os alocados para indução seletiva. As outras sete mortes ocorreram em fetos normalmente formados. Duas mortes no *Canadian Post-term Pregnancy Trial* [110] ocorreram apesar da adesão ao protocolo de monitoramento de contagem diária dos movimentos, CTG três vezes por semana e avaliação por ultrassonografia do volume do líquido amniótico. Estes fetos eram pequenos, pesando 2.600 g e 3.175 g. No ensaio de Dyson *et al.* [118], ocorreu uma morte neonatal por aspiração de mecônio em um feto nascido com 43 semanas, em razão da bradicardia fetal após trabalho de parto espontâneo. O monitoramento dos batimentos cardíacos fetais e a avaliação por ultrassonografia do líquido amniótico foram tranquilizadores 48 horas antes do início espontâneo do trabalho de parto. Uma das mortes no ensaio de Henry [119] foi atribuída ao diabetes gestacional. A segunda ocorreu em decorrência da aspiração de mecônio em uma mulher que recusou a indução após detecção de mecônio na amnioscopia. As mortes no ensaio de Bergsjo et al. [120] e Cardozo et al. [121] foram decorrentes de pneumonia e descolamento prematuro da placenta, respectivamente.

Os autores de revisões sistemáticas adotam uma abordagem diferente para a inclusão de mortes perinatais em bebês com anormalidades fetais. Estas são excluídas na revisão da Cochrane [99] e incluídas por Sanchez-Ramos et al. [100]. A revisão sistemática de Cochrane mostra que a indução do trabalho de parto está associada a uma redução significativa na mortalidade perinatal em fetos sem anomalias (OR 0,23, 95% CI 0,06-0,90), enquanto que Sanchez-Ramos et al. confirmam a redução no risco de morte perinatal (0.9 vs. 0,33%), mas sem significância estatística e intervalos de confiança de 95% para o risco relativo de 0,41 (95% CI 0,14-1,28).

Ambas as revisões sistemáticas reportam uma redução significativa na incidência de líquido amniótico tinto de mecônio, porém isto não afeta a incidência de aspiração de mecônio (0,82, 95% CI 0,49-1,37) [99]. Não há efeito sobre anormalidades dos batimentos cardíacos fetais durante o trabalho de parto. O risco relativo para icterícia neonatal (3,39, 95% CI 1,42-8,09), com base no pequeno número de ensaios clínicos, mostra aumento do risco com indução. As revisões sistemáticas não apresentam nenhum efeito benéfico ou adverso sobre os escores de Apgar, internação em unidade de cuidados intensivos neonatais ou encefalopatia neonatal.

Efeito da indução do trabalho de parto no risco de parto por cesariana

Sanchez-Ramos et al. [100] relataram que a indução do trabalho de parto está associada a uma redução na incidência de cesariana (OR 0,88, 95% CI 0,78-0,99). Crowley [99] relatou um resultado semelhante, porém o interpretou como evidência de que uma conduta de indução 'de rotina' do trabalho de parto não aumenta a probabilidade de parto por cesariana. Ela acreditava que poderia haver um viés pós-randomização no ensaio de Hannah [110], afetando os resultados e mostrando uma falsa redução no risco de parto por cesariana. As mulheres no braço expectante do ensaio de Hannah que fizeram indução decorrente de alterações nos testes antenatais não usaram prostaglandina vaginal, enquanto as que foram alocadas para indução 'de rotina' foram tratadas com prostaglandina E_2. Isto pode ter causado um aumento na incidência de distocia ou de falha na indução entre as que não receberam prostaglandinas. Entretanto, isto não justifica a incidência de cesariana de 8,3% em razão do sofrimento fetal no grupo de indução seletiva do ensaio de Hannah, comparada a 5,7% no grupo de indução de rotina. O efeito da indução do trabalho de parto na redução das incidências de parto por cesariana por causa do sofrimento fetal é consistente em todos os ensaios clínicos revisados. Não foi detectada heterogeneidade significativa por Sanchez-Ramos et al. [100]. Estes autores também realizaram gráficos de funil, que eram simétricos, indicando que não havia evidências de viéses nas publicações.

A redução da incidência de cesariana associada à indução do trabalho de parto é contrária a uma visão tradicionalmente mantida entre os obstetras de que a indução do trabalho de parto aumenta a probabilidade de parto por cesariana. Crowley realizou análises secundárias para avaliar esse efeito [99]. E os resultados mostraram que a indução do trabalho de parto na gravidez pós-termo não aumenta a incidência de partos por cesariana, independente da paridade, maturação do colo, método de indução ou dos índices locais de cesariana.

A VISÃO DAS MULHERES DA INDUÇÃO NA GRAVIDEZ PÓS-TERMO

Os ensaios clínicos randomizados fornecem poucas informações sobre a visão das mulheres em relação à indução comparada ao manejo conservador. Um ensaio clínico avaliou a satisfação materna com a indução do trabalho de parto [121]. Estes autores mostraram que a satisfação estava relacionada com o resultado final do trabalho de parto e parto, mais do que com o método utilizado para desencadear o trabalho de parto. A visão das mulheres provavelmente é influenciada pela cultura local, pela atitude dos profissionais de saúde e por considerações práticas, como a duração da licença maternidade. Poucos obstetras, parteiras ou educadores estão capacitados para o aconselhamento das mulheres, fornecendo informações imparciais quanto aos riscos da gravidez pós-termo e os benefícios e efeitos adversos da indução do trabalho de parto. Em um estudo prospectivo utilizando questionários sobre a atitude das mulheres em relação à indução do trabalho de parto na gravidez pós-termo, Roberts e Young [122] constataram que apesar de uma preferência obstétrica declarada pelo manejo conservador, somente 45% das mulheres com 37 semanas de gestação concordavam com o manejo conservador, se o parto não ocorresse até 41 semanas. Dentre as que não tiveram o parto até 41 semanas de gestação, 31% ainda desejavam o manejo conservador. Esta redução significativa não foi afetada pela paridade ou certeza da idade gestacional. Em um estudo posterior, Roberts et al. [123] ofereceram às mulheres a opção entre indução e manejo conservador com 42 semanas; 45% das mulheres optaram pelo manejo conservador. Certamente, uma intervenção que é realizada em mais de 20-25% das gestações nos países mais desenvolvidos merece mais estudo no que diz respeito ao seu impacto para as mulheres e para os recém-nascidos que são o produto destas gestações.

GRAVIDEZ PÓS-TERMO E PARTO DOMICILIAR

Faltam evidências epidemiológicas sobre os resultados de gravidez pós-termo, quando o parto é domiciliar. Bastian et al. [124] realizaram um estudo de coorte populacional, incluindo

7.002 partos domiciliares, na Austrália, usando múltiplos métodos para identificação de caso e acompanhamento; ocorreram 50 mortes perinatais, resultando em uma taxa de mortalidade perinatal de 7,1 por 1.000. Das 44 mortes perinatais em mulheres de idade gestacional conhecida, sete (15,9%) ocorreram pós-termo (≥ 42 semanas). Um estudo conduzido entre nativos americanos examinou o aumento na mortalidade perinatal em partos domiciliares feitos por parteiras, comparado aos realizados por médicos e identificou gestações pós-datas, partos com apresentação pélvica e gêmeos como a origem da diferença nas taxas de mortalidade entre os dois grupos [125]. Considerando essas evidências de base relativamente fraca e a evidência geral referente à gravidez pós-termo e as complicações intraparto, morbidade e mortalidade perinatais, é possível que muitos casos de parto domiciliar irão encaminhar estas pacientes para um procedimento hospitalar.

> **Quadro 23.4 Resumo**
>
> **Teste pré-natal**
> Os seguintes testes devem ser iniciados com 40-41 semanas de gestação.
> - Avaliação dos movimentos fetais ou contagem de 'pontapés'.
> - Teste sem esforço.
> - Avaliação do volume do líquido amniótico.
> - Perfil biofísico.
> - CTG ou teste de esforço com contração.
>
> **Gravidez pós-termo**
> A gravidez pós-termo pode ser prevenida por:
> - indução do trabalho de parto;
> - descolamento das membranas;
> - intercurso vaginal (coito);
> - acupuntura.
>
> Embora a indução do trabalho de parto tenha sido associada à cesariana na literatura retrospectiva anterior, a literatura atual, com base em ensaios clínicos, comprovou a menor incidência de cesariana associada à indução com 41 ou 42 semanas de gestação comparada ao manejado expectantemente na gestação depois de 41-42 semanas.

DIRETRIZES CLÍNICAS PARA O MANEJO DA GRAVIDEZ PÓS-TERMO

Após a publicação do *Canadian Post-term Pregnancy Trial* [110] e a revisão da Cochrane sobre manejo da gravidez pós-termo [111], a *Society of Obstetricians and Gynaecologists of Canada* (SOGC) emitiu uma diretriz para a prática clínica [126] com as seguintes recomendações:

1 Após 41 semanas de gestação, se as datas estiverem certas, deve ser oferecido às mulheres o parto eletivo.
2 Se o colo do útero estiver desfavorável, deve ser feita a preparação cervical.
3 Se for escolhido o manejo expectante, deve ser iniciada a avaliação da saúde fetal.

O *Royal College of Obstetricians and Gynaecologists* (RCOG) emitiu uma diretriz clínica sobre indução do trabalho de parto, em 2001, que incluía as recomendações sobre o manejo da gravidez pós-termo [127].

1 Deve ser oferecido um exame ultrassonográfico para confirmar a gestação antes de 20 semanas, pois isto está associado à redução da necessidade de indução de gravidez pós-termo.
2 A indução do parto deve ser oferecido às mulheres com gravidez não complicada a partir de 41 semanas.
3 A partir de 42 semanas, deve ser oferecido às mulheres que não aceitam indução do trabalho de parto a monitoração antenatal, consistindo em CTG realizada 2 vezes por semana e avaliação ulttrassonográfica do maior lago de líquido amniótico.

As diretrizes do *American College of Obstetricians and Gynaecology Practice Guidelines* [5] são bem parecidas, mas incluem o seguinte:

1 A gravidez pós-parto é definida pela idade gestacional de 42 semanas ou mais.
2 Mulheres com gravidez pós-termo que têm colo de útero desfavorável podem-se submeter à indução do trabalho de parto ou a manejo expectante.
3 Pode ser usada prostaglandina em gestações pós-termo para promover a preparação do colo do útero e induzir o trabalho de parto.
4 O parto deve ser realizado se houver evidência de comprometimento fetal ou oligoidrâmnio.
5 Apesar da falta de evidências de que a monitoração fetal anteparto possa melhorar o resultado perinatal, deve-se iniciar a supervisão pré-natal das gestações pós-termo entre 41 e 42 semanas, em razão das evidências do aumento do risco da morbidade e mortalidade perinatais, com o avanço da idade gestacional.

As diretrizes da SOGC provocaram uma resposta apaixonada [102]. Esses autores contestaram as evidências de aumento na morbidade e mortalidade, à medida que a gravidez avança e as evidências dos ensaios clínicos randomizados de que a indução do trabalho de parto pós-termo não aumenta a incidência de cesariana e pode reduzir a incidência de mortalidade perinatal. Houve uma preocupação especial em relação às recomendações feitas pela SOGC e RCOG de que a recomendação de oferecer a indução com 41 semanas de gestação fosse interpretada como uma política de indução obrigatória com 41 semanas de gestação.

As três sociedades de especialistas, compostas por presumivelmente capacitados e ponderados, apresentaram conclusões diversas. Isto sugere, no mínimo, que existe a necessidade de mais pesquisas nesta área, sobre os efeitos da indução do trabalho de parto e sobre a metodologia para rastrear e prevenir as complicações das gestações de termo tardio e pós-termo.

MANEJO DA GRAVIDEZ PÓS-TERMO

As recomendações da RCOG são um excelente guia para a conduta. Devem ser feitos esforços para assegurar a precisão da determinação da idade gestacional. A mulher com 41 semanas de gestação deve consultar especialista em obstetrícia. As mulheres devem ser informadas sobre o pequeno aumento no risco associado à continuidade da gravidez após 41 semanas. Thornton e Lilford [128] mostraram que as mulheres grávidas assumem muito mais risco do que os profissionais de asúde. Após um exame vaginal, a indução do trabalho de parto deve ser oferecida após 41 semanas, considerando o desejo da mulher e os recursos do hospital. O exame vaginal deve ser acompanhado do descolamento de membranas, e as mulheres devem ser informadas quanto ao desconforto associado a este procedimento e devem concordar com sua realização. O descolamento das membranas reduz a necessidade de indução 'formal' do trabalho de parto [92]. Após a realização do exame vaginal, o obstetra pode fornecer informações sobre as probabilidades de sucesso da indução do trabalho de parto. Para as mulheres que já tiveram parto vaginal anteriormente e para aquelas com colo do útero favorável, é improvável que a indução do trabalho de parto seja um processo difícil. As mulheres que não desejam a indução do trabalho de parto devem ser apoiadas, porém devem ser informadas da falta de confiabilidade dos testes antenatais e da falta de evidências de redução do risco de cesariana, evitando-se a indução do trabalho de parto. Como a indução do trabalho de parto com prostaglandinas está associada a um risco aumentado de deiscência de cicatriz uterina comparada ao início espontâneo do trabalho de parto [129], as mulheres que tiveram parto anterior por cesariana, especialmente aquelas sem parto vaginal, devem ter um manejo individualizado com 41 semanas de gestação.

REFERÊNCIAS

1. Schmitt SK, Sneed L, Phibbs CS. Costs of newborn care in California: a population-based study. *Pediatrics* 2006;117:154-160.
2. Saigal S, Doyle LW. An overview of mortality and sequelae of preterm birth from infancy to adulthood. *Lancet* 2008;371:261-269.
3. Cotzias CS, Paterson-Brown S, Fisk NM. Prospective risk of unexplained stillbirth in singleton pregnancies at term: population based analysis. *BMJ* 1999;319:287-288.
4. World Health Organisation. *International Classification of Disease*, 10th edn. Geneva: WHO, 2003: chapter XV, 048.
5. ACOG Committee on Practice Bulletins. ACOG Practice Bulletin. Clinical management guidelines for obstetricians-gynecologists. Number 55, September 2004. Management of Postterm Pregnancy. *Obstet Gynecol* 2004;104:639-646.
6. Bierman J, Siegel E, French F, Simonian K. Analysis of the outcome of all pregnancies in a community. *Am J Obstet Gynecol* 1965;91:37-45.
7. Butler NR, Bonham DG. *Perinatal Mortality*. Edinburgh: Churchill Livingstone, 1963.
8. Chamberlain R, Chamberlain G, Howlett B, Masters K. *British Births 1970, Vol. 2. Obstetric Care*. London: Heinemann Medical, 1978.
9. Martin JA, Hamilton BE, Sutton PD et al. Births: final data for 2005. *Natl Vital Stat Rep* 2007;56(6):1-103.
10. Ventura SJ, Martin JA, Curtin SC, Mathews TJ, Park MM. Births: final data for 1998. *Natl Vital Stat Rep* 2000;48(3):1-100.
11. Sue A, Quan AK, Hannah ME, Cohen MM, Foster GA, Liston RM. Effect of labour induction on rates of stillbirth and caesarean delivery in post-term pregnancies. *Can Med Assoc J* 1999;160:1145-1149.
12. Hilder L, Costeole K, Thilaganathan B. Prolonged pregnancy: evaluating gestation-specific risks of fetal and infant mortality. *Br J Obstet Gynaecol* 1998;105:169-173.
13. Smith GC. Use of time to event analysis to estimate the normal duration of human pregnancy. *Hum Reprod* 2001;16:1497-1500.
14. Boyce A, Mayaux MJ, Schwartz D. Classical and true gestational postmaturity. *Am J Obstet Gynecol* 1976;125:911-913.
15. Savitz DA, Terry JW Jr, Dole N, Thorp JM Jr, Siega-Riz AM, Herring AH. Comparison of pregnancy dating by last menstrual period, ultrasound scanning, and their combination. *Am J Obstet Gynecol* 2002;187:1660-1666.
16. Eik-Nes SH, Okland O, Aure JC, Ulstein M. Ultrasound screening in pregnancy: a randomised controlled trial. *Lancet* 1984;i:1347.
17. Waldenstrom U, Axelsson O, Nilsson S et al. Effects of routine one-stage ultrasound screening in pregnancy: a randomised controlled trial. *Lancet* 1988;ii:585-588.
18. Saari-Kemppainen A, Karjalainen O, Ylostalo P, Heinonen OP. Ultrasound screening and perinatal mortality: controlled trial of systematic one-stage screening in pregnancy. The Helsinki Ultrasound Trial. *Lancet* 1990;336:387-391.
19. Ewigman BG, Crane JP, Frigoletto FD, LeFevre ML, Bain RP, McNellis D. Effect of prenatal ultrasound screening on perinatal outcome. RADIUS Study Group. *N Engl J Med* 1993;329:821-827.
20. Neilson JP. Ultrasound for fetal assessment in early pregnancy. *Cochrane Database Syst Rev* 1998;(4):CD000182.
21. Bennett KA, Crane JM, O'Shea P, Lacelle J, Hutchens D, Copel JA. First trimester ultrasound screening is effective in reducing postterm labor induction rates: a randomized controlled trial. *Am J Obstet Gynecol* 2004;190:1077-1081.
22. Caughey AB, Nicholson JM, Washington AE. First- versus second-trimester ultrasound: the effect on pregnancy dating and perinatal outcomes. *Am J Obstet Gynecol* 2008;198:703.e1-5.
23. Bukowski R, Saade G, Malone F, Hankins G, D'Alton M. A decrease in postdate pregnancies is an additional benefit of first trimester screening for aneuploidy. *Am J Obstet Gynecol* 2001;185(Suppl):S148.
24. Naeye RL. Causes of perinatal mortality excess in prolonged gestations. *Am J Epidemiol* 1978;108:429-433.
25. Shea KM, Wilcox AJ, Little RE. Postterm delivery: a challenge for epidemiologic research. *Epidemiology* 1998;9:199-204.
26. Mogren I, Stenlund H, Hogberg U. Recurrence of prolonged pregnancy. *Int J Epidemiol* 1999;28:253-257.
27. Olesen AW, Basso O, Olsen J. Recurrence of prolonged pregnancy. *Int J Epidemiol* 1999;10:468-469.
28. Boyd ME, Usher RH, McLean FH et al. Obstetric consequences of postmaturity. *Am J Obstet Gynecol* 1988;158:334-338.
29. Laursen M, Bille C, Olesen AW, Hjelmborg J, Skytthe A, Christensen K. Genetic influence on prolonged gestation: a population-based Danish twin study. *Am J Obstet Gynecol* 2004;190:489-494.
30. Lockwood CJ, Moscarelli RD, Lynch L, Lapinski RH, Ghidini A. Low concentrations of vaginal fetal fibronectin as a predictor of deliveries occurring after 41 weeks. *Am J Obstet Gynecol* 1994;171:1-4.
31. Ramanathan G, Yu C, Osei E, Nicolaides KH. Ultrasound examination at 37 weeks' gestation in the prediction of pregnancy outcome: the value of cervical assessment. *Ultrasound Obstet Gynecol* 2003;22:598-603.

32. McLean M, Bisits A, Davies J, Woods R, Lowry P, Smith R. A placental clock controlling the length of human pregnancy. *Nat Med* 1995;1:460-463.
33. Divon MY, Ferber A, Nisell H, Westgren M. Male gender predisposes to prolongation of pregnancy. *Am J Obstet Gynecol* 2002;187:1081-1083.
34. Stotland NE, Caughey AB, Lahiff M, Abrams B. Weight gain and spontaneous preterm birth: the role of race or ethnicity and previous preterm birth. *Obstet Gynecol* 2006;108:1448-1455.
35. Caughey AB, Stotland NE, Washington AE, Escobar GJ. Who is at risk for prolonged and postterm pregnancy? *Am J Obstet Gynecol* 2009;200:683.e1-5.
36. Ramos GA, Caughey AB. Interrelationship between ethnicity and obesity on obstetrical outcomes. *Am J Obstet Gynecol* 2005;193:1089-1093.
37. Usha Kiran TS, Hemmadi S, Bethel J, Evans J. Outcome of pregnancy in a woman with an increased body mass index. *BJOG* 2005;112:768-772.
38. Stotland NE, Washington AE, Caughey AB. Pre-pregnancy body mass index and length of gestation at term. *Am J Obstet Gynecol* 2007;197:378.e1-5.
39. Baranova A, Gowder SJ, Schlauch K et al. Gene expression of leptin, resistin, and adiponectin in the white adipose tissue of obese patients with non-alcoholic fatty liver disease and insulin resistance. *Obes Surg* 2006;16:1118-1125.
40. Dietz PM, Callaghan WM, Cogswell ME, Morrow B, Ferre C, Schieve LA. Combined effects of prepregnancy body mass index and weight gain during pregnancy on the risk of preterm delivery. *Epidemiology* 2006;17:170-177.
41. Hickey CA, Cliver SP, McNeal SF, Goldenberg RL. Low pregravid body mass index as a risk factor for preterm birth: variation by ethnic group. *Obstet Gynecol* 1997;89:206-212.
42. Caughey AB, Stotland NE, Escobar G. What is the best measure of maternal complications of term pregnancy: ongoing pregnancies or pregnancies delivered? *Am J Obstet Gynecol* 2003;189:1047-1052.
43. Yudkin PL, Wood L, Redman CW. Risk of unexplained stillbirth at different gestational ages. *Lancet* 1987;i:1192-1194.
44. Smith GC. Life-table analysis of the risk of perinatal death at term and post term in singleton pregnancies. *Am J Obstet Gynecol* 2001;184:489-496.
45. Hilder L, Costeloe K, Thilaganathan B. Prospective risk of stillbirth. Study's results are flawed by reliance on cumulative prospective risk. *BMJ* 2000;320:444-445.
46. Yudkin P, Redman CW. Impending fetal death must be identified and pre-empted. *BMJ* 2000;320:444.
47. Buekens P, Delvoie P, Woolast E, Robyn C. Epidemiology of pregnancies with unknown last menstrual period. *J Epidemiol Commun Health* 1984;38:79-80.
48. Hall MH, Carr-Hill RA. The significance of uncertain gestation for obstetric outcome. *Br J Obstet Gynaecol* 1985;92:452-460.
49. Bruckner TA, Cheng YW, Caughey AB. Increased neonatal mortality among normal-weight births beyond 41 weeks of gestation in California. *Am J Obstet Gynecol* 2008;199:421.e1-7.
50. Ingemarsson I, Kallen K. Stillbirths and rate of neonatal deaths in 76,761 postterm pregnancies in Sweden, 1982-91: a register study. *Acta Obstet Gynecol Scand* 1997;76:658-662.
51. Caughey AB, Washington AE, Laros RK. Neonatal complications of term pregnancy: rates by gestational age increase in a continuous, not threshold, fashion. *Am J Obstet Gynecol* 2005;192:185-190.
52. Cheng YW, Nicholson J, Nakagawa S, Bruckner TA, Washington AE, Caughey AB. Perinatal outcomes in term pregnancies: do they differ by week of gestation? *Am J Obstet Gynecol* 2008;199:370.e1-7.
53. Caughey AB, Musci TJ. Complications of term pregnan-cies beyond 37 weeks of gestation. *Obstet Gynecol* 2004;103:57-62.
54. Caughey AB, Bishop J. Maternal complications of pregnancy increase beyond 40 weeks of gestation in low risk women. *J Perinatol* 2006;26:540-545.
55. Heimstad R, Romundstad PR, Eik-Nes SH, Salvesen KA. Outcomes of pregnancy beyond 37 weeks of gestation. *Obstet Gynecol* 2006;108:500-508.
56. Caughey AB, Stotland NE, Washington AE, Escobar GJ. Maternal obstetric complications of pregnancy are associated with increasing gestational age at term. *Am J Obstet Gynecol* 2007;196:155.e1-6.
57. Campbell MK, Ostbye T, Irgens LM. Post-term birth, risk factors and outcomes in a 10-year cohort of Norwegian births. *Obstet Gynecol* 1997;89:543-548.
58. Luckas M, Buckett W, Alfirevic Z. Comparison of outcomes in uncomplicated term and post-term pregnancy following spontaneous labor. *J Perinat Med* 1998;26:475-479.
59. Minchom P, Niswander K, Chalmers I et al. Antecedents and outcome of very early neonatal seizures in infants born at or after term. *Br J Obstet Gynaecol* 1987;94:431-439.
60. Curtis P, Matthews T, Clarke TA et al. The Dublin Collaborative Seizure Study. *Arch Dis Child* 1988;63:1065-1068.
61. MacLennan A. A template for defining a causal relation between acute intrapartum events and cerebral palsy: international consensus statement. *BMJ* 1999;319:1054-1059.
62. Gaffney G, Flavell V, Johnson A, Squier M, Sellers S. Cerebral palsy and neonatal encephalopathy. *Arch Dis Child* 1994;70:F195-F200.
63. Neldam S. Fetal movement as an indication of fetal wellbeing. *Lancet* 1980;i:1222-1224.
64. Grant A, Elbourne D, Valentin L, Alexander S. Routine formal fetal movement counting and risk of antepartum late death in normally formed singletons. *Lancet* 1989;ii:345-349.
65. Crowley P. Non-quantitative estimation of amniotic fluid volume in suspected prolonged pregnancy. *J Perinat Med* 1980;8:249-251.
66. Manning FA, Hill LM, Platt LD. Qualitative amniotic fluid volume determination by ultrasound: antepartum detection of intrauterine growth retardation. *Am J Obstet Gynecol* 1981;151:304-308.
67. Chamberlain PF, Manning FA, Morrison I, Harman CR, Lange IR. Ultrasound evaluation of amniotic fluid. 1. The relationship of marginal and decreased amniotic fluid volumes to perinatal outcome. *Am J Obstet Gynecol* 1984;150:245-249.
68. Crowley P, O'Herlihy C, Boylan P. The value of ultrasound measurement of amniotic fluid volume in the management of prolonged pregnancies. *Br J Obstet Gynaecol* 1980;91:444-448.
69. Fischer RL, McDonnell M, Bianculli RN, Perry RL, Hediger ML, Scholl TO. Amniotic fluid volume estimation in the postdate pregnancy: a comparison of techniques. *Obstet Gynecol* 1993;81:698-704.
70. Phelan JP, Smith CV, Broussard P, Small M. Amniotic fluid volume assessment with the four quadrant technique at 36-42 weeks' gestation. *J Reprod Med* 1987;32:540-542.
71. Alfirevic Z, Walkinshaw SA. A randomised controlled trial of simple compared with complex antenatal fetal monitoring after 42 weeks of gestation. *Br J Obstet Gynaecol* 1995;102:638-643.
72. Morris JM, Thompson K, Smithey J et al. The usefulness of ultrasound assessment of amniotic fluid in predicting adverse outcome in prolonged pregnancy: a prospective blinded observational study. *Br J Obstet Gynaecol* 2003;110:989-994.
73. Locatelli A, Zagarell A, Toso L, Assi F, Ghidini A, Biffi A. Serial assessment of amniotic fluid index in uncomplicated term pregnancies: prognostic value of amniotic fluid reduction. *J Matern Fetal Neonatal Med* 2004;15:233-236.
74. Chauhan SP, Sanderson M, Hendrix NW, Magann EF, Devoe LD. Perinatal outcome and amniotic fluid index in the antepartum and intrapartum periods: a meta-analysis. *Am J Obstet Gynecol* 1999;181:1473-1478.

75. Chauhan SP, Magann EF, Morrison JC, Whitowrth NS, Hendrix NW, Devoe LD. Ultrasonographic assessment of amniotic fluid does not reflect actual amniotic fluid volume. *Obstet Gynecol* 1994;84:856-860.
76. Magann EF, Chauhan SP, Barrilleaux PS, Whitworth NS, Martin JN. Amniotic fluid index and single deepest pocket: weak indicators of abnormal amniotic volumes. *Obstet Gynecol* 2000;96:737-740.
77. Manning F, Morrison J, Lange IR, Harmann CR, Chamberlain PF. Fetal assessment based on fetal biophysical profile: experience in 12,620 referred high-risk pregnancies. 1. Perinatal mortality by frequency and etiology. *Am J Obstet Gynecol* 1985;151:343-350.
78. Alfirevic Z, Neilson JP. Biophysical profile for fetal assessment in high risk pregnancies. *Cochrane Database Syst Rev* 1996;(1):CD000038.
79. Johnson JM, Harman CR, Lange IR, Manning F. Biophysical scoring in the management of the postterm pregnancy. An analysis of 307 patients. *Am J Obstet Gynecol* 1986;154:269-273.
80. Hann L, McArdle C, Sachs B. Sonographic biophysical profile in the postdate pregnancy. *J Ultrasound Med* 1987;6:191-195.
81. Keegan KA, Paul RH. Antepartum fetal heart rate testing. IV. The non-stress test as the primary approach. *Am J Obstet Gynecol* 1980;136:75-80.
82. Mendenhall HW, O'Leary J, Phillips KO. The nonstress test: the value of a single acceleration in evaluating the fetus at risk. *Am J Obstet Gynecol* 1980;136:87-91.
83. Pattison N, McCowan L. Cardiotocography for antepartum fetal assessment. *Cochrane Database Syst Rev* 1999;(1):CD001068.
84. Miyazaki FS, Miyazaki BA. False reactive nonstress tests in postterm pregnancies. *Am J Obstet Gynecol* 1981;140:269-276.
85. Dawes GS, Moullden M, Redman CWG. System 8000: computerised antenatal FHR analysis. *J Perinat Med* 1991;19:47-51.
86. Weiner Z, Farmakides G, Schulman H, Kellner L, Plancher S, Maulik D. Computerised analysis of fetal heart rate varia-tion in post-term pregnancy: prediction of intrapartum fetal distress and fetal acidosis. *Am J Obstet Gynecol* 1994;171:1132-1138.
87. Guidetti DA, Divon MY, Cavalieri RL, Langer O, Merkatz IR. Fetal umbilical artery flow velocimetry in postdate pregnancies. *Am J Obstet Gynecol* 1987;157:1521-1523.
88. Stokes HJ, Roberts RV, Newnham JP. Doppler flow velocity analysis in postdate pregnancies. *Aust NZ J Obstet Gynaecol* 1991;31:27-30.
89. Devine PA, Bracero LA, Lysikiewicz A, Evans R, Womack S, Byrne DW. Middle cerebral to umbilical artery Doppler ratio in post-date pregnancies. *Obstet Gynecol* 1994;84:856-860.
90. Kashanian M, Akbarian A, Baradaran H, Samiee MM. Effect of membrane sweeping at term pregnancy on duration of pregnancy and labor induction: a randomized trial. *Gynecol Obstet Invest* 2006;62:41-44.
91. de Miranda E, can der Bom JG, Bonsel GJ, Bleker OP, Rosendaal FR. Membrane sweeping and prevention of post-term pregnancy in low-risk pregnancies: a randomised controlled trial. *BJOG* 2006;113:402-408.
92. Boulvain M, Stan C, Irion O. Membrane sweeping for induction of labour. *Cochrane Database Syst Rev* 2005;(1):CD000451.
93. Tan PC, Andi A, Azmi N, Noraihan MN. Effect of coitus at term on length of gestation, induction of labor, and mode of delivery. *Obstet Gynecol* 2006;108:134-140.
94. Schaffir J. Sexual intercourse at term and onset of labor. *Obstet Gynecol* 2006;107:1310-1314.
95. Kavanagh J, Kelly AJ, Thomas J. Sexual intercourse for cervical ripening and induction of labour. *Cochrane Database Syst Rev* 2001;(2):CD003093.

96. Tan PC, Yow CM, Omar SZ. Effect of coital activity on onset of labor in women scheduled for labor induction. *Obstet Gynecol* 2007;110:820-826.
97. Rabl M, Ahner R, Bitschnau M, Zeisler H, Husslein P. Acupuncture for cervical ripening and induction of labor at term: a randomized controlled trial. *Wien Klin Wochenschr* 2001;113:942-946.
98. Smith CA, Crowther CA. Acupuncture for induction of labour. *Cochrane Database Syst Rev* 2004;(1):CD002962.
99. Crowley P. Interventions for preventing or improving the outcome of delivery at or beyond term. *Cochrane Database Syst Rev* 2000;(1):CD000170.
100. Sanchez-Ramos L, Olivier F, Delke I, Kaunitz AM. Labor induction versus expectant management for postterm pregnancies: a systematic review with meta-analysis. *Obstet Gynecol* 2003;101:1312-1318.
101. Caughey AB, Sundaram V, Kaimal A et al. Elective induction of labor vs. expectant management of pregnancy: a systematic review. *Ann Intern Med* 2009;151:252-263.
102. Menticoglou SM, Hall PF. Routine induction of labour at 41 weeks gestation: nonsensus consensus. *BJOG* 2002;109:485-491.
103. Vahratian A, Zhang J, Troendle JF, Sciscione AC, Hoffman MK. Labor progression and risk of cesarean delivery in electively induced nulliparas. *Obstet Gynecol* 2005;105:698-704.
104. Seyb ST, Berka RJ, Socol ML, Dooley SL. Risk of cesarean delivery with elective induction of labor at term in nulliparous women. *Obstet Gynecol* 1999;94:600-607.
105. Caughey AB. Measuring perinatal complications: methodologic issues related to gestational age. *BMC Pregnancy Childbirth* 2007;7:18.
106. Caughey AB, Nicholson JM, Cheng YW, Lyell DJ, Washington AE. Induction of labor and cesarean delivery by gestational age. *Am J Obstet Gynecol* 2006;195:700-705.
107. Gulmezoglu AM, Crowther CA, Middleton P. Induction of labour for improving birth outcomes for women at or beyond term. *Cochrane Database Syst Rev* 2006;(4):CD004945.
108. Nicholson JM, Kellar LC, Cronholm PF, Macones GA. Active management of risk in pregnancy at term in an urban population: an association between a higher induction of labor rate and a lower cesarean delivery rate. *Am J Obstet Gynecol* 2004;191:1516-1528.
109. Nicholson JM, Parry S, Caughey AB, Rosen S, Keen A, Macones GA. The impact of the active management of risk in pregnancy at term on birth outcomes: a randomized clinical trial. *Am J Obstet Gynecol* 2008;198:511.e1-15.
110. Hannah ME, Hannah WJ, Hellman J et al. Induction of labour as compared with serial antenatal monitoring in post-term pregnancy. A randomised controlled trial. Canadian Multi-center Post-Term Pregnancy Trial Group. *N Engl J Med* 1992;326:1587-1592.
111. Cole RA, Howie PW, MacNaughton MC. Elective induction of labour. A randomised prospective trial. *Lancet* 1975;i:767-770.
112. Martin DH, Thompson W, Pinkerton JHM, Watson JD. Randomised controlled trial of selective planned delivery. *Br J Obstet Gynaecol* 1978;85:109-113.
113. Breart G, Goujard J, Maillard F, Chavigny C, Rumeau-Rouquette C, Sureau C. Comparison of two obstetrical policies with regard to artificial induction of labour at term. A randomised trial. *J Obstet Biol Reprod (Paris)* 1982;11:107-112.
114. Egarter CH, Kofler E, Fitz R, Husslein PI. Is induction of labour indicated in prolonged pregnancy? Results of a prospective randomised trial. *Gynecol Obstet Invest* 1989;27:6-9.
115. Tylleskar J, Finnstrom O, Leijon I, Hedenskog S, Ryden G. Spontaneous labor and elective induction: a prospective randomised study. Effects on mother and fetus. *Acta Obstet Gynecol Scand* 1979;58:513-518.

116. Sande HA, Tuveng J, Fonstelien T. A prospective randomised study of induction of labor. *Int J Gynaecol Obstet* 1983;21:333-336.
117. Katz Z, Yemini M, Lancet M, Mogilner BM, Ben-Hur H, Caspi B. Non-aggressive management of post-date pregnancies. *Eur J Obstet Gynecol Reprod Biol* 1983;15:71-79.
118. Dyson D, Miller PD, Armstrong MA. Management of prolonged pregnancy: induction of labour versus antepartum testing. *Am J Obstet Gynecol* 1987;156:928-934.
119. Henry GR. A controlled trial of surgical induction of labour and amnioscopy in the management of prolonged pregnancy. *J Obstet Gynaecol Br Commonw* 1969;76:795-798.
120. Bergsjo P, Gui-dan H, Su-qin Y, Zhi-zeng G, Bakketeig LS. Comparison of induced vs non-induced labor in post-term pregnancy. *Acta Obstet Gynecol Scand* 1989;68:683-687.
121. Cardozo L, Fysh J, Pearce JM. Prolonged pregnancy: the management debate. *BMJ* 1986;293:1059-1063.
122. Roberts LJ, Young KR. The management of prolonged pregnancy: an analysis of women's attitudes before and after term. *Br J Obstet Gynaecol* 1991;98:1102-1106.
123. Roberts L, Cook E, Beardsworth SA, Trew G. Prolonged pregnancy: two years experience of offering women conservative management. *J Royal Army Med Corps* 1994;140:32-36.
124. Bastian H, Keirse MJ, Lancaster PA. Perinatal death associated with planned home birth in Australia: a population based study. *BMJ* 1998;317:384-388.
125. Mehl-Madrona L, Madrona MM. Physician- and midwife-attended home births. Effects of breech, twin, and post-dates outcome data on mortality rates. *J Nurse Midwifery* 1997;42:91-98.
126. Society of Obstetricians and Gynaecologists of Canada. Post-term pregnancy. SOGC Clinical Practice Guidelines, No. 15, 1997. Available at www.sogc.org/guidelines/index_e.asp
127. Royal College of Obstetricians and Gynaecologists. *Induction of Labour*. Evidence-based Clinical Guideline No. 7, 2001. Updated July 2008 by National Institute for Health and Clinical Excellence, Clinical Guidelines CG70. Available at http://guidance.nice.org.uk/CG70/Guidance/pdf/English
128. Thornton J, Lilford R. The caesarean delivery decision: patients' choices are not determined by immediate emotional reactions. *J Obstet Gynaecol* 1989;9:283-288.
129. Lydon-Rochelle M, Holt VL, Easterling TR, Martin DP. Risk of uterine rupture during labor among women with a prior caesarean delivery. *N Engl J Med* 2001;345:3-8.
130. Fabre E, Gonzalez de Aguero R, de Agustin JL, Tajada M, Repolles S, Sanz A. Perinatal mortality in term and post-term births. *J Perinat Med* 1996;24:163-169.
131. Olesen AW, Basso O, Olsen J. Risk of recurrence of prolonged pregnancy. *BMJ* 2003;326:476.
132. Divon MY, Haglund B, Nisell H, Otterblad PO, Westgren M. Fetal and neonatal mortality in the post-term pregnancy: the impact of gestational age and fetal growth restriction. *Am J Obstet Gynecol* 1998;178:726-731.
133. Augensen K, Bergsjo P, Eikeland T, Ashvik K, Carlsen J. Randomised comparison of early versus late induction of labour in post-term pregnancy. *BMJ* 1987;294:1192-1195.
134. Chanrachakul B, Herabutya Y. Postterm with favorable cervix: is induction necessary? *Eur J Obstet Gynecol Reprod Biol* 2003;106:154-157.
135. Heden L, Ingemarsson I, Ahlstrom H, Solum T. Induction of labor vs conservative management in prolonged pregnancy: controlled study. *Int J Fetomaternal Med* 1991;4:148-152.
136. Herabutya Y, Prasertsawat PO, Tongyai T, Isarangura Na Ayudthya N. Prolonged pregnancy: the management dilemma. *Int J Gynaecol Obstet* 1992;37:253-258.
137. James C, George SS, Gaunekar N, Seshadri L. Management of prolonged pregnancy: a randomised trial of induction of labour and antepartum foetal monitoring. *Natl Med J India* 2001;14:270-273.
138. Martin JN, Sessums JK, Howard P, Martin RW, Morrison JC. Alternative approaches to the management of gravidas with prolonged post-term postdate pregnancies. *J Miss State Med Assoc* 1989;30:105-111.
139. National Institute of Child Health and Human Development Network of Maternal-Fetal Medicine Units. A clinical trial of induction of labor versus expectant management in postterm pregnancy. *Am J Obstet Gynecol* 1994;170:716-723.
140. Roach VJ, Rogers MS. Pregnancy outcome beyond 41 weeks gestation. *Int J Gynaecol Obstet* 1997;59:19-24.
141. Suikkari AM, Jalkanen M, Heiskala H, Koskela O. Prolonged pregnancy: induction or observation. *Acta Obstet Gynecol Scand Suppl* 1983;116:58.
142. Witter FR, Weitz CM. A randomised trial of induction at 42 weeks of gestation vs expectant management for postdates pregnancies. *Am J Perinatol* 1987;4:206-211.

Indução e Correção do Trabalho de Parto

Jane E. Norman
MRC Centre for Reproductive Health, University of Edinburgh, Queen's Medical Research Centre, Edinburgh, UK

DEFINIÇÃO

A indução do parto é a estimulação artificial do início do trabalho de parto [1]. A indução é realizada quando existe evidência de benefícios maternos e/ou fetais com a interrupção da gravidez, em comparação à alternativa da permanência do feto *in utero*. Os índices de indução do parto aumentaram de forma significativa ao longo dos últimos 15 anos nos EUA [2], mas permaneceram relativamente estáveis no Reino Unido no mesmo período (Fig. 24.1). Os índices atuais de indução do parto são de, aproximadamente, 20,2% no Reino Unido (2005-2008) e 22% nos EUA [2].

INDICAÇÕES PARA A INDUÇÃO DO PARTO

O Reino Unido e os EUA, produziram diretrizes, orientando sobre as indicações e métodos para esse frequente procedimento clínico [1,3]. As indicações para a indução do parto incluem uma variedade de condições associadas ao comprometimento materno ou fetal (Tabela 24.1), embora os riscos e benefícios da indução, na maioria desses cenários (com a exceção da gravidez pós-termo), não tenham sido avaliados em estudos clínicos randomizados. Na prática, a indicação da indução depende de um julgamento clínico e nem sempre fica evidente se a interrupção da gravidez pela indução do parto é a melhor opção para a mãe ou para o feto naquela doença ou processo fisiológico.

Os índices de indução não são afetados somente pelas condições clínicas, um estudo recente mostrou que mais de 25% das indicações de indução não são justificadas por esses fatores, provavelmente isto se deva a falta de estudos clínicos que avaliem as indicações de indução [4]. Essa variação pode refletir diferenças na disponibilização materna ou conveniência dos médicos para a indução, a demanda maior ou menor por parte das mulheres para a indução do parto em diferentes regiões, ou as incertezas sobre os benefícios e riscos de indução deem diferentes cenários.

CONTRAINDICAÇÕES DA INDUÇÃO DO PARTO

Existe um consenso maior sobre as contraindicações da indução do parto. As contraindicações incluem as condições que aumentam muito o risco do trabalho de parto ou do parto vaginal e as situações que exigem o parto (placenta prévia completa, vasa prévia, situação fetal transversa, prolapso de cordão umbilical e cesariana clássica prévia). O *American College of Obstetrics and Gynecology* também inclui a "miomectomia anterior que atingiu o endométrio" [3]. Essas contraindicações são absolutas e sem controvérsias. Na prática clínica, a cesariana prévia é a situação mais frequente e desafiadora, pois as mulheres geralmente apresentam indicações reconhecidas para a indução, mas têm um risco elevado de ruptura uterina. O tratamento é discutido amplamente nos próximos tópicos.

PREDIÇÃO DO SUCESSO DA INDUÇÃO DO PARTO

O sucesso da indução do parto depende das condições de amadurecimento do colo uterino [5,6]. O amadurecimento da cérvice é um processo que resulta no amolecimento do colo uterino no início do trabalho de parto: ocorrem a redução do conteúdo do colágeno e desorganização entre as ligações cruzadas, e o conteúdo líquido aumenta [7]. Fisiologicamente, isto facilita a dilatação cervical progressiva pelas contrações do miométrio durante o trabalho de parto. Antes do começo do trabalho de parto, o amadurecimento pode ser avaliado, sendo medido através de um extensômetro, que detemina a força necessária para dilatar a cérvice. Na prática clínica, o amadurecimento cervical é avaliado usando-se a modificação de Calder do índice de Bishop [6] (Tabela 24.2). Esse índice inclui cinco componentes cervicais, todos avaliados pelo exame vaginal: comprimento cervical, dilatação, posição, consistência e a altura em relação às espinhas isquiá-

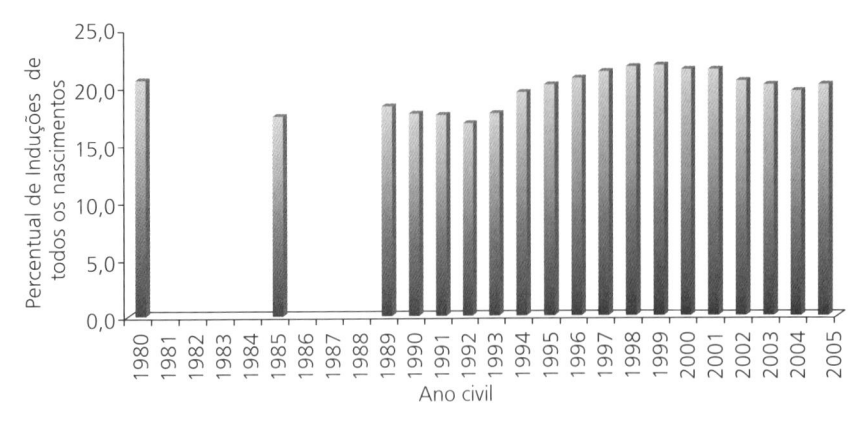

Fig. 24.1 Índices de indução do trabalho de parto na Inglaterra e País de Gales, 1980-2005. Disponível em www.hesonline.nhs.uk/Ease/servlet/ContentServer?siteID=1937&categoryID=1022

Tabela 24.1	Indicações para a indução do parto
Descolamento de placenta	
Corioamnionite	
Morte fetal	
Hipertensão gestacional	
Pré-eclâmpsia, eclâmpsia	
Ruptura das membranas antes do trabalho de parto	
Gravidez pós-termo	
Condições médicas maternas	
Sofrimento fetal	
Conveniência	

Fonte: Adaptada de American College of obstetras and Gynecologists [3].

Tabela 24.2 Modificação de Calder do índice de Bishop				
Pontuação	0	1	2	3
Dilatação (cm)	< 1	1-2	2-4	> 4
Comprimento da cérvice (cm)	> 4	2-4	1-2	< 1
Altura (com relação às espinhas isquiáticas)	−3	−2	−1/0	+1/+2
Consistência	Firme	Médio	Mole	–
Posição	Posterior	Média/anterior		

ticas. A indução do parto, quando o colo está imaturo, exige uma atividade uterina maior para promover a dilatação cervical, resultando possivelmente em um trabalho de parto mais longo, mais doloroso, causando mais estresse para a mãe e para o feto, associando-se a um risco maior de ruptura uterina e com evidência de aumento da probabilidade de cesariana (2,29; 95% CI 1,53-3,41) [8].

A avaliação digital da cérvice pelo exame vaginal é subjetiva e associada a erros consideráveis. A mensuração do comprimento cervical por ultrassonografia é uma opção melhor para avaliar a probabilidade de êxito da indução do parto. Vários estudos avaliaram essa abordagem, e uma revisão sistemática recente relatou os resultados dessa metanálise [9]. As medidas de comprimento cervical entre 16 e 32 mm foram usadas para indicar o amadurecimento cervical. A avaliação conjunta do comprimento cervical mostrou que um comprimento cervical "curto" é preditivo de sucesso, e um comprimento cervical "longo" é preditivo de falha da indução do parto, com razões de probabilidade (LR) de sucesso após um teste positivo de 1,66 (95% CI 1,20-2,31) e após um teste negativo de 0,51 (95% CI 0,39-0,67). Esses dados foram com base nos resultados de 19 estudos clínicos, envolvendo 3.065 mulheres, e o sucesso na indução do parto foi definido de forma variada por parto vaginal, parto dentro de 24 horas da indução do parto, ou fase ativa do trabalho de parto. Embora haja uma associação estatisticamente significativa entre a mensuração por ultrassonografia do comprimento cervical curto e o sucesso da indução, o valor preditivo não justifica o uso clínico desse teste. Em geral, considera-se que um teste diagnóstico deve ter uma LP positiva de 5 ou mais, ou uma LP negativa de 0,2 ou menos, para ser clinicamente útil; a mensuração por ultrassonografia do comprimento cervical para prever o sucesso da indução do parto não apresenta esses critérios [10].

Embora não tenha havido nenhuma avaliação sistematizada do desempenho do índice de Bishop na predição do sucesso da indução do parto, a comparação entre o escore de Bishop e a mensuração do comprimento cervical pela ultrassonografia (N = 454 e 677, respectivamente) indicam uma eficácia similar [9]. Pode-se concluir que o índice de Bishop é ineficaz como uma ferramenta para prever o êxito da indução do parto. Isto não quer dizer que o índice de Bishop deve ser abandonado, pois pode ser útil para determinar o amadurecimento da cérvice, ou se são necessárias o uso de prostaglandinas para amadurecer o colo. Contudo, o seu uso isoladamente não consegue atingir os padrões atuais de um teste diagnóstico eficaz.

MÉTODOS FARMACOLÓGICOS E MECÂNICOS DA INDUÇÃO DO PARTO

Para reduzir o risco de eventos adversos associados à indução do parto com uma cérvice imatura, a indução geralmente é precedida por estratégias para induzir a preparação da cérvice. No Reino Unido, usam-se frequentemente as prostaglandinas, normalmente a prostaglandina intravaginal PGE_2. O uso crescente das prostaglandinas em associação à indu-

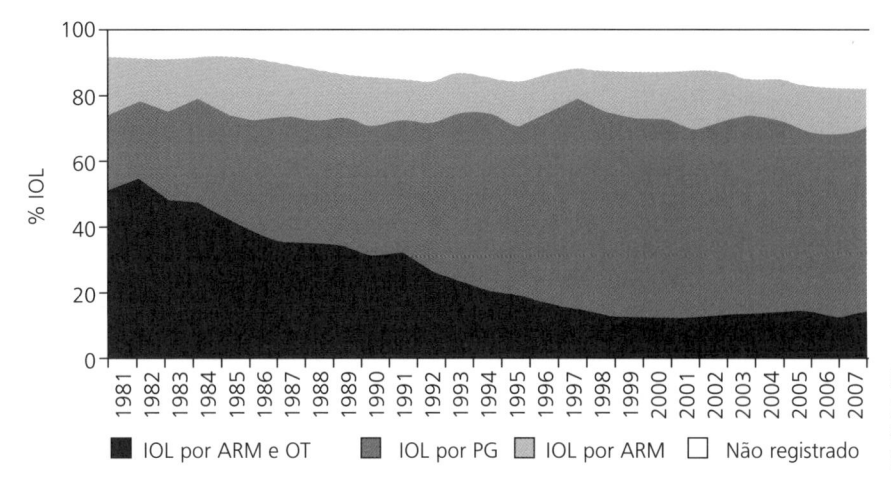

Fig. 24.2 Métodos de indução do trabalho de parto na Escócia, 1981-2007. ARM, ruptura artificial das membranas; IOL, indução do parto; OT, ocitocina; PG, prostaglandina.

Legenda: ■ IOL por ARM e OT ■ IOL por PG ■ IOL por ARM □ Não registrado

Tabela 24.3 Agentes farmacológicos para o preparo cervical

Agente	Via de administração	Dose	Dose máxima
PGE_2 em comprimido	Intravaginal	3 mg a cada 6 horas	6 mg
PGE_2 em gel (dinoprostona)	Intravaginal	1 mg a cada 6 horas	3 mg (4 mg em primigestas com condições desfavoráveis)
PGE_2 em pessário de liberação lenta (dinoprostona)	Intravaginal	Pessário com liberação de 10 mg em 24 horas	Uma
PGE_1 em comprimido (misoprostol)*	Intravaginal	25 µg a cada 3-5 horas	Não definido
PGE_2 (dinoprostona)*	Intracervical	0,5 mg a cada 6-12 horas	1,5 mg

*Prática dos EUA.

ção do parto na Escócia nas últimas três décadas é demonstrado na Figura 24.2.

Nos EUA, uma ampla variedade e vias de administração das prostaglandinas são endossadas, incluindo a PGE_2 intracervical e intravaginal e misoprostol intravaginal; a colocação intrauterina do cateter de Foley com infusão salina extra-amniótica também é usada para preparar a cérvice. A administração oral das prostaglandinas não é recomendada, porque está associada a efeitos colaterais gastrointestinais. Os regimes posológicos normalmente usados no Reino Unido e nos EUA são demonstrados na Tabela 24.3.

▌ Prostaglandinas para o preparo cervical e indução do parto

A eficácia das prostaglandinas para o preparo cervical foi demonstrada em um artigo seminal de Calder *et al.* [11]. Embora apresentem uma alta eficácia, o seu efeito na preparação do colo não pode ser isolado do efeito estimulante nas contrações uterinas o que está associado aos possíveis efeitos adversos das prostaglandinas na indução do parto. As contrações uterinas excessivas, ou a "hiperestimulação", podem estar associadas às alterações da frequência cardíaca fetal (FHR). Algumas vezes, pode ser necessário um parto imediato por cesariana, em razão das alterações da FHR.

Atualmente, muitos estudos com grande número de paciente têm avaliado o uso das prostaglandinas para a indução do parto. Os resultados desses estudos demonstraram que o uso da PGE_2 apresenta benefícios para o preparo cervical, quando comparado ao uso de placebo ou a nenhum, demonstrando uma redução do risco de falha de parto vaginal dentro de 24 horas (18,1% *vs.* 98,9%, com um risco relativo [RR] de 0,19; 95% CI 0,14-0,25) e redução de risco de necessidade da administração da ocitocina (35,1% *vs.* 43,8%, RR 0,83; 95% CI 0,73-0,94) [12]. Embora as prostaglandinas estejam associadas a um risco maior de hiperestimulação uterina e alterações da FHR (4,4% *vs.* 0,49%; RR 4,14; 95% CI 1,93-8,90), isto não aumentou o risco de cesariana [12].

💡 Quadro 24.1 Resumo

As prostaglandinas usadas para a indução do parto reduzem o risco de falha de parto em 24 horas após o início da indução e reduzem a necessidade de agentes ocitócicos, mas aumentam o risco de hiperestimulação uterina e alterações da FHR.

A comparação entre as formulações para uso vaginal da PGE_2 mostra redução da incidência de parto vaginal operatório associado ao uso de pessários de liberação lenta (9,9% *vs.* 19,5%; RR 0,51; 95% CI 0,35-0,76) [12], no entanto, essa opção apresenta um custo mais alto do que os comprimidos vaginais.

Os efeitos da PGE_1 vaginal (misoprostol) e da PGE_2 são similares, quando comparadas ao placebo, o PGE_1 reduz o risco de falha de parto vaginal e o risco da necessidade de usar da ocitocina em comparação ao placebo [13]. Contudo, a comparação entre a PGE_2 vaginal e o misoprostol mostra que o uso do misoprostol vaginal para indução do parto está associado a uma probabilidade maior de parto vaginal dentro de 24 horas (RR 1,19; 95% CI 1,11-1,26) e redução da necessidade de uso de ocitocina (RR 0,64; 95% CI 0,56-0,73), mas com um risco maior de hiperestimulação uterina com alterações da FHR (RR 2,32; 95% CI 1,62-3,32) e sem alterações da FHR (RR 2,93; 95% CI 2,04-4,20) [13]. As conclusões das autoridades no Reino Unido e nos EUA são diferentes sobre os benefícios do misoprostol do PGE_2. Uma dose de 25 µg de misoprostol não está disponível no Reino Unido, nem nos EUA, para usar essa dose de misoprostol pode-se cortar um comprimido de 100 µg em quatro pedaços ou dissolver o comprimido em suspensão, com o consequente risco de obter uma dose incorreta. Considerando a incerteza sobre a dose e o risco de hiperestimulação uterina com alterações da FHR, o *National Institute for Health and Clinical Excellence* (NICE), no Reino Unido, recomenda usar o misoprostol somente para os casos de morte fetal intrauterina. O American *College of Obstetricians and Gynecologists* endossa o uso do misoprostol para a indução do parto em mulheres com cérvice desfavorável (desde que não tenha havido nenhuma cirurgia uterina anterior) [3].

A PGE_2 intracervical é superior ao placebo na preparação cervical, mas inferior à prostaglandina vaginal em relação ao risco de falha de parto vaginal dentro de 24 horas (RR 1,26; 95% CI 1,12-1,41) [14], considerando esse resultado o NICE concluiu que o "PGE_2 intracervical não deveria ser usado para a indução do parto".

▸ Outros métodos de preparação cervical e indução do parto

Várias alternativas de indução foram investigadas para evitar os efeitos adversos das prostaglandinas na estimulação das contrações uterinas e na indução do parto. Os métodos mecânicos geralmente envolvem a infusão salina extra-amniótica e o uso de laminárias ou de dilatadores higroscópicos. A colocação do cateter de Foley extra-amniótico é aprovada para preparação do colo nos EUA, mas não é aprovada no Reino Unido, pois aumenta o risco de infecção materna [15]. O descolamento das membranas tem sido recomendado para ser feito na consulta de pré-natal na gestação após o termo, como um adjuvante para a indução do parto, pois reduz o risco da prolongação da gravidez além de 41 semanas [16]. Entre os métodos farmacológicos, os doadores de óxido nítrico [17] e a hialuronidase intracervical [18] parecem amadurecer a cérvice sem induzir a contratilidade miometrial, mas não há evidências suficientes para recomendar o uso na prática clínica. A mifepristona, um antagonista da progesterona, tem menos efeitos estimulantes sobre as contrações miometriais do que as prostaglandinas, mas a preocupação sobre a segurança impede de seu uso com feto vivo [1].

Após o amadurecimento do colo uterino, a indução do trabalho de parto pode ser continuada com a amniotomia (ruptura artificial das membranas), com ou sem o uso de ocitocina. A amniotomia para a indução de parto (sem PGE_2, mas, algumas vezes, com a ocitocina) pode ser usada como o primeiro método de indução em mulheres com a cérvice favorável, mas seu uso não é recomendado em razão do aumento da necessidade de usar ocitocina [19], e por causa da menor aceitação, nessa situação, em comparação à prostaglandina [1]. A ruptura artificial das membranas associada ou não ao uso de ocitocina tem sido menos usada para indução do parto no Reino Unido.

ACELERAÇÃO DO TRABALHO DE PARTO

A aceleração do trabalho de parto é o processo de estimular as contrações uterinas durante o primeiro período do trabalho de parto. Por décadas, a amniotomia com ou sem ocitocina foi a intervenção padrão nesse cenário, mas as revisões sistemáticas recentes não apresentam evidências que embasem o uso desse método.

▸ Amniotomia

Uma metanálise de 14 estudos clínicos, com, aproximadamente, 5.000 mulheres, mostrou que a amniotomia de rotina não alterou a duração da primeira fase do trabalho de parto, nem mudou o grau de satisfação materna ou o índice de Apgar no parto, mas mostrou uma tendência de aumento do risco de cesariana (RR 1,26; 95% CI 0,98-1,62) [20]. A conclusão dos autores, com base nesses resultados foi de que "não podemos recomendar a amniotomia no padrão do trabalho de parto".

Existem algumas evidências sobre o uso associado da amniotomia e da ocitocina (Syntocinon), para aumentar a eficácia do trabalho de parto. O uso de Syntocinon, da mesma forma que o uso das protaglandinas, exige maior atenção, pois as contrações miometriais induzidas causam redução no fluxo sanguíneo uterino. Essa redução do fluxo sanguíneo pode levar ao sofrimento fetal, especialmente se o feto já estiver comprometido. Uma metanálise de 12 estudos com 7.792 mulheres mostrou que a amniotomia precoce, associada ao uso de ocitocina, pode reduzir o risco de cesariana, mas foi um achado pequeno e não significativo (RR 0,89; 95% CI 0,79-1,01) [21]. Foi observada uma redução significativa (modesta) na duração do primeiro período do trabalho de parto, com uma diferença média de -1,43 hora (95% CI -2,01 a -0,84). Não houve nenhuma diferença em nenhum resultado neonatal ou nas taxas de satisfação materna.

> 💡 **Quadro 24.2 Resumo**
>
> O uso da ocitocina para acelerar o trabalho de parto reduz a duração total do primeiro período do trabalho de parto em, aproximadamente, 90 minutos

Há uma grande variabilidade na resposta uterina à ocitocina, entre mulheres diferentes durante o trabalho de parto e em cada mulher individualmente. Portanto, se a ocitocina for usada, deve-se iniciar com uma dose baixa, aumentando a dose de forma gradativa, de acordo a resposta clínica e reduzindo a dose na presença de contrações frequentes. Os possíveis benefícios de iniciar com doses maiores de ocitocina e de aumentar a dose mais rapidamente (em comparação a doses menores) incluem um trabalho de parto mais rápido e um risco reduzido de cesariana, mas com aumento do risco de hiperestimulação. As evidências desse manejo são fracas [1]. Recomenda-se iniciar com doses variando entre 0,0005 e 0,006 unidade/min até o máximo de 0,004-0,042 unidade/min. O *British National Formulary* (BNF) sugere um regime de ocitocina inicial de 0,001-0,002 unidade/min e observa que, embora a dose máxima permitida no Reino Unido seja de 0,02 unidade/min, na prática clínica é razoável administrar a ocitocina em doses de até, no máximo, 0,032 unidade/min. As diretrizes de assistência pré-natal do BNF do NICE [22] recomendam que o aumento da ocitocina seja feito em intervalos não menores que 30 minutos. Independentemente do regime usado, o objetivo é obter uma frequência de três a cinco contrações uterinas a cada 10 minutos.

COMPLICAÇÕES DA INDUÇÃO DO PARTO

A complicação mais frequente da indução do parto é o risco de falha do procedimento sem desencadear o trabalho de parto, o que ocorre em, aproximadamente, 15% das primigestas com cérvice desfavorável, mas é menos comum em mulheres multíparas ou naquelas com um índice de Bishop maior no início da indução [23].

Em geral, a cesariana é considerada uma complicação da indução do parto, embora as evidências sejam escassas. Na verdade, no cenário clínico para o qual há mais evidências, a gravidez pós-termo, as metanálises mostram uma redução pequena do risco de cesariana com a indução [24], ou não mostram alterações nos índices da cesariana em comparação ao tratamento expectante [25]. Embora um grande estudo de coorte com primigestas submetidas à indução do parto tenha mostrado uma taxa absoluta de 18-27% de cesariana [26], uma recente revisão sistemática sugere que o risco da cesariana não foi maior após a indução do parto, quando a seleção do grupo-controle para as comparações foi adequada [27]. Esses resultados são similares aos nossos resultados de um estudo clínico, avaliando o efeito da indução eletiva "do parto" na Escócia, durante o período entre 1981-2007 (S. J. Stock *et al.*, dados não publicados, veja abaixo). As evidências atuais sugerem que a indução do parto não é um fator de risco de cesariana.

▶ Hiperestimulação

A resposta contrátil às prostaglandinas varia de mulher para mulher e não é previsível. Algumas mulheres apresentam aumento excessivo das contrações, após a administração da dose-padrão das prostaglandinas. A hiperestimulação uterina é definida pela frequência das contrações siperior a 5 em 10 minutos, ou por contrações com mais de 2 minutos de duração; a taquissistolia ocorre quando a hiperestimulação uterina se acompanha de alterações da FHR. O NICE refere uma frequência de 1-5% de hiperestimulação associada ao uso de fármacos para indução [1], embora essa frequência possa ser menor com as doses mais baixas de PGE_2 usadas no Reino Unido.

Uma cesariana imediata pode ser necessária nos casos de alterações graves da FHR. Na presença de alterações da FHR menos graves, a tocólise (p. ex., com terbutalina, 250 µg IV ou SC) pode ser suficiente para o tratamento da hiperestimulação na maioria das mulheres.

MONITORAÇÃO E CENÁRIOS DURANTE A INDUÇÃO DO PARTO

▶ Monitoração

As evidências usadas como base para a monitoração dos bem-estares materno e fetal durante a indução do parto são escassas. A maioria das autoridades sugere que se deve realizar uma cardiotocografia para confirmar se a FHR está normal antes de iniciar o uso da prostaglandina. Posteriormente, o início do trabalho de parto pode ser identificado pela presença das contrações uterinas. Se as contrações não começarem espontaneamente, deve-se realizar uma avaliação cervical digital em intervalos não maiores que a cada 6 horas para determinar se houve alguma mudança no índice de Bishop. A avaliação da cardiotocografia deve ser repetida com o começo das contrações, normalmente 2-6 horas após a administração da prostaglandina.

▶ Cenário

Há um crescente interesse na realização da indução em regime ambulatorial, com o agente indutor sendo administrado em casa ou no hospital, e a mulher retornando para casa para até o início do trabalho de parto. Embora existam evidências de que essa abordagem aumenta a satisfação materna, atualmente não há evidências suficientes que confirmem a segurança dessa conduta de forma generalizada [28].

INDUÇÃO DO PARTO NO TERMO (> 37 SEMANAS DE GESTAÇÃO): RISCOS E BENEFÍCIOS

▶ Gravidez pós-termo

As evidências de maior qualidade sobre os riscos e benefícios da indução do parto são relativas ao cenário da gravidez pós-termo. O risco acumulado de morte perinatal é progressivo após 38 semanas de gestação [29], e muitas autoridades sugeriram que a indução do parto poderia reduzir a morte perinatal. Uma recente metanálise da colaboração de Cochrane,

Tabela 24.4 Desfechos associados à indução do trabalho de parto após 41+ semanas de gestação			
Resultado	RR	95% CI	Número de evidências
Morte perinatal	0,30	0,09-0,99	12 estudos, 5.939 mulheres
Síndrome de aspiração de mecônio	0,29	0,12-0,68	4 estudos, 1.325 mulheres
Cesariana	0,92	0,76-1,12	18 estudos, 7.865 mulheres

Fonte: Dados de Gulmezoglu et al. [25].

relatando 19 estudos randomizados, envolvendo 7.984 mulheres com 41 semanas de gestação ou mais, comparou a conduta de indução do parto à conduta expectante do início espontâneo do trabalho de parto [25]. Os fetos das mulheres alocadas para indução apresentaram uma probabilidade significativamente menor de morte perinatal e de síndrome de aspiração de mecônio, e não houve alteração na incidência de cesariana (Tabela 24.4). Fazendo o cálculo do número necessário de tratamento (NNT), 469 mulheres teriam que fazer a indução do parto com 41 semanas de gestação, para prevenir um caso de morte perinatal. Esses dados devem ser interpretados com cuidado, pois o número total de mortes fetais ou neonatais era pequeno: um no grupo de indução e nove no grupo tratado ativamente [25].

Uma revisão sistemática anterior mostrou uma redução significativa na incidência de cesariana (OR de 0,88; 95% CI 0,78-0,99), mas sem nenhuma diferença significativa na morte perinatal (OR de 0,41; 95% CI 0,14-1,18) [24], e essas descobertas foram consistentes com aquelas do maior estudo clínico randomizado [30].

Tomados em conjunto, esses dados sugerem que a indução do parto com 41 semanas ou mais pode reduzir a morte perinatal sem aumentar o risco de cesariana. Por esses motivos, muitas autoridades (incluindo o NICE) sugerem que a indução do parto deve ser rotineiramente oferecida com 41 semanas de gestação ou mais para melhorar a resposta neonatal. Existem algumas evidências mostrando que a maioria das mulheres com gravidez pós-termo prefere a indução do parto em comparação ao tratamento conservador [31].

> **Quadro 24.3 Resumo**
>
> A indução do parto pós-termo reduz a morte perinatal (NNT estimado 469) sem um aumento na cesariana.

▶ Ruptura das membranas pré-termo antes do trabalho de parto

Outra indicação comum para a indução do parto é a ruptura das membranas amnióticas no termo, que ocorre antes do começo do trabalho de parto, sem desencadear o trabalho de parto falho. Se o parto não ocorrer, há um risco de infecção ascendente, que pode levar à corioamnionite e com comprometimentos fetal e materno. Nessa situação, o trabalho de parto espontâneo ocorre em 95% das mulheres até 24 horas após a ruptura das membranas. Portanto, o início precoce da indução do parto nessa situação pode apresentar consequências adversas da indução do parto, em uma mulher que poderia entrar em trabalho de parto espontaneamente. Essa questão foi avaliada em estudos clínicos randomizados. Com 37 semanas de gestação ou mais, a indução nas primeiras 24 horas, comparada ao tratamento expectante (nenhum tratamento ativo no intervalo de 24 horas), reduz o risco de corioamnionite (RR 0,74; 95% CI 0,56-0,97), endometrite (RR 0,30; 95% CI 0,12-0,74) e (para o feto) internação em UTI neonatal (RR 0,72; 95% CI 0,57-0,92) sem aumentar a incidência de cesariana (RR 0,94; 95% CI 0,82-1,08) [32]. É importante ressaltar que as mulheres submetidas à indução do parto ficaram mais satisfeitas com o tratamento que aquelas tratadas de forma expectante. Contudo, é justificável a abordagem conservadora, aguardando o início do trabalho de parto, se a mulher assim quiser, pois a indução não reduz significativamente os índices de infecção neonatal (RR 0,83; 95% CI 0,61-1,12). A recomendação atual do NICE é de que seja oferecida às mulheres com ruptura das membranas antes do início do trabalho de parto (≥ 37 semanas de gestação) a escolha entre a indução do parto ou o tratamento expectante, e que se o trabalho de parto não iniciar em, aproximadamente, 24 horas após a ruptura das membranas, deve-se fazer a indução do parto [22]. Na prática, as decisões sobre o tratamento são provavelmente fundamentadas na organização local e na solicitação individual da mulher.

▶ Solicitação materna

A área mais controversa, e a questão menos avaliada e com pouca evidência dos estudos clínicos randomizados, tem relação com a indução do parto na ausência de indicações médicas, ou seja, a indução do parto por solicitação materna. As mulheres e os seus parceiros são cada vez mais capazes de controlar muitos aspectos da vida, e esse desejo de planejar a vida se estende (para muitas mulheres) para o local, quando e como eles terão o bebê. Embora a escolha materna seja incentivada no Reino Unido, pelo menos em relação ao local do parto e escolha de um parto mais "natural" (como o parto na água), há menos encorajamento para as mulheres optarem pela cesariana eletiva ou para fazer a indução do parto antes de 41 semanas de gestação, a menos que haja indicações "médicas" para isso. A cesariana eletiva a pedido pode aumentar o risco de algumas complicações maternas e pode ter implicações de custos para os serviços de saúde: as questões envolvidas têm sido exaustivamente debatidas.

A indução do parto a pedido (indução eletiva) é um compromisso com as mulheres que desejam escolher a data do parto, mas que esperam ter um parto vaginal. O mito popular é que a indução eletiva está associada a um risco elevado de cesariana. Apenas três ensaios clínicos randomizados, nenhum com ótima qualidade, avaliaram os efeitos da indução do parto antes de 41 semanas de gestação para essa indicação.

Embora o risco relativo de cesariana tenha sido de 1,73, quando os dados desses estudos foram combinados, os intervalos de confiança cruzaram a unidade, e esse aumento aparente na cesariana não foi estatisticamente significativo (95% CI 0,67-4,50) [27]. Caughey revisou os dados observacionais relativos à indução eletiva do parto e não encontrou aumento significativo nos índices de cesariana, quando as mulheres que tiveram indução eletiva foram comparadas às mulheres submetidas ao tratamento expectante. Nós completamos um estudo de coorte retrospectivo com mais de 300.000 mulheres submetidas à indução na Escócia, entre 1981 e 2007, e encontramos um aumento pequeno e nenhuma alteração na incidência de cesariana em associação à indução do parto eletiva, após ajustes para as variáveis de confusão, como idade no parto, paridade, período do nascimento, quintil de privação e peso ao nascer (S. J. Stock et al., dados não publicados). Nós encontramos uma redução na mortalidade perinatal, com um NNT em 40 semanas de gestação de 1.040 induções para cada morte perinatal prevenida. Este efeito benéfico na redução da morte perinatal ocorreu em razão de uma admissão na UTI neonatal para todas as 131 mulheres induzidas. Acreditamos que esses dados sejam uma referência para a conduta de apoiar as solicitações individuais das mulheres para a indução do parto eletiva e para a escolha da data do parto.

> **Quadro 24.4 Resumo**
>
> Há poucas evidências de que a indução do parto "a pedido" para as mulheres com uma gravidez sem complicação e sem cesariana anterior possa aumentar o risco de cesariana em comparação à conduta de tratamento expectante.

Prevenção da distocia de ombro

Nas gestações com risco de macrossomia fetal (p. ex., diagnóstico prévio de macrossomia ou diabetes materno), foi levantada a hipótese de que a indução do parto pudesse prevenir um maior crescimento intrauterino e, dessa forma, pudesse reduzir o risco de macrossomia fetal e distocia de ombro, aumentando a chance de parto vaginal. Contudo, nem os estudos randomizados, nem os dados observacionais, confirmaram essa hipótese [33,34], e a indução do parto não pode ser recomendada para essa indicação.

Morte fetal intrauterina

Na morte fetal intrauterina, 90% das mulheres têm parto espontâneo dentro de 3 semanas do evento, sem necessidade de indução. O risco do tratamento conservador inclui a coagulação intravascular disseminada e (em especial na presença de ruptura das membranas) infecção ascendente. Além disso, muitas mulheres com um diagnóstico de morte fetal intrauterina desejam o parto o mais rápido possível. Não há nenhum estudo clínico randomizado comparando a conduta de indução ao manejo conservador nessa situação, e o NICE recomenda que o tratamento conservador pode ser indicado quando "o estado geral é bom, as membranas amnióticas estão íntegras e não há nenhuma evidência de infecção ou hemorragia" [1].

Na presença da morte fetal intrauterina, a mifepristona de 200 mg três vezes ao dia reduz significativamente o intervalo de indução para o parto [35]. Pode ser usada uma dose única de mifepristona (200 mg), seguida de uma baixa dose de misoprostol vaginal (p. ex., 25-50 µg a cada 4 horas, até o máximo de 6 doses), ou a PGE_2 vaginal para a indução do parto nos casos de morte fetal intrauterina com 24 semanas ou mais; as altas doses de prostaglandina podem ser necessárias em gestações mais precoces, e doses baixas devem ser usadas, se a mulher já tiver feito uma cesariana.

Indução do parto com cesariana prévia

As mulheres com cesariana prévia que são submetidas à indução do parto são consideradas de risco elevado para nova cesariana e ruptura uterina em comparação àquelas que entraram em trabalho de parto espontaneamente. Há algumas evidências para isso: uma revisão sistematizada mostrou que as mulheres que tiveram uma cesariana prévia apresentaram um risco de 24% de cesariana (variando ente 18-51%) durante um trabalho de parto espontâneo, mas um risco de 48% (variando entre 28-51%) associado à indução do parto com PGE_2 [36]. Não há estudos randomizados de tamanho suficiente para informar sobre o risco de repetir nova cesariana ou de ruptura uterina, mas um estudo de coorte grande mostrou uma probabilidade elevada de ruptura uterina, quando o parto foi induzido com prostaglandinas em comparação ao trabalho de parto espontâneo (OR de 2,9; 95% CI 2-4,3) [37]. Em 14% das mulheres com ruptura uterina, ocorreu morte perinatal.

Em vista dos dados anteriores, a indução do parto em mulheres com uma cesariana prévia deve ser realizada com cuidado e em um ambiente onde a ruptura uterina possa ser rapidamente diagnosticada e tratada. Alguns clínicos podem achar que os riscos de indução do parto na presença de uma cesariana anterior sejam muito grandes, e que a cesariana eletiva representa uma opção melhor de parto. Embora essa abordagem seja razoável em uma base empírica, não há nenhum estudo que compare a indução do parto a uma cesariana eletiva repetida no acompanhamento inferior [38].

Pré-eclâmpsia

O último cenário a ser apresentado das indicações de indução do parto é o cenário de pré-eclâmpsia leve. A pré-eclâmpsia grave no termo é uma indicação absoluta para o parto, seja por cesariana, seja por tentativa de realizar um parto vaginal pela indução do parto. O manejo da pré-eclâmpsia pode ser conservador, mas há evidências de um artigo recente, mostrando que a indução do parto liberal em mulheres com pré-eclâmpsia leve ou hipertensão gestacional melhora os resultados maternos expressos pelos desfechos da mortalidade materna, morbidade materna, agravamento da hipertensão e proteinúria grave e aumento da hemorragia pós-parto (RR 0,71; 95% CI 0,59-0,86) [39].

RESUMO

A indução do parto é um dos procedimentos mais comumente usados na prática obstétrica, mas as evidências em relação aos riscos e benefícios são poucas, com exceção das indicações da gravidez pós-termo e da ruptura das membranas antes do trabalho de parto. As prostaglandinas são os agentes mais comumente usados, com uma boa evidência de que aceleram o processo da indução do parto. São necessários estudos randomizados adicionais para determinar os efeitos da indução nos diversos cenários clínicos. Antes de tomar decisões sobre o tratamento, os clínicos devem avaliar a literatura atual e suas implicações e discutir essas informações com as mulheres grávidas.

REFERÊNCIAS

1. National Collaborating Centre for Women's and Children's Health on behalf of the National Institute for Health and Clinical Evidence (NICE). *Induction of Labour. Clinical Guideline CG70*, 2008. Available at: http://guidance.nice.org.uk/CG70/Guidance/pdf/English.
2. Martin JA, Hamilton BE, Sutton PD, Ventura SJ, Menacker F, Kirmeyer S. Births: final data for 2004. *Natl Vital Stat Rep* 2006;55(1):1-101.
3. American College of Obstetricians and Gynecologists. ACOG Practice Bulletin No. 107. Induction of labor. *Obstet Gynecol* 2009;114:386-397.
4. Humphrey T, Tucker JS. Rising rates of obstetric interventions: exploring the determinants of induction of labour. *J Public Health (Oxf)* 2009;31:88-94.
5. Bishop EH. Pelvic scoring for elective induction. *Obstet Gynecol* 1964;24:266-268.
6. Calder A, Embrey M, Tait T. Ripening of the cervix with extra-amniotic prostaglandin E2 in viscous gel before induction of labour. *Br J Obstet Gynaecol* 1977;84:264-268.
7. Norman JE. Preterm labour. Cervical function and prematurity. *Best Pract Res Clin Obstet Gynaecol* 2007;21:791-806.
8. Vrouenraets FP, Roumen FJ, Dehing CJ, van den Akker ES, Aarts MJ, Scheve EJ. Bishop score and risk of cesarean delivery after induction of labor in nulliparous women. *Obstet Gynecol* 2005;105:690-697.
9. Hatfield AS, Sanchez-Ramos L, Kaunitz AM. Sonographic cervical assessment to predict the success of labour induction: a systematic review with metaanalysis. *Am J Obstet Gynecol* 2007;197:186-192.
10. Honest H, Forbes CA, Durée KH et al. Screening to prevent spontaneous preterm birth: systematic reviews of accuracy and effectiveness literature with economic modelling. *Health Technol Assess* 2009;13(43):1-627.
11. Calder AA, Embrey MP, Hillier K. Extra-amniotic prostaglandin E2 for the induction of labour at term. *J Obstet Gynaecol Br Commonw* 1974;81:39-46.
12. Kelly AJ, Malik S, Smith L, Kavanagh J, Thomas J. Vaginal prostaglandin (PGE2 and PGF2a) for induction of labour at term. *Cochrane Database Syst Rev* 2009;(4):CD003101.
13. Hofmeyr GJ, Gulmezoglu AM. Vaginal misoprostol for cervical ripening and induction of labour. *Cochrane Database Syst Rev* 2003;(1):CD000941.
14. Boulvain M, Kelly A, Irion O. Intracervical prostaglandins for induction of labour. *Cochrane Database Syst Rev* 2008;(1):CD006971.
15. Heinemann J, Gillen G, Sanchez-Ramos L, Kaunitz AM. Do mechanical methods of cervical ripening increase infectious morbidity? A systematic review. *Am J Obstet Gynecol* 2008;199:177-187; discussion 187-188.
16. Boulvain M, Stan C, Irion O. Membrane sweeping for induction of labour. *Cochrane Database Syst Rev* 2005;(1):CD000451.
17. Ledingham MA, Thomson AJ, Lunan CB, Greer IA, Norman JE. A comparison of isosorbide mononitrate, misoprostol and combination therapy for first trimester pre-operative cervical ripening: a randomised controlled trial. *BJOG* 2001;108:276-280.
18. Kavanagh J, Kelly AJ, Thomas J. Hyaluronidase for cervical ripening and induction of labour. *Cochrane Database Syst Rev* 2006;(2):CD003097.
19. Bricker L, Luckas M. Amniotomy alone for induction of labour. *Cochrane Database Syst Rev* 2000;(4):CD002862.
20. Smyth RM, Alldred SK, Markham C. Amniotomy for shortening spontaneous labour. *Cochrane Database Syst Rev* 2007;(4):CD006167.
21. Wei S, Wo BL, Xu H, Luo ZC, Roy C, Fraser WD. Early amniotomy and early oxytocin for prevention of, or therapy for, delay in first stage spontaneous labour compared with routine care. *Cochrane Database Syst Rev* 2009;(2):CD006794.
22. National Collaborating Centre for Women's and Children's Health on behalf of National Institute for Clinical Excellence (NICE). *Intrapartum Care: Management and Delivery of Care to Women in Labour*. Clinical Guidelines CG55, 2007. Available at: http://guidance.nice.org.uk/CG55.
23. Rayburn WF. Prostaglandin E2 gel for cervical ripening and induction of labour: a critical analysis. *Am J Obstet Gynecol* 1989;160:529-534.
24. Sanchez-Ramos L, Olivier F, Delke I, Kaunitz AM. Labor induction versus expectant management for postterm pregnancies: a systematic review with meta-analysis. *Obstet Gynecol* 2003;101:1312-1318.
25. Gulmezoglu AM, Crowther CA, Middleton P. Induction of labour for improving birth outcomes for women at or beyond term. *Cochrane Database Syst Rev* 2006;(4):CD004945.
26. Smith GC, Dellens M, White IR, Pell JP. Combined logistic and Bayesian modelling of cesarean section risk. *Am J Obstet Gynecol* 2004;191:2029-2034.
27. Caughey AB, Sundaram V, Kaimal AJ et al. Systematic review: elective induction of labor versus expectant management of pregnancy. *Ann Intern Med* 2009;151:252-263.
28. Kelly AJ, Alfirevic Z, Dowswell T. Outpatient versus inpatient induction of labour for improving birth outcomes. *Cochrane Database Syst Rev* 2009;(2):CD007372.
29. Smith GC. Life-table analysis of the risk of perinatal death at term and post term in singleton pregnancies. *Am J Obstet Gynecol* 2001;184:489-496.
30. Hannah ME, Hannah WJ, Hellman J et al. Induction of labour as compared with serial antenatal monitoring in post-term pregnancy. A randomised controlled trial. Canadian Multi-center Post-Term Pregnancy Trial Group. *N Engl J Med* 1992;326:1587-1592.
31. Heimstad R, Romundstad PR, Hyett J, Mattsson LA, Salvesen KA. Women's experiences and attitudes towards expectant management and induction of labor for post-term pregnancy. *Acta Obstet Gynecol Scand* 2007;86:950-956.
32. Dare MR, Middleton P, Crowther CA, Flenady VJ, Varatharaju B. Planned early birth versus expectant management (waiting) for prelabour rupture of membranes at term (37 weeks or more). *Cochrane Database Syst Rev* 2006;(1):CD005302.
33. Witkop CT, Neale D, Wilson LM, Bass EB, Nicholson WK. Active compared with expectant delivery management in women with

gestational diabetes: a systematic review. *Obstet Gynecol* 2009;113:206-217.
34. Sanchez-Ramos L, Bernstein S, Kaunitz AM. Expectant management versus labor induction for suspected fetal macrosomia: a systematic review. *Obstet Gynecol* 2002;100:997-1002.
35. Cabrol D, Dubois C, Cronje H *et al.* Induction of labor with mifepristone (RU 486) in intrauterine fetal death. *Am J Obstet Gynecol* 1990;163:540-542.
36. McDonagh MS, Osterweil P, Guise JM. The benefits and risks of inducing labour in patients with prior caesarean delivery: a systematic review. *BJOG* 2005;112:1007-1015.
37. Smith GC, Pell JP, Pasupathy D, Dobbie R. Factors predisposing to perinatal death related to uterine rupture during attempted vaginal birth after caesarean section: retrospective cohort study. *BMJ* 2004;329:375.
38. Dodd J, Crowther C. Induction of labour for women with a previous Caesarean birth: a systematic review of the literature. *Aust NZ J Obstet Gynaecol* 2004;44:392-395.
39. Koopmans CM, Bijlenga D, Groen H *et al.* Induction of labour versus expectant monitoring for gestational hypertension or mild pre-eclampsia after 36 weeks' gestation (HYPITAT): a multicentre, open-label randomised controlled trial. *Lancet* 2009;374:979-988.

Capítulo 25

Emergências Obstétricas

Sara Paterson-Brown
Queen Charlotte's & Chelsea Hospital, London, UK

PRINCÍPIOS GERAIS PARA A MINIMIZAÇÃO DO RISCO DE OCORRÊNCIA DE UMA EMERGÊNCIA

▶ Promover a boa saúde pré-natal

Uma boa saúde geral e um ambiente doméstico de apoio promovem a boa saúde durante a gravidez. O *Confidential Enquiry into Maternal and Child Health*[1] mostra o aumento do risco não somente das mulheres com doença preexistente, mas também das imigrantes excluídas socialmente, das obesas e das que fazem uso de substâncias abusivas. O cuidado pré-natal adequado é primordial na promoção da saúde: as mulheres devem ser avaliadas em relação a uma variedade de fatores de risco, e qualquer problema que seja identificado deverá receber intervenção [2]. Sabemos que, a partir de investigações confidenciais ao longo dos anos, por vezes falhamos em reconhecer, comunicar ou agir sobre fatores de risco que estão evidentes no período pré-natal. Isto é mais importante durante o período intraparto, quando os cuidados prestados no pré-natal puderam identificar os fatores de risco e foram feitos todos os esforços para garantir a saúde da mulher.

▶ Organização da assistência ao parto

Na sala de parto, a enfermeira obstétrica encarregada e o obstetra devem trabalhar em equipe para coordenar a atividade clínica. É importante mencionar que as pessoas responsáveis por uma sala de parto, não importa o quanto as coisas estejam agitadas, devem permanecer calmas e no controle, de outra forma, até mesmo um dia calmo pode parecer tumultuado. São múltiplas as habilidades necessárias para coordenar a carga de trabalho e a equipe, sendo preciso alguns anos de experiência, porém se você reconhecer alguma das características acima naqueles com quem trabalha, reflita um pouco e tente definir o que eles estão fazendo de maneira diferente e procure copiar as características de um e evitar as características do outro.

▶ Triagem

Os princípios subjacentes a uma triagem efetiva baseiam-se na abordagem ABC para priorizar as ocorrências de acordo com as complicações (A) nas vias aéreas (que pode levar à morte em minutos se não for tratado), dificuldades respiratórias (B) ou transtornos circulatórios (C).

Embora isto seja útil em obstetrícia, não contempla o fato de que os obstetras devem priorizar dois pacientes: a mãe e o feto. Existe pouca literatura a respeito da triagem obstétrica [3,4] e sobre como encaixar o feto (F) nesta equação. Obviamente, isto não é tão fácil quanto o ABCF, quando os cuidados emergenciais para salvar um feto podem assumir a prioridade em relação a uma condição materna com menos risco de vida. No entanto, é importante mencionar que, na maioria das sociedades, a vida materna tem prioridade em relação ao feto que está por nascer e, o que é mais importante, o tratamento do feto será melhor através da ressuscitação adequada, rápida e efetiva ou pela estabilização das vias aéreas da mãe [3].

> ### 💡 Quadro 25.1 Resumo
>
> Recomendações para manter a carga de trabalho sob controle:
> - Mantenha a atenção a toda a atividade que está acontecendo.
> - Procure coordenar a atividade de modo que as coisas aconteçam em sequência e não todas ao mesmo tempo.
> - Dê atenção às observações das parteiras e médicos e leve-as em consideração.
> - Priorize de acordo com o risco (triagem).
> - Faça as coisas simples rapidamente, já que, depois de resolvidas, elas aliviam a equipe.
> - Não adie decisões desnecessariamente (o trabalho simplesmente se acumula).
> - Destine a cada mulher um assistente com habilidades adequadas à complexidade do problema clínico.
> - Reconheça se o médico ou parteira está atuando além da sua competência: dê seu apoio e o encoraje a pedir auxílio.
> - Visite regularmente as pacientes com fatores de risco para verificar se a situação não está se agravando (não presuma que você será chamado).

PRINCÍPIOS GERAIS PARA A MINIMIZAÇÃO DAS CONSEQUÊNCIAS ADVERSAS RESULTANTES DE UMA EMERGÊNCIA

A identificação dos fatores de risco possibilitará que sejam feitos os preparativos necessários para lidar com um problema previsto, e a equipe deverá ser informada e instruída, e as funções devem ficar definidas. Quando essa preparação é feita, em geral o manejo da situação de emergência transcorre de forma tranquila: isto não significa que a equipe tenha sido excessivamente cuidadosa; significa apenas que o seu trabalho foi bem feito. Infelizmente, nem sempre as coisas funcionam tão bem ou então ocorre uma emergência inesperada, e em tais situações alguns aspectos dos cuidados gerais são importantes:

▶ Comunicação e trabalho em equipe

Em uma situação de emergência, muitas pessoas estarão envolvidas, o que por si só poderá acarretar problemas:

- alguns membros da equipe podem não se conhecer;
- ninguém sabe o que os outros estão fazendo;
- a atividade pode ficar desordenada e ineficiente;
- o tratamento básico importante pode ser esquecido.

Embora o obstetra com mais experiência presente provavelmente vá se tornar o líder da equipe, isto nem sempre será necessário ou apropriado, e um anestesista ou uma parteira com formação especializada poderá assumir a liderança em algumas emergências. A equipe de coordenação precisa conversar entre si e trocar os papéis de acordo com as necessidades da situação clínica. Em todas as situações, o líder da equipe precisa manter a tranquilidade e enfrentar os problemas com lógica e eficiência, pois isto ajuda a manter os demais membros calmos e promove a coesão do grupo.

> **Quadro 25.2 Resumo**
>
> Alertas para uma boa comunicação:
> - Alguém precisa assumir o papel de liderança e coordenar a atividade de uma forma sistemática para que a equipe trabalhe em conjunto racionalmente.
> - As competências de todos precisam ficar definidas.
> - Funções de cada membro da equipe devem ser atribuídas de acordo com as habilidades de cada um.
> - Devem ser dadas tarefas específicas a pessoas específicas para evitar duplicações ou omissões.
> - Quando alguém é solicitado a fazer alguma coisa, é importante verificar que o pedido foi compreendido e que concorda com a solicitação.
> - Alguém deve ser responsável pela documentação das ações e dos horários.
> - Alguém precisa conversar com a paciente (e seu parceiro), mesmo que apenas brevemente, para mantê-los calmos e informados e para ajudá-los a se sentirem confiantes e apoiados.

▶ Documentação

Isto já foi brevemente mencionado, mas em todas as emergências será útil que haja um responsável para fazer o controle do horário, que esteja com uma caneta e papel e faça o registro dos fatos importantes, à medida que eles forem ocorrendo. Lembre-se de que se, como é frequentemente o caso, esta pessoa for pouco experiente, ela poderá não entender exatamente o que está acontecendo e não irá registrar uma atividade importante, sendo imperativo que os coordenadores da equipe se assegurem de que todas as informações essenciais sejam comunicadas. Depois de terminada a emergência, as notas devem ser redigidas cuidadosa e detalhadamente e assinadas de forma legível. Este é o melhor momento para relatar o que aconteceu, fazer um diagnóstico relevante, o plano de acompanhamento e o prognóstico para gestações futuras, tudo isso deve ser explicitado sempre que possível neste estágio.

▶ Manejo de risco

Depois de terminada a emergência, é muito importante que se faça uma avaliação do evento com a equipe: esta avaliação é geralmente multidisciplinar, mas, algumas vezes, será feita em pequenos grupos. Os auxiliares de enfermagem e os recepcionistas também podem precisar deste apoio e não devem ser esquecidos. Caso tudo tenha corrido bem, todos devem ser cumprimentados; se algumas coisas saíram menos do que perfeitas, geralmente será útil que se discuta por que foram encontradas dificuldades e o que poderia facilitar as coisas ou fazer com que funcionem melhor da próxima vez. Este é um momento de reflexão crítica positiva; um eventual *feedback* negativo pode esperar e ser tratado em particular.

▶ Treinamento em emergência

Com a duração reduzida da formação dos médicos residentes associada aos cortes drásticos nas suas horas de trabalho, não é de causar surpresa que a sua experiência clínica em emergências obstétricas seja muito menor do que a dos seus predecessores. Eles dependem cada vez mais do treinamento formal, que até certo ponto pode ser obtido no local, mas tende a ser complementado por cursos em nível regional ou nacional, alguns dos quais são listados a seguir.

- ALSO *(Advanced Life Support in Obstetrics)*. Este curso é destinado a parteiras, médicos obstetras em especialização e médicos residentes especialistas e aborda as principais emergências obstétricas de uma forma estruturada. Os candidatos irão adquirir um conhecimento sólido sobre os problemas e as abordagens estruturadas de como lidar com eles (www.also.org.uk).
- MOET *(Managing Obstetric Emergencies and Trauma)*. Este curso é direcionado para um grupo mais experiente e multidisciplinar: consultor obstetra e especialista de nível superior (pós-MRCOG e pelo menos no 5º ano da especialidade), consultor anestesista e anestesista especialista de nível superior e médicos de nível superior de traumas e emergências. Estes cursos também incluem as parteiras (como 'observadoras' porque elas não são avaliadas formalmente), que recebem o mesmo treinamento durante o curso, e sua presença destaca e promove a abordagem em equipe tão importante nas emergências obstétricas. Este curso aborda os aspectos mais avançados e complexos da obstetrícia de emergência (www.moet.org.uk).
- MOSES *(Multidisciplinary Obstetric Simulated Emergency Scenarios)*. Este curso focaliza-se mais no comportamento de emergência e na dinâmica do trabalho em equipe na sua aplicação à paciente obstétrica, do que no treinamento em

conhecimentos e técnicas. O curso envolve parteiras, anestesistas e obstetras que, com frequência, atendem juntos no mesmo departamento. Este curso é muito diferente do MOET ou ALSO e os complementa (blsimcentre@bartsandthelondon.nhs.uk).

Estes cursos de treinamento em emergências obstétricas agudas estão atualmente bem estabelecidos, mas não substituem o treinamento multidisciplinar local. Na verdade, este último é comprovadamente efetivo no aprimoramento do conhecimento [5,6] e também na melhoria dos resultados clínicos [7,8]. A receita para o sucesso do treinamento local parece ser um comprometimento do local com incentivos ao treinamento, o treinamento multiprofissional de toda a equipe, treinamento do grupo de trabalho combinado com o ensino clínico e o uso de modelos de alta qualidade [9]. Estes relatos otimistas, unidos ao fato de que os exercícios e ambientes de emergência multidisciplinares são um requisito para as classificações CNST *(Clinical Negligence Scheme for Trusts)*, significam que esta forma de treinamento está se definindo nos departamentos das maternidades do Reino Unido. A outra vantagem do treinamento local é que ele também pode servir como um auxílio valioso para a identificação de problemas dentro do sistema [10].

CHOQUE

O choque pode ser decorrente de uma variedade de causas, desde uma situação inocente, como uma lipotímia vasovagal, até uma parada cardíaca, porém a avaliação inicial e o manejo da paciente são muito parecidos e requerem uma abordagem ABC disciplinada sistemática, combinada com o posicionamento da gestante em decúbito lateral para minimizar a compressão aortocava. Os passos essenciais de como abordar a paciente aparentemente sem vida estão resumidos na Figura 25.1 e têm como objetivo fazer o diagnóstico crucial de parada cardíaca (em oposição à redução da consciência por alguma outra causa) para que a ressuscitação cardiopulmonar (CPR) possa ser iniciada logo. A maior parte das outras condições requer ressuscitação básica com atenção às vias aéreas e à respiração, combinada com acesso intravenoso e suporte circulatório, enquanto a causa do problema é investigada e diagnosticada para ser tratada (Tabela 25.1).

▶ Parada cardíaca (Fig. 25.1)

A CPR é difícil e particularmente ineficiente na paciente grávida em razão de:

- dificuldades para realizar a CPR em uma paciente em posição de inclinação dorsal;
- maior necessidade de oxigênio na gravidez (20% de aumento no consumo de oxigênio em repouso);
- menor complacência do tórax em razão da imobilização do diafragma (20% de diminuição na capacidade funcional residual);
- redução do retorno venoso em razão da compressão da veia cava, que limita o débito cardíaco das compressões do tórax (volume de bombeamento 30% a termo, comparado ao estado de não gravidez);
- risco de regurgitação gástrica e aspiração (relaxamento do esfíncter esofágico)

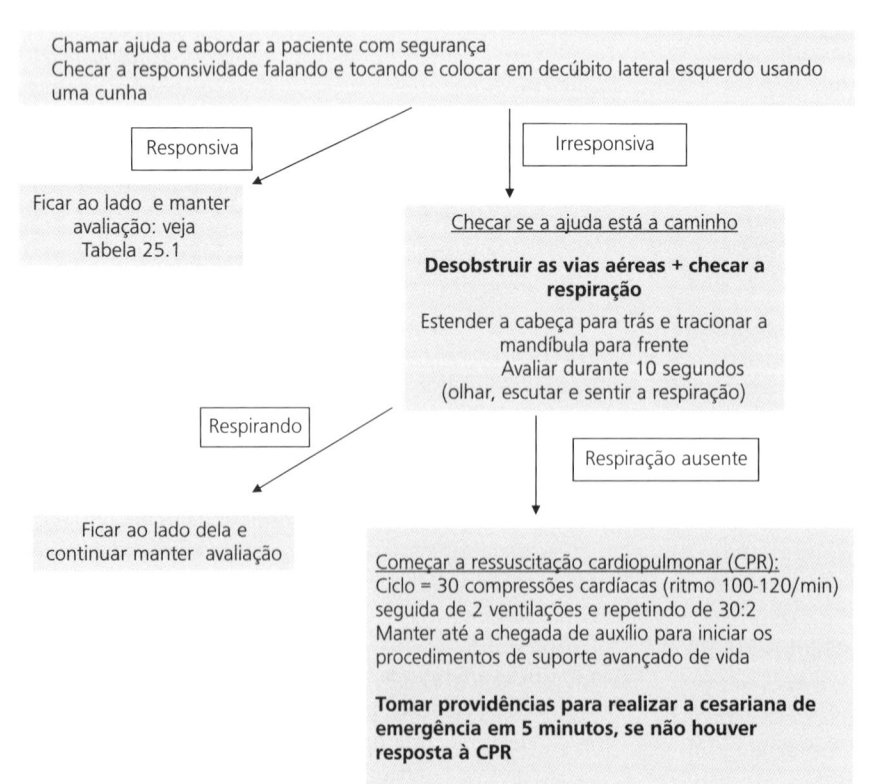

Fig. 25.1 Suporte básico de vida: abordagem e tratamento da paciente inconsciente.

Tabela 25.1 — Causas, características e tratamento inicial do choque na paciente obstétrica (características distintivas em negrito)

	Causa/fatores de risco	Características clínicas específicas	Aspectos essenciais do tratamento: todas precisam ABC + decúbito lateral se o parto ainda não ocorreu
Insuficiência suprarrenal	Deficiência ou ausência de atividade Mineralocorticoide, algumas vezes com uso crônico prévio em alguns esteroides tomados anteriormente	História de drogas Crise hipertensiva Desequilíbrio metabólico	Medidas de suporte com infusão de fluidos intravenosos (checar eletrólitos, especialmente sódio pode estar baixo) Hidrocortisona (200 mg IV *stat*) Checar MB: pode precisar glicose
Embolia por líquido amniótico	Taquissistolia uterina Hiperestimulação por ocitocina Cirurgia uterina prévia Multiparidade Polidrâmnio	Agitação, respiração curta e cianose **Sangramento vaginal ocorre em 30 minutos em razão da coagulação intravascular disseminada [11]**	Oxigênio + ventilação Parto, assim que possível Hidrocortisona (200 mg IV *stat*) (Aminofilina, diuréticos adrenalina, morfina)*
Anafilaxia	Administração de drogas, p. ex., antibióticos, Voltaren, agentes anestésicos, Hemacel, látex	História de sensibilidade a drogas/látex Erupções Estridor Edema	Adrenalina (1 mL de 1 em 1.000 IM. ou 1 mL de 1 em 10.000 IV repetir, se necessário) com infusão de líquido IV Hidrocortisona (200 mg IV *stat*) Clorfeniramina (20 mg IV)
Aspiração (síndrome de Mendelson)	Inalação após vômitos/regurgitação passiva (nível de consciência reduzida sem proteção das vias aéreas)	Respiração curta, agitação, cianose **Broncospasmo**	Oxigênio + ventilação (Aminofilina, esteroides, diuréticos e antibióticos)*
Choque bacterêmico	Sepse grave decorrente especialmente de bacilos Gram-negativos ou *Streptococcus*	Hipotensão **Pele quente/febre/descorada**	Restabelecer a circulação suporte a todos os órgãos Antibióticos intravenosos (p. ex., imipenem)
Choque cardiogênico	Doença congênita ou adquirida Cardiomiopatia	História Agitação, **respiração curta, dor torácica**	**Manter cabeceira elevada – Sentada** Oxigênio + Furosemida
Eclâmpsia	Associada a eventos cerebrovasculares ou edema pulmonar ou toxicidade do magnésio	Hipertensão Proteinúria	Sulfato de magnésio (antídoto é gluconato de cálcio) controlar pressão arterial com hipotensivos
Hiperglicemia	Diabetes	Hiperventilação e **cetose**	Fluidos intravenosos, insulina (e potássio)
Hipoglicemia	Diabetes, doença de Addison, hipopituitarismo, hipotireoidismo	**Sudorese/úmida** Perda da consciência	Glicose intravenosa
Hemorragia cerebral	Malformação arteriovenosa	Convulsões, sinais neurológicos e **rigidez de nuca**	Medidas de suporte
Embolia pulmonar maciça	Geralmente trombose pélvica profunda	Agitação, cianose, **pressão venosa jugular elevada**	Decúbito dorsal + oxigênio Fluidos intravenosos + anticoagulação
Choque neurogênico	Reflexo vasovagal (inversão uterina)	**Exame vaginal**	Fluidos intravenosos ± atropina Reverter a inversão uterina
Choque hipovolêmico	Hemorragia (pode estar oculta)	**Taquicardia, palidez e pele fria**	Restaurar volemia e tratar a causa
Pneumotórax Pneumomediastino	História prévia de trabalho de parto/esforço expulsivo	Dor torácica, respiração curta	Aspirar/drenar

*Estes tratamentos devem ser administrados sob supervisão anestésica em uma unidade de cuidados intensivos.

Por estas razões, quando a tentativa de CPR é ineficaz, depois de 5 minutos, deve-se considerar uma cesariana *perimortem* para fazer o esvaziamento uterino e, dessa forma, melhorar a sobrevida materna [3,11]. Nesses casos, a ação deve ser imediata, e o obstetra deve estar preparado para Cesariana *perimortem*. Reitera-se que o objetivo do esvaziamento uterino é auxiliar na ressuscitação materna e não para o tratamento do sofrimento fetal. Questões relativas à viabilidade fetal não devem retardar este procedimento, que deve ser feito quando a gravidez pode comprometer a ressuscitação; como referência, este procedimento deve ser considerado, quando o útero se encontra na altura da cicatriz umbilical.

A cesariana *perimortem* deve ser realizada com rapidez, e a incisão da pele deve ser aquela com que o cirurgião estiver mais familiarizado, e a incisão uterina será influenciada pela idade gestacional. Estes detalhes são de pouca importância, se comparados à necessidade premente de evacuar o útero e tornar a mãe mais receptiva às técnicas de salvamento por ressuscitação. É desnecessário o uso de um grande arsenal de materiais para a cesariana e, *em casos extremos*, tudo de que o obstetra precisa é de um bisturi para dar início ao procedimento, enquanto os outros instrumentos estão sendo providenciados.

Enfatizamos mais uma vez que isto não é feito por causa do feto, mas não resta dúvida de que a viabilidade fetal será mais provável quanto mais rápido for o parto: a sobrevida é de 70%, se o nascimento ocorrer no espaço de 5 minutos, caindo para 13% depois de 10 minutos [12].

Os detalhes sobre o manejo de todas as condições que podem causar o choque materno estão além dos objetivos deste capítulo, mas a Tabela 25.1 resume as diferentes possibilidades e as características específicas em relação aos fatores de risco, às características clínicas e aspectos específicos do tratamento. Informações detalhadas poderão ser encontradas nas referências do manual MOET [3], porém alguns pontos vão ser apresentados a seguir.

Complicações nas vias aéreas

As vias aéreas de uma paciente obstétrica apresentam maior vulnerabilidade. Existe não só maior probabilidade de inchaço e edema, como também os efeitos progestogênicos retardam o esvaziamento gástrico e provocam o relaxamento do esfíncter esofágico, aumentando a chance de regurgitação e subsequente aspiração do conteúdo gástrico. Por estas razões o manejo de uma paciente obstétrica com redução do nível de consciência requer atenção especial para manutenção e proteção das vias aéreas, e isto deve incluir um anestesista. Em circunstâncias menos complexas, é necessário que uma enfermeira permaneça com a paciente e manobras simples para desobstruir a via aérea, como aplicar pressão para abrir a mandíbula e elevação do queixo, podem ajudar a projetar a língua, tornando as vias respiratórias permeáveis. O edema laríngeo acentuado decorrente da pré-eclâmpsia ou por anafilaxia é exemplo de situações que podem comprometer seriamente as vias aéreas na paciente obstétrica e, nestas circunstâncias, é necessário o apoio de um anestesista com extrema urgência para estabelecer e manter as vias aéreas desobstruídas (geralmente através de entubação endotraqueal).

Problemas respiratórios

Se as vias aéreas estiverem desobstruídas, mas a respiração permanecer difícil ou o nível de consciência estiver prejudicado, será vital o uso de oxigênio complementar. Este deve ser fornecido por máscara facial com um reservatório, e a pressão de oxigênio deve ser elevada ao máximo em uma situação de emergência. Agitação e confusão são sinais de hipoxemia e podem preceder o choque e são sinais de muita gravidade. A saturação de oxigênio deve ser medida por um oxímetro de pulso, e o sangue arterial deve ser colhido para gasometria, e os resultados devem ser avaliados pelo anestesista responsável.

Problemas circulatórios

Os problemas circulatórios podem ser causados por doença cardíaca (a complicação associada é geralmente o edema pulmonar ou a insuficiência de baixo débito), por retorno venoso inadequado com falência de baixo débito (embolia pulmonar maciça) ou por baixo volume circulatório (hipovolemia, em razão da hemorragia ou sepse). O rápido acesso intravenoso com cânula de grande calibre é essencial, mas o tratamento deve ser específico para a causa. Pacientes com insuficiência cardíaca não requerem e apresentam um risco de mortalidade associado à expansão do volume, mas podem apresentar uma melhora, se forem colocadas em decúbito dorsal elevado e receberem diuréticos. Por outro lado, uma mulher com embolia pulmonar ou hipovolemia precisa de expansão do volume e deve ficar deitada. A distinção entre estas duas condições é vital, uma vez que o manejo de cada uma apresenta risco para a outra. A hipovolemia pode ser causada pela perda no compartimento intravascular (p. ex., hemorragia) ou pode ser decorrente do baixo enchimento relativo, causado pela vasodilatação, (p. ex., sepse), e o manejo inclui a expansão do volume. A reposição de volume pela administração de fluidos com cristaloide ou coloide permanece controversa, porém o uso de cristaloides em pacientes em estado crítico é apoiado por uma revisão da Cochrane [13], e o uso da solução de Hartmann é preferível à dextrose [14].

HEMORRAGIA

A hemorragia obstétrica é uma das causas mais frequentes de morbidade maior e de mortalidade materna [1,15], e os relatórios trienais recentes mostraram a triste realidade de que estas mortes estavam aumentando (7 em 1997-1999, 17 em 2000-2002 e 17 em 2003-2005); essa tendência se reverteu no relatório recente, em que foram relatadas 9 mortes [1]. Ao longo do tempo, as investigações confidenciais das mortes maternas no Reino Unido têm destacado a questão da má qualidade de assistência pré-natal, abaixo do nível adequado, associado à mortalidade e, mais uma vez, é colocada ênfase na importância da organização local e da disponibilização de protocolos de procedimentos claros que desencadeiem respostas rápidas e adequadas, que devem ser treinadas regularmente. Deve haver a participação de um profissional de nível superior nos casos de alto risco, e as mulheres com risco de hemorragia devem ter o parto em centros capacitados para transfusão sanguínea [1]. Deve-se salientar a situação da cesariana prévia e da placenta baixa, que apresentam um risco aumentado de placenta acreta. Nesses casos, deve-se fazer um planejamento antecipado, com orientações claras para a cirurgia e com opções de cirurgia conservadora e solicitar o apoio de uma equipe multidisciplinar durante o pré-natal e intraparto [16].

> **Quadro 25.3 Resumo**
>
> Integrantes do grupo de cuidados a mulheres com suspeita de placenta acreta:
> - Obstetra consultor envolvido no planejamento pré-natal e presente no parto.
> - Anestesista consultor envolvido no planejamento pré-natal e presente no parto.
> - Sangue e produtos sanguíneos disponíveis no local.
> - Envolvimento multidisciplinar no planejamento pré-operatório.
> - Consentimento para a inclusão de possíveis intervenções.
> - Leito na unidade de cuidados intensivos nível 2 disponível.

A identificação dos fatores de risco para hemorragia é muito importante, pois permite que ações de controle sejam tomadas precocemente, evitando o agravamento e a necessidade de outras ações mais agressivas. No entanto, quando ocorre hemorragia maciça, o manejo deve seguir uma sequência lógica de diagnóstico e opções terapêuticas, conforme ilustrado nas Figuras 25.2 e 25.3.

> **Quadro 25.4 Resumo**
>
> Recomendações para minimizar a morbidade por hemorragia:
> - Hemorragia pré-parto: se for decorrente de descolamento grave da placenta, acompanhada de bradicardia, a urgência do parto é clara, e um intervalo de 20 minutos ou menos entre a decisão e o parto está associado à redução de resultado neonatal adverso [17].
> - As descrições 'lóquios abundantes' ou 'ela está gotejando' são perigosas e não devem ser aceitas: a mulher deve ser examinada, e o problema resolvido, antes que ocorra o agravamento da situação.
> - Sangramento vaginal contínuo com útero contraído pode estar associado à retenção de placenta/membrana/coágulo ou a traumatismo e precisa ser manejado ativamente e não ignorado. O problema só irá piorar, portanto a mulher deve passar por um exame sob efeito de anestesia enquanto está bem.
> - Hipotensão é um sinal mais tardio: a pressão arterial se mantém até uma fase muito adiantada na paciente obstétrica que está com sangramento. Deve ser dada atenção imediata à taquicardia, perfusão periférica, cor da pele e débito urinário.
> - Se o segmento inferior ou o colo do útero se encher de sangue ou coágulos, isto pode causar estimulação vagal, produzindo uma bradicardia que poderá induzir ao erro. Deve ser feito o exame vaginal em caso de dúvida.
> - O sangramento pode estar oculto:
>   - O enchimento do útero é sugerido pela subida do fundo.
>   - Sangramento intra-abdominal: volumes maciços de sangue podem-se acomodar dentro da cavidade peritoneal sem alterar a circunferência corporal, que são de pouca utilidade e podem ser falsamente tranquilizadoras.
>   - O útero que não está centralizado, mas lateralizado, deve soar como um alarme. Isto sugere um vasto hematoma no ligamento.
> - Petéquias sugerem coagulação intravascular disseminada [18].

Medidas de salvamento e técnicas avançadas para controle da hemorragia maciça pós-parto

Compressão aórtica

Quando o sangramento está fora de controle, e o anestesista precisa estabilizar a paciente, pode-se fazer a compressão da aorta, enquanto se aguarda por ajuda de um profissional com maior experiência. Após o parto vaginal, deve-se desviar o útero para a frente e comprimir o abdome com o punho fechado logo abaixo da cicatriz umbilical. Se o abdome já estiver aberto, devem-se deslocar o mesentério e o intestino delgado para cima na direção do fígado e fazer a compressão da aorta, utilizando compressas ou gases montadas em pinça ou pode ser feita a compressão diretamente, usando os dedos indicador e polegar. O efeito é impressionante e pode salvar a vida da paciente.

Tamponamento uterino

Este procedimento é útil no sangramento do leito placentário, mas também pode ser usado para atonia uterina, quando o tônus uterino ainda está preservado. A técnica não é nova, mas em vez de usar o tamponamento com gaze, pode-se usar um balão inflável que apresenta a vantagem de ser rápido e expansível. Foram relatadas várias sondas com balão para esta técnica, incluindo o balão de Sengstaken-Blakemore e outros concebidos especificamente, porém o cateter urológico de Rusch tem menor custo e é efetivo [19]. Já foi relatado o uso de um *condom* preso à extremidade de uma sonda urinária, porém o balão de uma sonda urinária normal não é adequado, pois a sua capacidade é muito pequena. O volume necessário depende muito do indivíduo, e o objetivo fundamental é inserir a sonda com balão e enchê-la gradativamente, enquanto o útero é mantido o mais contraído possível. Em geral, são necessários, aproximadamente, 200-400 mL e, quando o balão é inflado até encontrar resistência, pode-se observar a redução do sangramento. Depois de controlado o sangramento, o balão geralmente é deixado por, aproximadamente, 24 horas e apresenta outra vantagem em relação ao tamponamento uterino tradicional, pois pode ser esvaziado em estágios. Sempre que o tamponamento uterino for realizado, deve-se incluir o uso de antibiótico no procedimento, que deve ser mantido até que o tamponamento/balão seja removido; deve ser feita a cateterização vesical, até que o tamponamento seja removido.

Sutura de compressão

A sutura de B-Lynch, descrita pela primeira vez, em 1997 [20], pode evitar a histerectomia em casos de sangramento decorrente da atonia uterina. Seu objetivo é exercer compressão longitudinal nas paredes laterais do útero combinada com um efeito de tamponamento e é realizada por meio de uma longa sutura, conforme ilustrado na Figura 25.4. É preciso confirmar a hipótese de que a técnica irá funcionar, fazendo um teste

```
┌─────────────────────────────────────┐
│     Hemorragia anteparto maciça     │
│     Palidez, taquicardia, choque    │
│        Dor pode estar ausente       │
│     Hemorragia pode estar oculta    │
└─────────────────────────────────────┘
                  │
                  ▼
┌─────────────────────────────────────────────────────────────┐
│ Hemorragia oculta (descolamento de placenta ou sangramento  │
│ intra-abdominal) está associada à dor, enquanto a hemorragia│
│ externa decorrente da placenta prévia, laceração cervical   │
│ ou do trato genital inferior pode ser indolor               │
└─────────────────────────────────────────────────────────────┘
```

Medidas de manejo da equipe

```
┌─────────────────────────────────────────────────────────────┐
│           Pedir ajuda e iniciar ressuscitação:              │
│                  Decúbito lateral esquerdo                  │
│   Checar vias aéreas e ministrar oxigênio a 100% por        │
│                       máscara/balão                         │
└─────────────────────────────────────────────────────────────┘
                              │
                              ▼
┌─────────────────────────────────────────────────────────────┐
│                      Obter acesso IV                        │
│  Dois acessos intravenosos (14G) e coletar sangue para      │
│  hemograma completo, provas de coagulação e prova cruzada,  │
│              usando seis tubos de coleta                    │
└─────────────────────────────────────────────────────────────┘
                              │
                              ▼
┌──────────────────────────────────┐      ┌──────────────────────┐
│            Se choque             │      │ Ausculta dos         │
│ Infundir solução cristaloide     │─────▶│ batimentos           │
│ aquecida (solução salina 0,9%) e │      │ cardíacos fetais     │
│ coloide rapidamente enquanto     │      └──────────────────────┘
│ espera por sangue                │                │
└──────────────────────────────────┘                ▼
            │                           ┌──────────────────────┐
            ▼                           │ Presentes, considerar│
┌──────────────────────────────────┐    │   parto imediato     │
│ Quando disponível, infundir      │    └──────────────────────┘
│ sangue fresco o mais rápido      │                │
│ possível                         │                ▼
│ Idealmente com prova cruzada     │    ┌──────────────────────────┐
│ (leva 1h)                        │    │ Ausência de batimentos   │
│ Tipo sanguíneo específico        │    │ cardíacos, confirmar     │
│ (leva 15 min)                    │    │ morte fetal com          │
│ O RhD negativo (imediato)        │    │ ultrassonografia e       │
└──────────────────────────────────┘    │ excluir placenta prévia  │
            │                           └──────────────────────────┘
            ▼                                │                │
┌──────────────────────────────────┐         ▼                ▼
│ Fazer monitoramento intensivo    │  ┌────────────────┐  ┌──────────┐
│ integral e manter a paciente     │  │Placenta prévia │  │Excluída  │
│ aquecida                         │  │Descolamento    │  │placenta  │
│ Sondagem vesical, controle da    │  │prematuro       │  │prévia    │
│ diurese (avaliar a cada hora)    │  │Ruptura do útero│  └──────────┘
│ Pulso, BP e saturação de oxigênio│  └────────────────┘       │
│ Considerar um cateter para medir │           │               ▼
│ pressão venosa central           │           │        ┌──────────────┐
│ (procedimento de risco), se      │           ▼        │Induzir       │
│ houver coagulopatia intravascular│  ┌────────────────┐│trabalho de   │
│ disseminada)                     │  │Cesariana com   ││parto         │
│ Monitorar distúrbios de          │◀─│anestesia geral │└──────────────┘
│ coagulação (e trate)             │  │(GA)            │       │
└──────────────────────────────────┘  └────────────────┘       │
            │                                  ▲               │
            ▼                                  │               │
┌──────────────────────────────────┐  ┌──────────────────┐     │
│ Se distúrbio de coagulação       │  │ Sangramento      │◀────┘
│ presente, infundir sangue fresco │  │ persistente      │
│ aquecido, FFP, crioprecipitado   │  └──────────────────┘
│ Plaquetas raramente são          │           │
│ necessárias                      │           │
└──────────────────────────────────┘           │
            │                                  │
            ▼                                  ▼
        ┌─────────────────────────────────────────┐
        │         ATENÇÃO À PPH,                  │
        │       PODE SER INEVITÁVEL               │
        └─────────────────────────────────────────┘
```

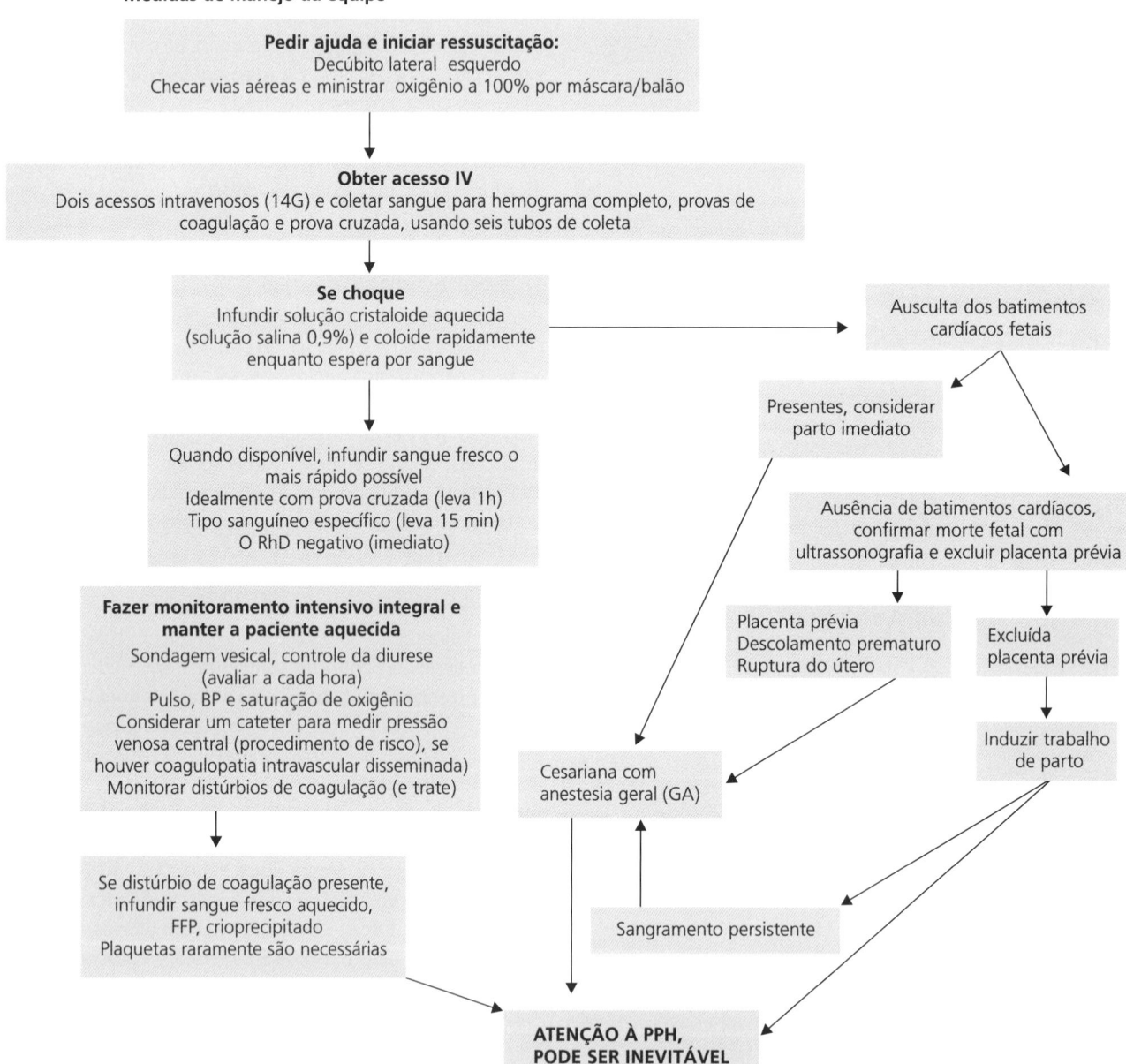

Fig. 25.2 Hemorragia anteparto maciça. BP, pressão arterial; CVP, pressão venosa central; DIC, coagulação intravascular disseminada; FBC, hemograma completo; FFP, plasma fresco congelado; GA, anestesia geral; PPH, hemorragia pós-parto.

Capítulo 25 ■ Emergências Obstétricas

Hemorragia pós-parto maciça
Palidez, taquicardia, choque
hemorragia pode estar oculta
bradicardia pode estar presente

Sequência de cuidados

Pedir ajuda e iniciar ressuscitação: checar as vias aéreas e fornecer oxigênio a 100% por máscara/bolsa

O útero está contraído?

Não / Sim

Obter acesso IV
2 Acessos IV (14G) e coletar sangue para hemograma, provas de coagulação e prova cruzada seis unidades

Levar para o bloco cirúrgico e fazer o exame sob anestesia
Se retenção de restos ovulares: remover + antibióticos
Se traumatismo no trato genital: reconstruir ± tamponamento vaginal
Se inversão uterina: reverter
Se nenhum destes: laparotomia e hemostasia

Se em choque:
Infundir cristaloide aquecido (solução salina 0,9%) e coloide o mais rápido possível, enquanto espera pelo sangue

Tratamento para estimular a contração do útero
Massagear o útero + compressão bimanual
Syntocinon (ocitocina 5iu/ergometrina 0,5mg) i.m.
Se necessário:
• Infusão IV Syntocinon (40 UI em 500 mL solução salina 0,9% por 4-6 h*)
• Carboprost (250 mg IM pode ser repetido a cada 15 min, Máx 2 mg)
• Misoprostol 600 mg (3 pessários) no reto*

(*não licenciado nesta dose ou para este uso)

Quando disponível, infundir sangue aquecido o mais rápido possível
Idealmente com prova cruzada (leva 1 h)
Tipo sanguíneo específico (leva 15 min)
O RhD negativo (imediato)

Se ainda sangrando

Balão hidrostático inflado vaginalmente com 200-400 mL de água

Se ainda sangrando

Fazer monitoramento intensivo contínuo e manter a paciente aquecida
Sonda urinária (avaliar diurese a cada hora)
Pulso, BP e saturação de oxigênio
Considerar um cateter para CVP (risco se DIC)
Monitorar distúrbios de coagulação (e tratar)

Levar para o bloco cirúrgico e fazer uma laparotomia
Pode ser feita a compressão da aorta enquanto aguarda auxílio cirúrgico
Ligamento da artéria uterina
Compressão do útero usando suturas de B-Lynch
Histerectomia (subtotal)
Embolização

Se distúrbio de coagulação, infundir sangue fresco aquecido, plasma fresco congelado, crioprecipitado
Plaquetas raramente são necessárias

Fig. 25.3 Hemorragia pós-parto maciça. BP, pressão arterial; CVP, pressão venosa central; DIC, coagulação intravascular disseminada; FBC, hemograma completo; FFP, plasma fresco congelado.

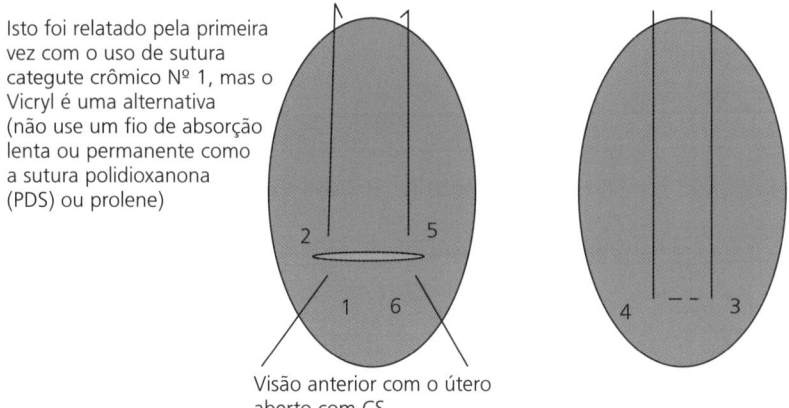

Isto foi relatado pela primeira vez com o uso de sutura categute crômico Nº 1, mas o Vicryl é uma alternativa (não use um fio de absorção lenta ou permanente como a sutura polidioxanona (PDS) ou prolene)

Visão anterior com o útero aberto com CS
Dar o nó nos pontos, após a expressão do útero

Visão posterior

Fig. 25.4 Sutura de 'compressão' B-Lynch para tratamento de sangramento por atonia uterina, mas com algum tônus uterino preservado.

através da exteriorização e compressão do útero (o sangramento deve ser controlado) antes de continuar. Desde que foi descrita pela primeira vez, têm ocorrido muitos relatos do seu uso com sucesso, mas foram sugeridas modificações que confundiram o entendimento dos seus princípios subjacentes, e algumas destas modificações foram associadas a problemas [21-24]. Também foram relatadas complicações a longo prazo [25,26], e vale a pena reiterar que a sutura deve ser com material de rápida absorção para evitar a presença prolongada de fios soltos de sutura após a involução uterina [25].

Radiologia intervencionista

A embolização arterial vem sendo relatada de forma crescente no manejo da hemorragia pós-parto [27,28]. Ela é especialmente efetiva para a homeostase nos casos de trauma do trato genital em que o controle cirúrgico falhou ou a lesão é inacessível. Entretanto, também pode ser efetiva no controle de outras hemorragias inespecíficas, como a atonia uterina, quando as artérias ilíaca interna e uterinas podem ser canuladas, e seus ramos podem ser embolizados. O estabelecimento antecipado de mecanismos de referenciamento com um departamento de radiologia intervencionista, antes que ocorra a emergência, pode tornar o encaminhamento urgente muito mais fácil. Existe uma publicação que sugere que a embolização realizada antes da histerectomia pode reduzir a morbidade [29], mas isto certamente depende da organização e das estruturas do local e da estabilidade da paciente. A embolização será extremamente difícil, se as artérias ilíacas internas tiverem sido ligadas, nessa situação existe o risco de lesão da veia ilíaca interna (um pesadelo para um cirurgião vascular), e o obstetra não deve fazer esse procedimento. Foram relatadas complicações em consequência da embolização, incluindo necrose do útero e bexiga [30], porém o acompanhamento a longo prazo demonstrou que a fertilidade é preservada, embora exista um risco de 32% de hemorragia recorrente grave após o parto [31].

Autotransfusão

Esta técnica contemporânea de coleta do sangue perdido e reinfusão, a autotransfusão de sangue autólogo intraoperatório para uso em obstetrícia foi apoiada pelo NICE [32], *Obstetric Anaesthetists Association* [33] e o *Royal College of Obstetricians and Gynaecologists* (RCOG) [34]. Uma revisão recente confirma o seu valor e segurança [35], além de ser aceita pelas testemunhas de Jeová [36,37].

Fator VII recombinante ativado

Atualmente, existem poucos relatos de casos sobre o valor do seu uso em presença de distúrbios de coagulação em hemorragia obstétrica [38], mas esse tratamento está com base em evidências de estudos clínicos. Custa caro e somente funciona, quando a paciente recebeu os outros fatores de coagulação. Na prática, a tendência é que ele seja usado com pacientes selecionadas após uma consultoria entre o hematologista e o obstetra, porém os relatos iniciais são animadores, e o tema foi bem revisado [39], sendo mencionado nas diretrizes do RCOG em relação à hemorragia pós-parto [34].

CAUSAS OBSTÉTRICAS DE CHOQUE

▶ Eclâmpsia

A eclâmpsia pode-se apresentar com choque em razão de uma convulsão, na fase pós-ictal da doença, decorrente de um acidente vascular cerebral, associada à toxicidade do magnésio ou em razão do edema pulmonar. Os princípios do tratamento são similares aos de qualquer situação de choque, associados ao controle da pressão arterial, a manutenção do equilíbrio entre sulfato de magnésio e fluidos para evitar a sobrecarga de líquidos. Antes do parto, a gestante precisa ser estabilizada (ver o Capítulo 11). Um fluxograma resumido do manejo agudo desta condição é apresentado na Figura 25.5.

▶ Inversão e ruptura uterinas

A inversão e a ruptura uterinas podem contribuir para o choque materno, conforme listado anteriormente, e seu manejo é ilustrado nas Figuras 25.6 e 25.7. É importante observar que 18 dos 42 casos de ruptura uterina no relatório do CESDI tinham feito uma laparotomia antes de ter sido feito um diagnóstico [40]. Os sinais podem ser sutis, e as alterações da frequência cardíaca fetal associadas à cicatriz uterina prévia devem ser consideradas como um fator de risco elevado e raramente justificam a coleta de amostra do sangue fetal. Igualmente, a suspeita deve ser considerada, quando uma multípara apresenta parada secundária e o uso de Syntocinon só deve ser decidido após cuidadosa avaliação clínica da paciente pelo obstetra para excluir a parada do parto.

PARTO OBSTÉTRICO DE EMERGÊNCIA

A maioria dos partos cirúrgicos de emergência (cesariana, parto instrumental, apresentação cefálica e partos de gêmeos e as intervenções por sofrimento fetal), juntamente com a ressuscitação neonatal é mencionada nos seus respectivos capítulos, porém o manejo da distocia de ombro e do prolapso do cordão umbilical está ilustrado nas Figuras 25.8 e 25.9, além de mencionados aqui.

DISTOCIA DE OMBRO

A distocia de ombro é um pesadelo de todo o obstetra e parteira. Um grande esforço está sendo direcionado atualmente para o treinamento prático com o uso de manequins sofisticados [41], e isto resultou em melhoria dos resultados clínicos [8]. O fluxograma na Figura 25.8 destaca os processos e sequências do seu manejo, mas alguns aspectos adicionais incluem o seguinte:

- Lembre-se sempre que o problema se localiza na sínfise púbica, e que a tração do feto para baixo ou a pressão sobre o fundo do útero é inútil e perigosa.
- O tempo é enganador e o que parece durar uma vida inteira são apenas alguns minutos (tente observar o relógio ou tenha alguém para anotar o tempo).

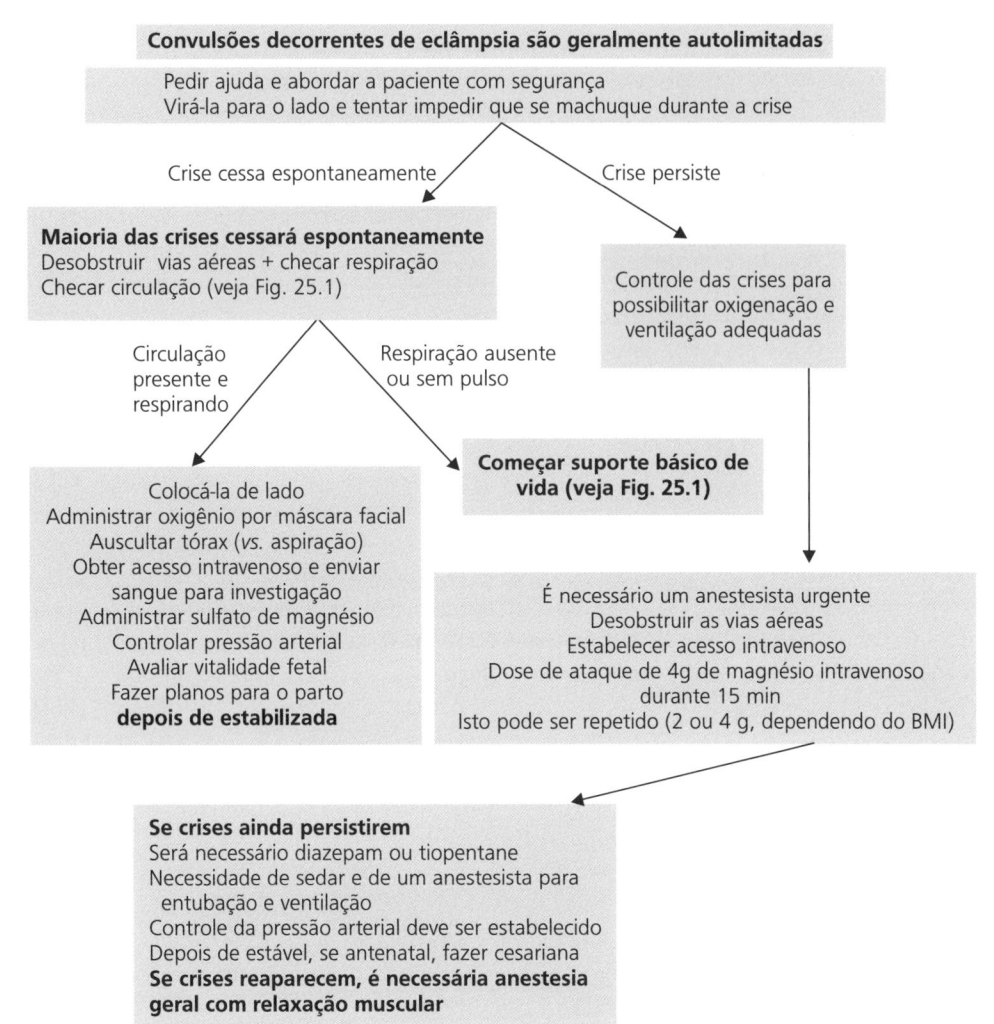

Convulsões decorrentes de eclâmpsia são geralmente autolimitadas
Pedir ajuda e abordar a paciente com segurança
Virá-la para o lado e tentar impedir que se machuque durante a crise

Crise cessa espontaneamente → **Maioria das crises cessará espontaneamente**
Desobstruir vias aéreas + checar respiração
Checar circulação (veja Fig. 25.1)

Crise persiste → Controle das crises para possibilitar oxigenação e ventilação adequadas

Circulação presente e respirando:
Colocá-la de lado
Administrar oxigênio por máscara facial
Auscultar tórax (vs. aspiração)
Obter acesso intravenoso e enviar sangue para investigação
Administrar sulfato de magnésio
Controlar pressão arterial
Avaliar vitalidade fetal
Fazer planos para o parto **depois de estabilizada**

Respiração ausente ou sem pulso → **Começar suporte básico de vida (veja Fig. 25.1)**

É necessário um anestesista urgente
Desobstruir as vias aéreas
Estabelecer acesso intravenoso
Dose de ataque de 4g de magnésio intravenoso durante 15 min
Isto pode ser repetido (2 ou 4 g, dependendo do BMI)

Se crises ainda persistirem
Será necessário diazepam ou tiopentane
Necessidade de sedar e de um anestesista para entubação e ventilação
Controle da pressão arterial deve ser estabelecido
Depois de estável, se antenatal, fazer cesariana
Se crises reaparecem, é necessária anestesia geral com relaxação muscular

Fig. 25.5 Eclâmpsia. BMI, índice de massa corporal.

- Ainda existe espaço para a recolocação cefálica [42] e, ocasionalmente, a sinfisiotomia pode salvar a vida do feto [43]. Verifique se o ombro posterior ainda está acima da sínfise púbica ou se está dentro da pelve e pode ser sentido na concavidade do sacro, para auxiliar na decisão de qual destas manobras é a mais adequada.
- É essencial fazer o registro detalhado após o evento.

PROLAPSO DE CORDÃO

A Figura 25.9 destaca as principais características desta emergência. Os princípios do tratamento são os seguintes:

- Evite manipular o cordão.
- Se for proposto um parto vaginal cirúrgico, ele deve ser simples e realizado rapidamente; em caso negativo, deverá ser logo abandonado.
- Se não existir bradicardia fetal, não é preciso entrar em pânico, e o parto pode ser realizado sob anestesia geral, ou um bloqueio regional pode ser feito com a paciente posicionada em decúbito lateral.
- Deve ser feito o esvaziamento vesical antes da cirurgia (a eliminação apenas da urina contida na sonda de Foley não é suficiente).

RESUMO

Um bom cuidado pré-natal, a antecipação de possíveis problemas e a preparação para os mesmos, além da coordenação e do funcionamento adequado da equipe na sala de parto, consistem na base de sustentação para o enfrentamento de emergências obstétricas. Os treinamentos e os exercícios ajudam a manter a equipe organizada e preparada com o foco em um sistema de apoio que reduza as consequências adversas. Mantenha as coisas simples e o foco no problema em questão. O princípio ABC é bom para lidar com qualquer paciente doente, porém é particularmente útil para o atendimento de uma paciente aparentemente sem vida e para as que necessitam de medidas de ressuscitação, sendo essencial lembrar-se de colocar as gestantes em decúbito lateral. Em qualquer emergência obstétrica, tenha sempre em mente a patologia básica: por que isto aconteceu, onde está o problema e o que pode ser feito a respeito?

Inversão uterina com choque/hemorragia

As principais características da inversão uterina são choque desproporcional à perda sanguínea e bradicardia decorrente do tônus vagal aumentado. Um exame vaginal urgente poderá revelar uma massa vaginal e não é possível palpar o útero no abdome acima da sínfise após o parto. Versões incompletas apresentam-se mais sutilmente com PPH apesar de um útero contraído: o fundo do útero pode ser palpado na cavidade

Sequência de cuidados: inversão uterina

Avaliar: Vias aéreas – manter livre
Respiração – O2 a 100% por máscara facial ou bolsa e máscara, se necessário
Circulação – choque. Geralmente grave
- Acesso de 2 cânulas de grosso calibre IV (14G)
- Enviar sangue para FBC, 4 unidades x compatibilidade, coagulação
- Infundir cristaloide aquecido IV o mais rápido possível
- Atropina 600 µg IV, se ritmo cardíaco < 60/min
- Estabelecer monitoramento do pulso, BP, diurese (via sonda)
- Estabelecer analgesia adequada e requisitar ajuda de profissional experiente, se disponível
- Se estiver usando syntocinon, interromper

Tentar reposição manual, assim que possível:
Gentilmente, empurrar o fundo uterino para trás através do colo
Se a placenta ainda estiver presa, não fazer a dequitação

Relaxar a musculatura uterina
- 250 µg de terbutalina subcutânea ou
- dois *sprays* de trinitrato de glicerol sublingual ou
- trinitrato de glicerol (IV) ou
- anestesia geral poderá ser necessária

Sem sucesso

Com sucesso

Reposição hidrostática:
2L de solução salina normal aquecida fixada em um aparelho injetor à ventosa de silastic na vagina
Esvaziar o sistema e, então, colocar a ventosa na vagina
Drenar o fluido sob ação da gravidade a uma altura de 2 m, mantendo uma vedação manual na abertura vaginal. A redução é geralmente alcançada em 5-10 min

Depois de reduzida, manter a mão na cavidade uterina até que ocorra uma contração firme, enquanto está sendo administrado ocitocina IV Dequitar a placenta e gentilmente explorar a cavidade uterina para verificar alguma lesão

Se falhar (< 3%) requer laparotomia

Fig. 25.6 Inversão uterina. BP, pressão arterial; FBC, hemograma completo; GTN, trinitrato de gliceril.

Capítulo 25 ■ Emergências Obstétricas

**Ruptura uterina se apresenta com
Bradicardia fetal,
Choque materno e
Hemorragia (frequentemente oculta)**

Antecipar: os sinais de alerta de ruptura incluem:
- Anormalidades na cardiotocografia (amostra do sangue fetal raramente é indicada, se houver suspeita de ruptura uterina)
- Falha do apagamento e da dilatação cervical, apesar de atividade uterina regular
- Dor na cicatriz uterina ou sangramento vaginal

Evitar:
- Atuar sobre os sinais de alerta
- Não hiperestimular um útero com cicatriz prévia (ou algum outro tipo de útero)

Sintomas e sinais que podem estar presentes:
- Mudanças no padrão da dor abdominal de intermitente para contínua
- Sangramento vaginal e/ou dor no ombro
- Alterações na cardiotocografia e alterações no traçado das contrações uterinas
- Palpação abdominal pode revelar apresentação alta e partes fetais
- Sangramento pós-parto com útero aparentemente contraído

Diagnóstico diferencial: quando apresentação anteparto:
- Sangramento intra-abdominal espontâneo por ruptura de vaso (geralmente esplênica)

Sequência de cuidados na ruptura uterina

Cuidados de emergência: Vias aéreas e respiração – fornecer O_2 a 100% por máscara facial
Circulação –
- Inserir 2 cânulas de grosso calibre IV (14G)
- Enviar sangue para FBC, 4 tubos de coleta para prova cruzada, coagulação
- Infundir cristaloide aquecido IV o mais rápido possível
- Estabelecer monitoramento do pulso, BP, saída de urina (via cateter)

↓

Transferência para bloco cirúrgico:
Obter consentimento para laparotomia e histerectomia
Realizar laparotomia com anestesia
Incisão: depende da causa da ruptura

↙ ↘

Traumatismo ou outra patologia?

↓

Incisão mediana:
Permite exposição do útero e a cesariana, permitindo depois a laparotomia exploratória adequada para identificar outra patologia

Cirurgia:
- Reconstrução uterina quando possível
- Histerectomia (geralmente subtotal) é indicada se persistir a hemorragia
- Antibióticos profiláticos devem ser ministrados

Ruptura durante trabalho de parto

↓

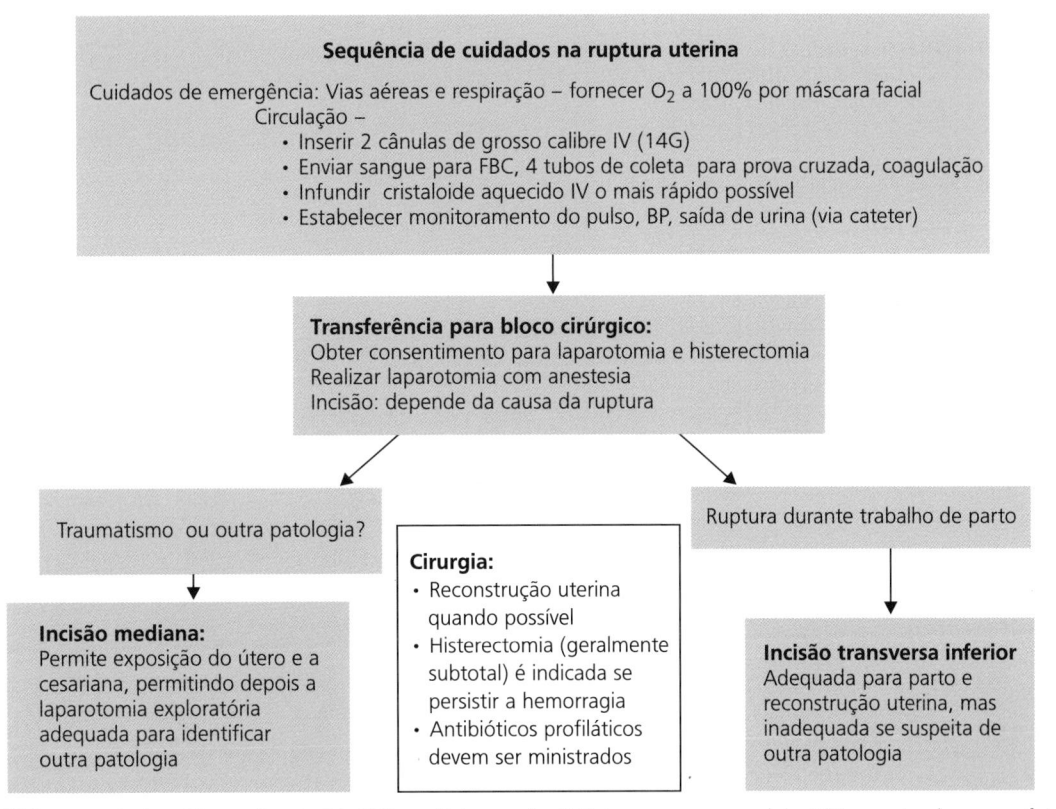

Incisão transversa inferior
Adequada para parto e reconstrução uterina, mas inadequada se suspeita de outra patologia

Fig. 25.7 Ruptura uterina. BP, pressão arterial; CTG, cardiotocografia; FBC, hemograma completo; FBS, amostra de sangue fetal.

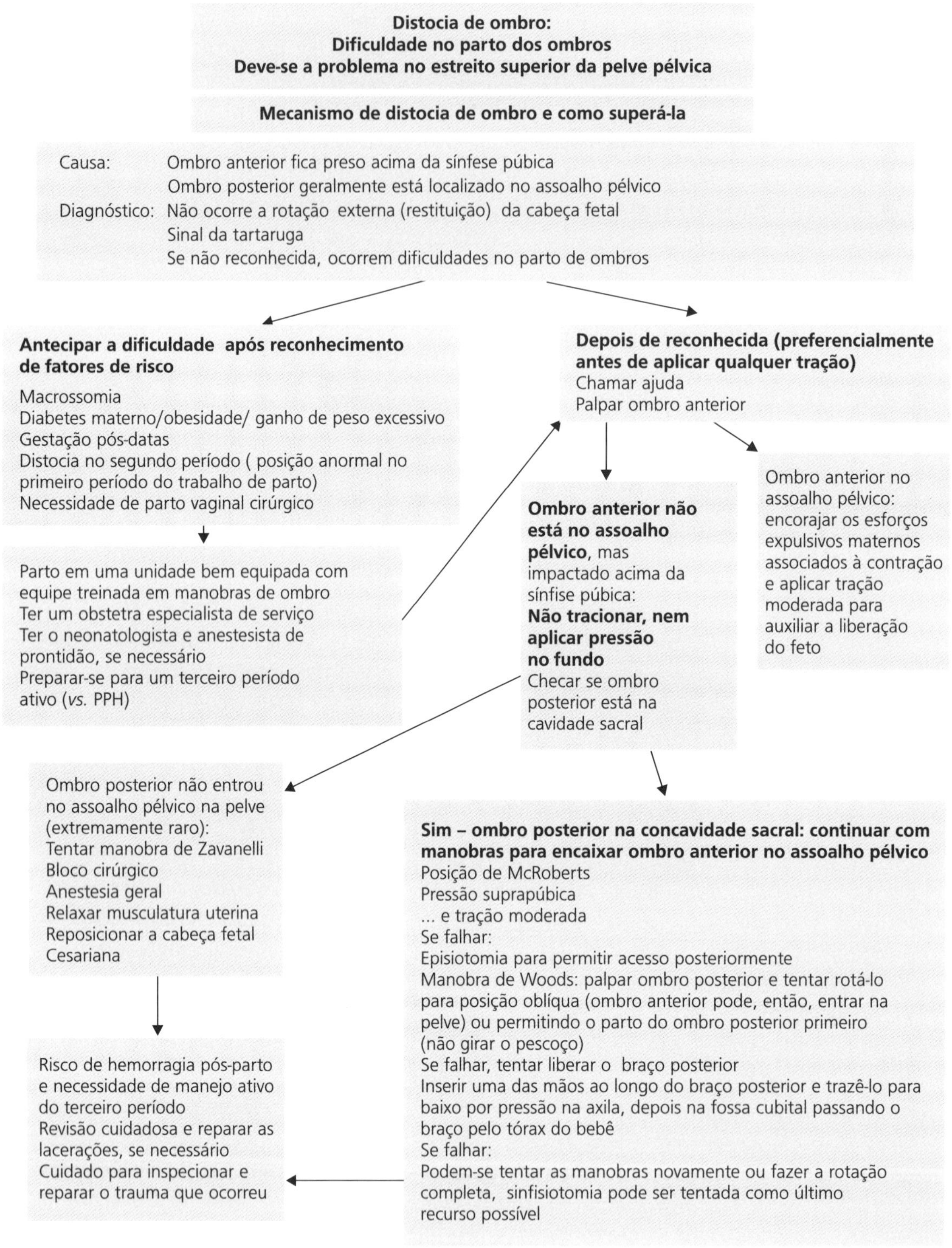

Distocia de ombro:
Dificuldade no parto dos ombros
Deve-se a problema no estreito superior da pelve pélvica

Mecanismo de distocia de ombro e como superá-la

Causa: Ombro anterior fica preso acima da sínfese púbica
Ombro posterior geralmente está localizado no assoalho pélvico
Diagnóstico: Não ocorre a rotação externa (restituição) da cabeça fetal
Sinal da tartaruga
Se não reconhecida, ocorrem dificuldades no parto de ombros

Antecipar a dificuldade após reconhecimento de fatores de risco

Macrossomia
Diabetes materno/obesidade/ ganho de peso excessivo
Gestação pós-datas
Distocia no segundo período (posição anormal no primeiro período do trabalho de parto)
Necessidade de parto vaginal cirúrgico

Parto em uma unidade bem equipada com equipe treinada em manobras de ombro
Ter um obstetra especialista de serviço
Ter o neonatologista e anestesista de prontidão, se necessário
Preparar-se para um terceiro período ativo (vs. PPH)

Depois de reconhecida (preferencialmente antes de aplicar qualquer tração)
Chamar ajuda
Palpar ombro anterior

Ombro anterior não está no assoalho pélvico, mas impactado acima da sínfise púbica:
Não tracionar, nem aplicar pressão no fundo
Checar se ombro posterior está na cavidade sacral

Ombro anterior no assoalho pélvico: encorajar os esforços expulsivos maternos associados à contração e aplicar tração moderada para auxiliar a liberação do feto

Ombro posterior não entrou no assoalho pélvico na pelve (extremamente raro):
Tentar manobra de Zavanelli
Bloco cirúrgico
Anestesia geral
Relaxar musculatura uterina
Reposicionar a cabeça fetal
Cesariana

Sim – ombro posterior na concavidade sacral: continuar com manobras para encaixar ombro anterior no assoalho pélvico
Posição de McRoberts
Pressão suprapúbica
... e tração moderada
Se falhar:
Episiotomia para permitir acesso posteriormente
Manobra de Woods: palpar ombro posterior e tentar rotá-lo para posição oblíqua (ombro anterior pode, então, entrar na pelve) ou permitindo o parto do ombro posterior primeiro (não girar o pescoço)
Se falhar, tentar liberar o braço posterior
Inserir uma das mãos ao longo do braço posterior e trazê-lo para baixo por pressão na axila, depois na fossa cubital passando o braço pelo tórax do bebê
Se falhar:
Podem-se tentar as manobras novamente ou fazer a rotação completa, sinfisiotomia pode ser tentada como último recurso possível

Risco de hemorragia pós-parto e necessidade de manejo ativo do terceiro período
Revisão cuidadosa e reparar as lacerações, se necessário
Cuidado para inspecionar e reparar o trauma que ocorreu

Fig. 25.8 Distocia de ombro.

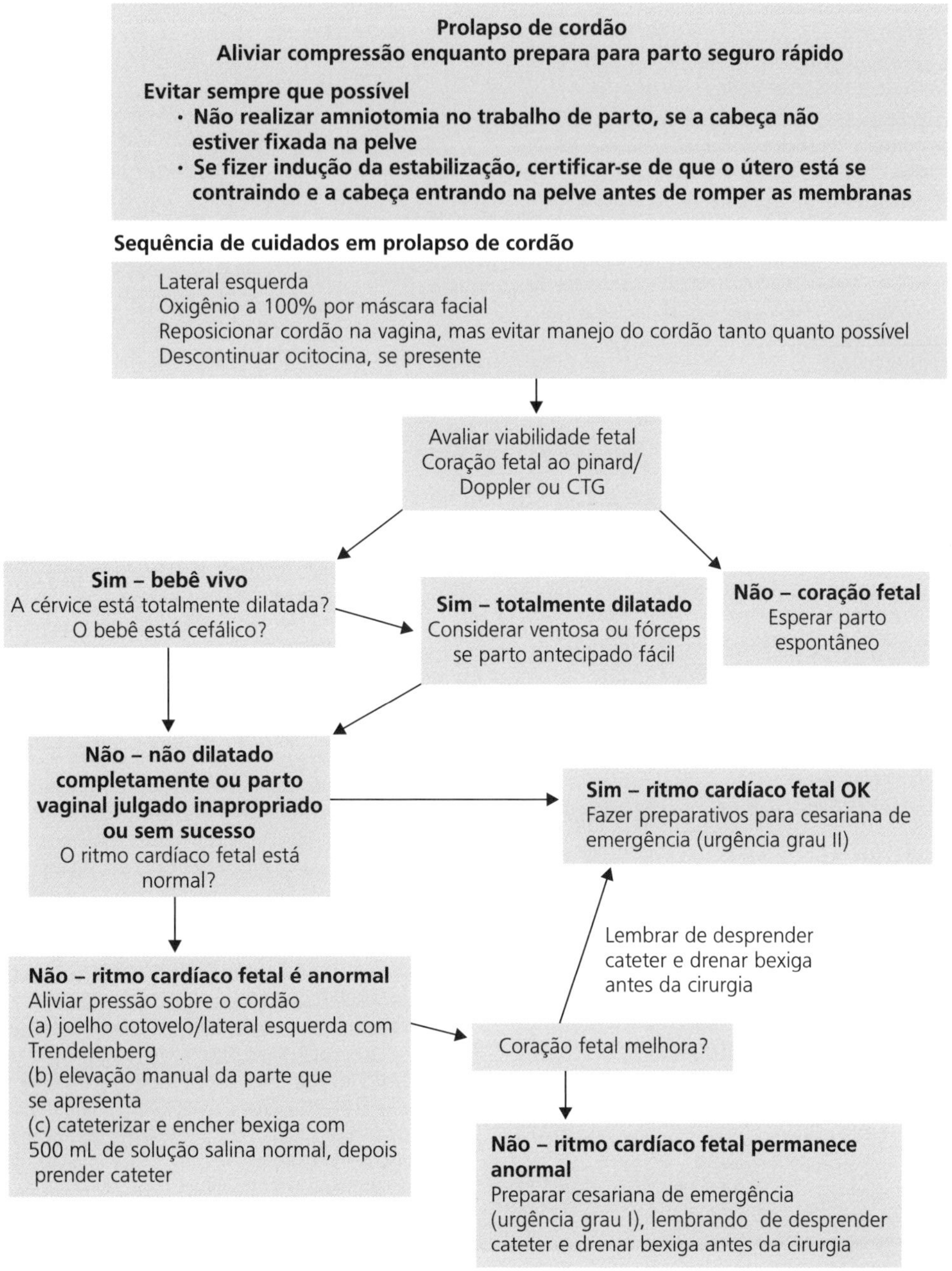

Prolapso de cordão
Aliviar compressão enquanto prepara para parto seguro rápido

Evitar sempre que possível
- Não realizar amniotomia no trabalho de parto, se a cabeça não estiver fixada na pelve
- Se fizer indução da estabilização, certificar-se de que o útero está se contraindo e a cabeça entrando na pelve antes de romper as membranas

Sequência de cuidados em prolapso de cordão

Lateral esquerda
Oxigênio a 100% por máscara facial
Reposicionar cordão na vagina, mas evitar manejo do cordão tanto quanto possível
Descontinuar ocitocina, se presente

↓

Avaliar viabilidade fetal
Coração fetal ao pinard/Doppler ou CTG

Sim – bebê vivo
A cérvice está totalmente dilatada?
O bebê está cefálico?

Sim – totalmente dilatado
Considerar ventosa ou fórceps se parto antecipado fácil

Não – coração fetal
Esperar parto espontâneo

Não – não dilatado completamente ou parto vaginal julgado inapropriado ou sem sucesso
O ritmo cardíaco fetal está normal?

Sim – ritmo cardíaco fetal OK
Fazer preparativos para cesariana de emergência (urgência grau II)

Não – ritmo cardíaco fetal é anormal
Aliviar pressão sobre o cordão
(a) joelho cotovelo/lateral esquerda com Trendelenberg
(b) elevação manual da parte que se apresenta
(c) cateterizar e encher bexiga com 500 mL de solução salina normal, depois prender cateter

Coração fetal melhora?

Lembrar de desprender cateter e drenar bexiga antes da cirurgia

Não – ritmo cardíaco fetal permanece anormal
Preparar cesariana de emergência (urgência grau I), lembrando de desprender cateter e drenar bexiga antes da cirurgia

Fig. 25.9 Prolapso de cordão. CTG, cardiotocografia.

REFERÊNCIAS

1. Centre for Maternal and Child Enquiries. Saving Mothers' Lives: Reviewing Maternal Deaths to Make Motherhood Safer 2006–2008. The Eigth Report on Confidential Enquiries into Maternal Deaths in the United Kingdom. Br J Obstet Gynecol 2011;118:Suppl. 1. Available at: www.cmace.org./
2. National Institute for Health and Clinical Excellence. *Antenatal Care. Routine Care for the Healthy Pregnant Woman*. Clinical Guidelines CG62, 2008. Available at http://guidance.nice.org.uk/CG62
3. Grady K, Howell C, Cox C. *Managing Obstetric Emergencies and Trauma: The MOET Course Manual*. London: RCOG Press, 2007.
4. Sen R, Paterson-Brown S. Prioritisation on the labour ward. Curr Obstet Gynaecol 2005;15:228-236.
5. Crofts JF, Ellis D, Draycott TJ, Winter C, Hunt LP, Akande VA. Change in knowledge of midwives and obstetricians following obstetric emergency training: a randomised controlled trial of local hospital, simulation centre and teamwork training. BJOG 2007;114:1534-1541.
6. Ellis D, Croft JF, Hunt LP, Read M, Fox R, James M. Hospital, simulation centre, and teamwork training for eclampsia management. Obstet Gynecol 2008;111:723-731.
7. Draycott T, Sibanda T, Owen L et al. Does training in obstet-ric emergencies improve neonatal outcome? BJOG 2006;113:177-182.
8. Draycott TJ, Crofts JF, Ash PA et al. Improving neonatal outcome through practical shoulder dystocia training. Obstet Gynecol 2008;112:14-20.
9. Siassakos D, Crofts JF, Winter C, Weiner CP, Draycott TJ. The active components of effective training in obstetric emergencies. BJOG 2009;116:1028-1032.
10. Thompson S, Neal S, Clark V. Clinical risk management in obstetrics: eclampsia drills. BMJ 2004;328:269-271.

11. Morris S, Stacey M. Resuscitation in pregnancy. *BMJ* 2003;327:1277-1279.
12. Katz VL, Dotters DJ, Droegemueller W. Perimortem cesarean delivery. *Obstet Gynecol* 1986;68:571-576.
13. Perel P, Roberts I, Pearson M. Colloids versus crystalloids for fluid resuscitation in critically ill patients. *Cochrane Database Syst Rev* 2007;(4):CD000567.
14. Resuscitation Council (UK). Guidelines 2010. Available at www.resus.org.uk/pages/guide.htm
15. Brace V, Penney G, Hall M. Quantifying severe maternal morbidity: a Scottish population study. *BJOG* 2004;111:481-484.
16. Paterson-Brown S, Singh C. Developing a care bundle for the management of suspected placenta accreta. *Obstetrician and Gynaecologist* 2010;12:21-27.
17. Kayani SI, Walkinshaw SA, Preston C. Pregnancy outcome in severe placental abruption. *BJOG* 2003;110:679-683.
18. Baglin T. Disseminated intravascular coagulation: diagnosis and treatment. *BMJ* 1996;312:683-687.
19. Johanson R, Kumar M, Obhrai M, Young P. Management of massive postpartum haemorrhage: use of a hydrostatic balloon catheter to avoid laparotomy. *BJOG* 2001;108:420-422.
20. B-Lynch C, Coker A, Lawal AH, Abu J, Cowen MJ. The B-Lynch surgical technique for the control of massive postpar-tum haemorrhage: an alternative to hysterectomy? Five cases reported. *British Journal of Obstetrics and Gynaecology* 1997;104:372-375.
21. B-Lynch C. Partial ischemic necrosis of the uterus following a uterine brace compression suture. *BJOG* 2005;112:126-127.
22. El Hamamy E. Partial ischemic necrosis of the uterus following a uterine brace compression suture. *BJOG* 2005;112:126.
23. Joshi VM, Shrivastava M. Partial ischemic necrosis of the uterus following a uterine brace compression suture. *BJOG* 2004;111:279-280.
24. Treloar EJ, Anderson RS, Andrews HS, Bailey JL. Uterine necrosis following B-Lynch suture for primiary postpartum haemorrhage. *BJOG* 2006;113:486-488.
25. Cotzias C, Girling J. Uterine compression suture without hysterotomy: why a non-absorbable suture should be avoided. *J Obstet Gynaecol* 2005;25:150-152.
26. Kumara YS, Marasinghe JP, Condous G, Marasinghe U. Pregnancy complicated by a uterine fundal defect resulting from a previous B-Lynch suture. *BJOG* 2009;116:1815-1817.
27. Hansch E, Chitkara U, McAlpine J, El-Sayed Y, Dake MD, Razavi MK. Pelvic arterial embolisation for control of obstetric haemorrhage: a five-year experience. *Am J Obstet Gynecol* 1999;180:1454-1460.
28. Doumouchtsis SK, Papageorghiou AT, Arulkumaran S. Systematic review of conservative management of postpartum hemorrhage: what to do when medical treatment fails. *Obstet Gynecol Surv* 2007;62:540-547.
29. Bloom AI, Verstandig A, Gielchinsky Y, Nadiari M, Elchalal U. Arterial embolisation for persistent primary postpartum haemorrhage: before or after hysterectomy? *BJOG* 2004;111:880-884.
30. Porcu G, Roger V, Jacquier A et al. Uterus and bladder necrosis after uterine artery embolisation for postpartum haemorrhage. *BJOG* 2005;112:122-123.
31. Sentilhes L, Gromez A, Clavier E, Resch B, Verspyck E, Marpeau L. Fertility and pregnancy following pervic arterial embolisation for postpartum haemorrhage. *BJOG* 2009;117:84-93.
32. National Institute for Health and Clinical Excellence. *Intra-operative blood cell salvage in obstetrics.* Intervention Proce-dure Guidance No. 144, 2005. Available at http://guidance.nice.org.uk/IPG144
33. Obstetric Anaesthetists Association and the Association of Anaesthetists of Great Britain and Ireland. *Guidelines for Obstetric Anaesthetic Services*, revised edition, 2005. Available at www.aagbi.org/publications/guidelines/docs/obstetric05.pdf
34. Royal College of Obstetricians and Gynaecologists. *Prevention and Management of Postpartum Haemorrhage.* Green-top Guideline No. 52, 2009. Available at www.rcog.org.uk/files/rcog-corp/GT52PostpartumHaemorrhage0411.pdf
35. Allam J, Cox M, Yentis SM. Cell salvage in obstetrics. *Int J Obstet Anesth* 2008;17:37-45.
36. de Souza A, Permezel M, Anderson M, Ross A, McMillan J, Walker S. Antenatal erythropoietin and intra-operative cell salvage in a Jehovah's Witness with placenta praevia. *BJOG* 2003;110:524-526.
37. Currie J, Hogg M, Patel N, Modgwick K, Yoong W. Management of women who decline blood and blood products in pregnancy. *Obstetrician and Gynaecologist* 2010;12:13-20.
38. Boehlen F, Morales MA, Fontana P, Ricou B, Irion O, de Moerloose P. Prolonged treatment of massive postpartum haemorrhage with recombinant factor VIIa: case report and review of the literature. *BJOG* 2004;111:284-287.
39. Franchini M, Lippi G, Franchi M. The use of recombinant activated factor VII in obstetric and gynaecological haemorrhage. *BJOG* 2007;114:8-15.
40. Confidential Enquiry into Stillbirths and Deaths in Infancy. *5th Annual Report. Focus Group on Ruptured Uterus.* London: Maternal and Child Health Consortium, 1998.
41. Crofts JF, Attilakos G, Read M, Sibanda T, Draycott TJ. Shoulder dystocia training using a new birth training mannequin. *BJOG* 2005;112:997-999.
42. Vaithilingham N, Davies D. Cephalic replacement for shoulder dystocia: three cases. *BJOG* 2005;112:674-675.
43. Wykes CB, Johnston TA, Paterson-Brown S, Johanson RB. Symphysiotomy: a lifesaving procedure. *BJOG* 2003;110:219-221.

Capítulo 26

Má Apresentação, Má Posição, Desproporção Cefalopélvica e Procedimentos Obstétricos

Sabaratnam Arulkumaran
St George's Hospital Medical School, London, UK

MÁ APRESENTAÇÃO E MÁ POSIÇÃO

Definições

No parto a termo, 95% dos fetos se apresentam de vértice no segmento inferior do útero e, consequentemente, *vértice* é a apresentação normal. O vértice é uma área do crânio em formato de diamante, localizada entre os parietais e entre as fontanelas anterior e posterior. Quando a apresentação não é de vértice, é denominada de má apresentação ou de apresentação anômala e inclui a apresentação pélvica, de fronte, de face ou córmica. A causa da má apresentação pode ser materna ou fetal, porém, na maioria dos casos, a etiologia é desconhecida. Os fatores associados conhecidos incluem um feto grande, polidrâmnio, gravidez múltipla, placenta baixa, trabalho de parto pré-termo e as anomalias fetais, como os tumores localizados na região cervical, as anomalias uterinas, que podem ser congênitas ou adquiridas, como um mioma localizado no segmento inferior ou pélvico, como a pelve contraída ou deformada.

A *posição* é a relação do ponto de referência da parte que se apresenta com os pontos fixos da pelve materna. Os pontos fixos da pelve materna são o sacro na região posterior, a junção sacroilíaca na região posterolateral, as eminências ileopectíneas na região anterolateral e a sínfise púbica na região anterior. O ponto de referência é um ponto da apresentação usado para descrever a posição, como o occipito no vértice, o mento na face e o sacro na apresentação pélvica. Em, aproximadamente, 90% das mulheres no final do primeiro período do trabalho de parto a termo, a cabeça fetal se encaixa no estreito superior, com o vértice na posição occipitoanterior (OA), o occipício se encontra na metade anterior da pelve no lado direito, esquerdo ou em uma posição direta OA, sendo denominado de posição normal. Nestes casos, a cabeça está bem fletida e é sinclítica, as duas eminências parietais estão situadas no mesmo nível da pelve, permitindo que os menores diâmetros anteroposterior (suboccipitobregmático) e transverso (biparietal), ambos com 9,5 cm passem através do estreito superior da pelve. São consideradas posições anômalas aquelas em que o occipício se apresenta na posição transversa ou na região posterior da pelve. As más posições se caracterizam por graus de deflexão da cabeça, apresentando um diâmetro maior, o anteroposterior, occipitofrontal, de 11,5 cm (Fig. 26.1). As más posições também estão associadas aos assinclitismos anterior e posterior: o assinclitismo anterior ocorre quando o parietal anterior desce em primeiro lugar na pelve e é palpável na metade anterior; o assinclitismo posterior ocorre quando o parietal posterior é o primeiro a descer. O assinclitismo pode ser diagnosticado no exame vaginal pela identificação da sutura sagital, que é mais palpável na região posterior ou anterior da bacia pélvica (Fig. 26.2). Os diâmetros maiores associados à má posição são a causa do trabalho de parto prolongado e difícil e do aumento da incidência de partos cirúrgicos.

A má posição pode ser corrigida para a posição normal pela ação das contrações uterinas efetivas, que levam à flexão da cabeça na articulação atlanto-occipital com rotação anterior do occipício. Isto se deve à pressão da coluna vertebral do feto sobre a cabeça, que está apoiada no assoalho pélvico sobre o músculo elevador do ânus. Este mecanismo natural pode permitir o parto vaginal espontâneo.

Má apresentação no trabalho de parto, apresentação pélvica, de face, de fronte e córmica

Apresentação pélvica

No parto a termo, a apresentação cefálica ocorre em razão do peso relativo da cabeça fetal e do menor diâmetro da cabeça que se encaixa no segmento inferior, mas este não é o caso com a apresentação pélvica. A incidência de apresentação pélvica varia de acordo com a idade gestacional com uma incidência de 40% com 20 semanas, caindo para 6 a 8% com 34 semanas e com uma frequência de, aproximadamente, 3% na gestação a termo [1]. Embora o fator etiológico não seja conhecido na maioria dos casos de apresentação pélvica, existem alguns fatores associados, e uma ultrassonografia pode revelar anomalias, como um útero bicorno, miomas uterinos, placenta baixa, gravidez múltipla, polidrâmnio, oligoidrâmnio, espinha bífida ou hidrocefalia.

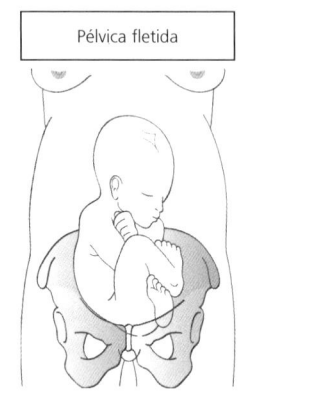

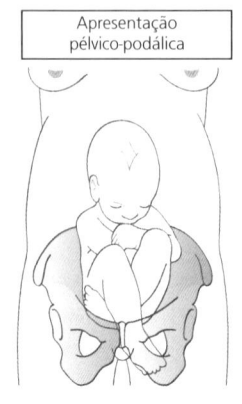

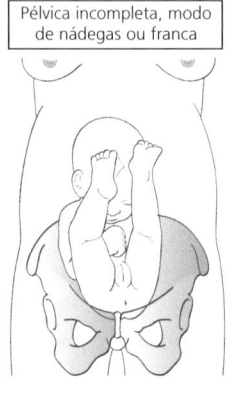

Tipos de apresentação pélvica

A maioria dos casos de apresentação pélvica ocorre com flexão das pernas sobre o quadril e extensão dos joelhos, sendo denominada apresentação pélvica incompleta, modo de nádegas, ou a segunda forma de apresentação pélvica mais comum ocorre com flexão das pernas e dos joelhos sobre o quadril, sendo denominada de apresentação pélvica fletida ou completa. Ocasionalmente, uma das pernas está fletida, e a outra estendida, e é chamada de pélvica incompleta e pode-se apresentar com um ou com os dois pés, sendo chamada de pélvico-podálica. A apresentação de joelhos é rara (Fig. 26.3). Na apresentação pélvica, a parte que se apresenta no parto é menor e irregular em comparação à apresentação cefálica e por isso há uma maior incidência de prolapso de cordão, que é ainda mais alta na apresentação pélvico-podálica, podendo atingir até 10%. A maioria das apresentações pélvicas pode ser reconhecida no pré-natal pelo exame clínico, e esta identificação é mais fácil de ser feita em gestações mais avançadas, em multíparas e quando a parede abdominal é mais fina. A posição fetal é longitudinal e a cabeça pode

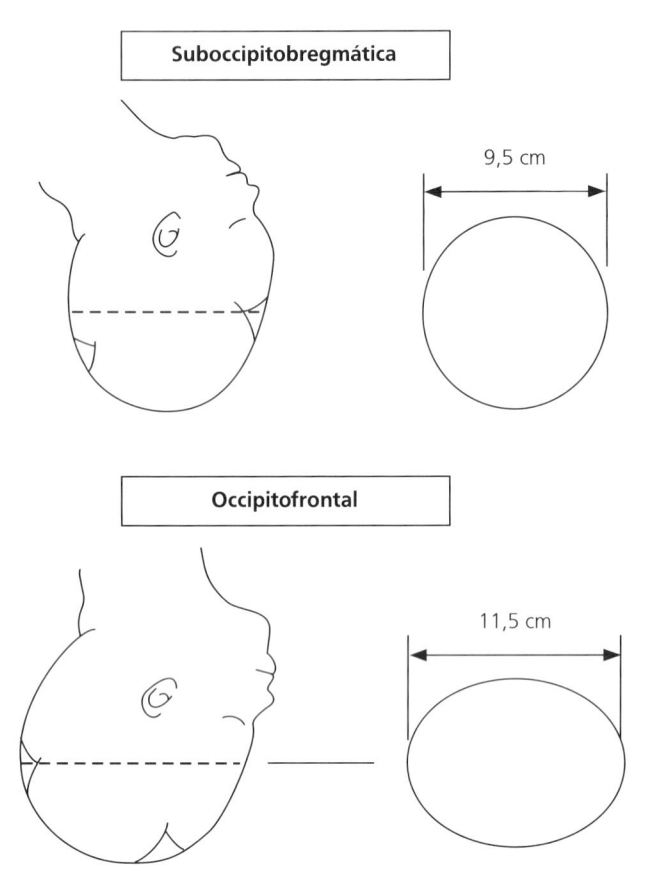

Fig. 26.1 Diâmetros anteroposteriores do vértice na cabeça bem fletida (suboccipitobregmático, geralmente posição OA) e cabeça levemente defletida (occipitofrontal, geralmente posições occipitoposterior ou occipitotransversa).

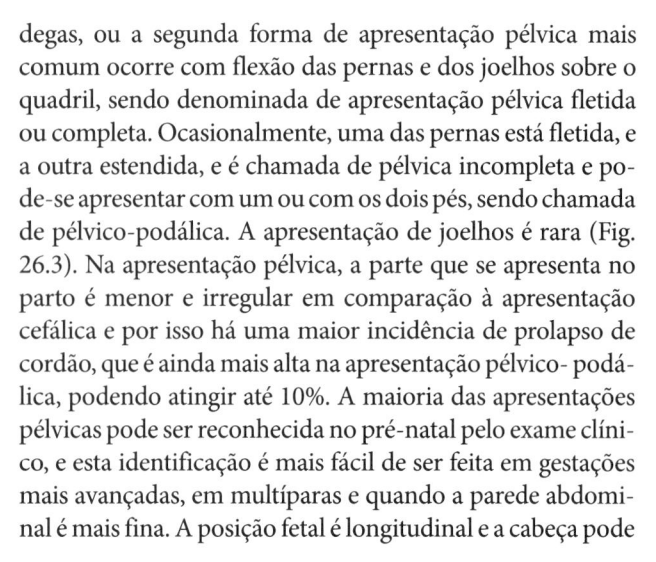

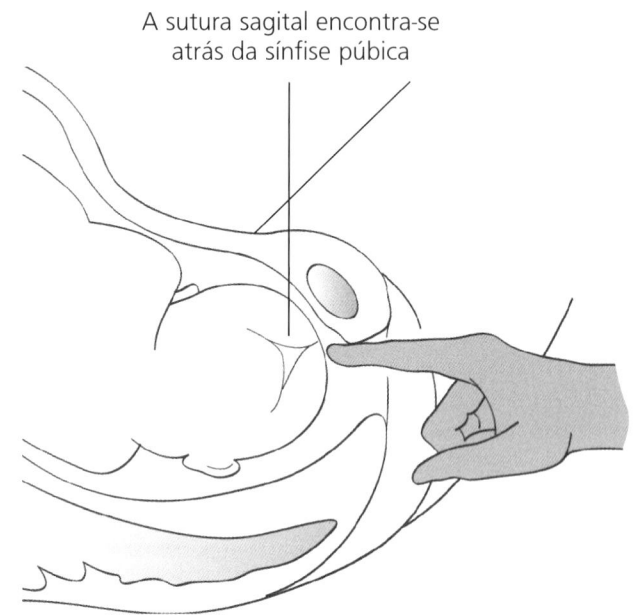

Fig. 26.2 Assinclitismo posterior: o osso parietal posterior desce no primeiro, e a sutura sagital está em posição anterior na pelve.

Fig. 26.3 Tipos de apresentação pélvica

ser palpada como uma massa dura, localizada na região superior do abdome. Em geral, a cabeça pode ser percebida pela palpação profunda no hipocôndrio à direita ou à esquerda. Nessa situação, o polo fetal inferior é mais amplo e pode ser sentido acima da sínfise púbica ou dentro da pelve. Na apresentação pélvica incompleta no modo de nádegas, a identificação do polo cefálico pode ser mais difícil, mas o diagnóstico pode ser facilitado pela manobra de rechaço com a movimentação da cabeça redonda e dura, provocando o seu rebote na mão, da mesma forma que uma bola que é empurrada sob a água. A apresentação pélvica incompleta no modo de nádegas, quando encaixada na pelve, pode ser confundida com uma cabeça profundamente encaixada. O exame clínico, vaginal e a ultrassonografia podem auxiliar no diagnóstico diferencial. Os batimentos cardiofetais são audíveis com maior intensidade na região superior do abdome materno, em razão da posição mais elevada do tórax fetal na apresentação pélvica. No entanto, o coração fetal também poderá ser auscultado abaixo do umbigo, dependendo do direcionamento do transdutor do sonardoppler.

Manejo pré-natal

As mortalidade e morbidade perinatais estão discretamente aumentadas na apresentação pélvica. Nos países desenvolvidos, o rastreamento pré-natal das malformações congênitas é realizado de rotina entre 19 e 22 semanas, e nos casos associados a malformações letais pode ser oferecida a interrupção da gestação. Prematuridade, acidentes com o cordão e trauma são as principais causas de morbidade e mortalidade na apresentação pélvica. Embora a literatura atual recomende a cesariana eletiva na gestação a termo com apresentação pélvica [2], o estudo clínico não avaliou a apresentação pélvica com trabalho de parto estabelecido, a apresentação pélvica na gestação pré-termo e a apresentação pélvica em gravidez múltipla, sendo importante manter o treinamento na assistência ao parto pélvico. Em algumas mulheres, a apresentação pélvica pode ser uma manifestação de patologia subjacente, e, nestes casos, o modo de parto pode não alterar o resultado neonatal ou os desfechos a longo prazo [3]. Entretanto, a maioria dos casos não apresenta anormalidades significativas, e o parto com apresentação cefálica ou a cesariana eletiva podem reduzir a morbidade e mortalidade associadas ao parto pélvico vaginal.

A versão cefálica externa (ECV) deve ser realizada após as 36 semanas de gestação, pois a chance de que ocorra a versão espontânea da apresentação pélvica para cefálica depois de 37 semanas é pequena, sendo estimada em 1 para cada 20 gestações [1]. Os casais devem receber aconselhamento quanto ao procedimento e seus índices de sucesso e complicações, bem como o manejo subsequente da apresentação pélvica persistente. A ECV é contraindicada em mulheres com placenta prévia, gravidez múltipla e história de hemorragia pré-parto, enquanto que a restrição de crescimento intrauterino, a presença de cicatriz uterina prévia, pré-eclâmpsia e hipertensão são contraindicações relativas.

A ECV deve ser realizada em um ambiente onde a cesariana de urgência possa ser realizada, se necessário, nos casos de comprometimento fetal durante ou logo após a ECV. O procedimento somente deve ser feito após a confirmação por ultrassonografia de que a apresentação é pélvica e após verificar o tipo de apresentação pélvica, a atitude fetal, a posição da placenta e a quantidade de líquido amniótico. Deve ser feita uma cardiotocografia (CTG) por 30 a 40 minutos antes e depois da ECV para avaliar o bem-estar fetal. Os melhores resultados ocorrem nas multíparas, na apresentação pélvica fletida, com volume adequado de líquido amniótico e na apresentação pélvica móvel, acima da sínfise púbica. O índice de sucesso também pode ser melhorado colocando-se a mãe na posição de Trendelenberg, com hidratação intravenosa logo antes da ECV para aumentar o volume do líquido amniótico, com a estimulação vibroacústica e com o uso de tocolítico de curta duração para relaxamento uterino [4,5].

O primeiro passo da ECV envolve a manobra feita para desencaixar as nádegas, movendo o feto para cima, afastando-o do estreito superior e alterando a sua posição para transversa e, após, movendo a cabeça para a frente até a região inferior; se esta manobra fracassar, poderá ser tentada uma reversão para trás. O índice de sucesso na maioria dos centros é de, aproximadamente, 60% [5]. As complicações são extremamente raras, mas incluem acidentes com o cordão, ruptura das membranas antes do trabalho de parto, transfusão feto-materna, descolamento de placenta e comprometimento ou morte fetal. As mães que são Rh negativo devem receber anti-D após o procedimento, e um teste de Kleihauer-Betke será útil na determinação da necessidade de doses adicionais de anti-D. A CTG deve ser feita após o procedimento para confirmar o bem-estar fetal. A CTG deve ser reativa com variabilidade normal e sem aumento da excitabilidade uterina. Não deve haver sangramento ou perda de líquido amniótico e dor ou excitabilidade uterina aumentada. Quando a ECV não tiver sucesso deve ser feito o aconselhamento sobre as opções de cesariana eletiva ou parto pélvico vaginal assistido.

Manejo intraparto

A seleção adequada das mulheres para parto vaginal assistido assegura o resultado ideal para mãe e feto. Na gestação com apresentação pélvica franca ou pélvica completa com peso fetal < 4.000 g, as complicações são mínimas, enquanto nas apresentações pélvico-podálicas existe risco aumentado de prolapso de cordão e de cesariana eletiva. A avaliação adequada da pelve através de métodos clínicos é aceitável no planejamento do parto vaginal, mas não existem evidências de que a pelvimetria por CT ou raios X aumente as chances de sucesso de parto pélvico. Deve-se dar preferência ao início espontâneo do trabalho de parto. A indução do parto deve ser realizada somente se houver uma indicação definitiva de interrupção da gravidez, e, nestes casos, a discussão deve incluir a opção de cesariana eletiva.

(a) (b)

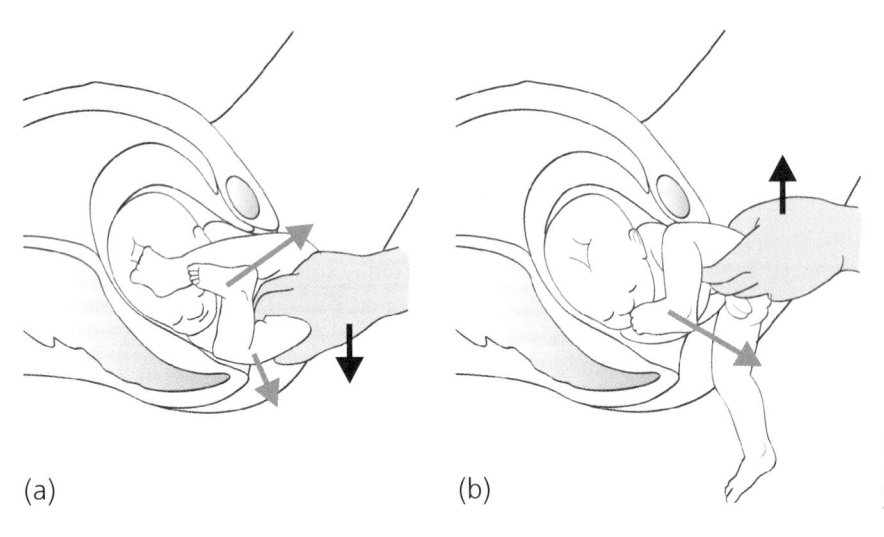

Fig. 26.4 Parto das pernas estendidas com manobra de abdução da coxa e flexão dos joelhos.

As mães são aconselhadas a procurar a equipe de saúde quando houver ruptura das membranas ou no início do trabalho de parto com contrações dolorosas para avaliar se há procidência ou prolapso de cordão. O manejo do parto é similar ao manejo do trabalho de parto com apresentação cefálica. O resultado depende da progressão normal da dilatação cervical, descida da apresentação e do padrão normal da frequência cardíaca fetais (FHR). Quando ocorrer o progresso lento do trabalho de parto e as contrações uterinas forem fracas, se a desproporção feto-pélvica foi excluída, pode ser usada ocitocina durante um tempo limitado de observação. Se o progresso continuar lento (< 0,3 cm/hora) nas primeiras horas de correção, será melhor indicar a cesariana.

O segundo período do trabalho de parto requer a cooperação integral da mãe para um bom resultado. A anestesia peridural possibilita o alívio das dores no parto e previne que a mãe faça o esforço expulsivo antes da dilatação cervical completa. Os esforços expulsivos devem ser estimulados somente quando as nádegas tiverem atingido o períneo no segundo período do trabalho de parto. A intervenção precoce pode prejudicar a evolução normal, e a mãe só deve ser colocada na posição de litotomia após a nádega fetal se tornar visível no períneo materno sem retroceder no intervalo entre as contrações. Nas multíparas, o períneo é mais distensível e permite um parto mais fácil, porém, nas primíparas, pode ser necessária a realização de uma episiotomia com bloqueio regional ou do pudendo e com infiltração local do períneo.

O desprendimento ocorre na variedade de posição transversa com o sacro orientado para esquerda ou para a direita (SET ou SDT). Os esforços expulsivos maternos devem ser estimulados durante as contrações uterinas para assegurar o parto sem intervenção até a liberação do abdome no nível do umbigo. A intervenção, se necessária, deve ser feita pela mobilização lateral, e os movimentos de tração devem ser feitos unicamente para o desprendimento da cabeça. Na apresentação pélvica com extensão das pernas (pélvica franca), o parto é feito pela abdução do quadril e flexão dos joelhos (Fig. 26.4). O dorso do feto deve sempre ficar voltado para cima depois de cada manobra.

Quando as escápulas estão visíveis no introito vulvar, e os braços estão fletidos, os antebraços podem ser liberados, movendo-os pela frente do tórax fetal. Se os braços estiverem estendidos, uma leve abdução e flexão do ombro seguidas pela extensão do cotovelo possibilitarão a saída do antebraço e da mão. Se as escápulas não estiverem visíveis, os braços podem ser estendidos, e os ombros elevados. A manobra de Lovset pode ser usada nestes casos, fazendo a rotação do feto no sentido horário com os polegares colocados sobre o sacro do feto e os dedos indicadores nas espinhas ilíacas anterossuperiores, trazendo o ombro posterior, que está no sacro, para a posição anterior sob a sínfise púbica (Fig. 26.5). Com esta manobra o braço posterior, que foi rotado para anterior, pode ser liberado, e logo após o feto é girado no sentido anti-horário para facilitar a descida do ombro oposto. Depois do desprendimento dos ombros, o dorso do feto deve ficar voltado para cima, e o exame vaginal deve confirmar que o mento está no sacro, e o occipício está atrás da sínfise púbica.

A descida lenta da cabeça é auxiliada pelo peso do feto, que deve ser apoiado até que a base da nuca esteja visível abaixo da sínfise púbica. Neste momento, o desprendimento da cabeça pode ser auxiliada por um dos três métodos abaixo:

1 O corpo do feto pode ser elevado em direção ao abdome materno até que a boca e o nariz do feto se tornem visíveis na vulva.
2 Dois dedos são colocados sobre a maxila para promover a flexão da cabeça, e o parto é concluído com a tração dos ombros (manobra de Mauriceau-Smellie-Veit, Fig. 26.6).
3 Pose ser aplicado o fórceps sobre a cabeça derradeira, enquanto um assistente segura o feto no plano horizontal. Depois de confirmado o travamento das colheres, deve ser feita uma tração para baixo.

O desprendimento da cabeça pode ser facilitado por uma pressão aplicada no períneo sobre a fronte. Após o nascimento, deve ser feita a aspiração da orofaringe e da nasofaringe.

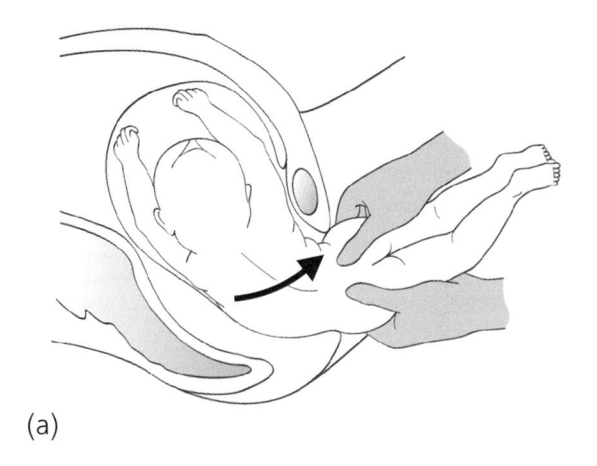

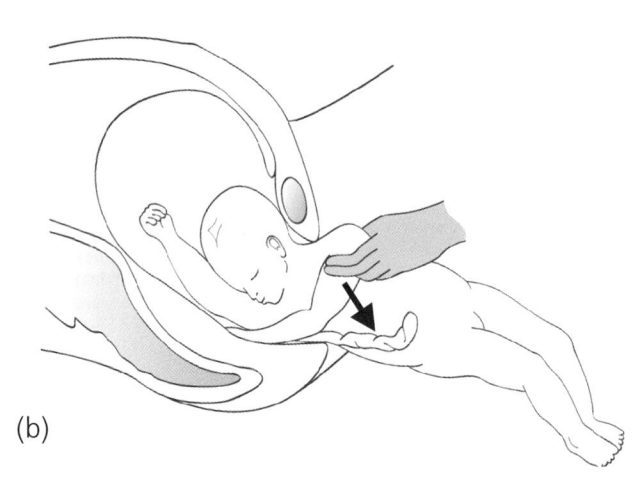

Fig. 26.5 Parto do braço pela rotação do corpo para que o ombro posterior, que estava abaixo do promontório sacral, fique anterior e abaixo da sínfise púbica.

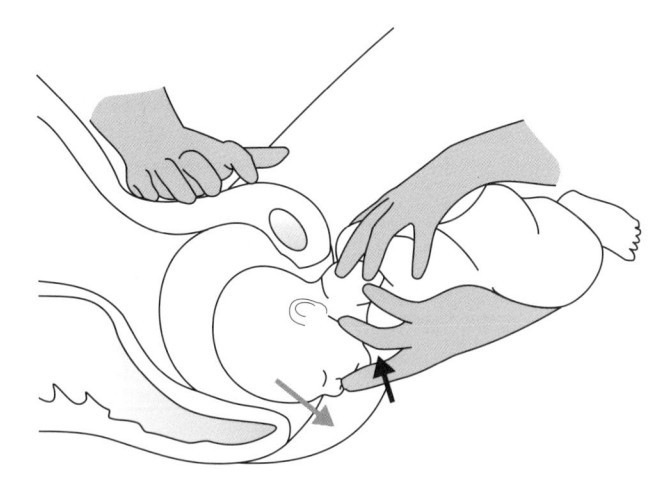

Fig. 26.6 Parto cefálico pela flexão da mandíbula e tração do ombro.

Conclusão

A cesariana eletiva é recomendada na gestação a termo com apresentação pélvica, porém não existem evidências em relação ao modo de parto na gestação pré-termo com apresentação pélvica. A morbidade e a mortalidade perinatais são profundamente afetadas pela idade gestacional e pelo peso de nascimento e a isto se somam as dificuldades encontradas no parto. É importante que os pais recebam aconselhamento e consultem o pediatra para tomarem uma decisão informada em relação ao modo de parto.

Algumas mulheres preferem o parto pélvico vaginal assistido ou chegam à maternidade em trabalho de parto avançado, e suas demandas devem ser respeitadas. A habilidade necessária para realizar um parto pélvico vaginal pode ser adquirida, assistindo outros profissionais, praticando o parto pélvico no momento da cesariana ou em manequins. O parto pode ser realizado por uma parteira especializada ou por um médico, desde que tenham treinamento e a experiência com assistência ao parto pélvico.

Apresentação de fronte

Na apresentação de fronte, a cabeça está parcialmente estendida e se apresenta na pelve com o maior diâmetro anteroposterior (mento-vertical, 13 cm). A parte mais inferior da cabeça que é palpável no exame vaginal é a fronte, mas como os sulcos orbitais e a ponte do nariz são a parte próxima mais definível da apresentação, ela é chamada de apresentação de fronte. A incidência aproximada é de 1 em cada 1.500-3.000 partos.

A apresentação de fronte pode ser corrigida para apresentação de vértice durante o trabalho de parto pela flexão cervical ou pode ocorrer a extensão, transformando-se em uma apresentação de face, e, neste caso, o parto vaginal é possível na variedade de posição mentoanterior. A persistência da apresentação de fronte e o lento progresso do trabalho de parto na gestação a termo não são compatíveis com o parto vaginal, e a cesariana deve ser realizada. A correção das contrações uterinas com ocitocina não é aconselhável, nesta situação. Na prematuridade extrema, pode ocorrer a descida na apresentação de fronte, e o feto pode nascer dessa forma ou, ocasionalmente, pode ocorrer a conversão para uma apresentação de face ou pélvica, quando a apresentação atinge o assoalho pélvico. Embora o parto vaginal seja possível no feto prétermo, existe um pequeno risco de dano à coluna cervical, e a cesariana é uma opção mais adequada. Como a apresentação fetal de fronte não pode-se encaixar no estreito superior, existe uma incidência maior de prolapso de cordão com a ruptura das membranas e o risco de ruptura uterina nos casos negligenciados. Nos casos de morte fetal intrauterina no período pré-termo extremo e trabalho de parto avançado, é possível um parto vaginal, se o progresso for adequado. No contexto de anomalia letal, as operações destrutivas e o parto vaginal ainda são praticados em alguns países, mas a cesariana é preferida no Reino Unido pelo risco de trauma no trato genital, quando o procedimento é realizado por profissionais que não estão familiarizados com o tipo de instrumentos usados.

Apresentação de face

A apresentação de face ocorre em, aproximadamente, 1 em cada 500-1.000 partos. Em geral, as causas associadas à apresentação de face são similares as apresentações anômalas, porém, a presença de anencefalia ou de bócio tireóideo precisa ser excluída por ultrassonografia. A causa mais frequente de apresentação de face no feto normal é a extensão da cabeça fetal. No exame abdominal, a proeminência cefálica é palpável em um nível superior no lado oposto da coluna vertebral fetal. Em uma mulher multípara com parede abdominal fina, um sulco profundo pode ser palpável entre o occpício e o dorso. Ao exame vaginal, a palpação do nariz, dos olhos e das margens duras da gengiva devem confirmar a apresentação. O reconhecimento da apresentação pode ser difícil, quando as membranas estão íntegras, e a apresentação está alta ou se existe edema de face decorrente do trabalho de parto.

No início do trabalho de parto, o diâmetro submento-bregmático transverso entra no estreito superior da pelve. Com o progresso das contrações, quando a face alcança o assoalho pélvico, ocorre uma rotação anterior para a posição mentoanterior com o mento atrás da sínfise púbica. O diâmetro biparietal transverso (9,5 cm) e o diâmetro submento-bregmático anteroposterior (9,5 cm) são compatíveis com o parto vaginal normal (Fig. 26.7). A descida na posição mentoanterior é possível em razão do grande espaço na área do sacro. A cabeça se desprende com o mento sob o arco púbico seguida da fronte sobre o períneo. Se ocorrer a rotação posterior da face para uma posição mentoposterior, apesar de os diâmetros serem os mesmos, as dimensões dos grandes ossos frontais impedem a descida por trás do estreito arco retropúbico, e, nesta situação, uma cesariana deve ser indicada.

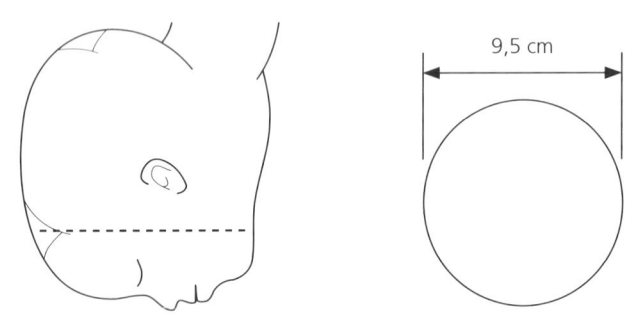

A posição mentotransversa ou mentoanterior é mais favorável, porém o progresso lento no primeiro período ou no início do segundo período é uma indicação de que a opção mais segura é a cesariana. Quando a face atinge o assoalho pélvico na posição mentotransversa ou mentoanterior, o parto a fórceps pode ser realizado pela equipe com treinamento e experiência.

Apresentação córmica

A incidência de apresentação córmica a termo é de 1 em 200. A apresentação córmica é diagnosticada, quando o feto está na situação transversa e está associada ao relaxamento das paredes abdominal e uterina em mulheres multíparas. Outras associações conhecidas incluem a gestação pré-termo, as malformações fetais ou uterinas, a presença de mioma, placenta prévia e polidrâmnio. Com o início do trabalho de parto pode ocorrer a conversão para situação longitudinal, na maioria dos casos de situação transversa, em razão do aumento do tônus uterino. No entanto, se houver ruptura das membranas com o feto em situação transversa pode ocorrer o prolapso de cordão ou do braço, e uma cesariana deve ser realizada para evitar danos ao feto ou ao útero. Nos casos em que o diagnóstico é feito tardiamente, pode ocorrer a impactação do feto em situação transversa, e uma cesariana com incisão vertical mediana deve ser feita para evitar um traumatismo fetal, se for necessário realizar a extensão de uma incisão uterina transversa. A retirada do feto através de uma incisão transversa baixa tem sido descrita com o uso de um tocolítico de curta duração, como a terbutalina 0,25 mg em 5 mL de solução salina aplicada por via intravenosa durante 5 minutos [6]. Depois do parto, se o útero ainda estiver relaxado, apesar do uso de ocitócicos, o uso de um betabloqueador, como o propanolol na dose de 1 mg IV, poderá ser necessário para contrair o útero e evitar a hemorragia pós-parto [7]. O parto vaginal espontâneo é possível em fetos pré-termo através da flexão extrema do corpo.

DESPROPORÇÃO CEFALOPÉLVICA

A desproporção cefalopélvica deve ser um diagnóstico retrospectivo após a tentativa de um trabalho de parto bem

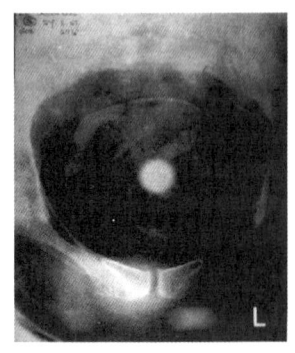

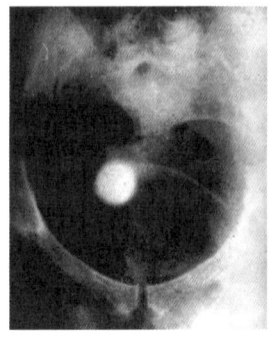

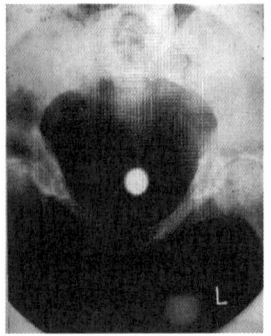

Fig. 26.7 Diâmetro anteroposterior submento-bregmático na apresentação de face.

Pelve ginecoide   Pelve platipeloide   Pelve androide

Fig. 26.8 Os diferentes formatos pélvicos.

conduzido. A suspeita de desproporção é levantada quando ocorre uma progressão lenta da dilatação cervical, apesar da atividade uterina adequada, mantida durante o período de algumas horas, quando ocorre a formação de bossa serossanguínea e moldagem acentuadas, na presença de desacelerações variáveis prolongadas na CTG sugestivas de compressão da cabeça e quando ocorre a eliminação de mecônio. A falha da progressão do trabalho de parto pode ser decorrente de problemas com a passagem, com o passageiro ou de força ou pela combinação destes fatores. Quando o ritmo da dilatação cervical for menor que 0,3 cm/hora durante um período de 6 a 8 horas de trabalho de parto, apesar do uso da ocitocina para corrigir a dinâmica uterina, mantendo uma frequência de quatro a cinco contrações a cada 10 minutos, com duração acima de 40 s, podem-se excluir os problemas de força e avaliar os problemas relacionados com a passagem ou o passageiro. Problemas óbvios com o passageiro, como hidrocefalia, feto grande ou apresentação de fronte, devem ter sido excluídos antes de usar a ocitocina. A pelve pequena congênita ou a pelve deformada em razão de acidente são situações raras e devem ser detectadas antes do início do trabalho de parto. O formato da pelve também pode influenciar o resultado do trabalho de parto, e, em algumas mulheres, a pelve pode ser androide ou platipeloide (Fig. 26.8). A próxima causa frequente de trabalho de parto lento, depois das contrações uterinas fracas, está relacionada com os diferentes graus de deflexão ou assinclitismo da cabeça, resultando na apresentação de um diâmetro maior. A atividade uterina efetiva mantida durante 6 a 8 horas pode promover a flexão e corrigir o assinclitismo, resultando na apresentação de um diâmetro menor da cabeça. A moldagem, causada pela sobreposição dos ossos do crânio, e a elasticidade pélvica, permitindo a separação da sínfise púbica, são mudanças dinâmicas que facilitam o progresso do trabalho de parto e o parto.

No segundo período do trabalho de parto, o progresso lento é diagnosticado, quando existe falha da descida da cabeça com aumento da bossa serossanguínea e da moldagem, apesar da atividade uterina efetiva. Se as contrações espontâneas forem inadequadas, e a cabeça estiver no assoalho pélvico, pode-se experimentar a correção das contrações com o uso de ocitocina por 1 hora. Se a cabeça estiver no períneo e razoavelmente baixa, os esforços expulsivos podem ser estimulados durante 1 hora.

> **Quadro 26.1 Resumo**
>
> - Os graus menores de desproporção se devem à deflexão da cabeça, posição anormal e assinclitismo associados à atividade uterina inadequada.
> - A atividade uterina adequada corrigida pela estimulação com ocitocina pode promover a flexão e rotação para a posição AO.

A falha na descida sugere desproporção. Se for decorrente da posição anormal ou assinclitismo e se a altura da apresentação estiver abaixo das espinhas isquiáticas, o parto pode ser possível com o auxílio de fórceps ou de vácuo extrator. A cesariana deve ser indicada na desproporção céfalo-pélvica, quando ocorre a falha da progressão no primeiro período e no segundo período com a apresentação alta.

PARTO VAGINAL INSTRUMENTADO

A incidência de parto vaginal instrumentado (IVD) varia de 6 a 12% e é maior nas mulheres que realizam analgesia peridural para alívio da dor no trabalho de parto. As indicações comuns de instrumentação do IVD incluem o prolongamento do segundo período do trabalho de parto em razão da atividade uterina inadequada, a desproporção mínima decorrente da posição anormal, o esforço materno reduzido e sofrimento fetal. Nas mulheres com doenças cardíaca, respiratória ou com doença hipertensiva grave ou com patologia intracraniana, e em todas as situações em que os esforços expulsivos podem ser contraindicados por causa de complicações clínicas, como as malformações arteriovenosas com história de sangramento, a instrumentação do parto deve ser indicada para reduzir os esforços do parto. A analgesia peridural pode reduzir a atividade uterina no segundo período do trabalho de parto, por inibição do reflexo de Ferguson, que desencadeia a liberação de ocitocina com estiramento do terço superior da vagina [8]. A infusão de ocitocina pode melhorar a atividade uterina nestes casos, reduzindo a necessidade de instrumentar o parto [9].

As condições materna e fetal e o progresso do trabalho de parto devem ser avaliados antes da instrumentação do parto. A paciente e seu parceiro devem receber orientações e informações da equipe médica sobre a razão para realizar o parto instrumentado. A presença de um acompanhante em tais situações é essencial. Os achados clínicos, o plano de ação e o procedimento devem ser claramente explicados. Deve ser obtido o consentimento verbal ou por escrito após a explicação da indicação, das vantagens e das desvantagens, e tudo deve ser registrado. É importante lembrar que a mãe e seu parceiro podem estar física e emocionalmente exaustos, e todos os cuidados com postura, comportamento, comunicação e ação médica devem ser tomados.

A mulher deve receber alívio adequado da dor e deve ser bem hidratada. O bloqueio do pudendo e a infiltração perineal local com 20 mL de lidocaína a 1% sem adrenalina podem ser necessários para os partos com fórceps baixo ou com vácuo extrator. A anestesia peridural é aconselhável para o parto instrumentado médio ou para testar a possibilidade de instrumentação do parto. Se a analgesia peridural não tiver sido feita, a raquianestesia pode ser mais adequada. As informações obtidas pelos exames abdominal e vaginal e pela CTG devem assegurar as condições ideais para realizar a instrumentação do parto. Prolapso de cordão, hemorragia intraparto e desaceleração prolongada dos BCF são situações de emergência, que exigem o parto imediato.

Ao exame abdominal o feto não deve ser excessivamente grande (> 5 kg), a cabeça não deve ser palpável ou apenas

1/5 da apresentação cefálica é palpável acima da sínfise púbica, e as contrações uterinas devem ser adequadas. Se as contrações uterinas forem inadequadas, menos de quatro em 10 minutos com duração inferior a 40 s, a infusão de ocitocina deve ser considerada, se não houver sinais de comprometimento fetal. O esvaziamento vesical deve ser feito, solicitando-se à mulher para que urine espontaneamente. Se isto não for possível, deve-se fazer a sondagem vesical. Se o feto for grande, deve haver um cuidado extra para evitar um período prolongado de tração, que pode estar associado à distocia de ombro.

O exame vaginal deve confirmar a dilatação cervical completa com as membranas rotas. A cor e a quantidade do líquido amniótico devem ser observadas. A bossa serossanguínea aumentada por edema do tecido mole e a moldagem podem sugerir o risco de desproporção. A sobreposição dos ossos do crânio e a incapacidade de reduzi-la com uma pressão suave é designada *moldagem de +++;* a sobreposição dos ossos que pode ser reduzida pela pressão digital suave é designada *moldagem de ++,* e o encontro dos ossos sem sobreposição é designado *moldagem de +.* A identificação da posição, da altura e do grau de deflexão ou de assinclitismo ajudará a decidir pela realização ou não da instrumentação. A altura da apresentação abaixo das espinhas isquiáticas com descida da cabeça a cada contração e com o auxílio dos esforços expulsivos, provavelmente, resultará em um parto instrumentado de sucesso.

A pelve feminina acomoda a cabeça fetal na gestação a termo. Quando a cabeça é palpável 0/5 acima da sínfise púbica, o ponto de referência da cabeça está abaixo das espinhas isquiáticas. Na mãe obesa e nas mães com apresentação cefálica em posição occípito-posterior, a palpação da apresentação acima da borda pode ser difícil. Se 1/5 ou 0/5 da cabeça é palpável acima da sínfise púbica, mas, no exame vaginal, a cabeça está acima das espinhas isquiáticas, então o ponto de referência pode ser o mento, e o vértice poderá estar na posição occípito-posterior. Quando a cabeça é palpável mais do que 1/5 acima da sínfise púbica ou quando a altura da apresentação estiver acima das espinhas isquiáticas, não é aconselhável a instrumentação do parto.

O tamanho do feto, quintos palpáveis da cabeça, a altura e a posição da apresentação determinam se é possível fazer a instrumentação do parto com uso de fórceps ou vácuo extrator. A posição é determinada pela identificação das linhas de sutura, pela fontanela posterior e pelo occipício. A fontanela posterior pode ser identificada pelas linhas de sutura em forma de Y invertido, no encontro dos ossos parietais com osso occipital. A fontanela posterior é pequena e sua identificação pode ser difícil, quando existe bossa acentuada. A fontanela anterior é facilmente identificada como uma depressão macia em forma de diamante na junção dos dois ossos parietais com os dois ossos frontais. Se a fontanela anterior for palpada facilmente no centro da pelve, isto indica uma cabeça defletida. Se a cabeça estiver bem fletida, a fontanela anterior se encontra na parede lateral da pelve. A posição pode ser confirmada pela palpação da orelha fetal. O dedo deve ser movido do occipício até orelha. A palpação auricular também indica que o diâmetro maior da cabeça, as eminências parietais, está abaixo do estreito médio da pelve. Quando a cabeça é sinclítica, a sutura sagital divide a pelve em duas metades. Se a sutura sagital estiver em posição posterior ou anterior, existe assinclitismo, e isto pode estar associado ao progresso lento do trabalho de parto e alerta para possíveis dificuldades com a instrumentação. Uma descida adequada, com rotação da cabeça com as contrações e com os esforços de expulsão são preditivos de um parto instrumentado de sucesso.

A instrumentação do parto pode ser feita com a mãe posicionada em decúbito dorsal com as pernas flexionadas e afastadas ou em decúbito lateral esquerdo. Normalmente, a mulher é colocada em posição de litotomia. O procedimento é realizado com analgesia, sob condições assépticas. Devem ser feitos a antissepsia da vulva e do períneo e o cateterismo vesical, se não for possível a micção espontânea.

A anestesia peridural ou raquidiana é melhor para a instrumentação no estreito médio, quando a cabeça está encaixada, e a altura está no plano 0 ou +2 cm, abaixo das espinhas isquiáticas [10]. A instrumentação com a apresentação abaixo do plano +2 cm é denominada de instrumentação baixa, e o bloqueio regional ou do pudendo com infiltração local do períneo pode ser adequado. *Instrumentação no canal de parto* ou de alívio é realizada quando a cabeça está no períneo com o escalpo visível sem protrusão dos pequenos lábios. A descida da cabeça até este nível está associada à posição OA, ODA ou OEA, que não requer rotação ou requer uma rotação menor do que 45°. A anestesia com bloqueio do pudendo e infiltração local do períneo pode ser adequada, mas alguns preferem anestesia regional.

Se a cabeça estiver acima das espinhas isquiáticas, a cesariana deve ser considerada. Quando o vértice está abaixo das espinhas, a instrumentação pode ser realizada com diferentes tipos de fórceps e equipamentos de vácuo, dependendo da posição e altura do vértice e da familiaridade e experiência do médico. O emprego de uma terminologia mais específica da altura e da posição da apresentação tem sido proposto para permitir a comparação dos resultados à instrumentação do parto, como occípito-direita-transversa (ROT) em +2 ou occípito-esquerda-transversa (LOP) em +3, em vez das categorias gerais como instrumentação média, baixa e no canal de parto (de alívio) [11].

Escolha dos instrumentos: fórceps ou vácuo extrator

A escolha do instrumento depende da experiência do cirurgião, da familiaridade com o instrumento, da altura e da posição do vértice. Dessa forma, é essencial a determinação da altura e da posição do vértice. O fórceps de Neville Barnes com ou sem tração do eixo ou o fórceps de Simpson podem ser usados para o feto no estreito médio ou inferior ou na posição occipitoposterior direta com a face voltada para o púbis. O fórceps de Wrigley é preferido por muitos para partos no estreito inferior. Para o feto na posição transversa ou occipitoposterior, o fórceps de Keilland pode ser usado para rodar a cabeça sem causar trauma ao feto ou ao trajeto. Aparelhos de vácuo feitos de Silc ou Silastic ou as cúpulas de metal com tubos de sucção originando-se no dorso da cúpula, na face anterior da cúpula podem ser usados na posição OA. Uma cúpula de metal posterior ou de plástico rígido com os tubos de sucção, saindo da circunferência da cúpula, é necessária para uma posição occipitoposterior ou occipitotransversa, permitindo que a manipulação da cúpula passe entre a cabeça fetal e a parede vaginal até atingir o ponto de flexão que fica situado 3 cm na frente do occípicio na sutura sagital.

Parto a fórceps

A maior parte dos fórceps possui um par de colheres fenestradas, com uma curvatura cefálica e outra pélvica situada entre o ápice e as hastes na extremidade distal das colheres. Os ápices continuam como uma haste que termina no cabo. Os cabos das duas colheres se encontram, permitindo a manipulação com uma das mãos e são mantidos na posição por uma trava na haste. A curvatura cefálica é projetada para apreender a cabeça fetal com a parte inferior das colheres posicionadas sobre o maxilar e sobre as eminências malares, enquanto a extensão da colher fica posicionada sobre as laterais da cabeça desde a área malar até a região auricular e os ossos parietais na frente do occípicio. Esta aplicação bimaxilar bimalar exerce pressão uniforme sobre a cabeça. Nesta posição, as hastes estão sobre o ponto de flexão, permitindo a tração na direção correta. Se a fontanela posterior estiver mais para trás, as colheres podem ser desencaixadas, erguidas e travadas para que a tração para baixo provoque flexão. A curvatura pélvica se encaixa na pelve e é mínima nos fórceps que usados para rotação nos casos de má posição, como o fórceps de Kielland, usado nas posições transversas.

Antes da aplicação do fórceps as colheres devem ser montadas para confirmar o encaixe adequado. Segurando a haste na mão esquerda, a colher esquerda deve ser acomodada na palma da mão direita com o ápice voltado para cima por causa da curva cefálica. Nas posições de OA direita ou esquerda, a colher esquerda é inserida primeiro, sendo introduzida entre a curvatura pélvica do canal de parto e a cefálica com um movimento curvilíneo da colher entre a cabeça fetal e a mão direita do operador posicionada ao longo da parede vaginal esquerda. A mão direita segura a colher direita, e esta é aplicada entre a mão esquerda que protege a vagina e a cabeça, transpondo as curvaturas cefálica e pélvica. Se as colheres forem aplicadas corretamente, as hastes devem ficar no plano horizontal, a colher direita por cima da esquerda, e travam com facilidade. As três características *essenciais* que devem ser satisfeitas antes da tração são: (i) a sutura sagital deve estar na linha média, sem assinclitismo e perpendicular às hastes, (ii) o occípicio deve estar 3 a 4 cm

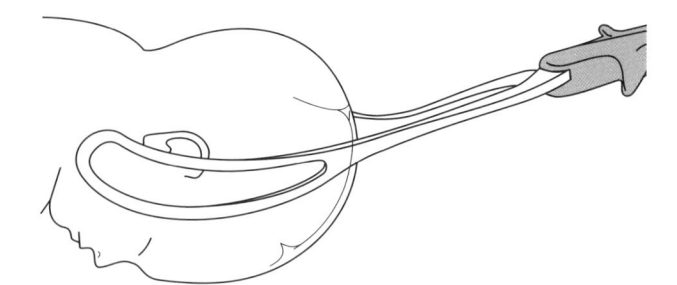

Fig. 26.9 A aplicação bimalar-biparietal faz a apreensão uniforme dos dois lados. O occípicio está 3 cm acima da haste, e a sutura sagital está perpendicular à haste.

acima da haste, permitindo a tração ao longo do ponto de flexão e (iii) o espaço entre a cabeça e a extremidade da colher não é maior do que um dedo. A confirmação destas características garante que não existe assinclitismo, e que a aplicação foi a ideal, garantindo uma pressão uniforme na cabeça desde a área malar até a parietal (Fig. 26.9). A tração deve ser feita na direção da curvatura pélvica e deve ser sincronizada com as contrações e com os esforços maternos de expulsão. Geralmente, é necessária uma episiotomia, quando a cabeça está coroando na vulva. A direção da tração é feita para cima depois que as eminências biparietais emergem no arco púbico, e a cabeça desprende-se por extensão.

Fórceps de Keilland

O fórceps de Keilland possui uma curvatura cefálica, mas apresenta uma curvatura pélvica mínima que facilita a rotação da cabeça com menor risco de traumatismo para o trato genital inferior materno. A trava deslizante ajuda a corrigir o assinclitismo. Os exames abdominal e vaginal para identificar a posição, a altura da apresentação e o assinclitismo são importantes para a aplicação correta do fórceps de Keilland. A palpação da orelha fetal ajudará a identificar a posição com maior precisão e também indicará a altura da apresentação.

Os dois lados do fórceps devem ser apresentados para confirmar o encaixe adequado. O fórceps é, então, aplicado de forma que os botões das hastes fiquem voltados para o occípicio fetal. As colheres podem ser aplicadas diretamente pela parede lateral da cabeça e da face fetal, se houver espaço suficiente. Ou então a colher anterior pode ser introduzida pelo método clássico, fazendo um movimento de translocação da colher. A colher deve deslizar, ou ser translocada, sobre a face para ser posicionada sobre a região parietal ou malar. A colher posterior geralmente é aplicada diretamente em razão do pequeno espaço posterior na pelve. Depois de travada, qualquer assinclitismo pode ser corrigido pelo deslizamento das hastes, uma sobre a outra, até que as hastes fiquem no mesmo nível. A ausência de assinclitismo deve ser confirmada pela palpação da sutura sagital que deve estar equidistante das duas colheres. Se as colheres não puderem ser travadas ou se houver dificuldade na aplicação, a tentativa do parto com fórceps deve ser abandonada. A rotação somente deve acontecer entre as contrações, e força utilizada deve ser pequena.

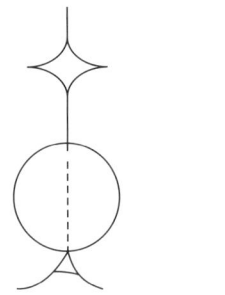

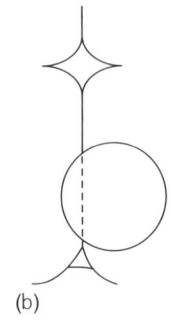

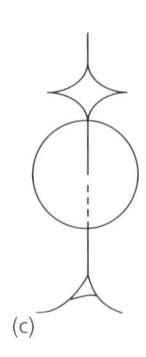

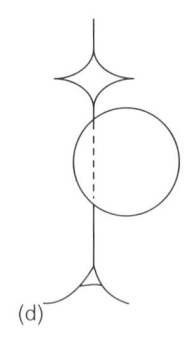

Fig. 26.10 Posicionamentos possíveis da cúpula do vácuo extrator, da mais favorável (a) até a desfavorável (d). (a) flexão mediana; (b) flexão paramediana; (c) deflexão mediana; (d) deflexão paramediana.

A posição dos botões indicam se a posição fetal está occípito-transversa ou occipício-posterior. Os cabos das colheres do fórceps são rodados para trazer o occipício para a posição, abaixo do arco subpúbico. Depois de confirmar a aplicação correta com a sutura sagital perpendicular à haste, o occipício situado 3-4 cm acima da haste e a inserção de apenas um dedo entre as extremidades da colher e da cabeça, é que pode ser feita uma tração para baixo. Se não houver descida com a tração durante o curso de três contrações sincronizadas com esforço materno para expulsão, a tentativa de instrumentação com fórceps deve ser abandonada. A instrumentação feita sem experiência, como treinamento, pode apresentar consequências graves para a mãe e para o feto e é melhor que seja realizada por um profissional experiente ou sob supervisão em um bloco cirúrgico, para possibilitar a conversão para cesariana, caso o procedimento tenha de ser abandonado.

Complicações do fórceps

As lacerações perineais, incluindo lacerações de terceiro e quarto graus, são mais comuns em partos com fórceps do que com o uso de vácuo extrator. Hematomas sob os músculos elevadores do ânus podem ocorrer ocasionalmente e devem ser drenados, se sintomáticos. As abrasões faciais e no escalpo são geralmente de menor importância e curam em poucos dias. A paralisia unilateral do nervo facial é rara e geralmente se resolve em alguns dias ou semanas; ela não é consequência de uma técnica insatisfatória. Cefalematomas e fratura do crânio são raros, e a maioria dos casos não precisa de tratamento, exceto a fratura com afundamento, que requer tratamento cirúrgico.

Parto com vácuo extrator

O parto com ventosa ou a vácuo tem sido preferido em relação ao parto a fórceps para indicações similares no segundo período do trabalho de parto.* As mesmas condições que necessitam ser satisfeitas antes de um parto instrumental precisam ser confirmadas antes da aplicação do vácuo. As ventosas apresentam tamanhos diferentes, geralmente 4, 5 ou 6 cm de diâmetro. A ventosa é aplicada sobre o ponto de flexão, que está localizado 3 a 4 cm na frente do occipício na linha média indicada pela sutura sagital. A tração neste ponto promove a flexão que permite que os menores diâmetros do vértice desçam através da pelve. A aplicação no ponto de flexão é denominada aplicação de *flexão mediana* (Fig. 26.10a). Neste ponto, a margem anterior da ventosa está 3 a 4 cm atrás da margem posterior da fontanela anterior na linha média. Uma ventosa aplicada próximo ao occipício, mas lateral à linha média, é denominada aplicação de *flexão paramediana* (Fig. 26.10b). Uma ventosa aplicada à linha mediana mais próxima da fontanela anterior é denominada aplicação de *deflexão mediana* (Fig. 26.10c), e uma ventosa aplicada longe da linha mediana é denominada aplicação de *deflexão paramediana* (Fig. 26.10d). As aplicações de deflexão e paramediana expõem diâmetros maiores do vértice na pelve, resultando em maior força de tração, mais falhas no parto e traumatismo do escalpo fetal.

É importante identificar a posição correta da cabeça e determinar se ela é sinclítica, permitindo que a cúpula possa ser aplicada com precisão sobre o ponto de flexão. Deve ser usada uma cúpula desenhada especialmente para a posição occipitotransversa e occipitoposterior. O tubo deve sair da face lateral da cúpula, cúpula posterior de metal, ou através de um sulco na cúpula, como a ventosa posterior de plástico rígido, OmniCup, permitindo que a inserção e movimentação da cúpula entre a parede vaginal e a cabeça para atingir o ponto de flexão [12]. A cúpula Silc macia, Silastic ou anterior de metal, em que o tubo está fixado no centro da cúpula, não são adequadas para a posição occipitotransversa ou occipitoposterior, pois as paredes vaginais laterais não permitem que a haste central ou o tubo de sucção se movam até o ponto de flexão. Estas cúpulas são adequadas para a posição OA, pois o ponto de flexão está na linha média.

Depois que a cúpula é colocada firmemente no escalpo fetal, uma bomba manual ou mecânica cria um vácuo de até 20 KPa (150 mmHg ou 0,2 kg/cm^2 de pressão negativa). É essencial certificar-se de que a cúpula foi posicionada corretamente sobre o ponto de flexão e que o tecido materno não ficou preso na cúpula. O vácuo é, então, aumentado para 70-80 KPa (500-600 mmHg ou 0,8kg/cm^2) antes de começar a tração, acompanhando as contrações uterinas e os esforços de expulsão. Não há necessidade de aumentar a graduação do vácuo (70-80 KPa podem ser gerados imediatamente) ou liberar vácuo entre os esforços de tração. A tração em direção descendente causa a flexão da cabeça e a descida ao lon-

---

*N. da RT.: No Brasil, isto não é verdadeiro. O fórceps continua sendo o mais usado.

go do eixo da pelve. Isto promove a rotação da cabeça para a posição OA e, assim, o diâmetro ideal na saída pélvica.

> **Quadro 26.2 Resumo**
> - É importante identificar a posição e o assinclitismo da cabeça para facilitar a aplicação precisa da cúpula do vácuo extrator sobre o ponto de flexão.

Em muitos países, está aumentando a incidência de partos com vácuo extrator em comparação aos partos com fórceps em razão do menor trauma perineal, incluindo as lesões de terceiro grau [13]. O tecido, onde a sucção é aplicada, apresenta um edema circunscrito nos tecidos moles, chamado 'chignon'. Isto se mantém durante 2 a 3 dias após o parto, e os pais devem ser tranquilizados. No recém-nascido, as abrasões no escalpo, hemorragias na retina, hematoma confinado a um dos ossos do crânio, icterícia neonatal e, raramente, hemorragia subgaleal podem causar morbidade leve ou severa e raramente mortalidade [14]. O acompanhamento de mulheres que tiveram partos instrumentados baixo ou de alívio apresenta desfechos físicos e neurológicos normais do recém-nascido [13].

O vácuo não é usado para o parto de fetos muito prematuros (< 34 semanas) nem de fetos com risco de hemorragias, pois pode aumentar o risco de hemorragia subgaleal. O parto com vácuo extrator deve ser feito, quando a dilatação cervical está completa, porém a aplicação em multíparas com dilatação de 7 a 8 cm pode ser realizada por uma equipe experiente, embora a cesariana seja a melhor opção nesta situação. Nas pacientes com doença cardíaca, respiratória ou neurológica, em que o esforço expulsivo materno pode causar comprometimento, o parto a fórceps é preferido em detrimento do parto a vácuo [15].

Prova de parto instrumental

O parto instrumentado realizado de forma não judiciosa pode provocar lesões fetal e materna, mas, algumas vezes, é difícil julgar, se a instrumentação do parto pode ser realizada em casos com posição anormal. Nessas condições, deve ser feita uma prova da instrumentação no bloco cirúrgico com anestesia peridural ou espinhal e com a equipe cirúrgica, anestesista e pediatra presentes. Se houver alguma dificuldade, pode-se abandonar a instrumentação e pode-se realizar imediatamente a cesariana. O casal deve ser aconselhado sobre esta estratégia, e o consentimento informado deve ser obtido antes do procedimento. Esta situação deve ser conduzida pelo obstetra mais experiente disponível. Sinais de comprometimento fetal na CTG são uma indicação para cesariana sem perseverar na tentativa da instrumentação difícil.

CESARIANA

O crescimento na incidência de cesariana se deve em parte à melhoria das técnicas cirúrgicas e à disponibilidade de transfusão de sangue e de antibióticos e em parte decorrente de fatores sociais, como o temor por um litígio, caso haja alguma morbidade fetal ou materna e pelo desejo das mulheres de terem um bebê saudável. Uma parcela muito pequena deste crescimento se deve à solicitação materna por razões não médicas [21] ou por incentivos financeiros [22]. A incidência de cesariana varia entre 10 e 25% na maioria dos países desenvolvidos.

Indicações

As indicações para CS estão agrupadas em quatro categorias que dependem da urgência do procedimento [23].

- *Categoria 1 ou cesariana de emergência.* Existe uma ameaça imediata à mãe ou ao feto. Idealmente, a cesariana deve ser feita dentro dos primeiros 30 minutos após a indicação. Exemplos incluem o descolamento prematuro da placenta, o prolapso de cordão, a ruptura de cicatriz uterina, o pH do sangue do escalpo abaixo de 7,20 e a presença de desaceleração da FCF abaixo de 80 bpm.
- *Categoria 2 ou cesariana de urgência.* Existe comprometimento materno ou fetal, porém não existe uma ameaça imediata à vida. O parto deve ocorrer dentro de 60 a 75 minutos. Exemplos incluem as anormalidades da FHR.
- *Categoria 3 ou cesariana agendada.* É necessário antecipar o parto, mas no momento não existe comprometimento materno ou fetal. No entanto, existe o risco de que o prolongamento da gravidez possa afetar a mãe ou o feto em algumas horas ou dias. Este grupo tem uma ampla variação de indicações. Exemplos incluem falha no progresso, quando então a cesariana deve ser realizada nas próximas 1 ou 2 horas; crescimento fetal restrito no pré-termo com ausência de fluxo diastólico final, mas com CTG normal; ou pré-eclâmpsia, em que os testes da função hepática ou renal estão gradualmente se deteriorando, quando, então, a cesariana é planejada para horas ou dias. O momento da cesariana pode variar, mas algum plano deve ser feito para realizar o parto antes que ocorra maior deterioração.
- *Categoria 4 ou cesariana eletiva.* O parto é programado para se adequar à mãe e à equipe. Estes são os casos em que há uma indicação para cesariana, mas não existe urgência. Exemplos incluem placenta prévia sem hemorragia ativa, má apresentação, como a apresentação de fronte ou pélvica, história de histerotomia prévia ou cesariana com incisão vertical, história passada de reparo de fístula vesicovaginal ou retovaginal ou incontinência de estresse ou infecção por HIV.

A placenta acreta é mais frequente na placenta prévia anterior em mulheres com uma cicatriz uterina prévia. Isto pode resultar em hemorragia maciça e raramente é necessário fazer uma histerectomia, portanto é importante um aconselhamento com consentimento e preparo adequados. Deve ser considerada a colocação de uma sonda intra-arterial para embolização das artérias uterinas durante a cesariana, se existirem condições para isto.

A cesariana eletiva geralmente é realizada em torno de 39 semanas, pois a incidência de taquipneia do recém-nascido é muito menor depois desta idade gestacional. No entanto, a condição médica ou obstétrica determina a data em que deve ser realizada cesariana eletiva, sendo que o princípio básico é realizar a cesariana o mais tarde possível na gestação, sem comprometer a saúde materna ou fetal.

▶ Tipos de cesariana

O tipo de cesariana está fundamentado no tipo de incisão do útero.

Incisão no segmento inferior do útero

A cesariana no segmento inferior envolve uma incisão no segmento inferior acima da reflexão do peritônio visceral. Este é o procedimento mais comum. O abdome é aberto por uma incisão mediana inferior, paramediana e, mais frequentemente, por uma incisão de Pfannenstiel, transversa, suprapúbica e abertura da cavidade peritoneal. A bexiga é refletida para baixo no segmento inferior e é feita uma incisão transversal no segmento inferior do útero, com cuidado para não lesar o feto. A apresentação é liberada pelo segmento inferior. Um fórceps pode ser usado para auxiliar o parto em uma apresentação cefálica.

Tradicionalmente, o miométrio do segmento inferior do útero é fechado em duas camadas seguidas pelo fechamento do peritônio visceral. As vantagens do fechamento miometrial em uma única camada em comparação ao fechamento em duas camadas e do fechamento em comparação ao não fechamento do peritônio visceral foram investigadas pelos estudos controlado e randomizado CAESAR. O não fechamento do peritônio visceral não influenciou a morbidade infecciosa [24]. A cesariana no segmento inferior é o procedimento mais frequente, porque é mais fácil fazer a incisão no segmento inferior, fazer a retirada do feto através dessa incisão e fazer a aproximação das camadas musculares, em comparação à abertura no segmento superior do útero. O peritônio pode ser suturado, e isto parece reduzir o risco de infecção. A perda sanguínea e os índices de infecção são muito menores na cesariana realizada no segmento inferior comparada à realizada no segmento superior.

Depois do nascimento do feto, deve ser feita a limpeza da cavidade uterina para evitar a retenção de tecidos ovulares, e o orifício cervical deve ser aberto para permitir a drenagem do sangue. Após o fechamento da parede uterina, deve ser feita a retirada de sangue e coágulos da cavidade peritoneal com irrigação e aspiração com o uso de gaze montada em pinça de anel. Neste estágio, devem-se inspecionar os ovários e as tubas uterinas. A antibioticoprofilaxia deve ser feita de rotina, e a heparina de baixo peso molecular para prevenção de tromboembolismo pode ser empregada. Se a mãe for Rh negativo e o bebê Rh positivo, deve ser ministrada uma dose de imunoglobulina anti-D e realizado o teste de Kleinhauer-Betke para determinar a adequação da dose de anti-D. Os cuidados com a mãe devem ser similares aos que são prestados depois de uma cirurgia abdominal maior.

Incisão vertical mediana

A incisão vertical mediana pode ser feita no segmento inferior ou superior do útero. Comumente ela começa no segmento inferior como uma pequena incisão do tamanho de uma casa de botão até alcançar a cavidade uterina e se estende para cima. A incisão mediana é reservada para indicações específicas, pois apresenta maiores complicações em razão do tipo de incisão, como maior perda sanguínea, fechamento com aproximação inadequada, morbidade pós-operatória aumentada e a impossibilidade de uma nova tentativa de parto vaginal na gravidez seguinte, em decorrência do maior risco de ruptura de cicatriz prévia.

É usada uma abordagem mediana quando a incisão no segmento inferior for difícil em razão da presença de miomas ou da placenta prévia anterior com grandes vasos no segmento inferior. Outras indicações incluem a apresentação pélvica no pré-termo com o segmento inferior ainda não formado, a posição transversa impactada com ruptura das membranas ou a posição transversa com anomalia congênita do útero. Um exemplo extremo é a cesariana *perimorte*.

Em circunstâncias especiais, faz-se uma incisão vertical ou em forma de T invertido no segmento inferior ou superior ou abrangendo os dois segmentos.

▶ Complicações associadas à cesariana

A morbidade e mortalidade associadas ao procedimento não podem ser totalmente evitadas. As complicações frequentes são hemorragia, complicações relacionadas com a anestesia e infecção. Os antibióticos profiláticos devem ser administrados para reduzir a incidência de infecção. Ocasionalmente, pode ocorrer lesão de alças intestinais, da bexiga, dos ureteres ou do feto. O tromboembolismo é raro, mas pode ser fatal, e, portanto, devem ser tomadas precauções pré-operatórias, intraoperatórias e pós-operatórias para evitá-lo. No intraoperatório podem ser usadas botas pneumáticas infláveis para as pernas administradas doses profiláticas de heparina. No pós-operatório, defende-se o uso de heparina, meias elásticas graduadas, mobilização e fisioterapia respiratória e de membros inferiores para reduzir a incidência de trombose venosa profunda. Complicações posteriores de infecção e hemorragia secundária não são incomuns. Fístulas vesicovaginais ou ureterovaginais decorrente de dano visceral são extremamente raras.

As complicações anestésicas são extremamente raras em razão da disponibilidade de anestesistas experientes, e porque, a maioria das cesarianas realiza-se com anestesia regional. Às vezes, as mulheres queixam-se de que a anestesia geral superficial mantém uma consciência que passa despercebida pelo anestesista, porque as pacientes estão paralisadas. Outros problemas com a anestesia geral incluem vômitos por indução da anestesia e atelectasia pulmonar. A aspiração do conteúdo gástrico pode causar a síndrome de Mendelson, que pode provocar a morte materna. Para minimizar esse tipo de evento, podem-se fazer a neutralização do conteúdo gástrico com 20 mL de citrato de sódio 0,3 mol/L e o esvaziamento gástrico, promovido com metoclopramida 10 mg i.v. Na cesariana eletiva, pode-se administrar um antagonista do receptor H_2 de histamina, como a ranidina 150 mg, 2 horas antes da cirurgia. No caso de mulheres que fizeram uma refeição recentemente ou que receberam opiáceos no pré-operatório, indica-se o esvaziamento do estômago para minimizar o risco de aspiração pós-operatória.

A histerectomia durante a cesariana é indicada para hemorragia incontrolável no pós-parto, placenta acreta ou ruptura uterina e é realizada para doença cervical maligna como parte do plano de tratamento. A mortalidade materna na cesariana é rara e, geralmente, está relacionada com o motivo pelo qual é feita a cesariana ou em razão de complicações anestésicas ou hemorrágicas, e estima-se que seja inferior a 0,33 por 1.000.

EPISIOTOMIA E LACERAÇÕES PERINEAIS

As lacerações perineais podem ocorrer com parto vaginal normal ou instrumentado. As lacerações de vulva e da região anterior da vagina podem ocorrer no parto vaginal, porém, as lacerações posteriores e do períneo são mais comuns e ocorrem com parto cefálico ou com distocia de ombro. As lacerações perineais são classificadas com base no envolvimento do períneo.

As lacerações perineais de primeiro grau envolvem apenas a pele, enquanto que as de segundo grau envolvem o músculo perineal. As lesões do esfíncter anal são classificadas como lacerações de terceiro grau e estão subdivididas com base no grau de envolvimento. Se estiver envolvida menos da metade da espessura do esfíncter anal externo, a laceração é caracterizada como 3a; torna-se 3b se houver envolvimento de toda a espessura, e 3c quando o esfíncter interno estiver envolvido. Quando a lesão do esfíncter envolve o epitélio anal, denomina-se de laceração de quarto grau.

▶ Episiotomia

A episiotomia é uma incisão cirúrgica intencional do períneo, feita após um consentimento informado, com o objetivo de aumentar as dimensões do canal do parto para auxiliar o nascimento. Não é aconselhada para todos os partos, e a incidência de episiotomia depende da filosofia e do julgamento de quem presta a assistência. Durante o parto vaginal pode ocorrer a ruptura do períneo. A episiotomia deve ser considerada, quando existem lacerações prévias com sangramento ou cicatrizes anteriores ou se houver uma CTG alterada, indicando a necessidade de parto espontâneo ou parto instrumentado rápido. A episiotomia facilita a instrumentação, embora a necessidade de uma episiotomia seja menor com o uso de vácuo e com um períneo distensível. Quando o parto é retardado em decorrência de um períneo rígido, uma episiotomia pode ajudar. Sempre que forem necessárias manobras de rotação interna, como nos partos pélvicos assistidos e na distocia de ombro, uma episiotomia pode ser útil. As mulheres que possuem cirurgia perineal ou do assoalho pélvico prévia podem-se beneficiar da episiotomia.

Nos Estados Unidos, é popular a episiotomia mediana que se inicia na fúrcula vulvar e estende-se por alguns centímetros em direção ao ânus, enquanto que a episiotomia mediolateral, que começa na fúrcula e estende-se até região média lateral em um ângulo de 45°, é preferida em outros países. Esta é uma incisão única, e o comprimento varia de acordo com o tamanho do períneo. Os músculos perineais superficiais recebem uma incisão similar a uma laceração de segundo grau. Se a episiotomia for realizada com parto vaginal normal, a infiltração local do períneo poderá ser adequada. Se a episiotomia for realizada para instrumentação, a anestesia peridural ou raquidiana ou o bloqueio do pudendo com infiltração perineal são mais adequados. É importante confirmar a sensibilidade dolorosa antes de se fazer uma incisão, e em caso afirmativo, será necessária uma infiltração local adicional.

As episiotomias medianas causam um sangramento mínimo, os dois lados do períneo são mais fáceis de aproximar e é necessário menos analgesia para a dor pós-operatória, em comparação à episiotomia mediolateral. Entretanto, há uma incidência mais alta de lacerações de terceiro e quarto graus, e isto se deve à proximidade com a região anal. A perda sanguínea pode ser minimizada, quando a episiotomia é feita com a apresentação coroando no períneo, sem retrocesso entre as contrações. A sutura deve ser feita logo depois da remoção da placenta e das membranas, e o ligamento dos vasos, que estão sangrando em profusão, ajuda a reduzir a perda sanguínea.

▶ Episiorrafia

Apesar da anestesia realizada para fazer a episiotomia, a sensibilidade à dor deve ser testada antes de se iniciar a episiorrafia. Se houver lesões adicionais que precisem de sutura, deve-se fazer nova infiltração local. A boa iluminação e exposição adequada do campo cirúrgico são essenciais para um bom fechamento da episiotomia. O sangramento do útero pode dificultar a visualização das bordas da lesão, mas isto pode ser superado com a inserção de um tampão vaginal antes de começar a correção. A vagina é muito vascularizada, e pode ocorrer sangramento em profusão das artérias abaixo da mucosa vaginal; pode ocorrer a retração desses vasos e deve-se fazer um ponto de sutura acima do ápice da incisão. As paredes vaginais devem, então, ser aproximadas com pontos contínuos feitos a cada 0,5-1 cm, usando um material sintético como Vicryl Rapide. A sutura com pontos aproximados ajuda a atingir a homeostase e previne o encurtamento da vagina. A distância entre os pontos na parede medial deve ser menor do que na parede lateral, para proporcionar uma boa aproximação entre a fúrcula, membrana himenal e a junção da mucosa vaginal rosada e pigmentada no introito vulvar.

Se houver um sangramento mínimo da lesão perineal, os músculos perineais podem ser aproximados com sutura contínua. Prefere-se o ponto separado na presença de sangramento. O epitélio perineal é aproximado com sutura intradérmica, existindo evidência de melhor recuperação e menos dor. Faz-se a aproximação dos tecidos musculares e subdérmicos com pontos contínuos, sem tração excessiva provocando-se menos dor e sem necessidade de remoção das suturas [25]. Quando ocorrer uma laceração do períneo ou se a episiotomia se estender até o orifício anal, o exame retal deve ser feito para a identificação de uma laceração de terceiro ou quarto grau. Após a episiorrafia pode-se fazer exame retal para excluir envolvimento acidental do reto ou do canal anal.

No final da reconstrução, deve ser conferida a contagem de todos os instrumentos, agulhas e gazes utilizados. Lembre-se de que a retenção de tamponamentos vaginais é um motivo comum para litígio, portanto o exame vaginal é essencial para que seja excluída uma retenção acidental. As anotações devem documentar a perda sanguínea total estimada e os detalhes da correção. Deve ser prescrita a medicação para alívio da dor e descritos cuidadosamente os cuidados pós-operatórios.

As mulheres devem ser mantidas sob observação nas primeiras 1 a 2 horas depois da episiorrafia, porque o procedimento pode ser complicado por sangramento, dor e formação de hematoma que podem necessitar de intervenção médica ou cirúrgica adicional. As complicações posteriores, que incluem infecção, deiscência da sutura, dor, fibrose e dispareunia, não são raras. É raro o aparecimento de fístula vesicovaginal ou retovaginal após a cirurgia. A endometriose da cicatriz é excepcional, mas deve ser considerada, quando a mulher apresentar dor cíclica no local da laceração ou da episiotomia, e pode ser necessária a sua excisão.

▶ Lacerações de terceiro e quarto graus

Lacerações de terceiro e quarto graus não reconhecidas podem resultar em incontinência de flatos ou incontinência fecal. O exame vaginal adequado pode identificar e classificar as lesões como laceração 3a, 3b, 3c ou de quarto grau. As lacerações de terceiro ou quarto grau são mais bem reparadas no bloco cirúrgico com anestesia adequada para relaxar o músculo esfincteriano. Uma boa iluminação, instrumentos apropriados, assistência experiente e um cirurgião experiente são elementos essenciais para o sucesso da correção. A dissecção e mobilização do músculo sem a relaxação adequada podem causar uma laceração do músculo. O epitélio anal é reparado com fio Vicryl Rapide 3/0, e os nós devem ficar para dentro do lúmen. A aproximação do músculo é feita com fio de sutura PDS 3/0, com uma agulha curva. Pode ser feita a sutura com pontos em X ou em U [26]. Muitos preferem a correção em X para uma laceração 3a, e correção em U para lacerações 3b, 3c e de quarto grau.

Os cuidados pós-operatórios incluem o uso de antibióticos para prevenir infecção e laxativos, para facilitar a evacuação e evitar dilatação no local da sutura. No acompanhamento, o sucesso da correção deve ser avaliado questionando sobre sintomas de incontinência fecal ou flatos, e quando houver disponibilidade pode ser realizada a ultrassonografia endoanal ou uma manometria anal. Se os sintomas persistirem e não puderem ser melhorados com fisioterapia e medidas conservadoras, pode-se fazer a correção cirúrgica por um cirurgião colorretal.

CONCLUSÃO

As diretrizes do NICE de atendimento intraparto apresentam informações úteis sobre o manejo do trabalho de parto anormal [27]. Existem muitas controvérsias que precisam ser mais bem avaliadas por ensaios clínicos, randomizados, conduzidos apropriadamente. Existem evidências preliminares de que a combinação da anestesia espinhal/peridural comparada à anestesia peridural isolada não aumenta as chances de parto instrumentado ou de cesariana, mas isto precisa ser mais bem avaliado [28]. A determinação da posição fetal por ultrassonografia transvaginal tem sido considerada mais precisa do que a palpação manual [29]; porém, esta técnica requer equipamento, competência técnica e treinamento. Igualmente, o grau de descida parece ser mais bem avaliado por ultrassonografia do que pelo exame digital [30]. Uma tentativa de instrumentação do parto deve ser feita no bloco cirúrgico e não na sala de parto por razões de logística, mas não foram demonstrados benefícios significativos [31]. Embora estes estudos possam melhorar a prática, é necessário o treinamento com simulação dos procedimentos intraparto, com supervisão feita por um obstetra com experiência, e uma avaliação objetiva e estruturada das habilidades técnicas deve ser feita posteriormente, antes da autorização para realizar o procedimento de forma independente. Os procedimentos realizados durante o parto podem causar uma grande ansiedade para o casal, para o feto e para o clínico. O conhecimento adequado, o treinamento e a habilidade de comunicação antes e depois do procedimento e o registro acurado são componentes essenciais para reduzir a ansiedade.

💡 Quadro 26.3 Resumo

- O conhecimento da pelve feminina, da anatomia fetal e dos mecanismos do trabalho de parto normal são pré-requisitos para a realização adequada de partos cirúrgicos.
- O parto vaginal instrumentado e cesariana representam 20 a 40% dos partos no Reino Unido.
- As decisões sobre por que e quando realizar um parto cirúrgico, a comunicação do procedimento e os resultados esperados devem ser transmitidas à mulher e ao seu parceiro.
- Lacerações de parto, queixas e litígio não são incomuns nos partos cirúrgicos.
- O treinamento adequado e a avaliação do conhecimento, das habilidades técnicas e de comunicação promovem a competência para executar o parto sem complicações ou com complicações mínimas.
- A capacidade de realizar adequadamente um parto cirúrgico é a característica de um bom obstetra.

REFERÊNCIAS

1. Westgren M, Edvall H, Nordstrom L, Svalenius E, Ranstam J. Spontaneous cephalic version of breech presentation in the last trimester. *Br J Obstet Gynaecol* 1985;92:19-22.
2. Hofmeyer GJ, Hannah ME. Planned Caesarean section for term breech delivery. Cochrane Database Syst Rev 2001;(1):CD000166. *Update in Cochrane Database Syst Rev* 2003;(3):CD000166.
3. Ingemarsson I, Arulkumaran S, Westgren M. Breech delivery: management and long term outcome. In: Tejani N (ed.) *Obstet-rical Events and Developmental Sequelae*. Boca Raton, FL: CRC Press, 1989:143-159.
4. Annapoorna V, Arulkumaran S, Anandakumar C, Chua S, Montan S, Ratnam SS. External cephalic version at term with tocolysis and vibroacoustic stimulation. *Int J Obstet Gynecol* 1997;59:13-18.
5. Hofmeyer G, Kulier R. External cephalic version for breech presentation at term. *Cochrane Database Syst Rev* 2000;(2):CD000083.
6. Chandraharan E, Arulkumaran S. Acute tocolysis. *Curr Opin Obstet Gynecol* 2005;17:151-156.
7. Anderson KE, Ingemarsson I, Persson CGA. Effects of terbutaline on human uterine motility at term. *Acta Obstet Gynecol Scand* 1975;54:165-172.
8. Ferguson JKW. A study of the motility of the intact uterus at term. *Surg Gynecol Obstet* 1941;73:359-366.
9. Goodfellow CF, Studd C. The reduction of forceps in primigravidae with epidural analgesia: a controlled trial. *Br J Clin Pract* 1979;33:287-288.
10. American College of Obstetricians and Gynecologists. Opera-tive vaginal delivery. Clinical management guidelines for the obstetrician. ACOG Practice Bulletin No. 17, 2000. Washington, DC: ACOG.
11. Hale RW. Forceps classification according to station of head in pelvis. In: Hale RW (ed.) *Dennen's Forceps Deliveries*, 4th edn. Washington, DC: American College of Obstetricians and Gynecologists, 2001:11-29.
12. Hayman R, Gilby J, Arulkumaran S. Clinical evaluation of a 'handpump' vacuum delivery device. *Obstet Gynecol* 2002;100:1190-1195.
13. Johanson RB, Menon BKV. Vacuum extraction versus forceps for assisted vaginal delivery. *Cochrane Database Syst Rev* 2000;(2):CD000224.
14. Uchil D, Arulkumaran S. Neonatal subgaleal hemorrhage and its relationship to delivery by vacuum extraction. *Obstet Gynecol Surv* 2003;58:687-693.
15. Patel RP, Murphy DJ. Forceps review in modern obstetric practice. *BMJ* 2004;328:1302-1305.
16. Gonik B, Stringer CA, Held B. An alternative maneuver for man-aging shoulder dystocia. *Am J Obstet Gynecol* 1983;145:882-884.
17. Woods CE. A principle of physics as applicable to shoulder delivery. *Am J Obstet Gynecol* 1943;45:796-805.
18. Goodwin TM, Banks E, Miller LK, Phelan JP. Catastrophic shoulder dystocia and emergency symphysiotomy. *Am J Obstet Gynecol* 1997;177:463-464.
19. Sandberg EC. Zavanelli maneuver: 12 years of recorded experience. *Obstet Gynecol* 1999;93:312-317.
20. Bruner JP, Drummond SB, Meenan AL, Gaskin IL. All fours maneuver for reducing shoulder dystocia during labor. *J Reprod Med* 1998;43:439-443.
21. Penna L, Arulkumaran S. Cesarean section for non-medical reasons. *Int J Gynaecol Obstet* 2003;82:399-409.
22. Finger C. Caesarean section rates skyrocket in Brazil. *Lancet* 2003;362:628.
23. Royal College of Obstetricians and Gynaecologists Clinical Effectiveness Support Unit. *The National Sentinel Caesarean Section Audit Report*. London: RCOG Press, 2001:49-53.
24. CAESAR Study Collaborative Group. Caesarian section surgical techniques: a randomised factorial trial (Caesar). *Br J Obstet Gynaecol* 2010;117:1366-1376.
25. Kettle C, Hills RK, Jones P, Darby L, Grey R, Johanson R. Continuous versus interrupted perineal repair with standard or rapidly absorbed sutures after spontaneous vaginal birth: a randomised controlled trial. *Lancet* 2002;359:2217-2223.
26. Thakar R, Sultan AH. The management and prevention of obstetric perineal trauma. In: Arulkumaran S, Penna LK, Bhasker Rao K (eds) The Management of Labour. *Chennai: Orient Longmans*, 2005:252-268.
27. National Institute for Health and Clinical Excellence. *Intrapartum Care: Management and Delivery of Care to Women in Labour*. Clinical Guideline CG55, 2007. Available at: http://guidance.nice.org.uk/CG55/Guidance/pdf/English.
28. Aneiros F, Vazquez M, Valiño C et al. Does epidural versus combined spinal–epidural analgesia prolong labor and increase the risk of instrumental and cesarean delivery in nulliparous women? *J Clin Anesth* 2009;21:94-97.
29. Molina FS, Nicolaides KH. Ultrasound in labor and delivery. *Fetal Diagn Ther* 2010;27:61-67.
30. Duckelmann AM, Bamberg C, Michaelis SA et al. Measurement of fetal head descent using the 'angle of progression' on transperineal ultrasound imaging is reliable regardless of fetal head station or ultrasound expertise. *Ultrasound Obstet Gynecol* 2010;35:216-222.
31. Majoko F, Gardener G. Trial of instrumental delivery in theatre versus immediate caesarean section for anticipated difficult assisted births. *Cochrane Database Syst Rev* 2008;(4):CD005545.

LEITURAS ADICIONAIS

Bahl R, Strachan B, Murphy DJ. Outcome of subsequent pregnancy three years after previous operative delivery in the second stage of labour: cohort study. *BMJ* 2004;328:311-315.

Baskett TF, Arulkumaran S (eds). Operative delivery and intrapartum surgery. *Best Pract Res Clin Obstet Gynaecol* 2002;16(1).

Baskett TF, Arulkumaran S. *Intrapartum Care for the MRCOG and Beyond*, 2nd edn. London: RCOG Press, 2011.

Hale RW (ed.) *Dennen's Forceps Deliveries,* 4th edn. Washington, DC: American College of Obstetricians and Gynecologists.

Johanson RB, Menon BKV. Soft versus rigid vacuum extractor cups for assisted vaginal delivery. *Cochrane Database Syst Rev* 2000;(2):CD000446.

Murphy D, Lebling R, Veruty L, Swingler R, Patel R. Early maternal and neonatal morbidity associated with operative delivery in second stage of labour: a cohort study. *Lancet* 2001;358:1203-1207.

Society of Obstetricians and Gynaecologists of Canada. *Guidelines for Operative Vaginal Birth*. Clinical Practice Guideline No. 148, 2004. Available at: www.sogc.org/guidelines/public/148E-CPG-August2004.pdf.

Capítulo 27

Monitoração Fetal durante o Trabalho de Parto

Sara Paterson-Brown
Queen Charlotte's and Chelsea Hospital, London, UK

Este capítulo não tem a intenção de ser um manual detalhado de fisiologia fetal, interpretação da frequência cardíaca fetal ou técnicas de monitoração fetal. Embora os princípios mais importantes sejam discutidos aqui, o leitor deve consultar outras ferramentas para aprendizado da monitoração fetal, incluindo os manuais tradicionais, o próximo programa da RCOG *e-learning*, atualmente em desenvolvimento, e o sistema K2 de treinamento *on-line* em monitoração fetal [1]. Este último sistema está dividido em três capítulos interativos: o primeiro explica a fisiologia, o segundo descreve a frequência cardíaca fetal e a cardiotocografia, e o terceiro inclui uma variedade de casos para discussão, e as decisões tomadas pelo aluno poderão ser comparadas às de três especialistas.

FISIOLOGIA FETAL

▶ Normal
Faz-se a nutrição do feto pela unidade placentária, e, em circunstâncias normais, as provisões excedem as suas necessidades, possibilitando que ele se desenvolva, cresça e acumule uma reserva de energia. O metabolismo aeróbico da glicose fornece energia ao feto, e o oxigênio que é vital para este processo é geralmente abundante. Na gravidez normal, a unidade uteroplacentária fornece um suprimento de oxigênio maior do que o feto necessita, e as reservas de energia são armazenadas pelo feto em forma de glicogênio.

▶ Comprometimento fetal
O feto pode ser comprometido pela redução no suprimento de oxigênio, por um aumento na necessidade de oxigênio (p. ex., na sepse) ou por uma redução na capacidade de transporte do oxigênio (anemia fetal grave, p. ex., doença autoimune ou algumas infecções intrauterinas). A gravidade e a duração do insulto variarão de acordo com a causa, e as consequências para o feto são igualmente de amplo espectro, mas as principais respostas fetais são descritas a seguir.

- *Aguda*. A queda na provisão de oxigênio provoca uma redução de oxigênio na circulação fetal (hipoxemia); se os níveis caem mais acentuadamente, ocorre hipóxia (redução de oxigênio nos tecidos fetais). Duas coisas ocorrem em resposta à hipoxemia e hipóxia: a circulação adapta-se para manter o suprimento aos órgãos vitais (cérebro e coração), e o metabolismo anaeróbico utiliza a glicose liberada das reservas de glicogênio para assegurar o suprimento de energia. A principal consequência do metabolismo anaeróbico, que é quase 20 vezes menos eficiente do que o metabolismo aeróbico, é o consumo relativamente rápido das reservas fetais com acúmulo de ácido láctico, que é o produto deste metabolismo, resultando em acidose metabólica que pode ser prejudicial.
- *Crônico*. Se houver doença uteroplacentária e o suprimento fetal ficar comprometido, o acúmulo das reservas de glicogênio pode ser prejudicado, e não haverá reserva fetal. Nos casos crônicos de suprimento reduzido, a circulação fetal adapta-se, conforme mencionado anteriormente, poupando o cérebro e reduzindo efetivamente a circulação periférica. Dependendo da gravidade e duração deste comprometimento, ocorre redução da perfusão renal, o que, por sua vez, produz oligoidrâmnio (nos casos mais graves, anidrâmnio) e restrição do crescimento fetal. Se houver maior deterioração, ocorre o metabolismo anaeróbico, e desenvolve-se acidose metabólica.
- *Crônico com agudo*. Caso ocorra um insulto agudo em um feto já comprometido, a capacidade de suportar a hipóxia é menor do que a de um feto com boas reservas e já podem ter ocorrido adaptações para conservar a perfusão cerebral vital.

Assim sendo, a resposta e vulnerabilidade do feto a um insulto hipóxico serão, em grande parte, condicionadas: (i) pela condição do feto no início deste insulto, (ii) pela gravidade deste insulto, (iii) pela duração do insulto e (iv) pela condição fetal prévia com reservas reduzidas e possibilidade de se deteriorar com extrema rapidez. É impossível definir o período de tempo além do qual o dano será permanente em razão das circunstâncias individuais de cada feto e de cada insulto, porém, um feto normal, bem desenvolvido e maduro, que possui boas reservas, pode tolerar um período curto de hipóxia grave, enquanto que o mesmo insulto pode ser catastrófico para um feto com restrição do desenvolvimento.

> **Quadro 27.1 Resumo**
>
> A hipóxia progressiva com acidose metabólica é rápida. Hipóxia que conduziu à acidose metabólica indica que:
> - as reservas fetais estão depletadas;
> - hipóxia e acidose serão rapidamente progressivas;
> - os danos fetais são cada vez mais prováveis.

Acidose metabólica

Amostras pareadas de sangue do cordão umbilical no momento do nascimento possibilitam a mensuração direta da função uteroplacentária (veia umbilical) e do equilíbrio acidobásico e fetal (artéria umbilical). Encontram-se publicadas atualmente inúmeras séries de amostras de cordão realizadas de rotina e pareadas [1-4], e os resultados são concordantes em sua maioria e são apresentados na Tabela 27.1. O déficit de base na artéria umbilical indica o grau de acidose metabólica fetal, e valores acima de 12 mmol/L sugerem que houve hipóxia significativa e que pode ocorrer dano fetal subsequente [5]. Se o pH venoso e o déficit de base estiverem normais, isto exclui a hipóxia crônica. A diferença média de pH entre a artéria e a veia é de 0,08, e se esta diferença for inferior a 0,03, é provável que ambas as amostras tenham sido retiradas da veia umbilical.

Consequências fetais e neonatais da hipóxia

Os danos que resultam dos insultos hipóxicos variam de acordo com a vulnerabilidade do feto e a natureza e duração do insulto, conforme descrito anteriormente, apresentando desde sinais clínicos mínimos, lesão neurológica, até morte. Embora as complicações neonatais tenham a tendência a aumentar, à medida que o pH arterial do cordão baixa [6], especialmente com valores abaixo de 7 [7,8], muitos recém-nascidos que apresentam esses valores evoluem bem [7,9], mas aproximadamente 1/4 quarto deles apresenta morbidade neurológica ou mortalidade [10].

Tabela 27.1	Valores do cordão umbilical de rotina pareados			
	pH (mediana)	pH (percentil 2,5-97,5)	Mediana do déficit de base (mmol/L)	Déficit de base (mmol/L) (percentil 2,5-97,5)
Veia umbilical	7,35	7,17-7,48	3,7	9-0,5
Artéria umbilical	7,25	7,05-7,38	4,3	11,1-0,5

Morte

A morte intraparto ocorre em consequência de hipóxia. A incidência no Reino Unido é de, aproximadamente, 0,6 por 1.000, e isto se mantém inalterado durante a última década [11,12]. Embora o exame detalhado destes casos tenha identificado fatores associados à assistência de má qualidade, abaixo dos padrões recomendados, em muitos casos a assistência e o manejo foram adequados e, ainda assim, resultaram em morte. Questionários confidenciais mostraram que, aproximadamente, metade dos casos de natimortalidade intraparto foi considerada evitável [12,13], com os erros nos cuidados, variando deste uma falha em reconhecer problemas no período pré-natal e/ou durante o trabalho de parto até o reconhecimento, mas falhando no manejo diante dos sinais de comprometimento fetal [13].

Patologia neonatal

Os resultados pareados de análise dos gases no cordão umbilical fornecem uma medida objetiva do metabolismo *in utero*, refletindo a presença ou ausência de hipóxia intrauterina, mas embora estejam associados aos resultados neonatais, eles não são preditivos e não indicam a necessidade de medidas de reanimação neonatal. Na verdade, bebês nascidos com gasometria alterada no cordão apresentam-se vigorosos no nascimento. O índice de Apgar é uma avaliação subjetiva da necessidade de reanimação neonatal, mas não identifica a causa do problema. A reanimação é feita, de acordo com a necessidade clínica, e a possível causa deve ser esclarecida pelo estudo da gasometria do sangue do cordão. Pode ocorrer uma variedade de problemas neonatais em decorrência de hipóxia intrauterina, incluindo hipoglicemia, perturbação na termorregulação e enterocolite necrosante, porém o maior risco é a lesão neurológica decorrente da morbidade a longo prazo a ela associada.

Encefalopatia hipóxico-isquêmica

A encefalopatia neonatal está associada a inúmeras causas, mas a encefalopatia hipóxico-isquêmica (HIE) é a encefalopatia neonatal, especificamente causada pela hipóxia periparto. Os percentis listados na Tabela 27.1 demonstram que 2,5% dos neonatos nascem com o pH arterial do cordão abaixo de 7,05. A incidência de acidose grave (pH arterial do cordão < 7) é de, aproximadamente, 3,7 por 1.000 nascimentos vivos, enquanto que a de HIE nos partos a termo é de, aproximadamente, 2,5 por 1.000 nascimentos vivos [10]. O diagnóstico de HIE requer evidências de hipóxia intraparto e embora existam várias definições [14-16], em essência para confirmar o diagnóstico, é preciso haver evidências de:

- um insulto intraparto (p. ex., um evento sentinela no trabalho de parto ou um registro de frequência cardíaca fetal patológico);
- uma acidose metabólica no nascimento (pH < 7 e excesso de base < 12 mmol/L);

- encefalopatia neonatal moderada ou grave;
- características específicas no exame de imagem no período neonatal.

Se ocorrer paralisia cerebral como resultado da HIE, ela será do tipo espástico, quadriplégico ou discinético [14,16]. A incidência de paralisia cerebral é de 1-2 por 1.000 partos, e, embora a maioria se deva a complicações durante o pré-natal, pelo menos 10-15% resultam de eventos no trabalho de parto [10].

Tratamento e resultados da HIE

A acidemia grave no nascimento (pH < 7) nem sempre resulta em HIE, que, por sua vez, não resulta automaticamente em paralisia cerebral, porém quanto mais grave a acidose metabólica no nascimento e quanto mais grave a HIE, pior será o prognóstico para o recém-nascido. Características clínicas e respostas individuais do feto, bem como o exame cerebral por imagem, podem dar informações de prognóstico.

O maior avanço neste campo é o resfriamento corporal, controlado, total dos neonatos com HIE. O resfriamento deve ser feito nas primeiras 6 horas após o nascimento e demonstrou melhoria na sobrevivência neonatal intacta (risco relativo de paralisia cerebral 0,67; IC 95%: 0,47-0,96), sendo 8 o número de pacientes que necessitam de tratamento (IC 95%: 5-17) [17-18]. O papel do obstetra neste processo é o de comunicação rápida e discussão franca com os colegas do atendimento neonatal, para ajudar a esclarecer a história obstétrica e o diagnóstico provável, auxiliando a promover o resfriamento imediato ou o encaminhamento para um centro que ofereça este tratamento se não estiver disponível no local (Capítulo 31).

💡 Quadro 27.2 Resumo

Fatores que reduzem o fornecimento de oxigênio para o feto:

Patologia uteroplacentária
- Características demográficas maternas (idade, tabagismo).
- Doenças maternas (hipertensão, diabetes, anemia falciforme).
- Restrição do crescimento intrauterino.
- Descolamento da placenta (sangramento marginal e descolamento).
- Pós-maturidade.

Patologia fetal
- Anemia fetal: isoimunização Rh, infecção por parvovírus.

Trabalho de parto
- Contrações uterinas (especialmente se trabalho de parto hipertônico ou prolongado).
- Compressão do cordão umbilical.
- Hipotensão materna (compressão aorto-cava).
- Emergências obstétricas (ruptura uterina, descolamento, prolapso de cordão).

Parteiras e obstetras
- Uso imprudente de prostaglandina ou Ocitocina.

TRABALHO DE PARTO

O restante deste capítulo enfoca a fisiologia normal do trabalho de parto e as respostas fetais a este, para depois destacarmos os padrões anormais no trabalho de parto que aumentam os riscos fetais e as complicações que podem surgir. Sem o conhecimento da fisiologia e fisiopatologia do parto, a previsão e reconhecimento dos sinais precoces de hipóxia podem não ser identificados. A falha no reconhecimento do feto em risco na admissão para o parto ou não fazer a investigação e não reconhecer os sinais precoces de hipóxia no trabalho de parto podem comprometer a oportunidade de tomar uma atitude imediata e oportuna que pode ser crucial para evitar um dano irreversível.

▶ Os desafios do trabalho de parto normal

Contrações uterinas

No trabalho de parto normal, ocorre estresse fetal decorrente das contrações uterinas. A circulação uteroplacentária é um sistema de baixa pressão, e sua perfusão cessa no ápice de uma contração uterina durante o primeiro período do trabalho de parto (quando a pressão intrauterina atinge, aproximadamente, 90 mmHg) e durante praticamente toda a contração no segundo período do trabalho de parto (pressão intrauterina até 250 mmHg). Portanto, o fornecimento de oxigênio para o feto cessa efetivamente durante as contrações.

Durante a gravidez o feto possui reservas adequadas de oxigênio e consegue lidar com este insulto temporário, contanto que o útero relaxe o suficiente entre as contrações, para que ocorra a transferência dos gases. O intervalo entre as contrações é *essencial* para permitir esta recuperação (Fig. 27.1).

Um feto que não possui reservas adequadas, mesmo quando o útero está relaxado ou que tem reservas muito reduzidas ou mínimas, não pode suportar a privação episódica de oxigênio, associada a cada contração uterina.

Compressão da cabeça

A cabeça fetal está sujeita à pressão quando é comprimida pelo colo uterino e contra a pelve pelas contrações uterinas e, posteriormente, isto é exacerbado pelo esforço materno. A

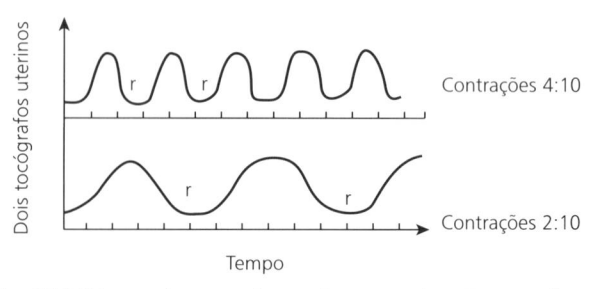

Fig. 27.1 Número de contrações uterinas e sua duração em cada período de 10 minutos e como isto influencia o período de recuperação fetal durante o relaxamento uterino (r), ambas similares com, aproximadamente, 4 minutos.

compressão da cabeça pode produzir uma bradicardia reflexa em razão das mudanças na pressão intracraniana. Esta é uma resposta autonômica normal, porém, obviamente, durante um episódio de bradicardia, a circulação fetal está reduzida, e o feto que já está comprometido será mais afetado por esta agressão temporária de redução de fornecimento de oxigênio para os tecidos.

Compressão do cordão

O cordão umbilical posiciona-se de forma aleatória em torno do feto *in utero* e pode-se enrolar ou ficar muito próximo a alguma parte do feto, de modo que, durante uma contração, pode sofrer compressão. Esta probabilidade aumenta após a ruptura das membranas. As respostas autonômicas normais de um feto saudável a um episódio de compressão do cordão é o resultado da estimulação dos barorreceptores e quimiorreceptores e se desenvolve como descrevemos a seguir.

- A veia umbilical obstrui-se, resultando na redução do débito cardíaco, o que estimula os barorreceptores que causam taquicardia.
- A obstrução da veia umbilical causa uma hipóxia que estimula os quimiorreceptores, e isto provoca uma resposta parassimpática e bradicardia.
- A obstrução da artéria umbilical eleva a resistência periférica, exacerbando a bradicardia.
- Quando as contrações se dissipam, o processo é revertido.

Assim sendo, a compressão do cordão, que é comum, produz um padrão relativamente clássico de desacelerações da frequência cardíaca fetal (FHR) como uma resposta autonômica normal em um feto saudável (Fig. 27.2, padrão 'a'). Entretanto, conforme mencionado anteriormente, cada vez que ocorre uma desaceleração, a circulação fetal é reduzida e, portanto, o relaxamento uterino adequado entre as contrações é vital, para permitir a recuperação da circulação fetal com subsequente perfusão dos tecidos. Desacelerações prolongadas ou repetitivas podem ter um efeito cumulativo (Fig. 27.2). A compressão do cordão é mais frequente, quando existe redução da geleia de Wharton que protege os vasos umbilicais, e isto pode ocorrer nos fetos prematuros ou com crescimento restrito, aumentando o risco pela probabilidade maior de sofrer compressão do cordão e pelo comprometimento prévio das reservas.

▶ Os desafios do trabalho de parto anormal

Infecção

A hipertermia no trabalho de parto está associada a um risco aumentado de dano hipóxico fetal e paralisia cerebral [19]. Os dois processos de hipóxia e sepse parecem potencializar um ao outro, mais do que serem simplesmente aditivos, e este processo pode-se agravar rapidamente, necessitando de um reconhecimento precoce e de uma ação apropriada. Um problema é que a anestesia peridural está associada a uma elevação na temperatura central, e portanto, a hipertermia leve no trabalho de parto é, agora, relativamente comum, e isto pode ser um problema. Pode-se observar uma atitude um tanto relaxada em relação à febre no trabalho de parto e pode ser considerada um sinal de alerta. É necessária uma vigilância clínica, com a devida avaliação e tratamento apropriado.

- Se houver sinais clínicos de infecção, mesmo uma hipertermia leve é considerada uma alteração significativa.
- Se não houver bloqueio regional, a temperatura de 37,5°C é significativa.
- Hipertermia de 38°C com bloqueio regional é significativa.
- O uso de paracetamol não é um tratamento para infecção: ele pode baixar a temperatura pela ação antipirética, e isto é útil, mas não significa que a infecção esteja tratada. "Mascara", desta maneira, um dos sinais de infecção pode ser perigoso.

Em todas estas situações devem ser feitas culturas microbiológicas apropriadas, e iniciado o tratamento com antibiótico. O conhecimento clínico da infecção e do que isto pode significar para a condição fetal, para a reserva fetal e para tolerância do feto ao trabalho de parto são importantes no manejo do trabalho de parto e do parto.

Trabalho de parto prolongado

Durante um trabalho de parto prolongado, o feto precisa tolerar um número maior de contrações uterinas. Isto é comum, quando ocorre má posição fetal, que também está associada a indução do trabalho de parto em gestações pós-termo ou à ruptura prolongada das membranas, que aumentam o risco para o feto (risco adicional de insuficiência uteroplacentária ou infecção, respectivamente).

Atividade uterina hipertônica

Isto pode ocorrer espontaneamente ou pode ser iatrogênico. Quando ocorre hipertonia uterina espontânea, isto pode ser muito grave, porque é provável que esteja associada a sangramento (que pode ser oculto, com hematoma retroplacentário) e, nessa situação, existe um insulto adicional do descola-

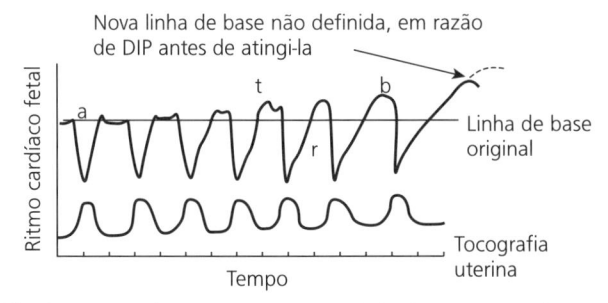

Fig. 27.2 Desacelerações variáveis associadas à compressão do cordão, demonstrando uma desaceleração precoce típica DIP (a). Uma linha de base ascendente (b), taquicardia de recuperação (t) e retardo na recuperação (r) são todos sinais suspeitos.

mento placentário e relaxamento uterino inadequado. Esta situação é muito perigosa, e é provável que a deterioração fetal seja rápida.

Por outro lado, as contrações uterinas hipertônicas iatrogênicas são reversíveis se reconhecidas e tratadas. Elas podem resultar do aumento da sensibilidade ou de dose excessiva de prostaglandina ou de ocitocina. Quando o trabalho de parto é estimulado com ocitocina, o objetivo obstétrico é conseguir um determinado número de contrações a cada 10 minutos, mas decorrente da atenção na contração e não no relaxamento, a hiperestimulação é um problema relativamente comum [20-22]. Se as contrações duram 1 minuto, o objetivo pode ser de 4 contrações em 10 minutos, mas, se elas durarem 2 minutos, a frequência de 4 em 10 minutos irá causar hipóxia fetal (ver Fig. 27.1). O problema adicional aqui é que a ocitocina tende a ser usada no trabalho de parto anormal (p. ex., ruptura prolongada das membranas, induções pós-termo, trabalho de parto prolongado), portanto, existem muitos outros fatores de risco associados para comprometimento fetal. A hiperestimulação, frequentemente, passa despercebida, DAE a infusão de ocitocina é mantida ou até mesmo aumentada, até que ocorram anormalidades no FHR.

Ruptura uterina

O resultado da ruptura uterina é a interrupção catastrófica da oxigenação fetal, e o parto precisa ser efetuado em poucos minutos. No entanto, mesmo com esta patologia dramática, os outros sinais além do sofrimento fetal, observado na monitoração dos batimentos cardíacos, podem ser mínimos, e o diagnóstico frequentemente só é feito na laparotomia [23]. Ter em mente esta possibilidade, quando ocorrem complicações no trabalho de parto ou no trabalho de parto com risco aumentado, pode ajudar a prever o diagnóstico e conduzir a uma ação rápida, caso seja necessário.

Descolamento de placenta

Isto também pode passar despercebido clinicamente, uma vez que o sangramento possa estar oculto, e a dor pode ser difícil de distinguir da dor do trabalho de parto, especialmente no caso de placenta posterior. A atividade uterina hipertônica é um sinal que passa despercebido, frequentemente, porque o foco da atenção tende a ser o coração fetal e não os sinais clínicos e o tocógrafo. Novamente, neste caso, o sinal relativamente tardio de um padrão anormal de FHR é, geralmente, a única indicação de que existe alguma complicação.

Prolapso de cordão

O prolapso de cordão também pode causar parada catastrófica da oxigenação fetal, demandando o parto urgente e pode ser confirmado pelo exame vaginal, depois que as anormalidades cardíacas fetais auscultadas.

DETECTANDO A HIPÓXIA FETAL

▶ Reconhecendo o risco fetal

Como a habilidade do feto para lidar com o trabalho de parto depende da sua condição na admissão para o trabalho de parto, o reconhecimento pré-natal do risco é vital no planejamento de um parto seguro. Uma mulher com risco de comprometimento fetal no trabalho de parto poderá ser atendida de acordo com suas necessidades, enquanto que aquelas com baixo risco podem ser monitoradas menos intensivamente. Seja qual for a técnica utilizada, o objetivo da monitoração intraparto do feto é identificar os sinais precoces de hipóxia para que seja possível uma intervenção oportuna e um parto seguro, antes que ocorra um dano irreversível. Em uma gestação de baixo risco, o método ideal de detecção deveria apresentar um índice baixo de falso-positivo para reduzir o risco de uma intervenção desnecessária; ao contrário, a prioridade para um feto de alto risco deveria ter um método de detecção com um índice baixo de falso-negativo e boa sensibilidade para identificar o problema precocemente.

As diferentes técnicas disponíveis para o monitoração fetal durante o trabalho de parto são discutidas a seguir, porém, é importante destacar que, inevitavelmente, nem todos os casos de alto risco são detectados no período pré-natal, e o feto de 'alto risco' não reconhecido é especialmente vulnerável no trabalho de parto, porque o índice de suspeição está ausente. Portanto, é importante que, em todos os casos na admissão para o trabalho de parto, seja feita uma reavaliação da história e do exame e seja feito um esforço deliberado para confirmar a normalidade antes de proceder com o planejamento do parto.

> ### 💡 Quadro 27.3 Resumo
>
> Avaliação detalhada na admissão em trabalho de parto – esteja alerta às indicações de risco
> - Fatores de risco pré-natais podem ter sido desconsiderados (revisar história pré-natal).
> - Podem ter-se desenvolvido fatores de risco desde a última consulta (fase latente prolongada/ruptura das membranas ou sangramento).
> - Examinar cuidadosamente: crescimento fetal, volume e cor do líquido amniótico, temperatura corporal.
> - Características do trabalho de parto: padrão das contrações uterinas, apresentação fetal.

▶ Líquido amniótico e eliminação de mecônio

Um bom volume de líquido amniótico é um sinal tranquilizador de que o feto não esteve sujeito à hipóxia crônica no período pré-natal (discutido anteriormente). Se não for encontrado líquido no trabalho de parto depois da amniotomia (espontânea ou artificial), a suposição segura deve ser de que existe oligoidrâmnio/anidrâmnio. Todas as parteiras e obstetras experientes já terão visto o mecônio espesso, descrito como 'sopa de ervilhas', após o parto de um feto cujo comprometimento não havia sido reconhecido anteriormente. O segredo clínico é pensar nesta possibilidade e ter claro que a ausência de líquido amniótico indica oligoidrâmnio/anidrâmnio até prova em contrário (p. ex., na sala de parto, isto pode ser avaliado por ecografia).

O outro sinal no trabalho de parto é a cor do líquido amniótico. As diretrizes do *National Institute for Health and Clinical Excellence* (NICE) sobre os cuidados intraparto discutem se a presença de partículas de mecônio é significativa ou não [24], mas trabalhar a partir de princípios fisiopatológicos parece ser uma forma mais lógica de interpretar os sinais.

- Um feto a termo pode ter apresentado mecônio em razão da maturidade, porém se for 'inocente', o mecônio deve ser diluído pelo volume adequado de líquido amniótico.
- Se o feto for pré-termo, a eliminação de mecônio não é normal e pode sugerir infecção ou hipóxia.
- Se o mecônio for espesso, então, por definição, o volume de líquido amniótico está reduzido e reflete insuficiência uteroplacentária e possível comprometimento fetal.
- Se o líquido amniótico estiver claro e, então, se tornar manchado de mecônio, sugere-se que o feto pode estar comprometido, e isto pode-se dever à hipóxia ou infecção.

Monitoração fetal no trabalho de parto

A procura de sinais e reconhecer a condição à reposta normal do feto ao estresse fisiológico e a resposta aos insultos patológicos a que ele está exposto configuram a parte mais importante da monitoração fetal no trabalho de parto. Omitir este processo fundamental na admissão em trabalho de parto e partir diretamente para a monitoração do FHR pressupõe que todos os fetos possuem as mesmas reservas e vulnerabilidades. As discussões anteriores demonstram o quanto são errados estes pressupostos: ter um índice de suspeição com base em informações e uma provável justificaticativa fisiopatológica que inclua alterações desde o período pré-natal e até o trabalho de parto aumentam as chances de que os sinais de comprometimento sejam detectados precocemente. Esperar até que os eventos estejam evidentes é impensável e perigoso, pois poderá ser tarde demais para corrigi-los. Esperar que um sistema de monitoração determine as decisões clínicas é irrealista, ilógico e perigoso.

O outro ponto importante a ser destacado antes de avaliar as diferentes técnicas para a monitoração fetal no trabalho de parto é a margem de erro que existe entre os extremos da falha em reconhecer um feto em sofrimento (que pode resultar em dano/morte) e a identificação incorreta de um feto saudável como estando em dificuldade e sujeitando-se a mãe a um parto cirúrgico desnecessário. Ao revisar as diferentes técnicas de monitoração é interessante observar que a relação de custo/benefício está entre o aumento do parto cirúrgico e o aumento da morbidade neonatal, e o risco relativo destes dependerá das prevalências prévias da patologia; por isso a recomendação do NICE para que as mulheres com baixo risco sejam monitoradas diferentemente das mulheres com alto risco [24]. Isto não exclui a obrigação de fazer um aconselhamento da gestante no período pré-natal, apresentando as vantagens e desvantagens, para envolvê-la nas decisões em torno dos seus cuidados durante o trabalho de parto, particularmente o plano de monitoração fetal. Os resultados a longo prazo de paralisia cerebral e morte são raros, e a diferença estatisticamente significativa entre as diferentes modalidades de monitoração em gestações de baixo risco ainda precisa ser demonstrada, embora as convulsões neonatais sejam uma preocupação significativa e não devam ser ignoradas.

Historicamente, a ausculta cardíaca fetal é o método principal de monitoração do feto no trabalho de parto, mas isto não informa se o suprimento de oxigênio é adequado para o metabolismo fetal. Se o suprimento não for adequado e o metabolismo anaeróbico estiver ocorrendo, então por definição existe hipóxia fetal e é provável que piore. No entanto, não existe uma medida contínua direta do pH fetal, e mesmo que houvesse ela seria invasiva e, provavelmente, seria impraticável para a monitoração fetal de rotina. Poderá ser realizada amostra seriada do sangue fetal (FBS) naqueles que apresentarem sinais de possível comprometimento, e isto tem sido usado, quando ocorrem anormalidades no padrão do FHR (discutido em maiores detalhes a seguir). A oximetria fetal tem sido explorada como um método para medir a saturação de oxigênio fetal e é usada em combinação com a monitoração dos FHRs, mas os ensaios clínicos randomizados não apresentaram evidências convincentes de sua utilidade [25-27]. A espectroscopia de infravermelho também foi explorada [28,29], mas não foi submetida a ensaios clínicos randomizados [30].

Ritmo cardíaco fetal

A monitoração dos FHRs é a principal técnica usada para complementar o exame clínico de avaliação fetal intraparto. A frequência cardíaca fetal é influenciada por muitos fatores que agem, em sua maior parte, através de duas vias do sistema nervoso autônomo: o sistema nervoso simpático, cuja estimulação acelera o ritmo, e o sistema nervoso parassimpático, cuja estimulação reduz o ritmo. O ritmo cardíaco se mantém em um estado de variação constante, enquanto esses dois mecanismos se opõem para manter a homeostase. As duas vias do sistema nervoso são responsivas aos estresses do parto, incluindo alterações nos níveis de oxigênio (via quimiorreceptores), alterações na circulação fetal (via barorreceptores) e infecção, e estes estresses estão indiretamente refletidos no padrão da frequência cardíaca fetal. A isquemia no miocárdio, também, produz bradicardia fetal. Por isso, a ausculta dos FHR fornece um indicador razoável da condição fetal. Este tema é abordado com mais detalhes no programa K2 de ensino *on-line*.

> **Quadro 27.4 Resumo**
>
> Características do ritmo cardíaco fetal:
> - A variabilidade na linha de base é o parâmetro mais útil no exame da hipóxia fetal.
> - A linha de base do ritmo cardíaco eleva-se com o estresse crônico que inclui infecção e hipóxia.
> - A linha de base do ritmo cardíaco não deve cair durante o trabalho de parto; caso caia, isto reflete hipóxia.
> - As acelerações são um sinal saudável.
> - As desacelerações ocorrem em razão da:
>   - compressão da cabeça (uniformes e devem ser precoces);
>   - compressão do cordão (variáveis e devem ser precoces; ver Fig. 27.2) e
>   - hipóxia (tardias e uniformes ou existem como extensões dos DIPs [desacelerações precoces] anteriormente)
> - O que acontece no braço direito da desaceleração mostra como o feto está enfrentando o estresse (Fig. 27.3).

As diretrizes do NICE para os cuidados intraparto [24] classificam as características da frequência cardíaca fetal para auxiliar na interpretação do bem-estar fetal. A Tabela 27.2 resume as características definidas pelo NICE, mas é mportante salientar que os valores da linha de base normais são extraídos de *populações* de fetos saudáveis; isto significa que a linha de base pode variar de 110 para 160 bpm ou de 160 para 110 bpm durante o curso do trabalho de parto. Uma pequena elevação na linha de base (~20 bpm) durante o curso do trabalho de parto é frequente em razão da estimulação simpática (via adrenalina), porém sugere que pode ser secundária ao estresse como hipóxia ou infecção; a linha de base raramente cai durante o trabalho de parto (a menos que a sepse seja tratada, por exemplo) e deve-se suspeitar de hipóxia.

As alterações na linha de base são importantes e merecem uma palavra de alerta: os traçados de cardiotocografia são, geralmente, dobrados e guardados, enquanto os traçados da cardiotocografia computadorizados exibem apenas uma pequena parte da frequência cardíaca em um determinado momento. Em ambas as situações, a avaliação adequada de um traçado exige que ele seja desdobrado para que possa ser avaliado integralmente. Se isso não for feito, a consequência é perder os sinais importantes de deterioração da saúde fetal.

A classificação do NICE [24] relaciona estes parâmetros para definir o traçado normal, o suspeito e o patológico, conforme apresentado na Tabela 27.3, onde são incluídas as ações sugeridas para cada uma.

Técnicas de monitoração da frequência cardíaca

Qual a melhor forma de monitorar o coração fetal? As opções estão entre a auscultação intermitente (usando diretamente um estetoscópio de Pinard ou através de um transdutor de ultrassom, usando Doppler) ou o registro contínuo através de transdutor Doppler ou eletrodos no escalpo fetal.

Auscultação intermitente

A auscultação direta do coração fetal com um Pinard foi útil no passado, mas embora o aparelho seja pequeno e barato,

Tabela 27.2 Resumo da classificação do NICE das características dos batimentos cardíacos fetais

Característica	Linha de base (bpm)	Variabilidade (bpm)	Desacelerações	Acelerações
Tranquilizadora	110-160	≥ 5	Nenhuma	Presente
Não tranquilizadora	100-109/161-180	< 5 por 40-90 min	Variáveis por > 90 min em 50% das contrações Queda única prolongada por < 3 min	Ausência de significância clínica, se todas as outras características forem normais
Anormal	< 100/> 180 Sinusoidal por > 10 min	< 5 por > 90 min	Quedas atípicas ou tardias em > 50% das contrações por > 30 min Queda prolongada por > 3 min	

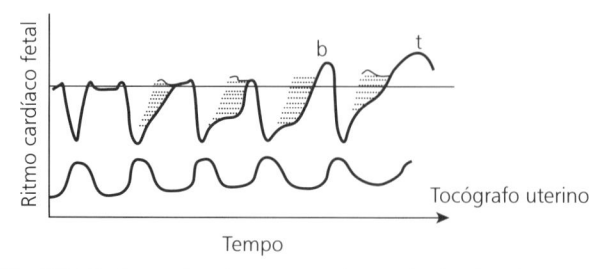

Fig. 27.3 Sinais suspeitos de comprometimento fetal. A fase de recuperação de cada desaceleração (braço direito de cada queda) apresenta maior duração nas contrações sucessivas (áreas sombreadas), e a linha de base se eleva (b) com taquicardia de rebote (t).

Tabela 27.3 Ação necessária com anormalidades dos batimentos cardíacos fetais

Definição	Características	Ação necessária
Normal	Todas as quatro características são tranquilizadoras	Continuar
Suspeita	Uma característica é não tranquilizadora, mas todas as outras características são tranquilizadoras	Exame obstétrico e tratar causa/mudar posição
Anormal	Duas ou mais características são não tranquilizadoras ou uma característica é anormal	Amostra do sangue fetal ou parto imediato

tem a desvantagem de ser ouvido apenas pela pessoa que o está usando, e o ritmo precisa ser calculado pelo ouvinte. O dispositivo manual de Sonardoppler é pequeno e portátil, tem a vantagem de amplificar o som, de modo que a mulher e os outros atendentes possam ouvir os batimentos cardíacos, e pode-se exibir digitalmente a frequência cardíaca. O único registro destes batimentos cardíacos é feito manualmente nas anotações sobre o caso. A auscultação deve ser feita após a contração durante um minuto em cada ocasião: a cada 15 minutos no primeiro período do trabalho de parto e, pelo menos, a cada 5 minutos no segundo período. Não existem evidências que demonstrem o desempenho de uma técnica em relação à outra, mas um ensaio clínico, realizado no Zimbabwe, encontrou mais intervenções obstétricas e menos complicações neonatais, quando foi usado o aparelho de Sonardoppler comparado ao estetoscópio de Pinard [31].

Existem problemas com a auscultação intermitente: primeiro, na prática clínica, a auscultação é geralmente realizada durante menos de 1 minuto [2] e, em segundo lugar, como a frequência cardíaca varia durante o curso deste minuto, a recomendação é de que seja calculada a média [24]. Este último ponto é digno de nota: a variabilidade na linha de base e as mudanças na linha de base são de importância primordial na avaliação do bem-estar fetal e, por conseguinte, o cálculo da média do ritmo cardíaco elimina ambas. O registro da variação é uma prática comum (p. ex., 120-150 com acelerações e sem desacelerações), porém não é o ideal sem a definição da linha de base; mesmo, em um traçado, é difícil distinguir as acelerações e desacelerações e é ainda muito mais difícil quando simplesmente se ausculta. Isto pode explicar por que os ensaios clínicos randomizados e controlados têm demonstrado consistentemente um aumento nas convulsões neonatais em gestações de baixo risco monitoradas pelo uso de auscultação intermitente, comparada à monitoração eletrônica contínua (EFM) [24,33] (Tabela 27.4). Entretanto, como não existe diferença estatisticamente significativa nos índices de paralisia cerebral ou mortalidade infantil, esta desvantagem deve ser ponderada na comparação ao risco reduzido do parto cirúrgico, associado à auscultação intermitente.

Cardiotocografia na admissão

Em decorrência da importância da avaliação e da estratificação do risco na admissão ao trabalho de parto e às desvantagens da ausculta intermitente, o conceito de cardiotocografia (CTG) "rápida", feita na admissão para ajudar a diferenciar o feto de alto risco do de baixo risco, é um procedimento lógico. Infelizmente, o CTG de admissão em gestações clinicamente de baixo risco não é benéfico, porque elas estão associadas a um aumento nas intervenções sem melhora nos resultados [34].

Cardiotocografia

A monitoração eletrônica impressa dos FHRs permite o registro contínuo contemporâneo do ritmo cardíaco, e esse registro é permanente. A linha de base e sua variabilidade são relativamente fáceis de definir, e as acelerações ou desacelerações a partir da linha de base podem ser estudadas. Esta é uma ferramenta sensível para documentar as alterações no ritmo cardíaco. Comparado à auscultação intermitente, o seu uso melhora os resultados fetais, com menos convulsões neonatais [33], porém impede a mobilidade materna (a menos que sejam usados transdutores de telemetria) e tende a distrair a atenção dos cuidados com a mulher para o monitor [32] e está associado ao aumento de intervenções obstétricas (todas as formas de parto cirúrgico).

A vantagem da EFM é sua alta sensibilidade que permite detectar o feto em possível risco, mas decorrente de sua baixa especificidade, um traçado anormal não significa que o feto esteja necessariamente hipóxico. A necessidade de melhorar o valor preditivo da EFM e de reduzir a desvantagem relacionada com os índices aumentados de parto cirúrgico direcionou as pesquisas para investigação de técnicas complementares à EFM, quando o traçado não é tranquilizador. A oximetria do pulso e espectroscopia de infravermelho já foram mencionadas e ainda não são clinicamente úteis [26-30]. A estimulação vibroacústica para avaliação fetal no trabalho de parto, quando a EFM não é tranquilizadora, seria uma ferramenta lógica a explorar, mas não existem ensaios clínicos controlados e randomizados a respeito [35]. A técnica mais invasiva de análise seriada do sangue (FBS) do escalpo fetal durante o trabalho de parto está integrada aos cuidados intraparto como um coadjuvante da EFM e já foi submetida a ensaios clínicos.

Amostra do sangue fetal

A redução dos partos cirúrgicos relatada anteriormente, quando eram usados a EFM associada à FBS, não é apoiada pela revisão mais recente da Cochrane [33], mas ainda é parte integrante do processo de monitoração fetal intraparto e recomendado pelo NICE [24], exceto nos casos de comprometimento fetal agudo em que é necessário um parto de emergência, infecção materna (p. ex., HIV e hepatite), distúrbios hemorrágicos fetais e prematuridade (< 34 semanas). As mensurações feitas com FBS incluem o pH e os valores da gasometria, porém mais recentemente foi medido o lactato

Tabela 27.4 Ensaios clínicos controlados e randomizados que compararam a monitoração eletrônica fetal e auscultação intermitente (os valores são do risco relativo com 95% do intervalo de confiança entre parênteses)

	Todas as mulheres[*]	Gestações de baixo risco[+]
Convulsão neonatal	0,5 (0,31-0,80)	0,36 (0,16-0,81)
Mortalidade perinatal	0,85 (0,59-1,23)	1,02 (0,31-3,31)
Parto vaginal instrumental	1,16 (1,01-1,32)	
Cesariana	1,66 (1,30-2,13)	
Total de partos cirúrgicos		1,35 (1,09-1,67)

[*] Em mais de 37.000 gestações (12 ensaios) [33].
[+] Subgrupo do NICE em três ensaios de gestações de baixo risco [24].

fetal. Para isto é necessário um volume menor de sangue, e isto pode ser uma vantagem em relação à estimativa do pH. Esta comparação entre as medidas do pH e do lactato usando o sangue fetal foi recentemente objeto de dois ensaios clínicos controlados e randomizados, envolvendo mais de 3.348 mulheres. Embora não tenham sido encontradas diferenças nos resultados fetais ou nos índices de parto cirúrgico, o sucesso da FBS foi maior no grupo do lactato em razão do menor volume de sangue necessário para a análise [36]. Todas as amostras de FBS devem ser coletadas com a mulher em posição de decúbito lateral esquerdo para evitar compressão aortocava durante o procedimento [24].

Interpretação dos resultados da FBS

A interpretação dos resultados da FBS precisa incluir as condições clínicas e os fatores de risco que afetam a mãe e o feto e deve considerar o fato de que um resultado reflete apenas o pH/lactato naquele momento. Uma leitura isolada, mesmo que normal, não significa que não existem problemas, pois o processo de acidose metabólica pode estar apenas começando (a hipoxemia evolui para hipóxia, conforme descrito em detalhes anteriormente), e a deterioração pode ser rápida, dependendo da causa. Um CTG patológico requer repetição da FBS, mesmo que o resultado anterior tenha sido normal. A análise das características do CTG, do resultado original e, mais importante, das características clínicas do caso pode ajudar a avaliar a tendência da deterioração fetal e o momento de repetir a amostra [24] (Tabela 27.5).

O objetivo é realizar o parto antes que ocorra dano fetal irreversível e esperar até que ocorra uma acidose grave para justificar a intervenção não é racional, se a chance de parto vaginal for remota, e a condição fetal já estiver se deteriorando. Portanto, duas amostras sucessivas de sangue fetal, com uma hora de intervalo, com pH de 7,35 e 7,25 não devem ser tranquilizadoras: este feto está apresentando uma rápida piora, e o valor do pH pode estar acima de 7,20 dentro de 1 hora. A decisão clínica é determinada pela dilatação: se a mulher estiver com 9 cm de dilatação e progredindo rapidamente (nesse caso, repetir a ASF em 30 minutos permitirá o progresso até a dilatação completa e o parto vaginal) ou se ela ainda estiver com 4 cm de dilatação apesar do uso de ocitocina durante as últimas 4 horas (nesse caso, pode ser mais adequado fazer o parto imediato por cesariana). O julgamento clínico deve sempre complementar as regras básicas sugeridas como um guia: estas regras não devem ser seguidas sem o pensamento clínico.

Dilemas associados à amostra de sangue fetal

As anormalidades nos FHRs e as infusões de ocitocina podem causar muitas complicações, e a condutas variam entre a interrupção da infusão de ocitocina até que cessem as anormalidades nos FHRs ou até que seja realizada a FBS, e o resultado esteja normal ou continuar a infusão e realizar FBS. As contrações são necessárias para o progresso do trabalho de parto, portanto a avaliação das contrações uterinas é o principal fator para tomar uma decisão. A infusão de ocitocina deverá continuar, se as contrações e o relaxamento uterinos forem adequados (veja anteriormente), mas se as condições cardíacas fetais exigirem uma FBS, ela deve ser feita. O NICE recomenda interromper o uso de ocitocina, se o traçado for patológico até que seja conhecido o resultado da FBS; se for normal, a infusão de ocitocina poderá ser reiniciada [24]. A FBS deve ser repetida para confirmar a evolução da saúde fetal com a progressão e o aumento das contrações.

A FBS é raramente indicada na dilatação completa, pois nessa situação um CTG patológico, em geral, é indicação para o parto. No entanto, um resultado normal da FBS pode permitir a descida e rotação da apresentação, permitindo um parto simples no lugar de um parto cirúrgico mais complexo. Nessa situação, é preciso considerar que a condição fetal pode-se deteriorar mais rapidamente no segundo período do que no primeiro período (decorrente do esforço materno), e esta conduta tem um risco bastante elevado, portanto o obstetra deve estar preparado para realizar o parto, caso o CTG se deteriore.

A FBS é raramente recomendada na presença de uma cicatriz uterina, pois, nesse caso, as alterações das FBSs são frequentemente o primeiro sinal de complicação, e a FBS pode apresentar resultados falsamente tranquilizadores em uma situação que pode rapidamente se transformar em morte fetal. Esta decisão deve ser tomada com base em uma segunda opinião de consultoria.

ECG fetal

Análise do segmento ST

Um avanço relativamente recente na monitoração cardíaca fetal foi a introdução da análise computadorizada do ECG

Tabela 27.5 Classificação das amostras do sangue fetal

pH	Interpretação	Ação sugerida pelo NICE [24]	Ação clínica apropriada
≥ 7,25	Normal	Repetir em 1 hora, se o traçado permanecer patológico, ou antes, dependendo do traçado	As características clínicas também devem influenciar este momento, e a queda nos resultados indica comprometimento (ver texto)
7,21-7,24	Limítrofe	Repetir em 30 minutos ou antes, dependendo do traçado	As características clínicas irão determinar se esta amostra repetida é sensível ou se o parto deve ser realizado (ver texto)
≤ 7,20	Anormal	Solicitar segunda opinião obstétrica de um consultor	O parto é necessário, e o consultor deve ser informado, mas isto não deve retardar o parto

fetal, particularmente do segmento ST. O ECG fetal é realizado por um eletrodo interno (conectado ao escalpo fetal) e a impressão mostra quando existe um evento do ST, a saber, elevação do segmento ST, sugerindo hipóxia miocárdica. Os primeiros ensaios clínicos randomizados [37-39] que avaliaram esse método de complementação do CTG mostraram melhores resultados neonatais e menos partos cirúrgicos, mas seu uso foi decepcionante, com inúmeros relatos de problemas durante a aplicação da técnica na prática clínica de rotina [40-42]. Além disso, a revisão da Cochrane mais atualizada sugere muita cautela na interpretação dos resultados, pois um dos cinco ensaios clínicos incluídos pode não ser completamente confiável e, atualmente, está sendo submetido a uma investigação pela sua respectiva universidade [43]. Portanto, as estatísticas desta metanálise não são repetidas aqui, mas não sugerem diferença na acidose metabólica grave, no índice de cesarianas, índices de Apgar abaixo de 7 aos 5 minutos ou na admissão na unidade neonatal, embora pareça haver menos amostras de sangue fetal e menos partos vaginais cirúrgicos.

As dificuldades com este método de monitoração surgem em razão dos seguintes aspectos:

- Os eventos do ST são frequentes entre os controles (50%) com CTG normal e valores normais dos gases no cordão [42].

- Os eventos do ST, juntamente com os padrões anormais do CTG, aparecem tarde no processo hipóxico e são inconsistentes (50% na acidose metabólica moderada, 67% na acidose grave) [42].

- Se o evento do ST preceder o início da monitoração, ele pode não ser registrado [41].

Uma revisão dos primeiros 1.502 casos monitorados em um hospital-escola no Reino Unido não mostrou melhora nos índices de parto cirúrgico de emergência ou de encefalopatia neonatal [40]. O ponto essencial da discussão é que a decisão clínica deve incluir a interpretação precisa do CTG além do registro do evento do ST, mas os resultados da análise do ST foram apresentados como se a ST fosse responsável pela redução das intervenções, sendo 'melhor' do que o CTG e, portanto, não é de causar surpresa que os usuários tenham a tendência a ignorar um CTG patológico, se não existe um evento do ST [44].

ECG fetal não invasivo

A outra desvantagem da análise do ST é o eletrodo espiral interno no escalpo, que cria o risco de trauma no escalpo e contaminação com infecção. Existe um trabalho em andamento atualmente que explora a captação do sinal e a viabilidade de eletrodos externos colocados no abdome materno [45]. Isto evitaria o problema do eletrodo espiral, mas ainda permanecem as dificuldades com a análise do ST e como relacioná-la às interpretações do CTG na prática clínica.

O FUTURO

Permanece o conflito entre a necessidade de detectar o risco fetal, realizar o parto imediato e, ao mesmo tempo, evitar as intervenções desnecessárias. As sugestões e exemplos de pesquisas procuram demonstrar, onde é necessário o desenvolvimento para aprimorar esta ciência inexata.

- A detecção pré-natal da restrição do crescimento fetal pode ser aprimorada pelo uso de gráficos personalizados, e os cuidados pré-natais e a avaliação na admissão para o trabalho de parto poderão ajudar na classificação das gestantes como de alto ou baixo risco.

- As técnicas de auscultação intermitente nas gestações de baixo risco podem ser mais exploradas para definir se uma especificação mais detalhada da linha de base (e variabilidade com relação a esta linha de base) pode melhorar os resultados neonatais em comparação ao registro de um índice médio ou de uma variação dos FHRs.

- A análise computadorizada do CTG está bem estabelecida na EFM e melhorou a sua precisão (quando a falha em preencher os critérios de Dawes e Redman está associada à acidose e morte intrauterina) [46,47]. O desenvolvimento desta ferramenta para aplicação no CTG intraparto tem apresentado resultados promissores [48], e outros ensaios de sistemas inteligentes estão em andamento.

- Indicadores clínicos que alertem o clínico em tempo real durante a EFM e que levem em conta fatores clínicos e os parâmetros do CTG podem aprimorar a detecção do comprometimento fetal, mas nunca substituirão o discernimento clínico. A manutenção de uma visão crítica, alerta e questionadora do quadro clínico como um todo sempre será necessária e altamente valorizada. Não há lugar para condescendência, e a expectativa de que as máquinas dirão aos clínicos o que fazer é irrealista.

RESUMO

A monitoração fetal intraparto deve partir de uma postura clinicamente questionadora em que todos os fatores pré-natais são assimilados e acrescentados a observações na admissão para o trabalho de parto. A distinção entre gestações de baixo e alto riscos indicará a direção de uma abordagem particular da monitoração fetal, mas é importante lembrar que seja qual for a técnica escolhida, nenhuma será infalível, e serão necessárias vigilância contínua e conhecimento da evolução clínica durante o trabalho de parto. A previsão de hipóxia deve auxiliar no reconhecimento precoce de problemas para que uma ação apropriada possa evitar tanto as intervenções desnecessárias quanto uma inatividade inadequada que poderiam conduzir a danos irreversíveis ao feto.

REFERÊNCIAS

1. K2 fetal monitoring training system. Available at: https://training.k2ms.com.
2. Eskes TK, Jongsma HW, Houx PC. Percentiles for gas values in human umbilical cord blood. *Eur J Obstet Gynecol Reprod Biol* 1983;14:341-346.

3. Westgate J, Garibaldi JM, Greene KR. Umbilical cord blood gas analysis at delivery: a time for quality data. *Br J Obstet Gynaecol* 1994;101:1054-1063.
4. Arikan GM, Scholz HS, Petru E, Haeusler MCH, Haas J, Weiss PAM. Cord blood oxygen saturation in vigorous infants at birth: what is normal? *BJOG* 2000;107:987-994.
5. Low JA, Lindsay BG, Derrick EJ. Threshold of metabolic acidosis associated with newborn complications. *Am J Obstet Gynecol* 1997;177:1391-1394.
6. Malin GL, Morris RK, Khan KS. Strength of association between umbilical cord pH and perinatal and long term outcomes: systematic review and meta-analysis. *BMJ* 2010;340:1471.
7. Goldaber KG, Gilstrap LC III, Leveno KJ, Dax JS, McIntire DD. Pathologic fetal acidemia. *Obstet Gynecol* 1991;78:1103-1107.
8. Sehdev HM, Stamilio DM, Macones GA, Graham E, Morgan MA. Predictive factors for neonatal morbidity in neonates with an umbilical arterial cord pH less than 7.00. *Am J Obstet Gynecol* 1997;177:1030-1034.
9. Goodwin TM, Belai I, Hernandez P, Durand M, Paul RH. Asphyxial complications in the term newborn with severe umbilical acidemia. *Am J Obstet Gynecol* 1992;167:1506-1512.
10. Graham EM, Ruis KA, Hartman AL, Northington FJ, Fox HE. A systematic review of the role of intrapartum hypoxia–ischemia in the causation of neonatal encephalopathy. *Am J Obstet Gynecol* 2008;199:587-595.
11. Chief Medical Officer. *On the State of Public Health: Annual Report of the Chief Medical Officer 2007*. Available at: www.dh.gov.uk/en/Publicationsandstatistics/Publications/Annual Reports/DH_086176.
12. Confidential Enquiry into Maternal and Child Health. *Peri-natal Mortality 2007*. London: CEMACH, 2009. Available at: www.cemach.org.uk/getattachment/bc6ad9f0-5274-486d-b61a-8770a0ab43e7/Perinatal-Mortality-2007.aspx.
13. Maternal and Child Health Research Consortium. *Confidential Enquiry into Stillbirths and Deaths in Infancy*, 4th Annual Report, 1 January-31 December 1995. London: Maternal and Child Health Research Consortium, 1997.
14. MacLennan A. A template for defining a causal relation between acute intrapartum events and cerebral palsy: international consensus statement. *BMJ* 1999;319:1054-1059.
15. ACOG Committee Opinion. Use and abuse of the Apgar score. Number 174, July 1996 (replaces No. 49, November 1986). Committee on Obstetric Practice and American Academy of Pediatrics: Committee on Fetus and Newborn. American College of Obstetricians and Gynaecologists. *Int J Gynaecol Obstet* 1996;54:303-305.
16. American Congress of Obstetricians and Gynecologists Task Force on Neonatal Encephalopathy and Cerebral Palsy. *Neonatal Encephalopathy and Cerebral Palsy: Defining the Pathogenesis and Pathophysiology*. Washington, DC: ACOG, 2011.
17. Azzopardi DV, Strohm B, Edwards AD et al. Moderate hypothermia to treat perinatal asphyxial encephalopathy. *N Engl J Med* 2009;361:1349-1358.
18. Edwards AD, Brocklehurst P, Gunn AJ et al. Neurological outcomes at 18 months of age after moderate hypothermia for perinatal hypoxic ischaemic encephalopathy: synthesis and meta-analysis of trial data. *BMJ* 2010;340:c397.
19. Grether JK, Nelson KB. Maternal infection and cerebral palsy in infants of normal birth weight. *JAMA* 1997;278:207-211.
20. Jonsson M, Norden SL, Hanson U. Analysis of malpractice claims with a focus on oxytocin use in labour. *Acta Obstet Gynecol Scand* 2007;86:315-319.
21. Berglund S, Grunewald C, Pettersson H, Cnattingius S. Severe asphyxia due to delivery-related malpractice in Sweden 1990-2005. *BJOG* 2008;115:316-323.
22. Jonsson M, Norden-Lindeberg S, Ostlund I, Hanson U. Metabolic acidosis at birth and suboptimal care: illustration of the gap between knowledge and practice. *BJOG* 2009;116:1453-1460.
23. Maternal and Child Health Research Consortium. *Confidential Enquiry into Stillbirths and Deaths in Infancy: 5th Annual Report: Focus on Ruptured Uterus*. London: Maternal and Child Health Research Consortium, 1998.
24. National Institute for Health and Clinical Excellence. *Intrapar-tum Care: Management and Delivery of Care to Women in Labour*. Clinical Guideline CG55, 2007. Available at: http://guidance.nice.org.uk/CG55/Guidance/pdf/English.
25. Garite TJ, Dildy GA, McNamara H et al. A multicentre controlled trial of fetal pulse oximetry in the intrapartum management of non-reassuring fetal heart rate patterns. *Am J Obstet Gynecol* 2000;183:1049-1058.
26. Kuhnert M, Schmidt S Intrapartum management of non-reassuring fetal heart rate patterns: a randomised controlled trial of fetal pulse oximetry. *Am J Obstet Gynecol* 2004;191:1989-1995.
27. East CE, Chan FY, Colditz PB, Begg L. Fetal pulse oximetry for fetal assessment in labour. *Cochrane Database Syst Rev* 2007;(2):CD004075.
28. Peebles DM, Edwards AD, Wyatt JS. Changes in human fetal cerebral haemoglobin concentration and oxygenation during labour measured by near-infrared spectroscopy. *Am J Obstet Gynecol* 1992;166:1369-1373.
29. Aldrich CJ, D'Antona D, Wyatt JS, Spencer JA, Peedles DM, Reynolds EO. Fetal cerebral oxygenation measured by near-infrared spectroscopy shortly before birth and acid–base status at birth. *Obstet Gynecol* 1994;84:861-866.
30. Mozurkewich EL, Wolf FM. Near-infrared spectroscopy for fetal assessment during labour. *Cochrane Database Syst Rev* 2000;(3):CD002254.
31. Mahomed K, Nyoni R, Mulambo T et al. Randomised controlled trial of intrapartum fetal heart rate monitoring. *BMJ* 1994;308:497-500.
32. Altaf S, Oppenheimer C, Shaw R, Waugh J, Dixon-Woods M. Practices and views on fetal heart monitoring: a structured observation and interview study. *BJOG* 2006;113:409-418.
33. Alfirevic Z, Devane D, Gyte GML. Continuous cardiotocography (CTG) as a form of electronic fetal monitoring (EFM) for fetal assessment during labour. *Cochrane Database Syst Rev* 2006;(3):CD006066.
34. Blix E, Reiner LM, Klovning A et al. Prognostic value of labour admission test and its effectiveness compared with auscultation only: a systematic review. *BJOG* 2005;112:1595-1604.
35. East CE, Smyth RMD, Leader LR, Henshall NE, Colditz PB, Tan KH. Vibroacoustic stimulation for fetal assessment in labour in the presence of a non-reassuring fetal heart rate trace. *Cochrane Database Syst Rev* 2005;(2):CD004664.
36. East CE, Leader LR, Sheehan P, Henshall NE, Colditz PB. Intrapartum fetal scalp lactate sampling for fetal assessment in the presence of a non-reassuring fetal heart rate trace. *Cochrane Database Syst Rev* 2010;(3):CD006174.
37. Westgate J, Harris M, Curnow JS, Greene KR. Plymouth randomised trial of cardiotocogram only versus ST waveform plus cardiotocogram for intrapartum monitoring in 2400 cases. *Am J Obstet Gynecol* 1993;169:1151-1160.
38. Amer-Wahlin I, Hellsten C, Noren H et al. Cardiotocography only versus cardiotocography plus ST analysis of fetal electrocardiogram for intrapartum fetal monitoring: a Swedish randomised controlled trial. *Lancet* 2001;358:534-538.
39. Ojala K, Vaarasmaki M, Makikallio K, Valkama M, Tekay A. A comparison of intrapartum automated fetal electrocardiography and conventional cardiotocography: a randomised controlled study. *BJOG* 2006;113:419-423.

40. Doria V, Papageorghiou AT, Gustafsson A, Ugwumadu A, Farrer K, Arulkumaran S. Review of the first 1502 cases of ECG-ST waveform analysis during labour in a teaching hospital. *BJOG* 2007;114:1202-1207.
41. Westerhuis ME, Kwee A, van Ginkel AA, Drogtrop AP, Gyselaers WJ, Visser GH. Limitations of ST analysis in clinical practice: three cases of intrapartum metabolic acidosis. *BJOG* 2007;114:1194-1201.
42. Melin M, Bonnevier A, Cardell M, Hogan L, Herbst A. Changes in the ST-interval segment of the fetal electrocardiogram in relation to acid-base status at birth. *BJOG* 2008;115:1669-1675.
43. Neilson JP. Fetal electrocardiogram (ECG) for fetal monitoring during labour. *Cochrane Database Syst Rev* 2006;(3):CD000116.
44. Apantaku OO. Review of the first 1502 cases of ECG-ST waveform analysis during labour in a teaching hospital [Letter]. *BJOG* 2008;115:922-923.
45. Cleal JK, Thomas M, Hanson MA, Paterson-Brown S, Gardiner HM, Greene LR. Noninvasive fetal electrocardiography following intermittent umbilical cord occlusion in the preterm ovine fetus. *BJOG* 2010;117:438-444.
46. Dawes GS, Moulden M, Redman CWG. Short-term fetal heart-rate variation, deceleration and umbilical flow velocity waveforms before labour. *Obstet Gynecol* 1992;80:673-678.
47. Street P, Dawes GS, Moulden M, Redman CWG. Short-term variation in abnormal antenatal fetal heart rate records. *Am J Obstet Gynecol* 1991;165:515-523.
48. Schiermeier S, Pildner von Steinburg S, Thieme A *et al.* Sensi-tivity and specificity of intrapartum computerised FIGO criteria for cardiotocography and fetal scalp pH during labour: multicentre, observational study. *BJOG* 2008;115:1557-1563.

LEITURAS ADICIONAIS

Confidential Enquiry into Maternal and Child Health. *Perinatal Mortality 2007*. London: CEMACH, 2009. Available at: www.cemach.org.uk/getattachment/bc6ad9f0-5274-486d-b61a-8770a0ab43e7/Perinatal-Mortality-2007.aspx.

K2 fetal monitoring training system. Available at: https://training.k2 ms.com.

National Institute for Health and Clinical Excellence. *Intrapartum Care: Management and Delivery of Care to Women in Labour*. Clinical Guideline CG55, 2007. Available at: http://guidance.nice.org.uk/CG55/Guidance/pdf/English.

Royal College of Obstetricians and Gynaecologists. *Intrauterine Infection and Perinatal Brain Injury*. Scientific Advisory Committee Opinion Paper 3, 2007. Available at: www.rcog.org.uk/files/rcog-corp/uploaded-files/SAC3IntrauterineInfection2007.pdf.

Capítulo 28

Parto Pré-Termo

Phillip Bennett
Imperial College London, London, UK

EPIDEMIOLOGIA

▶ Definições

O nascimento pré-termo é definido como o parto antes de 37 semanas completas de gestação. No Reino Unido, a Emenda de 1992 à Lei de Preservação à Vida do Bebê definiu o limite de viabilidade em 24 semanas. No entanto, um número pequeno de recém-nascidos com 23 semanas irá sobreviver. A mortalidade e morbidade dos recém-nascidos pré-termo após 32 semanas de gestação são semelhantes às dos recém-nascidos a termo. O risco de mortalidade neonatal ou de sobrevivência com deficiência torna-se significativo em fetos muito prematuros, definidos como aqueles nascidos entre 28 e 32 semanas, porém é ainda mais significativo em fetos extremamente prematuros, definidos como aqueles que nasceram antes de 28 semanas. Na prática obstétrica moderna, a avaliação da idade gestacional está fundamentada tanto na data do último período menstrual, quanto na biometria fetal com ultrassonografia. No passado, entretanto, a avaliação da idade gestacional nem sempre era precisa, e as estatísticas pediátricas podem estar, com base mais no peso ao nascimento do que nos dados da idade gestacional. Baixo peso ao nascimento é definido como menos de 2,25 kg, peso muito baixo ao nascimento como menos de 1,5 kg e peso extremamente baixo ao nascimento como menos de 1 kg. A utilização destas definições para descrever os dados dos resultados acaba por confundir a distinção entre fetos prematuros e fetos pequenos para a idade gestacional, particularmente na categoria de baixo peso ao nascimento, e também não permite diferenciar o recém-nascido prematuro com crescimento normal do recém-nascido prematuro e pequeno para a idade gestacional [1,2].

▶ Incidência

A incidência de nascimentos prematuros no mundo desenvolvido é de 7-12%. Tem havido um pequeno aumento gradual na incidência de nascimentos prematuros associado à reprodução assistida associada a gestações múltiplas e maior tendência a uma intervenção obstétrica. Os índices de nascimentos prematuros antes de 32 semanas têm permanecido relativamente estáveis entre 1-2%. Aproximadamente, 1/4 dos nascimentos prematuros é de partos eletivo, geralmente por pré-eclâmpsia, restrição do crescimento intrauterino ou doença materna. Os restantes se devem a trabalho de parto e parto prematuro espontâneo. Destes, até 30% estão associados à ruptura prematura das membranas fetais. A incidência de parto prematuro espontâneo tem seu ponto mais baixo nas mulheres na faixa dos 20 anos. O risco é aumentado em adolescentes e em mulheres acima de 30 anos. Existe uma incidência mais alta de parto pré-termo na primeira gravidez. A paridade mais alta não constitui isoladamente um fator de risco para parto pré-termo. Na verdade, o risco é progressivamente menor a cada nascimento sucessivo a termo. Estado civil, tabagismo, estresse ambiental, nutrição deficiente e uso de álcool, café e drogas ilícitas (especialmente cocaína) foram vinculados ao risco aumentado de nascimento pré-termo. Muitos destes fatores estão interligados, e todos eles são fatores associados às más condições socias.

Parece que realmente existe uma associação entre raça e risco de parto pré-termo. No Reino Unido, o risco de nascimento pré-termo é de 6% entre os europeus brancos, mas de 10% entre os africanos ou afro-caribenhos, porém também é difícil diferenciar entre variação genética e a privação social. Em estudos populacionais em que as mulheres negras e brancas possuem estilos semelhantes de vida, de níveis de renda e de acesso a atendimento médico (p. ex., no contingente do exército americano) os índices de parto pré-termo apresentam uma variação étnica menos marcada. A identificação recente de polimorfismos genéticos específicos que aumentam o risco de trabalho de parto pré-termo sugere que pode haver fatores genéticos e também ambientais que expliquem o risco aumentado em certas populações étnicas. Estudos de intervenção demonstraram que os programas pré-natais para interrupção do fumo reduzem o risco de nascimento pré-termo. No entanto, no momento, não existem evidências de que outras intervenções, como a intensificação da frequência nos cuidados pré-natais, aconselhamento alimentar ou um maior apoio social, reduzam o risco.

Tabela 28.1 Índices de sobrevivência e percentis de nascimento com idades gestacionais entre 23 e 34 semanas

Idade gestacional (semanas)	Peso 50º percentil (g)	Peso 10º percentil (g)	Peso 90º percentil (g)	Sobrevivência (%)	Porcentagem de sobrevivência sem morbidade maior
23	600	450	970	6	2
24	700	550	1.180	15	5
25	790	620	1.250	45	15
26	880	700	1.350	60	20
27	960	780	1.450	75	50
28	1.080	820	1.600	85	60
29	1.220	940	1.720	90	80
30	1.400	1.050	1.900	93	85
31	1.600	1.180	2.100	96	90
32	1.760	1.300	2.300	97	92
33	1.980	1.480	2.500	97	95
34	2.200	1.650	2.700	98	97

Resultados neonatais após o nascimento pré-termo

Os índices de sobrevivência de fetos pré-termo aumentaram de forma constante durante as duas últimas décadas em razão da introdução da terapia com surfactante, melhorias no manejo respiratório neonatal e uso mais disseminado de esteroides pré-natais. Embora tenha aumentado o número de recém-nascidos acima de 24 semanas que sobrevivem, não tem havido melhorias da sobrevivência nos limites inferiores de viabilidade abaixo de 23 semanas. O estudo Epicure [3] relatou índices de mortalidade de 100, 90 e 80% entre os recém-nascidos pré-termo, admitidos na unidade neonatal com 21, 22 e 23 semanas de gestação respectivamente. A melhora na sobrevivência de recém-nascidos muito prematuros foi associada a um aumento na proporção de crianças com paralisia cerebral que tinham nascido prematuramente. A mortalidade neonatal aumenta gradualmente entre 32 e 28 semanas de 2 para 8% e exponencialmente para 80% com 23 semanas (Tabela 28.1).

No passado, a deficiência de surfactante que resultava em síndrome do desconforto respiratório neonatal (RDS) era a principal causa de morbidade e mortalidade em recém-nascidos pré-termo. A produção de surfactante alveolar tem início com 30-32 semanas de gestação. Portanto, os recém-nascidos prematuros nascidos antes de 30 semanas estão em risco mais elevado. O impacto da RDS nas morbidade e mortalidade neonatais foi drasticamente reduzido nas duas últimas décadas através do uso pré-natal de corticosteroides e reposição de surfactante exógeno. No entanto, o risco de doença pulmonar crônica, definida como a necessidade de ventilação ou suplementação de oxigênio com 36 semanas após a concepção, continuou a se elevar em razão do aumento da sobrevivência de fetos com prematuridade extrema. O cérebro fetal e neonatal é especialmente suscetível a danos entre 20 e 32 semanas após a concepção. O maior risco de problemas no desenvolvimento neurológico a longo prazo se encontra nos recém-nascidos antes de 28 semanas ou naqueles com peso ao nascer menor do que 1 kg. O estudo Epicure mostrou que entre os fetos nascidos antes de 26 semanas de gestação, aproximadamente, a metade tinha alguma deficiência aos 30 meses e, aproximadamente, 1/4 tinha deficiência grave (Fig. 28.1).

A paralisia cerebral pode estar relacionada com hemorragia periventricular, hidrocefalia pós-hemorrágica e leucomalacia periventricular. Hipóxia isquêmica é um importante fator de risco para lesão cerebral neonatal. Contudo, existem evidências crescentes de uma forte ligação entre corioamnionite, resposta inflamatória fetal e o risco de leucomalacia periventricular [4,5].

Matriz germinal e hemorragia intraventricular

A hemorragia intraventricular é, principalmente, uma característica dos fetos pré-termo nascidos antes de 34 semanas de gestação, uma vez que ela surja na matriz germinal subependimária (uma área que contém células que posteriormente imigrarão para outras regiões do cérebro), é encontrada revestindo os ventrículos cerebrais e somente está presente entre 24 e 34 semanas. A hemorragia da matriz germinal pode estar limitada à própria matriz germinal ou, em casos mais graves, o san-

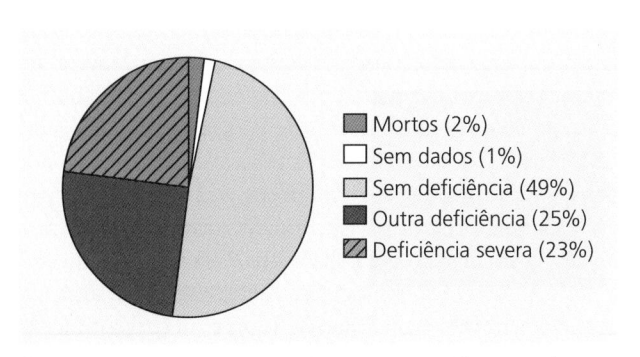

Fig. 28.1 Resultados dos fetos sobreviventes nascidos antes de 26 semanas de gestação, quando avaliados aos 30 meses. (Adaptada de Wood et al. [6] e Colvin et al. [7].)

gramento ocorrerá no interior dos ventrículos cerebrais. Acredita-se que a hemorragia da matriz germinal ocorre como resultado do desenvolvimento cerebral imaturo vulnerável, da tendência aumentada para sangramento no recém-nascido pré-termo e de alguma forma de interrupção do fluxo vascular cerebral. Os fatores de risco para hemorragia da matriz germinal são, portanto, aqueles fatores que aumentam o risco de prematuridade, eventos hemodinâmicos e sangramento. Os fatores de risco pré-natais incluem terapia materna com aspirina. Os fatores no momento do parto incluem a prematuridade severa, parto vaginal com apresentação pélvica, traumatismo de parto e asfixia no nascimento. Os fatores pós-natais incluem RDS, particularmente se complicada por pneumotórax, acidose ou hipóxia, distúrbio da coagulação sanguínea, hematomas e episódios de hipotensão [8,9].

Leucomalacia periventricular

A leucomalacia periventricular (do grego *malakia*, amolecimento e *leukos*, branco) é a necrose da substância branca do cérebro e é visualizada adjacente aos ventrículos cerebrais ao exame *post-mortem* de alguns recém-nascidos pré-termo. No cérebro humano, a massa branca cerebral periventricular está em risco especialmente aumentado de lesão entre 23 e 34 semanas de gestação. Mais de 80% dos bebês pré-termos desenvolvem anormalidades na substância branca. Os dois padrões comuns, leucomalacia periventricular cística (PVL) e doença difusa da substância branca, são caracterizados pelo volume reduzido de substância branca, crescimento reduzido do cérebro e mielinização anormal ao exame de ressonância magnética. A PVL comumente causa paralisia cerebral, e a doença difusa da substância branca pode causar prejuízos neurocognitivos. A PVL, geralmente, tem sua causa no período pré-termo anterior a 34 semanas e é encontrada com maior frequência em fetos nascidos pré-termo. No entanto, é possível que o insulto ocorra prematuramente, mas a criança nasça a termo. Raramente, a PVL pode ser causada por insultos que ocorrem mais próximos ao termo.

Anteriormente, era aceito que a PVL representava um dano hipóxico-isquêmico de uma área do cérebro suprida por partes mais distais da circulação cerebral, denominada matriz germinativa. As primeiras descrições da PVL associavam a condição a eventos hipóxicos, pré-eclâmpsia hipertensiva severa e a convulsões durante a gestação. Mais recentemente foram levantadas dúvidas significativas sobre o conceito de que todos os casos de PVL sejam devidos a um episódio hipóxico-isquêmico. Estudos anatômicos mais modernos e sofisticados sugeriram que as áreas afetadas pela PVL não são de fato zonas de fronteira entre as regiões mais distais da circulação cerebral. E o que é mais importante, um grande número de publicações recentes encontrou uma forte associação entre infecção bacteriana e/ou corioamnionite e dano à substância branca. Acredita-se, atualmente, que as citocinas liberadas pela inflamação e as endotoxinas bacterianas liberadas pela infecção podem levar indiretamente a uma lesão cerebral, como consequência da hipotensão e da coagulação intravascular e diretamente em razão da lesão cerebral pela destruição de oligodendrócitos e proliferação de astrócitos. Parece provável que as áreas ventriculares representem as regiões da substância branca sensíveis a lesões decorrente da hipóxia isquêmica e inflamação e, em alguns casos, pode ser que ambos os mecanismos funcionem juntos [9].

Deficiências visual e auditiva

O risco de deficiência visual em razão da retinopatia da prematuridade está inversamente relacionado com a idade gestacional e diretamente relacionado com a concentração e duração do tratamento com oxigênio. Apesar da evolução no manejo da terapia com oxigênio, a maioria dos recém-nascidos antes de 28 semanas de gestação irá desenvolver alguma forma de retinopatia. O risco de retinopatia da prematuridade aumenta drasticamente de menos de 10% com 26 semanas para mais de 50% entre os recém-nascidos com 24 semanas. Aproximadamente, 3% dos recém-nascidos antes de 28 semanas de gestação precisarão de aparelho auditivo, e 50% terão dificuldades de aprendizagem na escola, necessitando de um apoio educacional adicional [10].

ENDOCRINOLOGIA E BIOQUÍMICA DO TRABALHO DE PARTO

Predizer e prevenir efetivamente o parto requer um bom conhecimento de endocrinologia e da bioquímica subjacentes ao início do trabalho de parto em humanos, seja a termo ou pré-termo. Infelizmente, os nossos conhecimentos dos mecanismos que conduzem ao início do trabalho de parto são incompletos, em parte porque os mecanismos nas diferentes espécies parecem ter evoluído de forma diferente, fazendo com que a extrapolação direta dos dados de modelos animais para os humanos não seja necessariamente válida.

▶ O trabalho de parto como um processo inflamatório

Durante a gravidez o colo do útero precisa permanecer firme e fechado, enquanto o corpo do útero cresce por hipertrofia e hiperplasia, mas sem contrações significativas. Para que o trabalho de parto tenha sucesso, o colo do útero sofre uma modificação tornando-se macio e flexível, podendo encurtar e dilatar, e o útero se transforma em um poderoso órgão contrátil. Não existe um interruptor único endocrinológico ou bioquímico nos humanos que promova a alteração uterina do seu estado de não parto para o seu estado de trabalho de parto. O início do trabalho de parto é um processo gradual que começa várias semanas antes do parto com alterações no polo inferior do útero que causam maturidade e afinamento do colo uterino. O início das contrações identificáveis clinicamente é um evento relativamente tardio neste processo. O afinamento do colo uterino ocorre através da degradação do colágeno, alterações nas concentrações de proteoglicanos e de um aumento no conteúdo de água. O segmento inferior do útero também se alarga e relaxa e comporta-se fisiologicamente, mais como o colo uterino do que como um segmento contrátil do útero. Estas mudanças no segmento inferior do útero estão associadas a um aumento na produção de citocinas inflamatórias, particularmente interleucina (IL)-1, IL-6 e IL-8, e protaglandinas nas membranas fetais de revestimento e na decídua e no próprio colo uterino. A maturidade cervical está associada a um influxo de células inflamatórias no colo uterino que libera metaloproteinases da matriz, que contribuem para as alterações anatômicas associadas à maturidade. O posterior aumento na contratilidade dominante no segmento superior do útero está associado a um aumento na expressão dos receptores de ocitocina e prostaglandinas, nas proteínas de junções comunicantes que mediam a conectividade elétrica entre os miócitos e em mudanças mais complexas nos caminhos de sinalização intracelular que aumentam a contratilidade dos miócitos [11].

▶ Papéis da progesterona, hormônio de liberação de corticotrofina e ocitocina

Considera-se que a progesterona desempenha um papel importante na manutenção da gravidez. Em 1956, Csapo, propôs que o papel essencial da progesterona na gravidez é 'bloquear' a contratilidade miometrial e que, portanto, o trabalho de parto requer a suspensão da progesterona. Na maioria dos mamíferos, o trabalho de parto é precedido por um declínio das concentrações de progesterona. O mecanismo para a queda da progesterona varia entre as espécies [12].

Assim, nos roedores, por exemplo, a regressão do corpo lúteo mediada pela prostaglandina conduz a uma queda nas concentrações de progesterona imediatamente antes do início do trabalho de parto. Nas ovelhas, o aumento na produção de cortisol pela suprarrenal fetal sinaliza maturação fetal e induz a 17 α-hidroxilase, o que aumenta a síntese de estrogênio à custa da progesterona, conduzindo novamente à queda da progesterona antes do início do trabalho de parto. Não ocorre uma queda sistêmica da progesterona nos humanos antes do trabalho de parto, embora haja um aumento na expressão dos genes anteriormente bloqueados pela progesterona, o que levou à hipótese da 'queda funcional de progesterona' mediada pelas alterações na expressão dos receptores de progesterona ou dos cofatores necessários para a função do receptor de progesterona [13]. Outra hipótese é de que eventos inflamatórios que ocorrem no útero na hora do parto estão associados à atividade aumentada do fator nuclear (NF)-κB, um fator de transcrição fortemente associado à inflamação em outros contextos, como asma, doença inflamatória intestinal e artrite [14]. É sabido que o NF-κB bloqueia a função do receptor de progesterona, e, assim sendo, poderia mediar a queda funcional da progesterona. Embora nos camundongos as concentrações de progesteronas caiam em razão da luteólise logo antes do parto, ainda permanecem níveis suficientes de progesterona para ativar os receptores de progesterona. Nos camundongos parece que o evento final que conduz ao parto é o aumento na produção da proteína A do surfactante proveniente do pulmão fetal, que estimula a atividade do NF-κB dentro do útero, levando a um influxo de células inflamatórias, um aumento na síntese inflamatória de citocina e depressão da função residual do receptor de progesterona. É atraente a hipótese de que a maturação pulmonar nos humanos também sinaliza a fase final do início do trabalho de parto, porém, no momento, não existem evidências diretas de que este mecanismo se aplique aos humanos [15].

É amplamente aceito que a progesterona inibe as contrações, principalmente através da inibição de proteínas associadas às contrações, como as proteínas de junções comunicantes, receptores de ocitocina e prostaglandina e enzimas metabolizadoras da prostaglandina. Tem-se constatado uma função mais complexa da progesterona na fisiologia miometrial durante a gravidez através da modulação fenotípica dos miócitos, durante a fase da diferenciação miometrial no último trimestre da gestação, durante o qual ocorre hipertrofia e síntese e deposição da matriz intersticial [16].

Os níveis de circulação do hormônio liberador de corticotrofina (CRH), sintetizado na placenta, aumentam progressivamente durante a gestação e, especialmente, durante as semanas anteriores ao início do trabalho de parto. As concentrações da proteína de ligação do CRH caem com o avanço da idade gestacional e, aproximadamente, 3 semanas antes do início do trabalho de parto, a concentração do CRH excede os níveis da proteína de ligação. Ao contrário do hipotálamo, o CRH placentário é aumentado pela ação do cortisol. Vários estudos vincularam a produção placentária do CRH com o momento do nascimento e demonstraram que uma elevação prematura no CRH está associada a parto pré-termo [17].

Nos macacos, as contrações uterinas ocorrem apenas à noite. Nos dias anteriores ao trabalho de parto e do parto, ocorrem contrações noturnas pequenas, generalizadas, que foram denominadas 'contraturas'. A conversão das contraturas em contrações é mediada pela elevação na produção de ocitocina pela glândula hipofisária posterior materna. No macaco, portanto, embora o feto possa sinalizar que está apto para nascer através do aumento na produção de cortisol pela suprarrenal, o momento preciso do nascimento é assinalado pela mãe. Este pode ser um mecanismo de defesa contra os predadores, que assegura que o parto ocorra sempre à noite. Contrário à experiência de muitos obstetras, este fenômeno não se aplica aos humanos. Não ocorre aumento na produção de ocitocina associado ao início ou à progressão do parto pré-termo ou a termo. No entanto, ocorre uma elevação na expressão dos receptores de ocitocina no útero, decídua e membranas fetais. Embora a ocitocina, provavelmente, não desempenhe um papel importante no início do parto no ser humano, o aumento dos receptores de ocitocina sugere que a ocitocina tem algum papel na mediação da contratilidade. Porém, é possível que a principal função fisiológica da expressão do receptor de ocitocina no miométrio seja mediar a contração e involução uterina durante a amamentação [18].

Existem evidências de que o receptor de ocitocina é expresso nas membranas fetais, particularmente o âmnio, e que a expressão aumenta em paralelo com a expressão das enzimas sintetizadoras da prostaglandina. No âmnio a ocitocina não tem função contrátil, porém aumenta a síntese de prostaglandina E_2. A origem da ocitocina que se liga aos receptores de ocitocina do âmnio não é conhecida, mas a ocitocina da neuro-hipófise pode-se difundir da circulação materna pelo âmnio até o epitélio. Embora o âmnio seja avascular, foram encontradas grandes quantidades de ocitocina na decídua, cório e âmnio, após a dequitação da placenta, logo após a administração de uma dose de ocitocina à mãe, sugerindo que a ocitocina pode-se difundir da circulação materna para o âmnio. Foi proposto que o feto secreta ocitocina no líquido amniótico e que o cório/decídua é capaz de sintetizar diretamente todo o peptídeo neurofisina/ocitocina. Isto sugere uma função da ocitocina no início do parto, embora a fonte da ocitocina possa ser mais local do que sistêmica [19].

CAUSAS DE PARTO PRÉ-TERMO

O parto pré-termo não é uma entidade clínica isolada, mas é um sintoma ou síndrome que pode ter uma ou mais causas (Fig. 28.2). O parto pré-termo foi vinculado à incompetência cervical, anormalidades de homeostase, infecção no interior do útero, descolamento de placenta ou hemorragia decidual, sofrimento materno ou fetal e gravidez múltipla. Em alguns casos, vários destes fatores podem atuar em conjunto, aumentando a probabilidade de parto pré-termo ou influindo na idade gestacional em que ocorre o parto pré-termo. Uma gestação de gêmeos tem o parto com 35 semanas. A gestação múltipla apresenta dois mecanismos prováveis para parto pré-termo, e o risco pode aumentar, quando estão presentes outros fatores de risco. A superdistensão do útero conduz à elevação prematura das proteínas associadas às contrações e dos fatores mediadores da maturação cervical, todos se mostraram sensíveis à distensão mecânica. A gravidez múltipla está associada à placenta múltipla e, portanto, a uma elevação mais precoce nas concentrações de CRH placentário na circulação. A causa de um parto pré-termo de gêmeos com 28 semanas, não simplesmente em razão da gravidez múltipla, deve ter outra etiologia associada, por exemplo, infecção ou insuficiência cervical. Se a mesma gravidez tivesse sido unifetal, é provável que o parto pré-termo tivesse ocorrido em idade gestacional posterior.

Função cervical

Com o aumento da sobrevivência em idades gestacionais mais precoces, existe, atualmente, uma sobreposição entre a perda gestacional no segundo trimestre e o parto pré-termo precoce. Historicamente, a incompetência cervical era diagnosticada nas mulheres que apresentavam mais de uma perda gestacional no fim do segundo trimestre, que ocorria frequentemente de formas rápida e indolor. Atualmente, tem sido proposto o conceito de competência cervical como um *continuum*. É provável que a extensão e força cervical juntamente com a qualidade do muco cervical contribuam para a função do colo uterino, tanto para reter a gravidez dentro do útero, quanto para excluir que patógenos bacterianos potenciais ascendam da vagina. Muitos estudos demonstraram uma forte relação entre o comprimento cervical e o risco de parto pré-termo. O colo do útero pode ser lesado (ou excisado completamente) por uma cirurgia no tratamento de câncer do colo do útero ou, raramente, durante um parto vaginal instrumentado difícil ou na cesárea com dilatação completa. Também existem associações entre exposição a dietilestilbestrol *in utero* e anomalias do desenvolvimento do trato genital e insuficiência cervical. No entanto, isto não chega a ser um problema, pois as mulheres que foram expostas a dietilestibestrol agora estão, em geral, acima da idade reprodutiva. O colo uterino pequeno ou parcialmente dilatado permite a ascensão de bactérias até o segmento inferior do útero onde, agindo através de receptores do tipo Toll do sistema imune, estimulam a ativação de NF-κB, a produção de citocinas e prostaglandinas e a resposta inflamatória. Isto conduz à maturação e encurtamento cervical e reduz a capacidade do colo uterino de agir como uma barreira mecânica ou microbiológica, favorecendo o desenvolvimento de corioamnionite localizada ou generalizada e o parto pré-termo. O colo uterino encurtado ou frágil pode contribuir para o parto pré-termo não somente levando a um aborto no segundo trimestre, mas também contribuindo para o risco de uma infecção ascendente com trabalho de parto pré-termo espontâneo mais clássico.

A prática clínica mostra que a 'incompetência' cervical não é simplesmente uma questão de força mecânica. Uma apresentação frequente da incompetência cervical é a manifestação de dor pélvica vaga, sangramento mínimo e secreção úmida vaginal. Na coleta de uma história mais detalhada, muitas mulheres relatarão cirurgia cervical prévia, geralmente decorrente da neoplasia intraepitelial cervical (CIN), e o exame com espéculo mostrará que o colo do útero está aberto e as membranas protrusas. Nestes casos, está claro que o colo uterino não se abriu simplesmente, mas sofreu uma alteração física, estando mais fino e maduro. Em alguns casos, é possível

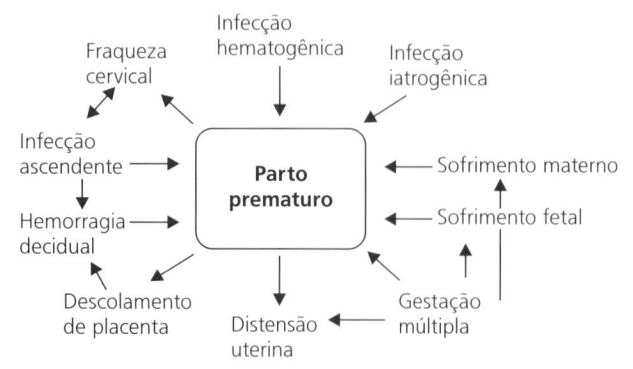

Fig. 28.2 Inter-relação de causas da síndrome do parto pré-termo.

reverter completamente esta alteração cervical com uma cerclagem cervical, mas é quase impossível impedir a progressão do trabalho de parto e o parto depois do início das contrações (ver a seguir).

Cirurgia cervical

Existe uma forte correlação entre cirurgia ou dano cervical extenso e parto pré-termo [20]. A traquelectomia radical confere um alto risco. Embora, atualmente, seja uma prática comum fazer uma cerclagem cervical no momento da traquelectomia, apenas 50% destas pacientes terão uma gravidez a termo, pode ocorrer a perda gestacional no segundo trimestre em cerca de 15, e 35% terão um parto pré-termo. Outros tratamentos para malignidade cervical e neoplasia intraepitelial estão associados a um risco de parto pré-termo. A conização a frio triplica o risco, e a excisão com alça da zona de transformação dobra o risco. O dano cervical associado à falha no parto instrumentado ou na cesariana com dilatação completa, quando a retirada da cabeça fetal impactada pode causar uma laceração cervical, também pode levar a trabalho de parto pré-termo em gestações posteriores.

Infecções do trato genital

Existe uma forte correlação entre infecção no interior do útero e o início do trabalho de parto pré-termo espontâneo. Conforme discutido anteriormente, a infecção no útero pode ativar as vias bioquímicas que promovem o amadurecimento da cérvice e estimulam as contrações uterinas. Descrevemos anteriormente um cenário onde a fraqueza e o encurtamento do colo uterino foram os fatores que favoreceram a infecção bacteriana ascendente. No entanto, é possível que a presença de um número alto de patógenos virulentos na vagina favoreça a ascensão das bactérias até o polo inferior do útero, através do colo uterino normal, e estimule os mediadores inflamatórios, levando à maturação e encurtamento do colo. As bactérias podem-se disseminar para a cavidade amniótica por via hematogênica ou por contaminação durante procedimentos invasivos. Depois do parto pré-termo, os achados histológicos de corioamnionite são vistos com maior frequência e com alterações mais intensas é no local onde ocorreu a ruptura das membranas. Em quase todos os casos de pneumonia congênita, a inflamação das membranas fetais também está presente. As espécies bacterianas identificadas nas maiorias dos casos de infecções congênitas são também encontradas no trato genital inferior materno. Após o parto pré-termo de gêmeos, a corioamnionite é mais comum e grave no primeiro gêmeo. Todos estes fatores sugerem que a infecção ascendente do trato genital inferior é o mecanismo mais comum da corioamnionite. No entanto, também existem evidências de que a disseminação hematogênica de bactérias orais pode desempenhar um papel importante em alguns casos de parto pré-termo, embora estudos da higiene oral intensiva na gravidez não tenham demonstrado uma redução do risco [21,22].

Romero e Mazor [22] propuseram uma sequência de quatro estágios no desenvolvimento da corioamnionite: (i) crescimento excessivo de patógenos potenciais na vagina ou no colo do útero, possivelmente associado à vaginose bacteriana; (ii) presença desses organismos na cavidade uterina, particularmente na decídua do segmento inferior; (iii) reação inflamatória localizada, provocando deciduíte, corionite, estendendo-se pelo âmnio até a cavidade amniótica e (iv) infecção do feto por aspiração e deglutição do líquido amniótico infectado. Os micróbios isolados mais comuns na cavidade amniótica de mulheres em trabalho de parto pré-termo são *Ureaplasma urealyticum, Fusobacterium e Mycoplasma hominis*. Em mais de 50% das pacientes em trabalho de parto pré-termo são isolados mais do que um microrganismo na cavidade amniótica. Os microrganismos podem ser identificados nas membranas fetais na maioria das mulheres em trabalho de parto pré-termo e a termo. É provável que alguns casos de parto pré-termo espontâneo estejam associados a uma resposta inflamatória excessiva e, em menor grau, à invasão bacteriana da cavidade amniótica. Foi demonstrado, recentemente, que a vaginose bacteriana (veja abaixo) pode ser um fator de risco para parto pré-termo em mulheres portadoras de gene altamente secretor do fator de necrose tumoral (TNF)-α.

Hemorragia

O descolamento da placenta pode levar ao início do parto pré-termo. Acredita-se que isto ocorre através da liberação de trombina, que estimula as contrações do miométrio pelos receptores ativados por protease, mas independentemente da síntese da prostaglandina. Isto poderia explicar a impressão clínica de que o parto pré-termo associado à corioamnionite é geralmente rápido, e o parto associado ao descolamento da placenta é lento, porque não ocorre pré-maturação do colo uterino. A trombina pode desempenhar um papel no parto pré-termo associado à corioamnionite, quando é liberada em consequência de hemorragia decidual [23].

Sofrimentos fetal e materno

Existem evidências de que tanto o sofrimento fetal quanto materno podem ser fatores de risco para o parto pré-termo. O sofrimento fetal pode surgir em associação ao desenvolvimento anormal da placenta e restrição do crescimento. O sofrimento materno pode ser decorrente de fatores ambientais. Em ambos os casos, postula-se que a secreção excessiva de cortisol leva ao aumento da produção de CRH na placenta [24].

> **Quadro 28.1 Resumo**
>
> - O parto pré-termo é uma síndrome com causas múltiplas, não uma doença isolada.
> - Um quadro de infecção/inflamação está fortemente associado à lesão neurológica perinatal.
> - O parto pré-termo antes de 30 semanas tem maior probabilidade de estar associado à infecção/inflamação.

PREDIÇÃO DE PARTO PRÉ-TERMO

Em muitos casos de parto pré-termo, o manejo obstétrico consiste, principalmente, em tentar suprimir as contrações em mulheres que já estão em trabalho de parto estabelecido. Conforme discutido a seguir em maiores detalhes, esta estratégia é essencialmente ineficaz. As estratégias para reduzir a morbidade e mortalidade perinatais associadas ao parto pré-termo devem envolver a identificação precoce de mulheres em risco e o uso de terapia profilática. Foram feitas tentativas para criar sistemas de pontuação do risco com base em características sociodemográficas, características antropomórficas, história passada, comportamento da paciente e hábitos e fatores da gestação atual. Nenhum destes sistemas demonstrou ter um valor preditivo positivo ou sensibilidade que os tornasse clinicamente úteis. A maioria dos sistemas se baseia, principalmente, na história obstétrica passada e, portanto, é irrelevante para as primigestas. Atualmente, não existem testes de rastreamento que sejam aplicados rotineiramente a mulheres primigestas ou multíparas que não apresentam risco de parto pré-termo.

História obstétrica passada

As mulheres com alto risco de parto pré-termo podem ser detectadas, inicialmente, com base na história obstétrica passada [25] (Tabela 28.2). Um parto pré-termo prévio aumenta em 4 vezes o risco de parto pré-termo em uma gestação subsequente, comparado a um parto prévio a termo. É interessante notar que uma história obstétrica passada de um parto a termo, seguido de um parto pré-termo, confere um risco mais alto de parto pré-termo na terceira gravidez do que uma história obstétrica passada de um parto pré-termo seguido de um parto a termo. Isto pode ocorrer porque este último grupo contém um número desproporcional de mulheres, cujo parto pré-termo foi por causas 'não recorrentes', como descolamento de placenta, enquanto que, no primeiro grupo, alguns casos de parto pré-termo, após um parto a termo pode ser decorrente de lesão do colo do útero durante o parto a termo.

Vaginose bacteriana

O principal organismo na flora vaginal normal é o *Lactobacillus*, uma bactéria que produz ácido láctico a partir do glicogênio e mantém um pH ácido na secreção vaginal. Os lactobacilos e o pH baixo constituem um mecanismo de proteção contra a colonização com patógenos potenciais. Muitos patógenos importantes podem ser encontrados na vagina de mulheres saudáveis, embora na gravidez normal ocorra o aumento no número de lactobacilos, à medida que a gravidez progride. A vaginose bacteriana é uma anormalidade da flora vaginal normal, caracterizada por um número reduzido de lactobacilos, um pH mais alto e aumento de patógenos potenciais, incluindo *Gardenerella vaginalis, Esquerecuia coli, Estreptococcus do* grupo B e os anaeróbios *Peptostreptococcus, Bacteroides* e *Mycoplasma hominis*. O grande número de lactobacilos e o baixo pH vaginal são mecanismos importantes que protegem contra o crescimento de organismos patogênicos potenciais, e a vaginose bacteriana representa um fator de risco para parto pré-termo. O diagnóstico de vaginose bacteriana pode ser feito por coloração de Gram ou cromatografia gás-líquido do fluido vaginal ou em fundamentos clínicos com base no alto pH vaginal, no odor de peixe em um fino corrimento vaginal homogêneo e na presença de *clue cells* identificadas em um esfregaço a fresco de secreção vaginal (Tabela 28.3). Não existe diferença significativa na capacidade preditiva de parto pré-termo entre esses testes diagnósticos. Estudos que avaliaram o risco de trabalho de parto pré-termo associado à vaginose bacteriana relataram resultados variados. No entanto, alguns estudos parecem mostrar que a vaginose bacteriana, aproximadamente, dobra o risco de parto pré-termo.

Embora existam evidências de que a vaginose bacteriana é um fator de risco para parto pré-termo, está muito menos claro que o seu tratamento com antibióticos seja benéfico. Uma justificativa para isso poderia ser por causa do uso de diferentes antibióticos, em diferentes regimes e em diferentes momentos nos vários estudos. Embora isto possa refletir o fato de que os antibióticos podem não ter restabelecido da flora bacteriana normal. Os dois antibióticos comumente usados no tratamento de vaginose bacteriana são o metronidazol administrado por via oral ou a clindamicina administrada por via oral ou vaginal. A clindamicina pode ter vantagens sobre o metronidazol, uma vez que tenha melhor atividade contra as bactérias anaeróbicas *M. hominis* e *U. unrealyticum*, que estão frequentemente associadas à vaginose bacteriana. As evidências atuais indicam que o rastreamento e o tratamento de vaginose bacteriana podem estar justificados em mulheres grávidas com o risco de parto pré-termo, identificadas pela história obstétrica passada ou de outros fatores, mas, atualmente, não existem evidências fortes para recomendar o rastreamento de rotina e o tratamento da população obstétrica geral [26].

Mensuração do comprimento do colo uterino por ultrassonografia

Atualmente, existem evidências de que a medida ultrassonográfica transvaginal do comprimento do colo do útero pode ser usada para predizer os riscos de trabalho de parto pré-termo em gestações de baixo e alto riscos e em mulheres sintomáticas. A mensuração transabdominal do comprimento cervical não é confiável, em razão da necessidade de que a bexiga esteja cheia,

Tabela 28.2 Efeito da história obstétrica passada no risco relativo de parto pré-termo

Primeiro parto	Segundo parto	Risco relativo de trabalho de parto pré-termo
A termo		1
Pré-termo		4
A termo	A termo	0,5
Pré-termo	A termo	1,3
A termo	Pré-termo	2,5
Pré-termo	Pré-termo	6,5

Fonte: Adaptada de Hoffman & Bakketeig [25].

| Tabela 28.3 | Identificação de vaginose bacteriana (BV) |

Critérios de Nugent
Sistema de escores: diagnóstico de VB se escore > 7
0   Sem morfotipo por campo em óleo de imersão
1+   < 1 morfotipo por campo em óleo de imersão
2+   1-4 morfotipos por campo em óleo de imersão
3+   5-30 morfotipos por campo em óleo de imersão
4+   > 30 morfotipos por campo em óleo de imersão

Escore	Bastonetes Gram-positivos grandes[*]	Bastonetes Gram-variados ou Gram-negativos pequenos[†]	Bastonetes Gram-variados curvos[‡]
0	4+	0+	0
1	3+	1+	1-2+
2	2+	2+	3-4+
3	1+	3+	
4	0+	4+	

[*]Lactobacilo acidófilo.
[†]*Gardnerella vaginalis* e espécies *Bacteroides*.
[‡]Espécies *Mobiluncus*.

Critérios de Spiegel
Normal: A coloração de Gram apresenta dominância de Lactobacilo acidófilo (3+ ou 4+), com ou sem *Gardnerella vaginalis*
Vaginose bacteriana: A coloração de Gram apresenta flora mista (bactérias Gram-positivas, Gram-negativas ou variáveis) e L. acidófilo ausente ou reduzida (zero a 2+)
L. acidófilo: bacilos Gram-variáveis grandes
G. *vaginalis*: bastonetes Gram-variáveis pequenos
Escore para cada um dos morfotipos bacterianos acima
0   Sem morfotipo por campo em óleo de imersão
1+   < 1 morfotipo por campo em óleo de imersão
2+   1-5 morfotipos por campo em óleo de imersão
3+   6-30 morfotipos por campo em óleo de imersão
4+   > 30 morfotipos por campo em óleo de imersão

Critérios diagnósticos de Amsel
Corrimento fino homogêneo
Teste do 'odor' positivo
"Clue cells" presentes ao microscópio (critério altamente significativo)
pH vaginal > 4,5
Três ou quatro critérios devem ser atendidos

Cromatografia gás-líquido
Razão Succinato: lactato > 4

e isto pode comprimir o colo uterino e causar uma superestimação do seu comprimento e também porque é mais difícil obter uma imagem adequada do colo uterino com esta técnica. A medida transvaginal do comprimento do colo é realizada com a bexiga vazia. Deve ser obtida uma imagem sagital do eixo maior do canal endocervical, utilizando o transdutor no fundo de saco vaginal. O trandutor deve ser retirado até que a imagem fique desfocada, após deve ser reaplicado com pressão suficiente para restaurar a imagem e evitar uma pressão excessiva sobre o colo uterino, para evitar seu alongamento. O comprimento do colo uterino é medido do orifício interno até o externo ao longo do canal endocervical, o que pode requerer várias medidas para avaliar um canal não linear. É comum obterem-se pelo menos três medidas e registrar a melhor medida mais curta em milímetros. Deve-se aplicar uma pressão no fundo do útero para determinar se existe algum outro afunilamento ou encurtamento [27] (Fig. 28.3).

Atualmente, são utilizadas duas estratégias: mensuração seriada do comprimento do colo do útero durante o segundo e início do terceiro semestre de gestação ou uma única mensuração do comprimento do colo do útero, quando é feito o exame de ultrassonografia de rotina com 18-22 semanas. Em qualquer idade gestacional, existe uma relação direta entre o comprimento do colo do útero e risco de parto pré-termo. Assim, por exemplo, um comprimento cervical de 15 mm ou menos com 20-24 semanas prediz um risco de 50% de parto pré-termo antes de 34 semanas em uma população de baixo risco. Em gestações múltiplas, o risco de parto pré-termo é mais alto do que o risco de uma gestação unifetal com o mesmo comprimento do colo. Muitos estudos examinaram a relação entre a idade gestacional, o comprimento cervical e o risco de parto pré-termo (veja a revisão de Honest *et al.* [28]) (Tabela 28.4). Os resultados mostram que o comprimento do colo uterino é mais importante do que a ausência ou presen-

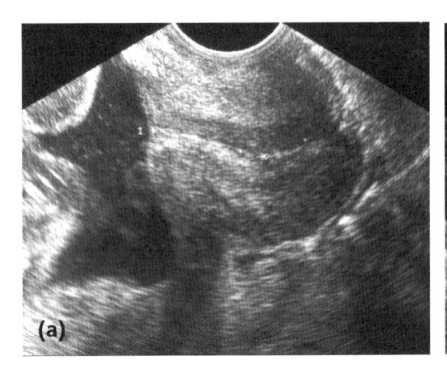

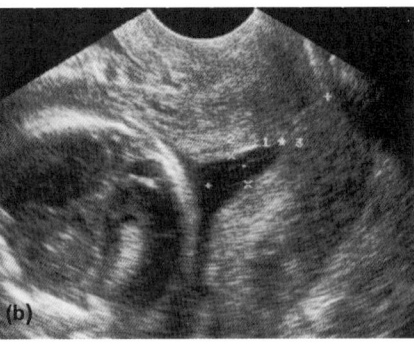

Fig. 28.3 Mensuração transvaginal do comprimento cervical. Painel superior: colo uterino normal. Painel inferior: colo uterino mostrando afunilamento e encurtamento associado.

Tabela 28.4 Risco de parto pré-termo em mulheres assintomáticas com alto risco de parto pré-termo após a mensuração do comprimento do colo uterino

Comprimento do colo uterino antes de 20 semanas (mm)	Risco de trabalho de parto pré-termo	Comprimento do colo uterino entre 20 e 24 semanas (mm)	Risco de trabalho de parto pré-termo
15	62	15	56
20	28	20	30
22	20	22	15
25	12	25	9
27	10	27	6
30	6	30	4,6

ça de afunilamento e é o principal fator preditivo de nascimento pré-termo espontâneo. Quando for feita uma única mensuração do comprimento cervical através de ultrassonografia, então a avaliação feita entre 21 e 24 semanas parece apresentar melhor valor preditivo de trabalho de parto pré-termo do que a medida feita antes de 20 semanas. Entretanto, a identificação do risco de um parto pré-termo com 23 semanas pode ser muito tarde para realizar um tratamento profilático que possa ser efetiva. A mensuração seriada do comprimento do colo uterino é mais onerosa, mas parece ser superior a uma medida única na avaliação do risco de parto pré-termo [29].

Na Europa continental, é uma prática comum realizar uma avaliação vaginal do comprimento do colo a cada consulta pré-natal. Entretanto, ensaios multicêntricos mostraram que esta conduta não traz benefícios na predição do risco de parto pré-termo.

> **Quadro 28.2 Resumo**
>
> - O parto pré-termo pode ser previsto a partir da história passada, pela mensuração por ultrassonografia do comprimento do colo uterino e pela detecção de fibronectina nas secreções cervicovaginais.
> - No momento, não existem testes de rastreamento que possam ser utilizados rotineiramente em mulheres primigestas ou em multíparas que não apresentam alto risco de trabalho de parto pré-termo.
> - Vaginose bacteriana é um fator de risco para parto pré-termo, mas não está definido se o tratamento da vaginose bacteriana com antibióticos traz benefícios.

PREVENÇÃO DO PARTO PRÉ-TERMO

Em mulheres primigestas sem outro fator de risco significativo para parto pré-termo, não existe atualmente nenhum método efetivo para a predição do parto pré-termo e, portanto, o manejo só pode ser instituído quando se iniciam as contrações. Porém, é possível identificar um subgrupo de mulheres que podem ser consideradas de risco para parto pré-termo com base na sua história obstétrica passada, na presença de anormalidades do trato genital e no uso de testes de rastreamento, como a mensuração do comprimento do colo uterino e detecção de fibronectina fetal nas secreções vaginais. No momento, nenhum tratamento profilático se mostrou benefício inequívoco na prevenção do início do trabalho de parto pré-termo em uma população de alto risco. Não existem evidências de redução do risco de parto pré-termo com o uso de medicamentos orais betassimpatomiméticas, e seu uso tem sido abandonado na prática obstétrica no Reino Unido. As terapias comumente usadas incluem cerclagem cervical, fármacos anti-inflamatórios não esteroides (NSAIDs) e progesterona.

Cerclagem cervical

Conforme discutido anteriormente, a competência cervical não é uma categoria discreta, mas deve ser considerada como um *continuum*. As anormalidades da função cervical podem ser um fator maior ou um contribuinte menor para os eventos bioquímicos e mecânicos que conduzem ao parto pré-termo. Provavelmente, existe uma sobreposição entre os mecanismos de perda gestacional no segundo trimestre e o parto pré-termo precoce. A cerclagem pode melhorar, significativamente, a perspectiva de sucesso de uma gestação subsequente, em mulheres com fatores de risco de insuficiência cervical, como, por exemplo, aquelas com história de cirurgia cervical ou com episódios recorrentes de perda fetal relativamente indolor no segundo trimestre da gravidez. Quando a perda gestacional prévia no segundo trimestre ou o parto pré-termo não estão associados a fatores de risco sugestivos de incompetência cervical, então a decisão de fazer uma cerclagem cervical depende do julgamento clínico em cada caso. A identificação de um colo uterino encurtado antes da gravidez ou no início da gestação, a história de um parto pré-termo precoce relativamente rápido ou indolor e a ausência de dismenorreia no período menstrual apontam para a possibilidade de que a disfunção cervical contribua para o parto pré-termo. Uma associação entre parto pré-termo e corioamnionite não descarta necessariamente um problema cervical, pois pode existir uma sobreposição entre a função cervical e a microbiologia do trato genital, o que significa que, mesmo nos casos em que a função cervical esteja alterada, provavelmente existe um grau de corioamnionite associada ao parto pré-termo. O parto pré-termo tardio (além de 32 semanas) ou associado a descolamento de placenta, restrição do crescimento fetal ou pré-eclâmpsia têm menor probabilidade de ter um elemento cervical na sua etiologia.

Existem poucos estudos do benefício da cerclagem cervical na redução do risco de parto pré-termo, em parte em razão de controvérsias entre os obstetras e porque tem sido difícil persuadir os clínicos a randomizarem seus pacientes em ensaios clínicos. O ensaio clínico RCOG/MRC [30] mostrou que a cerclagem cervical reduz o risco de parto pré-termo e que é necessário tratar 25 pacientes para prevenir um parto pré-termo. O risco de infecção do trato genital associado à cerclagem era uma preocupação, mas não existem boas evidências para isto. Entretanto, existem riscos associados à inserção de cerclagem cervical, e alguns estudos têm sido realizados avaliando a cerclagem cervical especificamente. Foram realizados vários estudos, incluindo mulheres com alto risco de parto pré-termo, que realizaram a mensuração seriada do comprimento do colo uterino através de ultrassonografia e realizaram a cerclagem quando o comprimento cervical alcançava um ponto de corte predeterminado. O estudo CIPRACT [31] randomizou mulheres que tinham um comprimento cervical de 25 mm ou menos, antes de 27 semanas para cerclagem cervical e repouso no leito ou apenas repouso no leito. Este estudo apresentou um benefício significativo da cerclagem na redução do índice de partos pré-termos e melhoria na morbidade neonatal. Rust e Roberts [32] designaram randomicamente 138 mulheres com comprimento cervical menor do que 25 mm entre 16 e 24 semanas para fazer a cerclagem ou não fazer a cerclagem e não encontraram nenhum benefício com o uso da cerclagem. No entanto, neste estudo, houve um retardo para realizar a cerclagem, para aguardar os resultados da amniocentese, e houve uma incidência maior de descolamento de placenta.

Um estudo realizado por To et al. [33] randomizou 255 mulheres de uma população de baixo risco, com comprimento cervical de 15 mm ou menos, medido em um único exame de ultrassonografia com 22-24 semanas, para fazer ou não a cerclagem e constataram que, embora a estratégia identificasse um grupo de mulheres de alto risco de nascimento pré-termo, a cerclagem cervical não reduziu este risco. Entretanto, o evento do rastreamento neste estudo ocorreu relativamente tarde na gestação. Por conseguinte, o estudo excluiu as mulheres que tiveram perda gestacional no segundo trimestre ou parto pré-termo muito precoce, e a falha da cerclagem cervical pode ser decorrente da exclusão das mulheres que podiam apresentar benefício com a colocação da cerclagem, mas que já haviam desenvolvido as alterações bioquímicas e mecânicas no polo inferior do útero, o que tornou inevitável o parto pré-termo.

Se houver indicação para cerclagem cervical pela medida do comprimento cervical por ultrassonografia, ainda não foi estabelecida a época em que deve ser feita. Groom et al. [34] demonstraram que a presença de membranas fetais visíveis no momento da cerclagem cervical é um forte indicador prognóstico de parto pré-termo. As membranas fetais não são visíveis, quando o comprimento do colo é maior do que 15 mm. O limite para realizar a cerclagem cervical deve ser o comprimento cervical maior do que 15 mm, e isto pode explicar a ausência de achados positivos no grande estudo de To et al. [33]. Atualmente, os dados sobre a cerclagem cervical indicada pela mensuração feita por ultrassonografia são limitados e variados em suas conclusões, sendo necessária uma maior avaliação desta estratégia antes que ela seja amplamente usada na prática clínica rotineira.

Não está confirmado, mas é provável que a cerclagem cervical possa melhorar os resultados em mulheres com disfunção cervical após cirurgia de câncer ou CIN, embora a grande maioria (85-90%) das mulheres que fazem biópsia em cone com CAF (Cirurgia de Alta Frequência)) terá parto a termo. É possível que, neste grupo, a mensuração do comprimento cervical possa ser usada para identificar melhor as mulheres para cerclagem cervical. Se a cerclagem não foi realizada no momento da cirurgia, a traquelectomia seria uma indicação para cerclagem. Como isto pode ser tecnicamente difícil, seria melhor realizar o procedimento antes da gravidez, pois pode-se fazer uma dissecção mais segura, e a sutura pode ser mais precisa no nível do orifício interno.

▶ Cerclagem de emergência – "salvamento"

A cerclagem cervical de salvamento pode ser realizada quando uma mulher é admitida com dilatação silenciosa do colo do útero e membranas protrusas na vagina, mas sem contrações uterinas. Caracteristicamente essas mulheres apresentam leve sangramento vaginal, um corrimento vaginal aquoso ou vaga dor pélvica ou vaginal. Um pequeno estudo prospectivo, não randomizado, sugeriu que a cerclagem cervical de salvamento melhora o peso de nascimento e não está associada a um aumento significativo na frequência de corioamnionite, morbidade materna ou mortalidade perinatal. A prorrogação média da gestação após cerclagem cervical de emergência é de, aproximadamente, 7 semanas. Esse resultado fraco pode ser decorrente da orioamnionite. A cerclagem de salvamento não deve ser realizada quando houver evidências de sepse, incluindo a contagem elevada de glóbulos brancos ou de proteína C-reativa (CRP). Isto é especialmente importante nos casos em que a idade gestacional está próxima ao limite da viabilidade, e o risco de prolongar a gestação na presença de corioamnionite pode aumentar o risco do nascimento de um feto viável, mas com danos neurológicos mediados por citocinas. O benefício dos antibióticos não está estabelecido nesses casos. Os NSAIDs foram utilizados durante o procedimento para reduzir a liberação de prostaglandinas estimulada pela manipulação do colo uterino e membranas fetais, mas não existem evidências de que o tratamento com NSAIDs melhore o resultado.

> **Quadro 28.3 Resumo**
>
> - A terapia com progesterona demonstrou reduzir o risco de parto pré-termo em mulheres de alto risco com gravidez unifetal, mas ainda não existem evidências que comprovem o benefício a longo prazo para o recém-nascido.
> - A terapia com progesterona não demonstrou reduzir o risco de nascimento pré-termo em gestação múltipla.
> - Um colo uterino encurtado antes da gravidez, parto pré-termo rápido ou indolor e ausência de sintoma de dismenorreia apontam para a possibilidade de que a disfunção cervical seja um fator contribuinte para o parto pré-termo.
> - Cirurgia cervical de câncer ou CIN são fatores de risco para parto pré-termo.

FÁRMACOS ANTI-INFLAMATÓRIOS NÃO ESTEROIDES

O papel central das prostaglandinas e citocinas inflamatórias na etiologia do trabalho de parto pré-termo sugere que os NSAIDs possam ter um efeito benéfico na prevenção do parto pré-termo. Os NSAIDs atuam através da inibição das enzimas ciclo-oxigenase, que catalisam a síntese das prostaglandinas. Entretanto, os NSAIDs apresentam outros mecanismos de ação, incluindo efeitos nas vias de sinalização intracelular e nos fatores de transcrição, incluindo NF-κB. Existem duas isoformas principais da enzima ciclo-oxigenase denominadas COX-1 e COX-2. A COX-1 é expressa constitutivamente na maioria das células, enquanto que a COX-2 é induzida e catalisa a síntese de prostaglandinas na resposta inflamatória. A COX-2 é a ciclo-oxigenase principal e está associada ao aumento da síntese de prostaglandina que ocorre durante o trabalho de parto. Os NSAIDs podem ser divididos em três classes: não seletivos, seletivos para COX-2, mas com alguma ação contra a COX-1, específicos para COX-2.

Embora existam vários estudos do uso de NSAIDs no manejo agudo do trabalho de parto pré-termo, existem poucos ensaios clínicos randomizados de boa qualidade sobre o seu uso na profilaxia. Os NSAIDs estão associados a efeitos colaterais fetais significativos, em particular oligoidrâmnio e constrição dos ductos arteriais. O oligoidrâmnio ocorre em até 30% dos fetos expostos à indometacina. O efeito é dependente de dose e pode ocorrer com exposição de curta duração e longa duração. A descontinuação da terapia, geralmente, resulta em rápido retorno da diurese fetal normal e resolução do oligoidrâmnio.

A constrição do canal arterial ocorre em até 50% dos fetos expostos à indometacina em idades gestacionais maiores do que 32 semanas. Existe uma relação entre dose e duração da terapia e idade gestacional. A constrição do canal é vista menos frequentemente, quando a idade gestacional é menor do que 32 semanas e raramente ocorre abaixo de 28 semanas. A terapia a longo prazo com indometacina, particularmente depois de 32 semanas, está associada a um risco significativo de hipertensão pulmonar neonatal.

O uso de NSAIDs seletivos ou específicos para COX-2 poderia estar associado a um risco menor de efeitos colaterais fetais. Mas a nimesulida, que é, aproximadamente, 100 vezes mais efetiva na inibição da COX-2 do que da COX-1, está associada a uma incidência de oligoidrâmnio fetal semelhante à encontrada em fetos expostos à indometacina, e houve relatos de casos isolados de insuficiência renal fetal. Groom et al. [35] estudaram o NSAID específico para COX-2, o rofecoxib para profilaxia em um grupo de mulheres de alto risco de parto pré-termo. O rofecoxib apresentou uma associação menor a efeitos adversos na função renal fetal e no canal arterial em comparação à indometacina ou à nimesulida. No entanto, não houve redução do risco de parto pré-termo antes de 32 semanas, e quando o rofecoxib foi descontinuado com 32 semanas, o índice de parto pré-termo aumentou nas pacientes expostas ao rofecoxib. Não existem boas evidências de que os NSAIDs apresentem benefícios, quando usados como profilaxia do parto pré-termo. Estão associados a um risco significativo de efeitos colaterais que potencialmente ameaçam a vida. Se os NSAIDs, como a indometacina, forem usados para profilaxia de curta duração associados à cerclagem cervical, é essencial que seja feita a supervisão com ultrassonografia da produção de urina fetal ou do índice do líquido amniótico e do ducto arterial. O uso dos NSAIDs deve ser interrompido, se houver evidência de efeitos colaterais fetais.

▶ Progesterona

A progesterona inibe a produção das citocinases pró-inflamatórias e das prostaglandinas no útero e inibe a contratilidade do miométrio. Uma metanálise, de 1990, feita por Kierse [36] sugeriu que a progesterona poderia ser benéfica na redução do risco de parto pré-termo, mas somente depois da publicação de dois ensaios clínicos, em 2003, houve um interesse maior no uso da progesterona para tratamento profilático em mulheres de alto risco de parto pré-termo. Em 2003, Da Fonseca et al. [37] fizeram um estudo envolvendo mulheres com alto risco de parto pré-termo, essas mulheres foram randomizadas para receber diariamente um supositório vaginal de 100 mg entre 24 e 33 semanas ou para receber placebo. Os resultados do estudo mostraram um índice mais baixo de parto pré-termo (13,8% com 37 semanas, 2,8% antes de 34 semanas) comparado ao grupo placebo (28% antes de 37 semanas, 18,6% antes de 34 semanas). Em um estudo semelhante, Meis et al. [38] usaram injeções semanais de 250 mg de caproato de 17α-hidroxiprogesterona entre 16 e 36 semanas, e isto reduziu o índice de parto pré-termo de 55 para 36% antes de 37 semanas e de 19 para 11% antes de 32 semanas.

Neste estudo, os recém-nascidos de mães tratadas com progesterona também tiveram índices mais baixos de enterocolite necrosante, hemorragia intraventricular e necessidade de oxigênio suplementar.

Nas gestações unifetais com risco de parto pré-termo, a progesterona parece apresentar benefícios, no entanto isto não é evidente no caso de gestação múltipla, de acordo com dois grandes estudos [39,40]. Não está definido se os benefícios neonatais a curto prazo se traduzem em melhores resultados a longo prazo. Atualmente, existem muitos ensaios clínicos randomizados e controlados, sendo conduzidos em vários países, alguns dos quais avaliam desfechos primários pediátricos a longo prazo, e o ideal seria inscrever as pacientes de alto risco para parto pré-termo nesses estudos.

As evidências de estudos clínicos e de ciência básica sugerem que a progesterona poderá trazer benefício na prevenção do parto pré-termo nas mulheres com alto risco de parto pré-termo, exceto quando o único fator de risco é de gestação múltipla, onde parece ter pouco ou nenhum efeito.

MANEJO DO TRABALHO DE PARTO PRÉ-TERMO AGUDO

▶ Diagnóstico

Conforme será discutido em mais detalhes a seguir, existem poucas evidências que demostrem que o uso de drogas tocolíticas com a intenção de suprimir as contrações uterinas confere algum benefício real em casos de parto pré-termo. No entanto, existem boas evidências de que a administração pré-natal de corticosteroides à mãe e a transferência *in utero* de uma unidade da periferia para um hospital com unidade de cuidados intensivos neonatais melhoram, significativamente, os resultados para o recém-nascido pré-termo. Portanto, é essencial que um diagnóstico de parto pré-termo não seja postergado. O início do trabalho de parto a termo é definido pela presença de contrações uterinas regulares, que promovem as alterações do colo uterino ou a dilatação. Aguardar que as contrações provoquem alterações cervicais em uma gestação pré-termo, sem administrar esteroides ou providenciar uma transferência *in utero*, pode ser desvantajoso para o recém-nascido. O parto pré-termo é diagnosticado unicamente com base na presença de contrações uterinas regulares desconfortáveis ou dolorosas. Todos os ensaios clínicos controlados, que avaliaram o uso de drogas tocolíticas, apresentaram um índice muito alto de resposta ao placebo. A partir disto, pode-se concluir que entre as mulheres com diagnóstico de parto pré-termo e indicação para uso de tocolíticos, cerca de 60% delas não terão parto nas primeiras 48 horas e, aproximadamente, 50% terão parto a termo. Os ensaios clínicos que compararam as terapias tocolíticas apresentam frequentemente índices de resposta aparente de 80-90%, o que não é compatível com os resultados dos ensaios clínicos controlados com placebo. Isto pode ocorrer porque os ensaios clínicos controlados recrutaram mulheres com contrações, mas que não estavam genuinamente em trabalho de parto pré-termo e que tiveram o parto muito mais tarde ou a termo. Assim sendo, os resultados desses ensaios clínicos não são confiáveis, exceto pela comparação dos efeitos colaterais. As drogas tocolíticas podem ser potencialmente prejudiciais ou caras. Uma transferência *in utero* desnecessária consome recursos da unidade de saúde, e existe uma preocupação crescente quanto aos possíveis efeitos colaterais a longo prazo da exposição do feto à terapia com alta dose de corticosteroide. Por isto é altamente aconselhável que os obstetras possam diferenciar a mulher genuinamente em trabalho de parto pré-termo, da mulher com contrações prematuras que não irão evoluir para um parto pré-termo. Atualmente, estão em desenvolvimento testes com base no espectro da atividade elétrica no útero, e os resultados são encorajadores. No momento, os dois testes com maior capacidade para diferenciar o trabalho de parto pré-termo verdadeiro do falso são a mensuração transvaginal do comprimento do colo uterino e a detecção de fibronectina fetal na vagina. No Reino Unido, a falta da disponibilização de um equipamento de ultrassonografia transvaginal na sala de parto e de um clínico qualificado ou experiente para realizar o procedimento e a fácil disponibilização de um teste de cabeceira para fibronectina fetal significam que o teste de fibronectina é provavelmente o teste diagnóstico ideal.

Teste da fibronectina fetal

A fibronectina fetal é uma glicoproteína presente no líquido amniótico, placenta e a substância extracelular da decídua. A sua síntese e liberação é aumentada pelos eventos mecânicos e inflamatórios que ocorrem antes do início do trabalho de parto. A fibronectina fetal pode, normalmente, ser detectada nas secreções vaginais até 20 semanas de gestação (quando o âmnio e o cório se fundem) e, então, normalmente é indetectável até, aproximadamente, 36 semanas de gestação.

A presença de fibronectina nas secreções vaginais entre 20 e 36 semanas pode ser usada para a predição do risco de um parto pré-termo [41]. O teste da fibronectina pode ser usado para avaliar as mulheres assintomáticas de alto risco de parto pré-termo. Entretanto, o seu maior valor é provavelmente fazer a distinção entre os partos pré-termo verdadeiro e falso em mulheres sintomáticas. Um teste positivo da fibronectina em uma mulher sintomática apresenta um valor preditivo de risco de um parto pré-termo nos próximos 7 dias positivo de 40%, um teste negativo da fibronectina reduz o risco para menos de 1%. Neste um nível de risco seria razoável para suspender a transferência *in utero* e o tratamento.

▶ Tocólise aguda

O benefício máximo para o recém-nascido pré-termo com a administração de corticosteroide ocorre 24 horas após a primeira dose até 7 dias, (Fig. 28.4). A transferência no *útero* demonstrou melhores resultados na morbidade e mortalidade neonatais, sendo necessário considerar o tempo para transportar a gestante em trabalho de parto pré-termo de um hos-

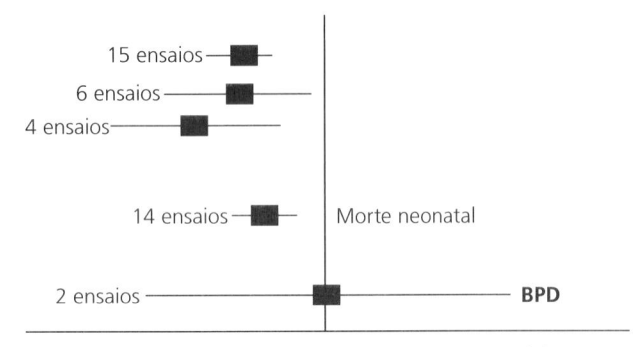

Fig. 28.4 Metanálise do efeito da administração pré-natal de corticosteroide nos resultados neonatais. (Adaptada de Roberts & Dalziel [42].)

pital para outro. A inibição das contrações uterinas poderia ser uma solução para o problema do parto pré-termo. No entanto, uma metanálise realizada, que avaliou o efeito da administração de tocolíticos no parto pré-termo e os resultados neonatais, mostrou que a tocólise pode retardar o nascimento pré-termo, mas isto não parece estar associado a alguma melhoria nos resultados neonatais (Fig. 28.4). A justificativa para o uso de tocólise, embora não comprovada, seria o retardamento do nascimento pré-termo para possibilitar a administração de esteroide e transferência no *útero* e, dessa forma, melhorando os resultados.

Simpatomiméticos

Com a introdução dos betassimpatomiméticos na prática obstétrica na década de 1970, acompanhada de pequenos ensaios clínicos que sugeriam grande eficácia na inibição das contrações prematuras, a maioria dos obstetras considerou a tocólise com ritodrina ou salbutamol uma terapia efetiva para parto pré-termo agudo. Esta impressão foi reforçada em razão do índice muito alto de resposta ao placebo. Estudos mais modernos demonstraram que a ritodrina irá retardar o parto pré-termo em uma minoria de pacientes por um período de 24-48 horas, mas que o seu uso não está associado à melhora em qualquer indicador de morbidade neonatal ou nos índices de mortalidade neonatal [43]. A ritodrina e o salbutamol estão associados a efeitos colaterais maternos significativos e potencialmente de risco à vida (particularmente se administrados em combinação com corticosteroides), que incluem a sobrecarga de volume, edema pulmonar, isquemia miocárdica, hiperglicemia e hipocalcemia. Foram relatadas mortes maternas em que a tocólise com uso de drogas simpatomiméticas estava associada. Atualmente, o uso de simpatomiméticos para tocólise raramente é usado no Reino Unido, e como drogas tocolíticas mais seguras, embora não necessariamente mais efetivas, estão disponíveis hoje, o seu uso deve ser abandonado completamente.

Anti-inflamatórios não esteroides

O NSAID mais estudado para tocólise como tratamento agudo é a indometacina. Estudos randomizados controlados com placebo sugeriram que a indometacina pode retardar, significativamente, o parto pré-termo por 24 e 48 horas e até 7 dias. No entanto, o número total de mulheres inscritas em todos os três ensaios clínicos randomizados e controlados com placebo é de apenas 90 [44]. Conforme discutido anteriormente, a indometacina tem um efeito importante na função renal fetal e no sistema cardiovascular fetal, em particular no ducto arterial fetal. O uso de indometacina para tocólise também foi associado ao aumento da incidência de enterocolite necrosante, hemorragia intraventricular e anormalidades na homeostase neonatal. Em animais de laboratório, a combinação de um NSAID específico de COX-2 e um tocolítico (seja um bloqueador do canal de cálcio ou um antagonista da ocitocina) parece ser superior ao uso de um tocolítico isoladamente, embora este tipo de terapia combinada ainda não tenha sido avaliado adequadamente nos humanos. No momento, não existem evidências de que a indometacina ou algum outro NSAID tenha alguma vantagem como tocolíticos de primeira linha em relação aos bloqueadores do canal de cálcio ou antagonistas da ocitocina, cada um dos quais tem um perfil de efeito colateral materno e fetal muito melhor.

Sulfato de magnésio

Antes da década de 1980, o sulfato de magnésio era amplamente usado nos Estados Unidos no manejo intraparto de pré-eclâmpsia e eclâmpsia, e a impressão clínica de que o sulfato de magnésio tornava a indução do parto mais difícil levou à sua avaliação como um agente tocolítico [45]. Com a retirada das drogas simpatomiméticas do mercado americano e como o atosiban, um antagonista da ocitocina, não obteve a aprovação da *Food and Drug Administration*, não existem drogas tocolíticas licenciadas disponíveis para os obstetras americanos usarem, e o sulfato de magnésio é de uso comum. Os ensaios clínicos randomizados e controlados com placebo, avaliando o uso do sulfato de magnésio, não mostraram um retardo significativo para o parto, nem aumento no peso ao nascer ou diferença na mortalidade perinatal na comparação ao placebo. Os estudos que compararam o sulfato de magnésio a simpatomiméticos sugeriram eficácia similar. Conforme discutido anteriormente, estes dois achados aparentemente contraditórios, provavelmente, podem ser explicados pela falta de poder dos estudos para detectarem uma diferença significativa entre as drogas com pouca ou nenhuma eficácia, mas um alto índice de resposta ao placebo. Embora o sulfato de magnésio não pareça ser efetivo na prevenção do parto pré-termo, vêm aumentando, na última década, as evidências de que a sua administração à mãe pode ser ter um efeito de neuroproteção para o recém-nascido pré-termo [46,47]. As evidências são agora suficientemente fortes e ele está sendo introduzido com esta indicação nos Estados Unidos, Europa e no resto do mundo.

Antagonistas da ocitocina

Não existem evidências de aumento da concentração de ocitocina circulante no parto a termo ou pré-termo, mas os dois tipos de parto estão associados a um aumento na expressão dos receptores de ocitocina no miométrio, e a ocitocina é sintetizada no útero, tanto no miométrio quanto na decídua. Isto conduziu à exploração de drogas que antagonizem o receptor de ocitocina como os tocolíticos. No momento, não existe nenhum antagonista da ocitocina específico disponível para uso clínico. O atosiban, que é principalmente um antagonista do receptor da arginina vasopressina, mas que também se liga ao receptor de ocitocina em concentrações terapêuticas apropriadas, tem licenciamento na Europa para o tratamento do parto pré-termo. O Atosiban já foi avaliado em ensaios clínicos de comparação a placebo e comparações a drogas simpatomiméticas. O ensaio clínico controlado com placebo, realizado nos Estados Unidos [48], apresentou falhas na randomização com erros na idade gestacional de entrada no estudo, resultando no aumento das mortes neonatais entre os fetos muito pré-termo, cujas mães foram tratadas com atosiban. O resultado principal do ensaio clínico controlado com placebo (isto é, o tempo entre o início do tratamento e a falha terapêutica definida pelo parto pré-termo ou a necessidade de um tocolítico alternativo) mostrou que o atosiban não era melhor do que o placebo. Entretanto, houve diferença estatisticamente significativa no número de mulheres que não tiveram parto e não precisaram de tocolítico alternativo com 24 e 48 horas e 7 dias. Esse ensaio clínico mostrou, também, como os outros estudos tocolíticos, um índice muito alto de resposta ao placebo. A análise dos dados mostra que com 48 horas, 70% das mulheres randomizadas, que receberam atosiban, apresentaram uma resposta ao tratamento, mas o mesmo foi observado em relação ao placebo, e apenas 11% tiveram uma resposta clínica genuína. Isto representa 1/4 das mulheres que teve genuinamente um trabalho de parto pré-termo e tinha o potencial para ter uma resposta clínica genuína (Fig. 28.5).

Ensaios clínicos comparando atisoban a drogas simpatomiméticas mostraram eficácia clínica similar entre os dois, mas o atisoban apresentou um perfil de efeitos colaterais maternos drasticamente aumentado [49,50]. O índice de resposta clínica ao atosiban ou drogas simpatomiméticas nesses ensaios clínicos foi tão alto (mais de 90%), que é provável que a maioria das pacientes inscritas no estudo não estivesse genuinamente em trabalho de parto pré-termo. Nem o ensaio clínico controlado com placebo, nem os ensaios clínicos controlados com simpatomiméticos demonstraram melhoria na morbidade neonatal ou na mortalidade neonatal associada ao uso de atisoban.

Bloqueadores dos canais de cálcio

O papel central do cálcio na bioquímica ou nas contrações do miométrio levou à exploração do uso dos bloqueadores dos canais de cálcio, especificamente a nifedipina, como drogas tocolíticas. Como não houve interesse da indústria farmacêutica na promoção da nifedipina para esta indicação, foram realizados apenas pequenos ensaios clínicos custeados em nível local comparando a nifedipina aos simpatomiméticos. Não existem ensaios clínicos controlados com placebo da nifedipina como um tocolítico. A metanálise dos ensaios clínicos controlados com simpatomiméticos [51] sugere que a nifedipina pode ter um efeito superior para retardar o parto e pode estar associada à redução no índice de RDS e hemorragia intraventricular nos recém-nascidos pré-termo, embora sem melhoria na mortalidade perinatal. Esta conclusão pode não ser muito segura, pois no maior ensaio clínico que comparou a nifedipina aos simpatomiméticos, [52] 13% das pacientes randomizadas para ritodrina foram excluídas da análise em razão dos efeitos colaterais maternos, que fizeram com que elas trocassem para a nifedipina. É improvável que venham a ser realizados ensaios clínicos de nifedipina em larga escala controlados com placebo, nem ensaios maiores comparando nifedipina a atosiban. Houve um estudo que comparou de forma indireta o atisoban com nifedipina, em um estudo onde cada uma delas havia sido comparada a drogas simpatomiméticas [53]. Este estudo sugeriu que a nifedipina é superior ao atosiban no retardo do parto e, ao contrário do atisoban, está associada a uma redução do risco de RDS (Fig. 28.6).

Atualmente, as opções disponíveis para o obstetra britânico são o atisoban e a nifedipina, e é provavelmente racional não usar tocolíticos, em nosso estado atual de conhecimento. Estão em desenvolvimento antagonistas mais específicos da ocitocina, embora o barusiban, um antagonista da ocitocina mais específico do que a nifedipina, não tenha se mostrado melhor do que o placebo na prevenção do parto pré-termo. Drogas que visam a outros receptores, como os receptores da prostaglandina, estão em estudos pré-clínicos. É provável que os resultados até agora decepcionantes dos tocolíticos em en-

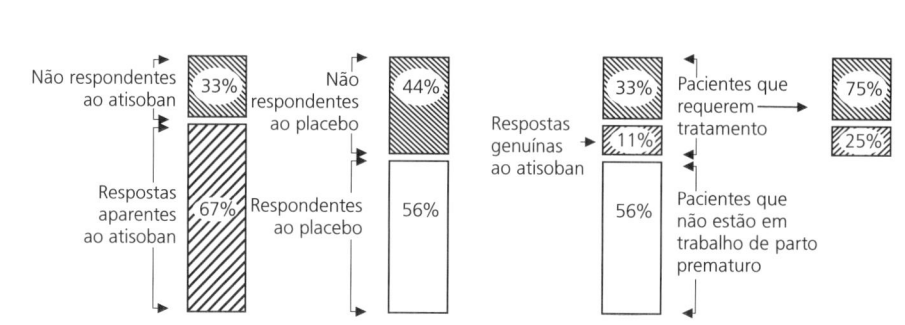

Fig. 28.5 Análise dos dados de resultados com 48 horas do ensaio clínico de atisoban controlado com placebo [48]. De todas as pacientes destacadas para tratamento com atisoban, apenas 11% apresentaram uma resposta clínica genuína, o que representa 1/4 de todas que tinham potencial para se beneficiarem.

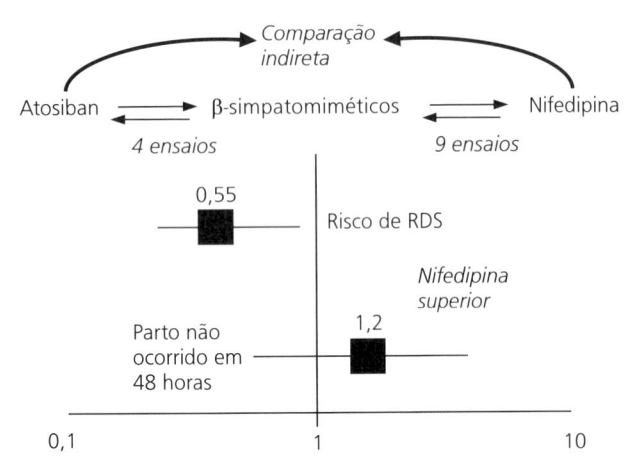

Fig. 28.6 Comparação indireta de atisoban à nifedipina no manejo agudo de trabalho de parto pré-termo. (Adaptada de Coomarasam y et al. [53].)

saios clínicos possam ser causados por delineamento de estudo inadequado e por altos índices de resposta ao placebo. No futuro, ensaios clínicos capazes de avaliar drogas tocolíticas de forma mais específica em mulheres genuinamente em trabalho de parto pré-termo, por exemplo, aproveitando o teste de fibronectina fetal, poderão definir mais adequadamente o valor potencial da terapia tocolítica.

> ### Quadro 28.4 Resumo
>
> - As drogas tocolíticas para inibição do trabalho de parto estabelecido somente retardam o nascimento pré-termo em uma minoria das mulheres que estão genuinamente em trabalho de parto pré-termo.
> - As drogas tocolíticas podem ser usadas com o objetivo de ganhar tempo para administrar esteroides e realizar transferência *intrautero*, mas não existem evidências de que o seu uso melhore o resultado neonatal.
> - Os altos índices de resposta ao placebo dão a falsa impressão na prática clínica geral que as drogas tocolíticas são mais efetivas do que elas realmente são.
> - O sulfato de magnésio não é um tocolítico efetivo, mas é um neuroprotetor para o feto/recém-nascido.
> - Os betassimpatomiméticos apresentam graves efeitos colaterais maternos e como atualmente estão disponíveis drogas mais seguras, embora não necessariamente mais efetivas, o seu uso deve ser completamente abandonado.
> - O atosiban poderá retardar o nascimento pré-termo em uma minoria das mulheres que estão genuinamente em trabalho de parto pré-termo, mas não existem evidências de benefício para o recém-nascido.
> - A nifedipina demonstrou melhorar o resultado neonatal, embora esta conclusão deva ser tratada com precaução.

Terapia com corticosteroide

O potencial dos corticosteroides administrados no pré-natal para acelerar a maturação pulmonar foi descoberta por Liggens, que fez experimentos usando injeções de corticosteroides em ovelhas com parto pré-termo induzido. Foi realizado um grande número de ensaios clínicos randomizados durante as décadas de 1970 e 1980 que, avaliados em conjunto, demonstraram que uma dose única de betametasona ou dexametasona, administrada até 7 dias antes do parto pré-termo em mulheres com 24-34 semanas de gestação, tinha um efeito significativo na morbidade e mortalidade neonatais. Embora o uso pediátrico de surfactante tenha apresentado um impacto maior na incidência e consequências do RDS, a terapia pré-natal com corticosteroide está associada à redução na mortalidade neonatal, principalmente em razão da redução significativa nos índices de RDS e hemorragia intraventricular. Os corticosteroides pré-natais possuem um efeito mediado pelo receptor em todos os componentes do sistema surfactante em pneumócitos tipo 2. No entanto, eles também têm efeitos no desenvolvimento estrutural dos pulmões e levam à maturação acelerada do intestino fetal e têm efeitos no miocárdio e na responsividade à catecolamina, o que pode explicar a incidência reduzida de enterocolite e hemorragia intraventricular vista em fetos com prematuridade extrema, que parecem ser independentes do efeito na RDS.

Os efeitos marcantes de uma única dose de corticosteroides conduziram no passado à prescrição de doses múltiplas de esteroides, frequentemente em intervalos semanais, em mulheres consideradas de risco para parto pré-termo, especialmente aquelas com gestação múltipla. As preocupações recentes sobre as consequências a longo prazo da exposição recorrente a altas doses de esteroides, sugerindo efeitos adversos no desenvolvimento e comportamento, conduziram ao abandono dessa conduta. Entretanto, o *Canadian Multiple Courses of Antenatal Corticosteroids for Preterm Birth Study* [54] mostrou que a terapia com corticosteroide, ministrada a cada 14 dias, não aumentou nem diminuiu o risco de morte ou prejuízo neurológico aos 18-24 meses de idade, comparada a uma dose única de terapia com corticosteroide pré-natal. A dexametasona e betametasona foram avaliadas em ensaios clínicos randomizados e apresentaram efeitos similares nos índices do RDS. Estudos na França sugeriram que a betametasona reduziu a incidência de leucomalacia periventricular, enquanto que a dexametasona não teve este efeito protetor, embora isto possa ser explicado pela presença de agentes sulfatantes usados como preservantes nas preparações francesas da dexametasona. É provável que cada um dos esteroides seja adequado, desde que a preparação seja não sulfatada.

Antibióticos

A metanálise do uso de antibióticos no parto pré-termo sintomático é dominada pelo ensaio ORACLE [55,56]. Eles mostraram que a administração de antibióticos à mãe não retarda o parto ou melhora algum aspecto da morbidade ou mortalidade neonatal. O único benefício positivo à saúde foi uma redução nos índices de infecção materna. O acompanhamento de 7 anos do ensaio ORACLE I [57] mostrou que a prescrição de eritromicina ou amoxilina-clavulanato para mulheres em parto pré-termo espontâneo com as membranas intactas estava associada ao aumento de deficiências funcionais entre seus filhos aos 7 anos de idade, com o risco sendo mais alto para eritromicina. Deve-se observar que estas crianças nasceram a termo, sugerindo que a exposição a antibióticos *in utero* ou a combinação dos antibióticos e das alterações bioquímicas que causam risco de parto pré-termo aumentam o risco de paralisia cerebral. Os antibióticos não devem ser ministrados à gestante que apresenta somente contrações prematuras, mas deve ser usado em mulheres que estão em trabalho de parto e têm colonização conhecida por *Estreptococcus* do grupo B ou em mulheres que têm alguma infecção estabelecida e necessitam receber antibióticos.

Conduta no parto pré-termo

Os índices de morbidade e mortalidade neonatais são mais altos em recém-nascidos transferidos após o parto para unidades de terapia intensiva neonatal se comparados aos nascidos em um centro de referência terciário. Portanto, deve ser feito todo o esforço possível para transferir uma mulher para uma unidade obstétrica que tenha uma unidade de terapia intensiva neonatal antes de um parto pré-termo. A introdução do teste de fibronectina fetal poderia reduzir o número de transferências no *útero* desnecessárias. Exceto nos extremos da prematuridade, deve haver monitoramento eletrônico contínuo da frequência cardíaca fetal, quando o trabalho de parto pré-termo está estabelecido. Não existem evidências de benefícios do parto de rotina por cesariana, quando a apresentação é cefálica. A hipóxia é um importante fator de risco para o desenvolvimento de leucomalacia periventricular e deve haver um limiar relativamente baixo para o parto por cesariana na presença de padrões anormais no ritmo cardíaco fetal. O parto pélvico pré-termo continua sendo um dilema obstétrico. Embora agora esteja estabelecido que a cesariana seja preferível para o parto pélvico, não é possível a realização de ensaios clínicos randomizados de cesariana para parto pélvico pré-termo. Uma desvantagem da cesariana eletiva planejada do parto pré-termo com apresentação pélvica (ou mesmo um parto pré-termo com apresentação cefálica) é a alta incidência de 'ameaça' de parto pré-termo que não leva ao parto pré-termo. Uma conduta agressiva de realizar o parto de fetos pré-termo através de cesariana pode resultar em partos pré-termo iatrogênicos. No outro extremo do espectro, a cesariana na gestação pré-termo, quando as nádegas já estão na vagina pode ser mais traumática do que um parto vaginal. No momento, até que evidências estejam disponíveis, a decisão do modo de parto pré-termo com apresentação pélvica deverá ser tomada com base na avaliação individual de cada caso pelo obstetra. Não existem evidências de que o parto eletivo com fórceps proteja a cabeça fetal durante o parto pré-termo, e a episiotomia raramente é necessária.

RUPTURA PREMATURA DAS MEMBRANAS NO PRÉ-PARTO

A ruptura prematura das membranas no pré-parto (PPROM) ocorre em, aproximadamente, 2% de todas as gestações e responde por até 1/3 dos partos pré-termo. A consequência mais frequente da PPROM é o parto pré-termo, com 50% dos partos ocorrendo dentro de uma semana, 75% em 2 semanas e 85% no espaço de 1 mês. Parece haver uma relação inversa entre idade gestacional e latência, com um intervalo mais curto entre a ruptura das membranas e o parto pré-termo em idades gestacionais mais adiantadas. Como ocorre com o parto pré-termo, a sobrevivência fetal após a PPROM está diretamente relacionada com a idade gestacional no parto e o peso ao nascimento. Quando a PPROM ocorre antes de 23 semanas de gestação, pode haver hipoplasia pulmonar neonatal, aumentando o risco de morte neonatal, mesmo que o parto ocorra em idade gestacional mais avançada, quando o resultado geralmente seria bom. O risco de hipoplasia pulmonar depois da PPROM é de, aproximadamente, 50% com 19 semanas, caindo para, aproximadamente, 10% com 25 semanas. A retenção do líquido amniótico no interior do útero está associada a um melhor resultado. A presença de um lago de líquido amniótico maior do que 2 cm está associada à baixa incidência de hipoplasia pulmonar.

Após a confirmação de PPROM, pela história, pela presença de líquido amniótico na vagina e de oligoidrâmnio na ultrassonografia, o manejo depende do risco da prematuridade, se o parto for estimulado, e do risco de infecções materna e fetal, se a conduta for conservadora. O estudo ORACLE mostrou que o uso de eritromicina melhora a morbidade neonatal e está associado a um período de latência mais longo, enquanto que o uso de amoxicilina-clavulanato aumenta o risco de enterocolite necrosante e deve ser evitado. O manejo da PPROM continua sendo controverso. Em muitos casos, a opção é pelo manejo conservador na PPROM antes de 34 semanas e pela indução do trabalho de parto, se a ruptura das membranas ocorrer após 37 semanas. Atualmente, não existem evidências que indiquem qual deve ser o manejo ideal entre 34 e 37 semanas.

O manejo conservador deve incluir vigilância clínica, avaliando os sinais de corioamnionite, que incluem o registro regular da temperatura e ritmo cardíaco maternos e cardiotocografia. O hemograma com aumento dos leucócitos ou um nível crescente de CRP podem indicar o desenvolvimento de corioamnionite. No entanto, nenhum é altamente específico, e muitos casos de corioamnionite histologicamente comprovada estão associados a leucócitos e concentrações de CRP normais. Devem ser feitas coletas no trato genital inferior em mulheres com PPROM. Culturas positivas para patógenos potenciais não se correlacionam bem com o risco de corioamnionite, embora elas sejam úteis na determinação da etiologia, quando se desenvolve a corioamnionite, e auxiliam na escolha do antibiótico que deve ser usado para a mãe e o recém-nascido pré-termo.

A amnioinfusão foi usada experimentalmente na PPROM como uma tentativa de reduzir o risco de hipoplasia pulmonar e/ou anormalidades ortopédicas. A literatura contém relatos de apenas alguns casos. Na maioria dos casos, é provável que o líquido infundido na cavidade amniótica não fique retido. Se ele ficar retido, é provável que o líquido amniótico se reacumule com a produção de urina fetal. Igualmente tem havido relatos de casos isolados do uso de cola de fibrina ou cateteres especiais para tentar selar as membranas rotas, mas não existem evidências de algum benefício, e, provavelmente, existe um alto risco de infecção.

O início das contrações regulares e do trabalho de parto pré-termo em casos de PPROM pode ser as primeiras evidências de corioamnionite. Os benefícios potenciais das drogas tocolíticas não se aplicam à maioria dos casos de PPROM, uma vez que, geralmente, há tempo para a administração de corticosteroides e transferência no *útero* antes do início do trabalho de parto pré-termo. Os poucos estudos sobre o uso de tocólise em gestações complicadas pela PPROM não mostram melhoras no resultado perinatal e sugerem que a tocólise de longa duração pode estar associada a um aumento no risco de infecções materna e fetal [58,59].

REFERÊNCIAS

1. Tucker J, McGuire W. Epidemiology of preterm birth. *BMJ* 2004;329:675-678.
2. Murphy DJ. Epidemiology and environmental factors in preterm labour. *Best Pract Res Clin Obstet Gynaecol* 2007;21:773-789.
3. Wood NS, Costeloe K, Gibson AT, Hennessy EM, Marlow N, Wilkinson AR. The EPICure study: associations and antecedents of neurological and developmental disability at 30 months of age following extremely preterm birth. *Arch Dis Child* 2005;90:F134-F140.
4. Wu YW, Colford JM Jr. Chorioamnionitis as a risk factor for cerebral palsy: a meta-analysis. *JAMA* 2000;284:1417-1424.
5. Leviton A, Paneth N, Reuss ML *et al*. Maternal infection, fetal inflammatory response, and brain damage in very low birth weight infants. *Pediatr Res* 1999;46:566-575.
6. Wood NS, Marlow N, Costeloe K, Gibson AT, Wilkinson AR. Neurologic and developmental disability after extremely preterm birth. EPICure Study Group. *N Engl J Med* 2000;343:378-384.
7. Colvin M, McGuire W, Fowlie PW. Neurodevelopmental outcomes after preterm birth. *BMJ* 2004;329:1390-1393.
8. Takashima S, Itoh M, Oka A. A history of our understanding of cerebral vascular development and pathogenesis of perinatal brain damage over the past 30 years. *Semin Pediatr Neurol* 2009;16:226-236.
9. Volpe JJ. Brain injury in premature infants: a complex amalgam of destructive and developmental disturbances. *Lancet Neurol* 2009;8:110-124.
10. Boot FH, Pel JJ, van der Steen J, Evenhuis HM. Cerebral visual impairment: which perceptive visual dysfunctions can be expected in children with brain damage? A systematic review. *Res Dev Disabil* 2010;31:1149-1159.
11. Smith R. Parturition. *N Engl J Med* 2007;356:271-283.
12. Zakar T, Mesiano S. How does progesterone relax the uterus in pregnancy? *N Engl J Med* 2011;364:972-973.
13. Mesiano S, Welsh TN. Steroid hormone control of myome-trial contractility and parturition. *Semin Cell Dev Biol* 2007;18:321-331.
14. Lindström TM, Bennett PR. The role of nuclear factor kappa B in human labour. *Reproduction* 2005;130:569-581.
15. Mendelson CR, Condon JC. New insights into the molecular endocrinology of parturition. *J Steroid Biochem Mol Biol* 2005;93:113-119.
16. Shynlova O, Mitchell JA, Tsampalieros A, Langille BL, Lye SJ. Progesterone and gravidity differentially regulate expression of extracellular matrix components in the pregnant rat myometrium. *Biol Reprod* 2004;70:986-992.
17. Smith R, Nicholson RC. Corticotrophin releasing hormone and the timing of birth. *Front Biosci* 2007;12:912-918.
18. Nathanielsz PW. Comparative studies on the initiation of labor. *Eur J Obstet Gynecol Reprod Biol* 1998;78:127-132.
19. Terzidou V, Blanks AM, Kim SH, Thornton S, Bennett PR. Labor and inflammation increase the expression of oxytocin receptor in human amnion. *Biol Reprod* 2011;84:546-552.
20. Kyrgiou M, Koliopoulos G, Martin-Hirsch P, Arbyn M, Prendiville W, Paraskevaidis E. Obstetric outcomes after conservative treatment for intraepithelial or early invasive cervical lesions: systematic review and meta-analysis. *Lancet* 2006;367:489-498.
21. Vrachnis N, Vitoratos N, Iliodromiti Z, Sifakis S, Deligeoroglou E, Creatsas G. Intrauterine inflammation and preterm delivery. *Ann NY Acad Sci* 2010;1205:118-122.
22. Romero R, Mazor M. Infection and preterm labor. *Clin Obstet Gynecol* 1988;31:553-584.
23. Buhimschi CS, Schatz F, Krikun G, Buhimschi IA, Lockwood CJ. Novel insights into molecular mechanisms of abruption-induced preterm birth. *Expert Rev Mol Med* 2010;12:e35.
24. Lockwood CJ. Stress-associated preterm delivery: the role of corticotropin-releasing hormone. *Am J Obstet Gynecol* 1999;180:S264-S266.
25. Hoffman HJ, Bakketeig LS. Risk factors associated with the occurrence of preterm birth. *Clin Obstet Gynecol* 1984;27:539-552.
26. McDonald HM, Brocklehurst P, Gordon A. Antibiotics for treating bacterial vaginosis in pregnancy. *Cochrane Database Syst Rev* 2007;(1):CD000262.
27. Mella MT, Berghella V. Prediction of preterm birth: cervical sonography. *Semin Perinatol* 2009;33:317-324.
28. Honest H, Bachmann LM, Coomarasamy A, Gupta JK, Kleijnen J, Khan KS. Accuracy of cervical transvaginal sonography in predicting preterm birth: a systematic review. *Ultrasound Obstet Gynecol* 2003;22:305-322.
29. Sinno A, Usta IM, Nassar AH. A short cervical length in pregnancy: management options. *Am J Perinatol* 2009;26:761-770.
30. MRC/RCOG Working Party on Cervical Cerclage. Final report of the Medical Research Council/Royal College of Obstetricians and Gynaecologists multicentre randomised trial of cervical cerclage. *Br J Obstet Gynaecol* 1993;100:516-523.
31. Althuisius SM, Dekker GA, Hummel P, Bekedam DJ, van Geijn HP. Final results of the Cervical Incompetence Prevention Randomised Cerclage Trial (CIPRACT): therapeutic cerclage with bed rest versus bed rest alone. *Am J Obstet Gynecol* 2001;185:1106-1112.
32. Rust OA, Roberts WE. Does cerclage prevent preterm birth? *Obstet Gynecol Clin North Am* 2005;32:441-456.
33. To MS, Alfirevic Z, Heath VC *et al*. Cervical cerclage for prevention of preterm delivery in women with short cervix: randomised controlled trial. Fetal Medicine Foundation Second Trimester Screening Group. *Lancet* 2004;363:1849-1853.
34. Groom KM, Shennan AH, Bennett PR. Ultrasound-indicated cervical cerclage: outcome depends on preoperative cervical length and presence of visible membranes at time of cerclage. *Am J Obstet Gynecol* 2002;187:445-449.
35. Groom KM, Shennan AH, Jones BA, Seed P, Bennett PR. TOCOX: a randomised, double-blind, placebo-controlled trial of rofecoxib (a COX-2-specific prostaglandin inhibitor) for the prevention of preterm delivery in women at high risk. *BJOG* 2005;112:725-730.
36. Keirse MJ. Progestogen administration in pregnancy may pre-vent preterm delivery. *Br J Obstet Gynaecol* 1990;97:149-154.
37. Da Fonseca EB, Bittar RE, Carvalho MH, Zugaib M. Prophylactic administration of progesterone by vaginal suppository to reduce the incidence of spontaneous preterm birth in women at increased

risk: a randomised placebo-controlled double-blind study. *Am J Obstet Gynecol* 2003;188:419-424.

38. Meis PJ, Klebanoff M, Thom E *et al.* Prevention of recurrent preterm delivery by 17 alpha-hydroxyprogesterone caproate. National Institute of Child Health and Human Development Maternal-Fetal Medicine Units Network. *N Engl J Med* 2003;348:2379-2385.

39. Rouse DJ, Caritis SN, Peaceman AM *et al.* A trial of 17 alpha-hydroxyprogesterone caproate to prevent prematurity in twins. National Institute of Child Health and Human Development Maternal-Fetal Medicine Units Network. *N Engl J Med* 2007;357:454-461.

40. Norman JE, Mackenzie F, Owen P *et al.* Progesterone for the prevention of preterm birth in twin pregnancy (STOPPIT): a randomised, double-blind, placebo-controlled study and meta-analysis. *Lancet* 2009;373:2034-2040.

41. Honest H, Bachmann LM, Gupta JK, Kleijnen J, Khan KS. Accuracy of cervicovaginal fetal fibronectin test in predicting risk of spontaneous preterm birth: systematic review. *BMJ* 2002;325:301.

42. Roberts D, Dalziel S. Antenatal corticosteroids for accelerating fetal lung maturation for women at risk of preterm birth. *Cochrane Database Syst Rev* 2006;(3):CD004454.

43. Anotayanonth S, Subhedar NV, Garner P, Neilson JP, Harigopal S. Betamimetics for inhibiting preterm labour. *Cochrane Database Syst Rev* 2004;(4):CD004352.

44. King J, Flenady V, Cole S, Thornton S. Cyclo-oxygenase (COX) inhibitors for treating preterm labour. *Cochrane Database Syst Rev* 2005;(2):CD001992.

45. Crowther CA, Hiller JE, Doyle LW. Magnesium sulphate for preventing preterm birth in threatened preterm labour. *Cochrane Database Syst Rev* 2002;(4):CD001060.

46. Doyle LW, Crowther CA, Middleton P, Marret S. Antenatal magnesium sulfate and neurological outcome in preterm infants: a systematic review. *Obstet Gynecol* 2009;113:1327-1333.

47. Costantine MM, Weiner SJ. Effects of antenatal exposure to magnesium sulfate on neuroprotection and mortality in preterm infants: a meta-analysis. Eunice Kennedy Shriver National Institute of Child Health and Human Development Maternal-Fetal Medicine Units Network. *Obstet Gynecol* 2009;114:354-364.

48. Romero R, Sibai BM, Sanchez-Ramos L *et al.* An oxytocin receptor antagonist (atosiban) in the treatment of preterm labor: a randomised, double-blind, placebo-controlled trial with tocolytic rescue. *Am J Obstet Gynecol* 2000;182:1173-1183.

49. The Worldwide Atosiban versus Beta-agonists Study Group. Effectiveness and safety of the oxytocin antagonist atosiban versus beta-adrenergic agonists in the treatment of preterm labour. *BJOG* 2001;108:133-142.

50. French/Australian Atosiban Investigators Group. Treatment of preterm labor with the oxytocin antagonist atosiban: a double-blind, randomised, controlled comparison with salbutamol. *Eur J Obstet Gynecol Reprod Biol* 2001;98:177-185.

51. Tsatsaris V, Papatsonis D, Goffinet F, Dekker G, Carbonne B. Tocolysis with nifedipine or beta-adrenergic agonists: a meta-analysis. *Obstet Gynecol* 2001;97:840-847.

52. Papatsonis DN, Van Geijn HP, Adèr HJ, Lange FM, Bleker OP, Dekker GA. Nifedipine and ritodrine in the management of preterm labor: a randomised multicenter trial. *Obstet Gynecol* 1997;90:230-234.

53. Coomarasamy A, Knox EM, Gee H, Song F, Khan KS. Effectiveness of nifedipine versus atosiban for tocolysis in preterm labour: a meta-analysis with an indirect comparison of randomised trials. *BJOG* 2003;110:1045-1049.

54. Asztalos EV, Murphy KE, Hannah ME *et al.* Multiple courses of antenatal corticosteroids for preterm birth study: 2-year outcomes. Multiple Courses of Antenatal Corticosteroids for Preterm Birth Study Collaborative Group. *Pediatrics* 2010;126:e1045-e1055.

55. Kenyon SL, Taylor DJ, Tarnow-Mordi W. Broad-spectrum antibiotics for spontaneous preterm labour: the ORACLE II randomised trial. *Lancet* 2001;357:989-994.

56. Kenyon SL, Taylor DJ, Tarnow-Mordi W. Broad-spectrum antibiotics for preterm, prelabour rupture of fetal membranes: the ORACLE I randomised trial. *Lancet* 2001;357:979-988. Erratum in Lancet 2001;358:156.

57. Kenyon S, Pike K, Jones DR *et al.* Childhood outcomes after prescription of antibiotics to pregnant women with preterm rupture of the membranes: 7-year follow-up of the ORACLE I trial. *Lancet* 2008;372:1310-1318.

58. Aagaard-Tillery KM, Nuthalapaty FS, Ramsey PS, Ramin KD. Preterm premature rupture of membranes: perspectives surrounding controversies in management. *Am J Perinatol* 2005;22:287-297.

59. Simhan HN, Canavan TP. Preterm premature rupture of membranes: diagnosis, evaluation and management strategies. *BJOG* 2005;112(Suppl 1):32-37.

Capítulo 29

Analgesia, Anestesia e Ressuscitação

Felicity Plaat
Queen Charlotte's & Chelsea Hospital, Imperial College School of Medicine, London, UK

Nas unidades de consultas médicas, mais de 70% das pacientes obstétricas requerem apoio anestésico. Isto inclui analgesia no trabalho de parto, anestesia para parto com cesariana e outras intervenções cirúrgicas, e analgesia no manejo de pacientes que requerem cuidados críticos e ressuscitação. Como o papel do anestesista se ampliou, as diretrizes atuais sugerem a participação de, no mínimo, um consultor anestesista, embora isto provavelmente tenha de ser aumentado [1].

DOR

A *International Association for the Study of Pain* define dor como 'uma experiência desagradável, subjetiva, sensorial e emocional associada a dano real ou potencial nos tecidos, ou descrita em termos deste dano'. Em termos mais simples, dor é o que machuca. Mais de 95% das mulheres relatam dor no trabalho de parto. Melzac [2] mensurou a dor em parturientes usando o Questionário McGill da Dor e demonstrou que embora os escores variassem de leve até insuportável, em média apenas a dor associada à amputação de um dedo e a causalgia eram similares ou maiores do que a dor no trabalho de parto, que ultrapassou o câncer, neuralgia pós-herpética e a dor de fratura.

Embora a dor possa ser considerada uma consequência fisiológica do trabalho de parto normal, ela também pode ser um indicador de processos patológicos como trabalho de parto obstruído, má posição fetal, hiperestimulação uterina, ruptura uterina ou patologia existente, como miomas ou outros tumores, hemorroidas e aderência ou cicatrização de cirurgia prévia.

A dor intensa estimula uma resposta autonômica simpática, cuja magnitude reflete a gravidade da dor e é exacerbada pela desidratação e exaustão. É caracterizada por hiperventilação, taquicardia, hipertensão, aumento no consumo de oxigênio e glicose e vasoconstrição com redução do fluxo sanguíneo na placenta. As concentrações de adrenalina e noradrenalina no plasma materno aumentam 200 e 600%, respectivamente, durante o trabalho de parto sem analgesia.

Os níveis aumentados da catecolamina materna foram associados ao trabalho de parto disfuncional [3]. Em presença de doença materna e/ou comprometimento fetal, tais efeitos são indesejáveis e, em alguns casos, podem até ameaçar a vida.

> **Quadro 29.1 Resumo**
>
> A dor severa e prolongada está associada à hiperatividade autonômica simpática, taquicardia materna e hipertensão, vasoconstrição, aumento do consumo de oxigênio e oxigenação fetal reduzida.

ANALGESIA NÃO REGIONAL NO TRABALHO DE PARTO

Os métodos não farmacológicos para alívio da dor incluem educação pré-natal, aromaterapia, hipnoterapia ('hypnobirthing'), acupuntura, imersão em água, massagem e outras técnicas de relaxamento (esta lista não é exaustiva). Uma revisão recente sugere que a presença de uma pessoa de apoio treinada ou uma 'doula' reduz as necessidades analgésicas, encurta o trabalho de parto e aumenta a satisfação [4]. As evidências quanto a outras técnicas são, em geral, de pouca qualidade, embora algumas, como as piscinas de parto, sejam muito populares e possam reduzir a necessidade de analgesia.

Entonox® (50% N_2O no oxigênio) é amplamente usado no Reino Unido. Embora 80% das mulheres que o utilizam refiram que repetiriam o tratamento, as evidências da sua eficácia são conflitantes [5].

Embora o uso de sevoflurano e outros anestésicos por inalação tenham sido estudados, atualmente eles não fazem parte da prática clínica dominante. Os opioides sistêmicos estão quase que universalmente disponíveis nas unidades de parto no Reino Unido, embora haja evidências de que o seu efeito seja mais sedativo do que analgésico [6]. A diamorfina pode ser um pouco mais efetiva e pode ter menos efeitos

Tabela 29.1 Contraindicações para analgesia regional

Absolutas
Recusa materna
Falta de pessoal/instalações
Coagulopatia preexistente
Infecção local no ponto de inserção
Pressão intracraniana aumentada (risco de cone de pressão)
Alergia a drogas

Relativas
Instabilidade hemodinâmica
Anormalidades anatômicas
Transtornos neurológicos (implicações médico-legais)
Infecção sistêmica

Tabela 29.2 Técnica espinhal de administração única, combinada espinhal-peridural e peridural

	Espinhal de administração única*	Peridural	Combinada espinhal-peridural
Início da ação (min)	Rápido (1-5)	Lento (10-20)	Rápido (1-5)
Escore médio de dor 60-90 min	0	0-3	0
Dosagem total de drogas	Baixa	Alta	Baixa
Fraqueza observável na perna (%)†	100	5-50	0-40
Cefaleia pós-punção dural (%)	1-2	0,3-1,0	0,2-0,7
Hipotensão (%)†	20-80	5-10	5-10
Falha (i. e., GA necessária) (%)†	1,7-6,0	2-6	0,3-0,7
Prurido (%)†	50-80	20-80	20-80
Duração (min)	60-240		

*A dosagem na anestesia espinhal de administração única é duas ou três vezes a dosagem subaracnóidea da combinada espinhal-peridural.
†Estes efeitos colaterais dependem da dosagem com as técnicas peridural e combinada espinhal-peridural. Altas variações associadas a doses completas de anestesia.
Fonte: Modificada das técnicas de analgesia em trabalho de parto de Paech M. Newer. Anesthesiol Clin North Am 2003;21:1-17, com permissão.

sobre o neonato do que a petidina e lentamente vem substituindo a petidina em algumas unidades no Reino Unido.

A analgesia controlada pela paciente (PCA) pode ser usada, se a analgesia regional for contraindicada. O opioide de ação ultracurta, remifentanil, possui vantagens teóricas sobre outros opioides em razão do seu curto período de latência e rápido metabolismo. No entanto, quando é usada a PCA com remifentanil no trabalho de parto, a oximetria de pulso e a presença contínua de pessoal treinado são obrigatórias, já que ocorrem depressão respiratória e sedação [7].

ANALGESIA REGIONAL

Não resta dúvida de que o bloqueio neuroaxial (peridural ou intratecal) proporciona a forma mais efetiva de alívio da dor no trabalho de parto, e pouquíssimas mulheres não se beneficiam com esta forma de analgesia (Tabela 29.1). Com base nos dados de 81% das unidades obstétricas no Reino Unido, a *Obstetric Anaesthetists' Association* (www.oaa-anaes.ac.uk) fez a estimativa de que o índice médio de analgesia regional, em 2007, era de 22%, embora variasse entre 0 e 47%. As técnicas regionais modernas objetivam proporcionar o alívio da dor ao mesmo tempo em que preservam a sensibilidade, minimizam o bloqueio motor (fraqueza muscular) e reduzem os efeitos no trabalho de parto. A base para que isto aconteça é reduzir a dosagem do anestésico local utilizado. Estas técnicas são frequentemente chamadas de peridural de 'baixa dosagem' ou 'contínua'. Em 2008, 80% das unidades de saúde no Reino Unido estavam usando técnicas de baixa dosagem [8]. Os métodos para redução do consumo de anestésico local incluem a combinação do anestésico local com um opioide (comumente fentanil), evitando as doses convencionais (geralmente altas concentrações de anestésicos locais) e usando uma técnica combinada espinal-peridural. Esta última consiste na injeção de uma dose inicial no espaço intratecal (uma injeção espinhal) antes da colocação de um cateter peridural. A dose intratecal requer 1/10 da quantidade de anestésico local para ser efetiva e proporciona o alívio da dor quase instantaneamente. A técnica combinada espinhal-peridural é, particularmente, útil no último período do trabalho de parto e em multíparas em que é previsto um trabalho de parto rápido. Esta técnica também proporciona analgesia confiável (Tabela 29.2) durante o trabalho de parto, e o uso de analgesia combinada espinhal-peridural para o trabalho de parto está crescendo [9].

Persiste a preocupação quanto ao efeito da analgesia regional no progresso e no resultado do trabalho de parto. A revisão sistemática de ensaios clínicos controlados e randomizados comparando analgesia regional e não regional (opioide) mostra que a analgesia regional não aumenta o risco de parto com cesariana [10], seja começando no início do trabalho de parto ou posteriormente [11]. A analgesia regional parece prolongar o primeiro e segundo períodos do trabalho de parto (em 30 e 15 minutos, respectivamente) e aumenta a necessidade de parto vaginal instrumental [12]. Entretanto, estas revisões incluíram poucos estudos que usaram as técnicas de baixa dose anestésica, que estão associadas à redução dos partos instrumentados em comparação à analgesia peridural convencional [13]. A preocupação com a redução do esforço materno de expulsão no segundo período do trabalho de parto levou ao hábito difundido de descontinuar a analgesia regional no final do trabalho de parto [14]. No entanto, uma revisão recente conclui que, na ausência de ensaios clínicos maiores, as evidências sugerem que essa prática somente reduz a analgesia no segundo período do trabalho de parto [15]. Outros efeitos colaterais da analgesia regional incluem o aumento de cateterização vesical, febre materna (não infecciosa e considerada como resul-

Tabela 29.3 Requisitos para 'peridural móvel' seguro no trabalho de parto

Compreensão cooperativa da parturiente
Apresentação fetal encaixada e bem aplicada à cérvice
Bloqueios motor e proprioceptivo mínimo ou nenhum
Sem hipotensão postural
Monitoramento fetal contínuo (cardiotocografia), quando indicado
Condições adequadas
    Boa fixação do cateter peridural
    Presença de uma parteira
    Desconexão da linha intravenosa (tampão inserido)
    Sem sapatos
    Pisos seguro e plano, sem cabos, degraus ou tapetes

Tabela 29.4 Indicações de analgesia regional para trabalho de parto

Alívio da dor
    Evitar os efeitos nocivos da dor (exaustão materna, catecolaminas aumentadas, acidoses materna e fetal)
Redução do impulso prematuro de esforços expulsivos
Remoção manual da placenta
Redução da necessidade de anestesia geral de emergência
    Gravidez múltipla
    Apresentação pévica
    Suspeita de desproporção/céfalo-pélvica macrossomia
    ? Cesariana prévia
    ? Obesidade
Melhoria do fluxo uteroplacentário/condição fetal
    Pré-eclâmpsia
    Trabalho de parto pré-termo
    Função uteroplacentária deficiente (Doppler fraco/CTG não tranquilizadora)
Melhoria da condição materna
    Demanda de oxigênio reduzida (especialmente mulheres com doença cardíaca/respiratória)
    Catecolaminas circulantes reduzidas (especialmente estados de débito cardíaco fixo)
    Evitar a manobra de Valsalva no segundo estágio

tante da anestesia local) e prurido decorrente dos opioides neuroaxiais.

Não existem evidências de que a deambulação no trabalho de parto possa afetar significativamente o modo de parto. No entanto, a mobilização pode reduzir as demandas de analgesia e evitar os riscos associados ao repouso prolongado. Mas a mobilização com anestesia regional se mostrou segura e é avaliada positivamente pelas mulheres que se submetem a ela [16]. Para que seja possível uma deambulação segura, toda a equipe da unidade de parto deve ser treinada e determinadas condições devem ser atendidas (Tabela 29.3). Os bloqueios motor e proprioceptivo devem ser excluídos. Estudos demonstraram que as próprias mulheres podem perceber se conseguem deambular com segurança [17].

Quadro 29.2 Resumo

No Reino Unido, 80% das unidades de saúde usam peridural de 'baixa dosagem'. Doses reduzidas de anestesia local diminuem a incidência de bloqueio motor, permitem a deambulação e podem reduzir efeitos no progresso do trabalho de parto e na necessidade de parto vaginal assistido.

Além da dor, existem várias outras indicações obstétricas e médicas para o bloqueio neuroaxial no trabalho de parto. (Tabela 29.4). Casos considerados de alto risco para uma de intervenção no parto podem-se beneficiar com a colocação de um cateter peridural (que já foi testado e se mostrou efetivo) que permite uma nova infusão rápida de anestésico (p. ex., no caso do segundo gêmeo a nascer). Doenças maternas, que podem ser complicadas pela dor ou pela manobra de Valsalva associada ao esforço de expulsão, podem fazer a analgesia regional no trabalho de parto. A obesidade por si só pode ser uma indicação importante para este tipo de analgesia, uma vez que todo o espectro de complicações obstétricas esteja aumentado neste grupo de pacientes. As dificuldades em posicionar o bloqueio neuroaxial tornam aconselhável seu uso precoce.

A Tabela 29.5 lista as complicações graves do bloqueio regional. Um levantamento nacional recente, realizado pelo

Tabela 29.5 Complicações sérias do bloqueio regional

Complicação	Incidência
Parada cardiovascular	
Bloqueio espinhal superior total (superdosagem relativa/ absoluta de anestesia local)	
Toxicidade da anestesia local (administração intravenosa inadvertida)	
Infecção (abscesso peridural)	1 em 145.000
Meningite	
Hematoma peridural	1 em 168.000
Trauma (dano direto à coluna cervical/raiz do nervo)	
Permanente	1 em 240.000
Transitório	1 em 6.700

Fonte: Dados de incidência de Ruppen W, Derry S, McQuay H, Moore RA. Incidência de hematoma peridural, infecção e dano neurológico em pacientes obstétricas com analgesia/anestesia peridural. Anesthesiology 2006;105:394-399, com permissão.

Royal College of Anaesthetists, constatou que complicações associadas à morte ou a sequelas permanentes foram mais raras do que o estimado anteriormente [18]. Aproximadamente 50% de todos os bloqueios são realizados na população obstétrica, e a incidência foi ainda mais baixa, possivelmente em razão da boa saúde geral desta população. Não houve mortes. A incidência na população obstétrica de dano permanente, em decorrência do bloqueio neuroaxial foi de 0,3 e 1,24 por 100.000; a analgesia combinada espinhal-peridural foi associada a uma incidência mais alta (3,9 por 100.000) e a peridural à mais baixa (0, 62 por 100.000).

ANESTESIA PARA CESARIANA

O uso crescente da anestesia regional para cesariana tem contribuído para a queda na mortalidade materna relacionada com a anestesia. A grande maioria das mortes maternas relacionadas com a anestesia se deve à anestesia geral, particularmente em situação de emergência. A anestesia geral é particularmente arriscada em obstetrícia em decorrência das mudanças associadas à gravidez que aumentam o risco de intubação, hipóxia e aspiração. A anestesia geral é, frequentemente, reservada para a cesariana extremamente urgente, quando o anestesista, que não pode avaliar a paciente previamente, dispõe de pouco tempo para fazer uma avaliação. Como a anestesia geral tem sido cada vez menos usada em obstetrícia, pode haver um comprometimento do treinamento e do desenvolvimento da competência, aumentando os riscos deste tipo de anestesia obstétrica. O *Royal College of Anaesthetists* sugere que mais de 95% dos casos eletivos e mais de 85% dos casos de emergência devem ser realizados com anestesia regional [19]. Em 2007, apenas 10% das cesarianas no Reino Unido foram realizadas com anestesia geral.

A classificação em quatro graus da urgência de cesariana, endossada pelo *Royal College of Obstetricians and Gynaecologists* e o *Royal College of Anaesthetists* e usada no *National Sentinel Audito of Caesarian sections*, deve ser adotada universalmente para melhorar a comunicação, especialmente em situação de emergência [20]. Antes da cirurgia agendada, as pacientes devem entrar em jejum (6 horas para sólidos, 2 horas para água e fluidos) e receber pré-medicação (ranitidina e metoclopramida por via oral). Mulheres em trabalho de parto com risco de cesariana devem ter a ingestão de líquidos limitada a goles de água e devem receber ranitidina 150 mg de 6 em 6 horas durante o trabalho de parto. Pode ser ministrada ranitidina 50 mg intravenosa a 30 minutos Antes da indução, enquanto que o citrato de sódio, que só é efetivo por 15-30 minutos, deve ser dado imediatamente antes da indução de anestesia geral. Na situação de emergência, a ressuscitação intrauterina do feto (Tabela 29.6) deve ser realizada durante a preparação para a anestesia [21]. A oxigenoterapia em presença de sofrimento fetal grave é recomendada, embora as evidências não sejam convincentes [22].

Recomenda-se a anestesia regional em pré-eclâmpsia grave, pois a estabilidade hemodinâmica é mais bem mantida, do que na paciente normotensiva, e os riscos da anestesia geral estão aumentados. A insuficiência placentária não é uma indicação absoluta para anestesia geral. A combinação de anestesia geral e neuroaxial permite que a mãe permaneça acordada para o parto, depois do qual pode ser induzida a anestesia geral, se necessário para realizar uma histerectomia durante a cesariana ou outra cirurgia. Igualmente para cirurgia fetal ou outra cirurgia durante a gravidez, a combinação de anestesia geral e bloqueio regional é usada com frequência. A técnica combinada espinhal-peridural permite que a anestesia efetiva seja prolongada pelo tempo necessário, e o componente peridural pode ser usado para proporcionar analgesia pós-operatória.

> **Quadro 29.3 Resumo**
>
> A grande maioria das mortes maternas relacionadas com a anestesia está associada à anestesia geral de emergência. O *Royal College of Anaesthetists* recomenda que mais de 85% das cesarianas de emergência e mais de 95% das eletivas sejam realizadas com anestesia regional.

RESSUSCITAÇÃO CARDIOPULMONAR E CUIDADOS INTENSIVOS

A parada cardíaca pode ocorrer em, aproximadamente, 1 em cada 30.000 gestantes [23]. À medida que a população obstétrica vai-se tornando mais velha, com problemas médicos mais complexos e a incidência de obesidade continua a crescer, isto pode-se tornar mais comum [24]. Não existem dados confiáveis sobre a parada cardiopulmonar na população obstétrica. Na paciente obstétrica, a ausência de atividade elétrica/assistolia é mais comum do que a parada com fibrilação ventricular. A Hipovolemia decorrente da hemorragia é provavelmente a causa mais comum. A embolia pulmonar é outra causa de ausência de atividade elétrica. A Embolia por líquido amniótico tem causado um número crescente de mortes maternas no Reino Unido e se apresenta por parada cardiovascular abrupto, frequentemente, associada à hipóxia profunda. A toxicidade da anestesia local e superdosagem de magnésio são outras causas nesta população. A falta de conhecimento de técnicas de ressuscitação (tanto básico quanto avançado) entre os profissionais de saúde que atendem pacientes de maternidade foi destacada recentemente [25]. Em relatórios consecutivos sobre mortalidade materna no Reino Unido, as competências para ressuscitação foram julgadas fracas em um número significativo de casos. Uma das dez principais recomendações do relatório de 2003-5 foi que 'Toda a equipe deve-se submeter a treinamento regular, por escrito e auditado para a melhoria das competências básicas, imediatas e avançadas de suporte à vida. Um número crescente de cursos encontra-se à disposição. O treinamento deve ser complementado pela prática regular de exercícios para parada cardíaca para assegurar que sejam prestados os cuidados adequados [26].

A ressuscitação na gravidez é diferente da ressuscitação na adulta não grávida. Existem várias razões para que a res-

Tabela 29.6 Ressuscitação intrauterina

- Aliviar compressão aorto-cava: posição lateral esquerda ≥ inclinação de 15°, deslocamento uterino
- Assegurar analgesia efetiva: peridural superior (reduz os níveis de catecolamina materna e melhora o fluxo sanguíneo uteroplacentário)
- Rápida infusão intravenosa (diminui transitoriamente a atividade uterina)
- Interromper a infusão de Ocitocina (frequentemente desconsiderado)
- Tocólise (terbutalina/trinitrato de gliceril)
- Alto fluxo de oxigênio materno (otimizar a provisão de oxigênio)

suscitação cardiopulmonar seja mais difícil de realizar e menos efetiva na paciente obstétrica. A oclusão da veia cava inferior ocorre quanda a paciente fica na posição supina a termo e resulta em uma redução de mais de 60% no retorno venoso. No entanto, as compressões cardíacas tornam-se progressivamente mais difíceis de serem realizadas efetivamente, quanto mais a paciente esteja inclinada, portanto sugere-se uma inclinação de 15-30°. A hipóxia desenvolve-se mais rapidamente em razão do aumento na demanda de oxigênio e da diminuição das reservas de oxigênio. A ventilação artificial torna-se mais difícil em decorrência do aumento das mamas e pela redução da complacência pulmonar resultante do aumento do volume do útero. A redução do tônus do esfíncter esofágico inferior aumenta o risco de regurgitação, exigindo intubação indotraqueal o mais rápido possível.

A rapidez da resposta é crucial para os resultados tanto da mulher, quanto da criança [27]. A minimização da compressão aorto-cava, a proteção das vias aéreas, a modificação da posição das mãos para as compressões cardíacas e o esvaziamento uterino precoce formam a base para a ressuscitação da paciente grávida a termo (Tabela 29.7). Atualmente, é recomendado que seja considerada a retirada rápida do feto (em 5 minutos) do útero, independente da viabilidade fetal, para aumentar as chances de sucesso na ressuscitação, a partir de, aproximadamente, 24 semanas. A evacuação uterina nesta situação não exige hemostasia até que a circulação seja restaurada. O retardo causado pelas precauções assépticas pode acabar sendo fatal. Tudo o que se precisa é de um bisturi e um fórceps e as luvas para proteção do cirurgião [28]. Tem sido recomendada uma incisão mediana, pois a abertura da parede abdominal é facilitada pela separação dos músculos retoabdominais, que ocorre no final da gravidez; no entanto, se a equipe envolvida estiver mais familiarizada com a incisão de Pfannenstiel, esta deverá ser usada.

Um relatório recente das admissões obstétricas no atendimento intensivo indica que a maioria das admissões obstétricas é pós-parto (> 80%). Destas, a causa mais comum foi hemorragia (> 30%). Entre as admissões pré-natal, predominaram as condições não obstétricas, sendo a pneumonia a causa mais comum [29]. A pronta prestação de cuidados à parturiente doente pode reduzir a morbidade e mortalidade. O anestesista na sala de parto precisa identificar, o mais rápido possível, quando é necessária a transferência para cuidados intensivos (Tabela 29.8).

Os limites para o tipo de cuidados que podem ser prestados na sala de parto são determinados até certo ponto pelos recursos do local. A necessidade de cuidados intensivos para feto precisa ser considerada. A capacidade materna de transportar o oxigênio deve ser otimizada, os efeitos dos agentes farmacológicos no fluxo sanguíneo uteroplacentário devem ser considerados, a nutrição materna deve ser assegurada, e as investigações radiológicas devem ser minimizadas. O papel do anestesista obstétrico na ressuscitação neonatal está pouco definido. Existe a concordância geral de que a sua primeira responsabilidade é com a mãe [30]. A ressuscitação neonatal é necessária em até 1/3 dos casos e, muitas vezes, ocorre de forma inesperada, em razão disso, existe um consenso de que todos os que estão presentes na sala de parto, incluindo o anestesista obstétrico, devem ter feito treinamento em ressuscitação neonatal.

Tabela 29.7 Ressuscitação cardiopulmonar na paciente grávida

Suporte básico de vida
Deslocamento do útero para a esquerda
 (rotação/cunha/deslocamento manual)
Mãos apoiadas no esterno
Pressão cricoide para evitar regurgitação

Suporte avançado de vida
Garantir de imediato as vias aéreas
Retirada rápida do feto do útero (até 5 minutos de parada cardíaca)
Remover monitores fetais antes da desfibrilação
Evitar acesso intravenoso pelos membros inferiores
(Dosagens das drogas não devem ser alteradas)

Tabela 29.8 Indicações para transferência para uma unidade de atendimento intensivo

Geral
 Falta de pessoal treinado/equipamento na sala de parto
Cardiovascular
 Uso de inotrópicos
 Manejo de edema pulmonar
Respiratório
 Ventilação mecânica
 Proteção das vias aéreas
 Limpeza da traqueia
Renal
 Terapia de substituição renal
Neurológica
 Nível de consciência significativamente reduzido
Diversas
 Falência múltipla dos órgãos
 Acidose não corrigida
 Hipotermia

Quadro 29.4 Resumo

Durante a ressuscitação cardiopulmonar na paciente grávida, deve-se minimizar o efeito da compressão aorto-cava, as vias aéreas devem ser protegidas do risco de aspiração por intubação, e o útero deve ser esvaziado em até 5 minutos. Após a parada da circulação para maximizar as chances de sobrevivências materna e fetal.

RESUMO

A maioria das parturientes requer aporte anestésico. A analgesia regional foi modificada para reduzir os efeitos adversos no progresso e resultado do trabalho de parto. Com a presença cada vez mais constante do anestesista na sala de parto e a minimização do uso de anestesia geral para emergências, a mortalidade e morbidade maternas relacionadas com a anestesia têm sido reduzidas. Isto requer a identificação de parturientes que possam necessitar de apoio anestésico pré-natal. O anestesista desempenha um papel-chave na prestação de cuidados críticos à paciente obstétrica.

REFERÊNCIAS

1. Association of Anaesthetists of Great Britain and Ireland (AAGBI)/Obstetric Anaesthetists' Association (OAA). *Guide-lines for the provision of obstetric anaesthetic services.* London: AAGBI, 2005.
2. Melzack R. The myth of painless childbirth. *Pain* 1984;19:321-337.
3. Lederman RP, Lederman E, Work B Jr, McCann DS. Anxiety and epinephrine in multiparous women in labor: relationship to duration of labor and fetal heart rate pattern. *Am J Obstet Gynecol* 1985;153:870-877.
4. Hodnett ED, Gates S, Hofmeyr GJ, Sakala C. Continuous support for women during childbirth. *Cochrane Database Syst Rev* 2011;(2):CD003766.
5. Carstoniu J, Levytam S, Norman P, Daley D, Katz J, Sandler AN. Nitrous oxide in early labor. Safety and analgesic efficacy assessed by a double-blind, placebo-controlled study. *Anesthe-siology* 1994;80:30-35.
6. Olofsson C, Ekblom A, Ekman-Ordeberg G, Hjelm A, Irestedt L. Lack of analgesic effect of systemically administered morphine or pethidine on labour pain. *Br J Obstet Gynaecol* 1996;103:968-972.
7. Balki M, Kasodekar S, Dhumne S, Bernstein P, Carvalho JC. Remifentanil patient-controlled analgesia for labour: optimizing drug delivery regimens. *Can J Anaesth* 2007;54:626-633.
8. Prabhu A, Plaatm F. Regional analgesia for labour: a survey of UK practice. *Int J Obstet Anesth* 2009;18:S28.
9. Plaat F. The dura is too vulnerable to be reached routinely in labour. *Int J Obstet Anesth* 1999;8:58-61.
10. Anim-Somuah M, Smyth R, Howell C. Epidural versus non-epidural or no analgesia in labour. *Cochrane Database Syst Rev* 2005;(4):CD000331.
11. Wong CA, Scavone BM, Peaceman AM et al. The risk of cesarean delivery with neuraxial analgesia given early versus late in labor. *N Engl J Med* 2005;352:655-665.
12. Leighton BL, Halpern SH. The effects of epidural analgesia on labor, maternal, and neonatal outcomes: a systematic review. *Am J Obstet Gynecol* 2002;186(5 Suppl Nature):S69-S77.
13. Comparative Obstetric Mobile Epidural Trial (COMET) Study Group UK. Effect of low-dose mobile versus traditional epidural techniques on mode of delivery: a randomised controlled trial. *Lancet* 2001;358:19-23.
14. Rathinam S, Plaat F. Pain relief in the second stage of labour: room for improvement? *Int J Obstet Anesth* 2008;17:S25.
15. Torvaldsen S, Roberts CL, Bell JC, Raynes-Greenow CH. Discontinuation of epidural analgesia late in labour for reducing the adverse delivery outcomes associated with epidural analgesia. *Cochrane Database Syst Rev* 2004;(4):CD004457.
16. Plaat F. Ambulatory analgesia in labour. In: Collis R, Plaat F, Urquhart J (eds) *Textbook of Obstetric Anaesthesia.* London: Greenwich Medical Media, 2002: 99-112.
17. Plaat F, Singh R, Al Saud SM, Crowhurst JA. Selective sensory blockade with low dose combined spinal/epidural allows safe ambulation in labour: a pilot study. *Int J Obstet Anesth* 1996;5:220.
18. Cook TM, Counsell D, Wildsmith JA. Major complications of central neuraxial block: report on the Third National Audit Project of the Royal College of Anaesthetists. *Br J Anaesth* 2009;102:179-190.
19. Russell IF. Technique of anaesthesia for caesarean section. In: Kinsella M (ed.) *Raising the Standards: A Compendium of Audit Recipes.* London: Royal College of Anaesthetists, 2006.
20. Lucas DN, Yentis SM, Kinsella SM et al. Urgency of caesarean section: a new classification. *J R Soc Med* 2000;93:346-350.
21. Thurlow JA, Kinsella SM. Intrauterine resuscitation: active man-agement of fetal distress. *Int J Obstet Anesth* 2002;11:105-116.
22. Fawole B, Hofmeyr GJ. Maternal oxygen administration for fetal distress. *Cochrane Database Syst Rev* 2003;(4):CD000136.
23. Mallampalli A, Powner DJ, Gardner MO. Cardiopulmonary resuscitation and somatic support of the pregnant patient. *Crit Care Clin* 2004;20:261-274.
24. Lewis G (ed.) *Saving Mothers' Lives: Reviewing Maternal Deaths to Make Motherhood Safer 2003-2005. The Seventh Report on Con-fidential Enquiries into Maternal Deaths in the United Kingdom.* London: Confidential Enquiry into Maternal and Child Health, 2007. Available at: www.cmace.org.uk/getattachment/26dae364-1fc9-4a29-a6cb-afb3f 251f8f7/Saving-Mothers'-Lives-2003-2005-(Full-report).aspx.
25. Einav S, Matot I, Berkenstadt H et al. A survey of labour ward clinicians' knowledge of maternal cardiac arrest and resuscitation. *Int J Obstet Anesth* 2008;17:238-242.
26. Clarke J, Butt M. Maternal collapse. *Curr Opin Obstet Gynecol* 2005;17:157-160.
27. Katz V, Balderston K, DeFreest M. Perimortem caesarean delivery: were our assumptions correct? *Am J Obstet Gynecol* 2005;192:1916-1920.
28. Grady K, Prasad BGR, Howell C. Cardiopulmonary resuscitation. In: Cox C, Grady K, Howell C (eds) *Managing Obstetric Emergencies and Trauma. The MOET Course Manual.* London: RCOG Press, 2007.
29. Harrison DA, Penny JA, Yentis SM, Fayek S, Brady AR. Case mix, outcome and activity for obstetric admissions to adult, general critical care units: a secondary analysis of the ICNARC Case Mix Programme Database. *Crit Care* 2005;9(Suppl 3):S25-S37.
30. Gaiser RR. Newborn resuscitation and anesthesia responsibility post-cesarean section. *J Clin Anesth* 1999;11:69-72.

Parte 7

Cuidados Pós-Natais

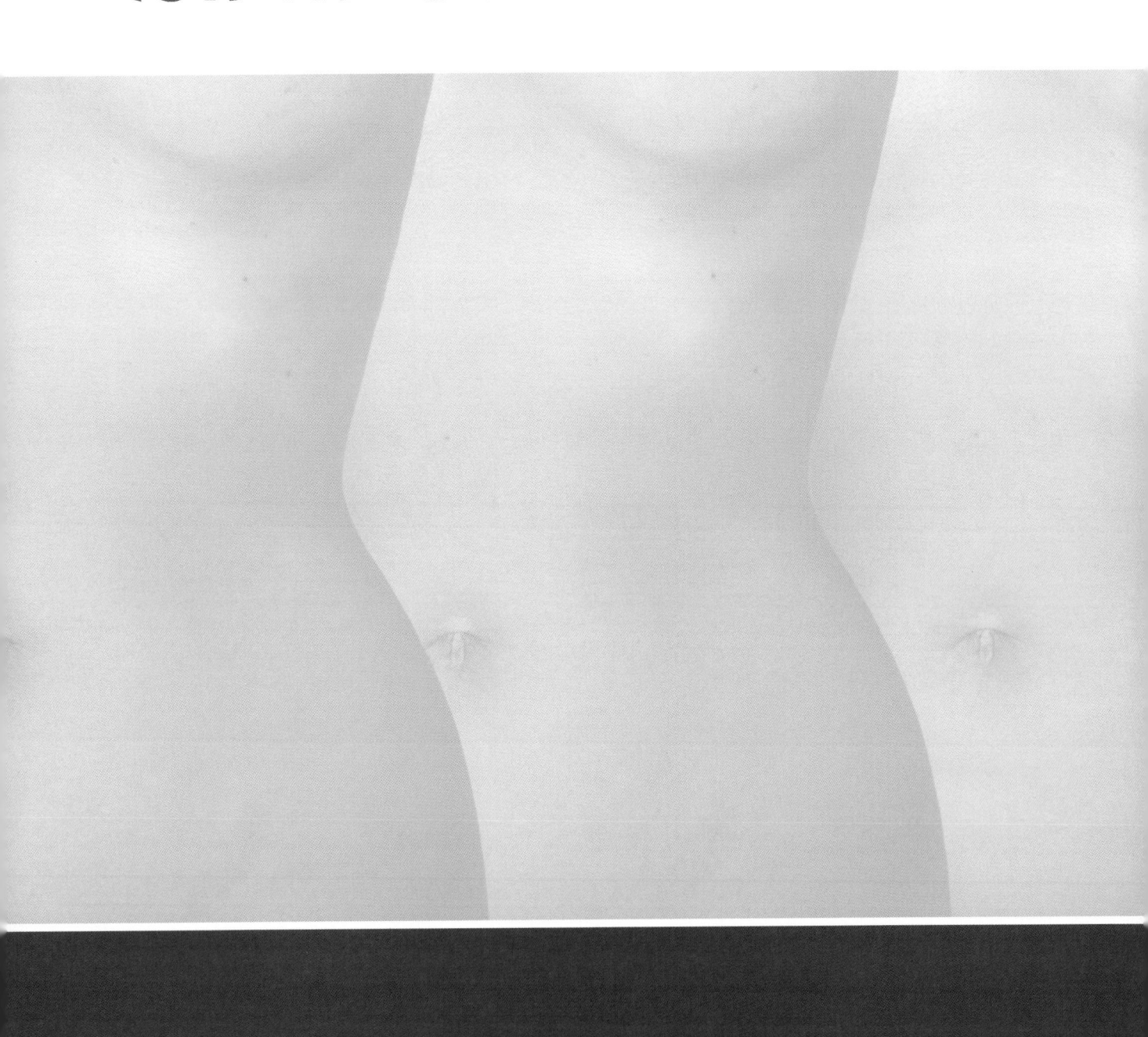

Capítulo 30

Puerpério e Aleitamento Materno

D. Keith Edmonds
Queen Charlotte's & Chelsea Hospital, London, UK

O puerpério é o período que se estende desde a expulsão da placenta até 6 semanas após o parto. Este é um momento de enorme importância para a mãe e seu bebê, além de ser uma fase dos cuidados com a maternidade que recebe relativamente menos atenção do que a gravidez e o parto. Durante o puerpério, os órgãos pélvicos retornam ao estado não gravídico, as alterações metabólicas da gravidez são revertidas e instaura-se o aleitamento. Na ausência do aleitamento, o ciclo reprodutivo pode recomeçar no espaço de poucas semanas. O puerpério é uma época marcante nos costumes e rituais culturais em muitos países diferentes e, na verdade, muitas das recomendações médicas, em relação ao puerpério, desenvolveram-se como adaptações de tradições socialmente aceitas do que pela ciência.

O puerpério também é um período de adaptação psicológica e, embora seja óbvia a alegria da maioria das mães com a chegada de um bebê recém-nascido, a transição para se tornar uma genitora responsável e a ansiedade quanto ao bem-estar do filho irão influenciar a capacidade da mãe para lidar com isso. Estas ansiedades podem ser agravadas se ela teve um parto difícil ou se tem algumas complicações médicas. No entanto, a maioria das mulheres está sujeita a outro problema que as novas mães consideram muito difícil de lidar, que são os conselhos bem-intencionados, porém conflitantes, de médicos, parteiras, parentes e amigos. Aqui, mais uma vez, as influências culturais podem estar em conflito com as próprias crenças da mãe. É extremamente importante que seja criada uma atmosfera em que a mãe possa aprender a cuidar do seu bebê com confiança, e a influência da parteira e da equipe obstétrica desempenha um papel importante na tentativa de estabelecer o que será uma parte importante das suas vidas. Nos cuidados a uma mulher durante o início do puerpério, o papel do obstetra e da parteira é monitorar as alterações fisiológicas do puerpério, diagnosticar e tratar eventuais complicações pós-natais, incentivar a alimentação do bebê, dar apoio emocional à mãe e aconselhar sobre contracepção e outras medidas que contribuirão para a continuidade da sua saúde. É importante ter em mente que ainda pode ocorrer morte materna durante o puerpério e, por conseguinte, a sua importância não pode ser subestimada.

FISIOLOGIA DO PUERPÉRIO

Dois importantes eventos fisiológicos ocorrem durante o puerpério: o estabelecimento do aleitamento e o retorno das alterações fisiológicas da gravidez ao estado não gravídico. Durante as primeiras 2 semanas após o nascimento, algumas mudanças são muito rápidas, mas outras levam de 6-12 semanas para serem concluídas.

▶ O útero

O peso bruto do útero grávido a termo é de, aproximadamente, 1.000 g, enquanto que o peso do útero não gravídico é de 50-100 g. Em 6 semanas após o nascimento, o útero já terá voltado ao seu tamanho normal, e, a partir de uma perspectiva clínica, o fundo uterino não é mais palpável abdominalmente até 10 dias após o parto. O colo uterino está muito flácido após o nascimento, mas, em poucos dias, retorna ao seu estado original. Nos primeiros 3 dias após o parto, o local da placenta está infiltrado de granulócitos e células mononucleares, e esta reação se estende para dentro do endométrio e a superfície do miométrio. Até o sétimo dia há evidências de regeneração das glândulas endometriais, e até o dia 16 o endométrio está completamente recuperado. No primeiro dia, começa a necrose decidual, e até o sétimo dia existe uma zona bem demarcada entre tecidos necrótico e viável. A presença de células mononucleares e linfócitos persiste por, aproximadamente, 10 dias e presume-se que isto age como alguma forma de barreira antibacteriana. A homeostase é alcançada imediatamente após o nascimento pela contração dos músculos lisos arteriais e pela compressão dos vasos pela musculatura uterina. Os vasos no local da placenta apresentam, durante os primeiros 8 dias, trombose, hialinização e endarterite fibrinoide obliterante. Imediatamente após o parto, o sangramento dura por várias horas e, então, diminui rapidamente até um corrimento castanho-avermelhado até o terceiro ou quarto dia após o nascimento. Este corrimento vaginal é conhecido como lóquios, e, após o terceiro ou quarto dia, o corrimento torna-se mucopurulento e, às vezes, malcheiroso. Este é conhecido como lóquios serosos e têm uma duração média de 22-27 dias. No entanto, 10-15% das mulheres terão lóquios serosos por, pelo menos, 6 semanas [1]. Não raro existe um aumento repentino, mas transitório, no sangramento uterino entre 7 e 14 dias após o parto. Isto corresponde à necrose celular que ocorre no local da placenta e como neste estágio os vasos do miométrio ainda estão maiores do que o normal e pode ocorrer um sangramento. Entretanto ele é autolimitado e se reduz no espaço de 1-2 horas. Um novo endométrio irá crescer a partir das camadas basais da decídua, mas isto será influenciado pelo método de alimentação do bebê. Se o aleitamento materno for suprimido, a cavidade uterina será recoberta pelo novo endométrio no espaço de 3-4 semanas, mas se o aleitamento for iniciado, o crescimento endometrial será suprimido por muitos meses.

Função ovariana

As mulheres que estão aleitando seus bebês apresentam amenorreia por longos períodos, geralmente até que a criança seja desmamada. Contudo, em mulheres que não estão aleitando, a ovulação pode ocorrer a partir de 27 dias do parto, embora o tempo médio seja de aproximadamente 70-75 dias. Entre as mulheres que estão aleitando, o tempo médio para ovulação é de 6 meses. A menstruação retorna até 12 semanas após o nascimento em 70% das mulheres que não estão aleitando, e o tempo médio para a primeira menstruação é de 7-9 semanas. O risco de ovulação durante os primeiros 6 meses após o parto em mulheres com aleitamento exclusivo está entre 1 e 5% [2]. A base hormonal para a supressão puerperal da ovulação em mulheres em aleitamento parece ser a persistência de níveis elevados de prolactina sérica. Os níveis de prolactina caem para os níveis normais até a terceira semana após o nascimento em mulheres que não estão aleitando, mas permanecem elevados até 6 semanas após o nascimento em mulheres que estão aleitando.

Sistemas cardiovascular e de coagulação

Nos sistemas cardiovascular e de coagulação, ocorrem alterações que têm implicações práticas e clínicas, que estão resumidas na Tabela 30.1. Embora o ritmo e o débito cardíacos tenham uma queda no começo do puerpério, pode haver uma elevação precoce no volume sistólico e, juntamente com o aumento da pressão arterial decorrente do aumento da resistência periférica, este pode ser um momento de alto risco para as mães com doença cardíaca. Estas mães necessitam de supervisão extra nessa fase (veja o Capítulo 12). Embora se considere que até 6 semanas o corpo da mulher já retornou ao estado não gravídico, pode-se ver na Tabela 30.1 que o débito cardíaco pode permanecer elevado por até 24 semanas após o nascimento. Durante o período pós-natal imediato, a atividade fibrinolítica permanece aumentada por 1-4

Tabela 30.1 Alterações dos sistemas cardiovascular e da coagulação durante o puerpério

	Início do puerpério	Final do puerpério
Cardiovascular		
Ritmo cardíaco	Cai: 14% até 48 horas	Normal até 2 semanas
Volume sistólico	Aumenta por 48 horas	Normal até 2 semanas
Débito cardíaco	Permanece elevado e depois cai por 48 horas	Normal até 24 horas
Pressão arterial	Aumenta por 4 dias	Normal até 6 semanas
Volume plasmático	Aumento inicial e redução posterior	Declínio progressivo na primeira semana
Coagulação		
Fibrinogênio	Aumenta na primeira semana	Normal até 6 semanas
Fatores de coagulação	Mantêm-se elevados	Normal até 3 semanas
Contagem de plaquetas	Redução com elevação posterior	Normal até 6 semanas
Fibrinólise	Reversão rápida da Inibição do fator de ativação a de plasminogênio	Normal até 3 semanas

Fonte: adaptada de Dunlop W. The puerperium. Fetal MedRev 1989; 1:43-60, com permissão.

dias antes de retornar ao normal em 1 semana. A contagem de plaquetas é normal durante a gravidez, mas ocorre uma elevação marcante nas plaquetas após o parto, fazendo com que este seja um momento de alto risco para doença tromboembólica [3].

Trato urinário

Durante os primeiros dias, a bexiga e a uretra podem apresentar evidências de trauma leve causado no parto, e estas alterações estão geralmente associadas a edema localizado. Elas são transitórias e não permanecem por muito tempo. As alterações que ocorrem no trato urinário durante a gravidez desaparecem de forma similar a outras alterações involutivas, e no espaço de 2-3 semanas o hidroureter e a dilatação pélvica nos rins estão quase eliminados e voltam completamente ao normal até 6-8 semanas do nascimento.

Perda de peso

Há uma perda imediata de 4,5-6 kg após o nascimento em razão do nascimento do bebê, a saída da placenta e do líquido amniótico e a perda de sangue que ocorre no parto. Até 6 semanas após o parto, 28% das mulheres terão retornado ao seu peso anterior à gravidez; aquelas mulheres que não tiveram um ganho excessivo de peso durante a gestação devem retornar ao seu peso normal pré-gravidez em até 6 meses após o nascimento. Mulheres com ganho de peso excessivo durante a gravidez (> 15 kg) provavelmente ainda terão um ganho líquido de 5 kg aos 6 meses, que poderá persistir indefinidamente [4]. O aleitamento não tem efeito na perda de peso pós-parto a menos que se mantenha por 6 meses [5].

Dieta e exercícios não têm efeito sobre o crescimento dos bebês que estão sendo aleitados, e as mulheres podem, portanto, ser encorajadas a voltarem às atividades normais e a recuperarem seu peso mesmo que estejam amamentando [6].

Função tireoidiana

O volume da tireoide aumenta em, aproximadamente, 30% durante a gravidez e volta ao normal no período de 12 semanas. A tiroxina e tri-iodotironina retornam ao normal no espaço de 4 semanas após o nascimento.

Perda de cabelo

O crescimento do cabelo fica mais lento no puerpério, e, com frequência, as mulheres terão perda de cabelo, pois temporariamente é perdido mais cabelo do que a quantidade que volta a crescer. Este é um fenômeno transitório, mas é importante que as mulheres saibam que pode levar de 6 meses a um ano para voltar ao normal.

MANEJO DO PUERPÉRIO

A morbidade associada ao puerpério é subestimada, e uma importante revisão mostra que as mães apresentam um alto nível de problemas pós-parto (Tabela 30.2). Aproximadamente 1/3 (31%) das mulheres considerou que tinham problemas maiores por até 8 semanas após o nascimento. Na tentativa de reduzir o impacto desta morbidade, existem vários princípios que precisam ser aplicados ao planejamento dos cuidados pós-natais.

1 *Continuidade dos cuidados.* Um padrão ideal de cuidados é aquele que oferece continuidade desde o período pré-natal, passando pelo parto e estendendo-se até o puerpério, envolvendo a menor equipe de profissionais da saúde com os quais a mãe possa se tornar empática.
2 *Vínculo mãe-bebê.* Atualmente, está bem estabelecido que a mãe e seu parceiro devem poder segurar e tocar seus bebês tão logo seja possível após o parto. Um bom ambiente pós-natal que permita alojamento conjunto, privacidade e a oportunidade de um contato próximo desempenha um papel importante na ajuda aos pais para que tenham uma boa experiência no início da parentalidade.
3 *Políticas de alta flexíveis.* A duração ideal de uma internação pós-natal varia de acordo com as necessidades da mãe e seu bebê. Algumas mães preferem convalescer em casa, algumas escolherão ter alta 6 horas depois do parto, e outras poderão ter maiores necessidades, particularmente aquelas que desejam estabelecer o aleitamento antes de irem para casa. A pressão atual exercida sobre os serviços de maternidade no mundo ocidental limita essa flexibilidade em relação ao tempo de permanência no hospital para atender às necessidades maternas em oposição à necessidade médica. Embora isto não tenha causado impacto no sucesso da amamentação, a morbidade psicológica pode ter aumentado.
4 *Apoios emocional e físico.* As mães precisam de ajuda e apoio depois do parto que podem ser prestados pelos parceiros, parentes e amigos. O bom suporte profissional também é importante, e a boa comunicação entre os membros da equipe hospitalar, parteiras da comunidade, clínico geral e o assistente de saúde é essencial.

Observações de rotina

Durante a estada da paciente no hospital, são feitas verificações regulares do seu pulso, temperatura, pressão arterial, altura do fundo do útero e lóquios e outras queixas observadas. O períneo deve ser examinado diariamente para identificar sinais de infecção, quando ocorreu algum trauma ou foi feita uma episiotomia ou se ocorreram lacerações. Também é importante que o débito urinário seja satisfatório, e que a bexiga esteja sendo esvaziada completamente. Estas observações são necessárias para identificar os primeiros sinais de alguma possível complicação.

Deambulação no puerpério

Atualmente, está bem estabelecida a importância da mobilização precoce após o parto. Após a recuperação materna das exigências físicas do seu trabalho de parto, ela deve ser encorajada a se movimentar o mais cedo possível. O fisioterapeuta tem um papel importante a desempenhar no retorno da paciente à saúde normal durante o puerpério, e os exercícios para os membros inferiores serão particularmente importantes para estimular o fluxo venoso nos membros inferiores da mãe que precisou ficar imobilizada no leito por alguma razão. Os exercícios para os músculos abdominais e para o assoalho pélvico são importantes para a recuperação do tônus normal, que pode ter sido perdido durante a gravidez.

COMPLICAÇÕES DO PUERPÉRIO

Complicações graves e por vezes fatais podem surgir durante o puerpério. As complicações mais graves são tromboembolismo, infecção e hemorragia, além de transtornos psicológicos e complicações nas mamas.

Tabela 30.2 Porcentagem de mães com morbidade maior, intermediária e menor após o parto

	Mulheres internadas (0-5 dias) (N = 1.249)	Mulheres em casa (até 8 semanas) (N = 1.116)
Menor	67 (95% CI 64-69)	74 (95% CI 71-77)
Intermediária	60 (95% CI 58-63)	48 (95% CI 46-57)
Maior	25 (95% CI 22-27)	31 (95% CI 29-34)

Problemas menores: cansaço, dores nas costas, constipação, hemorroidas, dor de cabeça. Problemas intermediários: dor perineal, problemas da mama, choro/depressão. Problemas maiores: hipertensão, corrimento vaginal, sangramento anormal, deiscência de pontos, dificuldade/incontinência urinária, infecção urinária, efeitos colaterais da peridural.
Fonte: Glazener et al. [16] com permissão.

Trombose e embolia

O *Confidential Enquiry into Maternal and Child Health* 2003-2005 [7] mostra que a embolia pulmonar ainda é uma das principais causas de morte no puerpério. De um total de 33 mortes durante o triênio, 15 ocorreram no período pós-natal. A Tabela 30.3 mostra que a incidência de embolia pulmonar como causa de morte permanece estável desde 1985. O relatório identifica três áreas principais que dão origem a este risco aumentado de embolia pulmonar: idade materna avançada, história familiar de tromboembolismo e obesidade com falta de mobilidade associada. Das 15 mortes, 7 ocorreram 7 dias após o parto, e 5 nas 2 semanas seguintes. As outras 3 mortes ocorreram após esse tempo. As mulheres que fizeram cesariana receberam heparina de baixo peso molecular subcutânea no puerpério, como medida profilática, mas é preciso identificar as mães de alto risco, e deve ser feita a heparina no puerpério, logo após o parto vaginal.

Infecção puerperal

A hipertermia puerperal pode ter diversas causas, mas é um sinal clínico importante que merece investigação cuidadosa. Pode ocorrer infecção em vários locais, e todas as possibilidades devem ser investigadas na presença de temperatura elevada.

Infecção no trato genital

A infecção no aparelho genital continua a ser um problema que ameaça a vida das mulheres, e a Tabela 30.4 mostra o risco de sepse puerperal e morte materna durante os últimos anos de acordo com os relatórios de morte materna. O organismo mais virulento é o *Sreptococcus β-hemolítico*, porém *Chlamydia*, *Escherichia coli* e outras bactérias Gram-negativas podem ser outros agentes infecciosos. A Tabela 30.5 resume as principais causas da hipertermia pós-parto. O diagnóstico e o tratamento precoces são imperativos, para que sejam evitadas sequelas a longo prazo. É importante destacar que entre as três mortes que ocorreram, entre 2000 e 2002, duas delas apresentaram os primeiros sintomas na comunidade, e é importante que os profissionais da saúde que estão atendendo as mulheres após a alta hospitalar estejam conscientes dos perigos da sepse puerperal e da necessidade de tratamento precoce.

Infecção do trato urinário

Esta é uma infecção comum no puerpério após o cateterismo vesical durante o trabalho de parto. Algumas mulheres podem apresentar retenção urinária e podem precisar de sonda vesical. *Escherichia coli* é o patógeno mais comum, e aconselha-se o tratamento precoce.

Infecção respiratória

Atualmente, é menos frequente durante o puerpério, pois um número menor de mulheres recebe anestesia geral para o parto. No entanto, os sintomas respiratórios podem ser sinal de embolia pulmonar, e, em todas as mulheres que apresentam um problema respiratório, deve ser considerado um possível diagnóstico de embolia pulmonar.

Outras causas

Deve ser feita a avaliação de qualquer ferida cirúrgica para identificar sinais precoces de infecção, e isto é obviamente importante após uma cesariana. A infecção da ferida operatória pode manifestar-se como uma área avermelhada e amolecida no fundo da incisão, que pode estar rodeada por área de induração. O tratamento vai depender da extensão e gravidade da infecção. Se a infecção for bem localizada, ela poderá drenar espontaneamente, mas um abscesso pode necessitar de incisão e drenagem. O uso de antibióticos de amplo espectro pode ser necessário, e deve ser feita a coleta de material para exame dos espécimes bacteriológicos. Eventualmente é necessário ressuturar a ferida operatória após o tratamento da infecção, mas, geralmente, ocorre a granulação espontânea a partir da base. Os membros inferiores devem ser sempre examinados se uma hipertermia puerperal estiver presente, em razão do risco

Tabela 30.5 Causas de hipertermia pós-natal

Infecção no trato urinário
Infecção no trato genital
   Endometrite
   Episiotomia infectada
Mastite
Infecção da ferida após cesariana
Trombose venosa profunda
Outras infecções, p. ex., infecção respiratória, infecções virais

Tabela 30.3 Mortes por embolia pulmonar relatadas pelo Confidential Enquiry into Maternal and Child Health

Triênio	Total de mortes	Incidência por 100.000	Pós-natal	Incidência por 100.000
1985-1987	30	1,3	13	0,6
1988-1990	24	1	11	0,5
1991-1993	30	1,3	17	0,7
1994-1996	46	2,1	25	1,1
1997-1999	31	1,5	13	0,6
2000-2002	25	1,3	16	0,8
2003-2005	33	1,56	15	0,8

Tabela 30.4 Mortes por sepse puerperal conforme relatado no Confidential Enquiry into Maternal and Child Health

Triênio	Total de mortes	Incidência por milhão	Pós-natal	Incidência por milhão
1985-1987	9	4	2	0,9
1988-1990	17	7,2	4	1,7
1991-1993	15	6,5	4	1,7
1994-1996	16	7,3	11	5
1997-1999	18	8,5	4	1,9
2000-2002	13	6,5	5	2,5
2003-2005	18	8,5	3	1,4

de tromboflebite e também pode ser um sinal de trombose venosa profunda. As mamas devem ser examinadas em busca de sinais de infecção, embora a formação de abscessos seja bastante incomum antes de 14 dias do parto.

▶ Complicações urinárias

Depois da infecção, a retenção urinária é a complicação mais comum após o parto, especialmente se houve algum trauma na uretra, resultando em edema em torno do colo vesical. Uma episiorrafia dolorosa pode tornar a micção espontânea muito difícil, podendo provocar a retenção de urina. Após a anestesia peridural, pode haver interrupção temporária dos estímulos sensoriais normais vesicais, e pode ocorrer superdistensão da bexiga. É extremamente importante evitar a retenção urinária no período pós-natal imediato, pois a superdistensão pode levar a uma bexiga atônica, que não terá a capacidade de se esvaziar espontaneamente. Se a bexiga estiver distendida, ela pode ser palpável através do abdome, mas se não for este o caso ou o clínico não tiver certeza quanto aos achados abdominais, deverá ser realizada uma ultrassonografia para determinar o volume de urina retido na bexiga. O tratamento da retenção urinária é deixar uma sonda de drenagem contínua durante 48 horas. A paciente pode deambular durante este período. Após esse período o cateter pode ser removido, e, então, o volume urinário deve ser monitorado. Se houver alguma suspeita de retenção, deverá ser inserido um cateter suprapúbico para drenagem contínua por um tempo mais prolongado, e depois poderá ser instituído o fechamento intermitente do cateter até que a bexiga retorne à sua função normal.

Incontinência urinária

A incontinência urinária ocorrerá em muitas mulheres imediatamente depois do parto, e, aproximadamente, 15% das mulheres terão incontinência urinária persistente por 3 meses após o parto [8]. Entretanto, um estudo recente feito por Glazener et al. [9] mostrou que 3/4 das mulheres com incontinência urinária, 3 meses depois do parto, continuam apresentando incontinência 6 anos mais tarde. A incontinência urinária é mais frequentemente encontrada após o parto instrumentado e menos frequentemente após cesariana eletiva. As fístulas urinárias são pouco frequentes na prática obstétrica atual, embora, ocasionalmente, possa ocorrer algum dano direto em função do fórceps obstétrico. As complicações do ureter são mais comumente encontradas após uma cesariana complicada, quando o dano ureteral pode resultar em uma fístula ureteral ou oclusão ureteral. As mulheres com este tipo de problema urinário devem ser atendidas por obstetras, mas devem ser encaminhadas a um colega urologista para conduta cirúrgica.

▶ Incontinência fecal

Atualmente, é reconhecido que 35% das mulheres, depois do primeiro parto vaginal, podem apresentar lesão no esfíncter anal [10,11]. Aproximadamente 10% ainda terão sintomas de urgência ou incontinência 3 meses depois do parto. O estudo de acompanhamento de 6 anos, realizado por Glazener et al. [9], não encontrou melhora neste índice de incontinência anal e há 6 anos o índice da incontinência fecal aumentou para 13%. A etiologia deste tipo de trauma do esfíncter anal é tão complexa quanto são complexos os mecanismos que mantêm a continência. O parto instrumentado é uma causa reconhecida do trauma, e os ensaios clínicos randomizados sugerem que o uso do vácuo extrator está associado a menos trauma perineal do que o parto por fórceps [12.13]. A análise da incidência confirma isto: o parto a fórceps está associado à incidência de 32% de incontinência anal comparado a um índice de 16% com extração a vácuo. A incidência de lesões de terceiro e quarto graus varia muito de centro para centro, sugerindo que a habilidade clínica para reconhecer este tipo de trauma pode variar. Nas mulheres que têm uma ruptura do esfíncter anal reconhecida, 37% permanecem com incontinência anal apesar do reparo primário do esfíncter [14]. Uma revisão da Cochrane recente sobre o papel da cesariana para evitar a incontinência anal concluiu que as evidências são insuficientes para recomendá-la [15].

▶ Hemorragia pós-parto tardia

O sangramento pós-parto tardio ocorre em 1-2% das pacientes. Ele ocorre mais frequentemente entre 8 e 14 dias depois do parto, e, na maioria dos casos, deve-se á eliminação da área da implantação da placenta. No entanto, se este sangramento não for autolimitado, será necessária uma maior investigação. O exame da cavidade uterina através de ultrassonografia pode determinar se existe uma quantidade significativa de produtos retidos, embora possa ser difícil distinguir entre um coágulo sanguíneo e restos de tecido placentário retido. O tratamento de escolha é o esvaziamento uterino por sucção, e a cobertura antibiótica pode ser necessária. Se não for necessário fazer a curetagem imediatamente para controlar o sangramento, é melhor começar os antibióticos com pelo menos 12 horas de antecedência. Isto irá reduzir o risco de endometrite e de sinéquias uterinas. Pode ser usada uma combinação de metronidazol e amoxicilina-clavulanato para tratamento de endometrite sem retenção de produtos da concepção. Naquelas que têm produtos retidos e que requerem curetagem, os antibióticos de escolha são os intravenosos, incluindo metronidazol e cefalosporina ou clindamicina. A curetagem deve ser feita com muito cuidado, pois o útero infectado fica amolecido e fácil de ser perfurado. Raramente estas medidas não são eficazes, mas, em circunstâncias que ameaçam a vida, a embolização das artérias uterinas pode ser efetiva no controle do sangramento, como também o uso de tamponamento uterino, usando um cateter com balão de Foley.

▶ Transtornos psicológicos no puerpério

A perturbação psicológica leve e a depressão transitória são extremamente comuns nos primeiros dias depois do parto. Este estado transitório de tristeza, ansiedade, irritação e agitação foi descrito como 'the blues' (do inglês: tristeza pósparto) e pode ocorrer em até 70% das mulheres. Em geral,

Tabela 30.6	Fatores de risco para depressão pós-parto
Não casada	
Idade < 20 anos	
Criada por um genitor	
Fraco suporte parental durante a infância	
Relacionamento ruim com o parceiro	
Desvantagem social	
Baixo nível de instrução	
Baixa autoestima	
Problemas emocionais prévios	
Doença depressiva prévia	

ocorre uma melhora até o décimo dia depois do parto e provavelmente está associado aos padrões de sono perturbado e à adaptação e ansiedade de ter um bebê recém-nascido. As alterações nos níveis dos hormônios esteroides que ocorrem imediatamente depois do parto não estão correlacionadas com este estado depressivo transitório e, por ele ser transitório, não há necessidade de terapia. A depressão pós-parto ocorre em aproximadamente 8-15% das mulheres e pode variar quanto à gravidade desde uma depressão leve até depressão suicida [16]. Os sinais e sintomas da depressão pós-parto não são diferentes daqueles da depressão em mulheres não grávidas, e existem muitos fatores pré-natais que aumentam o risco de depressão maior pós-parto (descritos na Tabela 30.6). Existe uma alta incidência de recorrência da depressão pós-parto nas gestações posteriores (em torno de 50%). O modo de parto não foi associado a um risco aumentado de depressão pós-parto, mas o reconhecimento precoce desta condição é extremamente importante. Quando diagnosticado cedo e tratado, o prognóstico é extremamente bom, embora os sintomas possam persistir por até um ano. Infelizmente, pode haver uma demora no diagnóstico, já que este tipo de depressão ocorre mais comumente quando a mãe já voltou para casa e está na comunidade. Uma tendência preocupante durante os últimos anos tem sido a de que o suicídio é agora a principal causa de mortalidade materna. No *Confidential Enquiry into Maternal and Child Health* 2003-2005 [7], houve 37 mortes no período pós-natal relacionadas com transtornos psiquiátricos. Destas, 19 mortes foram resultantes de suicídio por enforcamento, salto de altura, degolamento ou a superdosagem. Portanto, é evidente que as pacientes em risco precisam ser identificadas no período pré-natal e seja melhorada a comunicação entre o hospital, obstetra, parteira, clínico geral, profissionais da saúde e o serviço de psiquiatria, para que seja possível a redução no nível de suicídios.

Psicose pós-parto

Aproximadamente 0,1% das mulheres pode apresentar sinais de psicose depois do parto. A psicose pós-parto é geralmente caracterizada por um grau aumentado de ansiedade, uma combinação de mania e depressão, pensamentos suicidas, uma expressão de desilusão e desejo de se machucar ou machucar o bebê. As mulheres que manifestam sinais de psicose pós-parto devem ser encaminhadas imediatamente para um psiquiatra e transferidas para uma unidade mãe-bebê onde possam ser atendidas adequadamente, pois 5% destas mulheres poderão cometer suicídio, e o índice de infanticídio também é de 5%, se elas não forem tratadas.

Aconselhamento de pacientes após morte perinatal

Quando uma mulher e sua família passam por uma experiência de perda associada à gravidez, deve ser dada atenção especial ao processo de luto. O luto é uma parte extremamente importante do enfrentamento, e é essencial que os sinais clínicos e sintomas de luto sejam reconhecidos para que a equipe de saúde possa ser sensível a este processo. Estes sintomas incluem sonolência, fadiga, hábitos alimentares irregulares, preocupação com fotos do bebê, sentimento de culpa, hostilidade e raiva e perturbação geral no padrão normal da vida diária. A menos que os clínicos estejam conscientes destas alterações, podem ocorrer mal-entendidos, e a possibilidade de ajudar no processo do luto pode ser perdida. Estas famílias precisam de uma pessoa sensível para que tenham a oportunidade de se expressarem e discutirem abertamente os seus sentimentos. A disponibilização de indivíduos treinados para lidar com a morte pré-natal é extremamente importante, e os centros devem ter médicos, parteiras e conselheiros para ajudarem as famílias enlutadas. Também é extremamente importante que indivíduos treinados sejam capazes de ajudar a família nos trâmites legais e administrativos associados à morte para que eles não sejam sobrecarregados, o que poderá interferir na sua capacidade de fazer o luto. O aconselhamento e o apoio a estas famílias podem ser necessários por muitas semanas ou meses depois do evento, e uma equipe apropriada deve estar à disposição para ajudá-los.

▶ Fármacos durante o aleitamento materno

Os fármacos ingeridos pela mãe que está em aleitamento podem passar para o filho, e é importante avaliar se algum fármaco em particular pode ter algum efeito sobre o feto. Este é um problema geralmente específico e recomendamos que o leitor consulte Schaefer *et al.* [17] para maiores informações.

ALIMENTAÇÃO DO BEBÊ

O principal evento fisiológico do puerpério é o estabelecimento do aleitamento materno. Algumas mães em países desenvolvidos ainda rejeitam o aleitamento em favor da alimentação artificial, mas existem evidências crescentes dos importantes benefícios do aleitamento materno a curto e longo prazos.

▶ Vantagens do aleitamento materno

Aspectos nutricionais do leite materno

O leite humano não possui uma composição uniforme: o colostro difere do leite maduro, e o leite do início do puerpério

Tabela 30.7	Comparação dos constituintes do leite humano e de vaca	
Constituinte	Leite humano	Leite de vaca
Energia (kcal/100 mL)	75	66
Proteína (g/100 mL)	1,1	3,5
Gordura (g/100 mL)	4,5	3,7
Lactose (g/100 mL)	6,8	4,9
Sódio (mmol/L)	7	2,2

difere do leite do final do aleitamento. Na verdade, a composição do leite varia nos diferentes estágios da mesma alimentação. Entretanto, existem diferenças substanciais na concentração dos constituintes do leite humano e do leite de vaca (Tabela 30.7), o leite humano tem menos proteína, porém mais gordura e lactose. As fórmulas do leite humano e do leite de vaca também diferem em relação ao número de componentes específicos, por exemplo, os ácidos graxos poli-insaturados de cadeia longa, e têm importantes consequências no desenvolvimento do bebê [18]. Não resta dúvida de que o leite materno é a nutrição ideal para o bebê humano.

Proteção contra infecções

Um das funções secundárias mais importantes do aleitamento materno é proteger o bebê contra infecções. Isto é particularmente importante nos países em desenvolvimento, onde se estima que a cada ano ocorrem 500 milhões de casos de diarreia em bebês e crianças, e aproximadamente 20 milhões destes casos são fatais. No entanto, até que ponto o aleitamento protege os bebês contra infecções nos países desenvolvidos tem sido uma questão controversa. Em um estudo em Dundee, Escócia, constatou-se que os bebês amamentados durante, pelo menos, 3 meses apresentavam uma redução na incidência de vômitos e diarreia comparados aos bebês que eram alimentados com mamadeira desde o nascimento ou que tinham sido completamente desmamados pouco tempo depois do parto [19]. Este estudo também identificou que a proteção contra doença gastrointestinal em bebês que se alimentavam do leite materno persistia além do período do aleitamento e, pelo menos, no contexto de países desenvolvidos, esta proteção não era reduzida pela introdução precoce de pelo menos alguns suplementos. Houve uma menor proteção contra infecções do trato respiratório, mas não contra outras doenças.

Inúmeros mecanismos contribuem para as propriedades anti-infecciosas do leite materno. O leite materno contém lactoferrina, que se liga ao ferro, e como a *E. coli* precisa de ferro para o crescimento, a multiplicação deste organismo é inibida. O aleitamento materno também estimula a colonização da garganta pela flora não patogênica que inibe de forma competitiva os agentes patogênicos. Além disso, estão presentes no leite materno enzimas bacterianas, como a lisozima, que contribuem para seu efeito protetor.

No entanto, o mecanismo anti-infeccioso mais específico é o imunológico. Se uma mãe entrar em contato previamente com um agente patogênico, o tecido linfoide associado à orofaringe e situado nas placas de Peyer do intestino delgado responderá, produzindo anticorpos IgA, que são transferidos para o leite materno através do ducto torácico (Fig. 30.1). Esta imuoglobulina, que está presente em grandes quantidades no leite materno, não é absorvida pelo trato intestinal do bebê, mas permanece na orofaringe para se fixar ao agente patogênico agressor específico. Dessa forma, o bebê que está sendo alimentado ao seio recebe proteção contra infecções endêmicas do ambiente contra os quais a mãe já tem imunidade [20]. O leite materno também contém células, como as polimórficas, linfócitos e plasmócitos, e, embora as suas funções ainda não estejam completamente entendidas, elas também podem ser ativas contra agentes patogênicos invasores.

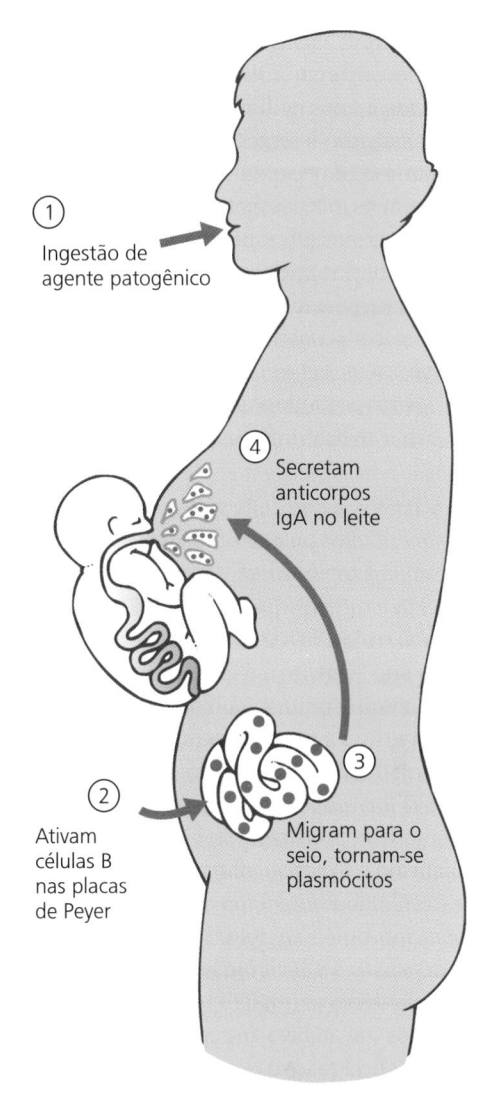

Fig. 30.1 Vias envolvidas na secreção de anticorpos IgA no leite materno através da circulação enteromamária. (Cortesia do Professor R. V. Short, Melbourne, Austrália.)

Aleitamento materno e desenvolvimento neurológico

Inúmeros estudos apresentaram associações positivas entre aleitamento materno e melhoria nas funções cognitivas na infância, como maior QI, que persistem após ajustes para as potenciais variáveis de confusão. Por exemplo, um estudo encontrou que aos 2 anos de idade os bebês que tinham sido aleitados por mais de 4 meses tinham uma vantagem de 9,1 pontos na escala de Bayley [21]. Outros estudos mostraram benefícios similares, porém menores, e os bebês prematuros também tinham um melhor desenvolvimento neurológico, se fossem alimentados ao seio [22,23].

O mecanismo para o melhor desenvolvimento neurológico não está completamente entendido, mas a presença de ácidos graxos w-3 de cadeia longa no leite materno, particularmente o ácido docosaexaenoico, pode ser importante. A composição do cérebro do bebê é sensível ao consumo alimentar, mas a relação entre a composição bioquímica dos lipídios do cérebro e a função cognitiva ainda não é conhecida. Os possíveis efeitos positivos do aleitamento materno na função cognitiva é um tema de grande importância.

Aleitamento materno e doenças atópicas

Existem inúmeros relatos que mostram uma incidência menor de doenças atópicas, como eczema e asma, em bebês que são alimentados ao seio. Este efeito é particularmente importante quando existe uma história familiar de doença atópica [24]. Quando a doença atópica está presente, está comumente associada a níveis elevados de IgE, especialmente a proteína do leite de vaca. Oddy et al. [24] sugeriram que além de uma história familiar positiva, o fator predisponente mais importante para doença atópica é a introdução precoce de alimentos para o desmame. O efeito protetor do aleitamento materno contra doenças atópicas pode ser mais secundário do que primário, porque as mães que alimentam ao seio tendem a introduzir suplementos em um estágio posterior. No entanto, mães com uma história familiar de doença atópica devem ser informadas das vantagens do aleitamento materno e dos perigos da introdução rápida de suplementos.

Aleitamento materno e doenças ao longo da vida

O aleitamento materno pode estar associado à redução do diabetes melito juvenil [25] e doença neoplásica na infância [26]. É possível que alguns destes benefícios estejam mais relacionados com o não uso do leite de vaca durante o início da vida do que ao aleitamento ao seio *per se*. Por exemplo, é possível que a exposição precoce à soroalbumina bovina possa desencadear um processo autoimune que conduza ao diabetes juvenil. O leite materno é um ingrediente particularmente importante na dieta de bebês prematuros, pois parece prevenir a enterocolite necrosante entre estes bebês particularmente vulneráveis.

Aleitamento materno e câncer de mama

Existe uma epidemia de câncer de mama entre mulheres nos países desenvolvidos do mundo ocidental. Inúmeros estudos recentes apresentaram um risco reduzido de câncer de mama entre as mulheres que alimentaram seus bebês ao seio [27]. Como o aleitamento parece não ter efeito sobre a incidência de câncer de mama pós-menopausa, o seu efeito protetor geral será relativamente pequeno, mas a proteção oferecida pelo aleitamento ainda representa uma vantagem importante contra uma doença tão temida e comum.

Aleitamento materno e fertilidade

O efeito contraceptivo natural do aleitamento recebeu pouca atenção no mundo ocidental porque não é um método confiável de planejamento familiar para uso geral. No entanto, é grande o efeito do aleitamento materno na fertilidade, sendo da maior importância no mundo em desenvolvimento. Deve ser lembrado que a maioria das mulheres nos países em desenvolvimento não utiliza contracepção artificial e depende do controle natural da sua fertilidade. E o controle natural mais importante é a inibição da fertilidade através do aleitamento materno. Em muitos países em desenvolvimento, as mães alimentam ao seio por 2 anos ou mais, resultando em um intervalo entre os partos de aproximadamente 3 anos. No mundo em desenvolvimento, a prevenção da gravidez ainda é feita principalmente pelo aleitamento materno do que por todos os outros métodos de planejamento familiar combinados. O declínio atual do aleitamento materno no mundo em desenvolvimento tem causado grande preocupação, porque sem um rápido aumento no uso de contraceptivos, a perda do seu efeito na fertilidade agravará o aumento da população nesses países.

Mecanismos da amenorreia lactacional

Os mecanismos da amenorreia, associada à lactação, são complexos e não estão entendidos por completo. O principal evento é uma alteração induzida pelo aleitamento na sensibilidade hipotalâmica ao efeito de retrocontrole dos esteroides ovarianos. Durante o aleitamento, o hipotálamo torna-se mais sensível a esse efeito negativo e menos sensível aos efeitos de retrocontrole positivo do estrogênio. Isto significa que se a hipófise secreta uma quantidade suficiente de hormônio foliculoestimulante e luteinizante para iniciar o desenvolvimento de um folículo ovariano, a consequente secreção de estrogênio irá inibir a produção de gonadotrofina, e o folículo não poderá amadurecer. Durante o aleitamento materno existe uma inibição da liberação pulsátil normal do hormônio luteinizante da glândula hipofisária anterior que é compatível com isto.

O principal fator é o estímulo provocado pela frequência e duração da sucção, embora outros fatores, como o peso e dieta maternos, possam ser fatores de confusão importantes. Se for introduzida alimentação complementar em um estágio precoce, o estímulo da sucção diminuirá, e a consequência será a ovulação precoce e o retorno da fertilidade.

Aleitamento materno e obesidade

Crianças alimentadas artificialmente têm risco dobrado de obesidade infantil se comparadas a crianças alimentadas ao

Tabela 30.8	Prevalência de aleitamento materno desde o nascimento até 9 meses, 1985-2005				
	1985	1990	1995	2000	2005
Nascimento	63	62	66	69	77
6 semanas	41	42	42	42	41
4 meses	26	28	27	28	27
6 meses	23	22	21	21	22
9 meses	14	14	14	13	12

seio [28]. As crianças alimentadas ao seio também têm a pressão arterial significativamente reduzida [29]. Estas crianças têm uma chance significativamente reduzida de ser obesas quando adultas e de morrerem prematuramente de doença cardiovascular.

Tendências em alimentação infantil no Reino Unido

Em razão das muitas vantagens do aleitamento materno, é importante que as mães recebam informações precisas e sejam estimuladas a alimentar ao seio sempre que possível. Do mesmo modo, as mães que escolhem a alimentação com mamadeira devem receber instruções adequadas sobre a melhor prática, além de serem apoiadas na sua decisão. No Reino Unido, em torno de 69% das mães começam alimentando ao seio, porém muitas interrompem após um curto período de tempo. A prevalência do aleitamento materno no Reino Unido, em 2005, é apresentada na Tabela 30.8, e os números não apresentaram mudança significativa em relação aos 10 anos anteriores, embora seja observado um pequeno aumento no aleitamento materno no nascimento. Os fatores associados à maior prevalência do aleitamento materno incluem classe social mais alta, primiparidade, idade mais avançada da mãe e local de residência (as mães no sul do Reino Unido têm uma prevalência mais alta). Para melhorar esses índices baixos de aleitamento materno, é importante que os profissionais de saúde conheçam a fisiologia do aleitamento.

FISIOLOGIA DO ALEITAMENTO

Na puberdade, os ductos mamários que se estendem do mamilo até os alvéolos secretores desenvolvem-se por estímulo estrogênico, ramificam-se e formam botões no tecido glandular a partir do qual as glândulas que secretam o leite se desenvolverão (Fig. 30.2). Durante a gestação, este tecido mamário é mais estimulado, de modo que as estruturas alveolares-lobulares preexistentes se hipertrofiam e se multiplicam, formando novas estruturas. Ao mesmo tempo os ductos que coletam leite também apresentam ramificação e proliferação. O estrógeno e a progesterona são necessários para o desenvolvimento mamário durante a gestação, mas a prolactina, o hormônio do crescimento e os esteroides suprarrenais também podem estar envolvidos. Durante a gravidez, são formadas no seio apenas quantidades mínimas de leite, apesar dos níveis altos dos hormônios lactogênicos ou prolactina e lactogênio placentário. Isto ocorre porque a ação destes hormônios lactogênicos é inibida pela secreção de altos níveis de estrogênio e progesterona da placenta, e somente depois do parto é induzida a produção abundante de leite.

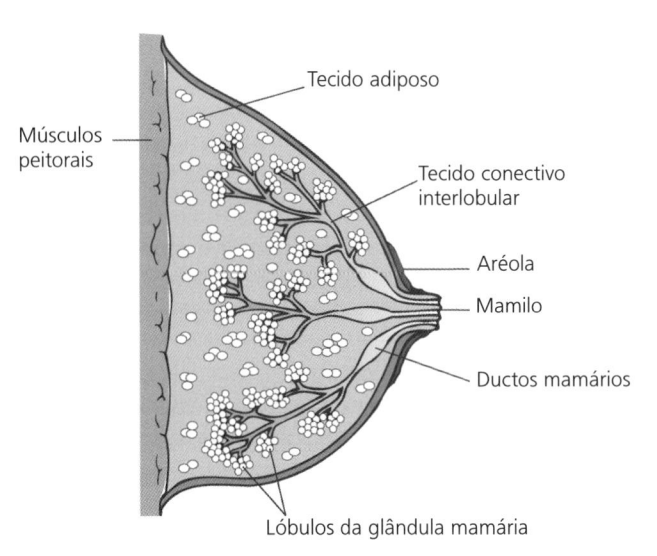

Fig. 30.2 Estrutura do seio em aleitamento.

Produção de leite

Dois mecanismos similares, porém independentes, estão envolvidos no estabelecimento de um aleitamento bem-sucedido (lactogênese): o primeiro mecanismo causa liberação de prolactina, que age sobre as células glandulares do seio materno, estimulando a secreção de leite (Fig. 30.3), e o segundo inclui a liberação de ocitocina, que age sobre as células mioepiteliais, induzindo o reflexo de ejeção do leite (Fig. 30.4). Embora estes dois mecanismos sejam parecidos, à medida que ambos podem ser ativados pela sucção, eles são mediados por dois caminhos neuroendócrinos inteiramente diferentes. Como pode ser visto nas Figuras 30.3 e 30.4, o evento-chave na lactogênese é a sucção, e a sensibilidade da mama acomoda-se a esta atividade importante. Durante a gestação, a aréola é relativamente insensível aos estímulos táteis, mas torna-se muito mais sensível imediatamente depois do parto. Esta é uma adaptação fisiológica que assegura um fluxo adequado de estímulos neurológicos aferentes da mama até o hipotálamo para iniciar e manter a liberação de prolactina e ocitocina, ambas necessárias para o sucesso do aleitamento materno.

Reflexo de ejeção do leite

O sucesso do aleitamento materno depende tanto da transferência efetiva de leite da mama para o bebê, quanto da secreção adequada de leite. O reflexo de ejeção do leite é mediado

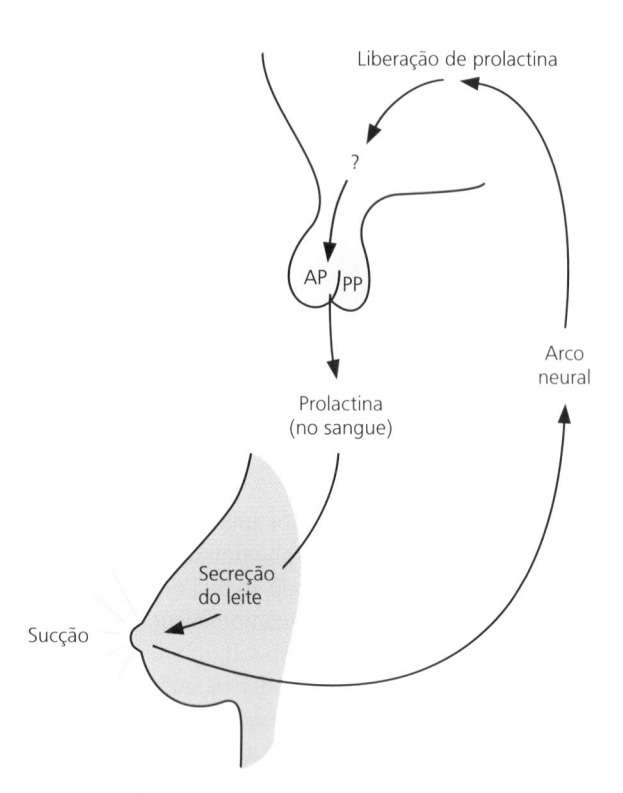

Fig. 30.3 Vias de liberação de prolactina pela hipofisária anterior (AP).

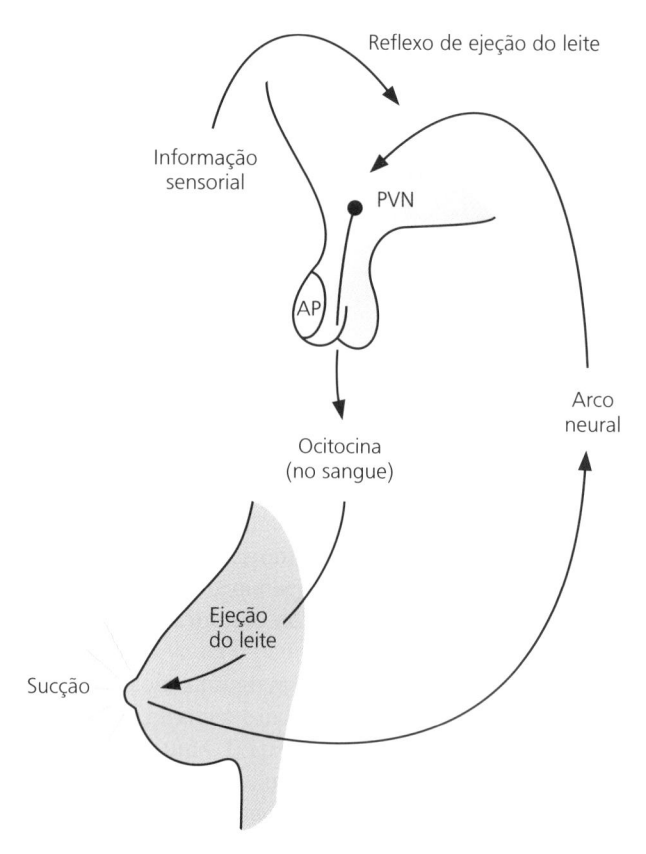

Fig. 30.4 Via de liberação de ocitocina pela glândula hipofisária posterior. PVN, núcleo paraventricular.

pela liberação de ocitocina pela glândula hipofisária posterior (ver Fig. 30.4). A ocitocina causa a contração das células mioepiteliais, que estão situadas em torno das glândulas que secretam leite e a dilatação dos ductos por ação nas células musculares que se espalham longitudinalmente nas paredes dos ductos. Portanto, a contração destas células tem o efeito duplo de expelir o leite das glândulas e estimular o livre fluxo do leite ao longo dos ductos dilatados. Isto é reconhecido pela mãe quando o leite 'desce', e ela pode ter a percepção do leite sendo ejetado na outra mama, enquanto o bebê está sugando. Em contraste com a prolactina, que é secretada apenas em resposta à sucção, a ocitocina pode ser liberada em resposta a informações sensoriais, como a visão do bebê ou ouvi-lo chorar. A ocitocina tem uma meia-vida muito curta e é liberada pela hipofisária posterior de um modo pulsátil. Conforme apresentado na Figura 30.5, os níveis mais altos de ocitocina podem ser liberados antes da sucção em resposta ao choro do bebê, enquanto que a prolactina é liberada somente depois que começa a sucção. O reflexo de ejeção do leite é prontamente inibido pelo estresse emocional, e isto pode explicar por que a ansiedade materna frequentemente leva ao fracasso do aleitamento. O sucesso do aleitamento materno depende dos sentimentos maternos de confiança e da forma correta de segurar o bebê e da sucção. Outro fator fisiológico é a necessidade de que o seio seja esvaziado após a mamada, pois existe um efeito potencial inibidor: se o leite não for efetivamente esvaziado a cada mamada, isto irá inibir a lactopoiese e conduzirá à redução na produção de leite.

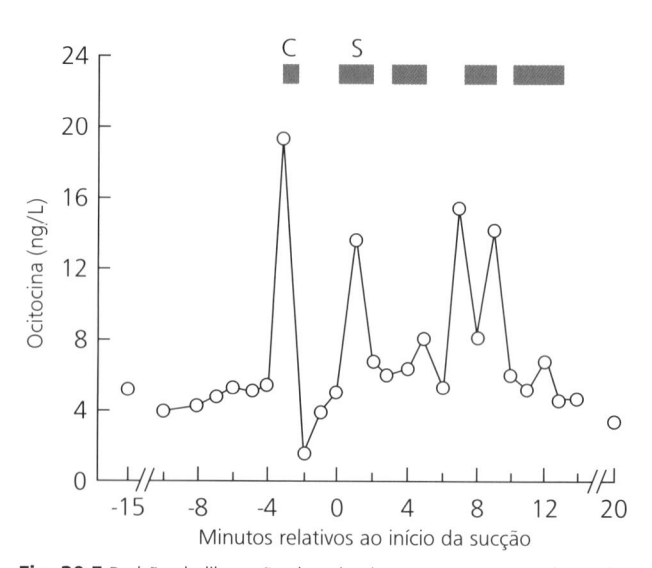

Fig. 30.5 Padrão de liberação de ocitocina em resposta ao choro do bebê (C) e à sucção (S). Redesenhada de McNeilly AS, Robinson IC, Houston MJ, Howie PW. Liberação de ocitocina e prolactina em resposta à sucção. BMJ 1983;286:257-259, com permissão.

Volume do leite materno

Durante as primeiras 24 horas do puerpério, a secreção láctea é pequena, mas com a sucção regular o volume do leite aumenta e, até o sexto dia do puerpério, um volume médio de 500 mL será ingerido pelo bebê. Depois do estabelecimento completo do aleitamento, o volume médio diário de leite é de, aproximadamente, 800 mL. No aleitamento materno bem estabelecido, é possível manter um bebê unicamente com o leite materno por 4-6 meses.

MANEJO DO ALEITAMENTO MATERNO

Apesar de ser um evento fisiológico, muitas mulheres passam por dificuldades no estabelecimento do aleitamento. O melhor recurso para uma mãe lactante é o apoio de um conselheiro experiente e sensível. Este conselheiro pode ser uma parteira, um auxiliar de saúde ou uma pessoa leiga, mas a criação de um ambiente relaxado e de confiança é vital para o sucesso do aleitamento materno. Os bebês são indivíduos, portanto, não existe uma estratégia simples que funcione em todos os casos; as mães devem ser estimuladas a compreenderem para poder responder às necessidades dos seus bebês, porém frequentemente são dados conselhos bem-intencionados, mas dogmáticos e conflitantes. A melhor abordagem é apresentar às mães todas as opções possíveis e deixar que tomem as suas próprias decisões; elas logo aprenderão através de tentativas e erro o que é melhor para o seu bebê. Como um estímulo importante para a promoção do aleitamento materno efetivo, foi desenvolvido o conceito de hospital 'amigo da criança', tendo o aleitamento materno como parte importante desta proposta. A Iniciativa Amiga da Criança adotou 10 passos para o sucesso do aleitamento, como a sua estratégia central, e estes estão descritos na Tabela 30.9. O apoio à mãe que amamenta é tanto uma arte, quanto uma ciência, e o leitor deve consultar alguns textos detalhados sobre o assunto [30].

Quadro 30.1 Resumo

- As alterações fisiológicas que ocorrem durante a gravidez revertem-se depois do parto e voltam ao seu estado normal pré-gravídico durante um período que varia de 6 semanas até 6 meses.
- O tromboembolismo permanece como uma das causas principais de morte materna, sendo uma causa evitável com os tratamentos imediato e adequado.
- A infecção puerperal permanece como uma das causas principais de morte materna em todo o mundo e, na maioria dos casos, pode ser evitada com o reconhecimento precoce dos sintomas e sinais e o tratamento subsequente.
- O monitoramento pós-parto da função urinária é essencial para evitar retenção urinária e subsequente disfunção da bexiga a longo prazo.
- O suicídio pós-parto é uma causa crescente de morte materna, e existe a necessidade de vigilância pré-natal e pós-natal para a detecção das mães de alto risco e para garantir que elas recebam apoio psiquiátrico apropriado.

REFERÊNCIAS

1. Oppenheimer LW, Sheriff EA, Goodman JD et al. The duration of lochia. *Br J Obstet Gynaecol* 1986;93:754-757.
2. Kovacs GT. Post-partum fertility: a review. *Clin Reprod Fertil* 1985;3:107-114.
3. Greer IA. Prevention of venous thromboembolism in pregnancy. *Best Pract Res Clin Haematol* 2003;16:261-278.
4. Rooney BL, Schauberger CW. Excess pregnancy weight gain and long-term obesity: one decade later. *Obstet Gynecol* 2002;100:245-252.
5. Dewey KG. Impact of breastfeeding on maternal nutritional status. *Adv Exp Med Biol* 2004;554:91-100.
6. Larson-Meyer DE. Effect of postpartum exercise on mothers and their offspring: a review of the literature. *Obes Res* 2002;10:841-853.
7. Lewis G (ed.) *Saving Mothers' Lives: Reviewing Maternal Deaths to Make Motherhood Safer 2003-2005. The Seventh Report on Confidential Enquiries into Maternal Deaths in the United Kingdom*. London: Confidential Enquiry into Maternal and Child Health, 2007. Available at: www.cmace.org.uk/getattachment/26dae364-1fc9-4a29-a6cb-afb3f 251f8f7/Saving-Mothers'-Lives-2003-2005-(Full-report).aspx.
8. Chaliha C, Stanton SL. Urological problems in pregnancy. *BJU Int* 2002;89:469-476.
9. Glazener CM, Herbison GP, Macarthur C, Grant A, Wilson PD. Randomised controlled trial of conservative management of postnatal urinary incontinence and faecal incontinence: six year follow up. *BMJ* 2005;330:337.
10. Donnelly VS, Fynes M, Campbell D. Obstetric events leading to anal sphincter damage. *Obstet Gynecol* 1998;92:955-961.
11. Sultan AH, Kamm MA, Hudson CN, Thomas JM, Bartram CI. Anal-sphincter disruption during vaginal delivery. *N Engl J Med* 1993;329:1905-1911.
12. Bofill JA, Rust OA, Schorr SJ et al. A randomized prospective trial of the obstetric forceps versus the M-cup vacuum extractor. *Am J Obstet Gynecol* 1996;175:1325-1330.
13. Johansson RB, Rice C, Doyle MA. A randomised prospective study comparing the new vacuum extractor policy with forceps delivery. *Br J Obstet Gynaecol* 1993;100:524-530.
14. Sultan AH. Third degree tear repair. In: McJean AB (ed.) *Incontinence in Women*. London: RCOG Press, 2002: 379-390.

Tabela 30.9 Dez passos para o sucesso do aleitamento materno

1	Ter uma norma escrita sobre o aleitamento materno
2	Treinar toda a equipe
3	Informar todas as gestantes sobre os benefícios e manejo do aleitamento materno
4	Ajudar a mãe a iniciar o aleitamento na primeira meia-hora depois do parto
5	Mostrar à mãe como alimentar ao seio
6	Estimular o estabelecimento de grupos de apoio ao aleitamento materno
7	Praticar o alojamento conjunto 24 horas por dia
8	Encorajar o aleitamento em livre demanda
9	Não dar ao recém-nascido nenhum outro alimento ou bebida, a menos que tenha indicação médica
10	Não usar bicos artificiais

Fonte: UNICEF UK Baby Friendly Initiative [31].

15. Nelson RL, Furner SE, Westercamp M, Farquhar C. Cesarean delivery for the prevention of anal incontinence. *Cochrane Database Syst Rev* 2010;(2):CD006756.
16. Glazener CM, MacArthur C, Garcia J. Postnatal care: time for a change. *Contemp Rev Obstet Gynaecol* 1993;5:130-136.
17. Schaefer C, Peters PW, Miller RK. *Drugs During Pregnancy and Lactation*, 2nd edn. San Diego: Academic Press, 2007.
18. Anderson JW, Johnstone BM, Remley DT. Breastfeeding and cognitive development: a meta-analysis. *Am J Clin Nutr* 1999;70:525-535.
19. Howie PW, Forsyth JS, Ogston SA, Clark A, Florey CD. Protective effect of breast feeding against infection. *BMJ* 1990;300:11-16.
20. Morrow-Tlucak M, Haude RH, Ernhart CB. Breastfeeding and cognitive development in the first 2 years of life. *Soc Sci Med* 1988;26:635-639.
21. Brandtzaeg P. The mucosal immune system and its integration with the mammary glands. *J Pediatr* 2010;156(2 Suppl):S8-S15.
22. Lucas A, Morley R, Cole TJ, Lister G, Leeson-Payne C. Breast milk and subsequent intelligence quotient in children born preterm. *Lancet* 1992;339:261-264.
23. Vestergaard M, Obel C, Henriksen TB, Sørensen HT, Skajaa E, Ostergaard J. Duration of breastfeeding and developmental milestones during the latter half of infancy. *Acta Paediatr* 1999;88:1327-1332.
24. Oddy WH, Peat JK, de Klerk NH. Maternal asthma, infant feeding, and the risk of asthma in childhood. *J Allergy Clin Immunol* 2002;110:65-67.
25. Gerstein HC. Cow's milk exposure and type I diabetes mellitus. A critical overview of the clinical literature. *Diabetes Care* 1994;17:13-19.
26. Davis MK. Review of the evidence for an association between infant feeding and childhood cancer. *Int J Cancer Suppl* 1998;11:29-33.
27. Collaborative Group on Hormonal Factors in Breast Cancer. Colloborative group on breast cancer and breastfeeding: collaborative reanalysis of individual data from 47 epidemiological studies in 30 countries, including 50302 women with breast cancer and 96973 women without the disease. *Lancet* 2002;360:187-195.
28. von Kries R, Koletzko B, Sauerwald T *et al*. Breast feeding and obesity: cross sectional study. *BMJ* 1999;319:147-150.
29. Martin RM, Ness AR, Gunnell D, Emmett P, Davey Smith G. Does breastfeeding in infancy lower blood pressure in childhood? The Avon Longitudinal Study of Parents and Children (ALSPAC). *Circulation* 2004;109:1259-1266.
30. NHS Choices. Breastfeeding. Available at: www.nhs.uk/planners/breastfeeding/pages/breastfeeding.aspx.
31. UNICEF. Baby Friendly Initiative. Available at: www.babyfriendly.org.uk.

Capítulo 31

Cuidados Neonatais para Obstetras

Glynn Russell
Division of Neonatology, Imperial College Healthcare NHS Trust, London, UK

As decisões sobre o manejo durante a gravidez e o parto requerem os conhecimentos dos desfechos e dos cuidados neonatais. O obstetra bem informado poderá lidar de forma mais confiante com as perguntas dos futuros pais e se envolverá mais no planejamento colaborativo dos cuidados perinatais, particularmente em gestações de alto risco ou em que o feto tem alto risco de complicações neonatais. Este capítulo, portanto, tem seu foco nos conhecimentos neonatais básicos que o obstetra precisa ter, mas também apresenta uma perspectiva pessoal da experiência adquirida com alguns dos fatores determinantes do sucesso e das ocasionais falhas nos cuidados perinatais. Para maiores detalhes, deve ser consultado um texto de referência neonatal sobre fisiologia transicional, reanimação neonatal, condições e manejo neonatais para se somar às breves notas incluídas posteriormente neste capítulo.

PREVISÃO E NÍVEIS DE CUIDADOS NEONATAIS

Depois do nascimento, 90% dos bebês são cuidados pelas suas mães, e os profissionais de saúde devem facilitar este processo natural. Aproximadamente 8-10% dos bebês precisam mais do que os cuidados normais, e em torno de 2-3% precisam de cuidados intensivos (nível III) depois do parto; a maioria destes casos pode ser prevista em decorrência da prematuridade iminente, anormalidades fetais ou alterações do bem-estar fetal. Os cuidados nos casos complexos requerem envolvimento multidisciplinar, um bom planejamento e distribuição das responsabilidades e deveres nos cuidados delegados pelo obstetra e pela parteira à equipe neonatal. A previsão de problemas potenciais durante o período pré-natal favorece o desenvolvimento de um nível ideal de cuidados e ajuda a fim de evitar que o inesperado se transforme em uma emergência sem controle.

Outras categorias de cuidados são os cuidados especiais (nível I) e os de alta dependência (nível II). Os níveis de cuidados I-III são prestados na unidade neonatal. Se as condições do bebê permitirem, é prestado um nível de cuidados, chamado de 'cuidados de transição', geralmente em uma ala pós-natal e que objetiva evitar a separação da mãe e do bebê e promover o aleitamento materno. Os profissionais da saúde dão suporte para que a mãe receba os cuidados médicos que não podem ser prestados com segurança em casa. A promoção e o apoio ao aleitamento materno são essenciais em todos os níveis de cuidados neonatais.

> **Quadro 31.1 Resumo**
>
> Promoção de bons resultados neonatais em partos de alto risco:
> - A antecipação e o manejo de complicações que possam necessitar de cuidados neonatais especializados são facilitados pela boa comunicação multidisciplinar.
> - Explicações detalhadas e bem documentadas dos cenários neonatais previstos após o parto permitem combinar com os pais, antes do parto, o planejamento e o encaminhamento dos cuidados que devem ser prestados.
> - Considere um cariótipo tardio para orientar o manejo neonatal inicial. Isto pode evitar a ressuscitação ativa, quando seria mais adequado um atendimento de conforto emocional e suporte à família.

COMUNICAÇÃO PRÉ-NATAL E PLANEJAMENTO DOS CUIDADOS

A boa comunicação entre a equipe multidisciplinar favorece a antecipação e o manejo das complicações que podem exigir cuidados neonatais especializados. A importância do neonatologista nas discussões durante o pré-natal é assegurar que seja montado um plano abrangente para o parto (hora, modo e local) e que sejam definidos os planos para reanimação e estabilização. É preciso conversar e esclarecer aos pais sobre os possíveis cenários que podem ocorrer depois do nascimento, para que eles possam dar sua opinião e esclarecer suas aspirações, para que isto seja considerado no planejamento da assistência. O planejamento do manejo neonatal deve incluir o pessoal médico e a equipe de especialistas necessários para o parto, e deve ser considerado o nível de ressuscitação necessário.

Documentação

O plano neonatal para bebês com complexidades deve ser claramente documentado, e cópias devem estar à disposição no prontuário materno, nas anotações da planilha materna e no arquivo do serviço neonatal. Estes planos envolverão reanimação, manejo por especialista (p. ex., cardíaco ou cirúrgico) e os cenários prováveis que podem exigir diferentes caminhos no atendimento. Os planos também devem detalhar a intenção da mãe em alimentar ao seio, particularmente se é previsto que o aleitamento materno após o parto poderá ser complicado (p. ex., prematuridade extrema em alguns casos cirúrgicos). Em alguns casos, em que são necessários apenas cuidados humanizados, os planos detalhados devem incluir o alívio da dor e conforto no aleitamento e também podem incluir planos de cuidados paliativos.

Aconselhamento pré-natal e cariótipo tardio

O conhecimento do cariótipo pode reduzir a incerteza quando se considera o prognóstico a longo prazo de um feto de alto risco. O valor do cariótipo é importante para o neonatologista para fazer o planejamento da reanimação, mesmo quando os pais não estão dispostos a interromper a gravidez com base em um cariótipo anormal. Nesses casos, o cariótipo tardio é valioso para auxiliar a decisão sobre o manejo neonatal inicial e pode evitar as manobras de reanimação ativa, quando uma atitude de compaixão e cuidados humanizados e suporte para a família são mais apropriados.

Hora do parto

O parto eletivo favorece a coordenação da equipe, quando se considera o manejo multidisciplinar do bebê. É essencial garantir que estejam disponíveis todos os membros da equipe, o equipamento adequado, investigações e bloco cirúrgico para o caso de necessidade. Além disso, os pais ansiosos não devem ter as suas expectativas e confiança frustradas por planos perinatais irrealistas ou inexistentes.

Plano de reanimação para partos de alto risco

São necessários planos formais de reanimação para certos partos de alto risco, como prematuridade extrema no limite da viabilidade, algumas malformações fetais graves que podem precisar da intervenção de especialistas e estabilização ou se houver incerteza quanto à sobrevivência e resultados a longo prazo. As explicações explícitas, detalhadas e bem documentadas dos cenários neonatais previstos depois do parto permitem que, antes do parto, sejam combinados com os pais os procedimentos que devem ser feitos. Tranquilizar os pais informando que o pediatra ou o neonatologista estará presente no parto é inadequada e inútil. É essencial que o engajamento e a comunicação oportuna entre os profissionais envolvidos no período pré-natal (obstetra, parteira, especialistas em medicina fetal, geneticistas clínicos, cardiologistas fetais ou cirurgiões) e um neonatologista experiente sejam requisitados em todos os casos em que a reanimação neonatal e estabilização inicial são necessárias antes que seja iniciado o manejo definitivo. Este engajamento fornecerá informações completas e detalhadas à família e permitirá que seja acordado um plano por escrito com os pais e outros profissionais. Os planos ajudam a evitar confusão, especialmente se ocorrer trabalho de parto espontâneo e parto durante a madrugada ou em partos planejados preventivos.

Diretrizes para reanimação

Os planos para reanimação devem levar em consideração as várias diretrizes para reanimação recomendadas por órgãos internacionais e nacionais, como o *Internationl Liaison Committee on Resuscitation* (ILCOR) e *Royal Colleges*. As questões éticas e práticas do início, manutenção e interrupção (ou redirecionamento) da reanimação e cuidados intensivos neonatais devem ser explicitamente consideradas e discutidas com a família [1,2]. Os cuidados paliativos podem ser uma boa opção, mas precisam ser discutidos e planejados em detalhes. Estas discussões ajudam a preparar as famílias e a equipe médica para diferentes resultados após o nascimento.

No Reino Unido, as diretrizes baseiam-se fortemente nos dados obtidos pelo estudo EPICure com base na população de 1996 [3]. Houve avanços significativos na organização dos serviços de saúde e manejo perinatal, incluindo o uso pré-natal de esteroides, surfactante e técnicas de ventilação. Os dados dos resultados de 2 anos do estudo EPICure 2, realizado em 2006, estão sendo aguardados, mas dados preliminares sugerem que a sobrevivência aumentou entre os bebês nascidos com 23-26 semanas de gestação.

As diretrizes precisam ser revistas continuamente à luz dos avanços nos cuidados. É interessante o recente estudo de base populacional feito na Suíça, que mostrou que a sobrevida até 1 ano de recém-nascido com prematuridade extrema (23-26 semanas) melhorou com cuidados perinatais ativos (veja a seção Cuidados perinatais ativos, p. 381) [4,5]. Embora os dados para morbidade a longo prazo ainda não estejam disponíveis, esses dados preliminares podem ser incluídos nas futuras diretrizes, se os resultados a longo prazo também forem melhores.

Cuidados humanizados e paliativos

Os cuidados paliativos depois do nascimento podem ser a opção preferível para alguns bebês. Existe uma consciência crescente da necessidade dos cuidados paliativos, da melhoria no manejo e maior disponibilidade dos recursos para esses cuidados neonatais. O planejamento antes do nascimento para este tipo de cuidados ajuda os pais a estabelecerem vínculos com a equipe de atendimento e a planejarem visitas a centros de cuidados paliativos, se necessário, além de evitar atrasos no hospital.

Comunicação após óbito neonatal

Nas circunstâncias em que o resultado é o óbito neonatal, o suporte à família pela equipe neonatal inclui a equipe do pré-natal sempre que possível. A continuidade do envolvimento da equipe obstétrica nos cuidados pós-natais do bebê e da família é extremamente útil, quando o resultado é óbito ou morbidade precoce significativa. Esta comunicação contínua entre as equipes pré-natal e pós-natal aumenta a qualidade da atenção à família individualmente e a todos os bebês em geral, à medida que o diálogo aberto estimula o respeito e apoio.

ORGANIZAÇÃO DOS SERVIÇOS NEONATAIS

A oferta de cuidados em um nível apropriado para a mãe e/ou seu bebê requer um planejamento cuidadoso e serviços de saúde bem organizados e integrados.

Redes perinatais

As redes de referenciamento de atenção à saúde objetivam oferecer um atendimento apropriado a uma população local definida da maneira mais efetiva e eficiente possível. Os cuidados neonatais especializados são um serviço de alto custo e baixo volume que estão cada vez mais sendo oferecidos nas redes referenciadas. As redes neonatais ou perinatais foram desenvolvidas na Inglaterra em consequência das recomendações do *Department of Health's National Strategy for Improvement,* em 2003.

Dentro de cada rede, diferentes hospitais oferecem uma gama de cuidados definida para aquele referenciamento. O nível dos cuidados prestados por cada hospital está fundamentado nos recursos, capacidade, área geográfica e disponibilidade de equipes habilitadas e treinadas. Uma rede de referenciamento deve ter, pelo menos, uma unidade de nível III com instalações para cuidados intensivos e equipe especializada. Os vários hospitais da rede devem colaborar para garantir o acesso aos cuidados necessários de todos os recém-nascidos. O desenvolvimento de redes de maternidades coincidentes traria melhoria para a organização dos serviços perinatais.

No Reino Unido, as unidades neonatais de atendimento intensivo do nível III prestam cuidados a recém-nascidos com prematuridade extrema e aos recém-nascidos a termo que apresentam patologias que exigem todos os níveis de suporte respiratório avançado e nutrição parenteral. Estas unidades têm um serviço de atendimento de 24 horas com equipes de cuidados especializados e médicos especialistas neonatais. As unidades de nível II oferecem suporte respiratório para recém-nascidos acima de 28 semanas de gestação, e as unidades de nível I atendem recém-nascido que não requerem suporte respiratório por períodos prolongados (geralmente apenas 24-48 horas).

Transporte neonatal

A garantia de que o recém-nascido receberá o nível apropriado de cuidados requer idealmente que o parto ocorra no local correto, se ele for previsto, e que seja possível a transferência pré-natal segura da mãe. A transferência pós-natal dos recém-nascidos para uma unidade de nível adequado após o parto também deve estar disponível. Os serviços especializados de transferência neonatal estão se desenvolvendo e disponibilizando equipamento e especialistas e, dessa forma, evitam desfalcar a equipe de especialistas da unidade de referência ou do centro especializado.

NASCIMENTO E ADAPTAÇÃO PÓS-NATAL

Reanimação neonatal

Apenas 1% dos recém-nascidos com peso normal ao nascimento precisa de reanimação ativa após o parto e apenas 0,2% requer reanimação avançada, incluindo intubação endotraqueal. Embora a necessidade de reanimação possa ser previsível pela avaliação dos fatores de risco, 30% deles não são identificados pelos fatores de risco e não são previstos. Os recém-nascidos de risco incluem os que fazem parte dos seguintes grupos: nascimentos prematuros (geralmente < 36 semanas), aqueles com complicações fetais conhecidas, sofrimento fetal, líquido amniótico tinto de mecônio, má apresentação e apresentação pélvica, gestações múltiplas, cesariana com anestesia geral ou por sofrimento fetal, risco de infecção fetal e parto instrumentado.

No Reino Unido, o *Royal College of Paediatrics and Child Health* (RCPCH), o *Royal College of Obstetrics and Gynaecology* (RCOG) e o *Royal College of Midwives* (RCM) recomendam que todos os profissionais presentes no momento do nascimento sejam proficientes em reanimação do recém-nascido [6]. A reanimação neonatal básica é agora um requisito de treinamento para obstetras e parteiras e a reanimação avançada para pediatras e clínicos neonatais.

RASTREAMENTO PRÉ-NATAL E DO RECÉM-NASCIDO

O rastreamento durante o pré-natal continua após o parto com os programas de rastreamento do recém-nascido. No Reino Unido, o rastreamento pré-natal inclui os programas de rastreamento de anomalia fetal, doenças infecciosas na gravidez e anemia e talassemia do *National Health Service* (NHS). Estes resultados influenciam o manejo pré-natal da mãe e do feto e, em alguns casos, o manejo pós-natal do recém-nascido. As recomendações do NHS *National Screening Committee* para o rastreio sistemático da população neonatal incluem as seguintes:

- *Screening Programme* (Programa de rastreamento) do NHS *Newborn and Infant Physical Examination* (NIPE) realizado nas primeiras 72 horas e repetido com 6-8 semanas. As áreas específicas incluídas são a detecção de catarata congênita (reflexo vermelho), doença cardíaca congênita, luxação do quadril e criptorquidismo nos meninos.
- *Newborn Hearing Screening Programme* (Programa de rastreamento auditivo) (NHSP), realizado nas primeiras 2

semanas, através de emissão otoacústica automática (AOAE) em puericultura e audiometria de tronco cerebral automatizada (AABR) em recém-nascidos após cuidados intensivos neonatais ou cuidados especiais.
- *NHS Newborn Blood Spot Screening Programme* (Programa de rastreamento por amostra de sangue) envolve coleta de amostra sanguínea aos 5-8 dias após o nascimento em recém-nascidos a termo. Atualmente, existem diferenças nos testes incluídos nos diferentes países do Reino Unido (Tabela 31.1).

Em outros países, como a Austrália e Nova Zelândia, os transtornos metabólicos múltiplos estão incluídos nos seus programas de rastreamento do recém-nascido. A Tabela 31.2 mostra as condições para as quais não está recomendado o rastreio sistemático neonatal no Reino Unido, embora essas condições estejam sendo revistas.

Tabela 31.1 NHS Programa de Triagem Neonatal em amostra de sangue*

	Inglaterra	País de Gales	Escócia	Irlanda do Norte
Hipotireoidismo congênito	√	√	√	√
Fibrose cística (recém-nascido)	√	√	√	√
Deficiência de acil desidrogenase de cadeias médias	√	√	Desde 2011	√
Fenilcetonúria	√	√	√	√
Anemia (recém-nascido)	√	–	Desde 2011	√
Distrofia muscular de Duchenne (meninos)	–	√	–	–
Homocistinúria	–	–	–	√
Tirosinemia	–	–	–	√

*Amostra sanguínea coletada 5-8 dias após o nascimento.

Tabela 31.2 NHS National Screening Commitee: Triagem neonatal sistemática, não é recomendado atualmente no Reino Unido, está com data marcada para revisão da recomendação

Transtornos do metabolismo dos aminoácidos: 2011-2012
Atresia biliar: 2011-2012
Deficiência da biotinidase: 2011-2012
Doença de Canavan: 2009-2010
Hiperplasia suprarrenal congênita: 2010-2011
Transtornos da oxidação dos ácidos graxos: 2008-2009
Galactosemia: 2009-2010
Doença de Gaucher: 2010-2011
Kernicterus: 2010-2011
Distrofia muscular: 2010-2011
Neuroblastoma: 2010-2011
Transtornos do metabolismo dos ácidos orgânicos: 2010-2011
Trombocitopenia (recém-nascido): 2010-2011
Trombofilia (recém-nascido): 2012-2013

RESULTADOS NEONATAIS

> **Quadro 31.2 Resumo**
>
> Resultado neonatal em países desenvolvidos:
> - A maioria das mortes antes de 1 ano de idade (mortalidade infantil) ocorre depois do nascimento prematuro (66%).
> - Os avanços nos cuidados perinatais resultaram em um aumento significativo na sobrevida de recém-nascidos prematuros.
> - As sequelas do desenvolvimento associadas à prematuridade se apresentam durante os primeiros 5 anos de vida e incluem paralisia cerebral, fraco desempenho cognitivo e deficiências sensoriais (déficits visuais e auditivos).

Prematuridade

A prematuridade é o principal determinante dos desfechos neonatais nos países desenvolvidos. O índice de nascimentos prematuros (nascimentos vivos ocorridos antes de 37 semanas de idade gestacional) é de 5-9% na Europa e 12-13% nos Estados Unidos, e esses índices são crescentes. Nos Estados Unidos, houve um aumento de 31% na prematuridade desde 1981 [7]. Na Inglaterra e País de Gales, houve 640.000 bebês nascidos vivos em 2005, 7,5% prematuros e 1,3% com menos de 32 semanas de gestação [8].

A mortalidade antes de 1 ano de idade (mortalidade infantil) está associada ao nascimento pré-termo (66%) e aproximadamente metade (44%) das crianças que morrem antes de 1 ano de idade nasceu com menos de 32 semanas de gestação. No entanto, os índices de sobrevida entre os recém-nascidos pré-termo publicados apresentam muita variação. A variação pode ser decorrente de diferenças metodológicas, como investigação de caso, viés de seleção e definições variadas de desfechos e duração do acompanhamento. Estudos de base populacional de regiões geograficamente definidas apresentam índices mais baixos de sobrevida do que os estudos realizados em centros especializados que podem apresentar vieses de seleção.

A variação nos índices de nascimento prematuro (todos os nascimentos) também parece ter uma influência importante nos índices relatados de mortalidade neonatal entre as populações. Na comparação a outras regiões da Europa, o índice de partos por 1.000 nascimentos entre 22 e 31+6 semanas em duas regiões na Inglaterra (Trento: 16,8, 95% CI 15,7-17,9; Região Norte: 17,1, 95% CI 15,6-18,6) foi significativamente mais alto comparado a uma média do grupo de 13,2 (95% CI 12,9-13,5) [9]. Os índices de nascimentos vivos apresentaram uma tendência similar. Quando foram feitas comparações entre as regiões após o ajuste dos índices de prematuridade, a variação nos resultados de sobrevida foi reduzida.

As normas de manejo perinatal e as diferenças na prestação de cuidados perinatais, como determinantes de sobrevivência, são quantificadas inadequadamente. A extensão em que os obstetras usam esteroides pré-natais e manejo ativo do parto e os neonatologistas realizam reanimação e redirecionamento dos cuidados durante o atendimento intensivo tem potencialmente efeitos na sobrevivência e resultados relatados.

Nos extremos da viabilidade, a variação biológica e as considerações éticas são importantes na determinação das normas de manejo. As normas com base simplesmente na idade gestacional do nascimento são inadequadas, e a predição dos resultados poderá ser mais precisa, se gênero, exposição a esteroides pré-natais e nascimentos únicos ou múltiplos e peso ao nascimento forem considerados com a idade gestacional.

Sobrevida

Os avanços nos cuidados perinatais resultaram em um aumento significativo da sobrevivência dos recém-nascidos pré-termo. As Tabelas 31.3-31.9 apresentam os resultados de importantes estudos epidemiológicos de base populacional a partir dos quais podem ser obtidos dados significativos e informativos para uso dos obstetras e neonatologistas.

A sobrevivência dos recém-nascidos prematuros tardios (32-36 semanas) é de 98-99% (Tabelas 31.5 e 31.6). São limitados os dados sobre morbidade a longo prazo neste grupo, relatos recentes sugerem que esta área deve ser estudada em mais detalhes. Existem 5 vezes mais recém-nascidos prematuros tardios do que nascidos antes de 32 semanas de gestação e como grupo exigem investimentos consideráveis para os cuidados de saúde.

Os recém-nascidos antes de 28 semanas de gestação apresentaram o maior aumento no índice de sobrevida associado ao desenvolvimento das modernas técnicas de cuidados perinatais. A chance de sobrevida de recém-nascidos com menos de 28 semanas de gestação era muito pequena antes de serem implementadas as técnicas de suporte respiratório durante as décadas de 1960 e 1970. Durante as duas décadas seguintes, o uso durante o pré-natal de corticosteroides, o uso de surfactante e as melhorias no suporte respiratório resultaram em melhorias surpreendentes nos índices de sobrevida publicados.

O estudo EPICure, envolvendo todos os nascimentos entre 22 e 25 semanas de gestação no Reino Unido e República da Irlanda durante 1995, forneceu informações importantes, com base na população, sobre os bebês nascidos no limiar da viabilidade [3,10]. Durante o período do estudo, os cuidados neonatais regionalizados estavam pouco desenvolvidos. Este estudo foi repetido no Reino Unido, durante o ano de 2006, e embora ainda sejam esperados os resultados completos, a sobrevivência aparentemente aumentou. O desenvolvimento dos centros regionalizados para atendimento neonatal e o manejo neonatal através da rede de referenciamento aumentaram durante o período entre os dois estudos e podem ter contribuído para a melhora. Este aumento na sobrevivência no Reino Unido foi confirmado pelos estudos realizados na região de Trento, durante 1994-1999 e 2000-2005, que mostraram um aumento na sobrevida no grupo entre 24 e 25 semanas. [11].

Existem diferenças entre os estudos, mas os números mais impressionantes são relatados pela Suécia, durante 2004-2007 [4]. Conforme pode ser visto na Tabela 31.3, o índice de sobrevivência na Suécia foi de 29%, comparado aos índices dos outros estudos que foi de 10% na idade gestacional de 23 semanas. Esses índices mais altos de sobrevivência é visto em todas as semanas de gestação de 22-26 semanas, com 50% de sobrevivência com 24 semanas e 67% de sobrevivência com 25 semanas. O limite final de avaliação da sobrevivência foi o acompanhamento até 1 ano, e, nos outros estudos, o acompanhamento de sobrevivência foi até a alta dos cuidados neonatais.

Os índices de sobrevida entre os nascidos vivos também apresenta diferenças entre os países e entre as décadas dos estudos, observando-se a melhora dos resultados nos estudos mais recentes dentro da mesma região. A melhora nos índices de sobrevida observada na Inglaterra e País de Gales, conforme foi relatado pelo *Office of National Statistics* (ONS) em 2005, mostra o aumento do índice de sobrevida até 1 ano entre os nascidos com 22 e 25 semanas comparada ao estudo EPICure de 1995. O estudo sueco apresenta um índice de sobrevida de nascidos vivos significativamente mais alta, com 10% de sobrevida para os nascidos com 22 semanas, 52% com 23 semanas, 67% com 24 semanas e 82% com 25 semanas, e esses altos índices de sobrevida foram atribuídos aos protocolos e às normas de cuidados perinatais ativos.

Cuidados perinatais ativos

A prestação de cuidados perinatais ativos para recém-nascido com prematuridade extrema, no lugar de uma abordagem expectante e de cuidados individualizados à mãe, foi adotada de forma crescente na Suécia após um relatório mostrando os diferentes resultados regionais durante 1985-1999. A população da Suécia possui um alto padrão de saúde geral, existe uma cobertura geral de seguro de saúde, os cuidados na gestação são padronizados e gratuitos com alta aceitação e cada região de saúde possui um hospital regional de nível III. Os cuidados perinatais ativos incluem o parto regionalizado de bebês extremamente prematuros, esteroides pré-natais, parto com cesariana, se indicado pela condição materna ou fetal, neonatologistas especializados no parto, uso inicial de surfactante e admissão a uma unidade de cuidados intensivos neonatais de nível III.

Os cuidados ativos de bebês no limiar da viabilidade são uma questão controversa. Esta controvérsia inclui a preocupação com os riscos de prejuízos posteriores, possíveis complicações a longo prazo, como hipertensão e diabetes nos sobreviventes adultos, e o alto custo dos cuidados intensivos neonatais no limiar da viabilidade. No entanto, esses argumentos relativos às chances de sobrevivência e risco de comprometimento do desenvolvimento neurológico podem resultar na prestação de uma assistência de menor qualidade e levando a piores resultados de sobrevivência e resultados adversos no desenvolvimento neurológico.

Embora os resultados da Suécia sejam importantes, os resultados do desenvolvimento neurológico posterior ainda são esperados. Morbidade neonatal importante, como leucomalacia periventricular, hemorragia intraventricular severa, retinopatia da prematuridade e displasia broncopul-

Tabela 31.3 Sobrevida de todos nascidos vivos (22-27 semanas)

Estudo	N	Resultado	22 semanas N	22 semanas %	23 semanas N	23 semanas %	24 semanas N	24 semanas %	25 semanas N	25 semanas %	26 semanas N	26 semanas %	27 semanas N	27 semanas %
Todos os nascimentos														
EPICure 1 (1995) [3,10]	4004	Sobrevida de todos os nascidos vivos até a alta	(2/2112) (20-22 semanas)	0,1	(26/622)	4,2	(100/636)	15,7	(186/634)	29,3				
EPIPAGE (1997) [23]	1086	Sobrevida de todos nascidos vivos até a alta	(0/102)	0	(0/137)	0	(13/115)	11,3	(59/204)	28,9	(89/239)	37,2	(164/289)	57
Suécia (2004-07) [4]	1011	Sobrevida de todos nascidos vivos até 1 ano	(5/142)	3,5	(53/183)	29,0	(96/191)	50,3	(167/250)	66,8	(176/245)	71,8		
Todos os nascidos vivos (vivos no início do trabalho de parto)*														
EPIBEL (1999-2000) [24]	525	Sobrevida de todos nascidos vivos até a alta	(0/72)	0	(1/71)	1,4	(19/101)	18,8	(50/115)	43,5	(105/166)	63,3		
Trento (1994-99) [11]	855	Sobrevida de todos nascidos vivos até a alta	(0/142)	0	(15/206)	7,3	(40/237)	16,9	(119/270)	44,1				
Trento (2000-05) [11]	797	Sobrevida de todos nascidos vivos até a alta	(0/119)	0	(12/164)	7,3	(82/258)	31,8	(142/256)	55,5				

*Nestes três estudos, a população foi definida como todos os nascidos vivos no início do trabalho de parto.
EPICure, *Extremely Premature Infant*; Curosurf Study (Reino Unido e Irlanda); EPIPAGE, *Épidémiologique sur les Petits Ages Gestacionnels*, em nove regiões da França; EPIBEL, *Extremely Premature Infants in Belgium*, em todos os 19 centros perinatais na Bélgica.

Tabela 31.4 Sobrevida de nascidos vivos (22-27 semanas)

Estudo	N	Resultado	22 semanas N	%	23 semanas N	%	24 semanas N	%	25 semanas N	%	26 semanas N	%	27 semanas N	%
EPICure (1995) [3]	1.289	Sobrevida de nascidos vivos até a alta	(2/142) (20-22 semanas)	1,4	(26/241)	10,8	(100/382)	26,2	(186/424)	43,9				
EPIPAGE (1997) [23]	595	Sobrevida de nascidos vivos até a alta	(0/16)	0	(0/30)	0	(13/42)	31,0	(59/119)	49,6	(89/158)	56,3	(164/230)	71,3
VICS (1991-92) [25]	438	Sobrevida de nascidos vivos até a alta	(0/37)	0	(5/52)	9,6	(21/63)	33,3	(51/88)	58	(72/98)	73,5	(78/100)	78
VICS (1997) [26]	223	Sobrevida de nascidos vivos até 2 anos	(1/15)	6,7	(9/22)	40,9	(12/29)	41,4	(41/56)	73,2	(46/52)	88,5	(42/49)	85,7
Trento (1994-99) [3]	682	Sobrevida de nascidos vivos até a alta	(0/81)	0	(15/148)	10	(40/198)	20,2	(119/255)	46,6				
EPIBEL (1999-2000) [24]	322	Sobrevida de nascidos vivos até a alta	(0/2)	0	(1/18)	5,5	(19/65)	29,2	(50/90)	55,6	(105/147)	71,5		
Trento (2000-05) [11]	669	Sobrevida de nascidos vivos até a alta	(0/69)	0	(12/131)	9,2	(82/227)	36,1	(142/242)	58,7				
Suécia (2004-07) [4]	707	Sobrevida de nascidos vivos até 1 ano	(5/51)	9,8	(53/101)	52,5	(96/144)	66,7	(167/205)	81,5	(176/206)	85,4		
VICS (2005) [27]	288	Sobrevida de nascidos vivos até 2 anos	(1/33)	3,0	(7/35)	20	(22/43)	51,2	(31/46)	67,4	(47/59)	79,7	(64/72)	88,9
ONS (2005) [8]	2.866	Sobrevida de nascidos vivos até 1 ano	(8/152)	5,3	(44/283)	15,6	(198/474)	41,8	(322/499)	64,7	(537/704)	6,3	(648/754)	85,9

Os limites finais de sobrevida variam entre a alta e 2 anos, embora os óbitos após a alta sejam incomuns.
ONS, Office for National Statistics; VICS, Victorian Infant Collaborative Study (Austrália). Para outras abreviações, veja a Tabela 31.3.

Tabela 31.5 Sobrevida de nascidos vivos (28-32 semanas)

Estudo	N	Resultado	28 semanas N	%	29 semanas N	%	30 semanas N	%	31 semanas N	%	32 semanas N	%
EPIPAGE (1997) [23]	2.306	Sobrevida de nascidos vivos até a alta	(222/285)	77,9	(244/273)	89,4	(385/419)	91,9	(526/551)	95,5	(757/778)	97,3
ONS (2005) [8]	8.579	Sobrevida de nascidos vivos até 1 ano	(967/1072)	90,2	(1136/1213)	93,7	(1542/1605)	96,1	(1876/1935)	97	(2692/2754)	97,8

Tabela 31.6 Sobrevida de nascidos vivos (33-40 semanas)

Estudo	N	Resultado	33-36 semanas N	%	37-40 semanas N	%
ONS (2005) [8]	475.444	Sobrevida de nascidos vivos 1 ano	(36.426/36.784)	99	(437.803/438.660)	99,8
Colúmbia Britânica (1999-2002) [28]	95.248	Sobrevida de nascidos vivos até 1 ano	(6.345/6.381)	99,4	(88.725/88.867)	99,8

Tabela 31.7 Estudo de acompanhamento dos nascidos vivos (22-27 semanas) aos 2-2,5 anos: deficiência*

Estudo	Faixa de idade gestacional (semanas)	Sobrevida de nascidos vivos (%)	Idade (anos)	Sobrevida	Acompanhamento N	%	Sem deficiência N	%	Outras deficiências Leve N	%	Moderada N	%	Deficiência grave N	%
EPICure 1 (1995) [3,10]	22-25	24,4	2,5	308	283	91,9	155	54,8	78	27,6			73	25,8
VICS (1991-92) [25]	22-27	56,1	2	225	221	98,2	119	54,3	54	24,7	29	13,2	17	7,8
VICS (1997) [26]	22-27	69,6	2	151	149	98,7	72	48,3	35	23.5	19	12,8	23	15,4
VICS (2005) [27]	22-27	63,7	2	172	163	94,8	83	50,9	47	28.8	27	16,6	6	3,7

*A deficiência relatada nos estudos geralmente se refere a uma ou mais deficiências funcionais graves, incluindo paralisia cerebral não deambulatória, quociente de desenvolvimento ou QI abaixo de -2 ou -3 desvios-padrão da normalidade, cegueira e deficiência auditiva não melhoradas com ajuda.
VICS, Victorian Infant Collaborative Study (Austrália).

monar (BPD), aumenta o risco de mau prognóstico de morbidade a longo prazo. No estudo sueco, a proporção dos sobreviventes livres de morbidade grave a longo prazo foi de 17% com 23 semanas, 31% com 24 semanas, 45% com 25 semanas e 63% com 26 semanas. O aumento da sobrevivência sem melhora das complicações e as sequelas da prematuridade resultarão no aumento absoluto de casos de paralisia cerebral e outros déficits neurocognitivos na população.

Mortalidade neonatal e morbidade precoce

O óbito neonatal em nascimentos prematuros deve-se, em grande parte, a complicações respiratórias, hemorragia periventricular e infecção. Os esteroides pré-natais, o uso inicial de surfactante e o uso de pressão positiva contínua nas vias aéreas estão associados a uma redução no óbito e morbidade.

Morbidade na infância

As sequelas da prematuridade no desenvolvimento neurológico apresentam-se durante os primeiros 5 anos após o nascimento e incluem paralisia cerebral, fraco desempenho cognitivo e prejuízos sensoriais (déficits visual e auditivo). Durante os anos posteriores, podem ocorrer fracasso acadêmico e sequelas comportamentais. As definições para os danos e deficiências no desenvolvimento neurológico que são usadas entre os estudos não são uniformes, porém definições mais rigorosas estão em desenvolvimento. As deficiências relatadas nos estudos geralmente se referem a uma ou mais deficiências funcionais graves, incluindo paralisia cerebral não deambulatória, quociente de desenvolvimento ou QI com desvio-padrão abaixo de -2 ou -3, cegueira e deficiência auditiva sem melhora com tratamento. As Tabelas 31.5 e 31.6

Tabela 31.8 Acompanhamento dos nascidos vivos (22-32 semanas) aos 5-6 anos*

Estudo	Faixa de idade gestacional (semanas)	Sobrevida de nascidos vivos (%)	Idade (anos)	Sobrevida	Acompanhamento dos sobreviventes N	%	Sem deficiência N	%	Deficiência leve N	%	Deficiência moderada N	%	Deficiência severa N	%
EPIcure 1 (1995) [10,29]	22-25	24,4	6	308	241	78	48	19,9	83	34,4	57	23,7	53	22
VICS (1991-92) [25]	22-27	56,1	5	225	221	98,2	119	54,3	54	24,7	29	13,2	17	7,8
EPIPAGE (1997) [23]	22-28	62,2	5	547	402	73,5	207	51,5	105	26,1	58	14,4	32	8
	(Sem sobreviventes 22-23 semanas)													
	29-32	94,6	5	1912	1198	62,7	757	63,2	293	24,5	97	8,1	51	4,3

*A incapacidade relatada nos estudos geralmente se refere a uma ou mais deficiências funcionais severas, incluindo paralisia cerebral não deambulatória, quociente de desenvolvimento ou QI abaixo de -2 ou -3 desvios-padrão da norma, cegueira e deficiência auditiva não melhoradas com ajuda.

Tabela 31.9 Acompanhamento de nascidos vivos (22-23 semanas) aos 5-6 anos: neurocognitivo

Estudo	Faixa de idade gestacional (semanas)	Sobrevida de nascidos vivos (%)	Idade (anos)	Sobrevida	Acompanhamento dos sobreviventes N	%	Paralisia cerebral Grave N	%	Outra Motora N	%	Sensório-neural Cegos N	%	Surdos N	%	Cognitivo N	%
EPICure1 (1995)[10,29]	22-25	24,4	6	308	241	78	15	6,2	43	17,8	7	2,9	5	2,1	50*	20,7 (< -2 SD)*
VICS (1991-92) [25]	22-27	56,1	5	225	221	98,2	15	6,8	10	4,5	4	1,8	2	0,9	34	15,4 (< -2,5 SD)
EPIPAGE (1997) [23]	22-28	62,2	5	547	402	73,5							4	1	71	17,7 (< -2 SD)
	(Sem sobreviventes 22-23 semanas)				30†	1,9	129	8,1	12†	0,8						
	29-32	94,6	5	1.912	1.198	62,7							4	0,3	111	9,3 (< -2 SD)

*27 (11,2%) eram -3 SD.
†O estudo EPIPAGE publicou os índices de paralisia cerebral e cegueira combinados para os dois grupos de comparação dos estudos EPICure e VICS.

mostram que os índices de deficiências aos 2-2,5 anos e aos 5 anos são consideravelmente mais altos no estudo EPICure comparados a outros estudos na Austrália, França e Bélgica. A falta de organização da assistência perinatal, em 1995, no Reino Unido tem sido referida como uma explicação possível para as diferenças.

Área neuromotora

Embora a paralisia cerebral seja o desfecho mais frequentemente citado após o nascimento prematuro, os prejuízos do desenvolvimento e cognitivos são mais comuns. O termo refere-se a dano permanente do desenvolvimento cerebral que afeta a função motora. Diferentes padrões são descritos, e a displegia espástica é mais frequente após o nascimento prematuro. Entre os recém-nascidos de muito baixo peso ao nascimento, 8-10% são afetados, e a incidência é maior nas idades gestacionais mais baixas e nos meninos. Os índices globais não parecem estar mudando significativamente, à medida que aumenta a sobrevivência, mas existe uma preocupação de que a prevalência absoluta aumentará com o aumento na sobrevivência da maioria dos recém-nascidos imaturos.

Área do desenvolvimento

Aos 2 anos são mais frequentes as deficiências cognitivas ou do desenvolvimento, afetando até 50% das crianças nascidas com prematuridade extrema. Durante a idade escolar esta área torna-se mais significativa.

Área sensorial e da comunicação

A prevalência de danos graves, comprometendo a audição e a visão dessas crianças muito prematuras, é relativamente baixa (prejuízo auditivo não melhorado com apoio < 2%, cegueira < 3%). Danos menos graves são mais frequentes e incluem estrabismo e erros de refração.

Conquistas acadêmicas

O prejuízo cognitivo parece ser o principal determinante do desempenho escolar. Aos 8-9 anos, aproximadamente 20% das crianças com peso muito baixo de nascimento requerem educação especial e entre aqueles que estão em escolas regulares, 25% repetem um ano, e 11-15% precisam de acompanhamento especial. Aos 11 anos, o estudo de coorte EPICure encontrou um rendimento escolar significativamente mais baixo na idade de 11 anos em comparação ao grupo-controle [12]. A proporção de crianças que necessitou de suporte educacional especial foi de 62% entre as crianças com prematuridade extrema em comparação a 11% dos controles a termo (OR 13,1, 95% CI 7,4-23,3). Foram emitidas Declarações de Necessidades Educacionais Especiais para 34% do grupo com prematuridade comparado a 0,7% para os controles (OR 76, 95% CI 10-552).

Sequelas comportamentais/psiquiátricas

Existe um excesso de transtorno de déficit de atenção/hiperatividade (ADHD) entre os prematuros que sobrevivem. Uma metanálise que avaliou seis estudos de acompanhamento revelou um risco relativo de 2,64 (95% CI 1,85-3,78) entre os bebês prematuros. O estudo EPICure encontrou ADHD em 11,5% dos bebês prematuros e em 2,9% dos controles a termo (OR 4,3, 95% CI 1,5-13) e espectro do autismo em 8% comparados a 0% nos controles a termo [13].

Desfechos em adolescentes e adultos

Podem ser observadas várias limitações funcionais em 86% dos sobreviventes de peso ao nascer abaixo de 750 g, no início da adolescência. São encontrados distúrbios do crescimento (49%), problemas mentais ou emocionais (58%), restrições na atividade física (32%) e deficiência visual (31%), e 75% necessitam de ajuda, como óculos e medicação. No entanto, em um estudo da qualidade de vida relacionada com a saúde em adolescentes com peso ao nascimento abaixo de 1.000 g, foi encontrado um escore dentro da normalidade em uma proporção similar a dos adolescentes com peso normal ao nascimento. Um número menor de adultos com peso de nascimento muito baixo alcança a educação de nível superior em comparação aos seus pares, mas a probabilidade de se engajarem em comportamentos de risco e sua integração social não está prejudicada.

Necessidade de recursos para os cuidados com a saúde, sociais e educacionais

Verifica-se um aumento significativo na utilização dos serviços públicos de saúde, sociais e educacionais por parte dos sobreviventes extremamente prematuros. Durante o 11º ano de vida, as estimativas do estudo EPICure, quanto aos custos do setor público eram de £4.007 (SD £ 2.537) para os controles, e de £6.484 (SD £ 2.537) para o grupo de nascidos prétermo, uma diferença significativa no custo médio de £2.477 (95% CI 1605-3360; $P < 0,001$) [14].

Outras morbidades

Muitos dos nascidos prematuros que sobrevivem apresentam problemas menos graves, como incoordenação motora, deficiência visual (estrabismo, erros de refração etc.), distúrbios do crescimento e problemas respiratórios.

Complicações respiratórias

Mais de 50% dos bebês com peso extremamente baixo de nascimento necessitam de reinternação hospitalar durante os primeiros 12 meses após a alta da unidade neonatal. Essas internações geralmente se devem à doença respiratória precipitada por infecções do trato respiratório inferior. A doença pulmonar crônica da prematuridade ou BPD foram relatadas em até 40% das crianças com peso muito baixo de nascimento. O índice é mais alto à medida que o peso de nascimento e a idade da gestação são mais baixos. São encontradas limitações significativas no fluxo de ar nos testes da função pulmonar em adolescentes.

Crescimento

Falhas no crescimento são comuns durante a infância e início da adolescência, mas, na idade adulta, a estatura encontra-se dentro da variação normal. Apesar desta recuperação, os bebês com peso extremamente baixo de nascimento permanecem em desvantagem na estatura, comparados aos controles com peso normal de nascimento. Existe uma preocupação com os efeitos a longo prazo do ganho de peso acelerado, que pode estar associado ao aumento do risco de hipertensão e outras doenças cardiovasculares, como diabetes do tipo 2.

Efeito na família

O desgaste psicológico por que passam os pais de bebês prematuros de alto risco é maior durante o primeiro mês após o nascimento e persiste durante os 2 primeiros anos. O nível de estresse é maior nas famílias de baixa renda e com nível de instrução mais baixo e nos casos mais graves de deficiência funcional da criança. Na adolescência, apesar dos anos precedentes de desgaste emocional, as famílias relatam interações positivas com os amigos e dentro da própria família, uma vivência mais intensa de sentimentos de realização pessoal e identificam efeitos positivos e negativos na relação conjugal.

CONDIÇÕES CLÍNICAS IMPORTANTES EM NEONATOLOGIA

Os motivos mais frequentes para os bebês precisarem de manejo neonatal ou internação são a prematuridade, desconforto respiratório e infecções.

▶ Problemas comuns em cuidados neonatais

Prematuridade

Os bebês nascidos significativamente antes do tempo, frequentemente, precisam de cuidados neonatais até próximo à data que era esperada para o parto. Houve uma redução significativa da mortalidade dos bebês com prematuridade extremamente em razão do manejo perinatal moderno que incluem o uso de esteroides no pré-natal, o uso precoce de surfactante e os cuidados para evitar a hipotermia após o parto (Fig. 31.1).

O sofrimento dos pais e da família envolvidos com um bebê que se encontra na unidade de cuidados intensivos pode ser imenso. O sofrimento está associado à incerteza prolongada quanto à sobrevivência do bebê, além da vivência de perda do controle sobre a vida do bebê e das suas próprias vidas. A preparação cuidadosa dos pais com visitas à unidade de cuidados intensivos e reuniões com a equipe da unidade pode ser útil, mas as dificuldades das famílias nesta situação não devem ser subestimadas.

Hipoglicemia

As condições frequentemente associadas à baixa glicemia transitória são hipotermia, infecção, prematuridade, retardo no crescimento intrauterino e diabetes materno. Alguns bebês desenvolvem hiperinsulinemia transitória, particularmente os bebês de mães com diabetes e com mau controle durante o pré-natal ou com doença de Rhesus grave. As causas raras incluem a síndrome de Beckwith-Wiedermann e os defeitos metabólicos como deficiência de cortisol, galactosemia e outros defeitos enzimáticos de glicogenólise, gluconeogênese ou oxidação dos ácidos graxos. Os bebês prematuros apresentam uma capacidade muito menor de suportar a cetose, e a hipoglicemia deve ser prontamente tratada. O tratamento inicial deve fornecer calorias na forma de leite ou por infusão de glicose intravenosa. Se persistir a hipoglicemia, serão necessárias investigações que incluem a mensuração da insulina e do hormônio contrarregulatório.

Icterícia

A icterícia é a condição clínica mais frequente que requer atenção médica em bebês recém-nascidos. Ela ocorre em 60% dos nascimentos a termo e em 80% dos bebês prematuros durante a primeira semana. A icterícia que começa nas primeiras 24 horas após o nascimento é sempre patológica. Ela é em geral, não conjugada, e as causas mais comuns são anemia hemolítica ou infecção. A icterícia que começa entre o 2° e o 5°, frequentemente, é fisiológica, mas a hiperbilirrubinemia não conjugada pode ter muitas causas, incluindo doença hemolítica, incompatibilidade ABO e deficiência de glicose 6-fostafo desidrogenase.

A fototerapia é a base do tratamento. A falha no controle dos níveis de bilirrubina com fototerapia pode requerer uma exsanguinotransfusão para evitar neurotoxicidade, como kernicterus e deficiência auditiva. No Reino Unido, foram publicadas recentemente as diretrizes *do National Institute for Health and Clinical Excellence* (NICE) para rastreamento e manejo da icterícia neonatal [15]. Hiperbilirrubinemia conjugada significa doença hepática e requer investigação especializada urgente. Estes bebês podem estar em risco de complicações, como sangramento significativo e danos neurológicos.

Condições respiratórias

Desconforto respiratório

O desconforto respiratório é um dos problemas mais frequentes do período neonatal. Os sinais clínicos são taquipneia (persistentemente mais de 60 respirações por minuto), tiragem intercostal, ronco, batimento de asa de nariz e taquicardia. Se o bebê se tornar hipóxico, pode apresentar cianose, apneia e bradicardia. Os sinais de desconforto respiratório necessitam de uma avaliação e investigação mais detalhadas. Taquipneia com tiragem e batimento de asa de nariz são frequentemente associados aos transtornos respiratórios ou cardíacos, enquanto a apneia pode estar associada aos transtornos sistêmicos maiores, como septicemia, meningite, obstrução gastrointestinal ou doença cardíaca.

Síndrome do desconforto respiratório (deficiência de surfactante)

A síndrome do desconforto respiratório, causada por produção insuficiente de surfactante, é principalmente uma doença do bebê prematuro. No entanto, pode ocorrer em bebês a termo, particularmente naqueles de mães com diabetes ou após cesariana sem trabalho de parto. Podem ser necessários a ventilação mecânica e cuidados intensivos. A apresentação clínica clássica é de um bebê com taquipneia, tiragens subcostal e intercostal e batimento de asa de nariz, com uma piora progressiva durante as primeiras 60 horas de vida, e a radiografia de tórax mostra uma aparência de vidro fosco com broncogramas aéreos. Ela pode estar associada a pneumotórax e hemorragia intraventricular, embora em bebês mais maduros normalmente se resolva sem sequelas. O uso de corticosteroides no pré-natal associado ao uso de surfactante modifica a evolução da doença, melhorando a sobrevida e reduzindo os índices de complicações, mas tem pouco efeito na redução da incidência de BPD ou doença pulmonar crônica, que ocorre principalmente em bebês prematuros.

Pneumonia congênita

A pneumonia congênita é um problema relativamente frequente associado a uma variedade de microrganismos. O bebê apresenta desconforto respiratório, e a radiografia de tórax mostra

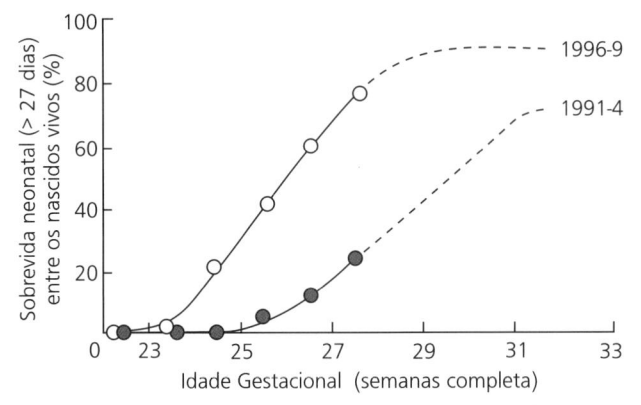

Fig. 31.1 Sobrevida neonatal entre nascidos vivos registrados. Redesenhada de Tin *et al.* Br Med J 1997;314:107-110.

sombra irregular inconsistente. O tratamento é feito com antibióticos e cuidados intensivos, quando necessário.

Aspiração do mecônio

A inalação do mecônio antes ou durante o parto pode ser um problema extremamente grave, se ocorrer a hipertensão pulmonar com perfusão pulmonar reduzida e hipoxemia grave. O mecônio pode bloquear as vias aéreas superiores ou inferiores ou ambas e levar a um déficit ventilatório. Embora a aspiração de líquido meconial seja evidente no nascimento, a doença grave pode-se apresentar 1 hora ou mais após o parto e, nos casos de risco, é importante fazer a aspiração cuidadosa e observação dos recém-nascidos.

O tratamento da aspiração do mecônio e da hipertensão pulmonar associada requer cuidados intensivos especializados. A administração inicial de surfactante pode ser benéfica, e a ventilação oscilatória de alta frequência e a administração de óxido nítrico podem reduzir a mortalidade. Quando outras medidas falham, deve ser considerada a oxigenação extracorpórea por membrana.

Taquipneia transitória do recém-nascido

A taquipneia transitória do recém-nascido ocorrem decorrência do retardo na absorção do líquido pulmonar e conduz a um grau moderado de tiragem intercostal e taquipneia. No bebê prematuro, isto pode provocar um desconforto respiratório acentuado, e, no bebê a termo, que precisa inspirar altas concentrações de oxigênio, outras causas do desconforto respiratório devem ser excluídas.

Displasia broncopulmonar/doença pulmonar crônica da prematuridade

Esta é uma condição crônica que afeta até 50% dos bebês nascidos com 26 semanas ou menos. Parto prematuro, infecção e inflamações pré-natal e pós-natal, ventilação com oxigênio e nutrição deficientes estão entre os muitos fatores que contribuem para o desenvolvimento e persistência da BPD. O problema subjacente é a inibição dos desenvolvimentos alveolar e vascular periférico. A gravidade é variada, estendendo-se desde a necessidade de oxigênio suplementar por várias semanas, até a necessidade de suporte respiratório prolongado com um ventilador ou pressão positiva contínua nas vias aéreas e mesmo a morte. Uma pequena proporção dos bebês tem alta com oxigênio suplementar; a maioria supera a necessidade até os 12 meses de idade. Todos os bebês nascidos prematuramente têm maior risco de doença respiratória durante os primeiros anos de vida. Este risco é aumentado no grupo com BPD e os problemas respiratórios podem persistir até a vida adulta.

▶ Infecções

Os recém-nascidos são particularmente propensos à infecção perinatal. Os fatores de risco incluem baixo peso ao nascimento, ruptura prolongada das membranas, febre materna ou corioamnionite. Uso de cateteres, acesso venoso central e ventilação mecânica invasiva aumentam o risco de infecção hospitalar naqueles que necessitam de cuidados intensivos neonatais. Os organismos responsáveis por infecção neonatal posterior frequentemente provêm da pele ou do intestino. O aleitamento materno ajuda a promover a flora intestinal normal e reduz o risco de infecções neonatais adquiridas. A adesão a boas práticas de assepsia das mãos por toda a equipe, pelos pais e visitantes pode reduzir significativamente o risco de infecção adquirida.

Septicemia

Os sinais de sepse sistêmica são inespecíficos. Os bebês podem apresentar apneia, bradicardia ou episódios de cianose, e a alimentação deficiente é uma associação comum. Eles podem ficar letárgicos ou hipotônicos e apresentam hipertermia ou hipotermia. A sepse frequentemente se apresenta com acidose metabólica ou choque metabólico e, ocasionalmente, pode causar erupções cutâneas ou icterícia grave.

Os organismos que comumente causam infecção no período neonatal incluem *Streptococcus do* grupo B (GBS) e organismos Gram-negativos como *Escherichia coli* ou *Klebsiella*. O uso prolongado de antibióticos ou muitas mudanças, durante o período pré-natal, pode aumentar o risco de infecção por organismos resistentes. Torna-se necessário o tratamento rápido com antibióticos, reanimação imediata e, frequentemente, ventilação. As investigações incluem radiografia de tórax, cultura de sangue, cultura de urina e exame e cultura da placenta. A punção lombar é realizada, quando o bebê se encontra estável e pode tolerar o procedimento. A mortalidade é alta no período neonatal com risco de complicações posteriores entre os sobreviventes.

Infecção por *Streptococcus do* grupo B

A terapia com antibiótico para a mãe durante o trabalho de parto pode reduzir a mortalidade em razão da colonização materna com GBS, assim como o tratamento precoce dos bebês com evidência de infecção. Aproximadamente 2% dos bebês de mães colonizadas desenvolvem infecções, e 70% destes apresentam fatores de risco no nascimento, como parto prematuro, ruptura prolongada das membranas ou líquido amniótico tinto de mecônio. A terapia com antibiótico deve ser iniciada imediatamente nesses casos. Os bebês saudáveis que apresentam colonização em culturas de superfície não necessitam de tratamento. A infecção recorrente por GBS pode ocorrer, porém mais comumente a infecção por GBS ocorre posteriormente na infância, e o problema que se apresenta é meningite.

Meningite

Os sinais de meningite em recém-nascidos são inespecíficos. A meningite geralmente se apresenta como septicemia e pode ser complicada por edema cerebral, infarto cerebral, abscesso cerebral ou surdez. Os organismos causais frequentes são GBS e *E. coli*. *Listeria monocyitogenes* é uma causa rara de infecção perinatal no Reino Unido.

Infecção ocular

A maioria dos casos de olhos lacrimejantes não apresenta infecção e se deve a bloqueio no canal nasolacrimal. Na ausência de vermelhidão da conjuntiva ou edema, não há necessidade de investigação para infecção ou de tratamento com antibióticos tópicos. Medidas simples, como limpeza com água fervida e massagem do canal lacrimal, são suficientes, e os sintomas com frequência se resolvem em 3-6 meses. A conjuntivite neonatal pode ser causada por organismos como *Stafilococcus aureus*, *Chlamydia trachomatis*, *Haemophilus influenzae*, *Streptococcus pneumoniae* e *Neisseria gonorrhoeae*. A oftalmia gonocócica apresenta-se até 24 horas após o parto com secreção conjuntival purulenta profusa, e são necessários o diagnóstico e o tratamento imediatos (sistêmico e tópico) para prevenir danos à córnea.

A oftalmia por *Chlamydia*, que atualmente se encontra entre as causas mais comuns de conjuntivite neonatal, ocorre entre 5 e 12 dias após o parto; alguns bebês infectados podem desenvolver posteriormente pneumonia por *Chlamydia*. A cicatrização da córnea é rara. São necessárias 2 semanas de tratamentos sistêmico e tópico. A identificação de *N. gonorrhoeae* ou *Chlamydia* requer encaminhamento da mãe e o seu parceiro sexual para investigação e tratamento.

Infecção cutânea

Métodos simples de higiene, como tomar banho e lavar as mãos, podem prevenir muitas infecções cutâneas. A pele do bebê é vulnerável à infecção por estafilococo, que pode produzir pequenas pústulas ou lesões, mas que também pode causar a síndrome da pele escaldada com esfoliação grave. As infecções causadas por estafilococos devem ser tratadas com antibióticos após a coleta de material para cultura. Os estreptococos também podem causar infecção cutânea, e ambos podem causar doença sistêmica.

A infecção do cordão umbilical comumente se limita a uma vermelhidão periumbilical com pequena quantidade de secreção. A presença de edema, indicando celulite, pode levar a complicações, como a propagação da celulite para a parede abdominal, fasciíte e septicemia e requer tratamento com antibióticos sistêmicos.

A candidíase pode ocorrer após a primeira semana com dermatite das fraldas com ou sem aftas (candidíase oral). O tratamento tópico e oral é necessário para prevenir a recidiva em razão da colonização intestinal. Pode ocorrer infecção dos mamilos por *Candida* nas mães que estão amamentando.

Tuberculose

A tuberculose é uma doença que está ressurgindo, e atualmente muitos hospitais oferecem imunização com bacilo de Calmette-Guérin (BCG) aos bebês recém-nascidos. Os bebês nascidos de mães infectadas com tuberculose ativa devem ser vacinados com vacina BCG isoniazida-resistente e podem permanecer com a mãe, se ambos estão recebendo o tratamento adequado. O aleitamento materno deve ser estimulado.

Tétano

O tétano neonatal decorrente da infecção do coto umbilical por *Clostridium tetani* é em razão da má higiene e é uma condição grave associada a um sofrimento intenso, e a mortalidade é extremamente alta. As principais manifestações incluem o opistótono e espasmos musculares, envolvendo o maxilar e os membros superiores e inferiores, e podem aparecer muito rapidamente após o nascimento. A prevenção é feita pela vacinação materna durante a gestação e pela educação dos bons hábitos de higiene e mudanças de alguns hábitos culturais locais.

▶ Condições neurológicas

Encefalopatia neonatal

A encefalopatia neonatal pode ser causada por isquemia hipóxica associada à asfixia perinatal, mas outras condições podem estar envolvidas, como os distúrbios metabólicos e infecções. Para fazer o diagnóstico de encefalopatia hipóxico-isquêmica (HIE) associada à asfixia perinatal, essas condições devem ser excluídas.

A ressuscitação após um quadro de isquemia-hipóxica pode conduzir a uma aparente recuperação, que poderá evoluir para um quadro de deterioração 6-8 horas mais tarde, resultando em lesão cerebral grave. Por isso, é difícil determinar o prognóstico logo após o nascimento unicamente em bases clínicas. No entanto, se a asfixia for grave ou se ocorreu um pouco antes do parto, o recém-nascido não inicia a respiração espontaneamente; se apesar do suporte avançado de vida não houver sinal de respiração espontânea 20 minutos após o nascimento, a evolução será extremamente insatisfatória.

A HIE é classificada clinicamente, e um sistema da graduação frequentemente utilizado foi descrito por Sarnat e Sarnat [16]. Os bebês com encefalopatia de grau 1 têm um prognóstico muito bom, enquanto que quase todos os bebês com grau 3 morrem ou ficam gravemente comprometidos. Aproximadamente metade dos bebês com grau 2 tem comprometimento grave do desenvolvimento neurológico. Infelizmente um grande número de bebês em risco encaixa-se no grau 2, limitando a utilidade do sistema.

Hipotermia moderada para HIE perinatal

A publicação recente de estudos, usando a hipotermia terapêutica por 72 horas para HIE, confirma uma redução significativa nos óbitos e incapacidades. O estudo *Treatment of Perinatal Asphyxial Encephalopathy* (TOBY) também demonstrou que o grupo tratado teve um aumento significativo na sobrevivência sem anormalidades neurológicas aos 18 meses (risco relativo 1,57, 95% CI 1,16-2,12; $P = 0,003$) [17]. Houve redução do risco de paralisia cerebral entre os recém-nascidos que sobreviveram (risco relativo 0,67, 95% CI 0,47-0,96; $P = 0,03$) e houve melhora significativa no Índice de Desenvolvimento Mental (MDI) e no Índice de Desenvolvimento Psicomotor (PDI) pelas Escalas Bailey do Desenvolvimento Infantil II e também no Sistema de Classificação da Função Motora Grossa. Uma metanálise de três ensaios clínicos (767 pacientes) confirmou a redução significativa nos óbitos e na incapacidade grave aos 18 meses (risco relativo 0,81, 95% CI 0,71-0,93; $P = 0,002$), sendo 8 o número dos que precisaram de tratamento (95% CI 5-17) [18].

A hipotermia terapêutica é aceita pela maioria dos neonatologistas no Reino Unido como o cuidado padrão para HIE perinatal. As pesquisas continuam buscando novas intervenções para aumentar os benefícios da hipotermia. É importante que os recém-nascidos que apresentam as características necessárias para serem elegíveis para tratamento (36 semanas ou mais) sejam identificados logo após o nascimento, pois o esfriamento deve ser iniciado antes de 6 horas de vida. *A British Association of Perinatal Medicine* publicou recentemente recomendações para o uso da hipotermia terapêutica no Reino Unido [19].

> **Resumo 31.3**
>
> Encefalopatia hipóxica-isquêmica:
> - A encefalopatia neonatal pode ser causada por isquemia-hipóxica decorrente da asfixia perinatal, mas outras causas devem ser excluídas.
> - A gravidade da HIE é graduada clinicamente.
> - A hipotermia terapêutica é efetiva na redução significativa dos óbitos e incapacidades depois de HIE perinatal.

Paralisia cerebral

A paralisia cerebral é um termo genérico que descreve as consequências de uma lesão não progressiva do desenvolvimento cerebral. As manifestações clínicas incluem déficits motor, sensorial e cognitivo que podem não ser evidentes antes de 1 ano de idade e não podem ser diagnosticadas com confiança no nascimento. Embora exista uma associação entre encefalopatia neonatal e paralisia cerebral, estudos de base populacional demonstraram que apenas 10% de todos os casos de encefalopatia moderada à severa em recém-nascidos a termo estão associados a fatores de risco intraparto. Outros fatores de risco para paralisia cerebral são o nascimento prematuro ou peso muito baixo de nascimento, infecção perinatal, malformações congênitas ou gestações múltiplas [20-22].

Convulsões

As convulsões que ocorrem logo após o parto em crianças nascidas a termo podem ser decorrentes de HIE, transtornos metabólicos, infecções, hipoglicemia, hipocalcemia e hipomagnesemia ou deficiência de piridoxina. Muitas convulsões idiopáticas são causadas por infarto cerebral focal, que tem um prognóstico muito melhor do que a lesão hipóxico-isquêmica generalizada, mas são difíceis de diagnosticar sem um exame de ressonância magnética.

Lesão cerebral em recém-nascidos prematuros

Os recém-nascidos têm alto risco de lesão cerebral com comprometimento no desenvolvimento neurológico. A proporção de recém-nascidos prematuros que têm lesão e deficiência está inversamente relacionada com a idade gestacional. Existem dois padrões principais de lesão cerebral:

1. A hemorragia periventricular pode afetar apenas as camadas germinais ou os ventrículos, nesses casos o prognóstico é bom; entretanto, a hemorragia do parênquima cerebral é causada por infarto hemorrágico e está associada a comprometimento no desenvolvimento neurológico.
2. A lesão parenquimatosa é denominada como leucomalacia periventricular e define a perda geral da substância branca, às vezes, com cavitação. Os infartos hemorrágicos parenquimatosos podem ser visualizados pela ultrassonografia cerebral, mas a leucomalacia é mais difícil de ser visualizada e provavelmente é subdiagnosticada.

Estas duas condições parecem estar se tornando menos frequentes do que uma perda mais sutil da substância cerebral. A utilidade da ultrassonografia cerebral isolada para fazer o prognóstico neurológico de crianças com prematuridade extrema é limitada. As crianças prematuras com maior maturidade, que apresentam exames de ultrassonografia normais no momento da alta da unidade de cuidados intensivos, têm um risco muito baixo de comprometimento do desenvolvimento neurológico, e aqueles com perda definida de tecido cerebral, por qualquer causa, têm uma chance de mais de 50% de comprometimento a longo prazo.

Lesão do plexo braquial

A lesão do plexo braquial ocorre em 0,4-2,5 por 1.000 nascimentos vivos. O tipo mais comum, paralisia de Erb, envolve as raízes nervosas C5 e C6. A incidência não declinou nas últimas décadas, mas o prognóstico de recuperação melhorou, com a expectativa de completa recuperação na maioria dos bebês com paralisia de Erb. Também pode estar presente uma fratura da clavícula. Faz-se necessário o exame neurológico cuidadoso para determinar o nível da lesão, uma vez que isto afete o prognóstico de recuperação da função. A associação da síndrome de Horner é um sinal de mau prognóstico.

Efeitos do uso materno de medicamentos

As crianças nascidas de mães que usam medicamentos, como opiáceos, cocaína, anfetaminas, barbitúricos, benzodiazepinas e outros medicamentos, podem apresentar síndrome de abstinência, com irritabilidade, alimentação deficiente, apneia e convulsões. As crianças de mães que fazem alta ingestão de álcool ou de nicotina também podem apresentar abstinência. Sempre que possível a mãe e a criança devem ser mantidas juntas; em muitos casos, o aleitamento materno não é contraindicado. Se a história de abuso materno de drogas for conhecida desde o pré-natal, pode ser planejado o manejo antes do parto, e o encaminhamento para a equipe de serviço social pode ser apropriado. O manejo de uma criança em risco de síndrome de abstinência envolve a observação cuidadosa e cuidados especializados. Se a abstinência for grave, será necessário o tratamento com opiáceos. Naloxona nunca deve ser ministrada a crianças com risco de abstinência de opiáceo, pois pode provocar convulsões. Muitas salas de parto não têm mais estoque de naloxona pelo temor de que seja ministrado inadvertidamente.

▶ Condições gastrointestinais

Enterocolite necrosante

Esta doença inflamatória pouco entendida é primariamente uma condição dos recém-nascidos prematuros e dos portadores de doença cardíaca congênita. Ela se apresenta como abdome agudo em dias ou semanas após o nascimento e varia em gravidade de leve a fatal. O diagnóstico é clínico, complementado pela radiologia que mostra alterações características como ar na parede intestinal ou na árvore biliar. O tratamento é conservador, com antibióticos ou cirurgia e interrupção da alimentação enteral.

▶ Anomalias congênitas

Cardíaca

Alguma forma de doença cardíaca congênita afeta entre 7 e 9 por 1.000 dos recém-nascidos vivos, dos quais aproximadamente 1/4 apresentará manifestações no período neonatal. O exame de ultrassonografia para anomalia fetal pode detectar muitas lesões, porém algumas são mais difíceis de diagnosticar. As manifestações frequentemente são a cianose, a insuficiência cardíaca e o desconforto respiratório e choque. Algumas condições são assintomáticas e são vistas ao exame neonatal, como sopro, pulso femoral ausente ou taquiarritmia.

Cianose

As causas de doença cardíaca cianótica incluem a transposição das grandes artérias e as condições que reduzem o fluxo sanguíneo pulmonar, como a tetralogia de Fallot e atresia pulmonar ou tricúspide. O fluxo sanguíneo pulmonar nestas condições depende da permeabilidade do ducto arterial e do grau de troca sanguínea entre as câmaras cardíacas. Nas patologias que são diagnosticadas no período neonatal, deve ser feito o tratamento imediato para impedir que o ducto (ducto arterial) se feche (através da infusão de prostaglandina E_1), e deve ser feita a transferência para um centro cardíaco pediátrico especializado.

Desconforto cardiorrespiratório e insuficiência cardíaca

As causas do desconforto cardiorrespiratório decorrente do aumento do fluxo sanguíneo pulmonar ou por insuficiência cardíaca incluem os desvios da esquerda para direita e os defeitos do septo. As causas mais frequentes são o defeito grande do septo ventricular e permeabilidade do ducto arterial persistente.

Choque

O choque neonatal frequentemente se deve a sepse grave, hipovolemia ou perda sanguínea significativa ou doença cardíaca congênita. As doenças cardíacas congênitas que causam choque incluem interrupção importante da circulação sistêmica, como a síndrome da hipoplasia do coração esquerdo, estenose aórtica crítica e coartação severa da aorta ou defeitos cardíacos complexos.

Sopro assintomático

Os sopros são comuns em recém-nascidos e geralmente são inocentes. É preciso que seja feita uma pesquisa abrangente na busca de outros sinais de doença cardíaca e a avaliação de um especialista, quando apropriado. É importante lembrar que a simples menção de um sopro no coração pode desencadear pânico mesmo nos pais mais calmos, e a situação precisa ser manejada com muito cuidado. O diagnóstico definitivo rápido através de ecocardiografia é fundamental para o sucesso no manejo.

Respiratória

Hérnia diafragmática congênita

A herniação do conteúdo abdominal em hemitórax conduz a graves dificuldades respiratórias com hipertensão pulmonar persistente. A maioria dos casos apresenta desconforto respiratório e cianose ao nascimento. O manejo inicial é a passagem de um tubo nasogástrico de grande calibre pelo estômago para prevenir a distensão gasosa, ventilação e transferência rápida para a unidade de cuidados intensivos. Todas essas crianças necessitam de cuidados intensivos de nível terciário, com acesso à ventilação mecânica sofisticada e terapia vasodilatadora, como o óxido nítrico. A cirurgia deve ser adiada até que a condição respiratória tenha sido estabilizada. A sobrevivência depende do grau de hipoplasia pulmonar subjacente e a presença de anomalias congênitas associadas, como insuficiência cardíaca. As complicações a longo prazo incluem o refluxo gastroesofágico persistente e problemas respiratórios; podem surgir problemas no desenvolvimento neurológico, se a hipóxia neonatal for grave.

Defeitos nas paredes gastrointestinal e abdominal

Atresia esofágica e fístula traqueoesofágica

Devem-se suspeitar destas condições quando existe polidrâmnio ou excesso de muco na cavidade oral no nascimento. A criança pode apresentar um início rápido de desconforto respiratório e cianose, particularmente após a primeira alimentação. Uma radiografia após a passagem de uma sonda nasogástrica confirma o diagnóstico, mostrando a sonda nasogástrica ou orogástrica se enrolando na bolsa esofágica (se atresia estiver presente). Podem ser vistas anomalias congênitas associadas em 50% ou mais das crianças. A sobrevivência é geralmente determinada pela gravidade das anomalias congênitas associadas e não pelo defeito em si.

Defeitos da parede abdominal

A onfalocele, em que parte ou todo o intestino e os órgãos abdominais estão situados em um saco peritoneal fora do abdome, deve ser diferenciada de gastrosquise, em que um defeito congênito da parede abdominal permite a herniação dos conteúdos abdominais sem um saco peritoneal. A primeira está frequentemente associada a outros defeitos congênitos, enquanto a última não. A cirurgia de urgência é necessária, quando houver ruptura da bolsa de líquido amniótica ou em decorrência da gastrosquise; o manejo imediato é proteger o conteúdo abdominal colocando-o dentro de um invólucro de plástico, cuidando para não ocorrer torção do intestino com interrupção do suprimento vascular. Isto pode prevenir a hipovolemia decorrente da perda de líquido do intestino exposto. O resultado a longo prazo para a maioria dos casos de onfalocele é determinado pela presença de anomalias congênitas associadas. Na gastrosquise, a sobrevida atual chega a 90%. No entanto, a evolução pós-natal é frequentemente prolongada e poderá ser necessária nutrição parenteral por várias semanas com os seus riscos e complicações associados. Além disso, podem-se desenvolver atresia do intestino e enterocolite necrosante.

Obstrução intestinal

As obstruções intestinais altas frequentemente se apresentam com vômitos que podem apresentar bile, e este sinal demanda investigação urgente. Uma radiografia simples do abdome poderá confirmar a presença de obstrução ao mostrar ausência de ar no intestino inferior ou um sinal, como a 'dupla bolha' da atresia duodenal, mas um estudo gastrointestinal superior com contraste poderá ser necessário para excluir má-rotação ou vólvulo. A estenose pilórica hipertrófica geralmente não se apresenta antes de 2-6 semanas do parto.

A obstrução intestinal inferior frequentemente se apresenta pela ausência de eliminação de mecônio durante as primeiras 24 horas após o parto e por distensão abdominal com ou sem vômitos. As causas incluem doença de Hirschsprung, íleo meconial decorrente da fibrose cística, atresia ou hipoplasia intestinal inferior e ânus imperfurado. Um tamponamento de mecônio pode, às vezes, simular obstrução, especialmente em crianças prematuras.

ALEITAMENTO MATERNO

A importância do leite materno e da nutrição não pode deixar de ser enfatizada. O leite humano é a fonte de nutrição preferível para recém-nascidos a termo e para os prematuros e está associada a uma redução significativa na morbidade e mortalidade. Devem ser empenhados todos os esforços possíveis para incentivar a mãe a amamentar. O aleitamento até 30 minutos depois de um nascimento normal e a massagem inicial da mama e sua expressão nas primeiras 6 horas de um parto prematuro são essenciais para estabelecer o aleitamento materno. Todos os profissionais que prestam cuidados às mulheres e seus recém-nascidos precisam oferecer suporte e aconselhamento especializados para promover um aleitamento bem-sucedido em condições adversas de estresse e problemas de saúde.

São poucas as contraindicações genuínas para o aleitamento materno, mas incluem alguns problemas congênitos raros do metabolismo no bebê, como galactosemia. Não é prática no Reino Unido encorajar mães HIV positivo a amamentarem, mas este não é o caso em alguns países em desenvolvimento. O aleitamento materno é, em geral, seguro para o bebê, se a mãe precisar de medicação; raramente o aleitamento materno é absolutamente contraindicado. Exemplos de drogas que requerem cautela são apresentados na Tabela 31.10. Ao se prescrever uma medicação para uma mãe que está alimentando ao seio, é sensato verificar se a medicação prescrita é segura. Informações a respeito podem ser encontradas no *British National Formulary*; se for identificada uma contrain-

Tabela 31.10	Drogas e aleitamento materno

Aleitamento materno contraindicado
Citotóxicos, imunossupressores, ergotamina, lítio, fenindiona, cloranfenicol, tetraciclinas

Exemplo de drogas a serem usadas com cautela durante o aleitamento materno
Antiarrítmico: amiodarona
Antibiótico: metronidazol
Anticonvulsivante: gabepentina, levetiracentam, oxcarbazepina, fenobarbital, fenitoína, pregabalina, primidona, topiramato, vigabatrina
Antidepressivo: doxepina, inibidores seletivos da recaptação da serotonina (SSRIs)
Anti-hipertensivo: betabloqueadores
Ansiolítico: benzodiazepinas, buspirona
Radioisótopos

Tabela 31.11	Perguntas feitas com frequência

É normal a presença de leite na mama do bebê recém-nascido?
Resposta: Normal nos meninos e meninas

O sangramento vaginal em meninas é normal?
Resposta: Normal

O que causa a persistência de olhos lacrimejantes após cultura e tratamento de infecção?
Resposta: Bloqueio do canal lacrimal. A recanalização vai ocorrer espontaneamente. Não necessita investigação.

Com que frequência um bebê deve se alimentar 'sob livre demanda'?
Resposta: Geralmente em torno de 2-4 horas, mas pode ser até a cada 6 horas em bebês saudáveis.

Meu bebê está estrábico. Isso é normal?
Resposta: Sim, na primeira semana após o nascimento.

O meu bebê que está sendo amamentado está recebendo leite suficiente?
Resposta: Se o bebê está ganhando peso adequadamente, sim.

dicação, alerta ou um problema potencial, deve ser procurado aconselhamento com o farmacêutico da área de pediatria ou com o centro local de informações sobre drogas. Geralmente podem ser prescritas drogas alternativas, e o aleitamento pode continuar. As informações também estão disponíveis através de *sites* na *web*, como www.ukmi.nhs.uk.

Muitas alterações de menor importância na fisiologia podem causar alarme aos pais. Algumas perguntas comuns e as respostas a elas são descritas na Tabela 31.11. Na ausência de doença, tranquilizar é o suficiente.

REFERÊNCIAS

1. Nuffield Council on Bioethics. *Critical Care Decisions in Fetal and Neonatal Medicine: Ethical Issues.* Available at: www.nuffieldbioethics.org/publications.
2. Royal College of Paediatrics and Child Health. Witholding or withdrawing life sustaining treatment in children: a framework for practice. Available at: www.rcpch.ac.uk.
3. Wood NS, Marlow N, Costeloe K, Gibson AT, Wilkinson AR. Neurological and developmental disability after extremely preterm birth. The EPICure Study Group. *N Engl J Med* 2000;343:378-384.
4. The EXPRESS Group. One-year survival of extremely preterm infants after active perinatal care in Sweden. *JAMA* 2009;301:2225-2233.
5. Hakansson S, Farooqi A, Holmgren PA, Serenius F, Hogberg U. Proactive management promotes outcome in extremely preterm infants: a population-based comparison of two perinatal management strategies. *Pediatrics* 2004;114:58-64.
6. Royal College of Paediatrics and Child Health/Royal College of Obstetricians and Gynaecologists/Royal College of Mid-wives. *Training and Maintenance of Skills for Professionals Respon-sible for Resuscitation of Babies at Birth.* Available at: www.rcog.org.uk/womens-health/clinical-guidance/training-and-maintenance-skills-professionals-responsible-resuscitat.
7. Goldenberg RL, Culhane JF, Iams JD, Romero R. Epidemiology and causes of preterm birth. *Lancet* 2008;371:75-84.
8. Moser K, MacFarlane A, Chow YH, Hilder L, Dattani N. Introducing new data on gestation-specific infant mortality among babies born in 2005 in England and Wales. *Health Stat Q* 2007;(35):13-27.
9. Field D, Draper ES, Fenton A et al. Rates of very preterm birth in Europe and neonatal mortality rates. *Arch Dis Child* 2009;94:F253-F256.
10. Costeloe K, Hennessy E, Gibson AT, Marlow N, Wilkinson AR. The EPICure study: outcomes to discharge from hospital for infants born at the threshold of viability. *Pediatrics* 2000;106:659-671.
11. Field DJ, Dorling JS, Manktelow BN, Draper ES. Survival of extremely premature babies in a geographically defined population: prospective cohort study of 1994-9 compared with 2000-5. *BMJ* 2008;336:1221-1223.
12. Johnson S, Hennessy E, Smith R, Trikic R, Wolke D, Marlow N. Academic attainment and special educational needs in extremely preterm children at 11 years of age: the EPICure study. *Arch Dis Child* 2009;94:F283-F289.
13. Johnson S, Hollis C, Kochhar P, Hennessy E, Wolke D, Marlow N. Psychiatric disorders in extremely preterm children: longitudinal finding at age 11 years in the EPICure study. *J Am Acad Child Adolesc Psychiatry* 2010;49:453-463.e1.
14. Petrou S, Abangma G, Johnson S, Wolke D, Marlow N. Costs and health utilities associated with extremely preterm birth: evidence from the EPICure Study. *Value Health* 2009;12:1124-1134.
15. National Institute for Health and Clinical Excellence. *Neonatal Jaundice.* Clinical Guideline CG98, 2010. Available at: http://guidance.nice.org.uk/CG98.
16. Sarnat HB, Sarnat MS. Neonatal encephalopathy following fetal distress. A clinical and electroencephalographic study. *Arch Neurol* 1976;33:696-705.
17. Azzopardi DV, Strohm B, Edwards AD et al. Moderate hypothermia to treat perinatal asphyxial encephalopathy. *N Engl J Med* 2009;361:1349-1358.
18. Edwards AD, Brocklehurst P, Gunn AJ et al. Neurological outcomes at 18 months of age after moderate hypothermia for perinatal hypoxic ischaemic encephalopathy: synthesis and meta-analysis of trial data. *BMJ* 2010;340:c363.
19. British Association of Perinatal Medicine. *Position statement on therapeutic cooling for neonatal encephalopathy.* Available at: www.bapm.org/media/documents/publications/.
20. Nelson KB, Ellenberg JH. Antecedents of cerebral palsy. Multivariate analysis of risk. *N Engl J Med* 1986;315:81-86.
21. Badawi N, Kurinczuk JJ, Keogh JM et al. Intrapartum risk factors for newborn encephalopathy: the Western Australian case-control study. *BMJ* 1998;317:1554-1558.
22. Gaffney G, Sellers S, Flavell V, Squier M, Johnson A. Case-control study of intrapartum care, cerebral palsy, and perinatal death. *BMJ* 1994;308:743-750.
23. Larroque B, Ancel P, Marret S et al. Neurodevelopmental disabilities and special care of 5-year-old children born before 33 weeks of gestation (the EPIPAGE study): a longitudinal cohort study. *Lancet* 2008;371:813-820.
24. Vanhaesebrouck P, Allegaert K, Bottu J et al. The EPIBEL Study: outcomes to discharge from hospital for extremely preterm infants in Belgium. *Pediatrics* 2004;114:663-675.
25. The Victorian Infant Collaborative Study Group. Outcome at 2 years of children 23-27 weeks' gestation born in Victoria in 1991-92. *J Paediatr Child Health* 1997;33:161-165.
26. Doyle LW. Outcome at 5 years of age of children 23 to 27 weeks' gestation: refining the prognosis. Victorian Infant Collaborative Study Group. *Pediatrics* 2001;108:134-141.
27. Doyle LW, Roberts G, Anderson PJ. Outcomes at age 2 years of infants < 28 weeks' gestational age born in Victoria in 2005. *J Pediatr* 2010;156:49-53.e1.
28. Khashu M, Narayanan M, Bhargava S, Osiovich H. Perinatal outcomes associated with preterm birth at 33 to 36 weeks' gestation: a population-based cohort study. *Pediatrics* 2009;123:109-113.
29. Marlow N, Wolke D, Bracewell MA, Samara M. Neurologic and developmental disability at six years of age after extremely preterm birth. *N Engl J Med* 2005;352:9-19.

LEITURAS ADICIONAIS

Abman SH, Fox WW, Polin RA (eds) *Fetal and Neonatal Physiology*, 3rd edn. London: Saunders, 2003.

Brindley S, Richmond S. *Resuscitation at Birth. The Newborn Life Support Provider Manual.* London: Resuscitation Council, 2001.

Levene M, Evans DJ. Hypoxic–ischaemic brain injury. In: Rennie J (ed.) *Roberton's Textbook of Neonatology*, 4th edn. Philadelphia: Elsevier, 2005: 1128-1148.

Lissauer T, Fanaroff AA, Weindling AM. *Neonatology at a Glance.* Oxford: Blackwell Publishing, 2006.

Rennie JM (ed.) Roberton's Textbook of Neonatology, 4th edn. Philadelphia: Elsevier, 2005.Fig. 31.1. Neonatal survival among registered live births. Redrawn from Tin et al. *Br Med J* 1997;314:107-110.

Capítulo 32

Estatística em Obstetrícia

James J. Walker
Department of Obstetrics and Gynaecology, St James's University Hospital, Leeds, UK

De acordo com Mark Twain, o Primeiro Ministro Britânico do século XIX, Benjamin Disraeli (1804-1881), afirmou que 'Existem três tipos de mentiras: as mentiras, as mentiras descaradas e a estatística.' Isto sugere que a estatística é usada para enganar e apoiar argumentos fracos. Se as coisas realmente forem diferentes, isto deveria ser óbvio. Entretanto, como médicos nós usamos números e estatísticas diariamente em nossas vidas e as aceitamos sem questionamento, porque geralmente elas são transparentes para nós. O problema não é com a estatística em si, mas quando a estatística é usada de maneira errada ou interpretada incorretamente.

A verificação do pulso, a pressão arterial e a temperatura de um paciente fornecem números que nós decidimos se são normais ou não. Para ajudar a tomar estas decisões, aprendemos as variações normais e desenvolvemos os quadros do MEOWS *(Modified Early Obstetric Warning System)*, em que o sombreamento branco indica normal, amarelo é alerta, e o vermelho desencadeia uma resposta rápida. Igualmente, ao realizar tratamentos e procedimentos, avaliamos os riscos e benefícios de intervenções, usando nosso conhecimento e experiência ou seguimos as diretrizes com base na avaliação que outra pessoa fez para nós. Assim sendo, usamos a estatística como parte da nossa vida diária; nós a adotamos e acolhemos por darem clareza aos nossos pensamentos e evidências para as nossas decisões. Para chegarmos a estas evidências precisamos contar e comparar e usar ferramentas para apoiar nossas teorias. Isto produz a medicina com base em evidência.

TUDO ESTÁ NOS NÚMEROS

Ignaz Phillip Semmelweis foi nomeado professor assistente no Hospital Geral de Viena, em 1846. Enquanto fazia a avaliação das pacientes da maternidade antes das discussões de casos, ele observou que a mortalidade por sepse puerperal era pelo menos 2 vezes mais alta nas pacientes vistas pela manhã em comparação às vistas à tarde, e a mortalidade era ainda mais baixa entre as mulheres que tinham parto nas ruas (Tabela 32.1) [1]. Ele realizou esta avaliação contando o número de mulheres que morreram de febre puerperal, usando um denominador padrão, neste caso por 100 nascimentos ou por cento em um determinado ano. Isto lhe possibilitou comparar as taxas de mortalidade nos dois grupos, padronizando os resultados como uma incidência (número de novos casos para uma população fixa em um determinado período de tempo). Os primeiros casos foram atendidos por estudantes de medicina que tinham vindo diretamente das salas de necropsia, e os outros casos foram atendidos por parteiras que não tinham vindo do mesmo ambiente. A partir disto ele desenvolveu a sua teoria da contaminação cadavérica sem conhecer o organismo infeccioso. Isto o levou a introduzir uma técnica rígida de limpeza das mãos, o que reduziu a incidência de morte materna quase instantaneamente. Neste trabalho, ele exemplificou a importância da acurácia da contagem dos casos e do uso de um denominador apropriado para fornecer índices que permitam fazer comparação, seguida de intervenção e reavaliação: o conceito moderno de avaliação de 360°.

▶ População

Quando estamos contando alguma coisa, é importante ter uma classificação bem definida do que estamos contando. A morte materna é um limite final 'difícil', mas a sepse puerperal não. Semmelweis pode ter feito um bom julgamento clínico, mas pode não ter sido 100% preciso. O fato de que após a lavagem das mãos a incidência não tenha caído para zero, pode significar que algumas mortes possam ter ocorrido por outras causas. No entanto, estas imprecisões estariam presentes em ambos os grupos e não teriam afetado seu estudo. Isto enfatiza a importância de definições adequadas para classificar os casos, bem como de grupos comparáveis para avaliação.

▶ Fator de estudo

Não somente a contagem é importante, mas você deve saber se todos os casos foram incluídos. Isto é o fator de estudo. As diferenças nas mortalidades materna e perinatal entre os diferentes países podem em parte ser decorrentes das diferenças na definição dos casos de morte nos respectivos países (Tabela

32.2). No entanto, para comparar os dados em diferentes países, precisa-se não apenas de uma contagem precisa e completa, mas também precisa-se padronizar a apresentação dos resultados, de uma forma semelhante à realizada por Semmelweis, usando um denominador padrão para calcular o índice.

▶ Índices

Semmelweis contabilizou as mortes na sua instituição por 100 nascimentos ou por cento. As avaliações atuais de morte materna usam definições específicas e um denominador maior, em razão da incidência relativamente baixa de mortalidade materna nos países desenvolvidos. O denominador deve ser independente do fator ou da doença que está sendo medida e é uma variável independente. Na gravidez, isto é fácil e autosselecionado: todas as mulheres grávidas.

Morte materna é a morte na gestação ou até 42 dias depois do parto, aborto, interrupção da gravidez ou gravidez ectópica por alguma causa relacionada ou agravada pela gravidez ou pelo seu manejo, mas não por causas acidentas ou incidentais. Também existe uma categoria de morte materna tardia, que é a morte que ocorre 42 dias até 1 ano depois do parto. Isto é relevante em casos específicos, como o de suicídio, que tende a ocorrer depois de 42 dias. Estas mortes devem ser contabilizadas contra um denominador aceito. No entanto, os dois denominadores diferentes podem levar à confusão.

- A Razão de mortalidade materna (MMR) é mais fácil de contabilizar, porém exclui os natimortos do denominador. Esta razão é usada para comparações internacionais (Tabela 32.2).
- O coeficiente *de mortalidade materna* é usada nos relatórios *do Confidential Enquiries into Maternal Death*.

A morte materna é classificada em categorias: direta, indireta e acidental, além das mortes tardias [2]. Avaliações semelhantes são feitas para mortes perinatais [3]. Como estas avaliações são repetidas regularmente, elas estão disponíveis para análise das tendências e para comparações entre instituições e áreas geográficas. Uma instituição individual pode avaliar como está o seu desempenho comparado aos dados nacionais, o que pode promover melhorias na saúde (Fig. 32.1).

A simples contagem pode não ser suficiente, pois não fornece um quadro completo das causas das mortes. Nos relatórios trienais no Reino Unido, as mortes estão relacionadas com

Tabela. 32.1 Taxas de mortalidade por febre puerperal na Primeira e Segunda Clínicas no Vienna General Hospital [1]

Ano	Primeira clínica			Segunda clínica		
	Nasci-mentos	Mortes	Taxa (%)	Nasci-mentos	Mortes	Taxa (%)
1841	3.036	237	7,8	2.442	86	3,5
1842	3.287	518	15,8	2.659	202	7,6
1843	3.060	274	9	2.739	164	6
1844	3.157	260	8,2	2.956	68	2,3
1845	3.492	241	6,9	3.241	66	2
1846	4.010	459	11,4	3.754	105	2,8

Tabela 32.2 Razão de mortalidade materna (MMR) em diferentes países e fontes comparadas ao Reino Unido

	MMR	Estimativas mais baixas e mais altas
Suécia	6	(3-8)
Alemanha	7	(6-9)
Reino Unido	7	
França	8	(5-14)
Canadá	12	(7-20)
Estados Unidos	24	(20-27)
Afeganistão	1.400	(750-2.600)

Não somente as probabilidades mudam drasticamente, mas a variação das estimativas também. Isto enfatiza a dificuldade de comparação entre os dados de diferentes fontes [2].

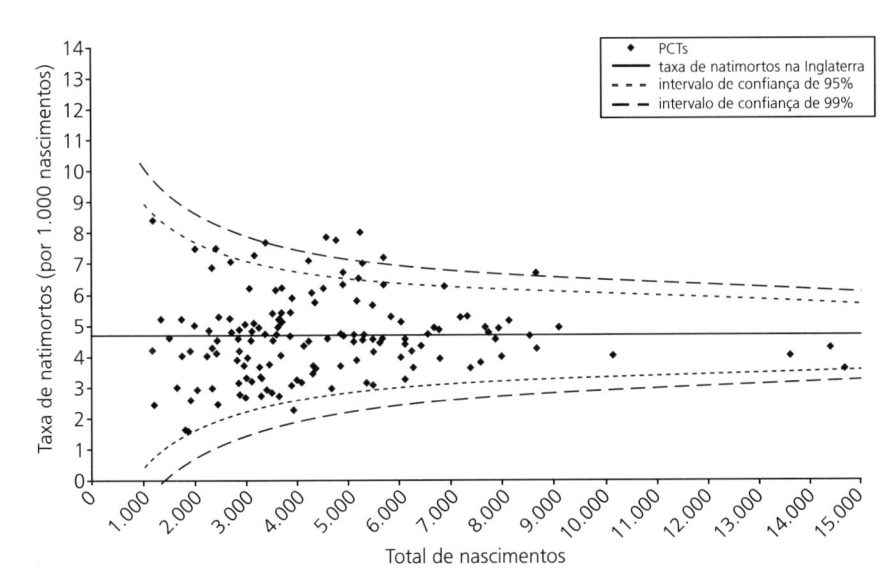

Fig. 32.1 Taxas ajustadas de natimortos por serviço de cuidados primários comparadas à taxa inglesa de natimortos e os intervalos de confiança de 95 e 99%. Estes dados devem ser avaliados com cautela, uma vez que cada ponto tenha limites de confiança relativamente amplos [3].

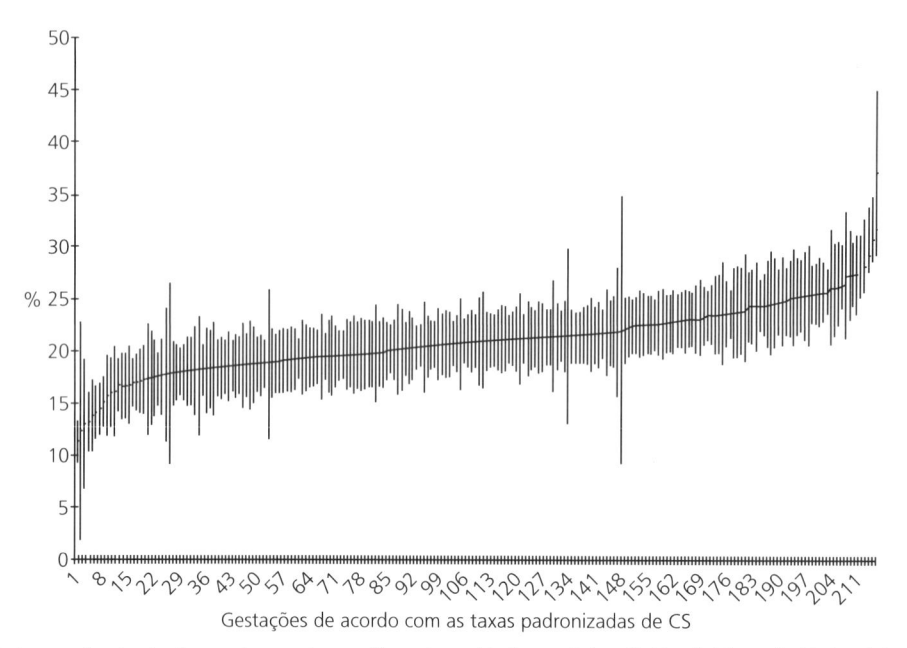

Fig. 32.2 Variação da taxa padronizada de cesariana entre as diferentes unidades no Reino Unido obtidas pelo National Sentinel Caesarean Section Audit. A taxa média de cesáreas no Reino Unido foi de 21,3%, mostrando que a taxa é influenciada por um pequeno número de unidades com taxas mais altas, com a maioria das unidades tendo uma taxa menor do que isto. Esta é uma distribuição distorcida à esquerda com uma mediana logo abaixo de 20% [4].

diferentes causas, e os fatores associados são avaliados separadamente para permitir a análise de tendência das mortes em razão de estas causas e os efeitos das intervenções – um verdadeiro ciclo de avaliação a 360° [2]. Isto pode enriquecer o processo e os benefícios que podem ser obtidos e permite avaliar o resultado da implementação de novas diretrizes.

Os índices de cesariana também são avaliados com regularidade e usados para medir desfechos. Os índices de cesariana são geralmente calculados como um percentual de todos os partos, em uma determinada instituição ou área geográfica e assim permitindo que sejam feitas comparações. No Reino Unido, essa comparação foi feita pelo *National Sentinel Caesarean Section Audit* que encontrou uma ampla variação nos índices após a padronização por *case mix* [4] (Fig. 32.2). Para melhorar a capacidade de comparação dos resultados, podem ser usados grupos padronizados, conforme descrito por Robson e publicado neste levantamento (Tabela 32.3). Isto possibilita que os índices de cesariana sejam avaliados entre as unidades, usando categorias de pacientes, especificamente primigestas, multigestas ou mulheres em trabalho de parto depois da cesariana. Estes dados mostram a contribuição de cada uma dessas categorias nos índices gerais e demonstram que 40% das cesarianas são feitas em nulíparas, e 24% são feitas em mulheres multíparas com uma cesariana prévia. Isso significa que para cada cesariana realizada em uma primigesta, existe um fator de ampliação de 60% nos índices futuros em razão da repetição da cesariana. O inverso também é verdadeiro, e qualquer redução nos índices também acabará sendo ampliada.

Essas análises mostram a diferença entre fator de associação e fator causal. A tabela poderia sugerir que o risco de uma cesariana na indução de parto é 2 vezes tão alto quanto o trabalho de parto é espontâneo. Embora esta associação seja verdadeira, a interpretação pode apresentar um viés. Apesar de nenhum ensaio clínico randomizado ter demonstrado que a indução do parto aumenta o risco de cesariana, esta é uma crença amplamente aceita, o que leva as pessoas a mudarem a conduta em uma tentativa de reduzir os índices de cesariana. A associação mostrada nestes resultados não demonstra um fator causal. Pode ser que a razão para a indução seja mais relevante para o aumento do índice de cesariana do que a própria indução. É preciso estar atento às ideias preconcebidas e aos falsos pressupostos de causalidade.

As taxas ou proporções descritas anteriormente são variantes da incidência e da prevalência, que são amplamente usadas nas investigações de doenças na população.

Quadro 32.1 Resumo

Definições usadas em auditoria da mortalidade materna
- *Razão de mortalidade materna (MMR):* número de mortes maternas por 100.000 nascimentos vivos.
- *Coeficiente de mortalidade materna:* número de mortes maternas por 100.000 gestações.
- *Número total de gestações:* o número de gestações que resultam em um nascimento vivo em qualquer idade gestacional ou natimortos que ocorrem com ou após 24 semanas completas de gestação e por lei devem ser notificadas. As gestações múltiplas são contadas apenas uma vez.
- *Mortalidade materna direta:* o resultado de uma complicação da gravidez, parto ou puerpério decorrente de intervenções, omissões, tratamento incorreto ou por uma cadeia de eventos que resultam em algum dos itens anteriores.

- *Mortalidade materna indireta:* uma morte relacionada com a gravidez em uma paciente com um problema de saúde preexistente ou recentemente desenvolvido, que não foi resultado de causas obstétricas diretas, mas que foi agravada pelos efeitos fisiológicos da gravidez.
- *Mortalidade materna coincidente (acidental):* outras fatalidades durante mas não relacionadas com a gravidez ou puerpério.
- *Mortalidade materna tardia:* uma morte que ocorre 42 dias até 1 ano após um aborto provocado, aborto espontâneo ou parto e que é resultante de causas maternas diretas ou indiretas.

Quadro 32.2 Resumo

Classificação da mortalidade perinatal
- *Natimorto:* nascimento de um feto sem sinais de vida com 23+6 semanas de gestação. Pode ainda ser dividido em:
  - Natimorto intraparto: nascimento de um feto morto, que sabidamente estava vivo no início do trabalho de parto.
  - Morte neonatal: morte de um recém-nascido antes de completar 28 dias após o nascimento. Esta pode ainda ser dividida em (i) precoce (0-6 dias completados) e (ii) tardia (7-27 dias completados).
- *Mortalidade perinatal:* morte de um feto ou recém-nascido no período perinatal, que começa com 24 semanas completas de gestação e termina antes de sete dias completados após o nascimento (total de natimortos e morte neonatal precoce).

Incidência e prevalência

A *incidência* é uma medida do risco de desenvolvimento de alguma nova condição dentro de um período específico de tempo. Algumas vezes, é expressa como o número de novos casos durante um período de tempo; no entanto, é mais bem, definida como uma proporção ou razão com um denominador específico, dessa forma permitindo comparações importantes. A incidência (coeficiente) é o número de casos novos de uma população definida, em um determinado período de tempo. Nos exemplos anteriores, a população e o período de tempo são autosselecionados, a população é composta pelas mulheres grávidas, e o período de tempo é a gravidez e o puerpério.

Na população não grávida, isto é mais difícil. O período de tempo é geralmente fixado em um ano, mas o denominador da população é mais complexo. Obviamente, em ginecologia, devem ser usadas apenas mulheres, mas dependendo da doença a ser estudada, a população feminina em risco pode ser diferente. A endometriose é encontrada mais frequentemente durante o período reprodutivo, mas não somente; estima-se que afeta 10% de todas as mulheres em algum período da vida, porém este é um risco durante a vida e não a incidência, que é o risco de novos casos dentro de um grupo de risco por um período fixo de tempo. Tampouco é prevalência.

Tabela 32.3 Taxa de cesarianas de acordo com os grupos de Robson [4]

	Grupo de Robson	Porcentagem total de nascimentos	Taxa de cesariana (% do grupo)	Porcentagem da contribuição para cesariana	Porcentagem total dos nascimentos
1	Nulípara, cefálica única, > 37 semanas de gestação, trabalho de parto espontâneo	24,8	12,2	14,1	3
2	Nulípara, cefálica única, > 37 semanas de gestação:				
	Trabalho de parto induzido	9,7	27	12,3	2,7
	Cesariana antes do trabalho de parto	1,1	100	5,3	1,1
3	Multigesta, cefálica única, > 37 semanas de gestação, sem cicatriz uterina, trabalho de parto espontâneo	33	3,1	4,7	1
4	Multigesta, cefálica única, > 37 semanas de gestação, sem cicatriz uterina:				
	Trabalho de parto induzido	9,5	7,8	3,5	0,8
	Cesariana antes do trabalho de parto	1,2	100	5,5	1,2
5	Multigesta, cefálica única, > 37 semanas de gestação, com cicatriz uterina	8	64,4	23,9	5,3
6	Nulípara unifetal pélvica	1,9	91,7	8,1	1,7
7	Multigesta unifetal pélvica, incluindo cicatriz prévia	1,7	83,9	6,6	1,4
8	Gestações múltiplas, incluindo cicatriz uterina prévia	1,5	59,9	4,1	1
9	Unifetal transversal, situação oblíqua ou instável, incluindo cicatriz uterina prévia	0,4	99,7	1,8	0,4
10	Unifetal cefálica, < 37 semanas de gestação, incluindo cicatriz uterina prévia	5,8	33	9	1,9
	Total	98,5		98,9	21,5

A *prevalência* é a medida do número total dos casos de uma doença em uma população específica, e não um índice da ocorrência de novos casos. A prevalência mostra o peso da doença na sociedade e depende do número de casos novos e do tempo de duração da doença (prevalência = incidência x duração). Esta equação demonstra a relação entre prevalência e incidência: quando a incidência aumenta, a prevalência também deve aumentar. A incidência é mais útil na compreensão da etiologia da doença, uma vez que reflita a ocorrência da doença. Como no caso da febre puerperal, a incidência mais alta em um grupo sugeriu um fator etiológico relacionado com aquele grupo, e a queda na incidência que se seguiu à iniciativa de lavar as mãos demonstrou uma intervenção de sucesso. A incidência varia com as mudanças nos fatores etiológicos e na prevenção. A prevalência é dependente da duração da doença e da possibilidade de cura. Quanto mais longa a duração da doença, maior será a prevalência.

Qual a relação com a endometriose? Os relatos de prevalência geral são variados, mas 5-10% é uma estimativa razoável. Um estudo envolvendo mulheres assintomáticas, que foram submetidas a um procedimento para esterilização, apresentou uma cifra de 6%, mas este número foi de 21% em mulheres com infertilidade e de 60% nas pacientes com dor pélvica [5]. Portanto, a prevalência é dependente do grupo representado no denominador. O estudo de coorte do *Nurses' Health Study II* avaliou incidência de endometriose entre 116.678 enfermeiras com idade entre 25 e 42 anos [6]. Durante 10 anos de acompanhamento (1989-1999), 1.721 casos de endometriose confirmada por laparoscopia foram relatados entre estas mulheres. A incidência em 10 anos foi de 1,5% ou 1,5 por 1.000 casos novos por ano. Ao final do estudo, a prevalência *nessa coorte* foi a mesma que a incidência cumulativa durante os 10 anos, 1,5%, presumindo-se que não houve cura. No entanto, a incidência de endometriose não é constante, com as taxas mais altas ocorrendo nas faixas com idade mais avançada. Nos anos posteriores ao estudo, a incidência pode ter sido mais alta nos últimos anos do estudo, levando a uma prevalência mais alta nos anos seguintes.

A avaliação das variações da incidência pode ser feita usando-se um gráfico de Kaplan-Meier, que apresenta os dados da incidência em um gráfico de incidência cumulativa ao longo do tempo, levando em conta as variações na taxa de eventos. Este gráfico tem sido usado nos estudos de aborto de repetição onde foi feita uma comparação entre o uso de aspirina de baixa dose e de heparina e de aspirina isoladamente [7] (Fig. 32.3). Os principais resultados mostraram que o índice de nascimentos vivos foi de 71% (32/45 gestações) no grupo que usou aspirina de baixa dose e heparina, e 42% (19/45 gestações) no grupo de aspirina de baixa dose isoladamente (razão de probabilidade 3,37, 95% CI 1,40-8,10). No entanto, como pode ser visto no gráfico, esta diferença ocorreu apenas no primeiro trimestre, com pouca diferença após 12 semanas de gestação. Este tipo de gráfico também é usado em estudos de sobrevivência em ensaios clínicos que avaliam câncer.

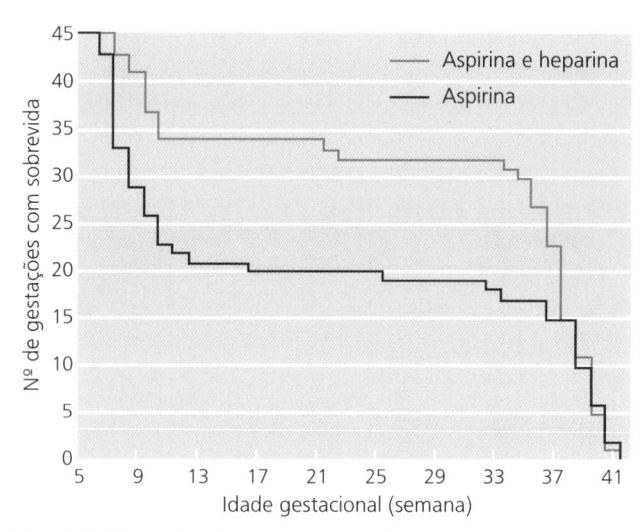

Fig. 32.3 Resultados de gravidez em mulheres com abortos de repetição e anticorpos fosfolipídeos que receberam aspirina ou aspirina e heparina. Todas as gestações com mais de 32 semanas de gestação resultaram em nascimento vivo (De Rai *et al.* [7], com permissão).

Índice de Pearl

A incidência de uma doença ou evento é frequentemente apresentada como uma taxa por cento e por ano, por exemplo, a taxa de falha dos contraceptivos é citada usando o Índice de Pearl [8]. As informações seguintes são necessárias para calcular o Índice de Pearl: o número de gestações e o número total de meses ou ciclos de exposição das mulheres. O índice pode, então, ser calculado como segue:

- número de gestações do estudo dividido pelo número de meses de exposição e, então, multiplicado por 1.200;
- número de gestações do estudo dividido pelo número de ciclos menstruais experimentados pelas mulheres e a seguir multiplicado por 1.300; é usado 1.300 em vez de 1.200 porque o ciclo menstrual médio é de 28 dias, totalizando 13 ciclos por ano.

Este índice é geralmente calculado durante o período de 1 a 2 anos e apresenta o risco de gravidez em 100 mulheres durante 1 ano de uso ou 10 mulheres durante 10 anos. Presume-se que o risco de gravidez não se altera durante os anos de uso e faz o cálculo com base na taxa dos primeiros 1-2 anos. Alguns entendem que ele fornece um risco durante toda a vida, mas não é assim; ele fornece a porcentagem de risco durante 1 ano de uso, que precisa ser multiplicado por anos de uso para chegar a um risco ao longo da vida, presumindo-se que o risco permanece o mesmo com o passar do tempo. O gráfico de Kaplan-Meier pode ser usado para testar as taxas cumulativas de gravidez ao longo do tempo, comparando os diferentes métodos de contracepção, em vez de usar somente o Índice de Pearl.

COMPARAÇÃO

O tratamento de aborto recorrente, apresentado anteriormente, mostrou uma taxa de sucesso no primeiro grupo de 71%

(32/45 gestações) e de 42% (19/45 gestações) no outro. Este é um exemplo de classificação binária em que os grupos podem ser classificados em dois. Os resultados parecem diferentes, e a maioria dos leitores presumiria que um tratamento foi melhor do que o outro, mas eles são diferentes estatisticamente? O número de pacientes na amostra é suficiente para garantir que não foi acaso?

▶ Significância estatística

Um resultado é denominado estatisticamente significativo se for improvável que ele tenha ocorrido apenas por acaso. É importante lembrar que ser estatisticamente significativo não significa que o resultado é importante ou clinicamente relevante. Em grandes estudos, as pequenas diferenças podem ser estatisticamente significativas, mas possuem pouca relevância clínica ou prática. Os testes de correlação podem apresentar correlações significativas, mas pequena ou nenhuma relação de causa. Os testes de significância sempre devem ser acompanhados das avaliações da relevância e do poder estatístico, que avaliam o tamanho e a importância prática da diferença.

Se suficientemente testado, em teoria qualquer resultado é possível, mas a probabilidade de que um determinado resultado tenha ocorrido por acaso é conhecida como nível de significância ou valor P. No teste estatístico tradicional, o valor P é a probabilidade de que os eventos observados tenham ocorrido somente em razão do acaso. Se o valor de P é pequeno, então pode-se dizer que é pouco provável que os resultados encontrados sejam significativamente diferentes. Para testar se os resultados são verdadeiros ou não, faz-se o teste da hipótese nula comparando os resultados para confirmar se há ou não diferença. A comparação dos dados é feita pelos testes da hipótese nula para verificar se ela é verdadeira, e se o nível de significância é o desejado.

▶ Hipótese nula e testes estatísticos

A convenção estatística presume que a hipótese do experimento (p. ex., que um tratamento é melhor que outro) está errada e assume que a *hipótese nula*, ou "nenhuma diferença", como correta, e o teste irá avaliar se isto está errado (ou seja, que o tratamento é melhor). Quando a hipótese nula é rejeitada (não confirmada dentro dos limites de confiança aceitos), a *hipótese alternativa* (de que um tratamento é melhor do que outro) é aceita. A hipótese nula afirma que um tratamento em particular não tem efeito ou benefício ou que não existe diferença entre duas variáveis particulares medidas em um estudo. No estudo do aborto recorrente [7], a hipótese nula é de que não existe diferença entre alternativas de tratamento, e as estatísticas são usadas para testar a probabilidade de que isto seja correto. Neste caso, a hipótese nula não foi confirmada, e aceita-se que um tratamento foi melhor do que o outro.

O resultado do teste estatístico é dado como um valor P. O valor P é uma estimativa quantitativa da probabilidade de o resultado ocorrer por acaso. Quanto menor o valor P, maior a probabilidade de que a hipótese nula seja rejeitada e de que os resultados sejam significativamente diferentes. Um resultado de $P < 0,05$ significa que a probabilidade de este resultado ser decorrente do acaso é menor do que 5%, portanto, a probabilidade de que os resultados sejam diferentes é de 95%. Quanto mais próximo da unidade estiver o valor P, maior a probabilidade de que a hipótese nula seja aceita e que não exista diferença, mas é preciso lembrar que 'a hipótese nula nunca é confirmada ou aceita, mas ela pode ser rejeitada'. Em outras palavras, se não for encontrada diferença significativa, o teste não provou que não existe diferença, mas falhou em mostrar a diferença.

O valor P de um teste é dependente do grau de diferença nos resultados do teste e do número de pessoas ou valores no estudo. Se o tamanho do estudo não for adequado, poderão ser cometidos dois erros estatísticos, erros dos tipos I e II. O erro do tipo I, também conhecido como falso-positivo, ocorre quando um teste estatístico falsamente rejeita uma hipótese nula, por exemplo, quando não existe diferença entre as alternativas de tratamento em um ensaio clínico, conforme afirmado pela hipótese nula, mas o teste rejeita a hipótese, sugerindo falsamente que existe benefício no tratamento. O erro do tipo I é denominado pela letra grega alfa (α) e é igual ao nível de significância do teste, que por convenção é geralmente considerado como 0,05 ou menos. Isto significa que um resultado positivo é correto até um nível de probabilidade de 95%.

O erro do tipo II, também conhecido como falso-negativo, ocorre quando o teste falha em rejeitar uma hipótese nula falsa, por exemplo, quando existe uma diferença entre as alternativas de tratamento em um ensaio, mas a hipótese nula afirma que não existe diferença, e o teste falha em rejeitar a hipótese nula, sugerindo falsamente que não existe diferença. O erro do tipo II é denominado pela letra grega beta (β) e é frequentemente considerada como 0,80, isto é, uma chance de 80% de rejeitar uma falsa hipótese nula.

O delineamento de um estudo clínico deve incluir duas considerações:

- reduzir a chance de rejeição de uma hipótese verdadeira até o valor mais baixo possível;
- conceber o teste de modo que ele venha a rejeitar a hipótese testada, quando ela provavelmente for falsa.

A capacidade de um estudo para alcançar isto é avaliada pelo poder. O poder de um teste estatístico é calculado segundo a probabilidade de que o teste rejeite a hipótese nula quando esta for falsa e não produza um erro do tipo II ou um resultado falso-negativo. À medida que o poder aumenta, diminui a chance de ocorrência de um erro do tipo II, conforme calculado por poder = $1 - \beta$.

A força estatística depende de inúmeros fatores, mas, no mínimo, o poder quase sempre depende dos três fatores seguintes:

- a diferença estatística desejada;
- o tamanho do efeito do tratamento ou a diferença entre os grupos de teste;
- o tamanho da amostra usada para detectar o efeito.

A diferença estatística desejada é o valor *P* máximo escolhido para aceitar os resultados como estatisticamente significativos e geralmente é 0,05, mas pode ser menos do que isto, se forem realizados testes múltiplos. Depois que o valor *P* é estipulado, a análise do poder pode ser usada para calcular o tamanho mínimo da amostra necessário para detectar um efeito específico (ou diferença). A análise do poder pode ser usada para calcular a probabilidade de detecção da menor diferença ou o efeito de um estudo que usa um determinado tamanho de amostra. Em geral, quanto maior a amostra, maior será a probabilidade de detectar um efeito e maior a força estatística.

A especificidade do teste é igual a 1 – α (1 – 0,05 = 0,95). O aumento da especificidade do teste reduz a probabilidade de erros falso-positivos, porém aumenta a probabilidade de erros falso-negativos, o que é um reflexo da sensibilidade do teste. Não existe uma padronização da força, mas muitas vezes ela é calculada para um valor *P* de 0,05 (95% de especificidade) e uma chance de 0,80 de evitar um erro do tipo II (80% de sensibilidade). Esta convenção representa uma chance de quatro para um entre o risco de tipo II (β) e o risco de tipo I (α) e pode ser alterada dependendo do que é considerado mais importante, um falso-positivo ou um falso-negativo.

▶ Exemplo prático

Examinemos o estudo da terapia para aborto de repetição citado anteriormente [7]. O estudo comparou dois tratamentos, aspirina isoladamente e aspirina e heparina, em mulheres que tinham uma história de aborto de repetição. Estudos anteriores mostravam uma taxa de sucesso de tratamento somente com aspirina de 30%. Os pesquisadores consideraram que seria clinicamente significativo, se a intervenção com aplicação diária de heparina apresentasse uma taxa de sucesso de 60%. O cálculo da força do estudo mostrou que seriam necessárias 42 pacientes em cada grupo de tratamento, usando programas de cálculo da força padrão para um poder de 80% e um nível de significância de 0,05 (teste bicaudal, isto é, um teste que não faz suposições sobre qual alternativa do estudo apresentará benefícios).

No ensaio clínico, 45 pacientes foram randomizadas para cada grupo, permitindo uma taxa de abandono. Os números relativamente pequenos necessários para este ensaio clínico estão com base em dois fatores: a baixa taxa de sucesso anterior e a magnitude do benefício desejado. Se a taxa anterior de sucesso fosse de 50% e a taxa de sucesso desejado da nova terapia fosse de 60%, a população do estudo deveria ser 388 em cada grupo ou 776 no total, para a mesma força e significância. Na verdade, os resultados mostraram que a diferença foi de 42% em uma das alternativas de tratamento e 71% na outra. Em ambos os braços do estudo, o resultado foi melhor do que as suposições prévias, porém a diferença no sucesso de 29% foi quase a prevista.

Após a realização do ensaio clínico, a avaliação da significância dos resultados pode ser feita por tabelas de contingência ou usando tabelas 2 × 2 similares ao teste exato de Fischer (Tabela 32.4). Se forem estudadas mais de duas alternativas, o teste do qui-quadrado pode ser aplicado, usando os mesmos princípios. As tabelas de contingência são usadas para avaliar as classificações binárias, em que existem dois grupos para estudar, e cada grupo tem dois resultados possíveis. Dependendo da investigação a ser realizada, inúmeras variáveis podem ser calculadas. Nesse caso, foi usada a razão de chance (OR), que mostra a significância da diferença entre os dois grupos de tratamento. Conforme publicado no trabalho, a OR foi de 3,37.

Tabela 32.4 Tabela de contingência (2 × 2) para testar a significância nas taxas das duas populações

	Positiva	Negativa	Total
Grupo 1	a	b	a + b
Grupo 2	c	d	c + d
Total	a + c	b + d	a + b + c + d = N

💡 Quadro 32.3 Resumo

Termos estatísticos (veja Tabela 32.4)

Especificidade
Refere-se à habilidade dos testes para identificar resultados negativos:

Verdadeiro-negativos/total de negativos na condição = $d/b + d$

onde *d* são os verdadeiro-negativos corretamente identificados, e *b* são falso-positivos. Uma alta especificidade significa que existe uma alta probabilidade de que um resultado positivo seja positivo e implica em uma baixa taxa de erro do tipo I (α).

Sensibilidade
Refere-se à habilidade do teste para identificar resultados positivos.

Verdadeiro-positivos/total de positivos na condição = $a/a + c$

Onde *a* são os verdadeiro-positivos corretamente identificados, e *c* são os falso-negativos. Uma alta sensibilidade significa que existe uma alta probabilidade de que um resultado negativo seja negativo e que haja uma baixa taxa de erro do tipo II (β).

Força
Refere-se à probabilidade de que o teste não produza um erro do tipo II:

= Sensibilidade = 1 – β

Valor preditivo positivo (PPV)
A razão de positivos que são verdadeiramente positivos:

Verdadeiro-positivos/total de positivos no resultado do teste = $a/a + b$

Um valor preditivo positivo alto apresenta uma alta chance de que um resultado positivo seja verdadeiramente positivo.

Valor preditivo negativo (NPV)
A razão de negativos que são verdadeiramente negativos:

Verdadeiro-negativos/total de negativos no resultado do teste = $d/c + d$

Um valor preditivo negativo alto apresenta uma alta chance de que um resultado negativo seja verdadeiramente negativo.

> **Razão de verossimilhança positiva**
> Uma medida da mudança na verossimilhança de um resultado positivo em relação ao teste de verossimilhança de positividade anterior:
>
> = Sensibilidade/(1 − especificidade) = $[a/(a + c)]/1 − [d/(b + d)]$
>
> É comumente usada em avaliações de tratamentos ou preditores de doença. A chance de positividade é igual à chance do pré-teste multiplicada pela razão de verossimilhança positiva.
>
> **Razão de verossimilhança negativa**
> Uma medida da mudança na verossimilhança de um resultado negativo em relação ao teste de verossimilhança da negatividade anterior:
>
> = (1 − sensibilidade)/especificidade = $1 − [a/(a + c)]/[d/(b + d)]$
>
> É comumente usada em avaliações de tratamentos ou predições de doença. A chance de negatividade é igual à chance do pré-teste multiplicada pela razão da verossimilhança negativa.
>
> **Razão de probabilidade ou de chances**
> Avalia o tamanho do efeito quando medido pela probabilidade da razão positiva em uma das alternativas contra a probabilidade da razão positiva na outra alternativa do estudo.
>
> OR = *(a/b)/(c/d) = ad/bc*
>
> **Risco relativo**
> Um teste da probabilidade de um evento ocorrer em relação ao risco no grupo comparativo
>
> RR = $[a/(a + b)]/[c/(c + d)]$

◗ Significância estatística

OR é um teste do tamanho do efeito. No exemplo que estávamos analisando, a chance ou probabilidade de que ocorra uma gestação de sucesso se for feito o tratamento com aspirina e heparina foi de 32/13 ou 2,46, e a chance ou probabilidade de sucesso com o uso de aspirina isoladamente foi de 19/26 ou 0,73; assim sendo, a OR foi de 2,46/0,73 = 3,37. Qual o nosso nível de certeza de que este resultado é correto? Já foi dito que 'estatística significa que nós nunca precisamos dizer que temos certeza'. A estatística tem a ver com probabilidade e não com certeza. A probabilidade é medida pelos intervalos de confiança. Os intervalos de confiança são o intervalo de probabilidade (geralmente 95%) de que se o teste for repetido muitas vezes, o resultado sempre estará dentro daquela determinada variação. Para o cálculo da OR, o gráfico dos resultados potenciais não tem uma distribuição normal, pois apresenta uma assimetria (veja a seguir) e para fazer o cálculo, usa-se a conversão logarítmica. Todos os bons pacotes estatísticos podem fazer isto. Neste estudo, os resultados são apresentados como OR de 3,37, com um intervalo de confiança de 95% (CI) de 1,40-8,10. Isto significa que, se repetidos muitas vezes, em 95% dos testes o resultado recairia entre 1,4 e 8,1. No entanto, a maioria vai recair mais perto da OR de 3,37, que é a melhor estimativa do resultado, usando estes dados. A assimetria pode ser vista ao se observar a diferença entre os valores da OR e dos limites do intervalo de confiança, que se encontram mais em uma direção do que em outra. O importante é que o intervalo de confiança não cruze o 1 (ou a unidade), significando que, em todos os casos, a direção da diferença é a mesma – que aspirina e heparina são melhores do que aspirina isoladamente. Os resultados indicam que com aspirina e heparina a probabilidade de sucesso é 3,37 vezes maior do que a probabilidade de com o uso de aspirina isoladamente. Outra forma de avaliar a diferença estatística neste estudo, e provavelmente mais apropriada, seria o risco relativo.

O risco relativo (RR) é simplesmente a probabilidade de um evento ocorrer em um grupo comparado ao outro. A mensuração do efeito difere do cálculo da OR, que compara a razão entre duas probabilidades e não chance do risco. Para probabilidades pequenas, o RR e a OR são similares. Usando o exemplo anterior, a probabilidade de sucesso no grupo da aspirina e no grupo da aspirina/heparina foi de 19/45 (ou 0,42) e 32/45 (ou 0,71), respectivamente. O tamanho do efeito pode ser calculado da mesma forma anterior, porém usando as probabilidades. Assim sendo, o RR é de 0,71/0,42 ou 1,68 (CI 1,14-2,4) mostrando que, com o acréscimo da heparina, a taxa de sucesso de uma gestação foi 68% maior. Nas pesquisas médicas, a OR é usada nos estudos caso-controles e nos estudos retrospectivos, e o RR é usado em ensaios clínicos randomizados e estudos de coorte.

Então, Semmelweis estava correto, quando achou que havia uma diferença nas taxas de mortalidade entre os seus grupos? O seu estudo foi retrospectivo, examinando os 6 anos anteriores.

	Morreram	Sobreviveram	Total
Clínica turno da manhã	1.989	18.053	20.042
Clínica turno da tarde	691	17.100	17.791
Total	2.680	35.153	37.833

O resultado é altamente significativo com um RR = 2,6 (CI 2,35-2,78), mostrando o risco aumentado de morte por sepse na clínica do turno da manhã, justificando as suas intervenções de sucesso.

◗ Tipos de estudos

Conforme mencionado anteriormente, são usados diferentes tipos de estudos em pesquisa médica, e os mais comuns são definidos a seguir.

Estudos retrospectivos

Um estudo retrospectivo é aquele em que os registros são estudados depois que todos os eventos e desfechos já ocorreram. Os dados são coletados em uma determinada população. Os fatores de risco ou a evolução da doença são comparados entre os subgrupos que têm diferentes resultados conhecidos. O estudo pode ser concebido usando um modelo de caso-controle ou de coorte (veja adiante). Isto difere de um *estudo prospectivo*, que começa com dois grupos que são selecionados ou randomizados pela presença do fator de risco e são seguidos para observar a ocorrência dos desfechos.

Os estudos retrospectivos possuem os seguintes benefícios: eles são baratos, é mais fácil coletar grandes números e escolher grupos de doença e não doença, além de consumirem menos tempo, uma vez que o principal esforço necessário é a coleta dos dados. Em contraste, os estudos prospectivos acompanham populações ao longo do tempo para estudar o resultado. Em estudos de população de risco, um grande número de controles negativos deve ser coletado, dependendo da incidência da doença.

Estudos caso-controles

Os estudos caso-controles podem ser usados tanto para estudos retrospectivos, quanto prospectivos. Em um estudo caso-controle, pessoas com uma determinada doença são pareadas o mais aproximadamente possível com pessoas que não têm a doença, mas que representam os controles. Os dados são coletados em ambos os grupos e comparados para encontrar algum(ns) fator(es) que sejam diferentes entre os grupos e que possam demonstrar uma associação. Um dos estudos mais famosos usando este método foi desenvolvido por Sir Richard Doll, mostrando a correlação do tabagismo com câncer de pulmão [9]. Embora possa ser demonstrado um risco relativo entre os grupos, o grupo-controle é uma amostra da população total e foi selecionado porque não possui a doença. Para determinar o verdadeiro risco na população, é necessário um estudo transversal maior.

Uma variação deste método é o estudo caso-controle aninhado, em que os casos com uma doença em um grupo definido (o ninho) são identificados e, para cada um, um número específico de controles pareados, que ainda não desenvolveram a doença, é selecionado no mesmo grupo. O delineamento do estudo de caso-controle aninhado é mais fácil e menos dispendioso do que uma abordagem integral do grupo.

Estudos transversais

Os estudos transversais envolvem a observação de uma população total, ou um subgrupo aleatório dela, em um tempo definido. Eles fornecem informações sobre toda uma população em estudo e podem descrever os riscos absolutos, não apenas os riscos relativos. Eles também podem descrever a prevalência da doença.

Estudos de coorte

Os estudos de coorte são uma forma de estudo observacional longitudinal, usados para analisar fatores de risco, estudando, retrospectiva ou prospectivamente (o método preferido), grupos de pessoas livres da doença. A coorte é geralmente selecionada por um evento específico como a sua semana de nascimento (uma coorte de nascimento). O grupo de comparação, se necessário, é em geral proveniente da mesma população em geral de onde é extraída a coorte ou deve ser similar à população de estudo em todos os outros aspectos, com exceção do fator específico, como o local de nascimento.

Ensaios clínicos controlados e randomizados

Os ensaios clínicos controlados e randomizados (RCTs) são a metodologia superior em pesquisa estatística médica, porque eles reduzem o viés potencial através da seleção randômica dos pacientes para uma das alternativas de intervenção ou para o grupo de não intervenção ou placebo. Isto minimiza a possibilidade de que as variáveis de confusão sejam diferentes entre os dois grupos. Entretanto, nem todos os estudos são adequados para RCTs, e as metodologias mencionadas anteriormente podem ser mais adequadas. Para reduzir ainda mais o viés, o ensaio clínico randomizado pode ser concebido com um RCT duplo-cego, onde nem o clínico nem o participante sabem em que grupo de tratamento está o participante, ou estudo cego, em que o clínico sabe, mas o participante não. Em algumas circunstâncias, é realizado um ensaio clínico aberto, em que não é possível cegar nem o clínico nem o paciente, mas a randomização é realizada sem viés no início do tratamento.

▶ Metanálise

O ensaio clínico que analisamos anteriormente em mulheres que sofreram aborto de repetição foi um RCT que tinha poder estatístico, porém era pequeno. Ele apresentou significância estatística. No entanto, se não tivesse, ou se fosse necessária uma força maior, poderiam ser combinados diversos ensaios clínicos, testando a mesma hipótese em uma metanálise. Fazendo-se isto, poderá ser produzida uma média ponderada do tamanho dos efeitos combinados. A ponderação depende do tamanho das amostras de cada estudo, mas depende de que apresentem outras semelhanças também. O propósito da metanálise é ter mais força para avaliar o verdadeiro tamanho do efeito do que um único estudo pequeno. Os limites de confiança de um único estudo apresentaram uma variação de 1,40 até 8,10, portanto, embora a OR tenha sido citada como 3,37, o resultado pode estar situado entre 1,4 e 8,1, mostrando uma grande variação. Este processo de metanálise pode estar compreendido em uma revisão sistemática, por exemplo, as publicadas pela *Cochrane Collaboration*. A Figura 32.4 demonstra os resultados de uma metanálise que inclui o estudo citado anteriormente [10]. Este é um gráfico do tipo forest plot (Peto), que é uma representação gráfica da força relativa do efeito dos tratamentos nos diferentes ensaios clínicos. No lado esquerdo inferior estão os ensaios clínicos incluídos. O estudo citado anteriormente é o último dos quatro ensaios clínicos listados (primeiro autor Rai). No lado direito, encontra-se um gráfico da razão de risco (não OR) para cada um destes estudos, incorporando os intervalos de confiança representados pelas linhas horizontais. O gráfico é representado em uma escala logarítmica de modo que os intervalos de confiança são simétricos, em torno das médias para prevenir exagero aparente em proporções maiores do que 1, quando comparadas às que têm menos do que 1. A área de cada quadrado é proporcional ao peso do estudo. O resultado final da metanálise é representado como o diamante abaixo, e os pontos laterais indicam os intervalos de confiança.

Revisão: Prevenção de aborto de repetição em mulheres com anticorpo antifosfolípide ou lúpus anticoagulante
Comparação: 1 Todas intervenções – perda gestacional
Desfechos: 2 heparina (LMW e não fracionada) e aspirina *versus* aspirina ou IVIG

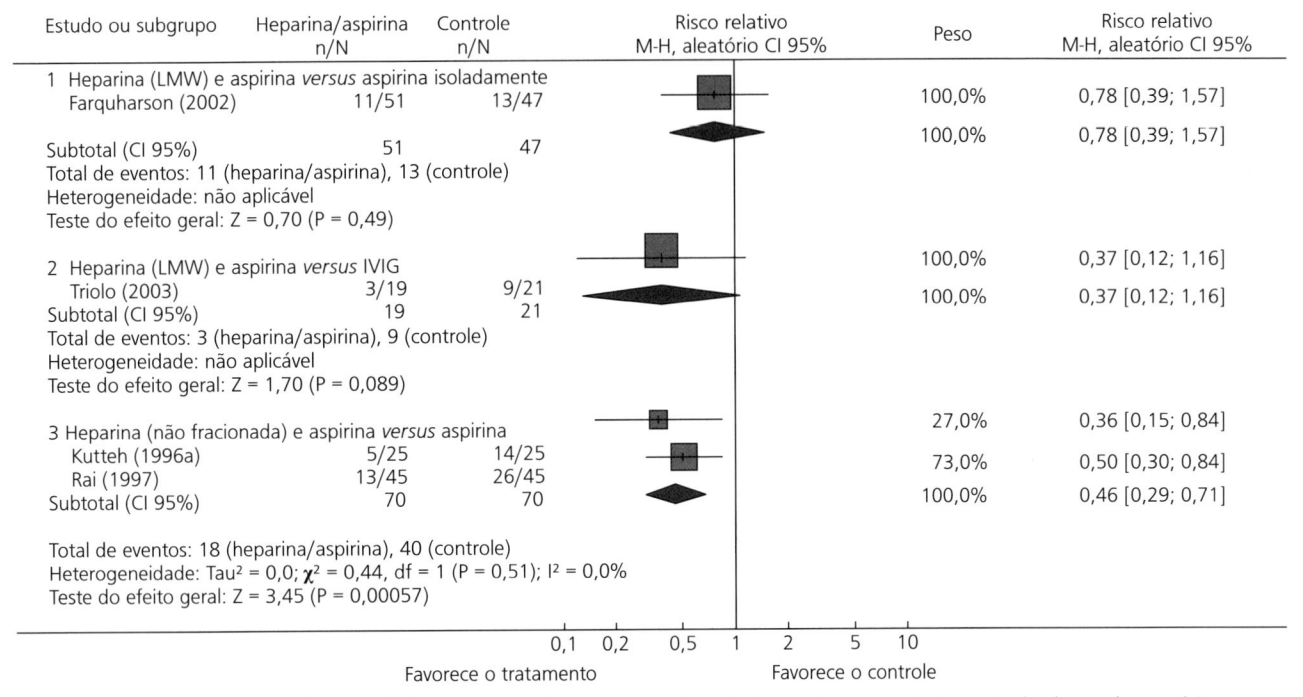

Estudo ou subgrupo	Heparina/aspirina n/N	Controle n/N	Risco relativo M-H, aleatório CI 95%	Peso	Risco relativo M-H, aleatório CI 95%
1 Heparina (LMW) e aspirina *versus* aspirina isoladamente					
Farquharson (2002)	11/51	13/47		100,0%	0,78 [0,39; 1,57]
Subtotal (CI 95%)	51	47		100,0%	0,78 [0,39; 1,57]
Total de eventos: 11 (heparina/aspirina), 13 (controle)					
Heterogeneidade: não aplicável					
Teste do efeito geral: Z = 0,70 (P = 0,49)					
2 Heparina (LMW) e aspirina *versus* IVIG					
Triolo (2003)	3/19	9/21		100,0%	0,37 [0,12; 1,16]
Subtotal (CI 95%)	19	21		100,0%	0,37 [0,12; 1,16]
Total de eventos: 3 (heparina/aspirina), 9 (controle)					
Heterogeneidade: não aplicável					
Teste do efeito geral: Z = 1,70 (P = 0,089)					
3 Heparina (não fracionada) e aspirina *versus* aspirina					
Kutteh (1996a)	5/25	14/25		27,0%	0,36 [0,15; 0,84]
Rai (1997)	13/45	26/45		73,0%	0,50 [0,30; 0,84]
Subtotal (CI 95%)	70	70		100,0%	0,46 [0,29; 0,71]
Total de eventos: 18 (heparina/aspirina), 40 (controle)					
Heterogeneidade: Tau² = 0,0; χ² = 0,44, df = 1 (P = 0,51); I² = 0,0%					
Teste do efeito geral: Z = 3,45 (P = 0,00057)					

0,1   0,2   0,5   1   2   5   10
Favorece o tratamento   Favorece o controle

Fig. 32.4 Metanálise comparando o uso de heparina e aspirina com o uso isolado de aspirina para o tratamento de aborto de repetição em mulheres com síndrome antifosfolipide. Os resultados não modificaram o efeito do trabalho de Rai, mas fornecem limites de confiança menores [10]. (Com permissão de Wiley.)

Uma linha vertical é traçada na unidade, e se os intervalos de confiança dos estudos individuais ou o efeito total cruzarem esta linha, os resultados não são significativos. Neste caso, os dois primeiros estudos não apresentaram significância, mas os dois últimos sim, apresentando um resultado geral significativo. A metanálise usou o aborto como evento, portanto, os resultados são inversos (redução nos abortos e não o aumento nos nascimentos vivos) e nosso estudo original apresentou um RR de 0,5 (CI 0,3-0,84), reduzindo à metade o risco de aborto, e a metanálise ofereceu um RR de 0,46 (CI 0,29-0,71), que é um benefício ligeiramente aumentado (redução na repetição de aborto), porém com intervalos de confiança muito menores. Este resultado aumenta a confiança de que o RR citado se aproxima do benefício esperado.

Teste de predição

As tabelas de contingência podem ser usadas em estudos que avaliam novos testes para rastreamento de doenças. Cada indivíduo que realiza o teste pode ou não desenvolver a doença. O teste pode ser avaliado pelo seu valor de predição da doença.

- Verdadeiro positivo: prediz corretamente aqueles que desenvolverão a doença.
- Falso-positivo: prediz a doença, mas o paciente não a tem.
- Verdadeiro negativo: não prediz a doença, e o paciente não a tem.
- Falso-negativo: não prediz a doença, e o paciente a tem.

Um exemplo disto seria a detecção de bebês com síndrome de Down por teste combinado de triagem no primeiro trimestre. Considera-se que as técnicas modernas detectam pelo menos 85% dos bebês afetados (sensibilidade) com uma taxa falso-positiva de 5% (especificidade) [11]. Isto parece muito impressionante. Entretanto, como a incidência da síndrome de Down na população é de, aproximadamente, 1 em cada 1.000, em uma população rastreada de 100.000 haverá 100 bebês com síndrome de Down, dos quais 85 serão detectados pelo teste.

	Bebê com síndrome de Down	Normal	Total
Teste positivo	85	4.995	5.080
Teste negativo	15	94.905	94.920
	100	99.900	100.000

O valor de 5% de falso-negativo significa que existem mais de 5.000 rastreamentos positivos, dos quais apenas 1/59 serão positivos, e aproximadamente 5.000 amniocenteses ou procedimentos para biópsia de vilosidade coriônica serão realizados com as complicações que os acompanham, com a maioria sendo negativa. Entretanto, a especificidade é alta, e o valor preditivo negativo é próximo de 100%, o que é muito tranquilizador. Embora o teste de rastreamento para Down 'detecte' 85% dos bebês com síndrome de Down, ele de fato apenas seleciona um grupo de alto risco que requer testes invasivos adicionais.

O ponto de corte de risco usado no aconselhamento de mulheres é de 1 em 250, e as razões para a escolha deste número são históricas. No entanto, é possível ver que, nesta população, se o rastreio for positivo, o risco médio de que o teste invasivo encontre um resultado positivo é de 1 em 60, significando este o risco de esta mãe ter um bebê com síndrome de Down.

O teste de triagem para síndrome de Down utiliza um nível de sensibilidade e especificidade, que dependente do nível desejado de rastreamento positivo que vai indicar a realização de testes invasivos (especificidade) e do nível aceito de falso-negativo (sensibilidade). Este equilíbrio entre sensibilidade e especificidade pode ser avaliado com o uso da curva ROC. A curva ROC é um gráfico de comparação entre a taxa de sensibilidade ou verdadeiro-positivo e a taxa de falso-positivo (1 − especificidade). Ela é chamada de curva ROC, porque compara as duas características operantes, a taxa de verdadeiro-positivo e a taxa de verdadeiro-negativo com os diferentes níveis de ponto de corte. Isto permite encontrar o nível de ponto de corte ideal de um teste preditivo ou diagnóstico para uma doença, quando se têm os valores de sensibilidade e especificidade ideais para este teste (Fig. 32.5).

O estudo de um teste para diagnóstico de uma doença precisa definir o ponto de corte que irá determinar o número de casos verdadeiros de doença diagnosticada, mas também o número de falso-positivos. Geralmente, se o número de verdadeiro-positivos for alto, o número de falso-positivos também será alto. A comparação entre a taxa de verdadeiro-positivo e a taxa de falso-positivo para os diferentes pontos de corte resultará na curva ROC. Na Figura 32.5, a linha reta que vai de zero até 1 não é melhor do que apenas o acaso. Qualquer desvio à esquerda da linha é melhor do que o acaso. Quanto mais à esquerda e quanto mais perto do canto esquerdo superior 'perfeito', melhor o teste. Neste exemplo, a curva à esquerda apresenta o melhor resultado para sensibilidade, 80-90%, e especificidade, 80-90% (taxa de falso-positivo = 1 − sensibilidade). Nosso exemplo anterior do rastreamento da síndrome de Down foi melhor do que este, com uma sensibilidade de 85% e especificidade de 95% e, se representado em um gráfico, seria uma linha à esquerda da que foi apresentada. O ponto de corte a ser usado depende até certo ponto do que é melhor, se captar o máximo ou perder o mínimo dos casos da doença que está sendo investigada.

ESTATÍSTICA DESCRITIVA

Até agora discutimos a avaliação das taxas e incidência de um determinado problema na população, mas a estatística também é usada para descrever uma população e os valores que estão fora da variação normal que poderiam ser usados com objetivos de diagnóstico.

O que é normal?

O termo 'normal' é um dos termos mais incompreendidos na estatística médica e em epidemiologia. No seu sentido puro, é toda a população, boa e ruim, que contribui para a variação normal. Entretanto, nos testes médicos, o normal é frequentemente considerado todos os indivíduos que não são anormais, isto é, que não têm a doença em estudo. Isto cria problemas quando estão sendo feitas comparações ou os testes preditivos estão sendo avaliados, pois o 'não anormal' é um valor pós-teste, e quando se usa um teste preditivo, é importante testá-lo em toda a população, incluindo aqueles que irão desenvolver a doença ou outras doenças, pois é assim que funciona no mundo real. Se não for feito assim, o valor dos testes mais preditivos será sobreavaliado.

Distribuição normal

O gráfico das populações 'normais' é uma curva em formato de sino, apresentando uma distribuição gaussiana, com a média no meio e uma distribuição simétrica, com imagem em espelho, em cada um dos lados (Fig. 32.6). Esta é uma padronização estatística, que indica que, na maioria das populações, existe uma dispersão equilibrada (simétrica) em torno do valor médio ou da média. O valor médio é calculado, tomando-se a soma de todas as medidas e dividindo-a pelo número total de medidas realizadas. É o mesmo que a média. Se o conjunto de dados for com base em uma série de observações obtidas de uma amostra da população, ele é conhecido como média da amostra, que terá relação com, mas pode não ser exatamente o mesmo que, a verdadeira média da população. Saber a média de uma população é apenas o começo. Diferentes populações terão diferentes variações de medidas, algumas com uma variação muito mais ampla dos valores que compõem a população.

A variação é calculada subtraindo a menor medida (mínimo) da maior (máximo) e fornece uma indicação da dispersão da amostra. A mensuração é feita usando a mesma unidade

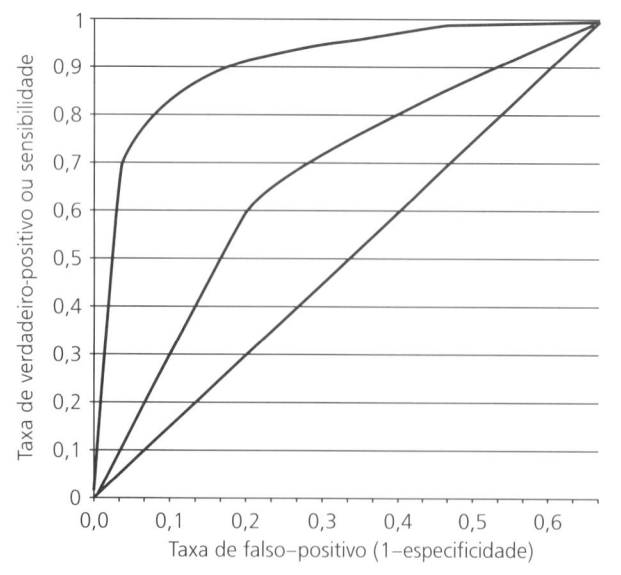

Fig. 32.5 *Receiver Operating Characteristics* (ROC). À medida que a linha se desvia para a esquerda, mais discriminatório será o teste, com uma sensibilidade mais alta e taxa mais baixa de falso-positivo.

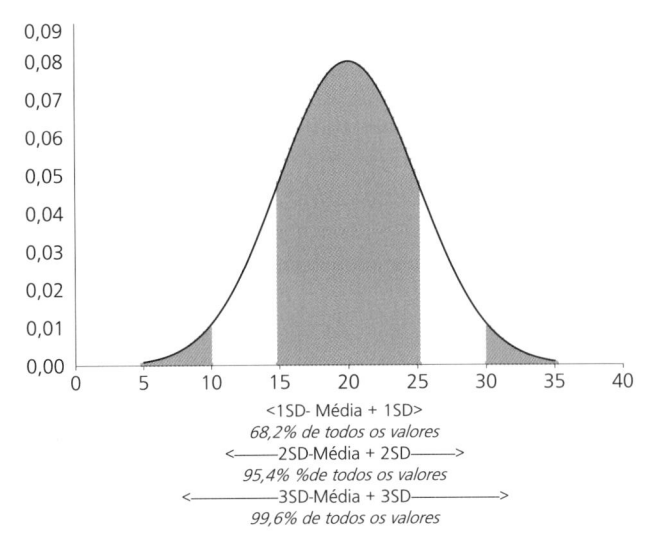

Fig. 32.6 Distribuição normal e desvio-padrão: a média é de 20, e o SD 5. As bandas correspondem a 1, 2 e 3 SDs da média. Média ±1 SD abrange 68,2% de todos os valores; média ± 2 SD abrange 95,4% de todos os valores e é equivalente ao CI de 95% CI; média ± 3 SD abrange 99,6% de todos os valores e é equivalente à variação.

usada para os dados. Por exemplo, se em um determinado conjunto de dados o índice de massa corporal (BMI) for 29,6, com o valor mais baixo sendo 15,2 e o mais alto 47,3, a variação seria 47,3 – 15,2 = 32,1. Como ela é calculada a partir de duas medidas, a mais baixa e a mais alta, é uma medida estatística fraca da distribuição, e não dá indicação de como as medidas estão distribuídas dentro destes limites de variação. Além disso, como ela geralmente é a medida de uma amostra de uma população maior, não fornece necessariamente a variação potencial integral da população como um todo.

A medida da variação ou dispersão em torno da média pode ser avaliada de muitas maneiras, mas a mais comum é o desvio-padrão. A média e o desvio-padrão, que descrevem uma amostra da população, podem ser usados para avaliar diferenças com outras amostras de populações. O desvio-padrão (SD) é a avaliação da variabilidade de cada medida individual da média e é calculado, tomando-se a diferença média de cada medida da média calculada. Um SD baixo indica que as medidas tendem a estar muito próximas da média, pois a variação é pequena e a distribuição estreita, produzindo um pico da curva estreito, enquanto que um SD alto indica que os dados estão dispersos ao longo de uma grande variação de valores, resultando em uma curva mais ampla e menos inclinada.

A Figura 32.6 mostra o gráfico de uma distribuição normal e o SD. Em uma distribuição normal, aproximadamente 68% das medidas estarão dentro de um desvio-padrão da média, enquanto que dois desvios-padrão da média somam aproximadamente 95%, e três desvios-padrão em torno de 99,7%. Portanto, a variação da média ±1SD irá conter a maioria das medidas; o intervalo de confiança de 95% da população estará localizado dentro da média dos ±2 SDs, e a média ±3 SDs se aproxima da variação. Esta regra de 68/95/99,7 se mantém para todas as distribuições normais independentemente do tamanho da variação. Assim sendo, se uma amostra apresentar um desvio maior do que 2SDs da média de um conjunto de amostras, estatisticamente ela não faz parte do conjunto até um nível de 95% de confiança. Igualmente, se duas populações estiverem sendo comparadas e as médias das populações estiverem separadas mais do que a soma do SD de cada população, então a probabilidade é de que elas sejam estatisticamente diferentes, embora mais testes devam ser realizados.

Na experimentação científica, o desvio-padrão da média (SEM) é, às vezes, usado em lugar do SD. O SEM é o SD da média da amostra do estudo comparado com a média da população real. Portanto, enquanto que o SD demonstra a dispersão ou variabilidade em torno da média das medidas individuais da amostra, o SEM fornece a dispersão ou variação da média calculada da amostra. A média ±2 SEMs é a variação de confiança de 95% da média da amostra. Por conseguinte, se outra amostra da população for estudada, a média deverá estar dentro da variação em 95% das vezes. O SEM pode ser calculado pela divisão do SD pela raiz quadrada do tamanho da amostra. Portanto, ele é dependente de ambos, a variação da amostra e o tamanho da amostra.

Comparação dos grupos de amostra

O método mais comum para testar duas amostras de população é o teste *t* de Student. O nome provém do pseudônimo do seu introdutor, William Gosset, que trabalhou para a Cervejaria Guinness, em Dublin [12]. O teste foi usado originalmente para monitorar a qualidade da cerveja Guinness. O teste requer que as populações que estão sendo comparadas apresentem uma distribuição normal. Ele pode ser usado em uma das duas formas, o teste *t* não pareado ou o teste *t* pareado.

O teste *t* não pareado é usado quando são comparadas duas populações normais separadas e sem ligação. Por exemplo, se você está estudando dois métodos de indução do trabalho de parto e inscreve 100 sujeitos no seu estudo e randomiza metade em cada grupo de tratamento, existem duas amostras independentes para comparar os resultados, neste caso a indução para o trabalho de parto. O teste usado seria a forma não pareada do teste *t*. Não é necessário que sejam dois grupos randomizados, apenas dois grupos que difiram por um único parâmetro, p. ex., mulheres primigestas ou multigestas, em que é usado o mesmo agente de indução, e os resultados das primigestas são comparados aos das mulheres multigestas.

Um teste *t* pareado consiste em pares combinados onde um grupo de pacientes é testado 2 vezes, p. ex., uma vez antes de uma intervenção e repetida posteriormente. Um exemplo seria testar as mudanças no escore de Bishop após a aplicação de prostaglandina vaginal. Um teste *t* não pareado pode ser convertido para um teste *t* dependente, quando os indivíduos nos dois grupos são avaliados por semelhanças, usando medidas variáveis que demonstram semelhanças. Isto poderia ser feito em um estudo coorte, examinando o efeito do tabagismo no peso ao nascer, alocando um controle para cada gestante fumante, pareado por paridade, BMI e tempo de gestação na hora do parto.

O teste *t* deve ser usado quando os grupos da população são presumidos como normais na distribuição. Os testes de normalidade podem avaliar a probabilidade de qualquer conjunto de dados apresentar uma distribuição normal, possibilitando que o teste *t* seja usado. Se os dados não apresentarem uma distribuição normal ou se apresentarem desvios, deverá ser usado um teste não paramétrico. Os testes simples mais comuns são o teste de Wilcoxon de postos sinalizados para amostras pareadas e o teste *U* de Mann-Whitney para populações independentes.

A distorção é uma medida da assimetria da distribuição da população em torno da média em razão de uma cauda mais larga e mais longa em um lado ou no outro (Fig. 32.7). Ela pode ser positiva ou negativa, indicando em qual dos lados da média se encontra a distorção. Uma distorção negativa indica que a cauda à esquerda é mais longa do que à direita e vice-versa. A cauda afeta a média, deslocando-a para o lado da cauda e indicando que ela já não é mais representativa da amostra como um todo e, portanto, irá superestimar ou subestimar a 'média' da população. A melhor medida neste caso é a mediana.

A mediana é o valor que separa a metade superior da população amostrada da metade inferior. Ela é calculada pela variação de todos os valores da amostra desde o mais inferior até o mais superior e encontrando o valor intermediário (veja Fig. 32.2). Se existir um número equilibrado de valores, a mediana é definida como a média dos dois valores intermediários. Neste caso, metade da população tem valores menores do que a mediana, e metade tem valores maiores do que a mediana.

Em uma população com distribuição anormal, o SD não é um valor preciso da distribuição da população em torno da mediana, e, neste caso, um melhor descritor é a variação do percentil. Assim como a mediana é o valor que descreve o valor intermediário dentro da amostra, o percentil descreve a porcentagem dos valores contidos dentro de uma determinada variação de valores. Neste caso, a mediana é o percentil 50°, pois ela descreve o ponto em que 50% da população está abaixo, e 50% está acima daquele valor. Igualmente, o percentil 90° descreve o valor em que 90% da população está abaixo, e 10% está acima, e o percentil 10° descreve o valor em que 10% está abaixo e 90% está acima.

A variação estatisticamente normal é a variação da população que inclui todos os valores, não uma variação daqueles que são denominados 'normais' ou livres de doença. Por exemplo, se a restrição do crescimento uterino for classificada como recém-nascidos abaixo do percentil 10°, então 10% da população normal vai estar incluída nessa categoria, juntamente com os que apresentam verdadeiramente restrição do crescimento. Outras avaliações são necessárias para avaliar se o feto apresenta realmente crescimento restrito ou se apresenta um crescimento normal. No entanto, se for usado o percentil 5°, o recém-nascido localiza-se fora do limite de confiança de 95% do que seria esperado; igualmente, o percentil 3° torna menos provável a inclusão de um recém-nascido normal na variação do crescimento restrito, pois é esperado que 97% dos recém-nascidos apresentem um peso maior. O percentil 3° é o equivalente de 2 SDs da média da população de uma distribuição normal. Se duas populações com distribuição anormal ou assimétricas forem comparadas, não será necessário nenhum teste não paramétrico.

Comparação de populações assimétricas

O teste *U* de Mann-Whitney (também chamado de teste de soma de postos Wilcoxon) é um teste não paramétrico para avaliar duas populações independentes. É uma variação do teste Wilcoxon original que é usado para estudar populações de igual tamanho. O teste *U* Mann-Whitney é realizado com a colocação de todos os valores de cada grupo em uma coluna em categorias que vão da mais alta até a mais baixa. A soma das variações de cada grupo é comparada e usada para calcular o valor *U*. Se as amostras forem diferentes, um grupo terá um valor menor de *U*, resultando em uma variação mais alta da média. Isto, então, é usado para consultar as tabelas de significância para avaliar se os grupos forem estatisticamente significativos. A maioria dos pacotes estatísticos fará isto automaticamente.

O teste Wilcoxon de postos sinalizados é um teste pareado não paramétrico para avaliar duas populações que estão relacionadas, p. ex., uma população testada 2 vezes, antes e depois da intervenção. Ele é usado como uma alternativa ao teste *t* pareado de Student, onde a população não está normalmente distribuída. Como este é um teste pareado, o valor do teste 2 é subtraído do valor do teste 1, resultando em um valor Z. Estes valores são classificados de forma semelhante ao teste *U* de Mann-Whitney, com a categoria 1 recebendo o menor valor absoluto de Z. As categorias dos valores positivos para Z e os valores negativos de Z são somados. A menor das somas das duas categorias é, então, usada para comparação em uma tabela de valores críticos para um determinado

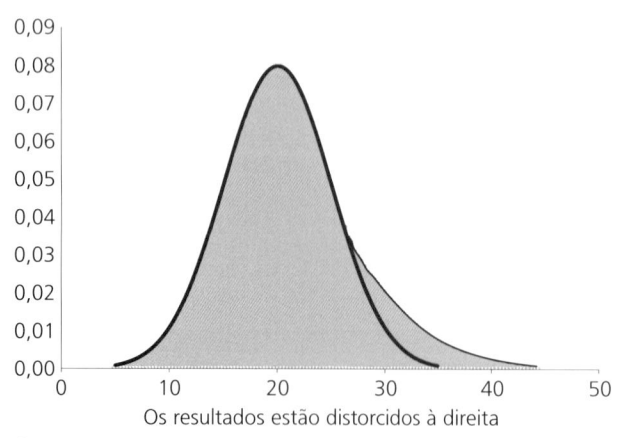

Fig. 32.7 Este gráfico é similar à distribuição normal, com exceção de uma distorção à direita. Isto fará com que a média seja maior do que 20, não estando localizada na metade da distribuição. A mediana é uma medida melhor neste caso.

tamanho de amostra para avaliar se existe uma diferença significativa, com um aumento ou diminuição após a intervenção. Este teste tem muita força, pois é menos dependente do tamanho das diferenças entre os pares e é uma medida dos desvios na população, embora o problema disso é que diferenças muito pequenas podem ser estatisticamente significativas. Como acontece com todos os testes de estatística, os resultados precisam ser interpretados de acordo com a relevância clínica.

Correlação e dependência

Todos os testes citados anteriormente examinavam formas de estudar populações, caso elas fossem diferentes. Outros testes procuram a correlação entre os valores dentro da população estudada. Estes testes estudam as mudanças entre dois ou mais valores para ver se as mudanças nestes valores têm alguma ligação, por exemplo, estudos sobre o efeito do BMI materno na incidência de cesariana. No *National Sentinel Caesarean Section Audit*, quanto mais alto o BMI, mais alta a taxa de cesariana nestas mulheres. A lógica nos diz que o aumento no BMI afeta a taxa de cesarianas e não é a taxa de cesarianas que afeta o BMI. Entretanto, a estatística não pode fazer esta suposição, e isto precisa ser interpretado pelo investigador. As correlações podem demonstrar uma relação preditiva, por exemplo, um aumento no BMI de x deve estar associado a um aumento de $y\%$ na taxa de cesarianas, e isto pode ser usado para predizer como o BMI das mulheres grávidas afetaria a taxa de cesarianas em uma instituição. Igualmente, a associação também pode sugerir que uma redução no BMI poderia reduzir o risco de cesariana em uma determinada mulher. Contudo, o simples fato de os valores terem uma associação não significa que eles apresentam um efeito causal; a dependência estatística não é suficiente para demonstrar a presença de tal relação. As duas variáveis podem ser influenciadas independentemente por um terceiro fator comum.

O resultado de um teste de correlação é dado como o coeficiente de correlação, frequentemente denominado por r, que é uma medida do grau de correlação. O teste mais comum é o teste de correlação de Pearson, que testa a correlação linear. Quanto mais perto r estiver de 1 ou -1, mais próxima a correlação, implicando que, para aumento de unidade em uma variável, existe um aumento igual na unidade ($r = 1$) ou queda ($r = -1$) na outra variável. Um valor P pode ser atribuído da mesma forma que usado em outros testes estatísticos, afirmando a confiança de que o teste é preciso (p. ex., 95% de confiança se $P < 0,05$), mas não avalia o quanto as duas variáveis estão próximas. O quadrado do valor r oferece uma aproximação da porcentagem do efeito que a mudança de uma variável tem sobre a outra. Assim sendo, um teste que apresenta um resultado de $r = 0,5$ e $P < 0,01$ indica que existe uma correlação estatisticamente válida, mas apenas 25% (r^2) de uma determinada mudança na variável 2 está associada a uma mudança na variável 1. Somente quando r é maior do que 0,7, a variável 1 apresenta um efeito maior do que 50% sobre a variável 2.

O que foi descrito anteriormente é uma padronização de testes estatísticos que são considerados estatisticamente significativos. É importante fazer a avaliação dos resultados obtidos segundo a sua validade clínica, o seu efeito real e como os resultados influenciam o pensamento pré-teste aceito. Isto faz parte do pensamento que está por trás da inferência bayesiana.

Inferência Bayesiana

A inferência bayesiana é o uso de uma crença ou probabilidade prévia sobre o resultado de um teste para determinar a probabilidade de que o resultado de um novo teste seja verdadeiro. Em outras palavras, sabendo o que sabemos a partir da experiência ou crença, este novo resultado pode ser verdadeiro? No dia a dia, esta é a base sobre a qual modificamos nossas crenças e práticas. Se um estudo confirmar nossas crenças preconcebidas, nós o aceitaremos sem questionamento, mas se ele discordar, então poderemos resistir em aceitá-lo e apenas mudaremos nossa prática até um certo grau. No entanto, à medida que se acumulam mais evidências, o grau de confiança no resultado de um teste se altera. Com evidências suficientes, o grau de confiança deve-se tornar muito alto ou muito baixo. Isto significa que os resultados serão naturalmente afetados decorrente dos preconceitos no pré-teste, mas permite a mudança desta tendência com mais evidências confirmadoras. É assim que nós realmente atuamos no mundo real. Muitos estudos observacionais sugeriram um risco aumentado de parto vaginal com apresentação pélvica, porém muitos clínicos não aceitaram estes resultados em razão dos seus preconceitos preexistentes. O *Term Breech Trial*, com seu grande formato randomizado, convenceu os que já acreditavam e alguns daqueles que eram céticos, mas outros ainda encontraram defeitos no estudo, portanto não tiveram que mudar as suas crenças. Em uma forma estatística, a inferência Bayesiana estima o grau de crença pré-teste antes que qualquer evidência seja colhida, e então volta a fazer a estimativa do grau de confiança depois de observado um conjunto de evidências pela combinação dos valores do pré-teste com os resultados do teste. Este processo é, então, repetido sempre que forem obtidas evidências adicionais, levando a uma mudança na probabilidade de que os resultados sejam verdadeiros ou falsos.

💡 Quadro 32.4 Resumo

Estatísticas descritivas:
- Média: a soma de todas as medidas dividida pelo número total de medidas realizadas.
- Amplitude: calculada subtraindo-se a menor medida (mínimo) da maior (máximo).
- Desvio-padrão (SD): avaliação da variabilidade da cada medida individual da média, calculado, tomando-se a diferença média de cada medida da média calculada.

(Continua)

- Desvio-padrão da média (SEM): desvio-padrão da média estimada da amostra do estudo comparada à verdadeira média da população.
- Teste t de Student: usado para comparar populações normalmente distribuídas. As populações podem ser pareadas ou não pareadas.
- Distorção: uma medida da assimetria da distribuição da população em torno da média.
- Mediana: valor que separa a metade superior da população amostrada da metade inferior.
- Percentis: descrevem a porcentagem dos valores contidos dentro de uma dada variação de valores.
- Teste U de Mann-Whitney: um teste não paramétrico para avaliar duas populações independentes.
- Teste Wilcoxon de postos sinalizados: um teste não paramétrico pareado para avaliar duas populações que estão relacionadas.
- Correlação: estuda as mudanças entre dois ou mais valores dentro de uma população para ver se as mudanças nestes valores têm alguma associação.
- Inferência bayesiana: um método que usa uma crença ou probabilidade prévia em relação ao resultado de um teste para determinar a probabilidade de que o resultado de um novo teste seja verdadeiro.

COMO SE USA A ESTATÍSTICA

Os exemplos anteriores são todos exemplos de como se usa a estatística. Sejam quais forem os resultados, todos eles são interpretados à luz da nossa própria experiência. Se não temos crenças preconcebidas, estamos abertos aos resultados de qualquer ensaio. Se tivermos uma ideia preconcebida e o ensaio apresentar um resultado nulo, ele nos confirma que o que fazemos está correto, mas isto também é verdadeiro para as pessoas com uma ideia preconcebida oposta à nossa. O ensaio *Term PROM* não apresentou diferença entre indução imediata do trabalho de parto ou a conduta expectante em casos de ruptura das membranas antes do início do trabalho de parto. Isto indica que não existem evidências que apoiem uma ou outra ação. Isto permitiu que as pessoas continuassem a agir como faziam anteriormente, acreditando que estão corretas, mas deve ser dito às pessoas que não existe uma resposta correta e que deve ser oferecida às mulheres uma opção de conduta.

A estatística é uma ferramenta poderosa em pesquisa médica e epidemiologia, mas é importante usá-la no momento certo e da maneira certa. Se for feita a pergunta errada, o trabalho não terá valor, independente dos resultados e da significância estatística. É importante refletir cuidadosamente sobre o problema a ser abordado e definir a hipótese correta e testá-la com um estudo com força adequada. As estatísticas não vão acobertar um ensaio clínico mal delineado com dados insuficientes, testando a hipótese errada. Também é importante avaliar os resultados da relevância clínica e as consequências de modificar ações que resultam potencialmente em consequências imprevistas que não foram testadas.

REFERÊNCIAS

1. Semmelweis IP. Die Aetiologie, der Begriff und die Prophylaxis des Kindbettfiebers. [The aetiology, concept, and prophylaxis of childbed fever.] Budapest and Vienna, 1961.
2. Cantwell R, Clutton-Brock T, Cooper G *et al.* Saving Mothers' Lives: Reviewing maternal deaths to make motherhood safer: 2006-2008. The Eighth Report of the Confidential Enquiries into Maternal Deaths in the United Kingdom. *BJOG* 2011;118(Suppl 1): 1-203.
3. Centre for Maternal and Child Enquiries. *Perinatal Mortality 2009: United Kingdom.* London: CMACE, 2011.
4. Thomas J, Paranjothy S. *The National Sentinel Caesarean Section Audit Report.* London: RCOG Press, 2001.
5. Mahmood TA, Templeton A. The impact of treatment on the natural history of endometriosis. *Hum Reprod* 1990;5:965-970.
6. Missmer SA, Hankinson SE, Spiegelman D, Barbieri RL, Marshall LM, Hunter DJ. Incidence of laparoscopically confirmed endometriosis by demographic, anthropometric, and lifestyle factors. *Am J Epidemiol* 2004;160:784-796.
7. Rai R, Cohen H, Dave M, Regan L. Randomised controlled trial of aspirin and aspirin plus heparin in pregnant women with recurrent miscarriage associated with phospholipid antibodies (or antiphospholipid antibodies). *BMJ* 1997;314:253-257.
8. Shelton JD, Taylor RN Jr. The Pearl Pregnancy Index reexamined: still useful for clinical trials of contraceptives. *Am J Obstet Gynecol* 1981;139:592-596.
9. Doll R, Hill AB. Mortality in relation to smoking: ten years' observations of british doctors. *BMJ* 1964;1:1460-1467.
10. Empson M, Lassere M, Craig J, Scott J. Prevention of recurrent miscarriage for women with antiphospholipid antibody or lupus anticoagulant. *Cochrane Database Syst Rev* 2005;(2):CD002859.
11. Cuckle HS, Malone FD, Wright D *et al.* Contingent screening for Down syndrome: results from the FaSTER trial. *Prenat Diagn* 2008;28:89-94.
12. Hanley JA. The statistical legacy of William Sealy Gosset ('Student'). *Community Dent Health* 2008;25:194-195.

SEÇÃO II

GINECOLOGIA

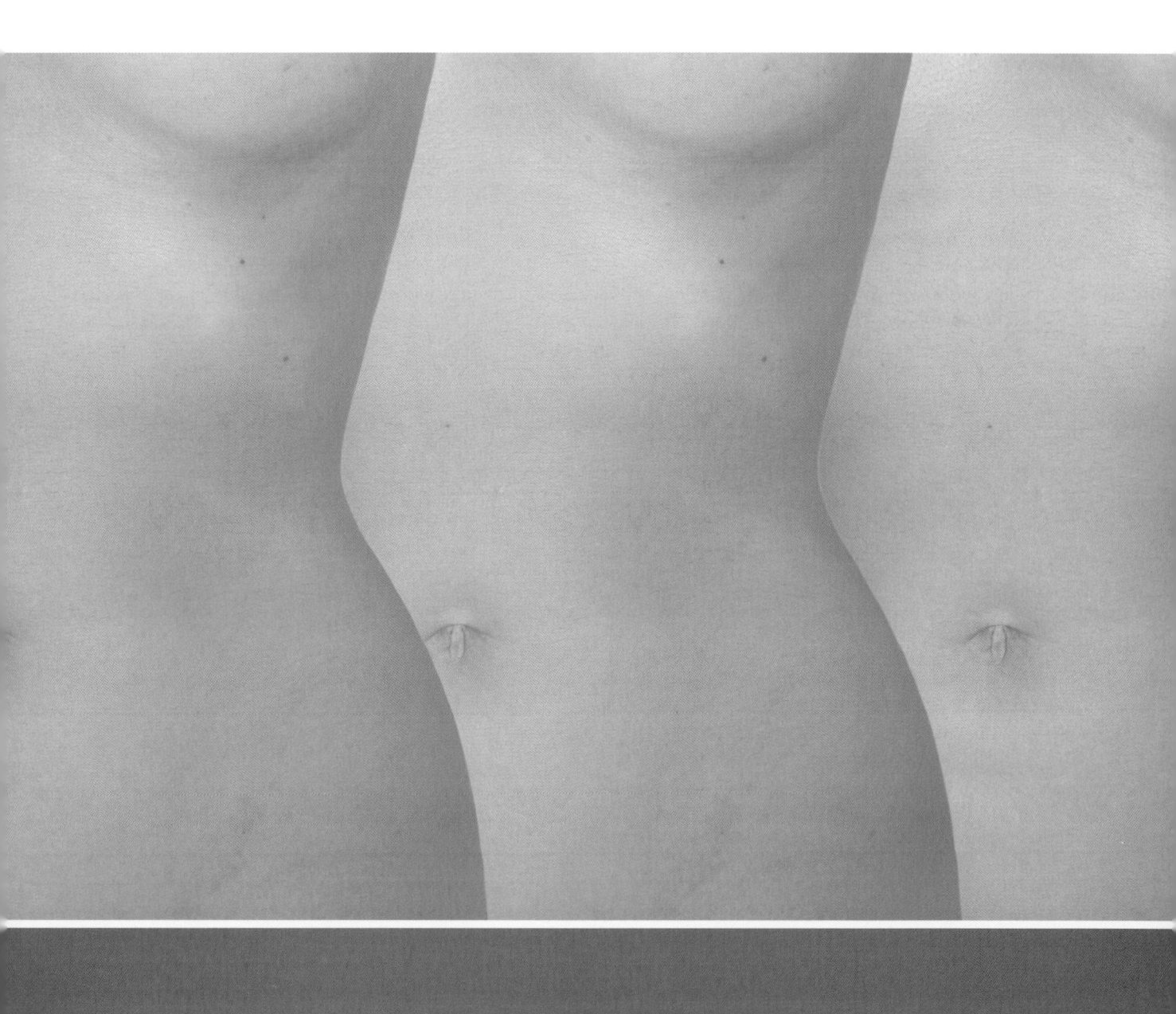

PARTE 8

GINECOLOGIA

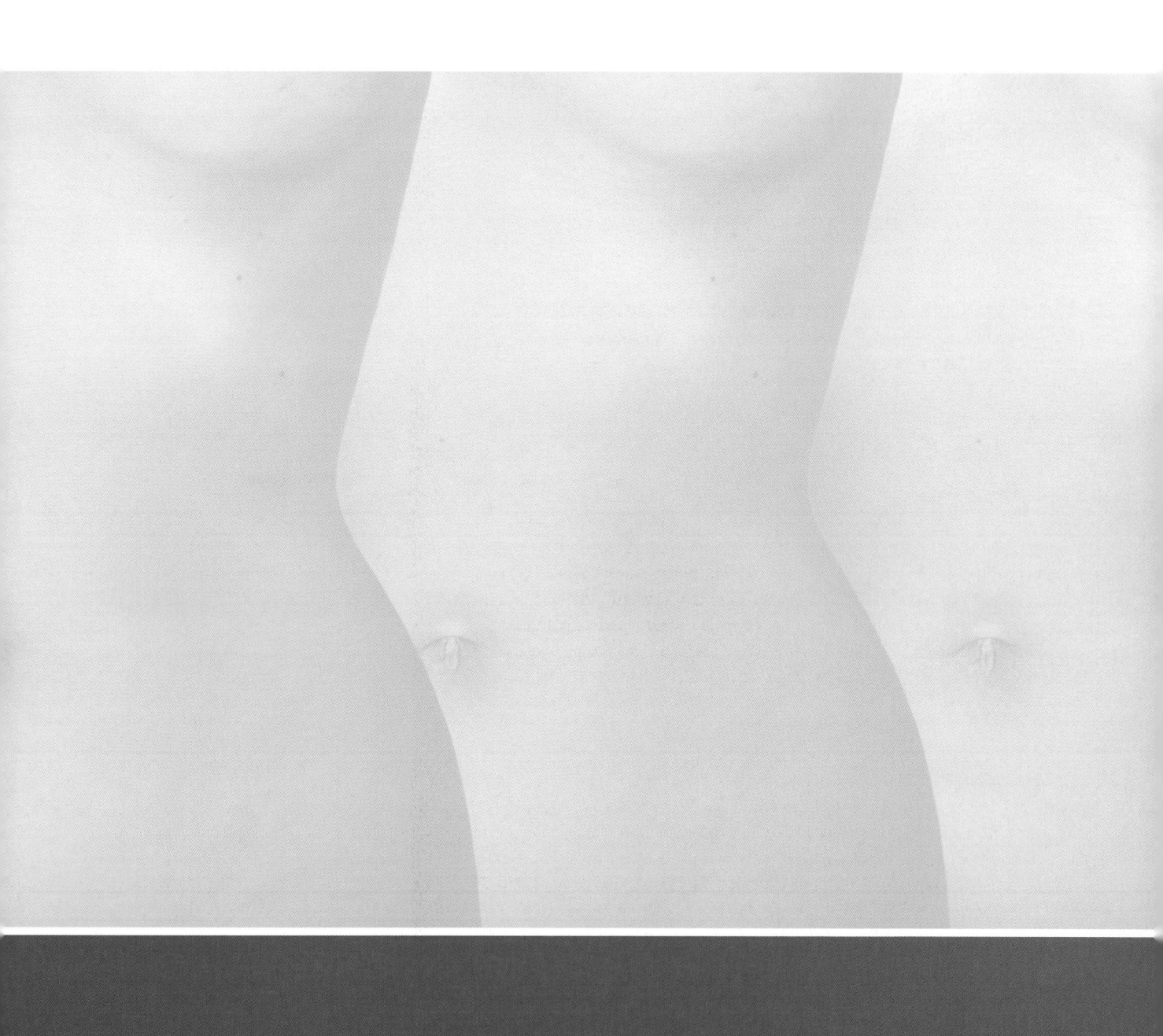

Capítulo 33

Anatomia Clínica da Pelve e do Aparelho Reprodutor

Alan Farthing
Imperial College NHS Trust, London, UK

Este capítulo visa a resumir os aspectos importantes da anatomia do abdome e da pelve que devem ser conhecidos pelo especialista obstetra e ginecologista. Muitas das investigações e tratamentos que solicitamos em nossa rotina requerem um bom conhecimento anatômico para que possam ser entendidos apropriadamente.

ANATOMIA DE SUPERFÍCIE

A parede abdominal anterior pode ser dividida em quatro quadrantes por linhas que atravessam o umbigo horizontal e verticalmente (Fig. 33.1). No abdome superior, encontra-se o epigástrio, que é a área logo abaixo do apêndice xifoide, e nas porções inferiores direita e esquerda do abdome inferior estão alocalizados a fossa ilíaca e o hipogástrio.

A inervação da parede abdominal anterior é feita pelo nervo cutâneo, que se estende a partir dos ramos anteriores da região torácica inferior e da coluna lombar. Os dermatomas das estruturas significativas na parede abdominal anterior são T7 (xifoide), T10 (umbigo) e L1 (sínfise púbica).

O suprimento de sangue é feito pelos vasos epigástricos superiores (ramo da artéria torácica interna) e epigástricos inferiores (ramo da artéria ilíaca externa). Durante a laparoscopia, os vasos epigástricos inferiores podem ser visualizados entre o peritônio e a musculatura do reto na parede abdominal anterior, e sua trajetória inicia-se superiormente a, aproximadamente, 2/3 do ligamento inguinal próximo à sínfise púbica. Deve ser tomado muito cuidado para evitá-los enquanto são usados trocartes durante a laparoscopia e para assegurar que sejam identificados ao ser feita uma incisão de Maylard na parede abdominal.

PAREDE ABDOMINAL ANTERIOR

Abaixo da pele e da camada de gordura da parede abdominal anterior encontram-se uma bainha e os músculos que incluem o reto abdominal e músculos oblíquos e transversais externos e internos (Fig. 33.2). Quando estes músculos se unem na linha média, é formada a linha alba. O músculo piramidal está presente em quase todas as mulheres, originando-se na superfície anterior do púbis e inserindo-se na linha alba. A configuração exata dos músculos que é encontrada pelo cirurgião depende de onde exatamente é feita a incisão.

UMBIGO

O umbigo é essencialmente uma cicatriz formada pelos remanescentes do cordão umbilical. Está situado na linha alba e em uma variedade de posições que dependem da obesidade da paciente. No entanto, a base do umbigo é sempre a parte mais fina da parede abdominal anterior e é o ponto mais comum para a entrada abdominal na laparoscopia. O úraco é o remanescente do alantoide do feto e se estende do ápice da bexiga até o umbigo. Ocasionalmente, ele pode continuar evidente nos recém-nascidos. No começo da vida embrionária, o ducto vitelínico também se liga ao umbigo a partir do desenvolvimento do intestino médio. Embora o ducto esteja rompido muito antes do parto, é encontrado um remanescente desta estrutura em 2% da população como um divertículo de Meckel.

A aorta se divide em artérias ilíacas comuns aproximadamente 1-2 cm abaixo do umbigo nas mulheres mais magras (Fig. 33.3). As veias ilíacas comuns se combinam para formar a veia cava inferior logo abaixo, e todas estas estruturas apresentam um risco potencial para a inserção laparoscópica no umbigo.

EPITÉLIO DO APARELHO GENITAL

A parede abdominal anterior, incluindo a vulva, vagina e áreas perineais, é revestida por epitélio escamoso. O epitélio que reveste a endocérvice e a cavidade uterina é colunar, e a

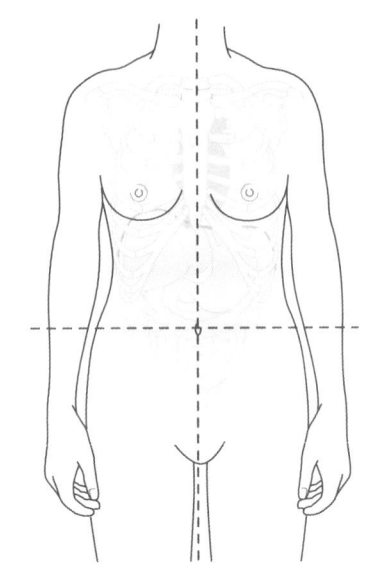

Fig. 33.1 O abdome pode ser dividido em quadrantes.

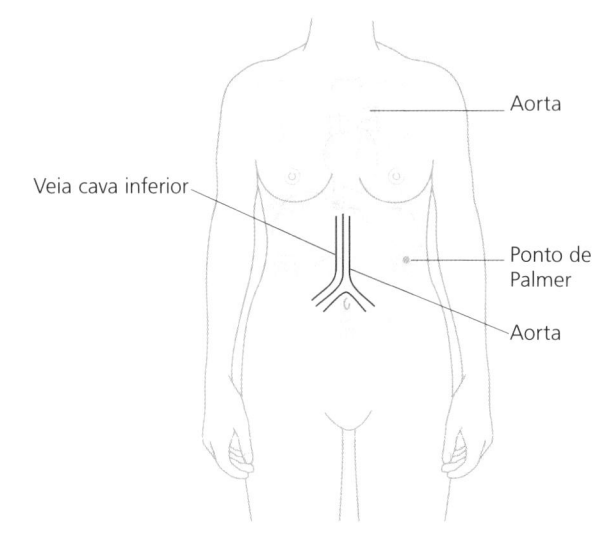

Fig. 33.3 O umbigo em relação à vasculatura subjacente em uma paciente magra.

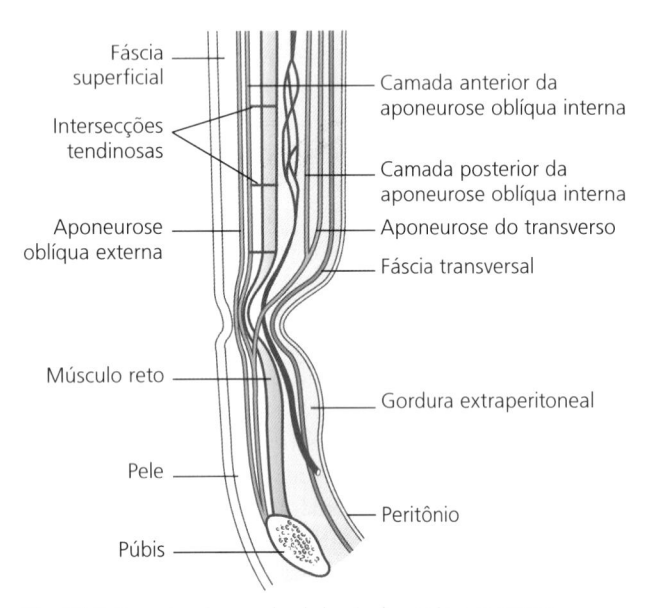

Fig. 33.2 Camadas da parede abdominal anterior em secção transversal.

PERITÔNIO

O peritônio é uma membrana serosa fina que reveste o interior das cavidades pélvica e abdominal. Em termos mais simples, provavelmente é melhor imaginar a pelve contendo a bexiga, o útero e o reto (Fig. 33.4) e observar que o peritônio recobre estes órgãos em uma única camada. Esta camada completa é, então, atravessada pelas tubas uterinas e os ovários em cada um dos lados. Posteriormente, o reto também atravessa o peritônio onde se conecta com o cólon sigmoide e recobre a superfície posterior do útero e os seus ligamentos e o reto, formando o saco de Douglas. Esta área particular é importante em ginecologia, pois é o local onde se depositam as coleções de fluidos por ação da gravidade. Nessa localização, podem ser encontrados sangue de uma gravidez ectópica, secreção purulenta das infecções e focos de endometriose, causada por menstruação retrógrada.

VULVA

A vulva é a área do períneo que compreende o púbis, os grandes e pequenos lábios e a abertura da vagina e da uretra (Fig. 33.5). Os grandes lábios são áreas de pele sem camadas de gordura subjacente que protegem a vagina. Mediais a eles encontram-se os pequenos lábios, que consistem em tecido vascular que se enche de sangue durante a excitação sexual. Eles se unem anteriormente para formar o prepúcio do clitóris e posteriormente o freio. O hímen é uma dobra mucosa na entrada da vagina. Ele geralmente tem uma pequena abertura nas mulheres virgens e é visto apenas como um remanescente nas mulheres sexualmente ativas. De cada lado da abertura encontram-se os ductos das glândulas vestibulares comumente conhecidos como glândulas de Bartholin, que produzem boa parte da lubrificação durante a relação sexual.

junção escamocolunar é visível na ectocérvice nas mulheres em idade reprodutiva. Este é um local importante, pois é a área a partir da qual pode surgir a neoplasia intraepitelial cervical (CIN) e a malignidade cervical. A bexiga é revestida pelo epitélio transicional que se torna colunar quando reveste a uretra. A margem anal é composta por epitélio escamoso, mas se transforma em colunar dentro do ânus e no reto.

O trato genital, desde a vagina, passando pelo útero, tubas uterinas até a cavidade peritoneal, é uma cavidade aberta. Este é o caminho a ser percorrido pelo esperma no processo de fertilização, porém também permite o transporte de organismos patológicos que podem resultar em infecção ascendente.

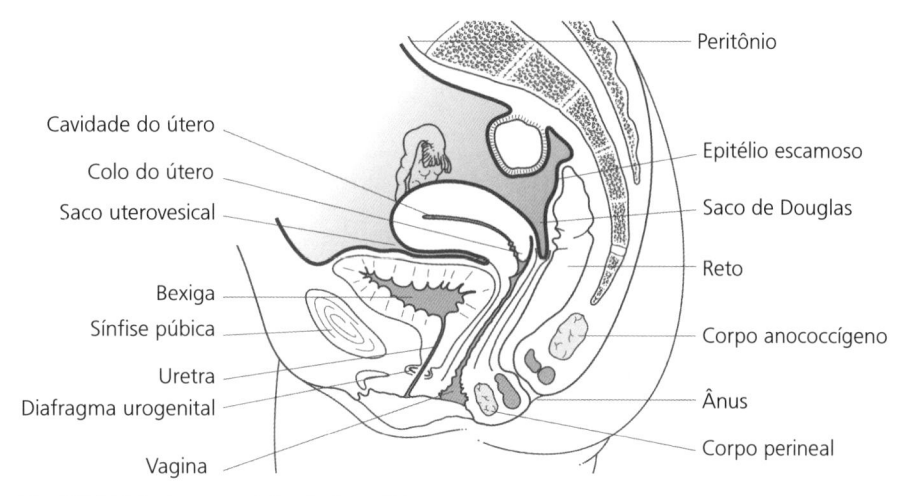

Fig. 33.4 Visão transversal dos órgãos pélvicos.

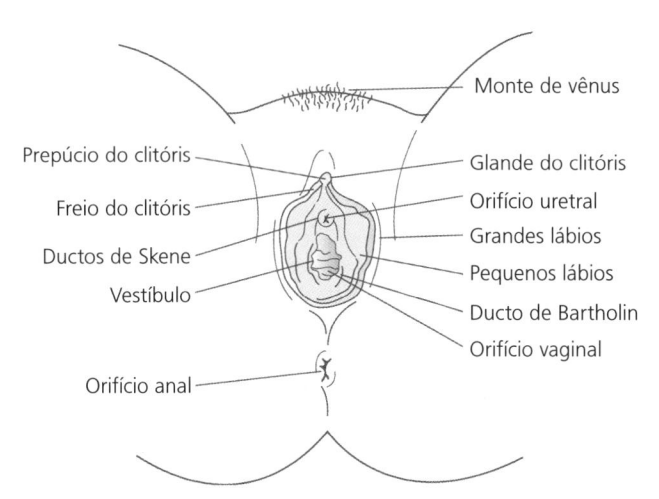

Fig. 33.5 Anatomia de superfície da vulva.

O suprimento sanguíneo da vulva provém da artéria pudenda, e a drenagem linfática é feita pelos gânglios linfáticos. O suprimento nervoso é feito na sua maior parte pelo nervo pudendo e pelo plexo pélvico e pelo ramo perineal do nervo cutâneo femoral posterior.

CLITÓRIS

O clitóris corresponde ao pênis no homem e consiste nas mesmas três massas de tecido erétil (Fig. 33.6). O bulbo do vestíbulo está ligado ao diafragma urogenital subjacente e divide-se em dois na vagina. O corpo cavernoso origina-se de dois ramos esquerdo e direito que se juntam medialmente e são recobertos pelos músculos isquiocavernosos.

BACIA PÉLVICA

A bacia pélvica consiste em dois ossos do quadril (compreendendo ílio e ísquio) que são unidos posteriormente pelo sacro e anteriormente pela sínfise púbica (Figs. 33.7 e 33.8). O cóccix está localizado na parede inferior do sacro. Um plano traçado entre o promontório sacral e a parede superior da sínfise púbica demarca o estreito superior da pelve e um plano traçado da ponta da vértebra S5 até a parede inferior da sínfise púbica demarca o estreito inferior da pelve.

Clinicamente, a espinha isquiática é importante, pois pode ser palpada pela vagina, permitindo avaliar o progresso do trabalho de parto, servindo como ponto de referência. É um ponto de inserção do ligamento sacroespinhoso, que também se junta à parte lateral inferior do sacro. Forma juntamente com o ligamento sacrotuberoso e com a bacia as bordas do forame isquiático maior (através do qual passa o nervo ciático) e o forame isquiático menor (através do qual o nervo pudendo entra na pelve).

O sacro e o ílio são unidos pela forte articulação sacroilíaca. Esta é uma articulação sinovial e é sustentada pelos ligamentos sacroilíacos posterior e interósseo. A sínfise púbica é uma articulação cartilaginosa com um disco fibrocartilaginoso, separando os dois ossos, que são firmemente unidos pelos ligamentos de sustentação. Não deve haver quase nenhum movimento desta articulação.

ASSOALHO PÉLVICO

O músculo obturador interno situa-se na face medial do osso isquiático e, junto com o corpo do púbis, forma uma parede que suporta o assoalho pélvico. Este é um feixe de músculos que são atravessados pela uretra, pela vagina e pelo canal anal. Posteriores à vagina, estes músculos formam o corpo perineal. O músculo puborretal é um feixe muscular posterior ao reto que forma um anel que envolve a junção do ânus e do reto, e estas fibras são constituídas pelo pubococcígeo que forma o corpo anococcígeo na linha mediana (Fig. 33.9). O conjunto de músculos é referido de formas variadas, como músculos do diafragma pélvico ou elevadores do ânus (Fig. 33.10). Estes músculos suportam os órgãos pélvicos, mantendo-os na posição e resistindo às forças criadas, quando a pressão intraperitoneal é aumentada, como ao tossir ou fazer algum esforço. O suprimento nervoso provém do quarto nervo sacral e do nervo do pudendo.

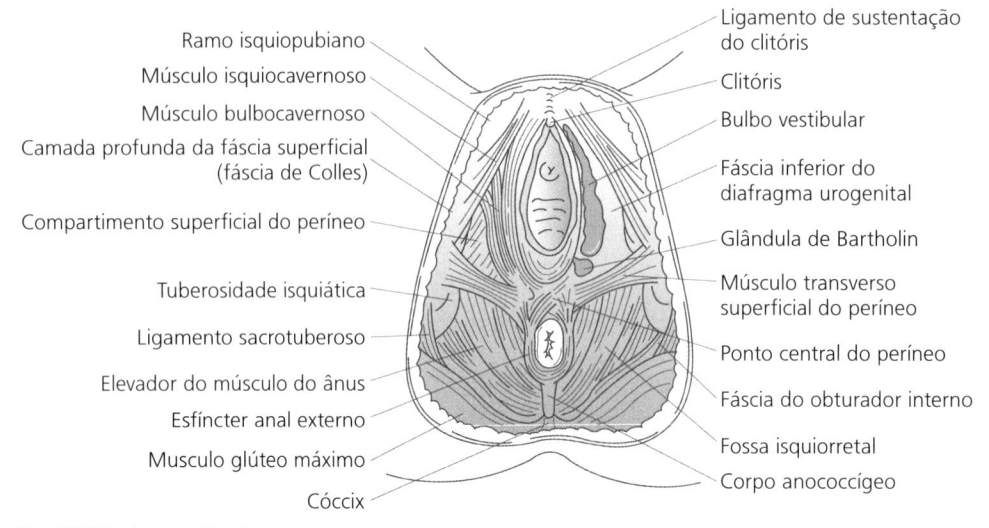

Fig. 33.6 Tecidos profundos da vulva.

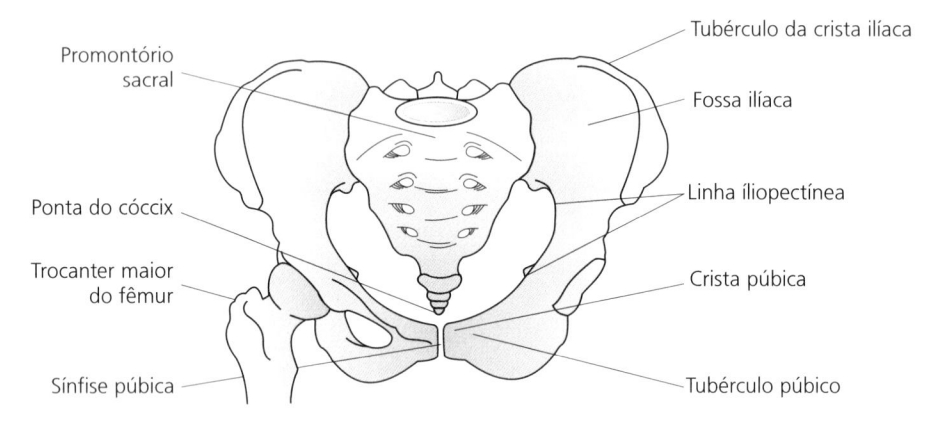

Fig. 33.7 Bacia pélvica.

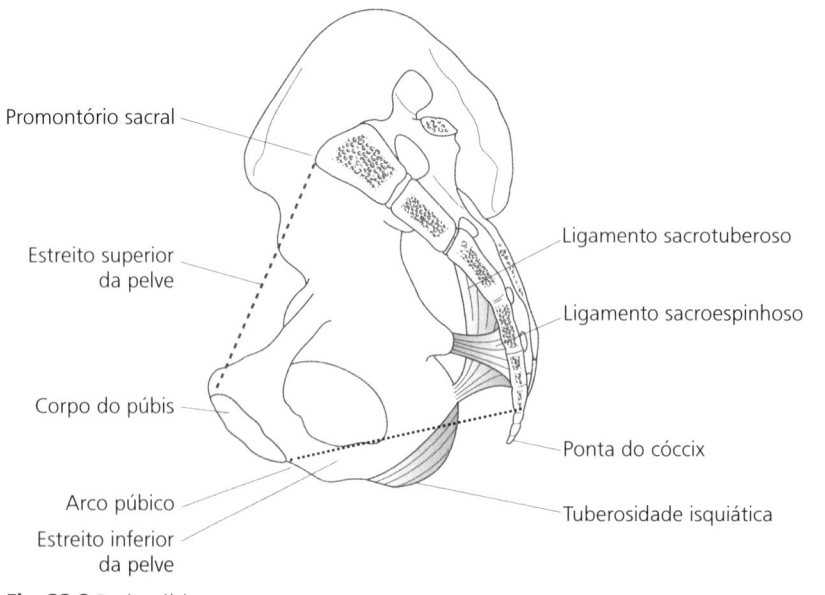

Fig. 33.8 Bacia pélvica.

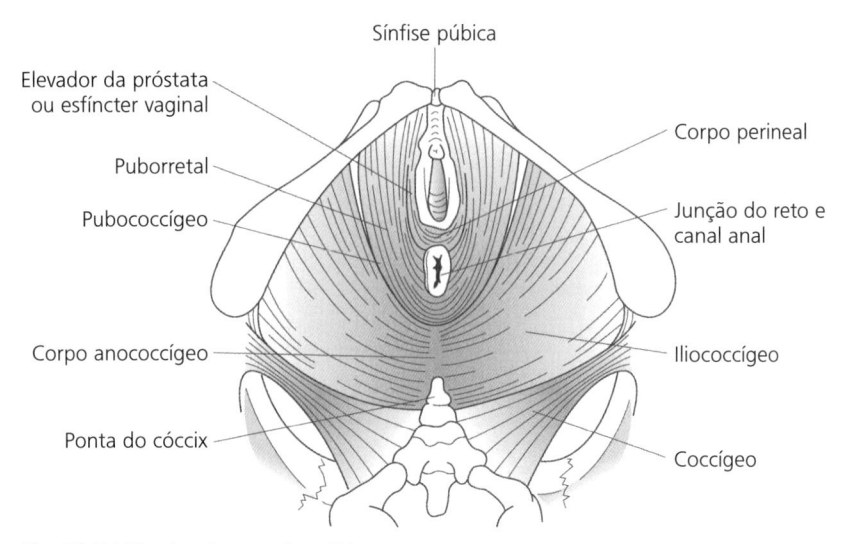

Capítulo 33 ■ Anatomia Clínica da Pelve e do Aparelho Reprodutor

Fig. 33.9 Músculos do assoalho pélvico.

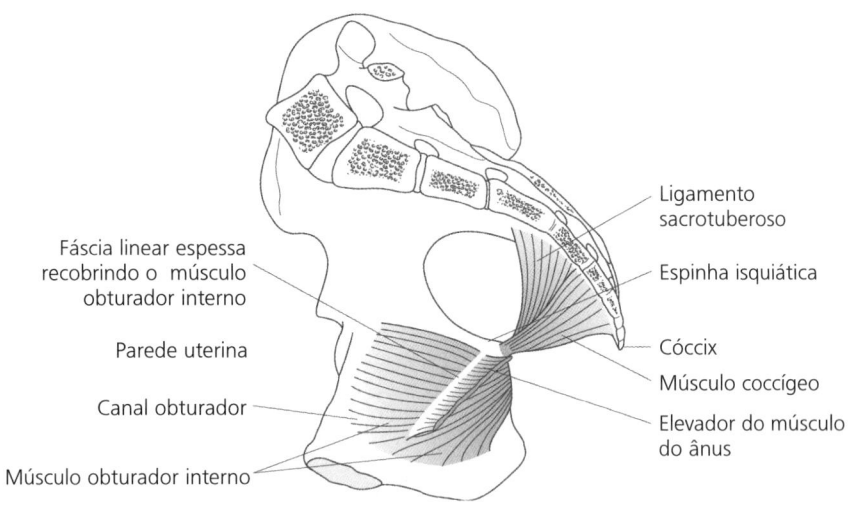

Fig. 33.10 Visão transversal dos músculos do assoalho pélvico.

ÓRGÃOS PÉLVICOS (FIG. 33.11)

▶ Vagina

A vagina é um tubo muscular distensível que se estende desde o introito até o colo do útero. Ela atravessa o assoalho pélvico e depois repousa na sua superfície superior, usando-o como apoio. Tem aproximadamente 8 cm de comprimento, e as paredes anterior e posterior estão opostas uma a outra. Os livros de anatomia podem dar uma impressão confusa ao mostrarem esta estrutura como um tubo aberto com um lúmen. No entanto, ao exame por imagem, a vagina normal não deve estar distendida e não contém ar. Projetado no ápice da vagina, encontra-se o colo uterino. As áreas da vagina que fazem limite com o colo uterino são chamadas de fórnices e são identificadas como anterior, posterior, direito ou esquerdo.

A parede vaginal consiste em camadas circulares internas e externas de músculos que não podem ser distinguidas uma da outra. O epitélio não contém glândulas, mas é rico

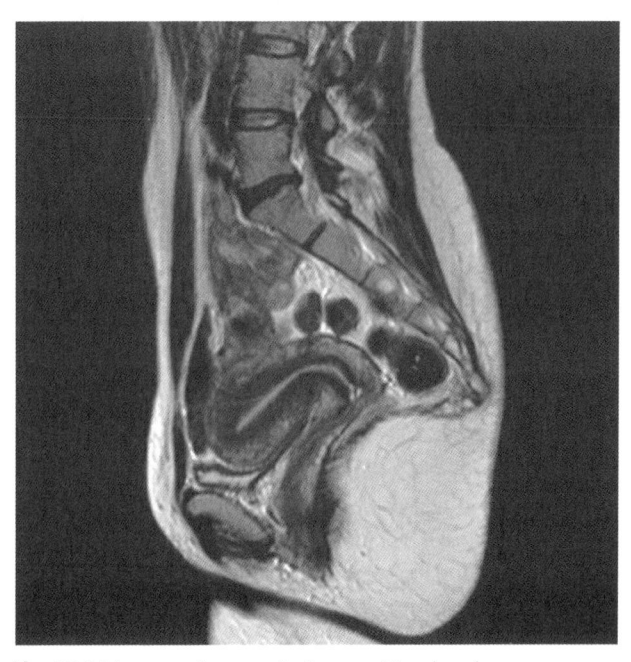

Fig. 33.11 Imagem de ressonância magnética da pelve.

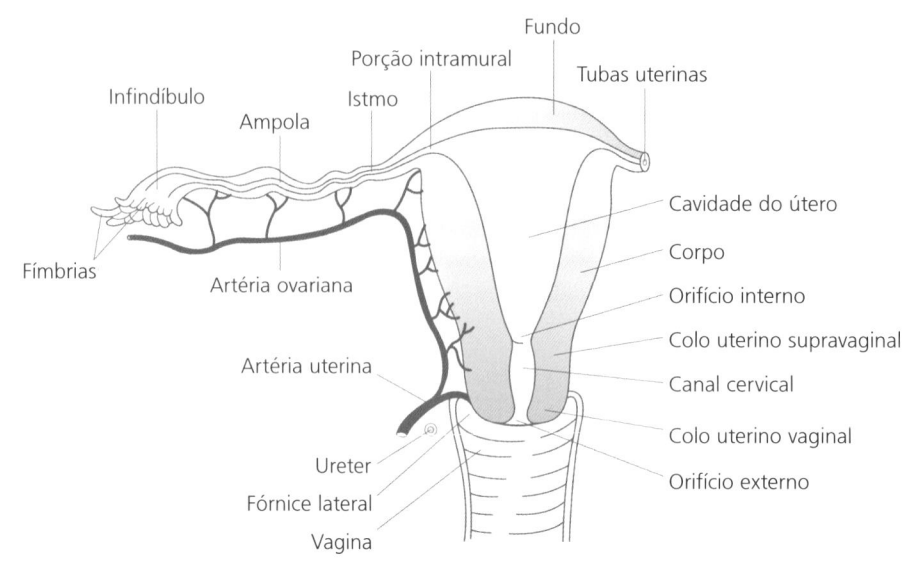

Fig. 33.12 Útero e tubas uterinas.

em glicogênio em mulheres no período da pré-menopausa. O *Lactobacillus acidophillus*, um comensal normal, quebra este glicogênio para criar um ambiente ácido.

Útero

O útero apresenta tamanho e forma aproximados de uma pera com uma cavidade central e paredes musculares espessas (Fig. 33.12). A superfície serosa está ligada ao peritônio, abaixo do qual está o miométrio. O miométrio é um músculo liso sustentado pelo tecido conectivo e é formado por três camadas de músculo: externa, intermediária e interna. Clinicamente isto é importante, pois os miomas não interferem nas camadas, e sua remoção através de uma incisão superficial mantém as três camadas intactas. As três camadas seguem em direções complementares, estimulando a oclusão vascular durante as contrações, uma ação importante para hemostasia do sangramento no período menstrual e pós-parto. A membrana mucosa que recobre o miométrio e reveste a cavidade é o endométrio. As glândulas do endométrio atravessam o miométrio, e uma camada do epitélio colunar na superfície se altera clinicamente durante o ciclo menstrual.

O útero divide-se em fundo superiormente, corpo, istmo (orifício interno) e inferiormente encontra-se o colo do útero (orifício externo). O colo do útero é uma estrutura cilíndrica, muscular nas suas porções superiores, mas é formada por tecido conectivo fibroso na sua parte inferior onde se conecta com a vagina. O colo uterino é revestido pelo epitélio colunar, que secreta muco alcalino que neutraliza os efeitos da acidez vaginal.

O colo do útero e o útero nem sempre estão no mesmo plano, e quando o corpo uterino roda anteriormente, ele é referido como 'anteverso fletido'; quando rodado posteriormente, é referido como 'retroverso fletido'. O eixo de todo o útero pode ser antevertido ou retrovertido em relação ao eixo da vagina (Fig. 33.13).

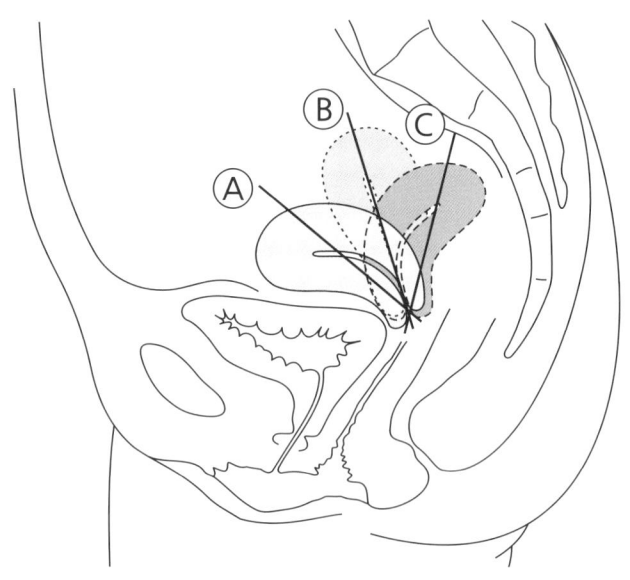

Fig. 33.13 Eixos do útero em relação à vagina.

O útero é apoiado pelos músculos do assoalho pélvico juntamente com três condensações do tecido conectivo. Os ligamentos pubocervicais estendem-se anteriormente desde o colo do útero até o púbis, os ligamentos cardinais passam lateralmente pelo colo uterino e terço superior da vagina até as paredes laterais pélvicas, e os ligamentos uterossacrais estendem-se do colo uterino e parte superior da vagina até o sacro. Estes ligamentos uterossacrais podem ser claramente visualizados posteriormente ao útero no saco de Douglas e são um local frequente de endometrioses superficial e profunda.

O suprimento uterino de sangue é derivado principalmente da artéria uterina, um ramo da divisão anterior da artéria ilíaca interna. Ocorre uma anastomose diretamente com a artéria ovariana com suprimento de sangue através do ligamento ovariano.

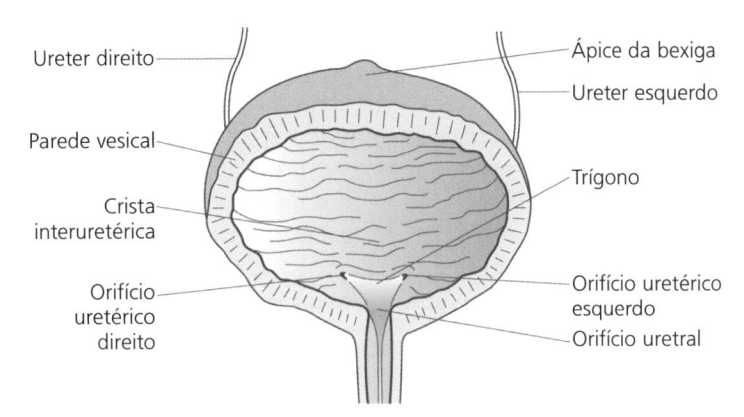

Fig. 33.14 A bexiga.

O ligamento redondo é o remanescente do gubernáculo e se estende do útero até a parede pélvica lateral e canal inguinal antes de descer para os grandes lábios. Ele mantém o útero em anteversão, embora seja uma estrutura muito distensível na gravidez. É a primeira estrutura a ser dissecada na histerectomia, permitindo que o cirurgião abra as dobras que recobrem o peritônio, conhecidas como ligamento largo.

Tubas uterinas

As tubas uterinas são estruturas tubulares delicadas que permitem o transporte do óvulo ou esperma entre o ovário e a cavidade uterina. As tubas são divididas em regiões denominadas como o corno, compreendendo a porção mais medial e a porção intersticial dentro da parede uterina, o istmo seguido pelo infundíbulo, ampola e, por fim, a fímbria. Elas são revestidas por epitélios colunar e ciliado que, junto com a ação peristáltica do músculo liso, impulsionam o óvulo em direção à cavidade uterina. O suprimento de sangue das tubas uterinas provém das artérias uterinas e ovarianas através do mesentério que é coberto pelo peritônio.

Ovários

Os ovários variam em tamanho, dependendo da idade e da sua função. Eles medem aproximadamente 2 × 4 cm, com o eixo longo disposto verticalmente, e estão fixados na lâmina posterior do ligamento largo pelo mesovário. É mantido fixo pelo ligamento ovariano (medial ao útero) e pelo ligamento infundíbulo-pélvico, que contém o suprimento de sangue ovariano direto da aorta. A drenagem venosa é feita pelas veias ovarianas, que drenam diretamente para a veia cava inferior à direita e para a veia renal à esquerda. O plexo nervoso aórtico também acompanha o ovário na sua descida desde o nível da primeira vértebra lombar.

A parede pélvica lateral é recoberta pelo peritônio que se dobra, formando a fossa ovariana. Aderências patológicas em torno do ovário podem fixá-lo na fossa ovariana, causando dor cíclica ou dispareunia. O ovário não é recoberto pelo peritônio, mas é circundado por uma fina cápsula membranosa, a túnica albugínea, que, por sua vez, é recoberta por epitélio germinal.

Bexiga

A bexiga urinária situa-se imediatamente atrás do osso púbico e anterior ao colo uterino e terço superior da vagina. Ela possui uma parede muscular resistente, consistindo em três camadas de fibras entrelaçadas, conhecidas como músculos detrusores (Fig. 33.14). O trígono é a única parte macia da bexiga, que está fixada ao músculo subjacente. Na superfície superior do trígono, encontram-se as aberturas uretéricas, e, na margem inferior, a uretra. Na cistoscopia, pode ser visualizada uma crista interuretérica situada horizontalmente entre os ureteres e serve como orientação. O restante da bexiga é altamente distensível, assegurando que, quando ela seja expandida pela urina, a pressão do seu conteúdo permaneça a mesma.

A bexiga recebe seu suprimento de sangue pelas artérias vesicais superiores e inferiores, que se originam na artéria ilíaca interna. O suprimento nervoso provém do plexo hipogástrico inferior. Os nervos simpáticos surgem no primeiro e segundo gânglios lombares e o suprimento parassimpático provém dos nervos esplâncnicos do segundo, terceiro e quarto nervos sacros.

Uretra

A uretra tem, aproximadamente, 4 cm de comprimento na mulher adulta, iniciando no meato interno da bexiga e passando através do assoalho pélvico até o vestíbulo. O epitélio é escamoso perto do meato externo, porém se altera para epitélio transicional a, aproximadamente, 2,5 cm do meato. O tecido mais profundo é muscular, e isto mantém o tônus uretral. Não existem esfíncteres anatômicos, mas as fibras musculares da bexiga no meato interno agem como um 'esfíncter interno' e o assoalho pélvico como um esfíncter externo voluntário.

Ureteres

Os ureteres estendem-se desde o hilo renal até o trígono da bexiga e têm aproximadamente 30 cm de comprimento.

Entram na pelve passando acima da bifurcação da ilíaca comum no assoalho pélvico. Atravessam lateralmente a parede pélvica, passando anterior e medialmente abaixo da artéria uterina na sua origem junto à artéria ilíaca interna e entram na base da bexiga. Na sua trajetória, os ureteres aproximam-se da artéria e veia ovariana e podem formar aderências junto a estes vasos ou ao ovário em casos patológicos. Podem ser clampeados e seccionados, equivocadamente, na sua trajetória junto à artéria uterina, sendo uma complicação rara de histerectomia.

Os ureteres são tubos musculares recobertos por epitélio transicional. O suprimento de sangue varia durante o seu curso, mas os pequenos vasos ao longo da superfície do ureter requerem uma preservação cuidadosa ao dissecá-lo para a liberação de outras estruturas.

▸ Reto

O reto tem, aproximadamente, 12 cm de comprimento e começa na S3 em continuação do cólon sigmoide. A parte puborretal do assoalho pélvico forma uma cinta em torno da extremidade inferior na junção com o canal anal. Nos desenhos anatômicos, o reto é frequentemente apresentado como uma estrutura dilatada, fazendo com que os outros órgãos pélvicos sejam empurrados para a frente. Isto ocorre porque os desenhos originais foram feitos a partir de cadáveres, porém, no paciente vivo, o reto geralmente está vazio, permitindo assim que as outras estruturas fiquem apoiadas no assoalho pélvico. A mucosa do reto é colunar e é rodeada pelas fibras circulares internas e longitudinais externas do músculo liso. A superfície serosa é coberta pelo peritônio.

O suprimento sanguíneo deriva-se da artéria retal superior, da artéria mesentérica inferior, e as artérias retais média e inferior originam-se da divisão posterior da artéria ilíaca interna. O suprimento nervoso provém do plexo hipogástrico inferior e garante que o reto seja sensível apenas ao estiramento.

CONCLUSÃO

É necessário um conhecimento claro de anatomia para muitos diagnósticos ginecológicos e certamente para cirurgias. Muitos clínicos não adquirem um conhecimento integral da anatomia pélvica até começarem a operar e, então, raramente consultam os manuais de anatomia. O advento da cirurgia mais sofisticada do assoalho pélvico e especialmente a cirurgia de acesso mínimo modificaram as habilidades necessárias de um cirurgião ginecológico, criando a necessidade de um maior conhecimento prático de anatomia.

LEITURAS ADICIONAIS

The Interactive Pelvis and Perineum: Female. Available at www.primalpictures.com/Male_Female_Pelvis.aspx

Snell RS. *Clinical Anatomy for Medical Students,* 6th edn. Philadelphia: Lippincott, Williams and Wilkins, 2000.

Capítulo 34

Desenvolvimentos Normal e Anormal do Trato Genital

D. Keith Edmonds
Queen Charlotte's & Chelsea Hospital, London, UK

A diferenciação sexual e o seu controle são essenciais para a continuação da nossa espécie e é importante que o ginecologista tenha um entendimento do desenvolvimento dos órgãos genitais. Nosso conhecimento sobre este processo aumentou muito nos últimos anos, e, com ele, uma apreciação dos desenvolvimentos normal e anormal. Após a fertilização, o embrião normal contém 26 cromossomas, incluindo 22 autossomas derivados de cada um dos pais. A base do desenvolvimento dos mamíferos é que um embrião 46XY se desenvolverá como masculino, e um embrião 46XX se desenvolverá como feminino. No entanto, é a presença ou ausência do cromossoma Y que determina se a gônada indiferenciada se tornará um testículo ou um ovário.

Embora a sequência de genes necessária para a diferenciação das gônadas e o desenvolvimento do trato genital ainda precisem ser mais bem definidos, a determinação do sexo é equivalente ao desenvolvimento gonadal. Depois do desenvolvimento das gônadas, ocorre um segundo processo, conhecido como diferenciação sexual. Os estudos de controle genético do desenvolvimento gonadal estão fundamentados em dados de estudos em animais. O cromossoma Y contém uma região conhecida como *SRY* (região determinante do sexo do cromossoma Y) e foi identificado que o fator determinante dos testículos está no cromossoma Yp11.31. No sexo masculino, este gene aciona a formação dos testículos a partir da gônada indiferenciada [1], porém o *SRY* é apenas um membro da família de genes que existem dentro do homeobox, conhecido como HMG. Estes genes, conhecidos como genes *SOX*, agem em combinação para diferenciar a gônada em testículo. As mutações do *SRY* causam disgenesia gonadal pura e hermafroditismo. O desenvolvimento ovariano também é dependente dos genes no braço curto do cromossoma X, embora o mecanismo exato pelo qual estes genes estimulam o desenvolvimento ovariano não esteja definido.

A diferenciação ovariana parece ser determinada pela presença de dois cromossomas X, e o determinante ovariano está localizado no braço curto do cromossoma X; isto foi descoberto pela observação de que a ausência do braço curto resulta na agenesia ovariana [2]. Atualmente, acredita-se que o *DAX1* é o gene que determina que a gônada bipotencial se transforme em ovário. Outros *loci* autossômicos podem estar envolvidos no desenvolvimento ovariano, e o desenvolvimento das estruturas wolffianas e müllerianas também está sob o controle genético; acredita-se que esta seja uma herança multifatorial poligênica, embora os genes autossômicos recessivos também possam estar envolvidos [3]. A influência da gônada diferenciada no desenvolvimento de outros órgãos genitais é, portanto, fundamental, e a presença de um testículo levará ao desenvolvimento do órgão genital masculino, e sua ausência significa que o indivíduo desenvolverá órgãos genitais femininos, estejam os ovários presentes ou não.

> **Quadro 34.1 Resumo**
>
> O processo de desenvolvimento sexual dos mamíferos depende do complemento do cromossoma: um embrião 46XY determina o desenvolvimento do sexo gonadal masculino, mas o sexo será feminino, quando o complemento do cromossoma for qualquer outro que não o masculino.

DESENVOLVIMENTO DOS ÓRGÃOS GENITAIS

A maioria das descrições embriológicas coincide quanto aos princípios do desenvolvimento do trato genital, embora existam algumas visões diferentes sobre o desenvolvimento da vagina. Os órgãos genitais e os do trato urinário projetam-se na mesoderme intermediária em cada um dos lados da raiz do mesentério abaixo do epitélio celômico (Fig. 34.1). O pronefro tem alguns pares de túbulos excretores na região cervical, aparece primeiro, mas se degenera rapidamente. Os ductos, que se desenvolvem em associação aos pronefrons, persistem e se estendem caudalmente para se abrir na cloaca, unindo-se aos túbulos pronéfricos, originando o ducto pronéfrico. O ducto agora é chamado de ducto mesonéfrico (wolffiano). O mesonefro vai constituir o rim primitivo secundário, que se desenvolve como uma protuberância na parede dorsal do celoma das regiões torácica e lombar superior. O mesonefro no homem persiste como uma porção excretora do sistema genital masculino; na mulher apenas alguns vestígios persistem (Fig. 34.2). A crista genital em que cada gônada se desenvolverá, é visualizada como uma protuberância na face medial do mesonefro; os ductos paramesonéfricos (de Müller) a partir do qual boa parte do trato genital feminino se desenvolverá pelo crescimento interno do epitélio celômico na parede lateral; o crescimento forma uma invaginação e após um tubo e desce abaixo da superfície.

▶ Útero e tubas uterinas

Os dois ductos paramesonéfricos estendem-se caudalmente até alcançarem o seio urogenital com, aproximadamente, 9 semanas de gestação. As extremidades fechadas projetam-se na parede posterior do seio e transformam-se no tubérculo de Müller (Fig. 34.3). No início do terceiro mês, os ductos de Müller e Wolff e os túbulos mesonéfricos estão todos presentes e com potencialidade para se desenvolverem. A partir dessa fase, ocorrem, nas mulheres, a degeneração do sistema de Wolff e crescimento acentuado do sistema de Müller. No homem, ocorre o contrário, em razão da produção do hormônio antimülleriano pelo testículo fetal. As extremidades inferiores dos ductos de Müller unem-se na linha mediana,

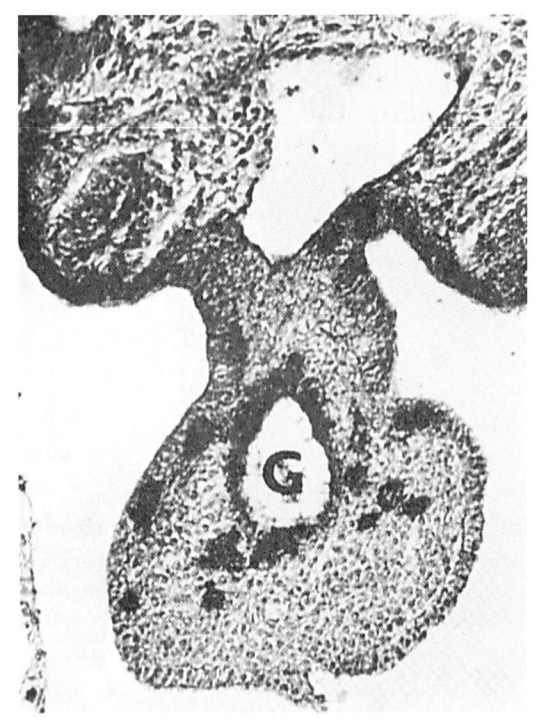

Fig. 34.1 Secção de 3,5 mm de um embrião humano (28 dias) com coloração de fosfatase alcalina, mostrando o intestino primitivo (G), acima se encontra a raiz do mesentério. Acima, lateralmente, encontra-se o mesoderme intermediário, onde ocorre o desenvolvimento dos órgãos genitais. As células germinativas estão coloridas de preto e são vistas em cada lado do intestino primitivo. (De Leigh Simpson [4] com permissão.)

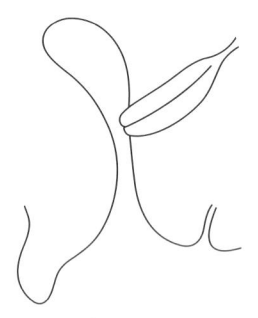

Fig. 34.3 Ductos paramesonéfricos emparelhados projetando-se no seio urogenital como tubérculo de Müller com 9 semanas de vida intrauterina.

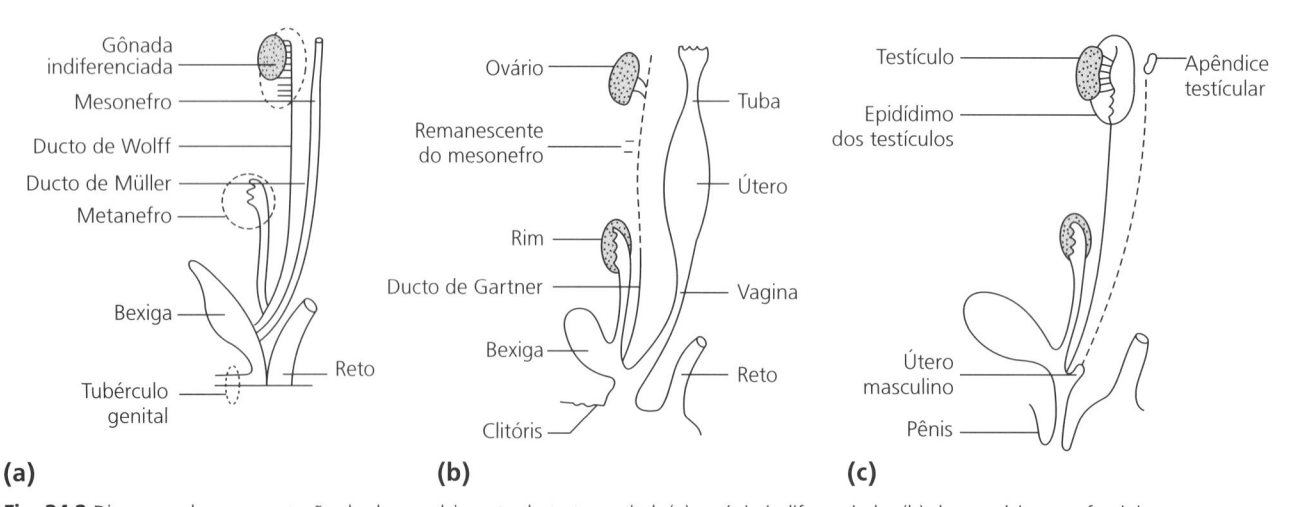

Fig. 34.2 Diagrama de representação do desenvolvimento do trato genital: (a) estágio indiferenciado; (b) desenvolvimento feminino; (c) desenvolvimento masculino.

fundem-se e desenvolvem o útero e o colo do útero. As extremidades cefálicas do ducto mantêm-se separadas para formar as tubas uterinas. As paredes musculares do útero e do colo do útero desenvolvem-se por proliferação do mesênquima, junto à fusão dos ductos.

Vagina

Quando ocorre a protrusão dos ductos paramesonéfricos para a face dorsal do seio urogenital como tubérculo mülleriano, ocorre um crescimento acentuado dos tecidos que formarão a vagina, que é conhecido como placa vaginal. Esta placa cresce em todas as dimensões, aumentando a distância entre a cérvice e o seio urogenital, e após as células centrais desta placa se abrem para formar a abertura vaginal. A canalização completa da vagina somente ocorre após as semanas 20-24 da gestação, e a falha na conclusão da canalização pode resultar na formação de vários tipos de septos, que podem obstruir o fluxo do trato genital com o passar dos anos. Ainda persistem dúvidas sobre quais áreas, na formação da vagina, são derivadas a partir dos ductos müllerianos e quais a partir do seio urogenital pelo crescimento do bulbo sinovaginal. Alguns acreditam que os quatro quintos superiores da vagina são formados a partir do ducto mülleriano, e o quinto inferior pelo seio urogenital, enquanto outros sugerem que o crescimento do seio se estende até a cérvice, descartando completamente o componente mülleriano e definindo a formação da vagina exclusivamente a partir da endoderme do seio urogenital. Parece certo que parte da vagina é derivada do seio urogenital, mas ainda não foi determinado se o componente mülleriano está ou não envolvido.

Genitália externa

A cloaca primitiva é dividida por um septo transversal em uma porção urogenital anterior e uma porção retal posterior. A porção urogenital da membrana cloacal se abre logo após a divisão, e este seio urogenital se desenvolve em três porções (Fig. 34.4). Existe uma parte fálica externa, uma parte pélvica estreita mais profunda entre ela e a região do tubérculo mülleriano e uma parte vesicouretral unida superiormente ao alantoide. Externamente nesta região o tubérculo genital forma uma projeção cônica em torno da porção anterior da membrana cloacal. Duas saliências, uma medial (dobras genitais) e uma lateral (saliências genitais), são formadas pela proliferação da mesoderme em torno da extremidade do seio urogenital. O desenvolvimento até esta época (10 semanas de gestação) é o mesmo no homem e na mulher. Nessa fase, ocorre a diferenciação. A bexiga e a uretra formam-se a partir da porção vesicouretral do seio urogenital e o vestíbulo a partir das porções pélvica e fálica. O tubérculo genital alonga-se discretamente e forma o clitóris. As dobras genitais transformam-se nos pequenos lábios, e as saliências genitais alongam-se para se formarem os grandes lábios. No homem, o maior alongamento do tubérculo genital forma o pênis, e as dobras genitais fundem-se sobre um sulco profundo para formar a parte peniana da uretra masculina. As saliências genitais alongam-se, fundem-se e formam o escroto.

O estágio final do desenvolvimento do clitóris ou do pênis e a formação da superfície anterior da bexiga e da parede abdominal anterior até o umbigo são o resultado do crescimento da mesoderme, estendendo-se ventralmente em torno das paredes laterais do abdome para se unirem anteriormente na linha mediana.

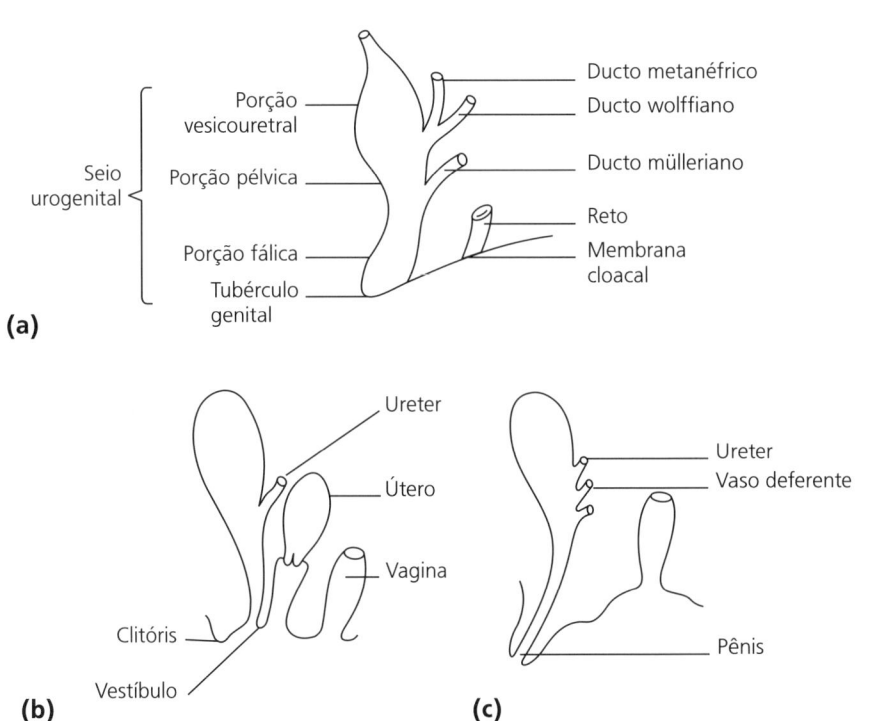

Fig. 34.4 Diagrama de representação do desenvolvimento do trato genital inferior: (a) estágio indiferenciado; (b) desenvolvimento feminino; (c) desenvolvimento masculino.

Gônadas

A gônada primitiva aparece nos embriões por volta das 5 semanas de gestação. Nesta época, o epitélio celômico desenvolve-se na face medial da crista urogenital, e a proliferação continuada forma a crista gonadal. Ocorre o crescimento dos cordões epiteliais dentro do mesênquima (cordões sexuais primários), e a gônada agora apresenta o córtex externo e a medula interna. Nos embriões com um complemento XX, o córtex diferencia-se para se transformar no ovário, e a medula regride. As células germinais primordiais desenvolvem-se até a quarta semana nas células endodérmicas do saco vitelino, e na quinta semana elas migram para o mesentério dorsal do intestino grosso até as saliências gonadais, incorporando-se por fim ao mesênquima e aos cordões sexuais primários até o final da sexta semana de gestação.

A diferenciação dos testículos pode ser evidenciada com, aproximadamente, 7 semanas, pelo desaparecimento das células germinais da zona periférica e a diferenciação gradual das células remanescentes em fibroblastos, que formam a túnica albugínea. As partes mais profundas dos cordões sexuais dão origem à rede testicular e os túbulos seminíferos e retos. A primeira indicação de que a gônada se transformará em ovário pode ser suspeitada, quando essas alterações nos testículos não aparecem. Os cordões sexuais abaixo do epitélio desenvolvem-se amplamente com muitas células germinais primitivas nesta zona celular ativa (Fig. 34.5). As células epiteliais desta camada são conhecidas como as células pré-granulosas. Segue-se a fase de crescimento ativo, envolvendo as células pré-granulosas e as células germinais, que agora estão muito mais reduzidas em tamanho. Esta proliferação aumenta consideravelmente o volume da gônada, e o estágio seguinte (a partir de 20 semanas) apresenta as células germinais primitivas, agora denominadas como oócitos, circundadas por um anel de células pré-granulosas; as células do estroma desenvolvem-se posteriormente a partir do mesênquima ovariano, circundam as células pré-granulosas e são denominadas de células granulosas, e, assim, a formação do folículo está completa (Fig. 34.6). Uma característica interessante da formação dos folículos e do desenvolvimento do estroma é a desintegração dos oócitos que não podem ser circundados por uma cápsula de células pré-granulosas.

O número de oócitos é maior durante a gravidez e em seguida começa a declinar. Baker [5] mostrou um aumento da população total de células germinativas de 600.000 com 2 meses para 7 milhões com 5 meses. No nascimento, o número cai para 2 milhões, dos quais metade é atrésica. Depois de aproximadamente 28 semanas de vida intrauterina, o desenvolvimento folicular pode ser visualizado em vários estágios, e vários tamanhos de folículos também podem ser vistos (Figs. 34.7 e 34.8).

DISTÚRBIOS DO DESENVOLVIMENTO SEXUAL

Os distúrbios do desenvolvimento sexual (DSD) foram reclassificados por Hughes [6], e esta classificação tem sido adotada como a melhor classificação destes transtornos (Tabela 34.1).

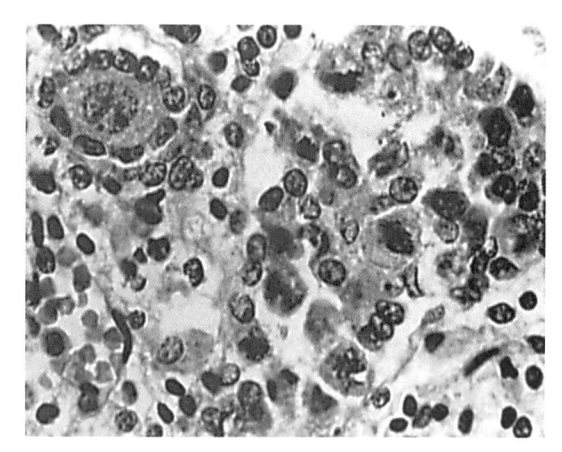

Fig. 34.6 Ovário (31 semanas) mostrando um folículo primário bem formado (no alto à esquerda) e uma célula germinativa (no centro à direita) que ainda não está completamente envolto pelas células granulosas.

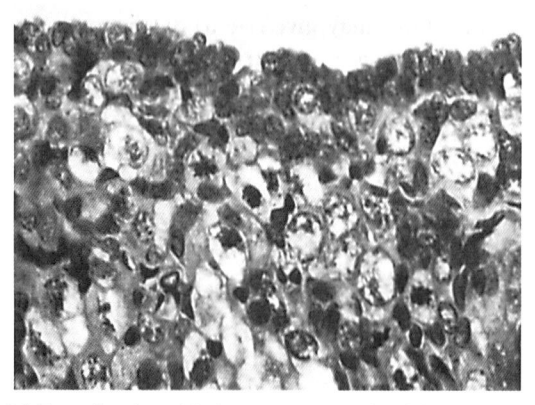

Fig. 34.5 Detalhe do ovário imaturo mostrando células epiteliais pequenas (células pré-granulosas) e células germinativas maiores.

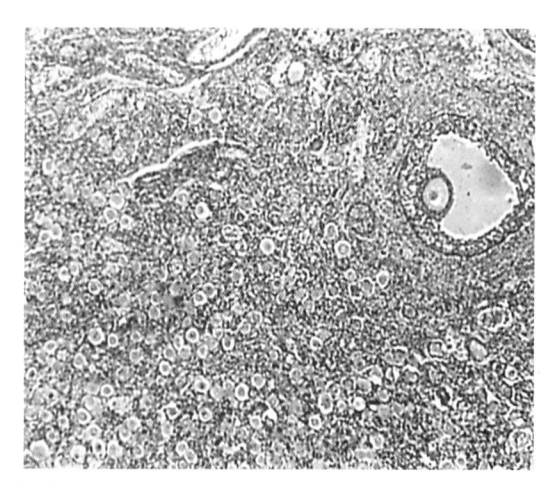

Fig. 34.7 Numerosos folículos primários e um mostrando desenvolvimento precoce no ovário de um feto natimorto com 38 semanas.

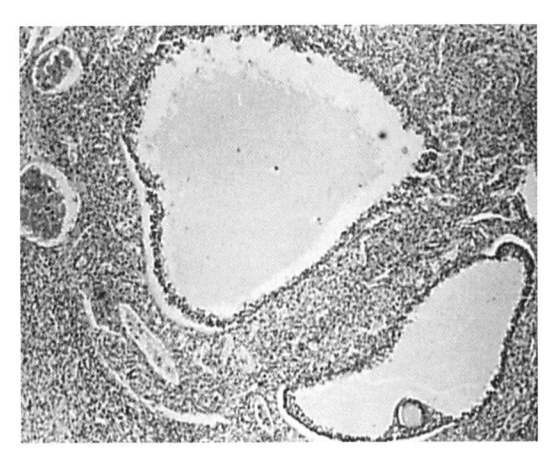

Fig. 34.8 Ovário de um feto natimorto com 41 semanas apresentando um folículo de Graafian maduro e um folículo cístico. (Cortesia do Journal of Pathology and Bacteriology.)

Distúrbios do cromossoma sexual

Este grupo de distúrbios inclui a síndrome de Turner (46XO), que é a mais importante nesse grupo e a mais comum. Os pacientes com a síndrome de Turner possuem gônadas que não contêm oócitos e apresentam somente tecido fibroso, e como consequência, não apresentam desenvolvimento sexual secundário (veja Capítulo 37).

46XY

Este grupo de distúrbios está dividido em três grupos.

Distúrbios do desenvolvimento gonadal (testicular)

Ocasionalmente, o ginecologista pode encontrar um caso de DSD em que o mesmo indivíduo apresenta tecidos ovariano e testicular. Estes pacientes são raros na Europa e Estados Unidos, mas são notadamente mais frequentes na África do Sul. Eles apresentam vários graus de ambiguidade sexual, e a masculinização predomina em alguns pacientes, enquanto as alterações femininas são mais presentes em outros. Na maioria dos casos, o útero e a vagina estão presentes, e o cariótipo é normal feminino (46XX); na maior casuística relatada, Van Niekirk [7] encontrou 58% dos casos com um cariótipo normal, 13% com cariótipo 46XX/XY, seguidos por 46XY (11%) e 46XY/47XXY em 6% e outros mosaicos somando 10%. A diferenciação gonadal é interessante no aspecto em que a apresentação mais frequente é a de ovotestículo de um lado e um ovário no outro e a apresentação de um testículo de um lado e um ovário do outro, tendo quase a mesma frequência. Os ovotestículos podem ser bilaterais ou combinados com um testículo, mas isto é muito mais raro. O diagnóstico do DSD ovotesticular verdadeiro só pode ser feito depois da biópsia gonadal, e a definição do sexo deve ser determinada de acordo com a capacidade funcional da genitália externa, depois do diagnóstico os órgãos inapropriados devem ser removidos. Em alguns casos, pode ser possível diferenciar os tecidos ovarianos e testiculares de um ovotestículo e remover apenas a parte

Tabela 34.1 Classificação dos distúrbios do desenvolvimento sexual (DSDs)

DSD do Cromossoma Sexual
A 47XXY (síndrome de Klinefelter e variantes)
B 45X (síndrome de Turner e variantes)
C 45X/46XY (disgenesia gonadal mista)
D 46XX/46XY (quimerismo)

DSD 46XY
A *Distúrbios do desenvolvimento gonadal (testicular)*
  1 Disgenesia gonadal completa ou parcial
  2 DSD ovotesticular
  3 Regressão dos testículos
B *Distúrbios da síntese ou da atividade androgênica*
  1 Distúrbios da síntese androgênica
    Mutações do receptor de LH
    Síndrome de Smith-Lemli-Opitz
    Mutações da proteína reguladora da esteroidogênese
    Clivagem da cadeia colateral do colesterol
    3β-hidroxisteroide desidrogenase
    17β-hidroxisteroide desidrogenase
    5α-redutase
  2 Distúrbios da ação androgênica
    Síndrome de insensibilidade androgênica
    Drogas e moduladores ambientais
C *Outros*
  1 Associações sindrômicas do desenvolvimento genital masculino (p. ex., anomalias cloacais, Robinow, Aarskog, mãos-pés-genitais, pterígio poplíteo)
  2 Síndrome de persistência dos ductos de Müller
  3 Síndrome de regressão testicular
  4 Hipospadias isoladas
  5 Hipogonadismo hipogonadotrófico congênito
  6 Criptorquidia
  7 Influências ambientais

DSD 46XX
A *Distúrbios do desenvolvimento gonadal (ovariano)*
  1 Disgenisa gonadal
  2 DSD ovotesticular
  3 DSD testicular
B *Excesso de androgênio*
  1 Fetal
    3β-hidrosteroide desidrogenase
    21-hidroxilase
    P450 oxidorredutase
    11β-hidroxilase
    Mutações do receptor de glicocorticoide
  2 Fetoplacentária
    Deficiência de aromatase
    Deficiência de oxirredutase
  3 Materna
    Tumores virilizantes maternos (p. ex., luteomas)
    Drogas androgênicas
C *Outros*
  1 Associações sindrômicas (p. ex., anomalias cloacais)
  2 Agenesia/hipoplasia mülleriana (p. ex., MRKH)
  3 Anormalidades uterinas (p. ex., MODY5)
  4 Atresia vaginal (p. ex., McKusick-Kaufman)
  5 Adenose labial

não desejada. Se isto não for possível, todo tecido deve ser removido, e, então, o paciente deve ser criado conforme o gênero para o qual ele pareça mais adequado e deve ser instituída uma terapia de substituição hormonal na puberdade.

Transtornos da síntese de androgênio

Existem duas condições que precisam ser consideradas. No grupo B1 (veja Tabela 34.1), a deficiência mais frequente, embora rara, é a deficiência de 5α-redutase. Estes pacientes são geneticamente homens que apresentam genitália ambígua ao nascimento e na puberdade apresentam virilização como homens normais. Isto resulta em aumento peniano, aumento dos pelos da face e hipertrofia muscular, mas não ocorre o desenvolvimento das mamas. O falo é pequeno e apresenta um orifício uretral. O transtorno da síntese androgênica relaciona-se com a deficiência de 5α-redutase, a enzima responsável pela conversão da testosterona em di-hidrotestosterona, o que resulta em virilização da genitália externa durante a embriogênese. A testosterona não consegue induzir a virilização durante a vida fetal, mas, na puberdade, os receptores de androgênio tornam-se sensíveis aos níveis circulantes de testosterona e, portanto, pode ocorrer um grau de virilização. O manejo destes pacientes após a puberdade pode ser difícil, pois eles podem encontrar dificuldades na orientação sexual e podem querer mudar o seu papel de gênero, mas precisam ser cuidadosamente avaliados antes que sejam tomadas decisões permanentes.

Síndromes de insensibilidade aos androgênios

Nestas condições, o indivíduo apresenta o cromossoma 46XY, mas existe uma ausência funcional dos receptores androgênicos. Isto é conhecido como síndrome de insensibilidade completa aos androgênios, e durante a vida fetal ocorre o desenvolvimento da genitália externa feminina, mas quando os testículos produzem o fator de inibição mülleriano, as estruturas internas do ducto mülleriano regridem. No entanto, o ducto wolffiano não pode-se desenvolver em razão da ausência dos receptores androgênicos. Na puberdade, esses apresentam ausência da menstruação. Eles apresentam testículos bilaterais e uma vagina com fundo de saco cego e podem apresentar feminização, pois a produção testicular de estrógeno induz o crescimento de mamas. O crescimento dos pelos púbicos e axilares é escasso, em razão da ausência do receptor androgênico, e o diagnóstico pode ser feito clinicamente com facilidade. Os testículos apresentam tamanho normal e estão localizados no abdome ou no canal inguinal e podem-se apresentar como hérnias inguinais. A hérnia inguinal pode ser diagnosticada na infância, e durante o tratamento cirúrgico pode ser feita a identificação dos testículos. A estatura é um pouco mais alta em comparação a mulheres normais. Ocorre um aumento do risco de neoplasia testicular, embora muito rara antes dos 30 anos. Portanto é perfeitamente aceitável deixar as gônadas *in situ* até que o desenvolvimento puberal tenha se completado e somente depois removê-las.

A insensibilidade androgênica parcial ocorre por mutação do receptor de androgênio com perda parcial da função. Na puberdade, ocorre a feminização dos indivíduos da mesma forma como nos casos de insensibilidade androgênica completa, mas a genitália externa sofre alterações, com o alongamento fálico e a fusão labioscrotal parcial. Os testículos estão presentes bilateralmente, no interior da cavidade abdominal ou no canal inguinal, e os níveis circulantes de testosterona são normais, equivalentes ao sexo masculino. Ao nascimento o alongamento fálico pode estar presente, em razão da virilização incompleta, e o estado intersexual ao nascimento precisa ser avaliado para definição do sexo.

> ### Quadro 34.2 Resumo
>
> - A insensibilidade androgênica pode ser completa ou parcial, dependendo do defeito no receptor androgênico.
> - As mudanças fenotípicas dependem do grau de função do receptor androgênico.

46 XX

As pacientes que apresentam esse tipo de distúrbio, apresentam mais frequentemente a hiperplasia suprarrenal congênita (CAH). A deficiência de 21-hidroxilase é a alteração mais comum e está associada a níveis elevados de androstenediona, 17-hidroxiprogesterona e testosterona. Como este é um transtorno que está presente durante a vida fetal, os níveis elevados de androgênio levam à virilização do feto, e os fetos clinicamente femininos apresentam hipertrofia de clitóris e fusão labioscrotal. O orifício uretral pode estar deslocado sobre a superfície dorsal do clitóris, e a extensão da virilização pode variar consideravelmente. O desenvolvimento dos ductos de Müller e dos ovários é normal. A forma mais grave ao nascimento é uma síndrome perdedora de sal que pode ser uma ameaça à vida e pode ser necessário fazer a administração de mineralocorticoides e sódio para corrigir a hipercalemia. A administração de cortisol é necessária durante toda a vida, embora as necessidades possam diminuir com a idade.

Estas pacientes devem ser diagnosticadas no nascimento, e isto é feito pela avaliação dos níveis de 17-hidroxiprogesterona. A anatomia exige pouca atenção, a menos que haja uma virilização marcante, e, nesses casos, deve ser considerada uma discussão com os pais quanto a uma intervenção cirúrgica. No entanto, existem controvérsias em relação ao momento da intervenção cirúrgica, se na infância ou na puberdade, quando o indivíduo pode ser incluído no processo decisório. Uma apresentação mais detalhada sobre isso não pode ser feita neste capítulo.

46XX Agenesia mülleriana

A síndrome de Mayer-Rokitansky-Küster-Hauser (MRKH) é o distúrbio mais frequente deste grupo. Nesses casos, a ausência congênita da vagina em um indivíduo 46XX, frequentemente, está associada à ausência do útero. Em geral, essas pacientes apresentam amenorreia primária com a idade de 12-16 anos e características sexuais secundárias normais, pois os ovários apresentam um desenvolvimento normal e são funcionais. A presença das características sexuais secundárias normais associada à amenorreia primária sugere uma causa anatômica, porém ao exame observa-se uma vulva normal, mas uma vagina pequena com fundo cego. O diagnóstico de uma vagina ausente pode, em geral, ser feito sem dificuldades, mas um exame de ultrassonografia do abdome pode definir a ausência das estruturas müllerianas. É importante lembrar que uma vagina muito curta também pode ocorrer em pacientes com insensibilidade androgênica, mas a avaliação do cariótipo pode diferenciar estes dois grupos de pacientes. Em todas as pacientes portadoras da síndrome de MRKH, o trato renal deve ser investigado pelo uso de ultrassonografia, pois cerca de 40% das pacientes podem apresentar anomalias renais, com 15% tendo um rim ausente. Se for necessária maior investigação, pode ser usada urografia intravenosa para delinear alguma outra anomalia renal [8]. A necessidade de fazer laparoscopia para definir o diagnóstico é rara, mas se for realizada deve-se ser cuidadoso, pois pode estar presente um rim pélvico. Depois da definição do diagnóstico, o manejo pode ser dividido em duas fases. A primeira é dedicada ao aconselhamento psicológico das pacientes, e a segunda envolve a correção da anatomia vaginal. Algumas pacientes podem já ter mantido relações sexuais e de forma inteiramente satisfatória e, portanto, o aspecto anatômico não precisará de tratamento. No entanto, é importante que todas as pacientes com síndrome de MRKH sejam avaliadas para que a terapia apropriada possa ser estimulada no momento correto. Deve ser realizada uma avaliação psicológica completa antes que algum tratamento seja iniciado, pois o sucesso pode ser extremamente limitado.

O aconselhamento psicológico destas pacientes é imperativo, pois elas podem manifestar dificuldade e sofrimentos devastadores e profundos. Podem apresentar sentimentos de medo e confusão, particularmente em relação à sua orientação sexual, e podem expressar sentimentos de rejeição e isolamento. Apresentam preocupações compreensíveis quanto à sua capacidade de se envolverem em relacionamentos heterossexuais e quanto ao seu sentimento de inadequação, pois apresentam infertilidade. A ajuda de um psicólogo habilitado no manejo destas pacientes e uma abordagem multidisciplinar proporcionam melhores resultados em todas as áreas e, não somente, em relação ao resultado anatômico. O tratamento somente deve iniciar depois que se considere que as pacientes estejam psicologicamente preparadas para enfrentar o tratamento [9,10].

> **Quadro 34.3 Resumo**
>
> - A síndrome de MRKH é a segunda causa mais frequente de amenorreia primária.
> - A síndrome de Turner é a mais frequente.

Manejo não cirúrgico

A criação de uma vagina através de um método não cirúrgico sempre deve ser tentada, como tratamento de primeira escolha, e apenas nos raros casos de fracasso deve ser considerada uma solução cirúrgica. O precursor desta técnica foi Frank [11], e uma revisão recente de Edmonds [8] encontrou índices de sucesso acima de 95%. O princípio do método é a criação de um espaço vaginal pela aplicação de uma pressão, provocando a distensão gradativa. A paciente é instruída a usar dilatadores de vidro graduados que são colocados na entrada da vagina cega e onde é exercida uma pressão suave em uma direção posterior por, aproximadamente, 10-20 minutos, 2 vezes ao dia. O dilatador gradualmente distende o espaço, e a seguir são usados tamanhos crescentes de dilatadores até que seja criada uma neovagina. Em geral, são necessárias entre 8 e 10 semanas de uso repetido para alcançar resultado satisfatório. A satisfação sexual associada a esta técnica não cirúrgica excede a da vaginoplastia cirúrgica.

> **Quadro 34.4 Resumo**
>
> O tratamento de escolha para pacientes com síndrome de MRKH é a expansão da vagina com o uso de dilatadores vaginais.

Técnicas cirúrgicas

Nas pacientes em que houver falha da técnica não cirúrgica, deve ser considerada uma vaginoplastia. Um grande número de técnicas cirúrgicas para criação de uma vagina foi desenvolvido, sendo que a mais usada é a de McIndoe e Banister [12]. Neste procedimento, é criado um espaço entre a bexiga e o intestino, onde seria a localização da vagina. Esta cavidade é recoberta por um enxerto de pele da coxa, e no espaço é colocado um molde de plástico. O resultado anatômico pode ser muito bom, e a satisfação sexual também pode ser muito boa. Uma revisão de 1.311 casos apresentou um índice de sucesso de 92% [8].

Entretanto, esta técnica apresenta muitas dificuldades e desvantagens. O período pós-operatório é doloroso e prolongado. O enxerto nem sempre evolui bem, e pode ocorrer granulação com secreção. Pode ocorrer necrose decorrente da pressão entre o molde e a uretra, bexiga ou reto, podendo levar à formação de fístulas, mas a desvantagem mais importante é a tendência de retração das paredes vaginais, sendo necessário usar dilatadores, se não houver relações sexuais. Portanto, este procedimento deve ser realizado, quando a paciente desejar ter relações sexuais logo após a cirurgia, porque se a paciente não tiver os cuidados para manter a vagina distendida, pode ocorrer a falha cirúrgica. O local de doação de enxerto representa uma desvantagem, pois a área permanece visível, sendo uma evidência do distúrbio da vagina, e a maioria das mulheres prefere não ter cicatriz externa. Para evitar o uso de enxertos de pele, foram utilizados inúmeros outros materiais, incluindo âmnio, embora este material já não seja recomendável em razão do risco de contaminação. Outras técnicas relatadas incluem o uso do intestino [13] e retalhos de pele [14] e cada uma apresenta complicações específicas. Um procedimento conhecido, como operação de Vecchietti, foi popular na Europa durante muitos anos e envolve o uso de uma esfera de acrílico em forma de oliva para criar o espaço vaginal [15,16]. Utilizando a laparoscopia, são colocados fios que passam por esse espaço e vão até a parede abdominal anterior, onde é exercida uma pressão com um aparelho flexor, criando, assim, uma neovagina de forma similar à técnica não cirúrgica de Frank. Nesse caso, não é necessário o uso de dilatadores, mas 7-9 dias depois a esfera deve ser removida, e a expansão da vagina deve ser mantida com uso de dilatadores de vidro. Uma revisão recente desta técnica revelou índices de sucesso que se aproximam de 90% [8].

OUTRAS ANOMALIAS ANATÔMICAS

Anomalias de fusão

Vários tipos de anomalias de fusão podem ser encontradas e não são incomuns (Fig. 34.9) e podem-se apresentar em associação à gravidez ou não. Graus menores de defeitos de fusão são frequentes, com as partes cornuais do útero permanecendo separadas, dando ao órgão uma aparência em forma de coração, conhecida como útero bicorno. Não existem evidências de que esses graus menores de defeito de fusão originem sinais clínicos ou sintomas. No entanto, a presença de um septo estendendo-se sobre parte ou sobre toda a cavidade uterina pode causar manifestações clínicas. O útero septado ou subseptado pode ter uma aparência externa normal ou um contorno bicorno. Pode estar associado a aborto espontâneo recorrente ou à má apresentação. A situação fetal transversa persistente no final da gestação sugere uma anomalia uterina, pois o feto pode-se acomodar com a cabeça em um corno e a pelve no outro. Em formas mais extremas de falha da fusão, as manifestações clínicas podem ser menos marcadas. Duas cavidades uterinas, separadas com um colo, apresentam uma probabilidade menor de anomalias do que graus menores de defeito da fusão. A duplicação completa do útero e do colo (útero didelfo), se associada a um problema clínico, pode impedir a descida da cabeça no final da gestação ou obstruir o trabalho de parto pelo corno não gravídico.

O desenvolvimento rudimentar de um corno pode originar uma situação grave, se ocorrer a implantação da gestação nesse corno. Pode ocorrer ruptura do corno, com a evolução da gestação, causando sangramento intenso. O quadro clínico pode ser similar ao de uma gestação ectópica rota, com a diferença de que a amenorreia provavelmente será de meses em vez de semanas, e o choque pode ser profundo. Um corno pouco desenvolvido ou rudimentar pode dar origem à dismenorreia e dor pélvica, caso haja alguma obstrução entre o corno e a cavidade uterina principal ou a vagina. A remoção cirúrgica deste corno rudimentar deve ser indicada (Figs. 34.10 e 34.11).

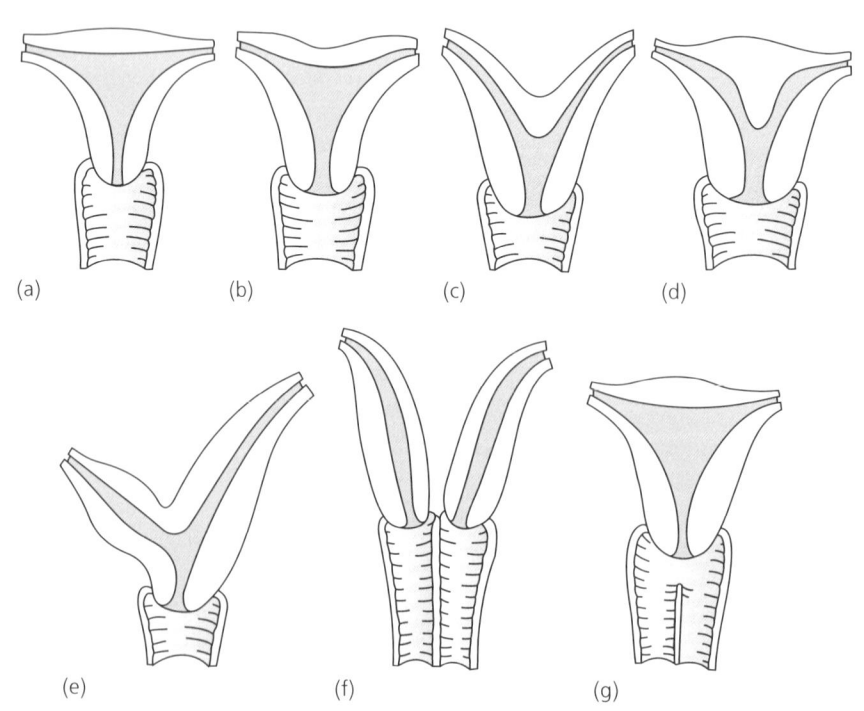

Fig. 34.9 Várias anormalidades de fusão do útero e vagina. (a) Aparência normal; (b) fundo arqueado com pouca alteração no formato da cavidade; (c) útero bicorno; (d) útero subseptado com contorno normal; (e) corno rudimentar; (f) útero didelfo; (g) útero normal com septo vaginal parcial.

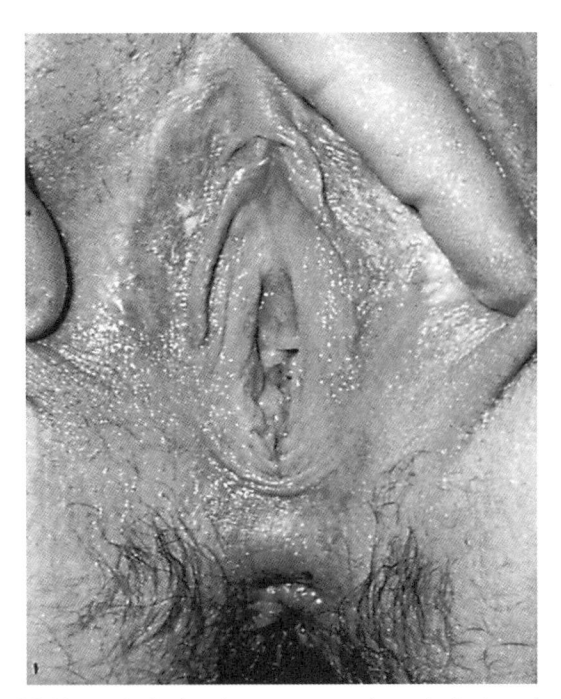

Fig. 34.10 Aparência da vulva em um caso de ausência de vagina.

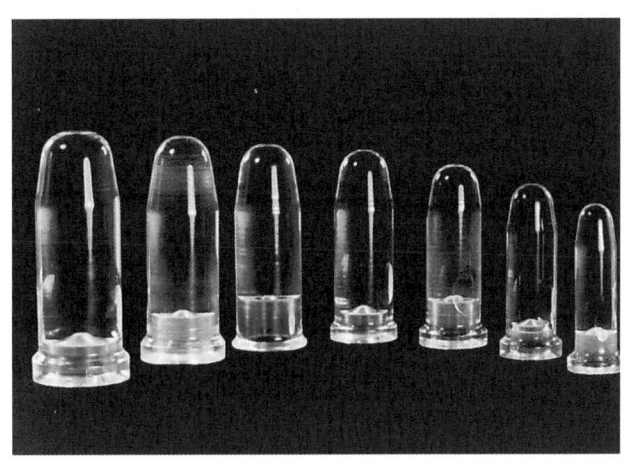

Fig. 34.11 Dilatadores graduados de vidro.

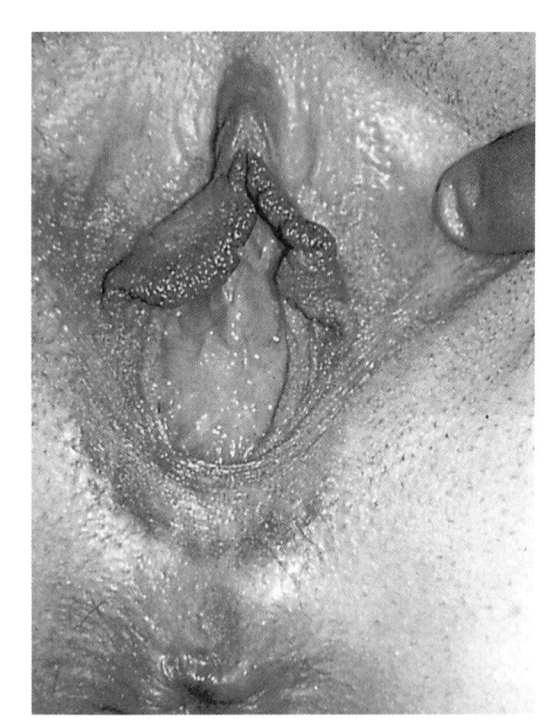

Fig. 34.12 Membrana imperfurada obstruindo o introito vaginal em um caso de hematocolpo. Observe o hímen claramente visível imediatamente distal à membrana.

Septo vaginal transversal/hímen imperfurado

Pode existir uma membrana imperfurada na extremidade inferior da vagina, que é geralmente denominada de hímen imperfurado, embora o hímen possa geralmente ser identificado (Fig. 34.12). As anormalidades da fusão vertical raramente são reconhecidas clinicamente antes da puberdade, quando pode ocorrer a retenção do fluxo menstrual dando origem às características clínicas de hematocolpo, no recém-nascido pode ocorrer, raramente, o hidrocolpo. Os sintomas de hematocolpo são predominantemente dor abdominal, amenorreia primária e, ocasionalmente, distúrbios da micção. Em geral, a paciente tem 14-15 anos de idade, mas pode ocorrer um pouco mais tarde, e a coleta da história pode apresentar relato de dor abdominal inferior cíclica regular, durante vários meses. O quadro pode ser também de emergência aguda, se ocorrer obstrução urinária. O exame revela distensão do abdome inferior, e o exame retal pode identificar uma massa volumosa vaginal (Fig. 34.13). A inspeção da vulva pode revelar a membrana imperfurada, que pode ou não apresentar uma coloração azulada, dependendo da sua espessura. O diagnóstico pode ser mais difícil, se a vagina for imperfurada ou se houver obstrução em uma metade de uma vagina septada.

O tratamento pode ser relativamente simples ou muito complexo. Se a membrana for fina, a simples excisão da membrana e liberação do sangue retido resolverá o problema. Porções redundantes da membrana podem ser removidas, porém nada mais deve ser feito nesse momento. O fluido irá drenar naturalmente durante alguns dias. É aconselhável um exame após algumas semanas para confirmar que não tenha permanecido nenhuma massa pélvica, que poderia sugerir hematossalpinge. Na verdade, hematossalpinge não é frequente, exceto em casos de duração de evolução mais prolongada e está associada à retenção de sangue no terço superior da vagina. Nestas raras ocasiões em que é descoberto uma hematossalpinge, deve ser feita uma laparoscopia, e a tuba distendida pode ou não ser removida ou preservada, dependendo das suas condições. Hematometra raramente representa uma entidade clínica real, pois as espessas paredes uterinas permitem que pouco sangue seja ali coletado. A história menstrual posterior e a fertilidade das pacientes que são tratadas com sucesso não são significativamente diferentes da história das mulheres não afetadas, embora as pacientes

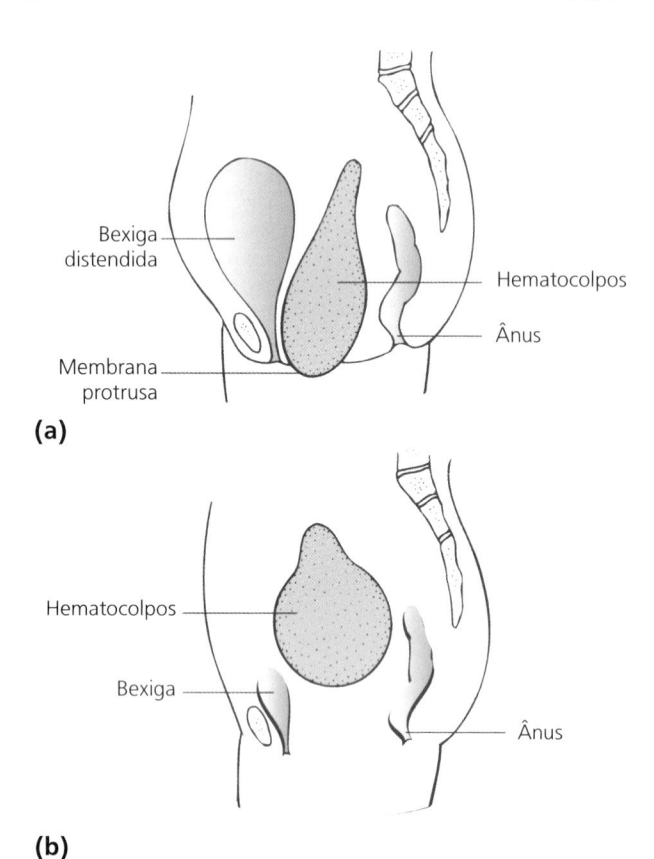

Fig. 34.13 (a) Hematocolpos: observe como o sangue coletado na vagina faz pressão contra a uretra e a base da bexiga, causando por fim retenção de urina. (b) Hematocolpos associados à ausência da porção inferior da vagina. Observe que a retenção de sangue ocorre acima da base da bexiga, tornando improvável a retenção de urina.

que desenvolvem endometriose possam ter alguns problemas de fertilidade.

Quando a obstrução é maior do que a causada por uma fina membrana e a ausência de vagina, o diagnóstico e manejo são menos simples, e a interferência final na fertilidade é maior. A ressecção do segmento ausente e reconstrução da vagina podem ser feitas por uma anastomose terminoterminal da vagina ou por uma vaginoplastia parcial.

A ausência da porção inferior da vagina associada a útero funcional representa uma complicação maior. A parte superior da vagina coleta o sangue menstrual, e o quadro clínico será similar em muitos aspectos ao de hematocolpo. Entretanto, a obstrução urinária é rara, porque o sangue retido situa-se acima do nível da base da bexiga (Fig. 34.13). O diagnóstico é mais difícil e pode não ficar bem definido o quanto de vagina está ausente e qual a extensão da cirurgia que será necessária para liberar o líquido retido e recriar a anatomia normal. O exame de imagem pode ser feito por ultrassonografia ou ressonância magnética (MR), e estas duas técnicas podem ter sucesso na determinação das relações anatômicas exatas antes de ser realizada a cirurgia. No entanto, na situação clínica, a abordagem cirúrgica é raramente feita inteiramente pelo períneo e geralmente envolve uma laparotomia para estabelecer como refazer a anatomia.

O tratamento é difícil e é feita uma dissecção para cima como no procedimento de McIndoe-Read. O sangue é liberado, mas a drenagem continuada por algum tempo pode interferir na aplicação de um molde e enxerto de pele. Quando possível, as porções superior e inferior da vagina devem ser unidas e suturadas para que seja criada a nova vagina com a sua própria pele, reduzindo, assim, o risco de retração. Porém, o fragmento superior tende a se retrair, tracionando para cima, resultando em uma área estreita de constrição alta da vagina, e isto pode provocar dispareunia.

> **Quadro 34.5 Resumo**
>
> - Os septos vaginais transversais causam amenorreia primária e dor abdominal cíclica.
> - Os septos mais frequentes localizam-se na região inferior da vagina, e o tratamento cirúrgico pode recuperar completamente a função reprodutiva.
> - Os septos superiores têm uma taxa mais alta de falha na fertilidade.

Septo vaginal longitudinal

Não é incomum um septo vaginal que se estende por toda ou parte da vagina; este septo se encontra no plano sagital na linha mediana, embora se o coito é feito por um lado da vagina o septo pode estar deslocado lateralmente e não ser perceptível no momento do exame. A condição é encontrada em associação a um útero e colo completamente duplos ou com um único útero e um colo duplo. Em obstetrícia, este septo terá alguma importância no caso de parto vaginal. Nestas circunstâncias, a hemivagina estreita pode ser inadequada para permitir a passagem do feto e podem ocorrer lesões sérias, se o septo ainda estiver intacto nesse momento. A remoção do septo vaginal através de um procedimento cirúrgico formal deve ser feita, quando houver esse diagnóstico, antes ou durante a gestação. O septo pode ocasionalmente estar associado à dispareunia, situação em que é indicado um manejo similar.

Ocasionalmente, pode existir uma vagina dupla em que um lado não está patente, e podem ocorrer um hematometra e hematocolpos em um dos lados. Nestas circunstâncias o septo vaginal deve ser removido para permitir a drenagem do trato genital obstruído, e os resultados são, em geral, excelentes.

Anomalias na vulva

Raramente as anomalias no desenvolvimento do intestino ou bexiga provocam anormalidade considerável da vulva. O ânus pode-se abrir adjacente à vulva ou mesmo dentro dela (Fig. 34.14). A extrofia da bexiga vai originar um clitóris bífido e o deslocamento anterior da vagina, além das deformidades na própria bexiga. Uma discussão mais aprofundada destes problemas complexos pode ser encontrada em Edmonds [17].

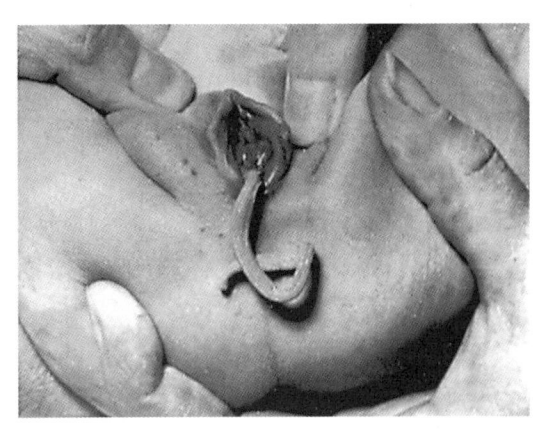

Fig. 34.14 Abertura ectópica do ânus na fúrcula vulvar.

❱ Anomalias do ducto wolffiano

Os remanescentes da parte inferior do ducto wolffiano podem ser identificados como cistos vaginais, enquanto que os remanescentes da parte superior são evidenciados como cistos de parede fina, localizados entre as camadas do ligamento largo (cistos paraovarianos). A necessidade de remoção cirúrgica do cisto vaginal é discutível, embora a sua remoção geralmente seja feita. Os cistos podem causar dispaurenia, e esta é a razão mais provável para o seu diagnóstico e para a remoção cirúrgica. Os cistos situados na extremidade superior da vagina podem estar enraizados profundamente na região do ligamento largo e na base da bexiga, e a abordagem cirúrgica deve ser cuidadosa. Um cisto doloroso e provavelmente paraovariano pode necessitar de uma exploração cirúrgica para esclarecer a sua natureza. Estes cistos normalmente são removidos facilmente do ligamento largo.

❱ Anormalidades no trato renal

A associação entre as malformações congênitas no trato genital e as do trato renal foi mencionada anteriormente. A presença de uma malformação significativa dos órgãos genitais é uma indicação para uma investigação complementar para excluir uma anomalia no trato renal. Um exame de ultrassonografia pode ser realizado e inicialmente será suficiente; no entanto, havendo alguma suspeita poderá ser realizado um pielograma. Lesões como a ausência de um rim, um elemento renal duplo em um ou ambos os lados, um ureter duplo ou um rim pélvico (Fig. 34.15) podem não demandar tratamento imediato, mas devem ser acompanhados; também é importante ter conhecimento destas anormalidades nos casos em que seja necessário fazer uma laparotomia abdominal exploratória ou cirurgia para tratamento da própria lesão no trato genital.

❱ Ureter ectópico

O ureter ectópico é uma anomalia que se apresenta com sintomas ginecológicos (Fig. 34.16). Um ureter com abertura anormal é, em geral, um ureter adicional, embora às vezes

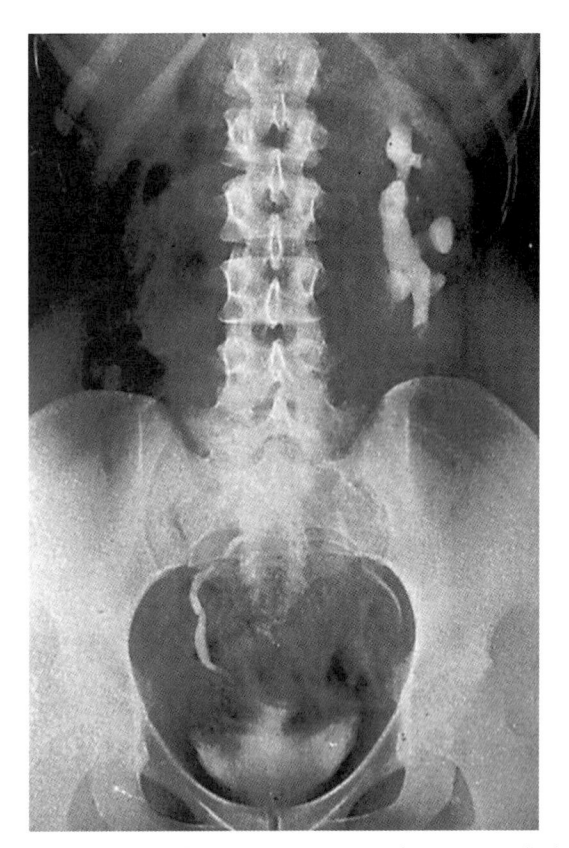

Fig. 34.15 Pielograma intravenoso em uma paciente com ausência de vagina, mostrando um rim único e uma anormalidade grosseira do ureter.

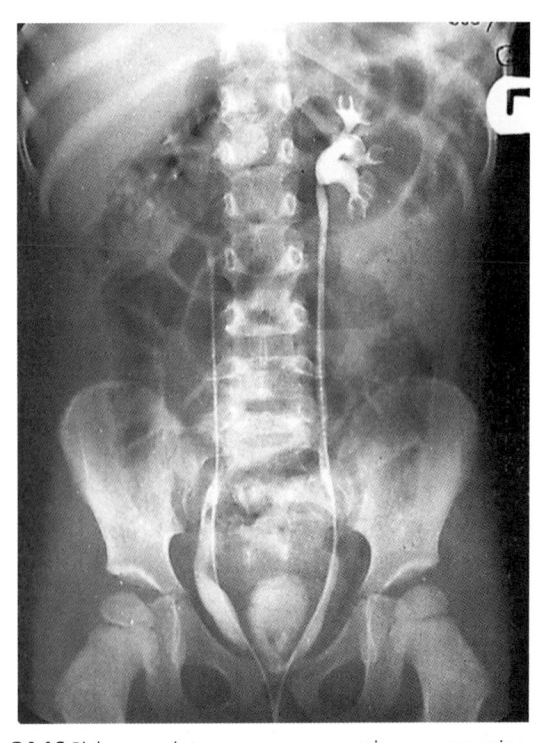

Fig. 34.16 Pielograma intravenoso em uma criança com vagina imperfurada. Os dois ureteres se abrem ectopicamente dentro da uretra posterior.

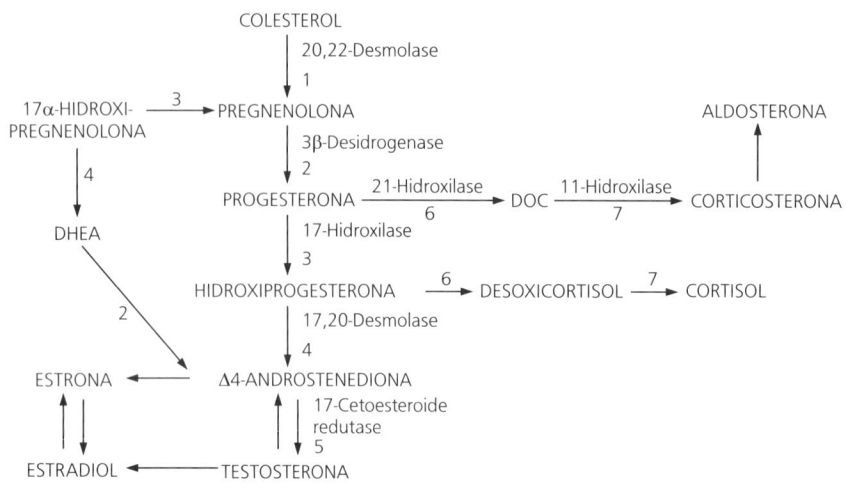

```
                            COLESTEROL
                            │ 20,22-Desmolase
                            │ 1
                            ↓
17α-HIDROXI-  ←──3──  PREGNENOLONA                                    ALDOSTERONA
PREGNENOLONA                │                                              ↑
                            │ 3β-Desidrogenase                              │
    │                       │ 2
    │ 4                     ↓          21-Hidroxilase         11-Hidroxilase
    ↓                  PROGESTERONA  ──────────────→  DOC  ──────────────→  CORTICOSTERONA
   DHEA                     │              6                       7
                            │ 17-Hidroxilase
                            │ 3
    │                       ↓                    6                    7
    │              HIDROXIPROGESTERONA  ──────────────→  DESOXICORTISOL  ──→  CORTISOL
    │ 2                     │
    │               17,20-Desmolase
    │                       │ 4
    ↓                       ↓
 ESTRONA  ←──────────  Δ4-ANDROSTENEDIONA
    ↑                       ↕ 17-Cetoesteroide
    ↕                         redutase
                              5
 ESTRADIOL  ←──────────  TESTOSTERONA
```

Fig. 34.17 Via enzimática de conversão do colesterol através dos estágios intermediários: aldosterona, cortisol e testosterona. Observe que a 3β-desidrogenase (marcada 2) é ativa em dois pontos, assim como são a 17-hidroxilase (marcada 3), 17,20-desmolase (marcada 4), 21-hidroxilase (marcada 6) e 11-hidroxilase (marcada 7).

um ureter único possa ser ectópico. O local mais comum da abertura é o vestíbulo, seguido pela uretra e depois pela vagina. Outros locais são menos comuns. O sintoma principal é umidade incontrolável. A umidade que aparece na vulva pode ser pequena e por vezes é confundida com um corrimento vaginal. Esta situação associada à dificuldade para confirmar o diagnóstico de um ureter ectópico, mesmo quando existe a suspeita, pode retardar por alguns anos o diagnóstico dessa condição. O diagnóstico às vezes pode ser feito com facilidade, mas geralmente não. O orifício pode ser claramente visível no vestíbulo, mas frequentemente é preciso fazer uma avaliação cuidadosa para localizá-lo, se ele puder ser visualizado. Poderão ser necessárias uma cistoscopia e uretroscopia para verificar a presença de aberturas uretéricas normais na bexiga. O estudo radiológico pode ser útil ao mostrar um elemento duplo em um ou ambos os lados. O tratamento deve incluir um cirurgião urologista, e poderão ser realizadas uma nefrectomia e ureterectomia parcial ou a reimplantação do ureter ectópico na bexiga.

MULHERES XY

▌ Falhas na produção de androgênio

Neste grupo de pacientes, pode não ocorrer a produção de androgênio em razão da ausência anatômica do testículo ou por defeito enzimático.

Ausência anatômica de testículo

A falha na diferenciação e no desenvolvimento testicular normal pode ser o resultado de um mosaicismo cromossômico, afetando os cromossomas sexuais ou possivelmente está associada a um isocromossoma anormal [18], mas geralmente os cromossomas sexuais estão normais, e a condição é referida com disgenesia gonadal pura. Clinicamente, esses casos apresentam características variadas, dependendo da diferenciação testicular. Como a diferenciação é geralmente deficiente, a maioria dos pacientes não apresenta masculinização ou apresenta um grau leve, e o útero, as tubas e a vagina estão geralmente presentes. A presença do útero nesta condição contrasta com as outras formas de mulheres XY descritas anteriormente.

O manejo deste grupo de pacientes está relacionado com a reconstrução da genitália externa da maneira descrita anteriormente e a remoção das gônadas indiferenciadas (estrias) ou rudimentares em vista do seu potencial elevado para o desenvolvimento de câncer. O grau de masculinização é geralmente mínimo, e a cirurgia não será necessária nos casos com menor grau de alongamento clitoridiano e com pouca ou sem fusão das dobras genitais. O risco de malignidade nos testículos rudimentares é da ordem de 30% e deve ser indicada a remoção gonadal durante a infância. Na época da puberdade, deve ser iniciada terapia de reposição com estrógeno-progestógeno para dar início ao desenvolvimento dos caracteres sexuais secundários e a menstruação.

Falha testicular enzimática

São necessários vários passos no metabolismo para que se complete a formação da testosterona a partir do colesterol (Fig. 34.17). Vários defeitos biossintéticos foram relatados em cada estágio do processo. A ambiguidade genital externa é bastante variada, pois essas alterações enzimáticas geralmente são incompletas, mas o útero, as tubas e a porção superior da vagina estão ausentes, pois a produção do fator de inibição mülleriano pelos testículos é normal.

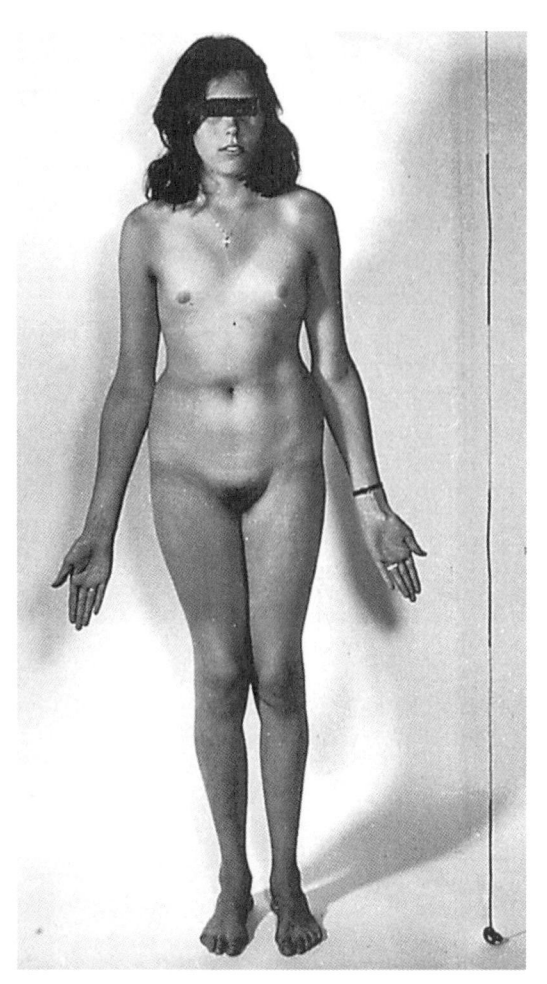

Fig. 34.18 Paciente com falha testicular enzimática provavelmente decorrente da deficiência de 17- cetoesteroide redutase. (De Dewhurst [19] com permissão.)

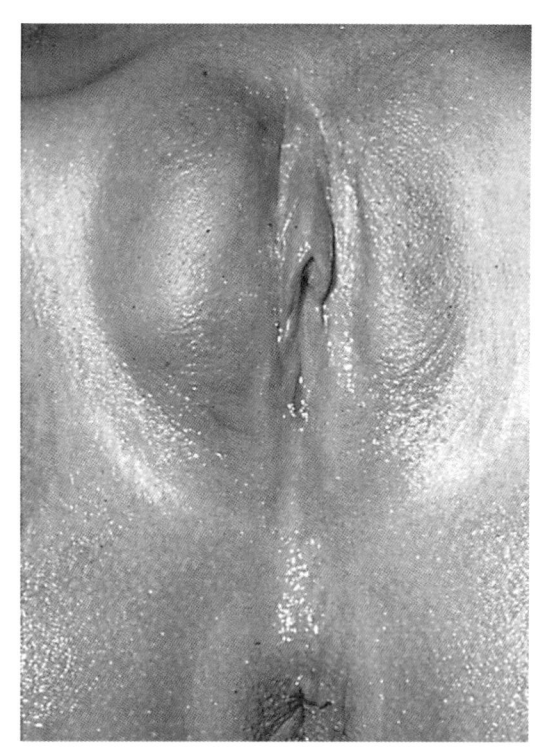

Fig. 34.19 Genitália externa de uma criança de 10 anos 46XY com uma deficiência de 5α-redutase. Reproduzida de Edmonds [17] com permissão.

A decisão sobre o gênero sexual depende do grau de masculinização da genitália externa, mas o papel feminino é frequentemente o escolhido (Fig. 34.18). O manejo cirúrgico já foi descrito. A identificação do defeito enzimático preciso pode ser difícil, mas pode ser investigado pela estimulação das gônadas como da estimulação da gonadotrofina coriônica, e os androgênicos podem ser dosados para determinar, onde ocorre o bloqueio enzimático (Fig. 34.19).

REFERÊNCIAS

1. Sinclair AH, Berta P, Palmer MS et al. A gene from the human sex determining region encodes a protein with homology to DNA-binding motif. *Nature* 1990;346:240-244.
2. Simpson JL. Genetic control of sex differentiation. *Semin Reprod Med* 1987;5:209-220.
3. Elias S, Simpson JL, Carson SA et al. Genetic studies in incomplete Müllerian fusion. *Obstet Gynecol* 1984;63:276-281.
4. Leigh Simpson J. *Disorders of Sexual Differentiation: Etiology and Clinical Delineation*. New York: Academic Press, 1976.
5. Baker TG. A quantitative and cytological study of germ cells in human ovaries. *Proc R Soc Lond B* 1963;158:417-433.
6. Hughes IA. Disorders of sexual development: new definition and classification. *Best Pract Res Clin Endocrinol Metab* 2008;22:119-134.
7. Van Niekerk W. True hermaphroditism. *Am J Obstet Gynecol* 1976;126:890-907.
8. Edmonds DK. Congenital malformations of the genital tract and their management. *Best Pract Res Clin Obstet Gynaecol* 2003;17:19-40.
9. Heller-Boersma JG, Schmidt UH, Edmonds DK. Psychological distress in women with uterovaginal agenesis (Mayer–Rokitansky–Küster–Hauser syndrome, MRKH). *Psychosomatics* 2009;50:277-281.
10. Heller-Boersma JG, Schmidt UK, Edmonds DK. A randomised controlled trial of a cognitive-behavioural group intervention versus waiting-list control for women with uterovaginal agenesis (Mayer–Rokitansky–Küster–Hauser syndrome: MRKH). *Hum Reprod* 2007;22:2296-2301.
11. Frank RT. The formation of the artificial vagina without operation. *Am J Obstet Gynecol* 1938;35:1053-1056.
12. McIndoe AH, Banister JB. An operation for the cure of congenital absence of the vagina. *J Obstet Gynaecol Br Commonwealth* 1938;45:490-495.
13. Parsons JK, Gearhart SL, Gearhart JP. Vaginal reconstruction using sigmoid colon. *J Pediatr Surg* 2002;37:629-633.
14. Wee JT, Joseph VT. A new technique of vaginal reconstruction using neurovascular pudendal thigh flaps. *Plast Reconstr Surg* 1989;83:701-709.
15. Borruto F. Mayer–Rokitansky–Küster syndrome: Vecchietti's personal series. *Clin Exp Obstet Gynecol* 1992;19:273-274.
16. Fedele L, Bioanchi S, Zanconato G et al. Laparoscopic creation of a neovagina in patients with Rokitansky syndrome. *Fertil Steril* 2000;74:384-389.

17. Edmonds DK. Sexual developmental anomalies and their reconstruction: upper and lower tracts. In: Sanfilippo JS (ed) *Pediatric and Adolescent Gynecology*, 2nd edn. Philadelphia: Saunders, 2001:553-583.
18. Simpson JL. *Disorders of Sexual Differentiation: Etiology and Clinical Delineation*. New York: Academic Press, 1976:199.
19. Dewhurst CJ. *Practical Paediatric and Adolescent Gynaecology*. New York: Marcel Dekker.

LEITURAS ADICIONAIS

Gidwani G, Falconi T. *Congenital Malformations of the Female Genital Tract. Diagnosis and Management*. Philadelphia: Lippincott, Williams and Wilkins, 1999.

Sanfilippo J, Lara-Torre E, Edmonds K, Templeman C. *Clinical Paediatric and Adolescent Gynaecology*. New York: Informa Healthcare, 2008.

Capítulo 35

Ultrassonografia na Ginecologia

Tom Bourne
Queen Charlotte's & Chelsea Hospital, London, UK

A introdução da ultrassonografia mudou os manejos diagnóstico e terapêutico de muitas patologias na ginecologia. Os critérios diagnósticos e o manejo das complicações no início da gravidez foram redefinidos, houve uma redução na necessidade de realizar procedimentos invasivos em muitas mulheres com sangramento uterino disfuncional e na pós-menopausa, permitiram a caracterização precisa de patologias ovarianas e trouxeram importantes avanços no tratamento da infertilidade por meio da fertilização *in vitro* (IVF) com técnicas guiadas por ultrassonografia. Sua importância tem crescido também na urologia ginecológica e na oncologia. O exame ultrassonográfico da pelve é um dos procedimentos diagnósticos mais realizados em ginecologia, e uma grande proporção das mulheres que consultam um ginecologista realiza um exame de ultrassonografia em algum momento de seu acompanhamento.

A ultrassonografia é um dos componentes da avaliação geral da paciente. A ultrassonografia é um exame complementar, e as decisões terapêuticas devem ser feitas com base na história e no exame físico, considerando todas as informações relevantes, e o ginecologista deve evitar a armadilha de tratar somente "o laudo do exame".

TÉCNICAS DA ULTRASSONOGRAFIA

O termo "ultrassom" descreve ondas sonoras de alta frequência, que não são audíveis pela orelha humana. Quanto mais alta a frequência do transdutor, mais estreito é o feixe de som, o que resulta em uma imagem de melhor resolução, mas com menor capacidade de penetração. Por isso, o transdutor precisa estar localizado próximo à área de interesse. Na ginecologia, os transdutores transabdominais (TA) variam entre 3 e 5 MHz, e os transdutores transvaginais entre 5 e 8 MHz. Atualmente, os aperfeiçoamentos no delineamento dos transdutores os tornaram mais bem adaptados em comparação ao passado. Além dos transdutores, outros equipamentos são necessários para capturar as imagens digitais, embora imagens impressas com papel térmico possam ser usadas, se não houver outro equipamento disponível. Apesar de não ser essencial na maioria dos casos, o exame Doppler é muito útil especialmente para analisar a vascularização dos tumores ovarianos. Em quase todos os casos da ginecologia, os índices de impedância à transmissão de ondas sonoras têm pouca importância, pois o Doppler colorido ou de amplitude é usado para uma análise subjetiva tanto da quantidade de fluxo sanguíneo, quanto do padrão dos vasos sanguíneos presentes. A ultrassonografia tridimensional é um avanço maior ainda. É útil para caracterizar anormalidades uterinas congênitas e pode gerar uma imagem "quadridimensional" do assoalho pélvico, muito importante para a urologia [1]. A capacidade de armazenar imagens para apreciação posterior tem uma importância clínica crescente. Grande parte dos exames digitais ginecológicos pode ser realizada com equipamentos de baixa especificação técnica, assim um equipamento portátil e compatível com *notebooks* é mais do que apropriado para a maioria dos exames gerais de ginecologia e de obstetrícia no início da gravidez.

As vantagens relativas da ultrassonografia TA *versus* TV são bem conhecidas. A ultrassonografia TV é, geralmente, o método de escolha; no entanto, a qualidade dos transdutores abdominais é muito boa e podem-se obter excelentes imagens da região pélvica com ou sem a bexiga cheia. A ultrassonografia TA é a técnica de escolha para as mulheres que não toleram os exames vaginais ou retais. Também, é importante para avaliar grandes tumorações pélvicas. A ultrassonografia abdominal completa deve ser realizada na avaliação das pacientes em tratamento oncológico, para verificar a presença de possíveis metástases em linfonodos, no omento ou hepáticas. Quando existe a suspeita de sangramento abdominal, devem-se procurar coleções de líquido na bolsa de Morrison (no espaço hepatorrenal), essa é uma maneira rápida de estimar o volume de sangue no abdome (quando existe coleção líquida, é possível que exista 750 mL ou mais de sangue livre no abdome e na pelve). É extremamente importante que médicos que realizam exames de ultrassonografia estejam familiarizados com ambas as técnicas (Fig. 35.1). Na ginecologia, não é necessário encher a bexiga para a maioria dos exames abdominais. A técnica consiste em se-

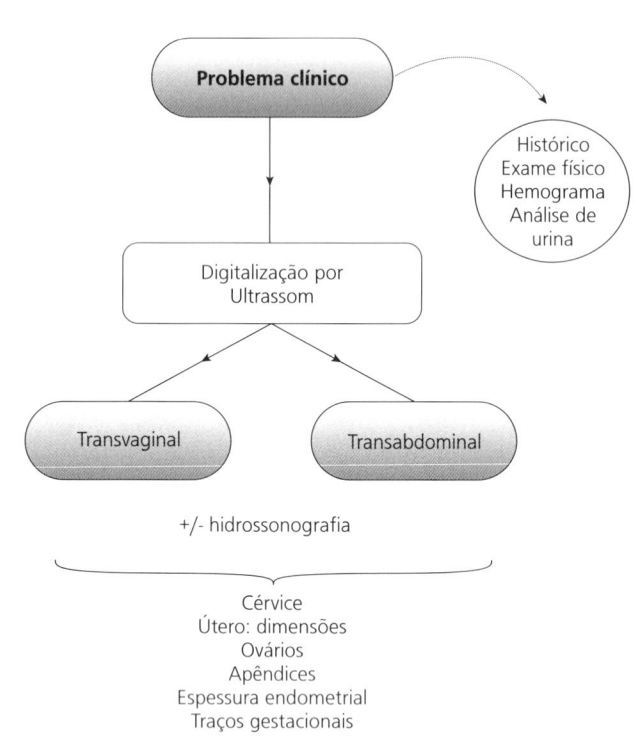

Fig. 35.1 O uso de ultrassonografia para resolucionar um problema clínico

guir os vasos sanguíneos da pelve, começando pelos vasos femorais e seguindo-os cranialmente.

O útero deve ser avaliado no plano sagital, e o exame deve incluir a cérvice, corpo uterino, o fundo uterino e a cavidade endometrial. As imagens obtidas pelo plano transversal (coronal) oblíquo podem auxiliar na localização de patologias focais.

O uso da ultrassonografia tridimensional é a melhor técnica para detecção de anormalidades uterinas congênitas, com uma única imagem coronal pode-se identificar a maior parte das anormalidades com facilidade [2].

Outra importante avaliação ultrassonográfica é a mensuração da espessura endometrial, definida pela maior distância da interface ecogênica na junção endométrio-miométrio. Antes da menopausa, a espessura endometrial varia entre 4 e 8 mm na fase folicular e entre 7 e 14 mm na fase de secretora. O endométrio é uma estrutura dinâmica que apresenta alterações cíclicas, em sincronia com o ciclo menstrual. Não existe um ponto de corte absoluto para definir a anormalidade nas mulheres na pré-menopausa. A fase ideal para realizar uma ultrassonografia é logo após a menstruação ou no meio do ciclo, pois as patologias focais podem ser mais bem identificadas em um endométrio periovulatório. A principal indicação para mensuração da espessura endometrial é para avaliação das mulheres na pós-menopausa, cuja espessura endometrial de 4 mm ou menos está associada à atrofia endometrial [3]. Um consenso recente propôs uma terminologia para descrever o endométrio e todas as patologias encontradas na cavitacional uterina [4].

Ultrassonografia transvaginal – aspectos práticos

O excesso do gel deve ser removido, e o transdutor deve ser higienizado para prevenir infecções cruzadas. Podem ser usados lenços à base de álcool para a limpeza, e o dióxido de cloro também é uma boa opção. O transdutor deve ser encapado usando material, preferencialmente, sem látex. Os cuidados de antissepsia comuns como lavar as mãos depois de cada exame. Deve-se colocar uma pequena quantidade de gel no transdutor antes de cobri-lo e logo após usa-se gel lubrificante para auxiliar a inserção do transdutor. Durante o exame ultrassonográfico TV devem-se usar ambas as mãos, enquanto uma segura o transdutor, a outra pressiona o abdome para otimizar a imagem. O transdutor vaginal deve ser usado para avaliar a mobilidade dos órgãos pélvicos e para verificar focos de sensibilidade, pois podem ser marcadores de endometriose [5].

Ultrassonografia transabdominal – aspectos práticos

A bexiga cheia pode ser muito útil para a realização de uma ultrassonografia TA, mas, em muitos casos, é desnecessária e pode prejudicar o exame. Durante o exame pélvico deve-se identificar os vasos sanguíneos femorais e acompanhar sua trajetória até os vasos ilíacos e bifurcação da aorta. Usando esse método podem-se identificar linfadenopatias. Um ginecologista em treinamento deve ser orientado para não limitar o exame à avaliação da pelve, devendo reconhecer os órgãos do abdome superior e identificar os locais prováveis de surgimento de metástases nos casos de patologia maligna ginecológica. Essa avaliação inclui o tronco celíaco, hilo do baço, fígado e omento.

Ao realizar uma ultrassonografia, algumas regiões importantes na pelve devem ser visualizadas: a cérvice, os vasos ilíacos, a bexiga e o corpo uterino. A visualização desse órgão permite uma rápida orientação; os vasos ilíacos podem indicar a localização dos ovários. Quando a região de interesse for localizada, a imagem deve ser ampliada para obter o máximo de detalhamento possível.

Ultrassonografia com infusão de solução salina

A ultrassonografia com infusão de solução salina (SIS) é um método relativamente simples que envolve a instilação de uma substância salinizada na cavidade uterina [6]; o líquido age como um contraste negativo para demarcar uma patologia focal intracavitária. A solução é injetada dentro do útero por um cateter introduzido pela cérvice. Uma sonda de alimentação nasogástrica pediátrica é uma opção mais barata para ser usada como cateter, porém um cateter de balão pode ser útil para prevenir refluxo através do canal cervical. As indicações para o uso da SIS incluem um endométrio espessado ou irregular, má visualização do endométrio (p. ex., em razão do posicionamento do útero) e caracterização mais específica de patologias focais, como pólipos, miomas submucosos e aderências [7]. A administração de antibióticos pode ser feita profilaticamente antes do procedimento para evitar doença pélvica inflamatória, em todas as mulheres potencialmente férteis. Existem muitas evidências que sugerem que os resultados da SIS comparáveis aos da histeroscopia em relação à avaliação da endometriose focal. O exame ultrassonográfico sem infusão de substância salina é menos acurado nessa situação [8]. Quando existem dúvidas em relação aos achados endometriais, o uso de uma SIS deve sempre ser considerado. É importante considerar que o endométrio da mulher na pré-menopausa é uma estrutura dinâmica, e o simples ato de repetir uma ultrassonografia depois da menstruação pode muitas vezes esclarecer se existe ou não uma patologia focal intrauterina.

> **Quadro 35.1 Resumo**
>
> - A bexiga não precisa estar cheia para realizar a maioria das ultrassonografias transabdominais.
> - O uso do Doppler pode ser muito útil, e os índices de impedância não possuem significância na avaliação de doenças ovarianas.
> - O Doppler colorido ou de amplitude é usado para avaliações subjetivas do volume de fluxo sanguíneo e do padrão do fluxo dos vasos sanguíneos.
> - O médico que realiza a ultrassonografia ginecológica deve ser capaz de avaliar o abdome e a pelve no caso de suspeita de malignidade.
> - As medidas da espessura endometrial não são significativas antes da menopausa, mas são importantes depois da menopausa nas pacientes com sangramento.

A ULTRASSONOGRAFIA NA PACIENTE NÃO GRÁVIDA

A ultrassonografia deve ser considerada uma extensão do exame clínico bimanual; uma mulher com exame pélvico normal e um exame ultrassonográfico negativo não devem apresentar nenhuma patologia ginecológica. Isto é verdade nas doenças agudas e crônicas. Em um estudo conduzido por Haider et al. [9], envolvendo mulheres que se consultaram em clínicas de urgência ginecológica, mostrou que um laudo normal de ultrassonografia estava associado à resolução dos sintomas em 94,5% dos casos. Um estudo realizado por Okaro et al. [5], em mulheres com dor pélvica crônica e ultrassonografia normal, encontrou alteração na laparoscopia posterior em 20% dos casos, comparado ao esperado de 58%. Em medicina, nós geralmente pensamos que um exame só deve ser solicitado se puder auxiliar no tratamento da paciente (Fig. 35.2). Na ginecologia moderna, a maioria das mulheres que apresentam queixas precisará de uma ultrassonografia em algum momento do processo investigativo.

Investigação dos tumores pélvicos

A ultrassonografia é a primeira escolha no processo de investigação de uma mulher com suspeita de tumor pélvico.

Patologias de útero

Os miomas são frequentes fora da gestação. Eles podem ser divididos nos seguintes grupos:

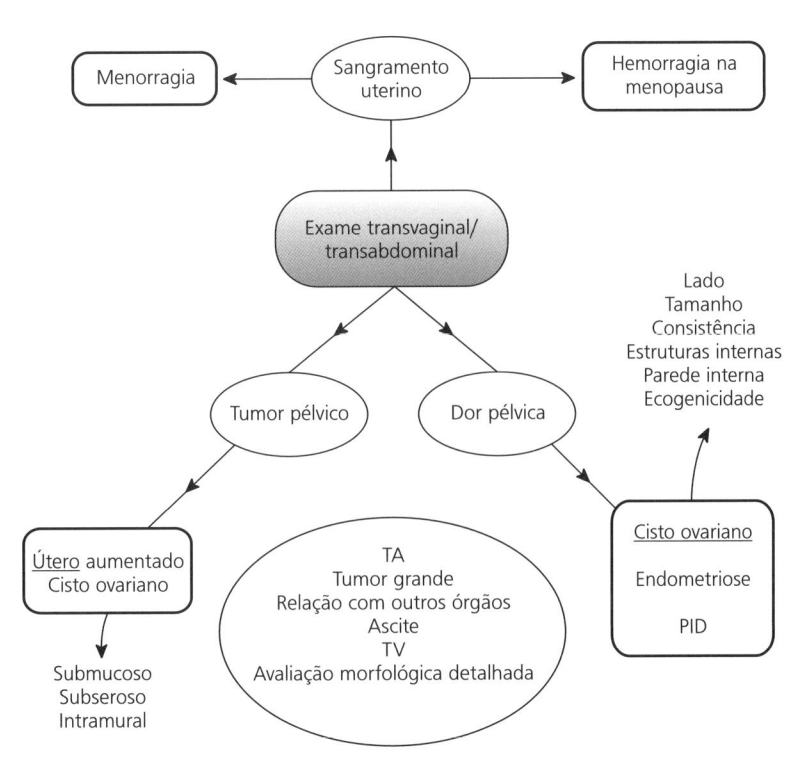

Fig. 35.2 Investigando um sintoma ginecológico.

- Intramural: o mioma está presente dentro do miométrio, mas não distorce a cavidade endometrial nem a superfície serosa do útero.
- Subseroso: o mioma distorce a superfície serosa do útero.
- Pediculado ou ligamentoso.
- Submucoso: protrusão e distorção da cavidade endometrial.

A descrição dos miomas no exame ultrassonográfico deve incluir o número, o tamanho e, o mais importante, a sua localização. Essas características são importantes, pois têm um impacto na escolha da intervenção, especialmente no caso de cirurgia laparoscópica. Na prática, quando existem múltiplos miomas, pode-se tornar muito difícil determinar o número e suas relações. No caso de um mioma submucoso, é necessário estimar a porcentagem do mioma projetado para dentro da cavidade para determinar a possibilidade de realizar uma rescisão por laparoscopia. A equipe de Leone et al. [4] descreveu com detalhes termos e definições que podem ser usados para descrever miomas que se projetam para dentro da cavidade uterina. Os miomas, em geral, são lesões bem definidas e normalmente contêm focos de calcificações caracterizados por sombra acústica (Fig. 35.3). O Doppler colorido pode mostrar o suprimento sanguíneo ao redor da lesão. Pode ser difícil fazer o diagnóstico de adenomiose. As características de adenomiose incluem a assimetria do miométrio, a presença de áreas císticas no interior do miométrio, o aspecto heterogêneo do miométrio e a presença de vasos sanguíneos, passando dentro dessas áreas, de forma oposta à circulação periférica dos miomas. Atualmente, a avaliação da zona de junção entre o endométrio e o miométrio, usando a ultrassonografia tridimensional, tem demonstrado uma alta acurácia para o diagnóstico de adenomiose [10]. As calcificações associadas aos miomas podem dificultar a visualização de outras estruturas da pelve, em particular os ovários. Nessa circunstância, pode ser útil mudar do exame transvaginal para a ultrassonografia abdominal. Os miomas pediculados ou ligamentares apresentam dificuldades para o diagnóstico. Essas dificuldades estão relacionadas com a diferenciação de uma lesão ovariana sólida. A visualização de dois ovários normais é a solução mais adequada para este problema. A dopplerfluxometria pode demonstrar que o suprimento de sangue se origina do útero, e a lesão pode ser identificada como uterina, e o sombreamento acústico pode confirmar o diagnóstico.

Miomas podem-se degenerar, apresentando imagens muitos atípicas com grandes áreas císticas, aumento de ondas sonoras e vários pontos de calcificações. Felizmente, os leiomiossarcomas são muito raros. Entretanto, não há marcadores ultrassonográficos específicos que auxiliem sua identificação. Em geral, sarcomas aparecem de forma solitária, são grandes (> 8,0 cm) e císticos e são bem vascularizados [11].

Tumores de Ovário

A identificação de um tumor ovariano ou de alguma massa anexial exige a realização de um exame de ultrassonografia para diferenciar entre os cistos que são fisiológicos, os que são patológicos e benignos e os que são patológicos e malignos. O objetivo do exame é fazer uma predição de benignidade ou malignidade do tumor, e muitas vezes é necessário um laudo histológico. Existe um consenso absoluto de que a ultrassonografia é o melhor exame de imagem para avaliação das patologias de ovário. Em 2001, foi publicado um consenso pelo grupo da *International Ovarian Tumor Analysis* (IOTA), com o objetivo de padronizar a terminologia e as definições usadas para caracterizar as patologias de ovário. Atualmente, esta terminologia está sendo usada em muitos países e representa a forma mais adequada para descrever os tumores ovarianos [12]. O estudo realizado pelo IOTA incluiu mais de 3.000 tumores de ovários e de anexos, permitindo uma avaliação extensiva das características associadas aos diferentes tipos de tumores anexiais. Recentemente, o grupo IOTA publicou uma lista de regras simples, que podem ser usadas para definir se uma lesão é benigna ou maligna. A Tabela 35.1 apresenta essas regras para caracterizar rapidamente um tumor ovariano. Se nenhuma das caracterísiticas estiver presente, ou se o tumor possuir características mistas, outros exames complementares devem ser usados para elucidar o diagnóstico. Nesse estudo, cerca de 75% dos tumores puderam ser avaliados corretamente usando essas regras, os outros tumores necessitaram de exames diagnósticos adicionais para estabelecer a natureza da patologia.

Determinadas características ultrassonográficas podem ser preditivas do diagnóstico histológico de um tumor ovariano [13]. Em geral, os cistos dermoides são relativamente fáceis de serem reconhecidos pelo exame de ultrassonografia, pois seu conteúdo apresenta gordura e cabelo, porém se o conteúdo for predominantemente constituído por gordura, a imagem pode ser isoecogênica, como as alças do intestino, e pode passar despercebida. Os cistos dermoides apresentam

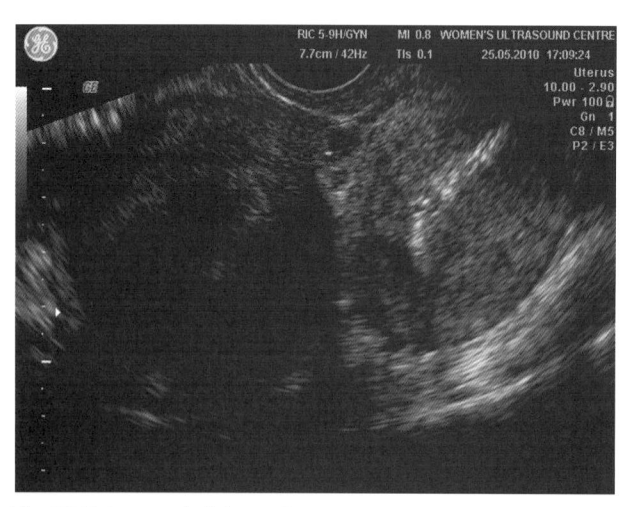

Fig. 35.3 Corte sagital de um útero com um mioma pediculado em seu fundo, acompanhado de sombra acústica.

Tabela 35.1	Dez regras simples para identificar tumores benignos ou malignos

Regras de predição de um tumor maligno (Regras M)
M1 Tumores sólido e irregular
M2 Presença de ascite
M3 Pelo menos quatro estruturas papilares
M4 Tumor sólido, irregular e multilocular, com o maior diâmetro ≥ 100 mm
M5 Fluxo sanguíneo importante (Cor nível 4)

Regras de predição de um tumor benigno (Regras B)
B1 Unilocular
B2 Presença de componentes sólidos, onde o maior possui um diâmetro máximo < 7 mm
B3 Presença de sombra acústica
B4 Tumor multilocular liso com diâmetro máximo < 100 mm
B5 Sem fluxo sanguíneo (Cor nível 1)

Se uma ou mais regras M forem aplicadas na ausência de uma regra B, o tumor é classificado como maligno

Se houver uma ou mais regras B na ausência de uma regra M, o tumor é classificado como benigno

Se forem aplicadas regras M e regras B, o tumor não pode ser classificado

Se nenhuma regra puder ser aplicada, o tumor não pode ser classificado

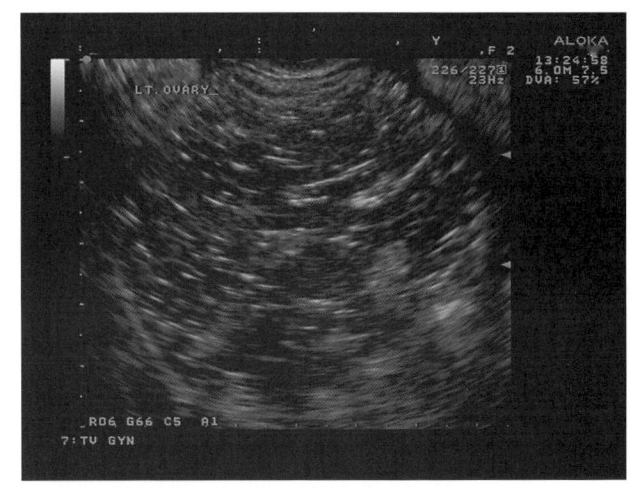

Fig. 35.4 Cistos dermoides apresentando ecos refringentes decorrente da presença de cabelos no cisto.

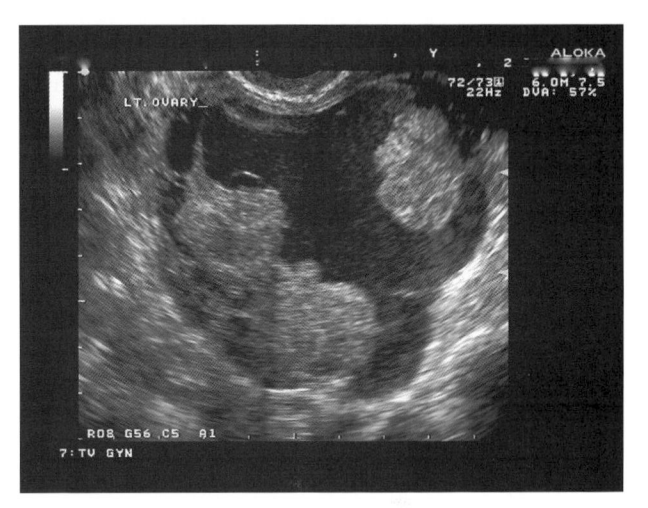

Fig. 35.5 Carcinoma ovariano limítrofe: observar as projeções papilares grandes no interior do cisto.

ecogenicidade mista e são caracterizados por sombra acústica (Fig. 35.4). A imagem de "bola branca" ou nódulo de Rokitansky é um achado específico e corresponde a cabelo e gordura. A imagem dos fios de cabelo livres dentro do cisto aparece como longas linhas ou pontos brilhantes [14]. Os endometriomas tendem a ser uniloculares e podem apresentar uma imagem sugestiva de vidro fosco, (Prancha 35.1). Esta imagem clássica de vidro fosco possui alto valor preditivo para endometriomas. Um grande número de endometriomas apresenta características atípicas e, algumas vezes, apresenta imagem complexa. A idade da paciente também é importante para o diagnóstico diferencial, porque as características morfológicas do endometrioma não são frequentes na menopausa, e essas lesões têm um risco alto de malignidade [15].

A caracterização das patologias ovarianas depende principalmente da impressão subjetiva do examinador ao avaliar a morfologia e a vascularização de um tumor (Prancha 35.2). Isso foi primeiramente demonstrado por Timmerman [16] e posteriormente comprovado por Valentin *et al.* [17,18]. Os ultrassonografistas com experiência em ginecologia podem diferenciar com segurança cistos benignos dos malignos e são provavelmente melhores em prever malignidade do que os modelos matemáticos [16]. Os marcadores de malignidade estão descritos na Tabela 35.1 de acordo com regras simples. Essas regras confirmam os achados de Granberg *et al.* [19], que encontraram uma frequência de 0,3% de malignidade em cistos uniloculados. Os estudos com uso de Doppler da vascularização têm sido indicados para avaliar o risco de malignidade em tumores ovarianos, os estudos anteriores avaliaram os índices de resistência para fazer a predição do risco de câncer, mas esses índices não têm mostrado nenhum valor. A melhor maneira de fazer a avaliação é observando o escore de cores, que pode ser usando o equipamento adequado de Doppler (Prancha 35.3). A visualização da cor mostrou-se uma variável significativa na maioria dos modelos matemáticos usados para prever malignidade [12].

Outros marcadores têm sido investigados para definir a natureza benigna ou maligna dos tumores. Em 2004, foi sugerido que a ausência da imagem de tecido ovariano normal na presença de um cisto era um marcador de malignidade (Fig. 35.5) [20]. Um estudo subsequente maior do IOTA confirmou que a presença de tecido ovariano normal ou do sinal do ovário crescente (OCS) tem alto valor preditivo de lesões benignas e que a ausência do OCS não é um preditor de malignidade, mostrando, dessa forma, um fraco desempenho do OCS para o diagnóstico [21].

Em geral, o aspecto das massas ovarianas não têm apresentado um valor preditivo bom dos achados histológicos.

Por esse motivo, os estudos têm avaliado diferentes modelos matemáticos que combinam múltiplas variáveis. Os achados ultrassonográficos podem ser usados em conjunto com a data de início da menopausa e com os valores sorológicos de CA-125 para calcular o risco de câncer, denominado índice de risco de malignidade (RMI), que pode ser usado para triagem dos casos com suspeita de câncer ovariano. Um estudo de metanálise, realizado em 2009, contendo 109 trabalhos com avaliação de 21.750 casos de tumores anexiais, demonstrou a acurácia preditiva dos modelos diagnósticos na avaliação pré-operatória de tumores anexiais [22]. Aparentemente, os melhores modelos são o RMI I, originalmente descrito por Jacobs et al., e RMI II, modificado por Tingulstad et al. [23,24]. Entretanto a análise desta revisão não incluiu dados do estudo clínico do IOTA. O RMI I é com base fortemente nos níveis sorológicos de CA-125, assim possui todos os problemas associados a esse exame: uma baixa sensibilidade nos estágios iniciais e nas doenças limítrofes e baixa especificidade. Os modelos de regressão logística (LR1 e LR2) desenvolvidos em um estudo do IOTA mostraram resultados melhores do que o RMI e têm sido validados nos centros que estiveram envolvidos no desenvolvimento de modelos e externamente em clínicas sem qualquer relação com o estudo. Ambos os modelos permitem fazer a diferenciação entre os tumores benignos e malignos [12]. É importante ressaltar que em uma série de 3 trabalhos publicados pelo grupo IOTA, a mensuração dos níveis séricos de CA-125 não agregou qualquer valor diagnóstico ao exame de ultrassonografia, realizado por um examinador experiente [17,25,26].

Investigação de dor pélvica

A avaliação da história e a localização da dor são importantes antes da realização de um exame de ultrassonografia. Existem muitas causas para a dor pélvica que, muitas vezes, não estão relacionadas com fatores ginecológicos, portanto, o uso isolado da ultrassonografia pode apresentar falsos resultados. Por exemplo, a maioria dos casos de cistos ovarianos, cistos tubários e, certas vezes, a hidrossalpinge podem ser achados acidentais, mas a ultrassonografia pode fazer uma triagem de pacientes que necessitam de intervenção cirúrgica. No caso de dor pélvica aguda, um laudo normal traz uma grande segurança. As patologias mais comuns para as quais uma ultrassonografia pode ser útil são as complicações causadas por cistos, sequelas de infecção pélvica e endometriose.

Cistos ovarianos

Os cistos ovarianos são muito frequentes. A presença de um cisto ovariano isolado, em geral, não causa sintomas de dor, e há poucos estudos que avaliam a relação entre o tamanho do cisto e a manifestação de dor. Todavia, complicações causadas por cistos, como hemorragia, ruptura ou torção, podem levar a diferentes graus de dor pélvica.

Um cisto hemorrágico pode apresentar imagens variadas na ultrassonografia, e a sua morfologia descreve a sua

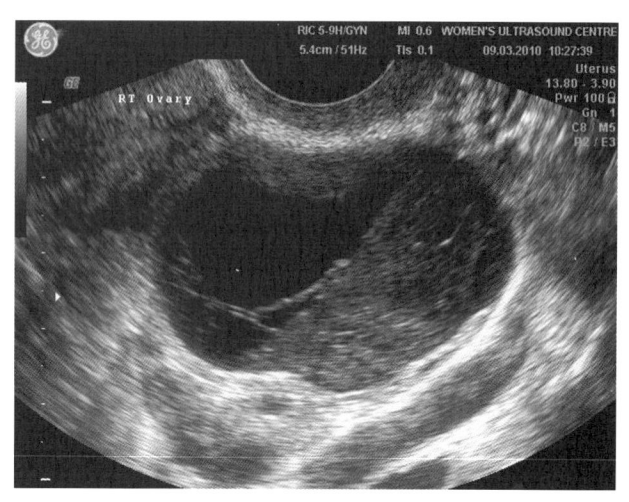

Fig. 35.6 Um cisto lúteo hemorrágico com imagem típica em "teia de aranha" secundária à organização do coágulo.

história natural. Inicialmente, o conteúdo dos cistos apresenta um aspecto de vidro fosco. Após o processo de coagulação (Prancha 35.4) e retração, o coágulo pode apresentar a forma de uma "teia de aranha" ou pode ter movimento como uma geleia, à medida que o transdutor desloca o ovário (Fig. 35.6). Os cistos luteínicos hemorrágicos representam uma causa frequente de dor em mulheres na idade reprodutiva. Mesmo os cistos de grande volume (até 10 cm de diâmetro) tendem a regredir espontaneamente, embora, algumas vezes, seja necessário submeter a paciente à laparoscopia.

A torção dos anexos pode ocorrer quando há tumor ovariano, normalmente em associação a um cisto dermoide. Porém, pode ocorrer com um ovário normal e um policístico. Um ovário torcido apresenta-se congesto, aumentado e edematoso; múltiplos pequenos cistos podem ser vistos na periferia de ovários aumentados. Podem apresentar uma imagem de fantasma e podem perder a anatomia normal. O exame com Doppler pode apresentar falsos achados, pois em razão da torção, o fluxo venoso é interrompido, mas o fluxo arterial ainda pode ser visualizado. Em 1/3 dos casos, pode haver a presença de líquido livre. O tratamento imediato deve ser feito, e o manejo de escolha é realizar a distorção do ovário por laparoscopia, mesmo quando existirem áreas de infarto e necrose. Esses casos devem ser observados, mesmo após a resolução dos sintomas. A maioria das torções é caracterizada por dor forte aguda, náusea acompanhada frequentemente de vômitos, no entanto se houver lesão dos nervos, a dor pode cessar. O prognóstico é bom, com distorção do ovário mesmo em situações mais graves como essa [27]. A Tabela 35.2 apresenta um resumo das informações que acabam de ser descritas.

Endometriose

A endometriose pode causar dor pélvica crônica. Fazer o diagnóstico de endometriose por ultrassonografia pode ser um desafio (Fig. 35.7); porém, um estudo realizado por Okaro et al. [5] mostrou que a sensibilidade em um ponto específico da pelve associada à redução da mobilidade do ovário

Tabela 35.2	Marcadores ultrassonográficos nos cistos ovarianos
Diagnóstico	Prováveis achados ultrassonográficos
Torção do ovário	Massa anexial com espessamento da parede, pode haver presença de líquido livre e fluxo Doppler reduzido ou ausente
Cisto hemorrágico	Cisto ovariano com ecos internos mistos e bizarros sugestivos de coágulo
Ruptura de cisto ovariano	Ovários normais, mas com sensibilidade dolorosa em localização específica e líquido livre no fundo se saco de Douglas

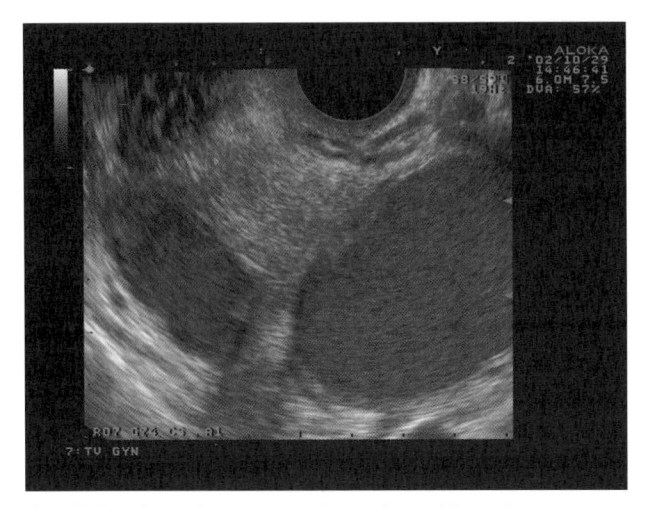

Fig. 35.7 Endometriose grave: endometriomas bilaterais se "beijando" no centro.

(marcadores menores) está associada à presença de endometriose, confirmada pela laparoscopia. Recentemente, tem sido investigada a detecção de nódulos endometrióticos profundos por meio da ultrassonografia [28]. Os nódulos localizados no septo retovaginal podem ser detectados com acurácia razoável pelas ultrassonografias transvaginal, transretal e perineal. A adição de uma substância de contraste salina na vagina pode melhorar a *performance* do exame [29]. As características de cistos endometrioides (endometriomas) no ovário foram descritas anteriormente.

Doença Inflamatória Pélvica

A infecção pélvica aguda é diagnosticada clinicamente e deve ser considerada sempre que se estiver examinando pacientes sexualmente ativas com histórico de dor pélvica, secreção vaginal ou sangramento vaginal entre as menstruações. Um exame de ultrassonografia pode constatar a presença de líquido livre na cavidade endometrial e na pelve. A sensibilidade pélvica pode ser percebida durante a realização do exame de ultrassonografia. As tubas uterinas podem ser identificadas no exame, mas, muitas vezes, isto não é possível. A visualização torna-se mais fácil à medida que as tubas se tornam mais edemaciadas em razão da reação inflamatória com acúmulo de pus ou exsudato. A piossalpinge possui uma forma de salsicha, com paredes mais espessas, presença de fluido ecogênico dentro da tuba e septos. Dependendo da região examinada, a tuba tem uma aparência retorcida ou semelhante a uma roda dentada. Quando é realizada uma imagem com corte transversal, a aparência de nódulos, formando um "colar de miçangas", tem sido descrita. Uma publicação de Timor-Tritsch *et. al.* [30] concluiu, com base nas imagens clássicas descritas, que o melhor sinal de doença inflamatória nas tubas uterinas, aguda ou crônica, é a presença de um septo incompleto da parede, presente em 92% do total de casos estudados.

O estudo de Timor-Tritsch *et al.* que o grau de comprometimento dos ovários deve ser documentado. Quando não existe nenhum comprometimento, o ovário pode ser visualizado e movido separadamente das tubas. O complexo tubo-variano permite a visualização dos ovários, mas não permite a mobilização quando pressionados pelo transdutor. Quando existe um abscesso, há total perda da morfologia normal e percebe-se a presença de loculações e de partículas (pus e exsudato). Nas duas situações, estão presentes os sintomas clínicos agudos de doença inflamatória pélvica, observando-se aumento da sensibilidade durante o exame. O tratamento guiado pelo exame ultrassonográfico é uma opção importante no manejo dos abscessos tubários e ovarianos. Em um estudo envolvendo 302 mulheres, um total de 282 (93,4%) foi tratado com sucesso por aspiração de fluido purulento guiado pelo exame de ultrassonografia TV e com uso de antibióticos. Nas outras 20 mulheres (6,6%), intervenção cirúrgica foi necessária [31].

Ultrassonografia e sangramento uterino anormal

Menorragia

A menorragia é relativamente comum, e a paciente deve ser encaminhada para um serviço de referência para fazer uma ultrassonografia para excluir patologias do endométrio.

Pólipos endometriais

A terminologia e as definições mais usadas para descrever os pólipos foram publicadas pelo grupo IETA [4]. Os pólipos são muitas vezes hiperecoicos e podem apresentar um halo ecogênico (Prancha 35.5). A visualização de uma artéria no pedículo confirma o diagnóstico [32]. Existem controvérsias em relação ao significado dos pólipos endometriais. A presença de pólipos pequenos em mulheres assintomáticas e que estejam menstruando, provavelmente, não é significativo e, na prática, pode não ser identificada nenhuma alteração em nova ultrassonografia realizada após um intervalo de acompanhamento.

Sangramento na menopausa

Hoje, o exame ultrassonográfico TV é o método de primeira escolha para investigação de sangramento na menopausa. A ultrassonografia é usada para avaliar as patologias de endométrio, cérvice, ovários, tubas uterinas ou de bexiga. Muitos estudos demonstraram que um endométrio fino e hipotrófico está associado a um risco muito baixo de patologias endometriais. A definição de endométrio fino corresponde à espessura endometrial abaixo de 5 mm. Acima disto, o risco de patologia aumenta proporcionalmente ao aumento da espessura do endométrio, sendo recomendada a realização de uma biópsia endometrial. A mensuração da espessura endometrial inclui ambas as camadas basais endometriais, sem considerar a presença de líquido entre elas [33,34].

Outras causas possíveis de sangramentos na menopausa devem ser consideradas. Uma vantagem do exame de ultrassonografia TV é a possibilidade de avaliar toda a pelve. Pode-se identificar uma patologia vesical. Quando não se identifica uma alteração no endométrio, o exame da bexiga deve ser considerado [35].

Investigação de infertilidade

Atualmente, a ultrassonografia está integrada à investigação e ao tratamento das mulheres que apresentam subfertilidade.

Ultrassonografia básica para infertilidade

A ultrassonografia transvaginal pode ser usada como exame de triagem em mulheres apresentando subfertilidade. Um estudo realizado por Strandell *et. al.* [36], avaliando um protocolo de investigação, mostrou que a realização de uma ultrassonografia básica pode auxiliar e apresenta um custo baixo e evita exames extensivos. A ultrassonografia com contraste para avaliação da permeabilidade tubária tem substituído a histerossalpingografia ou a laparoscopia em muitos casos, e vários estudos sugerem que seja tão útil quanto a histerossalpingografia [37]. A ultrassonografia de contraste, neste contexto, está com base no meio de contraste que usa a formação de microbolhas que produzem uma imagem hiperecogênica. O contraste é injetado, por um cateter de balão, dentro da cavidade endometrial, e o fluxo é acompanhado até as tubas uterinas.

A avaliação ultrassonográfica dos ovários tem sido considerada um método importante de investigação das irregularidades menstruais e de amenorreia. O objetivo primordial é identificar ovários policísticos. Os ovários policísticos são definidos, de acordo com os critérios de Rotterdam, pela presença de 12 ou mais folículos, medindo entre 2 e 9 mm, em um ou ambos os ovários e pelo volume ovariano superior a 10 mL [38]. A definição não menciona a distribuição dos folículos ou a quantidade de estroma visível no ovário. Existem controvérsias sobre a relevância clínica dessa definição de ovário policístico com base no exame de ultrassonografia. Outros autores referem que esses achados são frequentes na população normal [39]. Entretanto, o diagnóstico ultrassonográfico de ovário policístico continua sendo fundamentado nos critérios de Rotterdam. O exame de ultrassonografia também é importante para a avaliação da reserva ovariana, que é analisada pelo número de folículos pequenos (2-6 mm) ou antrais contidos dentro do ovário [40]. Recentemente, a contagem automática de folículos aumentou o interesse nesta área e parece muito provável que nos permita obter maiores informações sobre a quantidade e distribuição dos folículos em diversos cenários clínicos [41]. Há muitos estudos que descrevem com detalhes as mudanças na morfologia e na vascularização do ovário e útero durante o ciclo menstrual [42,43]. O exame de ultrassonografia pode ser usado para detectar o desenvolvimento folicular normal e a ovulação e para avaliar o sucesso da implantação através da mensuração da espessura. Estudos mais recentes têm avaliado a zona de junção endométrio-miometrial e as suas relações com a implantação e gravidez precoce (Fig. 35.8) [44].

Quadro 35.2 Resumo

- A ultrassonografia é o método de primeira escolha na investigação de tumor pélvico.
- A impressão subjetiva do técnico que realiza a ultrassonografia apresenta a melhor acurácia para caracterizar uma patologia ovariana.
- A terminologia e as definições da IOTA usados para descrever patologias de ovário estão se tornando cada vez mais usadas na prática clínica.
- Os cistos dermoides são caracterizados pela visualização de sombra acústica, pelo conteúdo contendo gordura e cabelos e pelo nódulo de Rokitansky.
- Os endometriomas tendem a ser uniloculares, e o conteúdo do cisto apresenta um aspecto de vidro fosco.
- As medidas sorológicas de CA-125 não são relevantes para caracterizar os tumores pélvicos, quando a ultrassonografia é feita por examinador experiente.
- Um ovário torcido apresenta-se congesto, com aumento de volume e edema; folículos podem ser vistos em sua periferia. O fluxo sanguíneo ainda pode estar presente, apesar da torção.
- A piossalpinge apresenta-se como uma estrutura em forma de salsicha, com paredes espessadas, fluido ecogênico dentro da tuba e septos parciais.
- Considera-se um endométrio fino na menopausa uma espessura abaixo de 5,0 mm.
- Atualmente, o critério de Rotterdam é usado para definir as características ultrassonográficas de ovários policísticos.

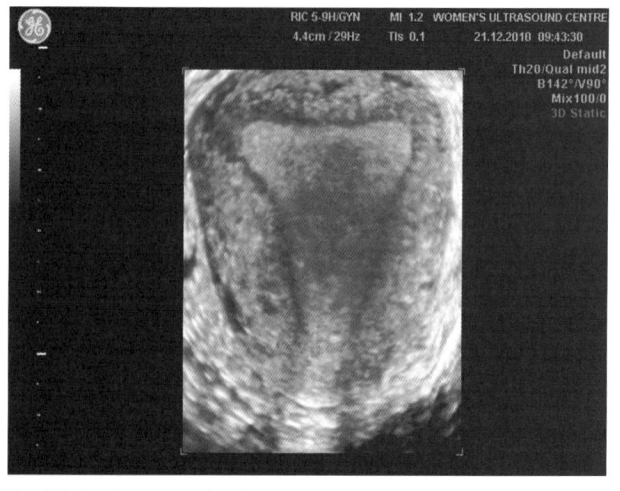

Fig. 35.8 A junção endométrio-miometrial ou zona de junção no plano coronal na ultrassonografia tridimensional.

A ULTRASSONOGRAFIA NA GRAVIDEZ PRECOCE

Gravidez normal

A ultrassonografia transvaginal é o principal método para avaliar as mulheres no início da gravidez. Muitas mulheres recorrem ao exame de ultrassonografia para se assegurarem da evolução normal da gravidez, mas esse exame não deve ser realizado antes de 49 dias de gestação, para evitar resultados inconclusivos [45]. A idade gestacional na gravidez inicial pode ser determinada pela aferição do comprimento crânio-caudal do embrião, que deve ser comparado às curvas de crescimento fetal estabelecidas, derivadas da análise de um grande número de grávidas normais [46]. Era comum considerar que o tamanho do embrião no primeiro trimestre podia definir a idade gestacional com exatidão. As publicações recentes têm mostrado que o tamanho e o crescimento do embrião no primeiro trimestre são afetados pela idade e etnia maternas, por anormalidades cromossômicas do embrião e aborto iminente [47,48]. A identificação de um embrião menor que o esperado para a idade gestacional não é necessariamente decorrente de um erro de datação, mas pode ser um marcador ultrassonográfico de risco de aborto espontâneo.

Aborto espontâneo

Quase todas as mulheres com risco de aborto espontâneo têm esse diagnóstico confirmado pela utrassonografia. Considerando isso, a definição de aborto com base nos achados de ultrassonografia é específica e não permite interpretação. Porém, as diretrizes do *American College of Radiologists* (ACR), atualizados em 2009 [49], referem que "o embrião aparecerá inicialmente como uma estrutura ecogênica linear e espessada entre os sacos vitelínico e gestacional, visualizados possivelmente quando o saco estiver com 8 mm de tamanho, mas certamente com 16 mm" e que "a morte embrionária pode ser diagnosticada com um embrião > 5 mm e sem atividade cardíaca". Em contrapartida, alguns estudos prospectivos que avaliaram esse tema mostraram outros valores. O estudo realizado por Elson *et. al.* [50] examinou mais de 200 gestações com sacos gestacionais vazios e com diâmetro médio de saco gestacional (MSD) menor que 20 mm. Encontraram uma sobreposição significativa do diâmetro médio dos sacos gestacionais nas gestações viáveis e inviáveis. Em duas gestações com saco gestacional vazio e diâmetro médio entre 18 e 20 mm mostraram viabilidade subsequentemente. Um estudo realizado por Pexters *et. al.* [51] sugeriu que um examinador pode fazer uma mensuração do MSD de 20 mm, enquanto outro pode medir o mesmo saco gestacional entre 16 e 24 mm. Com alguma frequência, são feitos relatos de mulheres que tiveram um diagnóstico ultrassonográfico incorreto de aborto, que foi com base somente no diâmetro do saco gestacional ou que a medida do saco gestacional estava incorreta. As diretrizes atuais do Reino Unido [52] estabelecem:

Gravidez de "viabilidade incerta": Saco intrauterino (< 20 mm de diâmetro médio) sem saco vitelínico ou feto aparente ou CCN > 6 mm sem atividade cardíaca. Para confirmar a viabilidade, deve-se repetir a ultrassonografia no intervalo de 1 semana.

É importante salientar que nas situações de dúvida, quando a ultrassonografia é realizada precocemente na gravidez, o exame deve ser repetido no intervalo de uma semana para evitar algum prejuízo. O relatório *The Cardiff* tem a melhor constatação ao explicar que "a morte em uma gravidez precoce deve ser vista com o mesmo significado que aquelas que ocorrem mais tardiamente" [53]. Se os examinadores encararem essa situação dessa forma, é difícil cometerem qualquer tipo de erro.

> **Quadro 35.3 Resumo**
>
> - Aborto espontâneo (morte fetal precoce): CCN maior ou igual a 6 mm sem atividade cardíaca ou sem aumento do tamanho no exame ultrassonográfico realizado após 1 semana.
> - Ovo cego (saco vitelínico vazio): diâmetro médio do saco gestacional com, no mínimo, 20 mm e ausência de estruturas embrionárias ou extraembrionárias.
> - Existe um erro interobservador significativo na mensuração do MSD. Quando o tamanho do saco gestacional estiver perto do limite de decisão, deve-se repetir o exame após um intervalo.

Gravidez ectópica

A gravidez ectópica tem sido, repetidamente, uma causa evitável de morte em grande número de mulheres. É importante enfatizar a antiga máxima que diz que toda mulher tem uma gravidez ectópica até se provar o contrário. Ao longo do tempo, temos visto mulheres que são encaminhadas para ultrassonografia para investigação de sangramento intermenstrual, amenorreia, desconforto pélvico e até diarreia, em que o diagnóstico de gravidez ectópica é feito durante a ultrassonografia. A lista não é exaustiva, então se houver dúvida realize um teste de gravidez. A presença de fatores de risco na história da paciente, por exemplo, gravidez ectópica prévia, infecção pélvica, cirurgia tubária ou uso de contraceptivos intrauterinos, deve levantar a suspeita do médico.

Houve uma época em que a avaliação de mulheres com suspeita de gravidez ectópica era feita com base no princípio de "falha na identificação de gravidez intrauterina", isto é, era feita como um diagnóstico por exclusão. Atualmente, na maioria dos casos, o diagnóstico é feito pela visualização da gravidez ectópica. Um estudo realizado por Condous *et. al.* [54], avaliando a ultrassonografia para detecção de gravidez ectópica, realizada antes da cirurgia, encontrou uma sensibilidade e uma especificidade de 90,9 e 99%, respectivamente. Os achados morfológicos que sugeriam uma gravidez ectópica foram (i) uma massa heterogênea adjacente ao ovário e com mobilidade independente; (ii) Uma massa com um halo hiperecoico em volta do saco gestacional; e (iii) um saco gestacional com um embrião com ou sem atividade cardíaca [55]. Esses dados podem apresentar algum viés, pois o exame foi realizado quando já havia um diagnóstico de gravidez ectópica com indicação cirúrgica. Em outro trabalho, Kirk et. al. encontraram uma sensibilidade e especificidade de 73,9 e 99,9%, respectivamente, em pacientes que realizaram a primeira consulta precoce de pré-natal ambulatorial. Em alguns casos, a gravidez precoce foi categorizada como "gravidez em local desconhecido" antes de ser visualizada uma gravidez ectópica em ultrassonografia subsequente. Isto parece que ocorreu em razão da idade gestacional; em gestações muito precoces, a massa ectópica pode simplesmente não ser identificada no exame de ultrassonografia e, em certos casos, nem na laparoscopia [57]. A gravidez ectópica foi descrita com mais detalhes em outra parte deste livro. Entretanto, está claro que a maioria de gestações ectópicas deve ser visualizada antes de qualquer procedimento cirúrgico (Prancha 35.6). Por outro lado, é muito raro não se identificar uma gravidez ectópica, durante uma laparoscopia realizada pelo diagnóstico ultrassonográfico de gravidez ectópica.

O exame de ultrassonografia pode ser usado para avaliar o volume sanguíneo na cavidade pélvica; se houver sangue acima do útero ou localizado entre o útero e a bexiga, pode-se estimar uma hemorragia grave. Assim como foi descrito anteriormente, a ultrassonografia à beira do leito FAST (exame ultrassonográfico focado para o traumatismo) para pacientes com trauma abdominal foi transferido para o uso nas emergências ginecológicas [57]. Um transdutor abdominal é usado para identificar coleção líquida na bolsa de Morrison, e a presença de líquido sugere que haja pelo menos 750 mL de sangue no abdome (Fig. 35.9).

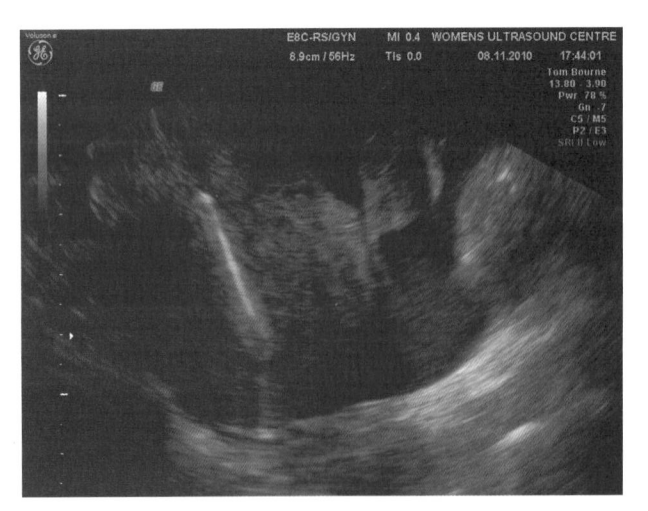

Fig. 35.9 Grande coleção de sangue no fundo de saco de Douglas. Pode-se observar um IUCD, anteriormente. Esta paciente apresentava uma gravidez ectópica rota.

A identificação de uma gravidez ectópica na ultrassonografia é muito importante. Em sua maioria, são massas heterogêneas. No entanto, a visualização do saco vitelínico ou dos batimentos cardíacos fetais modifica a conduta, pois, nesses casos, a evolução pode ser pior se forem tratados com metotrexato.

Gravidez de localização desconhecida

Em muitos casos, de gravidez precoce, o exame ultrassonográfico não mostra nenhum indício de gravidez dentro ou fora do útero. A quantidade de casos de diagnóstico de gestação sem identificação da localização (PUL) em qualquer unidade geral, provavelmente retrata a qualidade da ultrassonografia; uma taxa de 15% está dentro da normalidade. Em muitos casos, a impossibilidade de descobrir o local de implantação está relacionada com a idade gestacional. Mas isto talvez possa ser reduzido. O pesquisador Bottomley et. al. [45] mostrou que, em mulheres assintomáticas, restringir as ultrassonografias até o quadragésimo nono dia de gestação pode reduzir a taxa de PUL sem deixar de diagnosticar gravidez ectópica. Em mulheres sintomáticas, não existe um limite de idade gestacional para restringir o acesso ao exame de ultrassonografia.

As gestações consideradas PUL incluem uma gravidez intrauterina muito precoce, gestação ectópica ou a interrupção da gestação, intrauterina ou extrauterina. O tratamento desses casos é com base nos seguimento dos níveis séricos de beta gonadotrofina coriônica humana (HCG) e da progesterona. Em geral, o nível sérico de HCG ou a sua evolução é a principal ferramenta de informação disponível. A comparação dos dados entre as diferentes instituições deve ser feita com cautela, como foi mostrado na recente tentativa para atingir um consenso entre as diferentes terminologias e definições [58].

O advento dos testes de gravidez, que podem ser feitos em casa, possibilitou que as mulheres reconheçam sua gravidez em um estágio muito inicial, antes mesmo do atraso menstrual. Com isso, muitas mulheres, em estágios muito precoces de gestação, realizam exames de ultrassonografia, e, como consequência, aumentou o número de casos de PUL. A ênfase que tem sido dada ao manejo da PUL, com o objetivo de reduzir as investigações complementares desnecessárias, desviou a atenção na detecção da gestação ectópica na população normal, onde o risco de gravidez ectópica é pequeno [59]. Com o objetivo de padronizar e racionalizar o tratamento da PUL, uma grande quantidade de modelos matemáticos foi desenvolvida. Estes, por sua vez, possuem um alto valor indicativo para gestações intrauterinas em risco de perda e índices razoáveis para indicar gravidez ectópica [60,61].

A PUL pode representar uma sobrecarga na realização de exames em muitas clínicas de ginecologia, mas este diagnóstico pode-se tornar mais fácil, evitando retornos frequentes, se forem empregados os protocolos que usam a ultrassonografia ou a sorologia.

> **Quadro 35.4 Resumo**
>
> - Mais de 90% das gestações ectópicas podem ser visualizadas antes da cirurgia. Em geral se apresentam com um aspecto de uma massa homogênea.
> - Em 10-20% das gestações, não é possível visualizar uma gravidez dentro ou fora do útero. Isto se chama gravidez em local desconhecido ou PUL.
> - O número de diagnósticos de PUL em uma unidade de ultrassonografia reflete a qualidade da ultrassonografia.
> - O manejo da PUL deve ser feito de acordo com os sorológicos de níveis de HCG.

CONCLUSÃO

Atualmente, a ultrassonografia é o principal meio diagnóstico usado na ginecologia. O manejo e a conduta de várias complicações ginecológicas, como os distúrbios menstruais, cistos ovarianos, infertilidade, dor pélvica, gravidez precoce, uroginecologia e muitas outras patologias, incluem o emprego da ultrassonografia como parte integral da assistência à paciente. Cada vez mais, a ultrassonografia tem sido usada como uma ferramenta para diagnóstico no primeiro contato com a paciente nos ambulatórios, nas unidades de emergência ginecológica e nas unidades de assistência primária. Não há dúvida sobre os benefícios que os exames ultrassonográficos trazem, mas há um lado negativo. Um exame de ultrassom frequentemente mostra estruturas que não têm significado clínico. Os cistos simples pequenos após a menopausa, os cistos ovarianos fisiológicos, hidrossalpinges, pequenos miomas, Cistos de Naboth e líquido loculados secundários a aderências são possíveis exemplos. É importante reconhecer as patologias anormais dos achados fisiológicos, assim como concluir um diagnóstico preciso.

Como em toda especialização, para tornar-se um ultrassonografista eficiente é necessário tempo, e o treinamento requer experiência através da repetição, retorno e reforço. Para isso, os clínicos que realizam a ultrassonografia devem acompanhar a evolução do tratamento da paciente. A melhor maneira para apreender inclui a realização da hipótese diagnóstica e o acompanhamento do tratamento, estando presente nas eventuais cirurgias. As unidades de ginecologia que realizam ultrassonografia devem realizar encontros para revisão dos casos clínicos e acompanhamento dos resultados. No futuro, quando os equipamentos de ultrassom se tornarem cada vez mais portáteis, o número de exames irá aumentar. Desenvolver a competência para realizar uma ultrassonografia, à medida que aumenta a disponibilização de equipamentos é um desafio para o futuro.

REFERÊNCIAS

1. Santoro GA, Wieczorek AP, Dietz HP et al. State of the art: an integrated approach to pelvic floor ultrasonography. *Ultrasound Obstet Gynecol* 2011;37:381-396.
2. Jurkovic D, Geipel A, Gruboeck K, Jauniaux E, Natucci M, Campbell S. 3D-ultrasound for the assessment of uterine anatomy and detection of congenital anomalies: a comparison with hysterosalpingography and two-dimensional sonography. *Ultrasound Obstet Gynecol* 1995;5:233-237.
3. Karlsson B, Granberg S, Wikland M et al. Transvaginal ultrasonography of the endometrium in women with postmenopausal bleeding: a Nordic multicenter study. *Am J Obstet Gynecol* 1995;172:1488-1494.
4. Leone FP, Timmerman D, Bourne T et al. Terms, definitions and measurements to describe the sonographic features of the endometrium and intrauterine lesions: a consensus opinion from the International Endometrial Tumor Analysis (IETA) group. *Ultrasound Obstet Gynecol* 2010;35:103-112.
5. Okaro E, Condous G, Khalid A et al. The use of ultrasound-based 'soft markers' for the prediction of pelvic pathology in women with chronic pelvic pain: can we reduce the need for laparoscopy? *BJOG* 2006;113:251-256.
6. Parsons AK, Lense JJ. Sonohysterography for endometrial abnormalities: preliminary results. *J Clin Ultrasound* 1993;21:87-95.
7. Leone FP, Bignardi T, Marciante C, Ferrazzi E. Sonohysterography in the preoperative grading of submucous myomas: considerations on three-dimensional methodology. *Ultrasound Obstet Gynecol* 2007;29:717-718.
8. Schwärzler P, Concin H, Bösch H et al. An evaluation of sonohysterography and diagnostic hysteroscopy for the assessment of intrauterine pathology. *Ultrasound Obstet Gynecol* 1998;11:337-342.
9. Haider Z, Condous G, Khalid A et al. Impact of the availability of sonography in the acute gynaecology unit. *Ultrasound Obstet Gynecol* 2006;28:207-213.
10. Exacoustos C, Brienza AL, Di Giovanni A et al. Adenomyosis: three dimensional (3D) sonographic findings of the junctional zone and correlation to histology. *Ultrasound Obstet Gynecol* 2010 [Epub ahead of print].
11. Exacoustos C, Romanini ME, Amadio A et al. Can gray-scale and color Doppler sonography differentiate between uterine leiomyosarcoma and leiomyoma? *J Clin Ultrasound* 2007;35:449-457.
12. Timmerman D, Van Calster B, Testa AC et al. Ovarian cancer prediction in adnexal masses using ultrasound-based logistic regression models: a temporal and external validation study by the IOTA group. *Ultrasound Obstet Gynecol* 2010;36:226-234.
13. Timmerman D, Schwarzler P, Collins WP et al. Subjective assessment of adnexal masses using ultrasonography: an analysis of intraobserver variability and experience. *Ultrasound Obstet Gynecol* 1999;13:11-16.
14. Jermy K, Luise C, Bourne T. The characterisation of common ovarian cysts in premenopausal women. *Ultrasound Obstet Gynecol* 2001;17:140-144.
15. Van Holsbeke C, Van Calster B, Guerriero S et al. Endometriomas: their ultrasound characteristics. *Ultrasound Obstet Gynecol* 2010;35:730-740.
16. Timmerman D (2004) The use of mathematical models to evaluate pelvic masses, can they beat an expert operator? *Best Pract Res Clin Obstet Gynecol* 18,91-104.
17. Valentin L, Jurkovic D, Van Calster B et al. Adding a single CA 125 measurement to ultrasound imaging performed by an experienced examiner does not improve preoperative discrimaination between benign and malignant adnexal masses. *Ultrasound Obstet Gynecol* 2009;34:345-354.
18. Valentin L, Hagen B, Tingulstad S, Eik-Nes S. Comparison of 'pattern recognition' and logistic regression models for discrimination between benign and malignant pelvic masses: a prospective crossvalidation. *Ultrasound Obstet Gynecol* 2001;18:357-365.

19. Granberg S, Wikland M, Jansson I. Macroscopic characterisation of ovarian tumours and the relation to the histological diagnosis: criteria to be used in ultrasound evaluation. *Gynecol Oncol* 1989;35:139-144.

20. Hillaby K, Aslam N, Salim R, Lawrence A, Raju KS, Jurkovic D. The value of detection of normal ovarian tissue (the 'ovarian crescent sign') in the differential diagnosis of adnexal masses. *Ultrasound Obstet Gynecol* 2004;23:63-67.

21. Van Holsbeke C, Van Belle V, Leone FP et al. Prospective external validation of the 'ovarian crescent sign' as a single ultrasound parameter to distinguish between benign and malignant adnexal pathology. *Ultrasound Obstet Gynecol* 2010;36:81-87.

22. Geomini P, Kruitwagen R, Bremer G, Cnossen J, Mol BWJ. The accuracy of risk scores in predicting ovarian malignancy: a systematic review. *Obstet Gynecol* 2009;113:384-394.

23. Jacobs I, Oram D, Fairbanks J, Turner J, Frost C, Grudzinskas JG. A risk of malignancy index incorporating CA 125, ultrasound and menopausal status for the accurate preoperative diagnosis of ovarian cancer. *Br J Obstet Gynaecol* 1990;97:922-929.

24. Tingulstad S, Hagen B, Skjeldestad FE et al. Evaluation of a risk of malignancy index based on serum CA 125, ultrasound findings and menopausal status in the pre-operative diagnosis of pelvic masses. *Br J Obstet Gynaecol* 1996;103:826-831.

25. Van Calster B, Timmerman D, Bourne T et al. Discrimination between benign and malignant adnexal masses by specialist ultrasound examination versus serum CA-125. *J Natl Cancer Inst* 2007;99:1706-1714.

26. Timmerman D, Van Calster B, Jurkovic D et al. Inclusion of CA-125 does not improve mathematical models developed to distinguish between benign and malignant adnexal tumours. *J Clin Oncol* 2007;25:4194-4200.

27. Bottomley C, Bourne T. Diagnosis and management of ovarian cyst accidents. *Best Pract Res Clin Obstet Gynaecol* 2009;23:711-724.

28. Guerriero S, Ajossa S, Gerada M, Virgilio B, Angioni S, Melis GB. Diagnostic value of transvaginal 'tenderness-guided' ultrasonography for the prediction of location of deep endometriosis. *Hum Reprod* 2008;23:2452-2457.

29. Bignardi T, Condous G. Sonorectovaginography: a new sonographic technique for imaging of the posterior compartment of the pelvis. *J Ultrasound Med* 2008;27:1479-1483.

30. Timor-Tritsch IE, Lerner JP, Monteagudo A, Murphy KE, Heller DS. Transvaginal sonographic markers of tubal inflammatory disease. *Ultrasound Obstet Gynecol* 1998;12:56-66.

31. Gjelland K, Ekerhovd E, Granberg S. Transvaginal ultrasound-guided aspiration for treatment of tubo-ovarian abscess: a study of 302 cases. *Am J Obstet Gynecol* 2005;193:1323-1330.

32. Timmerman D, Verguts J, Konstantinovic ML et al. The pedicle artery sign based on sonography with color Doppler imaging can replace second-stage tests in women with abnormal vaginal bleeding. *Ultrasound Obstet Gynecol* 2003;22:166-171.

33. Smith-Bindman R, Kerlikowske K, Feldstein VA et al. Endovaginal ultrasound to exclude endometrial cancer and other endometrial abnormalities. *JAMA* 1998;280:1510-1517.

34. Karlsson B, Milsom I, Granberg S. Can ultrasound replace dilatation and curettage? A longitudinal evaluation of postmenopausal bleeding and transvaginal sonographic measurement of the endometrium as predictors of endometrial cancer. *Am J Obstet Gynecol* 2003;188:401-408.

35. Betsas G, Van Den Bosch T, Deprest J, Bourne T, Timmerman D. Picture of the Month: The use of transvaginal ultrasonography to diagnose bladder carcinoma in women presenting with postmenopausal bleeding. *Ultrasound Obstet Gynecol* 2008;32:959-960.

36. Strandell A, Bourne T, Bergh C, Granberg S, Thorburn J, Hamberger L. A simplified ultrasound based infertility investigation protocol and its implications for patient management. *J Assist Reprod Genet* 2000;17:87-92.

37. Strandell A, Bourne T, Bergh C, Granberg S, Asztely M, Thorburn J. The assessment of endometrial pathology and tubal patency: a comparison between the use of ultrasonography and X-ray hysterosalpingography for the investigation of infertility patients. *Ultrasound Obstet Gynecol* 1999;14:200-204.

38. Balen AH, Laven JS, Tan SL, Dewailly D. Ultrasound assessment of the polycystic ovary: international consensus definitions. *Hum Reprod Update* 2003;9:505-514.

39. Kristensen SL, Ramlau-Hansen CH, Ernst E et al. A very large proportion of young Danish women have polycystic ovaries: is a revision of the Rotterdam criteria needed? *Hum Reprod* 2010;25:3117-3122.

40. Jayaprakasan K, Deb S, Batcha M et al. The cohort of antral follicles measuring 2–6 mm reflects the quantitative status of ovarian reserve as assessed by serum levels of anti-Müllerian hormone and response to controlled ovarian stimulation. *Fertil Steril* 2010;94:1775-1781.

41. Raine-Fenning N, Jayaprakasan K, Deb S et al. Automated follicle tracking improves measurement reliability in patients undergoing ovarian stimulation. *Reprod Biomed Online* 2009;18:658-663.

42. Bourne TH, Hagström H, Hahlin M et al. Ultrasound studies of vascular and morphological changes in the human corpus luteum during the menstrual cycle. *Fertil Steril* 1996;65:753-758.

43. Bourne TH, Hagström HG, Granberg S et al. Ultrasound studies of vascular and morphological changes in the human uterus after a positive self-test for the urinary luteinising hormone surge. *Hum Reprod* 1996;11:369-375.

44. Naftalin J, Jurkovic D. The endometrial–myometrial junction: a fresh look at a busy crossing. *Ultrasound Obstet Gynecol* 2009;34:1-11.

45. Bottomley C, Van Belle V, Mukri F et al. The optimal timing of an ultrasound scan to assess the location and viability of an early pregnancy. *Hum Reprod* 2009;24:1811-1817.

46. Pexsters A, Daemen A, Bottomley C et al. New crown–rump length curve based on over 3500 pregnancies. *Ultrasound Obstet Gynecol* 2010;35:650-655.

47. Bottomley C, Daemen A, Mukri F et al. Assessing first trimester growth: the influence of ethnic background and maternal age. *Hum Reprod* 2009;24:284-289.

48. Mukri F, Bourne T, Bottomley C, Schoeb C, Kirk E, Papageorghiou AT. Evidence of early first-trimester growth restriction in pregnancies that subsequently end in miscarriage. *BJOG* 2008;115:1273-1278.

49. American College of Radiologists. First trimester bleeding. American College of Radiologists (ACR) appropriateness criteria. Originated 1996, updated in 2009.

50. Elson J, Salim R, Tailor A, Banerjee S, Zosmer N, Jurkovic D. Prediction of early pregnancy viability in the absence of an ultrasonically detectable embryo. *Ultrasound Obstet Gynecol* 2003;21:57-61.

51. Pexsters A, Luts J, Van Schoubroeck D et al. Clinical implications of intra- and inter-observer reproducibility of first trimester measurements performed with transvaginal ultrasound between 6 and 9 weeks gestation. *Ultrasound Obstet Gynecol* 2010 [Epub ahead of print].

52. Royal College of Obstetricians and Gynaecologists. *The Management of Early Pregnancy Loss*. Green-top Guideline No. 25, 2006. Available at: www.rcog.org.uk/files/rcog-corp/uploaded-files/GT25Managementof EarlyPregnancyLoss2006.pdf.

53. Hately W, Case J, Campbell S. Establishing the death of an embryo by ultrasound: report of a public enquiry with recommendations. *Ultrasound Obstet Gynecol* 1995;5:353-357.

54. Condous G, Okaro E, Khalid A et al. The accuracy of transvaginal ultrasonography for the diagnosis of ectopic pregnnacy prior to surgery. *Hum Reprod* 2005;20:1404-1409.
55. Kirk E, Papageorghiou AT, Condous G, Tan L, Bora S, Bourne T. The diagnostic effectiveness of an initial transvaginal scan in detecting ectopic pregnancy. *Hum Reprod* 2007;22:2824-2828.
56. Kirk E, Daemen A, Papageorghiou AT et al. Why are some ectopic pregnancies characterised as pregnancies of unknown location at the initial transvaginal ultrasound examination? *Acta Obstet Gynecol Scand* 2008;87:1150-1154.
57. Tsui CL, Fung HT, Chung KL, Kam CW. Focused abdominal sonography for trauma in the emergency department for blunt abdominal trauma. *Int J Emerg Med* 2008;1:183-187.
58. Barnhart K, van Mello NM, Bourne T et al. Pregnancy of unknown location: a consensus statement of nomenclature, definitions, and outcome. *Fertil Steril* 2011;95:857-866.
59. Kirk E, Condous G, Van Calster B, Van Huffel S, Timmerman D, Bourne T. Rationalising the follow-up of pregnancies of unknown location. *Hum Reprod* 2007;22:1744-1750.
60. Condous G, Kirk E, Van Calster B, Van Huffel S, Timmerman D, Bourne T. Failing pregnancies of unknown location: a prospective evaluation of the human chorionic gonadotrophin ratio. *BJOG* 2006;113:521-527.
61. Bignardi T, Condous G, Alhamdan D et al. The HCG ratio can predict the ultimate viability of the intrauterine pregnancies of uncertain viability in the pregnancy of unknown location population. *Hum Reprod* 2008;23:1964-1967.

Capítulo 36

Histeroscopia e Laparoscopia

Adam Magos
Royal Free Hospital, London, UK

Atualmente mais do que, em 2007, quando a edição anterior deste livro foi publicada, a histeroscopia e a laparoscopia são um dos procedimentos mais importantes na assistência aos nossos pacientes. Existem várias razões para isso. Novos instrumentos, técnicas e procedimentos continuam a ser introduzidos. Por exemplo, a esterilização histeroscópica que, durante muito tempo, foi uma aspiração, tornou-se uma realidade. A utilização de robôs na cirurgia laparoscópica, técnica ainda complexa atualmente, provavelmente se tornará uma rotina no futuro, com a modernização da tecnologia e redução dos custos envolvidos. Em pouco tempo, as novas abordagens, como a laparoscopia por porta única e a cirurgia endoscópica transluminal através de orifício natural, que estão sendo desenvolvidas para reduzir ainda mais o trauma de uma cirurgia, estarão disponíveis. A base científica da cirurgia minimamente invasiva (MAS) tem sido confirmada pelo conjunto crescente de evidências analisadas pelo Cochrane Database e, no Reino Unido, pelo *National Institute of Health and Clinical Excellence* (NICE), citando apenas duas organizações, mas é uma tendência que pode ser observada em todo o mundo. Por exemplo, desde a publicação da edição anterior deste livro, o Cochrane Database disponibilizou orientações sobre ablação endometrial, cirurgia laparoscópica para endometriose, incluindo dor, infertilidade e endometriomas, tumores ovarianos benignos, gravidez ectópica, infertilidade tubária, perfuração ovariana, histerectomia e sobre técnicas de entrada laparoscópica. Mais importante, é o fato de que os novos ginecologistas estão recebendo treinamento em laparoscopia operatória e histeroscopia, não sendo surpreendente a observação de que um número cada vez maior de pacientes está sendo submetido à cirurgia endoscópica.

É importante reconhecer o passado e o papel importante dos pioneiros que introduziram essa nova técnica cirúrgica, como Semm e Lindermann da Alemanha, Bruhat e Hamou da França, Sutton da Inglaterra e Reich, Neuwirth e Goldrath dos EUA, para citar apenas alguns. Em razão deles e outros a cirurgia ginecológica sofreu uma verdadeira revolução desde os anos 1970 e 1980, caracterizada pela possibilidade de realizar procedimentos maiores, que antes eram feitos por laparotomia, através de cirurgias laparoscópicas ou histeroscópicas. Não seria um exagero dizer que os ginecologistas foram os líderes desta mudança na prática cirúrgica; procedimentos laparoscópicos, como uma cistectomia ovariana, uma salpingooforectomia ou uma miomectomia, foram descritos por Semm, em 1979, enquanto o primeiro procedimento de cirurgia geral comparável, uma colecistectomia laparoscópica, só foi descrito vários anos depois. Foi Semm, um ginecologista, quem realizou a primeira apendicectomia laparoscópica, em 1983 [1].

Desde aquele tempo, a MAS continua influenciando todas as áreas da ginecologia, do diagnóstico ao tratamento, da medicina reprodutiva à uroginecologia e à oncologia. As vantagens parecem óbvias: menos dor no período pós-operatório, menor tempo de internação e retorno mais rápido às atividades normais. A adoção generalizada da cirurgia endoscópica nem sempre foi com base em evidências científicas comprovadas de sua eficácia e segurança, quando comparada a procedimentos tradicionais. No entanto, a MAS introduziu um rigor científico aos procedimentos cirúrgicos, que era raramente visto nos "antigos" procedimentos. A literatura médica, envolvendo a MAS dentro de todas as especializações cirúrgicas, é extensa e continua crescendo, com novos ensaios clínicos controlados e randomizados, incluindo análises de custo e benefício, ajustados por qualidade de anos de vida e tem-se tornado tão frequente entre os cirurgiões como tem sido para os clínicos.

INSTRUMENTOS E EQUIPAMENTO PARA ENDOSCOPIA

Muito mais do que para as cirurgias convencionais, a cirurgia endoscópica depende da tecnologia e não só da habilidade do cirurgião. A visão dos pioneiros deste procedimento não teria alcançado nenhum progresso, se os avanços tecnológicos em óptica, iluminação, tecnologia de vídeo e instrumentação não tivessem ocorrido. Sempre existiu uma relação próxima entre o cirurgião endoscópico e a indústria, e os instrumentos e equipamentos das MAS são parte integral da cirurgia. Portanto é essencial que o cirurgião conheça completamente o equipamento e suas funções, desde os princípios básicos de montagem e conexões, as indicações específicas de cada equipamento e até a identificação de problemas no funcionamento dos aparelhos.

Equipamentos comuns para histeroscopia e para laparoscopia

Fonte de luz e cabos de luz

Sem iluminação adequada, a cirurgia endoscópica não pode ser realizada. A iluminação é primeiramente uma função da potência da fonte de luz e das propriedades de transmissão do cabo de luz, mas também é influenciada pelo tamanho e pelas propriedades dos tecidos e da estrutura a ser iluminada. Por exemplo, a laparoscopia requer uma luz mais intensa para iluminar uma cavidade maior a uma distância maior comparada à histeroscopia, e o mesmo ocorre na presença de sangue, pois o sangue absorve a luz.

As fontes de luz mais antigas, de tungstênio e halógenas e de arco de metal, foram superadas pelos geradores de xenônio mais potentes. Quando usados com as câmeras de abertura automática, recomenda-se ajustá-las para conseguir a iluminação máxima durante a cirurgia. A fonte de luz não deve ser desligada entre as cirurgias, deve ser colocada em modo de espera para prolongar a vida útil da lâmpada. Embora as lâmpadas atuais apresentem uma garantia de centenas de horas de funcionamento, deve haver sempre uma lâmpada disponível para a reposição na sala de operações, para a situação de falha no funcionamento da lâmpada durante um procedimento.

Existem dois tipos de cabos de luz, os de fibra óptica e os de luz líquida. Os primeiros são mais comuns, pois são mais baratos, mas as fibras são propensas a quebrar, resultando na deterioração gradual da transmissão de luz. Deve-se evitar o manuseio inadequado (p. ex., dobrar, amarrar ou torcer), pois isto pode danificar as fibras ópticas delicadas. As condições da fibra óptica podem ser verificadas, observando-se se existem áreas escuras entre uma extremidade e outra do cabo de luz. Os cabos de luz líquida não apresentam esse risco, mas podem ser danificados irreversivelmente, se houver perfuração de seu invólucro.

Independentemente da potência da fonte de luz ou do tipo de cabo de luz, e do uso frequente do termo "fonte de luz fria" para descrever os sistemas de iluminação em medicina, a luz produzida na extremidade do cabo de luz é relativamente "quente", mesmo em modo de espera, podendo queimar os campos cirúrgicos e o paciente se encostar inadvertidamente.

Sistema de câmera e monitor

A introdução das câmeras de vídeo e dos monitores coloridos de alta resolução, nos anos 1980, teve grande importância para a popularização da cirurgia endoscópica. Antes disso, apenas o cirurgião era capaz de acompanhar a cirurgia, e era difícil fazer o auxílio cirúrgico, pois os assistentes estavam cegos para o procedimento. Um aparelho óptico de ensino podia ser acoplado ao telescópio, mas isto limitava o movimento do endoscópio e reduzia a iluminação, e não era uma solução. Então, repentinamente, após anos com quase toda a equipe da sala de cirurgia trabalhando às escuras, todos podiam presenciar a operação. Os assistentes podiam assistir, o cirurgião podia ensinar, e até mesmo o anestesista passou a se sentir mais envolvido no procedimento.

As primeiras câmeras de tubo foram substituídas por câmeras de *chip* com um único CCD (dispositivo de carga acoplada), que por sua vez foram substituídas pelas atuais câmeras de três CCDs. Videolaparoscópios com os *chips* embutidos na extremidade do cabo de luz também estão disponíveis, bem como sistemas de câmeras tridimensionais, embora estes últimos ainda não sejam amplamente usados. Além do foco, várias outras funções podem ser controladas pela câmera (p. ex., balanço de branco, fotografar uma imagem estática), e a função de *zoom* é muito útil. Algumas câmeras podem ser autoclavadas, e as outras devem ser colocadas, junto com o cabo de luz, em uma bandeja esterilizada.

A câmera é conectada a uma unidade de controle e a um monitor colorido de alta resolução; o uso de um aparelho de televisão normal, com resolução inferior, produz imagens inferiores.

Geradores eletrocirúrgicos

A eletrocirurgia, também chamada de "diatermia", tem sido usada em procedimentos cirúrgicos por mais de 100 anos para hemostasia ou para corte, sendo uma parte importante das cirurgias histeroscópica e da laparoscópica. O gerador de estado sólido atual proporciona, com segurança, uma corrente de alta frequência com uma baixa voltagem e bem diferente dos geradores de faísca de outrora. Apresenta três modalidades de uso: bipolar, incisão monopolar (incluindo incisão pura e mista) e coagulação monopolar (incluindo dissecção, fulguração e *spray*). A coagulação bipolar é amplamente utilizada em laparoscopias para hemostasia, mas o ressectoscópio é tradicionalmente um instrumento monopolar.

O espaço desse capítulo não é suficiente para apresentar os princípios da eletrocirurgia por completo, mas alguns aspectos práticos, que nem sempre são reconhecidos, estão listados a seguir.

1. O corte monopolar, o corte bipolar e a coagulação monopolar estão em três circuitos separados dentro de um gerador. Por exemplo, um corte monopolar em forma de onda não é afetado pelo ajuste de coagulação monopolar do circuito.

2. A eletrocirurgia bipolar é inerentemente mais segura que a monopolar, pois a corrente elétrica passa somente entre os eletrodos e não entre o eletrodo e a placa do pa-

ciente. Deve ser usada, preferencialmente, sempre que possível.

3 Devem-se usar sempre a menor potência e a mínima voltagem para atingir o resultado desejado. Lembre-se que a corrente produzida ao ativar o circuito bipolar apresenta a menor voltagem, enquanto na coagulação monopolar a voltagem gerada é mais alta, e na incisão monopolar é intermediária. A voltagem conduz a corrente e também causa faíscas. Nesse aspecto, a eletrocirurgia bipolar também é mais segura, e a coagulação monopolar apresenta mais riscos, quando usada em espaços menores, como a pelve.

4 Como os eletrodos bipolares são compostos pelo eletrodo ativo e o de retorno, uma placa-paciente não é necessária para a eletrocirurgia bipolar.

5 Os termos "corte" e "coagulação" são impróprios de certa maneira. O corte na eletrocirurgia depende do arco elétrico entre o eletrodo e o tecido, o que resulta na vaporização e explosão celular, e a coagulação ocorre pelo contato do eletrodo com o tecido, causando aquecimento e coagulação. Como esses efeitos são independentes da passagem da corrente, podem-se realizar o corte e a coagulação com uma corrente de incisão simplesmente alterando a posição do eletrodo; mantê-lo sem contato com o tecido resultará em corte, e encostando no tecido ocorre a coagulação. Como a voltagem da corrente de corte é menor, a coagulação usando o corte monopolar é mais segura do que usando a coagulação monopolar, embora possa não ser tão eficiente.

6 Alguns outros aspectos práticos da eletrocirurgia são discutidos adiante neste capítulo. Entretanto, a eletrocirurgia é uma ferramenta tão útil e poderosa que eu sugiro ao leitor que estude o assunto com maior aprofundamento (veja Leituras adicionais).

Lasers

O *laser*, sigla para amplificação da luz por emissão estimulada de radiação, sempre teve seu mistério, talvez em decorrência do seu alto custo, o que o torna disponível apenas para poucos. A ampla utilização de novas tecnologias, e acima de tudo, mais baratas, como o bisturi harmônico e o aperfeiçoamento dos instrumentos eletrocirúrgicos tornou a utilização do *laser* ainda menos importante.

Mesmo assim, um pouco de informação sobre o assunto é útil. Embora não exista evidência que os *lasers* tenham melhores resultados, alguns deles representam uma modalidade cirúrgica mais segura já que (i) a difusão térmica tende a ser menor (p. ex., utilizando um *laser* de CO_2 para incisões ou vaporização de tecidos) e (ii) os problemas clássicos associados à eletrocirurgia, como queimaduras distantes, falhas de isolamento e acoplamento capacitivo simplesmente não podem ocorrer. No entanto, o *laser* costuma ser menos eficiente do que a diatermia para hemostasia.

Vários *lasers* diferentes foram utilizados na endoscopia através dos anos, mas dentre eles, os de CO_2, Nd:YAG (neodímio: ítrio-alumínio-granada), argônio e KTP (potássio titanilo-fosfato) são usados nas laparoscopias, e o *laser* Nd:YAG nas histeroscopias. O *laser* de CO_2 é um *laser* óptico emitido por um braço tubular, contendo espelhos. O raio é quase completamente absorvido pela água, e, portanto, é indicado para laparoscopias já que suas incisões são precisas e com pouca difusão térmica. Um aspecto negativo é o baixo poder de hemostasia dos *lasers* de CO_2, e a necessidade de um braço óptico torna a operação complexa e suscetível a desalinhamento. O *laser* Nd:YAG é um *laser* de fibra óptica, mais fácil de manusear, e como a energia é pouco absorvida pela água, este tipo de *laser* é indicado para procedimentos histeroscópicos, além de laparoscopia. Pelo mesmo motivo, a difusão térmica do Nd:YAG é maior, tornando-o mais indicado para coagulação e não para vaporização. Entretanto, a penetração do tecido pode ser reduzida, e a precisão aumentada, se uma ponta de safira for utilizada na extremidade do cabo de fibra óptica. Os *lasers* de argônio e KTP também são *lasers* de fibra óptica com efeitos similares nos tecidos aos dos de CO_2 e Nd:YAG.

Documentação fotográfica e de vídeo

O uso universal de câmeras de vídeo em cirurgias endoscópicas pode ser usado para a gravação de imagens estáticas, pequenos trechos do procedimento ou até mesmo para procedimentos completos. Fotografias são registros clínicos úteis que podem ser discutidos com o paciente e com colegas, se uma segunda opinião for necessária. Registros em vídeo são excelentes para o ensino e também podem ser usados para pesquisas, para medir o desempenho, e para avaliar novos instrumentos e técnicas. A revisão de gravações pode ajudar também a compreender as complicações da operação.

Existem inúmeros sistemas de gravação disponíveis. Os sistemas digitais substituíram a gravação analógica, e geralmente são constituídos por computadores modificados com uma tela de toque, gravador de DVD e uma impressora colorida. Embora sejam convenientes, os sistemas comerciais são caros e ainda possuem capacidade de gravação contínua limitada, se a intenção for gravar o procedimento completo, o que no caso de uma cirurgia laparoscópica complicada pode durar várias horas. Entretanto, é possível montar um sistema de gravação digital, usando um computador normal, cuja capacidade de gravação é centenas de vezes maior, limitada apenas pelo tamanho do seu HD [2]. Para os menos à vontade com tecnologia, ou para os que desejam o máximo de conveniência, gravadores digitais portáteis são a ferramenta ideal para gravar uma cirurgia [3].

Devemos lembrar que as diretrizes locais devem ser seguidas, quando se faz qualquer gravação visual de pacientes. No Reino Unido, por exemplo, as diretrizes do *General Medical Council* permitem a gravação de imagens laparoscópicas ou de imagens de órgãos internos, sem que seja necessário o consentimento do paciente, mas com a garantia de que permaneçam efetivamente anônimas e sem qualquer identificação do paciente.

Equipamento para histeroscopia

Histeroscópios

Existem histeroscópios rígidos e flexíveis, a maioria dos ginecologistas prefere os rígidos, pois a imagem é superior, e o equipamento é mais resistente, permite o uso de um ressectoscópio e, igualmente importante, tem um custo bem menor. Os histeroscópios rígidos geralmente possuem um sistema óptico de bastão Hopkins, e os flexíveis e alguns rígidos mais estreitos possuem fibras ópticas.

Os histeroscópios rígidos podem ter diferentes tamanhos de ópticas ao seu diâmetro, sendo os de 4,0 2,9 e 2,7 mm os tamanhos mais populares. Podem também possuir ângulos de visão de 0°, 12°, 15° e 30°, sendo os oblíquos mais indicados para procedimentos dentro da cavidade uterina. Para realizar uma histeroscopia, é necessário usar, pelo menos, uma camisa óptica, para permitir a expansão uterina, enquanto as camisas de fluxo contínuo permitem a entrada e saída do fluxo simultaneamente e são usadas em cirurgias (uma camisa interna para entrada, e uma camisa externa para saída).

Distensão uterina

A cavidade uterina é um espaço em potencial e deve ser distendida sob pressão relativamente alta para garantir uma visão panorâmica. Para a expansão uterina podem ser usados gás (CO_2), fluido de baixa viscosidade (p. ex., solução salina normal, 5% dextrose, 1,5% glicina, 3% sorbitol, 5% manitol) ou um fluido de alta viscosidade (p. ex., Hyskon, que consiste em 32% dextrano 70 em dextrose). A histeroscopia diagnóstica utiliza o CO_2, ou, na maioria dos casos, uma solução salina normal, e a cirurgia ressetoscópica utiliza soluções livres de eletrólitos, como a glicina, o sorbitol ou o manitol.

A pressão necessária para que se tenha uma visão adequada da cavidade uterina depende de vários fatores, mas em geral deve ser em torno de 100 mmHg (13,3 kPa). Um útero distendido sem complicações pode apresentar um vazamento do agente distensor pela cérvice ou pela aspiração, quando se utiliza um sistema de fluxo contínuo, tornando necessário o uso de uma pressão de entrada maior do que a necessária. A gravidade, sacos de pressão ou bombas histeroscópicas específicas podem ser usadas para produzir a distensão. As atuais bombas feitas para serem usadas com líquidos de baixa viscosidade não só podem controlar a pressão intrauterina com um simples botão, como também monitorar o equilíbrio de fluidos, o que reduz o risco de sobrecarga de líquidos.

Da mesma maneira, se o CO_2 for utilizado na histeroscopia diagnóstica, um insuflador especial deve ser utilizado, pois os insufladores laparoscópicos produzem alta pressão e um fluxo muito rápido de gás, o que causa risco de arritmia cardíaca ou embolia gasosa.

Elementos de trabalhos mecânicos

Elementos de trabalhos flexíveis ou semirrígidos em miniatura, como tesouras, pinças de preensão e de biópsia, e eletrodos monopolares podem ser usados com bainhas operatórias para procedimentos menores como biópsias incisionais ou polipectomias. Tais instrumentos geralmente são frágeis em razão do seu tamanho, tipicamente de calibre francês 7 ou 5 (3Fr = 1 mm), por isso peças de substituição devem estar disponíveis, caso quebrem. Por outro lado, é pouco provável que possam causar algum dano ao paciente.

Ressectoscópio

O ressectoscópio foi introduzido na ginecologia por Robert Neuwirth, em 1978, quando ele descreveu seu uso na ressecção de miomas submucosos pequenos [4]. Desde então, tem-se provado uma ferramenta altamente eficiente e versátil para ginecologistas, como vinha sendo para urologistas, não apenas para miomectomias, mas também para polipectomias, metroplastias, adesiólises e ressecções ou ablações endometriais.

O ressectoscópio atual é composto por cinco componentes: a óptica, o mecanismo de empunhadura, camisas de entrada e saída, e um eletrodo (Prancha 36.1). O mecanismo de empunhadura pode ser ativo ou passivo em função; para a histeroscopia, um mecanismo passivo é preferível, pois mantém o eletrodo dentro da bainha, fora do campo de visão e de perigo. Um típico ressectoscópio possui um diâmetro externo de 26 ou 27 Fr (8,7 a 9 mm), utiliza uma lente oblíqua de 4,0 mm e deve ser usado com um meio de distensão livre de eletrólitos e de baixa viscosidade (lembre-se de conectar o tubo de entrada à camisa de entrada, e o tubo de saída à camisa de saída). Existem "Mini" ressectoscópios mais estreitos, são essencialmente instrumentos pediátricos com um sistema de camisa alongado, o que viabiliza a realização ambulatorial da ressectoscopia (Prancha 36.2) [5].

Tradicionalmente, os ressectoscópios são instrumentos monopolares, mas estes estão sendo gradualmente substituídos por ressectoscópios bipolares por motivos de segurança. Os eletrodos podem ser encontrados em diversos formatos, mas o de corte em alça (para polipectomia, miomectomia e ressecção endometrial), *rollerball* ou *rollerbar* (para ablação endometrial ou vaporização de tecido) e o eletrodo em bisturi (para metroplastia) são os mais comuns. As configurações de energia para a eletrocirurgia monopolar dependem das características do gerador eletrocirúrgico, do ressectoscópio e do tecido do paciente, não sendo possível definir especificamente, mas, para um ressetoscópio monopolar, pode ser usada uma intensidade entre 100 e 120 W para corte somente ou para corte e coagulação 1, para evitar lesões e carbonização. Deve ser usada sempre a configuração de energia mais baixa possível para minimizar os riscos de ferimentos na eletrocirurgia.

Versapoint

Embora os ressectoscópios bipolares estejam começando a ser utilizados, o *Gynecare Versascope™ Hysteroscopy System* e o *Versapoint™ Bipolar Electrosurgery System* (Ethicon, EUA) são amplamente utilizados para diagnósticos em consultório e procedimentos operatórios menores [6]. A camisa básica do Versascope™ tem apenas 3,5 mm de diâmetro, o que significa que a dilatação cervical raramente é necessária. Os eletrodos de 5 Fr do Versapoint™ estão disponíveis em vários formatos (p. ex., em mola, esférico ou giratório) e podem ser usados em polipectomias, miomectomias de miomas intracavitários e metroplastia. Como os eletrodos são bipolares, soluções fisiológicas, como soluções salinas e solução de Hartman, podem ser usadas para a distensão uterina, mas um gerador eletrocirúrgico próprio é necessário.

Histeroscópio a *laser*

A aplicação clínica do *laser* na cirurgia intrauterina foi descrita primeiro por Goldrath et al., em 1981 [7]. A utilização da energia a *laser* para a cirurgia histeroscópica também tem vantagem sobre o uso do ressectoscópio monopolar, pois permite o uso de meios de distensão como uma solução salina. O *laser* Nd:YAG é o *laser* de preferência, a sua fibra óptica pode passar pelo canal cirúrgico de um histeroscópio padrão e pode ser usada em modo de contato ou não para vaporização ou coagulação. Assim como na laparoscopia, em razão do custo e maior tempo de duração cirúrgico, a cirurgia intrauterina a *laser* é raramente efetuada atualmente.

Morcelador intrauterino

Em 2005, Emanual e Wamsteker descreveram um morcelador para a polipectomia e para miomectomia histeroscópica [8]. O instrumento tem a vantagem dupla de não precisar de energia térmica, e, mais importante, os feixes de tecido que podem bloquear a visão durante uma cirurgia com instrumentos tradicionais não são um problema. Um estudo comparativo subsequente, realizado pelo mesmo grupo, relatou que, ao contrário da ressectoscopia, não existe uma curva de aprendizado com o morcelador intrauterino [9]. Embora seja uma técnica promissora, não existem mais relatos de seu uso.

▶ Equipamento para laparoscopia

Laparoscópios

Assim como os histeroscópios rígidos, a maioria dos laparoscópios é feita com base em um sistema óptico de bastão e pode ter vários diâmetros (3-12 mm) e ângulos de visão (00-300), sendo que os de 10-mm 0° são os mais usados; microlaparoscópios de fibra óptica também existem, mas são muito mais frágeis e proporcionam imagens inferiores. Laparoscópios cirúrgicos possuem um canal cirúrgico adicional para instrumentos ou *lasers*, mas são menos comuns, sendo que a maioria dos ginecologistas prefere usar a técnica de punções múltiplas com instrumentos inseridos por portas auxiliares. Videolaparoscópios, com *chips* de CCD embutidos na extremidade do instrumento e laparoscópios tridimensionais, ainda são muito caros para uso geral.

Agulha de Veress

Tradicionalmente, os ginecologistas usam uma agulha de Veress para insuflar o abdome com gás no início da laparoscopia. Veress foi um cirurgião torácico húngaro que, nos anos 1930 [10], inventou esta agulha especial, que levou seu nome, para drenar empiemas de tórax; quando usada na laparoscopia, a agulha de Veress destina-se a reduzir o risco de ferimentos intra-abdominais intestinais ou de grandes vasos sanguíneos. A agulha de Veress é geralmente introduzida por via transabdominal, mas em pacientes obesos pode ser introduzida pelo fundo uterino [11]. É disponível na forma reutilizável e na descartável.

Trocartes e cânulas

Os trocartes e cânulas são os condutores do laparoscópio e dos outros instrumentos. Eles possuem vários tamanhos, dependendo do diâmetro dos intrumentos que devem ser acomodados, sendo os de 5 mm e 10-12 mm os mais comuns. Tradicionalmente, os trocartes e cânulas eram feitos de aço cirúrgico e eram reutilizáveis, mas existe uma procura crescente por instrumentos descartáveis de plástico e por modelos que possuem dispositivos de segurança, cânulas ópticas, bainhas expansíveis, pontas de vários formatos e diferentes métodos de ancoragem. Entre os instrumentos descartáveis, os sistemas de trocartes e cânulas piramidais são os que requerem a menor força para inserção, enquanto as cânulas cônicas contundentes e aquelas com bainhas expansíveis estão associadas à menor incidência de defeitos fasciais [12-14]. Os instrumentos descartáveis são mais caros, mas se os modelos reutilizáveis forem usados, é importante que as pontas dos trocartes sejam regularmente afiadas para evitar o uso de força excessiva para a inserção. As cânulas reutilizáveis geralmente possuem uma aba ou válvula trompete para prevenir o vazamento de gás. Entretanto, tais válvulas podem danificar os instrumentos e tornar a sutura laparoscópica difícil, as cânulas descartáveis atuais costumam ter apenas uma válvula de diafragma.

Uma inovação recente é a laparoscopia cirúrgica de portal único e tem recebido diversas denominações, como SILS (*single incision laparoscopy surgery* ou cirurgia laparoscópica de incisão única), LESS (*laparo-endoscopic single site surgery* ou cirurgia laparoendoscópica de sitio único) ou laparoscopia SPA (*single por cccess* ou incisão de acesso único) ou eNOTES (*embryonic natural orifice transumbelical endoscopic surgery* ou cirurgia embrionária intra-abdominal sem incisões). A utilização de um equipamento especial permite que, através de uma única incisão umbilical de 2-3 cm, sejam introduzidos na cavidade peritoneal até três instrumentos (p. ex., 5 mm × 3 ou 5 mm × 2 e 12 mm × 1) (Prancha 36.3). Inicialmente descrito para a colecistectomia e para prostatectomia, em 2008, o método tem sido adotado por ginecologistas para procedimentos, como a salpingectomia na gravidez ectópica [15], para o tratamento de cistos ovarianos [16], doença de anexos benigna e endometriose [17,18] e até mesmo em casos oncológicos [19], embora quaisquer dados comparativos à laparoscopia convencional sejam limitados, estudos preliminares têm sido favoráveis aos métodos de SILS e LESS, mas devemos lembrar que todo o nosso conhecimento atual provém de uma única fonte [20-22].

Cirurgia laparoscópica robótica

A cirurgia robótica é anterior à laparoscopia de acesso único e, atualmente, está sendo utilizada, em alguns casos, de forma combinada. Os robôs foram usados pela primeira vez por neurocirurgiões para melhorar a precisão de neurocirurgias estereotáxicas guiadas por CT, desde 1988. Em poucos anos, foram feitas modificações para auxiliar as cirurgias de ressecção transuretral da próstata e para prótese de quadril. Estes primeiros robôs funcionavam de maneira passiva, mas seu papel tem evoluído e se tornado mais ativo, e atualmente são referidos como cirurgia robótica telepresença. Foi desenvolvida inicialmente para facilitar o tratamento de soldados feridos em campo de batalha, mas no final dos anos 1990 a tecnologia de telepresença robótica começou a ser utilizada para cirurgias cardíacas, e foi introduzida na laparoscopia ginecológica logo depois.

Exemplos dos primeiros robôs usados na ginecologia incluem o Aesop (Computer Motion Inc., EUA), usado para manipular o laparoscópio durante a cirurgia, e o modelo mais complexo ZEUS (Computer Motion Inc., EUA) que possui dois braços adicionais para controlar os instrumentos e a óptica. Ambos foram superados pelo sistema cirúrgico da Vinci (Intuitive Surgical, EUA), que é atualmente o único robô aprovado pela *Food and Drug Administration* dos EUA (Prancha 36.4). O da Vinci é composto por três componentes: o console, de onde o cirurgião controla o robô remotamente; o sistema de visão inSite, que reproduz uma imagem tridimensional do campo operatório através de um laparoscópio de 12 mm; e a mesa cirúrgica do paciente composta por três a quatro braços para controlar os instrumentos Endowrist. Os instrumentos Endowrist apresentam uma propriedade única, que permite movimentos de 7°, imitando a gama completa de movimentos da mão humana sem o efeito de apoio que pode ser visto na cirurgia laparoscópica convencional. As vantagens descritas para esse sistema incluem uma plataforma de câmera estável que elimina movimentos aleatórios da mão; movimentos similares aos da mão na manipulação dos instrumentos dentro da cavidade peritoneal, o que não é possível com instrumentos laparoscópicos retos normais; um campo operacional virtual tridimensional, o que permite uma visão espacial mais bem comparada aos sistemas de imagem bidimensionais normais; e um posicionamento ergonômico e confortável no console remoto, o que reduz a fadiga dos ombros e das costas associadas a operações laparoscópicas prolongadas [23]. Tudo isso tem seu preço, e os custos de compra e manutenção do sistema cirúrgico da Vinci são consideráveis, embora os custos do tratamento podem ser menores do que os de uma laparotomia, mas não menores do que os de uma laparoscopia [24]. Outra desvantagem do sistema da Vinci é o espaço que ocupa e, assim, como na laparoscopia convencional, a ausência de *feedback* tátil. As indicações da cirurgia robótica estão aumentando em todas as especialidades médicas. Na ginecologia, o sistema da Vinci vem sendo usado para procedimentos laparoscópicos, como a histerectomia, miomectomia, histerectomia radical, linfadenectomias pélvica e aórtica, traquelectomia, parametrectomia, anastomose tubária, sacrocolpopexia, tratamento da endometriose, transposição ovariana, reconstrução pélvica e cerclagem cervical, embora esta seja com certeza uma lista incompleta [25]. Existem poucos dados comparativos à laparoscopia convencional, e os resultados são variáveis em relação ao tempo cirúrgico e desfechos, mas são geralmente similares [26]. Entretanto, parece certo que o aprendizado da técnica, como a sutura laparoscópica, é mais fácil com a ajuda de um robô [24].

Insuflador laparoscópico

Embora a laparoscopia "sem gás" tenha seus defensores [12], a grande maioria dos ginecologistas opera com um pneumoperitônio de CO_2. A maioria dos princípios da insuflação abdominal segura foi estabelecida por Kurt Semm nos anos 1970, e os insufladores atuais são apenas versões mais rápidas e computadorizadas de sua criação original. Como no caso da histeroscopia, estas bombas controlam a pressão intra-abdominal e não o fluxo, e esta deve ser mantida entre 12-15 mmHg (1,6-2 kPa) durante a cirurgia; uma pressão maior de até 25 mmHg (3,3kPa) é recomendada durante a fase preparatória, pois isto aumenta a distância entre o trocarte que está sendo inserido e as alças intestinais e vasos sanguíneos maiores, o que, pelo menos, em teoria, reduz o risco de lesões [27]. Alguns insufladores permitem que o CO_2 seja aquecido antes da insuflação, e outros possuem sistemas de circulação de fumaça, úteis quando se usa qualquer instrumento que produza calor (p. ex., eletrocirurgia, cirurgia a *laser*).

Bomba de sucção/irrigação

O uso de uma bomba de sucção/irrigação é um requisito imprescindível para os procedimentos operatórios. Podem ser usadas para aspirar o sangue e limpar a pelve e para esvaziar rapidamente os cistos ovarianos, fazer a sucção de gravidez ectópica e hidrodissecção em casos difíceis. Um sistema básico de bolsa de pressão e uma unidade normal de sucção operatória podem ser usados, mas o uso de uma unidade de alta pressão exclusiva apresenta benefícios evidentes para o cirurgião laparoscópico.

Instrumentos auxiliares

Existe uma enorme gama de instrumentos descartáveis e reutilizáveis de vários tamanhos e modelos disponíveis para

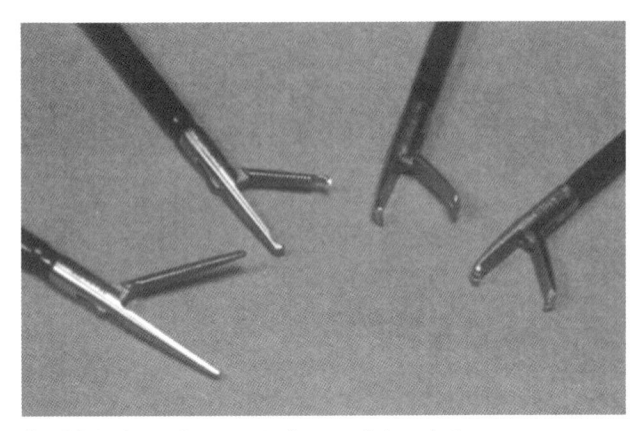

Fig. 36.1 Pinças de preensão laparoscópicas de 5 mm.

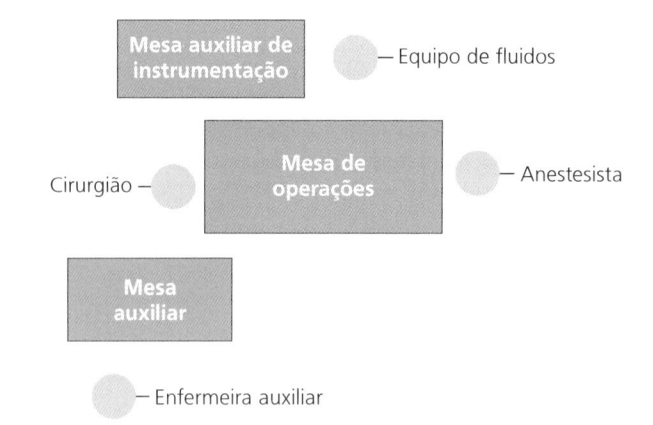

Fig. 36.2 Organização da sala de operações para a cirurgia histeroscópica.

Tabela 36.1	Métodos de hemostasia na laparoscopia

Eletrocirurgia
Sutura
Clipes
Grampos
Laser (p. ex., Nd:YAG)
Bisturi harmônico
LigaSure™ (Covidien, EUA)
BiClamp (ERBE Elektromedizin GmbH, Alemanha)
PK (Gyrus ACMI, Japão)
Coagulador de raio de argônio
Vasopressina diluída

a laparoscopia. Os instrumentos básicos geralmente são de 5 mm, embora alguns instrumentos específicos só estejam disponíveis em modelos maiores (p. ex., sacos de recuperação, morceladores e alguns grampeadores).

Se o laparoscópio for o olho do cirurgião, pinças de preensão são as suas mãos. Um par de pinças de preensão atraumáticas de 5 mm, de preferência fáceis de travar e destravar, é, portanto, indispensável (Fig. 36.1). Tesouras afiadas são também essenciais, e as curvas em estilo Mayo são talvez as mais versáteis. Da mesma forma, uma cânula de sucção/irrigação é um requisito básico para uma cirurgia.

A cirurgia laparoscópica só se tornou uma realidade após o desenvolvimento de técnicas para controle do sangramento intraoperatório, dessa forma é necessário que se tenha disponível algum método de hemostasia em todos os procedimentos que não sejam somente diagnósticos. A Tabela 36.1 apresenta uma lista de métodos disponíveis. As pinças bipolares ainda são o alicerce da hemostasia, e muitos ginecologistas usam apenas essas pinças. As tesouras podem ser usadas para corte ou coagulação eletrocirúrgica e podem ser consideradas mais convenientes, mas, geralmente, são instrumentos monopolares e requerem maior cuidado para evitar queimaduras não intencionais; a eletrocirurgia monopolar também é insuficiente para os de vasos maiores (p. ex., artérias uterinas ou ovarianas).

Novos instrumentos eletrocirúrgicos, como o Ligasure, o BiClamp e o PK, monitoram a potência eletrocirúrgica para melhorar a eficiência e a eficácia, mas apresentam um custo mais elevado, por serem instrumentos descartáveis. O bisturi harmônico não é um instrumento eletrocirúrgico, e, por isso, a ocorrência de uma queimadura distante é impossível, mas, como é instrumento de corte e coagulação simultânea, podem ocorrer lesões térmicas locais não intencionais. Menos usado na ginecologia é o coagulador de raios de argônio. Clipes e grampos também podem ser usados na hemostasia.

Suturas de laço pré-amarrado, portadores de sutura e portadores de agulhas devem ser usados para procedimentos maiores para a hemostasia e para a sutura. O uso de vasopressina diluída pode ser empregado na miomectomia.

Sacos de contenção são extremamente úteis e uma opção preferível à extensão das incisões para remoção de massas maiores da pelve (p. ex., cistos ovarianos intactos). É mais fácil remover a peça dentro de saco coletor através de uma colpotomia posterior. Essa via para retirada da peça é uma vantagem para o ginecologista, a não ser que o fundo de saco de Douglas esteja obliterado. Morceladores elétricos são uma alternativa, mas os de menor diâmetro são demorados, e os maiores, embora mais rápidos, deixam uma cicatriz externa relativamente grande.

ORGANIZAÇÃO DA SALA CIRÚRGICA

▶ Histeroscopia

A histeroscopia diagnóstica tornou-se um procedimento ambulatorial na maioria dos casos, e os procedimentos cirúrgicos menores podem ser realizados com anestesia local, mas as cirurgias maiores (p. ex., miomectomia histeroscópica de miomas submucosos grandes) necessitam de anestesia geral. Alguns princípios básicos que devem ser seguidos, sempre que isto for feito. É ideal ter todo o equipamento no mesmo carro cirúrgico, com o monitor na altura e posição confortável para o cirurgião (e para a paciente, caso ela esteja acordada) (Fig. 36.2).

Nos procedimentos operatórios nos quais o balanço de fluidos é importante, deve ser colocado um coletor sob a região glútea para um eventual vazamento de líquido. Um

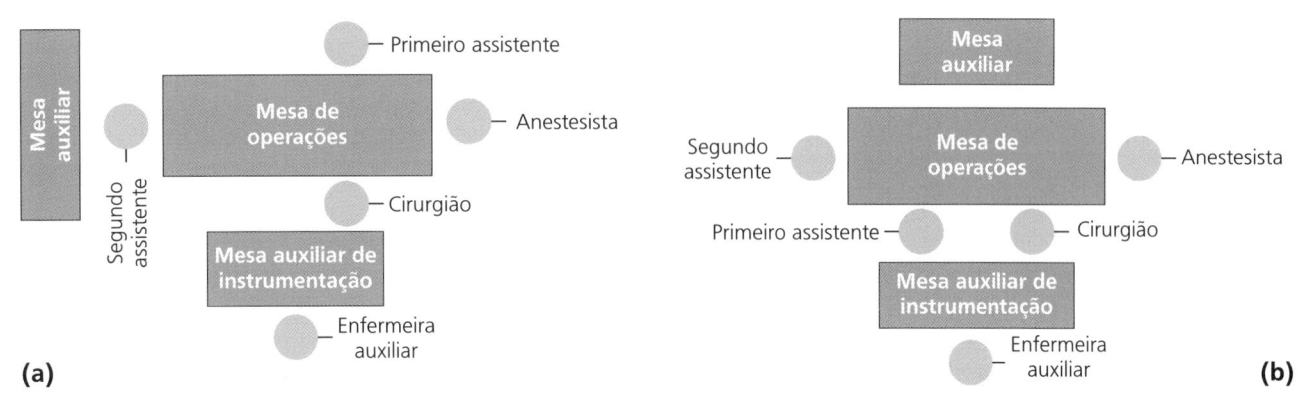

Fig. 36.3 Dois diagramas para organização da sala de operações para a cirurgia laparoscópica: (a) o primeiro assistente segura a câmera (melhor com lentes de 0°); (b) o cirurgião principal segura a câmera (melhor com lentes de 30° a não ser que o primeiro assistente seja experiente).

membro da equipe deve ser responsável especificamente por (i) controlar e monitorar o equilíbrio de fluidos e (ii) se assegurar de que bolhas de ar não entrem na tubulação de entrada, causando risco de embolia.

Laparoscopia

A preparação para a laparoscopia é mais ampla do que para a histeroscopia, em razão do maior número de equipamentos presentes e decorrente do fato de não ser uma cirurgia "solo" e, como na laparotomia, necessita do auxílio de assistentes. O posicionamento de todos os participantes, da mesa cirúrgica, da mesa auxiliar é uma questão importante.

A maioria dos ginecologistas prefere usar lentes de 0°, por isso, com frequência, um dos assistentes se posiciona no lado oposto ao cirurgião para que o cirurgião chefe tenha maior liberdade para operar com as duas mãos. Alguns, inclusive eu mesmo, preferem usar um laparoscópio de 30°, pois a possibilidade de "olhar dobrando a esquina" pode fornecer uma visão melhor, quando existem aderências, miomas ou cistos ovarianos. O lado negativo é a dificuldade maior para usar uma lente oblíqua, portanto eu prefiro controlar o laparoscópio e operar com uma das mãos apenas (a não ser durante uma sutura ou remoção de tecidos); a função do primeiro assistente é a de segurar e tracionar o campo cirúrgico (Fig. 36.3).

HISTEROSCOPIA DIAGNÓSTICA

A histeroscopia diagnóstica tornou-se uma investigação básica da ginecologia atual e substituiu a D&C (dilatação e curetagem). Este procedimento pode ser realizado em ambulatório, sendo um componente do manejo de sintomas menstruais [28]. A histeroscopia permite o diagnóstico visual imediato, sendo precursor da histeroscopia operatória. A *Royal College of Obstetricians and Gynaecologists* (RCOG) reconheceu a importância da histeroscopia diagnóstica há vários anos, integrando atualmente o treinamento da nossa especialidade. As indicações e contraindicações, que são poucas,

Tabela 36.2 Indicações e contraindicações da histeroscopia diagnóstica

Indicações
Distúrbios da menstruação (acima de 40 anos)
Distúrbios da menstruação não responsiva ao tratamento médico (menores de 40 anos)
Sangramento intermenstrual com exames normais
Sangramento pós-coital apesar de resultados normais de exames
Sangramento pós-menopausa (sangramento persistente ou espessura endometrial maior ou igual a 4 mm)
Resultados anormais da ultrassonografia pélvica (p. ex., pólipos endometriais, miomas submucosos)
Infertilidade
Abortos espontâneos recorrentes
Síndrome de Asherman
Anomalia uterina congênita
Dispositivo intrauterino deslocado

Contraindicações
Infecção pélvica
Gravidez
Câncer cervical
(Hemorragia uterina grave)

estão resumidas na Tabela 36.2. A visão histeroscópica é melhor durante a fase pós-menstrual imediata, mas geralmente é possível fazer um diagnóstico em qualquer período, mesmo durante a menstruação. A distensão líquida possui várias vantagens sobre a distensão com CO_2 [29].

Técnica

A paciente deve estar na posição correta, isto é, de litotomia com os quadris flexionados, e as nádegas ligeiramente além da borda da mesa para permitir acesso desimpedido ao útero (Fig. 36.4). Uma solução antisséptica aquecida deve ser utilizada para o períneo e a vagina, embora alguns não façam a antissepsia da vagina. O uso de campos cirúrgicos para cobrir o períneo, pernas e abdome inferior raramente é neces-

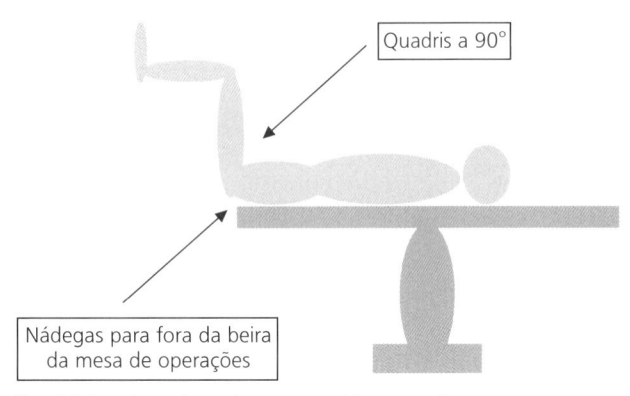

Fig. 36.4 Posição da paciente para a histeroscopia.

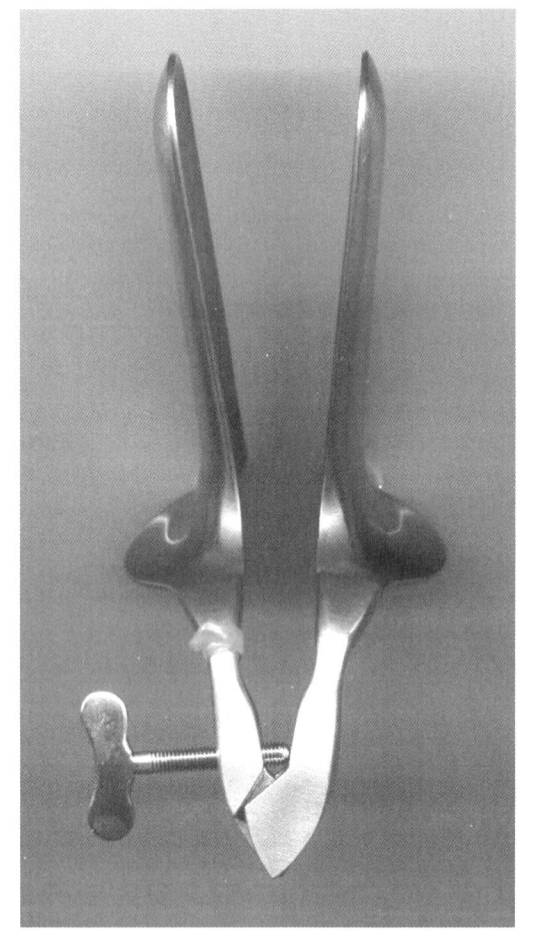

Fig. 36.5 Espéculo de Collin.

Tabela 36.3	Anestesia para histeroscopia
Anestésico intracervical local	
Spray anestésico local	
Gel anestésico local	
Anestésico paracervical local	
Anestesia local	
Anestesia geral	
Nenhuma	

são com uma pinça de lábio anterior e deve-se fazer a histerometria para depois inserir o histeroscópio com ou sem dilatação prévia da cérvice, dependendo da distensibilidade do canal cervical. A mesma técnica pode ser utilizada no caso de um procedimento ambulatorial, podendo ser aplicado um anestésico local, se necessário (Tabela 36.3); podem-se injetar 2-4 mL de lidocaína a 2,2% com adrenalina de 1 para 80.000, usando uma seringa e agulha odontológica. Este é possivelmente o método mais fácil e seguro para anestesia local, mas existem vários métodos de analgesia que podem ser usados [30]. O uso prévio de um anti-inflamatório não esteroide para fazer uma analgesia preventiva não parece efetivo [31].

Ao contrário da cistoscopia, o histeroscópio deve ser introduzido dentro da cavidade uterina pela visualização direta e não por um obturador. Quando for usar uma lente oblíqua, é importante levar em conta a angulação e fazer o ajuste de acordo com a angulação (Fig. 36.6). Uma vez dentro da cavidade uterina, devem-se inspecionar, rigorosamente, o fundo, as áreas tubárias e as quatro paredes do útero, através da rotação (caso esteja usando um histeroscópio de lente oblíqua) e da movimentação do histeroscópio para cima/baixo e para a esquerda/direita. Se a visão não for boa, em geral a pressão intrauterina está muito baixa, em razão da baixa pressão do meio de distensão ou de um possível extravasamento cervical. Após a inspeção da cavidade uterina, o histeroscópio é retirado, e este é o melhor momento para fazer a avaliação do canal endocervical. Pode ser feita uma biópsia, usando uma pequena cureta, como uma Pipelle, ou pode-se trocar o instrumento de trabalho, usando uma camisa operatória para fazer a biópsia dirigida.

Histeroscopia "sem toque" (vaginoscópica) e biópsia "sem toque"

Uma alternativa ao método anterior é a vaginoscopia ou histeroscopia "sem toque". Esta técnica é ideal para a paciente ambulatorial, pois minimiza o desconforto pelo simples fato de não ser necessário inserir nenhum instrumento adicional (p. ex., um espéculo ou pinça) na vagina, além do procedimento ser mais rápido e menos desconfortável [32]. A extremidade do histeroscópio é introduzida no introito vaginal, conecta-se um meio de distensão de baixa viscosidade, e o histeroscópio é guiado pela visão direta através do orifício cervical externo, através do canal cervical e, finalmente, alcançando a cavidade uterina. Na maioria dos casos, este

sário. Um suave exame com duas mãos deve ser feito para determinar o tamanho e a posição do útero.

Técnica convencional

O método convencional para realizar a histeroscopia diagnóstica, e o mais rápido e fácil se a paciente estiver dormindo, é a colocação de um espéculo para visualizar o colo uterino (um espéculo de Collins de dobradiça única é melhor do que um de Cuscoe, pois, nesse caso, ele deve ser removido após a introdução do histeroscópio; Fig. 36.5), após faz-se a preen-

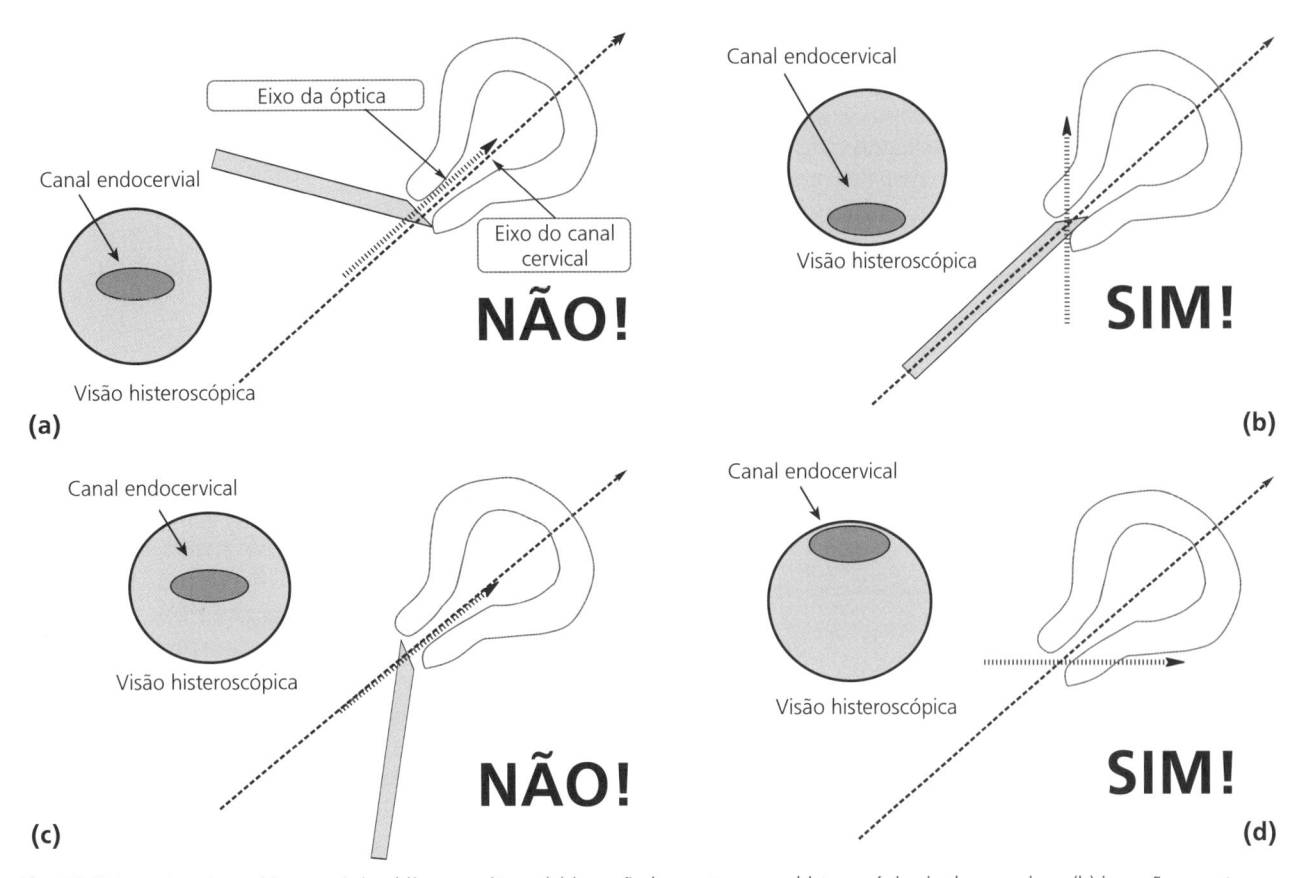

Fig. 36.6 Como inserir um histeroscópio oblíquo no útero: (a) inserção incorreta com o histeroscópio virado para cima; (b) inserção correta com o histeroscópio virado para cima; (c) inserção incorreta com o histeroscópio virado para baixo; (d) inserção correta com o histeroscópio virado para baixo.

método é efetivo, a não ser que haja estenose cervical, e geralmente não é necessário interromper o procedimento para realizar uma anestesia local. Considerando isso, este é o nosso método padrão para realizar uma histeroscopia ambulatorial.

Atualmente, também é possível fazer uma biópsia endometrial usando uma técnica "sem toque" sem necessidade de fazer uma instrumentação uterina. Com base na cureta de Pipelle, o H Pipelle (Laboratoire C.C.D., França) tem aproximadamente o dobro do comprimento, mas é estreito o suficiente para passar por uma camisa diagnóstica estreita. Ao final da histeroscopia, o histcroscópio não é retirado do útero; a camisa diagnóstica é destravada, e a óptica é removida e substituída pelo H Pipelle, que é empurrado pela bainha para dentro da cavidade uterina (Fig. 36.7). Quando o fundo uterino for atingido, a camisa é removida, e uma biópsia do endométrio é feita da maneira normal [33,34].

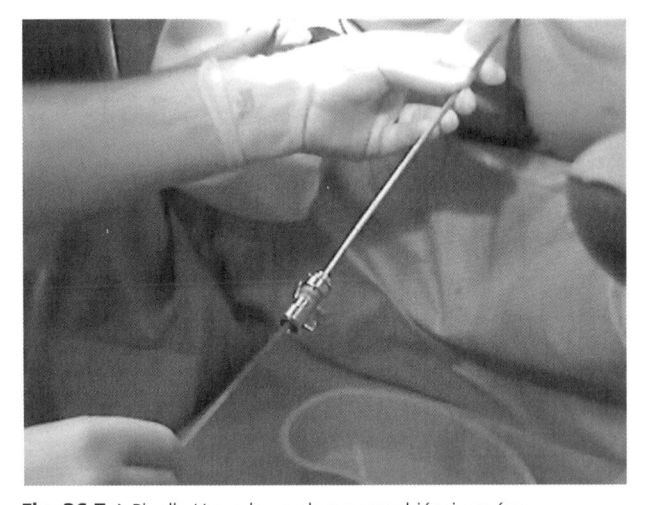

Fig. 36.7 A Pipelle H sendo usada em uma biópsia após a histeroscopia vaginoscópica, ou "sem toque".

▶ Resultados

A literatura médica apresenta muitos estudos sobre a histeroscopia diagnóstica, e embora existam argumentos a favor da ultrassonografia, a histeroscopia permanece sendo o método padrão para a avaliação da cavidade uterina. Mesmo a histeroscopia ambulatorial apresenta taxas de sucesso acima de 90%, especialmente se um histeroscópio estreito e uma técnica "sem toque" for utilizada [35]. A taxa de detecção de patologias depende da indicação, mas cerca de 40-50% das mulheres com sintomas menstruais terão resultados positivos, em sua maioria miomas e pólipos [36], e os achados chegam a 60% nos casos de investigação de infertilidade [37,38].

▶ Complicações

A histeroscopia diagnóstica é um procedimento seguro, e as complicações são raras [36]. As complicações mais frequentes são a dor, quando é feita a passagem pelo canal cervical ou durante a distensão da cavidade uterina, e a reação vasovagal durante a dilatação cervical. A interrupção do procedimento e a realização de uma anestesia local geralmente é suficiente para solucionar esta complicação, sendo rara a necessidade de administrar atropina para os casos de bradicardia. A perfuração uterina não deve acontecer, se o histeroscópio for introduzido sob visão direta, com exceção dos casos com estenose cervical acentuada; nesse caso, a inserção do histeroscópio guiado pela ultrassonografia pode ser benéfica, assim como o uso de misoprostol para preparação do colo [39]. Infecção ou sangramento grave são raramente vistos.

Tabela 36.4 Procedimentos histeroscópicos operatórios
Adesiólise
Ablação/ressecção endometrial
Metroplastia
Miomectomia
Polipectomia
Anastomose proximal da trompa de falópio
Remoção de dispositivo intrauterino
Biópsia dirigida
Tratamento de gravidez cervical e intersticial
Tratamento de aborto retido
Laqueadura

Quadro 36.1 Resumo

Histeroscopia diagnóstica:
1. Uma técnica vaginoscópica ("sem toque") é ideal para a histeroscopia diagnóstica ambulatorial, pois na maioria das mulheres pode ser realizada sem a necessidade de inserir um espéculo vaginal, sem colocar a pinça de Pozzi e sem fazer a histerometria e sem usar anestesia local.
2. Quando for utilizar um histeroscópio com óptica oblíqua (p. ex., de 12° ou 30°), deve-se considerar a angulação da lente, especialmente durante a inserção do histeroscópio pelo canal cervical para evitar traumatismo da cérvice ou perfuração uterina.
3. A distensão uterina usando um meio líquido de baixa viscosidade, como a N/Salina, tem vantagem sobre a distensão gasosa com CO_2, por não precisar de uma bomba específica, não formar bolhas e, além disso, pode lavar e limpar a cavidade, se houver sangue menstrual é o meio mais indicado para procedimentos operatórios.

HISTEROSCOPIA CIRÚRGICA

A histeroscopia cirúrgica tem várias indicações bem definidas (Tabela 36.4) e é o tratamento indicado para a polipectomia, miomectomia de mioma intracavitário ou submucoso, liberação de sinéquias e metroplastia. As várias técnicas de destruição endometrial têm sido substituídas até certo ponto por técnicas ablativas de segunda geração que são mais fáceis de realizar [40]. As novas indicações para a cirurgia histeroscópica incluem o tratamento de aborto, de gravidezes cervical e intersticial e, sobretudo, para esterilização tubária [41]. Aparelhos, como o *Essure Permanent Birth Control System* (Conceptus, Inc., EUA) e o *Adiana Permanent Contraception System* (Hologic, Inc., EUA), já estão disponíveis, e a esterilização laparoscópica será substituída pelos novos procedimentos reversíveis, que estão sendo desenvolvidos [42].

Todos os instrumentos apresentados podem ser usados para a cirurgia, mas o ressectoscópio é o instrumento mais versátil para cirurgias intrauterinas maiores, e é um instrumento que se deve aprender a usar. O Versapoint System e, em minha opinião, o minirressectoscópio são boas alternativas para procedimentos ambulatoriais menores. A realização de um tratamento prévio para afinar o endométrio e o tornar menos esponjoso pode ser feita para reduzir o tempo cirúrgico e melhorar as condições operatórias, embora exista pouca vantagem em relação aos desfechos, além de aumentar os custos do tratamento [43]. As melhores opções para esse tratamento são os análogos do GnRH, o danazol, a progesterona ou a pílula combinada, que devem ser usados pelo menos 6 semanas antes da cirurgia. Uma alternativa é marcar a cirurgia para logo depois da menstruação, o que pode ser complicado em uma clínica muito ocupada, ou pode-se curetar o endométrio antes da histeroscopia, mas nenhuma destas opções é tão eficiente quanto uma preparação endometrial propriamente dita.

▶ Técnica

Embora alguns procedimentos menores, usando instrumentos mecânicos ou o Versapoint, possam ser feitos sob anestesia local, os casos maiores requerem anestesia geral. Nesses casos, pode-se também fazer uma anestesia local combinada com uma sedação leve. Por exemplo, nosso protocolo consiste no uso de uma pré-medicação com diclofenaco e temazepam associado ao uso de doses pequenas de midazolam e fentanil ou alfentanil na sala cirúrgica, terminando com a realização de anestesia local intracervical, paracervical e intrauterina, esta última aplicada pelo ressectoscópio [44].

Este capítulo é pequeno para descrever o uso dos vários instrumentos disponíveis para cirurgia histeroscópica ou para descrever a execução de procedimentos específicos, mas em razão de sua versatilidade e utilidade, vamos descrever a técnica para usar um ressectoscópio com segurança e eficiência.

Usando um ressectoscópio

O ressectoscópio é um instrumento poderoso que deve ser usado corretamente para garantir a segurança do paciente. O primeiro passo é fazer a dilatação do colo para permitir a passagem do histeroscópio, sem dilatar excessivamente, causando um risco de extravasamento do meio de distensão uterino; a dilatação até 1 mm acima do diâmetro do ressectoscópio é adequada, nós usamos os dilatadores de Hegar até o número 10, para um ressectoscópio de 26 Fr (8,7 m) de diâmetro. Após a introdução do ressectoscópio, e tomada a decisão para prosseguir com a cirurgia histeroscópica, existem três regras importantes a serem seguidas.

1 O eletrodo deve ser ativado apenas quando estiver posicionado na camisa do ressectoscópio, em torno da cérvice; ativar o eletrodo, enquanto ele está sendo empurrado para fora da camisa, aumenta o risco de perfuração uterina, uma complicação que pode causar risco de vida. A única exceção a esta regra é durante a metroplastia, quando o corte deve ser feito no fundo uterino.
2 O corte no miométrio não deve ser profundo, especialmente na região cornual e na cérvice; se extremidades das arteríolas estiverem visíveis após o corte é indicativo de uma resseção muito profunda. Incisões muito profundas podem causar uma perfuração do útero e hemorragia grave.
3 O balanço hídrico de entrada e saída dos fluidos deve ser monitorado continuamente. Vários métodos de monitoração de fluidos já foram sugeridos (p. ex., a avaliação da pressão venosa central, aferição seriada do sódio sérico, osmolalidade ou substâncias marcadoras, como etanol a 1%, pesagem da paciente), mas a mais simples consiste em manter uma tabela de entrada/saída. A cirurgia deve ser interrompida se a absorção de fluidos ultrapassar 1,5-2 L, para evitar sobrecarga hídrica e uma síndrome similar à ressecção transuretral da próstata (TURP) [45].

Resultados

A histeroscopia cirúrgica é muito eficaz, quando as indicações são corretas. Não existe uma literatura ampla sobre a polipectomia histeroscópica, mas a remoção de pólipos intrauterinos ou cervicais sob visão direta é logicamente mais eficaz do que a curetagem feita às cegas [46-48].

Existem muitos estudos de séries de casos, mostrando a eficácia da miomectomia histeroscópica, particularmente quando o útero não apresenta um volume muito aumentado, e os miomas são intracavitários [49,50]. Metroplastia e o tratamento da síndrome de Asherman não devem mais ser feitos por laparotomia [51][52,53].

O método de ressecção e o de ablação do endométrio através da histeroscopia foram avaliados em vários ensaios clínicos randomizados com análises de custo-benefício e, na comparação à histerectomia, mostraram resultados superiores, mas não são mais eficazes do que as novas técnicas de segunda geração [54]. O Mirena IUS (Shering) é uma outra alternativa eficaz nessas pacientes [55].

Complicações

Embora as complicações sejam pouco frequentes, durante a histeroscopia cirúrgica [56], os riscos devem ser conhecidos assim como a prevenção e o manejo (Tabela 36.5). A perfura-

Tabela 36.5 Complicações da histeroscopia operatória

Iniciais
Perfuração uterina
Sobrecarga de fluidos
Hemorragia
Embolia gasosa
Infecção
Trauma cervical
Queimadura eletrocirúrgica

Tardias
Aderências intrauterinas
Ruptura do útero na gravidez (depois da metroplastia ou miomectomia)
Hematometra (após ablação endometrial)
Síndrome de esterilização pós-ablação (depois da ablação endometrial)
Gravidez (depois da ablação endometrial)
Câncer (depois da ablação endometrial)

ção uterina é a complicação mais grave, pois ocorre enquanto o histeroscópio está sendo ativado e pode causar um traumatismo intra-abdominal grave, além de hemorragia e lesão de vísceras. O primeiro sinal de perfuração pode ser uma súbita perda de distensão uterina ou rápida absorção de fluido. Deve ser realizada uma laparoscopia ou uma laparotomia para avaliar a cavidade abdominal; se não houver lesão, a cirurgia histeroscópica pode continuar após a sutura da perfuração. O risco de perfuração é maior associado ao uso do ressectoscópio com corte em alça, embora o emprego de técnica adequada reduza muito o risco [57].

A sobrecarga hídrica com líquidos de baixa viscosidade, em especial os que são livres de eletrólitos, é uma segunda complicação grave. O fluido é absorvido durante a cirurgia por extravasamento e por perda através das tubas uterinas. Além dos efeitos cardíacos e pulmonares, um grande desequilíbrio de eletrólitos pode causar o acúmulo de líquido cerebral, hiponatremia e hipo-osmolalidade dilucional, levando a edema cerebral, aumento da pressão craniana e necrose celular [56]. Esta complicação pode ser totalmente evitada pelo monitoramento correto durante a cirurgia, com interrupção do procedimento, se houver alguma suspeita de risco. Nós cateterizamos a bexiga e injetamos uma dose baixa de furosemida, quando a absorção de fluidos ultrapassa 1,5 L para induzir a diurese, enquanto monitoramos a recuperação, avaliando o sódio sérico.

Pode ocorrer hemorragia intraoperatória, se houver perfuração uterina, mas é mais frequente como consequência de um corte profundo no miométrio. Pode ser feita a eletrocoagulação (ou coagulação a *laser*) do vaso hemorrágico, mas se o sangramento persistir, pode ser necessário fazer um tamponamento por algumas horas com um cateter de balão, que geralmente funciona.

A embolia gasosa é uma complicação rara, mas muito grave [58]. Pode ser resultante do ingresso de gás da insuflação na circulação, isto pode ocorrer quando as bolsas de irrigação são trocadas. A embolia gasosa é completamente evitável. A infecção é rara depois da cirurgia histeroscópica. Não existem evidências de estudos científicos para apoiar o uso rotineiro de antibióticos [59], embora alguns cirurgiões prefiram administrá-los.

O uso de misoprostol para preparação da cérvice tem sido proposto para facilitar a introdução do histeroscópio na cavidade uterina e reduzir o risco de lacerações cervicais durante a dilatação [39], mas isto é uma complicação muito rara.

Consequências tardias adversas associadas à ablação endometrial são relativamente raras. A persistência de endométrio funcional associado à estenose cervical pode causar um hematometra, e as mulheres que realizaram esterilização podem apresentar edema e distensão com dor nas tubas uterinas, em razão da menstruação retrógrada [60]. Foram descritos casos de gestação frequentemente associados a complicações [61]. Foram descritos alguns casos de câncer endometrial após a ablação endometrial, mas na maioria dos casos associados à presença prévia de fatores de risco [62].

> **Quadro 36.2 Resumo**
>
> Cirurgia ressectoscópica:
> 1 Ressectoscópios ativos e passivos precisam do movimento da mão oposta para as incisões, portanto, devem-se treinar as duas mãos – os ressectoscópios passivos são mais indicados para a cirurgia intrauterina.
> 2 Ressectoscópios bipolares devem ser usados preferencialmente, pois são mais fisiológicos, os fluidos contendo eletrólitos podem ser usados para a distensão e irrigação uterina. A Sobrecarga de fluidos pode ocorrer, mas os distúrbios eletrolíticos associados são menos graves.
> 3 Minirressectoscópios de pequeno calibre são ideais para cirurgias intrauterinas ambulatórias menores.

LAPAROSCOPIA DIAGNÓSTICA

A laparoscopia diagnóstica tem sido integrada à ginecologia desde os anos 1960 e 1970, quando substituiu a culdoscopia e a mais tempo do que a histeroscopia diagnóstica. Em geral, é realizada como um procedimento ambulatorial com anestesia geral, embora os equipamentos para microlaparoscopia sejam usados com algum sucesso [63]. A principal indicação para a laparoscopia diagnóstica é a investigação de dor pélvica e de infertilidade (Tabela 36.6). Embora a lista de contraindicações seja extensa, poucos pacientes se enquadram nestas categorias.

▶ Técnica

Assim como na histeroscopia, é importante posicionar a paciente corretamente na mesa de operações. Deve-se confirmar que as nádegas fiquem um pouco além do final da mesa para permitir a anteversão uterina completa. As pernas devem ser idealmente posicionadas em suportes hidráulicos com flexão em torno de 45° do eixo horizontal, garantindo que o quadril fique alinhado com o tronco para o caso de ser necessário passar para uma cirurgia abdominal (cf. pélvica) (Fig. 36.8).

Tabela 36.6 Indicações e contraindicações da laparoscopia diagnóstica

Indicações
Dor pélvica aguda ou crônica
Gravidez ectópica
Doença inflamatória pélvica (incluindo TB)
Endometriose
Torção de anexos
Infertilidade
Anormalidade pélvica congênita
Exame pélvico anormal
Massa pélvica desconhecida
Possível malignidade ovariana

Contraindicações absolutas e relativas
Obstrução intestinal mecânica ou íleo paralítico
Peritonite generalizada
Hérnia diafragmática
Hemorragia intraperitoneal grave (p. ex., choque)
Doença cardiorrespiratória grave
Obesidade mórbida
Doença inflamatória intestinal
Grandes massas abdominais
Gravidez avançada
Incisões abdominais múltiplas
Hérnia externa irredutível

Deve-se ser feita a antissepsia e colocados os campos cirúrgicos, e o conteúdo vesical deve ser esvaziado com a passagem de um cateter. Um exame bimanual deve ser feito para confirmar o tamanho, posição e mobilidade do útero e verificar se existe outra patologia anexial ou retovaginal. Deve ser feita a histerometria e, depois, deve ser introduzido um palpador uterino, primeiro para permitir a manipulação uterina efetiva, e segundo para permitir a hidrotubação, caso seja necessário; caso o útero esteja retrovertido, pode-se tentar uma anteversão, girando 180° o palpador uterino para melhorar o acesso ao fundo de saco de Douglas durante a laparoscopia.

Insuflação subumbilical

Embora a laparoscopia aberta e sem gases tenha seus defensores, para a maioria dos ginecologistas a laparoscopia inicia com a insuflação da cavidade peritoneal com CO_2, usando uma agulha de Veress (laparoscopia fechada) [64]. O mecanismo de mola da agulha de Veress deve ser testado, pois isto é uma medida essencial de segurança. Também é útil realizar um teste de pressão, verificando o fluxo de gás através da agulha, anotando a da pressão, pois esta informação pode ser usada para confirmar a insuflação intraperitoneal. A inserção da agulha de Veress é feita na borda inferior da cicatriz umbilical, através de uma incisão vertical mediana de tamanho suficiente para acomodar o trocarte e a cânula umbilical.

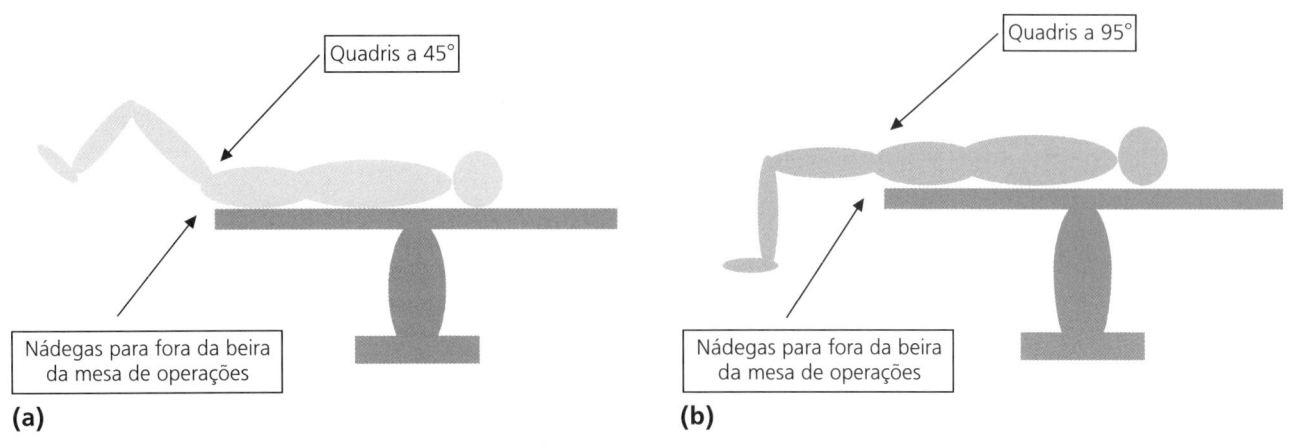

Fig. 36.8 Posição do paciente durante a laparoscopia: (a) posição durante a preparação e a laparoscopia diagnóstica; (b) posição durante a operação laparoscópica, que permite as cirurgias pélvica e abdominal.

Tabela 36.7	Técnica para insuflação subumbilical e inserção da entrada principal

1. Palpação da aorta
2. Elevação da parede abdominal anterior (para aumentar a distância entre a agulha e as alças intestinais/vasos principais)
3. Posicionar a agulha de Veress, o trocarte e a cânula em direção à concavidade do sacro (longe dos vasos principais)
4. Criar uma alta pressão pneumoperitoneal antes de inserir o trocarte e a cânula umbilical (para aumentar a distância entre a agulha e o intestino/vasos principais)
5. Inserir o trocarte e a cânula, poucos centímetros na cavidade peritoneal (para reduzir o risco de lesão vascular ou do intestino)
6. Evite a inclinação de Trendelenburg (cabeça para baixo) enquanto o laparoscópio não estiver inserido (para evitar trazer vasos principais para perto do umbigo)
7. Evitar excesso de força durante a inserção (para limitar a distância que os instrumentos avançam cavidade adentro)

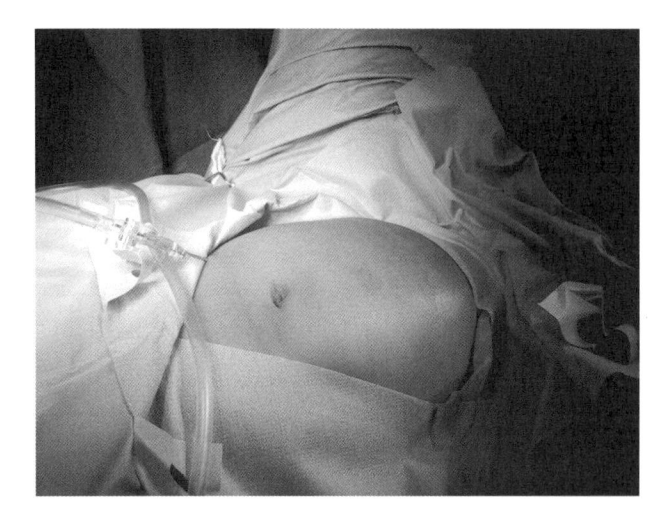

Fig. 36.9 Insuflação com CO_2 através do Ponto de Palmer.

A técnica de inserção da agulha de Veress e depois do trocarte e cânula para o laparoscópio está resumida na Tabela 36.7. O objetivo é não causar trauma desnecessário; deve ser lembrado que a bifurcação da aorta fica abaixo da cicatriz umbilical em algumas mulheres, e isto deve ser considerado quando se faz a inserção da agulha de Veress [65].

Após a colocação da agulha de Veress, pode-se confirmar o posicionamento com um teste de Palmer; coloca-se uma solução salina em uma seringa, e esta solução deve ser sugada para dentro da cavidade peritoneal decorrente da pressão negativa. De forma alternativa, a tubulação de gás pode ser conectada e observada a pressão intraperitoneal inicial na agulha de Veress; uma pressão superior a 10 mmHg (1,33 kPa) e um fluxo lento de gás com alta pressão, quando o insuflador é ligado, indicam um posicionamento incorreto, e a agulha deve ser reposicionada [64].

Pode ser feita uma insuflação com uma pressão abdominal relativamente alta, por exemplo, 20-25 mmHg (2,66-3,3 kPa) para reduzir o risco de lesão visceral durante a inserção do trocarte e das cânulas. Quando a distensão adequada for atingida, o gás é desligado, a agulha de Veress retirada, e o trocarte e cânulas inseridos direcionados para a concavidade sacral. Alguns ginecologistas elevam manualmente a parte inferior do abdome neste momento, já outros pressionam a parte superior do abdome para aumentar a bolha de gás adiante do trocarte.

Insuflação via ponto de Palmer

Uma alternativa reconhecida à insuflação subumbilical é o uso do ponto de Palmer, que se situa na linha hemiclavicular esquerda, aproximadamente 3 cm abaixo do rebordo costal (Fig. 36.9). O quadrante superior esquerdo do abdome é a área com menor probabilidade de apresentar aderências, e o ponto de Palmer é importante nos casos com risco de aderência periumbilical ou abdominal inferior (p. ex., uma laparoscopia prévia) ou quando existe uma massa pélvica muito grande [66]. É importante salientar que foram encontradas aderências periumbilicais em 21,4% em um estudo de mulheres com história de laparoscopias transversais baixas e em 53,1% das que se submeteram à laparotomia mediana [67]. A técnica de entrada é similar à que já foi descrita.

LAPAROSCOPIA ABERTA

A laparoscopia aberta foi descrita pela primeira vez, em 1970, por um ginecologista, Hasson, (para uma atualização e descrição da técnica veja Hasson *et al.* [68]), mas a comparação entre a técnica da laparoscopia "fechada" e "aberta" apresenta muitas controvérsias em relação à segurança. Alguns cirurgiões preferem a laparoscopia aberta, para reduzir o risco de lesão vascular, mas essa redução de risco não está comprovada [69,70]. Não existem estudos clínicos grandes, randomizados e controlados para orientar a conduta e, atualmente, a grande maioria dos ginecologistas usa uma agulha de Veress para realizar a insuflação [71].

Técnica

Inserção de portas de entrada auxiliares

Após a inserção do laparoscópio, deve-se inclinar a paciente de forma que ela fique com a cabeça um pouco mais baixa, para deslocar as alças intestinais para fora da pelve e da parte inferior do abdome; quanto maior a inclinação, melhor a visão da pelve, mas isto dificulta o processo de ventilação da paciente pelo anestesista. Deve ser feita uma verificação rápida da cavidade abdominal, e uma ou duas entradas auxiliares são feitas no abdome inferior. Pode-se minimizar o risco de lesão causada pelas entradas auxiliares, fazendo a introdução sob visão direta, identificando os vasos epigástricos superficiais e profundos, além da bexiga [72].

Um conceito útil aqui é o do "triângulo seguro", que é delimitado lateralmente pelos ligamentos umbilicais (remanescentes dos vasos umbilicais) e pela sínfise púbica na base e pela cicatriz umbilical no ápice (Prancha 36.5); embora a posição dos vasos epigástricos inferiores possa variar [73], seu percurso é sempre lateral ao triângulo seguro (Prancha 36,6). A porta de entrada deve ser colocada dentro do triângulo seguro ou ao lado dos vasos epigástricos inferiores.

Examinando a pelve e o abdome

Não é possível examinar a pelve corretamente sem usar pelo menos um manipulador ou pinça para mobilizar os órgãos pélvicos. Após a avaliação do abdome superior devem-se deslocar as alças intestinais do fundo de saco com delicadeza, em direção cefálica. Para examinar os anexos e a parede pélvica lateral, a melhor forma é segurando, levantando e girando o ovário em direção ao ligamento redondo ipsolateral, esta manobra também permite visualizar o percurso do ureter (Prancha 36.7). Deve-se examinar a prega uterovesical, que pode ser o único local onde se apresenta a endometriose. A permeabilidade tubária pode ser verificada pela hidrotubulação com uma solução diluída de azul de metileno.

Finalizando o procedimento

As entradas auxiliares devem ser removidas sob visão direta, e, após, é feita a deflação do abdome através da entrada usada pela óptica. Durante a retirada do laparoscópio dentro da cânula, pode-se verificar se esta entrada apresenta sangramento ou se apresenta um pinçamento de alça de intestino ou omento. Deve-se suturar a fáscia das entradas laterais, quando a abertura for maior do que 10 mm para prevenção de hérnias [74].

Resultados

O índice de detecção de patologias depende da indicação da laparoscopia. Algumas anormalidades são evidentes na investigação pré-operatória, geralmente por ultrassonografia, e a laparoscopia é feita somente para confirmar ou esclarecer o diagnóstico. A laparoscopia diagnóstica não é recomendada como investigação padrão para todos os casais inférteis [75], mas o grau de detecção de condições não suspeitadas previamente, como endometriose e aderências pélvicas, é de 20% [76]. Na investigação de dor pélvica crônica, encontra-se uma laparoscopia positiva em 2/3 dos casos, e a endometriose é encontrada em um terço [77].

Complicações

A laparoscopia diagnóstica é um procedimento seguro, e os índices de complicações publicados são de 2-4 por 1.000 [78]. Por definição, como não se trata de uma cirurgia laparoscópica, a maioria das complicações ocorre durante a fase preparatória do procedimento, quando o abdome está sendo instrumentado (p. ex., a lesão dos vasos epigástricos inferiores ou vasos retroperitoneais maiores, ou lesão nas alças do intestino). Sangramento dos vasos epigástricos inferiores pode ser evitado, utilizando-se uma técnica adequada, mas quando isto ocorre, pode-se usar uma variedade de instrumentos e técnicas descritas para a hemostasia [79]. A lesão dos vasos retroperitoneais geralmente exige uma laparotomia imediata, já uma lesão no intestino pode ser tratada laparoscopicamente, se a perfuração for pequena com pouco extravasamento fecal [80].

LAPAROSCOPIA OPERATÓRIA

A laparoscopia está se tornando a via cirúrgica preferida para um número cada vez maior de condições que tradicionalmente eram tratadas pela laparotomia (Tabela 36.8). Os limites para a cirurgia laparoscópica são pequenos, desde que não existam contraindicações óbvias, como a presença de uma massa abdominal grande, o que dificultaria o acesso, ou de uma malignidade extensa que exige redução, e desde que a habilidade cirúrgica e o equipamento estejam disponíveis. Isto não significa que a laparoscopia é a melhor opção ou que deve ser feita em todos estes casos, existe muita controvérsia, especialmente, em relação aos procedimentos mais complexos. Poucos procedimentos foram avaliados em estudos controlados e randomizados (p. ex., a gravidez ectópica, a colpossuspensão, a endometriose e a histerectomia), e a decisão sobre a via cirúrgica depende mais das habilidades do ginecologista, da presença de contraindicações e dos riscos de complicações possíveis.

Tabela 36.8 Classificação de procedimentos laparoscópicos do RCOG

Nível 1
Laparoscopia diagnóstica
Esterilização
Aspiração de cisto ovariano
Biópsia ovariana

Nível 2
Dissecção de aderências finas
Salpingotomia ou salpingectomia para gravidez ectópica
Salpingostomia para infertilidade
Cistectomia ovariana
Tratamento de endometrioma
Salpingooforectomia
Perfuração ovariana a *laser* ou diatermia para ovários policísticos
Tratamento de endometriose AFS estágios I e II
Miomectomia para miomas subserosos pediculados
Ablação do nervo uterossacral (LUNA)
Laparoscopia complementada por histerectomia vaginal sem patologia significante associada

Nível 3
Dissecção de aderências espessas
Laparoscopia complementar por histeroscopia vaginal com patologia significativa associada
Histerectomia laparoscópica completa
Miomectomia para miomas intramurais
Tratamento de endometriose AFS estágios III e IV
Linfadenectomias pélvica e aórtica
Dissecção das paredes pélvica e uterina
Neurectomia pré-sacral
Procedimentos para incontinência
Procedimentos para prolapso

▶ Técnica

Não temos espaço suficiente para descrever procedimentos especificamente, mas as considerações e técnicas apresentadas a seguir são geralmente aplicáveis à laparoscopia operatória.

Posicionamento de portas de entrada auxiliares

A laparoscopia operatória inevitavelmente exige múltiplas entradas, e duas ou três entradas auxiliares costumam ser a regra. A localização das portas de entrada que permite melhor manipulação dos instrumentos é o seu posicionamento lateral aos vasos epigástricos inferiores, e deve ser inserida em uma altura suficiente para permitir que os instrumentos sejam usados de ambos os lados da pelve. Quando for necessário mais do que uma sutura eventual, uma entrada de 10 mm permitirá a inserção de agulhas curvas sem que seja necessário remover as entradas a cada sutura [81]; uma cânula maior pode aceitar instrumentos de maior diâmetro (p. ex., um fórceps em garra de SEMM).

Dissecção e hidrodissecção de tecidos

Os princípios da dissecção e da adesiólise são os mesmos que na laparoscopia, ou seja, tração e contra-tração. A dissecção pode ser feita com tesouras, e se forem usados instrumentos elétricos (p. ex., na eletrocirurgia, bisturi harmônico, *laser*), deve-se tomar cuidado para não causar dano térmico nas estruturas próximas. Promover uma irrigação com alta pressão pode facilitar a dissecção, além de proteger as estruturas de lesões térmicas.

A eletrocirurgia segura

A eletrocirurgia é amplamente utilizada na laparoscopia para hemostasia e corte. As lesões eletrocirúrgicas são uma das complicações mais temidas, sendo essencial que os ginecologistas tenham conhecimento dos princípios de segurança dessa técnica [82]. Os instrumentos só devem ser ativados sob a visão do laparoscópio e, depois do uso, o bisturi elétrico deve ser recolhido por completo para dentro da cânula para evitar lesões acidentais. Deve-se evitar o uso da eletrocirurgia próximo às alças do intestino ou de outros órgãos vitais, e usar somente para pequenas coagulações em casos de exceção. O cirurgião deve conhecer os riscos causados pela falha de isolamento, por contato direto ou por capacitância e deve lembrar que o bisturi elétrico permanece aquecido por alguns segundos após sua desativação.

Sutura laparoscópica

A habilidade para realizar suturas externas e internas é uma competência importante e pode ser o fator determinante do sucesso de uma laparoscopia ou laparotomia. As suturas com nó pré-realizado são as mais fáceis de usar e ideais para procedimentos, como a salpingectomia. As suturas não amarradas podem ser utilizadas para ligamento de aderência ou em pedículos vasculares (p. ex., ligamento infundíbulo-pélvico na histerectomia ou na salpingectomia) e são fechadas pelo deslizamento do nó (p. ex., Roeder, Weston ou nó de cirurgião) e um condutor de nó. As suturas com agulhas são feitas para fechar as incisões (p. ex., o fechamento da parede uterina durante uma miomectomia) e podem ser amarradas externamente ou dentro do corpo no caso de tecidos delicados (p. ex., na sutura ovariana após a cistectomia).

▶ Resultados

A cirurgia laparoscópica está associada ao menor desconforto pós-operatório, menor tempo de hospitalização e recuperação mais rápida das atividades normais em comparação à laparotomia em todas as condições [83]. Por outro lado, os procedimentos mais complexos costumam demorar mais, e a operação é menos previsível [84]. A comparação dos custos apresenta resultados variáveis, mas um maior tempo cirúrgico e o uso de instrumentos descartáveis têm um peso maior do que as vantagens da hospitalização mais curta [85].

▶ Complicações

A cirurgia laparoscópica parece ser inerentemente mais segura do que a cirurgia convencional [86]. Entretanto, a ocor-

Tabela 36.9 Complicações da cirurgia laparoscópica
Intraoperatórias
Lesão intestinal
Lesão vascular
Lesão da bexiga
Lesão da uretra
Enfisema cirúrgico
Complicações anestésicas
Pós-operatórias
Lesão vascular ou de víscera não detectada
Tromboembolia venosa
Infecção
Hérnia incisional

rência de complicações não é completamente evitável, apesar do índice baixo [87] (Tabela 36.9). O que de fato ocorre é que (i) as complicações maiores, como lesões de vísceras e hemorragia dos vasos retroperitoneais, são mais comuns e (ii) várias lesões não são detectadas durante o procedimento.

As complicações graves relatadas pelos maiores estudos nacionais apresentam índices entre 7-12,6 por 1.000 procedimentos, sendo que os mais complexos apresentam um risco maior de lesões [88,89]. Mais especificamente, o risco de lesão intestinal intraoperatória foi estimado em 1,6-2,4 por 1.000, o de lesões vasculares graves de 0,3 por 1.000, e o de dano ao trato urinário em 2-8,5 por 1.000 casos. Na histerectomia laparoscópica, em especial, existe um risco de lesão do ureter [90]. Entre 1/3 e metade das complicações ocorrem durante a fase inicial da cirurgia, e um quarto das lesões não é detectado durante a cirurgia, incluindo mais da metade das lesões intestinais e do ureter [91]. A conversão para a laparotomia é necessária, em média, em 2% dos pacientes [92]. A mortalidade após a laparoscopia ginecológica é de 4,4 por 100.000, não comparável à da mortalidade de 150 por 100.000 após hisretectomias por indicações benignas [93].

> **Quadro 36.3 Resumo**
>
> Laparoscopia:
> 1. O ponto de Palmer é o ponto de entrada mais seguro, se existe suspeita de aderências de cirurgias prévias.
> 2. Qualquer instrumento que produza calor (p. ex., eletrocirurgia, *laser*, bisturi harmônico etc.) deve ser usado com extremo cuidado, ou evitado, perto de alças do intestino ou ureter.
> 3. O trajeto do ureter deve ser identificado, durante as cirurgias pélvicas para evitar lesões acidentais.
> 4. A maioria das lesões intestinais e do ureter não é detectada durante a cirurgia. Excesso de dor pós-operatória é uma indicação de lesões intestinais a não ser que se prove o contrário.

CONSENTIMENTO PARA A ENDOSCOPIA

Ainda existe um equívoco entre pacientes, que consideram "pequena" uma cirurgia de incisão mínima, que, na realidade, é uma cirurgia "maior" e esperam melhor resultado estético, uma recuperação mais rápida e um risco menor. Na realidade, somente o tamanho da incisão é diferente. Portanto, não é de surpreender que nos casos em que ocorre alguma complicação, os pacientes automaticamente presumem que houve negligência ou erro médico. Como resultado, a cirurgia endoscópica tornou-se uma das maiores áreas de litígio médico da ginecologia [94,95].

O *Department of Health* e o *General Medical Council* emitiram diretrizes para o consentimento cirúrgico, e existe muita informação útil sobre este assunto na Internet. As indicações adequadas para a cirurgia e uma boa técnica cirúrgica são necessidades básicas na assistência ao paciente, mas os pacientes devem receber informações suficientes para poderem decidir sobre realizar ou não um procedimento cirúrgico. Todo paciente deve ser informado não apenas sobre qual procedimento está indicado e o motivo da indicação, mas também deve ser advertido dos riscos da cirurgia minimamente invasiva comparados aos de uma cirurgia convencional. Em especial, os pacientes devem estar cientes de que qualquer operação endoscópica pode ter de ser convertida em uma laparotomia e que as lesões de alça intestinal, bexiga e ureter são riscos da laparoscopia, e a perfuração uterina e sobrecarga de fluido são riscos associados à histeroscopia.

TREINAMENTO PARA CIRURGIA ENDOSCÓPICA

Uma área que mudou definitivamente com a introdução da MAS foi o treinamento cirúrgico. A cirurgia endoscópica é bastante diferente da convencional, e é necessário um tempo maior de treinamento para adquirir as técnicas e habilidades necessárias para realizar a cirurgia sem o benefício da visão e manipulação direta dos tecidos.

Reconhecendo a importância das cirurgias laparoscópica e histeroscópica na ginecologia atual, associada à necessidade de melhorar a estrutura do treinamento nesta área, o RCOG, por exemplo, integrou a cirurgia endoscópica básica (Histeroscopia e laparoscopia nível 1), em seu currículo básico. O RCOG nomeou preceptores e desenvolveu Módulos de Técnicas Especiais para as cirurgias histeroscópicas e laparoscópicas avançadas, como meio de acreditação daqueles que desejam implementar suas habilidades. Esta é a primeira vez que a técnica cirúrgica em uma determinada área também foi testada, e tais módulos ainda podem-se tornar a base para os de outros procedimentos cirúrgicos.

Outro aspecto do treinamento cirúrgico que está passando por uma revolução é o uso de treinamento por vídeo e, mais recentemente, o treinamento virtual (simulação por computadores) [96,97]. Sabemos que o treinamento básico é caro, demorado e de eficiência variável. Somado a isso, a redução das horas de treinamento médico em especialização se reflete, inevitavelmente, na redução de horas de exposição cirúrgica. Nesta situação, o treinamento por vídeo, e o virtual tem-se mostrado promissor para implementar o treinamento cirúrgico normal [98].

REFERÊNCIAS

1. Semm K. Endoscopic appendectomy. *Endoscopy* 1983;15:59-64.
2. Magos A, Kosmas I, Sharma M, Buck L, Chapman L, Taylor A. Digital recording of surgical procedures using a personal computer. *Eur J Obstet Gynecol Reprod Biol* 2005;120:206-209.
3. Papadopoulos N, Polyzos D, Gambadauro P, Papalampros P, Chapman L, Magos A. Do patients want to see recordings of their surgery? *Eur J Obstet Gynecol Reprod Biol* 2008;138:89-92.
4. Neuwirth RS. A new technique for and additional experience with hysteroscopic resection of submucous fibroids. *Am J Obstet Gynecol* 1978;131:91-94.
5. Papalampros P, Gambadauro P, Papadopoulos N, Polyzos D, Chapman L, Magos A. The mini-resectoscope: a new instrument for office hysteroscopic surgery. *Acta Obstet Gynecol Scand* 2008;88:227-230.
6. Garuti C, Luerty M. Hysteroscopic bipolar surgery: a valuable progress or a technique under investigation? *Curr Opin Obstet Gynecol* 2009;21:329-334.
7. Goldrath MH, Fuller TA, Segal S. Laser photovaporization of endometrium for the treatment of menorrhagia. *Am J Obstet Gynecol* 1981;140:14-19.
8. Emanuel MH, Wamsteker K. The Intra Uterine Morcellator: a new hysteroscopic operating technique to remove intrauterine polyps and myomas. *J Minim Invasive Gynecol* 2005;12:62-66.
9. van Dongen H, Emanuel MH, Wolterbeek R, Trimbos JB, Jansen FW. Hysteroscopic morcellator for removal of intrauterine polyps and myomas: a randomized controlled pilot study among residents in training. *J Minim Invasive Gynecol* 2008;15:466-471.
10. Gordon AG, Magos AL. The development of laparoscopic surgery. *Baillieres Clin Obstet Gynaecol* 1989;3:429-449.
11. Pasic RP, Kantardzic M, Templeman C, Levine RL. Insufflation techniques in gynecologic laparoscopy. *Surg Laparosc Endosc Percutan Tech* 2006;16:18-23.
12. Tarnay CM, Glass KB, Munro MG. Entry force and intra-abdominal pressure associated with six laparoscopic trocar-cannula systems: a randomized comparison. *Obstet Gynecol* 1999;94:83-88.
13. Tarnay CM, Glass KB, Munro MG. Incision characteristics associated with six laparoscopic trocar-cannula systems: a randomized, observer-blinded comparison. *Obstet Gynecol* 1999;94:89-93.
14. Yim SF, Yuen PM. Randomized double-masked comparison of radially expanding access device and conventional cutting tip trocar in laparoscopy. *Obstet Gynecol* 2001;97:435-438.
15. Savaris RF, Cavazzola LT. Ectopic pregnancy: laparoendoscopic single-site surgery. Laparoscopic surgery through a single cutaneous incision. *Fertil Steril* 2009;92:1170.e5-e7.
16. Fagotti A, Fanfani F, Marocco F, Rossitto C, Gallotta V, Scambia G. Laparoendoscopic single-site surgery (LESS) for ovarian cyst enucleation: report of first 3 cases. *Fertil Steril* 2009;92:168.e13-16.
17. Kim TJ, Lee YY, Kim MJ et al. Single port access laparoscopic adnexal surgery. *J Minim Invasive Gynecol* 2009;16:612-5.
18. Escobar PF, Bedaiwy MA, Fader AN, Falcone T. Laparoendo-scopic single-site (LESS) surgery in patients with benign adnexal disease. *Fertil Steril* 2010;93:2074.e7-e10.
19. Fader AN, Escobar PF. Laparoendoscopic single-site surgery (LESS) in gynecologic oncology: technique and initial report. *Gynecol Oncol* 2009;114:157-161.
20. Yim GW, Jung YW, Paek J et al. Transumbilical single-port access versus conventional total laparoscopic hysterectomy: surgical outcomes. *Am J Obstet Gynecol* 2010;203:26.e1-e6.
21. Kim TJ, Lee YY, Cha HH et al. Single-port-access laparoscopic-assisted vaginal hysterectomy versus conventional laparoscopic-assisted vaginal hysterectomy: a comparison of perioperative outcomes. *Surg Endosc* 2010;24:2248-2252.
22. Lee YY, Kim TJ, Kim CJ et al. Single port access laparoscopic adnexal surgery versus conventional laparoscopic adnexal surgery: a comparison of peri-operative outcomes. *Eur J Obstet Gynecol Reprod Biol* 2010;151:181-184.
23. Ahmed K, Khan MS, Vats A et al. Current status of robotic assisted pelvic surgery and future developments. *Int J Surg* 2009;7:431-440.
24. Bell MC, Torgerson J, Seshadri-Kreaden U, Suttle AW, Hunt S. Comparison of outcomes and cost for endometrial cancer staging via traditional laparotomy, standard laparoscopy and robotic techniques. *Gynecol Oncol* 2008;111:407-411.
25. Schreuder HW, Verheijen RH. Robotic surgery. *BJOG* 2009;116:198-213.
26. Chen CC, Falcone T. Robotic gynecologic surgery: past, present, and future. *Clin Obstet Gynecol* 2009;52:335-343.
27. Reich H, Ribeiro SC, Rasmussen C, Rosenberg J, Vidali A. High-pressure trocar insertion technique. *JSLS* 1999;3:45-48.
28. Baskett TF, O'Connor H, Magos AL. A comprehensive one-stop menstrual problem clinic for the diagnosis and management of abnormal uterine bleeding. *Br J Obstet Gynaecol* 1996;103:76-77.
29. Nagele F, Bournas N, O'Connor H, Broadbent M, Richardson R, Magos A. Comparison of carbon dioxide and normal saline for uterine distension in outpatient hysteroscopy. *Fertil Steril* 1996;62:305-309.
30. Cooper NA, Khan KS, Clark TJ. Local anaesthesia for pain control during outpatient hysteroscopy: systematic review and meta-analysis. *BMJ* 2010;340:c1130.
31. Nagele F, Lockwood G, Magos AL. Randomised placebo controlled trial of mefenamic acid for premedication at outpatient hysteroscopy: a pilot study. *Br J Obstet Gynaecol* 1997;104:842-844.
32. Cooper NAM, Smith P, Khan KS, Clark JT. Vaginoscopic approach to outpatient hysteroscopy: a systematic review of the effect on pain. *BJOG* 2010;117:532-539.
33. Di Spiezio SA, Sharma M, Taylor A, Buck L, Magos A. A new device for 'no touch' biopsy at 'no touch' hysteroscopy: the H Pipelle. *Am J Obstet Gynecol* 2004;191:157-158.
34. Madari S, Al-Shabibi N, Papalampros P, Papadimitriou A, Magos A. A randomized trial comparing the H Pipelle with the standard Pipelle for endometrial sampling at 'no touch' (vaginoscopic) hysteroscopy. *BJOG* 2009;116:32-37.
35. Di Spiezio Sardo A, Taylor A, Tsirkas P, Mastrogamvrakis G, Sharma M, Magos A. Hysteroscopy: a technique for all? Analysis of 5,000 outpatient hysteroscopies. *Fertil Steril* 2008;89:438-443.
36. Nagele F, O'Connor H, Davies A, Badawy A, Mohamed H, Magos A. 2500 outpatient diagnostic hysteroscopies. *Obstet Gynecol* 1996;88:87-92.
37. Valle RF. Hysteroscopy in the evaluation of female infertility. *Am J Obstet Gynecol* 1980;137:425-431.
38. Preutthipan S, Linasmita V. A prospective comparative study between hysterosalpingography and hysteroscopy in the detection of intrauterine pathology in patients with infertility. *J Obstet Gynaecol Res* 2003;29:33-37.
39. Crane JM, Healey S. Use of misoprostol before hysteroscopy: a systematic review. *J Obstet Gynaecol Can* 2006;28:373-379.
40. Practice Committee of the American Society for Reproductive Medicine. Indications and options for endometrial ablation. *Fertil Steril* 2008;90(Suppl 1):S236-S240.
41. Vilos GA, Abu-Rafea B. New developments in ambulatory hysteroscopic surgery. *Best Pract Res Clin Obstet Gynaecol* 2005;19:727-742.
42. Castaño PM, Adekunle L. Transcervical sterilization. *Semin Reprod Med* 2010;28:103-109.
43. Sowter MC, Lethaby A, Singla AA. Pre-operative endometrial thinning agents before endometrial destruction for heavy menstrual bleeding. *Cochrane Database Syst Rev* 2002;(3):CD001124.

44. Lockwood GM, Baumann R, Turnbull AC, Magos AL. Extensive hysteroscopic surgery under local anaesthesia. *Gynaecol Endosc* 1992;1:15-21.

45. Varol N, Maher P, Vancaillie T et al. A literature review and update on the prevention and management of fluid overload in endometrial resection and hysteroscopic surgery. *Gynecol Endosc* 2002;11:19-26.

46. Nathani F, Clark TJ. Uterine polypectomy in the management of abnormal uterine bleeding: a systematic review. *J Minim Invasive Gynecol* 2006;13:260-268.

47. van Dongen H, Janssen CA, Smeets MJ, Emanuel MH, Jansen FW. The clinical relevance of hysteroscopic polypectomy in premenopausal women with abnormal uterine bleeding. *BJOG* 2009;116:1387-1390.

48. Stamatellos I, Stamatopoulos P, Bontis J. The role of hysteroscopy in the current management of the cervical polyps. *Arch Gynecol Obstet* 2007;276:299-303.

49. Di Spiezio Sardo A, Mazzon I, Bramante S et al. Hysteroscopic myomectomy: a comprehensive review of surgical techniques. *Hum Reprod Update* 2008;14:101-119.

50. Agdi M, Tulandi T. Endoscopic management of uterine fibroids. *Best Pract Res Clin Obstet Gynaecol* 2008;22:707-716.

51. Homer HA, Li TC, Cooke ID. The septate uterus: a review of management and reproductive outcome. *Fertil Steril* 2000;73:1-14.

52. Yu D, Wong YM, Cheong Y, Xia E, Li TC. Asherman syndrome: one century later. *Fertil Steril* 2008;89:759-779.

53. Thomson AJ, Abbott JA, Deans R, Kingston A, Vancaillie TG. The management of intrauterine synechiae. *Curr Opin Obstet Gynecol* 2009;21:335-341.

54. Lethaby A, Hickey M, Garry R, Penninx J. Endometrial resection/ablation techniques for heavy menstrual bleeding. *Cochrane Database Syst Rev* 2009;(4):CD001501.

55. Kaunitz AM, Meredith S, Inki P, Kubba A, Sanchez-Ramos L. Levonorgestrel-releasing intrauterine system and endometrial ablation in heavy menstrual bleeding: a systematic review and meta-analysis. *Obstet Gynecol* 2009;113:1104-1116.

56. Bradley LD. Complications of hystersocopy: prevention, treatment and legal risk. *Curr Opin Obstet Gynecol* 2002;14:409-415.

57. Overton C, Hargreaves J, Maresh M. A national survey of the complications of endometrial destruction for menstrual disorders: the MISTLETOE study. Minimally Invasive Surgical Techniques-Laser, EndoThermal or Endoresection. *Br J Obstet Gynaecol* 1997;104:1351-1359.

58. Brooks PG. Venous air embolism during operative hysteroscopy. *J Am Assoc Gynecol Laparosc* 1997;4:399-402.

59. Thinkhamrop J, Laopaiboon M, Lumbiganon P. Prophylactic antibiotics for transcervical intrauterine procedures. *Cochrane Database Syst Rev* 2007;(3):CD005637.

60. McCausland AM, McCausland VM. Frequency of symptomatic cornual hematometra and postablation tubal sterilization syndrome after total rollerball endometrial ablation: a 10-year follow-up. *Am J Obstet Gynecol* 2002;186:1274-1280; discussion 1280-1283.

61. Hare AA, Olah KS. Pregnancy following endometrial ablation: a review article. *J Obstet Gynaecol* 2005;25:108-114.

62. McCausland AM, McCausland VM. Long-term complications of endometrial ablation: cause, diagnosis, treatment, and prevention. *J Minim Invasive Gynecol* 2007;14:399-406.

63. Tu FF, Advincula AP. Miniaturizing the laparoscope: current applications of micro- and minilaparoscopy. *Int J Gynaecol Obstet* 2008;100:94-98.

64. Vilos GA, Ternamian A, Dempster J, Laberge PY. Laparoscopic entry: a review of techniques, technologies, and complications. *J Obstet Gynaecol Can* 2007;29:433-465.

65. Hurd WW, Bude RO, DeLancey JO, Pearl ML. The relationship of the umbilicus to the aortic bifurcation: implications for laparoscopic technique. *Obstet Gynecol* 1992;80:48-51.

66. Granata M, Tsimpanakos I, Moeity F, Magos A. Are we underutilizing Palmer's point entry in gynecologic laparoscopy? *Fertil Steril* 2010;94:2716-2719.

67. Audebert AJM. The role of microlaparoscopy for safer wall entry: incidence of umbilical adhesions according to past surgical history. *Gynecol Endosc* 1999;8:363-367.

68. Hasson HM, Rotman C, Rana N, Kumari NA. Open laparoscopy: 29-year experience. *Obstet Gynecol* 2000;96:763-766.

69. Jansen FW, Kolkman W, Bakkum EA, de Kroon CD, Trimbos-Kemper TC, Trimbos JB. Complications of laparoscopy: an inquiry about closed- versus open-entry technique. *Am J Obstet Gynecol* 2004;190:634-638.

70. Ahmad G, Duffy JMN, Phillips K, Watson A. Laparoscopic entry techniques. *Cochrane Database Syst Rev* 2008;(2):CD006583.

71. Varma R, Gupta JK. Laparoscopic entry techniques: clinical guideline, national survey, and medicolegal ramifications. *Surg Endosc* 2008;22:2686-2697.

72. Hurd WW, Amesse LS, Gruber JS, Horowitz GM, Cha GM, Hurteau JA. Visualization of the epigastric vessels and bladder before laparoscopic trocar placement. *Fertil Steril* 2003;80:209-212.

73. Hurd WW, Bude RO, DeLancey JO, Newman JS. The location of abdominal wall blood vessels in relationship to abdominal landmarks apparent at laparoscopy. *Am J Obstet Gynecol* 1994;171:642-646.

74. Boike GM, Miller CE, Spirtos NM et al. Incisional bowel herniations after operative laparoscopy: a series of nineteen cases and review of the literature. *Am J Obstet Gynecol* 1995;172:1726-1731; discussion 1731-1733.

75. National Institute for Health and Clinical Excellence. *Fertility: Assessment and Treatment for People with Fertility Problems.* Clinical Guideline CG11, 2004. Available at: http://guidance.nice.org.uk/CG11.

76. Henig I, Prough SG, Cheatwood M, DeLong E. Hysterosalpingography, laparoscopy and hysteroscopy in infertility. A comparative study. *J Reprod Med* 1991;36:573-575.

77. Howard FM. The role of laparoscopy as a diagnostic tool in chronic pelvic pain. *Baillieres Best Pract Res Clin Obstet Gynaecol* 2000;14:467-494.

78. Harkki-Siren P, Sjoberg J, Kurki T. Major complications of laparoscopy: a follow-up Finnish study. *Obstet Gynecol* 1999;94:94-98.

79. Chatzipapas IK, Magos AL. A simple technique of securing inferior epigastric vessels and repairing the rectus sheath at laparoscopic surgery. *Am J Obstet Gynecol* 1997;90:304-306.

80. Makai G, Isaacson K. Complications of gynecologic laparoscopy. *Clin Obstet Gynecol* 2009;52:401-411.

81. Reich H, Clarke HC, Sekel L. A simple method for ligating with straight and curved needles in operative laparoscopy. *Obstet Gynecol* 1992;79:143-147.

82. Advincula AP, Wang K. The evolutionary state of electrosurgery: where are we now? *Curr Opin Obstet Gynecol* 2008;20:353-358.

83. Owusu-Ansah R, Gatongi D, Chien PF. Health technology assessment of surgical therapies for benign gynaecological disease. *Best Pract Res Clin Obstet Gynaecol* 2006;20:841-879.

84. Shushan A, Mohamed H, Magos AL. A case-control study to compare the variability of operating time in laparoscopic and open surgery. *Hum Reprod* 1999;14:1467-1469.

85. Bijen CB, Vermeulen KM, Mourits MJ, de Bock GH. Costs and effects of abdominal versus laparoscopic hysterectomy: systematic review of controlled trials. *PLoS One* 2009;4:e7340.

86. Chapron C, Fauconnier A, Goffinet F, Breart G, Dubuisson JB. Laparoscopic surgery is not inherently dangerous for patients presenting with benign gynaecologic pathology. Results of a meta-analysis. *Hum Reprod* 2002;17:1334-1342.

87. Garry R, Fountain J, Mason S *et al.* The eVALuate study: two parallel randomised trials, one comparing laparoscopic with abdominal hysterectomy, the other comparing laparoscopic with vaginal hysterectomy. *BMJ* 2004;328:129.
88. Jansen FW, Kapiteyn K, Trimbos-Kemper T *et al.* Complications of laparoscopy: a prospective, multicentre, observational study. *Br J Obstet Gynaecol* 1997;104:595-600.
89. Chapron C, Querleu D, Bruhat MA *et al.* Surgical complications of diagnostic and operative gynecologic laparoscopy: a series of 29 966 cases. *Hum Reprod* 1998;13:867-872.
90. Saidi MH, Sadler RK, Vancaillie TG, Akright BD, Farhart SA, White AJ. Diagnosis and management of serious urinary complications after major operative laparoscopy. *Obstet Gynecol* 1996;87:272-276.
91. Wind J, Cremers JE, van Berge Henegouwen MI, Gouma DJ, Jansen FW, Bemelman WA. Medical liability insurance claims on entry-related complications in laparoscopy. *Surg Endosc* 2007;21:2094-2099.
92. Magrina JF. Complications of laparoscopic surgery. *Clin Obstet Gynecol* 2002;45:469-480.
93. Varol N, Healey M, Tang P, Sheehan P, Maher P, Hill D. Ten-year review of hysterectomy morbidity and mortality: can we change direction? *Aust NZ J Obstet Gynaecol* 2001;41:295-302.
94. Rein H. Complications and litigation in gynecologic endoscopy. *Curr Opin Obstet Gynecol* 2001;13:425-429.
95. Argent VP. Medico-legal problems in gynaecology. *Curr Obstet Gynaecol* 2003;13:294-299.
96. Gambadauro P, Magos A. Digital video technology and surgical training. *Eur Clin Obstet Gynaecol* 2007;3:31-34.
97. Botden SM, Jakimowicz JJ. What is going on in augmented reality simulation in laparoscopic surgery? *Surg Endosc* 2009;23:1693-1700.
98. Gurusamy KS, Aggarwal R, Palanivelu L, Davidson BR. Virtual reality training for surgical trainees in laparoscopic surgery. *Cochrane Database Syst Rev* 2009;(1):CD006575.

Parte 9

Infância e Adolescência

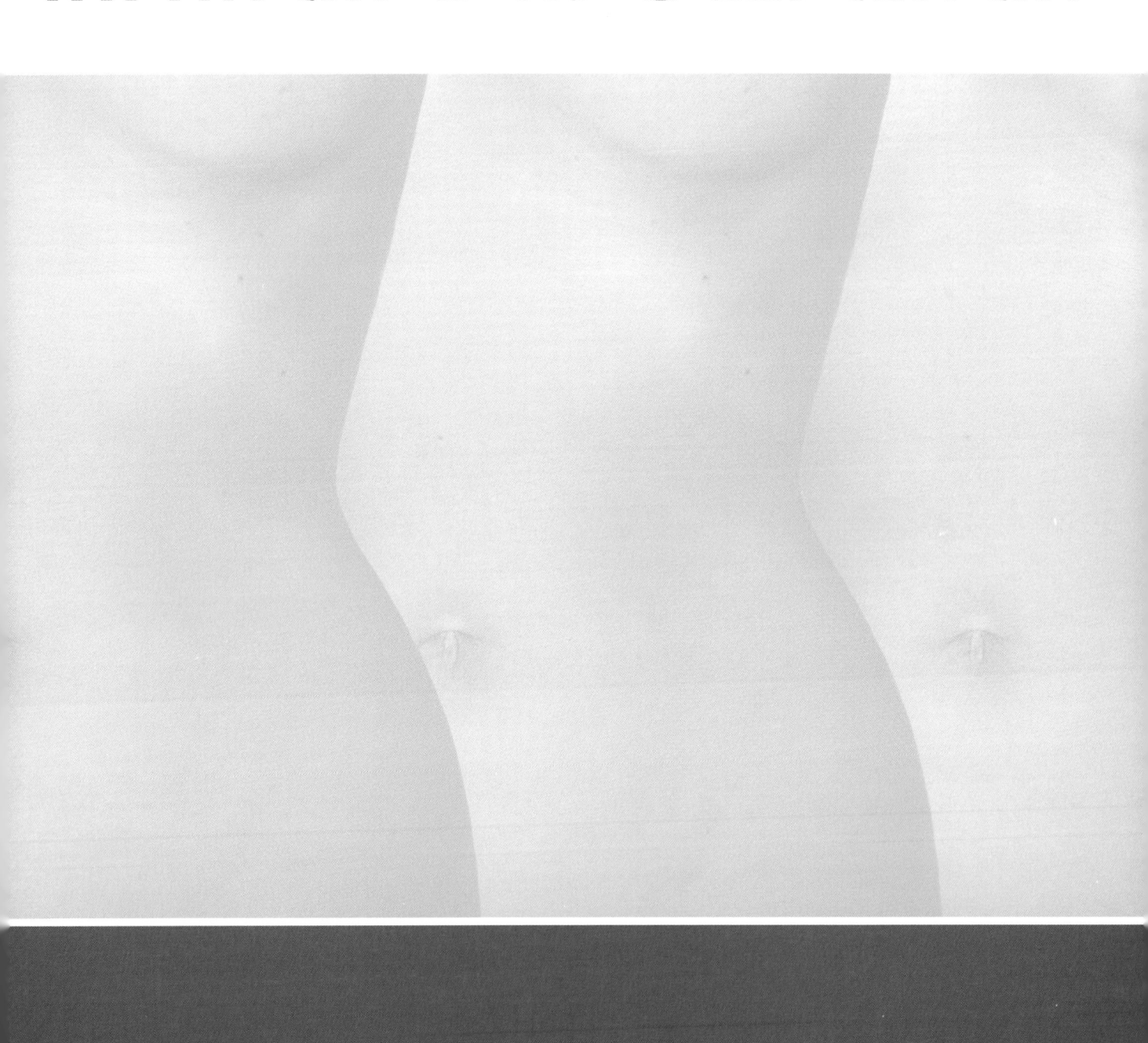

Capítulo 37

Puberdade e Distúrbios da Puberdade

D. Keith Edmonds
Queen Charlotte's & Chelsea Hospital, London, UK

A transição entre a infância e a adolescência e entre esta e a idade adulta estão entre as mudanças mais dinâmicas que ocorrem durante a vida da mulher. As mudanças não são somente físicas, mas também emocionais, psicológicas, comportamentais e sexuais. Todas estas alterações convergem para preparar o corpo da mulher para a reprodução. Existem grandes diferenças entre os indivíduos durante o processo da puberdade, mas as cinco principais mudanças físicas são crescimento, desenvolvimento das mamas, crescimento dos pelos púbicos e axilares e, finalmente, menstruação. Embora estas mudanças ocorram temporalmente em épocas distintas, algumas podem ocorrer precocemente, e outras tardiamente, alterando a evolução do processo. Por fim, algumas meninas podem apresentar as mudanças da puberdade, sem que ocorra a menstruação, e outras ainda podem não entrar na puberdade.

O INÍCIO DA PUBERDADE

A idade de início da puberdade nas meninas varia entre 8,5 e 13,3 anos, e o aparecimento das características sexuais secundárias antes desta idade é conhecido como puberdade precoce; se as características não aparecerem após os 13,5 anos é considerado puberdade tardia. Vários fatores conhecidos estão envolvidos com o início da puberdade. Os aspectos genéticos têm papel dominante, e há correlação bem definida entre a idade que a mãe e a filha entram na puberdade. Entretanto, há diferenças étnicas, as mulheres negras entram na puberdade mais cedo, quando comparadas às mulheres brancas [1]. O estado nutricional em todos os grupos étnicos influencia seriamente a idade do início da puberdade. As crianças que vivem em áreas com desnutrição apresentam atraso significativo da puberdade, e a mudança dessas mulheres para locais com melhores condições socioeconômicas reduz a idade de início da puberdade significativamente [2]. No outro extremo, há evidências que sugerem que o índice de massa corporal (BMI) elevado está diretamente associado ao início da puberdade em idade mais jovem e tem sido proposta uma relação entre a gordura corporal e o início da puberdade associada à liberação de leptina pelo tecido adiposo [3]. A leptina e a kisspeptina parecem agir como os sinalizadores primários para o hipotálamo para desencadear o processo da puberdade [4].

O eixo hipotalâmico-hipofisário-gonadal é ativo durante toda a vida fetal e torna-se quiescente durante a infância. É a reativação deste eixo que leva à maturação sexual. O núcleo arqueado no hipotálamo basal é responsável pela secreção de hormônio liberador de gonadotrofina (GnRH) para a circulação portal hipotalâmico-hipofisária. Assim que a puberdade se inicia, o núcleo arqueado começa a secretar GnRH de forma pulsátil, no início somente à noite; entretanto, com o passar do tempo, a liberação de GnRH adquire um padrão pulsátil de baixa frequência e baixa amplitude que induz à liberação de hormônio luteinizante (LH) pela glândula hipofisária. O padrão pulsátil de baixa amplitude se estende gradualmente, incluindo a secreção durante o dia, e os níveis de gonadotrofinas começam a aumentar, com uma amplitude maior da pulsatilidade e aumento da produção de GnRH. À medida que o padrão de liberação do hormônio folículo-estimulante (FSH) e LH se estabiliza, ocorre o início da atividade ovariana; inicialmente ocorre de forma caótica e descoordenada. Ocorre o crescimento folicular sem ovulação regular, e embora ocorra um aumento nos níveis de estradiol, não há evidências de ovulação. O ovário pode-se apresentar como um ovário policístico em razão do estímulo desordenado das gonadotrofinas e gradativamente (5-10 anos), a liberação pulsátil coordenada de GnRH regulariza a liberação de FSH (aproximadamente a cada 90 minutos). Neste estágio, estabelece-se o ciclo ovulatório.

A ativação da produção de androgênios pela glândula suprarrenal ocorre a partir dos 7 anos, na maior parte das meninas, esse fenômeno é conhecido como adrenarca. Assim como acontece com a produção de estradiol ovariano, a produção de androgênio se inicia com níveis muito baixos e aumenta com o passar do tempo.

AS MUDANÇAS FÍSICAS DA PUBERDADE

O Crescimento

O aumento do crescimento vertical é o sinal físico indicativo do início da puberdade. O crescimento durante a infância é relativamente rápido até a idade de 3-4 anos, então desacelera rapidamente até o início da infância. A velocidade de crescimento durante a primeira parte da infância é de, aproximadamente, 15 cm/ano, mas no meio da infância, até o início da puberdade, essa taxa de crescimento diminui para 5 a 6 cm/ano. É interessante ressaltar que a velocidade de crescimento durante a infância apresenta a sua fase mais lenta nos 12-18 meses que precedem a puberdade, se ocorrer um atraso da puberdade, este efeito se exagera. Durante a puberdade, as meninas podem atingir um pico de crescimento com uma velocidade de 10 cm/ano e podem crescer um total de 25 cm durante a puberdade. Os meninos, ao contrário, atingem seu pico de crescimento aproximadamente 2 anos após as meninas, mas, eventualmente, podem ganhar cerca de 28 cm na altura. No estágio final de crescimento, quando a velocidade do crescimento diminui, ocorre a fusão das epífises, impedindo o crescimento continuado. Durante a fase de crescimento na adolescência, há um rápido aumento de densidade óssea. O controle do pico de crescimento é feito principalmente pelo hormônio do crescimento e pelo mensageiro secundário principal, o fator de crescimento semelhante à insulina (IGF-1). O estradiol possui um papel importante no aumento de secreção do hormônio de crescimento durante a puberdade, particularmente em estágios iniciais. Quando o crescimento ósseo e a altura atingem o limite máximo, no final da puberdade, ocorre a fusão das epífises por ação do estradiol. O hormônio tireoidiano também possui uma função primordial no crescimento e desenvolvimento, o que pode ser observado nos casos de hipotireoidismo grave na infância, que resultam na redução dramática da taxa de crescimento.

O desenvolvimento mamário

Apesar de o pico de crescimento ser o primeiro sinal do início da puberdade, nas mulheres são alterações das mamas que indicam o início da puberdade. O desenvolvimento mamário é conhecido como telarca e foi classificado por Tanner em cinco estágios [5]. O crescimento das mamas é, na maior parte das vezes, desigual entre as mamas, e o estágio 5 de Tanner representa o estágio final e adulto do desenvolvimento mamário. O processo demora, aproximadamente, 5 anos.

O crescimento do pelos púbicos e axilares

O crescimento de pelos púbicos na adolescência ocorre em conjunto com a liberação de androgênio e é a presença desse hormônio que determina tanto o crescimento de pelos pubianos como axilares. Em aproximadamente 20% das mulheres, o crescimento de pelos púbicos precedem o desenvolvimento mamário.

> **Quadro 37.1 Resumo**
>
> O desenvolvimento das características sexuais secundárias é caracterizado por:
> - Crescimento
> - Desenvolvimento mamário
> - Crescimento dos pelos pubianos e axilares
> - Menstruação

A PUBERDADE PRECOCE

Nos últimos anos, esse fenômeno tem sido um foco de atenção, em razão da impressão de que a idade do início da puberdade está diminuindo. Entretanto, aceitando as recomendações que se referem à idade da puberdade, deve-se considerar o aparecimento de características sexuais secundárias antes dos 8 anos de idade, como precoce, e encaminhar a paciente para realizar uma investigação.

O diagnóstico diferencial da puberdade precoce

A adrenarca precoce

A adrenarca precoce ocorre em decorrência do aumento precoce de secreção de androgênio pela suprarrenal e é a causa mais comum de referenciamento para investigação de puberdade precoce. Parece haver uma associação entre adrenarca precoce e IMC [6] e nas crianças obesas que apresentam puberdade precoce ao avaliar o desenvolvimento das mamas, deve-se fazer uma diferenciação entre tecidos mamário e adiposo. Os sinais de virilização, como aumento do clitóris, acne grave ou aumento da massa muscular, podem indicar um ovário virilizante ou tumor suprarrenal ou o início tardio de hiperplasia suprarrenal congênita (CAH). A CAH de início tardio pode apresentar crescimento de pelos pubianos desde o primeiro ano de idade, e isto deve ser investigado apropriadamente.

A telarca precoce

Neste caso, o crescimento mamário inicia antes dos 8 anos de idade e progride lentamente e ocorre independente do pico de crescimento ou do aparecimento de outra característica sexual secundária. A causa dessa situação permanece desconhecida, e embora possa estar associada a um cisto ovariano, estes são raramente encontrados.

A puberdade precoce de origem central

A puberdade precoce de origem central se caracteriza pelo desenvolvimento mamário precoce decorrente da ativação precoce do eixo hipófise-hipofisário-ovariano, sendo acompanhado pelo pico de crescimento; os pelos pubianos são encontrados frequentemente, mas nem sempre. Nessas situações, observa-se um processo similar ao início normal de puberdade, mas ocorrendo em uma idade muito jovem. Um histórico familiar positivo de puberdade precoce pode muitas vezes ser encontrado, mas, na maioria dos casos, a etiologia é idiopática. Os estudos de imagem do crânio são importantes, principalmente nas mulheres com puberdade precoce antes dos 6 anos de idade, nessa situação, 20% das pacientes podem apresentar um tumor no sistema nervoso central (CNS).

A puberdade precoce de origem periférica

Esta patologia é bem menos frequente do que a puberdade precoce de origem central e é normalmente induzida pelo excesso de produção de esteroides sexuais. As causas incluem:

- Tumor suprarrenal virilizante secretor de androgênios.
- Hiperplasia suprarrenal congênita de início tardio.
- Tumor secretor de estrogênio, causando um rápido desenvolvimento mamário. Se houver um grande cisto ovariano, o diagnóstico da síndrome McCune-Albright deve ser considerado, e deve-se verificar a presença de sinais clássicos de manchas café com leite irregulares e de lesões ósseas císticas, chamadas de displasia fibroide poliostótica.
- A exposição a hormônios exógenos, por exemplo, a ingestão inadvertida de pílulas anticoncepcionais por crianças, aumentando os níveis de estrogênio; exposição a androgênio tópico.

▶ Avaliação

Vários exames hormonais podem ser realizados em crianças com puberdade precoce. Entretanto, apresentam um valor limitado e devem ser indicados de forma específica, com base nas probabilidades etiológicas. O LH pode ser usado para diferenciar entre a telarca prematura e a puberdade precoce central. O FSH é um hormônio de valor limitado. O estradiol está normalmente elevado em meninas com puberdade precoce, mas níveis muito altos sugerem tumores. A desidroepiandrosterona está sempre elevada em crianças com adrenarca prematura; a testosterona, quando está positivamente elevada pode sugerir um tumor secretor de androgênio; e em crianças com suspeitas de início tardio de hiperplasia suprarrenal congênita, o diagnóstico pode ser confirmado pela medida de 17-hidroxiprogesterona. Os estudos radiológicos possuem utilidade limitada, embora uma ultrassonografia pélvica possa ser realizada, se houver suspeita de tumor abdominal, e a ressonância magnética do cérebro (MRI) pode ser usada em crianças com puberdade precoce extrema, nesses casos a chance de achados positivos são de aproximadamente 20%.

▶ Tratamento

A maioria das meninas com puberdade precoce central não precisa de tratamento hormonal, pois a maior parte do desenvolvimento é muito lenta, e a maturação ocorre na idade esperada, mesmo quando o início foi precoce. Deve-se fazer a revisão das crianças com desenvolvimento precoce de características sexuais secundárias 6 meses depois da primeira consulta para verificar se a velocidade do desenvolvimento está ocorrendo muito rápido ou não. Nestes casos, há um grande risco de que a maturidade sexual seja atingida até os 9 anos e, portanto, a supressão deste processo é necessária. É possível suprimir a hipófise sem suprimir o hormônio do crescimento, e o tratamento possibilita atingir altura significativamente maior na idade adulta, em comparação às crianças que não são tratadas. As crianças com puberdade precoce extrema são, em geral, altas no momento do diagnóstico, e o seu crescimento tende a se encerrar cedo, e as crianças atingem uma altura normal na idade adulta. Portanto, deve-se fazer a supressão do desenvolvimento das características sexuais secundárias nestas jovens crianças. O tratamento padrão da puberdade precoce central é feito com análogos de GnRH, que podem ser administrados por soluções nasais ou por injeção intramuscular. Os preparados trimestrais já estão disponíveis, sendo necessário apenas quatro injeções por ano para suprimir a puberdade. Os análogos de GnRH devem ser administrados até os 11 anos, e depois da retirada do tratamento, as mudanças da puberdade ocorrem de forma normal. Quando a puberdade precoce de origem periférica é decorrente de um tumor ovariano ou suprarrenal, é necessária uma intervenção cirúrgica; entretanto, nos casos de meninas com excesso na produção de androgênio em razão da hiperplasia suprarrenal congênita, a supressão da suprarrenal com hidrocortisona pode reverter essas mudanças.

A PUBERDADE TARDIA

A puberdade tardia é definida pela ausência do desenvolvimento das características sexuais secundárias até a idade de 13,5 anos. O atraso na puberdade ocorre em apenas 2,5% da população, mas a identificação dessas crianças é importante, pois podem apresentar uma patologia significativa. Deve-se avaliar o histórico detalhadamente, investigando condições médicas crônicas ou atividade física excessiva, que podem explicar o atraso da puberdade. Em mulheres, aproximadamente 50% das mulheres podem apresentar um atraso constitucional que se presume ter caráter genético. A menstruação deve ocorrer no prazo de 2 anos após o desenvolvimento das características sexuais secundárias e quando o desenvolvimento mamário atinge o estágio 2 de Tanner. Entretanto, devem-se investigar todas as crianças que consultam em razão da falha do desenvolvimento das características sexuais secundárias ou da menstruação, independente do estágio do desenvolvimento em que se encontram. Em geral, existem boas razões para que uma mãe leve sua filha à consulta e, frequentemente, isto está relacionado com o fato de uma irmã ter iniciado sua puberdade mais cedo, ou da própria mãe ter apresentado uma puberdade mais cedo. Mesmo que a investigação não encontre alterações, as evidências de normalidade devem ser constatadas.

> **Quadro 37.2 Resumo**
>
> A puberdade precoce é, em geral, idiopática e requer tratamento somente se a velocidade das mudanças está tão acelerada, que possa levar à finalização do processo da puberdade mais precocemente.

A ETIOLOGIA DE AMENORREIA PRIMÁRIA

Do ponto de vista clínico, provavelmente seja melhor classificar as causas de amenorreia primária com base na presença ou ausência de características sexuais secundárias. A base desse sistema de classificação está explicada na Tabela 37.1. Por fim, há um grupo de pacientes em que ocorre um desenvolvimento heterossexual.

Características sexuais secundárias normais

Hímen imperfurado

O hímen imperfurado pode-se apresentar em dois estágios do desenvolvimento. Ele pode estar presente no início da infância, quando a criança apresenta um hímen protruso, atrás do qual existe mucocele, e a vagina fica expandida em razão do acúmulo de secreções vaginais. Estas são facilmente liberadas e não trazem problemas subsequentes depois da realização de uma himenectomia. Pode também se apresentar mais tarde quando na puberdade uma menina apresenta queixas de dores abdominais intermitentes, que são, em geral, cíclicas. A dor ocorre por dismenorreia associada ao acúmulo de sangue menstrual dentro da vagina. A vagina é um órgão com grande capacidade de distensão e pode permitir o armazenamento de grandes quantidades de sangue. Esta situação é conhecida como hematocolpo. É pouco frequente o acúmulo de sangue intrauterino, pois o útero é um órgão composto por músculos e não se distende com facilidade. Quando ocorre o acúmulo de pequenas quantidades de sangue dentro da cavidade, chama-se de hematometra. Ocorrendo o aumento da massa vaginal, pode haver dificuldade para a micção e defecação. O exame físico deve mostrar uma massa abdominal, e a observação do introito vaginal pode identificar uma membrana protrusa, rígida e azulada, que é o hímen.

O septo vaginal transverso

Quando não ocorre a formação do canal vaginal, as partes superior e inferior da vagina estão separadas. Estas meninas apresentam dor abdominal cíclica em razão da formação de hematocolpos, mas a espessura do septo vaginal transverso determina uma apresentação clínica muito diferente daquela do hímen imperfurado. Pode ser palpada uma massa abdominal, mas na inspeção vaginal encontra-se um fundo cego que pode estar protruso, mas apresenta uma coloração rosada e não azulada. As membranas remanescentes do hímen podem ser visualizadas separadamente. O septo vaginal transverso pode ocorrer em três níveis: no terço inferior, no médio ou no superior. Se o espaço entre as partes superior e inferior da vagina é grande, pode não ser visualizada nenhuma massa no introito, e um exame retal pode revelar uma tumoração. O tratamento difere do realizado para o caso de hímen imperfurado, sendo necessário realizar uma avaliação cuidadosa antes de traçar qualquer estratégia de tratamento.

Tabela 37.1 A classificação de amenorreia primária

Características sexuais secundárias normais
Hímen imperfurado
Septo vaginal transverso
Vagina ausente e útero funcional
Vagina ausente e útero não funcional
Mulheres XY: insensibilidade androgênica
Síndrome do ovário resistente
Atraso constitucional

Características sexuais secundárias ausentes
Estatura normal
Hipogonadismo, hipogonadotrófico
   Congênito
      Deficiência isolada de hormônio liberador de gonadotrofinas
      Síndrome olfatogenital
   Adquirida
      Perda de peso/anorexia
      Excesso de exercícios
      Hiperprolactinemia
Hipogonadismo, hipogonadotrófico
   Agenesia das gônadas
      Agenesia XX
      Agenesia XX ou XY
   Disgenesia das gônadas
      Turner mosaico
      Outras deleções do X ou mosaicos
      Falência enzimática XY
   Falência ovariana
   Galactosemia

Baixa estatura
Hipogonadismo, hipogonadotrófico
   Congênito
      Hidrocefalia
   Adquirido
      Traumatismo
      Síndrome da sela vazia
      Tumores
Hipogonadismo hipergonadotrófico
Síndrome de Turner
Outras deleções do X ou mosaicos

Desenvolvimento Heterossexual
Hiperplasia suprarrenal congênita
Tumor secretor de androgênios
Deficiência de 5α-redutase
Deficiência parcial do receptor de androgênio
Hermafroditismo verdadeiro
Ausência do fator inibidor mülleriano

Ausência da vagina e útero funcional

Este é um fenômeno muito raro em que o corpo uterino apresenta um desenvolvimento embriologicamente normal, mas há falha na formação da cérvice. Isto leva a uma falha da formação da parte superior da vagina. O sintoma dominante é a dor abdominal cíclica, mas não há massa pélvica palpável, pois não há uma vagina para ser distendida. Pode ocorrer a formação de um pequeno hematometra, e pode ocorrer uma menstruação retrógrada, levando ao desenvolvimento gradual de endometriose e de aderências pélvicas.

Ausencia da vagina e útero não funcional

Esta é a segunda causa mais frequente de amenorreia primária, depois da síndrome de Turner. As características sexuais secundárias são normais, pois as funções ovarianas não são afetadas. O exame mostra o desenvolvimento genital externo normal, mas com uma vagina curta e com fundo cego, o comprimento vaginal não excede, em geral, 1,5 cm. Esta patologia é conhecida como a síndrome de Mayer-Rokitansky-Küster-Hauser (MRKH) e não ocorre o desenvolvimento uterino. Podem ser encontradas pequenas partes remanescentes do útero (enlage) nas paredes laterais da pelve. É importante lembrar que 40% destes pacientes possuem anomalias renais, 15% das quais são graves, por exemplo, agenesia renal, e anomalias ósseas podem estar associadas a esta síndrome [7].

Mulheres XY

Há várias apresentações fenotípicas para um cariótipo XY, estes incluem falha do desenvolvimento testicular, falhas enzimáticas na produção testicular de androgênios (particularmente a testosterona) e ausência de receptores androgênicos ou falha de sua função. Quando existe insensibilidade androgênica, há uma anormalidade estrutural do receptor androgênico, em decorrência de defeitos no gene dos receptores androgênicos, o que resulta em um receptor não funcional. Isto provoca a inibição do efeito de masculinização da testosterona durante o desenvolvimento normal, e as pacientes apresentam um fenótipo feminino com desenvolvimento normal das mamas. Isto ocorre pela conversão periférica de androgênio para estrogênio e subsequente estimulação do crescimento mamário. Os pelos pubianos são muito escassos nesses pacientes, e os tecidos-alvo não respondem ao estímulo endorgênico. A vulva permanece normal, e a vagina normalmente é curta. O útero e as tubas estão ausentes neste tipo específico da mulher XY. Os testículos são encontrados, em geral, no abdome inferior, mas, ocasionalmente, podem-se apresentar em sacos herniados na infância, levando à suspeita do diagnóstico pelo cirurgião [8]. Outras versões dessa síndrome não estão associadas ao desenvolvimento das características sexuais secundárias (ver a seguir).

Síndrome do ovário resistente

Esta é uma causa extremamente rara de amenorreia primária, mas tem sido descrita. Há níveis elevados de gonadotrofina na presença de tecido ovariano aparentemente normal; os pacientes apresentam algum desenvolvimento das características sexuais secundárias, mas não produzem quantidades adequadas de estrogênio para promover menstruação. É possível que essas mulheres apresentem ausência ou funcionamento inadequado dos receptores de FSH nos folículos ovarianos e não respondam adequadamente ao FSH.

Atraso constitucional

Muitas meninas podem apresentar um atraso constitucional e características secundárias normais, sem apresentar anomalias anatômicas e sem alteração nos exames endocrinológicos. Os exames seriados, realizados durante um período de 24 horas, apresentam uma resposta imatura da liberação pulsátil de GnRH. Esta é a única razão para seu atraso constitucional. Essas mulheres irão menstruar eventualmente de forma espontânea, com a evolução do processo de desenvolvimento.

> **Quadro 37.3 Resumo**
>
> O manejo da amenorreia primária deve estar com base na presença ou ausência de características sexuais secundárias para instituir o tratamento adequado.

Ausência de características sexuais secundárias (altura normal)

Deficiência isolada de GnRH (síndrome olfatogenital, síndrome de Kallman)

Nesta patologia, o hipotálamo não possui a capacidade de produzir GnRH, então há um estado hipogonadotrófico. A glândula hipofisária é normal, e sua estimulação por GnRH leva a uma liberação normal de gonadotrofinas. Essa disfunção surge em decorrência de uma malformação dos neurônios do núcleo arqueado do hipotálamo. Esses neurônios são derivados, na embriologia, do bulbo olfativo, e algumas pacientes podem também apresentar falha no desenvolvimento da capacidade do olfato (anosmia). Quando isto acontece, chama-se de síndrome de Kallman. As bases genéticas da síndrome de Kalmann estão sendo desvendadas aos poucos, até o momento existem duas possibilidades: ou há uma mutação do gene KAL1 (levando a anosmia) do cromossoma X ou uma mutação do gene do receptor 1 do fator do crescimento do fibroblasto (FGFR1), ambos levam a uma agenesia dos neurônios olfatórios e secretores de GnRH [9]. Contudo, ainda há a possibilidade de existirem outras mutações e outros genes envolvidos nesta patologia que ainda precisam ser descobertas.

Perda de peso/anorexia

A perda de peso é mais comumente associada à amenorreia secundária do que com amenorreia primária, mas, infelizmente, estão sendo vistos com maior frequência, casos de jovens meninas apresentando anorexia nervosa durante a puberdade. Isto leva a uma falha na ativação do gene que inicia a liberação de GnRH no hipotálamo, o que acarreta um estado de hipogonadotrofismo. O pico de crescimento não é influenciado por essas alterações, mas as características sexuais secundárias permanecem ausentes.

Excesso de exercícios

Com o passar dos anos, torna-se cada vez mais reconhecido que o excesso de exercício em crianças na puberdade leva a uma diminuição da gordura corpórea, sem necessariamente afetar a massa corporal. O desenvolvimento muscular contribui para a soma total do peso, e a medida isolada do peso não pode ser usada como parâmetro para definir a causa da amenorreia. Muitos exemplos dessa situação existem, incluindo as dançarinas de ballet, atletas e ginastas olímpicos. Estas meninas não menstruam e podem até desenvolver anorexia nervosa.

Hiperprolactinemia

Esta doença é uma causa rara de amenorreia primária, sendo mais frequente na amenorreia secundária. A presença de um prolactinoma pode ser identificada na hipófise, mas frequentemente não se observam alterações. Os exames de imagem podem estar normais.

Agenesia Gonadal

Nessa patologia, há uma falha completa no desenvolvimento das gônadas. Estas meninas podem ser ou 46XX ou 46XY. A disgenesia gonadal 46XX pura é uma doença autossômica recessiva, e outros genes além daqueles localizados no cromossoma X estão envolvidos. O local desses genes ainda permanece desconhecido, e em todas essas pacientes o genótipo não afeta o fenótipo, e todas são mulheres. Nos casos de 46XY ou 45X/46XY, quando há ausência do fator testicular determinante ou de seu receptor é a causa da falha na diferenciação das gônadas, ocorre a falha do desenvolvimento testicular. Esses indivíduos não conseguem produzir andrógenios ou fator inibidor mülleriano. Ocorre a regressão das estruturas wolffianas, e as müllerianas persistem; a menstruação pode ocorrer pela indução com estrogênio. A genitália externa apresenta um fenótipo feminino normal. A altura é normal, e o pico de crescimento ocorre no momento adequado. Entretanto, nas meninas que são 46XY, a falha na produção de androgênio ou estrogênio provoca o atraso do fechamento das epífises dos ossos longos, acarretando aumento da altura adulta.

Falência ovariana

Nesses casos, a falência ovariana se deve à quimioterapia ou à radioterapia realizada para tratamento de alguma malignidade durante a infância.

Galactosemia

Esta patologia é um erro de nascimento do metabolismo de galactose, em razão da deficiência de galactose-1-fosfato uridiltransferase. A etiologia da associação entre essa enzima e o hipogonadismo hipogonadotrófico requer ainda muitos estudos, mas as pacientes com deficiência de galactose-1-fosfato uridiltransferase apresentam uma síndrome tóxica aguda que causa destruição celular nos ovários, possivelmente associada ao de metabólitos da galactose, levando à morte celular programada (apoptose).

Disgenesia das gônadas

A formação anormal da gônada é denominada disgenesia gonadal. Existe uma série de condições associadas que variam de acordo com o grau da diferenciação. A mais frequente é a síndrome de Turner, que possui apenas um cromossoma X apresentando um cariótipo 45X. O cromossoma perdido pode ser X ou Y. Há outras circunstâncias em que a disgenesia das gônadas pode estar associada a um mosaico. Nesses casos, existem duas linhas celulares em um mesmo indivíduo, e a situação mais comum é 45X/46XX. Outras anomalias estruturais de origem genética e que são associadas à disgenesia das gônadas envolvem uma deleção. Se a deleção envolver a parte do braço longo ou do braço curto do cromossoma X, a perda desse material genético pode afetar o desenvolvimento das gônadas. Na síndrome de Turner, o desenvolvimento ovariano é normal até a vigésima semana de gestação, e, neste estágio, os oócitos são encontrados nos ovários. Nesse período, ocorre a parada da maturação, ocorrendo uma atresia maciça no final da gestação. Os ovários apresentam apenas estroma e não possuem a capacidade de produzir estrogênio. Há um fenótipo feminino normal e o desenvolvimento dos órgãos sexuais internos também são normais. A perda de um cromossoma X resulta na baixa estatura, pois os genes para a altura são contidos no braço curto do cromossoma X. Em casos de mosaico, a proporção de cada linhagem celular determina as manifestações da patologia. Quanto maior o percentual de células 45X, maior o número de características da síndrome de Turner.

Em indivíduos XY pode haver uma disgenesia gonadal associada a uma falha enzimática. Nessa situação, não ocorre a produção de testosterona. Isto geralmente está associado à produção normal do fator inibidor mulleriano e falta de hormônio mülleriano, o que resulta no desenvolvimento feminino normal dos genitais internos, e a genitália externa também será feminina em razão da falta de testosterona. Não ocorre também o desenvolvimento das estruturas wolffianas. O fenótipo externo é feminino com vagina pequena.

▶ Ausência de características sexuais secundárias (baixa estatura)

Infecção congênita

A etiologia mais comum neste caso é a hidrocefalia resultante de uma infecção neonatal ou na infância. Possivelmente, ocorre uma lesão hipotalâmica com disfunção dos neurônios secretores de GnRH, resultando em hipogonadismo hipogonadotrópico.

Trauma
Os traumatismos na base do crânio podem causar lesão hipotalâmica e bloquear a secreção GnRH.

Síndrome da sela vazia
Nesta patologia incomum, a sela túrcica se encontra vazia e há uma ausência congênita total ou parcial da glândula hipofisária, com falha na produção de gonadotrofinas. Isto impede o desenvolvimento das características sexuais secundárias.

Tumores
Muitos tumores que levam à destruição da glândula hipofisária já foram descritos, o mais comum é o craniofaringioma. Esse tumor, em geral, aparece na infância e leva à destruição da glândula hipofisária. Estas crianças, em geral, se apresentam em tratamentos de manutenção para outras deficiências hormonais e são hipogonadotróficas.

Síndrome de Turner
Na síndrome de Turner pura, o cromossoma complementar é 45X e as características típicas são a baixa estatura e a falência ovariana. Essa síndrome normalmente se apresenta durante a adolescência, em razão da ausência do desenvolvimento das características sexuais secundárias, ou mais frequentemente, essas crianças são levadas a clínicas de crescimento para a indução das características sexuais secundárias. As tentativas para melhorar a altura não têm sido efetivas.

▶ Desenvolvimento heterossexual

Hiperplasia suprarrenal congênita
Esta patologia ocorre como resultado de uma deficiência enzimática no metabolismo esteroidal na glândula suprarrenal (veja Capítulo 34), as crianças com essa doença necessitam de reposição hormonal [10]. Deve ser feito um bom controle da CAH durante a puberdade para permitir o desenvolvimento adequado das características sexuais secundárias. Entretanto, em muitos casos, a resposta à reposição esteroidal não é satisfatória, e essas meninas podem perder a adesão ao tratamento. Como resultado, não se inicia o processo da puberdade. Em razão disso, pode-se observar com alguma frequência um atraso na puberdade, e o controle esteroidal deve ser realizado.

Tumores secretores de androgênios
Esta doença é extremamente rara e está associada à presença de um arrenoblastoma no ovário. A produção excessiva de androgênios resulta em virilização. A remoção do tumor resolve o quadro.

Deficiência de 5α-reductase
Neste tipo de mulheres XY, há uma deficiência enzimática que impede a conversão de testosterona para 5-hidroxitestosterona, necessária para o desenvolvimento dos órgãos sexuais externos no homem. O desenvolvimento da genitália externa responde somente a esse derivado de testosterona e não a própria testosterona. Os órgãos sexuais externos são, portanto, femininos, mas os genitais internos são masculinos normais, pois a secreção de inibidores do fator mülleriano leva à agenesia mülleriana. Nesses pacientes, ocorre amenorreia.

Hermafroditismo verdadeiro
Nesta patologia, a criança possui tanto testículos, como tecidos ovarianos. Isto pode ocorrer de forma isolada, e o indivíduo apresenta um ovário e um testículo, ou ter uma apresentação mista, e a gônada contém tecidos ovariano e testicular. No nascimento, pode ser observada a intersexualidade e, quando isso é resolvido ao nascer, observa-se amenorreia em razão da produção de androgênio na puberdade e falha do ciclo menstrual normal.

Ausência de inibidor mülleriano
Há uma doença rara, em que os indivíduos XY não conseguem produzir os fatores inibidores müllerianos, o que significa que os órgãos sexuais internos terão um desenvolvimento feminino com persistência de estruturas müllerianas e em decorrência da produção da testosterona, ocorre a persistência das estruturas wolffianas. Nesta síndrome extremamente rara, há uma persistência de ambos os órgãos sexuais internos.

▶ Avaliação e tratamento
O conhecimento dessas síndromes mostra que a maior parte das patologias é rara, e o atraso constitucional é o diagnóstico mais frequente. Entretanto, como as implicações associadas às patologias podem ser muito graves, o diagnóstico de atraso constitucional só pode ser feito depois de se excluírem todas as outras síndromes. É importante avaliar a história detalhadamente e realizar um exame físico completo, incluindo a avaliação do desenvolvimento das características sexuais secundárias e da altura. As características sexuais secundárias devem ser classificadas, segundo o sistema classificatório de Tanner. Assim, os indivíduos podem ser classificados de acordo com suas características sexuais secundárias.

Características sexuais secundárias normais
Na presença de características sexuais secundárias normais, o clínico deve verificar se existe obstrução no trato genital. Esta é a causa mais frequente de amenorreia primária, quando o desenvolvimento das características sexuais secundárias é normal.

Deve ser feita uma investigação para avaliar essa condição. A realização de um exame físico pélvico não deve ser feito nestas jovens adolescentes, o correto é usar exames de imagem. A realização de uma ultrassonografia pélvica é adequada para a avaliação pélvica; somente em raras circunstâncias, quando ultrassonografia não for suficiente, será necessário realizar uma ressonância magnética ou uma tomografia computadorizada (CT). Se houver ausência uterina deve ser feito o cariótipo; se o cariótipo for 46XX, deve-se suspeitar da síndrome MRKH. Se o cariótipo for 46XY, o paciente será, por definição, uma mulher XY. Se o útero for visualizado na ultrassonografia, pode haver hematocolpo e hematometra associados, e deverá ser realizada uma cirurgia reconstrutiva. Se não houver alteração da anatomia pélvica, devem ser avaliados os níveis de gonadotrofina e prolactina, pois pode haver uma causa hipotalâmica para a amenorreia, denominada atraso constitucional. Em alguns casos, a razão entre LH e FSH pode estar alterada (p. ex., ovários policísticos), e se houver um diagnóstico de síndrome do ovário resistente, haverá aumento dos níveis de gonadotrofinas. A elevação dos níveis de prolactina sugere a existência de um prolactinoma.

Tratamento

As pacientes com ausência uterina precisam de aconselhamento psicológico especializado, e seu manejo deve ser feito em centros capacitados para a atenção psicológica, psicossexual e ginecológica. Essas meninas podem apresentar muitas complicações em suas atividades sexuais no futuro e infertilidade, portanto, precisam de terapia psicológica. Na época adequada, pode ser criada uma neovagina, através ou não de processos cirúrgicos. Em 85% dos casos, obtém-se sucesso com o uso de dilatadores vaginais (veja Capítulo 34).

Para as mulheres com cariótipo XY, deve ser feito um aconselhamento cuidadoso sobre o risco potencial de malignidade de suas gônadas, que é de 30%. Existe indicação para a remoção de suas gônadas, e isto só pode ser feito depois do aconselhamento e preparo psicológico. O compartilhamento da notícia do cariótipo com o paciente deve ser feito em um momento em que a relação entre o médico e a paciente permita. Nem todas as mulheres querem ter ciência de seu cariótipo quando são muito jovens, mas se a paciente pedir diretamente isso, a informação deve ser fornecida. Todos os pacientes devem ser informados de seu cariótipo no momento mais apropriado.

Nos casos com obstrução das vias de saída, a intervenção cirúrgica pode ser feita em diferentes estágios. A forma mais simples é o tratamento do hímen imperfurado, neste caso é necessária uma incisão cruzada no hímen, permitindo o escoamento do sangue menstrual retido. Os septos vaginais transversos são os casos de maior dificuldade, pois requerem um cirurgião especializado em reconstrução para criar uma vagina que possa funcionar propriamente (veja Capítulo 34) [7].

Se as investigações sugerirem atraso constitucional com desenvolvimento completo das características sexuais secundárias, não há nenhuma necessidade de tratamento, além de acompanhamento anual. Essas jovens mulheres sentem-se mais seguras com a oportunidade de reconsultas para monitoramento, até que se inicie a menstruação. Em alguns casos, pode ser útil induzir a menstruação, fazendo uso de contraceptivo oral por apenas um ciclo para demonstrar que a paciente pode realmente menstruar, trazendo o benefício da segurança. Se houver suspeita de síndrome de resistência ovariana, o diagnóstico só poderá ser confirmado por biópsia do ovário com confirmação histológica da presença ou ausência de oócitos. Finalmente, a detecção de níveis elevados de prolactina indica a necessidade de realizar um exame de imagem da hipófise, sendo melhor por tomografia computadorizada, para determinar a presença ou ausência de microadenomas e fazer o tratamento com bromocriptina, se necessário.

Ausência de características sexuais secundárias

Nesta situação em particular, é muito importante realizar uma avaliação da altura da paciente. Se a paciente estiver a altura apropriada para sua idade, os níveis de gonadotrofinas devem ser avaliados. Os baixos níveis de gonadotrofinas confirmam o diagnóstico de hipogonadismo, hipogonadotrófico, enquanto níveis altos indicam a necessidade de realizar um cariótipo. A paciente 46XX pode ter uma falência ovariana prematura, síndrome do ovário resistente ou disgenesia gonadal, enquanto uma paciente XY apresenta uma disgenesia gonadal do tipo 46XY ou falência testicular enzimática. Se a estatura for baixa, os níveis de gonadotrofinas podem estar baixos (associados à lesão intercraniana) ou altos (nesses casos, dependendo do cariótipo, podem estar associados à síndrome de Turner ou Turner mosaico).

Tratamento

Nos pacientes com hipogonadismo, hipogonadotrófico, o manejo tem como objetivo tratar e evitar as possíveis complicações ou, quando houver deficiência isolada de GnRH, a terapia de reposição hormonal deve ser feita para induzir o desenvolvimento das características sexuais secundárias. Estes pacientes devem ser informados de sua infertilidade e sobre a possibilidade de indução da ovulação no futuro através de vários tratamentos. A terapia de reposição hormonal é essencial, e os regimes utilizados para a indução do desenvolvimento das características sexuais secundárias são feitos por um período de 3-5 anos. O estrogênio deve ser usado isoladamente por cerca de 2 anos, seguido da introdução gradual de progestogênios por 2-3 anos, assim criando um desenvolvimento normal mamário em um período de tempo aproximado do normal. Qualquer tentativa em acelerar o crescimento mamário usando doses mais altas de estrogênio resultará em crescimento mamário anormal, isto deve ser evitado. As pacientes com disgenesia XY ou falência enzimática devem ser submetidas a gonadectomias para evitar a malignidade.

As doenças crônicas que impedem o crescimento normal podem causar um retardo no início da puberdade, e essas condições devem ser consideradas nas pacientes que se apresentam com doenças crônicas.

REFERÊNCIAS

1. Sun SS, Schuber CM, Chumlea WC et al. National estimates of the timing of sexual maturation and racial differences among US children. *Pediatrics* 2002;110:911-919.
2. Martorell R. Physical growth and development of the malnourished child: contributions from 50 years of research at INCAP. *Food Nutr Bull* 2010;31:68-82.
3. Biro FM, Khoury P, Morrison JA. Influence of obesity on timing of puberty. *Int J Androl* 2006;29:272-277.
4. Roa J, Garcia-Galiano D, Castellano JM et al. Metabolic control of puberty onset: new players, new mechanisms. *Mol Cell Endocrinol* 2010;324:87-94.
5. Marshall WA, Tanner JM. Variations in pattern of pubertal changes in girls. *Arch Dis Child* 1969;44:291-303.
6. Maclaren NK, Gujral S, Ten S et al. Childhood obesity and insulin resistance. *Cell Biochem Biophys* 2007;48:73-78.
7. Edmonds DK. Congenital malformations of the genital tract and their management. *Best Pract Res Clin Obstet Gynaecol* 2003;17:19-40.
8. Dewhurst CJ, Spence JEH. The XY female. *Br J Hosp Med* 1977;17:498.
9. Karges B, de Roux N. Molecular genetics of isolated hypogonadotropic hypogonadism and Kallmann syndrome. *Endocr Dev* 2005;8:67-80.
10. Hindmarsh PC. Management of the child with congenital adrenal hyperplasia. *Best Pract Res Clin Endocrinol Metab* 2009;23:193-208.

Capítulo 38

Distúrbios Ginecológicos na Infância e Adolescência

D. Keith Edmonds
Queen Charlotte's & Chelsea Hospital, London, UK

As complicações ginecológicas nas crianças pré-puberais e adolescentes geram grandes ansiedades principalmente nos pais, felizmente, poucos distúrbios podem ser considerados comuns. Entretanto, quando elas aparecem é importante que o médico tenha uma grande compreensão para que possa fazer um aconselhamento adequado, e o manejo, frequentemente, é feito por meios mais simples. Os distúrbios encaixam-se em dois grupos: aqueles relacionados com o estado pré- púbere e a adolescência.

> **Quadro 38.1 Resumo**
>
> - A vulvovaginite é normalmente causada por contaminação bacteriana inespecífica.
> - Abuso sexual infantil deve sempre ser considerado.
> - O tratamento, em geral, é feito por medidas de higiene.

A CRIANÇA PRÉ-PÚBERE

O exame da criança pré-púbere requer cooperação do paciente e da mãe, também requer muita sensibilidade para que o exame seja bem-sucedido. Pode ser necessário algum tempo para ganhar a confiança da criança para conseguir posicioná-la para o exame. O exame externo deve ser conduzido com a menor manipulação possível da vulva e, para expor o orifício vaginal, pode ser feita uma leve tração das nádegas para expor o introito vaginal. A coleta de amostras pode ser feita usando seringas com cateteres flexíveis, ou, ocasionalmente, pode ser usado um cotonete se o orifício do hímen permitir. Nas adolescentes, um exame vaginal deve ser evitado a menos que haja evidências da necessidade do exame para obter um diagnóstico. Isto raramente acontece, pois é possível fazer uma ultrassonografia, que é a primeira escolha entre as formas de investigação.

▶ Vulvovaginite

Esta é a única doença ginecológica infantil comum. A etiologia está associada à colonização do terço inferior da vagina, por bactérias oportunistas, produzindo uma resposta inflamatória. No momento do nascimento, a vulva e a vagina apresentam uma boa ação estrogênica, em razão da exposição intrauterina do feto ao estrogênio placentário. Esta estrogenização causa um espessamento do epitélio vaginal, que protege inteiramente contra qualquer invasão bacteriana. Entretanto, entre 2-3 semanas depois do parto, o estado hipoestrogênico altera a mucosa vulvar, que afina, e o epitélio vaginal também se torna delgado. A camada de gordura da vulga desaparece, e a entrada vaginal se torna desprotegida. A pele da vulva é fina, sensível e propensa a lesões por trauma, irritação, infecção ou qualquer reação alérgica. A falta de proteção pelos lábios vaginais e a proximidade do ânus favorecem a exposição da vulva e da parte inferior da vagina à contaminação bacteriana de origem fecal. Em razão do estado hipoestrogênico não existem lactobacilos, e a vagina apresenta um pH de 7, tornando-a um meio de cultura ideal para organismos de baixa virulência. A má higiene local característica da infância contribui para o risco de infecções não específicas e de baixa virulência. As crianças também têm o costume de se examinarem e em alguns casos de se masturbarem. O hábito crônico pode levar à vulvovaginite, de tratamento mais difícil. A vulvovaginite na infância também pode ocorrer nos casos em que existe uma deficiência das defesas locais, decorrente da falta de uma resposta protetora inata pelos neutrófilos.

As causas de vulvovaginite nas crianças estão apresentadas na Tabela 38.1. A grande parte dos casos é decorrente da contaminação bacteriana inespecífica, mesmo assim, as outras causas sempre devem ser consideradas. A candidíase é muito rara em crianças e talvez, porque seja uma causa comum em adultos, seja um erro diagnóstico comum nas crianças. A candidíase nas crianças geralmente é associada a

Tabela 38.1	Causas de vulvovaginites em crianças

Bactéria
  Inespecíficas (comuns)
  Específicas (rara)

Fungos (raro)
  Candida somente na vulva

Vírus (raro)

Dermatites
  Atópica
  Líquen esclerose
  Contato

Abuso sexual
Enurese
Corpo estranho

diabetes melito ou imunodeficiência e quase inteiramente relacionada com essas duas patologias. A presença de infecções virais, como herpes ou condiloma acuminado, deve alertar o médico sobre a possibilidade de abuso sexual. Doenças de pele na vulva não são raras na infância, particularmente dermatite atópica, nas crianças que também apresentam eczema. O encaminhamento para um dermatologista é apropriado nessas circunstâncias. O líquen esclerose também pode ser visto nas crianças e pode causar prurido vulvar persistente. Ocorre uma atrofia da pele, com formação de fissuras e aumento da suscetibilidade a infecções secundárias.

O corrimento vaginal em crianças pode representar abuso sexual. O clínico deve ficar alerta a esta possibilidade, quando a paciente apresenta quadros recorrentes de corrimento vaginal. Entretanto, a infecção bacteriana inespecífica é um problema frequente em crianças, o médico deve proceder com muita cautela ao levantar a possibilidade de abuso sexual.

Deve-se considerar que muitas meninas apresentam incontinência urinária, principalmente noturna, o que gera uma umidade da vulva, propiciando uma infecção secundária bacteriana e causando a vulvovaginite.

Procedimentos diagnósticos

Há dois aspectos no diagnóstico desse distúrbio na infância. O primeiro é a inspeção da vulva e da vagina. É necessária uma boa iluminação, principalmente se há história de corpo estranho na vagina. Em geral, é possível examinar a vagina através do hímen usando um otoscópio. Dessa forma, em geral é possível fazer um diagnóstico da presença de corpo estranho.

O segundo aspecto do diagnóstico envolve a coleta de amostras bacterianas. Isto pode ser muito difícil em crianças muito pequenas, pois a paciente não será muito cooperativa. Qualquer objeto que se encoste à vulva causará angústia. A melhor maneira para fazer uma coleta de secreção vaginal é através do uso de uma pipeta, que é bem menos irritante do que um contonete grande. A pipeta deve ser introduzida pelo orifício do hímen, se possível, e deve ser injetado 1-2 mL de solução salina seja no terço inferior da vagina. Logo após, o fluido deve ser aspirado e enviado para exames. Se for necessário excluir uma infestação por oxiúros, deve-se colocar um pedaço de fita adesiva sobre o ânus pela manhã, antes de a criança se levantar da cama, e após pode ser verificado, à microscopia, a presença ou não de ovos do parasita.

Tratamento

A maior parte das crianças não possui um organismo patológico. O tratamento primordial neste grupo é o aconselhamento sobre higiene perineal. Todos os pais de crianças com distúrbios vaginais crônicos estão preocupados com o riscos a longo prazo, principalmente o temor de disfunção sexual ou infertilidade. Não há evidências que justifiquem essa preocupação, e os pais devem ser tranquilizados e informados de que a situação é apenas uma complicação. O manejo dessas crianças inclui os cuidados de higiene do períneo. Deve-se ensinar a criança a fazer a higiene da vulva, principalmente após a evacuação, pois isso previne a transferência de enterobactérias para a região vulvar. Após a micção, devem-se orientar a criança e a mãe sobre a limpeza completa da vulva, não deixando a pele molhada, pois o ambiente úmido e quente é um meio de cultura propício ao crescimento bacteriano que causa vulvovaginite. Deve-se orientar também sobre a higienização diária, lavando os genitais com sabonete suave e não aromatizado. A lavagem excessiva da vulva deve ser evitada, pois pode levar à esfoliação recorrente e dermatite da vulva. Durante crises agudas de vulvovaginites recorrentes de origem inespecífica, pode haver queixas de ardência durante a micção, em razão da passagem da urina pela vulva. O uso de cremes de proteção nessas circunstâncias pode ser muito efetivo. Caso seja identificado algum microrganismo específico, devem-se prescrever antibióticos; a amoxicilina geralmente é o mais eficaz.

▶ Corpo estranho

Eventualmente, pode ser encontrado um corpo estranho na vagina, e isto pode gerar corrimento vaginal. Para pacientes que apresentam corrimento vaginal persistente apesar do tratamento, recomenda-se uma ultrassonografia para a detecção de um possível corpo estranho, ou quando a história da paciente apresenta indícios de um possível corpo estranho, é melhor realizar um exame físico com uso de anestesia para examinar e remover o corpo estranho no mesmo procedimento.

▶ Sangramento vaginal

O sangramento vaginal na infância é muito raro e deve ser tratado com muita cautela. As causas de sangramento vaginal em crianças incluem a presença de corpo estranho na vagina, traumatismo, neoplasia, menarca precoce ou prolapso uretral, e o diagnóstico pode ser feito, quase sempre, pela inspeção clínica. O tratamento deve ser apropriado, mas se houver suspeita de algum tipo de traumatismo, deve-se levantar a suspeita de abuso sexual e referir a criança para uma equipe médica específica.

▸ Sinéquias dos lábios vaginais

As sinéquias dos lábios vaginais são, em geral, um achado inocente e é considerado um problema trivial, mas a sua importância está relacionada com a possibilidade de induzir a um erro diagnóstico, de ausência congênita da vagina. Os sinais físicos da sinéquia dos lábios vaginais são facilmente reconhecíveis. Durante o estado hipoestrogênico, logo após o parto, os pequenos lábios se aglutinam na linha média, frequentemente na direção posterior para anterior, deixando apenas uma pequena passagem por onde flui a urina. Aderências similares podem encobrir o clitóris. Pode ficar difícil distinguir o introito vaginal. Ocorre um aplainamento do aspecto vulvar, e, algumas vezes, apenas o clitóris pode ser visualizado. Uma linha vertical, translúcida e escura pode ser vista na linha média, onde a aderência é mais frágil. Este aspecto difere da apresentação da ausência congênita de vagina. Não existem sintomas característicos desse distúrbio, mas algumas crianças podem-se queixar de alguma perda de secreção durante a micção. Em razão da associação ao estado hipoestrogênico as sinéquias nunca são vistas no nascimento, mas ocorrem durante o início da infância. Com a evolução da infância e com o início da função ovariana, ocorre a resolução espontânea do quadro. Na maior parte dos casos, não é necessário nenhuma forma de tratamento, e os pais devem ser assegurados de que suas filhas são completamente normais. Nas crianças que apresentam alguma complicação clínica, é recomendável a aplicação de estrogênio local por 2 semanas. Em geral, ocorre a resolução completa das sinéquias. Em alguns raros casos, isto não resolverá a questão, mas no final da terapia com estrogênio, a linha média estará tão fina que pode se realizar a separação cuidadosa dos lábios com uma sonda. Este procedimento não causará qualquer desconforto para a paciente. A formação de novas aderências pode ser prevenida pela aplicação de cremes protetores. Finalmente, durante a anamnese é importante observar se existe alguma possibilidade de traumatismo vulvar, pois é muito raro que as sinéquias sejam decorrentes de abuso sexual.

> **Quadro 38.2 Resumo**
> - As sinéquias dos lábios vaginais podem ser confundidas com anormalidades congênitas.
> - O tratamento é feito pelo uso de estrogênio de uso tópico.

ADOLESCÊNCIA

A paciente ginecológica adolescente, em geral, apresenta-se com um dos três distúrbios apresentados a seguir: (i) problemas associados ao ciclo menstrual e disfunções menstruais, sendo a dismenorreia e a síndrome pré-menstruais as principais patologias; (ii) amenorreia primária (veja Capítulo 37); e (iii) hirsutismo na adolescência.

▸ Problemas menstruais

Como pode ser visto na descrição da puberdade (Capítulo 37), os ciclos menstruais raramente são regulares no começo da puberdade, enquanto não se estabelece um ciclo ovulatório normal. Pode levar muitos anos para que se estabeleça um ciclo menstrual ovulatório normal. É muito importante que o ginecologista compreenda este fenômeno, pois o manejo desses casos, frequentemente, não exige um tratamento ativo, sendo importante fornecer informações para que a criança possa entender a condição.

Hipermenorreia

A realização de uma anamnese cuidadosa da criança é importante, quando a mãe e sua filha vêm a consulta relatando grande perda sanguínea na menstruação. Isto pode ser bem difícil se a mãe estiver presente durante a consulta, e alguns estudos sobre sangramento menstrual têm mostrado que a percepção das perdas sanguíneas volumosas durante a menstruação não é relatada. A perda normal de sangue menstrual não deve exceder 80 mL durante a menstruação, embora 5% das mulheres possam apresentar um fluxo maior sem complicações. Se houver um histórico de sangramentos prolongados durante processos cirúrgicos ou ortodentais, devem-se fazer exames para verificar possíveis distúrbios da coagulação. Alguns estudos sugerem que entre 2-33% destes pacientes possuem algum tipo de coagulopatia [1]. O ginecologista precisa fazer a distinção entre uma perda sanguínea menstrual grave e a perda de sangue menstrual que causa ansiedade sem apresentar risco para a saúde. A dosagem dos níveis de hemoglobina é o melhor método para fazer essa diferenciação. Se os níveis de hemoglobina estiverem normais (i.e. > 12 g/dL), deve-se dar uma explicação à mãe e à filha da fisiologia normal do ciclo menstrual, ressaltando que a perda de sangue é normal e que pode levar algum tempo até o ciclo regularizar. Esta condição não requer tratamento. Entretanto, devem ser feitas consultas de acompanhamento a cada 6 meses até o estabelecimento do ciclo menstrual normal, pois é importante manter a confiança dessas meninas.

Níveis de hemoglobinas inferiores a 10-12 g/dL são indicadores de perda sanguínea excessiva durante a menstruação. As explicações, para a mãe e para a filha, sobre o que está ocorrendo são importantes para que elas possam compreender o distúrbio, e deve-se administrar ferro, pois pode haver uma anemia leve por deficiência de ferro. O manejo médico inclui a redução da perda sanguínea menstrual, e isto pode ser feito pelo uso de progesterona cíclica por 21 dias em cada ciclo de 28 dias ou através do uso de contraceptivo oral. Em geral, o tratamento com qualquer uma dessas opções é efetivo para controlar a perda sanguínea. Quando o tratamento for feito usando um desses esquemas, deve-se interromper a medicação anualmente, para avaliar se ocorreu a normalização do padrão do ciclo menstrual, pela maturação do eixo hipotalâmico-hipofisário-ovariano. Após o restabelecimento do padrão normal de menstruação, não é necessário manter a medicação. As consultas de revisão e controle são importantes para assegurar a confiança da paciente.

Finalmente, quando os níveis de hemoglobina são menores do que 10 g/dL, é evidente que a perda sanguínea grave provocou um quadro de anemia grave. Novamente, é preciso explicar a situação, mas este é um quadro que necessita de tratamento urgente. Deve ser feita uma transfusão sanguínea, se for clinicamente indicado. As progesteronas podem ser pouco eficazes neste caso, e o tratamento mais eficaz é a pílula anticoncepcional. Ela pode ser administrada continuamente durante um curto período, para que a anemia possa ser tratada pela suplementação de ferro e depois pode ser usada de forma normal para que a menstruação ocorra mensalmente, se desejado.

Se o sangramento persistir após esse tratamento, deve ser feita uma ultrassonografia para excluir patologias uterinas.

> **Quadro 38.3 Resumo**
>
> - As patologias menstruais nas adolescentes são normalmente o reflexo da fisiologia normal.
> - O tratamento só está indicado se houver anemia.
> - Os tratamentos devem ser o mais simples possível.

Dismenorreia Primária

A dismenorreia primária é definida por dor que se apresenta em associação ao sangramento menstrual. O tratamento da dismenorreia na adolescência não é diferente daquele da mulher adulta (veja Capítulo 34). O uso de anti-inflamatórios não esteroides e o contraceptivo oral pode ser usado em meninas adolescentes, mas se o tratamento não for eficaz no controle da dismenorreia, deve ser feita uma ultrassonografia para investigar uma possível anomalia uterina.

Síndrome pré-menstrual

Este distúrbio é um problema difícil na adolescência, pois as mudanças psicológicas que estão ocorrendo durante esse período da vida da mulher são geralmente complexas e ansiogênicas. Está estabelecido que a síndrome pré-menstrual é um distúrbio associado ao estresse. Portanto, o estresse e a turbulência emocional, associada à puberdade, podem desencadear distúrbios menstruais. Essa complicação é difícil de ser manejada, e o tratamento em geral não é medicamentoso, e pode ser necessário encaminhar a um tratamento psicológico, quando o ginecologista não consegue tranquilizar e reconfortar a paciente, e a mãe não consegue compreender as explicações sobre o distúrbio.

Hirsutismo

Os folículos capilares revestem todo o corpo, e diferentes tipos de pelos podem ser encontrados em diferentes locais. Os androgênios afetam algumas áreas do corpo humano e aumentam a taxa de crescimento dos pelos, assim como aumentam sua espessura. Os androgênios também estão envolvidos no processo de produção sebácea e podem causar uma produção excessiva. Nas mulheres, o crescimento excessivo de pelos pode ocorrer nos braços, pernas, abdome, seios e dorso, constituindo, assim, o problema denominado de hirsutismo. Este distúrbio pode ser associado à acne, que pode ocorrer no rosto, nas costas e no peito.

Diagnóstico diferencial

Há quatro principais causas que podem levar ao hirsutismo na adolescência (Tabela 38.2). As causas androgênicas incluem a hiperplasia suprarrenal congênita e sua variante tardia e os tumores secretores de androgênios. O grupo mais comum é constituído de mulheres com síndrome do ovário policístico e, embora o diagnóstico seja difícil de ser feito na adolescência, é o distúrbio mais frequente. A disgenesia gonadal XY deve ser considerada no diagnóstico diferencial, mas um grande percentual de pacientes apresenta hirsutismo idiopático. É importante ressaltar que algumas meninas possuem uma base constitucional para o hirsutismo, e padrões familiares de pelos corporais devem ser levados em conta na avaliação de uma jovem paciente. O tratamento para hirsutismo na adolescência é o mesmo do adulto e está descrito no Capítulo 41. Na adolescência, o tratamento de escolha para o excesso de androgênios tem sido o uso das pílulas anticoncepcionais. Como a maioria destas pacientes possuem alguma disfunção ovariana, seja uma síndrome do ovário policístico ou um distúrbio não definido, a supressão da atividade ovariana é muito efetiva para reduzir os níveis de androgênios na circulação. Se isso não for o suficiente para controlar o crescimento de pelos, deve-se considerar o uso de acetato de cyproterone ou de espirolactona.

Quando o hirsutismo não esta associado a um distúrbio médico, o tratamento medicamentoso é ineficaz, e medidas complementares podem ser necessárias para melhorar a imagem. Essas medidas incluem a remoção de pelos, através do barbeador e cera ou eletrólise nas áreas cosmeticamente mais

Tabela 38.2 As causas de hirsutismo na adolescência

Causas androgênicas
    Hiperplasia suprarrenal congênita
        Clássica
        Tardia
Tumores secretores de androgênios

Síndrome do ovário policístico
Idiopático
Disgenesia gonadal do XY

importantes e podem ser usados métodos para clareamento ou coloração dos pelos para melhorar a autoimagem.

> **Quadro 38.4 Resumo**
>
> O hirsutismo na adolescência é, na maior parte das vezes, idiopático ou cultural. O tratamento, assim como no adulto, é feito por medidas cosméticas ou por terapia endócrina.

REFERÊNCIA

1. Wilkinson JP, Kadir RA. Management of abnormal uterine bleeding in adolescents. *J Pediatr Adolesc Gynecol* 2010;23(6 Suppl):S22-S30.

LEITURA ADICIONAL

Sanfilippo J, Lara-Torre E, Edmonds K, Templeman C. *Clinical Paediatric and Adolescent Gynaecology*. New York: Informa Healthcare, 2008.

Parte 10

Menstruação

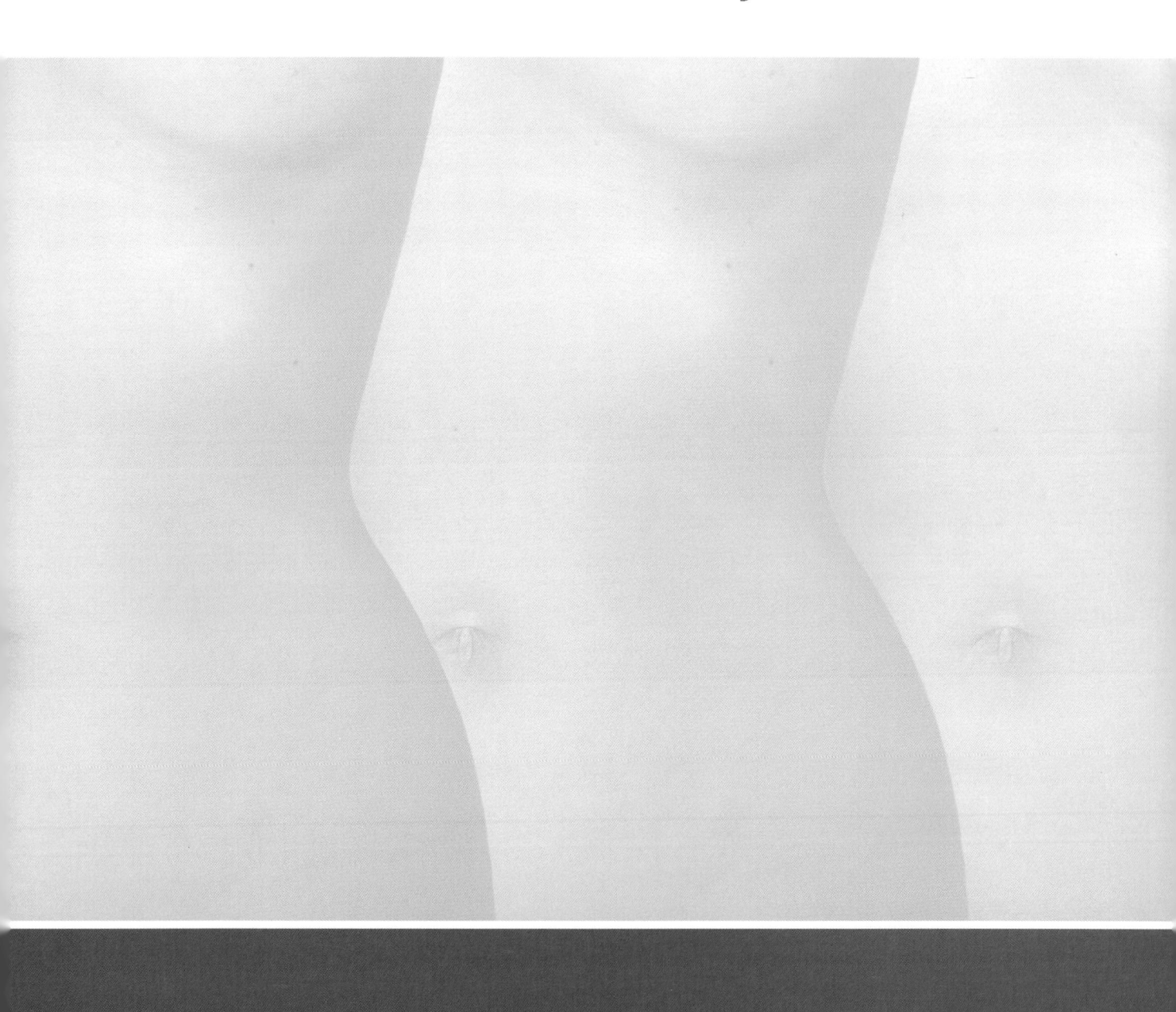

Capítulo 39

Ciclo Menstrual

William L. Ledger
University of New South Wales, Royal Hospital for Women, Sydney, Australia

A gestação em humanos é caracteristicamente única. A sequência de eventos, complexa e finamente regulada que se manifesta pelo ciclo menstrual regular e mensal, existe para garantir o amadurecimento de apenas um oócito, que ovulará em cada ciclo e para impedir descamação endometrial, quando ocorre a implantação do embrião e, assim, assegurar a sua sobrevivência. O ciclo menstrual mensal regular representa a ação integrada e coordenada de eventos entre o hipotálamo, a hipófise, o ovário e o útero. A interrupção deste eixo em qualquer nível leva a distúrbios menstruais. Frequentemente, os ginecologistas precisam investigar e tratar esses distúrbios e precisam conhecer o processo de regulação do ciclo normal para poder elaborar o manejo adequado em cada caso.

Apesar de ser denominado 'ciclo menstrual', pois a menstruação ocorre a cada mês durante a vida reprodutiva, o ciclo menstrual normal é um reflexo de eventos ovarianos. A seleção e o crescimento do folículo dominante determinam o aumento da concentração de estrogênios na circulação, estimulando o crescimento endometrial. Após, ocorre um pico de hormônio luteinizante (LH), e os estrogênios e a progesterona liberada pelo corpo lúteo induzem a transformação para endométrio secretor, e a queda da produção dos esteroides luteinizantes na ausência da gravidez leva ao início da menstruação. Assim, a descrição dos aspectos clínicos importantes do ciclo menstrual envolve principalmente a fisiologia ovariana, porém considerando os eventos que ocorrem no hipotálamo e hipófise e também útero.

O ciclo menstrual é regulado por componentes endócrinos e por componentes parácrinos. Existe um retrocontrole positivo e negativo que modula a liberação das gonadotrofinas pela hipófise, e os esteroides ovarianos atuam como braços aferentes. Estudos mais recentes têm avaliado uma série complexa de processos parácrinos que atuam nos ovários e útero, impondo uma regulação local.

PRIMEIRO PASSO: ASSEGURAR UMA ÚNICA OVULAÇÃO

▶ Formação folicular e a 'fase folicular'

No nascimento, os ovários contêm aproximadamente um milhão de folículos primordiais, que se encontram na prófase da primeira divisão meiótica. Este número reflete uma perda prévia do número total de sete milhões que existem no *pool* folicular aos 5 meses de vida fetal [1]. Ocorre uma perda contínua de folículos do *pool* folicular durante toda a vida reprodutiva, com uma liberação regular de folículos da fase primordial para o início da meiose. O processo de liberação não é dependente de fatores extraovarianos: a depleção folicular ocorre antes e depois da menarca, durante o uso de contraceptivos orais, durante a gravidez e independente da menstruação regular. A maioria dos folículos não se desenvolverá além do estágio pré-antral e sofre atresia. Dentre os sete milhões de folículos primordiais do *pool* original de folículos, apenas 400 desenvolverão receptores de gonadotrofinas e a possibilidade de ovulação. Esta perda folicular representa o lado feminino na seleção natural, refletida pelo enorme desperdício de espermatogênese no homem, onde milhões de espermatozoides são produzidos diariamente durante a vida fértil e apenas uma pequena proporção fertilizará um oócito (Fig. 39.1) [2].

Os estágios iniciais do desenvolvimento folicular nos seres humanos são independentes das gonadotrofinas. Alguns estudos usando animais transgênicos têm avaliado a contribuição da ação local dos moduladores parácrinos intraovarianos para o desenvolvimento dos folículos primordiais, incluindo proteínas fotogenéticas da medula óssea (BMPs), fatores de crescimento diferenciados (GDF-9), hormônio antimülleriano (AMH) e a família de reguladores BAX da apoptose (Tabela 39.1).

Esses estudos apresentam um significado maior do que apenas o teórico: o entendimento dos mecanismos que

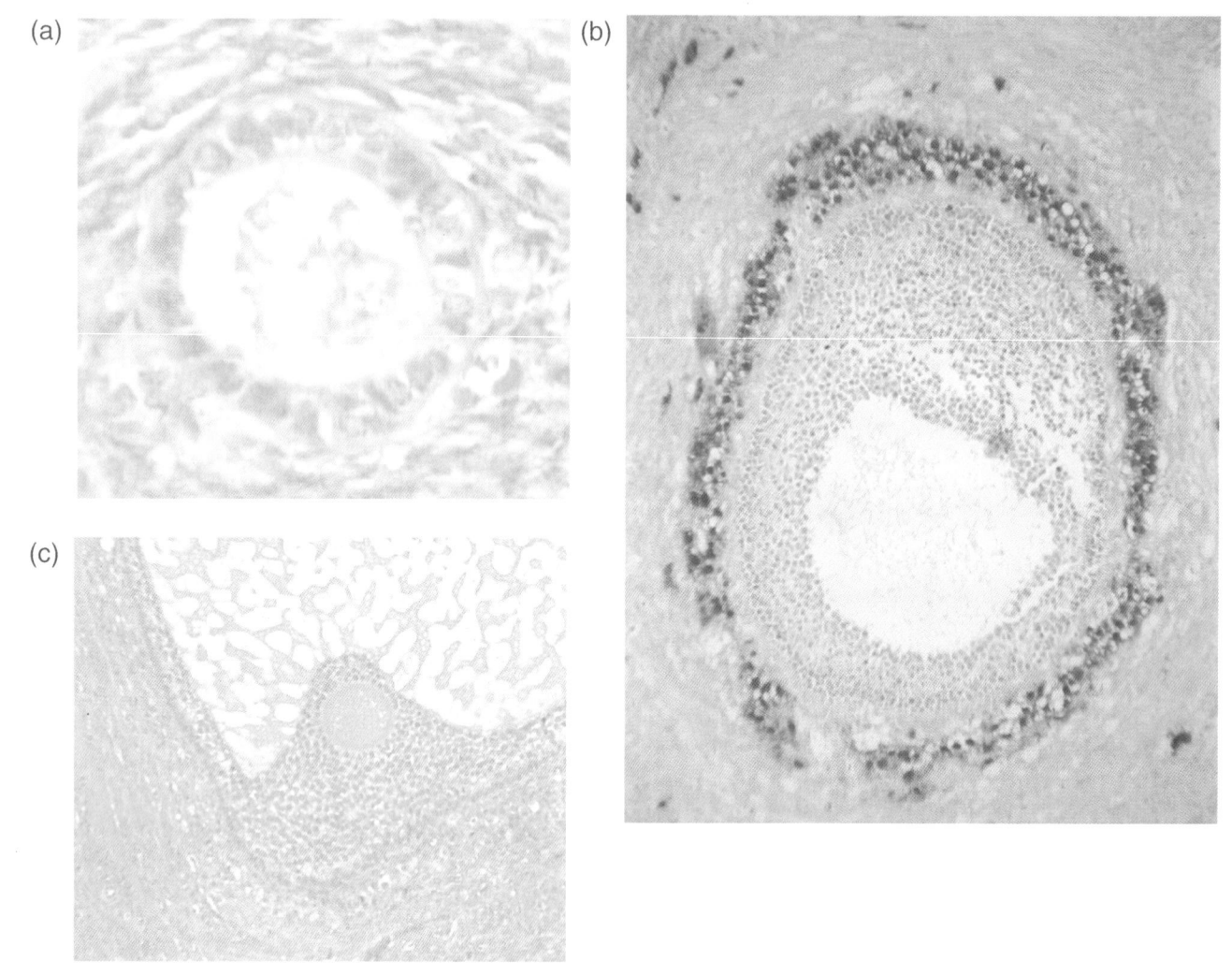

Fig 39.1 O desenvolvimento de um folículo, desde o estágio (a) primordial, (b) pré-antral e (c) pré-ovulatório. (a) O folículo primordial está envolto por uma camada única de células epiteliais não diferenciadas, e não é sensível às gonadotrofinas. (b) O folículo antral inicial apresenta as células da teca (imunocoloração marrom) e da granulosa bem diferenciadas, recobrindo a cavidade antral que contém o oócito (c). O folículo pré-ovulatório com o oócito, circundado pelo *cumulus oophorus* com uma camada de células da granulosa e da teca bem diferenciadas.

Tabela 39.1 Inativação de genes específicos e seus efeitos na função ovariana em ratos	
Rata mutante/transgênica	**Fenótipo ovariano**
Deficiência de C-Kit, Deficiência de *Kit* ligante	Perda de células germinadoras (falência da migração/proliferação)
Inativação de WT1	Falha no desenvolvimento das gônadas
Inativação de BMP15/GDF9	Falha na foliculogênese (estágio primário)
Inativação de IGF1	Falha na foliculogênese (antes do estágio folicular antral)
Inativação de Kisspeptina/GPPSU	Alternância da foliculogênese no estágio LU
Inativação do gene receptor de estrogênio	Não ovula
Inativação de WNT4	Redução do número de células germinativas, masculinização

regulam a entrada no *pool* de folículos em crescimento poderão explicar alguns distúrbios clínicos comuns, como a falência ovariana precoce 'idiopatica' e a menopausa precoce e sugerir métodos para promover o prolongamento da vida reprodutiva. Por exemplo, alguns pacientes com falência ovariana prematura carregam mutações no gene *BMP*15 que leva a uma deficiência na secreção do dímero bioativo BMP15. Os BMPs estão envolvidos nos estágios iniciais de saída dos folículos primordiais do *pool* de reserva, e algumas situações de falência ovariana prematura sem causa aparente podem atualmente ser explicadas por essas mutações.

Depois de atingir o estágio pré-antral de desenvolvimento, a progressão para o estágio antral e pré-ovulatório é absolutamente dependente da presença de gonadotrofinas. A elevação temporária dos níveis circulantes do hormônio folículo-estimulante (FSH), que ocorre na fase folicular inicial do ciclo ovariano, permite que apenas um número limitado de folículos pré-antrais possa alcançar este estado de maturação, criando um grupo sincronizado de folículos em desenvolvimento. Entretanto, apenas um folículo principal apresenta atividade significativa da enzima aromatase dentro de suas células granulosas, levando a um aumento de síntese e secreção de estradiol a partir de precursores androgênicos. A hipótese de "duas células, duas gonadotrofinas" especifica a necessidade de LH, para estimular a produção de androgênios precursores, particularmente a androstenediona, pelas células da teca, e FSH, que induz a aromatização do estradiol pelas células da granulosa [3]. O FSH, LH e a gonadotrofina coriônica humana (HCG) são estruturalmente similares, pois dividem a mesma subunidade-α. A especificidade se encontra nas diferenças estruturais da subunidade-β (Fig. 39.2). Portanto, os ensaios moleculares usam anticorpos específicos para os epítopos da subunidade-β.

A necessidade de LH e de FSH neste estágio do ciclo é demonstrada quando é feita a reposição de gonadotrofina exógena a pacientes com síndrome de Kallmann. Estas pacientes não podem secretar gonadotrofinas, porém apresentam uma fisiologia ovariana normal. Os resultados de um estudo feito em uma paciente com síndrome de Kallmann são apresentados na Figura 39.3. A paciente apresentava anosmia, amenorreia primária e hipogonadismo hipogonadotrófico. A indução da ovulação foi feita com duas preparações de gonadotrofinas. O tratamento com FSH e LH na forma de gonadotrofina humana da menopausa (HMG) induziu o crescimento folicular normal, monitorado por ultrassonografia transvaginal (painel inferior), e secreção de estradiol (painel acima e à direita) e o uso de HCG injetável, a seguir, produziram um pico artificial de LH, promovendo o aumento da concentração de progesterona na fase lútea. Isto indica que ocorreu ovulação e luteinização. Em contraposição, o tratamento com FSH na ausência de LH, usando uma preparação recombinante de FSH, levou a um desenvolvimento folicular idêntico, porém houve apenas uma pequena elevação na concentração de estradiol circulante na fase de crescimento folicular e nenhum aumento da progesterona após a aplicação de HCG.

A glândula hipofisária secreta as gonadotrofinas FSH e LH em resposta aos pulsos de hormônio de liberação de gonadotrofinas (GnRH) do hipotálamo, que alcançam a hipófise anterior através da circulação porta-hipotálamo-hipofisária. A secreção de LH parece ser estritamente regulada pela pulsatilidade do GnRH, enquanto a secreção de FSH é regulada pelo GnRH hipotalâmico e por outros fatores que agem diretamente na hipófise, possivelmente incluindo as inibinas e as activinas. Na fase folicular normal, a frequência dos pulsos de GnRH é, aproximadamente, de 1 a cada 90 minutos. Os pulsos de GnRH são menos frequentes na fase lútea, ocorrendo, aproximadamente, 1 pulso a cada quatro horas. As patologias que reduzem a pulsatilidade, como anorexia nervosa, resultam na falha de secreção das gonadotrofinas da glândula hipofisária, causando um estado de hipogonadismo, hipogonadotrófico e apresentando um nível sorológico indetectável de LH e FSH e amenorreia.

Recentemente, as bases genéticas para o hipogonadismo hipogonadotrófico foram explicadas parcialmente. Um estudo de uma paciente com síndrome de Kallmann e uma

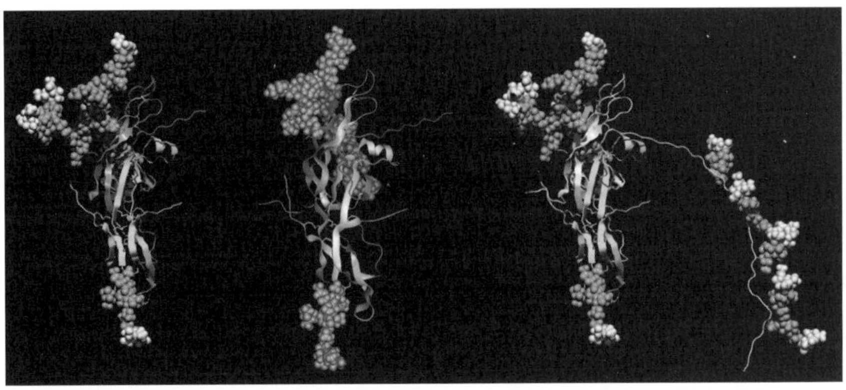

Fig 39.2 A estrutura molecular do FSH, LH e hCG.

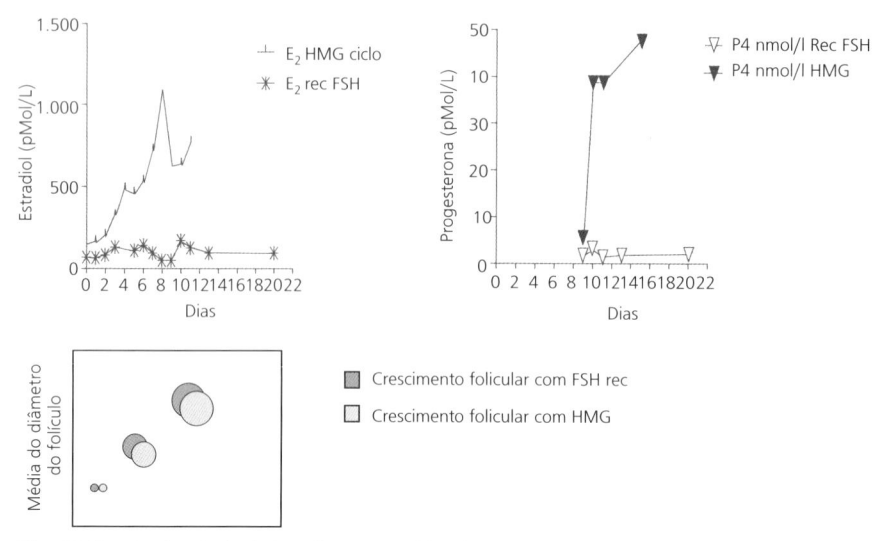

Fig. 39.3 Ação do FSH isolado e do FSH combinado com LH, no desenvolvimento folicular em uma paciente hipogonadotrófica com síndrome de Kallmann.

deleção no cromossoma X levou à indentificação, há quase 20 anos, do gene KAL1 como a causa da síndrome de Kallmann ligada ao cromossoma X. Mais do que 10 outros defeitos genéticos já foram identificados nos casos de hipogonadismo hipogonadotrófico. O peptídeo kisspeptina age como um estimulante potente para a secreção de GnRH nas mulheres, e as mutações do *KISS1* têm sido identificadas como uma causa rara de hipogonadismo hipogonadotrófico. Um segundo neuropeptídeo, o neuroquinina B, também é expresso em neurônios GnRH e estimula a secreção de GnRH, e a kisspeptina e a neuroquinina B são infrarreguladas pelo estrogênio. É provável que a kisspeptina e a neuroquinina B participem do retrocontrole dos estrogênios, atuando no nível hipotalâmico para a produção de GnRH.

O aumento da concentração de estradiol no meio da fase folicular leva à rápida supressão da produção de FSH pela hipófise por retrocontrole negativo (Fig. 39.4). Estudos recentes sugerem que a supressão de FSH pela hipófise na fase folicular pode ser mediada também pelo aumento das concentrações de inibina B, uma glicoproteína secretada pelas células granulosas

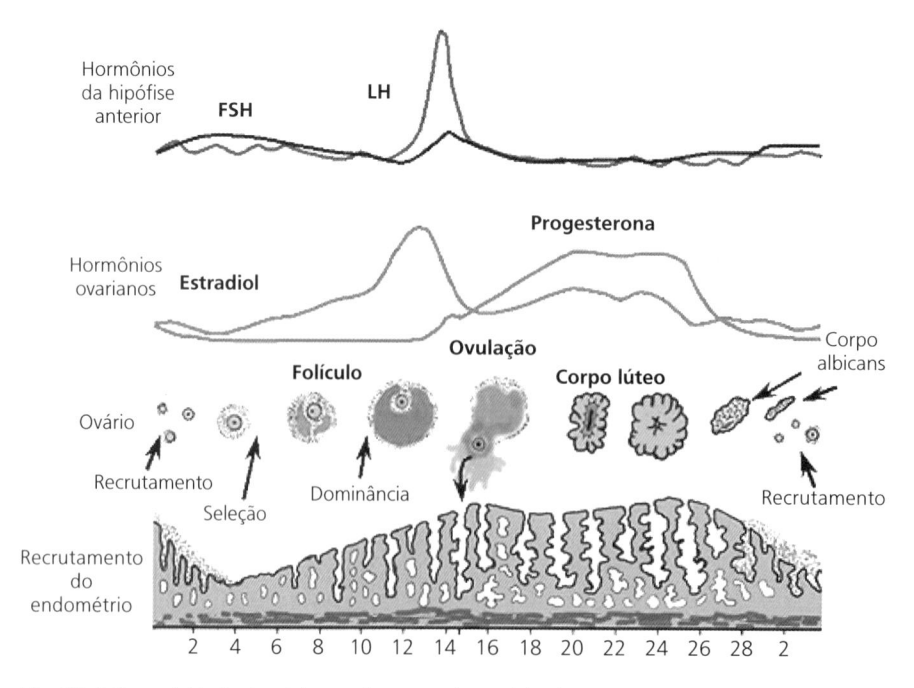

Fig. 39.4 Sincronicidade dos ciclos ovariano e endometrial. Alterações séricas dos eventos endócrinos durante o ciclo menstrual.

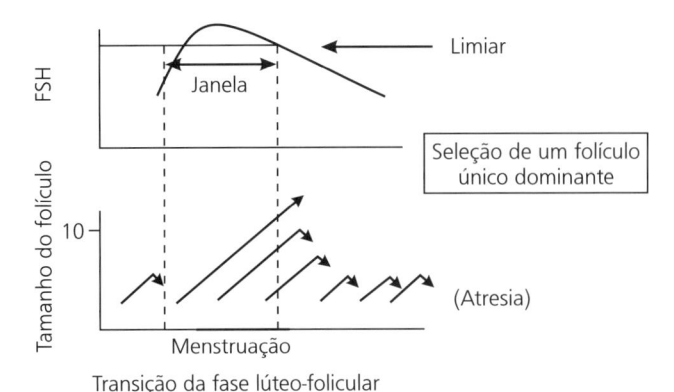

Fig. 39.5 Ilustra o conceito do crescimento e maturação folicular, dependente do aumento da concentração de FSH na circulação acima de um limiar arbitrário e a supressão subsequente de FSH, prevenindo o desenvolvimento folicular múltiplo. (Com permissão da Elsevier).

do folículo dominante em desenvolvimento. Não é tão surpreendente que exista um mecanismo duplo no controle da secreção de FSH na fase folicular [4]. A redução na concentração de FSH leva à atresia dos folículos remanescentes. A oferta cada vez menor de FSH resulta na atresia de todos os folículos menos o dominante, levando à mono-ovulação.

O mecanismo que leva à seleção de um único folículo dominante tem sido descrito pelo conceito de 'limiar', significando que o excesso no limiar da concentração de FSH induz o desenvolvimento e amadurecimento de um só folículo. Dessa forma, supressão da concentração de FSH evita o amadurecimento dos outros folículos (Fig. 39.5).

O conceito de limiar é útil para compreender os riscos de uma superovulação, quando são administradas altas doses diárias de FSH nos tratamentos para fertilização *in vitro* (IVF). O objetivo é produzir uma coorte de oito ou mais folículos maduros para captação dos oócitos guiada por ultrassonografia. Entretanto, se o *pool* folicular for muito pequeno (*p. ex.* próximo da menopausa) a produção de folículos maduros não será satisfatória e quando o *pool* folicular for grande (*p. ex.* síndrome de ovários policísticos), há um risco de uma resposta exagerada, levando à síndrome da hiperestimulação. A introdução recente do teste rápido ELISA para AMH permitiu a mensuração desta glicoproteína dimérica para estimar o risco da superovulação induzida por estímulo com gonadotrofina. Os níveis de AMH são altos em pacientes com síndrome do ovário policístico, com risco de hiperestimulação, e são baixos em pacientes que estão próximas da menopausa e apresentam baixa reserva ovariana. A mensuração de AMH é clinicamente eficaz na prática da FIV e pode indicar o tamanho do *pool* de folículos remanescentes nos ovários. Estudos recentes sugerem que a mensuração do AMH pode fornecer uma estimativa razoável do tempo que resta para a mulher atingir a menopausa, com implicações clínicas evidentes para o tratamento de infertilidade. A concentração sorológica de AMH varia muito pouco durante todo o ciclo menstrual e não é significativamente afetada pelo uso de contraceptivos orais, o que facilita sua mensuração na prática clínica.

Fisiologicamente, a AMH é secretada pelos pequenos folículos antrais e não é encontrada nos grandes folículos pré-ovulatórios. A mensuração pode fornecer uma avaliação direta do número total de pequenos folículos antrais no *pool* em desenvolvimento, que depende do tamanho do *pool* de folículos primordiais remanescentes nos ovários.

SEGUNDO PASSO: MANUTENÇÃO DA GRAVIDEZ INICIAL

O pico de LH e a ovulação

A maturação final do oócito ocorre somente após o surgimento do pico de LH. Isto assegura a maturidade do oócito para a fertilização após a liberação do folículo. O pico de LH representa o controle adequado da secreção de LH pelas células gonadotróficas da hipófise anterior. Isto é uma resposta ao aumento rápido do estradiol no final da fase folicular do ciclo ovariano. Os pulsos de GnRH pelo hipotálamo aumentam sua magnitude e frequência, induzindo um pico de LH, com rápida liberação de LH e, em menor proporção, de FSH hipófise anterior.

O pico de LH é precedido por um aumento na concentração sorológica de progesterona. O significado deste aumento na fase periovulatória não está definido, porém a inibição do aumento das concentrações de progesterona no período pré-ovulatório, usando um antagonista de receptor da progesterona, a mifepristona, evita a ovulação. Outros produtos com efeitos similares à mifepristona estão sendo testados para uso na contracepção, possivelmente com ação de inibição da ovulação e da implantação.

O pico de LH desencadeia a maturação final do oócito, completando a meiose e levando à extrusão do primeiro corpúsculo polar, que contém um dos pares do cromossoma haploide do oócito. O pico de LH também induz uma resposta do tipo inflamatória no ápice do folículo e adjacente à superfície externa do córtex ovariano. A formação de novos vasos sanguíneos e a liberação de protaglandinas e citocinas levam à ruptura da parede folicular e à ovulação, aproximadamente 38 horas após o pico de LH. Um efeito quimiotático induzido pelas citocinas ovarianas induz a aproximação das fímbrias das tubas uterinas para a região onde ocorreu a ruptura do folículo. Uma fina camada de muco parece ligar a entrada das tubas uterinas ao folículo ovulatório, formando uma ponte para o trânsito do oócito até a tuba.

O folículo vazio se enche rapidamente de sangue e de células da teca e da granulosa da parede folicular luteinizada, formando o corpo lúteo (Fig. 39.6). Segue-se a síntese rápida de progesterona e estradiol. As concentrações de progesterona atingem níveis acima de 25 nmol/L, sendo esses níveis os mais altos em relação a qualquer hormônio circulante. Estas concentrações aumentam ainda mais, se houver uma gravidez.

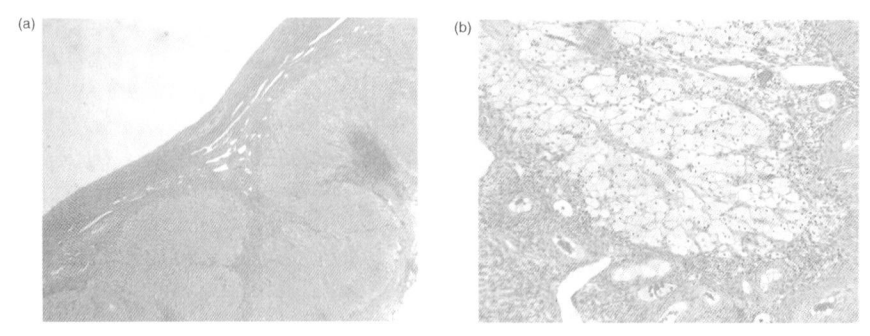

Fig. 39.6 Histologia do corpo lúteo, mostrando (a) um corpo lúteo ativo e (b) a regressão do corpo lúteo com infiltração histiocitária.

Desenvolvimento endometrial durante o ciclo menstrual e no início da gravidez

A progressão da fase folicular é caracterizada pelo aumento de estradiol na circulação. Isto se reflete na camada basal do endométrio, que persiste em todos os ciclos, em contraste com a descamação mensal das camadas superficiais do endométrio. O novo endométrio proliferativo cresce rapidamente sob a influência de estradiol, sincronicamente com o crescimento e maturação do oócito e seu folículo. Ocorre uma organização da arquitetura endometrial, e as glândulas e o estroma se transformam em endométrio secretor, preparando-se para permitir a implantação logo depois do pico de LH, luteinização do folículo roto e formação do corpo lúteo com secreção de grandes quantidades de progesterona (Fig. 39.7).

A formação de novos vasos sanguíneos (angiogênese endometrial) é um fator importante no crescimento de um endométrio saudável, e isso ocorre, aparentemente, através do alongamento e expansão de pequenos vasos sanguíneos da camada basal. A angiogênese endometrial pode ser dividida em três estágios: primeiro, durante a menstruação, para reparar o leito vascular; segundo, durante a fase proliferativa, para desenvolver um suprimento vascular para o endométrio; e, finalmente, com o crescimento das arteríolas espiraladas durante a fase secretora, com o objetivo de manter um espaço bem vascularizado para a implantação [6]. Portanto, em contraste com a maior parte dos leitos vasculares, que mantêm uma estrutura persistente durante toda a vida, o sistema vascular endometrial cresce e regride durante cada ciclo menstrual. Vários fatores angiogênicos e angiostáticos foram identificados no endométrio humano. A maior parte destes estudos se focou no fator de crescimento vascular endotelial (VEGF) e interleucinas, que podem ser responsivas à mudança das concentrações dos esteroides ovarianos.

O desenvolvimento de um endotélio secretor saudável é essencial para a implantação e desenvolvimento de uma gra-

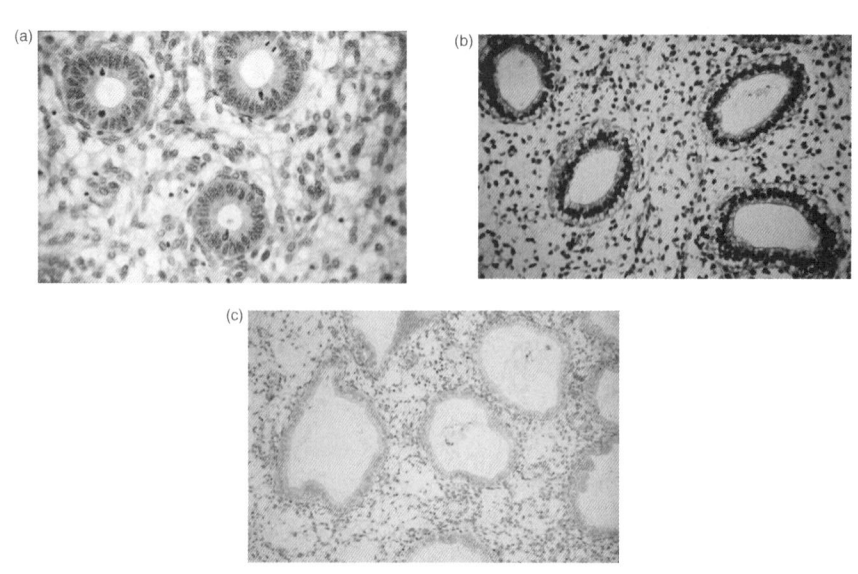

Fig. 39.7 Histologia do ciclo endometrial, mostrando as fases menstrual, proliferativa e secretora.

videz. Nas mulheres, o oócito é fertilizado na porção ampular das tubas e se desloca até o útero no terceiro dia, durante o estágio de desenvolvimento, chamado mórula. O blastocisto, com um trofoderma distinto e massa celular interna, é formado no quarto dia. O blastocisto perde a zona pelúcida e adere ao endométrio, iniciando o processo de implantação. Este é o primeiro passo da interação entre as células do blastocisto e as do endométrio, entre mãe e feto. Assim, essa interação é crítica para o sucesso da gravidez, e várias proteínas endometriais foram identificadas como reguladores em potencial do desenvolvimento do blastocisto e da implantação. Essas proteínas incluem as integrinas endometriais, as moléculas de adesão de células glicolisadas (GlyCAM-1) e osteopontina [7]. A exposição contínua do endométrio à progesterona no início da gravidez reduz a quantidade de receptores de progesterona no epitélio, este é um processo associado à perda da mucina MUC1 na superfície celular e à indução da secreção de proteínas de adesão. A secreção de HCG pelo trofoblasto é essencial para a continuidade da gravidez.

A interrupção da síntese e da secreção de progesterona pelo corpo lúteo, provocada pelo uso de um antagonista do receptor de progesterona, a mifepristona, pode induzir a interrupção da gravidez no estágio inicial. Em contraposição, têm sido usadas injeções de HCG ou progesterona por via vaginal para manter a gravidez nos casos onde é feita uma FIV, pois ocorre a interrupção da luteinização normal pelas drogas agonistas de GnRH, que são usadas para prevenir um pico prematuro de LH e ovulações indesejadas.

▶ Menstruação

A menstruação é a descamação das camadas superficiais do endométrio, ocorrendo subsequentemente o reparo e a preparação para o crescimento das células da camada basal. A menstruação é iniciada pela queda na concentração de progesterona circulante após a regressão do corpo lúteo, quando não ocorre a implantação. A síntese de progesterona na fase lútea é dependente do LH hipofisário. No final da fase luteínica, ocorre uma redução da secreção de progesterona, mas os níveis séricos de LH permancem estáveis, pois o corpo lúteo se torna menos sensível às gonadotrofinas e não pode manter a produção de progesterona. Em contraste, quando ocorre uma gravidez no ciclo da concepção, o bloqueio da síntese de progesterona é sobreposto pelo rápido aumento da concentração de HCG, que atua no corpo lúteo através dos receptores de LH.

Na fase pré-menstrual, a redução da progesterona ativa uma série complexa de sinalizadores intrauterinos, incluindo a expressão de fatores quimiotáticos que atraem leucócitos ao útero e a expressão das enzimas metaloproteinases da matriz, protaglandinas e outros componentes que agem nos vasos uterinos e músculos lisos. A invasão de leucócitos e a expressão subsequente de mediadores inflamatórios têm levado a uma comparação entre menstruação e a uma reação inflamatória [8,9]. As prostaglandinas das séries E F estão presentes em altas concentrações no endométrio, e sua síntese é regulada por esteroides ovarianos. O aumento de produção de $PGF_{2\alpha}$ induz contrações miometriais e vasoconstrição, que ocorrem na menstruação, e as prostaglandinas da série E aumentam a sensação de dor e edema e são vasodilatadoras. É provável que a PGE_2 estimule a síntese da interleucina (IL)-8, outro mediador inflamatório e quimiotático importante [10]. A vasoconstrição leva a uma hipóxia tecidual localizada, induzindo também a liberação de mediadores inflamatórios. O resultado final desta cascata de eventos é a constrição das arteríolas espiraladas e a contração do músculo uterino, levando à descamação endometrial.

Estes estudos são importantes para orientar o manejo clínico da menorragia e de outros distúrbios da menstruação. Os inibidores da síntese de prostaglandinas são amplamente usados nestas condições, com forte embasamento científico. Entretanto, a síntese de prostaglandinas é também um componente importante da ovulação, e o uso de potentes inibidores da síntese de prostaglandinas, como os agentes anti-inflamatórios não esteroides, pode levar a ciclos anovulatórios e infertilidade involuntária.

CONCLUSÃO

Apesar de complexo, os eventos endócrinos e parácrinos que regulam os ciclos ovarianos e uterinos normais são bem conhecidos. Este capítulo mostrou como o entendimento da fisiologia básica do ciclo pode orientar o manejo terapêutico com base científica. Uma avaliação mais ampla dos mecanismos regulatórios pode identificar novas abordagens para o diagnóstico e tratamento.

💡 Quadro 39.1 Resumo

Os eventos fisiológicos do ciclo menstrual representam o resultado de um sistema complexo de inter-regulação através de fatores endócrinos e parácrinos.
O conhecimento da fisiologia ovariana e do ciclo menstrual é muito importante para entender os vários estados patológicos associados à anovulação e à menopausa precoce.
Novas pesquisas das bases genéticas de regulação da reentrada dos folículos primordiais no *pool* de reserva, devem fornecer novas perspectivas para determinar a reserva ovariana e para prever o início da menopausa.

REFERÊNCIAS

1. Baker TC. A quantitative and cytological study of germ cells in human ovaries. *Proc R Soc Lond B Biol Sci* 1963;158:417-433.
2. Block E. Quantitative morphological investigations of the follicular system in women: variation in the different phases of the sexual cycle. *Acta Endocrinol* 1951;8:33-54.
3. Baird DT. A model for follicular selection and ovulation: lessons from superovulation. *J Steroid Biochem* 1987;27:15-23.

4. Groome NP, Illingworth PJ, O'Brien M *et al.* Measurement of dimeric inhibin B throughout the human menstrual cycle. *J Clin Endocrinol Metab* 1996;81:1401-1405.
5. Macklon NS, Fauser BCJM. Follicle-stimulating hormone and advanced follicle development in the human. *Arch Med Res* 2001;32:595-600.
6. Rogers PA, Gargett CE. Endometrial angiogenesis. *Angiogenesis* 1998;2:287-294.
7. Lessey BA. Adhesion molecules and implantation. *J Reprod Immunol* 2002;55:101-112.
8. Kelly RW. Pregnancy maintenance and parturition: the role of prostaglandin in manipulating the immune and inflammatory response. *Endocr Rev* 1994;15:684-706.
9. Kelly RW, King AE, Critchley HO. Cytokine control in human endometrium. *Reproduction* 2001;121:3-19.
10. Sales KJ, Jabbour HN. Cyclooxygenase enzymes and prostaglandins in pathology of the endometrium. *Reproduction* 2003;126:559-567.

Capítulo 40

Contracepção e Esterilização

Sharon T. Cameron[1] e Anna Glasier[2]

[1]Chalmers Sexual and Reproductive Health Service, Royal Infirmary of Edinburgh, Edinburgh, UK
[2]University of Edinburgh Clinical Sciences and Community Health, Edinburgh and School of Hygiene and Tropical Medicine, London, UK

A prevalência do uso dos métodos contraceptivos no Reino Unido, no início do século XXI, é alta. Apenas 4% das mulheres potencialmente férteis e sexualmente ativas que não desejam conceber relataram não usar um método anticoncepcional, em 2008/2009 [1]. A idade média na época das primeiras relações sexuais no Reino Unido tanto para homens, quanto para mulheres, é de 16 anos, e a idade média de mulheres na época do primeiro parto foi de 30 anos, em 2008. [2]. A menopausa geralmente ocorre aos 51 anos de idade, e a maioria das mulheres precisará utilizar um método anticoncepcional por mais de 30 anos. A escolha dos métodos varia de acordo com a idade, etnia, estado civil, planos de gravidez e educação. No Reino Unido, em 2008/2009, os métodos contraceptivos mais usados foram a pílula anticoncepcional por via oral (para 25% das mulheres) e o preservativo masculino (25%) (Tabela 40.1). Os métodos contraceptivos reversíveis de ação prolongada, conhecidos em inglês como *Long Acting Reversible Contraceptives* (LARC), como os injetáveis, anéis, implantes, dispositivos e sistemas intrauterinos, são utilizados por 12% das mulheres. O *National Institute for Health and Clinical Excellence* (NICE) publicou, recentemente, um protocolo de orientações para o uso dos LARC e recomendou a expansão das suas indicações com o objetivo de reduzir o número de gestações não planejadas [3].

Apesar da alta prevalência do uso dos métodos anticoncepcionais, a gravidez não planejada é comum. Em 2008, na Inglaterra e no País de Gales, 195.296 abortos foram realizados [4]. Isto corresponde a um índice de 18 abortos entre 1.000 mulheres em idade fértil e de 32 entre 1.000 mulheres com idade entre 20-24 anos [4]. Nem toda gravidez não planejada resulta em aborto; cerca de 30% das gestações não planejadas resultam em partos. Alguns dados mostram que a falha real dos métodos contraceptivos é responsável por menos de 10% das gestações não planejadas, e o restante ocorre pela falta de uso de método anticoncepcional (30-50%) ou por uso incorreto ou inconsistente do método.

Os métodos reversíveis que existem atualmente podem ser classificados em duas categorias, os hormonais e os não hormonais. Alguns efeitos adversos são comuns às duas categorias.

EFICÁCIA E EFETIVIDADE

A efetividade de um método anticoncepcional é expressa pelo índice de falha associado ao seu uso. Os índices apresentados na Tabela 40.2 são de estudos feitos nos EUA e mostram a porcentagem de casais com uma gravidez não planejada, durante o primeiro ano de uso de um método. [5]. A efetividade de um método anticoncepcional depende de sua ação e da facilidade do seu uso. Se um método pode evitar a ovulação em todos os ciclos e em todas as mulheres, ele deveria ter uma eficácia de 100%, pois não existiria um óvulo para ser fertilizado. A gravidez só pode ocorrer se houver uma falha ou se o método for usado de forma inconsistente. O implante contraceptivo e a pílula anticoncepcional inibem a ovulação. O índice de gravidez com o uso perfeito das pílulas combinadas orais é de uma gravidez em 1.000, e a falha ocorre em razão da inibição incompleta da ovulação entre mulheres que metabolizam a pílula rapidamente. Entretanto, se a pílula não for tomada regularmente, a ovulação pode ocorrer, e a frequência de falha nesses casos de uso habitual é de 8 por 100. A necessidade de adesão com o uso do implante é menor, seu uso sempre é perfeito, e a frequência de falha, tanto no uso normal, quanto no uso habitual, é a mesma. A falha nos casos de implantes e de dispositivos intrauterinos (IUDs) ocorre em virtude de falha durante a sua colocação (p. ex., perfuração uterina pelo IUD ou a mulher já estava grávida quando ele foi colocado).

Os índices de gravidez são descritos pelo Índice de Pearl, que é o número de gestações não planejadas dividido pelo número de mulheres-ano de exposição ao risco de gravidez durante o uso do método. Muitos índices foram calculados com base em ensaios clínicos. Existem alguns proble-

Tabela 40.1	Uso atual (%) de anticoncepcionais por mulheres com idade entre 16-49 anos na Grã-Bretanha em 2008/2009 [1]
Pílula*	25[†]
Só de progesterona	6
Combinada	16
Preservativo masculino	25
Abstinência	4
IUD	6
Injeção	3
Implante	1
Adesivo	0
Planejamento familiar natural	2
Capuz/diafragma	0
Espumas/géis	1
IUS hormonal	2
Preservativo feminino	1
Contracepção de emergência	1
Total de, pelo menos, um método	58
Esterilizadas	6
Parceiro esterilizado	11
Total de, pelo menos, um método	75

*Inclui mulheres que não sabiam o tipo de pílula usada.
[†]As porcentagens somam mais de 100, pois mais de uma resposta poderia ser dada.

Tabela 40.2	Eficácia de métodos anticoncepcionais: porcentagem de mulheres com uma gravidez não planejada durante o primeiro ano de uso e porcentagem que continuaram o uso após um ano (EUA) [5]	
	Porcentagem de grávidas	
Método	Uso habitual	Uso perfeito
Nenhum método	85	85
Espermicidas	29	18
Abstinência	27	4
Abstinência periódica	25	
Tabelinha	9	
Método da ovulação	3	
Cintotérmico	2	
Capuz		
Multíparas	32	26
Nulíparas	16	9
Diafragma	16	6
Preservativo		
Feminino	21	5
Masculino	15	2
Pílula combinada e pílulas de progesterona	8	0,3
Adesivo hormonal combinado	8	0,3
Anel hormonal combinado	8	0,3
Injetáveis (DMPA)	3	0,3
IUD, de cobre	0,8	0,6
IUS (Mirena)	0,1	0,1
Implante	0,05	0,05
Esterilização feminina	0,5	0,5
Esterilização masculina	0,15	0,10

mas com isto. Quanto maior o tempo de observação de uma coorte de casais em uso de um método anticoncepcional, menor é incidência de gravidez, pois a composição da coorte consiste cada vez mais casais que não engravidam (em razão de sua alta motivação para evitar uma gravidez, a eficiência no uso dos métodos anticoncepcionais ou a infertilidade). Além disso, os índices de erro em estudos clínicos tendem a ser subestimados em todos os ciclos, pois todos os meses de uso do método são considerados independentemente de terem ocorrido ou não relações sexuais durante o período. Além disso, as pessoas que participam destes estudos não representam a população em geral, e a adesão ao método é geralmente acima da média. No caso de métodos de ação prolongada, como os IUDs e implantes, os índices de gravidez são relatados por tempo (cumulativas).

OBSERVÂNCIA/ADESÃO/MOTIVAÇÃO

Vários casais usam métodos anticoncepcionais inconsistentemente e/ou incorretamente. Alguns métodos são mais fáceis de usar do que outros. O IUD/IUS (sistema intrauterino) e os implantes são colocados e removidos por um profissional de saúde e independem do uso regular e correto para serem eficientes. A duração da ação do Depo-Provera é 12 semanas, mas o seu uso correto requer a motivação e organização para comparecer regularmente a uma clínica para fazer as doses repetidas. A observância do método anticoncepcional por via oral não é fácil. Um estudo mostra que 47% das mulheres dizem esquecer-se de tomar uma ou mais pílulas por ciclo, e 22% esquecem-se de tomar duas ou mais [6]. Em estudo que utiliza diários eletrônicos para acompanhar a observância, 63% das mulheres esqueceram-se de tomar uma ou mais pílulas durante o primeiro ciclo, e 74% durante o segundo ciclo de uso [7]. Os índices de erro de uso habitual são ainda maiores no caso dos preservativos masculinos, diafragmas, métodos de abstinência e métodos naturais de planejamento familiar, que dependem do uso correto a cada relação sexual.

DESCONTINUAÇÃO

Os índices de descontinuação de uso são maiores nos métodos que não requerem remoção por um profissional da área de saúde, como é mostrado na Tabela 40.3, que apresenta a porcentagem de casais nos EUA que permanecem usando o método ao final de um ano [5]. Em um estudo nos EUA, 50% das mulheres suspenderam o uso da pílula durante os primeiros 3 meses de uso [6]. Os motivos que levam à descontinuação do uso são geralmente associados à percepção dos riscos reais ou decorrente dos efeitos adversos. O motivo mais comum é em razão do sangramento. Um estudo Sueco que acompanhou 656 mulheres durante 10 anos mostrou que 28-35% das mulheres (dependendo da idade) pararam de tomar a pílula por causa do temor de efeitos colaterais graves, 13-17% pararam em decorrência das disfunções menstruais, 15-20% por ganho de peso e 14-21% por mudanças de humor [8].

Tabela 40.3	Porcentagem de mulheres nos EUA que continuam a usar o método após um ano de uso [5]
Nenhum método	
Espermicidas	42
Abstinência	43
Abstinência periódica	51
Capuz	
Multíparas	46
Nulíparas	57
Diafragma	57
Preservativo	
Feminino	49
Masculino	53
Pílula e minipílula combinada	68
Adesivo hormonal combinado	68
Anel hormonal combinado	68
Injetáveis (DMPA)	56
IUD	
De cobre	78
Mirena (IUS)	81
Implante	84
Esterilização feminina	100
Esterilização masculina	100

CONTRAINDICAÇÕES

A maioria das usuárias de métodos anticoncepcionais são mulheres jovens e saudáveis e podem usar qualquer método disponível com segurança. Entretanto, algumas condições médicas apresentam um aumento do risco associado ao uso de alguns métodos anticoncepcionais, em razão dos efeitos adversos do método sobre a condição ou por causa dos efeitos da condição ou do tratamento sobre o método contraceptivo. A pílula combinada, por exemplo, pode aumentar o risco de uma mulher com diabetes desenvolver complicações cardiovasculares; alguns anticonvulsivantes interferem com a eficácia da pílula combinada. Muitos estudos clínicos de novos métodos anticoncepcionais excluem pacientes com problemas médicos graves, por isso existem poucas evidências para embasar o aconselhamento ao prescrever a contracepção. A Organização Mundial da Saúde elaborou um protocolo sistematizado, criando uma norma internacional que aborda os critérios de elegibilidade para o uso de métodos anticoncepcionais para homens e mulheres, que apresentam condições médicas que podem contraindicar o uso de um ou mais métodos anticoncepcionais. A *Faculty of Sexual and Reproductive Healthcare* (FSRH) criou uma versão para o Reino Unido [9]. As condições clínicas foram classificadas em quatro categorias, de acordo com evidências de revisões sistemáticas. A primeira categoria inclui condições para as quais não existe restrição de uso de métodos anticoncepcionais, e a quarta categoria inclui as condições que apresentam um risco grave inaceitável para o uso do método contraceptivo (contraindicação absoluta). As condições classificadas na segunda categoria permitem o uso do método, mas necessitam de um acompanhamento mais rigoroso. As condições na terceira categoria são aquelas, onde o risco do método é maior do que os benefícios (contraindicação relativa). A indicação do método contraceptivo nesses casos exige uma decisão médica cuidadosa, e a recomendação do método só deve ser feita, se não houver outra alternativa.

BENEFÍCIOS DOS MÉTODOS ANTICONCEPCIONAIS

A maioria dos casais usa os métodos anticoncepcionais por mais de 30 anos. Os benefícios adicionais do seu uso, além da prevenção da gravidez, apresentam vantagens e influenciam a sua aceitação. Uma amostra de base nacional, incluindo 943 mulheres nos EUA, encontrou um nível de satisfação com métodos anticoncepcionais orais maior entre as mulheres que haviam recebido informações dos benefícios não contraceptivos [10]. O benefício mais comum dos métodos hormonais é a melhora do padrão do fluxo menstrual (incluindo a amenorreia), que é apreciado por muitas mulheres no Reino Unido (Tabela 40.4). Os métodos de barreira, especialmente os preservativos, protegem contra as infecções sexualmente transmissíveis (STIs), incluindo o câncer cervical. Quando um método anticoncepcional é usado primariamente pelos seus outros benefícios, ou para tratamento de uma condição médica, como a menorragia, a razão de risco e benefício muda.

CONTRACEPÇÃO HORMONAL COMBINADA

▶ Os métodos

A contracepção hormonal combinada pode ser administrada por via oral (a pílula anticoncepcional combinada), por via transdérmica (o adesivo anticoncepcional), por via sistêmica (injetáveis combinados) ou através da via vaginal (o anel vaginal anticoncepcional combinado). Todos os métodos contêm estrogênio e progesterona. Embora exista menos informação sobre as outras formas de administração, o mecanismo de ação, os efeitos colaterais e os riscos são similares.

Tabela 40.4	Benefícios não contraceptivos frequentes dos métodos anticoncepcionais hormonais		
Melhora de Sintomas	Pílula anticoncepcional combinada oral	IUS	DMPA
Sangramento menstrual abundante	✓	✓	✓
Acne e hirsutismo	✓		
Síndrome para pré-menstrual	✓		
Endometriose	✓	✓	✓
Risco de câncer de ovário	✓		Provável
Risco de câncer endometrial	✓	Provável	Provável

IUS, sistema intrauterino com liberação de levonorgestrel; DMPA, injetável (Depo-Provera).

Oral

A maioria das pílulas anticoncepcionais combinadas no Reino Unido contém o estrogênio etinilestradiol em uma dosagem de 20-50μg. Hoje em dia, a maioria das mulheres usa a chamada pílula de "baixa dosagem", que contém entre 20 e 35 μg. As pílulas de baixa dosagem são potencialmente mais seguras, pois os riscos cardiovasculares da pílula são causados, em sua maioria, pelo estrogênio. Embora a pílula de menor dosagem disponível na Europa (15 μg de etinilestradiol) apresente a mesma eficácia das pílulas de 30 μg, o controle do ciclo menstrual é menos efetivo, e os sangramentos de escape são mais frequentes. As formulações mais recentes no Reino Unido apresentam o estrógeno, valerato de estradiol. As progesteronas atualmente usadas pertencem a três grupos: as progesteronas de primeira e segunda gerações (p. ex., a noretisterona e o levonorgestrel), as progesteronas de terceira geração (p. ex., o gestodeno, o desogestrel e o norgestimato) e as progesteronas mais novas com propriedades antiandrogênicas, como a drospirenona e o dienogest. O cociprindiol é uma preparação que apresenta o etinilestradiol, combinado com o antiandrogênio acetato de ciproterona, que é usado no tratamento de casos graves de acne e hirsutismo. É um anticoncepcional e com o passar dos anos tem sido usado como mais uma pílula combinada. É útil para o tratamento das mulheres com sintomas de hiperandrogenismo e que precisam de um método anticoncepcional, mas não deve ser usado por outras mulheres, pois alguns estudos mostram o aumento de risco de tromboses venosas quando comparado aos de segunda geração.

A maioria das pílulas combinadas precisa ser tomada por 21 dias, seguido de um intervalo de 7 dias, quando geralmente ocorre o sangramento de privação. As preparações que usam comprimidos de placebo para serem tomados durante esse intervalo podem melhorar a observância, mas são mais caras e geralmente não são usadas no Reino Unido. As pílulas combinadas estão disponíveis em preparações monofásicas, onde todos os comprimidos contêm a mesma dose de esteroides, e preparações bifásicas, trifásicas e, mais recentemente, as tetrafásicas, onde as doses de ambos os esteroides mudam durante o ciclo. As pílulas fásicas foram introduzidas para reduzir a dose total de progesterona e com a hipótese de que com a mimetização do ciclo normal, poderia se obter um melhor controle. Não existem evidências que comprovem o melhor controle do ciclo, e estas pílulas são mais caras. Tem-se observado um número crescente de mulheres que usam a pílula durante três meses (fazendo três ciclos, pois preferem a amenorreia). Isto é especialmente útil para mulheres que apresentam sintomas associados ao sangramento de privação, como a dismenorreia ou enxaqueca pré-menstrual.

Transdérmico

Existe apenas um adesivo anticoncepcional atualmente (com 20 cm² de tamanho) e ele libera 20 μg de etinilestradiol e 150 μg de norelgestromina diariamente. Cada adesivo tem uma duração de 7 dias, sendo usados 3 adesivos consecutivamente e, depois, é feita uma pausa ou usado um placebo durante a quarta semana, quando ocorre sangramento de privação. A proteção anticoncepcional mantém-se por 10 dias, o que permite alguma falha na troca dos adesivos. Um ensaio clínico randomizado, comparando o uso de adesivo ao uso da pílula combinada, não encontrou uma diferença significativa da eficácia: o Índice de Pearl para o uso do adesivo foi de 1,24 por 100 anos-mulher, e o da pílula foi de 2,18 [11]. Em um estudo clínico não randomizado de grande escala, quatro das seis gestações que ocorreram foram em mulheres que pesavam acima de 90 kg, o que indica uma redução da eficácia entre mulheres de peso elevado. Após os primeiros ciclos de uso, os padrões de sangramento e os efeitos colaterais foram similares aos associados ao uso da pílula combinada. Os relatos de "uso perfeito" foram bem melhores com o adesivo (88%) do que com a pílula (78%) no ensaio clínico randomizado, mas o padrão de uso fora de estudos clínicos não é conhecido.

Vaginal

Existe um anel anticoncepcional vaginal combinado que libera 15 μg de etinilestradiol e 120 μg de etonogestrel diariamente autorizado no Reino Unido. O anel é feito de um copolímero de etileno-vinil-acetato, possui um diâmetro externo de 54 mm e um diâmetro transversal de 4 mm. Foi projetado para durar três semanas e no intervalo de sete dias sem o anel, ocorre o sangramento, que pode ser maior do que o sangramento que ocorre com a pílula combinada. Em uma comparação à pílula combinada contendo 30 μg de etinilestradiol e 150 μg de levonorgestrel, a incidência de sangramentos irregulares foi menor no uso do anel (< 5% vs. 38,8% em cada ciclo). Para todos os outros efeitos, incluindo a eficácia, o anel não é diferente da pílula, embora possam existir algumas vantagens associadas à observância.

▌Modo de ação

O principal modo de ação dos anticoncepcionais hormonais combinados é a inibição da ovulação. O estrogênio inibe o FSH hipofisário, suprimindo o desenvolvimento dos folículos ovarianos, enquanto a progesterona inibe o aparecimento do pico de LH. A maioria das pílulas, adesivos e anéis é administrada por 21 dias, seguidos de um intervalo de sete dias livres de hormônios. Em algumas mulheres, o intervalo de 7 dias é suficiente para o desenvolvimento dos folículos, e 25% das usuárias de pílulas apresentam folículos de 10 mm de diâmetro nas ultrassonografias no último dia do intervalo. Se o intervalo se estender por mais de sete dias, estes folículos continuarão a se desenvolver, e, mesmo quando o método anticoncepcional for retomado, a ovulação pode ocorrer. Se as pílulas não forem tomadas, a chance de ocorrer uma gravidez dependerá não apenas de quantas pílulas não foram tomadas, mas também de quando estas pílulas deveriam ter sido tomadas. O risco de gravidez é mais alto, quando o esquecimento da tomada ocorre no início ou no final do pacote, ou seja, quando o intervalo livre de hormônios está aumentado. O aconselhamento sobre as precauções adicionais que devem ser tomadas no caso de esquecimento de pílulas tem sido considerado complicado e, no futuro próximo, deve ser revisto e simplificado pelo FSRH [12]. A indústria farmacêutica que produz os adesivos e anéis aconselha o uso de métodos de barreira por sete dias, quando ocorre um atraso de até 48 horas na aplicação do adesivo ou se o anel for removido por mais de três horas durante o período de 21 dias.

As propriedades contraceptivas adicionais dos anticoncepcionais hormonais combinados incluem mudanças nas características do muco cervical, que podem interferir com o transporte do espermatozoide, uma possível alteração na motilidade tubária, atrofia endometrial e receptividade uterina comprometida.

▶ Eficácia
Veja a Tabela 40.2.

▶ Contraindicações
As contraindicações absolutas (condições na quarta categoria do MEC do Reino Unido) e relativas (condições na terceira categoria do MEC do Reino Unido) para o uso dos anticoncepcionais hormonais combinados (pílula, adesivo e anel) estão listadas nas Tabelas 40.5 e 40.6.

Tabela 40.5 Critérios clínicos, categoria 3, de elegibilidade no Reino Unido (MEC) (contraindicações relativas) para o uso de contraceptivos hormonais combinados [9]

Múltiplos fatores de risco para doenças arteriais (MEC Reino Unido 3/4)
Hipertensão: pressão sistólica entre 140-159 mmHg ou diastólica entre 90-99 mmHg, ou hipertensão com controle adequado mantida abaixo de 140/90 mmHg
Algumas hiperlipidemias conhecidas
Diabetes melito associado à doença vascular (MEC Reino Unido 3/4)
Fumo (mesmo se menos do que 15 cigarros por dia) e idade acima dos 35 anos
Obesidade (BMI ≥ 35kg/m²)
Enxaqueca e idade acima dos 35 anos
História de enxaqueca, com auras há cinco anos ou mais
Câncer de mama, com cinco anos ou mais sem recorrência
Amamentação até seis meses pós-parto
Pós-parto sem amamentação até 21 dias após o nascimento
Doença da vesícula biliar atual ou já tratada
História de colestase relacionada com o uso de anticoncepcionais orais combinados
Hepatite viral (aguda ou surto) (MEC Reino Unido 3/4)
Imobilidade contínua não relacionada com a cirurgia (p. ex. cadeira de rodas)
Uso de rifampicina (rifampina) ou determinados anticonvulsivantes
Uso de determinados antirretrovirais (ritonavir, inibidores potenciados com protease)
História familiar de tromboembolia venosa em parentes de primeiro grau abaixo dos 45 anos de idade

Tabela 40.6 Critérios clínicos de elegibilidade, categoria 4, no Reino Unido (MEC) (riscos inaceitáveis à saúde) para o uso de contraceptivos hormonais combinados orais[9]

Amamentação < 6 semanas pós-parto
Fumar ≥ 15 cigarros por dia e idade ≥ 35 anos
Múltiplos fatores de risco de doenças cardiovasculares
Hipertensão: sistólica ≥ 160 mmHg ou diastólica ≥ 100 mmHg
Hipertensão associada à doença vascular
Trombose vascular profunda ou embolia pulmonar atual ou no histórico
Cirurgia de grande porte com imobilização prolongada
Mutações trombogênicas conhecidas
Doença cardíaca isquêmica atual ou no histórico
Acidente vascular atual ou no histórico
Doença cardíaca valvular complicada
Enxaqueca com aura
Câncer de mama atualmente
Diabetes com doença vascular ou nefropatia, retinopatia ou neuropatia
Hepatite viral aguda (MEC 3/4)
Cirrose aguda
Tumores hepáticos benignos ou malignos
Síndrome de Raynaud com anticoagulante lúpico
Lúpus eritematoso sistêmico com anticorpos antifosfolípides positivos ou desconhecidos

▶ Riscos e efeitos colaterais
Efeitos colaterais menores
Os anticoncepcionais hormonais combinados afetam quase todos os sistemas do nosso corpo. Os esteroides anticoncepcionais são metabolizados pelo fígado e afetam o metabolismo de carboidratos, lipídios, proteínas do plasma, aminoácidos, vitaminas e fatores coagulantes.

Vários efeitos colaterais relatados, especialmente dores de cabeça, ganho de peso e perda de libido, são comuns entre mulheres que não usam anticoncepcionais hormonais. Os que são provavelmente diretamente relacionados com os esteroides anticoncepcionais incluem retenção de líquidos, náusea, vômito, cloasmas, mastalgia e aumento do volume das mamas. Todos os efeitos colaterais com exceção do cloasma (que piora com o tempo) melhoram em 3-6 meses. A troca da dose de estrogênio ou do tipo de progesterona ou a mudança do método de aplicação podem minimizar esses efeitos se os sintomas não melhorarem após 3 a 6 meses de uso. Para mulheres com náusea constante, tomando a pílula, o adesivo pode ser indicado. Os efeitos colaterais (reais ou não) geralmente levam à descontinuação do uso; 73% das mulheres britânicas de todas as idades dizem que o ganho de peso é uma desvantagem da pílula.

Efeitos colaterais graves
Doenças cardiovasculares
O uso da pílula anticoncepcional combinada é extremamente seguro. Os resultados de um estudo de coorte, realizado no Reino Unido, envolvendo mais de 46.000 mulheres que esta-

vam tomando a pílula anticoncepcional e que foram acompanhadas por até 39 anos, mostraram que o uso de anticoncepcional oral não está associado a um aumento no risco de morte [13]. Observando-se uma redução de 12% no risco de morte por qualquer motivo entre as "usuárias permanentes da pílula anticoncepcional (em geral, a pílula combinada) em comparação às "não usuárias" (RR 0,88, CI 95% 0,82-0,93).

Entretanto, os anticoncepcionais hormonais combinados aumentam o risco de trombose tanto na circulação venosa, quanto na arterial. O efeito adverso na coagulação é relacionado com a dose de estrogênio, e, no caso das pílulas, doses menores estão teoricamente relacionadas com a redução do risco. Existe um aumento de três a cinco vezes no risco de tromboembolismo venoso (VTE) associado ao uso da pílula combinada. Dois estudos recentes mostraram que a redução da dose de etinilestradiol de 30 para 20 µg pode reduzir o risco de trombose venosa profunda (DVT).

O risco não é afetado pela idade, fumo, ou pela duração de uso da pílula, mas é maior em mulheres obesas [com índice de massa corporal (BMI) > 25 kg/m^2] e em mulheres com história de hipertensão induzida pela gravidez. Quatro estudos publicados, em 1995 e 1996, demonstraram um risco diferenciado de VTE associado ao tipo de progesterona contida na pílula. As pílulas combinadas, contendo uma progesterona de terceira geração (gestodeno ou desogestrel), mostraram um risco cerca de duas vezes maior de VTE quando comparadas às pílulas com progesteronas de primeira ou segunda geração (contendo levonorgestrel ou noretisterona). Embora esse resultado seja frequentemente atribuído a fatores de confusão ou decorrente de viés, existe uma plausibilidade biológica para esta diferença de risco. No Reino Unido, é considerada a segunda opção, e estas pílulas devem ser prescritas apenas para mulheres com intolerância a outros tipos de pílulas combinadas e que foram informadas sobre o risco aumentado de VTE e o aceitam. Existe menos informação sobre o risco de TVP associado às pílulas que contêm as progesteronas mais novas (drospirenona e dienogest). Existem controvérsias em relação ao aumento no risco de TVP, associado ao uso de pílulas que contêm acetato de ciproterona em comparação ao risco associado às pílulas de terceira geração. Entretanto, independente da progesterona usada, o risco absoluto de VTE é pequeno (15 por 100.000 mulheres-ano entre usuárias de pílulas de segunda geração comparada a 5 por 100.000 mulheres-ano em não usuárias), e bem menor do que o risco associado à gravidez (60 por 100.000 mulheres-ano). O risco é maior durante o primeiro ano de uso, talvez porque as trombofilias hereditárias, como o fator V de Leiden, podem ser evidenciadas pelo uso da pílula combinada. O rastreamento das trombofilias conhecidas não apresenta um bom resultado custo-efetivo, e as informações de história familiar de VTE, colhidas na rotina da prescrição de pílulas, também não conseguem detectar o risco de VTE na maioria das mulheres. Embora os métodos não orais evitem a primeira passagem pelo fígado e por isso possam apresentar menos efeitos sobre os fatores de coagulação, esses métodos não orais, o adesivo, o anel e os métodos injetáveis combinados devem ser prescritos seguindo as mesmas recomendações feitas para uso da pílula combinada.

As doenças arteriais são bem menos comuns, mas muito mais graves. Estão associadas à idade, e o risco é altamente influenciado pelo tabagismo. Dados agrupados de quatro grandes estudos clínicos de Phase II indicam que a pílula combinada tem efeito muito pequeno na pressão sanguínea [14]. A relação entre o uso da pílula combinada e o infarto do miocárdio (MI) é controversa. Enquanto há um consenso sobre associação entre o aumento do risco de MI entre mulheres que fumam ou são hipertensas, alguns estudos mostram um risco aumentado entre normotensos não fumantes, enquanto outros não. Um estudo realizado na Holanda relatou um risco relativo de MI de 2,8 (95% CI 1,3-6,3) entre mulheres sem fatores de risco conhecidos [15]. Outro estudo, realizado no Reino Unido, não mostrou nenhuma associação significativa entre o uso de anticoncepcionais combinados orais e MI [16]. Em uma metanálise recente de 23 estudos, a razão de chance ajustada de MI foi de 2,48 (95% CI 1,91-3,22) para usuárias de pílulas combinadas atuais comparadas às "não usuárias" [17]. O risco entre usuários passados não aumentou significativamente. O risco de MI foi significativo entre as usuárias de pílulas de segunda geração, mas não entre as de terceira geração. Foi encontrada uma relação entre o risco de MI e a dose de etinilestradiol, e as pílulas contendo 20 µg de etinilestradiol não estão associadas ao aumento de risco de MI. Houve um aumento significativo no risco de MI em pacientes fumantes (OR 9,3, CI 95% 3,89-22,23) comparado ao de não fumantes (muitos outros estudos mostram a mesma coisa) e em mulheres com história de hipertensão, (OR 9,9, CI 95% 1,83-53,53) e hipercolesterolemia (OR 2,08, CI 95% 1,5-2,9). O risco absoluto de MI em mulheres de idade fértil, mesmo com fatores de risco, é extremamente pequeno.

O uso de pílulas combinadas dobra o risco de acidente isquêmico, embora o risco de acidente hemorrágico permaneça inalterado. O fumo e a hipertensão aumentam entre 5 e 10 vezes o risco de acidente vascular. Entretanto, os acidentes vasculares são raros em mulheres férteis.

A pílula combinada está contraindicada nas mulheres que apresentam enxaquecas com aura. Em uma recente metanálise de 17 estudos observacionais de boa qualidade, a enxaqueca foi associada a um risco relativo de acidente vascular de 2,16 (CI 95% 1,89-2,48), e as usuárias de anticoncepcional oral apresentaram um aumento de oito vezes no risco de acidente vascular quando comparadas a não usuárias [18]. Muitas pessoas descrevem sua cefaleia como enxaquecas, sendo importante fazer um diagnóstico preciso da cefaleia grave descrita como enxaqueca e as complicadas por auras. Auras ocorrem antes do início da cefaleia, e seus sintomas incluem hemianopsia homônima, parestesia ou dormência unilateral, ataxia e afasia e outros distúrbios da fala. Os sintomas visuais podem apresentar-se como reforço do espectro de uma estrutura (uma figura em formato de estrela próxima ao ponto de fixação com bordas brilhantes) e como escotomas (uma figura brilhante que aumenta de tamanho gradualmente). Luzes piscando não são classificadas como aura.

Doenças malignas

Câncer de mama

Os estudos publicados sobre anticoncepcionais hormonais combinados e o câncer de mama são difíceis de analisar, pois a formulação das pílulas, os padrões de reprodução (especialmente a idade da primeira gravidez e o tamanho da família), a dieta e o peso médio mudaram com o decorrer do tempo. Uma metanálise de 54 estudos, envolvendo mais de 53.000 mulheres com câncer de mama e 100.000 indivíduos-controle, concluiu que o uso da pílula combinada está associado a um pequeno aumento no risco de câncer de mama. O risco aumentado se mantém por 10 anos após a suspensão da pílula [19]. O risco relativo de usuárias atuais foi de 1,24; para aquelas depois de 1-4 anos da suspensão foi de 1,16; e para as que pararam a 5-9 anos, 1,07. Após 10 anos, o risco relativo passou a ser o mesmo das não usuárias. O risco relativo foi maior entre as mulheres que começaram a tomar as pílulas em idade mais jovem, mas a duração do uso, a dosagem ou o tipo de hormônio tiveram pouco efeito no risco. As mulheres que fazem uso por tempo prolongado apresentaram um risco menor (RR 0,88) de doenças metastáticas, mesmo se pararam de tomar a pílula há mais de 10 anos. Um estudo de caso-controle mais recente, envolvendo 8.000 mulheres, incluindo mulheres com idade acima de 35 anos, não encontrou aumento no risco de câncer de mama (RR 1,0, CI 95% 0,8-1,3), embora o limite superior do intervalo seja similar ao encontrado pela metanálise maior. Tem sido sugerido que o início do uso de pílulas pode acelerar o aparecimento de câncer de mama em mulheres suscetíveis. Por outro lado, o diagnóstico de tumor pode ter sido feito mais precocemente nas mulheres usando a pílula, embora seja difícil explicar o motivo de a tendência do diagnóstico precoce persistir anos depois da interrupção do uso da pílula. Permanece a possibilidade de que haja um efeito biológico dos anticoncepcionais hormonais combinados.

Câncer cervical

Os resultados do estudos sobre o risco de câncer cervical entre usuárias da pílula são difíceis de interpretar, pois os métodos de barreira conferem alguma proteção, e qualquer associação identificada em estudos epidemiológicos pode ser apenas o resultado de um ajuste inadequado de comportamento sexual. Uma metanálise recente de 10 estudos de casos-controle encontrou um aumento do risco relativo de câncer cervical de 2,8, entre mulheres com infecções persistentes de papilomavírus humano (HPV) e usando anticoncepcionais hormonais (em sua maioria combinados) por mais de 5 anos. O uso de anticoncepcionais hormonais por mais de 10 anos aumentou este risco relativo para 4. As evidências têm mostrado uma real associação entre o uso de anticoncepcionais hormonais combinados e o câncer cervical, apesar da possibilidade de que fatores de confusão relacionados com o comportamento sexual entre usuárias de diferentes métodos contraceptivos possam interferir nos resultados dos estudos. Entretanto, as mulheres podem ser informadas de que o risco de câncer cervical pode ser reduzido pelo uso de preservativos masculinos, vacinas contra HPV (para pessoas jovens) e rastreamento regular de câncer cervical.

Cânceres de ovário, endometrial e de cólon

Existem evidências consideráveis mostrando o efeito protetor do uso de anticoncepcionais orais sobre os cânceres de ovário, de endométrio e o de cólon. No caso do câncer de ovário, existe uma redução de 50% no risco de câncer de ovário epitelial e não epitelial após 5 anos de uso da pílula combinada. Este efeito pode estar relacionado com a redução do número total de ovulações e do número de rupturas da cápsula ovariana durante a vida. Estudos epidemiológicos envolvendo 21 países e incluindo 23.257 mulheres com câncer de ovário e 87.303 casos-controle mostraram que esta redução no risco de câncer de ovário persiste por 30 anos após a interrupção do uso da pílula. Também existe uma proteção evidente para mulheres com história familiar de câncer de mama (que podem ter um risco maior de câncer de ovário). O efeito da pílula combinada no câncer endometrial é fortemente relacionado com a duração do uso (20% de redução após 1 ano, 50% depois de 4 anos) e permanece por 15 anos após a interrupção do uso da pílula. Também existe evidência de que o uso atual ou recente da pílula combinada pode fornecer proteção contra o câncer de cólon.

▶ Prescrição na prática clínica

O FSRH recomenda o uso de pílulas contendo 30 μg de etinilestradiol associado a uma progesterona de segunda geração, para as novas usuárias, com base no perfil de segurança e no custo (todos os tipos de pílula parecem ser igualmente eficazes) [20].

As mulheres devem ser cuidadosamente instruídas sobre o uso da pílula, do adesivo ou do anel e sobre como proceder no caso de falhas. Várias mulheres preferem fazer uma pausa nos anticoncepcionais hormonais por alguns meses. A maioria dos riscos cardiovasculares diminui quando o método é interrompido, mas esses riscos retornam logo após o reinício, e as gestações não planejadas podem ocorrer durante essas pausas. A fertilidade retorna ao normal na maioria das mulheres logo após a interrupção. A amenorreia secundária quase sempre resulta das anormalidades presentes antes do início do método (como a síndrome do ovário policístico), mas o sangramento de privação que ocorre regularmente mascara essas condições. Não existem evidências de qualquer efeito adverso para o feto como resultado do uso passado ou atual da pílula.

Alguns medicamentos (anticonvulsivantes, antifúngicos, antirretrovirais e antibióticos) induzem o citocromo P450 do fígado e reduzem a eficácia de anticoncepcionais hormonais de baixa dosagem, como a pílula anticoncepcional oral combinada, adesivos, implantes, anéis e pílulas apenas de proges-

Tabela 40.7 Interações de drogas com anticoncepcionais de baixa dose hormonal (pílula, adesivo, anel e implante)	
Tipo de droga	Indução de enzimas hepáticas
Anticonvulsivante	Carbamazepina, eslicarbazepina, oxcarbazepina, fenobarbitol, fenitoína, primidona, rufinamida, topiramato
Antibiótico	Rifampicina, rifabutina
Antifúngico	Griseofulvina
Antirretroviral	*Inibidores da protease*
	Amprenavir, atazanavir, nelfinavir, lopinavir, saquinavir, ritonavir
	Inibidores da transcriptase reversa não nucleosídeos
	Efavirenz, nevirapina
Gastrointestinal	Lansoprazol
Imunossupressores	Tacrolimus
Respiratório	Bosentan
Sistema nervoso central	Modafinil

terona (Tabela 40.7). Estes medicamentos não devem afetar a eficácia de anticoncepcionais injetáveis, IUD ou IUS. Se uma mulher estiver usando medicamentos indutores de enzimas e desejar utilizar um método hormonal de baixa dosagem, deve ser indicado o uso associado de preservativos masculinos. As orientações feitas anteriormente sobre a redução da eficácia da pílula, combinada ao uso de antibióticos de largo espectro, não foram confirmadas, e existem evidências intermediárias de que a eficiência anticoncepcional do método oral combinado (e de todos os outros métodos) não é afetada pela coutilização de antibióticos. Embora o antiepilético lamotrigina não seja um indutor enzimático, o uso de anticoncepcionais hormonais combinados aumenta a depuração da lamotrigina e reduz os níveis sorológicos desta droga. Mulheres usando lamotrigina devem ser avisadas que a frequência das convulsões pode aumentar quando se inicia o uso de um anticoncepcional hormonal combinado, e que os efeitos colaterais da lamotrigina podem aumentar durante o intervalo sem pílulas ou quando seu uso é interrompido.

> **Quadro 40.1 Resumo**
>
> - Os anticoncepcionais hormonais combinados estão disponíveis em vários tipos.
> - A ação principal é a supressão da ovulação.
> - A duração do intervalo sem a pílula é crucial à eficiência.
> - A pílula anticoncepcional oral reduz o risco de cânceres de ovário e endometrial em 50%.
> - Os anticoncepcionais hormonais combinados são contraindicados em mulheres com doenças arteriais e venosas.
> - Progesteronas de terceira geração podem aumentar o risco de VTE.
> - Usuárias atuais da pílula combinada possuem um risco maior de câncer de mama (RR 1,24), taxa de falha no caso de uso perfeito da pílula combinada é de 0,1 por 100 anos-mulher, mas a taxa de falha no uso habitual é de 8 por 100 anos-mulher.

ANTICONCEPCIONAIS CONTENDO SÓ PROGESTERONA

Os anticoncepcionais só de progesterona evitam os efeitos colaterais do estrogênio. Eles estão disponibilizados em várias formas de administração, oral, injetável, implante e IUS. Os implantes e os IUSs têm uma durabilidade respectivamente de três e cinco anos. Os anticoncepcionais só de progesterona foram menos usados no passado do que os anticoncepcionais hormonais combinados, e existem menos dados sobre os riscos associados a seu uso prolongado.

▶ Métodos

Oral

Algumas pílulas só de progesterona estão disponíveis no Reino Unido. As fórmulas mais antigas contêm uma dosagem pequena de progesterona de segunda geração que não inibem a ovulação consistentemente. Uma nova pílula contém a progesterona de terceira geração desogestrel em dosagem suficiente para inibir a ovulação em quase todos os ciclos [21].

Injetáveis

O acetato de medroxiprogesterona de depósito (DMPA) é administrado por via intramuscular profunda, em uma dose de 150 mg a cada 12 semanas. Uma nova formulação de DMPA micronizada administrada subcutaneamente já existe, mas ainda não está disponível no Reino Unido. Esta preparação micronizada possui uma dosagem menor (104 mg DMPA), mas apresenta a mesma eficácia da preparação intramuscular, e o intervalo de administração é o mesmo. Por ser administrada de forma subcutânea, a autoadministração é possível.

Subdérmico

O primeiro anticoncepcional subdérmico a ser disponibilizado foi um sistema de seis bastões, conhecido como Norplant®, mas este não está disponível no Reino Unido. O único implante disponível (Implanon®, Organon, Reino Unido) é composto por um único bastão, contendo 68 mg de 3-keto-desogestrel (um metabólito do desogestrel), que funciona por 3 anos. A taxa inicial de liberação é de 60-70 µg/dia e gradualmente cai até 25-30 µg/dia ao final de três anos. O implante é colocado em um dispositivo descartável e estéril de inserção e depois inserido subdermicamente na parte interior do braço não dominante acima do cotovelo. É inserido e removido, usando-se um anestésico local. O dispositivo de inserção foi recentemente modificado para facilitar o implante (Nexplanon®, Organon, Reino Unido).

Intrauterino

O sistema intrauterino (Mirena®, Bayer Schering, Reino Unido) possui um invólucro plástico em forma de T, com um reservatório na parte vertical contendo 52 mg de levonorgestrel, que libera 20 µg/dia durante, pelo menos, 5 anos. O IUS é inserido e removido, usando o mesmo procedimento de inserção de IUD de cobre (ver abaixo), mas como a haste do IUS é maior, podem ocorrer algumas dificuldades na inserção especialmente em mulheres com um útero pequeno (como em casos de uso prolongado de DMPA). O IUS está licenciado para o tratamento de sangramento menstrual abundante. Em estudos clínicos randomizados e controlados, ele tem sido associado a uma redução de 71-96% da perda de sangue por menstruação [22], embora o benefício só possa ser observado após, pelo menos, seis meses de tratamento. A redução importante no número observado (de um terço) de histerectomias feitas na Inglaterra na última década tem sido parcialmente atribuída ao aumento do uso de IUS [23]. Estão aumentando as indicações do uso de IUS para fazer a suplementação de progesterona na terapia de reposição hormonal. O IUS está licenciado para esse uso por 4 anos, mas pode ser usado "sem licença" para essa indicação por até 5 anos [24].

Mecanismo de ação

Todos os métodos de anticoncepcionais, contendo somente progesterona, possuem alguns mecanismos de ação. O injetável, o implante e a pílula, contendo apenas desogestrel, inibem a ovulação. As fórmulas mais antigas de pílulas só de progesterona inibem a ovulação de forma inconsistente. Todo anticoncepcional só de progesterona, independente da forma de aplicação, altera o muco cervical, reduzindo a penetrabilidade e o transporte do espermatozoide, e todos (mas especialmente o IUS, que tem pouco efeito na atividade ovariana, mas causa atrofia endometrial aguda) têm um efeito no endométrio, comprometendo a implantação do óvulo, mesmo que ocorram a ovulação e a fertilização.

Eficácia

Os índices de falha de métodos que utilizam apenas a progesterona são mostrados na Tabela 40.2. As pílulas mais antigas só de progesterona (que contém baixa dosagem de progesteronas de segunda geração) possuem índices de falha mais altos do que a pílula combinada. A eficácia reduzida se deve à persistência da ovulação em várias mulheres e a menor meia-vida, que aumenta o risco de falha da eficácia nas situações de esquecimento. É provável que a pílula, contendo desogestrel, possua taxas de falha equivalentes às das pílulas combinadas, pois a ovulação é inibida com consistência. O IUS tem uma duração de 5 anos, e embora não seja licenciado para uso por mais de 5 anos, existe uma recomendação da FSRH que indica o uso do dispositivo como método anticoncepcional por 7 anos, ou nos casos de amenorreia, até a menopausa nas mulheres que o colocam aos 45 anos ou mais. Depois disso, o dispositivo deve ser removido [24]. O implante de progesterona é eficaz (e licenciado) por três anos; não existem dados para além deste período.

Indicações e Contraindicações

Métodos anticoncepcionais, contendo só progesterona, são frequentemente indicados para mulheres em que o estrogênio é totalmente ou parcialmente contraindicado, por exemplo, mulheres com doenças cardiovasculares, enxaquecas, diabetes ou hipertensão leve. No Reino Unido, mulheres amamentando também são aconselhadas a usar métodos contendo só progesterona, pois o estrogênio inibe a lactação. Existem poucas contraindicações para o uso de métodos contendo só progesterona. A categoria quatro do MEC no Reino Unido (riscos inaceitáveis com o uso de anticoncepcionais) para o uso de métodos, contendo só progesterona, inclui a história de câncer de mama (nos últimos 5 anos) e sepse pós-parto ou aborto séptico (apenas para o IUS). As condições da categoria três do MEC no Reino Unido, que se aplicam a todos os métodos contendo só progesterona, são mostradas na Tabela 40.8.

Efeitos colaterais

Efeitos colaterais menores

Sangramentos

O efeito colateral e causa mais comum para a descontinuação de um método anticoncepcional, contendo só progesterona, é um padrão inaceitável de sangramento. Isto inclui a amenorreia, caso a mulher não tenha sido advertida dessa possibilidade ou quando não aceita a situação. Métodos, contendo só progesterona em baixa dose (pílulas e implantes) são associados a uma alta incidência de sangramento vaginal irregular. Isto é decorrente, em parte, do seu efeito nas funções do ovário. No ciclo normal, a ovulação determina uma menstruação regular. Ovulações irregulares e os níveis flutuantes de produção de estrogênio endógeno em razão do crescimento irregular dos folículos levam ao sangramento irregular. Entretanto, também existem evidências que indicam que os métodos, contendo só progesterona, podem afetar diretamente os vasos do endométrio, aumentando a chance de ocorrer o sangramento. O padrão de sangramento difere de

Tabela 40.8 Critérios clínicos de elegibilidade, terceira categoria, no Reino Unido (MEC) (contraindicações relativas) para o uso de contraceptivos hormonais só de progesterona [9]

Acidente vascular (apenas continuação do método)

Câncer de mama, passado e sem evidências da doença por até 5 anos

Tumores do fígado

Cirrose

Doença cardíaca isquêmica ou acidente vascular atual ou no histórico (continuação do método)

Sangramento vaginal não explicado (injetáveis, implantes e IUS)

Uso de determinados fármacos: alguns antirretrovirais e alguns anticonvulsivantes (pílulas e implantes só de progesterona)

Múltiplos fatores de risco de doença cardiovascular arterial (apenas injetáveis)

Doença vascular (apenas injetáveis)

Anticorpos antifosfolípides

Trombocitopenia grave (apenas injetáveis e implantes)

Diabetes com nefropatia, neuropatia, retinopatia, outras doenças vasculares (apenas injetáveis)

Cavidade uterina distorcida (apenas IUS)

acordo com a dosagem de progesterona e com o método de aplicação. Deve-se verificar se os exames de rastreamento de câncer cervical foram realizados, e devem ser feitos um exame especular e um exame pélvico para avaliar a cérvice, o útero e os anexos. O rastreamento de STIs, como a *Clamídia*, deve ser considerado, especialmente em mulheres jovens (< 25 anos) ou em mulheres em grupos de alto risco. A FSRH elaborou um protocolo com diretrizes para a investigação das mulheres que apresentam problemas de sangramento durante o uso de anticoncepcionais hormonais [25].

Existem evidências limitadas mostrando redução temporária do sangramento irregular associada ao DMPA e ao implante com o uso de estrogênios. A *Clinical Effectiveness Unit* da FSRH aconselha que as mulheres com sangramento irregular, usando anticoncepção injetável, implantes ou IUSs, usem a pílula combinada (apenas as elegíveis) por até 3 meses como uma solução a curto prazo [25]. Também existem poucas evidências de que o ácido mefenâmico possa reduzir a duração de episódios de sangramento irregular em mulheres usando os produtos injetáveis [25].

Oral
Cerca de 50% das mulheres usando a pílula clássica, contendo só progesterona, continuam a ovular e, portanto, a menstruar regularmente, enquanto 10% terão uma supressão completa do desenvolvimento folicular e apresentarão amenorreia. O restante das mulheres pode apresentar ovulação irregular (frequentemente com uma fase luteal curta), ou pode apresentar somente o desenvolvimento folicular e terá sangramento irregular. Até 20% das mulheres usando pílulas, contendo desogestrel, apresentarão amenorreia, enquanto o restante poderá apresentar sangramento irregular, em razão da inibição da ovulação.

Injetável
A alta dose de progesterona contida nos contraceptivos injetáveis com DMPA inibe a ovulação e até o final do primeiro ano de uso, 70% das mulheres terão um sangramento vaginal discreto ou amenorreia. O sangramento forte e prolongado pode ser uma complicação em até 2% das mulheres. A causa deste sangramento não é conhecida e geralmente leva à interrupção do uso do método.

Subdérmico
Os distúrbios da menstruação são frequentes; até 20% das usuárias relatam amenorreia, e quase todas as outras apresentam sangramento irregular e imprevisível. O sangramento forte é incomum, e a perda de sangue é bem menor do que a de um ciclo menstrual normal. Muitas mulheres não aceitam a imprevisibilidade do sangramento; mesmo quando o sangramento é muito discreto, é inaceitável se durar muitos dias. O padrão de sangramento não se torna mais regular com o tempo, e a dosagem de progesterona é suficiente para inibir a ovulação por três anos completos.

Intrauterino
A maioria das mulheres usando IUS apresenta amenorreia ou apenas sangramento leve e ocasional, apesar de apresentarem desenvolvimento dos folículos ovarianos e ovulação, pois a alta concentração de levonorgestrel na cavidade uterina induz a atrofia endometrial. Entretanto, leva algum tempo até que a atrofia ocorra, e a maioria das mulheres apresenta sangramentos de escape frequentes e persistentes por 3 a 6 meses depois da inserção do IUS. As usuárias do IUS podem ser tranquilizadas e informadas sobre a melhora do padrão de sangramento com o passar do tempo.

O uso de contraceptivos de ação prolongada, como os implantes e o IUS, exige um aconselhamento cuidadoso sobre as irregularidades menstruais para evitar a interrupção e a descontinuação prematura do método e para garantir uma boa relação custo-eficácia (o custo inicial do método é alto).

Folículos persistentes/cistos foliculares
A ação dos métodos contendo apenas progesterona na atividade ovariana aumenta a incidência de cistos ovarianos, ou, mais especificamente, de folículos persistentes. Estima-se que uma em cada cinco mulheres, usando a pílula só de progesterona, apresentará um "cisto" evidente no exame de ultrassonografia e esses cistos comuns em usuárias de IUSs. Em geral, os folículos persistentes são assintomáticos, mas podem causar dores abdominais ou dispareunia. A maioria desaparecerá com a menstruação, portanto, o tratamento deve ser conservador.

Outros efeitos colaterais "hormonais"
Estes incluem cefaleia, náusea, inchaço, sensibilidade nas mamas e mudanças de peso e humor, que são também queixas comuns em mulheres que não estão usando métodos hormonais. Eles geralmente desaparecem com o tempo, mas se isto não ocorrer, pode-se fazer a troca da progesterona. A Cochrane Review encontrou um ganho de peso, em média, de 3 kg após 2 anos de uso de injetáveis só de progesterona. O ganho de peso pode ser previsto, usando o BMI antes de iniciar o método. Em um estudo prospectivo com adolescentes obesas e não obesas, as obesas apresentaram um ganho médio de peso maior (média de 9,5 kg) do que as mulheres de BMI normal (4 kg) [26]. Aumento da oleosidade e acne podem ser uma complicação, especialmente no caso das progesteronas mais androgênicas, como o levonorgestrel e a noretisterona. Alguns estudos indicam um risco aumentado de gravidez ectópica. Isto não foi confirmado, embora métodos anticoncepcionais que não previnem a ovulação possam estar associados à gestação ectópica com mais frequência do que os que previnem a ovulação.

Tempo para recuperação da fertilidade
A fertilidade retorna com rapidez após a interrupção de anticoncepcionais só de progesterona de baixa dosagem. Entretanto, pode levar até um ano para que a fertilidade normal

retorne depois da interrupção do uso de um DMPA. Não existe comprometimento permanente da fertilidade, mas esta demora torna o DMPA um método não indicado para mulheres que desejam anticoncepcionais apenas a curto prazo.

Efeitos colaterais graves

Existem poucas informações sobre os riscos associados aos métodos só de progesterona, pois esses contraceptivos são bem menos usados do que a pílula combinada.

Doenças cardiovasculares

Não há evidência de um risco aumentado de acidente vascular, MI ou VTE associados aos métodos anticoncepcionais só de progesterona. Uma associação entre VTE e o uso de progesterona para o tratamento de sangramento menstrual abundante pode ser decorrente de um fator de confusão associado à indicação do tratamento, pois a pílula combinada, geralmente o método de primeira escolha, não pode ser indicada a mulheres com fatores de risco conhecidos de VTE.

Doenças malignas

O DMPA injetável confere um alto grau de proteção contra o carcinoma endometrial, mas embora possa, teoricamente, proteger contra o câncer do ovário, não existem dados que comprovem este fato. Não existem dados sobre o risco de câncer cervical, embora exista uma probabilidade de que todo anticoncepcional hormonal possa representar um fator de promoção. A hipótese, levantada recentemente de que a progesterona presente em tratamentos de reposição hormonal possa contribuir para o aumento do risco de câncer de mama, levantou suspeitas sobre os anticoncepcionais só de progesterona. A vasta metanálise sobre câncer de mama e anticoncepcionais hormonais incluiu uma pequena porcentagem das usuárias de pílulas só de progesterona (0,8%) e injetáveis (1,5%) [17]. O uso da pílula só de progesterona nos últimos cinco anos foi associado a um aumento pequeno, porém importante estatisticamente, no risco de câncer de mama (1,17%). Entretanto, este aumento entre usuárias de injetáveis não foi significativo. O risco de ambos os métodos voltou ao normal 5 anos após sua interrupção.

Densidade mineral óssea

A inibição completa da ovulação pelo DMPA injetável causa hipoestrogenismo e amenorreia. O hipoestrogenismo está associado à redução da densidade mineral óssea (BMD). É reconhecido há algum tempo a associação entre o uso atual de DMPA e a redução da BMD em relação às não usuárias. Isto pode ser uma complicação maior nas mulheres mais jovens que ainda não atingiram seu pico de massa óssea. Os resultados de estudos transversais são limitados e inconsistentes, embora dois estudos prospectivos tenham relatado uma redução estatisticamente significativa da DMPA após 2 anos de uso de DMPA, em pacientes com idades entre 12 e 21 comparadas às usuárias de anticoncepcionais não hormonais [27,28]. Embora as usuárias de DMPA em faixa etária mais avançada pareçam ter uma BMD menor, quando comparadas às não usuárias, existem evidências limitadas indicando que depois da suspensão da DMPA, antes da menopausa, pode ocorrer a recuperação da massa óssea. Entretanto, existe uma preocupação com as mulheres acima dos 40 anos, que podem não recuperar a BMD após a suspensão do uso de DMPA. Os resultados dos estudos sobre BMD entre mulheres de todas as idades são consistentes, mas apenas um examinou o risco de fratura, e este foi entre mulheres com idade média de 21 anos. Não houve nenhuma associação significativa entre o uso de DMPA e o risco de fraturas por estresse depois do ajustamento feito para a BMD da linha de base. No Reino Unido, a FSRH aprova as recomendações da *Medicines and Healthcare product Regulatory Agency* (MHRA) [29,30] apresentadas a seguir.

- O DMPA pode ser usado em mulheres abaixo dos 18 anos, como anticoncepcional preferencial após considerar os outros métodos.
- Para mulheres de todas as idades que desejam continuar usando DMPA, a reavaliação dos riscos e benefícios do tratamento deve ser realizada a cada 2 anos.
- Em mulheres com estilo de vida e/ou fatores de risco médicos para osteoporose, outros métodos anticoncepcionais devem ser considerados.

A MHRA não apresenta uma recomendação específica sobre a forma de reavaliar as mulheres que desejam continuar a utilizar DMPA após 2 anos. Entretanto, a FSRH no Reino Unido não recomenda a realização de BMD, que provavelmente não vai auxiliar no processo decisivo.

Não existem dados robustos que demonstrem o efeito de métodos só de progesterona de baixa dosagem na BMD. Não se sabe se as mulheres que apresentam amenorreia durante o uso de um implante ou de pílula só de progesterona possuem algum risco.

Quadro 40.2 Resumo

- Os anticoncepcionais só de progesterona estão disponíveis em vários tipos.
- A dosagem de progesterona determina o modo de ação e os efeitos colaterais.
- Sangramento vaginal irregular é um motivo comum que leva à interrupção de anticoncepcionais só de progesterona de baixa dosagem, que não inibem totalmente a atividade ovariana.
- Apesar da atividade ovariana normal, o IUS é associado à amenorreia decorrente da atrofia endometrial.
- O DMPA inibe totalmente a atividade ovariana, e a maioria de suas usuárias desenvolve amenorreia.
- Existem poucos dados sobre a segurança a longo prazo. Teoricamente, os anticoncepcionais só de progesterona são mais seguros do que os métodos hormonais combinados.
- Os anticoncepcionais só de progesterona não aumentam o risco de doenças cardiovasculares.
- O DMPA é associado à diminuição da BMD.

DISPOSITIVO INTRAUTERINO

Atualmente, a maioria dos IUDs contendo cobre, disponíveis no Reino Unido, apresenta uma estrutura de plástico e um fio de cobre em torno da haste ou bainhas de cobre na ponta dos braços. Em todos os dispositivos existe um fio que se exterioriza pelo canal cervical até a parte superior da vagina para facilitar a remoção. Uma revisão da Cochrane Review mostrou que dispositivos contendo 380 mm^2 de cobre possuem a menor taxa de falha [31]. No Reino Unido, o IUD que contém 380 mm^2 de cobre é licenciado para uso por 10 anos, enquanto os que contêm 30 mm^2 de cobre são licenciados por apenas 5. A FSRH recomenda manter o IUD inserido aos 40 anos ou depois, até que a contracepção não seja mais necessária (ou seja, acima do tempo licenciado) [24]. Como os riscos de perfuração uterina, infecção e expulsão do dispositivo são mais altos durante sua inserção, é importante orientar a usuária sobre o uso prolongado.

▶ Eficácia

Em um estudo patrocinado pela WHO, sobre IUD de cobre contendo 380 mm^2, a taxa de falha foi de 1 por 100 mulheres no primeiro ano de uso. Durante os 5 anos de uso, os índices cumulativos de gravidez para dispositivos, contendo pelo menos 300 mm^2 de cobre, foram em torno de 2%.

▶ Mecanismo de ação

Os IUDs causam uma acentuada reação inflamatória no útero. A concentração de macrófagos e leucócitos, prostaglandinas e várias outras enzimas, tanto no fluido uterino, quanto no tubário, aumentam sensivelmente. Pensa-se que estes efeitos são tóxicos tanto para o espermatozoide, quanto para o óvulo e interferem no transporte do espermatozoide. Se um óvulo saudável for fertilizado e alcançar a cavidade uterina, a implantação é inibida.

▶ Contraindicações

Existem poucas mulheres para as quais um IUD é contraindicado. A história de doença trofoblástica maligna, câncer endometrial ou tuberculose pélvica, a presença de STI ou de doenças pélvicas inflamatórias são as únicas condições classificadas na quarta categoria do MEC do Reino Unido. Mulheres em risco de STI e mulheres com HIV podem usar um IUD, mas devem ser cuidadosamente orientadas sobre sexo seguro, e o uso adicional de preservativos deve ser estimulado. Sangramento vaginal inexplicável deve ser investigado antes da inserção do IUD, e uma cavidade uterina distorcida (p. ex., em decorrência de miomas) pode impossibilitar a inserção.

▶ Efeitos colaterais

Distúrbios menstruais

O efeito do IUD, especialmente o efeito local das prostaglandinas no endométrio, pode causar o aumento de sangramento menstrual e dismenorreia. O sangramento pode ser maior e mais prolongado, especialmente durante os primeiros 3-6 meses de uso. Em estudos clínicos, até 15% das mulheres interrompem o uso do método por estes motivos.

Dismenorreia

A presença de um IUD no útero está associada ao aumento da incidência de dismenorreia. Não existem evidências suficientes que demonstrem a redução da dismenorreia com o uso de dispositivos sem armação.

Gravidez ectópica

Uma metanálise de estudos de caso-controle não mostrou aumento no risco de gravidez ectópica entre usuárias atuais do IUD, mas foi observado um aumento do risco entre as que haviam usado no passado (OR 1,4, CI 95% 1,23-1,59) [32]. O risco absoluto de *qualquer* gravidez é muito baixo entre as usuárias de IUD, e o índice anual de gravidez ectópica é de 0,02 por 100 mulheres-ano comparado a 0,3-0,5 por 100 mulheres-ano entre as mulheres que não estão usando um método anticoncepcional.

Infecção pélvica

O risco de infecção pélvica associado ao uso do IUD foi superestimado no passado. A infecção ocorre com mais frequência durante os primeiros 20 dias após a inserção e estima-se que ocorra 1 caso em cada 100 mulheres [33]. Após esse período, o risco de infecção não é maior do que o encontrado em mulheres que não utilizam métodos anticoncepcionais (< 1,5 por 1000 mulheres-ano).

O risco pode ser reduzido, utilizando técnicas adequadas de antissepsia durante a inserção e restringindo a indicação do método para mulheres que não possuam múltiplos parceiros, e cujos parceiros também não possuam múltiplos parceiros. A triagem de STI é recomendada antes da inserção em áreas de alta prevalência e entre mulheres com comportamentos de risco conhecidos (incluindo as mulheres com menos de 25 anos).

A actinomicose pélvica pode raramente ocorrer em associação ao uso do IUD. O *Actinomyces* é um organismo comensal no epitélio vaginal. Organismos similares à actinomicose são encontrados ocasionalmente em exames cervicais. O risco de infecção associado ao uso de IUD é desconhecido. Quando o *Actinomyces* é identificado em pacientes sem sintomas, o IUD pode ser deixado *in situ*. Não existe indicação para um exame de acompanhamento. Entretanto, se existirem sintomas, o IUD deve ser removido (evitando a contaminação da vagina) e enviado para cultura.

▶ Inserção e remoção

Um IUD pode ser inserido ou removido em qualquer fase do ciclo menstrual, se existir uma certeza razoável de que a mulher não está grávida. Quando não se tem essa segurança, a inserção deve ser limitada aos primeiros sete dias do ciclo. A inserção após o parto deve ser postergada por 4 semanas depois do nascimento em todas as mulheres, incluindo as lactantes. Um IUD pode ser inserido imediatamente após um aborto espontâneo ou induzido, embora as taxas de expulsão sejam mais altas em aborto de segundo trimestre. A não ser que a gravidez seja desejada, o IUD só deve ser retirado durante a menstruação ou se houver certeza razoável de que não há risco de gravidez (nenhuma relação sexual sem proteção nos últimos 7 dias). Em mulheres na menopausa, o IUD deve ser deixado por um ano após a última menstruação, caso a menopausa ocorra depois dos 50 anos de idade. Caso a menopausa ocorra em torno dos 40 anos, o IUD deve permanecer por dois anos após a última menstruação [24]. Se os fios do IUD não estiverem visíveis ou se romperem durante a remoção, a retirada pode ser feita usando pinças hemostáticas ou pinças em gancho.

Perfuração

A perfuração do útero pode ocorrer durante a inserção, mas é frequente que não seja percebida. Em grandes estudos clínicos foi encontrada uma frequência de 1,3 caso por 1.000 inserções. Se os fios não forem visualizados no orifício cervical, deve ser feita uma ultrassonografia. Quando o IUD não é visualizado na ultrassonografia, deve ser feita uma radiografia abdominal para verificar se o dispositivo se encontra na cavidade abdominal, excluindo, assim, a possibilidade de que tenha ocorrido a expulsão do dispositivo. Nesse caso, o IUD pode ser removido por laparoscopia. Para reduzir o risco de perfuração deve-se fazer uma histerometria antes da inserção, e deve-se usar uma pinça de Pozzi para tracionar levemente o colo e reduzir o risco de perfuração.

Expulsão

O risco de expulsão é em torno de 1 em cada 20. Ela ocorre com mais frequência durante os três primeiros meses de uso e geralmente durante a menstruação. As pacientes podem ser aconselhadas a fazer uma avaliação regularmente para verificar a presença dos fios do dispositivo, dessa forma, podendo detectar se ocorreu uma expulsão.

> ### Quadro 40.3 Resumo
>
> - O IUD é um método anticoncepcional muito eficaz, durando até cinco anos, que pode ser usado por mulheres solteiras nulíparas.
> - Dispositivos contendo menos de 300 mm² de cobre possuem taxas de falha mais altas e não devem ser usados rotineiramente.
> - Se um IUD é inserido após os 40 anos de idade, ele pode ser mantido intrauterino até que a contracepção não seja mais necessária.
> - O efeito colateral mais comum (além de ser o motivo mais comum para a remoção prematura) é o sangramento abundante.
> - O risco de gravidez ectópica é muito reduzido comparado ao de mulheres que não usam nenhum anticoncepcional.
> - O risco de infecção pélvica tem sido muito enfatizado, mas três semanas após a inserção não aumenta mais. Mulheres com fatores de risco de STI devem ser testadas antes da inserção, mas o IUD não é contraindicado.

CONTRACEPÇÃO DE EMERGÊNCIA

A contracepção de emergência é definida pelo uso, após as relações sexuais, de medicamento ou dispositivo para evitar a gravidez. Existem três opções de contraceptivos de emergência no Reino Unido: uma pílula contendo um modulador do receptor de progesterona (acetato de ulipristal), uma pílula contendo progesterona (levonorgestrel) e o IUD. O método hormonal mais usado no Reino Unido é o levonorgestrel 1,5 mg (LNG-EC) e pode ser adquirido em farmácias comuns e nos serviços de referência para contracepção. Em 2008/2009, 42% das mulheres que usaram LNG-EC buscaram esta opção em farmácias em vez de procurarem seus médicos ou uma clínica de contracepção [1]. O LNG-EC é tomado em dose única até 72 horas após a relação sexual. O LNG-EC substituiu o regime "Yuzpe" (uma combinação de 100 μg de etinilestradiol e 0,5 mg levonorgestrel tomada duas vezes com intervalo de 12 horas) usado anteriormente, pois os estudos mostraram que o regime Yupze era menos eficaz e tinha maior incidência de efeitos adversos do que o LNG-EC.

Desde 2009, o acetato de ulipristal, um modulador do receptor de progesterona, está disponível no Reino Unido como contraceptivo de emergência. O acetato de ulipirstal (UPA-EC) é licenciado para ser usado até cinco dias depois das relações sexuais sem proteção, e é tomado em dose única (30 mg) por via oral. Uma metanálise de dois estudos clínicos controlados e randomizados comparou o LNG-EC e o UPA-EC usados como contraceptivos de emergência (em um total de 3445 mulheres) e mostrou que o UPA-EC possuía quase metade do risco de gravidez quando comparado ao LNG-EC nas mulheres que usaram o método até 72 horas depois de terem relações sem proteção (OR para o risco de gravidez de 0,58, CI 95% 0,33 -0,99) [34]. Para mulheres que utilizaram o método até 24 horas depois do sexo, o tratamento com o UPA-EC reduziu o risco de gravidez em quase dois terços (OR 0,35, CI 95% 0,11-0,93) comparado ao LNG-EC.

O IUD (mas não o IUS) é provavelmente o método contraceptivo de emergência mais efetivo, com taxas de falha menores do que 1%. No Reino Unido, ele é usado até 5 dias após a data estimada da ovulação, o que pode representar um intervalo maior dos 5 dias após as relações. É especialmente indicado para mulheres que desejam continuar a usar o IUD como um método anticoncepcional a longo prazo. Entretanto, a maioria das mulheres que procuram os contraceptivos de emergência é jovem e nulípara, e a inserção do dispositivo pode ser difícil. Recomenda-se fazer a profilaxia das STI (com exames de STI) para as mulheres com risco que tiveram um IUD inserido como contraceptivo de emergência.

▸ Mecanismo de ação

O levonorgestrel 1,5 mg (LNG-EC) e o acetato de ulipristal (UPA-EC) inibem a ovulação, quando tomados na fase folicular vários dias antes da ovulação. Entretanto, o LNG-EC parece ser ineficaz para inibir a ovulação se for usado logo antes da ovulação, quando o risco de gravidez é maior. Por outro lado, o UPA-EC é capaz de retardar a ovulação, quando administrado logo antes ou no dia da ovulação. Uma metanálise que avaliou os dois métodos considerou esse o motivo da maior eficácia do UPA-EC [34]. Tem sido sugerido que LNG-EC pode interferir com o transporte dos espermatozoides, embora não existam evidências sobre isso e também não existem evidências de que o LNG-EC possa interferir no processo de implantação. Foi demonstrado que o UPA-EC apresenta uma ação sobre o endométrio, mas não está definido se essa ação tem efeito contraceptivo.

▶ Eficácia

A estimativa da efetividade dos contraceptivos de emergência é difícil de determinar, pois o cálculo deve ser feito com base no número de gestações que poderiam ocorrer, se não fosse feito o tratamento. Muitas mulheres não têm certeza sobre a data exata da última menstruação, e a maioria não ovula exatamente no mesmo dia a cada ciclo. A maioria das mulheres que utilizam os contraceptivos de emergência não possui fertilidade comprovada, e muitas os usam após acidentes com preservativos que podem ou não ter resultado em vazamento do líquido seminal. A chance de concepção após uma única relação no meio do ciclo é estimada em 27% por ciclo, então mesmo sem nenhum método, mais de 70% das mulheres não conceberiam. A eficiência dos contraceptivos de emergência orais provavelmente foi superestimada no passado. Em estudos recentes comparando o UPA-EC e o LNG-EC administrado 72 horas depois da relação sexual, foram encontrados índices mais baixos de eficácia do que os relatados anteriormente [34]. Um ensaio clínico randomizado e controlado, comparando o UPA-EC e o LNG-EC, demonstrou que o uso de UPA-EC pode prevenir 85% das gestações esperadas, e o LNG-EC 69% das gestações [35].

▶ Efeitos colaterais

Os efeitos colaterais do UPA-EC e do LNG-EC se mostraram similares. A menstruação após o uso do LNG-EC ocorre, em geral, no dia esperado ou um dia depois e após o uso do UPA-EC ocorrem em média dois dias após o esperado.

Existem poucos dados sobre a segurança do LNG-EC, mas a FSRH não relata nenhuma contraindicação [36]. Não existe evidência de teratogenicidade com o uso de LNG-EC. As interações entre o UPA-EC e a contracepção hormonal não foram estudadas, mas o UPA-EC é um modulador dos receptores de progesterona e poderia em teoria reduzir a eficácia de contraceptivos, contendo progesterona. O produtor aconselha o uso de preservativos ou a abstinência pelo restante do ciclo menstrual em que o UPA-EC foi usado. Os desfechos do pequeno número de recém-nascidos de mulheres que usaram UPA-EC têm sido bons. No entanto, o UPA-EC é uma droga recente, tendo sido criado um registro europeu para acompanhar os nascimentos que ocorrerem após seu uso.

▶ Uso da contracepção de emergência

Em 2008/2009, 7% das mulheres em idade reprodutiva utilizaram algum método anticoncepcional de emergência pelo menos uma vez durante os últimos 12 meses. Entre as mulheres com idade entre 16 e 19, este número subiu para 17% [1]. Alguns estudos mostram que cerca de 11% das mulheres realizaram aborto no Reino Unido, usaram anticoncepcionais de emergência, tentando evitar a gravidez. É importante aumentar o acesso à contracepção de emergência, no entanto, não está comprovado que o aumento do seu uso tenha reduzido a taxa de abortos.

> **Quadro 40.4 Resumo**
>
> - O acetato de ulipristal é um modulador receptor de progesterona que é usado para a contracepção de emergência.
> - O acetato de ulipristal mostrou em uma metanálise ser mais eficaz do que o levonorgestrel para a contracepção de emergência.
> - O acetato de ulipristal deve ser usado em até 120 horas das relações sem proteção.
> - O método de contracepção emergencial mais eficaz é o IUD (99% de eficácia).
> - Um IUD pode ser inserido até 5 dias após a ovulação para a contracepção de emergência.

ESTERILIZAÇÃO

▶ Esterilização feminina

A esterilização feminina inclui a laqueadura tubária bilateral por laparoscopia, histeroscopia ou, com menor frequência, por laparotomia ou minilaparotomia. Existe uma variedade de técnicas para fazer a oclusão tubária. O método de escolha para a esterilização por laparoscopia é a técnica de *Filshie Clips*, que resulta em uma oclusão imediata das tubas. A técnica de Pomeroy, em que a tuba é amarrada em um laço e excisada, é o método indicado para a laqueadura durante uma laparotomia ou minilaparotomia. A esterilização realizada no pós-parto, utilizando a laqueadura com clipes no lugar de uma salpingectomia parcial tem uma taxa de falha muito maior.

O método de esterilização feminina por histeroscopia tem a vantagem de evitar incisões abdominais e pode ser feito com anestesia local. Este método é especialmente indicado para mulheres que apresentam um risco anestésico ou operatório específico (p. ex., BMI alta, condições médicas coexistentes, cirurgia pélvica ou abdominal prévia). Um microimplante é colocado na parte proximal da tuba uterina, através da histeroscopia com anestesia local ou com sedação leve. O microimplante induz uma reação inflamatória local, provocando nas semanas seguintes o desenvolvimento de uma fibrose no lúmen tubário intramural. A desvantagem desse método é a necessidade de usar algum método adicional de contracepção até que ocorra a fibrose e a confirmação por exames de imagem (radiografias, ultrassonografias ou histerossalpingectografias) três meses depois do posicionamento correto dos implantes. Vários dispositivos diferentes podem ser usados para realizar a esterilização histeroscópica. Um destes dispositivos, o Ensure® (Conceptus, Reino Unido), é uma mola expansível feita de titânio, aço inoxidável e fibras de Dacron contendo níquel, que mede 2 mm de diâmetro e 4 cm de comprimento. Outro dispositivo, o Adiana® (Hologic, Reino Unido), usa ablação por radiofrequência junto com um microenxerto de silicone.

Eficácia

Estudos de acompanhamento do Filshie Clip mostram um índice de falha de 2-3 por 1.000 procedimentos após 10 anos. O *Royal College of Obstetricians and Gynaecologists* (RCOG) recomenda que as pacientes sejam informadas sobre o risco de 1 em 200 de falha do método durante a vida [37]. Em estudos de séries de casos sobre os procedimentos de esterilização por histeroscopia (Essure®), o índice de prevenção de gravidez relatado em um período de um ano foi maior do que 98%.

Quando realizar a esterilização feminina

Quando a esterilização é realizada durante o parto, as mulheres devem ser avisadas da possibilidade de arrependimento e do potencial aumento de falha do método. De acordo com a recomendação do RCOG, o aconselhamento e o consentimento para a esterilização devem ser obtidos pelo menos uma semana antes da cesariana, quando os dois procedimentos forem feitos em conjunto [37]. Nem sempre é possível realizar a esterilização em um período específico do ciclo, por isso a mulher deve continuar usando seu método contraceptivo atual até a data da cirurgia. Não é necessário interromper o uso da pílula combinada antes da esterilização, pois o risco de complicações tromboembólicas é mínimo. Quando a paciente está com o IUD *in situ,* ele deve ser removido no próximo período menstrual. A data da última menstruação deve ser verificada antes da operação. A recomendação do RCOG inclui a realização de rotina de um teste de gravidez no dia da esterilização, pois isto reduz sensivelmente a incidência de gravidez não detectada [37]. Alguns estudos sugerem que o índice de complicações operatórias é maior, quando a esterilização é feita juntamente com a indução de abortamento. Entretanto, o índice de complicação é menor do que a soma das complicações dos dois procedimentos realizados separadamente. No entanto, há um aumento da taxa de falha. Alguns estudos têm demonstrado um aumento na incidência de consultas ginecológicas e de histerectomias após esterilizações, apesar de não estar demonstrado o aumento do volume de perda de sangue menstrual. Mudanças no padrão de sangramento menstrual são inevitáveis com o passar dos anos e após a interrupção do uso de métodos contraceptivos hormonais.

A esterilização histeroscópica não apresenta os riscos de uma anestesia geral, de uma laparoscopia e não deixa cicatrizes abdominais, mas apresenta o risco potencial de alguns efeitos adversos, como a perfuração tubária, infecção, migração do dispositivo, expulsão do dispositivo e dor pélvica e reflexo vasogal.

▶ Vasectomia

A esterilização masculina é mais segura e mais barata do que a feminina e geralmente é feita com anestesia local. A possibilidade de verificar a eficácia (através de uma análise de sêmen) é uma vantagem nítida, quando se compara a esterilização masculina à feminina. A secção ou a oclusão do canal deferente previne a passagem do esperma. A realização apenas da secção está associada a uma alta taxa de falha e por isso deve ser feita a interposição da fáscia ou a diatermia. Os canais deferentes podem ser ligados ou ocluídos por clipes ou por diatermia, mas o índice de falha é maior com o uso de clipes, e seu uso não é recomendado. A eficácia dos métodos é similar, mas a vasectomia "sem bisturi", que não requer uma incisão na pele, está associada a uma incidência menor de hemorragia e infecção. O RCOG recomenda em suas diretrizes a vasectomia "sem bisturi" [37].

O sucesso do procedimento é confirmado pela ausência de espermatozoides em duas amostras consecutivas de ejaculado realizadas com pelo menos quatro semanas de intervalo. O exame histológico dos vasos deferentes seccionados não é necessário a não ser que haja dúvida na sua identificação. O intervalo de tempo para ocorrer a azoospermia depende da frequência de relações, mas estima-se que sejam necessárias pelo menos 20 ejaculações, e, no Reino Unido, o líquido seminal é examinado entre 12 e 16 semanas. A contracepção deve ser mantida até a confirmação da azoospermia.

Eficácia

Mesmo após a confirmação da azoospermia, existe um índice de falha de 1 em 2.000 procedimentos. Em um número pequeno de homens podem ser encontrados espermatozoides imóveis, persistentemente após a vasectomia. Nenhuma gravidez foi relatada, quando a contagem de espermatozoides imóveis foi menor do que 10.000 por mililitro em amostra colhida pelo menos sete meses após a vasectomia.

Complicações

Pequenas contusões da bolsa escrotal ocorrem em quase todos os casos, e os hematomas (1-2%) e infecções (em até 5%) são complicações leves encontradas com frequência. O desenvolvimento de anticorpos contra os espermatozoides (em teoria decorrente do extravasamento de espermatozoides) pode ocorrer em muitos homens e parece ser inócuo, a não ser que a reversão do procedimento seja desejada. Pode ocorrer a formação de granulomas inflamatórios pequenos nas extremidades seccionadas dos canais, provavelmente como consequência do extravasamento de líquido seminal. Esses granulomas podem ser dolorosos e persistentes, se necessário, mas podem ser excisados. A presença de dor crônica testicular persistente, de causa desconhecida, pode ocorrer em um número muito pequeno de homens depois da vasectomia.

A preocupação com o aumento do risco de aterosclerose, câncer testicular e outras doenças autoimunes associado à vasectomia foi investigada, e vários grandes estudos não conseguiram demonstrar um aumento do risco. O aumento do risco de câncer de próstata também foi sugerido e existem somente evidências epidemiológicas, e parece não haver plausibilidade biológica para essa associação, no entanto, mais pesquisas são necessárias.

▶ Aconselhamento para esterilização

Muitos dos casais que procuram os serviços de esterilização vêm considerando o procedimento há algum tempo. Até 10% dos casais podem-se arrepender da esterilização, e 1% busca a reversão. Os casais mais jovens, os que realizam a esterilização logo após um parto ou durante o procedimento de indução de abortamento apresentam uma probabilidade maior de arrependimento. A mudança de parceiro é o motivo mais comum para um pedido de reversão. Os fatores que devem ser considerados no aconselhamento estão listados na Tabela 40.9.

Tabela 40.9 Tópicos a serem discutidos no aconselhamento da esterilização masculina ou feminina

Idade: os menores de 30 anos têm maior chance de arrependimento
Tamanho da família e possibilidade de desejar filhos ou mais filhos
Contraceptivos prévios e atuais e complicações relatadas: algumas mulheres pedem esterilização por não conseguirem encontrar outro método anticoncepcional aceitável. É especialmente importante discutir sobre os métodos duradouros que são igualmente eficazes, porém reversíveis
Qual parceiro deve ser esterilizado
Estabilidade do relacionamento e a possibilidade de separação
O procedimento
Taxas de falha
Riscos e efeitos colaterais
Reversibilidade
Questões práticas, p. ex. uso contínuo de anticoncepcionais interinos

▶ Reversão da esterilização

A reversão da esterilização feminina envolve uma laparotomia, que nem sempre funciona (as técnicas microcirúrgicas são associadas a uma taxa de sucesso de 70%) e traz um risco considerável de gravidez ectópica (de até 5%). A reversão de uma vasectomia é tecnicamente viável em muitos casos, e os índices relatados de permeabilidade chegam a 90% em algumas séries. Os índices de gravidez são menores (até 60%), talvez em razão dos anticorpos antiespermatozoides. Antes de realizar a reversão, deve ser confirmada a ovulação, e uma análise normal de sêmen deve ser obtida.

> **Quadro 40.5 Resumo**
>
> ■ A esterilização feminina tem um índice de falha de 1 em 200, e a vasectomia, de 1 em 2.000 após 10 anos.
> ■ Distúrbios menstruais são comuns depois da esterilização feminina, mas são ligados à interrupção de outros métodos anticoncepcionais (que afetam o sangramento menstrual) e ao envelhecimento e não à esterilização em si.
> ■ Não há evidência que comprove que a vasectomia pode estar associada ao aumento do risco de câncer de próstata e testículo.
> ■ A reversão da esterilização nem sempre tem sucesso.

MÉTODOS DE BARREIRA

Métodos de barreira funcionam evitando a passagem de espermatozoides para o trato genital feminino.

▶ Preservativos masculinos e femininos

O preservativo masculino permanece sendo o método anticoncepcional mais comum no Reino Unido, com 25% dos casais o utilizando como principal método (Tabela 40.1). O preservativo de látex é barato, está amplamente disponível, e, com a exceção de uma eventual reação alérgica, não apresenta efeitos colaterais. Os preservativos de poliuretano podem ser uma alternativa nos casos de sensibilidade ao látex. Os preservativos são eficazes para a prevenção de STIs, incluindo o HIV. O uso isolado de espermicida não é recomendado para prevenção da gravidez, pois apresenta eficácia moderada. O Nonoxynol 9 (N-9) é um espermicida vendido em forma de gel, espuma, creme, filme ou pessário para ser usado juntamente com o diafragma ou com o capuz cervical. O uso de N-9 não é recomendado para mulheres que tenham múltiplas relações sexuais diárias ou que possuam alto risco de infecção por HIV, em razão do aumento do risco de transmissão de HIV relatado em alguns estudos [38]. Para mulheres com baixo risco de infecção, o N-9 provavelmente é seguro. Não existem evidências que comprovem o aumento da eficácia do preservativo masculino associado ao uso de N-9, e seu uso não deve ser indicado.

O preservativo feminino é um tubo de poliuretano, com as extremidades fixadas a um anel de poliuretano flexível. Um anel é móvel e fica na extremidade fechada do preservativo, servindo de guia para a colocação do dispositivo no fundo da vagina. Está disponível em tamanho único com um lubrificante não espermicida. Deve ser usado uma única vez e é caro. Os índices de falha são similares aos do preservativo masculino (Tabela 40.2). O preservativo feminino foi desenvolvido primariamente para prevenção das STIs, e seu uso não se tornou comum no Reino Unido.

▶ Diafragma e capuz cervical*

O uso do diafragma (e o capuz) é menos frequente do que o uso dos preservativos masculinos. A medida do tamanho a ser usado para cada mulher deve ser feita por um médico ou enfermeira e não oferece o mesmo grau de proteção contra as STIs, pois não recobre a vagina. A seleção do tamanho do diafragma é feita por um exame vaginal. A introdução dos dedos indicador e médio até que o dedo médio toque o fundo de saco posterior, marcando distância entre este e a borda ulnar do dedo indicador, quando atinge a sínfise púbica, corresponde ao tamanho ideal do diafragma. Alergia a látex, infecções vaginais recorrentes, como a vaginose bacteriana ou *Cândida*, e infecções recorrentes do trato urinário, são possíveis efeitos colaterais.

---

*O capuz cervical não é usado no Brasil (Nota da RT).

O capuz cervical deve ser encaixado firmemente sobre a cérvice, mas são raramente usados. O Femcap® (FemCap Inc., EUA) é um dispositivo de silicone e borracha desenvolvido para facilitar a colocação e reduzir o risco de deslocamento. Pode também reduzir o risco de infecção do trato urinário, considerando-se a possibilidade de exercer menos pressão nas paredes vaginais. Em um estudo multicêntrico, randomizado, que comparou o uso de capuz cervical e do diafragma tradicional, o índice de falha do Femcap® encontrado foi quase o dobro (1,96 vez a de usuários de diafragma). As usuárias do Femcap® apresentaram um risco menor de infecção do trato urinário (OR 0,6, CI 95% 0,4-1), mas consideraram o seu uso muito mais difícil de aplicar e remover e muito mais propenso a se deslocar.

> **Quadro 40.6 Resumo**
>
> - Todos os métodos de barreira possuem altos índices de falha no uso habitual.
> - Diafragmas e o capuz cervical devem ser medidos por um profissional da saúde.
> - Preservativos masculinos reduzem o risco de doença sexualmente transmissível, inclusive do HIV.
> - Espermicidas não devem ser usados de forma isolada, e, se usados com frequência e em grandes quantidades, podem aumentar o risco de transmissão do HIV.

ACONSELHAMENTO SOBRE FERTILIDADE/ PLANEJAMENTO FAMILIAR NATURAL

Poucos casais no Reino Unido usam os métodos naturais de planejamento familiar (NFP), embora seu uso em algumas partes do mundo seja comum. Todos envolvem evitar as relações sexuais durante o período fértil do ciclo (abstinência periódica). Os métodos diferem na maneira pela qual identificam o período fértil. O mais simples é o método da tabelinha ou do ritmo, em que a mulher calcula o período fértil de acordo com a duração do seu ciclo menstrual normal. O primeiro dia do período fértil é calculado pela subtração de 20 dias do ciclo mais curto, e o último dia do período fértil pela subtração de 11 dias do ciclo mais longo. Portanto, se a duração do ciclo varia entre 25 e 31 dias, o período fértil é entre o 5º e o 20º dias, e, nesse período, as relações sexuais devem ser evitadas.

Os outros métodos usam sintomas que refletem a variação nas concentrações circulantes de estrogênio e progesterona. O método do muco ou de Billings está fundamentado na identificação das mudanças na quantidade e na qualidade do muco cervical e da secreção vaginal. O crescimento folicular aumenta os níveis de estrogênio circulante, promovendo alterações do muco cervical que se torna transparente e com grande elasticidade, o que permite a passagem do espermatozoide. Com a ovulação, e na presença da progesterona, o muco perde a elasticidade e se torna opaco, pegajoso ou desaparece completamente. As relações devem ser evitadas no período em que o muco do tipo fértil é identificado e podem ser reiniciadas quando identificado muco do tipo não fértil. A secreção de progesterona está associada a um aumento da temperatura basal de cerca de 0,5°C. O método da temperatura basal pode identificar o fim do período fértil. Outros sinais/sintomas, como a dor na ovulação, posição da cérvice e o grau de dilatação do orifício cervical, podem ser usados para ajudar a identificar o período fértil.

Independentemente do método usado, vários casais encontram dificuldade em interromper as relações durante o período fértil. As taxas de falha são altas (Tabela 40.2), e a maioria das falhas se deve à quebra consciente das regras.

MÉTODO DA LACTAÇÃO E AMENORREIA

A lactação retarda o reinício da fertilidade depois do parto, e a duração do atraso está relacionada com a frequência e a duração da amamentação e com a introdução de outros tipos de alimentação (p. ex., sólidos). A amamentação prolongada pode retardar a ovulação e, portanto, o risco de uma gravidez por mais de um ano. Uma mulher que esteja amamentando plenamente, ou quase, e que permanece em amenorreia tem uma chance menor do que 2% de engravidar durante os primeiros seis meses após o parto (método de lactação-amenorreia, ou LAM). É improvável que o método de lactação-amenorreia seja um meio eficaz de contracepção, nos países desenvolvidos, onde a duração média da amamentação é curta, e poucas mulheres amamentam plenamente após quatro meses. Entretanto, em países em desenvolvimento, onde as mulheres amamentam por mais tempo e onde métodos modernos de contracepção podem ser mais caros ou difíceis de obter, o uso do LAM é bem maior.

> **Quadro 40.7 Resumo**
>
> - A abstinência periódica, usando uma variedade de métodos de conscientização de fertilidade, pode prevenir a gravidez, mas depende muito da observância.
> - O LAM é associado a uma taxa de gravidez de 2%.

REFERÊNCIAS

1. Lader D. Contraception and sexual health 2008/2009. A report on research using the ONS Omnibus Survey produced by the Office for National Statistics on behalf of the Department of Health, London. Office for National Statistics, 2009. Available at: www.statistics.gov.uk (accessed 31 August 2010).
2. Average age of mother at childbirth. In Social Trends 33. Available at: www.statistics.gov.uk (accessed 31 August 2010).
3. Long acting reversible contraception. Available at: www.evidence.nhs.uk (accessed 31 August 2010).
4. Abortion statistics England and Wales 2009. Available at: www.dh.gov.uk (accessed 31 August 2010).
5. Trussell J. The essentials of contraception: efficacy, safety, and personal considerations. In: Hatcher RA, Trussell J, Stewart F et al. (eds) *Contraceptive Technology*. 18th ed revised. New York: Ardent Media, 2004.
6. Rosenberg MJ, Waugh MS. Causes and consequences of oral contraceptive noncompliance. *Am J Obstet Gynecol* 1999;180:S276-S279.

7. Potter L, Oakley D, de Leon-Wong E, Canamanr R. Measuring compliance among oral contraceptive users. *Fam Plan Perspect* 1996;28:154-158.
8. Larsson G, Blohm F, Sundell G et al. A longitudinal study of birth control and pregnancy outcome among women in a Swedish population. *Contraception* 1997;56:6-16.
9. UK medical eligibility criteria for contraceptive use 2009. Available at: www.fsrh.org.uk (accessed 31 August 2010).
10. Rosenburg MJ, Waugh MS, Meehan TE. Use and misuse of oral contraceptives: risk indicators for poor pill taking and discontinuation. *Contraception* 1995;51:283-288.
11. Audet MC, Morean M, Koltun WD et al. Evaluation of contraceptive efficacy and cycle control of a transdermal contraceptive patch vs an oral contraceptive. A randomised controlled trial. *JAMA* 2001;285:2347-2354.
12. Missed pill advice. Available at: www.fsrh.org.uk (accessed 31 August 2010).
13. Hannaford PC, Iversen L, Macfarlane TV, Elliott AM, Angus V, Lee AJ. Mortality among contraceptive pill users: cohort evidence from Royal College of General Practitioners' Oral Contraception Study. *BMJ* 2010;340:c927.
14. Endrikat J, Gerlinger C, Cronin M, Ruebig A, Schmidt W, Düsterberg B. Blood pressure stability in a normotensive population during intake of monophasic oral contraceptive pills containing 20. μg ethinyl oestradiol and 75. μg desogestrel. *Eur J Contracept Reprod Health Care* 2001;6:159-166.
15. Tanis BC, Van der Bosch MAAJ, Kemmeren JM et al. Oral contraceptives and the risk of myocardial infarction. *N Engl J Med* 2001;345:1787-1793.
16. Dunn N, Thorogood M, Faragher B et al. Oral contraceptives and myocardial infarction: results of the MICA case control study. *BMJ* 1999;318:1579-1583.
17. Khader YS, Rice J, John L, Abueita O. Oral contraceptive use and risk of myocardial infarction: a meta-analysis. *Contraception* 2003;68:11-17.
18. Etminan M, Takkouche B, Isorna FC, Samii A. Risk of ischaemic stroke in people with migraine: systematic review and meta-analysis of observational studies. *BMJ* 2005:330:63-65.
19. Collaborative Group on Hormonal Factors in Breast Cancer. Breast cancer and hormonal contraceptives: a collaborative re-analysis of individual data on 53,297 women with breast cancer and 100,239 women without breast cancer from 54 epidemiological studies. *Lancet* 1996;347:1717-1727.
20. Faculty of Sexual and Reproductive Healthcare Clinical Effectiveness Unit. First prescription of combined oral contraception. Available at: www.fsrh.org.
21. Rice CF, Killick SR, Dieben T, Coelingh Bennink HC. A comparison of the inhibition of ovulation achieved by desogestrel 75. μg and levonorgestrel 30. μg daily. *Hum Reprod* 1999;14:982-985.
22. Stewart A, Cummins C, Gold L et al. The effectiveness of the levonorgestrelreleasing intrauterine system in menorrhagia: a systematic review. *BJOG* 2001;108:74-86.
23. Reid PC, Mukri F. Trends in number of hysterectomies performed in England for menorrhagia: examination of health episode statistics, 1989 to 2002-3. *BMJ* 2005;330:938-939.
24. Faculty of Sexual and Reproductive Healthcare Clinical Effectiveness Unit. Contraception for women aged over 40 years. Available at: www.fsrh.org.
25. Faculty of Sexual and Reproductive Healthcare Clinical Effectiveness Unit. Management of unscheduled bleeding in women using hormonal contraception. Available at: www.fsrh.org.
26. Lopez LM, Grimes DA, Schulz KF, Curtis KM. Steroidal contraceptives: effect on bone fractures in women. *Cochrane Database Syst Rev* 2009;(2):CD006033.
27. Cromer BA, Blair JM, Mahan JD, Zibners L, Naumovski Z. A prospective comparison of bone density in adolescent girls receiving depot medroxyprogesterone acetate (Depo-Provera). *J Pediatr* 1996;129:671-676.
28. Lara-Torre E, Edwards CP, Perlman S, Hertwick SP. Bone mineral density in adolescent females using depomedroxyprogesterone acetate. *J Pediatr Adolesc Gynecol* 2004;17:17-21.
29. Faculty of Sexual and Reproductive Healthcare Clinical Effectiveness Unit. Contraceptive choices for young people. Available at: www.fsrh.org.
30. Parenteral progestogen-only contraceptives. Available at: www.bnf.org (accessed 31 August 2010).
31. Kulier R, O'Brien PA, Helmerhorst FM, Usher-Patel M, D'Arcangues C. Copper containing, framed intra-uterine devices for contraception. *Cochrane Database Syst Rev* 2007;(4):CD005347.
32. Sivin I. Dose and age-dependent ectopic pregnancy risks with intrauterine contraception. *Obstet Gynecol* 1991;78:291-298.
33. Faculty of Sexual and Reproductive Healthcare Clinical Effectiveness Unit. Intrauterine contraception. Available at: www.fsrh.org (accessed 31 August 2010).
34. Glasier A, Cameron ST, Fine P et al. Ulipristal acetate versus levonorgestrel for emergency contraception: a randomised non-inferiority trial and meta-analysis of ulipristal acetate versus levonorgestrel. *Lancet* 2010;375:555-562.
35. Creinin MD, Schlaff W, Archer DF et al. Progesterone receptor modulator for emergency contraception: a randomised controlled trial. *Obstet Gynecol* 2006;108:1089-1097.
36. Faculty of Sexual and Reproductive Healthcare Clinical Effectiveness Unit. Emergency contraception. Available at: www.fsrh.org (accessed 31 August 2010).
37. Royal College of Obstetricians and Gynaecologists. Male and Female Sterilisation. Evidence-based Clinical Guideline No. 4, 2004. Available at: www.rcog.org.uk/files/rcog-corp/uploaded-files/NEBSterilisationFull060607.pdf.
38. Faculty of Sexual and Reproductive Healthcare Clinical Effectiveness Unit. Female barrier methods of contraception. Available at: www.fsrh.org (accessed 31 August 2010).

Capítulo 41

Síndrome do Ovário Policístico e Amenorreia Secundária

Adam Balen
Leeds Teaching Hospitals and The Leeds Centre for Reproductive Medicine, Seacroft Hospital, Leeds, UK

INTRODUÇÃO: DEFININDO A SÍNDROME DO OVÁRIO POLICÍSTICO E AMENORREIA SECUNDÁRIA

Sabe-se atualmente que a síndrome do ovário policístico (PCOS) é uma condição que se manifesta com disfunção ovariana e problemas endócrinos, além de estar associada à hiperinsulinemia e doença metabólica. A PCOS é uma condição heterogênea definida pela presença de dois dos três critérios seguintes: (i) oligo-ovulação e anovulação, (ii) hiperandrogenismo (clínico e/ou bioquímico), ou (iii) presença de ovários policísticos na ultrassonografia, com a exclusão de outras causas de excesso de androgênio, e irregularidade do ciclo menstrual ou amenorreia. Portanto, a PCOS inclui sintomas de distúrbios do ciclo menstrual e é a causa mais comum de amenorreia secundária. A segunda parte do capítulo irá discutir a fisiopatologia e o tratamento de outras causas de amenorreia secundária.

Amenorreia é a ausência de menstruação, que pode ser temporária ou permanente. Amenorreia pode ocorrer como uma condição fisiológica normal antes da puberdade, durante a gravidez, lactação ou na menopausa, ou como uma característica de um distúrbio sistêmico ou ginecológico. Amenorreia primária pode ser causada por anormalidades congênitas no desenvolvimento dos ovários, trato genital ou genitália externa, ou por uma perturbação dos eventos endocrinológicos normais da puberdade. A maioria das causas de amenorreia secundária também pode causar amenorreia primária, se estas ocorrerem antes da menarca.

EXAME E INVESTIGAÇÃO DE PACIENTES COM A SÍNDROME DO OVÁRIO POLICÍSTICO E AMENORREIA SECUNDÁRIA

Uma anamnese completa e um exame minucioso devem sempre ser realizados antes que investigações sejam iniciadas, observando particularmente a estatura e formato do corpo, sinais de doença endócrina, desenvolvimento sexual secundário e a genitália externa. Um histórico de amenorreia secundária pode ser falso, pois os "ciclos menstruais" podem ter sido o resultado da administração exógena de hormônio em uma paciente que esteja sendo tratada com terapia de reposição hormonal (HRT) para amenorreia primária. Na maioria dos casos, entretanto, um histórico de amenorreia secundária exclui a presença de anormalidades congênitas. Um histórico familiar de problemas de fertilidade, transtornos autoimunes ou menopausa primária também fornece indicações da possível etiologia.

▶ Excluir gravidez

É sempre importante excluir gravidez em mulheres de qualquer idade e, embora algumas possam achar esta declaração supérflua, existem mulheres com amenorreia que negam esta possibilidade e estão grávidas.

▶ Exame

A altura e o peso devem ser mensurados para calcular o índice de massa corporal (BMI) da paciente. O intervalo da normalidade é de 20-25 kg/m^2, e um valor acima ou abaixo deste intervalo pode sugerir um diagnóstico de amenorreia relacionada com o peso (esse termo geralmente é aplicado para mulheres abaixo do peso).

Sinais de hiperandrogenismo [acne, hirsutismo, calvície (alopecia)] são sugestivos de PCOS, embora uma triagem bioquímica ajude a diferenciar outras causas de excesso androgênico. É importante diferenciar entre hiperandrogenismo e virilização, que ocorre em razão de altos níveis circulantes de androgênio e causa engrossamento da voz, atrofia mamária, aumento na massa muscular e clitoromegalia (veja resumo 41.1). Um início rápido de hirsutismo sugere a

Tabela 41.1	Intervalos de normalidade endócrina
FSH*	1-10 IU/L (fase folicular precoce)
LH*	1-10 IU/L (fase folicular precoce)
Prolactina*	< 400 mIU/L
TSH*	0,5-5,0 IU/L
Tiroxina (T4)	50-150 nmol/L
T4 livre	9-22 pmol/L
Tri-iodotironina (T3)	1,5-3,5 nmol/L
T3 livre	4,3-8,6 pmol/L
TBG	7-17 mg/L
Testosterona (T)*	0,5-3,5 nmol/L
SHBG	16-120 nmol/L
Índice de andrógeno livre [(T × 100) ÷ SHBG]	< 5
Di-hidrotestosterona	0,3-1 nmol/L
Androstenediona	2-10 nmol/L
Sulfato de de-hidroepiandrosterona	3-10 µmol/L
Cortisol	140-700 nmol/L
8 da manhã	0-140 nmol/L
Meia-noite	< 400 nmol/24 h
Urinário de 24 horas	
Estradiol	250-500 pmol/L
Estrona	400-600 pmol/L
Progesterona (meio da fase lútea)	> 25 nmol/L para indicar ovulação
17-hidroxiprogesterona	1-20 nmol/L
Inibina B	5-200 pg/mL
lAMH	Baixo 2,2-15,7 pmol/L
	Fertilidade satisfatória 15,8-38,6 pmol/L
	Boa fertilidade 28,7-48,5 pmol/L
	> 48,5 pmol/L geralmente observado no PCO

*Exames realizados na triagem de rotina de mulheres com amenorreia. FSH, hormônio folículo-estimulante; LH, hormônio luteinizante; TSH, hormônio estimulante da tireoide; TBG, globulina ligadora de tiroxina; SHBG, globulina ligadora dos hormônios sexuais; AMH, hormônio antimülleriano; PCO, ovário policístico.

possibilidade de um tumor secretor de andrógenos do ovário ou da glândula suprarrenal. O hirsutismo pode ser classificado de acordo com o "Escore de Ferriman-Gallwey", mensurando-se a quantidade de pelos encontrada em diferentes partes do corpo (p. ex., lábio superior, queixo, mamas, abdome, braços, pernas). É adequado monitorar o progresso do hirsutismo, ou sua resposta ao tratamento, através de registros seriados com o uso de uma tabela ou tirando fotografias das áreas afetadas do corpo.

Uma dosagem da testosterona total (T) é considerada adequada para triagem geral (Tabela 41.1). É desnecessário dosar outros andrógenos, a menos que a T total seja > 5 nmol/L (isto irá depender do intervalo de normalidade dos ensaios usados pelo laboratório local). A insulina pode estar elevada em mulheres acima do peso e pode suprimir a produção da globulina ligadora dos hormônios sexuais (SHBG) pelo fígado, resultando em um alto índice de androgênio livre (FAI) na presença de uma quantidade normal de T total. A dosagem do SHBG não é necessária na prática de rotina, porém é um marcador indireto útil para avaliar a resistência à insulina (IR).

Deve-se lembrar a possibilidade da síndrome de Cushing em mulheres com estigma de PCOS e obesidade, visto que é uma doença de início insidioso e de graves consequências; a presença de obesidade central, face de lua cheia, aspecto pletórico, corcova de búfalo, miopatia proximal, pele fina, hematomas e estrias abdominais (se isoladas são um achado comum em indivíduos obesos) são indicações adicionais. A *acantose nigricans* (AN) é um sinal de resistência à insulina significativo, sendo geralmente visível na forma de um espessamento hiperpigmentado das pregas cutâneas da axila e do pescoço; a AN está associada à PCOS e obesidade (Fig. 41.1).

Quadro 41.1 Resumo

Uma concentração de testosterona > 5 nmol/L deve ser investigada para excluir a presença de tumores ovarianos ou suprarrenais secretores de androgênio, síndrome de Cushing e hiperplasia suprarrenal congênita (CAH) de início tardio. Embora a CAH frequentemente se manifeste ao nascimento com genitália ambígua (ver Capítulo 34), a deficiência parcial de 21-hidroxilase pode-se manifestar mais tardiamente, geralmente na adolescência, com sinais e sintomas similares à PCOS. Nestes casos, a T pode estar elevada, e o diagnóstico confirmado por uma concentração sérica elevada de 17-hidroxiprogesterona (17-OHP); um resultado anormal do teste de estímulo com ACTH também pode ser útil (250 µg de ACTH irão causar uma elevação de 17-OHP, normalmente entre 65-470 nmol/L).

Nos casos de síndrome de Cushing, uma dosagem de cortisol livre na urina de 24 horas estará elevada (> 700 nmol/24 horas). A concentração sérica normal de cortisol é de 140-700 nmol/L às 8 da manhã e inferior a 140 nmol/L à meia-noite. Um teste de supressão com baixa dose de dexametasona (0,5 mg a cada 6 horas por 48 horas) causará uma supressão do cortisol sérico em 48 horas. Um teste de triagem mais simples é um teste de supressão noturno, administrando uma dose única de 1 mg de dexametasona à meia-noite (2 mg se obesa) e medindo a concentração do cortisol sérico às 8 da manhã, quando deveria ser inferior a 140 nmol/L. Se a síndrome de Cushing for confirmada, um teste de supressão de alta dose de dexametasona (2 mg a cada seis horas por 48 horas) deve suprimir o cortisol sérico por 48 horas, se houver um adenoma hipofisário secretor de ACTH (doença de Cushing); ausência de supressão sugere a existência de um tumor suprarrenal ou secreção ectópica de ACTH – testes adicionais e imagens detalhadas serão necessárias.

A dosagem dos níveis séricos de outros hormônios androgênicos pode ser útil. Sulfato de desidroepiandrosterona (DHEAS) é primariamente um produto da via suprarrenal de androgênios (intervalo de normalidade < 10 µmol/l). Se as concentrações séricas de androgênios estiverem elevadas, a possibilidade de um tumor ovariano ou suprarrenal deve ser excluída por ultrassonografia ou CT. A dosagem de androstenediona também pode ser útil em algumas situações.

Mulheres que apresentam amenorreia podem ter hiperprolactinemia e galactorreia. Entretanto, é importante não examinar as mamas antes da coleta sanguínea, pois a concentração sérica de prolactina pode estar falsamente elevada em razão do exame físico. Estresse também pode causar uma pequena elevação de prolactina. Na suspeita de um tumor hipofisário, os campos visuais da paciente devem ser

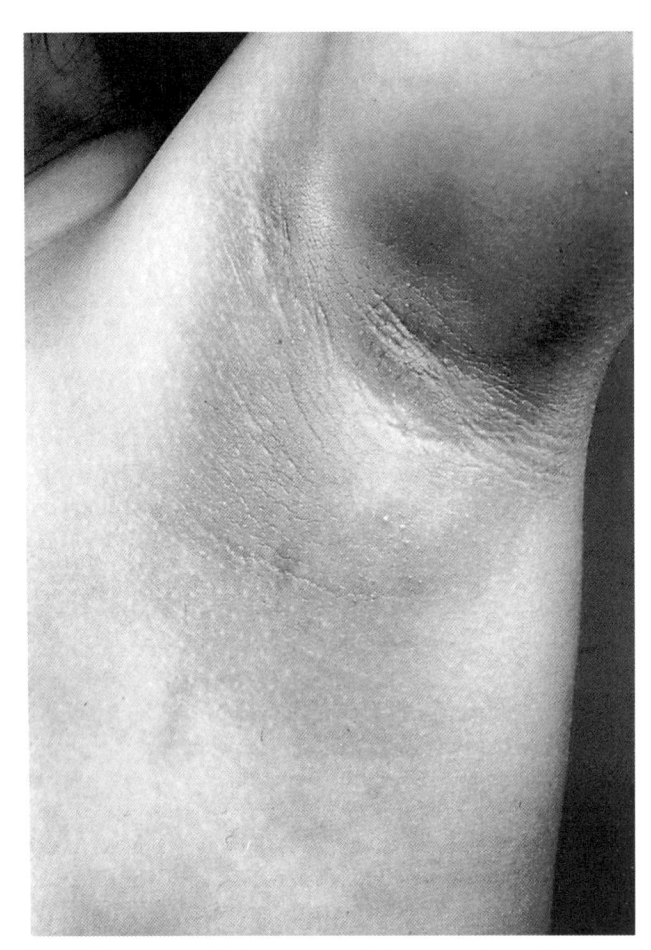

Fig. 41.1 *Acantose nigricans*, caracteristicamente observada nas pregas cutâneas (axila, pescoço, cotovelo, vulva). Reproduzida de Balen AH. Infertility in Practice, 3rd edn. London: Informa Healthcare, 2008, com permissão.

Tabela 41.2	Classificação da amenorreia secundária
Causas uterinas	Síndrome de Asherman
	Estenose cervical
Causas ovarianas	Síndrome do ovário policístico
	Falência ovariana prematura (causa genética, autoimune, infecciosa, radio/quimioterapia)
Causas hipotalâmicas (hipogonadismo hipogonadotrófico)	Perda de peso
	Exercício
	Enfermidade crônica
	Distúrbios psicológicos
	Idiopáticas
Causas hipofisárias	Hiperprolactinemia
	Hipopituitarismo
	Síndrome de Sheehan
Lesões hipotalâmica/hipofisária (hipogonadismo)	Tumores (craniofaringiomas, gliomas, germinomas, cistos dermoides)
	Irradiação craniana
	Lesões na cabeça
	Sarcoidose
	Tuberculose
	Enfermidade crônica debilitante
Causas sistêmicas	Perda de peso
	Distúrbios endócrinos (doença da tireoide, síndrome de Cushing etc.)

avaliados, visto que hemianopsia bitemporal secundária à pressão sobre o quiasma óptico exige cuidados urgentes.

Doença da tireoide é comum e, por isso, a glândula tireoide deve ser palpada, e sinais de hipotireoidismo (cabelos secos e finos, miopatia proximal, miotonia, reflexos lentos, lentidão mental, bradicardia etc.) ou hipertireoidismo (bócio com sopro, tremor, perda de peso, taquicardia, hiper-reflexia, exoftalmia, edema conjuntival, oftalmoplegia) devem ser pesquisados.

Um exame bimanual é inapropriado em uma mulher jovem que nunca tenha sido sexualmente ativa, e o exame da genitália externa de uma adolescente deve ser realizado na presença da mãe da paciente. Além disso, pode ser mais apropriado adiar este exame na primeira consulta a fim de garantir a confiança da paciente no futuro. Um exame ultrassonográfico transabdominal da pelve é um excelente método não invasivo para obtenção de informações valiosas nestas pacientes. Embora um exame sob anestesia seja algumas vezes indicado nos casos intersexuais com amenorreia primária, é raramente necessário nos casos de amenorreia secundária (Tabela 41.2).

Uma avaliação basal do estado endócrino deve incluir a dosagem das concentrações séricas de prolactina e gonadotrofinas, e uma avaliação da função tireoidiana. Os níveis de prolactina podem estar elevados em resposta a várias condições, incluindo estresse, um recente exame da mama ou até mesmo um exame de sangue. No entanto, a elevação é moderada e transitória. Uma elevação permanente, porém ainda moderada (superior a 700 mIU/L) está associada ao hipotireoidismo e também é um achado comum em mulheres com PCOS, e níveis de prolactina de até 2.500 mIU/L foram relatados [1]. A PCOS também pode resultar em amenorreia, que pode dificultar o diagnóstico e, consequentemente, o tratamento apropriado para aquelas mulheres com hiperprolactinemia e ovários policísticos. Amenorreia em mulheres com a PCOS é secundária à atividade ovariana acíclica e produção contínua de estrogênio. Uma resposta positiva a um teste da progesterona [p. ex., 10-20 mg (de acordo com o peso corporal) de acetato de medroxiprogesterona, administrados diariamente por 5 dias], pode induzir um sangramento por supressão e auxiliar na diferenciação entre as pacientes com hiperprolactinemia relacionada com a PCOS e aquelas com ovários policísticos e hiperprolactinemia não relacionada, pois a última causa deficiência de estrogênio e, consequentemente, não responde ao teste da progesterona.

Uma concentração sérica de prolactina superior a 1.500 mIU/L justifica uma investigação mais aprofundada. As técnicas de tomografia computadorizada (CT) ou imagem por ressonância magnética (MRI) da fossa hipofisária podem ser utilizadas para excluir um tumor hipotalâmico, um tumor hipofisário não funcionante comprimindo o hipotálamo ou um prolactinoma. Concentrações séricas de prolactina superiores a 5.000 mIU/L estão geralmente associadas a um macroprolactinoma, que, por definição, possui um diâmetro maior que 1 cm.

O estado estrogênico da paciente pode ser estimado clinicamente pelo exame do trato genital inferior ou pelo teste da progesterona. As concentrações séricas de estradiol apresentam valor limitado, pois variam consideravelmente, mesmo em uma paciente com amenorreia. Se a paciente estiver adequadamente estrogenizada, o endométrio será claramente visto em uma ultrassonografia e deve haver descamação do endométrio na supressão da progesterona.

As dosagens séricas de gonadotrofina ajudam a distinguir entre casos de falência hipotalâmica ou hipofisária e falência gonadal. Concentrações elevadas de gonadotrofina indicam uma falha do *feedback* negativo decorrente da falência ovariana primária. Uma concentração sérica do hormônio folículo-estimulante (FSH) superior a 15 IU/L, que não esteja associada ao pico pré-ovulatório do hormônio luteinizante (LH), sugere falência ovariana iminente. Níveis de FSH superiores a 40 IU/L são sugestivos de falência ovariana irreversível. Os valores exatos variam de acordo com os ensaios distintos usados, e os níveis de referência devem ser verificados. Também é importante avaliar os níveis séricos das gonadotrofinas na linha de base, ou seja, durante os 3 primeiros dias de um período menstrual. Em pacientes com oligo/amenorreia, pode ser necessário realizar duas ou mais dosagens aleatórias, embora a combinação de uma avaliação endocrinológica e ultrassonografia no mesmo dia ajude a estabelecer o diagnóstico.

Uma concentração elevada de LH, quando associada a uma concentração aumentada de FSH, indica falência ovariana. Entretanto, uma elevação apenas do LH (se a elevação não for atribuível ao pico pré-ovulatório do LH) sugere PCOS. Isto pode ser confirmado por uma ultrassonografia pélvica. Raramente, uma concentração elevada de LH em uma paciente de sexo fenotípico feminino pode ser decorrente da síndrome da insensibilidade androgênica (AIS), embora esta condição se manifeste com amenorreia primária.

A inibina B é considerada o hormônio ovariano com a maior influência sobre a secreção hipofisária do FSH. Previamente, considerava-se que as concentrações séricas da inibina B pudessem fornecer uma melhor quantificação da reserva ovariana do que as concentrações séricas de FSH. No entanto, parece que a concentração basal de FSH e a idade são indicadores mais adequados para desfechos clínicos, como o resultado do tratamento de fertilidade.

O hormônio antimülleriano (AMH) é mais conhecido como um produto dos testículos durante o desenvolvimento fetal, que suprime o desenvolvimento das estruturas müllerianas. O AMH também é produzido pelos folículos pré-antrais e antrais, e é um indicador mais estável do *pool* de folículos ovarianos, pois não oscila durante o ciclo menstrual. Na verdade, foi relatado que concentrações mais elevadas de AMH estão associadas a números aumentados de oócitos maduros, embriões e gestações clínicas durante o tratamento de fertilização *in vitro* (IVF). Ensaios para dosagem do AMH estão sendo atualmente disponibilizados para uso de rotina, e este hormônio representa uma probabilidade para a avaliação da reserva e da função ovariana. O número de folículos antrais no ovário, estimado pela ultrassonografia pélvica, também possui uma boa correlação com a reserva ovariana e níveis séricos de AMH. O número de folículos antrais pequenos, de 2-6 mm de diâmetro, que declina significativamente com a idade é que reflete essa correlação, enquanto há pouca alteração no número dos folículos grandes de 7-10 mm, que ainda estão abaixo do tamanho dos folículos em crescimento que estão sendo recrutados.

A falência hipotâmica ou hipofisária se reflete nas concentrações séricas anormalmente baixas de gonadotrofinas, que determinam o hipogonadismo hipogonadotrófico. A síndrome de Kallmann é definida pelo achado clínico de hiposmia e/ou cegueira associado ao hipogonadismo hipogonadotrófico – geralmente é uma causa de amenorreia primária. É difícil distinguir entre uma etiologia hipotalâmica e hipofisária, visto que ambas respondem ao estímulo com o hormônio liberador de gonadotrofinas (GnRH). A CT ou a MRI devem ser realizadas, se indicado.

Cariótipo e outros testes

Mulheres com falência ovariana prematura (POF) (com menos de 40 anos de idade) podem possuir uma anormalidade cromossômica [p. ex., síndrome de Turner (45X ou mosaicismo 46XX/45X) ou outros mosaicismos dos cromossomas sexuais]. Outros genes têm sido associados à POF familiar, mas não têm sido investigados na rotina da prática. O rastreamento de autoanticorpos deve ser realizado em mulheres com uma menopausa prematura, embora possa ser difícil detectar anticorpos antiovarianos e muitas mostrarão evidência de outros autoanticorpos (p. ex., tireoide), indicando a necessidade de uma investigação específica.

A história de uma curetagem endometrial recente ou de endometrite em uma paciente com genitália e endocrinologia normais, porém com ausência ou com sangramento discreto depois de um teste com progesterona, é sugestivo de síndrome de Asherman. Uma histerossalpingografia (HSG) poderá ser útil, e uma histeroscopia irá confirmar o diagnóstico (Fig. 41.2).

A mensuração da densidade mineral óssea (BMD) é indicada nas mulheres em amenorreia com deficiência estrogênica. As medidas da densidade são feitas na coluna lombar e no colo femoral. O osso vertebral é mais sensível à deficiência estrogênica, e as fraturas vertebrais tendem a ocorrer em uma faixa etária mais jovem (50-60 anos de idade) do que as fraturas no colo femoral (70 ou mais anos de idade). No entanto, deve-se notar que fraturas por compressão podem falsamente aumentar a BMD mensurada. Portanto, uma radiografia da coluna dorsolombar frequente-

Capítulo 41 ■ Síndrome do Ovário Policístico e Amenorreia Secundária

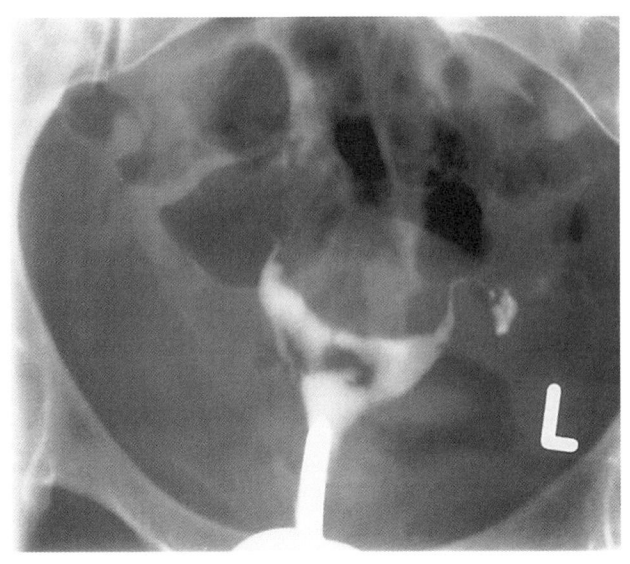

Fig. 41.2 Histerossalpingografia nos raios X convencionais demonstrando síndrome de Asherman, com sinéquias intrauterinas. Não há fluxo do meio de contraste através da tuba direita, embora o espessamento da extremidade cornual da tuba sugira a possibilidade de espasmo tubário. Há fluxo para a extremidade da tuba uterina esquerda, embora não haja extravasamento para a cavidade peritoneal. Isto levanta a possibilidade de aderências saculares ao redor da extremidade fimbrial da tuba. Reproduzida de Balen AH. Infertility in Practice, 3rd edn. London: Informa Healthcare, 2008, com permissão.

Tabela 41.3	Definições dos níveis de tolerância à glicose após um teste oral de tolerância (GTT) com 75 g de glicose		
	Diabetes melito	Tolerância à glicose diminuída (IGT)	Glicemia de jejum diminuída
Glicemia de jejum (mmol/L)	≥ 7	< 7	≥ 6,1 e < 7
Glicose após 2 horas (mmol/L)	≥ 11,1	≥ 7,8 e ≤ 11,1	< 7,8

mente deve complementar a avaliação, particularmente nas pacientes com redução da estatura.

A amenorreia também pode acarretar consequências físicas e metabólicas a longo prazo. Em mulheres com PCOS e amenorreia prolongada, há um risco de hiperplasia endometrial e adenocarcinoma. Uma biópsia endometrial é indicada se no reinício dos ciclos menstruais houver história de sangramento intermenstrual persistente, ou se na ultrassonografia a espessura endometrial pós-menstrual for superior a 10 mm.

As dosagens séricas de colesterol são importantes em razão da associação a um risco aumentado de doença cardíaca em mulheres com falência ovariana prematura. Mulheres com PCOS [2], embora sem deficiência estrogênica, podem apresentar uma relação subnormal entre a lipoproteína de alta densidade (HDL) e o colesterol total. Isto se deve à hipersecreção de insulina, que ocorre em muitas mulheres com PCOS, que pode aumentar o risco vitalício de doença cardíaca.

Tolerância à glicose

As mulheres obesas e muitas mulheres magras com PCOS poderão apresentar resistência à insulina com concentrações séricas de insulina elevadas (geralmente < 30 mIU/L em jejum). Um teste oral de tolerância à glicose (GTT), com a administração de 75 g de glicose, deve ser realizado em mulheres com PCOS e um BMI > 30 kg/m², e a concentração de glicose em jejum e em 2 horas deve ser medida (Tabela 41.3). Tem sido sugerido que uma avaliação da tolerância à glicose deve ser realizada em mulheres do sul da Ásia com BMI superior a 25 kg/m², por causa do risco maior de resistência à insulina associado a um BMI baixo do que o observado na população branca.

SÍNDROME DO OVÁRIO POLICÍSTICO

A PCOS é uma combinação heterogênea de sinais e sintomas que, reunidos, formam um espectro de um distúrbio que pode ter uma apresentação discreta em algumas mulheres, porém pode apresentar um distúrbio grave das funções reprodutiva, endócrina e metabólica em outras. A fisiopatologia da PCOS parece ser multifatorial e poligênica. A definição da síndrome tem sido muito debatida. As características principais incluem o distúrbio do ciclo menstrual, o hiperandrogenismo e a obesidade. Há muitos aspectos extraovarianos na fisiopatologia da PCOS, porém a disfunção ovariana é a principal. O consenso de Rotterdam ESHRE/ASRM (*European Society for Human Reproduction and Embriology/American Society for Reproductive Medicine*) definiu a PCOS com base na presença de dois dos três critérios descritos a seguir:

1. oligo-ovulação e/ou anovulação (ou seja, oligomenorreia ou amenorreia);
2. hiperandrogenismo (características clínicas e/ou elevação bioquímica da testosterona); e/ou
3. ovários policísticos determinados por ultrassom [3].

Outras etiologias de hiperandrogenismo e distúrbio do ciclo menstrual devem ser excluídas por exames apropriados, como descrito neste capítulo. A morfologia do ovário policístico (PCO) foi redefinida como um ovário com 12 ou mais folículos, medindo entre 2-9 mm de diâmetro e/ou volume ovariano aumentado (>10 cm³) [4].

Existe uma heterogeneidade considerável de sintomas e sinais entre as mulheres com PCO, e na mesma mulher os sintomas e sinais podem mudar ao longo do tempo [1]. A PCO é familiar, e diversos aspectos da síndrome podem ser herdados de forma diferenciada. Os ovários policísticos podem existir sem sinais clínicos da síndrome, mas que podem-se manifestar em determinadas circunstâncias. Existem vários fatores que afetam a expressão da PCO, como, por exemplo, o ganho de peso está associado a uma piora

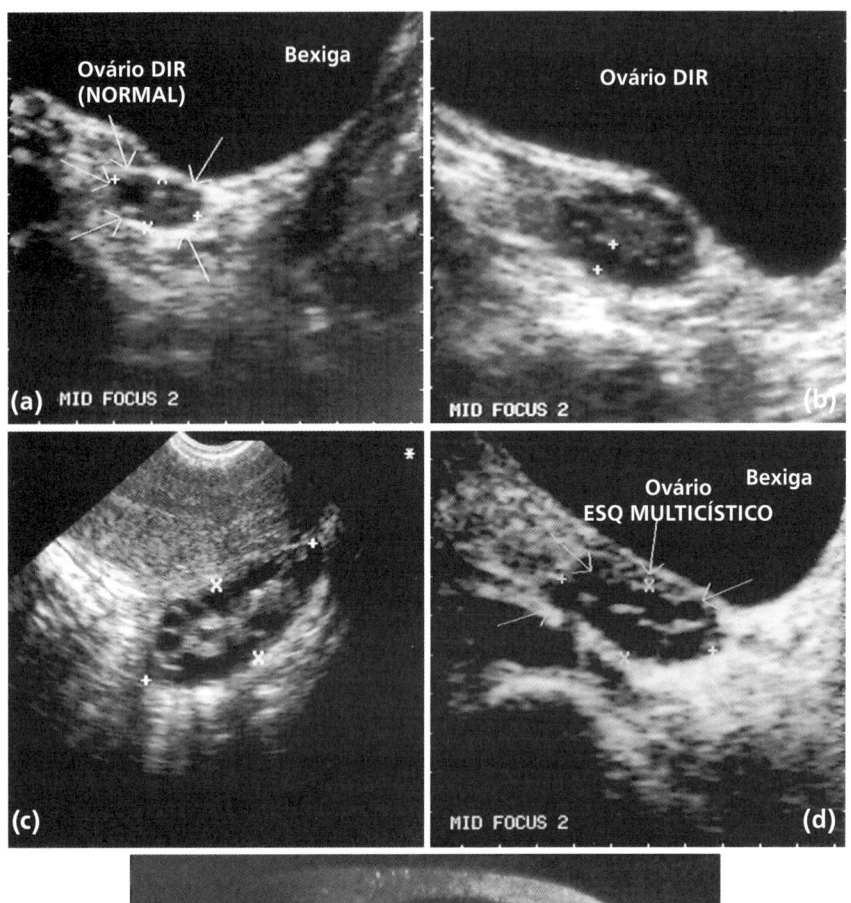

Fig. 41.3 (a) Ultrassonografia transabdominal de um ovário normal. (b) Ultrassonografia transabdominal de um ovário policístico. (c) Ultrassonografia transvaginal de um ovário policístico. (d) Ultrassonografia transabdominal de um ovário multicístico. (e) Imagem por ressonância magnética (MRI) de uma pelve, demonstrando dois ovários policísticos (setas fechadas) e um endométrio hiperplásico (seta aberta). Reproduzida de Balen AH. Infertility in Practice, 3rd edn. London: Informa Healthcare, 2008, com permissão.

dos sintomas, enquanto a perda de peso pode melhorar o perfil endócrino e metabólico, assim como a sintomatologia.

Estudos genéticos identificaram uma ligação entre a PCO e alteração no metabolismo de insulina, indicando que a síndrome pode ser a apresentação de um traço genético complexo. As características de obesidade, hiperinsulinemia e hiperandrogenemia, que são comumente vistas na PCO, são reconhecidamente fatores de risco aumentados para doença cardiovascular e diabetes melito não dependente de insulina (NIDDM) [5]. Há estudos indicando que as mulheres com PCOS possuem um risco aumentado para estas doenças, que determinam o aumento dos riscos a longo prazo para a saúde, e esta evidência levou a uma discussão sobre a necessidade de triagem das mulheres para PCOS [6] (Fig. 41.3).

Os ovários policísticos são frequentemente detectados por ultrassonografia ou por outros exames de imagem pélvica, e a prevalência na população em geral é de 20-33% [7]. Embora os critérios ultrassonográficos para o diagnóstico de ovários policísticos ainda não tenham sido universalmente definidos, os aspectos característicos aceitos têm sido descritos pelo aumento no número de folículos e pelo aumento do estroma, quando comparado aos ovários normais, resultando em um aumento no volume ovariano. Os "cistos" não são cistos no sentido de que contêm oócitos, mas são folículos cujo desenvolvimento foi bloqueado. O número de cistos pode ser menos relevante do que o volume do estroma ovariano ou do próprio ovário, tendo sido demonstrado que apresenta uma alta correlação com as concentrações séricas de testosterona.

Na reunião de consenso da ESHRE/ASRM, uma definição refinada dos ovários policísticos (PCOS) foi acordada, incluindo uma descrição da morfologia do PCO. De acordo com a literatura disponível, os critérios que satisfazem de forma suficiente a especificidade e a sensibilidade para definir os ovários policísticos são a presença de 12 ou mais folículos, medindo entre 2 e 9 mm de diâmetro e/ou o volume ovariano aumentado (>10 cm³) [4]. Se houver um folículo com diâmetro superior a 10 mm, a imagem deve ser repetida no período de quiescência ovariana para calcular o volume e a área. A presença de um único ovário policístico é suficiente para estabelecer o diagnóstico. A distribuição dos folículos e a descrição do estroma não são necessárias para estabelecer o diagnóstico. O aumento da ecogenicidade e/ou do volume do estroma é específico do ovário policístico, porém foi demonstrado que a medida do volume ovariano (ou área) é um bom substituto para a quantificação do estroma na prática clínica. A PCOS não deve ser considerada em uma mulher com ovários policísticos e ausência de um distúrbio de ovulação ou de hiperandrogenismo ("ovário policístico assintomático"), embora ela possa desenvolver sintomas ao longo do tempo, por exemplo se houver ganho de peso.

Fatores Genéticos na síndrome do ovário policístico

Tem sido observado há muito tempo um componente familiar na síndrome do ovário policístico. A análise dos fatores genéticos tem sido dificultada pela falta de uma definição universal para a PCOS. Muito dos critérios utilizados para o diagnóstico da PCOS inclui características que são variáveis contínuas, como o grau de hirsutismo, níveis circulantes de androgênio, extensão da irregularidade menstrual e volume e morfologia do ovário. Para realizar uma análise genética, estas variáveis contínuas precisam ser transformadas em variáveis normais. Estudos de familiares revelaram que, aproximadamente, 50% dos parentes de primeiro grau possuem PCOS, sugerindo um padrão dominante de herança [8]. Frequentemente, os parentes masculinos de primeiro grau têm maior probabilidade de apresentar a síndrome metabólica. O hiperandrogenismo é uma característica importante da PCOS, sendo lógico investigar as etapas principais da esteroidogênese e a disfunção enzimática. Alguns estudos constataram uma anormalidade com o gene de clivagem da cadeia lateral do colesterol (*CYP11a*), que está envolvido na esteroidogênese. Tem sido considerada a hipótese de que um polimorfismo nos genes que codificam o receptor de insulina (*INSR*), que induzem alterações na função do receptor de insulina, possa contribuir para o desenvolvimento da PCOS, pois é pouco provável que uma mutação maior esteja associada em virtude da ampla variabilidade de resistência à insulina encontrada em mulheres com PCOS. Uma discussão mais detalhada desta área complexa está além do escopo deste capítulo, e muitas pesquisas estão sendo realizadas para fornecer informações mais detalhadas das várias anormalidades genéticas que podem estar envolvidas na patogênese da PCOS.

A fisiopatologia da síndrome do ovário policístico

O aumento na secreção de andrógenos pelas células da teca nos ovários policísticos (PCOs) promove uma das principais manifestações clínicas da síndrome, o hiperandrogenismo, sendo um dos mecanismos de inibição do crescimento folicular e resultando no excesso de folículos imaturos. O aumento da secreção do hormônio luteinizante (LH) pela glândula hipofisária em razão da falha do *feedback* do sistema hipofisário-ovariano e os pulsos exagerados de GnRH liberados pelo hipotálamo – estimula a secreção de testosterona pelo ovário. A insulina é um estímulo potente para a secreção androgênica pelo ovário, que não apresenta resistência à insulina por usar um receptor de insulina diferente. A insulina amplifica o efeito do LH e, adicionalmente, magnifica o grau de hiperandrogenismo por meio da supressão da produção hepática da principal proteína carreadora, a globulina ligadora dos hormônios sexuais (SHBG), elevando o "índice de andrógenios livres". A expressão da síndrome é afetada pela combinação de anormalidades genéticas e fatores ambientais, como nutrição e peso corporal.

Diferenças raciais na expressão da síndrome do ovário policístico

A maior prevalência relatada da PCOS foi de 52% entre as imigrantes do sul asiático na Grã-Bretanha, das quais 49,1% apresentavam irregularidade menstrual [9]. Rodin *et al.* [9] demonstraram que as mulheres do sul da Ásia com PCOS apresentavam um grau comparável de resistência à insulina aos controles com diabetes *melito* tipo 2. A resistência à insulina e a hiperinsulinemia são antecedentes comuns do diabetes tipo 2, com uma alta prevalência nas pessoas do sul da Ásia. O diabetes tipo 2 também tem uma base familiar, herdada como um traço genético complexo que interage com fatores ambientais, sobretudo a nutrição, e se inicia durante a vida fetal. Nós observamos que as mulheres do sul da Ásia com PCOS anovulatória apresentam maior resistência à insulina e sintomas mais graves da síndrome do que as mulheres brancas anovulatórias com a PCOS [10]. Adicionalmente, nós verificamos que as mulheres do sul da Ásia, vivendo no Reino Unido, expressam sintomas em uma idade mais precoce do que suas correspondentes inglesas brancas (Tabela 41.4).

Heterogeneidade da síndrome do ovário policístico

Os achados de um grande estudo com mais de 1.700 mulheres com PCOs detectados por ultrassonografia estão resumidos na Tabela 41.5 [1]. Todas as pacientes apresentaram pelo menos um sintoma de PCOS. Trinta e oito por cento das

Tabela 41.4 Sinais e sintomas da síndrome do ovário policístico

Sintomas
Hiperandrogenismo (acne, hirsutismo, alopecia – ausência de virilização)
Distúrbios menstruais
Infertilidade
Obesidade
Ocasionalmente: assintomática, com ovários policísticos evidentes na ultrassonografia

Sorologia endócrina
↑ Insulina de jejum (não mensurada rotineiramente; resistência à insulina ou tolerância à glicose prejudicada estimada pelo GTT)
↑ Andrógenos (testosterona e androstenediona)
↑ ou níveis normais do hormônio luteinizante (LH), níveis normais do hormônio folículo-estimulante (FSH)
↓ Globulina ligadora dos hormônios sexuais (SHBG), resulta no aumento "de androgênios livres"
↑ Estradiol, estrona (nenhum mensurado rotineiramente em razão da grande variabilidade de valores)
↑ Prolactina

Possíveis sequelas tardias
Diabetes melito
Dislipidemia
Hipertensão, doença cardiovascular
Carcinoma endometrial
Câncer de mama (?)

Tabela 41.5 Características das 1.741 mulheres com ovários policísticos detectados por ultrassonografia. Média e percentil 5-95% (*valores normais)

Idade (anos)	31,5 (14-50)
Volume ovariano (cm³)	11,7 (4,6-22,3)
Área uterina (cm²)	27,5 (15,2-46,3)
Endométrio (mm)	7,5 (4-13)
BMI (kg/m²) (19-25)*	25,4 (19-38,6)
FSH IU/L (1-10)*	4,5 (1,4-7,5)
LH IU/L (1-10)*	10,9 (2-27)
Testosterona nmol/L (0,5-2,5)*	2,6 (1,1-4,8)
Prolactina (< 350 mIU/L)*	342 (87-917)

mulheres estavam acima do peso (BMI > 25 kg/m²), e a obesidade foi significativamente associada a um aumento do risco de hirsutismo, de distúrbio do ciclo menstrual e de aumento da concentração sérica de testosterona. A obesidade também foi associada ao aumento do índice de infertilidade e de distúrbios do ciclo menstrual. Vinte e seis por cento das pacientes com infertilidade primária e 14% das pacientes com infertilidade secundária tinham um BMI superior a 30 kg/m².

Aproximadamente 30% das pacientes apresentavam um ciclo menstrual regular, 50% apresentavam oligomenorreia, e 20%, amenorreia. O aumento na concentração sérica de testosterona foi associado a um risco maior de hirsutismo, infertilidade e distúrbios do ciclo. Os índices de infertilidade e de distúrbios do ciclo menstrual aumentaram com a elevação das concentrações de LH superior a 10 IU/L. A concentração sérica de LH das pacientes com infertilidade primária foi significativamente mais alta do que a encontrada nas mulheres com infertilidade secundária, e em ambas as situações a concentração foi maior do que nas mulheres com fertilidade comprovada. A morfologia ovariana mostrou ser o marcador mais sensível da PCOS, quando comparada às características endócrinas clássicas de concentração sérica elevada de LH e testosterona, e, nesta série, essas alterações foram observadas em 40% e 30% das pacientes, respectivamente [1]. Geralmente, as mulheres magras com PCOS apresentam um nível alto de LH como o principal responsável pelo excesso androgênico, enquanto que nas mulheres obesas é a insulina que estimula o aumento da secreção de androgênios pelos ovários.

Consequências à saúde da síndrome do ovário policístico

A obesidade e as anormalidades metabólicas são fatores de risco reconhecidos para o desenvolvimento de doença cardíaca isquêmica (IHD) na população em geral, e estas também são características reconhecidas da PCOS. A questão é se as mulheres com PCOS apresentam um risco maior de IHD, e se este risco pode ocorrer em uma idade mais precoce do que nas mulheres com ovários normais. A base teórica para essa hipótese está apoiada no fato de que estas mulheres apresentam um risco mais alto de resistência à insulina, quando comparadas aos controles pareados por peso e no fato de que os transtornos metabólicos associados à resistência à insulina, reconhecidamente, aumentam o risco cardiovascular em outras populações. A Resistência à insulina é definida como uma diminuição nas respostas biológicas a um determinado nível de insulina. Na presença de uma reserva pancreática adequada, os níveis normais de glicose circulante são mantidos por altas concentrações de insulina sérica. Na população em geral, os fatores de risco cardiovascular incluem a resistência à insulina, a obesidade, a intolerância à glicose, a hipertensão e a dislipidemia.

Muitos estudos têm demonstrado a presença de resistência à insulina e a hiperinsulinemia resultante em mulheres obesas e não obesas com PCOS [5]. Tem sido demonstrado de forma consistente que as mulheres obesas com PCOS apresentam mais resistência à insulina, quando comparadas aos controles pareados por peso. Aparentemente, neste grupo de mulheres, a obesidade e a PCOS possuem um efeito aditivo sobre o grau e gravidade da resistência à insulina e subsequente hiperinsulinemia. A resistência à insulina causa hipersecreção compensatória de insulina, particularmente em resposta à glicose, portanto, a euglicemia é geralmente mantida à custa da hiperinsulinemia. A resistência à insulina é limitada às ações extraesplênicas da insulina sobre a dispersão da glicose. O fígado não é afetado (por isso a queda em SHBG e HDL), nem o ovário (por essa razão, os problemas menstruais e a hipersecreção de andrógenos) nem a pele, por isso o desenvolvimento de *acantose nigricans*. As mulheres com PCOS e oligomenorreia têm uma probabilidade maior de apresentarem resistência à insulina do que aquelas com ciclos regulares, independente do BMI, com o intervalo intermenstrual se correlacionando com o grau de resistência à insulina [2].

As mulheres com PCOS apresentam uma distribuição de gordura abdominal do tipo central, demonstrada pelo aumento da relação cintura:quadril. A distribuição central de gordura é independente do BMI e associada a concentrações plasmáticas mais altas de insulina e triglicérides, e concentrações reduzidas de HDL-colesterol. De modo prático, se a medida da circunferência da cintura for superior a 80 cm, haverá excesso de gordura visceral e um risco aumentado de problemas metabólicos.

Portanto, há evidências de que a resistência à insulina, a obesidade central e a hiperandrogenemia possuem um efeito adverso sobre o metabolismo lipídico, contudo estes são fatores de risco indiretos para doença cardiovascular. Um estudo realizado por Pierpoint et al. [11] relatou os índices de mortalidade entre 1.028 mulheres com diagnóstico de PCOS entre 1930 e 1979. Todas as mulheres tinham mais de 45 anos de idade, e 770 mulheres tinham sido tratadas por ressecção cuneiforme dos ovários. Um total de 786 mulheres foi observado; a média de idade ao diagnóstico foi de 26,4 anos, e a duração média do acompanhamento foi de 30 anos. Houve 59 óbitos, dos quais 15 foram decorrentes de doença circulatória. Destes 15 óbitos, 13 foram decorrentes de doença cardíaca isquêmica. Houve seis óbitos causados por diabetes, como uma causa contributiva ou subjacente, quando comparado a um índice esperado de 1,7 óbito. O índice de mortalidade geral e associado à doença cardiovascular não foi maior nas mulheres com PCOS do que os índices nacionais de mortalidade em mulheres, mas a proporção observada de mulheres com diabetes, como um fator contributivo ou subjacente de morte, foi significativamente mais alto do que o esperado [razão de chance de 3,6, intervalo de confiança (CI) de 95%: 1,5-8,4]. Neste estudo, não foi demonstrado nenhum aumento no índice de óbito decorrente de CVS.

▶ Síndrome do ovário policístico em mulheres mais jovens

A maioria dos estudos que identificaram os fatores de risco da obesidade e da resistência à insulina em mulheres com PCOS investigou populações adultas, geralmente incluindo mulheres que procuraram endocrinologistas ou clínicas reprodutivas. Todavia, a PCOS tem sido identificada em populações muito mais jovens [7], com sintomas crescentes de PCOS e apresentando maior grau de resistência à insulina. Estes dados enfatizam a necessidade de estudos prospectivos a longo prazo, incluindo mulheres jovens com PCOS, para esclarecer a história natural e determinar quais mulheres correm o risco de diabetes e doença cardiovascular mais tardiamente. Um estudo de acompanhamento por um período de 6 anos de mulheres com PCOS e uma média de idade de 39 anos constataram que 9% das mulheres com tolerância à glicose normal desenvolveram tolerância à glicose diminuída (IGT), e 8% desenvolveram NIDDM [12], e 54% das mulheres com IGT no início do estudo apresentaram NIDDM no acompanhamento. Os fatores de risco para progressão da doença foram maiores naquelas com sobrepeso.

▶ Câncer de endométrio

O adenocarcinoma endometrial é a segunda malignidade mais comum do trato genital feminino, porém apenas 4% dos casos ocorrem em mulheres com menos de 40 anos de idade. Foi demonstrado que o risco de desenvolver câncer de endométrio é adversamente influenciado por vários fatores, incluindo obesidade, uso prolongado de estrogênios sem oposição, nuliparidade e infertilidade. As mulheres com carcinoma endometrial apresentam um número menor de partos comparadas aos seus controles, e foi demonstrado que a infertilidade isoladamente apresenta um risco relativo de 2 [13]. A hipertensão e o diabetes melito tipo 2 têm sido associados à PCOS. No entanto, é difícil determinar o risco real do carcinoma de endométrio em mulheres com PCOS claramente definida [14].

A hiperplasia endometrial é um possível precursor do adenocarcinoma, embora seja difícil predizer a taxa de progressão. Embora o risco não tenha sido claramente definido, é geralmente aceita a conduta de indução de sangramentos por supressão para prevenir a hiperplasia em mulheres com PCOS e amenorreia ou oligomenorreia [6]. Consideramos importante a descamação do endométrio pelo menos a cada 3 meses em mulheres com PCOS. As mulheres que apresentam oligo/amenorreia e que não desejam usar terapia de reposição hormonal cíclica devem realizar uma ultrassonografia a cada 6-12 meses (dependendo do histórico menstrual) para avaliar a morfologia e a espessura endometrial. Deve ser indicada a indução artificial de sangramento, quando a espessura endometrial for superior a 10 mm em uma mulher amenorreica, e após o sangramento deve ser feita outra ultrassonografia, e se o endométrio permanece alterado, deve ser feita uma biópsia endometrial. Uma outra opção que pode ser considerada é a colocação de um sistema intrauterino com progesterona, como o Mirena® (Bayer Pharma, Newburg, Reino Unido).

▶ Câncer de mama

A obesidade, o hiperandrogenismo e a infertilidade ocorrem frequentemente na PCOS e são características reconhecidamente associadas ao desenvolvimento do câncer de mama. No entanto, os estudos, realizados para avaliar a relação entre a PCOS e o carcinoma de mama, nem sempre têm identificado um risco significativamente maior. O estudo realizado por Coulam et al. [15] apresentou um risco relativo de 1,5 (CI de 95%: 0,75-2,55) para câncer de mama no grupo de mulheres com anovulação crônica, estatisticamente não significativo. Após a estratificação por idade, entretanto, foi observado um risco relativo de 3,6 (CI de 95%: 1,2-8,3) no grupo de mulheres na pós-menopausa. Um estudo realizado por Pierpoint et al. [11] avaliou a mortalidade a partir do registro nacional de óbitos, e os coeficientes de mortalidade padronizados (SMR) foram calculados para pacientes com PCOS e comparados à população normal. O período médio de acompanhamento foi de 30 anos. ASMR para todas as neoplasias foi de 0,91 (CI de 95%: 0,60-1,32), e para o câncer de mama foi de 1,48 (CI de 95%: 0,79-2,54). No câncer de mama, foi a principal causa de óbito nesta coorte.

▶ Câncer de ovário

Nos últimos anos, muitas controvérsias têm sido levantadas em relação ao risco de câncer de ovário em mulheres com infertilidade, particularmente em relação ao uso de drogas indutoras de superovulação para procedimentos de reprodução assistida. O risco de câncer de ovário parece estar aumentado nas mulheres que apresentam mais ovulações – isto é, nas nulíparas (possivelmente decorrente da infertilidade) com menarca precoce e menopausa tardia. Portanto, a indução de múltiplas ovulações em mulheres inférteis pode aumentar esse risco – um conceito que não está comprovado. Portanto, as mulheres com PCOS e oligo/anovulatórias devem apresentar um risco menor de câncer ovariano, se o fator principal for o número de ovulações durante a vida. A indução da ovulação para tratamento da infertilidade anovulatória tem como objetivo a indução de uma ovulação unifolicular e, em teoria, equipara o risco de uma mulher com PCOS àquele de uma mulher com ovulação normal. Todavia, os PCOs são muito sensíveis ao estímulo, e somente nos últimos anos tem sido possível alcançar índices aceitáveis de oligo-ovulação auxiliados em razão do desenvolvimento da ultrassonografia transvaginal de alta resolução. Existem poucos estudos abordando a possibilidade da associação entre os PCOs e o câncer de ovário. Os resultados são contraditórios, e a capacidade de generalização é limitada em razão dos problemas com o delineamento dos estudos. Em um grande estudo, realizado no Reino Unido por Pierpoint et al. [11], a taxa de mortalidade padronizada para o câncer de ovário foi de 0,39 (CI de 95%: 0,01-2,17).

▶ Tratamento da síndrome do ovário policístico

Obesidade

O objetivo principal do tratamento clínico de uma mulher com PCOS está direcionado para as complicações individuais. A obesidade agrava a sintomatologia e o perfil endócrino, portanto as mulheres obesas (BMI >30 kg/m²) devem ser encorajadas a perder peso. A perda de peso melhora o perfil endócrino, a probabilidade de ovulação e de uma gravidez saudável. Existem muitos artigos escritos sobre dieta e PCOS. A melhor dieta para uma mulher é uma que seja prática, sustentável e compatível com seu estilo de vida. É adequado manter um conteúdo baixo de carboidrato e evitar a ingestão de gorduras. É sempre útil encaminhar a paciente a um nutricionista. Os medicamentos contra a obesidade, como o Orlistat®, podem auxiliar na perda de peso. A cirurgia bariátrica (banda gástrica ou derivação gástrica) também é muito eficaz para mulheres com um BMI >35 kg/m², mas a gravidez é desaconselhada logo após a cirurgia, e deve-se aguardar a estabilização do metabolismo após a rápida perda de peso inicial [16].

Irregularidade menstrual

As mulheres que apresentam amenorreia e PCOS não apresentam deficiência de estrogênio e não estão em risco de osteoporose. Elas apresentam excesso de estrogênio e risco de hiperplasia endometrial (veja acima). A maneira mais fácil de controlar o ciclo menstrual é o uso de um contraceptivo oral combinado de baixa dose. Isto resultará em um ciclo artificial e descamação regular do endométrio. Uma alternativa é a administração de um progestágeno [como o acetato de medroxiprogesterona (Provera®)] por 12 dias a cada 1-3 meses para induzir um sangramento por supressão, ou o uso contínuo de progesterona na cavidade uterina pelo uso de Mirena. É importante mais uma vez encorajar a perda de peso.

Hiperandrogenismo e hirsutismo

A biodisponibilidade da testosterona é afetada pela concentração sérica de SHBG. Altos níveis de insulina reduzem a produção de SHBG e, desse modo, aumentam a fração livre dos androgênios. As concentrações séricas elevadas de androgênios estimulam os receptores androgênicos periféricos, resultando em um aumento na atividade da 5α-redutase, aumentando diretamente a conversão da testosterona no metabólito mais potente di-hidrotestosterona. As mulheres com PCOS não apresentam virilização (ou seja, elas não desenvolvem engrossamento da voz, aumento da massa muscular, atrofia mamária ou clitoromegalia). Um nível total de testosterona maior que 5 nmol/L, ou o início rápido de sinais de hiperandrogenismo, requer uma avaliação complementar. A hiperplasia suprarrenal congênita (CAH) de início tardio não é comum no Reino Unido, sendo mais prevalente em determinados grupos étnicos (p. ex., populações do Mediterrâneo, América do Sul e alguns judeus).

O hirsutismo é caracterizado pelo crescimento de pelos terminais em um padrão de distribuição masculino, que inclui o queixo, lábio superior, tórax, regiões dorsal superior e lombar, abdomes inferior e superior, porção superior do braço, coxa e nádegas. Um sistema de pontuação padronizado, como o escore de Ferriman-Gallwey modificado, pode ser usado para avaliar o grau de hirsutismo antes e durante os tratamentos (Fig. 41.4). Em muitos casos, as mulheres fizeram uso de técnicas cosméticas, e a avaliação basal pode ficar prejudicada.

A melhora do hirsutismo com os tratamentos medicamentosos pode demorar entre 6 e 9 meses ou mais. Os trata-

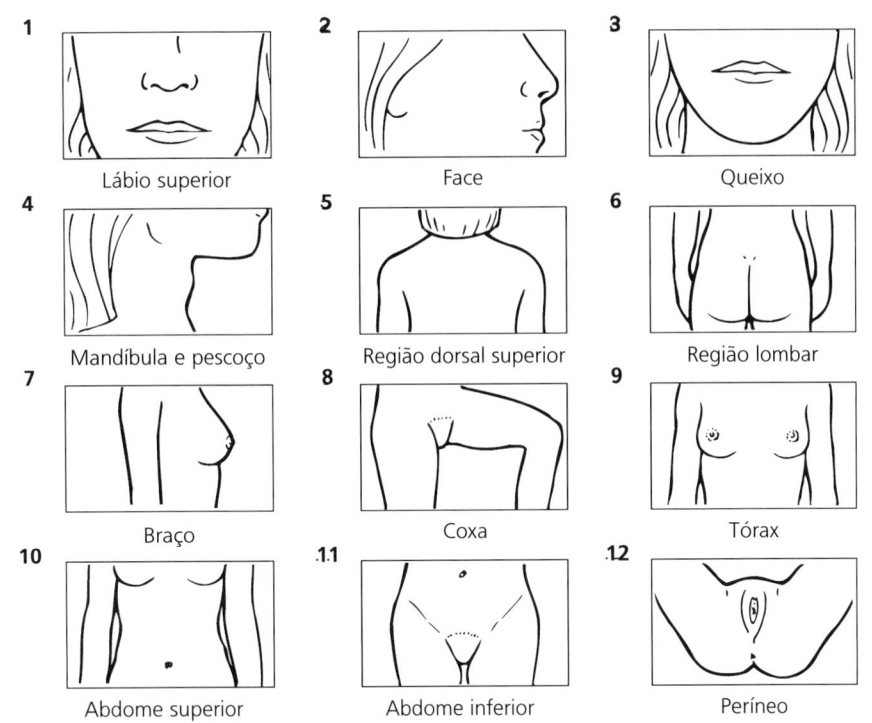

Fig. 41.4 O Sistema de Ferriman-Gallwey para Pontuação de Hirsutismo. O quadro é utilizado para fornecer um escore inicial, com uma escala de 0-3 em cada uma das 12 regiões, de acordo com a gravidade e para o monitoramento da terapia. Reproduzida de Balen AH, Jacobs HS. Infertility in Practice, 2nd edn. Churchill Livingstone, 2003, com permissão.

mentos físicos, incluindo eletrólise, depilação e clareamento podem ser úteis enquanto se aguarda o resultado dos tratamentos medicamentosos. A eletrólise é demorada, dolorosa e cara, devendo ser realizada por um médico especialista. O retorno do crescimento do pelos pode ocorrer com alguma frequência. Não existe um tratamento cosmético permanente. As técnicas a *laser* e fototermólise são mais caras, porém a duração do efeito pode ser maior. No entanto, não foram realizados estudos comparativos. Os tratamentos repetidos são necessários para que se obtenha um efeito quase permanente, pois somente os folículos pilosos na fase de crescimento são obliterados em cada tratamento. O crescimento piloso ocorre em três ciclos, e o tratamento deve ser feito regularmente a cada 6-9 meses. O uso tópico de eflornitina pode ser eficaz. A eflornitina age inibindo a enzima ornitina descarboxilase nos folículos pilosos e pode ser uma terapia útil para aquelas que desejem evitar os tratamentos hormonais e pode ser usada em conjunto com a terapia hormonal. A eflornitina pode causar adelgaçamento da pele e, portanto, recomenda-se o uso de um filtro solar com alto fator de proteção, quando houver exposição ao sol.

Os regimes terapêuticos devem interromper a progressão do hirsutismo e reduzir a taxa de crescimento dos pelos. A contracepção adequada é importante em mulheres em idade reprodutiva, pois a passagem transplacentária de antiandrogênios pode comprometer o desenvolvimento genital do feto masculino. A terapia de primeira linha tem sido, tradicionalmente, a preparação Dianette®*, que contém etinilestradiol (30 μg) em combinação com acetato de ciproterona (2 mg). A adição de doses mais elevadas do progestágeno sintético, o acetato de ciproterona (CPA, 50-100 mg) não confere benefício adicional [17], mas pode ser prescrita nos primeiros 10 dias de cada ciclo de 21 dias, para mulheres resistentes ao tratamento com o Dianette. O efeito sobre a acne e seborreia é geralmente evidente em dois meses. O acetato de ciproterona pode raramente causar lesão hepática, e a função hepática deve ser verificada regularmente (após 6 meses e depois anualmente). Quando o controle dos sintomas é obtido, é aconselhável mudar para um contraceptivo oral combinado, contendo uma dose menor de etinilestradiol em razão do maior risco de tromboembolismo com o Dianette.

Espironolactona é um diurético fraco com propriedades antiandrogênicas, que pode ser utilizada em mulheres com contraindicação para o uso de contraceptivo oral combinado em uma dose diária de 25-100 mg. Drospirenona é um derivado da espironolactona e está contida no contraceptivo oral combinado Yasmin® e pode apresentar benefícios no tratamento das mulheres com PCOS.

Outros antiandrogênicos, como o cetoconazol, a finasterida e a flutamida, foram usados, porém não são utilizados no Reino Unido para o tratamento de hirsutismo em mulheres decorrente dos seus efeitos colaterais adversos. Além disso, não são mais eficazes do que o acetato de ciproterona.

Infertilidade

Vários fatores influenciam a função ovariana, e a fertilidade é adversamente afetada em indivíduos com sobrepeso ou com concentrações séricas elevadas de LH. As estratégias para

---

*No Brasil, é o Diane (Nota da RT).

induzir a ovulação incluem a perda de peso, o uso de antiestrogênios orais (principalmente o citrato de clomifeno [CC] ou o tamoxifeno), a terapia parenteral com gonadotrofinas e a cirurgia ovariana laparoscópica. O clomifeno é a terapia de primeira linha tradicional, podendo ser mantida por 6 a 12 ciclos, se a paciente estiver ovulando, e o exame endocrinológico for normal. Para aquelas que não ovulam, as opções incluem injeções diárias de hormônio folículo-estimulante (FSH) recombinante ou de gonadotrofina menopáusica humana (hMGs, que contêm quantidades iguais de FSH e LH) ou diatermia ovariana laparoscópica (LOD) [18]. As mulheres com PCOS podem apresentar a síndrome de hiperestimulação ovariana (OHSS) e gravidez múltipla, e a indução da ovulação precisa ser monitorada com ultrassonografia seriada.

É importante melhorar o estilo de vida combinando exercícios e dieta para redução do peso para melhorar as perspectivas de ovulação espontânea e de ovulação induzida por drogas. As mulheres com sobrepeso e PCOS têm um risco maior de complicações obstétricas, como diabetes melito gestacional e pré-eclâmpsia e apresentam um risco maior de malformações congênitas e de aborto espontâneo [19].

A indução da ovulação pode ser feita com o uso do antiestrogênio citrato de clomifeno (50-100 mg), administrado por via oral do 2º ao 6º dia de um ciclo menstrual natural ou artificialmente induzido. Após o uso de clomifeno, a ovulação ocorre em mais de 80% das mulheres, mas somente 40% das mulheres engravidam. O CC deve ser prescrito somente quando é possível fazer o acompanhamento com ultrassonografia para reduzir o risco de 10% de uma gravidez múltipla e para assegurar que a ovulação esteja acontecendo [20,21]. Uma dose diária superior a 100 mg raramente confere qualquer benefício e pode causar espessamento do muco cervical, que pode impedir a passagem dos espermatozoides através do colo uterino. Quando ocorre a ovulação, a taxa cumulativa de concepção continua a aumentar por 10 a 12 ciclos [20].

As opções terapêuticas para pacientes com infertilidade anovulatória e resistentes aos antiestrogênios incluem a terapia parenteral com gonadotrofinas ou a diatermia ovariana laparoscópica. Em razão da maior sensibilidade dos ovários policísticos aos estímulos de hormônios exógenos, é importante iniciar a indução com doses muito baixas de gonadotrofinas, e o desenvolvimento folicular deve ser monitorado por ultrassonografia. O advento da ultrassonografia transvaginal possibilitou a redução dos índices de gravidez múltipla para menos de 5%, em decorrência da melhor resolução e visão mais clara dos folículos em desenvolvimento. Os índices cumulativos de concepção e de nascidos vivos após 6 meses podem ser de 62 e 54%, respectivamente, e após 12 meses de 73 e 62%, respectivamente [21] (Fig. 41.5). A monitoração da paciente permite suspender o tratamento, se houver o desenvolvimento de mais de dois folículos maduros, pois o risco de gravidez múltipla aumenta (Fig. 41.6).

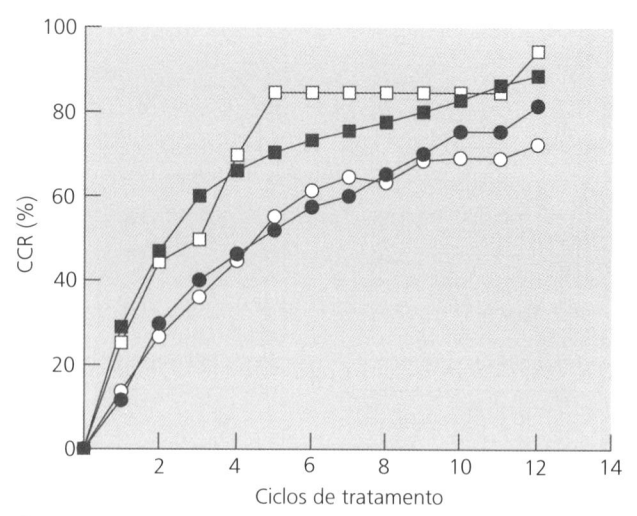

Fig. 41.5 Taxas cumulativas de concepção em ciclos sucessivos em mulheres normais (triângulo) e após indução da ovulação em 103 mulheres com síndrome do ovário policístico com anovulação (círculo), 77 mulheres com hipogonadismo hipogonadotrófico (losango) e 20 pacientes com amenorreia relacionada com o peso (quadrado). Embora as pacientes com amenorreia relacionada com o peso engravidem facilmente após indução da ovulação, nós atualmente acreditamos que o tratamento destas mulheres deveria ser ganho de peso antes da concepção (ver texto). Fonte: Balen et al., 1994 [21].

As mulheres com PCOS apresentam um risco maior de síndrome de hiperestimulação ovariana (OHSS). Esta síndrome ocorre quando muitos folículos (>10 mm) são estimulados e provocam distensão abdominal, desconforto, náusea, vômito e, ocasionalmente, dificuldade respiratória. O mecanismo para o desenvolvimento da OHSS provavelmente é secundário à ativação do sistema renina-angiotensina ovariano e a secreção excessiva de fator de crescimento vascular endotelial (VEGF). A ascite, os derrame pleural e pericárdico agravam o quadro, e a hemoconcentração pode favorecer o tromboembolismo. A situação torna-se mais grave quando ocorre uma gravidez decorrente do tratamento, pois a gonadotrofina coriônica humana proveniente da placenta também estimula os ovários. A hospitalização é, algumas vezes, necessária para que fluidos intravenosos e heparina possam ser fornecidos para evitar desidratação e tromboembolismo. Embora a OHSS seja rara, é potencialmente fatal e deve ser evitada pela monitoração adequada da terapia com gonadotrofina.

A diatermia ovariana não apresenta risco de gravidez múltipla e de hiperestimulação ovariana, não necessitando de um acompanhamento ultrassonográfico intensivo. A diatermia ovariana laparoscópica tem substituído a ressecção cuneiforme dos ovários (que resulta em extensas aderências periovarianas e tubárias) e tem um risco reduzido de gravidez múltipla quando comparada à terapia com gonadotrofinas no tratamento da PCOS insensível ao clomifeno. Os índices de gravidez após 6 meses são superiores na terapia com gonadotrofinas em comparação à diatermia ovariana laparoscópica [22].

Agentes sensibilizadores da insulina e metformina

Vários agentes farmacológicos têm sido utilizados para amplificar o efeito fisiológico da perda de peso, particularmente a metformina. Esta biguanida inibe a produção de glicose hepática e intensifica a sensibilidade do tecido periférico à insulina, reduzindo sua secreção. Tem sido demonstrado que a metformina pode melhorar o hiperandrogenismo e as anormalidades da secreção de gonadotrofinas em algumas mulheres com PCOS, e tem sido sugerido o uso da metformina para restaurar o ciclo menstrual e a fertilidade. A troglitazona é um agente sensibilizador da insulina que pode melhorar de modo significativo as anormalidades metabólicas e reprodutivas na PCOS, embora tenha sido retirado do mercado em razão dos relatos de mortes em consequência da hepatotoxicidade. As outras tiazolidinedionas, como a rosiglitazona e pioglitazona, não são recomendadas para uso em mulheres que estão tentando engravidar.

> **Quadro 41.2 Resumo**
>
> - A PCOS é o transtorno endócrino mais comum em mulheres (prevalência de 15-20%).
> - A PCOS é hereditária e afeta aproximadamente 50% dos parentes de primeiro grau.
> - A PCOS é uma condição heterogênea. O diagnóstico é estabelecido por dois dos três critérios seguintes: (i) oligo-ovulação e/ou anovulação, (ii) hiperandrogenismo (clínico e/ou bioquímico) ou (iii) ovários policísticos, com a exclusão de outras etiologias de irregularidade menstrual e excesso do hormônio androgênio.
> - O tratamento é orientado para os sintomas.
> - Se obesa, a perda de peso deve ser encorajada, pois melhora os sintomas e a endocrinologia. Um teste de tolerância à glicose deve ser realizado, se o BMI for > 30 kg/m² (ou > 25 kg/m² se asiática). Orientação nutricional e exercícios são componentes essenciais de um programa de redução de peso. Medicamentos contra a obesidade ou cirurgia podem ser indicados.
> - Controle do ciclo menstrual pode ser alcançado com o uso de contraceptivos orais cíclicos ou progestágenos.
> - Indução da ovulação pode ser difícil e deve ser feita de forma progressiva, usando vários tratamentos, que devem ser monitorados cautelosamente para prevenir a gravidez múltipla.
> - Hiperandrogenismo é geralmente tratado com Dianette®, contendo etinilestradiol em combinação com acetato de ciproterona, ou Yasmin®, que contém drospirenona. Alternativas incluem espironolactona, sendo necessário associar um método de contracepção seguro.
> - O uso de agentes sensibilizadores da insulina (p. ex., metformina) não é indicado na ausência de tolerância à glicose diminuída ou diabetes tipo 2.

Os primeiros estudos realizados para avaliar o uso de metformina no tratamento da PCOS foram observacionais. A metformina parece ser menos eficaz nas mulheres com obesidade significativa (BMI > 35 kg/m²). Um ensaio clínico com tamanho adequado, randomizado, prospectivo, duplo-cego, placebo-controlado, foi realizado para avaliar os efeitos combinados da modificação no estilo de vida e do uso da metformina em 143 mulheres obesas anovulatórias com um BMI de 38 kg/m² [23]. Todas as mulheres realizaram uma avaliação individual com um nutricionista para definir uma dieta, que poderia ser sustentada, com uma redução média da ingestão de energia de 500 kcal por dia. Como resultado, tanto o grupo tratado com metformina como o grupo placebo conseguiram perder peso, porém a redução de peso não diferiu entre os dois grupos. Um aumento na ciclicidade menstrual foi observado naquelas que perderam peso, porém não houve diferença entre os dois braços do estudo.

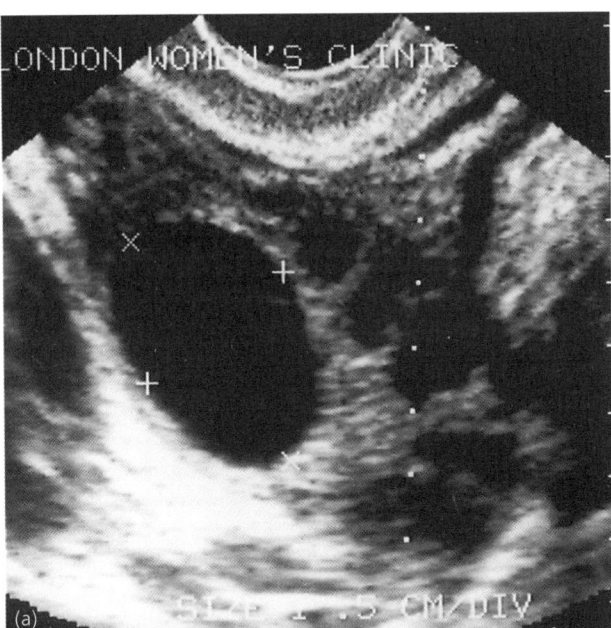

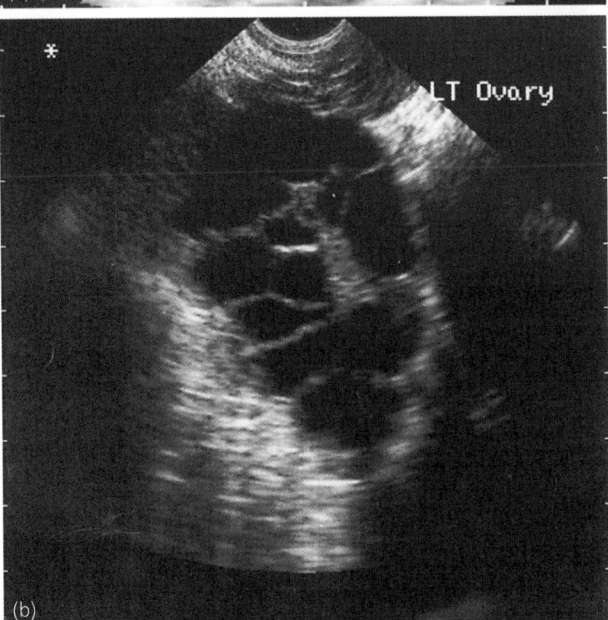

Fig. 41.6 (a) Ultrassonografia transvaginal do desenvolvimento unifolicular em um ovário policístico e (b) um ovário policístico superestimulado. Reproduzida de Balen AH. Infertility in Practice, 3rd edn. London: Informa Healthcare, 2008, com permissão.

Dois ensaios clínicos controlados randomizados de grande porte também concluíram que, como terapia de primeira linha para o tratamento de mulheres inférteis anovulatórias com PCOS, o uso isolado de metformina foi significativamente menos eficaz do que o uso isolado de CC, e que a associação de metformina ao tratamento com CC não produziu um benefício significativo [24,25]. Uma recente revisão da Cochrane apresentou uma conclusão similar de ausência de benefício da metformina em uso isolado ou combinado, em relação ao aumento de nascidos vivos [26], e o uso de metformina somente é recomendado quando existe redução da tolerância à glicose ou na presença de diabetes tipo 2 [18].

AMENORREIA SECUNDÁRIA

O critério usado para investigação de amenorreia secundária é a ausência da menstruação por seis meses consecutivos em uma mulher que apresentava previamente ciclos menstruais regulares. No entanto, alguns especialistas consideram patológico um período de 3 ou 4 meses de amenorreia, porém este é o debate que existe entre a definição de amenorreia e oligomenorreia. As mulheres com amenorreia secundária devem possuir um trato genital inferior patente, um endométrio responsivo ao estímulo dos hormônios ovarianos e ovários que tenham sido responsivos às gonadotrofinas hipofisárias.

A amenorreia secundária é classificada de acordo com a etiologia de origem, podendo ser subdividida em distúrbios do eixo hipotalâmico-hipofisário-ovariano-uterino e doença sistêmica generalizada. As principais causas de amenorreia secundária são resumidas na Tabela 41.2. A frequência da apresentação destas condições pode ser vista na Tabela 41.6.

▶ Tratamento da amenorreia secundária
Anormalidades do trato genital
Síndrome de Asherman

A síndrome de Asherman é uma condição em que as aderências intrauterinas impedem o crescimento normal do endométrio [27]. Isto pode ser o resultado de uma curetagem endometrial muito vigorosa, afetando a camada basal do endométrio, ou de aderências que podem ocorrer após um episódio de endometrite. A deficiência de estrogênio pode aumentar o risco de formação de aderências nas mulheres que estão amamentando e que necessitam de uma curetagem puerperal em razão da retenção de tecido placentário. Tipicamente, a amenorreia não é absoluta, sendo possível induzir um sangramento por supressão com o uso combinado de estrogênio e progesterona. As aderências intrauterinas podem ser observadas em uma HSG (Fig. 41.2). Alternativamente, a inspeção histeroscópica da cavidade uterina irá confirmar o diagnóstico e possibilitar o tratamento por adesiólise. As aderências entre as paredes anterior e posterior da cavidade uterina são geralmente avasculares, embora possam conter vasos, músculo e endométrio. Após a cirurgia, deve ser feito um tratamento por 3 meses com uso cíclico de

Tabela 41.6 Etiologia da amenorreia secundária em 570 pacientes frequentando uma clínica endócrina [47]

Síndrome do ovário policístico	37%
Falência ovariana prematura	24%
Hiperprolactinemia	17%
Amenorreia associada ao peso	10%
Hipogonadismo hipogonadotrófico	6%
Hipopituitarismo	4%
Amenorreia relacionada com o exercício físico	3%

estrogênio/progesterona. Um cateter de Foley pode ser inserido na cavidade uterina e mantido durante 7 a 10 dias no pós-operatório, ou pode ser colocado um dispositivo intrauterino contraceptivo por 2-3 meses para prevenir a recorrência das aderências.

Em um estudo de 292 mulheres inférteis, que apresentavam aderências intrauterinas, detectado pela HSG, 46% engravidaram sem tratamento, porém somente 53% tiveram um recém-nascido vivo e 13% tiveram placenta acreta (Schenker e Margalioth, 1992 [28]). Tem sido sugerido que o índice de gravidez após o tratamento histeroscópico das aderências intrauterinas depende da gravidade inicial da complicação. (Valle e Sciarra, 1988 [29]), sendo 93% para doença leve, e 57% para doença grave. O resultado da gravidez depende do comprometimento da cavidade uterina pós-tratamento.

Estenose cervical

Estenose cervical é uma causa ocasional de amenorreia secundária. Era relativamente comum após uma conização tradicional realizada para o tratamento de neoplasia intraepitelial cervical. No entanto, os procedimentos modernos, como *laser* ou alça diatérmica, apresentam menos complicações cervicais no pós-operatório. A estenose cervical pode ocorrer por lesão da endocérvice causada, inadvertidamente, por uma curetagem uterina. O tratamento da estenose cervical consiste na cuidadosa dilatação cervical.

▶ Causas ovarianas de amenorreia secundária
Síndrome do ovário policístico (veja anteriormente)
Falência ovariana prematura

A falência ovariana é definida pela interrupção dos ciclos menstruais acompanhada por níveis elevados de gonadotrofinas antes da idade de 40 anos. A falência ovariana pode ocorrer em qualquer idade. A exata incidência desta condição é desconhecida, pois muitos casos não são reconhecidos, mas os índices variam entre 1 e 5% da população feminina. Os estudos de mulheres amenorreicas relatam uma incidência de falha ovariana prematura entre 10 e 36%.

As anormalidades cromossômicas foram encontradas em 70% das pacientes com amenorreia primária, e em 2-5%

das mulheres com amenorreia secundária em decorrência da falência ovariana prematura [30]. A falência ovariana que ocorre antes da puberdade é geralmente ocasionada por uma anormalidade cromossômica ou uma neoplasia maligna na infância que necessitou de tratamento com quimioterapia ou radioterapia. As adolescentes com perda da função ovariana logo após a menarca frequentemente apresentam um mosaicismo de Turner (46XX/45X) ou uma trissomia do cromossoma X (47XXX). Existem algumas anomalias genéticas que ocorrem em famílias com POF, embora estas não sejam avaliadas na prática clínica de rotina.

Em geral, a causa mais comum de falência ovariana prematura é uma doença autoimune, e as infecções, as cirurgias prévias, a quimioterapia e a radioterapia também contribuem para a etiologia. Os autoanticorpos ovarianos podem ser dosados e foram encontrados em até 69% das mulheres com POF. Entretanto, o exame é caro e não está disponível na maioria dos serviços. Consequentemente, é importante considerar os outros transtornos autoimunes e fazer o rastreamento de autoanticorpos contra a glândula tireoide, de células parietais da mucosa gástrica e de glândula suprarrenal, se houver suspeita na avaliação clínica.

Na POF verdadeira, algumas mulheres apresentam um retorno intermitente da menstruação, intercalado com períodos variáveis de amenorreia, antes da parada completa dos ciclos menstruais. Os níveis de gonadotrofina se mantêm moderadamente elevados durante estes ciclos espontâneos, com níveis plasmáticos de FSH, variando entre 15 e 20 IU/L. Esta falência ovariana oculta ou síndrome do ovário resistente está associada à presença de folículos primordiais na biópsia ovariana (este não é um procedimento que deve ser realizado para estabelecer o diagnóstico). Algumas mulheres engravidam, embora os ovários sejam resistentes às gonadotrofinas exógenas da mesma forma como são resistentes aos hormônios endógenos. É provável que os relatos de gravidez em mulheres com POF representem casos de flutuação da função ovariana e não o sucesso do tratamento [31].

É possível alcançar uma gravidez por doação de oócitos, como parte do tratamento de fertilização *in vitro* (IVF). Para as mulheres que realizam quimioterapia para tratamento de neoplasia maligna e que podem desenvolver falência ovariana em decorrência dessa terapia, é possível atualmente fazer a criopreservação dos oócitos, que podem ser coletados durante um protocolo de estimulação para IVF e que podem ser congelados como oócitos ou como oócitos fertilizados (embriões), se a paciente possuir um parceiro. Uma abordagem alternativa é a remoção cirúrgica de um ovário inteiro e transplante do tecido ovariano criopreservado após o término do tratamento do câncer. A aplicação destes métodos tem apresentado resultados com nascidos vivos, embora a tecnologia com criopreservação de oócitos seja menos eficiente do que a criopreservação de embriões e a tecnologia de congelamento de tecido ovariano ainda se encontra na fase inicial.

O diagnóstico e as consequências da POF requerem orientação e aconselhamento das pacientes. Pode ser particularmente difícil para uma mulher jovem aceitar a necessidade de fazer uma reposição estrogênica, que está indicada para o tratamento de mulheres pós-menopáusicas mais velhas e, ao mesmo tempo, ter que aceitar a incapacidade de engravidar naturalmente. As consequências a curto e longo prazos da falência ovariana e da deficiência de estrogênio são similares àquelas que ocorrem na quinta e na sexta décadas da vida. No entanto, a duração da amenorreia é muito mais longa, sendo aconselhável a realização da HRT para reduzir as consequências da deficiência estrogênica a longo prazo.

As mulheres mais jovens com perda prematura da função ovariana correm um maior risco de osteoporose. Uma série de 200 mulheres amenorreicas entre 16 e 40 anos de idade demonstrou uma redução média na densidade mineral óssea de 15%, quando comparadas ao grupo-controle e após correção para peso corporal, tabagismo e exercício [32]. O grau de perda óssea apresentou uma correlação maior com a duração da amenorreia e com a gravidade da deficiência estrogênica do que com o diagnóstico subjacente. Além disso, a perda óssea foi maior nas pacientes com amenorreia primária do que naquelas com amenorreia secundária. A normalização dos níveis estrogênicos pode aumentar a densidade da massa óssea, porém é improvável um aumento superior a 5-10% na densidade mineral e improvável o retorno ao seu valor normal. Entretanto, a melhora radiológica observada pode não refletir a redução no risco de fratura, pois a remineralização não é equivalente ao refortalecimento ósseo. O diagnóstico e a correção precoce do estado estrogênico são, consequentemente, importantes.

Mulheres com POF podem apresentar um risco maior de doença cardiovascular. Foi demonstrado que os estrogênios possuem efeitos benéficos sobre o estado cardiovascular em mulheres. Eles aumentam os níveis da lipoproteína de alta densidade cardioprotetora e os níveis de triglicérides totais, enquanto reduzem os níveis de colesterol total e das lipoproteínas de baixa densidade. O efeito geral é de proteção cardiovascular.

As preparações de HRT prescritas para mulheres na menopausa também são recomendadas para mulheres jovens. A razão disso é que mesmo as preparações modernas de contraceptivo oral combinado (COC) de baixa dose contêm, no mínimo, duas vezes a quantidade de estrogênio recomendada para a HRT para alcançar um efeito contraceptivo supressivo sobre o eixo hipotalâmico-hipofisário. A HRT contém estrogênios "naturais" (estradiol) em vez do etinilestradiol sintético, encontrado na maioria dos COCs.

Causas hipofisárias de amenorreia secundária

A hiperprolactinemia é a causa hipofisária mais comum de amenorreia. Existem muitas causas para o aumento leve da concentração sérica de prolactina, incluindo o estresse e um exame de mama ou físico recente. O teste deve ser repetido, se a concentração de prolactina for superior a 1.000 mIU/L e, se ainda permanecer elevado, é necessária a obtenção de uma imagem da fossa hipofisária (CT ou MRI). A hiperprolactinemia pode ser causada por um adenoma hipofisário secretor de prolactina ou por um tumor não funcionante localizado na região do hipotálamo ou da hipófise, que causa desconexão da haste hipofisária, interferindo com a ação inibitória da dopamina sobre a secreção de prolactina. Os tumores não funcionantes grandes estão geralmente associados a concentrações séricas de prolactina < 3.000 mIU/L, enquanto que os macroadenomas secretores de prolactina geralmente resultam em concentrações iguais ou superiores a 8.000 mIU/L. Outras causas incluem hipotireoidismo, PCOS (até 2.500 mIU/L) e diversos medicamentos (p. ex., antagonistas da atividade dopaminérgica, como as fenotiazinas, a domperidona e a metoclopramida).

Nas mulheres com amenorreia associada à hiperprolactinemia, os principais sintomas são decorrentes da deficiência estrogênica. Em contraste, quando a hiperprolactinemia está associada aos PCOs, a síndrome é caracterizada por adequada estrogenização, presença de ovários policísticos na ultrassonografia e um sangramento por supressão em resposta a um teste de progesterona. A galactorreia pode ser encontrada em até um terço das pacientes com hiperprolactinemia, embora não esteja correlacionada com os níveis de prolactina e com a presença de um tumor. Aproximadamente 5% das pacientes apresentam defeitos do campo visual.

Um microadenoma de hipófise secretor de prolactina está geralmente associado a uma prolactina moderadamente elevada (1.500-4.000 mIU/L), sendo improvável encontrar anormalidades em uma radiografia lateral do crânio. Um macroadenoma, associado a uma concentração de prolactina superior a 5.000-8.000 IU/L e por definição, apresentando um diâmetro superior a 1 cm, pode causar alterações radiológicas típicas – como ampliação assimétrica da fossa hipofisária com um contorno duplo do assoalho e erosão dos processos clinoides. Atualmente, as radiografias do crânio são raramente realizadas, pois a CT e a MRI possibilitam um exame detalhado com identificação da extensão do tumor suprasselar e da compressão do quiasma óptico ou de invasão dos seios cavernosos. A prolactina é um excelente marcador tumoral, e quanto mais alta a concentração sérica, maior o tamanho do tumor esperado na MRI. Em contraste, a imagem de um tumor grande na imagem e uma concentração sérica moderadamente elevada de prolactina (2.000-3.000 mIU/L) sugerem um tumor não funcionante com "desconexão" do hipotálamo (Fig. 41.7).

O tratamento da hiperprolactinemia concentra-se no uso de um agonista dopaminérgico, dos quais a bromocriptina é a mais amplamente usada. Naturalmente, se a hiperprolactinemia é induzida por fármacos, a suspensão dos medicamentos relevante deve ser recomendada. No entanto, isto pode não ser apropriado, se a causa for um medicamento psicotrópico, como, por exemplo, uma fenotiazina sendo usada para tratar esquizofrenia. Nestes casos, o uso do medicamento deve ser mantido, e deve ser prescrito um contraceptivo oral combinado de baixa dose para reduzir os sintomas de deficiência estrogênica. As concentrações séricas de prolactina devem, então, ser monitoradas para o controle de sua elevação.

Tabela 41.7	Tratamento medicamentoso da hiperprolactinemia	
Bromocriptina	2,5-20 mg diários, doses divididas	Manutenção geralmente com 5-7,5 mg/dia
Cabergolina	0,25-1 mg duas vezes por semana	Manutenção geralmente com 1 mg/semana
Quinagolida	75-150 mcg diariamente, à noite	

Muitas pacientes apresentam uma queda nos níveis de prolactina após alguns dias do início da terapia com bromocriptina, e uma redução do volume tumoral dentro de um período de 6 meses. Os efeitos colaterais podem ser desagradáveis (náusea, vômito, dor de cabeça, hipotensão postural) e podem ser minimizados, iniciando-se a terapia no período noturno nos primeiros 3 dias de tratamento e tomando os comprimidos com alimentos. Os efeitos colaterais a longo prazo incluem o fenômeno de Raynaud, constipação e alterações psiquiátricas – especialmente agressidade, que pode ocorrer no início do tratamento.

A bromocriptina deve ser iniciada com uma dose de 1,25 mg à noite, com aumento gradativo cada 5 dias para 2,5 mg à noite, seguido por 1,25 pela manhã e 2,5 mg à noite até a dose diária de 7,5 mg (em duas ou três doses divididas). A dose de manutenção deve ser a mais baixa capaz de reduzir a prolactina aos níveis normais, sendo frequentemente inferior àquela usada inicialmente para conseguir uma resposta (Tabela 41.7).

As preparações de ação prolongada (p. ex., cabergolina duas vezes por semana) podem ser prescritas para aquelas pacientes que desenvolvem efeitos colaterais inaceitáveis. A cabergolina geralmente é mais bem tolerada e mais eficaz do que a bromocriptina, porém não é recomendada para as mulheres que estão tentando engravidar, pois não existem dados sobre a sua segurança na gravidez, embora os dados disponíveis até agora não apresentem problema com teratogenicidade. Se uma mulher não deseja engravidar, a cabergolina deve ser usada e deve ser trocada para bromocriptina quando (ou se) ela quiser engravidar.

O tratamento cirúrgico por adenectomia transesfenoidal é reservado para as situações de resistência ao medicamento e falha na redução de um macroadenoma ou em razão dos efeitos colaterais intoleráveis dos medicamentos (é a indicação mais comum). Os tumores não funcionantes, que são detectados por exames de imagem e pela concentração sérica de prolactina < 3.000 mIU/L, devem ser removi-

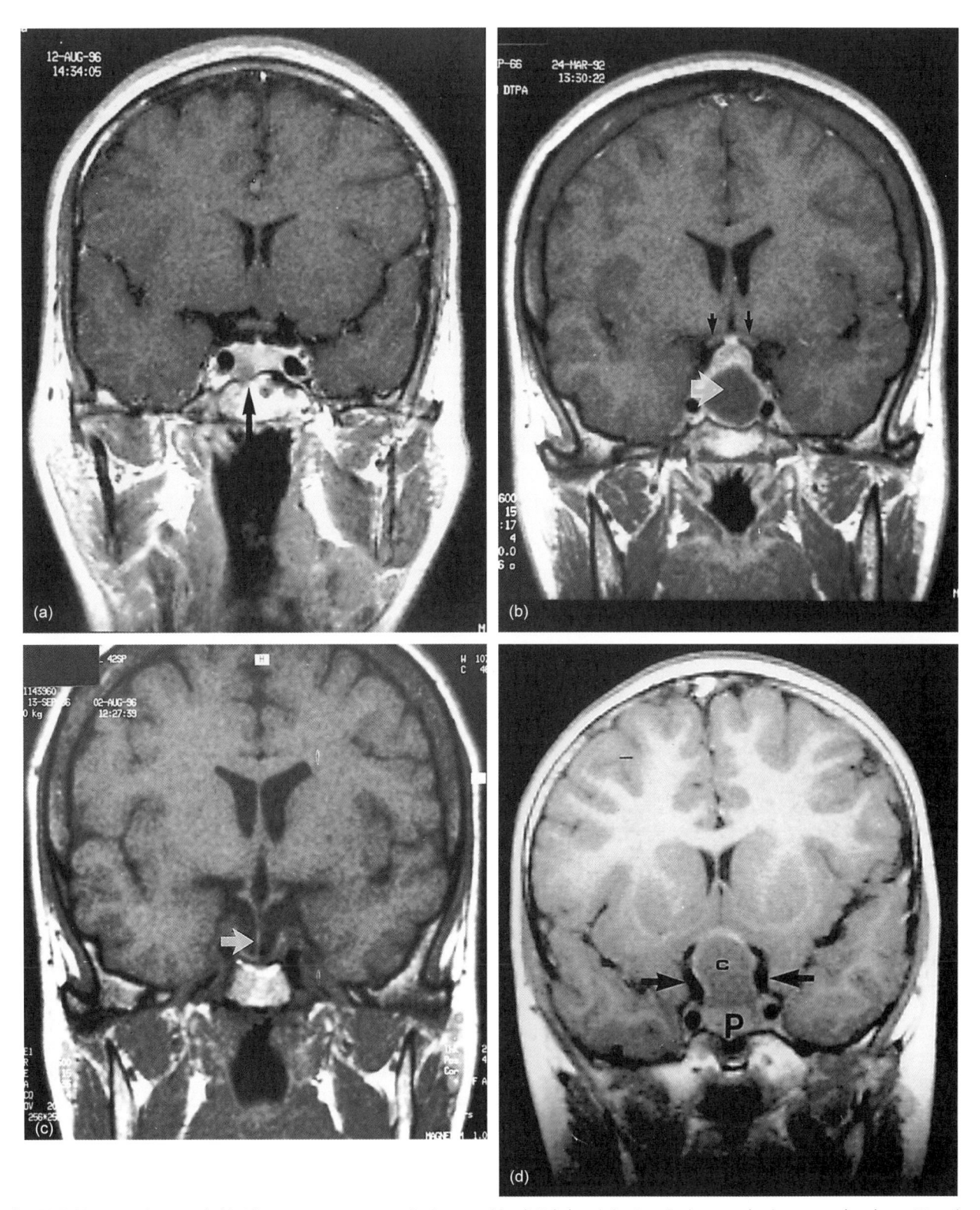

Fig. 41.7 (a) Microadenoma de hipófise. Imagem por ressonância magnética (MRI) do crânio. Sequência coronal *spin*-eco ponderada em T1 após administração IV de gadolínio. A glândula hipofisária normal é hiperintensa (brilhante), enquanto o tumor é visto como uma área de 4 mm sem captação de contraste (cinza) no lobo direito da glândula hipofisária, invadindo o seio cavernoso direito. O tumor está provocando erosão no lado direito do assoalho da sela (seta). Macroadenoma de hipófise. A MRI de um macroadenoma de hipófise antes e após tratamento com bromocriptina: (b) Imagem ponderada em T1 após injeção de gadolínio demonstrando um macroadenoma com um grande componente cístico central (seta grande). Há extensão suprasselar com compressão do quiasma óptico (setas pequenas). (c) Após terapia, há uma resolução quase completa do tumor e adesão do quiasma óptico (seta) ao assoalho da sela. (d) Craniofaringioma. MRI de crânio: sequência coronal ponderada em T1 pós-gadolínio. Há hiperintensidade do tumor na imagem em T1 e realce parcial na periferia do tumor. As artérias carótidas apresentam hipointensidade (setas pretas) em razão do rápido fluxo em seu interior, e são desviadas lateral e superiormente pela massa (C), que tem origem na fossa hipofisária (P). Reproduzida de Balen AH. Infertility in Practice, 3rd edn. London: Informa Healthcare, 2008, com permissão.

dos cirurgicamente. Um teste terapêutico com bromocriptina é justificado, quando o nível de prolactina estiver entre 3.000 e 8.000 mIU/L. Quando ocorre um declínio do nível de prolactina, presume-se que o tumor é um macroadenoma secretor de prolactina. O tratamento cirúrgico é necessário, se houver extensão suprasselar do tumor sem regressão durante o tratamento com bromocriptina e uma gravidez for desejada. Atualmente, em razão da técnica da cirurgia transfenoidal e da habilidade dos neurocirurgiões, raramente é necessário recorrer à irradiação hipofisária, que não oferece vantagens e exige uma vigilância prolongada para detectar o desenvolvimento de hipo-hipofisarismo (que é imediatamente aparente, se ocorrer após a cirurgia).

As mulheres com um microprolactinoma e que desejem engravidar podem ser reasseguradas de que podem suspender o tratamento com bromocriptina, quando a gravidez for diagnosticada, não necessitando de monitoramento adicional, pois a probabilidade de uma expansão tumoral significativa é muito pequena (inferior a 2%). No entanto, se uma paciente com um macroprolactinoma não for tratada com bromocriptina, existe um risco de 25% de expansão do tumor durante a gravidez. Provavelmente, o risco também está presente, quando o tumor for tratado, porém sem redução de seu tamanho, quando avaliado por CT ou MRI. Portanto, nos macroprolactinomas, a abordagem de primeira linha é o tratamento combinado de bromocriptina com métodos contraceptivos de barreira. Nos casos de expansão suprasselar, uma CT (ou a MRI) de acompanhamento deve ser realizada após 3 meses de tratamento para confirmar a regressão tumoral antes de planejar uma gravidez. A bromocriptina pode ser descontinuada durante a gravidez, embora uma MRI deva ser realizada, se ocorrerem sintomas sugestivos de reexpansão tumoral, sendo necessário reiniciar a terapia com bromocriptina, se houver expansão suprasselar. Estas pacientes devem fazer uma avaliação de campo visual por um especialista durante a gravidez.

Se a prolactina sérica estiver elevada e a paciente possuir um ciclo menstrual regular, nenhum tratamento é necessário, exceto se o ciclo for anovulatório, e a fertilidade for desejada. Amenorreia é o "bioensaio" do excesso de prolactina, devendo ser corrigida por causa das suas consequências e não pelo nível sérico de prolactina.

Causas hipotalâmicas de amenorreia secundária

As causas hipotalâmicas de amenorreia podem ser primárias ou secundárias. As lesões hipotalâmicas primárias incluem os craniofaringiomas, germinomas, gliomas e cistos dermoides. Estas lesões hipotalâmicas causam uma interrupção do trajeto normal do fator inibitório da prolactina (dopamina), causando hiperprolactinemia ou compressão e/ou destruição dos tecidos hipotalâmico e hipofisário. O tratamento é cirúrgico, com radioterapia adicional, se necessário. A HRT é necessária para mimetizar a função ovariana e se a glândula hipofisária está danificada por lesão ou por tratamento, é necessária a reposição de hormônios tireoidianos e suprarrenais.

O hipogonadismo hipogonadotrófico (HH) secundário pode ser causado por condições sistêmicas, incluindo sarcoidose e tuberculose, por traumatismo craniano ou por irradiação craniana. A síndrome de Sheehan resulta da hipotensão profunda e prolongada, afetando a hipófise, que está aumentada na gravidez e pode ser uma causa de HH em pacientes com história de hemorragia obstétrica grave [33]. É essencial avaliar a função hipofisária em todas essas pacientes e instituir uma terapia de reposição apropriada. A ovulação pode ser induzida com a administração pulsátil de GnRH por via subcutânea ou de gonadotrofinas menopáusicas humanas (hMG). A administração pulsátil de GnRH representa a correção mais "fisiológica" da infertilidade causada pelo HH e irá resultar em ovulação unifolicular, enquanto que a terapia com hMG requer monitoração para evitar a gravidez múltipla. As preparações de FSH purificado ou recombinante não são adequadas para mulheres com HH (ou hipogonadismo hipofisário), pois estas pacientes não têm produção endógena de LH e, embora possa ocorrer crescimento folicular, a biossíntese de estrogênio é prejudicada [34]. Desse modo, a hMG, que contém atividade do FSH e LH, é necessária para estas pacientes.

Distúrbios sistêmicos que causam amenorreia secundária

As doenças crônicas podem provocar distúrbios menstruais como uma consequência do estado geral de doença, perda de peso ou pelo efeito da doença sobre o eixo hipotalâmico-hipofisário. As doenças crônicas que causam redução da mobilização, como a doença obstrutiva crônica das vias aéreas, podem aumentar o risco de osteoporose associada à amenorreia.

Algumas doenças afetam diretamente a função gonadal. As mulheres com insuficiência renal crônica possuem uma concentração elevada de LH, possivelmente decorrente de uma depuração prejudicada. A prolactina também está elevada nestas mulheres em razão da falha da inibição normal pela dopamina. As doença hepáticas afetam o nível circulante da globulina ligadora dos hormônios sexuais e, consequentemente, os níveis hormonais, alterando, desse modo, os mecanismos normais de *feedback*. O metabolismo de vários hormônios, incluindo a testosterona, também é dependente do fígado; a menstruação e a fertilidade retornam depois do transplante hepático (Cundy et al. 1990 [35]).

Os distúrbios endócrinos, como a tireotoxicose e a síndrome de Cushing, estão comumente associados à disfunção gonadal. As endocrinopatias autoimunes podem estar associadas à POF em decorrência dos anticorpos ovarianos. O diabetes melito pode resultar em amenorreia hipotalâmico-hipofisária funcional.

O manejo destas pacientes é orientado para o tratamento das complicações sistêmicas subjacentes e para a prevenção das complicações da deficiência estrogênica. Se existir um desejo de fertilidade, é importante alcançar o melhor nível de saúde e, quando possível, descontinuar as drogas teratogênicas.

Amenorreia relacionada com o peso

O peso pode ter efeitos intensos sobre a regulação e liberação das gonadotrofinas. Os distúrbios de peso e os transtornos alimentares são comuns em mulheres. Um ciclo menstrual regular não ocorre, se o BMI for < 19 kg/m². A gordura é importante para o funcionamento normal do eixo hipotalâmico-hipofisário-gonadal. Estima-se que pelo menos 22% do peso corporal deve ser de massa gorda para manter os ciclos ovulatórios [36]. Este nível possibilita a aromatização extraovariana de andrógenos para estrogênio e mantém um controle por *feedback* apropriado do eixo hipotalâmico-hipofisário-ovariano (HPO). Portanto, as meninas que estão significativamente abaixo do peso antes da puberdade podem apresentar amenorreia primária, enquanto aquelas que estão significativamente abaixo do peso depois da puberdade podem apresentar amenorreia secundária. A apresentação clínica depende da gravidade da deficiência nutricional e da idade do início. Para causar amenorreia, a perda deve ser de 10-15% do peso normal para a estatura. A perda de peso pode ser provocada por diversas causas, incluindo abstinência autoinduzida, inanição, doença e exercício.

Independentemente da causa precipitante, o resultado final é o comprometimento da secreção de gonadotrofinas. Na perda de peso grave, o estrogênio pode ser catabolizado para o antiestrogênio 2-hidroxiestrona e não para estradiol, que pode suprimir a secreção de gonadotrofinas. Esta via é intensificada pelo tabagismo. A deficiência de gonadotrofinas relacionada com o peso é mais pronunciada com LH do que com FSH [37]. Isto e a redução na pulsatilidade da secreção de gonadotrofinas podem resultar em um ovário com padrão multicístico. Esta aparência é característica da puberdade normal, sendo observada quando há diversos cistos (com aproximadamente 5-10 mm de diâmetro) junto com um estroma de densidade normal.

A anorexia nervosa está na extremidade extrema de um espectro de distúrbios alimentares, sendo invariavelmente acompanhada por distúrbio menstrual e podendo ser responsável por 15 a 35% das pacientes com amenorreia. Mulheres com anorexia nervosa devem ser tratadas em colaboração com um psiquiatra, sendo essencial encorajar o ganho de peso.

A indução de um ciclo artificial pode ser feito com o uso da pílula contraceptiva oral combinada. No entanto, isto pode corroborar o processo de negação da perda de peso como sendo o principal problema subjacente. Embora seja possível induzir a ovulação com o GnRH ou gonadotrofinas exógenas, o tratamento da infertilidade na paciente significativamente abaixo do peso está associado a um notável aumento no retardo do crescimento intrauterino e problemas neonatais. É essencial regularizar o estado nutricional antes de uma gravidez, pois três quartos das divisões celulares durante a gravidez ocorrem durante o primeiro trimestre. O baixo peso ao nascimento está sendo associado a um risco elevado de doença cardiovascular, doença pulmonar obstrutiva e esquizofrenia na vida adulta [38].

Amenorreia relacionada com o peso também pode acarretar efeitos profundos a longo prazo sobre a densidade mineral óssea. A idade de início da anorexia nervosa também é importante, pois a amenorreia prolongada antes de atingir a idade normal em que o pico de massa óssea é alcançado (aproximadamente 25 anos de idade) aumenta a probabilidade de osteoporose grave.

O estado de deficiência alimentar grave mundial é a causa mais comum de capacidade reprodutiva reduzida, resultando no atraso do crescimento puberal e da menarca em adolescentes [39] e infertilidade em adultos. A desnutrição aguda, vista nas situações de fome e durante e após a Segunda Guerra Mundial, possui efeitos intensos sobre a fertilidade e a fecundidade [40]. A função ovulatória geralmente retorna rapidamente com a restauração de uma nutrição adequada. A desnutrição crônica comum nos países subdesenvolvidos acarreta menos efeitos profundos sobre a fertilidade, porém está associada a recém-nascidos pequenos e prematuros.

Estresse psicológico

Os estudos não conseguiram demonstrar uma ligação entre os acontecimentos estressantes e a amenorreia superior a 2 meses (Bachmann *et al.*, 1982 [41]). No entanto, o estresse pode levar à debilidade física, com perda de peso, que pode causar distúrbios menstruais.

Amenorreia relacionada com os exercícios físicos

O distúrbio menstrual é comum em atletas que realizam treinamentos intensivos. Entre 10 a 20% apresentam oligomenorreia ou amenorreia, comparado à 5% na população em geral [42]. A amenorreia é mais comum em atletas com menos de 30 anos de idade, sendo particularmente comum em mulheres envolvidas em esportes de resistência (como corrida de longa distância). Até 50% das corredoras competitivas treinando 130 km por semana, podem ser amenorreicas [43].

Os principais fatores etiológicos são o peso e a porcentagem de gordura corporal, porém outros fatores têm sido levantados. As alterações fisiológicas são consistentes com aquelas associadas à inanição e enfermidade crônica.

As dançarinas de balé representam um subgrupo de atletas femininas, pois seus treinos começam em uma idade precoce. Foi constatado que estas atletas apresentam um atraso significativo na menarca (iniciando aos 15,4 anos de idade, quando comparado a 12,5 anos de dançarinas de outros estilos) e um retardo no desenvolvimento puberal, que se equipara à intensidade de seus treinos [44]. As irregularidades menstruais são comuns, e até 44% apresentam amenorreia secundária [45]. Em uma pesquisa, envolvendo 75 dançarinas,

61% apresentaram fraturas por estresse, e 24% escoliose; o risco destas características patológicas foi maior naquelas com menarca tardia ou com períodos prolongados de amenorreia [45]. Estes achados podem ser explicados pela maturação puberal tardia, resultando em uma estatura maior que a esperada e uma predisposição à escoliose, pois o hormônio estrogênio é necessário para o fechamento epifisário.

A amenorreia induzida por exercícios pode causar grave morbidade a longo prazo, particularmente com referência à osteoporose. Estudos em dançarinas de balé jovens demonstraram que a quantidade de exercícios realizada por estas dançarinas não compensa estas alterações de osteoporose [45]. O estrogênio também é importante na formação de colágeno, e lesões do tecido mole são comuns em dançarinas [46]. Embora tenha sido constatado que exercícios moderados reduzem a incidência de osteoporose na pós-menopausa, as atletas jovens podem estar se impondo um risco em uma idade em que a obtenção do pico da massa óssea é importante para a força esquelética a longo prazo. Um aconselhamento apropriado deve ser oferecido, particularmente em relação à dieta, e o uso cíclico de estrogênio-progesterona deve ser considerado.

▶ Causas iatrogênicas de amenorreia

Existem muitas causas iatrogênicas de amenorreia, que podem ser temporárias ou permanentes. Estas incluem as neoplasias malignas que requerem radiação do abdome/pelve ou quimioterapia. Ambos os tratamentos podem resultar em lesão gonadal permanente – a extensão da lesão está diretamente relacionada com a idade da paciente, a dose cumulativa e o estado menstrual anterior da paciente.

Os procedimentos ginecológicos, como a ooforectomia, histerectomia e ressecção endometrial inevitavelmente resultam em amenorreia. A reposição hormonal, deve ser prescrita para estas pacientes, quando apropriado. A terapia hormonal pode ser usada para deliberadamente interromper o ciclo menstrual. As causas iatrogênicas de quiescência ovariana apresentam as mesmas consequências de deficiência estrogênica decorrente de qualquer etiologia. O uso de análogos de GnRH para o tratamento de condições dependentes de estrogênio (p. ex., puberdade precoce, endometriose, miomas uterinos) resulta em uma redução significativa na densidade mineral óssea em apenas 6 meses. Todavia, a desmineralização é reversível com a cessação da terapia, especialmente quando é feito o tratamento de condições benignas em mulheres jovens que estão no processo de alcançar seu pico de massa óssea. O uso simultâneo de um tratamento combinado de estrogênio ou progestágeno androgênico pode proteger contra a perda óssea.

REFERÊNCIAS

1. Balen AH, Conway GS, Kaltsas G et al. Polycystic ovary syndrome: The spectrum of the disorder in 1741 patients. *Hum Reprod* 1995;10:2107-2111.
2. Conway GS, Agrawal R, Betteridge DJ, Jacobs HS. Risk factors for coronary artery disease in lean and obese women with the polycystic ovary syndrome. *Clin Endocrinol* 1992;37:119-125.
3. The Rotterdam ESHRE/ASRM-sponsored PCOS Consensus Workshop Group; Fauser B, Tarlatzis B et al. Revised 2003 consensus on diagnostic criteria and long-term health risks related to polycystic ovary syndrome (PCOS). *Hum Reprod* 2004;19:41-47.
4. Balen AH, Laven JSE, Tan SL, Dewailly D. Ultrasound assessment of the polycystic ovary: international consensus definitions. *Hum Reprod* 2003;9:505-514.
5. Rajkowha M, Glass MR, Rutherford AJ, Michelmore K, Balen AH. Polycystic ovary syndrome: a risk factor for cardiovascular disease? *Br J Obstet Gynaecol* 2000;107:11-18.
6. RCOG. *Long-term Consequences of Polycystic Ovary Syndrome*. RCOG Guideline Number 33,2003.
7. Michelmore KF, Balen AH, Dunger DB, Vessey MP. Polycystic ovaries and associated clinical and biochemical features in young women. *Clin Endocrinol Oxf* 1999;51:779-786.
8. Legro RS. Polycystic ovary syndrome, phenotype and genotype. *Endocrinol Metabol Clin North Am* 1999;28:379-396.
9. Rodin DA, Bano G, Bland JM, Taylor K, Nussey SS. Polycystic ovaries and associated metabolic abnormalities in Indian subcontinent Asian women. *Clin Endocrinol* 1998;49:91-99.
10. Wijeyaratne CN, Balen AH, Barth J, Belchetz PE. Clinical manifestations and insulin resistance (IR) in polycystic ovary syndrome (PCOS) among South Asians and Caucasians: is there a difference? *Clin Endocrinol* 2002;57:343-350.
11. Pierpoint T, McKeigue PM, Isaacs AJ, Wild SH, Jacobs HS. Mortality of women with polycystic ovary syndrome at long-term follow-up. *J Clin Epidemiol* 1998;51:581-586.
12. Norman RJ, Masters L, Milner CR, Wang JX, Davies MJ. Relative risk of conversion from normoglycaemia to impaired glucose tolerance or non-insulin dependent diabetes mellitus in polycystic ovary syndrome. *Hum Reprod* 2001;16:1995-1998.
13. MacMahon B. Risk factors for endometrial cancer. *Gynecol Oncol* 1974;2:122-129.
14. Balen AH. Polycystic ovary syndrome and cancer. *Hum Reprod* 2001;7:522-525.
15. Coulam CB, Annegers JF, Kranz JS. Chronic anovulation syndrome and associated neoplasia. *Obstet Gynecol* 1983;61:403-407.
16. Scholtz S, Le Roux C, Balen AH. *The Role of Bariatric Surgery in the Management of Female Fertility*. RCOG SAC Paper, 2009.
17. Barth JH, Cherry CA, Wojnarowska F, Dawber RPR. Cyproterone acetate for severe hirsutism: results of a double-blind dose-ranging study. *Clin Endocrinol* 1991;35:5-10.
18. The Thessaloniki ESHRE/ASRM-sponsored PCOS Consensus Workshop Group, Thessaloniki, Greece; Tarlatzis BC, Fauser JM, Chang J et al. Consensus on infertility treatment related to polycystic ovary syndrome. *Hum Reprod* 2008;23:462-477.
19. Balen AH, Anderson R. Impact of obesity on female reproductive health: British Fertility Society, Policy and Practice Guidelines. *Hum Fertil* 2007;10:195-206.
20. Kousta E, White DM, Franks S. Modern use of clomifene citrate in induction of ovulation. *Hum Reprod* 1997;3:359-365.
21. Balen AH, Braat DDM, West C, Patel A, Jacobs HS. Cumulative conception and live birth rates after the treatment of anovulatory infertility. *Hum Reprod* 1994;9:1563-1570.
22. Bayram N, van Wely M, Kaaijk EM, Bossuyt PMM, van der Veen F. Using an electrocautery strategy or recombinant FSH to induce ovulation in polycystic ovary syndrome: a randomized controlled trial. *BMJ* 2004;328:192-195.
23. Tang T, Glanville J, Hayden CJ, White D, Barth JH, Balen AH. Combined life-style modification and metformin in obese patients with polycystic ovary syndrome (PCOS). A randomized, placebo-controlled, double-blind multi-centre study. *Human Reprod* 2006;21:80-89.
24. Moll E, Bossuyt PM, Korevaar JC, Lambalk CB, van der Veen F. Effect of clomifene citrate plus metformin and clomifene

citrateplus placebo on induction of ovulation in women with newly diagnosed polycystic ovary syndrome: randomized double blind clinical trial. *BMJ* 2006;332:1485.
25. Legro RS, Barnhart HX, Schlaff WD et al. Cooperative Multicenter Reproductive Medicine Network. Clomiphene, metformin, or both for infertility in the polycystic ovary syndrome. *N Engl J Med.* 2007;356:551-628.
26. Tang T, Lord JM, Norman RJ, Yasmin E, Balen AH. Insulin-sensitizing drugs (metformin, rosiglitazone, pioglitazone, D-chiro-inositol) for women with polycystic ovary syndrome, oligo-amenorrhoea and subfertility. *Cochrane Database Syst Rev* 2009; DOI:10.1002/14651858.CD003053.pub2.
27. Asherman JG. Traumatic intrauterine adhesions. *J Obstet Gynaecol Brit Empire* 1950;57:892-896.
28. Schenker JG, Margalioth EJ. Intravterine adhesions: an updated appraisal. *Fertil Steril* 1992;37:593-610.
29. Valle RF, Sciarra JJ. Intrauterine adhesions: hysteroscopic diagnosis, classification, treatment and reproduction outcome. *Am J Obstet Gynecol* 1988;158:1459-1470.
30. Hague WM, Tan SL, Adams J, Jacobs HS. Hypergonadotrophic amenorrhoea – aetiology and outcome in 93 young women. *Int J Gynaecol Obstet* 1987;25:121-125.
31. Check JH, Nowroozi K, Chase JS, Nazari A, Shapse D, Vaze M. Ovulation induction and pregnancies in 100 consecutive women with hypergonadotrophic amenorrhoea. *Fertil Steril* 1990;53:811-816.
32. Davies MC, Hall M, Davies HS. Bone mineral density in young women with amenorrhoea. *Br Med J* 1990;301:790-793.
33. Sheehan HL. Simmond's disease due to post-partum necrosis of the anterior pituitary. *Q J Med* 1939;8:277.
34. Shoham Z, Balen AH, Patel A, Jacobs HS. Results of ovulation induction using human menopausal gonadotropin or purified follicle-stimulating hormone in hypogonadotropic hypogonadism patients. *Fertil Steril* 1991;56:1048-1053.
35. Cundy TF, O'Grady JG, Williams R. Recovery of menstrua-tion and pregnancy after liver transplantation. *Gut* 1990;31:337-338.
36. Frisch RE. Fatness of girls from menarche to age 18 years, with a nomogram. *Hum Biol* 1976;48:353-359.
37. Warren MP, Vande Wiele RL. Clinical and metabolic features of anorexia nervosa. *Am J Obstet Gynecol* 1973;117:435-449.
38. Barker DJP. The fetal and infant origins of adult disease. *Br Med J* 1990;301:111.
39. Kulin HE, Bwibo N, Mutie D, Santner SJ. The effect of chronic childhood malnutrition on pubertal growth and development. *Am J Clin Nutrition* 1982;36:527-536.
40. Van der Spuy ZM, Steer PJ, McCusker M, Steele SJ, Jacobs HS. Outcome of pregnancy in underweight women after spontaneous and induced ovulation. *Br Med J* 1988;296:962-965.
41. Bachmann G, Kemmann E. Prevalence of oligomenorrhea and amenorrhea in a college population. *Am J Obstet Gynecol* 1982;144:98-102.
42. Schwartz B, Cumming DC, Riordan E, Selye M, Yen SSC, Rebar RW. Exercise-associated amenorrhoea: A distinct entity? *Am J Obstet Gynecol* 1981;141:662-670.
43. Cumming DC, Rebar RW. Exercise and reproductive function in women. *Am J Indust Med* 1983;4:113-125.
44. Warren MP: The effects of exercise on pubertal progression and reproductive function in girls. *J Clin Endocrinol Metab* 1980;51:1150-1157.
45. Warren MP, Brooks-Gunn J, Hamilton LH, Warren LF, Hamilton WG. Scoliosis and fractures in young ballet dancers. *N Engl J Med* 1986;314:1348-1353.
46. Bowling A. Injuries to dancers: prevalence, treatment and perception of causes. *Br Med J* 1989;298:731-734.
47. Balen AH, Tan SL, Jacobs HS. Hypersecretion of luteinizing hormone – A significant cause of infertility and miscarriage. *Br J Obstet Gynaecol* 1993;100:1082-1089.

LEITURA ADICIONAL

Balen A, Franks S, Homburg R, eds. *Polycystic Ovary Syndrome.* London: RCOG Press, 2010.

Balen A, Franks S, Homburg R, Kehoe S. Current Management of Polycystic Ovary Syndrome. Proceedings of 59th RCOG Study Group. London: RCOG Press.

Balen AH. *Reproductive Endocrinology for the MRCOG and Beyond*, 2nd edn. London: RCOG Press, 2007.

Balen AH. *Infertility in Practice*, 3rd edn. London: Informa Healthcare, 2008.

Capítulo 42

Problemas da Menstruação: Sangramento Anormal e Dismenorreia Primária

Andrew W. Horne e Hilary O.D. Critchley
MRC Centre for Reproductive Health, University of Edinburgh, The Queen's Medical Research Institute, Edinburgh, UK

SANGRAMENTO MENSTRUAL ANORMAL

Definição

Há certa confusão entre as variadas terminologias usadas para as anormalidades da perda sanguínea menstrual. O sangramento menstrual intenso (HMB) é a descrição preferida pela sua simplicidade e facilidade de tradução para outras línguas [1-3]. O HMB é definido pela perda sanguínea excessiva durante a menstruação (presente em vários ciclos consecutivos), causando um impacto na qualidade de vida da mulher. A definição objetiva do HMB (definido como perda sanguínea maior que 80 mL por menstruação) não é mais usada, exceto para finalidade de pesquisa [4,5]. É importante distinguir na prática clínica o sangramento normal e o anormal, como o sangramento intermenstrual e o pós-coito.

> **Quadro 42.1 Resumo**
>
> - O "sangramento menstrual anormal" substitui o termo "menorragia".
> - O "sangramento de origem endometrial" substitui "Sangramento uterino disfuncional".
> - Diferenciar entre o sangramento normal e o sangramento anormal.

Prevalência e impacto

O sangramento menstrual anormal acomete uma em cada três mulheres em idade reprodutiva [5,6]. O HMB apresenta uma morbidade relevante. No Reino Unido, aproximadamente 1,5 milhão de mulheres se consultam anualmente com queixas de sua menstruação. O custo anual com os tratamentos está acima de 65 milhões de libras, estima-se que 3,5 milhões de dias de trabalho são perdidos por ano [7], e a terapia médica atual pode estar associada a efeitos colaterais indesejados. Uma em cada cinco mulheres interrompem o tratamento com progesterona (de uso sistêmico ou local) para a HMB, em razão do sangramento não previsto [8]. A cirurgia é o tratamento de escolha para muitas mulheres com sintomas mais graves [9], e o HMB é a principal indicação para a histerectomia [10]. No Reino Unido, persistem existindo diferenças regionais entre os índices cirúrgicos para tratamento do HMB, apesar das mudanças no manejo e do crescimento das evidências, sugerindo que ainda há espaço para a melhoria nos tratamentos do HMB dentro dos serviços de saúde [11].

Causas do sangramento menstrual anormal

Miomas

Os miomas submucosos e intramurais são os subtipos mais comuns associados ao HMB, mas o número exato de casos de HMB resultantes de miomas não é conhecido. Cerca de 50% dos miomas são assintomáticos, e os mecanismos envolvidos no HMB associado a miomas ainda não estão bem determinados. O sangramento do próprio mioma é muito raro, podendo ocorrer apenas, se houver sangramento a partir da vascularização periférica. A expressão diferenciada de fatores angiogênicos e de fatores de crescimento nas células do leiomioma e do miométrio normal pode explicar o sangramento associado a miomas [12].

Pólipos

Os pólipos são comuns e frequentemente assintomáticos, e a sua etiologia permanece desconhecida. Os pólipos podem causar sangramento intermenstrual irregular e podem estar associados a um volume de sangramento aumentado [13,14].

Coagulopatia

Entre 10 e 20% das mulheres com HMB podem ter uma doença sistêmica alterando a hemostasia [15]. Essas doenças podem ser herdadas ou adquiridas, e a gravidade da patologia pode variar (a maioria é de leve à moderada). O impacto clínico geral é desconhecido. A doença herdada mais comum é a doença de Von Willebrand, encontrada em 13% das mulheres que apresentam HMB [16,17]. Deve-se considerar essa etiologia em mulheres que não respondem ao tratamento medicamentoso ou em mulheres mais jovens. As patologias adquiridas incluem a trombocitopenia grave, trombocitopatias, como a doença de Glanzmann [18] e outras causas raras de deficiências de fatores da coagulação.

Malignidade

Os carcinomas cervical e endometrial são causas potenciais para um sangramento intermenstrual e pós-coito, mas raramente para o HMB. Os sarcomas de origem miometrial, como os leiomiossarcomas, são raros (aproximadamente, 2 em cada 1.000 mulheres com miomas), mas frequentemente se manifestam com sangramento anormal [19]. A patologia pré-maligna mais importante e que pode causar sangramento anormal é a hiperplasia endometrial [20,21].

Doença da tireoide

O hipotireodismo sem tratamento pode causar anovulação com amenorreia, mas esse estado endócrino pode também estar associado ao HMB [22,23]. Uma avaliação da tireoide deve ser considerada nas pacientes que apresentam HMB e sintomas de disfunção tireoidiana.

Infecção pélvica

Há dados que sustentam uma associação entre a infecção endometrial crônica e o sangramento uterino anormal intermenstrual e o sangramento intenso [14,24]. A infecção por *Chlamydia trachomatis* tem sido proposta como uma causa para o HMB [24], e sua prevalência em mulheres com sangramento uterino anormal (AUB) pode estar sendo subestimada. Pode haver um fator de confusão em razão do fato de que 85% dos casos de infecção por *Chlamydia* são assintomáticos. São necessárias mais pesquisas para determinar se todas as mulheres com SMA devem ser submetidas a exames para detecção de *C. trachomatis*.

Malformação arteriovenosa

Uma malformação arteriovenosa (AVM) é uma alteração congênita ou adquirida que ocorre nas ligações arteriais e venosas de um conjunto vascular. Quando ocorre no útero, pode estar associada a episódios agudos de sangramento uterino excessivo [25]. A AVM congênita e adquirida é rara e pode ocorrer após uma curetagem uterina após a gravidez [26]. A decisão sobre o manejo dessas lesões vasculares do útero pode ser muito difícil e pode estar associada a um sangramento uterino intenso depois da perda precoce de uma gravidez. O exame de imagem com Doppler colorido é útil para confirmar o diagnóstico se houver uma suspeita de malformação arteriovenosa. Nos casos associados à perda precoce de uma gravidez (provavelmente associado ao desenvolvimento insuficiente do leito placentário), as lesões uterinas são resolvidas após a normalização dos níveis de gonadotrofina coriônica humana (HCG). Um sangramento uterino intenso decorrente de uma AVM pode ser tratado pela embolização da artéria uterina.

Iatrogênica

As causas iatrogênicas incluem o uso de anticoagulantes em mulheres com doença tromboembolítica, de fármacos que interferem com a ovulação por causa de uma perturbação do eixo hipotalâmico-hipofisário-ováriano (HPO) relacionada com a prolactina (*p.ex.* antidepressivos tricíclicos e fenotiazínicos) e métodos contraceptivos intrauterinos de cobre (causado possivelmente por um processo inflamatório localizado).

Sangramento de origem endometrial

Na maioria dos casos de HMB, a causa provável do sangramento intenso está no endométrio. Anteriormente, isto era definido como sangramento uterino disfuncional (DUB), sendo um diagnóstico por exclusão. Entretanto, o mecanismo endometrial exato que leva ao HMB permanece desconhecido e consiste, atualmente, em uma área de pesquisa. O sangramento menstrual é controlado, em grande parte, por vasoconstrição [27,28]. Se não houver gravidez, ocorrem a regressão lútea e queda dos níveis dos esteroides sexuais (progesterona e estrogênio), resultando na vasoconstrição das artérias espiraladas. Os fatores que regulam o tônus vascular possuem um papel importante e incluem as prostaglandinas, as endotelinas e o óxido nítrico. As expressões anômalas de reguladores locais do tônus vascular têm sido implicadas com o HMB. Por exemplo, a expressão endometrial reduzida de endotelina vasoconstritora já foi descrita em mulheres com HMB [29]. Os distúrbios da síntese ou das vias de ação das prostaglandinas também foram implicados com o HMB [30-33]. Algumas pesquisas iniciais nesta área mostraram um aumento no nível total de prostaglandinas (PG) no endométrio de mulheres com HMB [31]. O uso de inibidores da COX é o tratamento de primeira ordem durante a menstruação para mulheres com HMB [5]. A hemostase endometrial é diferente da hemostasia em qualquer outra parte do corpo. As plaquetas da cavidade endometrial estão desativadas. O endométrio contém uma rica reserva de ativadores plasminogênicos (uPA e tPA), mas a coagulação é rapidamente revertida por fibrinólise. Uma vez que a perda sanguínea da menstruação seja controlada principalmente pela vasoconstrição, há uma menor necessidade do processo de coagulação. Tem sido registrado que mulheres com HMB exibem um aumento da atividade fibrinolítica no endométrio [34]. Os antifibrinolíticos prescritos para tratamento das queixas de HMB reduzem a perda sanguínea em 40-50% [35].

Quadro 42.2 Resumo

Causas de HMB:
- Na maioria das mulheres, não é possível encontrar nenhuma causa de HMB.
- As coagulopatias constituem a principal causa em 10-20% de casos de HMB.
- A possibilidade de doenças malignas deve sempre ser excluída.
- Lembre-se das causas iatrogênicas.

Avaliação clínica

História

O mais importante na história da paciente é definir qual é o impacto do sangramento na qualidade de vida da mulher e determinar o padrão do sangramento menstrual, sendo útil a realização de um diário da menstruação [36]; a história de absorventes que ficam encharcados e de coágulos indica uma perda significativa. O sangramento intermenstrual e o sangramento pós-coito sugerem uma causa anatômica, enquanto os sintomas de pressão, incluindo sintomas intestinais e urinários, podem indicar a presença de um mioma grande. Um distúrbio da coagulação pode estar relacionado com queixas de HMB, e um histórico bem feito pode elucidar se tal hipótese é válida [14,37]. Um distúrbio da coagulação é provável se houver história de sangramento intensivo desde a menarca, de hemorragia pós-parto, de sangramento relacionado com cirurgia ou com tratamento odontológico ou história de um ou mais dos seguintes itens: hematomas maiores que 5 cm, epistaxe uma vez por mês, sangramento frequente ou história familiar de sangramentos.

A história da vida sexual, do uso de contraceptivos e dos exames cervicais é essencial e deve incluir o questionamento sobre o desejo de uma futura gravidez, pois isso poderá afetar o tratamento.

Exame físico

Deve ser feita uma avaliação geral da paciente para excluir sinais de anemia, evidências de coagulopatias sistêmicas (hematomas, petéquias) e distúrbios da tireoide (bócio). O exame do abdome pode revelar uma massa pélvica (mioma); um exame especular deve ser feito para avaliar a vulva, vagina e cérvice (podem ser encontrados tumores ou secreção, sugerindo infecções); e um exame bimanual deve ser feito para verificar se existe aumento do volume uterino.

Investigação

Um hemograma completo está indicado para todas as mulheres com HMB. Se a história e o exame físico não apresentarem evidências de patologia em uma mulher com menos de 45 anos e HMB cíclico, pode-se iniciar o tratamento medicamentoso de primeira linha sem realizar outras investigações [5]. Em mulheres com idade mais avançada e em mulheres mais jovens que não responderam ao tratamento medicamentoso é necessário realizar investigações adicionais (Tabela 42.1).

Avaliação histológica do endométrio

Os autores de um estudo recente revisaram a histologia de todas as mulheres com idade entre 30-50 anos, que se consultaram em um grande hospital no Reino Unido com queixa de sangramento uterino irregular, entre 1998 e 2007 [38]. As pacientes foram categorizadas de acordo com idade e tipo de sangramento que apresentavam HMB cíclico ou de sangramento irregular. Os resultados demonstraram que a idade de 45 anos representa o ponto de corte com a mais alta sensibilidade para detectar a maior proporção de todos os tipos de hiperplasia e carcinomas endometriais, ao mesmo tempo em que possui uma especificidade alta para evitar falso-negativos. Seguramente, esses dados sustentam as recomendações feitas no Reino Unido pelo *National Institute of Clinical Excellence* (NICE) [5].

Avaliação da cavidade uterina

Os métodos de amostragem cega (biópsia endometrial de pacientes ambulatoriais) são processos de triagem razoáveis, mas não são eficazes para o diagnóstico de lesões focais. Existem muitos estudos publicados de excelente qualidade que demonstram a acurácia da ultrassonografia pélvica e da histeroscopia ambulatorial para o diagnóstico de lesões estruturais do endométrio [36-39]. Apesar disso, há controvérsias sobre a utilidade clínica dessas modalidades de exames de imagem uterina. A imagem por ressonância magnética (MRI) está sendo usada em cenários clínicos específicos para avaliação de HMB [40]. É um exame não invasivo e pode avaliar a anatomia uterina em resposta aos hormônios exógenos ou ao ciclo menstrual normal e localiza com precisão patologias pélvicas, além de indicar o tamanho de lesões. Quando a preservação do útero é desejada em mulheres com miomas, e a ultrassonografia não conseguir determinar a profundidade do comprometimento miometrial de um mioma, deve-se considerar o uso da MRI. A precisão da MRI na localização de miomas submucosos pode demonstrar a necessidade de histerectomia ou pode permitir a ressecção histeroscópica dos miomas. A RM também é útil para determinar se a embolização pode ser uma escolha de tratamento. Entretanto, pesquisas futuras precisam ser realizadas para

Tabela 42.1 Investigação da paciente apresentando queixas de sangramento menstrual anormal (HMB)

Investigação	Indicação
Hemograma completo	Todas as mulheres com HMB
Teste de coagulação	Se história completa/bem estruturada sugerir distúrbios da coagulação
Testes de função tireoidiana	Somente em mulheres com outros sintomas de doenças tireoidianas
Esfregaços endocervical e vaginal altos	Se história de risco para infecções
Colposcopia	Se houver suspeita de neoplasia maligna cervical
Avaliação histológica do endométrio	Em mulheres sintomáticas acima de 45 anos, mulheres mais jovens cujo tratamento médico não teve sucesso e todas as mulheres antes da cirurgia
Avaliação da cavidade uterina (ultrassonografia pélvica, incluindo ultrassonografia com infusão salinizada e histeroscopia ambulatorial)	Sangramento intermenstrual ou pós-coito, HMB irregular, suspeita de patologias estruturais ou quando todos os tratamentos medicamentosos falharem

fornecer dados sobre a efetividade e sobre o custo-benefício (a MRI é um exame caro), resolvendo as controvérsias atuais e orientando a melhor conduta clínica.

> **Quadro 42.3 Resumo**
>
> Avaliação da paciente com HMB:
> - A definição objetiva de HMB não é mais usada na prática clínica.
> - Determinar o impacto do HMB na qualidade de vida.
> - Realizar uma anamnese objetiva para identificar a possibilidade de um distúrbio de coagulação.
> - Um hemograma completo deve ser feito em todas as pacientes.
> - Existem controvérsias sobre a utilidade clínica de exames de imagem.
> - A histologia endometrial é justificada em mulheres com idade acima de 45 anos, em mulheres mais jovens que não tiveram sucesso com o tratamento clínico e em todas as mulheres antes de tratamento cirúrgico.

Manejo do sangramento menstrual intenso

Para algumas mulheres, a demonstração de que as suas perdas sanguíneas são de fato normais pode ser o suficiente para deixá-las confiantes e dispensar tratamentos desnecessários. Entretanto, quando o tratamento for indicado por um profissional da saúde, as mulheres com HMB devem receber informações e aconselhamento a respeito das opções de tratamento [5] e devem ter um tempo suficiente para o processo de decisão. Um protocolo de manejo do HMB é exibido na Fig. 42.1 (adaptado de NICE, 2007) [5].

Tratamentos não hormonais

Se uma mulher estiver tentando engravidar, os tratamentos hormonais e a maior parte das intervenções cirúrgicas não são adequados.

Antifibrinolíticos

Os antifibrinolíticos, como o ácido tranexâmico, reduzem a perda sanguínea em até 50% ao inibir a fibrinólise endometrial [41-43]. Os efeitos colaterais são raros, mas podem incluir sintomas gastrointestinais.

Inibidores da síntese de prostaglandinas

Os inibidores da síntese de prostaglandinas, como os anti-inflamatórios não esteroides (NSAIDs), inibem a produção de prostaglandinas endometriais, levando a uma redução da perda sanguínea menstrual. O ácido mefenâmico é o agente mais

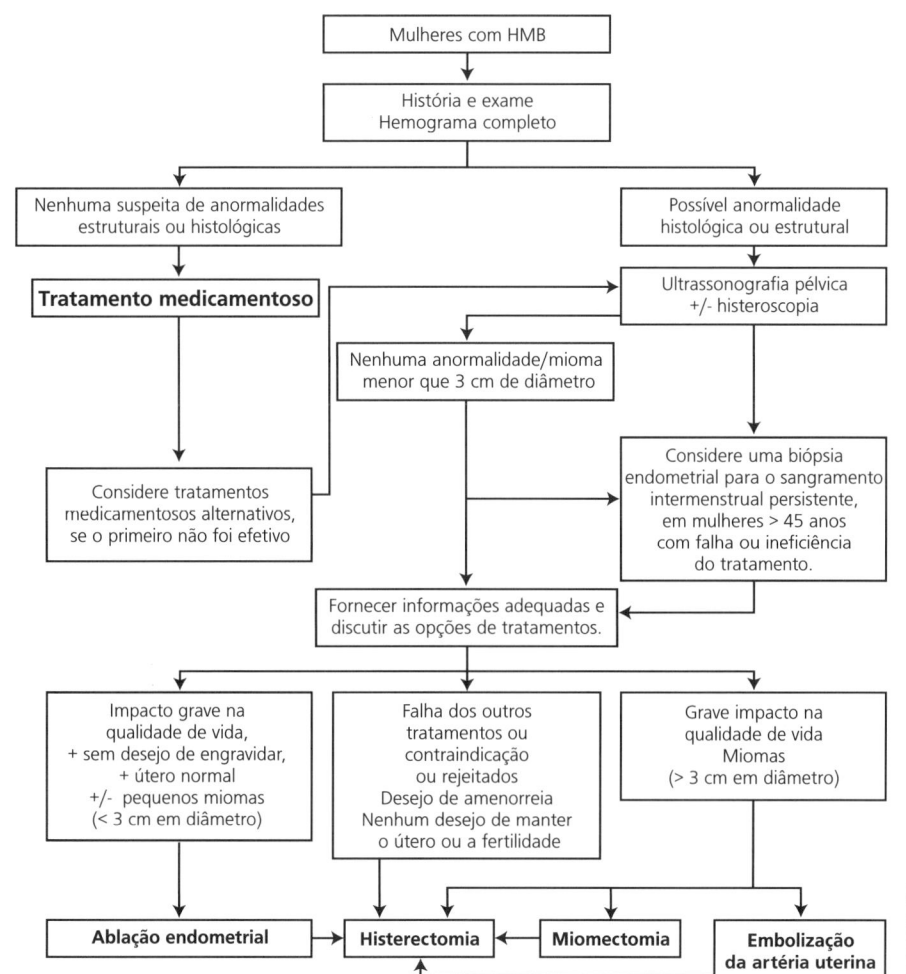

Fig. 42.1 Protocolo de tratamento sugerido para o sangramento menstrual intenso (HMB) (adaptada das diretrizes do NICE 44, 2007).

usado e reduz a perda sanguínea em, aproximadamente, 25% [44-46]. O fármaco é usado durante a menstruação e tem a vantagem de apresentar propriedades analgésicas. Entretanto os NSAIDs estão associados a efeitos colaterais gastrointestinais. Houve relatos da infertilidade feminina reversível associada ao uso de NSAIDs [47] e o provável mecanismo é a falha da ovulação em razão da falta de ruptura dos folículos maduros. Se uma mulher apresentar infertilidade enquanto estiver tomando NSAIDs para o tratamento do HMB, essa hipótese deve ser levantada como causa principal.

Tratamentos hormonais

Pílula contraceptiva oral combinada (COCP)

Na experiência clínica, o uso de anticoncepcional oral é considerado efetivo para o tratamento do HMB. Além disso, à medida que a amenorreia se torna mais aceitável, muitas mulheres usam o COCP continuamente por períodos de 3 a 6 meses para evitar a menstruação [48,49]. Entretanto, há um número limitado de estudos que comprovam a efetividade do COCP (uso cíclico ou continuado) no tratamento do HMB. As evidências de um estudo clínico controlado e randomizado (RCT) do COCP (etinilestradiol 30 mcg e levogenestrel 150 mcg por 21 dias) mostraram que ocorre uma redução na perda sanguínea de 43% [50]. Não há dados de RCT sobre outros preparados de COCP. Os riscos de tratamento com COCP incluem doença tromboembolítica e enxaqueca (o risco é maior em mulheres mais velhas, particularmente em fumantes).

Sistema de liberação intrauterino de Levogenestrel

O sistema de liberação intrauterino de Levogenestrel (LNG-IUS) é uma excelente alternativa à cirurgia para mulheres com HMB que procuram um método contraceptivo confiável, reversível e de ação prolongada [5,51]. Aproximadamente 9,8 milhões de mulheres ao redor do mundo usam o LNG-IUS. A indicação principal para o seu uso é como contraceptivo, mas os benefícios adicionais para a saúde, como a redução do sangramento menstrual e da anemia, tornam essa opção muito atrativa para muitas mulheres no mundo. A adesão ao uso de LNG-IUS tem incontestavelmente aumentado porque a liberação de LNG na cavidade uterina leva a uma atrofia endometrial e está associada a pequeno ou nenhum sangramento. Alguns RCTs mostraram que o LNG-IUS, ou Mirena®, reduz o sangramento em até 96% depois de um ano de uso, mas seu benefício completo poderá não ser visto antes de 6 meses de uso [52,53]. Como sua ação é local, os efeitos colaterais causados pela progesterona são muito menores do que aqueles causados por agentes orais. As mulheres devem ser orientadas, pois provavelmente terão sangramentos e escapes de sangramento não previstos nos meses iniciais de uso [54,55]. Em um estudo conduzido no Reino Unido, 10,5% das novas usuárias do LNG-IUS interromperam seu uso no final do primeiro ano, alegando problemas de sangramentos, e isto representa uma proporção alta do índice total de descontinuidade cumulativa com 5 anos de uso por problemas relacionados com sangramentos (16,7%) [56]. As intervenções profiláticas para evitar o sangramento não previsto em mulheres usando o LNG-IUS não foram efetivas [55]. O LNG-IUS pode ser inserido ambulatorialmente e requer uma troca a cada 5 anos.

Progesteronas orais

As progesteronas orais podem ser usadas no tratamento de mulheres com HMB irregular (anovulatório) nos extremos da vida reprodutiva. A administração cíclica de progesterona em mulheres que ovulam não apresenta benefícios [45,57]. Apenas o acetato de Noretisterona (5 mg, três vezes ao dia), se prescrito por 21 dias, é efetivo para o tratamento de HMB em mulheres que ovulam [58].

Progesteronas injetáveis e de depósito

Não existem publicações com evidências do uso de progesteronas injetáveis para o tratamento de HMB. Entretanto, é reconhecido que o uso de progesterona injetável, como método contraceptivo, pode provocar amenorreia em muitas mulheres progesteronas, e a porgesterona injetável tem sido bastante usada para o tratamento do HMB.

Análogos do hormônio liberador de gonadotrofinas

O uso de análogos (GnRHa) do hormônio liberador da gonadotrofina (GnRH) pode ser considerado, quando todas as outras opções de tratamento foram exploradas [59]. Os GnRHa agem reduzindo a atividade do eixo HPO e induzindo a supressão ovariana, levando à amenorreia. O seu efeito benéfico não persiste depois do tratamento, e seus efeitos adversos sobre a densidade óssea limitam seu uso por, no máximo, de 6 meses. Se for usado além de seis meses, é recomendável a terapia de reposição hormonal (HRT).

O danazol, o etansilato e a gestrinona não têm sido recomendados para o uso de rotina no tratamento do HMB, em razão de seus efeitos colaterais inaceitáveis. Os moduladores seletivos de receptores de progesterona são um novo grupo de fármacos, que têm mostrado redução do sangramento menstrual, sem apresentar os efeitos colaterais indesejados de episódios de sangramentos imprevistos [60,61]. São necessários estudos específicos para avaliar a eficácia e o nível de segurança desses fármacos, que aparentam ter um enorme potencial na redução de sangramento uterino.

> ### 💡 Quadro 42.4 Resumo
>
> Tratamentos medicamentosos do HMB:
> - Os inibidores da síntese de antifibrinolíticos e prostaglandinas são tratamentos de primeira ordem apropriados.
> - O uso de COCP é considerado efetivo.
> - O sistema de liberação intrauterina de levogenestrel é uma alternativa excelente de cirurgia, a longo prazo.

Tratamentos cirúrgicos

Não está bem-definido quando é necessário realizar uma intervenção cirúrgica para tratamento inicial do HMB ou quando a intervenção medicamentosa deve anteceder a cirurgia. Em geral, o tratamento cirúrgico só deve ser considerado em mulheres que já têm sua família completa, com a exceção da polipectomia e da miomectomia, quando a fertilidade pode ser mantida. O número de histerectomias realizadas decorrente de HMB é apenas um terço do que era há uma década atrás [62]. Essa redução nos índices de histerectomia reflete não apenas a introdução de outras opções de tratamentos efetivos, como o LNG-IUS, mas também o aumento do tratamento das queixas de sangramento menstrual em clínicas de cuidados primários. A dilatação e a curetagem não devem ser usadas como tratamento em qualquer situação clínica.

Polipectomia

Os pólipos endocervicais podem ser excisados em nível ambulatorial. Os pólipos endometriais podem ser removidos às cegas sob anestesia geral ou por ressecção histeroscópica sob anestesia geral, ou em nível ambulatorial. Há evidências de que a histeroscopia para polipectomia dirigida está associada a uma recorrência reduzida [63], mas não há provas de haver uma redução do sangramento.

Ablação endometrial

A ablação endometrial é a destruição específica do endométrio e parcial do miométrio subjacente. A técnica é adequada para mulheres que já completaram sua família e para aquelas sem causas orgânicas e estruturais de HMB (miomas inferiores 4 cm são exceções). A primeira geração de técnicas incluía a ressecção transcervical por histeroscopia do endométrio, usando uma corrente elétrica com alça diatérmica e ablação por esfera de rolo. Essa técnica representa uma opção de tratamento para miomas submucosos. Alternativas de segunda geração simples e mais rápidas foram desenvolvidas posteriormente. Essas alternativas incluem a ablação endometrial com balão térmico (Thermachoice™), ablação por micro-ondas (Microsulis™) e ablação endometrial por impedância controlada (Novasure™). Existem evidências demonstrando que os índices de sucesso e o perfil de complicações das novas técnicas de ablação são mais favoráveis em comparação às técnicas histeroscópicas de primeira geração [64]. Todas podem ser realizadas como procedimentos ambulatoriais sob anestesia geral ou sob anestesia local. As mulheres que realizam esse procedimento devem ser aconselhadas a usar métodos contraceptivos de longa duração. A base racional para essa orientação é a falta de conhecimento sobre os efeitos da ablação endometrial no potencial reprodutivo futuro. Recomenda-se a realização de uma histologia endometrial antes da ablação e a realização de uma histeroscopia antes (logo após a dilatação cervical) e depois do procedimento para excluir a perfuração uterina. As pacientes podem apresentar queixas de cólicas abdominais transitórias e de corrimento marrom e aquoso durante 3 a 4 semanas após o procedimento. A profilaxia com antibióticos é geralmente usada para reduzir o risco de endometrite. As pacientes devem ser informadas antes do procedimento sobre as potenciais complicações que podem incluir falhas do dispositivo no momento do procedimento, endometrite, hematometra, sobrecarga de fluidos por causa da absorção dos meios de distensão (somente ressecção), perfuração e lesões intra-abdominais (incluindo queimaduras viscerais). Os agentes usados para afinar o endométrio (p. ex. análogos do GnRH) não estão indicados com o uso das novas técnicas de ablação, mas podem ser empregados para a ressecção endometrial. Como regra geral, entre todas as mulheres submetidas à ablação endometrial com técnicas de segunda geração, 40-50% tornar-se-ão amenorreicas, 40-60% terão redução expressiva de sangramento menstrual, e 20% não terão qualquer mudança na menstruação. Quando os resultados do LNG-IUS são comparados aos da ablação endometrial para redução do HMB, uma metanálise de seis estudos randomizados mostrou que a eficiência do LNG-IUS no tratamento do HMB foi similar aos da ablação endometrial até dois anos após o tratamento [65]. Estudos clínicos com acompanhamento por um longo período mostraram que a maioria das mulheres relata satisfação inicialmente, mas subsequentemente deseja ou necessita repetir a ablação endometrial (dependente da técnica) ou histerectomia [66].

Miomectomia

A miomectomia é a retirada cirúrgica de miomas da parede uterina com a conservação do útero [67]. Em mulheres com miomas múltiplos ou com o útero significativamente aumentado, o manejo por via abdominal é o mais indicado. Entretanto, os avanços tecnológicos e dos instrumentos cirúrgicos estão expandindo o papel da miomectomia laparoscópica em indivíduos selecionados. Se o mioma apresentar protrusão na cavidade uterina, poderá ser removido com histeroscopia. Os análogos do GnRH são frequentemente usados por um período de três meses antes da intervenção cirúrgica para reduzir a vascularização dos miomas. As complicações imediatas consistem em perda sanguínea excessiva, podendo necessitar de uma transfusão de sangue durante ou depois da cirurgia. A dificuldade para realizar a hemostasia é mais frequente do que na histerectomia, e a progressão para a histerectomia para controlar a perda sanguínea não é incomum. As pacientes devem ser aconselhadas cuidadosamente antes da cirurgia sobre os riscos. Os riscos pós-operatórios intermediários consistem em infecções e no sangramento persistente. A gravidez após uma miomectomia aparenta ser segura, com um risco muito baixo de ruptura uterina durante o parto vaginal [68].

Embolização da artéria uterina

A embolização da artéria uterina (UAE) é uma técnica bem conceituada para o tratamento de miomas [69]. O procedimento é realizado com a intervenção de um radiologista, normalmente sob efeito da anestesia local com ou sem sedação. A artéria femoral é cateterizada em um ou ambos os lados e levada até ilíaca e, então, para a artéria uterina. A angiografia é realizada para confirmar a posição correta antes de introduzir o agente embolítico. O bloqueio de ambas as artérias uterinas resulta na interrupção da vascularização do mioma e consequente redução do volume do mioma. Como o suprimento sanguíneo miométrio normal se faz, subsequentemente, pela circulação vaginal e ovariana, a UAE parece não apresentar efeitos permanentes no resto do útero. O procedimento requer apenas uma permanência hospitalar pequena e poderá ser feita como um caso cotidiano na maior parte das mulheres. Após a UAE, foi relatado uma redução expressiva do volume dos miomas (30-46%), e a melhora dos sintomas relatada foi de 85% [70]. Entretanto, não existem evidências comparando os benefícios da UAE à cirurgia (histerectomia/miomectomia) [69]. No período pós-operatório imediato, as pacientes podem-se queixar de dores isquêmicas (melhora com analgésicos), e infecções não são raras. Ocasionalmente, a mudança brusca do tamanho uterino pode resultar na eliminação vaginal do mioma depois da UAE. Raramente, os miomas subserosos podem estar aderidos às alças intestinais, e a UAE pode levar à necrose e peritonite. Apesar de haver um risco teórico de falência ovariana prematura após a UAE, um estudo recente mostrou que não existem evidências da deterioração da função ovariana após 1 ano [71]. Esse procedimento não é recomendado para mulheres que querem manter sua fertilidade. Um pequeno risco de sepse pode ocorrer depois do procedimento e até vários meses depois. Parece haver um índice de reintervenção significativo e, apesar de o tempo de recuperação ser rápido, o custo-benefício pode ser perdido em 5 anos em razão dessa taxa de reintervenção (Moss *et. al. [72]*).

Histerectomia

A histerectomia somente deve ser considerada para o tratamento do HMB quando a mulher completou sua família e quando as opções medicamentosas e cirúrgicas menos invasivas tiverem falhado ou não forem apropriadas. A histerectomia é um tratamento conceituado e eficaz para o HMB que induz a amenorreia, mas isto deve ser contrabalanceado pela potencial morbidade e mortalidade. As diretrizes da NICE no Reino Unido para o HMB [5] orientam seguir a seguinte ordem para definir a via de realização da histerectomia nos casos de HMB: vaginal, abdominal e laparoscópica. Entretanto, as características individuais de cada paciente e a experiência cirúrgica são fatores determinantes importantes.

Histerectomia vaginal

A histerectomia vaginal é indicada para mulheres com HMB e útero pequeno. As vantagens da via vaginal incluem a ausência de lesões abdominais e distúrbio mínimo dos intestinos. Isto resulta em menos dor no período pós-operatório, recuperação mais rápida e alta do hospital mais precoce [73].

Histerectomia abdominal

O método abdominal é necessário/indicado para mulheres com um útero maior que 12 semanas de gravidez; endometriose ou história de doença inflamatória pélvica; história de cesariana prévia; ou uma vagina longa e/ou um arco púbico estreito, dificultando a execução do método vaginal. A histerectomia abdominal envolve a remoção do útero e da cérvice (subtotal e total, respectivamente) através de uma incisão abdominal sob efeito de anestesia geral. Uma histerectomia abdominal subtotal pode ser feita de acordo com a preferência da paciente ou se cirurgião tiver uma grande dificuldade técnica em razão de aderências ou endometriose. A histerectomia subtotal está associada a uma menor morbidade, mas as pacientes devem ser informadas sobre incidência de 15% de sangramento residual através da cérvice. Nas pacientes mais jovens com HMB, os ovários normalmente devem ser conservados, mas uma salpingo-oforectomia bilateral poderá ser feita simultaneamente depois de uma discussão detalhada com a paciente, com atenção à história familiar. Nessa situação, as pacientes devem ser aconselhadas sobre a necessidade de terapia de reposição hormonal (HRT).

Histerectomia laparoscópica

A proporção de histerectomias feitas por laparoscopia tem aumentado gradualmente, e, embora a duração desse procedimento seja mais longa, algumas vantagens têm sido demonstradas. Estas incluem a possibilidade de fazer o diagnóstico e tratamento de outras doenças pélvicas (como endometriose), de realizar cirurgia dos anexos, a habilidade para fazer uma avaliação completa da hemostasia no final do procedimento e um tempo menor de recuperação. A histerectomia laparoscópica é um termo geral, e as outras denominações, como laparoscopia antes de histeroscopia, histerectomia vaginal assistida por laparoscopia (com ou sem ligadura laparoscópica dos vasos uterinos) e histerectomia laparoscópica total e subtotal, devem ser usadas para descrever os tipos de histerectomia laparoscópica. Na histerectomia vaginal assistida por laparoscopia (LAVH), o procedimento é feito parcialmente pela laparoscopia e parcialmente pela via vaginal, mas o componente laparoscópico não envolve a ligadura dos vasos uterinos. Na histerectomia laparoscópica, a ligadura dos vasos uterinos é feita laparoscopicamente, e a cirurgia é feita parcialmente por via vaginal. Na histerectomia laparoscópica total, o procedimento é realizado inteiramente pela laparoscopia, incluindo a sutura da cúpula vaginal. Esses métodos de histerectomia requerem um tempo maior de treinamento cirúrgico específico que o necessário para métodos vaginais e abdominais. Uma descrição detalhada de todas essas técnicas está além do escopo deste livro.

Complicações da histerectomia

Um estudo observacional prospectivo, realizado na Finlândia, envolvendo mais de 10.000 histerectomias, mostrou um índice de complicações de 17,2% para a cirurgia abdominal, de 23,3% para vaginal e de 19% para a laparoscópica [74]. A mortalidade é uma complicação reconhecida da histerectomia. O risco de morte associado ao método abdominal é estimado em um para cada 4.000 procedimentos. O risco de morbidade grave inclui as lesões vesicais e/ou ureterais (7/1.000), lesões intestinais (0,4/1.000), hemorragia grave (15/1.000), infecção/abscesso pélvico (2/1.000) e tromboembolismo (4/1.000), também há um risco a longo prazo de prolapso e incontinência urinária. Apesar dessas possíveis complicações, o índice de satisfação das pacientes depois da histerectomia para o HMB chega a 95% [75].

> **Quadro 42.5 Resumo**
>
> Tratamentos cirúrgicos para o HMB:
> - A ablação endometrial é muito segura e efetiva, mas pode não apresentar benefícios a longo prazo.
> - A embolização da artéria uterina também tem uma taxa expressiva de reintervenção.
> - A histerectomia só deve ser considerada quando a mulher já estiver com a família completa e quando outros tratamentos medicamentosos e outras cirurgias menos invasivas forem tentados.

Sangramento menstrual intenso grave e agudo

O HMB agudo pode ocorrer em decorrência de uma coagulopatia (mais comumente a doença de Von Willebrand), do prolapso de miomas, das malformações arteriovenosas ou do uso de anticoagulantes. O tratamento inicial é fundamentado na estabilização hemodinâmica. Um esquema descrito para o tratamento inclui o emprego de 30 μg de etinilestradiol associado a 0,3 mg de norgestrel que deve ser tomado quatro vezes ao dia durante 4 dias, reduzindo-se a seguir para três vezes ao dia por 3 dias, depois para duas vezes ao dia por 2 dias e depois mantido o uso uma vez ao dia durante 3 semanas [76]. Outros dois esquemas de tratamento [com doses variadas de COCP e com múltiplas doses de acetato de medroxiprogesterona (MPA)] foram relatados e mostraram ser efetivos e razoavelmente tolerados (RCT, mas com tamanho da amostra pequeno) [77], e incluem o uso de 1 mg noretindrona associado a 35 μg a de etinilestradiol administrados três vezes ao dia por 1 semana e após diariamente por 3 semanas, e o uso de MPA na dose de 20 mg por via oral três vezes ao dia por 1 semana e, então, diariamente por 3 semanas. A interrupção do sangramento foi atingida depois de 10-14 dias em 88 e 76% das pacientes, respectivamente com o tempo médio de três dias para a interrupção do sangramento. Após a estabilização clínica da paciente, deve-se realizar uma investigação das causas do sangramento.

Dismenorreia

A prevalência da dismenorreia (cólicas menstruais dolorosas de origem uterina) é de difícil determinação por causa das diferentes definições, algumas estimativas variam entre 45 a 95% [78]. Apesar do impacto significativo na qualidade de vida e no bem-estar geral, poucas mulheres com dismenorreia procuram tratamento, pois não acreditam que possam melhorar. Acredita-se que a dismenorreia primária seja causada pela produção de prostaglandinas no miométrio durante a menstruação, que provoca contrações miometriais e aumenta o tônus uterino. Isto reduz o fluxo sanguíneo e provoca dor subsequentemente. A dismenorreia secundária e a dispareunia profunda podem ser causadas por endometriose, adenomiose, miomas e por aderências. A dismenorreia primária é mais comum em mulheres abaixo dos 30 anos e a dismenorreia secundária ocorre em mulheres com idade entre 30 e 45 anos. As dores que começam no início da menstruação são provavelmente indicadoras de dismenorreia primária. As dores que precedem a menstruação e melhoram durante a menstruação são provavelmente causadas por dismenorreia secundária. A dismenorreia primária responde geralmente a tratamentos com analgésicos anti-inflamatórios não esteroides. Esses reduzem a produção de prostaglandinas e a contratilidade miometrial. Os COCPs podem ser usados para aliviar os sintomas. Para mulheres que procuram terapias alternativas, o uso de calor, tiamina, magnésio e vitamina E podem ser efetivos [78]. O tratamento das causas de dismenorreia secundária é mencionado nas respectivas seções patológicas.

AGRADECIMENTOS

Gostaríamos de agradecer às seguintes pessoas: Dr. Sue Milne, Dr. Christine West e Dr. Paul Dewart pelos comentários sobre o conteúdo do capítulo; Ronnie Grant e Sheila Milne por terem colaborado na preparação do capítulo. O Dr. Andrew Horne é financiador pelo *Clinician Scientist Fellowship* do *Medical Research Council*.

REFERÊNCIAS

1. Fraser IS, Critchley HO, Munro MG et al. A process designed to lead to international agreement on terminologies and definitions used to describe abnormalities of menstrual bleeding. *Fertil Steril* 2007;87:466-476.
2. Fraser IS, Critchley HO, Munro MG et al. Can we achieve international agreement on terminologies and definitions used to describe abnormalities of menstrual bleeding? *Hum Reprod* 2007;22:635-643.
3. Woolcock JG, Critchley HO, Munro MG et al. Review of the confusion in current and historical terminology and definitions for disturbances of menstrual bleeding. *Fertil Steril* 2008;90:2269-2280.
4. Warner PE, Critchley HO, Lumsden MA et al. Menorrhagia II: is the 80-mL blood loss criterion useful in management of complaint of menorrhagia? *Am J Obstet Gynecol* 2004;190:1224-1229.
5. NICE. Clinical Guideline 44; Heavy menstrual bleeding, 2007. Available at: http://www.nice.org.uk/nicemedia/pdf/CG44FullGuideline.pdf.
6. Kennedy AD, Sculpher MJ, Coulter A et al. A multicentre randomized controlled trial assessing the costs and benefits of using structured information and analysis of women's preferences

in the management of menorrhagia. *Health Technol Assess* 2003;7:1-76.

7. Weeks AD, Duffy SR, Walker JJ. A double-blind randomized trial of leuprorelin acetate prior to hysterectomy for dysfunctional uterine bleeding. *BJOG* 2000;107:323-328.

8. Abdel-Aleem H, d'Arcangues C, Vogelsong KM et al. Treatment of vaginal bleeding irregularities induced by progestin only contraceptives. *Cochrane Database Syst Rev* 2007;CD003449.

9. Coulter A, Peto V, Doll H. Patients' preferences and general practitioners' decisions in the treatment of menstrual disorders. *Fam Pract* 1994;11:67-74.

10. Marjoribanks J, Lethaby A, Farquhar C. Surgery versus medical therapy for heavy menstrual bleeding. *Cochrane Database Syst Rev* 2006;CD003855.

11. Cromwell DA, Mahmood TA, Templeton A et al. Surgery for menorrhagia within English regions: variation in rates of endometrial ablation and hysterectomy. *BJOG* 2009;116:1373-1379.

12. Stewart EA, Nowak RA. Leiomyoma-related bleeding: a classic hypothesis updated for the molecular era. *Hum Reprod Update* 1996;2:295-306.

13. Van Bogaert LJ. Clinicopathologic findings in endometrial polyps. *Obstet Gynecol* 1988;71:771-773.

14. Munro MG. *Abnormal Uterine Bleeding*. Cambridge: Cambridge University Press, 2010; pp. 40-41, 54, 59.

15. Kadir RA, Economides DL, Sabin CA, Owens D, Lee CA. Frequency of inherited bleeding disorders in women with menorrhagia. *Lancet* 1998;351:485-489.

16. Shankar M, Lee CA, Sabin CA et al. von Willebrand disease in women with menorrhagia: a systematic review. *BJOG* 2004;111:734-740.

17. Munro MG, Lukes AS. Abnormal uterine bleeding and underlying hemostatic disorders: report of a consensus process. *Fertil Steril* 2005;84:1335-1337.

18. Vijapurkar M, Mota L, Shetty S et al. Menorrhagia and reproductive health in rare bleeding disorders: a study from the Indian subcontinent. *Haemophilia* 2009;15:199-202.

19. Parker WH, Fu YS, Berek JS. Uterine sarcoma in patients operated on for presumed leiomyoma and rapidly growing leiomyoma. *Obstet Gynecol* 1994;83:414-418.

20. Gultekin M, Diribas K, Dursun P et al. Current management of endometrial hyperplasia and endometrial intraepithelial neoplasia (EIN). *Eur J Gynaecol Oncol* 2009;30:396-401.

21. Lacey JV, Jr., Chia VM. Endometrial hyperplasia and the risk of progression to carcinoma. *Maturitas* 2009;63:39-44.

22. Weeks AD. Menorrhagia and hypothyroidism. Evidence supports association between hypothyroidism and menorrhagia. *BMJ* 2000;320:649.

23. Moragianni VA, Somkuti SG. Profound hypothyroidism-induced acute menorrhagia resulting in life-threatening anaemia. *Obstet Gynecol* 2007;110:515-517.

24. Toth M, Patton DL, Esquenazi B et al. Association between Chlamydia trachomatis and abnormal uterine bleeding. *Am J Reprod Immunol* 2007;57:361-366.

25. O'Brien P, Neyastani A, Buckley AR et al. Uterine arteriovenous malformations: from diagnosis to treatment. *J Ultrasound Med* 2006;25:1387-1392; quiz 1394-1385.

26. Darlow KL, Horne AW, Critchley HO et al. Management of vascular uterine lesions associated with persistent low-level human chorionic gonadotropin. *J Fam Plann Reprod Health Care* 2008;34:118-120.

27. Markee JE. Menstruation in intraocular transplants in the rhesus monkey. *Contr Embryol Carnegie Instn* 1940;28:219-308.

28. Smith SK. Angiogenesis and implantation. *Hum Reprod* 2000;15(Suppl 6):59-66.

29. Marsh MM, Malakooti N, Taylor NH et al. Endothelin and neutral endopeptidase in the endometrium of women with menorrhagia. *Hum Reprod* 1997;12:2036-2040.

30. Willman EA, Collins WP, Clayton SG. Studies in the involvement of prostaglandins in uterine symptomatology and pathology. *Br J Obstet Gynaecol* 1976;83:337-341.

31. Smith SK, Abel MH, Kelly RW et al. Prostaglandin synthesis in the endometrium of women with ovular dysfunctional uterine bleeding. *Br J Obstet Gynaecol* 1981;88:434-442.

32. Adelantado JM, Rees MC, Lopez Bernal A et al. Increased uterine prostaglandin E receptors in menorrhagic women. *Br J Obstet Gynaecol* 1988;95:162-165.

33. Smith OP, Jabbour HN, Critchley HO. Cyclooxygenase enzyme expression and E series prostaglandin receptor signalling are enhanced in heavy menstruation. *Hum Reprod* 2007;22:1450-1456.

34. Gleeson N, Devitt M, Sheppard BL et al. Endometrial fibrinolytic enzymes in women with normal menstruation and dysfunctional uterine bleeding. *Br J Obstet Gynaecol* 1993;100:768-771.

35. Preston JT, Cameron IT, Adams EJ et al. Comparative study of tranexamic acid and norethisterone in the treatment of ovulatory menorrhagia. *Br J Obstet Gynaecol* 1995;102:401-406.

36. Critchley HO, Warner P, Lee AJ et al. Evaluation of abnormal uterine bleeding: comparison of three outpatient procedures within cohorts defined by age and menopausal status. *Health Technol Assess* 2004;8:iii-iv,1-139.

37. Kadir RA, Economides DL, Sabin CA et al. Frequency of inherited bleeding disorders in women with menorrhagia. *Lancet* 1998;351:485-489.

38. Iram S, Musonda P, Ewies AA. Premenopausal bleeding: When should the endometrium be investigated?–A retrospective non-comparative study of 3006 women. *Eur J Obstet Gynecol Reprod Biol* 2010;148:86-89.

39. Clark TJ. Outpatient hysteroscopy and ultrasonography in the management of endometrial disease. *Curr Opin Obstet Gynecol* 2004;16:305-311.

40. Bradley LD, Falcone T, Magen AB. Radiographic imaging techniques for the diagnosis of abnormal uterine bleeding. *Obstet Gynecol Clin North Am* 2000;27:245-276.

41. Lethaby A, Farquhar C, Cooke I. Antifibrinolytics for heavy menstrual bleeding. *Cochrane Database Syst Rev* 2000;CD000249.

42. Andersch B, Milsom I, Rybo G. An objective evaluation of flurbiprofen and tranexamic acid in the treatment of idiopathic menorrhagia. *Acta Obstet Gynecol Scand* 1988;67:645-648.

43. Gleeson NC, Buggy F, Sheppard BL et al. The effect of tranexamic acid on measured menstrual loss and endometrial fibrinolytic enzymes in dysfunctional uterine bleeding. *Acta Obstet Gynecol Scand* 1994;73:274-277.

44. Lethaby A, Augood C, Duckitt K et al. Nonsteroidal anti-inflammatory drugs for heavy menstrual bleeding. *Cochrane Database Syst Rev* 2007;CD000400.

45. Cameron IT, Haining R, Lumsden MA et al. The effects of mefenamic acid and norethisterone on measured menstrual blood loss. *Obstet Gynecol* 1990;76:85-88.

46. van Eijkeren MA, Christiaens GC, Geuze HJ et al. Effects of mefenamic acid on menstrual hemostasis in essential menorrhagia. *Am J Obstet Gynecol* 1992;166:1419-1428.

47. Gaytan M, Morales C, Bellido C et al. Non-steroidal anti-inflammatory drugs (NSAIDs) and ovulation: lessons from morphology. *Histol Histopathol* 2006;21:541-556.

48. Loudon NB, Foxwell M, Potts DM et al. Acceptability of an oral contraceptive that reduces the frequency of menstruation: the tri-cycle pill regimen. *Br Med J* 1977;2:487-490.

49. Glasier AF, Smith KB, van der Spuy ZM et al. Amenorrhoea associated with contraception-an international study on acceptability. *Contraception* 2003;67:1-8.

50. Fraser IS, McCarron G. Randomised trial of 2 hormonal and 2 prostaglandin-inhibiting agents in women with a complaint of menorrhagia. *Aust N Z J Obstet Gynaecol* 1991;31:66-70.

51. Hurskainen R, Teperi J, Rissanen P *et al.* Clinical outcomes and costs with the levonorgestrel-releasing intrauterine system or hysterectomy for treatment of menorrhagia: randomised trial 5-year follow-up. *JAMA* 2004;291:1456-1463.

52. Milsom I, Andersson K, Andersch B *et al.* A comparison of flurbiprofen, tranexamic acid, and a levonorgestrel-releasing intrauterine contraceptive device in the treatment of idiopathic menorrhagia. *Am J Obstet Gynecol* 1991;164:879-883.

53. Lethaby AE, Cooke I, Rees M. Progesterone or progestogen-releasing intrauterine systems for heavy menstrual bleeding. *Cochrane Database Syst Rev* 2005;CD002126.

54. Backman T, Huhtala S, Blom T *et al.* Length of use and symptoms associated with premature removal of the levonorgestrel intrauterine system: a nation-wide study of 17,360 users. *BJOG* 2000;107:335-339.

55. Warner P, Guttinger A, Glasier AF *et al.* Randomised placebo-controlled trial of CDB-2914 in new users of a levonorgestrel-releasing intrauterine system shows only short-lived amelioration of unscheduled bleeding. *Hum Reprod* 2010;25:345-353.

56. Cox M, Tripp J, Blacksell S. Clinical performance of the levonorgestrel intrauterine system in routine use by the UK Family Planning and Reproductive Health Research Network: 5-year report. *J Fam Plann Reprod Health Care* 2002;28:73-77.

57. Higham JM, Shaw RW. A comparative study of danazol, a regimen of decreasing doses of danazol, and norethindrone in the treatment of objectively proven unexplained menorrhagia. *Am J Obstet Gynecol* 1993;169:1134-1139.

58. Irvine GA, Campbell-Brown MB, Lumsden MA *et al.* Randomized comparative trial of the levonorgestrel intrauterine system and norethisterone for treatment of idiopathic menorrhagia. *Br J Obstet Gynaecol* 1998;105:592-598.

59. Thomas EJ. Add-back therapy for long-term use in dysfunctional uterine bleeding and uterine fibroids. *Br J Obstet Gynaecol* 1996;103(Suppl 14):18-21.

60. Wilkens J, Chwalisz K, Han C *et al.* Effects of the selective progesterone receptor modulator asoprisnil on uterine artery blood flow, ovarian activity, and clinical symptoms in patients with uterine leiomyomata scheduled for hysterectomy. *J Clin Endocrinol Metab* 2008;93:4664-4671.

61. Wilkens J, Critchley H. Progesterone receptor modulators in gynaecological practice. *J Fam Plann Reprod Health Care* 2010;36:87-92.

62. Reid PC, Mukri F. Trends in number of hysterectomies performed in England for menorrhagia: examination of health episode statistics, 1989 to 2002-3. *BMJ* 2005;330:938-939.

63. Preutthipan S, Herabutya Y. Hysteroscopic polypectomy in 240 premenopausal and postmenopausal women. *Fertil Steril* 2005;83:705-709.

64. Lethaby A, Hickey M, Garry R *et al.* Endometrial resection/ablation techniques for heavy menstrual bleeding. *Cochrane Database Syst Rev* 2009;CD001501.

65. Kaunitz AM, Meredith S, Inki P *et al.* Levonorgestrel-releasing intrauterine system and endometrial ablation in heavy menstrual bleeding: a systematic review and meta-analysis. *Obstet Gynecol* 2009;113:1104-1116.

66. McGurgan P, O'Donovan P. Second-generation endometrial ablation: an overview. *Best Pract Res Clin Obstet Gynaecol* 2007;21:931-945.

67. Luciano AA. Myomectomy. *Clin Obstet Gynecol* 2009;52:362-371.

68. Campo S, Campo V, Gambadauro P. Reproductive outcome before and after laparoscopic or abdominal myomectomy for subserous or intramural myomas. *Eur J Obstet Gynecol Reprod Biol* 2003;110:215-219.

69. Edwards RD, Moss JG, Lumsden MA *et al.* Uterine-artery embolisation versus surgery for symptomatic uterine fibroids. *N Engl J Med* 2007;356,360-370.

70. Gupta JK, Sinha AS, Lumsden MA *et al.* Uterine artery embolisation for symptomatic uterine fibroids. *Cochrane Database Syst Rev* 2006;CD005073.

71. Rashid S, Khaund A, Murray LS *et al.* The effects of uterine artery embolization and surgical treatment on ovarian function in women with uterine fibroids. *BJOG* 2010;117:985-989.

72. Moss JG, Cooper KG, Khaund A *et al.* Randomised comparison of uterine artery embolisation (UAE) with surgical treatment in patients with symptomatic uterine fibroids (REST trial): 5-year results. *BJOG* 2011;118:936-944.

73. Garry R, Fountain J, Brown J *et al.* EVALUATE hysterectomy trial: a multicentre randomized trial comparing abdominal, vaginal and laparoscopic methods of hysterectomy. *Health Technol Assess* 2004;8:1-154.

74. Makinen J, Johansson J, Tomas C *et al.* Morbidity of 10,110 hysterectomies by type of approach. *Hum Reprod* 2001;16:1473-1478.

75. Crosignani PG, Vercellini P, Apolone G *et al.* Endometrial resection versus vaginal hysterectomy for menorrhagia: long-term clinical and quality-of-life outcomes. *Am J Obstet Gynecol* 1997;177:95-101.

76. Ely JW, Kennedy CM, Clark EC *et al.* Abnormal uterine bleeding: a management algorithm. *J Am Board Fam Med* 2006;19:590-602.

77. Munro MG, Mainor N, Basu R *et al.* Oral medroxyproges-terone acetate and combination oral contraceptives for acute uterine bleeding: a randomised controlled trial. *Obstet Gynecol* 2006;108:924-929.

78. Proctor M, Farquhar C. Diagnosis and management of dysmenorrhoea. *BMJ* 2006;332:1134-1138.

Capítulo 43

Síndrome Pré-Menstrual

P.M. Shaughn O'Brien
Keele University School of Medicine, Stoke on Trent, UK

INTRODUÇÃO

Os sintomas pré-menstruais ocorrem na maioria das mulheres, e podem ter ocorrido alguns benefícios decorrentes do processo de evolução. O comportamento social que resulta na união sexual deve ter ocorrido com maior frequência durante a ovulação e menos frequentemente após a ovulação. Dessa forma, as mulheres passariam a ser menos receptivas e mais agressivas aos homens durante a fase pré-menstrual não fértil, e os homens, subsequentemente, procurariam outras mulheres durante a fase fértil, que estariam mais receptivas, resultando no aumento populacional. Isto é obviamente uma suposição, mas é o fundamento da teoria da evolução. Assim como todos os parâmetros biológicos, existem os extremos em que as mulheres não apresentam quaisquer sintomas ou somente pequenos sintomas (5-9%) e situações em que um número similar de mulheres tem sintomas tão graves, que geram grandes impedimentos em suas vidas, nas de seus familiares, em suas relações mais íntimas e no cotidiano. Este extremo chama-se síndrome pré-menstrual (PMS).

DEFINIÇÕES

A terminologia usada para patologias pré-menstruais é complexa. Tensão pré-menstrual foi originalmente o termo usado, mas agora já se tornou uma terminologia leiga; PMS é o termo médico mais empregado no Reino Unido. A doença disfórica pré-menstrual (PMDD) representa o polo mais extremo com uma predominância dos aspectos psicológicos e estima-se que ocorra em 3-5% das mulheres [1]. (Tabela 43.1). Este termo tem se tornado cada vez mais usado por psiquiatras nos EUA, mas apenas para finalidades de pesquisa. Deve-se notar que muitas das recentes pesquisas sobre a etiologia e tratamento têm sido feitas em mulheres que se enquadram dentro dos critérios da PMDD, particularmente em ensaios clínicos sobre o uso de inibidores de reabsorção seletivos de serotonina (SSRIs). As mulheres com diagnóstico de PMDD também se enquadram nos critérios da PMS, mas o contrário não é verdadeiro. O termo PMDD tem sido estabelecido na Europa, mas ainda está longe de ser aceito universalmente.

A síndrome pré-menstrual está definida na Décima Revisão Internacional da Classificação de Doenças (ICD-10): considera-se uma mulher com PMS se existem queixas recorrentes de sintomas psicológicos ou somáticos (ou ambos) e que ocorram especificamente durante a fase lútea do ciclo menstrual e que melhoram durante a fase folicular, no final da menstruação [2]. A PMDD é mais específica em relação aos sintomas psíquicos e (em consideração à introdução do termo pelos psiquiatras) não diz muito a respeito dos sintomas físicos (Tabela 43.1).

A definição do ICD-10 não possui algo mais específico sobre as repercussões da síndrome, sendo muito liberal para ser usado na prática clínica ou para finalidades de pesquisa. A classificação do *Diagnostic and Statistical Manual of Mental Disorders – 4th edn* (DSM-IV) é muito restritiva para o uso clínico e pode ter efeitos prejudiciais por não reconhecer pacientes que estejam gravemente afetadas.

SINTOMAS

Uma grande variedade de sintomas da PMS tem sido descrita, mas é o momento em que ocorre e o impacto que causa que representam as características mais importantes [3].

A depressão, irritabilidade, ansiedade, tensão, agressividade, impossibilidade de lidar com esses fatores e se sentir fora de controle são sintomas psicológicos típicos. O inchaço, a mastalgia e a dor de cabeça são sintomas físicos clássicos.

A maior parte das mulheres tem algum grau de sintomatologia nos dias que antecedem a menstruação, por isso considera-se que seja o impacto dos sintomas, afetando as atividades normais, o que diferencia as mulheres com PMS daquelas que apresentam os sintomas fisiológicos normais.

Essencialmente, os sintomas da PMS não são específicos, devem causar um impacto significativo, e os sintomas (e suas consequências) devem-se resolver ao final da menstruação.

> **Quadro 43.1 Resumo**
>
> A síndrome pré-menstrual é um distúrbio que afeta um grande número de mulheres em diferentes graus; para um número pequeno de mulheres os sintomas podem ser devastadores, afetando a própria paciente e todos aqueles que convivem com ela, como familiares e colegas de trabalho.

Tabela 43.1 Diagnostic and Statistical Manual of Mental Disorders – 4th edn (DSM-IV) critério diagnóstico de pesquisa para a doença disfórica pré-menstrual (PMDD) (1994)

A	Na maior parte dos ciclos menstruais, cinco (ou mais) dos seguintes sintomas estão presentes, com pelo menos um dos sintomas sendo (1), (2), (3) ou (4).
1	Humor fortemente depressivo, sentimento de falta de esperança ou pensamentos de autodepreciação.
2	Ansiedade acentuada, tensão ou nervosismo
3	Instabilidade emocional acentuada (p.ex. sentir-se triste de repente ou com vontade de chorar ou aumento da sensibilidade à rejeição).
4	Raiva persistente e acentuada ou irritabilidade ou aumento dos conflitos pessoais.
5	Sensação subjetiva de dificuldade para se concentrar.
6	Diminuição do interesse nas atividades normais (p. ex. trabalho, escola, amigos, lazer)
7	Letargia, fadiga ou falta de energia acentuada
8	Mudança radical no apetite, comer demais ou necessidade de algum alimento específico.
9	Sonolência ou insônia.
10	Sensações de sobrecarga ou de estar fora de controle.
11	Outros sintomas físicos, como sensibilidade ou inchaço nas mamas, dores de cabeça, dores musculares ou articulares, sensação de inchaço, ganho de peso.
B	Interferência no trabalho, escola ou nos relacionamentos sociais.
C	Os sintomas da PMDD devem estar presentes na maior parte do tempo, na última semana da fase lútea (pré-menstrual) e ausentes depois da menstruação.
D	A doença não é uma exacerbação dos sintomas de outra patologia.
E	A confirmação deve ser feita por duas avaliações diárias prospectivas em dois ciclos menstruais consecutivos.

DIAGNÓSTICO

Não há testes objetivos (físico, bioquímico, endócrino ou de imagem) para auxiliar no diagnóstico da PMS, por isso é importante usar a tabela completa de sintomatologia (Fig 43.1). O relato retrospectivo dos sintomas não tem boa acurácia, e um número significativo de mulheres que consultam decorrente da PMS apresenta problemas subjacentes, como perimenopausa, doenças da tireoide, enxaqueca, síndrome da fadiga crônica, síndrome do cólon irritável, convulsões, anemia, endometriose, alcoolismo ou abuso de outras drogas e disfunções menstruais e doenças psiquiátricas, como depressão, bipolaridade, síndrome do pânico, transtorno de personalidade e ansiedade.

O diagnóstico é feito pela confirmação do início dos sintomas na fase lútea e da melhora no final da menstruação, desde que os sintomas tenham um impacto grave na vida normal da paciente. Também é importante identificar as pacientes que apresentam exacerbação pré-menstrual (PME) de um distúrbio psicológico, físico ou médico subjacente. Existem casos documentados de suicídio, de asma e de epilepsia no período pré-menstrual. Muitos questionários validados de avaliação estão disponíveis – todos consistem em tabelas de autoavaliação e não são objetivos. A maior parte dos pesquisadores e clínicos opta pelo formulário *Daily Record of Severity of Problems* (DRSP) (Fig. 43.1), que foi recomendado pelo *Royal College of Obstetricians and Gynaecologists* (RCOG), em 2007, e está disponível na Internet no *Green Top Guideline* número 48 [4]. Estes formulários são muito úteis. Eles permitem caracterizar rapidamente o padrão dos sintomas pré-menstruais, sua ausência durante a fase folicular e o grau de comprometimento causado. Apesar da recomendação para que o formulário da DRSP seja aplicado prospectivamente por dois meses para fazer o diagnóstico antes de iniciar o tratamento, menos de 10% dos diretores de clínicas relatam a adoção dessa estratégia em suas clínicas de ginecologia/PMS. (O´Brian e Samad, data de pesquisa nacional não publicada) (Fig. 43.2).

Agonistas de Hormônio Liberador de Gonadotrofinas no diagnóstico

Um teste terapêutico com o uso de análogos de GnRH (Hormônio liberador de gonadotrofinas) pode auxiliar na definição do diagnóstico, quando existe um quadro misto. Apesar dos estudos que mostram que esse grupo de fármacos erradica com sucesso os sintomas em um grupo bem-definido de pacientes, isto não está comprovado cientificamente por estudos clínicos. É usado extensivamente por ginecologistas (não estão licenciados para este uso e com consentimento informado da paciente) para o bloqueio do ciclo ovariano e para determinar quais sintomas estão relacionados ao ciclo menstrual e quais (*p. ex.* aqueles que persistem apesar da inibição com o ciclo) não estão. É uma maneira válida para demonstrar se os sintomas ou problemas médicos, como a enxaqueca pré-menstrual, a asma e a epilepsia, estão realmente relacionados com o ciclo menstrual ou são independentes. Isto pode ser ilustrado pelo seguinte caso, comumente encontrado na clínica. Se uma mulher tiver indicação para histerectomia decorrente da HMB associado à miomatose uterina, a coleta de informações sobre os sintomas durante o período de terapia com GnRH pode auxiliar as pacientes na tomada de decisão sobre manter ou não seus ovários. Se a PMS (ou outros sintomas pré-menstruais significativos) for grave e melhorar com o uso de GnRH, é provável (mas não garantido) que haja benefício com a retirada dos ovários durante a histerectomia. Estas informações podem ser úteis no aconselhamento pré-operatório final.

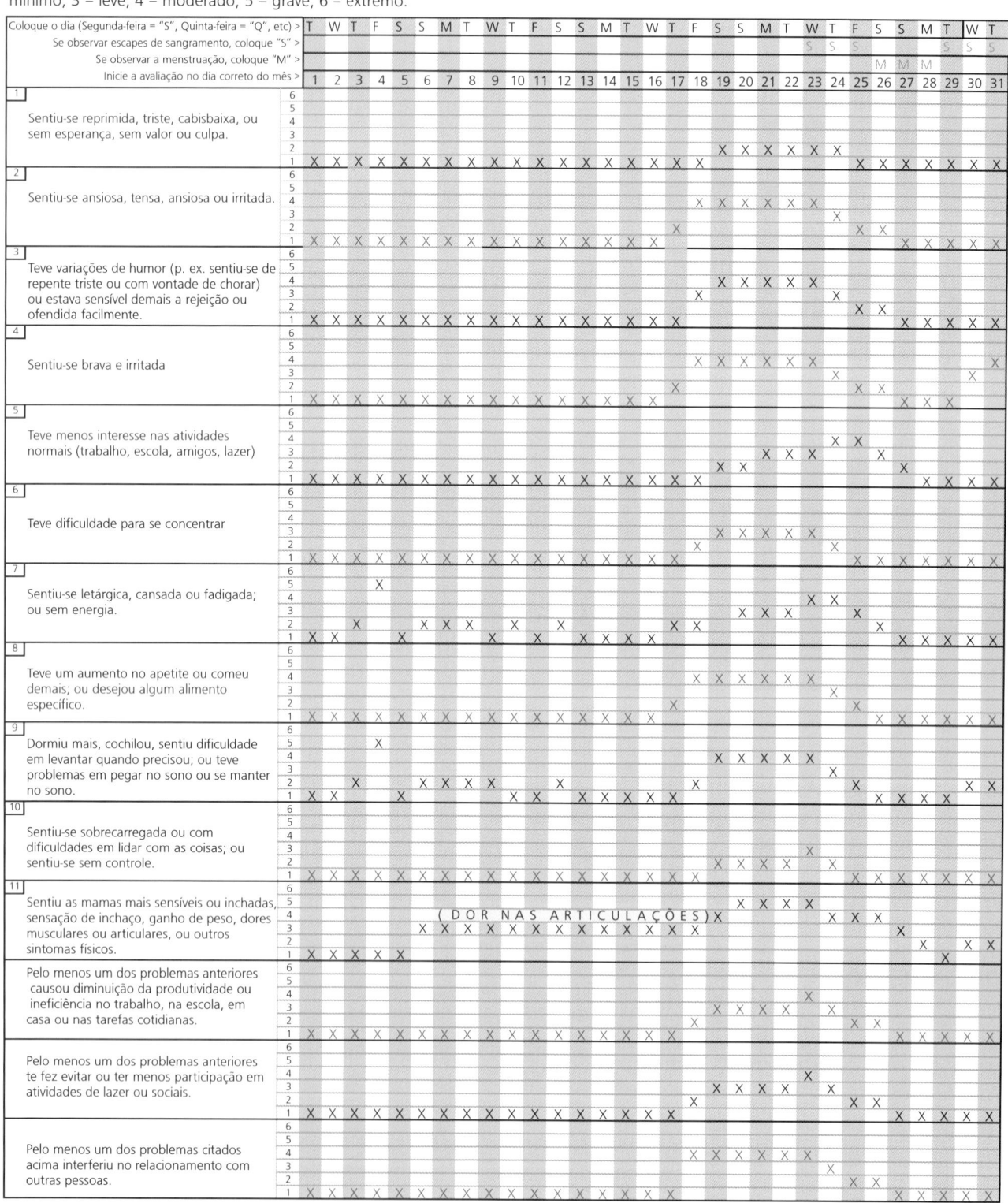

Fig. 43.1 Registro Diário da Gravidade dos Problemas (DRSP), a tabela deve ser completada prospectivamente pela paciente com síndrome pré-menstrual severa ou moderada (PMS), demonstrando (a) a ciclicidade dos sintomas, (b) ocorrências pré-menstruais, (c) ausência dos sintomas na fase folicular e (d) impacto na vida.

Auditoria Nacional
Foi feita alguma das seguintes formas de avaliação em pacientes com PMS antes de iniciar o tratamento?

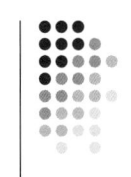

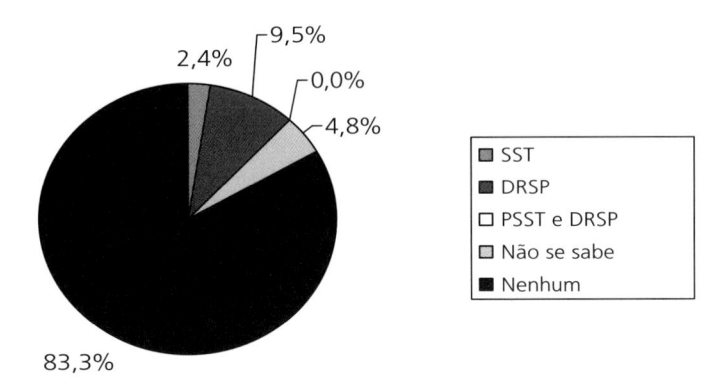

Fig. 43.2 National Survey of Clinical Directors. Implementação do protocolo de diagnóstico do RCOG. Registro diário da gravidade dos problemas (DRSP); Ferramenta de avaliação dos sintomas pré-menstruais, PSST.

ETIOLOGIA

A síndrome pré-menstrual não é causada por apenas um fator, mas tem uma base multifatorial, com influências genéticas, ambientais e psicológicas. Isto é verdadeiro, obviamente, para todos os transtornos de humor, mas na PMS o ciclo ovariano é importante, e a ovulação é provavelmente o principal fator.

Ovulação e progesterona

A principal causa de PMS é incerta. Há evidências que sugerem que a progesterona endógena cíclica produzida na fase lútea do ciclo, depois da ovulação, é um fator determinante. As mulheres com PMS parecem ser mais sensíveis aos níveis normais de progesterona [5]; não têm sido demonstradas diferenças nos níveis de progesterona em mulheres com PMS e mulheres sem [6]. Há uma hipótese de que o mecanismo para esse aumento da sensibilidade está relacionado com um fator neuroquímico, e a maior parte das evidências aponta para uma alteração do metabolismo de serotonina [5].

Ao longo da vida reprodutiva, a produção de progesterona parece estar ligada à saúde psicológica da mulher. As progesteronas e seus metabólitos, como alopregnalona, são produzidos nos ovários e nas glândulas suprarrenais, e no cérebro. Estes hormônios são neuroesteroides, que atravessam rapidamente a barreira hematoencefálica. A administração de progesterona apresenta um efeito sedativo e pode provocar alterações do humor. É bem reconhecido que as mulheres não apresentam sintomas da PMS antes da puberdade, durante a gravidez e na menopausa – são fases em que o ciclo dos hormônios ovarianos não se iniciou ou se interrompeu temporária ou indefinidamente. Não surpreende, se as suposições feitas acima são verdadeiras, que os sintomas similares a PMS possam reiniciar após a administração da terapia de reposição hormonal (HRT) com uso de estrogênio/progesterona e isto pode ser visto comumente na prática clínica.

A supressão do ciclo ovariano com danazol pela administração de análogos do GnRH ou após a ooforectomia bilateral resulta na eliminação dos sintomas da PMS. Portanto, a hipótese de que os esteroides ovarianos, particularmente a progesterona do período ovulatório-ovarianas, têm uma participação na fisiopatologia da síndrome é intuitivamente óbvia.

Algumas pesquisas (nenhuma delas é recente), da PMS apresentaram dados que podem sustentar algumas teorias da deficiência de progesterona, do desequilíbrio do estrogênio/progesterona ou do excesso de progesterona. Entretanto, o consenso geral é que as concentrações séricas de esteroides ovarianos não apresentam diferenças nessas mulheres. As interações entre a flutuação dos níveis de esteroides ovarianos e de seus metabólitos com os sistemas de neurotransmissores e de seus receptores no cérebro estão diretamente associadas a patogêneses da PMS [7]. Acredita-se que isso deixa as mulheres mais sensíveis aos níveis fisiológicos de progesterona.

> **Quadro 43.2 Resumo**
>
> A etiologia da PMS é incerta, mas a ovulação é certamente o fator desencadeante em mulheres que apresentam maior sensibilidade à progesterona endógena e exógena. Provavelmente, essa sensibilidade é provocada por alterações na função dos neurotransmissores. Isto não está confirmado, mas as pesquisas apontam para o sistema serotoninérgico.

Neurotransmissores

O estrogênio possui um efeito evidente em vários neurotransmissores, incluindo a serotonina, acetilcolina, noradrenalina, ácido γ-aminobutírico (GABA) e dopamina. Ele age cumulativamente como um agonista da função serotoninérgica, aumentando o número de receptores de serotonina, a reponsividade pós-sináptica à serotonina (5-HT) e o transporte e reabsorção de neurotransmissores. Também aumenta a síntese de serotonina e aumenta os níveis do metabólito ácido 5-hidroxi-indo-lacético (5-HIAA). É reconhecida importância do sistema serotoninérgico na regulação do humor, sono, atividade sexual, apetite e habilidade cognitiva. As anormalidades da serotonina representam um componente significativo no aparecimento da depressão. Os conhecimentos sobre a influência da serotonina na depressão foram estendidos às pesquisas da PMS [5], e vários estudos demonstraram alterações no metabolismo da 5-HT nestas pacientes. Os níveis sanguíneos e da captação plaquetária de 5-HT são baixos em pacientes com PMDD, e uma depleção aguda de triptofano, um precursor da serotonina, agrava os sintomas da PMS e PMDD. Esta hipótese está com base na observação de que as concentrações de receptores de serotonina variam com as alterações nos níveis de estrogênio e progesterona e na observação de que os inibidores de reabsorção seletivos de serotonina (SSRIs), a fluoxetina, a paroxetina, o citalopram e a sertralina, mostraram-se extremamente eficientes no tratamento da PMS grave e PMDD [7]. Isto fornece um suporte adicional, indireto, para a teoria do envolvimento da via serotoninérgica na etiologia da PMS.

A baixa atividade do GABA tem sido encontrada em pacientes com depressão, PMDD e PMS. O estrogênio aumenta a ligação dos agonistas GABA e dos receptores GABA. Além do efeito sobre os SSRIs no sistema serotoninérgico, também aumentam a função GABA e melhoram os sintomas depressivos. O complexo receptor GABA é um dos principais sítios do mecanismo de ação do álcool e do diazepam. As investigações sobre os metabólitos da progesterona mostraram que mulheres com PMS possuíam níveis mais baixos de alopregnalona durante a fase lútea [8]. Isto pode ser uma outra evidência para essa teoria, pois a alopregnalona possui atividade GABAminérgicas, e sua deficiência pode induzir sintomas similares àqueles exibidos em pacientes com PMS (Fig 43.2).

A vitamina B6 (piridoxina) é um cofator na fase final da síntese de serotonina e dopamina a partir do triptofano na dieta. Entretanto, não existem dados que demonstrem anormalidades consistentes da síntese de aminas no cérebro e da deficiência de cofatores como vitamina B6 e os estudos de suplementação não demonstraram a eficácia do tratamento.

TRATAMENTO

> **Quadro 43.3 Resumo**
>
> O tratamento é eficaz pela supressão do ciclo ovariano, ou pela remoção dos ovários, ou pela modulação da função do sistema nervoso central através de intervenções psicológicas ou pelo uso de fármacos psicotrópicos.
> Os SSRIs são particularmente úteis.

▶ Terapias não medicamentosas

Muitas orientações têm sido feitas, em sua maior parte sem fundamento, para suplementação de cálcio, de vitamina E, de magnésio, para alterações da dieta, uso de vitamina B6, de óleo de prímula durante a noite, para realização de exercícios, ioga, acupuntura, psicoterapia e outros. Existem poucas evidências da efetividade de qualquer um desses tratamentos para a PMS, com a exceção dos exercícios e da terapia cognitiva comportamental, e existem evidências muito limitadas sobre os efeitos do cálcio e do magnésio. É importante reconhecer que o efeito placebo de qualquer método de tratamento está associado a uma resposta alta, e, em muitas situações, a terapia parece efetiva com base no efeito placebo. Em razão do efeito placebo, as pesquisas terapêuticas requerem o recrutamento de um grande número de pacientes para ter o poder de demonstrar uma diferença estatisticamente superior, e muitos estudos são quase impossíveis de serem realizados, quando a diferença entre o efeito terapêutico e o efeito placebo é discreta.

▶ Terapias medicamentosas

O manejo da PMS nos últimos anos tem-se tornado mais fácil, apesar de ser um pouco invasivo. Primeiro é preciso deixar estabelecido que o uso de progesterona oral ou através de supositórios vaginais não é eficaz [9]. No entanto, esses são os únicos fármacos no Reino Unido que possuem uma licença de uso para o tratamento da PMS. Todos os tratamentos reconhecidamente efetivos não são permitidos.

A etiologia proposta da PMS sugere que a progesterona pós-ovulatória normal causa o aparecimento dos sintomas nas mulheres que são mais sensíveis à progesterona endógena, e considera-se que essa sensibilidade se deve a uma disfunção dos neurotransmissores, como na deficiência de serotonina. Se essa teoria for verdadeira, o tratamento pode ser feito ou pela supressão da ovulação ou pela melhora dos níveis de serotonina no sistema nervoso central com objetivo de reduzir a sensibilidade à progesterona. O primeiro tratamento para supressão da ovulação pode ser feito farmacologicamente ou por intervenção cirúrgica, o segundo tratamento para melhorar os níveis de serotonina pode ser feito pelo uso de fármacos, como os SSRIs. Apesar da base apenas teórica, os tratamentos que seguem esse raciocínio possuem muita efetividade.

Psicotrópicos – Inibidores seletivos de reabsorção de serotonina

O aumento dos níveis de serotonina pode ser feito pelo uso de SSRIs [7]. O benefício dessa terapia é claramente evidente, embora nenhuma dessas medicações possuir uma licença farmacêutica para o tratamento da PMS e PMDD. A fluoxetina, administrada diariamente na dose de 20 mg, é normalmente suficiente para melhorar os sintomas na maioria das mulheres. Alguns efeitos colaterais, como a perda do desejo sexual, podem ser parcialmente evitados pela administração do fármaco apenas durante a fase lútea. Os efeitos das SSRIs são mais momentâneos para os sintomas da PMS do que para o tratamento de sintomas da depressão. Os SSRIs não possuem licença no Reino Unido e na Europa para a terapia da PMS, mas nos EUA a fluoxetina e outros SSRIs possuem licença para o tratamento da PMDD.

Supressão do ciclo ovariano

A supressão do ciclo ovariano pode ser conseguida com estrogênio [10], danazol [11], agonistas de GnRH [12] ou pela ooforectomia bilateral [13].

> **Quadro 43.4 Resumo**
>
> As poucas drogas que possuem permissão para o tratamento da PMS não são eficazes, e os medicamentos eficazes devem ser usados fora das recomendações licenciadas para seu emprego, e as pacientes devem ser informadas sobre esse aspecto.

Cirurgia

Ooforectomia bilateral

A ooforectomia bilateral (comumente feita com a histerectomia) é, em geral, muita invasiva para a maioria das pacientes com a PMS e mesmo que possa ser a única terapia de cura [13], seu uso é raramente justificável a não ser em casos em que seja empregada como último recurso em mulheres gravemente afetadas que não responderam a nenhum outro tratamento. Quando houver indicação para remoção do útero e dos ovários, deve ser feita a reposição com estrogênios sem necessidade de usar a progesterona para proteção endometrial, pois o uso de progesterona pode estimular os sintomas da PMS. Os estudos retrospectivos, que descrevem um aumento da morbidade e mortalidade no final da vida associado à remoção do útero, apresentam falhas metodológicas. As mulheres que tiveram seus ovários conservados foram comparadas às que tiveram uma histerectomia ou ooforectomia bilateral, mas sem reposição subsequente de estrogênio. A reposição de estrogênio nessas mulheres pode ser feita, e, enquanto os estudos ainda não estão disponibilizados, antecipa-se que os resultados obtidos após a ooforectomia combinada com a reposição de estrógenos devem ser ainda mais favoráveis. Deve-se acrescentar que os estudos descreveram pacientes ginecológicas e não as pacientes submetidas à cirurgia por PMS.

Nos tratamentos em que o útero é mantido, a reposição de estrogênio deve ser feita associada ao uso de progesterona para proteger a paciente do risco de câncer endometrial. O emprego da progesterona sistêmica poderá causar o reaparecimento dos sintomas da PMS na maioria das mulheres. Se os ovários forem removidos em decorrência da PMS, o tratamento subsequente se torna mais simples e mais efetivo pela remoção associada do útero. A ooforectomia laparoscópica bilateral é um recurso interessante, pois é menos invasivo, mas o tratamento subsequente traz dificuldades pela presença do endométrio. A decisão entre usar o sistema intrauterino (IUS) Mirena (veja a seguir) ou remover o útero depende mais da escolha da paciente, pois não há evidências para auxiliar na decisão.

A recomendação da ablação do endométrio para tratamento da PMS não é racional, pois a função cíclica ovariana permanece, e com isso permanecem os sintomas da PMS. Existem algumas orientações sobre benefícios da ablação, com base em estudos feitos para avaliar o tratamento de PMS, mas não são válidas para influenciar as decisões do tratamento.

Danazol

O uso oral e diário de Danazol em doses de até 200 mg é efetivo para o controle dos sintomas da PMS. Seu uso tem sido limitado em razão do risco de masculinização. Algumas alternativas foram experimentadas para reduzir os efeitos colaterais, como o uso apenas durante a fase lútea (presumindo seu efeito direto no tecido-alvo e não pela supressão da ovulação), mas se mostraram mal inefetivas para o controle de quase todos os sintomas da PMS com exceção da mastalgia cíclica [11].

Agonistas do hormônio de liberação de gonadotrofinas (e a terapia de reposição hormonal)

Os agonistas do hormônio de liberação de gonadotrofinas são extremamente efetivos [12]. A melhor maneira de administração é através de preparados injetáveis de depósito (goserelina ou leupropelina), pois ao contrário dos preparados nasais, a adesão é garantida. Estas drogas são agonistas, e a omissão de uma dose nasal (ou a administração atrasada de um preparado de depósito) pode resultar em inibição incompleta, podendo ocorrer reestimulação dos ciclos.

O tratamento sem reposição hormonal é quase sempre bem-sucedido para a PMS, mas podem surgir novos sintomas associados à menopausa. Com a terapia contínua de reposição hormonal (particularmente a tibolona), os análogos permanecem igualmente efetivos para a PMS e evitam os sintomas da menopausa [12]. É difícil definir se uso a longo prazo dessa associação é justificável clinicamente ou economicamente. Seu uso pode ser bom em mulheres próximo à menopausa e mediano em mulheres jovens à meia-idade. Quando a terapia deve ser feita a longo prazo, é aconselhável monitorar a densidade óssea a cada dois anos, da mesma forma como se recomenda para as pacientes com endometriose tratadas por períodos longos com GnRHa e reposição hormonal.

Estrogênio

As vantagens da supressão da ovulação através do uso de estrogênio são significativas em relação à ooforectomia e ao uso de GNRHa, pois com esses tratamentos é a adição de estrogênio para evitar os efeitos hipoestrogênicos. A desvantagem está associada à necessidade de usar progesterona nas mulheres que têm útero e endométrio, que induz a PMS, para proteger do câncer endometrial.

O estrogênio pode ser administrado em diversas formas, incluindo os anticoncepcionais orais, HRT de forma convencional cíclica ou de forma contínua, adesivos ou os implantes de estradiol. As preparações de HRT, cíclicas, combinados contínuos ou a tibolona apresentam doses insuficientes para suprimir a ovulação e não podem melhorar os sintomas e aumentam a incidência de sangramento uterino anormal.

O uso da pílula contraceptiva oral convencional pode certamente suprimir a ovulação, mas o componente progesterônico introduz um novo ciclo da progesterona. Esta talvez seja a razão pela qual o tratamento com contraceptivos orais mostrou-se tão ineficaz em vários estudos clínicos bem conduzidos. O tratamento contínuo com contraceptivos orais combinados parece ser o tratamento mais lógico, mas relatos clínicos esporádicos são contraditórios e não há estudos terapêuticos dos regimes combinados contínuos e regimes triciclos. Existe um novo contraceptivo oral, que contém um novo tipo de progesterona, a drospirenona. A drospirenona é um derivado da espirolactona e possui propriedades antiandrogênica e antialdosterona, que podem antagonizar ou evitar a reestimulação dos sintomas da PMS. Os estudos mais recentes são animadores, mas não são definitivos.

O estradiol transdérmico (adesivos ou implantes) suprime efetivamente o ciclo ovariano sem induzir a menopausa prematura, que ocorre pela ooforectomia cirúrgica ou farmacológica [10]. Consequentemente, pode ser um tratamento seguro para os sintomas da PMS. Mas na presença de um útero intacto, é necessário prevenir a hiperplasia endometrial e câncer, e isto reintroduz a PMS [14].

É possível administrar apenas estrogênio e verificar regularmente o endométrio com exames de imagem ou amostras de endométrio, mas o risco persiste, e as pacientes podem apresentar sangramentos anormais.

Existem outras potenciais alternativas ainda não pesquisadas para evitar a reestimulação dos sintomas da PMS que incluem:

- a administração cíclica de progesterona combinada com SSRI simultânea;
- o uso de progesteronas menos androgênicas e
- a administração de progesterona em intervalos menos frequentes.

Provavelmente, o método mais realista e efetivo para proteção endometrial sem reintroduzir a PMS seria o emprego da progesterona diretamente na cavidade uterina, usando o sistema intrauterino de levonogestrel (LNG-IUS Mirena), pois ele age diretamente no endométrio. Com esse tratamento, o estrogênio suprime a ovulação e previne os sintomas da menopausa. Essa combinação apresenta um benefício adicional de melhorar os problemas da menstruação e fornecer uma contracepção eficiente. As evidências para o uso dessa combinação são limitadas. Mas existem boas evidências que demonstram que o estrogênio usado em doses suficientes pode suprimir a função ovariana e elimina os sintomas da

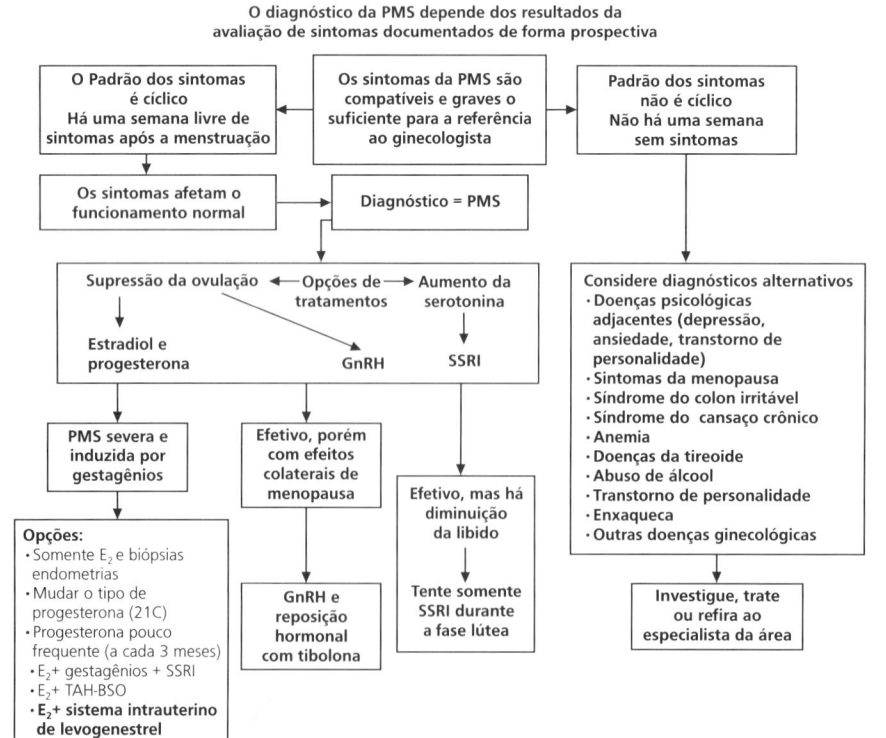

Fig. 43.3 Fluxograma para o diagnóstico e manejo da síndrome pré-menstrual (PMS).

PMS, existem também evidências fortes que demonstram que o uso de LNG-IUS pode prevenir e até reverter uma hiperplasia endometrial. Existem muitos relatos da experiência clínica que sugerem que a combinação é de fato efetiva. São necessários estudos em larga escala para demonstrar a eficácia do uso de estrogênio sem um processo cirúrgico adicional em comparação aos resultados obtidos com a histerectomia e com a ooforectomia bilateral.

Ao optar por esse manejo o clínico ou os ginecologistas devem estar informados e devem orientar as pacientes sobre a possibilidade de que ocorram sangramentos esporádicos e irregulares induzidos pela LNG-IUS por meses depois de sua inserção e para a possibilidade de que ocorra uma absorção sistêmica inicial de LNG, podendo induzir o aparecimento de alguns sintomas da PMS nos meses iniciais. Ambos são transitórios na maior parte das pacientes. Finalmente, o autor demonstrou que (dados ainda não publicados) em um número significativo de mulheres que receberam pré-tratamento de supressão com GnRH antes da inserção de LNG- IUS no terceiro mês (quando presumivelmente o endométrio está fino e avascular), o sangramento e os sintomas da PMS foram minimizados. Mas isto requer uma pesquisa formal para avaliação (Fig. 43.3)

> **Quadro 43.5 Resumo**
>
> Em geral, quanto mais efetivo é um método de tratamento, mais invasivo ele é. Paradoxalmente, os sintomas mais graves são tratados com maior facilidade, pois os métodos mais invasivos estão justificados – assumindo, é claro, que o diagnóstico é consciente.

CONCLUSÃO

A supressão da ciclicidade ovariana tem eficácia terapêutica. Isto pode ser conseguido com o uso de agonistas do GnRHa, associado à reposição hormonal com tibolona. O uso prolongado dessa terapia é limitado e se for preciso (raramente) é prudente monitorar a densidade mineral óssea. A ooforectomia bilateral com a histerectomia pode ser feita como último recurso em alguns casos selecionados. O estrogênio suprime a ovulação com segurança e elimina os sintomas da PMS sem gerar efeitos colaterais da menopausa. A progesterona intrauterina (LNG IUS) pode ser usada para proteger o endométrio sem provocar os sintomas pré-menstruais; também reduz a menstruação e fornece contracepção. Pode haver um sangramento inicial e sintomas da PMS nos primeiros meses de uso. O anticoncepcional oral convencional parece ter uma eficácia extremamente limitada. As novas pílulas contraceptivas que contêm drospirenona possuem o potencial para suprimir a ovulação sem causar a PMS. O uso de SSRIs representa o manejo não hormonal mais simples e extremamente eficiente. Têm sido considerado por alguns clínicos como o manejo de primeira escolha, mas muitas pacientes acham que podem ficar estigmatizadas.

A erva de São João e a *agnus castus* têm mostrado eficácia para o tratamento da depressão. Podem ser consideradas como uma medida de autoajuda na PMS, pois existem poucas evidências da sua eficácia, e não há interações conhecidas se associadas com SSRIs. Existem algumas evidências que demonstram a eficácia dos exercícios e da terapia cognitiva comportamental, mas o acesso aos serviços de psicologia clínica e aos programas de intervenção no estilo de vida dentro dos serviços do *National Health Service* são extremamente limitadas no Reino Unido.

Outros tratamentos não médicos têm eficácia duvidosa e apresentam riscos menores. Eles podem ser testados antes de procurar ajuda médica, quando não existem outros riscos além do atraso inevitável em iniciar um tratamento reconhecidamente efetivo. Muitos pacientes podem ser tratados em unidades primárias de assistência à saúde por práticas comunitárias ou por autoajuda. O atendimento em grupo de pacientes, como feito pela National Association for PMS, são muito úteis nesse tipo de tratamento (NAPS, www.pms.org.uk). O diagnóstico correto é muito importante, e as pacientes que não apresentam uma semana livre de sintomas, provavelmente, têm outra patologia psicológica subjacente. Essa paciente deve ser encaminhada para avaliação de um clínico geral ou, em casos mais graves, devem ser encaminhadas para consulta com um psiquiatra. Ideias de suicídio ou tentativas de suicídio requerem o referenciamento urgente para médicos especializados no tratamento dessas situações.

Somente as pacientes afetadas mais gravemente e com um diagnóstico claro de PMS e que necessitam de intervenção médica ou cirúrgica devem ter atendimento ginecológico de nível secundário. Os ginecologistas, preferencialmente aqueles com interesse, conhecimento e experiência na área, devem ser requisitados para o manejo das pacientes com PMS somente quando o caso for grave o suficiente para justificar uma intervenção endocrinológica ou cirúrgica.

REFERÊNCIAS

1. American Psychiatric Association. *Diagnostic and Statistical Manual of Mental Disorders: DSM-IV, 4th edn*. Washington, DC: American Psychiatric Association, 1994.
2. World Health Organization. *Mental, Behavioural and Developmental Disorders*. Geneva: WHO, 1996.
3. Ismail KMK, Crome I, O'Brien PMS. *Psychological Disorders in Obstetrics and Gynaecology for the MRCOG and Beyond*. London: RCOG Press, 2006, pp. 29-40.
4. RCOG Green Top Guideline No 48, Management of Premenstrual Syndrome. RCOG Press. Available at: http://www.rcog.org.uk/womens-health/clinical-guidance/management-premenstrual-syndrome-green-top-48.
5. Rapkin AJ. The role of serotonin in premenstrual syndrome. *Clin Obstet Gynecol* 1992;35:629-636.
6. Backstrom T, Andreen L, Birzniece V et al. The role of hormones and hormonal treatments in the premenstrual syndrome. *CNS Drugs* 2003;17:325-342.
7. Dimmock P, Wyatt K, Jones P, O' Brien PMS. Efficacy of selective serotonin re-uptake inhibitors in premenstrual syndrome: a systematic review. *Lancet* 2000;356:1131-1136.

8. Rapkin AJ, Morgan M, Goldman L et al. Progesterone metabolite allopregnanolone in women with premenstrual syndrome. *Obstet Gynecol* 1997;90:709-714.
9. Wyatt K, Dimmock P, Jones P, Obhrai M, O'Brien PMS. Efficacy of progesterone and progestogens in management of premenstrual syndrome: systematic review. *BMJ* 2001;323:776-780.
10. Watson NR, Studd JW, Savvas M et al. Treatment of severe premenstrual syndrome with oestradiol patches and cyclical oral norethisterone. *Lancet* 1989;2:730-732.
11. O' Brien PMS, Abukhalil IEH. Randomized controlled trial of the management of premenstrual syndrome and premenstrual mastalgia using luteal phase only danazol. *Am J Obstet Gynecol* 1999;180:18-23.
12. Wyatt KM, Dimmock PW, Ismail KMK et al. The effectiveness of GnRHa with or without 'addback' therapy in treating premenstrual syndrome: a meta analysis. *BJOG* 2004;111:585-593.
13. Casson P, Hahn PM, Van Vugt DA et al. Lasting response to ovariectomy in severe intractable premenstrual syndrome. *Am J Obstet Gynecol* 1990;162:99-105.
14. Hammarback S, Backstrom T, Holst J et al. Cyclical mood changes as in the premenstrual tension syndrome during sequential oestrogen-progestogen postmenopausal replacement treatment. *Acta Obstet Gynecol Scand* 1985;64:393-397.

Capítulo 44

Menopausa e a Mulher na Pós-Menopausa

Nick Panay
Queen Charlotte's & Chelsea Hospital; Chelsea and Westminster Hospital; West London Menopause & PMS Centre, London, UK

INTRODUÇÃO

O diagnóstico da menopausa, do grego "menos" (mês) e "pausis" (cessação), é definido como o último período menstrual após, no mínimo, 1 ano de amenorreia. No entanto, é cada vez mais reconhecido que as alterações fisiológicas que resultam na data da última menstruação (FMP) começam muitos anos antes da interrupção dos ciclos menstruais. Este episódio de mudança neuroendócrina dinâmica ocorre em consequência de uma redução progressiva da reserva ovariana e pode estar associado a vários sintomas psicológicos e físicos na última década da vida reprodutiva de uma mulher. Este episódio culmina no "climatério", do grego "klimax" (escada), ou seja, a escalada para a menopausa.

A população continua a envelhecer, e uma população crescente permanece sofrendo as sequelas a curto e longo prazos da menopausa. Embora o conhecimento das terapias hormonais e complementares tenha evoluído, a preocupação com os supostos riscos persiste. Por isso, as mulheres menopáusicas com sintomas recentes continuam confusas em relação ao manejo dos seus sintomas. E as mulheres sintomáticas que descontinuaram a terapia, em razão do medo gerado pelos resultados publicados de ensaios clínicos mal concebidos, continuam assustadas demais para recomeçar a terapia.

Este capítulo tem como objetivo atualizar o leitor com o estado da arte em medicina pós-reprodutiva. Novos dados são discutidos, incluindo a predição e diagnóstico da menopausa, as causas das ondas de calor, como, por exemplo, o conceito da zona termoneutra, e novos regimes terapêuticos, como a terapia de reposição hormonal (HRT) com doses ultrabaixas, HRT bioidêntica, terapias altamente seletivas e alternativas à HRT, tanto complementares como farmacológicas.

DISFUNÇÃO/FALÊNCIA OVARIANA PREMATURA

O termo falência ovariana prematura é usado quando a menstruação cessa antes dos 40 anos de idade, e a menopausa precoce ocorre antes da idade de 45 anos. O autor prefere usar o termo disfunção ovariana prematura, pois significa que a transição para a menopausa pode ser longa e, ocasionalmente, pode até mesmo ser revertida [1]. Embora existam muitas causas de falência ovariana precoce, a maioria é idiopática. As principais causas genéticas identificadas são a síndrome de Turner e a síndrome do cromossoma X frágil. A proporção de mulheres com falência ovariana prematura iatrogênica está crescendo à medida que um número crescente de mulheres sobrevive a leucemias, linfomas e cânceres ginecológicos, como consequência das técnicas cirúrgicas aperfeiçoadas, radioterapia e regimes quimioterápicos. Existem trabalhos que estão em andamento com objetivo de construir uma base de dados global de pacientes com falência ovariana prematura para aumentar o entendimento sobre as causas do distúrbio e a melhor maneira de tratá-lo [2,3].

CONSEQUÊNCIAS DA MENOPAUSA

▶ Etiologia das ondas de calor e sudorese – a última teoria

É geralmente aceito que o estrogênio exerce um papel integral na gênese dos sintomas vasomotores, porém a etiologia exata continua desconhecida. A última teoria, proposta por Robert Freeman, parece ser a mais plausível até agora [4,5]. Na mulher assintomática, há uma zona termoneutra (aproximadamente 0,4°C) em que as flutuações de temperatura corporal central não desencadeiam mecanismos compensatórios autonômicos, como ondas de calor ou sudorese. Na mulher sintomática, a zona termoneutra é consideravelmente reduzida, de modo que até mesmo flutuações menores na temperatura corporal central alcançam os limites da zona e iniciam uma resposta termorregulatória. O estreitamento da zona pode ser por causa da ativação mais intensa do sistema noradrenérgico central, sendo provavelmente precipitado pelas alterações na concentração de estrogênio. Mulheres obesas estão relativamente protegidas dos sintomas vasomotores decorrente da produção de estrona e baixos níveis de globulina ligadora dos hormônios sexuais, resultando em uma maior quantidade de hormônio ativo livre.

Outros sintomas precoces

Outros sintomas típicos imediatos da menopausa incluem insônia, ansiedade, irritabilidade, perda de memória, cansaço e baixa concentração. A queda nos níveis de estrogênio resulta em quedas similares nos níveis de neurotransmissores, como a serotonina, desencadeando os sintomas de humor. Mulheres que sofreram de depressão pós-parto e síndrome pré-menstrual (PMS) parecem estar particularmente predispostas à depressão na perimenopausa [6]. A transição para a menopausa também pode estar associada a uma redução significativa na sexualidade e libido.

Sintomas Intermediários

A deficiência de estrogênio leva à perda rápida de colágeno, contribuindo para a atrofia generalizada que ocorre depois da menopausa. No trato genital, isto se manifesta por dispareunia e sangramento vaginal, em razão da atrofia e fragilidade epiteliais. No trato urinário inferior, ocorrem atrofia do epitélio uretral com sensibilidade reduzida do músculo liso uretral e uma quantidade reduzida de colágeno no colágeno periuretral. Tudo isto resulta em disúria, urgência e frequência, comumente denominada de síndrome uretral. Uma recente declaração da Sociedade Internacional de Menopausa [7] enfatiza a importância de questionar sobre os sintomas urogenitais, pois esta queixa pode não ser voluntariamente informada pela paciente menopáusica.

Longo prazo: osteoporose

A osteoporose é um distúrbio da matriz óssea resultando em uma redução da força óssea, que pode aumentar significativamente o risco de fratura. Estas fraturas causam uma morbidade considerável no idoso, necessitando de cuidados hospitalares prolongados e dificuldades na remobilização. A osteoporose é predominantemente uma doença de mulheres, pois atingem um pico de massa óssea menor do que os homens e, consequentemente, estão vulneráveis a uma perda acelerada da densidade óssea após a menopausa. As mulheres perdem 50% do esqueleto até a idade de 70 anos, porém os homens perdem somente 25% até os 90 anos de idade. Um estudo recente demonstrou que a perda da estatura ocorre não apenas em decorrência de fraturas vertebrais, mas também pela perda de espaço entre os discos intervertebrais, causada pela deterioração e perda de colágeno [8].

Cardiovascular

As mulheres estão protegidas contra doença cardiovascular antes da menopausa, após a incidência aumenta rapidamente, alcançando uma frequência similar a dos homens em torno de 70 anos de idade. À medida que os níveis de estrogênio começam a cair, o eixo somatotrófico se torna menos ativo, resultando em resistência à insulina e aumento da adiposidade do tipo central. Isto resulta em alteração do formato do corpo passando da forma feminina ginecoide para a forma masculina androide, constituindo por si só um fator de risco independente para doença cardíaca coronária [9]. Existem vários fatores envolvidos no ganho de peso na perimenopausa, incluindo a predisposição genética, as influências socioeconômicas, a redução nas necessidades e no gasto calórico, a redução da massa magra corporal e uma diminuição na taxa metabólica basal (de repouso). Estudos preliminares sugerem que estas alterações podem ser atenuadas pelo uso de agentes sensibilizadores da insulina; o valor destes agentes está sendo avaliado em ensaios clínicos.

Lipídios e lipoproteínas

O efeito protetor do estrogênio nas mulheres pré-menopáusicas é mediado por um aumento na lipoproteína de alta densidade (HDL) e uma redução na lipoproteína de baixa densidade (LDL), pela vasodilatação mediada pelo óxido nítrico, levando a um aumento do fluxo sanguíneo miocárdico, por em um efeito antioxidante sobre as células endoteliais e por um efeito direto sobre a aorta, reduzindo a formação de ateroma. Estudos transversais e observacionais prospectivos demonstraram que as mulheres que estão na transição menopausal apresentam elevação dos níveis de colesterol, triglicérides e LDL, uma redução nos níveis de HDL2 e um aumento na resistência à insulina.

Sistema nervoso central

O estrogênio parece ter um efeito direto sobre a vasculatura do sistema nervoso central e promove o crescimento neuronal e a neurotransmissão. Estudos demonstraram que o estrogênio pode aumentar a perfusão cerebral e o nível cognitivo em mulheres com menos de 60 anos de idade. A longo prazo, isto pode prevenir doenças de etiologia vascular, como a demência vascular e a doença de Alzheimer, pois o sistema vascular está claramente envolvido nestas doenças. A falha em demonstrar um benefício contra a demência em populações mais velhas e o risco possivelmente elevado com o uso de HRT, publicado em alguns estudos, podem refletir a predominância do efeito pró-trombótico do estrogênio nesta faixa etária.

PREDIÇÃO DA MENOPAUSA

Até recentemente, os níveis do hormônio foliculoestimulante (FSH) na fase folicular precoce eram usados para predizer a reserva ovariana, com um nível > de 10 IU/L indicando reserva reduzida e > a 40 IU/L considerado como sendo diagnóstico de menopausa. No entanto, esta triagem pode apresentar erros, e os níveis variam de acordo com o momento da obtenção de amostra e frequentemente mudam em ciclos subsequentes de acordo com a atividade ovariana. Os indicadores mais exatos da reserva ovariana, atualmente disponíveis, são a medida da produção do hormônio antimülleriano (AMH) pelos folículos primordiais e pré-antrais e a estimativa do número de folículos antrais por avaliação ultrassonográfica [10]. O AMH é independente do dia do ciclo, e seu valor preditivo da reserva ovariana pode permanecer por até 2 anos após a obtenção da amostra.

Dois estudos recentes sugeriram que a época da transição menopausal pode ser prevista. No primeiro estudo, foi analisado o registro em arquivo de 300 amostras obtidas na fase folicular de 50 mulheres registradas no Estudo de Metabolismo e Saúde Óssea de Michigan. Essas amostras foram obtidas em seis consultas anuais, desde 1993. Cada mulher tinha um FMP documentado. Considerando que os níveis de AMH declinaram para um nível indetectável, isto foi altamente associado a um ponto no tempo de 5 anos antes do FMP ($P < 0,0001$). Os níveis basais de AMH também se correlacionaram com a idade no FMP ($P < 0,035$) [11]. Outro grupo relatou achados similares [12] e, em um encontro recente (ESHRE, 2010), foi levantada a possibilidade de prever a menopausa em uma idade mais jovem, permitindo que as mulheres possam fazer uma opção em relação ao planejamento familiar e permitindo o estabelecimento de medidas de prevenção primária.

> **Quadro 44.1 Resumo**
>
> Diagnóstico da menopausa:
> - A idade média da menopausa é de 51 anos.
> - Falência ovariana prematura (também conhecida como insuficiência ovariana prematura) é diagnosticada quando a menopausa ocorre antes dos 40 anos de idade.
> - O climatério define o período (geralmente sintomático) em torno da transição menopáusica.
> - Menopausa é diagnosticada retrospectivamente, quando o último período menstrual tenha ocorrido 1 ano antes.
> - Níveis elevados de FSH/LH podem predizer a menopausa – mais dados são necessários.

AVALIAÇÃO DA PACIENTE E MONITORAMENTO CONTÍNUO

O diagnóstico da menopausa natural pode geralmente ser feito a partir da história dos sintomas vasomotores de ondas de calor e sudorese noturna característicos, e dos episódios prolongados de amenorreia. A dosagem plasmática de hormônios (estradiol, FSH, hormônio luteinizante [LH]) nas mulheres com 40 anos ou mais e com sintomas clássicos não é essencial, pois não mudam o tratamento clínico. No entanto, na paciente jovem ou em uma mulher pós-histerectomia, em que o diagnóstico é mais difícil, e as implicações metabólicas podem ser mais graves, a dosagem dos níveis de FSH pode ser útil. Neste caso, as dosagens repetidas iguais ou superiores a 15 IU/L podem ser consideradas, como climatério. Mulheres com diagnóstico de disfunção ovariana prematura espontânea devem, além das investigações hormonais, ser submetidas a uma triagem de autoanticorpos e análise do cariótipo e do cromossoma X frágil, embora a etiologia seja normalmente idiopática.

Após o estabelecimento do diagnóstico, os exames incluem aqueles de triagem anual, que são normalmente aplicáveis às mulheres de meia-idade. Esta triagem deve incluir a avaliação do peso, pressão sanguínea e citologia cervical de rotina. Um recente consenso entre os especialistas em menopausa e os cardiologistas enfatizou o importante papel que os ginecologistas podem exercer na triagem cardiovascular [13]. O perfil lipídico em jejum e as estimativas da resistência à insulina são recomendados em mulheres com fatores de risco, como o aumento da circunferência da cintura ou a história pessoal/familiar de diabetes/doença cardiovascular. A realização de exames hormonais, como a dosagem dos níveis de estradiol para determinar o grau de resposta à terapia, pode ser vantajosa em mulheres com sintomas persistentes ou nas mulheres sob HRT com efeitos colaterais, visto que um ajuste da dose pode ser necessário.

Embora as mulheres devam ser orientadas a ficarem atentas às alterações em suas mamas e períneo, um exame pélvico e palpação das mamas de rotina são desnecessários; estes só precisam ser realizados, quando clinicamente indicados. A mamografia deve ser realizada como parte do programa de triagem nacional a cada 3 anos, a menos que exames mais frequentes sejam clinicamente indicados. Entretanto, se uma mulher opta por manter a HRT além da idade de interrupção da triagem de câncer de mama (70 anos), a triagem mamográfica deve continuar. Em mulheres com mais de 45 anos de idade, deve ser realizado o rastreamento antes de iniciar a terapia com estrogênio para identificar pacientes com doença subclínica. A ultrassonografia pélvica e/ou biópsia endometrial não são um pré-requisito necessário à HRT, a menos que haja sangramento não diagnosticado.

O padrão ouro de avaliação do risco de osteoporose ainda é a densitometria de raios X de dupla energia (DEXA) da coluna lombar e quadril; atualmente, algumas unidades estão usando tomografia computadorizada para realizar esta avaliação. Os marcadores de formação e destruição óssea podem ser úteis, pois as alterações ocorrem mais rapidamente do que com a densidade óssea, porém seu uso está limitado à pesquisa. O *Royal College of Physicians* recomenda que a DEXA seja realizada com uma frequência não maior do que a cada 2 anos, pois as alterações na densidade mineral óssea são tão pequenas que geralmente não ultrapassam a margem de erro do equipamento e de avaliador. A Organização Mundial da Saúde (WHO) recentemente informou que a decisão em tratar a osteoporose deve ser com base não apenas na densidade mineral óssea, mas também na idade e no índice de massa corporal [14]. O instrumento de avaliação ao risco de fratura da ONS (FRAX) está disponível *on-line* (http://www.shef.ac.uk/FRAX).

INTERVENÇÕES

Medidas de estilo de vida

As mulheres devem ser encorajadas a realizar exercícios regulares e uma dieta bem balanceada e rica em isoflavonas e devem evitar o tabagismo. Alguns dados sugerem que as mulheres mais ativas tendem a sofrer menos com os sintomas da menopausa. As mulheres que praticam musculação regularmente apresentam uma densidade mineral óssea mais alta do que os controles que são sedentários. Também há evidências de redução da perda óssea pelo uso diário de suplementos de cálcio (aproximadamente 1.500 mg de cálcio elementar) e vitamina D (4-600 IU). Todavia, estudos recentes demonstraram que a ingestão excessiva de cálcio pode resultar em eventos adversos significativos, como infarto do miocárdio [15]. A redução na ingestão de álcool e cafeína também pode reduzir a gravidade e frequência dos sintomas vasomotores.

Terapia de reposição hormonal

> **Quadro 44.2 Resumo**
>
> HRT:
> - A indicação primária para HRT é o alívio dos sintomas da menopausa.
> - Existe uma janela de oportunidade para o início do tratamento com HRT (abaixo da idade de 60 anos), durante que pode haver oportunidades para prevenção primária.
> - Mulheres com falência ovariana prematura necessitam de um suporte hormonal adequado pelo menos até a idade média da menopausa.
> - Com base nos dados atuais, a administração transdérmica de baixas doses de hormônios bioidênticos otimiza os benefícios e minimiza os efeitos colaterais e riscos.

Estrogênios

Dose

Atualmente, existe um consenso que orienta iniciar o tratamento com a dose mínima eficaz do estradiol, aumentando se necessário para aliviar os sintomas. Embora não existam evidências diretas demonstrando que doses mais altas de estrogênio exógeno estejam associadas a um risco maior de câncer de mama ou de doença cardíaca, há efeitos dependentes da dose associados a tromboembolismo venoso e AVE. As doses menores de estrogênio, provavelmente, causam menos sensibilidade mamária e problemas de sangramento (menor estímulo endometrial), encorajando o prosseguimento da terapia.

As doses iniciais recomendadas da terapia estrogênica sistêmica atualmente disponível são as seguintes:

- 0,3 mg de estrogênios conjugados equinos por via oral;
- 1 mg de estradiol micronizado ou valerato de estradiol por via oral;
- 25-50 mcg de estradiol por via transdérmica;
- duas (0,5 mg) doses reguladas de estradiol gel e
- 25-50 mg de implante de estradiol.

Estudos recentes sugerem que os benefícios obtidos com a dose de 1 mg de estradiol para sintomas e para proteção óssea podem ser alcançados com uma dose de 0,5 mg [16]. Os efeitos colaterais, como os problemas de sangramento, são minimizados por esta dosagem, e o impacto metabólico é neutralizado

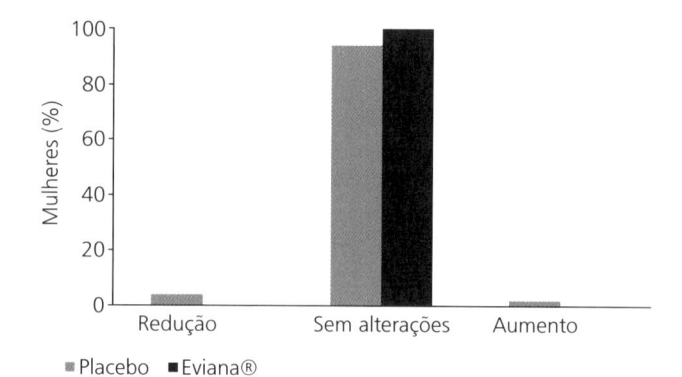

Fig. 44.1 Densidade mamográfica. Escala de porcentagem demonstrando a mudança de densidade do tecido mamário desde o período anterior ao tratamento até a 24ª semana pós-tratamento. Adaptada de [18].

[17]. Aparentemente, é possível alcançar um efeito neutro sobre os sintomas mamários e densidade mamográfica nestas doses baixas (Fig. 44.1) [18]. As mulheres com falência ovariana prematura são uma exceção a esta "regra da baixa dosagem" e necessitam de doses maiores de estrogênio para reproduzir os níveis hormonais fisiológicos, se não houvesse a falência precoce. Infelizmente, um número muito pequeno de estudos foi realizado para determinar qual é a via de administração ideal ou dosagem neste grupo de mulheres jovens.

Via de administração

De acordo com o princípio de tentar reproduzir o estado mais fisiológico possível com uma relação estradiol/estrona de 2:1, deveríamos evitar a via oral. As preparações orais de estradiol são parcialmente metabolizadas em estrona pelo metabolismo hepático de primeira passagem e por isso não restauram esta relação. Atualmente, existem dados obtidos de estudos observacionais e de caso-controle, demonstrando que o risco tromboembólico é neutralizado quando se evita o metabolismo de primeira passagem que estimula os fatores de coagulação mesmo em mulheres obesas e com trombofilias [19].

Existem sistemas transdérmicos, contendo estrogênio e progesterona, que podem ser usados uma ou duas vezes por semana e que podem ser utilizados sequencialmente ou na forma de HRT combinada contínua. O hormônio é adsorvido na matriz adesiva, evitando reações cutâneas causadas pelos adesivos antigos. O estradiol também está disponível em gel transdérmico de baixo volume, aplicado diariamente, e alguns estudos estão sendo feitos para produzir tabletes ou pílulas para uso oral que mantenham a facilidade da administração oral ao mesmo tempo que evitam o metabolismo de primeira passagem.

Estrogênio local (vaginal)

Os cremes, comprimidos e anéis contendo estriol e estradiol não produzem hiperplasia endometrial, de acordo com os resultados de biópsias de endométrio realizadas 1 ano depois do uso. Estas preparações são eficazes para aliviar os sintomas locais sem produzir alterações endometriais significativas, podendo ser utilizados sem oposição progestogênica. A Sociedade Internacional de Menopausa recentemente ressaltou a subutilização destas preparações, que pode ser vantajosa mesmo em mulheres tratadas sistemicamente [7].

As autoridades reguladoras no Reino Unido (Agência Reguladora de Medicamentos e Produtos de Saúde) recentemente concederam uma licença de "uso indefinido" dos comprimidos vaginais de 25 μg. Um comprimido vaginal com 10 μg de estradiol recentemente desenvolvido será licenciado em breve com o objetivo de fornecer a dose mínima eficaz para alívio dos sintomas urogenitais – um ano de uso irá expor a usuária a um total de apenas 1,4 mg de estradiol, sem efeitos endometriais [20].

As opções de tratamento vaginal local com estrogênio são as seguintes:

- Estriol creme vaginal e pessários, 0,01%;
- Estriol creme vaginal, 0,1%;
- Comprimidos vaginais com 25 mcg de estradiol liberado em 24 horas;
- Anel de silicone liberador de estradiol, 7,5 mcg/24 h e
- Estrogênios conjugados equinos em creme vaginal.[1]

Quadro 44.3 Resumo

Preparações vaginais:
- Atrofia vaginal ocorre em até 50% das mulheres na pós-menopausa.
- Sintomas ocorrem frequentemente, como, por exemplo, secura vaginal, dor durante o intercurso sexual, sintomas urinários.
- Opções não hormonais incluem lubrificantes e hidratantes.
- Estrogênio vaginal, como comprimidos, cremes e anéis, são altamente eficazes no alívio dos sintomas.
- Oposição progestogênica não é necessária com estrogênio vaginal de baixa dose.

Progestógenos/progesterona

Regimes

As mulheres que iniciam a terapia com estrogênio devem usar progestógeno para evitar hiperplasia e câncer de endométrio. Se o último período menstrual ocorreu há menos de 1 ano, a terapia combinada sequencial deve ser iniciada, isto é, terapia contínua com estrogênio e progestógeno durante 12-14 dias por mês. Um teste da progesterona deve ser considerado após 3-6 meses de terapia isolada com estrogênio em mulheres submetidas a uma histerectomia subtotal para investigar se existe endométrio residual. Uma baixa dose de progesterona contínua deve ser utilizada após ablação endometrial e radioterapia pélvica para proteger algum endométrio residual.

As doses típicas dos progestógenos mais comumente utilizados são demonstradas na Tabela 44.1.

Tabela 44.1 Dose mínima oral de progestógenos na terapia de reposição hormonal (HRT) para proteção endometrial

Tipo de progestógeno	Dose diária da terapia combinada sequencial	Dose diária da terapia combinada contínua
Progestógenos derivados da testosterona		
Noretisterona	5 mg	0,1 mg
Levonorgestrel	75 μg	n/a
Levonorgestrel (IUS)	n/a	20 μg (12 e 16 μg no desenvolvimento)
Norgestrel	150 μg	50 μg
Progestógenos derivados da progesterona		
Ciproterona	2 mg	1 mg
Acetato de medroxiprogesterona	5 mg	2,5 mg
Progesterona micronizada	200 mg	100 mg
Cyclogest pessários	400 mg	200 mg
Crinone gel (8%)	Dias alternados/ 12 dias por ciclo	Duas vezes por semana
Progestógenos derivados da espironolactona		
Drospirenona	n/a	2 mg

IUS, sistema intrauterino.

Sangramento

Se houver sangramento intenso ou irregular, a dose do progestógeno pode ser duplicada, ou sua duração pode ser aumentada para 21 dias. Problemas de sangramento persistente por mais de 6 meses justificam a investigação com ultrassonografia e/ou biópsia endometrial. As mulheres podem mudar para um regime combinado contínuo, depois de 1 ano de terapia sequencial (2 anos em casos de falência ovariana prematura), com o objetivo de não apresentar sangramento e minimizando o risco de hiperplasia endometrial. A tibolona pode ser usada de forma alternativa. Algum sangramento irregular no início pode ocorrer com ambos os regimes terapêuticos, porém 90% das mulheres que mantêm a terapia não apresentarão sangramento. Quando a HRT é reiniciada, pode ser usado um regime terapêutico, se o período menstrual passado foi acima de 1 ano atrás.

Efeitos colaterais progestogênicos

É imprescindível que a adesão ao tratamento seja maximizada para obter todos os benefícios da HRT [21]. Um dos principais fatores de falha na adesão é a intolerância aos progestógenos. Os progestógenos possuem uma variedade de efeitos além daquele destinado ao seu uso, que é o de transformação secretora do endométrio. Os sintomas de retenção hídrica ocorrem em razão dos efeitos no sistema renina-aldosterona, causando retenção de sódio por estímulo do receptor mineralocorticoide. Os efeitos colaterais androgênicos, como acne e hirsutismo, são decorrentes dos progestógenos derivados da testosterona em razão do estímulo dos receptores de androgênio. As alterações de humor e os efeitos colaterais similares à PMS resultam do estímulo dos receptores de progesterona no sistema nervoso central.

Minimizando os efeitos colaterais da progesterona

A dose pode ser reduzida para metade, e a duração do uso de progestógeno pode ser reduzida para 7 a 10 dias. No entanto, em alguns casos (5-10%), isto pode causar sangramento e hiperplasia; portanto, devem-se fazer ultrassonografia e amostragem endometrial nestas mulheres. A progesterona natural possui menos efeitos colaterais por causa da especificidade do receptor de progesterona e está atualmente disponível em uma forma micronizada oral, em gel e pessários vaginais (veja Tabela 44.1). Evidências recentes sugerem que os regimes de HRT, que contêm progesterona natural, podem minimizar o impacto metabólico e reduzir o risco de tromboembolismo [22]. O sistema intrauterino liberador de levonorgestrel, que está licenciado no Reino Unido para uma duração de 4 anos, quando usado para oposição progestogênica (em outros países está licenciado para 5 anos), minimiza os efeitos colaterais progestogênicos pela liberação diretamente no endométrio e com baixos níveis sistêmicos. A drospirenona é um análogo da espironolactona e foi recentemente incorporada com baixa dose de estrogênio em uma formulação combinada contínua. É específica receptor-específica de progesterona e possui propriedades antiandrogênicas e antimineralocorticoides, a primeira sendo útil para hirsutismo, e a última para retenção de líquidos. A drospirenona pode apresentar um efeito de redução da pressão sanguínea [23].

Terapia de reposição hormonal com hormônios bioidênticos/hormônios idênticos aos naturais

Os hormônios bioidênticos são duplicatas precisas do estradiol, progesterona e testosterona sintetizados pelo ovário humano. Eles são fabricados no laboratório a partir de plantas e estão disponíveis através de empresas farmacêuticas na forma de comprimidos orais micronizados, adesivos transdérmicos, implantes e géis. Os produtos bioidênticos regulamentados não devem ser confundidos com produtos não regulamentados provenientes de farmácias de manipulação. Para evitar confusão, o autor propõe que produtos regulamentados sejam chamados de "idênticos aos naturais" ao invés de "bioidênticos" [24]. Os dados publicados sugerem que efeitos diferentes podem ser alcançados com o uso de hormônios idênticos aos naturais, quando comparado à HRT sintética com hormônios não idênticos aos naturais. O estudo de coorte E3N, estabelecido em 1990 com 98.995 mulheres de um plano de saúde para professores franceses, faz parte da Investigação Prospectiva Europeia sobre Câncer e Nutrição (estudo EPIC, do inglês, *European Prospective*

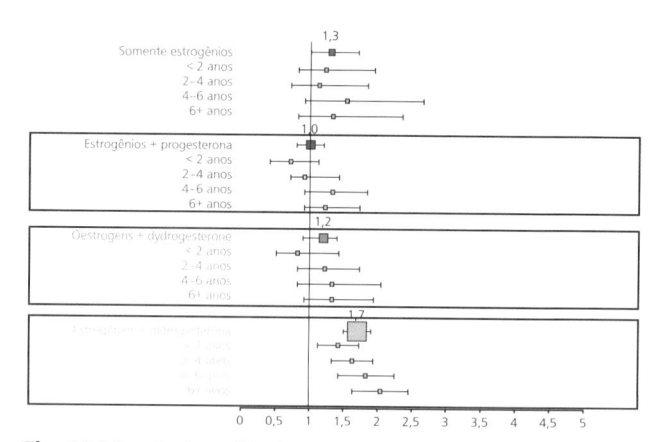

Fig. 44.2 Resultados exibindo o risco de câncer de mama invasivo. Adaptada de [25].

Investigation into Cancer and Nutrition). Foi demonstrado que o uso da combinação de estrogênio e progesterona estava associado a um risco relativo significativamente (neutro para o "uso contínuo" da HRT) do que os outros tipos de HRT combinada (taxas de recorrência: 1,7-2) (Fig. 44.2) [25]. Dados adicionais provenientes de estudos maiores sobre os principais parâmetros mamários são necessários para confirmar este efeito.

Androgênios

As mulheres com baixo desejo sexual e queixas de cansaço devem ser aconselhadas em relação à suplementação androgênica. Até recentemente, somente pílulas de testosterona de 100 mg implantados eram licenciadas para a reposição hormonal com testosterona na mulher. A percepção de que havia um nicho não preenchido no mercado para outras opções androgênicas femininas levou ao desenvolvimento do sistema transdérmico de 300 mcg diários de testosterona para tratar o transtorno do desejo sexual hipoativo (HSDD). O HSDD é a definição da Associação Americana de Psiquiatria do problema de baixo desejo sexual. Na Europa, este produto é atualmente licenciado para utilização em mulheres com menopausa cirúrgica associado ao tratamento com estrogênio, porém espera-se que a licença seja concedida para mulheres com menopausa natural e para o uso isolado de testosterona sem estrogênio [26,27]. As opções não licenciadas incluem a testosterona gel, contendo 50 mg de testosterona, disponíveis em tubos ou sachês de 5 mL a uma dose de 0,5-1 mL/dia. Na experiência clínica do autor, se o índice de androgênios livres for mantido dentro do limite fisiológico, raramente ocorrem efeitos colaterais, como hirsutismo e acne. A *Food and Drug Administration* nos EUA solicitou um estudo de 5 anos (atualmente em curso) sobre a segurança cardiovascular e das mamas antes de considerar a concessão de licença para testosterona em mulheres; nenhum problema significativo foi encontrado nos estudos anteriores de menor porte.

A desidroepiandrosterona (DHEA) é um esteroide androgênico fraco produzido pela glândula suprarrenal. É em grande parte produzida na forma sulfatada (DHEAS), que pode ser convertida para DHEA em muitos tecidos. Os níveis sanguíneos da DHEA caem dramaticamente com a idade, sugerindo que os efeitos do envelhecimento podem ser neutralizados pela "terapia de reposição" com DHEA. O hormônio DHEA é cada vez mais utilizado nos EUA, onde é classificado como um suplemento alimentar, em razão dos supostos efeitos de antienvelhecimento. Alguns estudos demonstraram benefícios sobre o esqueleto, cognição, bem-estar, libido e vagina; estes dados necessitam de confirmação [28].

> **Quadro 44.4 Resumo**
>
> Testosterona:
> - Testosterona é um hormônio feminino.
> - Estudos confirmam os benefícios da testosterona na melhora do desejo sexual.
> - Os benefícios da testosterona incluem melhoria da qualidade de vida e humor, e aumento da densidade óssea e massa muscular.
> - Os estudos clínicos de curta duração não exibem evidência de efeitos colaterais/problemas cardiovasculares com a terapia de reposição de testosterona.

Riscos da terapia de reposição hormonal

Os estudos *Women's Health Initiative* (WHI) [29] e *Million Women Study* (MWS) [30] demonstraram um risco adicional de doença cardiovascular, AVE e câncer de mama nas mulheres usando HRT combinada com estrogênio e progestógeno. No entanto, o delineamento destes estudos foi fortemente criticado, particularmente o estudo WHI em que a idade média de recrutamento foi de 63 anos, e as mulheres, em grande parte, apresentavam obesidade, hipertensão e doença cardiovascular preexistente, aumentando o risco de complicações protrombóticas. Em contraste, uma subanálise recente do WHI [31] demonstrou que os riscos cardiovasculares estavam limitados à faixa etária mais avançada (Fig. 44.3). As mulheres no grupo mais jovem (tipicamente vistas em nossas clínicas com sintomas da menopausa) apresentaram uma tendência de melhora do risco cardiovascular e redução significativa de todas as causas de mortalidade. As diretrizes da Sociedade Internacional da Menopausa (IMS, do inglês *International Menopause Society*) ressaltaram que no estudo WHI, o risco de câncer de mama foi significativo após 7 anos de uso (aproximadamente 1 caso extra por 1.000 mulheres por ano); eles afirmaram que, para mulheres que estão no período de transição da menopausa normal, os benefícios da HRT ultrapassam os riscos, podendo conferir benefícios cardiovasculares [32]. Além disso, as diretrizes da IMS enfatizaram o impacto neutro da terapia isolada com estrogênio sobre a mama. Atualmente, dois estudos estão sendo conduzidos (ELITE e KEEPS) [33] com TRH bioidêntica de baixa dose em populações mais jovens para avaliar marcadores indiretos de doença cardiovascular, como a espessura médio-intimal carotídeo e escores de cálcio coronariano. Estes estudos têm como meta provar que o uso de preparações modernas em mulheres apropriadas pode conferir benefícios ao invés de riscos.

Contraindicações à terapia de reposição hormonal

A terapia de reposição hormonal é contraindicada em mulheres com uma história de doença cardiovascular e AVE. Os dados provenientes de um estudo piloto sugerem que a TRH pode proporcionar efeitos benéficos, porém isto precisa ser confirmado. A TRH é contraindicada na doença tromboembólica venosa, mas existem evidências de que preparações transdérmicas são mais seguras por evitar o metabolismo de primeira passagem [19].

Em mulheres normotensas ou nas hipertensas, os estrogênios naturais não causam uma elevação na pressão sanguínea, e a combinação com progesterona natural oral ou drospirenona pode reduzir a pressão sanguínea [23]. Portanto, a suspensão da TRH não está justificada em mulheres hipertensas com bom controle da pressão arterial.

O tratamento de pacientes com história de câncer endometrial é controverso, porém há relatos de uso de estrogênio sem efeitos prejudiciais na doença de estágios I-III. O câncer cervical de células escamosas não é sensível ao estrogênio. Não existem dados adversos nas sobreviventes de câncer de ovário, embora possa haver um aumento muito pequeno no risco de câncer de ovário com o uso prolongado de estrogênio sem oposição em mulheres saudáveis. Não existem dados para o adenocarcinoma do colo uterino, câncer vaginal ou câncer vulvar.

As pacientes, que vêm à consulta para tratamento da menopausa e têm história de endometriose grave, podem ser tratadas com terapia hormonal combinada contínua, depois de realizarem uma histerectomia.

O câncer de mama deve ser considerado como a principal contraindicação ao tratamento com estrogênio, porém o tratamento não deve necessariamente ser negado a mulheres de alto risco com um forte histórico familiar de maligni-

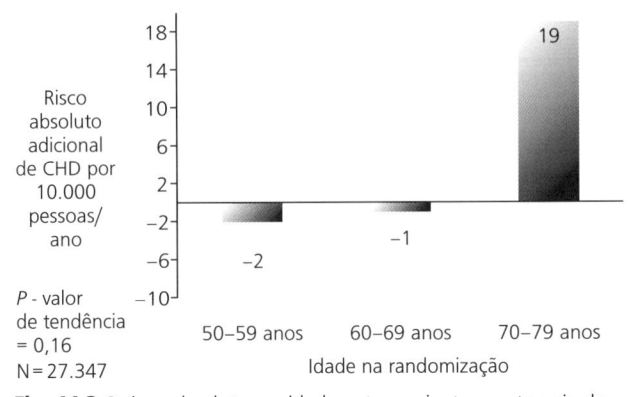

Fig. 44.3 O risco absoluto por idade entre pacientes em terapia de reposição hormonal que desenvolveram doença cardíaca coronariana (CHD). Adaptada de [31].

dade mamária ou àquelas com doença de mama benigna. Não está bem-definido o risco exato de recorrência de câncer de mama com o uso da TRH. Um grande estudo randomizado placebo-controlado (LIBERATE), realizado com mulheres sobreviventes do câncer de mama, usando tibolona, demonstrou um aumento marginal nos índices de recorrência (1,4) [34].

Duração da terapia

Em geral, os sintomas retornam quando a HRT é descontinuada, mesmo após muitos anos de uso. Considerando que a justificativa principal para a HRT é melhorar e manter uma boa qualidade de vida, é difícil definir prazos arbitrários para interromper a terapia. Embora o risco de câncer de mama seja supostamente dependente da duração, as evidências sugerem que a mortalidade geral é reduzida nas mulheres que iniciam a HRT antes de 60 anos de idade [35]. A duração da terapia requer uma avaliação individual cuidadosa dos benefícios e riscos. Quando a descontinuação da terapia é necessária, a dose deve ser diminuída gradualmente para reduzir o risco de ressurgimento imediato dos sintomas graves.

Recomendações oficiais para prescrição

As autoridades reguladoras recomendam que a HRT seja utilizada na menor dose eficaz para alívio a curto prazo dos sintomas, e outras alternativas a longo prazo devem ser consideradas para prevenção da osteoporose. Uma reavaliação anual da HRT deve ser realizada ponderando, individualmente, os prós e contras. O consenso das Sociedades Britânica, Europeia e Internacional da Menopausa (veja website listado no final do capítulo) adverte que a prescrição não precisa ser alterada, em razão dos resultados do estudo WHI. A recente reanálise favorável dos dados do WHI, e os achados com o uso prolongado de bifosfonatos e outras alternativas à HRT, levou a Sociedade Britânica de Osteoporose (NOS, do inglês *National Osteoporosis Society*) a reconsiderar sua posição sobre a HRT. Embora ainda em fase de consulta, é provável que a NOS referende às conclusões das sociedades da menopausa de que a HRT deve ser o agente de primeira linha em mulheres jovens (até os 60 anos de idade) que necessitam de profilaxia da osteoporose (veja website da NOS listado no final do capítulo).

Terapias complementares/alternativas à terapia de reposição hormonal

Um manejo integrado para controle dos sintomas vasomotores deve ser considerado para as mulheres que desejam outras alternativas ou que têm contraindicação à HRT. Mostramos a seguir um algoritmo, elaborado por um grupo de especialistas internacionais, que incorpora o estilo de vida, e as intervenções complementares e farmacológicas (Fig. 44.4). As alterações no estilo de vida e o uso de suplementos, como trevo vermelho, isoflavonas de soja e outras alternativas, podem ser incorporados no tratamento de rotina de mulheres com sintomas vasomotores [36]. O algoritmo não é destinado para mulheres com menopausa prematura ou para aquelas com outros fatores de risco, como a osteoporose.

> **Quadro 44.5 Resumo**
>
> Futuras vias da pesquisa em HRT:
> - O impacto cardiovascular da terapia contendo baixas doses de estrogênio sistêmico/transdérmico associadas à progesterona/progestágenos modernos.
> - O impacto dos hormônios idênticos aos naturais sobre a divisão das células epiteliais mamárias/câncer de mama.
> - Os benefícios e riscos dos agentes de tecido-alvo (p. ex., moduladores seletivos dos receptores de estrogênio).
> - Eficácia dos androgênios locais para os sintomas vaginais.

Alternativas não farmacológicas

Géis para sintomas vaginais

Hidratantes vaginais bioadesivos representam uma maneira fisiológica de repor a secreção vaginal do que os géis lubrificantes vaginais, como o K-Y Gel®. Estes bioadesivos são hidrofílicos e realmente reidratam os tecidos vaginais, fornecendo uma alternativa razoável para mulheres que desejam evitar o uso de estrogênio vaginal [36-38].

Alternativas farmacológicas

Alfa-2 agonistas

A clonidina, um agonista α-2, é uma das preparações alternativas mais populares para o tratamento de sintomas vasomotores. Uma metanálise recente dos poucos ensaios clínicos controlados e randomizados demonstrou um benefício marginal da clonidina sobre o placebo [38].

Inibidores seletivos da recaptação da serotonina/noradrenalina

Existe uma quantidade significativa de evidências em relação à eficácia dos SSRIs e inibidores seletivos da recaptação da noradrenalina (SNRIs) no tratamento dos sintomas vasomotores. Embora existam alguns dados relativos aos SSRIs, como a fluoxetina e aparoxetina, os dados mais convincentes são para o SNRI (venlafaxina), quando usado na dose de 37,5 mg, administrado duas vezes ao dia. O principal efeito destas preparações parece ser o estímulo das vias noradrenérgicas em oposição à via serotonérgicas [38]. Um trabalho recente avaliou o efeito do uso de succinato de desvenlafaxina, um derivado da venlafaxina, para manter os benefícios da molécula original, minimizando os efeitos colaterais.

Gabapentina

Trabalhos recentes com a droga antiepiléptica gabapentina demonstraram eficácia na redução das ondas de calor, quando comparada ao placebo. Em um estudo recente, usando gabapentina na dose de 900 mg ao dia, foi demonstrada uma redução de 45% na frequência das ondas de calor e uma redução de 54% na gravidade dos sintomas [38]. Trabalhos complementares estão sendo conduzidos para confirmar a eficácia e segurança desta preparação, porém seu uso é restrito aos centros especializados. Seu uso é limitado pelos efeitos colaterais, como torpor e sonolência, particularmente com as doses altas.

▶ Terapias complementares: fitoestrogênios

O papel dos fitoestrogênios tem incitado um grande interesse, pois as populações que consomem uma dieta rica em isoflavonas, como os japoneses, apresentam menores taxas de sintomas vasomotores menopáusicos, doença cardiovascular, osteoporose, e cânceres de mama, cólon, endométrio e ovariano. A dieta normal dos japoneses contém 200 mg de fitoestrogênios por dia, comparada à dieta básica dos povos ocidentais que contém menos de 1 mg. No entanto, estudos epidemiológicos

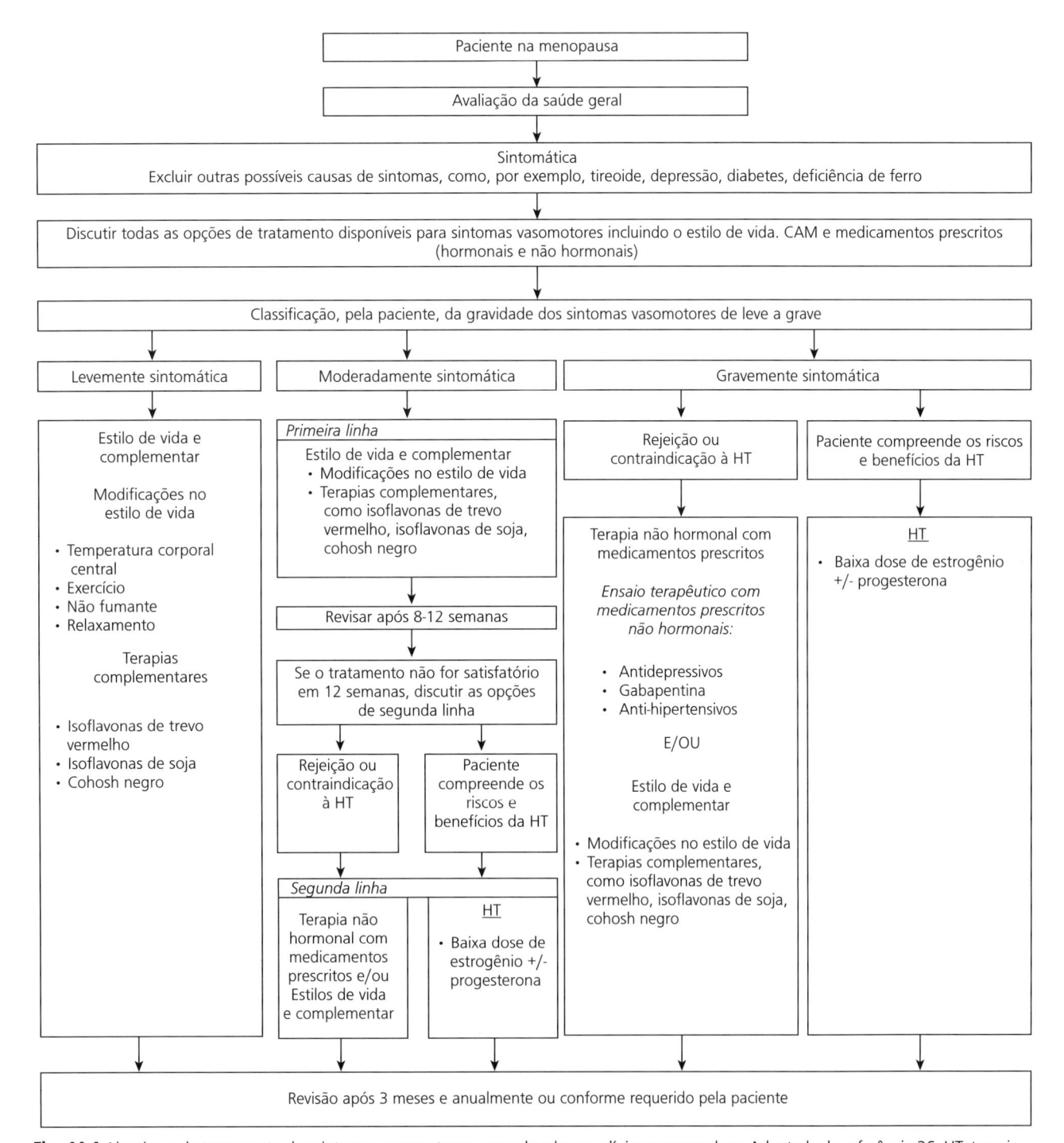

Fig. 44.4 Algoritmo de tratamento dos sintomas vasomotores: uma abordagem clínica conservadora. Adaptada da referência 36. HT, terapia hormonal.

devem ser apoiados por dados com análises do teor de isoflavona nos alimentos e medida de sua biodisponibilidade.

Dados provenientes de algumas das preparações mais pesquisadas, contendo fitoestrogênios, demonstram alguns benefícios, não apenas para o alívio dos sintomas, mas também para a estrutura óssea e para o sistema cardiovascular. A eficácia no alívio da sintomatologia vasomotora é menor do que com a HRT (redução máxima de 60-70% nos sintomas, comparada a uma redução de 90-100% com a HRT tradicional). Foram demonstrados efeitos benéficos sobre marcadores de risco cardiovascular, como lipídios e complacência arterial e sobre a densidade óssea/marcadores ósseos, com possíveis efeitos tipo SERM (modulador seletivo dos receptores de estrogênio) [39]. Ainda não existem dados concretos sobre os principais desfechos, como doença cardíaca coronária e fraturas. Os dados laboratoriais sugerem que não ocorre estímulo dos receptores de estrogênio no endométrio e na mama e demonstram segurança nas populações observadas [40], porém não existem dados de ensaio clínico randomizado e controlado apropriadamente elaborado sobre a incidência dos cânceres de mama e endometrial. Estudos, como o PHYTOS E PHYTOPREVENT, estão atualmente sendo realizados na União Europeia, investigando o papel dos fitoestrogênios na osteoporose, no metabolismo e no desenvolvimento do câncer (veja *websites* listados no final do capítulo).

FUTURAS PESQUISAS

No futuro, agentes mais específicos, capazes de ativar os receptores de interesse e de evitar os receptores em tecidos, como a mama e o endométrio, devem substituir a HRT tradicional, que apresenta um efeito mais generalizado. Existem problemas com todos os agentes tecido-seletivos atualmente disponíveis. O único SERM (modulador seletivo dos receptores de estrogênio) atualmente licenciado no Reino Unido, o raloxifeno, embora seja um agonista no osso e no sistema cardiovascular e um antagonista no endométrio e tecido mamário, infelizmente não alivia e pode precipitar os sintomas vasomotores. ANGELS, um ativador semelhante da sinalização não genômica do estrogênio, parece promissor, pois evita a estimulação das vias genômicas, desviando para a estimulação não genômica dos tecidos-alvo como os osteoblastos. Existem dados laboratoriais favoráveis obtidos de pesquisas realizadas em ratos, demonstrando que estes compostos evitam a estimulação das células mamárias, porém ainda há um longo caminho a percorrer antes que estes compostos sejam testados na situação clínica. Realisticamente, nós estamos distantes, no mínimo 10 anos, do agente ideal que seja seletivo ao tecido-alvo, porém isto é, sem dúvida, o Santo Graal da terapia da menopausa. Enquanto isso, um composto que aparentemente mantém os benefícios dos SERMS e controla o efeito do estrogênio sobre os sintomas vasomotores, está próximo de ser licenciado. Esta estratégia chamada TSEC (Combinação de Estrogênio Seletivo ao Tecido) é uma combinação do SERM bazedoxifeno e de estrogênios conjugados equinos e tem mostrado em estudos de fase III, eficácia no alívio dos sintomas vasomotores sem que ocorra estímulo endometrial, evitando, dessa forma, a necessidade de se associar a um progestógeno [41].

CONCLUSÕES

Cientistas esforçam-se para desenvolver a terapia perfeita da menopausa, uma que contenha todos os benefícios sem apresentar efeitos colaterais e riscos. Enquanto isso, o objetivo dos clínicos deve ser o de fornecer a melhor orientação possível baseada em evidências, possibilitando que as mulheres façam uma escolha informada em relação à sua saúde durante a transição da menopausa e depois dela. O relato dos últimos ensaios clínicos, excessivamente cauteloso, tornou imperativa a busca de informações ponderadas com base em evidências pelos profissionais da saúde e pelas pacientes. Começamos a compreender melhor como aperfeiçoar a terapia, de forma a aliviar os sintomas da menopausa e evitar os riscos e efeitos colaterais. O controle eficaz da menopausa é cada vez mais importante em virtude do envelhecimento da população. Na opinião do autor, a melhor prática atual deve envolver o seguinte:

1. Orientação e esclarecimentos sobre modificações no estilo de vida, HRT e terapias alternativas.
2. O tratamento deve ser individualizado, levando em consideração os riscos e benefícios.
3. A principal indicação para o uso da HRT deve ser a de alívio sintomático e não a prevenção de problemas a longo prazo.
4. Geralmente, a dose inicial da HRT deve ser baixa e, quando necessário, aumentada para alcançar um alívio eficaz dos sintomas, exceto na falência ovariana prematura em que doses mais altas são fisiológicas.
5. Terapia androgênica deve ser oferecida para mulheres com persistência de um nível baixo de energia e de libido.
6. Interrupção aguda da terapia deve ser evitada, deve ser feita uma reavaliação regular (no mínimo anual) dos benefícios e riscos para cada indivíduo.
7. A prestação de serviços deve ser realizada por uma equipe multidisciplinar, se possível em estreita colaboração com especialistas e especialidades associadas.

REFERÊNCIAS

1. Kalu E, Panay N. Spontaneous premature ovarian failure: management challenges. *Gynecol Endocrinol* 2008;24:273-279.
2. Panay N, Fenton A. Premature ovarian failure: A growing concern. *Climacteric* 2008;11:1-3.
3. Maclaran K, Horner E, Panay N. Premature ovarian failure: long-term sequelae. *Menopause Int* 2010;16:38-41.
4. Freedman RR. Pathophysiology and treatment of hot flashes. *Semin Reprod Med* 2005;23:117-125.
5. Sturdee D. The menopausal hot flush – anything new? *Maturitas* 2008;60:42-49.
6. Panay N, Studd JWW. The psychotherapeutic effects of estrogens. *Gynaecol Endocrinol* 1998;12:353-365.
7. Sturdee D, Panay N. Recommendations for the management of postmenopausal vaginal atrophy. *Climacteric* 2010;13:1-15.

8. Calleja-Agius J, Muscat-Baron Y, Brincat MP. Estrogens and the intevertebral disc. *Menopause Int* 2009;15:127-130.
9. Lejsková M, Alušík S, Suchánek M, Zecová S, Pitha J. Meno-pause: clustering of metabolic syndrome components and pop-ulation changes in insulin resistance. *Climacteric* 2011;14:83-91.
10. Nardo LG, Christodoulou D, Gould D, Roberts SA, Fitzgerald CT, Laing I. Anti-Müllerian hormone levels and antral follicle count in women enrolled in *in vitro* fertilisation cycles: Relationship to lifestyle factors, chronological age and reproductive history. *Gynecol Endocrinol* 2007;24:1-8.
11. Sowers M, McConnell D, Gast K *et al.* Anti-mullerian hormone and inhibin B in the definition of ovarian ageing and the menopause transition. *J Clin Endocrinol Metab* 2008;93:3478-3483.
12. Tehrani FR, Solaymani-Dodaran M, Azizi F. A single test of anti-mullerian hormone in late reproductive-aged women is a good predictor of menopause. *Menopause* 2009;16:797-802.
13. International Menopause Society Consensus Statement. Age-ing, menopause, cardiovascular disease and HRT. *Climacteric* 2009;12:368-377.
14. van Geel TA, van den Bergh JP, Dinant GJ, Geusens PP. Individualising fracture risk prediction. *Maturitas* 2010;65:143-148.
15. Bolland MJ, Avenell A, Baron JA *et al.* Effect of calcium supplements on risk of myocardial infarction and cardiovascular events: meta-analysis. *BMJ* 2010;341:c3691.
16. Panay N, Ylikorkala O, Archer DF, Rakov V, Gut R, Lang E. Ultra low-dose estradiol and norethisterone acetate: Effective menopausal symptom relief. *Climacteric* 2007;10:120-131.
17. Sturdee DW, Archer DF, Rakov V, Lang E; CHOICE Study Investigators. Ultra-low-dose continuous combined estradiol and norethisterone acetate: improved bleeding profile in postmenopausal women. *Climacteric* 2008;11:63-73.
18. Lundström E, Bygdeson M, Svane G, Azavedo E, von Schoultz B. Neutral effect of ultra-low-dose continuous combined estradiol and norethisterone acetate on mammographic breast density. *Climacteric* 2007;10:249-256.
19. Scarabin PY, Olger E, Plu–Bureau G. Differential association of oral and transdermal oestrogen replacement therapy with venous thromboembolism risk. *Lancet* 2003;362:428-432.
20. Ulrich LS, Naessen T, Elia D, Goldstein JA, Eugster-Hausmann M; VAG-1748 trial investigators. Endometrial safety of ultra-low-dose Vagifem 10 microg in postmenopausal women with vaginal atrophy. *Climacteric* 2010;13:228-237.
21. Panay N, Studd JWW. Progestogen intolerance and compliance with hormone replacement therapy in menopausal women. *Hum Reprod Update* 1997;3:159-171.
22. Canonico M, Oger E, Plu-Bureau G *et al.*; Oestrogen and Thromboembolism Risk (ESTHER) Study Group. Hormone therapy and venous thromboembolism among postmenopausal women: impact of the route of oestrogen administration and progestogens: the ESTHER study. *Circulation* 2007;115:840-845.
23. White WB, Hanes V, Chauhan V, Pitt B. Effects of a new hormone therapy, drospirenone and 17-beta-estradiol, in postmenopausal women with hypertension. *Hypertension* 2006;48:246-253.
24. Panay N, Fenton A. Bioidentical hormones: what is all the hype about? *Climacteric* 2010;13:1-3.
25. Fournier A, Fabre A, Mesrine S, Boutron-Ruault MC, Berrino F, Clavel-Chapelon F. Use of different postmenopausal hormone therapies and risk of histology- and hormone receptor-defined invasive breast cancer. *J Clin Oncol* 2008;26:1260-1268.
26. Davis SR, Moreau M, Kroll R *et al.* Testosterone for low libido in postmenopausal women not taking oestrogen. *N Engl J Med* 2008;359:2005-2017.
27. Panay N, Al-Azzawi F, Bouchard C *et al.* Testosterone treatment of HSDD in naturally menopausal women: the ADORE study. *Climacteric* 2010;13:121-131.
28. Rees M, Panay N. *The Use of alternatives to HRT for the Management of Menopause Symptoms*. RCOG Scientific Advisory Committee 2006; Opinion Paper 6 (in revision for 2010). Available at: www.rcog.org.uk.
29. Writing Group for the Women's Health Initiative Investigators. Risks and benefits of oestrogen plus progestin in healthy postmenopausal women: principal results From Women's Health Initiative randomised controlled trial. *JAMA* 2002;288:321-333.
30. Million Women Study Collaborators. Breast cancer and HRT in the Million Women Study. *Lancet* 2003;362:419-427.
31. Rossouw JE, Prentice RL, Manson JE *et al.* Postmenopausal hormone therapy and risk of cardiovascular disease by age and years since menopause. *JAMA* 2007;297:1465-1477.
32. Pines A, Sturdee DW, Birkhauser MH, Schneider HP, Gambacciani M, Panay N. IMS updated recommendations on postmenopausal HRT. *Climacteric* 2007;10:181-194.
33. Harman SM, Brinton EA, Cedars M *et al.* KEEPS: The Kronos Early Oestrogen Prevention Study. *Climacteric* 2005;8:3-12.
34. Kenemans P, Bundred NJ, Foidart JM *et al.* Safety and efficacy of tibolone in breast-cancer patients with vasomotor symptoms: a double-blind, randomized, non-inferiority trial. *Lancet Oncol* 2009;10:135-146.
35. Salpeter SR, Walsh JM, Greyber E, Ormiston TM, Salpeter EE. Mortality associated with HRT in younger and older women: a meta-analysis. *J Gen Intern Med* 2004;19:791-804.
36. Panay N. Integrating phytoestrogens with prescription medicines – A conservative clinical approach to vasomotor symptom management. *Maturitas* 2007;57:90-94.
37. Panay N, Fenton A. Complementary therapies for managing the menopause: has there been any progress? *Climacteric* 2010;13:201-202.
38. Nelson HD, Vesco KK, Haney *et al.* Non-hormonal therapies for menopausal hot flashes: systematic review and meta – analysis. *JAMA* 2006;295:2057-2071.
39. Somjen D, Katzburg S, Livne E, Yoles I. 'DT56a (Femarelle/Tofupill) stimulates bone formation in female rats'. *BJOG* 2005;112:981-985.
40. Powles TJ, Howell A, Evans DG *et al.* Red clover isoflavones are safe and well tolerated in women with a family history of breast cancer. *Menopause Int* 2008;14:6-12.
41. Pickar JH, Macneil T, Ohleth K. SERMs: Progress and future perspectives. *Maturitas* 2010;67:129-138.

LEITURA ADICIONAL

Panay N. *Climacteric – The Journal of the International Menopause Society*. Informa Press.

Studd J. *Menopause International – The Journal of the British Menopause Society*. RSM Press.

Rees M. *Maturitas – The Journal of the European Menopause Society*. Elsevier Press.

Rees M, Stevenson J, Hope S, Rozenberg S, Palacios S. (eds) *Man-agement of the Menopause: The Handbook*, 5th edn. London: RSM Press, 2009.

Singer D, Hunter M (eds) *Premature Menopause: A Multidisciplinary Approach*. London: Wiley Blackwell.

WEBSITES ÚTEIS

Principais recomendações:

www.the-bms.org (British Menopause Society site – see consensus statements)

www.imsociety.org (International Menopause Society – see consensus statements)

http://emas.obgyn.net (European Menopause Society)

OUTROS

www.mhra.gov.uk (The Medical and Healthcare Products Regulatory Agency)

www.shef.ac.uk/FRAX/(WHO osteoporosis fracture risk calculator)

www.nos.org.uk (National Osteoporosis Society – professionals and patients)

www.menopause.org (North American Menopause Society)

www.emea.eu.int (European Medicines Agency)

http://nccam.nih.gov/health/alerts/menopause/(National Centre for Complementary and Alternative Medicine. Alterna-tive therapies for managing menopausal symptoms.)

www.phytohealth.org (The PHYTOHEALTH Network)

http://dietary-supplements.info.nih.gov (The NIH Office of Dietary Supplements)

www.whi.org (Women's Health Initiative Website)

www.rcplondon.ac.uk/pubs/wp_osteo_update.htm (Royal College of Physicians Guidelines on Osteoporosis)

http://ec.europa.eu/research/endocrine/pdf/qlk1-ct2000–00431-year1.pdf (PHYTOS)

www.ist-world.org/ProjectDetails.aspx?ProjectId=2f26ce134aca48e78b08fbfc9c8e2cbd (PHYTOPREVENT)

INFORMAÇÃO AOS PACIENTES E CONTATOS

www.menopausematters.co.uk (very informative menopause website)

www.pms.org.uk (Premenstrual Syndrome website)

www.nos.org.uk (National Osteoporosis Society – professionals and patients)

www.womens-health-concern.org/(Women's Health Group – including 'ask the experts')

PARTE 11

DISTÚRBIOS DA CONCEPÇÃO

# Capítulo 45

Infertilidade

Mark Hamilton
Department of Obstetrics and Gynaecology, University of Aberdeen, Aberdeen Maternity Hospital, Aberdeen, UK

INFERTILIDADE

Este capítulo apresenta uma revisão sobre a infertilidade como se apresenta na prática da ginecologia. Vamos descrever a epidemiologia da infertilidade, considerando a avaliação do casal infértil. Faremos uma abordagem crítica das investigações secundárias, incluindo os fatores de infertilidade masculina, distúrbios da ovulação, fatores tubários de infertilidade, endometriose e fatores uterinos e infertilidade sem causa aparente. Vamos avaliar de forma breve as técnicas de concepção assistida, que permitem compreender a patogênese da infertilidade. Enfatizamos a integração dos serviços para possibilitar a eficiência do tratamento de indivíduos inférteis com base na evidência.

EPIDEMIOLOGIA

Uma definição comum utilizada para descrever a infertilidade é a incapacidade de um casal conceber após 12-24 meses de exposição à gestação. Na população em geral, aproximadamente 85% dos casais conseguem engravidar durante o período de um ano de tentativa, e 92% chegam à concepção após 2 anos[1]. Em termos práticos, a falha em alcançar a gestação gera muita ansiedade nos casais. Em geral, utiliza-se a definição de um ano para descrever infertilidade, e, na maior parte das vezes, os casais buscam aconselhamento ou assistência médica nessa época. Os índices de fertilidade natural declinam, à medida que a mulher envelhece, mas em um grupo de mulheres certamente férteis não é certo que a fecundidade mensal (chance percentual de concepção) é menor em mulheres mais jovens. Deve-se considerar o encaminhamento de mulheres com mais de 35 anos a um especialista antes de um ano, embora, em muitos casos, a concepção ocorra naturalmente.

As estimativas da prevalência de infertilidade na população são influenciadas pelo tempo de duração da infertilidade utilizada na definição e pela população estudada, se pertence a um grupo de cuidados primários [2] ou provém de clínicas hospitalares [3]. Os dados com base na comunidade, que refletem a prevalência na população em geral, são limitados. Dessa forma, são encontrados estudos que apresentam uma variação grande da prevalência de infertilidade ao longo da vida que se estende entre 6,6 e 32,6%. Um estudo baseado na população do nordeste da Escócia [4], que considerou também as concepções que resultaram em abortamento e gestação ectópica, encontrou uma prevalência de 14%, utilizando uma definição de 2 anos.

Os fatores que podem influenciar a prevalência da infertilidade incluem a incidência de infecções sexualmente transmitidas (STIs), como a infecção por *Clamydia trachomatis*, que ocorrem em mulheres jovens [5]. Os fatores ambientais podem prejudicar a fertilidade masculina [6], e pode-se pensar que a fertilidade feminina pode ser alterada em razão das mudanças no estilo de vida e padrões de trabalho, que levam a mulher a postergar uma gravidez. Apesar dessas considerações, quando esse estudo com base na população foi repetido [7], a prevalência de infertilidade observada não aumentou no nordeste da Escócia nos 20 anos sucessivos.

A promoção das práticas sexuais seguras, reduzindo o risco de exposição as ISTs, é nitidamente importante na prevenção de infertilidade. Os programas de imunização contra rubéola devem ser realizados para adolescentes. É importante informar a sociedade sobre o declínio conhecido da fertilidade com o avanço da idade. Devem-se promover mudanças e adequações no estilo de vida, como parar de fumar e reduzir o consumo de álcool e atingir o peso ideal [8]. Devem-se considerar os interesses reprodutivos futuros nas mulheres que necessitam fazer uma cirurgia abdominal ou pélvica, e uma técnica cuidadosa deve ser empregada para minimizar os riscos de aderências pélvicas. Quando é necessário fazer uma instrumentação uterina, particularmente na mulher com menos de 25 anos, deve-se considerar a prevenção de infecção por *Chlamydia* [5]. Os testes de ras-

Tabela 45.1 Categorias diagnósticas e distribuição de casais com infertilidades primária e secundária		
Categoria diagnóstica	Infertilidade	
	Primária (%)	Secundária (%)
Fator masculino	25	20
Distúrbios de ovulação	20	15
Fator tubário	15	40
Endometriose	10	5
Não explicada	30	20

treamento para detecção de microrganismos no primeiro jato de amostras de urina ou em *swabs* cervicais, utilizando técnicas de amplificação de ácido nucleico, devem estar rotineiramente disponíveis, e os casos identificados e os contatos potenciais devem ser tratados.

Bons meios de comunicação com informações sobre a saúde sexual e serviços médicos especializados no trato geniturinário facilitam o tratamento rápido.

O manejo dos indivíduos com problemas de infertilidade é orientado principalmente pela categoria mais importante diagnóstica em que eles se enquadram. Essas categorias são apresentadas na Tabela 45.1

As categorias diagnósticas, na maior parte dos estudos, incluem os fatores masculinos, os distúrbios de ovulação, os fatores tubários, a endometriose e a infertilidade sem causa aparente. A distribuição das causas, quando analisadas, é influenciada pelo fato de a mulher ter tido uma gestação anterior: infertilidade secundária. Isto está associado a um risco aumentado de infertilidade por fator tubário, - quando comparado aos casais com infertilidade primária, sem gravidez no passado. A possibilidade de os fatores masculinos poderem contribuir com a infertilidade do casal não deve ser ignorada, mesmo nos casos em que o homem foi pai em uma gestação passada. Pode haver mais de um fator envolvido na infertilidade do casal, e pode ser necessário o tratamento simultâneo; p. ex., a indução da ovulação em uma mulher que não ovula em associação à inseminação com doador. A decisão para iniciar o tratamento ativo é influenciada pela idade da mulher, pela duração da infertilidade e pela história de gestação anterior. Devem-se evitar o início inoportuno e o tratamento potencialmente prejudicial, considerando-se as expectativas naturais de gestação. Em muitos casos, o tratamento expectante pode ser apropriado.

AVALIAÇÃO INICIAL

O momento em que qualquer casal decide procurar assistência é influenciado por diversos fatores, sem considerar o grau de ansiedade que ocorre todos os meses, quando o casal se confronta com o desapontamento. Deve-se considerar que a libido e a frequência das relações sexuais podem ser influenciadas pela experiência de infertilidade e afetam o prognóstico. Existem algumas evidências que mostram que parâmetros espermáticos podem ser afetados adversamente por ejaculação muito frequente, mas as evidências sugerem que a fertilidade não é afetada. A sobrevida dos espermatozoides pode ser de até 7 dias no trato reprodutivo feminino, e casais devem ser aconselhados a ter relações a cada 2-3 dias para otimizar a chance de concepção. A utilização de um quadro de temperatura ou de *kits* preditivos do pico de hormônio luteinizante (LH) para identificar a época da relação deve ser desencorajada.

Os indivíduos devem ser informados sobre os potenciais riscos de algumas complicações sobre a fertilidade, e a ajuda deve ser procurada em estágio inicial. Por exemplo, o homem pode ter sido vasectomizado ou ter sido submetido à cirurgia testicular quando criança, p. ex., orquidopexia; o parceiro ou parceira pode ser um (a) sobrevivente de câncer quando criança que tenha sido exposto à quimioterapia; (b) ou a mulher pode apresentar ciclos menstruais ausentes ou irregulares que estão associados à infertilidade.

Todos os indivíduos que buscam aconselhamento sobre fertilidade devem ter pronto acesso a um serviço multidisciplinar integrado que, por definição, deve incluir o clínico geral (GP), cuja função é de importância fundamental [9]. A infertilidade e a sua investigação e tratamento podem interferir com a estabilidade doméstica e, frequentemente, é o médico geral, que acompanha o casal e seus familiares, que pode proporcionar suporte aos casais que precisam enfrentar o desapontamento contínuo. Depois de serem encaminhados a um especialista, as demandas do casal aumentam, e a natureza invasiva de algumas das investigações pode adicionar estresse à situação.

▌ Avaliação preliminar do casal infértil

São apresentados, nas Tabelas 45.2 e 45.3, os aspectos que requerem atenção especial na história e exame da mulher e do homem.

▌ Investigação inicial apropriada

Quando os casais se apresentam antes de um ano de duração de infertilidade, a realização de uma investigação rigorosa pode ser desnecessária, a menos que a história ou o exame apresentem alguma alteração. É aconselhável garantir que a mulher esteja imune à rubéola e que esteja usando ácido fólico em dosagem adequada para reduzir o risco de defeito no tubo neural.

Esclarecer o casal sobre o excelente potencial de fertilidade no próximo ano pode ser suficiente, mas nas mulheres com idade acima de 35 anos pode ser necessário mais urgência.

Os casais devem ser informados e esclarecidos sobre os passos envolvidos no processo de investigação. Três questões devem ser respondidas:

1 Os espermatozoides estão disponíveis, *i. e.*, há evidência de espermatogênese normal e competência ejaculatória?

Tabela 45.2	A avaliação inicial da infertilidade feminina: história e exame		
Área de investigação	**História**	**Área de investigação**	**Exame**
Infertilidade	Duração da infertilidade Duração e tipo de contraceptivo usado Fertilidade em relacionamentos anteriores e nas relações atuais Investigação e tratamento anteriores Fertilidade subsequentemente, se conhecida, com outros ex-parceiros Tratamento e investigações prévios de fertilidade	Geral	Altura, peso, BMI Obesidade e distribuição de pelos (Classificação de Ferriman-Gallwey para quantificar o hirsutismo) Observar a presença ou ausência de acne e galactorreia
Médico	História menstrual: menarca, ciclicidade, dor, períodos de amenorreia, menorragia, sangramento intermenstrual Número de gestações anteriores, incluindo abortos, abortos espontâneos e gestações ectópicas Episódio de sepse associado Intervalo de tempo prévio para engravidar Histórico e presença de fármacos, p. ex., agentes que causam hiperprolactinemia, tratamento citotóxico passado ou radioterapia	Abdominal	Verificar massas ou sensibilidade abdominais
Cirúrgico	Cirurgia abdominal ou pélvica anterior, em particular procedimentos ginecológicos	Pelve	Avaliação do estado do hímen Avaliar a normalidade do clitóris e lábios vaginais Avaliar a vagina, verificar se há infecção ou septo vaginal, implantes de endometriose Verificar a presença de pólipos cervicais Avaliar a acessibilidade da cérvice para inseminação Registrar o tamanho uterino, posição, mobilidade e sensibilidade Realizar um esfregaço cervical, se apropriado
Ocupacional Sexual	Padrões de trabalho incluindo separação do parceiro Frequência e época das relações sexuais, incluindo conhecimento do período fértil Dispareunia Sangramento pós-coital		

Tabela 45.3	Avaliação inicial da infertilidade masculina: história e exame		
Área de investigação	**História**	**Área de investigação**	**Exame**
Infertilidade	Duração da infertilidade Fertilidade em relacionamentos anteriores e nas relações atuais Fertilidade subsequentemente, se conhecida, com outros ex-parceiros Tratamento e investigações prévias de fertilidade	Geral	Altura, peso, índice de massa corporal Obesidade e distribuição de pelos Evidência de hipoandrogenismo ou ginecomastia
Médico	Infecção sexualmente transmitida Epididimite Orquite por caxumba Falha da descida testicular Doença crônica Abuso de drogas/álcool Doença febril recente Infecção recorrente do trato urinário	Virilha	Excluir hérnia inguinal (paciente na posição ereta) Verificar massa inguinal, p. ex., testículo ectópico

(Continua)

Tabela 45.3 Avaliação inicial da infertilidade masculina: história e exame (Cont.)

Área de investigação	História	Área de investigação	Exame
Cirúrgico	Herniorrafia Lesão testicular Torção Orquidopexia Vasectomia e/ou reversão	Genitália	Observar o local dos testículos no escroto e mensurar o volume, utilizando um orquidômetro Palpar o epidídimo, verificar nodularidade ou sensibilidade Verificar a presença e a normalidade dos vasos deferentes Checar a presença de uma varicocele Examinar o pênis em busca de anormalidade, p. ex., hipospadia
Ocupacional	Exposição à substância tóxica, incluindo produtos químicos, radiação Tempo longe de casa a trabalho		
Sexual	Início da puberdade Hábitos coitais Ejaculação prematura Libido/impotência Uso e conhecimento do período fértil		

2 Os óvulos estão disponíveis, i. e., a mulher está ovulando?
3 Os gametas podem-se encontrar, i. e., há um problema pélvico feminino, impedindo o transporte normal do gameta/embrião e a função do coito é adequada?

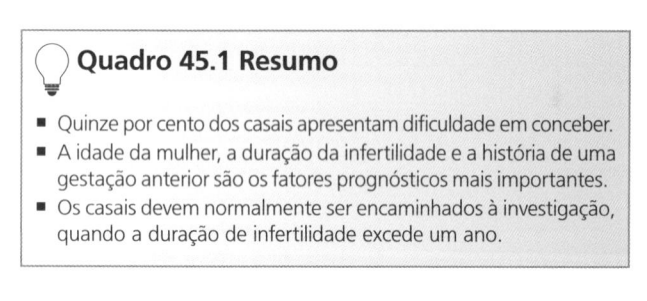

> **Quadro 45.1 Resumo**
>
> - Quinze por cento dos casais apresentam dificuldade em conceber.
> - A idade da mulher, a duração da infertilidade e a história de uma gestação anterior são os fatores prognósticos mais importantes.
> - Os casais devem normalmente ser encaminhados à investigação, quando a duração de infertilidade excede um ano.

FATORES DE INFERTILIDADE MASCULINA

A análise do sêmen permanece o principal meio de avaliação. Devem ser fornecidas instruções claras para obtenção de amostras, incluindo o período de abstinência de, pelo menos, 3 dias, mas não maior do que 1 semana e a necessidade de manter a amostra em temperatura corporal durante o transporte até o laboratório, dentro do prazo de 1 hora, quando foi obtida fora do local.

Na maior parte dos casos, uma única amostra será suficiente, quando o resultado é normal. Se for encontrada uma anormalidade, a amostra deve ser repetida, geralmente depois de 1 mês, embora a resolução de algum problema transitório que cause alterações na produção espermática possa não ocorrer antes de 3 meses.

A definição de um resultado normal é uma questão controversa. Grandes laboratórios podem possuir suas próprias variações normais com base na população local, mas na ausência de informação local os valores da Organização Mundial de Saúde (WHO) para definição de normalidade podem ser aplicados. Recentemente, esses valores foram atualizados [10] (Tabela 45.4). As definições de normalidade são preditores fracos de gestação. Testes mais complexos de função espermática, incluindo seu potencial para movimento, penetração no muco cervical, capacitação, reconhecimento da zona, reação acrossomal e fusão esperma-oocisto têm sido desenvolvidos [11].

Tabela 45.4 Referências laboratoriais da variação de características do sêmen

Parâmetro do espermático	Limite de referência mais baixo quinto centil + intervalos de confiança de 95%)
Volume de sêmen (mL)	1,5 (1,4-1,7)
Número total de espermatozoides (x10^6 por ejaculado)	39 (33-46)
Concentração espermática (x10^6 por mL)	15 (12-16)
Motilidade total: progressiva + não progressiva (%)	40 (38-42)
Motilidade progressiva (%)	32 (31-34)
Morfologia espermática (formas normais,%)	4 (3-4)

Da referência 10

Na prática, essas avaliações adicionais complexas da função espermática raramente são solicitadas. A utilidade do teste pós-coital (PCT) foi motivo de debate especial. O teste é invasivo, à medida que o casal é solicitado a ter relação no momento prescrito e, depois, a mulher deve ir até a clínica para que a amostra do muco seja obtida de sua cérvice. O exame da amostra inclui a avaliação da motilidade espermática visível sob microscopia óptica. Teoricamente, o teste pode informar se a relação ocorreu no momento correto, com o muco receptivo e com um número e motilidade espermáticos adequados. Tem sido argumentado que o teste não tem poder preditivo para identificar aqueles casais que conceberão naturalmente e os que não [12]. Além disso, não há padronização da metodologia do teste, p. ex., o intervalo de tempo entre a relação e a ovulação, o período de tempo entre a relação e o exame do muco relativa e quais níveis de motilidade e número espermático no muco examinado são normais [1]. Um estudo [13] relatou que o PCT foi preditivo de concepção espontânea em casais com infertilidade sem causa aparente de duração curta (< 3 anos). Um estudo que avaliou se a inseminação intrauterina aumentou a chance de concepção, quando o PCT foi negativo, demonstrou um efeito marginal [14].

A investigação endócrina no homem poderá incluir a dosagem de hormônio folículo-estimulante (FSH) sérico, da prolactina e da testosterona, mas é indicado apenas em circunstâncias específicas. Quando existe azoospermia (ausência de espermatozoides no ejaculado) ou oligozoospermia grave (densidade espermática < 1 M/mL), um nível elevado de FSH pode indicar falha testicular. Nesses casos, um cariótipo deve ser realizado. Condições, como a síndrome de Klinefelter (47XXY), podem ser encontradas. Se o FSH estiver normal, isto pode indicar uma causa obstrutiva, e o tratamento cirúrgico do esperma pode ser necessário. Se os vasos deferentes não forem palpáveis ao exame, deve ser feito rastreamento de fibrose cística (CF) em razão da associação com ausência congênita do ducto deferente. Quando há suspeita de hipogonadismo, a dosagem de testosterona e de prolactina é importante. Os homens com impotência apresentam níveis elevados de prolactina, e, nessa situação, devem ser feitos exames de ressonância magnética da hipófise para excluir tumor. Alguns fármacos podem elevar os níveis de prolactina, e isto deve ser lembrado. Eventualmente, alguns homens podem apresentar orgasmo, mas falha da ejaculação. A ejaculação retrógrada deve ser considerada, e podem ser identificados espermatozoides em amostra de urina após a ejaculação. A história de diabetes ou de cirurgia prostática prévia pode estar associada. Atualmente, a biópsia testicular raramente é requerida na investigação de infertilidade masculina, embora para preservação da fertilidade futura pode ser possível fazer uma biópsia para obtenção de espermatozoides a serem utilizados na reprodução assistida.

Existem poucas condições na infertilidade masculina que são facilmente reversíveis. Hipogonadismo, hipogonatrófico (FSH baixo, testosterona baixa) pode ser reversível com gonadotrofinas exógenas, embora o tratamento possa levar vários meses. Caso a disfunção erétil esteja presente, como pode ocorrer após lesão na medula espinal, pode ser possível atingir a ejaculação utilizando vibradores ou eletroejaculação. Amostras obtidas dessa forma podem ser apropriadas para a inseminação artificial, mas caso a qualidade seja ruim, a fertilização *in vitro* (IVF) pode ser necessária.

Por vezes, a utilização de inibidores da 5 fosfodiesterase, como sildenafil, podem auxiliar os homens que apresentam a impotência. A aplicação de intracavernosas de prostaglandina E1 (alprostadil) pode ser útil. As evidências atuais sugerem que o tratamento de uma varicocele em um homem infértil não melhora a contagem espermática e deve ser restrita aos indivíduos com sintomas.

Quando a análise espermática revela aglutinação significativa dos espermatozoides, os anticorpos antiespermáticos podem estar presentes. Nesses casos, a IVF pode ser necessária, pois a injeção intracitoplasmática de espermatozoide (ICSI) geralmente é utilizada para maximizar a chance de fertilização bem-sucedida. Os homens que fizeram vasectomia podem apresentar resultados favoráveis com a reversão da vasectomia. De forma alternativa, a IVF pode ser realizada.

Não existem evidências para recomendar o tratamento empírico nos casos de uma contagem espermática moderadamente prejudicada. O uso de gonadotrofinas, de antiestrogênios (p. ex., clomifeno), de andrógenos, de bromocriptina, de calicreína, de antioxidantes, de bloqueadores de mastócitos e de bloqueadores alfa tem sido estudado sem evidências convincentes de benefícios. A reprodução assistida, envolvendo técnicas de inseminação intrauterina e IVF, apresenta resultados melhores e é discutida nesse Capítulo. Em alguns homens com insuficiência testicular primária, p. ex., azoospermia associada à síndrome de Klinefelter, a única opção será a utilização de um doador de espermatozoides. Nesses casos, questões éticas complexas são inevitáveis e devem ser discutidas com o casal.

> **Quadro 45.2 Resumo**
>
> - Parâmetros espermáticos isolados não predizem a chance de concepção futura.
> - Testes de função espermática têm um papel restrito na investigação.
> - Investigação genética será necessária nos casos de oligozoospermia grave ou azoospermia.
> - Investigação endócrina será útil nos casos de suspeita de hiperandrogenismo.
> - Varicocele é improvável como causa de infertilidade masculina.
> - O teste pós-coital raramente é utilizado na avaliação de infertilidade masculina

DISTÚRBIOS DA OVULAÇÃO

Os distúrbios da ovulação são os fatores principais em aproximadamente 20% dos casais que se consultam por dificuldades da fertilidade. Nas mulheres com ciclo menstrual regular (21-42 dias), é provável que a ovulação ocorra normalmente. A liberação do oócito é geralmente deduzida por métodos indiretos, mais frequentemente a dosagem de progesterona (P_4) na fase lútea do ciclo. Os níveis de P_4 sérico acima de 30 nmol/L, 7 dias após a ovulação geralmente indicam ovulação, embora níveis mais baixos não sejam incompatíveis com a liberação do óvulo e formação do corpo lúteo [15,16]. É importante relacionar os níveis de P_4 com a data da menstruação subsequente. A amostra geralmente é colhida no dia 21 de um ciclo de 28 dias. Quando os ciclos menstruais são maiores ou irregulares é necessário fazer avaliações seriadas. Duração de ciclos mais curta necessita de avaliações antes do dia 21. *Kits* urinários estão disponíveis para detectar LH e podem ser úteis nos ciclos de tratamento, em que o momento da inseminação artificial é crítico. A utilização desses *kits* para detectar a ovulação na investigação rotineira não é encorajada.

Sinais clínicos, além da menstruação regular, que sugerem que a ovulação está ocorrendo, incluem a presença de mittelschmerz (dor abdominal na metade do ciclo) ou sangramento leve na metade do ciclo induzido por uma queda transitória de E_2 coincidente ao surgimento de LH. A produção de muco que ocorre na metade do ciclo é estrógeno dependente, e as alterações da consistência e elasticidade (finlância) ocorrem por influência da P_4. O conhecimento dessas alterações é utilizado nos métodos de planejamento familiar natural, como uma forma de contracepção, mas pode ser utilizado, ocasionalmente, para auxiliar a programação da relação sexual ou inseminação artificial para melhorar a fertilidade. Sob a influência da progesterona, a temperatura corporal basal (BBT) pode elevar-se de 0,5-1º C depois da ovulação. Para alguns casais, a detecção dessa variação através da mensuração seriada feita todas as manhãs na fase pré-ovulatória do ciclo pode ser um fator de segurança, mas a correlação com os níveis séricos de P_4 é insatisfatória, e frequentemente os casais acham o método confuso, gerando incerteza e ansiedade.

A história de ciclos menstruais irregulares ou de amenorreia, especialmente se associada à galactorreia, hirsutismo ou obesidade, justifica a realização de investigações endócrinas adicionais. A investigação inclui a dosagem de FSH, LH, hormônio estimulante da tireoide (TSH) e prolactina, e as amostras devem ser colhidas na fase folicular inicial do ciclo menstrual. Quando o hirsutismo ou acne significativos estão presentes, devem ser medidos a testosterona, a globulina ligadora de hormônios sexuais e os andrógenos suprarrenais, incluindo androstenediona, desidroepiandrosterona, sulfato de desidroepiandrosterona e 17-hidroxiprogesterona.

A realização de ultrassonografia ovariana para rastrear o desenvolvimento folicular, ruptura e formação do corpo lúteo pode ser útil nos ciclos de indução da ovulação, mas consome tempo e é invasivo, portanto raramente é utilizado na investigação de rotina da ovulação.

A ultrassonografia realizada na fase folicular inicial é útil para avaliar a morfologia ovariana. O diagnóstico do ovário policístico é realizado quando existem, pelo menos, 12 folículos, com 2-9 mm de diâmetro e/ou o volume ovariano é maior do que 10 cm³. A avaliação da espessura endometrial no interior do útero pode ser um indicador do nível de exposição aos estrógenos em mulheres que apresentam amenorreia, podendo auxiliar na determinação do diagnóstico.

Tabela 45.5 Classificação de distúrbios da ovulação segundo a Organização Mundial de Saúde

Grupo	Tipo de distúrbio	%	Características bioquímicas
I	Insuficiência hipofisária-hipotalâmica (amenorreia hipotalâmica ou hipogonadismo, hipogonadotrófico)	10	Gonadotrofinas – níveis basais baixos, prolactina normal, estrógeno baixo
II	Disfunção hipofisária-hipotalâmica	85	Níveis de gonadotrofinas e estrógeno normais
III	Insuficiência ovariana	4-5	Gonadotrofina – níveis elevados, estrógeno baixo

A classificação da WHO sobre a disfunção ovulatória (Tabela 45.5) é um sistema útil de categorização dos distúrbios da ovulação com base na patogênese do distúrbio. A disfunção ovulatória tipo I da WHO pode ser decorrente da insuficiência do hipotálamo em produzir o hormônio liberador de gonodatrofinas (GnRH), que regula a produção de gonadotrofinas pela glândula hipofisária. Caracteristicamente, os níveis de FSH e LH são baixos (< 5 IU/L). Os níveis de estrógeno também são baixos, e a ultrassonografia do útero mostra um endométrio fino ou ausente. A paciente não menstrua após a exposição a um tratamento de curta duração com progestágenos.

Uma situação semelhante pode ocorrer nos casos de hiperprolactinemia, que pode estar associada à galactorreia e amenorreia. A liberação pulsátil normal de GnRH pelo hipotálamo fica comprometida, e o crescimento folicular cessa, resultando em amenorreia. Isto também pode ocorrer em alguns casos de hipotireoidismo, onde níveis altos do hormônio liberador de tireotrofina (TRH) podem alterar a regulação mediada por dopamina da hipófise anterior e causar hiperprolactinemia. Quando existe hiperprolactinemia, a MRI da hipófise pode identificar um microadenoma ou, ocasionalmente, um tumor hipofisário maior. Alguns fármacos que bloqueiam o efeito da dopamina, p. ex., fenotiazinas, alguns antipsicóticos, metoclopramida e outros, podem causar hiperprolactinemia.

A deficiência adquirida do GnRH também pode surgir em associação à perda de peso, como na anorexia nervosa, e em indivíduos que se exercitam excessivamente. A síndrome de Kallmann apresenta-se como amenorreia hipotalâmica associada à anosmia e resulta da ausência congênita de neurônios que liberam GnRH no hipotálamo. A síndrome é caracterizada pela falta de secreção de gonadotrofina a partir da hipófise anterior com consequente hipogonadismo. A insuficiência hipofisária pode surgir em razão da contagem de folículos antrais (AFC), necrose ou trombose secundária à formação de um tumor. Raramente, a hemorragia obstétrica intensa com hipotensão prolongada pode levar à necrose hipofisária (síndrome de Sheehan).

Os distúrbios de ovulação mais comuns (WHO tipo II) estão associados à disfunção do eixo ovariano hipofisário-hipotalâmico. As mulheres com essa disfunção apresentam níveis normais de estrógeno, e muitas apresentam sobrepeso, com ciclos menstruais pouco frequentes ou ausentes. A presença de ovários policísticos é um achado ultrassônico comum, sendo observada em até 90% desses casos. As pacientes classificadas nessa categoria, diferentemente daqueles de tipo I da WHO, geralmente menstruam após a exposição a um tratamento a curto prazo com progestágenos. O exame de ultrassonografia deve coincidir com um ciclo menstrual normal ou induzido por progestágeno. O diagnóstico de síndrome de ovários policísticos (PCOS) deve ser considerado, quando houver evidência clínica ou bioquímica de hiperandrogenismo associado à irregularidade menstrual e morfologia ovariana característica. Um consenso sobre a padronização dos critérios para o diagnóstico de PCOS auxiliou no estabelecimento de uma abordagem uniforme e facilitou a comparação mais clara da experiência clínica e de pesquisa em centros diferentes [17]. Foi acordado que a presença de quaisquer dois da seguinte tríade é suficiente para fazer o diagnóstico:

1. oligo e/ou anovulação;
2. ovários policísticos na ultrassonografia; e/ou
3. hiperandrogenismo clínico e/ou bioquímico.

Aproximadamente 10-20% das pacientes com PCOS apresentam uma elevação associada na PRL, porém isto geralmente é leve, sem consequência clínica. Ocasionalmente, a insuficiência ovulatória pode resultar da deficiência 21 hidroxilase na glândula suprarrenal, levando a níveis séricos elevados de progesterona 17 hidroxi, um esteroide androgênico precursor de cortisol. Andrógenos elevados prejudicam o crescimento folicular normal, e as pacientes podem apresentar ciclos irregulares ou ausentes associados aos sinais de excesso de andrógeno, incluindo hirsutismo, acne e aumento do clitóris. Outras causas de hiperandrogenismo, como tumores suprarrenais e síndrome de Cushing, devem ser consideradas se os níveis de andrógeno de origem suprarrenal estiverem altos.

A resistência à insulina vem sendo bem descrita em mulheres com PCOS e estima-se que elas apresentam um risco três a sete vezes maior na vida futura de desenvolver diabetes tipo 2, por isso os exames regulares de rastreamento são apropriados. A amenorreia na PCOS pode estar associada a um risco elevado de câncer endometrial. A indução da menstruação com progestógenos deve ser feita três ou quatro vezes ao ano, especialmente quando ocorre aumento do espessamento endometrial na ultrassonografia.

Um distúrbio genético, como a síndrome de Turner (45XO) ou mosaico de Turner (45XO/46XX), deve ser considerado em pacientes que apresentam amenorreia e exames bioquímicos e exame físico sugestivos de insuficiência ovariana (tipo III da WHO), nesses casos deve ser realizado um cariótipo. Ocasionalmente, deleções em um dos cromossomas X ou defeitos no gene do x frágil podem levar à insuficiência ovariana, mas pode ser encontrada agenesia dos ovários (associada à amenorreia primária) e insuficiência ovariana prematura (amenorreia antes dos 40 anos de idade) na presença de um cariótipo normal. A insuficiência ovariana adquirida pode ocorrer como resultado de quimioterapia ou radioterapia para tratamento de câncer. A insuficiência ovariana autoimune deve ser considerada, e o exame de anticorpos antiovarianos pode ser útil para fazer o diagnóstico. Quando o resultado é positivo, deve ser considerado um exame de outros distúrbios autoimunes, como o hipotireoidismo, a insuficiência suprarrenal (doença de Addison), o diabetes melito e a anemia perniciosa.

O tratamento de infertilidade associado ao distúrbio da ovulação depende do diagnóstico. A indução da ovulação requer cautela na escolha da modalidade do tratamento e monitoramento frequente dos riscos de gestações múltiplas.

O grupo mais comum inclui as mulheres com PCOS (tipo II da WHO). Muitas apresentam sobrepeso e resistência à insulina associada. A redução de 5 a 10% do peso corporal pode restaurar a ovulação em algumas mulheres e maximizam a probabilidade de uma resposta aos agentes de indução da ovulação. Os agentes sensibilizantes da insulina, como a metformina, apresentam efeito limitado nos índices de ovulação, e a melhora, em geral, está associada à perda de peso. As medidas quanto ao estilo de vida são um elemento importante no manejo, e o cuidado com a dieta e a atenção aos exercícios deve ser enfatizado.

O tratamento com um antiestrogênio (p. ex., clomifeno) é a forma de terapia mais comum. O regime inicial de tratamento usa uma dose de protocolo 50 mg/dia, do dia 2 ao dia 6 do ciclo. O monitoramento ultrassográfico no primeiro ciclo é recomendado para avaliar o desenvolvimento folicular múltiplo. Caso uma resposta exuberante seja observada, deve ser utilizada uma dose de 25 mg. Em mulheres que não respondem a uma dose inicial, pode-se aumentar a dose em incrementos de 50 mg nos ciclos subsequentes até o máximo de 150 mg/dia. A ovulação ocorre em 80% das mulheres, com índices de gestação em excesso de 20-25% por ciclo. Os índices de gestações múltiplas não devem ser maiores que 5%. Geralmente, o máximo de 12 ciclos de tratamento é oferecido.

As mulheres que não engravidam com clomifeno podem usar a terapia com gonadotrofina. Um regime de baixa dose com aumento gradual é mais frequentemente utilizado, começando com 37,5 IU/dia de FSH. Idealmente, ocorre o desenvolvimento monofolicular. O aumento da dose de FSH deve ser feita em incrementos de 37,5 IU, e 75% das mulheres respondem a doses diárias de 75 IU aproximadamente. Quando se observa uma resposta adequada, a gonadotrofina coriônica humana (hCG) deve ser utilizada para ativar a ovulação. O monitoramento deve ser feito com avaliações ultrassonográficas dos ovários, e, dessa forma, o tratamento é invasivo e deve ser realizado apenas em centros com acesso a instalações de monitoramento. O desenvolvimento de mais do que dois folículos aumenta, o risco de gestação múltipla e a dose ovulatória de hCG devem ser restringidos. As pacientes que fazem o tratamento com gonadotrofina, em razão da falha da ovulação com clomifeno apresentam índices de gestação mais elevados do que aquelas que apesar de ovularem não conseguem engravidar.

A diatermia ovariana laparoscópica também pode ser utilizada em mulheres com anovulação associada à PCOS. A duração do efeito é variável, mas em algumas mulheres a ovulação pode ser restaurada, e uma melhor responsividade à indução à ovulação pode ocorrer. Inibidores de aromatase, como letrozol, também foram utilizados em mulheres resistentes ao tratamento com clomifeno. Índices de ovulação de 75% foram descritos, utilizando-se uma dose de 2,5 mg por dia dos dias 3 a 7 do ciclo [18].

Em mulheres com anovulação associada ao tipo I da WHO, a resposta ao clomifeno é menos efetiva. Muitas estão abaixo do peso e para elas uma dieta para alcançar o índice de massa corporal (BMI) acima de 20 kg/m^2 pode ser um tratamento eficaz. O tratamento com gonadotrofina deve ser considerado ou alternativamente o GnRH pulsátil. Em mulheres com hiperprolactinemia, os agonistas de dopamina, por exemplo, a bromocriptina ou a cabergolina, são eficazes. Caso o tratamento de indução da ovulação seja malsucedido, a FIV deve ser considerada.

A indução da ovulação também apresenta o risco da síndrome da hiperestimulação ovariana. Isto ocorre muito menos frequentemente do que com a estimulação ovariana na FIV, porém é uma condição grave se não for adequadamente manejada. As mulheres que desenvolvem um número excessivo de folículos têm um risco maior para desenvolver a condição, e a dose ovulatória de hCG deve ser restringida, quando isto ocorre.

> **Quadro 45.3 Resumo**
>
> - A avaliação da progesterona sérica deve ser feita de acordo com a duração do ciclo menstrual.
> - Outras investigações endócrinas devem ser reservadas a mulheres com ciclos irregulares e/ou sinais de excesso de androgênio.
> - Clomifeno é um agente de primeira linha, efetivo e seguro em 90% dos casos de problemas ovulatórios.
> - Riscos de gestação múltipla devem ser cuidadosamente considerados na opção pelo tratamento.

FATOR TUBÁRIO DA INFERTILIDADE

A patologia tubária é um fator contribuinte em 15-30% das mulheres que apresentam infertilidade. A função tubária normal deve permitir o transporte e a fertilização do gameta e passagem subsequente do embrião até alcançar o útero para que a implantação ocorra no estágio apropriado do ciclo menstrual. A causa mais comum de infertilidade decorrente do fator tubário é a história passada de infecção pélvica em razão das ISTs, como a infecção por *Chlamydia trachomatis*, embora uma gestação anterior, bem-sucedida ou não, a história de cirurgia pélvica ou a endometriose possam estar envolvidos. Ocasionalmente, uma anomalia de desenvolvimento mülleriano pode estar presente.

Os seguintes exames para avaliação de anatomia pélvica são comumente realizados na investigação diagnóstica de mulheres com infertilidade:

1. Histerossalpingografia;
2. Laparoscopia e
3. Histerossalpingossonografia com contraste (HyCoSy).

Quando a duração da infertilidade é curta (< 1 ano) e a história e os achados de exames não sugerem um fator tubário, o exame da pelve pode ser postergado até quase 18 meses de duração da infertilidade. Contudo, se houver um fator de risco na história e os achados do exame ginecológico bimanual forem anormais ou se um teste de rastreamento para *Chlamydia* for positivo, deve ser feita uma avaliação sem demora.

Histerossalpingografia

Este é um exame ambulatorial que envolve a introdução de um meio de contraste solúvel em água ou óleo através de uma cânula fixada à cérvice. O líquido é rádio-opaco e pode ser visualizado pelos raios X. A cavidade uterina pode ser avaliada. A dispersão do contraste pelas paredes laterais do útero permite uma avaliação da anatomia tubária. A passagem livre do corante por toda a extensão tubária e dispersão no interior da cavidade peritoneal é sugestiva de uma anatomia normal. Quando ocorre obstrução do fluxo ou uma dilatação localizada distal, deve-se suspeitar de aderências peritubárias. O achado de um hidrossalpinge é indicativo de lesão tubária grave. É importante, especialmente em mulheres abaixo dos 25 anos de idade, considerar a necessidade de profilaxia antibiótica, pois a infecção por *Chlamydia* pode ser reativada em mulheres suscetíveis. Geralmente, utiliza-se azitromicina ou doxiciclina.

Uma histerossalpingografia (HSG) não deve ser realizada quando a paciente está menstruando. Além disso, as mulheres devem ser advertidas a evitar a concepção no ciclo em que o procedimento é realizado. Na ocorrência de uma relação não protegida, o exame deve ser postergado.

O meio de contraste utilizado em uma HSG pode conter iodina, e a possibilidade de reações alérgicas deve ser considerada. O extravasamento significativo do meio de contraste solúvel em óleo no interior da pelve pode levar à formação de lipogranuloma. Existe alguma evidência de que a utilização de um meio de contraste lipossolúvel (lipiodol) pode aumentar a chance de gestação na infertilidade sem causa aparente [19] embora isto não seja considerado uma opção como terapêutica.

Um estudo de metanálise, realizado para avaliar a acurácia da HSG para diagnóstico da permeabilidade tubária, utilizando a laparoscopia como padrão ouro, mostrou uma sensibilidade de 65% e uma especificidade de 83% [20,21]. Pode-se concluir que a HSG apresenta um valor limitado na detecção de obstrução tubária em razão de sua baixa sensibilidade, mas sua alta especificidade o torna um bom teste para a identificação de permeabilidade tubária.

Laparoscopia e hidrotubação

A laparoscopia e a hidrotubação são aceitas como padrão ouro para avaliação tubária. Para realizar esse procedimento, deve-se evitar o período de menstruação e qualquer chance de gestação. Utiliza-se um corante que é injetado pela cérvice durante a inspeção laparoscópica da pelve. O impedimento da passagem do corante pelas tubas é indicativo de obstrução.

A visualização direta da pelve permite a identificação de aderências, miomas, endometriose, cistos ovarianos e outras patologias que podem ser relevantes à infertilidade e que não seriam visualizadas na HSG. A probabilidade de encontrar uma doença tubária é maior quando a paciente apresenta um teste positivo de triagem para *Chlamydia* [22]. A laparoscopia permite o tratamento imediato de algumas patologias, o que pode ser particularmente relevante quando uma endometriose é encontrada.

O procedimento deve ser realizado de modo sistemático com um registro escrito e, se possível, com fotografias dos achados. O uso de um diagrama, como o produzido pela Sociedade Americana de Medicina Reprodutiva (ASRM) [23] para registrar os achados, é útil para explicar às pacientes sobre o que foi observado e feito, bem como para proporcionar um registro formal dos achados, especialmente nos casos de endometriose.

A anestesia geral apresenta um pequeno risco de reação aos fármacos utilizados, e a introdução de instrumentos laparoscópicos apresenta um risco de lesão às estruturas intra-abdominais, como intestinos, bexiga e vasos sanguíneos. As pacientes submetidas à cirurgia abdominal prévia, em particular aquelas com uma incisão mediana, apresentam um risco maior. A técnica utilizada na introdução de instrumentos deve ser adaptada para evitar essas lesões. Alternativamente, uma HSG pode ser preferida.

Sono-Histerossalpingografia com contraste

Nas últimas duas décadas, a utilização de uma preparação de contraste a HyCoSy atraiu interesse como método adicional para avaliar a permeabilidade tubária [24]. O procedimento pode ser realizado em ambulatório ou consultório, e um pequeno cateter balão é inserido na cavidade uterina pela cérvice. Um exame vaginal é realizado com um agente de contraste em suspensão para ultrassonografia (Echovist) é injetado pelo cateter. Geralmente, apenas 2-5 mL de líquido são necessários. Os meios contêm grânulos de galactose, e quando o fluxo é observado nas tubas uterinas, a permeabilidade é provável. A hidrossalpinge também pode ser identificada. Soluções salinas podem ser utilizadas apenas para a inspeção da cavidade uterina, e os pólipos endometriais podem ser visualizados. O método requer habilidade considerável na técnica de ultrassonografia, e, ocasionalmente, algumas pacientes sentem desconforto na instilação do líquido. Não existem evidências de benefício terapêutico pela difusão dos meios utilizados com HyCoSy [25].

Histeroscopia

O exame histeroscópico da cavidade uterina pode ser realizado como procedimento ambulatorial, embora a laparoscopia possa ser combinada com a histeroscopia. As malformações uterinas, miomas, pólipos endometriais, aderências e outras condições podem ser identificados e tratados, utilizando-se essa técnica, embora seja controverso se alguns desses achados contribuem com a infertilidade em termos significativos.

Avaliação dos exames diagnósticos de fator tubário de infertilidade

Um estudo de metanálise feito para avaliar o desempenho da HSG no diagnóstico de permeabilidade tubária, considerando a laparoscopia como padrão ouro, mostrou uma sensibilidade de 65% e uma especificidade de 83% [20,21]. Pode-se concluir que embora a HSG tenha um valor limitado na detecção da obstrução tubária decorrente de sua baixa sensibilidade, a sua alta especificidade a torna um teste melhor para a identificação de patência tubária. O valor preditivo negativo (94%) do teste para a patência tubária também é alto, sugerindo que o achado de tubas normais no HSG provavelmente está correto. Entretanto, um valor preditivo baixo de 38% do teste sugere que a HSG não é um indicador confiável de oclusão tubária, e quando um resultado da HSG é anormal, deve-se considerar uma avaliação laparoscópica para confirmar ou refutar os achados [8].

O HyCoSy também atua razoavelmente bem na detecção de anormalidades e de hidrossalpinge, mas, semelhante à HSG, sua confiabilidade não é tão boa na identificação de obstrução tubária [24].

A avaliação endoscópica do lúmen tubário para estudar a aparência da mucosa não tem se mostrado útil no trabalho de rotina da infertilidade. A faloposcopia permite o acesso à tuba pela vagina [26]. A salpingoscopia pode ser realizada na laparoscopia ou na laparotomia, onde a tuba é cateterizada pelas fímbrias [27]. Inicialmente, foram consideradas potencialmente úteis para fazer a seleção das pacientes com epitélio tubário saudável, que poderiam ser encaminhadas para a cirurgia tubária, mas nenhuma das técnicas ganhou muita popularidade e raramente foi utilizada.

Vários fatores devem ser levados em conta ao se considerar o manejo apropriado da infertilidade por fator tubário:

- Idade feminina – a fecundidade diminui acentuadamente acima dos 40 anos de idade.
- Extensão da doença – a probabilidade de sucesso da cirurgia é menor na doença mais grave. A presença de uma hidrossalpinge pode afetar o resultado da IVF, e a sua remoção deve ser considerada. As técnicas microcirúrgicas de reversão da esterilização apresentam altos índices de sucesso em mulheres abaixo de 40 anos de idade.
- Local da doença – a recanalização tubária pode ser feita na doença proximal pela salpingografia seletiva. A doença distal isolada pode ser tratada com salpingostomia. As aderências peritubárias podem ser tratadas com adesiólise.
- Presença de outros fatores de fertilidade – podem identificar indivíduos mais apropriados à IVF.
- Experiência cirúrgica – a habilidade do cirurgião é um determinante de sucesso importante.
- Gestação futura – gestação ectópica é um risco após a cirurgia tubária. A IVF pode diminuir, mas não abolir o risco.

ENDOMETRIOSE, MIOMAS E FATORES UTERINOS

A endometriose é uma condição debilitante associada à infertilidade, especialmente quando existe distorção anatômica da pelve. As mulheres suscetíveis podem apresentar fatores genéticos, imunológicos, hormonais ou ambientais que contribuem para o problema [28]. A história familiar da condição deve alertar o ginecologista, especialmente se os sintomas de dismenorreia e dor pélvica crônica estiverem presentes. O exame pélvico pode revelar um útero fixo, retrovertido sensível à dor e ocasionalmente podem existir nódulos endometrióticos na cúpula na vagina ou septo retrovaginal. A combinação de exames retal e vaginal pode ser útil, se houver essa suspeita. A visualização laparoscópica de lesões endometrióticas é o elemento principal do diagnóstico, embora a confirmação histológica da lesão excisada seja estritamente necessária para confirmação. A precisão do diagnóstico, portanto, depende do grau de habilidade e observação do cirurgião. Quando a endometriose é encontrada na laparoscopia, deve-se determinar o estágio da doença de acordo com as orientações da ASRM [23]. Existem evidências de que mulheres com endometriose discreta apresentam fertilidade reduzida [29] e que o tratamento, por exemplo, com diatermia, pode melhorar as chances naturais de concepção na doença mínima/leve [30]. A suspeita de endometriose pode ser considerada, quando o exame de ultrassonografia pélvica transvaginal é doloroso ou quando um cisto com aparência tênue de "vidro fosco" é observado no ovário. A MRI do útero pode ser útil na suspeita de adenomiose. O exame bioquímico de CA-125 pode ser sugestivo de endometriose, embora não seja específico. As mulheres com anomalias müllerianas, que apresentam menstruação retrógrada, apresentam um risco maior de desenvolver endometriose.

As opções médicas no manejo da endometriose incluem o uso contínuo de anticoncepcionais orais combinados, progestágenos, danazol, gestriona e análogos de GnRH. A supressão da ovulação está direcionada à patogênese associada ao estrógeno. Entretanto, existem poucas evidências que indiquem o aumento dos índices de fertilidade com tratamento medicamentoso.

A cirurgia pode ser útil na doença avançada, particularmente quando há dor significativa ou grandes cistos ovarianos. O envolvimento do intestino pode requerer a inclusão de especialistas em cirurgia de cólon e reto. As abordagens por laparoscopia ou por cirurgia aberta podem ser utilizadas dependendo da habilidade da equipe cirúrgica.

Os miomas estão entre os tumores benignos mais comuns, com uma prevalência relatada entre 3 e 8% em mulheres não selecionadas em idade reprodutiva [31], embora ocorram com maior frequência em mulheres com idade mais avançada e em algumas populações étnicas. Os miomas, frequentemente, são assintomáticos, mas uma associação à infertilidade é possível [32], particularmente quando o tumor está localizado na cavidade uterina [33,34]. A palpação abdominal e o exame vaginal podem revelar a presença de uma massa surgindo pélvica. Geralmente, a ultrassonografia é realizada para confirmar o diagnóstico. Quando existem dúvidas sobre a relação entre o mioma e a cavidade uterina na avaliação inicial por ultrassonografia, uma sono-histerossalpingografia com contraste ou uma HSG podem ser úteis para distinguir as lesões submucosas de lesões intramurais. A avaliação histeroscópica do grau de penetração miometrial pelo mioma é essencial, quando uma excisão cirúrgica é escolhida [35]. A laparoscopia ou a miomectomia por cirurgia aberta podem ser realizadas, embora haja riscos de aderências pós-cirúrgicas que podem comprometer a fertilidade. Uma hemorragia de difícil controle pode levar à histerectomia. A redução pré-cirúrgica dos miomas com uso de agonistas do GnRH pode reduzir o risco de sangramento. A ultrassonografia pode auxiliar a discriminação entre adenomiose e miomas, pois a ausência de uma cápsula tumoral e a presença de lacunas no interior da lesão podem ser sugestivas de adenomiose. A MRI também pode ser útil.

Uma patologia uterina não diagnosticada como causa de infertilidade, a falha de implantação recorrente (RIF) ou o aborto recorrente são conceitos atraentes. Entretanto, as evidências de que a receptividade endometrial prejudicada é importante na infertilidade são fracas. A biópsia endometrial realizada em um período determinado do ciclo com avaliação histológica e datação da maturação endometrial, é o método mais descrito para avaliar o desenvolvimento normal do endométrio. A acurácia do exame é dependente da determinação exata do período do ciclo menstrual em que é realizada em relação ao surgimento de LH [36] e não tem sido utilizada na prática de rotina, assim como foi abandonado o conceito de deficiência da fase lútea como causa principal de infertilidade. A espessura endometrial mensurada por ultrassonografia é um preditor fraco do potencial de implantação na IVF [37], particularmente se existe alta qualidade dos embriões. Os distúrbios de ação e expressão das citocinas foram postulados como causa de RIF, mas a análise desses fatores permanece mais uma ferramenta de pesquisa do que para uso clínico. O papel das causas imunológicas e da trombofilia na infertilidade ainda não está definido. Alguns estudos iniciais sugeriram uma associação entre a síndrome antifosfolipídica e a RIF, porém isso não foi confirmado em estudos prospectivos maiores. O papel que as células assassinas naturais* exercem na RIF é discutido [38]. Até o momento, não há evidências consistentes que indiquem uma associação. Uma associação entre trombofilia hereditária e RIF também foi descrita em alguns estudos, mas a investigação e o rastreamento desses distúrbios permanece controverso.

> **Quadro 45.4 Resumo**
>
> - Antes da instrumentação uterina, as mulheres que apresentam risco devem fazer o rastreamento da infecção por *Chlamydia trachomatis*.
> - Mulheres com resultado positivo e seus parceiros devem ser encaminhados aos serviços de medicina geniturinária para tratamento.
> - A cirurgia pode ser efetiva em mulheres apropriadamente selecionadas.
> - A miomectomia deve ser considerada quando há distorção significativa da cavidade uterina, embora os riscos de uma cirurgia devam ser discutidos.
> - O tratamento médico da endometriose não melhora a fertilidade.

INFERTILIDADE NÃO EXPLICADA

Apesar do emprego dos protocolos de investigação delineados acima, é discutível se a avaliação básica da qualidade do sêmen, da ovulação e da permeabilidade tubária é precisa para predizer um nascimento vivo [39]. A partir da discussão anterior, também está claro que há um debate relevante em andamento, os distúrbios sutis na função reprodutiva feminina e seu impacto na fertilidade. A função endometrial é indubitavelmente importante na gênese da concepção, mas vários outros elementos contribuem para o estabelecimento da gravidez e têm sido considerados causas de infertilidade. Poucos são suscetíveis a uma investigação simplificada. A Tabela 45.6 apresenta estas possibilidades.

A infertilidade não explicada é um diagnóstico frustrante para o médico e para os pacientes. A acurácia e a sensibilidade dos testes que são utilizados para investigar a infertilidade influenciam a possibilidade de se obter "diagnóstico rotulado" [40]. Se o rótulo for útil ou não na elaboração de um prognóstico ou na formulação de um plano de tratamento é discutível [41].

*Em inglês, *Natural Killer* (NK) (Nota da RT).

Tabela 45.6 Causas supostas de infertilidade não explicada

Fatores endócrinos	Crescimento anormal do folículo
	Secreção de progesterona abaixo do ideal (deficiência da fase lútea)
	Síndrome do folículo luteinizado não roto
	Hipersecreção de hormônio luteinizante
	Hiperprolactinemia da ovulação
Fatores ovarianos	Anticorpos da zona pelúcida
	Reserva ovariana diminuída (envelhecimento ovariano)
Fatores uterinos/endometriais	Anormalidades uterinas congênitas
	Miomas submucosos
	Perfusão uterina anormal
	Alteração da ação e expressão das citocinas
	Distúrbios de função de células assassinas naturais (NK) e das células T
Fatores tubários	Distúrbios da função tubária, *i. e.*, peristasia, ciliar
	Metabolismo subótimo de suporte de gametas e embriões
	Alteração da atividade imune
Fatores peritoneais	Endometriose leve
	Infecção oculta
	Alteração da atividade imune
Fatores genéticos	Aneuploidia do gameta ou do embrião
	Morfologia inadequada do embrião, clivagem e formação de blastocisto
Interação do sêmen com o muco cervical	Produção alterada de muco cervical
	Anticorpos antiespermatozoides
Fatores psicogênicos	Função coital inadequada

Em alguns casos, o achado de "anormalidades" ocorre com frequência semelhante entre os casais que concebem naturalmente e os que permanecem inférteis [42]. Recentemente, o perfil etário das pacientes atendidas em clínicas de fertilidade mudou, pois muitas mulheres, por diversas razões, retardam a gestação. Para muitos, a idade apenas é o principal fator na determinação do prognóstico, e a idade também pode influenciar a probabilidade de um diagnóstico de infertilidade não explicado. Estima-se que a chance de alcançar um diagnóstico de infertilidade não explicada é dobrada, caso a mulher apresente mais de 35 anos de idade, quando comparado a mulheres abaixo de 30 anos de idade [43]. Como discutido a seguir, a reserva ovariana diminuída pode, teoricamente, ser uma causa não identificada de infertilidade não explicada. Para muitos médicos, a idade da mulher, associada à paridade e à duração da infertilidade, são os três fatores mais importantes do prognóstico.

O emprego de um tratamento empírico deve considerar as evidências da sua eficácia. O tratamento expectante é adequado, quando a duração da infertilidade é menor do que 3 anos, embora em mulheres acima de 35 anos possa ser considerado o início mais precoce do tratamento. O clomifeno é frequentemente utilizado, mas as evidências atuais sugerem que ele não seja efetivo. A inseminação intrauterina pode ser considerada em algumas situações, mas não é provável que seja útil a menos que haja dificuldades sexuais. Quando combinada à superovulação, pode aumentar a chance de gestação, mas os riscos de gestação múltipla podem ser maiores [44].

CONHECIMENTOS DECORRENTES DA CONCEPÇÃO ASSISTIDA

Em geral, a população submetida à concepção assistida inclui os indivíduos com infertilidade prolongada e, possivelmente, não é representativa da população em geral com infertilidade. Entretanto, os resultados em pacientes com acesso ao tratamento de IVF, embora sob condições muito diferentes, podem dar alguma informação sobre o que ocorre em tentativas naturais de concepção e pode auxiliar os casais que estão lidando com a infertilidade. Ocasionalmente, os resultados ruins de fertilização podem desmascarar problemas funcionais relativos à qualidade do esperma ou do óvulo. A falha na fertilização pode ser decorrente do endurecimento da zona pelúcida, que está associada ao envelhecimento do oócito. A qualidade do embrião, julgada pelos padrões de morfologia e clivagem pode ser consistentemente abaixo do ideal. A associação entre estes achados e aneuploidia em embriões está bem estabelecida. As mulheres que não respondem à estimulação ovariana podem apresentar um distúrbio qualitativo ou quantitativo na fisiologia folicular. Os exames de avaliação da reserva ovariana são amplamente utilizados em pacientes que estão se submetendo ao tratamento de IVF. A dosagem do FSH na fase folicular precoce, do hormônio antimülleriano (AMH), da inibina B e a contagem de folículos antrais (AFC) através da ultrassonografia são os exames mais usados. Testes dinâmicos de reserva ovariana também foram descritos, utilizando o clomifeno ou a estimulação com gonadotrofina exógena. O poder preditivo de todos esses testes para os desfechos finais, incluindo a recuperação de óvulos, e a gestação clínica é ruim, exceto nos extremos do intervalo de variação. Atualmente, eles devem ser considerados inapropriados para a avaliação de rotina da mulher infértil [45]. Isto será discutido em maiores detalhes em outra ocasião.

CONCLUSÃO

A infertilidade é um problema de saúde pública importante, causando sofrimento aos envolvidos, à família e aos amigos. A avaliação inicial da disponibilidade de óvulos e espermatozoides, juntamente com a determinação de que os gametas podem-se encontrar deve oferecer um diagnóstico para a maior parte dos casais. Um prognóstico geralmente favorável deve ser informado e, quando necessário, o tratamento deve ser iniciado dentro de um período de tempo relativamente curto.

REFERÊNCIAS

1. Evers JLH. Female subfertility. *Lancet* 2002;360:151–159.
2. Snick HKA, Snick TS, Evers JLH, Collins JA. The spontaneous pregnancy prognosis is untreated subfertile couples: the Walcheren primary care study. *Hum Reprod* 1997;12:1582–1588.
3. Hull MGR, Glazener CMA, Kelly NJ *et al*. Population study of causes, treatment and outcome of infertility. *BMJ* 1985;291:1693–1697.
4. Templeton A, Fraser C, Thompson B. The epidemiology of infertility in Aberdeen. *BMJ* 1990;301:148–152.
5. Macmillan S, Templeton A. Screening for *Chlamydia trachomatis* in subfertile women. *Hum Reprod* 1999;12:3009–3012.
6. Oliva A, Spira A, Multigner L. Contribution of environmental factors to the risk of male infertility. *Hum Reprod* 2001;16:1768–1776.
7. Bhattacharya S, Porter M, Raja EA *et al*. The epidemiology of infertility in the North East of Scotland. *Hum Reprod* 2009;24:3096–3107.
8. NICE: National Collaborating Centre for Women's and Children's Health for the National Institute of Clinical Excellence. *Fertility: Assessment and Treatment for People with Fertility Problems.* London: RCOG Press, 2004.
9. Hamilton MPR. The initial assessment of the infertile couple. *Curr Obstet Gynaecol* 1992;2:2–7.
10. World Health Organization. *WHO Laboratory Manual for the Examination and Processing of Human Semen*, 5th edn. Geneva: WHO, 2010.
11. Aitken RJ. Sperm function tests and fertility. *Int J Androl* 2006;29:69–75.
12. Oei SG, Helmerhorst FM, Keirse MJNC. When is the post-coital test normal? A critical appraisal. *Hum Reprod* 1995;10:1711–1714.
13. Glazener CMA, Ford WCL, Hull MGR. The prognostic power of the post-coital test for natural conception depends on the duration of infertility. *Hum Reprod* 2000;15:1953–1957.
14. Mol BW. Diagnostic potential of the post-coital test. In: Heineman MJ (ed) *Evidence Based Reproductive Medicine in Clinical Practice.* Birmingham: American Society for Reproductive Medicine, 2001:73–82.
15. Hull MG, Savage PE, Bromham DR, Ismail AA, Morris AF. The value of a single serum progesterone measurement in the mid-luteal phase as a criterion of a potentially fertile cycle ('ovulation') derived from treated and untreated conception cycles. *Fertil Steril* 1982;37:355–360.
16. Wathen NC, Perry L, Lilford RJ, Chard T. Interpretation of single progesterone measurement in diagnosis of anovulation and defective luteal phase: observations on analysis of the normal range. *BMJ* 1984;288:7–9.
17. The Rotterdam ESHRE/ASRM-sponsored PCOS Consensus Workshop Group. Revised 2003 Consensus on diagnostic criteria and long-term health risks related to polycystic ovary syndrome (PCOS). *Hum Reprod* 2004;19:41–47.
18. Mitwally MF, Casper RF. Use of an aromatase inhibitor for induction of ovulation in patients with an inadequate response to clomiphene citrate. *Fertil Steril* 2001;75:305–309.
19. Johnson NP, Farquhar CM, Hadden WE, Suckling J, Yu Y, Sadler L. The FLUSH trial – Flushing with Lipiodol for Unexplained (and endometriosis-related) Subfertility by Hysterosalpingograpgy: a randomised trial. *Hum Reprod* 2004;19:2043–2051.
20. Swart P, Mol BWJ, van der Veen F, van Beurden M, Redekop WK, Bossuyt PMM. The accuracy of hysterosalpingography in the diagnosis of tubal pathology, a meta-analysis. *Fertil Steril* 1995;64:486–491.
21. Mol BWJ, Swart P, Bossuyt PMM, van Beurden M, van der Veen F. Reproducibility of the interpretation of hysterosalpingography in the diagnosis of tubal pathology *Hum Reprod* 1996;11:1204–1208.

22. Coppus SFPJ, Opmeer BC, Logan S, van der Veen F, Bhattacharya S, Mol BWJ. The predictive value of medical history taking and Chlamydia IgG ELISA antibody testing (CAT) in the selection of subfertile women for diagnostic laparoscopy: a clinical prediction model approach. *Hum Reprod* 2007;22:1353–1358.
23. American Society for Reproductive Medicine. Revised American Society for Reproductive Medicine: classification of endometriosis. *Fertil Steril* 1996;67:817–821.
24. Hamilton JA, Larson AJ, Lower AM, Hasnain S, Grudzinskas JG. Evaluation of the performance of hysterosalpingo contrast sonography in 500 consecutive, unselected, infertile women. *Hum Reprod* 1998;13:1519–1526.
25. Lindborg L, Thorburn J, Bergh C, Strandell A. Influence of HyCoSy on spontaneous pregnancy: a randomized controlled trial. *Hum Reprod* 2009;24:1075–1079.
26. Rimbach S, Bastert G, Wallwiener D. Technical results of falloposcopy for fertility diagnosis in a large multicentre study. *Hum Reprod* 2001;16:925–930.
27. de Bruyne F, Hucke J, Willers R. The prognostic value of salpingoscopy. *Hum Reprod* 1997;12:266–271.
28. Crosignagni PG, Olive D, Bergqvist A, Luciano A. Advances in the management of endometriosis: an update for clinicians. *Hum Reprod Update* 2006;12:179–189.
29. Akande VA, Hunt LP, Cahill D, Jenkins JM. Difference in time to natural conception between women with unexplained infertility and infertile women with minor endometriosis. *Hum Reprod* 2004;19:96–103.
30. Marcoux S, Maheux R, Berube S. Laparoscopic surgery in infertile women with minimal or mild endometriosis. *N Engl J Med* 1997;337:217–222.
31. Borgfeldt C, Andolf E. Transvaginal ultrasonographic findings in the uterus and the endometrium: low prevalence of leiomyoma in a random sample of women age 25–40 years. *Acta Obstet Gynecol Scand* 2000;79:202–207.
32. Somigliana E, Vercellini P, Daguati R, Pasin R, de Giorgi O, Crosignani PG. Fibroids and female reproduction: a critical analysis of the evidence. *Hum Reprod Update* 2007;13:465–476.
33. Khalaf Y, Ross C, El-Toukhy T, Hart R, Seed P, Braude P. The effect of small intramural uterine fibroids on the cumulative outcome of assisted conception. *Hum Reprod* 2006;21:2640–2644.
34. Klatsky PC, Lane DE, Ryan IP, Fujimoto VY. The effect of fibroids without cavity involvement on ART outcomes independent of ovarian age. *Hum Reprod* 2007;22:521–526.
35. Di Spiezio Sardo A, Mazzon I, Bramante S *et al.* Hysteroscopic myomectomy: a comprehensive review of surgical techniques. *Hum Reprod Update* 2008;14:101–119.
36. Li TC, Tuckerman EM, Laird SM. Endometrial factors in recurrent miscarriage. *Hum Reprod Update* 2002;8:43–52.
37. Margalioth EJ, Ben-Chetrit A, Gal M, Eldar-Geva T. Investigation and treatment of repeated implantation failure after IVF-ET. *Hum Reprod* 2006;21:3036–3043.
38. Rai R, Sacks G, Trew G. Natural killer cells and reproductive failure – theory, practice and prejudice. *Hum Reprod* 2005;20:1123–1126.
39. Taylor PJ, Collins JA. *Unexplained Infertility.* Oxford: Oxford University Press, 1992.
40. Gleicher N, Barad D. Unexplained infertility: does it really exist? *Hum Reprod* 2006;21:1951–1955.
41. Siristatidis C, Bhattacharya S. Unexplained infertility: does it really exist? Does it matter? *Hum Reprod* 2007;22:2084–2087.
42. Guzick DS, Grefenstette I, Baffone K *et al.* Infertility evaluation in fertile women: a model for assessing the efficacy of infertility testing. *Hum Reprod* 1994;9:2306–2310.
43. Maheshwari A, Hamilton M, Bhattacharya S. Effect of female age on the diagnostic categories of infertility. *Hum Reprod* 2008;23:538–542.
44. Bhattacharya S, Harrild K, Mollison J *et al.* Clomifene citrate or unstimulated intrauterine insemination compared with expectant management for unexplained infertility: pragmatic randomized controlled trial. *BMJ* 2008;337:a716.
45. Maheshwari A, Fowler P, Bhattacharya S. Assessment of ovarian reserve – should we perform tests of ovarian reserve routinely? *Hum Reprod* 2006;21:2729–2735.

Capítulo 46

Reprodução Assistida

Geoffrey Trew e Stuart Lavery
Hammersmith Hospital, London, UK

INTRODUÇÃO

A concepção assistida é a facilitação da concepção natural através da intervenção científica. Está disponível há muitos anos, mas um dos primeiros casos registrados e, possivelmente, mais bem conhecido de concepção assistida foi o realizado pelo eminente cirurgião John Hunter, em 1785, Londres. O cônjuge, nesse caso de casal infértil, apresentava hipospadia, e a inseminação artificial de espermatozoide ejaculado foi realizada em sua esposa. Isto resultou em uma gestação bem-sucedida e nascimento subsequente. Essa concepção assistida básica perdurou até o progresso das técnicas científicas em meados do século XX. O advento de técnicas aprimoradas, particularmente na forma de indução da ovulação e estimulação ovariana controlada tem permitido o sucesso do tratamento de mulheres com anovulação. A purificação e o uso de gonadotrofina humana da menopausa (hMGs), na década de 1960, resultou no desenvolvimento folicular múltiplo, possibilitando a fertilização *in vitro* (IVF). Durante os últimos 40 anos houve avanços acentuados no tratamento da infertilidade feminina bem como na masculina. Atualmente, existe uma panóplia completa de técnicas com abreviaturas que variam desde as mais conhecidas, como a IUI (inseminação intrauterina), IVF, ICSI (injeção intracitoplásmica de espermatozoide) e a PGD (diagnóstico genético pré-implantacional) às que, presentemente, se tornaram mais esotéricas em razão dos seus baixos índices de sucesso, como a DOT (transferência direta de oócito), PROST (transferência em estágio pró-nuclear) e também DIPI inseminação intraperitoneal direta; Tabela 46.1). Com esses avanços, é possível tratar com sucesso a grande maioria de homens e mulheres subférteis e lhes proporcionar a criança que eles tanto desejam.

INVESTIGAÇÕES ANTERIORES À CONCEPÇÃO ASSISTIDA

Mesmo quando o diagnóstico foi realizado e a decisão quanto à forma mais adequada de tratamento foi estabelecida, há algumas investigações essenciais que devem ser realizadas antes de qualquer forma de concepção assistida. Essas investigações não apenas garantem resultados melhores quando a concepção assistida é realizada, mas também reduzem a chance de algum erro de diagnóstico antes de iniciar os ciclos múltiplos, evitando os subsequentes custos emocional e financeiro ao paciente quando eles são malsucedidos.

> **Quadro 46.1 Resumo**
>
> Investigações anteriores à reprodução assistida:
> - Perfil hormonal: AMH, FSH, E2 (mensuração da reserva ovariana), progesterona (verificação da ovulação)
> - Análise do sêmen
> - Ultrassonografia pélvica
> - Avaliação da cavidade uterina e tubas uterinas: HSG, laparoscopia e histeroscopia

▶ Feminino

Os testes de reserva ovariana têm sido realizados durante muitos anos – anteriormente, o nível de hormônio estimulador do folículo (FSH) da fase folicular inicial era utilizado e ainda é o exame principal em muitos países. Atualmente, um teste sanguíneo relativamente novo, do hormônio antimülleriano (AMH), está sendo muito utilizado e proporciona uma avaliação mais acurada da reserva ovariana. Ele apresenta uma variabilidade intra e interciclo melhor e possui uma melhor correlação com a resposta ovariana à superovulação e com os índices de sucesso do que qualquer outro teste. Este exame é utilizado com frequência para avaliar a adequabilidade da paciente a técnicas como IVF antes do tratamento. Um nível muito baixo menor do que 3 pmol/L sugere um índice de nascimento vivo de menos de 2%, e a IVF utilizando óvulos da própria paciente raramente seria bem-sucedida. Contrariamente, um nível alto (> 50 pmol/L) sugere ovários muito sensíveis e uma chance maior de desenvolvimento da síndrome da hiperestimulação ovariana (OHSS), se a dose de FSH não for reduzida.

A maior parte das formas de concepção assistida, excluindo a doação de óvulos, necessita de uma reserva ovariana normal para apresentar alguma chance significativa de sucesso. Quando a paciente apresenta ciclos menstruais irregulares, a função da tireoide, os níveis de prolactina e, quando indicado, os níveis de testosterona e de globulina ligadora de hormônios sexuais (SHBG) também devem ser verificados.

Quando a paciente está sendo submetida à forma licenciada de concepção assistida, sob a Lei de Embriologia e Fer-

Tabela 46.1	Abreviaturas da contracepção assistida
Abreviatura	Definição
IVF	Fertilização *in vitro*
IUI	Inseminação intrauterina
ICSI	Injeção intracitoplasmática de espermatozoide
PGD	Diagnóstico genético pré-implantacional
PGS	Rastreamento genético pré-implantacional
DOT	Transferência de oócito direta
PROST	Transferência de estágio pró-nuclear
DIPI	Inseminação intraperitoneal direta
MESA	Aspiração microepididimal de esperma
PESA	Aspiração percutânea epididimal de esperma
TESE	Extração testicular de esperma
GIFT	Transferência intrafalopiana de gameta

tilização Humana, de 1990, deve ser feito o rastreamento de hepatite B, hepatite C e do vírus da imunodeficiência humana (HIV) de ambos os parceiros, o homem e sua mulher, Caso um dos parceiros seja positivo para essas patologias, isto não os impede de serem tratados, porém, o congelamento de embriões só poderá ser realizado se houver disponibilidade para criopreservação específica, em razão do risco teórico de infecção cruzada entre os embriões do casal e embriões não acometidos de outros pacientes.

Ultrassonografia

Quase todo exame ultrassonográfico na concepção assistida é realizado por via transvaginal. O exame inicial avalia várias áreas: (i) a morfologia ovariana- caso haja ovários policísticos subjacentes, eles podem ser hiper-responsivos à estimulação com gonadotrofinas; (ii) a presença de cistos ovarianos – quando presentes, o tratamento adequado deve ser providenciado; (iii) atualmente, muitos centros também mensuram o volume ovariano e realizam a contagem dos folículos antrais, pois também são utilizados para o cálculo da dose de FSH a ser usada na fase de estimulação da IVF; (iv) os ovários são avaliados quanto à acessibilidade, não apenas para o monitoramento, mas para a recuperação de oócito via transvaginal (TVOR) caso esteja nos planos, para garantir que isso possa ser realizado sem dificuldades desnecessárias. Durante o exame de ultrassonografia, em algumas vezes, pacientes que apresentam aderências abdominais [provenientes de causas iatrogênicas, doença inflamatória pélvica anterior (PID) ou endometriose], pode ser necessário aplicar uma leve pressão abdominal para mobilizar o ovário em direção descendente de forma a proporcionar uma posição mais acessível à coleta do óvulo; (v) o útero também é avaliado em busca da presença de anormalidades, como mioma uterino, para a certeza de que o endométrio esteja normal e que não haja outras anormalidades; e (vi) o restante da pelve também é examinado de modo sistemático para excluir outras patologias.

Cavidade uterina e permeabilidade tubária

A cavidade uterina e as tubas uterinas devem ser examinadas antes de todas as formas de concepção assistida. Para técnicas, como a IUI, a permeabilidade tubária de uma ou ambas as tubas uterinas é necessária, e a avaliação da cavidade uterina e das tubas deve ser feita. A avaliação das tubas uterinas também deve ser realizada para a IVF, mesmo quando não são necessárias para o procedimento real. Evidências de grau A [1] mostram que a presença de hidrossalpinge pode reduzir significativamente os índices de implantação decorrente do refluxo do líquido pela hidrossalpinge na cavidade uterina (veja p. 580). A integridade da cavidade uterina deve ser avaliada, pois várias formas de patologia uterina, variando de sinéquias intrauterinas, anormalidades congênitas, como septo uterino grande, mioma submucoso e pólipos intrauterinos, podem reduzir significativamente o índice de implantação e o índice de nascimento vivo subsequente. Quando um problema importante for encontrado na cavidade uterina, a correção deve ser feita antes de iniciar os ciclos de concepção assistida. A cavidade uterina e as tubas uterinas podem ser investigadas pelos métodos descritos a seguir.

Histerossalpingografia

A histerossalpingografia (HSG) vem sendo utilizada por muitas décadas, mas é considerada dolorosa. As técnicas mais recentes e, em particular, com o advento de bombas de sucção e pequenos cateteres em balão, o trauma da dor pode ser evitado. A HSG possibilita a avaliação da cavidade uterina e das tubas uterinas e é um teste minucioso extremamente útil que pode ser realizado com um alto grau de acuidade sem a necessidade de anestesia geral. Recomenda-se fazer o rastreamento da infecção por *Chlamydia* e a cobertura com antibióticos se necessário, antes do procedimento.

Sono-histerossalpingografia

Existem várias técnicas de ultrassonografia desenvolvidas para avaliar a patência tubária, sendo a mais comumente utilizada a Echovist®. É um líquido ecogênico instilado no interior da cavidade uterina e através das tubas uterinas que podem ser rastreadas pela ultrassonografia. Esse pode ser um bom método para avaliar a patência tubária, mas em razão da alta ecogenicidade do líquido, algumas vezes pode existir falha na identificação de lesões da cavidade uterina, como aderências intrauterinas e distorções sutis por miomas submucosos [2].

Laparoscopia e histeroscopia

São investigações de infertilidade comumente realizadas, utilizadas particularmente quando a paciente apresenta outras queixas, em especial, a dor pélvica.

Quando um teste de rastreamento, como o histerossalpingograma é realizado e encontra-se uma lesão intrauterina, a histeroscopia deve ser realizada e, confirmando-se o diagnóstico, a lesão deve ser removida. Por exemplo, na presença de aderências intrauterinas, elas podem ser seccionadas histeroscopicamente, ou um mioma submucoso pode ser removido pela ressecção transcervical.

▶ Masculino

Uma análise completa do sêmen deve ser realizada em todos os homens encaminhados à concepção assistida para determinar a técnica mais apropriada ao paciente. A maior parte das unidades de concepção assistida não observa somente os critérios de normalidade espermática, definido pela Organização Mundial da Saúde (WHO), mas também realizam teste da função espermática para avaliar a melhor forma de utilizá-lo – geralmente a IVF, quando os parâmetros são bons, e a ICSI na constatação de um caso grave. A presença de outros problemas, como anticorpos antiespermatozoides no ejaculado, também é investigada e, se presente, amostras subsequentes podem ser obtidas com a ejaculação direta do paciente no meio de cultura para tentar diminuir o impacto desses anticorpos na função do espermatozoide. Algumas vezes, isto pode significar que uma amostra, seriamente acometida por anticorpos antiespermatozoides e considerada apropriada somente para IVF, possa ocasionalmente ser "aprimorada" para ser utilizada por técnicas, como IUI, se a ejaculação direta no meio de cultura for realizada.

Patologias Importantes Coexistentes

Existem várias outras patologias coexistentes que podem reduzir significativamente o resultado bem-sucedido da concepção assistida ou aumentar o índice de complicações do procedimento.

Miomas uterinos

Os miomas uterinos são comumente encontrados no exame ultrassonográfico transvaginal da mulher infértil. A associação de causalidade dos miomas tem sido difícil de determinar em relação ao estado infértil da paciente. A presença de miomas não significa necessariamente que haja uma ligação causativa direta entre miomas e infertilidade. Existem vários relatos de séries de casos em que a remoção dos miomas resultou em melhora, entre 30 e 80% dos índices subsequentes de concepção [3]. Anteriormente se pensava que os miomas reduziam os índices de implantação significativamente apenas quando a cavidade uterina apresentava distorção. Existem dois estudos de séries de casos que observaram o efeito na implantação em ciclos de IVF de miomas em outras localizações. No primeiro, de Eldar-Geva *et al.* [4] os autores demonstraram que os miomas intramurais reduziam de modo significativo os índices de implantação; isto foi posteriormente confirmado por Hart *et al.* [5]. Ambos os estudos confirmaram o impacto de miomas que não distorcem a cavidade uterina, mas isto parece estar associado apenas a miomas maiores do que 3 cm. Portanto, deve-se considerar a miomectomia em paciente com miomas maiores do que 3 cm, e em particular, naquelas com falhas de implantação recorrentes antes de realizar uma concepção assistida. Embora pareça haver um impacto nos índices de implantação após a remoção de miomas, Surrey *et al.* [3], em um ensaio clínico randomizado, falharam em demonstrar índices melhorados de nascimento vivo.

Hidrossalpinges

Há vários estudos que demonstraram o efeito adverso de hidrossalpinges nos resultados da IVF. Na verdade, três ensaios clínicos controlados e randomizados foram incluídos na revisão de Cochrane [6] para verificar se a salpingectomia seria útil a pacientes com hidrossalpinge antes de serem submetidas à IVF. O tratamento cirúrgico dessas hidrossalpinges *vs.* tratamento não cirúrgico aumentou a probabilidade de nascimento vivo e a ocorrência de gestação [razão de chances (OR) de 2,13; 95% de intervalo de confidência (CI) 1,24-3,65 e de gestação (OR 1,75; 95% CI 1,07-2,86). Atualmente, foi demonstrado que a remoção das tubas comprometidas pela salpingectomia antes da IVF resulta em índices de implantação que se equiparam aos esperados em pacientes não acometidas por hidrossalpinge. A decisão entre a remoção e o bloqueio na porção proximal (por *clipping* ou coagulação) da hidrossalpinge depende de vários fatores, como o grau de dano e se a paciente apresenta dor associada à hidrossalpinge. A salpingectomia era feita de forma rotineira, atualmente, os serviços estão optando pela coagulação da porção proximal em razão da preocupação de que a salpingectomia possa comprometer a vascularização ovariana e reduzir a subsequente resposta à estimulação [7]. Em geral, o tratamento da hidrossalpinge é individualizado e leva em consideração todos os outros parâmetros, desde qualquer fator masculino até o grau de doença tubária e o conhecimento da função ovariana da paciente.

Ovários policísticos

Os ovários policísticos, identificados na ultrassonografia, são achados extremamente comuns em mulheres em idade fértil e podem ocorrer em ~30% das pacientes. As pacientes com ovários policísticos podem apresentar resistência à estimulação com gonadotrofinas para IUI ou IVF. Inicialmente, pode haver um grau de resistência com doses menores, mas uma janela terapêutica muito estreita ocorre antes de ocorrer hiperestimulação e, se isso ocorrer, o ciclo deve ser cancelado. Considerando-se as graves complicações que resultam da OHSS, deve-se sempre iniciar com uma dose baixa e aumentar gradativamente até que a janela terapêutica seja alcançada. A perfuração ovariana laparoscópica pode ser utilizada para tentar melhorar essa janela terapêutica e o tratamento pré-ciclo de todos os agentes sintetizantes de insulina, como a metformina. Existem evidências atuais que mostram que o uso da metformina não melhora o índice de sucesso, mas pode melhorar a segurança do ciclo [8].

Cistos endometrióticos

A endometriose é uma patologia coexistente comum em pacientes que se submetem à concepção assistida. Embora não exista nenhuma evidência de melhora nos ciclos de concepção assistida com o tratamento da endometriose peritoneal, pode haver benefícios no tratamento de grandes endometriomas antes da IVF. Considera-se que isso possa beneficiar o ciclo de várias formas, incluindo a própria resposta ovariana e o número total de óvulos obtidos (particularmente no ovário acometido por endometrioma). A segunda preocupação com os endometriomas ovarianos é que eles podem ser inadvertidamente perfurados durante o TVOR e há um risco significativo de formação de abscesso ovariano, caso isso ocorra. A drenagem de pré-ciclo por aspiração com agulha também pode aumentar o risco de abscessos ovarianos e, geralmente, isto não é aconselhado. Quando o endometrioma ovariano apresenta um tamanho significativo que possa afetar adversamente o ciclo de concepção ou se existe um grande risco de erro de agulhamento, o tratamento cirúrgico é mais adequado antes da iniciação do ciclo de concepção. A infrarregulação prolongada com análogos do hormônio liberador de gonadotrofina (GnRH) pode diminuir os cistos, mas isto pode tornar mais difícil a estimulação dos ovários.

Tabagismo

Os pacientes devem ser advertidos a parar de fumar, pois o tabagismo diminui significativamente a eficácia de todas as formas de concepção assistida.

Obesidade

Recomenda-se que o paciente apresente um índice de massa corporal (BMI) entre 19 e 30. Fora dessa variação, os índices de sucesso da concepção assistida são reduzidos. Quando o BMI se encontra acima de 30, não apenas os índices de sucesso são menores, como também são maiores os índices de erro, e a incidência de complicações, como a OHSS, também é elevada.

TIPOS DE CONCEPÇÃO ASSISTIDA

Existem muitos tipos de concepção assistida disponíveis que variam de procedimentos menos invasivos como IUI até o mais conhecido IVF, com ou sem ICSI. O uso de outros procedimentos, como a transferência intrafalopiana de gameta (GIFT), diminuiu em razão da melhora nos índices de sucesso da IVF. Outras técnicas associadas aos ciclos de concepção assistida, como o diagnóstico genético pré-implantacional (PGD) e o exame genético minucioso pré-implantacional (PGS), também são realizadas em alguns centros especializados.

▶ Inseminação intrauterina

A inseminação intrauterina (IUI) consiste em uma amostra preparada de esperma (normalmente produzida por masturbação) sendo colocada na cavidade uterina utilizando-se uma cânula, na época apropriada do ciclo menstrual da paciente. Aproximadamente 2 semanas após, realiza-se o teste de gravidez para verificar se o ciclo foi bem-sucedido.

Protocolos

A inseminação intrauterina pode ser realizada em um ciclo natural, usando apenas Clomid®, ou Clomid seguido pela injeção de FSH, ou somente com FSH. Com qualquer método de indução da ovulação que seja utilizado, é uma prática normal a utilização de uma única injeção de gonadotrofina coriônica humana (hCG) aproximadamente 36 horas antes da inseminação para garantir o momento ideal com a ovulação.

Monitoramento

Embora seja possível fazer o monitoramento do hormônio luteinizante urinário (LH) por métodos caseiros de *fitas medidoras*, eles não fornecem os melhores índices de sucesso. Quando alguma forma de indução da ovulação é utilizada, realiza-se um monitoramento mais acurado. Normalmente, faz-se o rastreamento do folículo com o uso da ultrassonografia transvaginal que possui o benefício de auxiliar na tomada de decisão do melhor momento para usar o hCG e, portanto, o momento da inseminação, mas também pode confirmar que a indução da ovulação apresentou o efeito desejado, isto é, um (no máximo dois) folículo(s) apresenta(m) desenvolvimento acima de 18 mm. Se a ultrassonografia detectar o desenvolvimento de mais que dois folículos, o ciclo deve ser cancelado, e a paciente deve ser advertida para evitar uma relação sexual desprotegida decorrente do risco elevado de gestação múltipla.

Os índices de sucesso são maiores na IUI estimulada com Clomid e FSH em comparação à IUI não estimulada. O índice de sucesso geral, como com qualquer casal subfértil, depende de múltiplos fatores, sendo mais importante a idade da mulher e nos casos de IUI, da qualidade dos espermatozoides. Embora a IUI possa ser utilizada para problemas masculinos leves, não se recomenda quando existe uma complicação mais grave. Os índices de sucesso em torno de 5% por ciclo foram registrados para IUI não estimulada, aumentando para 8 a 10% com a estimulação com Clomid e para 12 a 18% por ciclo, quando o FSH é utilizado no protocolo. Embora os índices de sucesso de 35% tenham sido citados na literatura, eles tendem a constituir séries de casos de pacientes altamente selecionadas e não necessariamente representam uma população geral de pacientes com uma variação mais ampla de idade [9].

Complicações

A complicação principal da IUI ocorre quando o FSH é utilizado, e isto significa nascimentos múltiplos de três ou mais. A maior parte dos centros espera um índice de gêmeos entre 10 e 15% e um índice de trigêmeos menor do que 1%. Quando o índice de trigêmeos é maior que 1%, e se houver um número ainda maior, isto se deve ao monitoramento inadequado ou ao número inadequado de ciclos cancelados ao se observar uma super-resposta ovariana.

Embora uma hiperestimulação ovariana possa ocorrer, particularmente em protocolos onde o FSH é utilizado, o risco é pequeno ou moderado e é muito incomum ocorrer hiperestimulação grave em ciclos de IUI. Quando isso acontece, o motivo, em geral, é a utilização de uma dose inicial inadequada de FSH, e o monitoramento inadequado.

A paciente deve ser advertida quanto à possibilidade de gestações ectópicas, e a maior parte das clínicas oferece um exame ultrassonográfico precoce entre 6 e 7 semanas de gestação.

Vantagens

A inseminação intrauterina é uma técnica relativamente simples e econômica e pode ser oferecida por centros de fertilidade secundários e terciários. Não é tão invasiva quanto a IVF e permite que a fertilização ocorra no interior das tubas uterinas e, portanto, geralmente é aceita pela maior parte dos grupos religiosos.

Desvantagens

Os índices de sucesso da IUI são menores que os da IVF e nos casos de falha do ciclo, menos informação é obtida que com um ciclo da IVF – particularmente no que se refere à qualidade do óvulo ou embrião subsequente. Também requer no mínimo uma tuba uterina saudável e parâmetros razoáveis de espermatozoides

Quando o monitoramento não é feito de forma ideal, pode haver um aumento significativo de nascimento de múltiplos, três ou mais, com as sequelas esperadas desses nascimentos.

Indicações

- Infertilidade inexplicada.
- Fator masculino leve.
- Problemas ejaculatórios.
- Problemas cervicais.
- Distúrbios ovulatórios.
- Endometriose leve.
- Para otimizar o uso do doador de esperma.

▶ Fertilização *in vitro*

A fertilização *in vitro* envolve a remoção cirúrgica do oócito maduro do ovário e fertilização pelo espermatozoide no laboratório. O primeiro bebê do mundo bem-sucedido, proveniente da IVF, foi realizado por Patrick Steptoe, em 1978, após vários anos colaborando com Robert Edwards. Nos últimos 25 anos, os índices de sucesso e os tipos de IVF melhoraram acentuadamente e, hoje, existem mais de 2 milhões de bebês no mundo nascidos por meio dessa técnica.

Indicações

- Doença tubária grave – bloqueio tubário.
- Endometriose grave.
- Fator masculino moderado.
- Infertilidade inexplicada.
- IUI malsucedida.

Quadro 46.2 Resumo

Estágios da fertilização *in vitro*:
- Supressão hipofisária.
- Estimulação ovariana.
- Estimulação com hCG.
- Recuperação do oócito.
- Fertilização (inseminação ou ICSI).
- Cultura do embrião.
- Transferência do embrião.
- Suplementação lútea.

Protocolos

Inicialmente, formas simples de indução da ovulação, utilizando Clomid e hMGs, eram usadas. Nos últimos 20 anos, os protocolos foram refinados e, atualmente, eles são divididos em três categorias principais:

1. ciclo natural;
2. protocolo longo – ciclos agonistas e
3. protocolo curto – ciclos antagonistas.

Embora existam outros protocolos curtos, utilizando agonistas, no presente, eles são menos frequentemente utilizados em razão dos índices de sucesso inferiores.

Ciclos agonistas

Os protocolos longos ainda são atualmente os protocolos mais utilizados mundialmente. Eles envolvem o uso de um agonista GnRH que pode ser usado diariamente por via nasal (p. ex., buserelina, nafarelina) ou por injeção subcutânea diária (p. ex., buserelina, leuprorelina) ou em uma preparação de depósito (goserelina, leuprorelina). O agonista é administrado continuamente e, no início, ele aumenta a produção de gonadotrofinas (FSH e LH) a partir da glândula hipofisária. Caso essa administração contínua seja mantida, o assim denominado efeito de infrarregulação nos receptores de GnRH é alcançado. Isto causa uma redução nos níveis de LH e FSH e, com isso, uma redução na estimulação do ovário. Consequentemente, a foliculogênese é suprimida, e os níveis de estradiol sanguíneo caem, atingindo níveis da menopausa em 3 semanas. A continuidade do uso dos agonistas suprime a função ovariana a menos que gonadotrofinas exógenas sejam administradas.

O início da administração do agonista pode ser no dia 2 do ciclo menstrual precedente ou, mais comumente, no dia 21.

O objetivo fundamental desses protocolos longos é criar uma menopausa temporária, a partir da qual os ovários podem ser estimulados com o uso diário de injeções de FSH/hMG.

No início da fase lútea média (normalmente em torno do dia 21), a paciente é reexaminada quando seu período inicia (aproximadamente 7-10 dias após a iniciação do agonista). Uma ultrassonografia e, frequentemente, a dosagem do estradiol sanguíneo são realizados para confirmar a supressão ovariana. Quando acontece a supressão, as gonadotrofinas exógenas são iniciadas no dia seguinte e continuadas até que uma resposta ovariana adequada seja obtida.

A fase folicular precoce, ou dia 2, também pode ser utilizada, e a paciente retorna para fazer a ultrassonografia e teste sanguíneo para confirmar a supressão ovariana, em média 2 semanas mais tarde. Da mesma forma que iniciando na fase luteal, quando a supressão adequada é obtida, as gonadotrofinas exógenas são iniciadas e continuadas, até que uma resposta ovariana satisfatória seja obtida.

Protocolos antagonistas

Os antagonistas (ganirelix e cetrorelix) têm sido utilizados durante os últimos 5 anos. O antagonista apresenta um efeito quase imediato na hipófise e, diferente dos agonistas, não necessita de vários dias para alcançar níveis menopáusicos das gonadotrofinas hipofisárias. Portanto, evita-se que a paciente apresente um surgimento prematuro de LH e ovule uma hora após o início do antagonista. Uma dose diária de 0,25 mg é normalmente administrada e também uma dose de 3 mg de Cetrorelix, que pode ser mantida por vários dias. Os fármacos são administrados subcutaneamente e iniciados em um dia fixo da estimulação de FSH (normalmente no quinto dia) ou quando o folículo dominante atinge um determinado tamanho observado pelo monitoramento ultrassônico (normalmente 14 mm). Os antagonistas são continuados juntamente com a estimulação de gonadotrofina, até que uma resposta adequada é alcançada, e então interrompidos antes da injeção de hCG.

Os benefícios dos antagonistas sobre os agonistas são:

- ausência de efeito colateral menopausal;
- ausência de formação de cistos a partir do surgimento inicial da gonadotrofina;
- duração do ciclo mais curta e
- menos gonadotrofina necessária em cada ciclo e, portanto, menores custos com fármacos.

Monitoramento

É essencial que um monitoramento adequado seja realizado durante a estimulação dos ovários com gonadotrofinas exógenas. Ultrassonografias transvaginais seriadas para avaliar o crescimento folicular devem ser utilizadas. Um número menor de serviços permanece utilizando a dosagem seriada de estradiol para complementar as informações obtidas pela ultrassonografia. O uso de estradiol seriado pode ser útil em alguns grupos de pacientes, particularmente quando uma sub ou super-resposta é antecipada. Uma sub-resposta pode ser algumas vezes antecipada em uma paciente com idade maior ou em uma paciente com níveis de FSH elevados previamente. Algumas vezes, uma super-resposta pode ser antecipada quando houve uma super-resposta anterior ou quando a paciente possui uma morfologia ovariana policística na ultrassonografia inicial. Parece não haver utilidade no monitoramento rotineiro de estradiol.

O monitoramento durante a fase de estimulação permite que a dose seja aumentada ou diminuída, quando apropriado, bem como permite determinar o momento da injeção de hCG.

Injeção de gonadotrofina coriônica humana

É utilizada para induzir a maturação final dos oócitos antes da recuperação do oócito. Geralmente, 10.000 unidades de hCG urinária são utilizadas, embora em pacientes com uma super-resposta as unidades possam ser diminuídas para 5.000. Caso o hCG recombinante seja utilizado, a dose comum é de 150 µg, administrado subcutaneamente em uma caneta previamente abastecida.

A gonadotrofina coriônica humana deve ser administrada quando um ou dois folículos dominantes atingem 18 mm. Normalmente, a injeção é aplicada em torno da meia-noite para possibilitar a recuperação do oócito, aproximadamente, 34 horas mais tarde antes da ocorrência da ovulação fisiológica. Caso a injeção de hCG seja administrada incorretamente, muito poucos, ou nenhum óvulo é obtido na coleta de óvulo propriamente dita.

Recuperação de oócito

Originalmente, esse procedimento era realizado laparoscopicamente, mas com o advento da ultrassonografia em tempo real, existe a possibilidade de uma recuperação do oócito menos invasiva por agulhamento dos ovários direcionado pela ultrassonografia. Transdutores ultrassônicos menores e de melhor qualidade, especialmente com o advento do exame transvaginal, tornam possível o monitoramento do ovário durante a estimulação, e a recuperação pode ser realizada por via transvaginal. Geralmente, todas as recuperações de oócito são realizadas por via transvaginal direcionada por ultrassonografia. A via laparoscópica ainda é ocasionalmente utilizada quando os ovários são inacessíveis por via transvaginal. Isto pode ocorrer em pelves congeladas ou quando os ovários foram removidos antes da irradiação pélvica.

As recuperações transvaginais do óvulo (oócito) (TVORs) podem ser realizadas sob anestesia geral ou, mais comumente no presente, com anestesia local e alguma forma de sedação intravenosa. O procedimento, em geral, demora de 20 a 30 minutos, dependendo do número de folículos presentes. Uma agulha descartável de uso único é inserida sob o controle da ultrassonografia diretamente nos folículos de um ovário, e o líquido é aspirado e entregue diretamente ao embriologista. Caso o óvulo não seja encontrado após todo o líquido ser aspirado, o folículo é lavado, e nova aspiração é realizada para tentar encontrar o óvulo, podendo ser feita também a agitação delicada da agulha (Fig. 46.1). Depois que todos os folículos de um ovário foram explorados, a agulha é retirada e reinserida no outro ovário sob controle da ultrassonografia e o processo é repetido. Após a retirada do transdutor ultrassônico, a cúpula vaginal é examinada para avaliar se existe algum sangramento e, embora isto em geral não seja um problema, ocasionalmente uma sutura absorvível precisa ser realizada sob visão direta para hemostasia. A maior parte das pacientes vai para casa algumas horas após o término do procedimento.

Transferência do embrião

Os óvulos são fertilizados por inseminação de rotina com uma concentração de, aproximadamente, 100.000 espermatozoides por milímetro, com mobilidade normal ou por ICSI (veja p. 586). Eles são incubados em um meio de cultura comercialmente preparado sob condições rigorosas de laboratório. A temperatura é cuidadosamente controlada no interior das incubadoras, assim como o conteúdo de gás, umidade e pH.

Tradicionalmente, a maior parte dos embriões é transferida no dia 2 após a coleta do óvulo. Existem evidências crescentes de que, no estágio de blastocisto, se os embriões forem deixados em cultura e transferidos no dia 5, podem

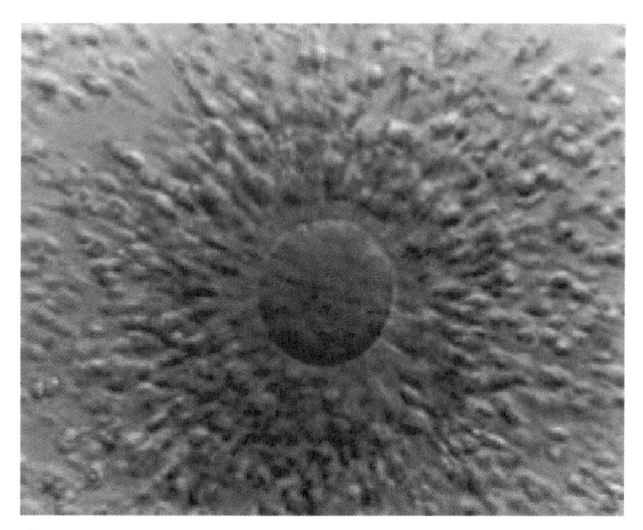

Fig. 46.1 Oócito humano com células *cumulus*.

ser alcançados índices mais altos de gestação[10]. Aproximadamente 55-60% de todos os óvulos maduros fertilizam normalmente e são classificados pelo embriologista no dia 2 (Fig. 46.2). A recomendação proposta pelo Conselho de Embriologia e Fertilização Humanas (HFEA) no Reino Unido é que apenas dois embriões devem ser transferidos em indivíduos abaixo de 40 anos de idade, a menos que condições excepcionais estejam presentes, porém acima de 40 anos de idade três embriões podem ser transferidos.

Em outros países, há menos regulamentos; nos EUA, a transferência entre três e cinco embriões não é incomum, dependendo da idade da paciente. Em países escandinavos, quando a paciente tem idade ≥ 35 anos, ela é encaminhada para transferência eletiva de um único embrião para reduzir a incidência de gêmeos ou trigêmeos. Embora isto represente uma discreta diminuição nos índices de sucesso, os outros embriões normais são congelados e se um ciclo for malsucedido, a paciente pode submeter-se a transferências repetidas de um único embrião a partir de ciclos de recolocação de embriões congelados. Evidências dos programas de transferência eletiva de um único embrião na Escandinávia e na Bélgica mostraram que os índices de gêmeos podem ser quase eliminados, mantendo os índices gerais de gestação aceitáveis [11]. Os órgãos regulatórios no Reino Unido estão agora encorajando a transferência eletiva de um único embrião em pacientes selecionadas (geralmente mulheres com mais de 36 anos de idade, no primeiro ciclo de tratamento).

A transferência no dia 2 apresenta o benefício de usar meio de cultura de estágio único com a maior parte dos embriões normais, sobrevivendo a esse estágio. Depois que dois ou três embriões foram recolocados, pode haver embriões excedentes de qualidade satisfatória que são apropriados à criopreservação. A desvantagem potencial de uma transferência do dia 2 é que, em um ciclo menstrual normal, o embrião do dia 2 ainda se encontra na tuba uterina e não na cavidade uterina, e o ambiente para o desenvolvimento do embrião não é o ideal. O sistema de classificação utilizado pelos embriologistas não é totalmente preciso, e algumas vezes pode ser difícil julgar os dois melhores embriões – fora da potencialidade seis ou sete – para transferência a fresco. O benefício de uma transferência no dia 5, ou blastocisto, é que o embrião é recolocado na cavidade uterina, quando fisiologicamente deveria estar ali - isto pode apresentar alguns benefícios relativos a alguns fatores de crescimento que podem melhorar o desenvolvimento do embrião. A transferência do blastocisto também permite uma seleção melhor dos embriões à medida que a maior parte dos embriões anormais perece entre os dias 2 e 5 (Figs. 46.3-46.6).

Entretanto, mesmo nos melhores ciclos, com muita frequência, restam apenas dois, ou algumas vezes três blastocistos após 5 dias de cultura. A desvantagem da transferência do blastocisto é que ele requer um meio de cultura de dois estágios, visto que as necessidades metabólicas do blastocisto mudam após o dia 2 e que, geralmente, há menos embriões remanescentes apropriados ao congelamento. A outra desvantagem potencial é que todos os embriões podem perecer antes do dia 5,

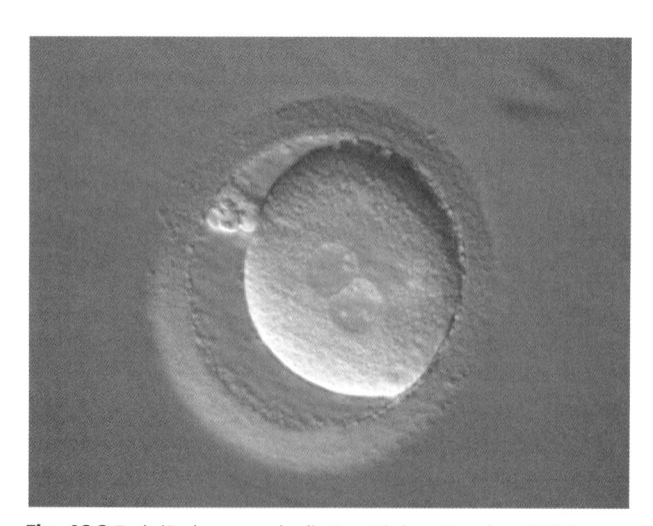

Fig. 46.2 Embrião humano de dia 1, estágio pró-nuclear (PN) 2 – fertilização normal.

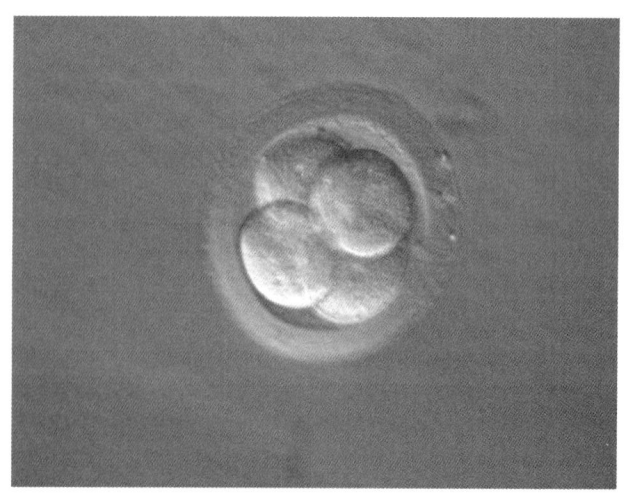

Fig. 46.3 Estágio de quatro células – dia 2.

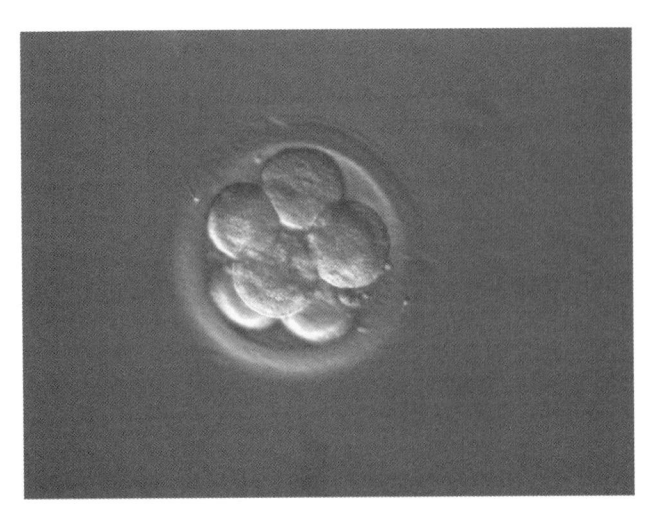

Fig. 46.4 Estágio de 8 células – dia 3.

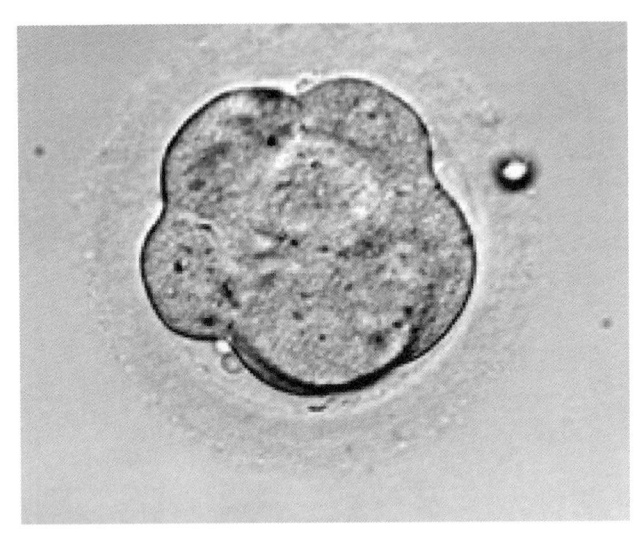

Fig. 46.5 Mórula – dia 4.

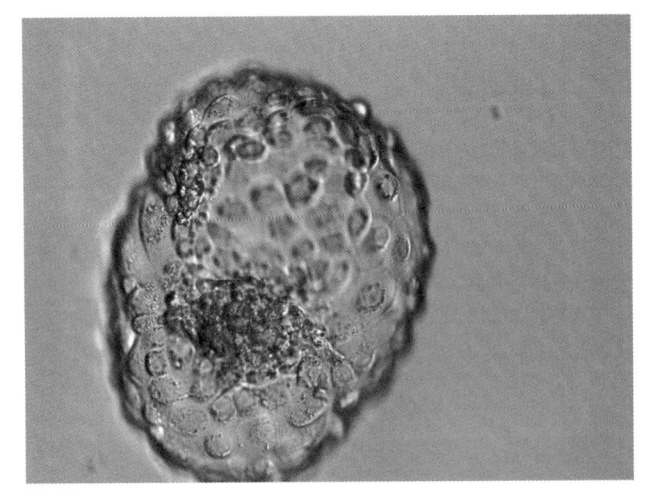

Fig. 46.6 Blastocisto – dia 5.

não restando nenhum embrião para ser transferido à paciente. É por esse motivo que a maior parte dos centros realiza a transferência de blastocisto apenas quando a paciente possui um número suficiente de embriões de boa qualidade. A transferência é realizada sem nenhuma anestesia. Um espéculo é utilizado para visualizar a cérvice, é uma antissepsia cuidadosa, e um cateter para a transferência do embrião de uso único estéril é cuidadosamente inserido pelo canal cervical. O local na cavidade uterina, onde os embriões devem ser colocados, é um tópico de grande debate, mas não é incomum serem colocados na porção mediana da cavidade, e, geralmente, a inserção do cateter é interrompida antes de atingir o fundo uterino para evitar um trauma discreto e sangramento.

Evidências sugerem que a transferência do embrião deve ser realizada sob orientação de ultrassonografia, pois isto permite uma colocação mais precisa dos embriões na cavidade uterina e melhora significativamente os índices de sucesso [12]. Depois que a bainha externa do cateter foi inserida no local correto, um cateter contendo os embriões é inserido. Quando ele está na posição correta, uma quantidade muito pequena de líquido é utilizada para empurrar os embriões da extremidade do cateter. O cateter interno é, então, retirado e enviado aos embriologistas para confirmar que nenhum embrião ficou retido. Se o cateter estiver vazio, a bainha externa é delicadamente retirada, e o espéculo é removido.

Embora não haja evidência de que os embriões possam ser expelidos, muitas pacientes ficam bastante cautelosas nesse estágio e, muito frequentemente, permite-se que elas repousem em posição supina por até 2 horas antes de deixarem o hospital. Não há evidências de que deixar as pacientes em posição supina aumenta os índices de gravidez, mas pode ajudar as pacientes psicologicamente.

Suporte da fase lútea

Na concepção assistida moderna, com utilização de protocolos com uso de agonistas ou de antagonistas, algumas formas de suplementação da fase lútea (LPS) geralmente são consideradas necessárias. Embora a IVF de ciclo natural não apresente essa necessidade, a superovulação pode prejudicar a função normal do corpo lúteo, e o uso de LPS mostrou melhorar os índices de sucesso [13]. A utilização dos LPS nos ciclos com antagonistas é mais debatida, mas os índices de gravidez sem ele geralmente são considerados significativamente menores [14]. O LPS é dividido em dois tipos – o uso de preparações luteotróficos, como o hCG, e o uso de progestogênios ou progesterona. O hCG é administrado por injeção subcutânea em pequenas quantidades que estimulam os ovários da própria paciente a produzir mais progesterona. O uso de HCG mostrou ser tão eficaz quanto ao uso da progesterona, mas sua administração realmente requer uma injeção e aumenta o risco da síndrome da hiperestimulação ovariana em algumas pacientes.

A utilização de progesterona é mais comum e pode ser administrada por via oral em comprimidos, ou através de injeções, gel vaginal ou pessários vaginais/supositórios retais. O uso de progesterona retal ou intravaginal alcança níveis teciduais extremamente bons muito rapidamente. O LPS deve ser fornecido por, um mínimo, de 2 semanas, porém algumas clínicas rotineiramente oferecem-no por até 12 semanas ou até mais tarde. Entretanto, não há evidência de que seu uso além de 2 semanas melhore significativamente os índices de gravidez. A dose mínima necessária é de 200 mg por dia, mas a dose mais comumente prescrita é de 400-800 mg por dia.

Teste de Gravidez

A espera entre a recolocação dos embriões e o teste de gravidez é o período mais estressante psicologicamente para a maior parte das pacientes. Algumas pacientes apresentam sangramento antes de realizar o teste de gravidez, embora não seja incomum ocorrer um atraso em razão do uso da progesterona mesmo quando elas não estão grávidas. Em geral, os testes de gravidez são realizados em torno de 12 dias após a transferência do embrião e podem ser realizados em casa, com um teste de gravidez urinário, ou na clínica com um teste de gravidez sérico. Obviamente, o teste de gravidez em casa é mais conveniente, e os *kits* recentemente disponíveis possuem excelente sensibilidade. Caso o teste de gravidez seja positivo e dentro do nível normal, é comum oferecer à paciente uma ultrassonografia transvaginal 2-3 semanas depois, para garantir que a gestação é intrauterina e também para avaliar a sua viabilidade. Quando o nível de hCG inicial está baixo, o exame frequentemente é repetido 48 horas mais tarde para avaliar se ocorrer elevação e se o aumento for subótimo, então a possibilidade de uma gestação ectópica ou aborto precisa ser considerada.

Resultados

Em 2007, aproximadamente, 1,5% de todos os nascimentos e 1,8% de todos os bebês no Reino Unido foram resultado de IVF ou de inseminação com doador. As últimas tendências no tratamento da concepção assistida no Reino Unido estão demonstradas na Tabela 46.2. Pode-se observar que nos 3 anos mais recentes de dados disponíveis, o número de ciclos de tratamento e pacientes tratadas continua a aumentar. Ao mesmo tempo, os índices de gestação estão melhorando, enquanto os índices de gestação múltipla não mostram o mesmo índice de aumento. O fator mais importante que influencia o sucesso da gravidez pela IVF é a idade da paciente (Tabela 46.3, que mostra os dados mais recentes da HFEA para o tratamento no (Reino Unido). A idade masculina, em comparação, apresenta um impacto muito pequeno. Os dois fatores adversos que dependem dos próprios pacientes são o tabagismo e a obesidade (veja as orientações do Instituto Nacional da Saúde e Excelência Clínica; leitura adicional).

Injeção intracitoplasmática de espermatozoides

A injeção intracitoplasmática de espermatozoides consiste na injeção de um único espermatozoide normal, que é imobilizado pela quebra da cauda e injetado em um oócito maduro que teve suas células do *cumulus* e *corona* circundantes removidas. Um microscópio invertido com um estágio aquecido e equipamento de micromanipulação (Fig. 46.7) são utilizados. O oócito é cuidadosamente posicionado, utilizando-se uma pipeta de fixação (*holding*) por sucção delicada. Uma pipeta injetora com vidro muito afiado é lentamente inserida para romper o oolema, e um volume pequeno de espermatozoides é injetado no oócito. A pipeta injetora é, então, cuidadosamente removida, e o oócito é incubado sob condições estritas comuns de laboratório.

Indicações

- Fator masculino de infertilidade grave, incluindo azoospermia e subsequente retirada cirúrgica de espermatozoide pela, por exemplo, aspiração microepididimal de espermatozoide (MESA), extração testicular de esperma (TESE) ou aspiração percutânea epididimal de espermatozoide (PESA).
- Oligoastenoteratozoospermia grave.
- Não fertilização ausente ou fraca a partir de ciclos de IVF anteriores.
- Ciclos diagnósticos genéticos de pré-implantação.

Tabela 46.2 Últimas tendências na fertilização *in vitro* no Reino Unido

	2005	2006	2007	% mudança 2006-2007
Número de ciclos de IVF	41.932	44.275	46.829	Até 5,8%
Número de pacientes	32.626	34.855	36.861	Até 5,8%
Número de crianças nascidas	11.262 bebês de 9.058 partos	12.596 bebês de 10.242 partos	13.672 bebês de 11.091 partos	Bebês até 8,5% Partos até 8,3%
Índice de nascimento vivo/ciclo iniciado	21,6%	23,1%	23,7%	Até 0,6%
Índice de nascimentos múltiplos	24%	22,7%	23%	Até 0,3%

Tabela 46.3 Índices de sucesso de fertilização *in vitro* por idade no Reino Unido para 2007 utilizando embriões frescos e congelados

	Número de pacientes	Número de nascimentos	LBR < 35	LBR 35-37	LBR 38-39	LBR 40-42	LBR 43-44	LBR > 44
Fresco	30.435	9.011	32,3%	27,7%	19,2%	11,9%	3,4%	3,1%
Congelado	7.489	1.534	20,4%	19%	16,3%	12,5%	10,8%	12,5%

LBR, Coeficiente de nascimento vivo/ciclo iniciado.

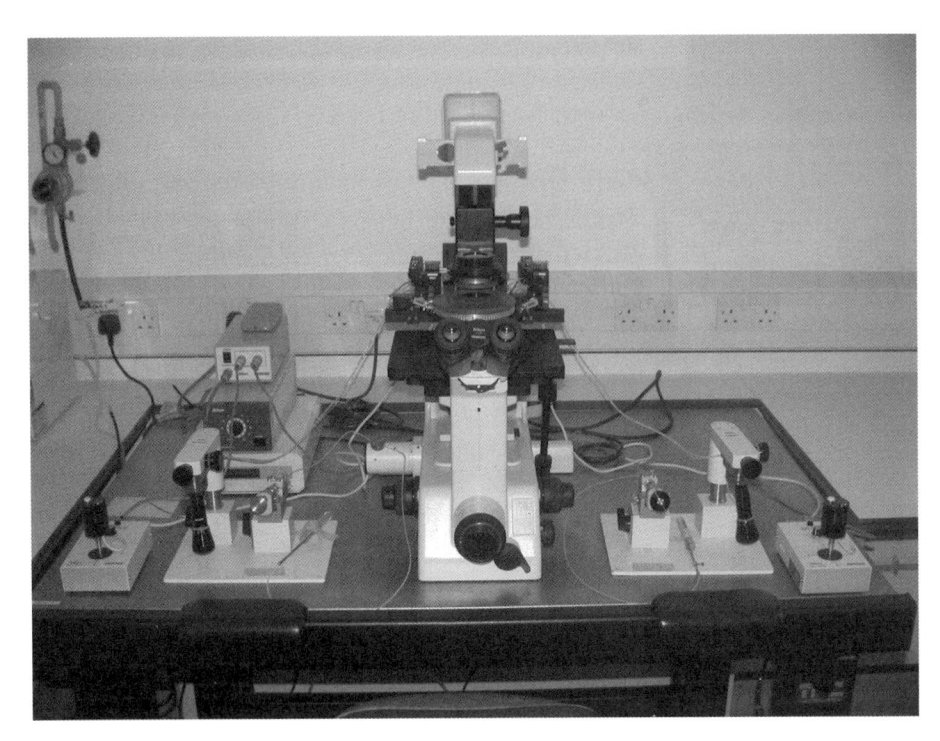

Fig. 46.7 Micromanipulador para injeção intracitoplasmática de espermatozoide.

A maior parte das unidades de IVF possui 40-60% de seus ciclos totais de IVF, utilizando ICSI. Estudos estão sendo realizados para determinar se a ICSI com esperma normal melhora os índices de gravidez, mas não há evidência para essa estratégia [15].

Resultados

São relatados índices de gravidez de 36,5% por transferência [16] com índices de nascimento vivo de 30,4% por transferência em mais de 28.800 ciclos.

Segurança

A injeção intracitoplasmática de espermatozoide é utilizada desde a década de 1990, e, em geral, os resultados dos estudos de acompanhamento são seguros. As recomendações atuais são de que qualquer homem que apresente parâmetros espermáticos que necessitem de ICSI deve ser submetido a um exame de rastreamento de cariótipo. Alguns centros também defendem o uso do rastreamento para microdeleção do cromossoma Y, embora isso não seja oferecido rotineiramente. O exame de rastreamento para fibrose cística é essencial em casos de azoospermia, particularmente quando ela está relacionada com a ausência bilateral congênita de ducto deferente, pois uma proporção significativa desses pacientes são portadores de mutações da fibrose cística. O estado de portador não impede o tratamento do casal, porém a parceira também deve realizar o rastreamento e, caso ela também seja portadora, o casal deve ser encaminhado para a consideração de uma IVF – ICSI com PGD.

Quando todos os resultados são normais, os pacientes devem ser informados sobre o risco de um discreto aumento de anormalidades genéticas do feto. A maior parte dessas anormalidades são consideradas pequenas, e o índice de malformação congênita maior é considerado semelhante ao da população em geral.

▌ Transferência tubária intrafalopiana do gameta

A transferência tubária intrafalopiana do gameta foi utilizada pela primeira vez em torno de 1984, sendo os óvulos coletados laparoscopicamente, identificados pelo embriologista e, então, colocados de volta na tuba uterina, de novo laparoscopicamente, com uma pequena quantidade de espermatozoide altamente móvel, especialmente preparado. A utilização da GIFT chegou ao auge no início da década de 1990, diminuindo desde então.

Vantagens

A transferência tubária intrafalopiana do gameta foi inicialmente desenvolvida para aumentar a disponibilidade da concepção assistida em razão da escassez de instalações laboratoriais adequadas e de técnicas embriológicas. Visto que os óvulos não precisam ser cultivados fora do corpo, poucas das instalações laboratoriais comuns são necessárias. Isto parece um processo fisiológico normal, pois o óvulo e o espermatozoide estão no ambiente apropriado e no momento apropriado. O embrião dirige-se fisiologicamente para a cavidade uterina e, assim, não há interrupção do ambiente endometrial, como haveria na transferência normal do embrião na IVF.

Desvantagens

A transferência tubária intrafalopiana do gameta é um procedimento mais invasivo que a IVF, pois é usado um laparoscópio para recolocar os embriões e espermatozoide através da extremidade fimbrial da tuba uterina. Os óvulos geralmente são coletados por via transvaginal de óvulo, pois foi demonstrado que mais óvulos são obtidos por essa via. Dentro de uma boa prática clínica, apenas um número limitado de óvulos é recolocado, embora não se tenha conhecimento se eles serão fertilizados no espermatozoide que é adicionado. Portanto, obtém-se menos informação do que com um ciclo de IVF. É preciso, no mínimo, uma tuba uterina saudável. Parâmetros normais de espermatozoides também são ideais, embora a GIFT possa ser utilizada em casos de distúrbio discreto do fator masculino.

O papel da GIFT na sociedade atual é frequentemente debatido, e sua utilização rotineira, atualmente, é muito limitada. A maior parte dos centros europeus a utiliza apenas em casos em que uma IVF não é permitida por motivos religiosos. À medida que a concepção ocorre no interior do corpo, a GIFT é frequentemente aceitável embora a IVF não seja. Em alguns casos de infertilidade totalmente inexplicada em que houve falhas repetitivas de IUI e IVF, a GIFT também pode ocupar um pequeno espaço.

Índices de sucesso

Os índices de sucesso variam enormemente dependendo da seleção do paciente, mas em circunstâncias apropriadas eles podem ser de 30% de nascimento vivo por transferência [14]. Desconsiderando alguns entusiastas, a utilização da GIFT na maior parte das grandes clínicas é responsável por menos que 0,5% de todos seus ciclos de tecnologia reprodutiva assistida (ART).

▶ Ciclo de Recolocação de Embrião Congelado (FERC)

A primeira gestação resultante de um embrião humano congelado ocorreu, em 1985, e desde então a utilização de ciclos congelados aumentou acentuadamente. Congelar embriões morfologicamente normais excedentes permite sua utilização que de outra forma seriam descartados. Embriões normais são congelados no dia 2 após a recolocação dos embriões a fresco, mas podem ser congelados a qualquer momento do dia 1 ao dia 5, quando são obtidos blastocistos em excesso. A utilização do dia 1 para congelamento normalmente fica restrita ao congelamento eletivo de todos os embriões quando existe um risco elevado de ocorrência da síndrome da hiperestimulação ovariana. No dia 2, os embriões morfologicamente normais de qualidade adequada são selecionados e por meio de protocolos específicos de criopreservação, são congelados e armazenados em nitrogênio líquido em tanques especialmente monitorados. Os índices de sucesso dos embriões dos dias 1 e 2 citados são de 20,4% de nascimento vivo por transferência [16]. Os índices de sucesso dos ciclos de blastocistos congelados ainda são subótimos, embora atualmente um estudo esteja em andamento para melhorar os crioprotetores utilizados, bem como os programas reais para preservação.

Transferência de embriões congelados

Existem duas formas de transferência de embriões congelados: primeiro, recolocá-los em um ciclo menstrual espontâneo ou, segundo, suprimir o ciclo menstrual da paciente com agonistas do GnRH e, então, suplementar com estrógenos para espessar o endométrio antes da recolocação do embrião.

Ciclo Natural

A paciente precisa apresentar ciclos menstruais normais para que essa seja uma opção possível. O ciclo da paciente é monitorado pela ultrassonografia seriada, pelo perfil hormonal, incluindo estradiol e a dosagem de LH. Contanto que não haja fatores adversos observados nessas mensurações, os embriões são descongelados e recolocados, aproximadamente, 3 dias depois da detecção do aparecimento do LH. Aproximadamente dois terços de todos os embriões congelados sobrevivem ao processo de descongelamento, e, dependendo da idade da paciente, dois ou três embriões são recolocados. Nenhuma suplementação da fase lútea é necessária, pois os ovários não estão infrarregulados, e progesterona natural é produzida de forma suficiente a partir do corpo lúteo da própria paciente.

Ciclos suprimidos

A maior parte dos FERCs ocorre com ciclos suprimidos, pois eles oferecem resultados e controle melhores. Um agonista do GnRH é utilizado para suprimir o ciclo menstrual da paciente e é iniciado normalmente no dia 21. Quando a paciente se encontra em menopausa, isto não é necessário, e apenas a suplementação de estrógeno é utilizada. Depois que a supressão adequada é alcançada, a suplementação hormonal com estrógeno é administrada. Geralmente isto é um programa de suplementação com comprimidos ou adesivos até que a espessura endometrial suficiente seja atingida (preferivelmente em torno de 9 mm). Os embriões são recolocados de modo semelhante ao da IVF e, em razão da supressão ovariana, a LPS é necessária. Ocorrendo gravidez, essa suplementação deve ser mantida até, aproximadamente, 12 semanas.

Virtualmente, todos os serviços de IVF devem possuir um programa de recolocação de embrião congelado, e isto geralmente é aceito não apenas como um meio seguro e eficaz de tratamento, mas também como um programa econômico, maximizando a utilização do ciclo fresco da paciente.

▶ Doação de óvulo

A doação do oócito envolve uma doadora de oócito obtido a fresco por um ciclo de IVF e adequadamente avaliada, que será fertilizado com os espermatozoides do parceiro da receptora. O embrião fertilizado é colocado na receptora. A primeira gestação bem-sucedida a partir de um ciclo de doação de óvulo ocorreu, em 1983.

Procedimento

Os oócitos maduros não fertilizados são obtidos de uma doadora que deve apresentar menos de 37 anos de idade, ser saudável e preferivelmente ter fertilidade reconhecida. Deve ser feito o rastreamento de hepatites B e C e HIV da doadora e de doenças genéticas. A doadora e a receptora devem receber aconselhamento e informações relativos às implicações da doação de óvulo e possíveis resultados. Um ciclo de IVF de rotina é realizado e, dependendo dos parâmetros espermáticos do parceiro masculino da receptora, os óvulos são fertilizados rotineiramente ou com ICSI. Os embriões resultantes podem ser recolocados a fresco ou congelados.

A preparação da receptora é feita de modo semelhante ao dos FERCs – quando o ciclo menstrual é regular, os embriões podem ser recolocados em um ciclo natural (embora isso não seja comum, uma vez que a receptora raramente apresente ciclos menstruais normais). Mais frequentemente, eles são recolocados em um FERC suprimido, associado ao uso de estrógeno para obter um endométrio ideal para a implantação.

Indicações

- Insuficiência ovariana – prematura ou fisiológica.
- Pacientes com insuficência ovariana e com falha repetida de IVF prévia.
- Pacientes com mais de 45 anos de idade e distúrbio grave do fator masculino, necessitando de ICSI.
- Pacientes com doença genética hereditária, onde a utilização dos gametas da própria paciente é desaconselhável.

Benefícios

A receptora adota o índice de sucesso correspondente à idade da doadora. Portanto, os índices de sucesso com óvulos doados geralmente são altos. As crianças nascidas apresentam índices de aneuploidia correspondentes à idade da doadora. Portanto, para uma paciente acima de 40 anos, os índices de sucesso são muito maiores, e o risco de uma doença genética, como síndrome de Down, é significativamente menor.

Problemas

O problema principal com a doação de oócito é obter óvulos. No Reino Unido, é ilegal atualmente o pagamento às doadoras por seus óvulos, sendo permitido oferecer recompensa mínima por seu tempo e inconveniência. Desde 1º de abril de 2005, o anonimato das doadoras também vem sendo revogado, e qualquer criança resultante pode ir em busca de sua mãe verdadeira a partir dos 18 anos de idade. Portanto, não é de se surpreender que haja escassez de doadoras de óvulos adequados no Reino Unido, e a maior parte dos programas, atualmente, contam com doadoras altruístas trazidas pelas próprias receptoras. Essas doadoras, em geral, são membros da família ou amigas.

Programas de compartilhamento de óvulos podem ser utilizados, em que uma pessoa que necessite de IVF por razões pessoais e concorda em doar metade de seus óvulos a uma receptora desconhecida a fim de ter um custo reduzido para seu próprio ciclo de IVF. A utilização de programas de compartilhamento de óvulos diminuiu desde 1º de abril de 2005, em razão da revogação do anonimato da doadora.

Em outros lugares do mundo, particularmente nos EUA, as doadoras são pagas, e, assim, a tendência é de não haver falta de óvulos, mas os custos dos ciclos são consideravelmente mais altos. Atualmente, existe um número significativo de turismo da fertilidade através do qual os casais viajam a clínicas além-mar para contornar as autoridades regulatórias de seu próprio país. Isto é particularmente popular em pacientes que procuram doadoras anônimas de óvulos.

Gestação por substituição

A gestação por substituição é utilizada quando o útero da paciente é incapaz de manter uma gestação ou foi retirado, e um útero substituto ou hospedeiro é utilizado para conduzir a gestação. Em geral, este procedimento é usado quando a paciente jovem perdeu seu útero decorrente de um câncer ou hemorragia aguda, de uma hemorragia pós-parto, ou depois de uma miomectomia difícil, ou em pacientes com ausência congênita de útero. Os óvulos da própria paciente são obtidos da mesma forma que em um ciclo de IVF, são fertilizados pelo espermatozoide de seu parceiro, e o embrião resultante é recolocado em um útero substituto. O aconselhamento é obrigatório para ambas, paciente e "mãe" substituta. Geralmente, as "mães" substitutas são mulheres que já tiveram seus próprios filhos e são recrutadas pelas pacientes ou por organizações, como a COTS*. A gestação por substituição é legal no Reino Unido, e a "mãe" substituta pode ser compensada pelo tempo dispendido distante do trabalho durante a gestação. Entretanto, a mãe legal da criança é a mulher que o pare e, portanto, a paciente e seu marido devem se submeter aos procedimentos formais de adoção para se tornarem os pais legais de seu filho genético que a "mãe" substituta pariu. As leis que regem a gestação por substituição variam muito entre os países.

Congelamento de óvulo

O congelamento de um óvulo envolve a obtenção de óvulos através de um ciclo de IVF, mas em vez de serem fertilizados com espermatozoides, eles não são fertilizados e são congelados para uso futuro. Infelizmente, os óvulos não fertilizados não sobrevivem ao processo de congelamento-descongelamento, bem como um embrião, em razão do grande tamanho dos óvulos não fertilizados com seu alto conteúdo de água. A formação de cristais de gelo é um problema durante o processo de congelamento, pois podem danificar sua estrutura delicada e resultar em sua perda, quando descongelado. (Quando o oócito é fertilizado, as células resultantes são consideravelmente menores e, portanto, o problema de formação de gelo no interior dessas células é significativamente menor.) Os índices de sucesso dos programas de congelamento de óvulos, utilizando técnicas lentas, convencionais de congelamento, estão associados a baixos índices de gestação, menos de 10% por transferência. Consequentemente, esse tratamento geralmente é recomendado apenas para pacientes jovens, em tratamento contra o câncer, usando quimioterapia, radioterapia ou cirurgia esterilizante. Recentemente, uma abordagem alternativa à criopreservação, denominada vitrificação, tem sido

---

*Em inglês: *Childlessness Overcome Through Surrogacy* (Nota da RT)

experimentada. Embora ainda seja um método relativamente novo, têm sido observados melhores índices de congelamento-descongelamento e melhores índices de gestação com relatos de até 35% por transferência [17]. Essa nova tecnologia pode justificar uma expansão das indicações de armazenamento de óvulos a partir da preservação da fertilidade em pacientes de oncologia, que não possuem um parceiro para fazer o congelamento de óvulo "social", que pode ser comum em mulheres trabalhadoras profissionais, que tentam adiar o impacto das reduções da função ovariana e da qualidade do óvulo relacionadas com a idade.

Diagnóstico genético pré-implantação

O diagnóstico genético pré-implantação é uma forma de diagnóstico pré-natal muito precoce. Combina as técnicas da concepção assistida com a técnica da biologia molecular e citogenética para detectar uma doença genética nos embriões em estágio de pré-implantação. Permite que casais portadores de distúrbios genéticos graves tenham embriões livres dessas doenças. Isto evita a necessidade de um diagnóstico pré-natal invasivo e a difícil decisão de interromper ou não uma gestação. A técnica foi pioneira no Hammersmith Hospital no início da década de 1990 [18], e agora pode ser aplicada a quase todas as condições hereditárias, onde a mutação é conhecida.

Indicações

- Defeitos de gene único, como fibrose cística, talassemia ou doença celular falciforme.
- Rearranjos cromossômicos, como translocações.
- Antígeno humano leucocitário (HLA) cruzado para transplante de célula-tronco do irmão doador.

Procedimento

Os embriões são obtidos como em qualquer processo de IVF, embora, em geral, a ICSI seja utilizada atualmente para minimizar o potencial de contaminação genética. A biópsia pode ser do corpo polar (na fase MII do oócito), do blastocisto no dia 5 ou, mais comumente, no estágio de clivagem de desenvolvimento. A zona pelúcida do embrião é aberta, utilizando-se uma solução ácida-tirodes ou *lasers*, e um ou dois blastômeros são delicadamente retirados do embrião para o teste específico. Caso seja um defeito de gene único, os embriões são testados pela reação em cadeia de polimerase (PCR). Os rearranjos cromossômicos geralmente são detectados pela hibridização fluorescente *in situ* (FISH). Embriões não afetados são, então, transferidos para o útero.

Rastreamento genético de pré-implantação

A aneuploidia cromossômica em embriões humanos é uma das razões mais comuns de falha de implantação após a IVF. Essas aneuploidias podem ser aneuploidias relacionadas com a idade no óvulo (meióticas) ou relacionadas com a divisão celular precoce no embrião (pós-zigóticas). O rastreamento genético de pré-implantação é a utilização de técnicas do PGD para detectar essas aneuploidias na tentativa de melhorar o impacto do avanço da idade da mulher na IVF. As indicações iniciais para a técnica eram a idade materna avançada, falha recorrente da IVF no estágio da implantação, gestações aneuploides anteriores e aborto recorrente. Originalmente, a técnica utilizava FISH multicolor e era controversa em razão da falta de evidências consistentes. Em alguns ensaios clínicos controlados e randomizados prospectivos, mostrou ser ineficaz. Os avanços, como a amplificação total do genoma, a hibridização genômica comparativa e a análise do microconjunto levaram a um interesse renovado no PGS, e essas abordagens novas e excitantes estão atualmente sob avaliação.

Recuperação cirúrgica do espermatozoide

Nos casos de azoospermia ou necrozoospermia, a recuperação cirúrgica do espermatozoide pode ser realizada para a obtenção de espermatozoides diretamente do epidídimo (MESA) ou diretamente do testículo (TESE ou PESA). Deve ser obtida uma biópsia de cada testículo e enviada à histopatologia, pois um carcinoma *in situ* pode ser encontrado em, aproximadamente, 1% dos homens subférteis.

Essas técnicas podem ser realizadas sob anestesia local ou com um anestésico geral leve. O paciente deve ser rastreado quanto à fibrose cística, e deve ser feita a cariotipagem antes do procedimento. Existem anormalidades cromossômicas maiores em mais de 2% dos homens inférteis, ou seja, três vezes a incidência normal. No caso de azoospermia, este valor sobe acima de 15%. Quando os resultados da análise do sêmen estão dentro do normal, as anormalidades cromossômicas são significativamente menores. O nível de FSH também é útil, quando está normal, as chances de se obter espermatozoides usáveis são muito maiores (em torno de 90%, se o volume testicular for normal), mas quando o FSH se encontra acentuadamente elevado, as chances são significativamente menores (menos que 10%, quando o volume testicular se encontra reduzido).

Qualquer espermatozoide obtido por meio dessas técnicas é, então, criopreservado para uso futuro. O espermatozoide pode ser utilizado a fresco, quando a operação é cronometrada para coincidir com a recuperação do oócito. A ICSI precisa ser utilizada em todos os casos de recuperação cirúrgica do espermatozoide, pois existe espermatozoide móvel inadequado para a fertilização normal.

Doação de espermatozoide

Quando nenhum espermatozoide obtido por recuperação cirúrgica ou por ejaculação é viável, o uso de um espermatozoide doado pode ser considerado. O espermatozoide de um doador é obtido pela masturbação de doadores saudáveis cuidadosamente examinados. Todo o espermatozoide do doador no Reino Unido deve ser armazenado por 6 meses, e o doador é novamente examinado minuciosamente. Os espermatozoides somente são liberados para uso após a confirmação dos resultados negativos do rastreamento.

Indicações

- Azoospermia.
- Portadores de doença genética grave.
- Lésbicas/mulheres solteiras.

Uso

A inseminação dos espermatozoides de doador costumava ser feita pela colocação próxima ao colo do útero de uma amostra não preparada no período fértil. Atualmente, uma amostra preparada de espermatozoide é utilizada e inseminada diretamente no interior da cavidade uterina como parte de um programa IUI. A paciente é submetida a testes minuciosos usuais, incluindo um teste de patência tubária e, então, desde que o ciclo menstrual seja regular, na fase da ovulação, a amostra preparada é inseminada diretamente na cavidade. Quando a paciente possui ciclos irregulares ou a IUI não estimulada foi malsucedida, a IUI estimulada pode ser realizada, e os índices de sucesso geralmente são maiores. Caso as tubas uterinas se apresentem gravemente prejudicadas ou bloqueadas, o espermatozoide de doador deve ser utilizado, usando técnicas, como a IVF. Os índices de sucesso dependem quase que inteiramente da idade da paciente.

COMPLICAÇÕES DA CONCEPÇÃO ASSISTIDA

Nascimentos múltiplos

A complicação mais comum da concepção assistida é a de nascimentos múltiplos. Análises cumulativas da IVF por mais de 20 anos revelam que, aproximadamente, 24% das pacientes geram gêmeos, quando dois ou três embriões são transferidos. Os índices de trigêmeos variam dependendo da porcentagem de transferência de embriões. No Reino Unido, um máximo de três embriões pode ser transferido, mas apenas sob circunstâncias excepcionais ou quando a paciente possui 40 anos de idade ou mais. A maior parte das transferências de embriões no Reino Unido atualmente envolve a transferência de dois embriões. A complicação é a incidência de parto prematuro e de paralisia cerebral e, na gestação de gêmeos, o risco de paralisia cerebral é até oito vezes maior do que na gestação unifetal. Em gestações de trigêmeos, o índice pode ser 47 vezes mais elevado. A criança também apresenta risco de todas as outras múltiplas sequelas da prematuridade [19].

Para reduzir o índice de múltiplos nascimentos, a HFEA faz recomendações veementes a respeito de transferências de embriões únicos eletivos. Com o desenvolvimento de melhores técnicas clínicas e laboratoriais, os índices de gestação devem-se manter aceitáveis e redução nos índices de gêmeos. Em alguns países escandinavos, quando a paciente possui 35 anos de idade ou é mais jovem, a transferência de embrião único eletivo é obrigatória. Um embrião é transferido a fresco e todos os outros embriões são congelados, e, então, a paciente é submetida a repetidas transferências de embrião único. Embora haja uma evidência elevada para apoiar o protagonismo de transferência de embrião único eletivo, permanece difícil persuadir as pacientes de que isso é conveniente, visto que muitas consideram a gestação de gêmeos um resultado desejável.

> **Quadro 46.3 Resumo**
>
> Complicações da reprodução assistida:
> - Gestação múltipla.
> - Síndrome da hiperestimulação ovariana (OHSS).
> - Gestação ectópica.
> - Complicações da recuperação de oócito: hemorragia, infecção.

Síndrome da hiperestimulação ovariana

A síndrome da hiperestimulação ovariana é uma condição iatrogênica que pode ocorrer em qualquer ciclo da IVF, mas geralmente é apenas leve à moderada. Ela é caracterizada por uma resposta ovariana excessiva, resultando em crescimento folicular múltiplo e grande número de óvulos coletados. A OHHS grave pode ser ameaçadora à vida da paciente e está associada à perda de líquido intravascular e trombose, ascite e efusão pleural. Em geral, ela ocorre em grupos de risco específicos, em particular em pacientes jovens, que apresentam ovários policísticos. Nessas situações, a dose inicial de gonadotrofinas deve ser diminuída, levando-se em conta a sensibilidade aumentada dos ovários policísticos. Mesmo nos melhores centros com monitoramento adequado, pode haver uma resposta ovariana surpreendentemente rápida, e os ovários podem ficar hiperestimulados. Nessas situações, várias opções estão disponíveis. O ciclo pode ser abandonado e depois reiniciado com uma dose menor ou os óvulos podem ser coletados, fertilizados, e todos os óvulos devem ser eletivamente congelados, pois pode ocorrer o agravamento do quadro de hiperestimulação, se ocorrer uma gestação a partir de uma transferência a fresco. Por fim, quando os riscos são plenamente considerados e ainda assim aceitáveis, os embriões podem ser transferidos, e a paciente monitorada com muita cautela. Se a OHHS é bem-sucedida, a internação hospitalar é essencial para monitoração do equilíbrio de líquidos e níveis de proteínas do plasma. A solução de albumina humana pode ser administrada, quando uma hipoproteinemia ocorre. Caso haja presença de ascite, essa pode ser drenada diariamente no limite de 1 litro por dia em múltiplas retiradas, pois isto proporciona alívio sintomático e aumenta a produção urinária e evita uma hipoproteinemia abrupta. Se a paciente desenvolver efusões pleurais, elas também podem ser drenadas, embora a drenagem da ascite auxilie nesses casos também. Em razão do elevado risco de tromboembolismo, as pacientes também devem receber tromboprofilaxia com uso de meias antitrombóticas e heparina de baixo peso molecular diariamente. Geralmente, a condição é autolimitada, mas a paciente deve ser mantida no hospital e cuidadosamente monitorada até que a OHHS esteja resolvida. A condição não parece acometer o feto de modo adverso, e a gestação subsequente, em geral, é normal. Em raras ocasiões

Gravidez ectópica

A gravidez ectópica pode ocorrer em quaisquer técnicas de reprodução assistida. Isto não apenas em pacientes com doença tubária – qualquer paciente submetida a qualquer forma de concepção assistida apresenta um risco maior. Em programas de IVF, o índice geralmente aceito está entre 2 e 5%, mesmo quando os embriões são transferidos diretamente no interior da cavidade uterina. Isto pode ser decorrente de contrações uterinas pós-tranferência do embrião que força os embriões para dentro das tubas uterinas, com retorno da maioria para cavidade uterina. Infelizmente, alguns embriões permanecem na tuba e desenvolvem uma gestação ectópica. As pacientes que engravidam com sucesso após uma concepção assistida devem sempre ser submetidas a um exame de rastreamento precoce para garantir que a gestação seja intrauterina. Ocorrendo uma gestação extrauterina, uma gama completa de opções de tratamento deve ser discutida com a paciente. Com a elevada quantidade de salpingectomias realizadas para hidrossalpinges, espera-se que a incidência de gestações ectópicas na IVF seja reduzida.

Complicações da recuperação transvaginal de oócito

Sempre há riscos aceitáveis de complicações nas recuperações de oócitos guiadas por ultrassonografia, podendo ocorrer infecção abscessos ovarianos até lesões de intestino. O risco dessas complicações geralmente é de 1% ou menos, e todas as pacientes devem estar informadas sobre esses riscos antes de iniciar seu tratamento [20].

REFERÊNCIAS

1. Strandell A, Bourne T, Bergh C, Granberg S, Asztely M, Thorburn J. The assessment of endometrial pathology and tubal patency: a comparison between the use of ultrasonography and X-ray hysterosalpingography for the investigation of infertility patients. *Ultrasound Obstet Gynecol* 1999;14:200–204.
2. Strandell A, Lindhard A, Waldenstrom U, Thorburn J. Hydrosalpinx and IVF outcome: cumulative results after salpingectomy in a randomised controlled trial. *Hum Reprod* 2001;16:2403–2410.
3. Surrey ES, Minjarez DA, Stevens JM, Schoolcraft WB. Effect of myomectomy on the outcome of assisted reproductive technologies. *Fertil Steril* 2005;83:1473–1479.
4. Eldar-Geva T, Meagher S, Healy DL, MacLachlan V, Breheny S, Wood C. Effect of intramural, subserosal and submucosal intrauterine fibroids on the outcome of assisted reproductive technology treatment. *Fertil Steril* 1998;70:687–691.
5. Hart R, Khalaf Y, Yeong CT, Seed P, Taylor A, Braude P. A post prospective control study on the effect of intramural fibroids on the outcome of assisted conception. *Hum Reprod* 2001;60:2411–2417.
6. Johnson NP, Mak W, Sowter MC. Surgical treatment for tubal disease in women due to undergo *in vitro* fertilisation. *Cochrane Database Syst Rev* 2004;3:CD002125.
7. Gelbaya TA, Nardo LG, Fitzgerald CT, Horne G, Brison DR, Lieberman BA. Ovarian response to gonadotropins after laparoscopic salpingectomy or the division of fallopian tubes for hydrosalpinges. *Fertil Steril* 2006;85:1464–1468.
8. Swanton A, Lighten A, Granne I et al. Do women with ovaries of polycystic morphology without any other features of PCOS benefit from short-term metformin co-treatment during IVF? A double-blind, placebo-controlled, randomized trial. *Hum Reprod* 2011;26:2178–2184.
9. Cohlen BJ, Vandekerckhove P, te Velde ER, Habbma JD. Timed intercourse versus intra-uterine insemination with or without ovarian hyperstimulation for subfertility in men. *Cochrane Database Syst Rev* 2000;2:CD000360.
10. Blake DA, Farquhar CM, Johnson N, Proctor M. Cleavage stage versus blastocyst stage embryo transfer in assisted conception. *Cochrane Database Syst Rev* 2007;4:CD002118.
11. Pandian Z, Bhattacharya S, Ozturk O, Serour G, Templeton A. Number of embryos for transfer following in-vitro fertilisation or intra-cytoplasmic sperm injection. *Cochrane Database Syst Rev* 2009;15:CD003416.
12. Buckett WM. A meta-analysis of ultrasound-guided versus clinical touch embryo transfer. *Fertil Steril* 2003;80:1037–1041.
13. Nosarka S, Kruger T, Siebert I, Grove D. Luteal phase support in IVF: meta-analysis of randomised trials. *Gynecol Obstet Invest* 2005;60:67–74.
14. Daya S, Gunby J. Luteal phase support in assisted reproduction cycles. *Cochrane Database Syst Rev* 2004;3:CD004830.
15. Devroey P. Clinical application of new micromanipulative technologies to treat the male. *Hum Reprod* 1998;13(Suppl 3):112–122.
16. Society for Assisted Reproductive Technologies. Assisted reproductive technologies in the United States: 2000 results. *Fertil Steril* 2004;81:1207–1220.
17. Ubaldi F, Anniballo R, Romano S et al. Cumulative ongoing pregnancy rate achieved with oocyte vitrification and cleavage stage transfer without embryo selection in a standard infertility program. *Hum Reprod* 2010;25:1199–1205.
18. Handyside AH, Kontogianni EH, Hardy K, Winston RM. Pregnancies from biopsied human preimplantation embryos sexed by Y-specific DNA amplification. *Nature* 1990;344(6268):768–770.
19. Pharoah PO. Risk of cerebral palsy in multiple pregnancies. *Obstet Gynecol Clin North Am* 2005;32:55–67.
20. El-Shawarby S, Margara R, Trew G, Lavery S. A review of complications following transvaginal oocyte retrieval for in-vitro fertilisation. *Hum Fertil (Camb)* 2004;7:127–133.

LEITURA ADICIONAL

Brinsden P (ed.) *A Textbook of In Vitro Fertilisation and Assisted Reproduction: the Bourn Hall Guide to Clinical and Laboratory Practice*, 2nd edn. London: Parthenon Publishing, 1999.

Gardner DK, Weissman A, Howles CM, Shoham Z (eds) *Textbook of Assisted Reproductive Techniques – Laboratory and Clinical Perspectives*. London: Taylor & Francis, 2004.

Report on Fertility Clinical Guidelines at www.nice.org.uk

Human Fertilisation and Embryology Authority website: www.hfea.gov.uk

PARTE 12

DOR PÉLVICA

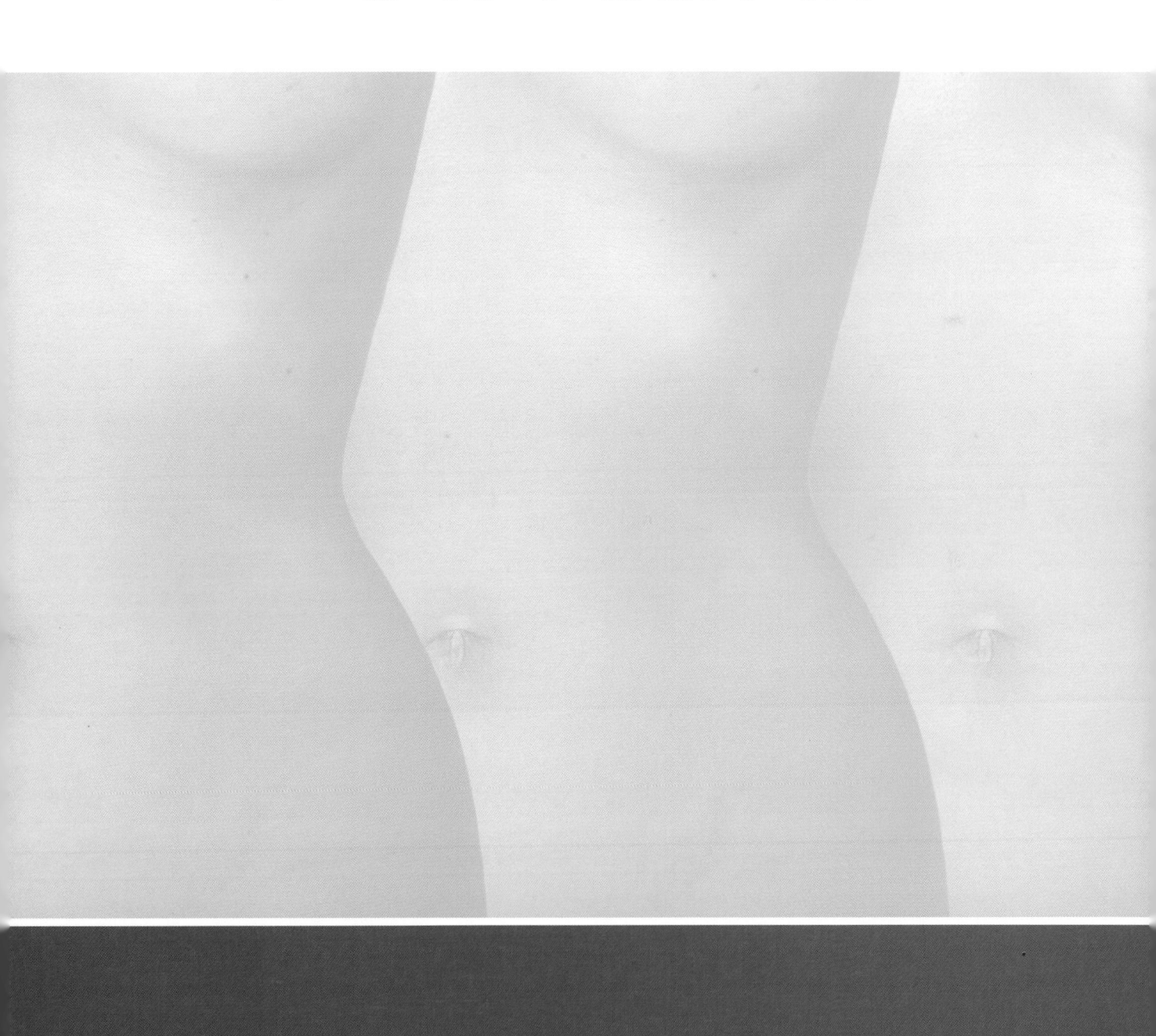

Capítulo 47

Infecção Pélvica

Jonathan D.C. Ross
Whittall Street Clinic, Birmingham, UK

> **Quadro 47.1 Resumo**
>
> Perspectiva da infecção pélvica
> - A doença inflamatória pélvica (PID) é um problema assintomático comum e frequente em mulheres jovens.
> - A confirmação com um diagnóstico microbiológico não é frequentemente possível.
> - Os antibióticos são muito efetivos no controle dos sintomas, quando presentes.
> - A intervenção cirúrgica raramente é necessária.
> - Um único episódio de PID tratado precocemente com antibióticos apropriados está associado à fertilidade bem preservada.

A infecção pélvica é comum e geralmente resulta de patógenos transmitidos sexualmente, ascendendo da porção inferior à porção superior do trato genital. A infecção também pode ocorrer após a cirurgia pélvica e no puerpério depois de uma instrumentação uterina.

EPIDEMIOLOGIA E FATORES DE RISCO

A doença inflamatória pélvica é comum?

A doença inflamatória pélvica (PID) é a causa principal de morbidade em mulheres jovens, e vem se tornando mais comum. Aproximadamente 2% das mulheres jovens no Reino Unido relatam uma história de PID, quando questionadas, e cerca de 1 em cada 50 consultas de mulheres jovens com clínicos gerais está relacionada com a PID [1]. O número de mulheres no Reino Unido diagnosticadas com infecção por *Chlamydia*, que é a causa principal da PID, está aumentando, e isso se reflete em uma prevalência ascendente de PID.

Quem é acometido pela doença inflamatória pélvica?

Os fatores de risco para PID refletem acentuadamente aqueles de qualquer infecção sexualmente transmitida – jovens, parceiros sexuais múltiplos, falta de uso de preservativo, *status* socioeconômico inferior e etnia negra Caribenha/negra Africana. O que não está definido é o motivo pelo qual algumas mulheres com infecção no trato genital inferior desenvolvem a doença no trato genital superior – quais fatores estimulam a ascensão da infecção da vagina ou da cérvice para o endométrio e tubas uterinas?

O muco cervical oferece uma barreira importante à ascendência da infecção. Mulheres jovens com ciclos anovulatórios apresentam um muco cervical mais fino e isto, combinado aos índices mais elevados de ectopia cervical e comportamento sexual de risco, pode contribuir para seus altos índices de PID. A capacidade da resposta imune de controlar e conter a infecção também determina o risco do envolvimento do trato genital superior. Parte dessa resposta imune é determinada geneticamente, e um risco elevado de PID é observado em mulheres com antígeno leucocitário humano (HLA) do subtipo A31, enquanto mulheres com HLA, DQA 0501 e DQB 0402 apresentam índices inferiores de infertilidade depois de um diagnóstico de PID. Polimorfismos em receptores dos antígenos TCR4 e CCR5 e expressão variável de interleucina 10 (IL-10) também podem ter uma função. É possível que algumas cepas de bactérias apresentem um risco maior de causar PID que outras, mas a evidência para isso é limitada (p. ex., cepa do sorogrupo A de *Neisseria gonorrhoeae*, cepa de sorovar F de *Chlamydia trachomatis*).

Os hábitos comportamentais podem estar associados ao risco de PID. Uma associação nítida pode ser observada entre lavagem vaginal e PID, mas estudos longitudinais mais recentes sugerem que a lavagem não causa PID. Provavelmente, o que ocorre é o aumento da higienização ser decorrente do corrimento vaginal e das irregularidades menstruais associadas à PID [2]. Mulheres que fumam estão em risco mais elevado de PID, mas isto pode ser um marcador de alto risco do comportamento sexual ou um efeito direto do próprio fumo na imunidade.

Muitas mulheres com PID também apresentam vaginose bacteriana com um crescimento excessivo de bactérias,

TABELA 47.1 Microrganismos associados à doença inflamatória pélvica			
Aeróbico/anaeróbico facultativo	Anaeróbico	Vírus
Neisseria gonorrhoeae	Bacteroides sp.	Herpes simples
Chlamydia trachomatis	Peptostreptococcus sp.	Echovirus
Ureaplasma urealyticum	Clostridium bifermentans	Coxsackie
Mycoplasma genitalium	Fusobacterium sp.	Vírus sincicial respiratório
Gardnerella vaginalis		
Streptococcus pyogenes		
Staphylococci coagula-se-negativas		
Escherichia coli		
Haemophilus influenzae		
Mycoplasma hominis		
Streptococcus pneumoniae		
Mycobacterium tuberculosis		

comensais normais na vagina e com perda de lactobacilos vaginais. Essas mesmas bactérias frequentemente são encontradas no trato genital superior, elevando a possibilidade de que a vaginose bacteriana pode levar à PID.

Estudos longitudinais não apoiam uma associação causal direta, embora mulheres acometidas por gonorreia ou clamídia tenham um risco maior de PID, quando apresentam vaginose bacteriana preexistente associada, sugerindo alguma sinergia entre as diferentes infecções [3].

▶ O custo do tratamento da doença inflamatória pélvica

Os custos psicológico e financeiro da PID são substanciais. A incerteza do diagnóstico e a dificuldade em prever o risco subsequente de infertilidade, dor pélvica crônica ou gestação ectópica é acrescentado à ansiedade associada à PID, somando-se aos sentimentos de censura, culpa e isolamento que o diagnóstico de uma infecção sexualmente transmitida pode provocar. A maior parte dos custos monetários da PID é decorrente das intervenções cirúrgicas para o diagnóstico e tratamento das consequências de lesão tubária, e é estimada entre £650 e £2000 por caso [4]. Esses custos se elevam substancialmente com a disponibilidade de tratamentos para infertilidade no futuro.

MICROBIOLOGIA

A doença inflamatória pélvica é uma infecção polimicrobiana. *N. gonorrhoeae* e *Chlamydia* são os patógenos frequentemente mais reconhecidos, mas uma ampla variedade de bactérias e vírus também pode ser isolada das tubas uterinas de mulheres com PID (Tabela 47.1).

Neisseria gonorrhoeae

Neisseria gonorrhoeae é um diplococo Gram-negativo, quando uma amostra de corrimento cervical é espalhada e fixada em lâmina, as bactérias podem ser observadas no microscópio, como pares de microrganismos vermelhos, em forma de rim, principalmente no interior de polimorfos. A gonorreia causa aproximadamente 5% de PID no Reino Unido [5,6].

N. gonorrhoeae infecta inicialmente a cérvice, mas ascende ao trato genital superior em 10-20% dos casos não tratados. Em torno da metade de mulheres com gonorreia é assintomática, mas, quando os sintomas estão presentes, o corrimento vaginal tende a ser espesso e purulento. Embora o isolamento da gonorreia, a partir da cérvice, sugira um diagnóstico de PID, sua ausência no trato genital inferior não pode excluir infecção nas tubas uterinas ou ovários.

Chlamydia trachomatis

Chlamydia trachomatis é uma bactéria incomum, pois necessita de uma célula hospedeira para se desenvolver (microrganismo intracelular obrigatório), comportando-se de algumas formas mais como um vírus. Para detectar um microrganismo a amostra ideal precisa conter células e deve ser colhida por um esfregaço endocervical com um *swab*. O uso de testes de amplificação de ácido nucleico (NAATs) sensíveis também permite a utilização de outras amostras mais acessíveis para detectar *Chlamydia*, p. ex., *swabs* vulvares (que a própria paciente pode obter após instrução apropriada) ou do primeiro jato de urina. O microscópio óptico não é útil, visto que a *C. trachomatis* é muito pequena para ser observada.

A Clamídia, como a gonorreia, inicialmente infecta a cérvice e, alguma vezes, também a uretra. Ela é a causa mais comum de PID no Reino Unido, responsável por 30% dos casos [5], estando associada com mais frequência à infecção crônica de baixo grau do que a gonorreia. Acima de dois terços de mulheres com infecção por Clamídia são assintomáticos.

Mycoplasma genitalium

As evidências da importância do *Mycoplasma genitalium* na PID estão aumentando. Foi isolada da cérvice, endométrio e, em um único caso, das tubas uterinas com PID [7]. A infertilidade de fator tubário está fortemente associada a infecções no passado com *M. genitalium*, e a inoculação do trato genital inferior com *Mycoplasma* causa PID em macacas [8]. A realização do teste para *M. genitalium* é dispendioso e não disponível rotineiramente.

▶ Anaeróbios

As bactérias anaeróbicas são de importância particular em mulheres com PID grave, e frequentemente podem ser isoladas de abscessos tubo-ovarianos. Sua importância, na PID leve à moderada, está menos clara. *Bacteroides* spp. *fragilis*, *peptostreptococcus* e *peptococcus*, podem ser isolados do trato genital de mulheres com PID, e a produção de mucinase e sialidase por bactérias anaeróbicas pode quebrar o muco cervical, facilitando, assim, a passagem de outras bactérias para o interior do trato genital superior.

Actinomyces

Actinomyces israeli, ocasionalmente, é detectada em mulheres com um dispositivo de contracepção intrauterino (IUCD) *in situ*. Quando não há sintomas de corrimento vaginal, sangramento intermenstrual ou dor pélvica, a mulher deve ser avisada que nem o tratamento nem a remoção do IUCD é necessária, mas deve ser feita uma reconsulta em 6 meses ou mais cedo, se os sintomas se desenvolverem. Caso os sintomas estejam presentes, é indicado o tratamento com penicilina por tetraciclina ou antibióticos macrolídeos 2, e o IUCD deve ser removido.

Mycobacterium tuberculosis

A PID por tuberculose ocorre, principalmente, em pacientes de países em desenvolvimento. A infecção pélvica geralmente é secundária à disseminação de hematógenos a partir de uma fonte extragenital, mas, ocasionalmente, a *Mycobacterium tuberculosis* pode ser transmitida sexualmente [9]. Em geral, não é possível detectar o microrganismo no trato genital inferior, e as amostras devem ser obtidas pela curetagem uterina ou das tubas uterinas na laparoscopia e devem ser enviadas para cultura ou para teste de ácido nucleico. Uma terapia padrão quádrupla antituberculose com isoniazida, rifampicina, etambutol e pirazinamida é efetiva, mas a intervenção cirúrgica pode ser necessária na doença extensiva.

▶ Vírus

Vários vírus foram isolados do trato genital superior de mulheres com PID (Tabela 47.1), mas seu papel na patogênese é obscuro.

APRESENTAÇÃO CLÍNICA

▶ Fatores clínicos

O diagnóstico clínico da PID está com base na presença de dor abdominal inferior, geralmente bilateral, combinada com sensibilidade de anexos ou dor à mobilização cervical no exame vaginal (Fig. 47.1). Uma história médica completa e o exame incluindo a história menstrual e sexual podem ser úteis para fazer um diagnóstico. O exame pélvico é essencial, e um exame com espéculo é necessário para permitir que *swabs* apropriados sejam obtidos e também para excluir corpos estranhos na vagina, como tampões retidos.

A especificidade baixa e o valor preditivo positivo baixo associado a essa abordagem (65-90%) estão justificados, pois a demora para iniciar a terapia com antibiótico pode aumentar o risco de um prejuízo da fertilidade [10]. Os riscos de administrar antibióticos a uma mulher que não apresenta PID são baixos, embora os diagnósticos diferenciais importantes precisem primeiro ser excluídos.

Características essenciais
Dor abdominal inferior (geralmente bilateral)
ou
Sensibilidade suprarrenal
ou
Sensibilidade do movimento cervical

Características de apoio
Sangramento intermenstrual/anormal
Sangramento pós-coital
Corrimento vaginal aumentado/anormal
Dispareunia profunda
Corrimento vaginal
Febre
Náusea/vômito
Dor abdominal superior direita e sensibilidade
Peritonite generalizada

Fig. 47.1 Diagnosticando a infecção pélvica.

Outros fatores clínicos podem apoiar um diagnóstico de PID, mas não são essenciais antes de se iniciar uma terapia empírica:

- sangramento intermenstrual ou pós-coital – resultando de endometrite e cervicite;
- dispareunia profunda;
- corrimento vaginal anormal – indicando infecção no trato genital inferior;
- febre – não específica e geralmente presente apenas na PID moderada à grave e
- náusea/vômito – pode ocorrer na PID grave, mas está mais comumente associada à apendicite.

A doença pélvica inflamatória causada pela gonorreia se apresenta de forma mais aguda e é mais grave, quando comparada à PID por Clamídia [11]. Para cada mulher que apresenta características clínicas de PID, há duas outras que são assintomáticas.

▶ Síndrome de Fitz-Hugh-Curtis

A inflamação e infecção da cápsula hepática (peri-hepatite) acometem 10-20% das mulheres com PID gonocócica ou por Clamídia e, ocasionalmente, domina a apresentação clínica. As pacientes se queixam de dor abdominal superior e apresentam sensibilidade na borda hepática, por vezes acompanhada de atrito hepático.

▶ Diagnóstico diferencial

Os principais diagnósticos diferenciais são apresentados na Tabela 47.2. As características que classicamente levam ao diagnóstico de PID são a típica distribuição *em faixa* da dor e a sensibilidade bilateral no exame pélvico.

Nos distúrbios do intestino, a dor tende a ser mais intensa no abdome e mais central ou deslocada à esquerda.

Tabela 47.2 Diagnóstico diferencial da doença inflamatória pélvica

Diagnóstico diferencial	Características significativas
Gestação ectópica	Histórico menstrual, inicialmente dor unilateral
Ruptura de cisto ovariano/torção	Inicialmente dor unilateral, frequentemente em meados do ciclo
Apendicite	Sintomas gastrointestinais, dor no lado direito
Síndrome do intestino irritável	Dor central ou, no lado esquerdo, sem excitação cervical
Doença inflamatória do intestino, p. ex., de Crohn, colite ulcerativa, doença diverticular	Dor abdominal, cólica central ou no lado esquerdo, sintomas intestinais
Infecção do trato urinário	Sintomas urinários ± dor lombar (infecções clamidiais também podem-se apresentar com sintomas urinários)
Torção do intestino	Dor central
Dor psicossomática	Geralmente sintomas inconscientes

Outras condições tendem a provocar dor unilateral, pelo menos em seu início. Os diagnósticos principais a serem excluídos são gestação ectópica, e outras causas de abdome agudo que podem requerer intervenção cirúrgica, como apendicite e um "acidente" ovariano (p. ex., torção ou sangramento persistente proveniente de ruptura de cisto). Quando o diagnóstico não está claro, o tratamento empírico com antibióticos deve ser iniciado, mas o paciente deve ser mantido sob observação contínua para garantir que um diagnóstico alternativo não seja negligenciado.

INVESTIGAÇÃO

> **Quadro 47.2 Resumo**
>
> Antes de diagnosticar a doença inflamatória pélvica:
> - Realizar um teste de gravidez para auxiliar a excluir uma gestação ectópica.
> - Exame detalhado em busca de infecções sexualmente transmitidas.

O diagnóstico da PID está apoiado principalmente em sinais e sintomas, e as investigações disponíveis para PID aguda não são precisas. Os exames de sangue, como contagem de células brancas, taxa de sedimentação e proteína C-reativa são todos relativamente não específicos. Eles podem estar elevados na PID, mas em casos discretos podem não apresentar alterações. Em particular, a leucocitose frequentemente não é observada em infecções piogênicas.

Um teste de gravidez, preferivelmente mensurando beta hCG sérico, é obrigatório para excluir uma gestação ectópica e também a possibilidade de uma complicação ovariana associada a uma gestação intrauterina muito precoce. Esse procedimento deve sempre ser realizado antes de iniciar o tratamento empírico com antibiótico. Na maior parte dos hospitais, isto está disponível como um exame de emergência. Se não estiver disponível, então pode ser feito um simples teste urinário de gravidez.

Testes microbiológicos

Os seguintes testes de microbiologia devem ser oferecidos a todas as mulheres que se apresentam com possível PID (Fig. 47.2):

- *Swab* endocervical para cultura de *N. gonorrhoeae* – deve ser colocado em meio de transporte (Stuart ou Amies) e conduzido ao laboratório preferivelmente dentro de 6 horas, mas certamente em 24 horas, para não perder a viabilidade. Testes de amplificação de ácido nucleico (NAATs) para *N. gonorrhoeae* apresentam maior sensibilidade do que cultura e podem ser utilizados como uma alternativa, mas a confirmação de um NAATs é necessária, em razão do risco de resultados falso-positivos e
- *Swab* endocervical para NAAT *Chlamydia* – os ensaios imunoenzimáticos alternativos (EIA) não têm boa sensibilidade.

A detecção de gonorreia ou Clamídia no cérvice aumenta acentuadamente a probabilidade de PID como causa de dor abdominal inferior, mas muitas mulheres com PID também apresentam investigação de infecção negativa do trato genital inferior.

A ausência de polimorfos na amostra de corrimento vaginal corada por Gram torna a PID improvável, mas a sua presença não é específica, p. ex., a ausência de polimorfos tem um bom valor preditivo negativo, mas a sua presença apresenta um valor preditivo positivo fraco para PID [12].

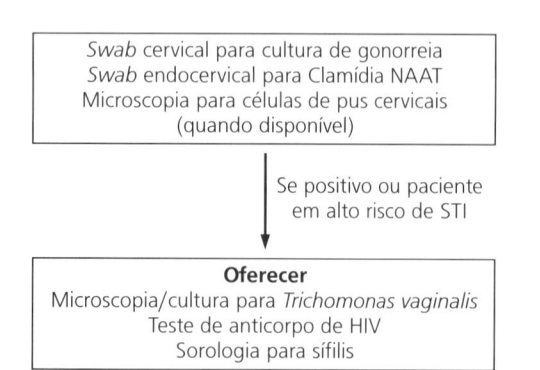

Fig. 47.2 Investigação microbiológica de mulheres com infecção pélvica.

```
Swab cervical para cultura de gonorreia
Swab endocervical para Clamídia NAAT
Microscopia para células de pus cervicais
(quando disponível)
            ↓
   Se positivo ou paciente
   em alto risco de STI
            ↓
        Oferecer
Microscopia/cultura para Trichomonas vaginalis
      Teste de anticorpo de HIV
         Sorologia para sífilis
```

Exames detalhados para outras infecções sexualmente transmitidas devem ser oferecidos a mulheres com teste positivo para gonorreia ou Clamídia, e as que se encontram em maior risco de infecção, p. ex., dois ou mais parceiros no último ano, não utilização de preservativo ou história prévia de uma infecção sexualmente transmitida. Um exame detalhado adequado inclui:

- Microscopia e/ou cultura para *T. vaginalis* – a amostra deve ser obtida do fundo de saco posterior e transportada em meio Amies ou Stuart chegando ao laboratório em 6 horas;
- Teste de anticorpo de HIV e
- Sorologia para sífilis.

Quando a laparoscopia ou laparotomia é realizada, amostras da tuba uterina também devem ser enviadas, solicitando cultura bacteriana, incluindo gonorreia. Testes de amplificação de ácido nucleico para *Chlamydia* não são licenciados para utilização em amostras da tuba uterina e, portanto, requerem uma interpretação cautelosa. A cultura para Clamídia também pode ser realizada nessa amostra, mas é menos sensível e requer meio de transporte específico e não está amplamente disponível.

▌Investigações radiológicas

A ultrassonografia transvaginal da pelve pode ser útil, quando existe dificuldade diagnóstica. Não há características, entretanto, que sejam patognomônicas de PID aguda, a presença de líquido livre no fundo de saco de Douglas é um achado normal comum e, portanto, não é útil. Um exame detalhado pode auxiliar na exclusão de gestação ectópica, cistos ovarianos ou apendicite e também pode identificar tubas uterinas dilatadas ou um abscesso na tuba. Com a utilização de Doppler, alterações tubárias, como tubas uterinas inflamadas e dilatadas ou massas ovarianas tubárias podem ser diagnosticadas com razoável acurácia. Essa investigação, entretanto, requer experiência considerável e pode não estar disponível em um local de emergência. Portanto, apresenta muito pouco benefício na rotina diagnóstica de PID.

A ressonância magnética pode auxiliar no diagnóstico em casos difíceis, mas também não está amplamente disponível e não compõe o tratamento de rotina. Tomografia computadorizada (CT) em casos de PID aguda pode apresentar planos fasciais pélvicos obscuros, espessamento dos ligamentos uterossacrais e acúmulo de líquido nas tubas uterinas e na cavidade endometrial. No abdome superior, o exame pode demonstrar evidência de peri-hepatite. O aumento das cápsulas hepática e esplênica na CT abdominal foi sugerido como característica da síndrome de Fitz-Hugh-Curtis, mas é de pequeno valor na investigação de rotina.

▌Investigação cirúrgica

Por muitos anos a laparoscopia foi considerada o procedimento diagnóstico definitivo para PID e, provavelmente, permanece mais sensível que qualquer outra investigação atual disponível. Em muitos casos, é clara a evidência de tubas dilatadas e hiperêmicas com um exsudato fibrinoso e inflamatório, envolvendo as tubas e o fundo do útero. Em casos leves, entretanto, a inflamação intraluminal das tubas pode não ser visualizada, podendo haver uma variação significativa inter e intraobservador na interpretação da aparência de salpingite na laparoscopia [13]. A laparoscopia permite que *swabs* sejam obtidos das terminações das fimbrias das tubas, o que pode ser mais preciso que *swabs* endocervicais, mas o benefício principal da laparoscopia é excluir outros diagnósticos. Como um procedimento invasivo ele deve ser reservado aos casos em que há um elemento de dúvida, como o diagnóstico de PID aguda ou em casos em que a paciente falha em responder aos antibióticos dentro de 48-72 horas.

Não existem evidências para apoiar a utilização rotineira de histeroscopia ou biópsia endometrial no diagnóstico de rotina de PID aguda. Técnicas endoscópicas mais invasivas, como faloscopia, podem apresentar um risco potencial e não são aceitas no tratamento.

▌Histologia e patologia

A disseminação da infecção a partir da cérvice até o endométrio leva a uma endometrite aguda e predominantemente mediada por polimorfos [14]. Biópsia de sucção transcervical do endométrio permite a avaliação da inflamação endometrial que é bem correlacionada com a salpingite [14]. Infelizmente, a utilidade dessa abordagem no diagnóstico de PID é limitada pelo risco de introdução da infecção durante o procedimento, o tempo de demora em fixar e corar a amostra e a importância incerta de endometrite isolada.

A resposta inflamatória observada nas tubas uterinas depende do patógeno circunjacente. A gonorreia infecta células epiteliais não ciliadas, mas a produção de fator de necrose tumoral e interferon gama leva à lesão colateral do tecido subjacente e invasão da submucosa. A lesão tecidual associada à *Chlamydia* é mediada primariamente pela resposta imune à infecção, ocorrendo como um resultado de reação de hipersensibilidade retardada à proteína de choque térmico da Clamídia. Ela é caracterizada por uma resposta linfocítica de baixo grau, comparada à resposta neutrofílica aguda da salpingite gonocócica.

A infecção recorrente com *Chlamydia* causa estimulação imune subsequente possivelmente mediada por uma reação cruzada entre Clamídia e proteína 60 de choque térmico [15]. Essa resposta imune exagerada seguida da exposição por *Chlamydia* pode explicar o aumento exponencial do risco de lesão tubal que ocorre em infecções repetidas.

Inflamação grave está associada à oclusão tubal e a produção de um abscesso tubo-ovariano ou hidrossalpinge. A cura seguida de inflamação aguda pode levar à fibrose crônica com lesão associada ao epitélio ciliado, bloqueio tubal e/ou aderências pélvicas. Histologicamente, essa lesão crônica produz folículos linfoides e um infiltrado de célula mononuclear.

TRATAMENTO

> **Quadro 47.3 Resumo**
>
> Tratando a infecção pélvica:
> - Inicie antibióticos apropriados imediatamente após a realização de um diagnóstico clínico.
> - Providencie que o parceiro da paciente seja examinado para infecção sexualmente transmitida e receba antibióticos empíricos.
> - Garanta que a paciente e seu parceiro sejam tratados simultaneamente.
> - Forneça informações sobre a utilização futura de preservativos.
> - Discuta as implicações de um diagnóstico de PID na fertilidade futura.

Tabela 47.3 Programas de antibióticos para pacientes ambulatoriais

Programa 1*	Programa 2*	Programa 3*
Ofloxacina 400 mg BD mais metronidazol 400 mg BD	Moxifloxacina 400 mg OD	Ceftriaxona 500 mg i.m. imediatamente mais doxiciclina 100 mg BD mais metronidazol 400 mg BD

*Para completar 14 dias de terapia.
BD, duas vezes ao dia; i.m., intramuscular; OD, uma vez ao dia.

Pacientes que são sistemicamente adoentados devem ser advertidos ao repouso, e deve ser prescrita analgesia adequada. É necessário um resumo regular para avaliar o progresso. Caso nenhuma melhora seja observada após 3 dias de terapia com antibiótico, então o diagnóstico alternativo deve ser considerado. A maior parte dos pacientes pode ser tratada em ambulatório, mas os pacientes com sintomas graves, como abdome agudo, necessitam de cuidados hospitalares. Quando o diagnóstico é duvidoso ou se antibióticos intravenosos forem considerados necessários, então a paciente deve ser encaminhada ao hospital.

▶ Antibióticos

É necessário antibiótico de amplo espectro contra gonorreia, Clamídia e anaeróbicos. A escolha do antibiótico ideal pode ser determinada pelo conhecimento dos padrões de resistência bacteriana local, gravidade da doença, custo e conveniência da paciente. A terapia parenteral deve ser continuada até 24 horas depois da melhora clínica e, então, trocada pela oral.

Evidência, de estudo controlado, randomizado, está disponível para apoiar a utilização de programas de antibiótico na Tabela 47.3 para pacientes ambulatoriais, e Tabela 47.4 para pacientes hospitalares.

A resistência à quinolona na gonorreia é comum em muitos locais do mundo e está se elevando no Reino Unido. Ofloxacina ou moxifloxacina deve ser evitada, quando a suspeita clínica de PID gonocócica, como resultado de, por exemplo, doença clinicamente grave, um histórico de um parceiro com gonorreia ou contato sexual no exterior. Metronidazol oral pode ser descontinuado nos casos de PID leve a moderado, quando a paciente é incapaz de tolerar esse tratamento.

▶ Tratamento de parceiros

A doença inflamatória pélvica geralmente é secundária à infecção adquirida sexualmente, a menos que o(s) parceiro(s) masculino(s) seja(m) identificado(s) ou avaliado(s) detalhadamente para infecção ou empiricamente tratado(s), a mulher com PID apresenta alto risco de recorrência. Os parceiros

Tabela 47.4 Programas de antibióticos para pacientes internados

Programa 1	Ceftriaxona 2 g diariamente i.v. mais doxiciclina 100 mg BD i.v. ou oral seguida por* doxiciclina 100 mg oral BD mais metronidazol 400 mg BD
Programa 2	Clindamicina 900 mg TID i.v. mais gentamicina 2 mg/kg dose de carga seguida por 1,5 mg/kg TID (uma única dose diária também pode ser utilizada) seguida por * doxiciclina 100 mg oral BD mais metronidazol 400 mg BD
Programa 3	Ofloxacina 400 mg BD i.v. mais metronidazol 500 mg TID seguido por* ofloxacina 400 mg oral BD mais metronidazol 400 mg BD
Programa 4	Ciprofloxacina 200 mg i.v. BD mais doxiciclina 100 mg i.v. ou oral BD mais metronidazol 500 mg TID seguido por* doxiciclina 100 mg oral BD mais metronidazol 400 mg BD

*A terapia parenteral deve ser continuada até 24 hs após a melhora clínica. Terapia oral para continuar, para completar 14 dias de antibióticos no total.
BD, duas vezes ao dia; i.m. intramuscular; i.v. intravenoso; QID, quatro vezes ao dia; TID, três vezes ao dia.

masculinos atuais devem ser submetidos a exames detalhados para gonorreia e Clamídia, e são realizadas tentativas de fazer contato com parceiros dos últimos 6 meses, embora o período exato seja influenciado pelo histórico sexual.

Quando exame detalhado para infecções adquiridas sexualmente não é possível, terapia com antibiótico eficaz contra gonorreia e Clamídia deve ser administrada empiricamente para o(s) parceiro(s) masculino(s) (veja guia da Associação Britânica de Saúde Sexual e HIV para recomendações de tratamento atuais em www.bashh.org) (Figura 47.3).

A paciente e seu(s) parceiro(s) devem ser advertidos para evitar relação até que ela complete o tratamento.

> **Quadro 47.4 Resumo**
>
> Consulta de acompanhamento depois da PID:
> - Revise resposta ao tratamento.
> - Garanta que o curso completo de antibióticos tenha sido realizado.
> - Avalie se o parceiro da paciente foi observado e tratado.
> - Reforce a advertência quanto à utilização futura de preservativos.

Teste para gonorreia e Clamídia
Administrar terapia empírica para gonorreia e Clamídia, caso o teste não esteja disponível (ver www.bashh.org para terapias recomendadas atuais)
Advertir para evitar relações sexuais até que a paciente-índice e parceiro, tenham ambos completado a terapia com antibiótico

Fig. 47.3 Tratamento de parceiros de mulheres com infecção pélvica.

Intervenção cirúrgica

A intervenção cirúrgica raramente é requerida como um tratamento para PID aguda. A maior parte dos pacientes se apresenta no estágio suficientemente inicial da doença, para que o tratamento com antibiótico seja completamente eficaz. Entretanto, pode haver uma indicação para laparoscopia ou laparotomia para drenagem do abscesso pélvico, quando diagnosticado na ultrassonografia e não parece resolver no tratamento conservador com antibióticos. Nessas circunstâncias, a maior parte dos cirurgiões prefere realizar uma laparotomia, que deve permitir a divisão digital de todas as aderências e acesso a quaisquer áreas loculadas da formação de abscesso. A decisão de realizar ou não salpingo-oforectomia na presença de um abscesso tubo-ovariano grande depende, obviamente, da idade da paciente e seu histórico reprodutivo. Na maioria dos casos, entretanto, quando a condição da paciente justifica uma laparotomia, a remoção dos órgãos lesionados pode ser a opção preferida. Quando apenas um ovário estiver retido, então o tratamento com IVF é a possibilidade remanescente, caso a paciente deseje engravidar.

Em casos de abscessos menores ou coleções de líquidos na bolsa de Douglas, aspiração guiada por ultrassom é menos invasiva e existe alguma evidência de ser tão eficaz quanto à laparoscopia ou laparotomia. A técnica comum é aspiração de líquido via transvaginal, utilizando exame transvaginal. Ocasionalmente, o cirurgião pode considerar a drenagem de um abscesso na bolsa de Douglas via reto, embora esse procedimento possa ocasionar formação de fístula crônica.

Em raras ocasiões, na suspeita de actinomices pélvico, a cirurgia deve ser evitada. O histórico é provavelmente mais crônico que a PID aguda, em geral existe evidência clínica clara de uma massa pélvica que não parece ser um abscesso ao ultrassom. Geralmente, também há um histórico de utilização recente de um dispositivo contraceptivo uterino. Caso a cirurgia seja realizada, então há um risco significativo de lesão intestinal.

PROGNÓSTICO

A evidência quantificando a frequência de sequelas da PID é complicada pelas definições variadas e critérios diagnósticos utilizados para identificar o episódio índex de infecção.

Dor pélvica crônica

Geralmente se aceita que episódios de PID aguda podem ocasionar sintomas de dor pélvica crônica. A causa da dor pélvica crônica, contudo, permanece controversa. Pode ser que as tubas lesionadas atuem como um ninho para infecções recorrentes ou pode ser decorrente à aderência que prendem ou encapsulam órgãos pélvicos. É até provável que a dor seja decorrente do comportamento alterado dos nervos pélvicos lesionados pela infecção. Também há evidência limitada quanto à incidência de dor pélvica crônica resultante de episódios únicos ou múltiplos de PID aguda. Isto pode chegar a 33% após episódios recorrentes [16] e pode apresentar um efeito significativo na qualidade de vida futura da paciente [17]. Encontrou-se que o uso de preservativos, como prevenção após um episódio de infecção pélvica, reduz o risco de um desenvolvimento de dor pélvica crônica.

Subfertilidade e gestação ectópica

Existe evidência epidemiológica clara, com base na população da relação entre um achado de anticorpos imunoglobulinas G (IgG) específicos para *Chlamydia trachomatis* e posterior subfertilidade tubal [18].

Alguns estudos de coorte apresentaram uma taxa de infertilidade involuntária subsequente de até 40% após um único episódio de PID [19]. Existe uma relação entre o risco de subfertilidade e a gravidade de infecção com um risco relativo de 5,6 para infecção grave comparado à infecção leve [20].

Estudos prospectivos mais recentes (em doença clinicamente leve/moderada) sugeriram que taxas de infertilidade não são significativamente elevadas após um único episódio de PID tratada adequadamente [16]. Um retardo na terapia por antibiótico, entretanto, mesmo em alguns dias pode levar a um grande aumento no risco de fertilidade prejudicada [10].

Existe também evidência epidemiológica clara de relação entre o risco de gestação ectópica e um episódio prévio de PID. Em casos laparoscopicamente provados de PID o risco de uma gestação ectópica no próximo índex é 6 vezes maior que nos controles [20]. O risco absoluto de gestação ectópica permanece baixo, entretanto, em 0,5-1%, pelo menos em mulheres com doença leve à moderada [16].

CIRCUNSTÂNCIAS ESPECIAIS

Gestação

A doença inflamatória pélvica associada à gestação intrauterina é extremamente rara, exceto em casos de aborto séptico. Cervicite é mais comum e está associada à morbidade fetal e materna aumentada. Programas de tratamento dependem dos microrganismos isolados enquanto evitam os antibióticos que são contraindicados na gestação, p. ex., tetraciclina. Eritromicina e amoxicilina não são conhecidas por serem prejudiciais na gestação. Nos casos de aborto séptico os microrganismos são mais prováveis de serem piogênicos que sexualmente transmitidos. A utilização de antibióticos de amplo espectro, como cefalosporina de terceira geração junto com azitromicina e metronidazol, compõe um programa apropriado.

Endometrite leve após terminação cirúrgica de gestação é relativamente comum (aproximadamente 1-2%) e necessita de tratamento agressivo para garantir fertilidade futura. Caso uma avaliação pré-tratamento para infecção transmitida sexualmente seja realizada, é muito incomum encontrar um resultado positivo em *swabs* repetidos. Contudo, é prudente tratar com antibióticos de amplo espectro eficazes contra *Chlamydia* e anaeróbicos, p. ex., oflaxacina com metronidazol, ou moxifloxacina.

▶ Pós-cirurgia pélvica

A cirurgia pélvica como histerectomia está invariavelmente associada a um risco significativo de infecção pós-operatória, uma vez que seja quase impossível tornar a vagina totalmente asséptica. Antibióticos profiláticos geralmente são utilizados durante a cirurgia, mas infecções pélvicas pósoperatórias geralmente secundárias à formação de hematoma não são incomuns. A maior parte das infecções é causada por aeróbicos e deve ser tratada com um programa que inclui metronidazol ou coamoxiclavulânico.

Infecção pélvica e dispositivos contraceptivos intrauterinos

Um IUCD isolado aumenta o risco de desenvolvimento de PID nas primeiras semanas após a colocação e, exceto para infecções subagudas com *Actinomyces*, parece não haver evidência de risco aumentado com o uso contínuo de um IUCD. Exames de rotina para Clamídia, gonorreia e vaginose bacteriana antes da colocação reduzem o risco de PID em mulheres que solicitam o IUD. A utilização de IUDs com progesterona foi associada a taxas muito baixas de PID.

A evidência de estudos controlado e randomizado para se um IUCD deve ser deixado *in situ* ou removido em mulheres que apresentam PID é limitada [21,22]. A remoção do IUD deve ser considerada e pode estar associada a melhores resultados clínicos, a curto prazo [21], mas a decisão de remover o IUD necessita ser avaliada em relação ao risco de gestação nas pacientes que, ao contrário, tiveram uma relação sem proteção nos 7 dias precedentes. Contracepção de emergência hormonal pode ser apropriada para algumas mulheres nessa situação.

▶ Vírus da imunodeficiência humana

Mulheres com HIV podem ter uma apresentação clínica mais grave de PID, particularmente nos últimos estágios da doença por HIV associado à imunossupressão grave. Não é necessária nenhuma alteração na terapia, embora cautela seja importante para avaliar quaisquer interações entre o tratamento de PID e a medicação antirretroviral.

PREVENÇÃO

▶ Programa de exame para *Chlamydia*

Chlamydia é o patógeno mais comumente identificado causador da PID no Reino Unido. A infecção inicial com *Chlamydia* geralmente é assintomática, mas, quando identificada, pode ser tratada simplesmente e de forma econômica com antibióticos como doxiciclina ou azitromicina e, então, prevenir o desenvolvimento de PID. Examinar mulheres jovens para Clamídia pode ser viável e de custo efetivo [23] e um programa nacional de exame está sendo desenvolvido no Reino Unido atingindo homens e mulheres de até 25 anos de idade (maiores informações disponíveis em www.chlamydiascreening.nhs.uk).

▶ Instrumentação do útero

Existe um risco significativo de introdução de infecção no interior do trato genital superior ao instrumentar o útero, particularmente em mulheres com risco elevado de infecção subclínica cervical por *Chlamydia* (p. ex., até os 25 anos de idade). As indicações mais comuns para instrumentação do útero são terminação cirúrgica terapêutica de gestação, colocação de IUCD e investigações de subfertilidade. Atualmente, é considerado obrigatório oferecer um regime de "exame e tratamento" ou profilaxia de rotina para todas as mulheres submetidas a tais tratamentos. Nos casos em que um regime de "exame e tratamento" é inapropriado, p. ex., colocação de IUCD para contracepção de emergência, é essencial garantir profilaxia adequada, e uma única dose de 1 g de azitromicina é recomendada.

Cuidado particular em pacientes com tratamento imunossupressivo (p. ex., pacientes de transplante renal) e que são imunocomprometidos em razão da quimioterapia ou HIV.

▶ Contracepção

A utilização consistente de métodos de barreira demonstrou reduzir o risco de episódios recorrentes de infecção pélvica e também de sequelas crônicas de infecção pélvica entre 30 e 60%.

Todas as formas de contracepção hormonal (p. ex., pílula de contraceptivo oral combinada [OCP], pílula apenas com progesterona, injeções de progesterona e implantes e sistema intrauterino Mirena®) demonstraram reduzir a incidência de PID sintomática comparada ao uso de um IUCD padrão ou relação sem proteção. Presume-se que isso ocorre em razão do efeito protetor das progesteronas, que diminuem a permeabilidade do muco cervical tanto para o espermatozoide, quanto para os patógenos.

Tabela 47.5 Sites úteis da internet	
Guia de tratamento PID – Royal College of Obstetrics and Gynaecologists	www.rcog.org
Guia de tratamento PID – British Association for Sexual Health and HIV	www.bashh.org
Folheto de informação ao paciente sobre PID – Royal College of Obstetrics and Gynaecologists	www.rcog.org
Programa de exame detalhado para Clamídia no Reino Unido – Department of Health	www.dh.gov.uk
Guia sobre Exame Detalhado e Teste para Infecções Sexualmente Transmitidas – British Association for Sexual Health and HIV	www.bashh.org
Agência de Proteção à Saúde – Dados do Reino Unido sobre a incidência da infecção sexualmente transmitida e PID	www.hpa.org.uk

Também pode haver um efeito na supressão endometrial ou um efeito induzido por esteroide direto na resposta inflamatória nas tubas.

Os efeitos benéficos da OCP podem, entretanto, ser limitados à PID que é sintomática e causada pela *C. trachomatis* [24] e foi sugerido que a contracepção hormonal pode de fato simplesmente mascarar a infecção em vez de preveni-la [24]. Um estudo que pareceu sugerir que a contracepção por progesterona injetável aumentou o risco de PID foi metodologicamente falho e, dessa forma, não pode ser validado [25]. A verdadeira relação entre contracepção hormonal e PID ainda necessita ser elucidada.

LEITURA ADICIONAL

Alguns *sites* úteis da internet estão listados na Tabela 47.5. Outras leituras adicionais relevantes incluem:

- Guia *Royal College of Obstetrics and Gynaecology* no Tratamento de Doença Inflamatória Pélvica Aguda (www.rcog.org.uk);
- Estudo PEACH – um dos estudos do tratamento de PID de maior qualidade [16];
- *The Prevention of Pelvic Infection* – Allan Templeton [26];
- *Clinical Evidence* – Doença Inflamatória Pélvica (www.clinicalevidence.com); e
- *Chlamydia trachomatis*: resumo e conclusões do CMO's Expert Advisory Group (www.dh.gov.uk/).

REFERÊNCIAS

1. Simms I, Rogers P, Charlett A. The rate of diagnosis and demography of pelvic inflammatory disease in general practice: England and Wales. *Int J STD AIDS* 1999;10:448-451.
2. Ness RB, Hillier SL, Richter HE et al. Why women douche and why they may or may not stop. *Sex Transm Dis* 2003;30:71-74.
3. Ness RB. Bacterial vaginosis as a cause of PID. British Association for Sexual Health and HIV conference, Bath, 2004.
4. Yeh JM, Hook EW III, Goldie SJ. A refined estimate of the average lifetime cost of pelvic inflammatory disease. *Sex Transm Dis* 2003;30:369-378.
5. Bevan CD, Ridgway GL, Rothermel CD. Efficacy and safety of azithromycin as monotherapy or combined with metronidazole compared with two standard multidrug regimens for the treatment of acute pelvic inflammatory disease. *J Int Med Res* 2003;31:45-54.
6. Eschenbach DA. Acute pelvic inflammatory disease: aetiology, risk factors and pathogenesis. *Clin Obstet Gynecol* 1976;19:147-169.
7. Cohen CR, Manhart LE, Bukusi EA et al. Association between *Mycoplasma genitalium* and acute endometritis. *Lancet* 2002;359(9308):765-766.
8. Taylor-Robinson D, Furr PM, Tully JG, Barile MF, Moller BR. Animal models of *Mycoplasma genitalium* urogenital infection. *Isr J Med Sci* 1987;23:561-564.
9. Mardh PA. An overview of infectious agents of salpingitis, their biology, and recent advances in methods of detection. *Am J Obstet Gynecol* 1980;138:933-951.
10. Hillis SD, Joesoef R, Marchbanks PA et al. Delayed care of pelvic inflammatory disease as a risk factor for impaired fertility. *Am J Obstet Gynecol* 1993;168:1503-1509.
11. Svensson L, Westrom L, Ripa KT, Mardh PA. Differences in some clinical and laboratory parameters in acute salpingitis related to culture and serological findings. *Am J Obstet Gynecol* 1980;138:1017-1021.
12. Peipert JF, Ness RB, Soper DE, Bass D. Association of lower genital tract inflammation with objective evidence of endometritis. *Infect Dis Obstet Gynecol* 2000;8:83-87.
13. Molander P, Finne P, Sjoberg J, Sellors J, Paavonen J. Observer agreement with laparoscopic diagnosis of pelvic inflammatory disease using photographs. *Obstet Gynecol* 2003;101:875-880.
14. Kiviat NB, Wolner-Hanssen P, Eschenbach DA et al. Endometrial histopathology in patients with culture-proved upper genital tract infection and laparoscopically diagnosed acute salpingitis. *Am J Surg Pathol* 1990;14:167-175.
15. Domeika M, Domeika K, Paavonen J, Mardh PA, Witkin SS. Humoral immune response to conserved epitopes of *Chlamydia trachomatis* and human 60-kDa heat-shock protein in women with pelvic inflammatory disease. *J Infect Dis* 1998;177:714-719.
16. Ness RB, Soper DE, Holley RL et al. Effectiveness of inpatient and outpatient treatment strategies for women with pelvic inflammatory disease: results from the Pelvic Inflammatory Disease Evaluation and Clinical Health (PEACH) Randomized Trial. *Am J Obstet Gynecol* 2002;186:929-937.
17. Haggerty CL, Schulz R, Ness RB. Lower quality of life among women with chronic pelvic pain after pelvic inflammatory disease. *Obstet Gynecol* 2003;102:934-939.
18. Karinen L, Pouta A, Hartikainen A-K, Bloiga A. Association between *Chlamydia trachomatis* antibodies and subfertility in the Northern Finland Birth Cohort 1966 at the age of 31 years. *Epidemiol Infect* 2004;132:977-984.
19. Pavletic A, Wolner-Hanssen PK, Paavonen JA, Hawes SE, Eschenbach DA. Infertility following pelvic inflammatory disease. *Infect Dis Obstet Gynecol* 1999;7:145-150.
20. Westrom L, Eschenbach D. Pelvic inflammatory disease. In: Holmes KK, Mardh P-A, Sparling PF, Stamm WE, Piot P, Wasserheit JN, eds. *Sexually Transmitted Diseases*, 3rd edn. New York: McGraw Hill, 1999, pp. 783-810.
21. Altunyurt S, Demir N, Posaci C. A randomized controlled trial of coil removal prior to treatment of pelvic inflammatory disease. *Eur J Obstet Gynecol Reprod Biol* 2003;107:81-84.

22. Soderberg G, Lindgren S. Influence of an intrauterine device on the course of an acute salpingitis. *Contraception* 1981;24:137-143.
23. Scholes D, Stergachis A, Heidrich FE, Andrilla H, Holmes KK, Stamm WE. Prevention of pelvic inflammatory disease by screening for cervical chlamydial infection. *N Engl J Med* 1996;334:1362-1366.
24. Washington AE, Gove S, Schachter J, Sweet RL. Oral contraceptives, *Chlamydia trachomatis* infection, and pelvic inflammatory disease. A word of caution about protection. *JAMA* 1985;253:2246-2250.
25. Morrison CS, Bright P, Wong EL *et al.* Hormonal contraceptive use, cervical ectopy, and the acquisition of cervical infections. *Sex Transm Dis* 2004;31:561-567.
26. Recommendations arising from the 31st Study Group: The Prevention of Pelvic Infection. In: A Templeton, ed. *The Prevention of Pelvic Infection*. London: RCOG Press, 1996, pp. 267-270.

Capítulo 48

Dor Pélvica Crônica

R. William Stones
Department of Obstetrics and Gynaecology, Aga Khan University, Nairobi, Kenya

EPIDEMIOLOGIA DA DOR PÉLVICA CRÔNICA

Os primeiros relatos foram feitos com base em dados de casos hospitalares, que não são representativos da população em geral. Alguns dados de estudos de base populacional estão disponíveis: um estudo dos EUA relatou as respostas de mulheres entrevistadas por telefone [1]. A variação de idade foi de 18 a 50 anos. Um total de 17.927 donas de casa foram contatadas; 5.325 mulheres concordaram em participar, e dessas, 925 relataram dor pélvica com, no mínimo, 6 meses de duração, incluindo dor nos 3 últimos meses. Foram excluídas as gestantes e as mulheres na pós-menopausa e aquelas com dor relacionada com o ciclo apenas, 773 das 5.263 (14,7%) foram identificadas como portadoras de dor pélvica crônica (CPP). Uma enquete da população britânica utilizou uma amostra postal de 2.016 mulheres selecionadas aleatoriamente do registro da Autoridade de Saúde de Oxfordshire de 141.400 mulheres com idade entre 18 e 49 anos [2]. A dor pélvica crônica foi definida como dor recorrente com, no mínimo, 6 meses de duração, não relacionada com os períodos menstruais, relações sexuais ou gestação. Para a enquete, a definição de "caso" foi a queixa de CPP nos 3 meses anteriores, e, baseando-se nisso, a prevalência foi de 483 entre 2.016 mulheres (24%). Nessa enquete, a CPP foi estatisticamente associada à dismenorreia e à dispareunia.

Mudando da população em geral para os indivíduos observados na prática geral, um quadro dos padrões de consulta foi obtido, utilizando-se um estudo nacional da base de dados das práticas gerais do Reino Unido [3]. Dados relacionados a 284.162 mulheres com idade entre 12 e 70 anos, que tiveram contato com uma clínica geral, em 1991, foram analisados para identificar contatos subsequentes durante os 5 anos seguintes. A prevalência mensal foi de 21,5 por 1.000, e a incidência mensal foi de 1,58 por 1.000. Esses níveis de prevalência são comparáveis às taxas de enxaqueca, dor lombar e asma na assistência primária. Mulheres com mais idade apresentaram níveis mais elevados de prevalência mensal; por exemplo, o índice foi de 18,2 por 1.000 no grupo de idade entre 15 e 20 anos e 27,6 por 1.000 em mulheres acima de 60 anos de idade. Essa prevalência aumentada em mulheres mais velhas parece estar associada ao aumento de duração dos sintomas nessas mulheres, sendo a duração média dos sintomas de 13,7 meses em mulheres entre 13 e 20 anos e de 20,2 meses em mulheres acima de 60 anos de idade [4]. Fica evidente que os estudos futuros devem incluir mulheres mais velhas.

Certamente, muitas mulheres com sintomas não procuram cuidados: entre 483 mulheres com CPP que participaram do estudo da população de Oxfordshire discutido anteriormente, 195 (40,4%) não buscaram uma consulta médica, 127 (26,3%) relataram uma consulta passada, e 139 (28,8%) relataram uma consulta recente em razão da dor [5]. O estudo com base na população dos EUA, discutido anteriormente, observou que um grande número de mulheres com sintomas de desconforto não procuram assistência médica: 75% das mulheres dessa amostra não procuraram um profissional de saúde nos 3 meses anteriores. Pode-se pensar que o fato de não buscar atendimento indique sintomas mais brandos, e, de fato, no estudo dos EUA as mulheres que buscaram atendimento médico apresentavam dores mais intensas e escores mais baixos de saúde geral que aquelas que não buscaram atendimento. Entretanto, entre as mulheres que não procuraram ajuda, os escores do questionário para dor e prejuízos funcionais foram ainda substanciais, sugerindo que há barreiras na procura de cuidados, quer sejam organizacionais ou socioculturais.

> **Quadro 48.1 Resumo**
>
> - Embora a dismenorreia e a dispareunia frequentemente ocorram como sintomas isolados, elas são comuns em mulheres com CPP.
> - No cenário de primeiros cuidados, a CPP apresenta uma prevalência similar à enxaqueca, dor lombar e asma.
> - Mulheres em pós-menopausa também relatam de forma significativa CPP.

AVALIAÇÃO CLÍNICA

A história ginecológica detalhada precisa ser bastante abrangente para reconhecer impacto dos sintomas. Também é importante verificar nos estágios iniciais, se a paciente está primeiramente buscando o controle do sintoma, ou o diagnóstico, aconselhamento e informações.

Algumas vezes, as mulheres com sintomas incapacitantes, de longa duração são relutantes em assumir tratamentos sintomáticos, em razão do medo de que algum processo de doença grave seja mascarado e negligenciado. A Tabela 48.1 apresenta uma classificação das causas de CPP que podem vir à mente durante a avaliação clínica.

História da dor

A história precisa incluir o início e a duração dos sintomas, a localização e a irradiação da dor, os fatores associados à exacerbação e alívio da dor, e a relação da dor com o ciclo menstrual. A dismenorreia pode ser um sintoma distinto ou relacionado. O ensino tradicional enfatiza a distinção entre a dismenorreia primária ou espasmódica com início da dor simultâneo ao fluxo menstrual e sintomas presentes desde a menarca e a dismenorreia secundária ou congestiva, em que os sintomas se desenvolvem mais tarde na vida reprodutiva, e a dor precede o fluxo menstrual. A distinção é utilizada para identificar as mulheres com maior ou menor probabilidade de apresentar uma patologia específica. Entretanto, a intensidade da dismenorreia é um indicador melhor que o padrão dos sintomas, para sugerir a possibilidade de uma patologia específica, como a endometriose: as consequências de deixar de fazer esse diagnóstico em mulheres jovens, porque a dor considerada "normal" é enfatizada na literatura. A dispareunia pode incluir dor durante a relação sexual, mas para muitas mulheres, um sintoma particularmente desagradável é a dor pós-coito, e um questionamento específico sobre isso deve ser feito.

Várias medidas validadas de avaliação da dor estão disponíveis para o uso em pesquisa e na prática clínica, as mais convenientes delas são a escala analógica visual de 10 cm, do Inventário Breve de Dor (BPI), amplamente utilizado em clínicas britânicas de dor, e o Questionário de Dor de McGill (formulário curto). O questionário de McGill está incluído no formulário de avaliação da Sociedade Internacional de Dor Pélvica, disponível no endereço eletrônico www.pelvicpain.org, e o BPI pode ser baixado no www.mdanderson.org, onde detalhes de versões em outros idiomas também podem ser obtidos. A revisão dos sintomas da dor no mês anterior parece ser adequada e, provavelmente, é desnecessário solicitar um registro diário da dor: escalas analógicas visuais de 10 cm para a intensidade de dor "usual" e "mais intensa" nas 4 semanas passadas se correlacionam muito bem com registros diários mínimos e máximos [6].

Distúrbio do humor e impacto na qualidade de vida

É importante identificar um distúrbio de humor coexistente. Embora a depressão provavelmente não seja a causa da CPP, os distúrbios do humor tornam difícil o engajamento dos pacientes às iniciativas para o tratamento da dor, e o enfrentamento dos fatores associados ao estilo de vida. A ausência de uma patologia laparoscopicamente visível não está associada a uma probabilidade maior de depressão [7,8]. Nesses estudos, nenhuma diferença nos sintomas relacionada com os distúrbios do humor foi identificada em mulheres com CPP com ou sem endometriose. A terapia antidepressiva pode ser indicada para aliviar a depressão, mas a sertralina não foi eficiente no alívio da dor pélvica em um pequeno, porém, bem conduzido ensaio clínico randomizado [9].

Para avaliar o impacto do sintoma, os questionários de avaliação sobre o efeito da dor no trabalho, lazer, sono e relacionamentos sexuais são apropriados, enquanto não existe um instrumento validado específico. Isto pode proporcionar um esclarecimento futuro sobre as prioridades de tratamento do paciente. Uma medida genérica de qualidade de vida, como a SF-36, pode ser utilizada para monitorar os resultados, mas pode ser inadequado para o uso clínico.

Abusos físico e sexual

O abuso físico ou sexual infantil pode ser um antecedente para a CPP, mas muitos indivíduos passaram por tal abuso sem consequências no decorrer da vida, e a literatura de pesquisa se confronta com o problema de grupos de comparação apropriados. Durante a consulta ginecológica, é necessário fazer um julgamento individual quanto à relevância de questionar diretamente sobre abuso físico ou sexual. Uma consideração importante a fazer é sobre o planejamento e as possibilidades de acompanhamento e apoio disponível para as mulheres depois dessa revelação. Algumas vezes, essa história pode ser revelada voluntariamente pela paciente, espe-

Tabela 48.1 Classificação das causas da dor pélvica crônica

Inflamatória, infecciosa: salpingite crônica
Inflamatória, não infecciosa: endometriose, vulvodinia com dermatose
Mecânica: retroversão uterina, aderências
Funcional: congestão pélvica, síndrome do cólon irritável
Neuropática: pós-cirúrgica, vulvodinia disestésica, vestibulodinia vulvar ("vestibulite")
Musculoesquelética: mialgia do assoalho pélvico, pontos de ativação pélvico e abdominal, tensão muscular postural

cialmente durante uma consulta de acompanhamento, quando a empatia foi estabelecida. Algumas mulheres acham até mais fácil tocar no assunto com um especialista hospitalar não familiar que com um clínico geral com quem elas passam por consultas regulares para outras questões. Pode ser útil incorporar perguntas sobre abuso em um questionário para autopreenchimento, como o fornecido pela Sociedade Internacional de Dor Pélvica, ou em uma clínica multidisciplinar para direcionar o assunto durante uma consulta com a enfermeira ou psicólogo. Consideramos apropriado não incluir esses itens no pacote de questionários enviado aos pacientes para autopreenchimento antes da consulta inicial.

Em um estudo multidisciplinar de uma clínica de nível terciário de referência para dor, 40% das mulheres com CPP relataram abuso sexual comparadas às 5 (17%) em cada um dos dois grupos de comparação. Entre as mulheres com dor pélvica, a história de abuso foi similar entre aquelas com e sem patologia pélvica identificada, como endometriose, porém os escores de somatização foram mais altos entre aquelas com patologia identificada [10]. Tem sido sugerido que a associação entre o abuso sexual e a dor pélvica esteja relacionada com o fato de que o abuso é um marcador de negligência infantil em geral [11], e isto, em alguns estudos, pode explicar a associação ao abuso físico mais que ao sexual [12].

Revisão dos sistemas

Muitas mulheres com dor pélvica ou abdominal crônica apresentam a síndrome do colón irritável (IBS) como problema principal. Essas pacientes não apresentam uma boa evolução (inapropriado) após a investigação e o encaminhamento para ginecologista [13]. Por isso, é especialmente importante obter uma história detalhada sobre os sintomas intestinais. Os critérios de Rome II para o diagnóstico clínico da IBS em indivíduos com dor crônica incluem, no mínimo, dois dos seguintes elementos:

- alívio da dor com a defecação;
- alteração na frequência de evacuação e
- alteração na aparência ou forma das fezes.

Inchaço abdominal em associação a exacerbações agudas de dor é indicativo, mas precisa ser distinguido do inchaço relacionado com o ciclo menstrual. A dispareunia provavelmente não está associada à IBS, mas o espasmo intestinal pode ser responsável pela manifestação de dor aguda associada à urgência em defecar e à distensão abdominal algum tempo após relação sexual [14].

A revisão dos sintomas vesicais também é importante. A frequência e urgência urinárias, mas principalmente a exacerbação da dor associada à bexiga cheia, podem indicar a presença de cistite intersticial, uma condição inflamatória neurogênica da bexiga associada à dor crônica. Como com a IBS, tem sido sugerido que uma proporção dos casos considerados CPP e acompanhados pelos ginecologistas são casos de cistite intersticial não reconhecida, baseando-se em testes de sensibilidade ao cloreto de potássio [15].

> **Quadro 48.2 Resumo**
>
> - A história precisa ser suficientemente detalhada, com questões diretas que visam a evocar os sintomas que se referem aos sistemas gastrointestinal e urinário.
> - A intensidade da dor deve ser documentada utilizando-se uma ferramenta validada, levando-se em conta as flutuações e prejuízos cíclicos da função.
> - O abuso sexual ou físico pode ser um antecedente de dor e sofrimento muito importante em alguns indivíduos, mas a associação não é causal, e a anamnese deve ser cuidadosamente planejada.

Exame físico

Observando-se o modo de andar da paciente pode-se suspeitar de um problema musculoesquelético, e o exame dorsal é relevante em pacientes que apresentam história de dor que se irradia e se origina nesse local. No exame abdominal é importante distinguir entre a dor de origem visceral e a dor da parede abdominal. A sensibilidade dolorosa desencadeada pela pressão feita com os dedos em um ponto localizado sugere um encarceramento do nervo, frequentemente envolvendo os nervos ilioinguinal e ilio-hipogástrico. O trajeto do nervo ilioinguinal em relação às camadas do músculo abdominal é inicialmente superficial nos músculos transverso e profundo no oblíquo interno. Ele penetra no músculo oblíquo interno e se posiciona profundamente no oblíquo externo a dois centímetros, medialmente à crista ilíaca, onde é suscetível ao encarceramento. Um ponto de sensibilidade pode ser evidente nesse local. O encarceramento pode ser espontâneo, mas uma cirurgia prévia, como a apendicectomia ou uma incisão ampla de Pfannenstiel, pode ser responsável. O diagnóstico é confirmado pela infiltração de anestésico local como bupivacaína na área sensível, após a obtenção de consentimento. Surpreendentemente, a duração do alívio, com frequência, é mais longa que a ação do anestésico local, talvez porque relaxamento dos músculos ao redor da área sensível.

A sensibilidade do "ponto ovariano" é descrita como uma característica da síndrome da congestão pélvica [16], mas este sinal pode ser difícil de avaliarem pacientes com IBS que frequentemente apresentam sensibilidade abdominal semelhante. Um exame neurológico geral é apropriado para excluir uma neuropatia sistêmica ou desmielinização, e, na presença de anormalidades, a avaliação neurológica deve ser feita.

O exame vaginal deve começar pela inspeção cuidadosa da vulva e introito vaginal, observando especialmente a presença de eritema, que pode sugerir vestibulite vulvar primária [17] ou pode ser uma evidência de dermatose vulvar com dor decorrente do processo inflamatório. Em geral, não existe eritema, mas pode haver dor aguda intensa provocada pelo toque delicado com um cotonete na área externa ao anel himenal, mesmo em pacientes que não se queixam de dispareunia. Essa alodinia na ausência de eritema visível pode representar a sensação referida de dor na pelve, mas, para algumas mulheres, representa um problema primário denominado vulvodinia e não vestibulite, pois não há evidência para uma etiologia infecciosa. As varizes vulvares podem indicar incompetência das valvas da circulação pélvica venosa; esse subgrupo de pacientes pode ser beneficiado com a avaliação e o tratamento radiológicos, como a embolização das veias ovarianas.

O exame digital com um dedo deve ser feito de forma delicada para avaliar os músculos do assoalho pélvico, a paciente deve receber informações sobre o exame e deve consentir com a sua realização. Uma sensibilidade focal pode estar presente, indicando um problema musculoesquelético primário, que deve ser encaminhado a um fisioterapeuta do assoalho pélvico para uma avaliação subsequente. Semelhante à vulvodinia, a sensibilidade muscular pélvica pode ser uma resposta residual secundária à dor em regiões da pelve, como um episódio anterior de infecção pélvica. Recentemente, foi realizado um estudo que descreveu a utilização do "teste do tampão" com o objetivo de avaliar as informações por autorrelato dos sintomas de dor em mulheres com vestibulite/vestibulodinia e vulvodinia. Esse teste pode-se tornar uma ferramenta útil para avaliar a resposta ao tratamento sem necessidade de exames repetitivos [18].

O exame digital pode revelar nodularidade no fundo de saco de Douglas ou redução da mobilidade uterina sugestiva de endometriose. Um útero volumoso e sensível pode sugerir adenomiose. A relevância da retroversão uterina, como causa de dispareunia, é controversa. A sensibilidade dos anexos pode indicar a síndrome da congestão pélvica. Nos serviços clínicos do Reino Unido, a sensibilidade pélvica isoladamente não é específica de doença inflamatória pélvica crônica, embora o seu achado seja um fator diferencial em populações, onde o tratamento com uso de antibióticos precoce e apropriado para sepse pélvica aguda encontra-se menos prontamente disponível.

> **Quadro 48.3 Resumo**
>
> - Na CPP, o exame físico é altamente informativo na formulação do diagnóstico. Os objetivos são distinguir a sensibilidade neuromuscular (somática) da visceral, tanto no abdome quanto na pelve, e identificar características sugestivas de neuropatia, como a alodinia.
> - Na vestibulodinia vulvar (ou "vestibulite") é comum não observar quaisquer sinais de inflamação, em contraste com a dermatose vulvar.
> - A doença inflamatória pélvica deve ser diagnosticada apenas na presença de outras evidências e não simplesmente com base na sensibilidade pélvica.

Investigações

A exclusão de uma infecção pélvica causada por *Chlamydia*, através de amostra de material endocervical ou utilizando testes moleculares disponíveis atualmente em amostras de material vaginal ou da urina, frequentemente, é útil para aliviar a ansiedade. O exame de ultrassonografia pode ser útil na identificação de uma patologia uterina ou de anexos e mostrou ser um meio eficaz para assegurar o paciente [19]. A presença de vasos dilatados pode indicar congestão pélvica [20], mas os resultados de um estudo *Doppler* sugeriram que o valor principal da ultrassonografia foi identificar a morfologia ovariana multicística característica nessa condição [21], e que as características venosas não foram específicas. A venografia transuterina é de valor limitado na rotina da prática clínica, porém é tecnicamente mais simples que a cateterização seletiva dos vasos ovarianos. Entretanto, quando as varizes vulvares estão presentes, a cateterização venosa ovariana seletiva para a embolização proporciona o diagnóstico e o tratamento. A MRI é muito útil para fazer um diagnóstico positivo de adenomiose, mas não é uma indicação de rotina.

A laparoscopia tem sido realizada na investigação primária de CPP. O objetivo da laparoscopia é fazer o diagnóstico e fazer o tratamento da endometriose e das aderências - quando encontradas. Essa abordagem é custo-efetiva, para o tratamento da endometriose, considerando que pode evitar os gastos de um segundo procedimento ou de um tratamento hormonal [22]. Os resultados dessa abordagem não são tão bons como esperado, pois alguns fatores de confusão podem estar presentes como nos casos de laparoscopia "negativa" [23] e nos casos em que a patologia é identificada, pode-se tratar de uma coincidência e não de uma causa, especialmente no caso de aderências. Não existem evidências demonstrando que a laparoscopia melhora os desfechos em populações de referência hospitalar, com, no mínimo, 6 meses de história de dor [24,25]. Portanto, recomenda-se discutir com a paciente a preferência pelo manejo conservador, adiando a laparoscopia e iniciando o tratamento sintomático em primeira instância.

O mapeamento da dor pela laparoscopia sob sedação consciente pode ser um procedimento útil, particularmente quando a dor é unilateral, permitindo a comparação à área sem dor para avaliar o significado das aderências, para identificar hérnias inguinais ou femorais ocultas não reconhecidas e para identificar indivíduos com dor crônica hiperalgésica generalizada, para quem uma intervenção cirúrgica poderia apresentar riscos graves. O papel desse procedimento ainda precisa ser esclarecido no contexto geral da avaliação e tratamento da dor, mas relatos de experiência estão agora disponíveis na literatura [26]. A técnica cirúrgica inclui a sedação com midazolam e fentanil, infiltração de locais de punção com bupivicaína, introdução de um laparoscópio de 5 mm através de uma pequena incisão subumbilical, juntamente com um trocarte fino para um transdutor. A pressão máxima de gás deve ser reduzida para aproximadamente 10 mmHg para minimizar o desconforto na região superior do abdome. A sensibilidade em locais específicos é registrada em uma escala de classificação verbal de 0 a 10. Na opinião desse autor, a sua aplicação é limitada a um pequeno grupo de pacientes, cuja prioridade principal é obter uma explicação definitiva para seus problemas, em vez do alívio dos sintomas. É possível que, depois de uma experiência inicial seguida por relatos positivos precoces, muitos médicos não mais considerem útil o mapeamento da dor.

TRATAMENTOS ESPECÍFICOS PARA A DOR PÉLVICA CRÔNICA: EVIDÊNCIA DE ENSAIOS CLÍNICOS RANDOMIZADOS

Evidências limitadas de ensaios clínicos randomizados e controlados (RCTs) estão disponíveis para orientar as decisões de tratamento da CPP. É importante definir o objetivo do tratamento, se está orientado para uma condição subjacente, como aderências, ou se a dor é o principal foco. A terapia hormonal atua inibindo a atividade ovariana para alívio da dor de modo não específico, baseando-se na observação de que muitas pacientes com CPP melhoram após a menopausa, e a abordagem psicológica visa melhorar as habilidades de enfrentamento e reduzir o sofrimento associado. Muitos tratamentos com efetividade comprovada para o tratamento de dor neuropática crônica, como os antidepressivos tricíclicos de baixa dose e gabapentina, apresentam relevância para o tratamento da CPP, onde existem fatores neuropáticos. Em relação a abordagens específicas, uma revisão sistemática identificou 14 RCTs relevantes para tratamento da CPP, as intervenções em 12 das quais são de aplicabilidade prática [27].

▶ Terapia Medicamentosa

A progesterona [acetato de medroxiprogesterona (MPA)] foi efetiva após 4 meses de tratamento, avaliado pelos escores de dor [valor preditivo (OR) 2,64; intervalo de confiança de 95% (CI) 1,33-5,25; $n = 146$] e por um instrumento de autoavaliação (OR 6,81; CI 95% 1,83-25,3; $n = 44$), porém o benefício não se manteve 9 meses após o tratamento [28,29]. O MPA associado à psicoterapia foi eficaz pela avaliação através dos escores de dor (OR 3,94; IC 95% 1,2-12,96; $n = 43$), mas não pelo instrumento de autoavaliação no final do tratamento. O benefício não foi mantido após o tratamento. Os escores de venografia, escores de sintoma e exame, o humor e a função sexual apresentaram uma melhora acentuada 1 ano após o tratamento com goserelina comparado à progesterona [30].

Nenhuma melhora nos escores de dor foi observada em mulheres com administração de sertralina, comparada a placebo. A subescala SF-36 da "percepção de saúde" mostrou uma pequena melhora com a utilização de sertralina, enquanto a subescala "função do funcionamento emocional" mostrou uma grande queda no grupo que usou sertralina [9].

▶ Tratamento multidisciplinar

O aconselhamento referendado pelo exame de ultrassonografia [19] foi efetivo em termos de escores de dor (OR 6,77; CI 95% 2,83-16,19; $n = 90$) e de humor. O uso de uma abordagem multidisciplinar [24] alcançou um resultado positivo na escala de autoavaliação (OR 4,15; CI 95% 1,91-8,99; $n = 106$) e na atividade diária, mas não nos escores de dor. Em clínicas britânicas de dor, as mulheres com CPP avaliaram a intensidade de sua dor de forma semelhante àquelas com outros tipos de dor crônica. O padrão de intervenções usado para esse grupo mostrou menos recurso para bloqueio nervoso entre as mulheres com CPP. Infelizmente, não havia acesso ao apoio da psicologia clínica entre todos os grupos de pacientes [31] (Fig. 48.1).

▶ Tratamento cirúrgico

O resultado em mulheres que se submeteram à adesiólise não foi diferente dos resultados encontrados em mulheres que não foram submetidas à cirurgia em nenhuma variável de avaliação (OR 1,54; CI 95% 0,81-2,93; $n = 148$). Entretanto, um subgrupo pequeno com aderências graves mostrou um benefício significativo com a cirurgia (OR para escala de autoavaliação 16,59; CI 95% 2,16-127,2; $n = 15$). A adesiólise foi realizada via laparotomia em um estudo [32] em contraste com a abordagem laparoscópica [33]. O último estudo também incluiu alguns homens. Assim sendo, ainda existe incerteza quanto à relevância de adesiólise nessas pacientes, e a conclusão dessa revisão é que "não há evidência de benefício" em vez de há "evidência de risco".

▶ Terapia magnética estática

Foram avaliados os efeitos do uso de pequenos ímãs como terapia para CPP *comparado ao uso de* placebo [34]. Nenhuma diferença foi observada após 2 semanas de tratamento, porém algumas diferenças significativas apareceram em 4

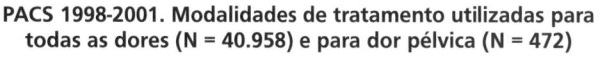

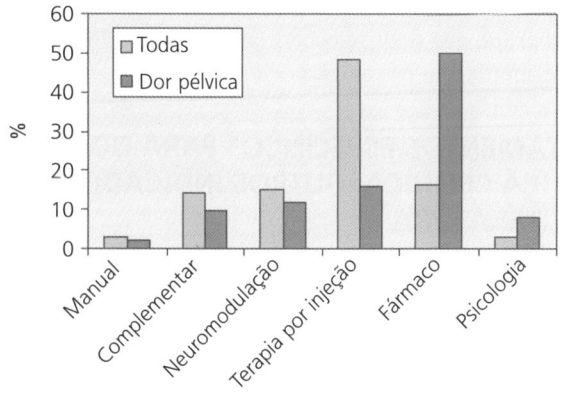

Fig.48.1 Tratamentos utilizados em clínicas de dor no Reino Unido para pacientes com dor crônica (todas as causas) e mulheres com CPP (de ref. 30, reproduzida com permissão).

semanas, como avaliado pela *Pain Disability Índex* e a *Clinical Global Impression Scale,* mas não pelo uso do *McGill Pain Questionnaire.* Analisada em termos de diferenças de média ponderada, as diferenças não foram significativas e houve um índice de abandono substancial. Não está claro se essa modalidade justifica investigações futuras. Uma base mecanística nítida parece estar faltando, mas um outro estudo importante mostrou benefício da terapia magnética para dor neuropática do pé diabético, o que pode indicar uma ação de campos magnéticos no nível celular neuronal, como modificação da descarga anormal de fibras C aferentes danificadas [35]. Esses conceitos têm sido tema de debate [36].

Reforço fotográfico

O reforço fotográfico após a cirurgia (*i. e.*, mostrar aos pacientes fotos dos achados) não parece ter algum efeito benéfico [37]. Infelizmente, o grupo de intervenção apresentava uma tendência à intensidade maior de dor comparado aos controles na linha de base, o que pode ter confundido um possível efeito benéfico do reforço fotográfico. Além disso, 233 mulheres foram inseridas no ensaio em vez do número-alvo de sujeitos de estudo de 450, e as comparações finais foram diferentes das planejadas originalmente. Este estudo é importante para demonstrar como uma intervenção bem-intencionada, reforçando os conhecimentos da paciente sobre a sua condição, pode não surtir o impacto benéfico pretendido.

Terapia pela escrita

O objetivo dessa intervenção foi permitir que as pacientes identificassem e expressassem, através da escrita, os pensamentos e sentimentos associados a sua dor, como meio de reduzir o impacto [38]. Os principais efeitos da escrita sobre o estresse da dor pélvica foram limitados: as diferenças de média ponderada (CI 95%) nas várias subcategorias do *McGill Pain Questionnaire* foram: dor sensorial 0,07 (-0,31 a 0,45), dor afetiva -0,12 (-0,42 a 0,18) e avaliação da dor -1,16 (-1,96 a -0,36). As mulheres com maior ambivalência sobre a expressão emocional na linha de base pareceram responder mais positivamente a essa intervenção, mostrando, assim, um subgrupo que pode se beneficiar especificamente desse tipo de abordagem psicológica.

TRATAMENTOS ESPECÍFICOS PARA DOR PÉLVICA CRÔNICA: OUTROS INDICADORES DA LITERATURA

Um estudo de 3 anos de acompanhamento de mulheres com CPP sugeriu que, como um grupo, a intensidade da dor e as medidas de avaliação do sofrimento psicológico melhorem ao longo do tempo. Entretanto, não foi possível predizer resultados individuais com base nas avaliações psicométrica e clínica inicial. Surpreendentemente, a melhora nos sentimentos catastrofistas foi fortemente associada à melhora na intensidade da dor, destacando a importância desse componente comportamental [39] e enfatizando o propósito das intervenções psicológicas de suporte, em particular a terapia de comportamento cognitivo. É útil ter um modelo cognitivo em mente ao discutir estratégias potenciais com a paciente [40].

A vestibulite vulvar ou vestibulodinia foi tratada com lidocaína gel a 5% para uso tópico, com o objetivo de dessensibilizar os nociceptores cutâneos durante um período de tempo. Após um relato inicial favorável [41], foi feita uma comparação com *biofeedback* eletromiográfico, e concluiu-se que essas intervenções apresentam eficácia semelhante durante um curso de 4 meses de tratamento e acompanhamento de 1 ano. A lidocaína provou ser mais aceitável, com um índice de desistência menor [42]. A vestibulectomia cirúrgica apresenta um efeito leve, porém isto deve ser considerado apenas em casos muito refratários aos outros tratamentos.

A vulvodinia é considerada um tipo de dor neuropática e é tratada com fármacos, como amitriptilina, gapapentina ou lamotrigina, dentro de um programa multidisciplinar de tratamento de dor. A terapia específica com lidocaína tópica ou desipramina não mostrou benefício sobre o placebo em um ensaio clínico randomizado [43]. Um subgrupo específico pode-se beneficiar da descompressão cirúrgica do nervo pudendo [44]. Os estudos de condução nervosa não apresentaram efeito discriminatório conclusivos, mas essas pacientes devem ser distinguidas daquelas com vulvodinia "não específica", de acordo com os critérios de Nantes (i) de dor no território anatômico do nervo pudendo; (ii) piorando na posição sentada; (iii) a paciente não é acordada à noite pela dor; (iv) sem perda sensorial objetiva no exame clínico; (v) bloqueio anestésico positivo do nervo pudendo [45].

DÚVIDAS NO TRATAMENTO

As mulheres podem optar pela histerectomia e pela ooforectomia para resolver a CPP de longa duração. A evidência de estudos observacionais é encorajadora [46], mas este é naturalmente um tratamento de último recurso. Quando a condição subjacente é neuropática, há uma possibilidade real de agravar o quadro. Não está definido se a resposta anterior à terapia com o agonista do hormônio liberador de gonadotrofina (GnRH) é preditiva de uma resposta positiva à ooforectomia, em razão da complexidade da influência dos hormônios ovarianos na nocicepção.

O interesse na congestão pélvica como uma causa da CPP ressurgiu decorrente do aumento da experiência com a embolização radiológica das "varizes" pélvicas na América do Norte. Existem problemas com a definição de casos, e a maior parte dos estudos apresenta uma documentação clínica incompleta [47], mas um estudo comparativo recente indica que essa abordagem pode-se apresentar potencial [48]. A imagem radiológica das veias ovarianas antes e depois do tratamento é exibida na Fig.48.2a e b.

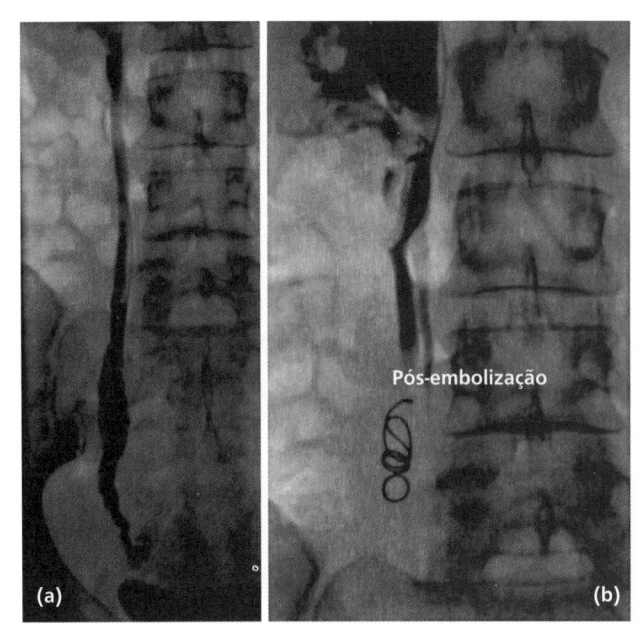

Fig. 48.2 (a) Venografia ovariana direita mostrando veias paralelas e vênulas sobre a asa sacral. (b) Pós-embolização com vários espirais distais (não exibidos) e um único espiral de embolização da veia mediana. Um esclerosante local, sulfato de tetradecil de sódio a 0,5% (Fibro-Vein™) é misturado ao ar para formar um mousse e injetado através de um cateter para refluir no interior de pequenas vênulas paralelas e as ocluindo também. Imagens de cortesia do Dr Nigel Hacking.

Muitas mulheres buscam terapias complementares ou alternativas para a CPP. Atualmente, as evidências de pesquisa são limitadas para embasar as recomendações para tratamentos específicos. A acupuntura tem um lugar no tratamento da dor crônica em geral, e existe evidência mostrando benefício no tratamento da dismenorreia [49]. Na visão do autor, o mais importante é que muitas pacientes apreciam uma consideração ampla das condições físicas, fatores do estilo de vida, estresses psicológicos e conselhos sobre meios de lidar com pensamentos e sentimentos, como parte da consulta para CPP, em ambientes clínicos "convencionais" ou em clínicas complementares".

Quadro 48.4 Resumo

- Na prática clínica, a evidência de RCT está disponível para guiar a recomendação de algumas intervenções. Entretanto, para a CPP (como em outros tipos de dor crônica) o aconselhamento médico deve buscar e reconhecer os objetivos da paciente, cuja natureza não deve ser assumida. Os objetivos incluem a exclusão de uma patologia grave, a capacidade de funcionamento, incluindo atividades diárias e sexo, ou a redução da intensidade da dor.
- As pesquisas reforçam a utilização de abordagens multidisciplinares no tratamento da CPP, e os indivíduos que projetam modelos de serviço de saúde precisam considerar esse fato seriamente, removendo barreiras para o trabalho colaborativo, especialmente relacionado com a provisão de intervenções cognitivas.

CONCLUSÃO

Para oferecer um aconselhamento adequado às mulheres com CPP uma ênfase sobre o método clínico cuidadoso é fundamental: uma história completa, incluindo detalhes dos sintomas de todos os órgãos relevantes, um exame físico com o objetivo de identificar o melhor possível à localização da sensibilidade de modo a estreitar as opções de diagnóstico e encaminhar as investigações relevantes. Nem todas as pacientes necessitam de laparoscopia e os achados que podem confundir em vez de auxiliar no diagnóstico em razão da presença de achados coincidentes. Existem algumas intervenções terapêuticas asseguradas por evidências de ensaios clínicos randomizados, porém o mais importante é que os médicos precisam combinar seus aconselhamentos às aspirações e circunstâncias de cada paciente.

REFERÊNCIAS

1. Mathias SD, Kuppermann M, Liberman RF, Lipschutz RC, Steege JF. Chronic pelvic pain: prevalence, health-related quality of life, and economic correlates. *Obstet Gynecol* 1996;87:321-327.
2. Zondervan KT, Yudkin PL, Vessey MP et al. Chronic pelvic pain in the community – symptoms, investigations, and diagnoses. *Am J Obstet Gynecol* 2001;184:1149-1155.
3. Zondervan KT, Yudkin PL, Vessey MP, Dawes MG, Barlow DH, Kennedy SH. Patterns of diagnosis and referral in women consulting for chronic pelvic pain in UK primary care. *Br J Obstet Gynaecol* 1999;106:1156-1161.
4. Zondervan KT, Yudkin PL, Vessey MP, Dawes MG, Barlow DH, Kennedy SH. Prevalence and incidence of chronic pelvic pain in primary care: evidence from a national general practice database. *Br J Obstet Gynaecol* 1999;106:1149-1155.
5. Zondervan KT, Yudkin PL, Vessey MP et al. The community prevalence of chronic pelvic pain in women and associated illness behaviour. *Br J Gen Pract* 2001;51:541-547.
6. Stones RW, Bradbury L, Anderson D. Randomized placebo controlled trial of lofexidine hydrochloride for chronic pelvic pain in women. *Hum Reprod* 2001;16:1719-1721.
7. Peveler R, Edwards J, Daddow J, Thomas EJ. Psychosocial factors and chronic pelvic pain: a comparison of women with endometriosis and with unexplained pain. *J Psychosom Res* 1995;40:305-315.
8. Waller KG, Shaw RW. Endometriosis, pelvic pain, and psychological functioning. *Fertil Steril* 1995;63:796-800.
9. Engel CC, Walker EA, Engel AL, Bullis J, Armstrong A. A randomized, double-blind crossover trial of sertraline in women with chronic pelvic pain. *J Psychosomatic Res* 1998;44:203-207.
10. Collett BJ, Cordle CJ, Stewart CR, Jagger C. A comparative study of women with chronic pelvic pain, chronic nonpelvic pain and those with no history of pain attending general practitioners. *Br J Obstet Gynaecol* 1998;105:87-92.
11. Fry RPW, Beard RW, Crisp AH, McGuigan S. Sociopsychological factors in women with chronic pelvic pain with and without pelvic venous congestion. *J Psychosom Res* 1997;42:71-85.
12. Rapkin AJ, Kames LD, Darke LL, Stampler FM, Naliboff BD. History of physical and sexual abuse in women with chronic pelvic pain. *Obstet Gynecol* 1990;76:92-96.
13. Prior A, Whorwell PJ. Gynaecological consultation in patients with the irritable bowel syndrome. *Gut* 1989;30:996-998.
14. Whorwell P. The gender influence. *Women & IBS* 1995;2:2-3.
15. Parsons CL, Dell J, Stanford EJ, Bullen M, Kahn BS, Willems JJ. The prevalence of interstitial cystitis in gynecologic patients with pelvic pain, as detected by intravesical potassium sensitivity. *Am J Obstet Gynecol* 2002;187:1395-1400.
16. Beard RW, Reginald PW, Wadsworth J. Clinical features of women with chronic lower abdominal pain and pelvic congestion. *Br J Obstet Gynaecol* 1988;95:153-161.

17. Gibbons JM. Vulvar vestibulitis. In: JF Steage, DA Metzger, BS Levy (eds) *Chronic Pelvic Pain: An Integrated Approach*. Philadelphia: WB Saunders, 1998, pp. 181-187.
18. Foster DC, Kotok MB, Huang LS, Watts A, Oakes D, Howard FM, Stodgell CJ, Dworkin RH. The tampon test for vulvodynia treatment outcomes research: reliability, construct validity, and responsiveness. *Obstet Gynecol* 2009;113:825-832.
19. Ghaly AFF. The psychological and physical benefits of pelvic ultrasonography in patients with chronic pelvic pain and negative laparoscopy. A random allocation trial. *J Obstet Gynaecol* 1994;14:269-271.
20. Stones RW, Rae T, Rogers V, Fry R, Beard RW. Pelvic congestion in women: evaluation with transvaginal ultrasound and observation of venous pharmacology. *Br J Radiol* 1990;63:710-711.
21. Halligan S, Campbell D, Bartram CI et al. Transvaginal ultrasound examination of women with and without pelvic venous congestion. *Clin Radiol* 2000;55:954-958.
22. Stones RW, Thomas EJ. Cost-effective medical treatment of endometriosis. In: J Bonnar (ed.) *Recent Advances in Obstetrics and Gynaecology no. 19*. Edinburgh: Churchill Livingstone, 1995, pp. 139-152.
23. Howard FM. The role of laparoscopy in the evaluation of chronic pelvic pain: pitfalls with a negative laparoscopy. *J Am Assoc Gynecol Laparosc* 1996;4:85-94.
24. Peters AA, van Dorst E, Jellis B, van Zuuren E, Hermans J, Trimbos JB. A randomized clinical trial to compare two different approaches in women with chronic pelvic pain. *Obstet Gynecol* 1991;77:740-744.
25. Selfe SA, Matthews Z, Stones RW. Factors influencing outcome in consultations for chronic pelvic pain. *J Womens Health* 1998;7:1041-1048.
26. Howard FM. Pelvic pain. In: EJ Thomas, RW Stones (eds) *Gynaecology Highlights 1998–99*. Oxford: Health Press, 1999, pp. 53-63.
27. Stones W, Cheong Y, Howard FM. Interventions for treating chronic pelvic pain in women. *Cochrane Database Syst Rev* 2005;3:CD000387.
28. Farquhar CM, Rogers V, Franks S, Pearce S, Wadsworth J, Beard RW. A randomized controlled trial of medroxyprogesterone acetate and psychotherapy for the treatment of pelvic congestion. *Br J Obstet Gynaecol* 1989;96:1153-1162.
29. Walton SM, Batra HK. The use of medroxyprogesterone acetate 50 mg in the treatment of painful pelvic conditions: preliminary results from a multicentre trial. *J Obstet Gynaecol* 1992;12(Suppl. 2):S50-S53.
30. Soysal ME, Soysal S, Vicdan K, Ozer S. A randomised controlled trial of goserelin and medroxyprogesterone acetate in the treatment of pelvic congestion. *Hum Reprod* 2001;16:931-939.
31. Stones RW, Price C. Health services for women with chronic pelvic pain. *J Royal Soc Med* 2002;95:531-535.
32. Peters AAW, Trimbos-Kemper GCM, Admiraal C, Trimbos JB. A randomised clinical trial on the benefit of adhesiolysis in patients with intraperitoneal adhesions and chronic pelvic pain. *Br J Obstet Gynaecol* 1992;99:59-62.
33. Swank DJ, Swank-Bordewijk SC, Hop WC et al. Laparoscopic adhesiolysis in patients with chronic abdominal pain: a blinded randomised controlled multi-centre trial. *Lancet* 2003;361(9365):1247-1251.
34. Brown C, Pharm D, Ling F, Wan J, Pills A. Efficacy of static magnetic field therapy in chronic pelvic pain: a double-blind study. *Am J Obstet Gynecol* 2002;187:1581-1587.
35. Weintraub MI, Wolfe GI, Barohn RA et al. Static magnetic field therapy for symptomatic diabetic neuropathy: a randomised, double-blind, placebo-controlled trial. *Arch Phys Med Rehab* 2003;84:736-746.
36. Pittler MH, Harlow T, Orton CG. Point/counterpoint. Despite widespread use there is no convincing evidence that static magnets are effective for the relief of pain. *Med Phys* 2008;35:3017-3019.
37. Onwude L, Thornton J, Morley S, Lilleyman J, Currie I, Lilford R. A randomised trial of photographic reinforcement during postoperative counselling after diagnostic laparoscopy for pelvic pain. *Eur J Obstet Gynecol Reprod Biol* 2004;112:89-94.
38. Norman S, Lumley M, Dooley J, Diamond M. For whom does it work? Moderators of the effects of written emotional disclosure in a randomised trial among women with chronic pelvic pain. *Psychosom Med* 2004;66:174-183.
39. Weijenborg PT, Ter Kuile MM, Gopie JP, Spinhoven P. Predictors of outcome in a cohort of women with chronic pelvic pain – a follow-up study. *Eur J Pain* 2009;13:769-775.
40. Weijenborg PT, Ter Kuile MM, Stones W. A cognitive behavioural based assessment of women with chronic pelvic pain. *J Psychosom Obstet Gynecol* 2009;30:262-268.
41. Zolnoun DA, Hartmann KE, Steege JF. Overnight 5% lidocaine ointment for treatment of vulvar vestibulitis. *Obstet Gynecol* 2003;102:84-87.
42. Danielsson I, Torstensson T, Brodda-Jansen G, Bohm-Starke N. EMG biofeedback versus topical lidocaine gel: a randomised study for the treatment of women with vulvar vestibulitis. *Acta Obstet Gynecol Scand* 2006;85:1360-1367.
43. Foster DC, Kotok MB, Huang LS, Watts A, Oakes D, Howard FM, Poleshuck EL, Stodgell CJ, Dworkin RH. Oral desipramine and topical lidocaine for vulvodynia: a randomised controlled trial. *Obstet Gynecol* 2010;116:583-593.
44. Robert R, Labat JJ, Bensignor M, Glemain P, Deschamps C, Raoul S, Hamel O. Decompression and transposition of the pudendal nerve in pudendal neuralgia: a randomised controlled trial and long-term evaluation. *Eur Urol* 2005;47:403-408.
45. Labat JJ, Riant T, Robert R, Amarenco G, Lefaucheur JP, Rigaud J. Diagnostic criteria for pudendal neuralgia by pudendal nerve entrapment (Nantes criteria). *Neurourol Urodyn* 2008;27:306-310.
46. Beard RW, Kennedy RG, Gangar KF et al. Bilateral oophorectomy and hysterectomy in the treatment of intractable pelvic pain associated with pelvic congestion. *Br J Obstet Gynaecol* 1991;98:988-92.
47. Stones RW. Pelvic vascular congestion: half a century later. *Clin Obstet Gynecol* 2003;46:831-836.
48. Chung M-H, Huh C-Y. Comparison of treatments for pelvic congestion syndrome. *Tohoku J Exp Med* 2003;201:131-138.
49. Proctor ML, Smith CA, Farquhar CM, Stones RW. Transcutaneous electrical nerve stimulation and acupuncture for primary dysmenorrhoea. *Cochrane Database Syst Rev* 2002;1:CD002123.

Capítulo 49

Endometriose

Stephen Kennedy[1] *e Philippe Koninckx*[1,2]
[1]Nuffield Department of Obstetrics and Gynaecology, University de Oxford, Oxford, UK
[2]Department de Obstetrics and Gynaecology, University de Leuven, Leuven, Belgium

Há muitos anos, a endometriose é definida pela presença de glândulas e estroma endometriais fora do útero. Os locais mais comumente acometidos são os órgãos pélvicos e o peritônio, embora outras partes do corpo, como os pulmões, sejam ocasionalmente acometidas. A doença varia, apresentando-se com poucas lesões superficiais, sutis ou típicas, localizadas em órgãos pélvicos normais até uma apresentação com massas sólidas infiltrantes e cistos endometrióticos ovarianos (endometriomas), frequentemente com fibrose extensiva e formação de aderência, causando distorção acentuada da anatomia pélvica. Deve-se suspeitar de endometriose em mulheres com infertilidade, dismenorreia grave, dispareunia profunda e/ou dor pélvica crônica. Entretanto, muitas mulheres acometidas são assintomáticas, e o diagnóstico é realizado apenas quando a pelve é examinada por razões não relacionadas, por exemplo, para a esterilização.

PREVALÊNCIA

Estima-se que a prevalência seja de 8-10% em mulheres em idade reprodutiva [1], embora o índice preciso na população em geral seja desconhecido, visto que a pelve precisa ser inspecionada na cirurgia para a realização de um diagnóstico definitivo. Em mulheres sintomáticas, os índices relatados variam de 2 a 100% (Resumo Quadro 49.1), para os quais existem várias explicações: (i) as lesões peritoneais discretas (p. ex., lesões pequenas, sem cor) não eram reconhecidas antes de 1985, com aumento aparente da prevalência desde então; (ii) aumento do reconhecimento de lesões discretas e profundas decorrente do aumento do interesse e da experiência do cirurgião em endometriose; (iii) a indicação para laparoscopia influencia a inspeção meticulosa da pelve; (iv) a confirmação histológica (próxima a 100% para lesões profundas e, na melhor das hipóteses, 60% para lesões discretas) nem sempre é obtida ou relatada, e (v) raramente a prevalência de lesões discretas (muito comum), das lesões típicas (20-40%), dos endometriomas (10-20%) e da endometriose profunda (1-2%) é avaliada separadamente. Qualquer que seja a verdadeira prevalência é possível que a manifestação mais comum – a endometriose sutil – possa não ser uma doença [2].

Quadro 49.1 Resumo

Prevalência na laparoscopia para indicações diferentes

	Número de estudos	Número de pacientes	Número com doença	% com doença (variação)	% com Estágio I-II da doença (variação)
Dor pélvica	15	2.400	688	24,5 (4,5-62,1)	69,9 (61-100)
Infertilidade	32	14.971	2.812	19,6 (2,1-78)	65,6 (16,3-95)
Esterilização	13	10.634	499	4,1 (0,7-43)	91,7 (20-100)

Eskenazi & Warner *ObstetGynecolClin*1997; 24:235

SISTEMAS DE CLASSIFICAÇÃO

Vários sistemas foram criados para classificar a gravidade da doença, com variados graus de valor prognóstico. O mais amplamente utilizado é o sistema desenvolvido pela Sociedade Americana para Medicina Reprodutiva [3], em que é feita uma pontuação das lesões endometrióticas, aderências periovarianas e obliteração do fundo de saco de Douglas (Fig. 49.1). O escore total é, então, utilizado para descrever a doença como mínima (estágio 1), leve (estágio 2), moderada (estágio 3) ou grave (estágio 4). Os estágios 1 e 2 consistem, principalmente, em lesões superficiais, e os estágios 3 e 4 em endometriomas. Infelizmente, a endometriose profunda, causa principal de dor pélvica e dispareunia, recebe um escore baixo (estágio 1 ou 2), uma vez que apenas lesões visíveis contribuam para a pontuação; isto explica parcialmente o motivo da pouca correlação entre o escore total e a gravidade da dor. É necessário um método mais adequado para classificar a gravidade da doença e que possa diferenciar a endometriose sutil, típica, ovariana cística e profunda.

ETIOLOGIA

A implantação de células endometriais viáveis e a metaplasia do epitélio celômico são explicações razoáveis para a ocorrência de endometriose. Entretanto, nenhuma das teorias pode responder por todos os aspectos da doença, o que pode significar que vários mecanismos estão envolvidos ou simplesmente que as teorias são inadequadas. Ambas assumem que o tecido endometriótico consiste em células "normais", mas falham em explicar o motivo da ocorrência do desenvolvimento e progresso apenas em algumas mulheres. Em contraste, a teoria da doença endometriótica [4] considera que as lesões sutis decorrentes de implantação intermitente sejam um evento fisiológico normal. Caso essas células sofram uma transformação em razão de uma alteração genética, ocorre a progressão para lesões típicas, císticas e profundas, constituídas por células "anormais". Uma explicação alternativa é que a endometriose é heterogênea e não uma doença em si mesma, e os diferentes tipos, considerados a seguir, resultam de diferentes doenças, cada qual com sua própria etiologia [5].

Classificação revisada da endometriose da Sociedade Americana para Medicina Reprodutiva

Nome da paciente_____ Data_____
Estágio I (mínimo)   1-5
Estágio II (leve)   6-15   Laparoscopia____ Laparotomia____ Fotografia____
Estágio III (moderado) 16-40   Tratamento recomendado_____
Estágio IV (grave)   > 40   _____
Total _____   Prognóstico_____

	Endometriose	< 3 cm	1-3 cm	> 3 cm
Peritônio	Superficial	1	2	4
	Profunda	2	4	6
Ovário	**D** Superficial	1	2	6
	Profunda	4	10	20
	E Superficial	1	2	4
	Profunda	4	16	20
	Obliteração de fundo de saco posterior	Parcial		Completa
		4		40
	Aderências	< 1/3 cercado	1/3-2/3 cercado	> 2/3 cercado
Ovário	**D** Delgado	1	2	4
	Denso	4	8	16
	E Delgado	1	2	4
	Denso	4	8	16
	Aderências	< 1/3 cercado	1/3-2/3 cercado	> 2/3 cercado
Tuba	**D** Delgado	1	2	4
	Denso	4	8*	16
	E Delgado	1	2	4
	Denso	4	8*	16

* Caso a extremidade fimbriada da tuba de falópio esteja completamente aderida, mude o ponto de assinalamento para 16.
Indique a aparência dos tipos superficiais de implante como vermelho [(V), vermelho, rosa mediano, semelhante à chama, manchas vesiculares, vesículas claras], branco [(B) especificações, defeitos peritoneais, amarelo acastanhado], ou preto [(P) preto, depósitos de hemossiderina, preto]. Indique a porcentagem do total descrito como V____% e P____%. O total deve ser igual a 100%.

Fig. 49.1 Sistema de classificação da Sociedade Americana para Medicina Reprodutiva [3].

Endometriose peritoneal

A endometriose peritoneal compreende as lesões superficiais dispersas nas superfícies peritoneal, serosa e ovariana. Essas lesões eram descritas como depósitos de "pólvora" ou "tiro de arma de fogo" até que lesões atípicas ou sutis fossem reconhecidas, incluindo implantes vermelhos, lesões polipoides e vesículas serosas ou claras. Entretanto, permanece obscuro se essas lesões sutis devem ser consideradas uma doença inicial ou se elas são eventos fisiológicos transitórios sem qualquer importância clínica. As lesões sutis podem ser explicadas pela teoria de Sampson de menstruação retrógrada. O fluxo menstrual contendo células viáveis é transportado para o interior da cavidade peritoneal em direção retrógrada através das tubas uterinas e ocorrendo a implantação do endométrio sobre os tecidos expostos, principalmente o peritônio. A quantidade de fluxo menstrual transportado parece importante, pois a prevalência é mais elevada em mulheres com maior exposição menstrual em razão de (i) obstrução do fluxo obstruído associado a anormalidades müllerianas (ii) ciclos menstruais curtos, aumento da duração do sangramento e paridade diminuída [1]. Contudo, a maior parte das mulheres não desenvolve endometriose, embora a menstruação retrógrada ocorra comumente. Existem várias explicações para esse fato. A expressão de fatores, como as moléculas de adesão celular, enzimas e citocinas proteolíticas, que interferem com a adesão, implantação e proliferação de tecido no interior da cavidade peritoneal pode diferir entre as mulheres, assim como a diminuição da destruição de células endometriais da pelve. Assim sendo, defeitos nos mecanismos imunológicos - responsáveis pela remoção do refluxo menstrual da cavidade peritoneal podem aumentar a probabilidade de implantação de células endometriais. Entretanto, não está claro se tais anormalidades são verdadeiramente uma causa ou um resultado da doença. Finalmente, alterações na imunidade humoral sistêmica (alterações de função da célula B e produção de anticorpos) estão envolvidas, e há relatos de mulheres com endometriose que apresentam uma prevalência mais alta de doenças autoimunes, p. ex., artrite reumatoide e lúpus eritematoso sistêmico (SLE).

Endometriose ovariana cística (endometriomas)

Algumas variações das teorias de implantação e metaplasia foram propostas para explicar os endometriomas ovarianos. Uma teoria proposta é a de invaginação de uma lesão superficial existente no córtex ovariano, outra proposta é o envolvimento endometriótico de cistos ovarianos funcionais, e outra teoria é a da metaplasia celômica do epitélio que reveste o ovário. Os endometriomas possuem características em comum com a neoplasia, como a proliferação clonal, que é consistente com a teoria da endometriose. Os endometriomas estão estatisticamente associados a subtipos de malignidade ovariana, como carcinoma de células claras. Entretanto,

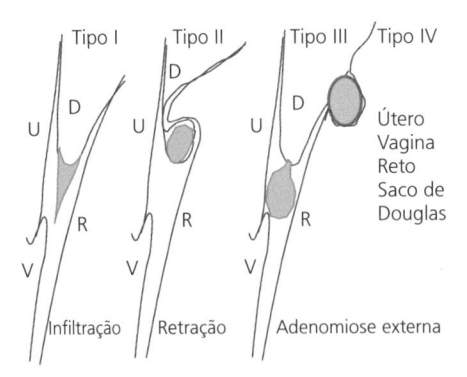

Fig. 49.2 Tipos de endometriose profundamente infiltrativa [7].

permanece incerto se o câncer surge da transformação maligna do tecido endometriótico benigno.

Endometriose profunda

Várias hipóteses explicam a etiologia de nódulos que se infiltram mais do que 5 mm abaixo da superfície peritoneal e que podem envolver os ligamentos uterossacrais, vagina, intestino, bexiga e ureteres. Donnez et al. [6] sugeriram que essas lesões são uma forma de adenomiose que surge a partir de restos müllerianos que se implantam no septo retovaginal. Koninckx e Martin [7] descreveram três tipos macroscópicos [7]. O tipo I (lesões cônicas com a maior área exposta na cavidade peritoneal) resulta da infiltração da doença superficial; elas devem ser consideradas como uma forma de endometriose típica (Fig. 49.2). Entretanto, o tipo II de lesões infiltrantes com retração e aderência das alças intestinais que recobrem o nódulo e o tipo III de lesões, que frequentemente ocorrem em uma pelve normal, sem outras alterações, são morfologicamente semelhantes à adenomiose constituída principalmente por tecido fibromuscular e pouco tecido glandular e fibromuscular. O mesmo se aplica às lesões infiltrantes do sigmoide (tipo IV). As lesões do tipo I, assim como as lesões típicas, podem ser multifocais, mas as dos tipos II e III são invariavelmente únicas: em uma série de mais de 1.000 casos, menos de 50 mulheres apresentaram nódulos infiltrantes no reto e no sigmoide. Portanto, sugeriu-se que a endometriose profunda deve ser redefinida como adenomiose externa por suas características histológicas.

FATORES DE RISCO DA DOENÇA

Os fatores de risco incluem idade, gordura corporal periférica elevada e maior exposição à menstruação (i. e., ciclos curtos, longa duração do fluxo e paridade reduzida), enquanto que o tabagismo, exercícios e uso de contraceptivo oral (atual e recente) podem ser protetores [1]. Não há evidência, contudo, de que a história natural da doença possa ser influenciada pelo controle desses fatores. A predisposição genética é provável, pois a endometriose é seis a nove vezes mais comum em parentes de primeiro grau de mulheres acometidas do que em casos-controle, e uma análise, envolvendo mais de

3.000 pares de gêmeos australianos, mostrou que 51% da tendência para desenvolver a doença foi atribuída às influências genéticas [8]. A hereditariedade da doença também é aparente em primatas não humanos, que desenvolvem a doença espontaneamente. Esses dados sugerem que a endometriose é herdada como um traço genético complexo, semelhante ao diabetes ou asma, isto significa que vários genes interagem entre si para conferir a suscetibilidade à doença, mas o fenótipo provavelmente emerge apenas na presença de fatores de risco ambientais. Um estudo de ligação genômica ampla, envolvendo famílias com pares de irmãos afetados de origem europeia, identificou um local de suscetibilidade significativo no cromossoma 10q26 [9]. Mais recentemente, um estudo japonês de caso-controle de estudos de associação e replicação amplas de genoma encontrou uma associação importante com um polimorfismo de nucleotídeo único localizado em CDKN2BAS no cromossoma 9p21, codificando o inibidor de cinase dependente de ciclina 2B RNA antissentido [10].

SINTOMAS DE DOR ASSOCIADOS À ENDOMETRIOSE

A dismenorreia grave, a dispareunia profunda, a dor pélvica crônica, a dor na ovulação – frequentemente relacionadas com sintomas do intestino ou da bexiga, causando disquesia ou disúria – com ou sem sangramento anormal e fadiga crônica, estão associadas à endometriose. Entretanto, o valor preditivo do sintoma ou do conjunto de sintomas de qualquer indivíduo é incerto, pois outras causas podem desencadear esses sintomas, e muitas mulheres afetadas são assintomáticas. Existe pouca correlação entre o estágio da doença e o tipo, natureza e gravidade dos sintomas de dor, sugerindo que os sistemas de classificação atuais são inadequados. Não está claro se as lesões leves podem causar dor. As lesões típicas podem causar dor moderada, e os sintomas podem ser aliviados pela cirurgia, porém metade das mulheres com essas lesões não apresenta dor. A endometriose ovariana cística está associada à dor mais grave, mas 10 a 20% das mulheres não apresentam dor. A endometriose profunda pode estar associada à dor muito intensa, mas algumas vezes as mulheres não apresentam dor nenhuma. As causas sugeridas para a dor incluem inflamação peritoneal, ativação dos nociceptores, dano tecidual e irritação/invasão nervosa na endometriose profunda. Os sintomas de dor geralmente são avaliados em ensaios clínicos, utilizando uma escala verbal de classificação de quatro pontos para três sintomas (dismenorreia, dispareunia e dor pélvica) e dois sinais (sensibilidade pélvica e induração). Cada vez mais a qualidade de vida relacionada com a saúde está sendo mensurada, pois os desfechos usados tradicionalmente podem não representar adequadamente o que a paciente considera importante. O único instrumento específico para a doença, gerado para a paciente, é a *Endometriosis Health Profile-30* (EHP-30), um questionário de 30 itens que abrange cinco dimensões: dor, controle e impotência, bem-estar emocional, apoio social e autoimagem [11].

Endometriose associada à infertilidade

Se a endometriose causa ou não infertilidade também é controverso. É geralmente aceito que os endometriomas causam infertilidade, uma vez que a distorção anatômica grave deve interferir na coleta de oócito. Uma relação causal com a doença de Estágio I ou II (particularmente lesões sutis) e até mesmo com uma endometriose profunda é muito menos provável. Numerosos mecanismos foram propostos, incluindo foliculogênese, anovulação, insuficiência lútea, síndrome do folículo luteinizado não roto, aborto espontâneo recorrente, diminuição da sobrevivência espermática, imunidade alterada, inflamação intraperitoneal e disfunção endometrial. Entretanto, todos esses transtornos funcionais podem ocorrer em mulheres inférteis sem endometriose, sugerindo que o achado da doença durante a investigação de infertilidade pode ser coincidência.

DIAGNÓSTICO

História e exame clínico

Fazer um diagnóstico baseando-se apenas nos sintomas é difícil, visto que a apresentação é muito variável e outras condições, como a síndrome do cólon irritável e inflamação pélvica, imitam a doença. Consequentemente, com frequência ocorre um retardo de 7 ou 8 anos entre o início dos sintomas e o diagnóstico laparoscópico definitivo. O achado de sensibilidade pélvica, útero retrovertido fixo, sensibilidade dos ligamentos uterossacrais ou aumento do volume ovariano durante o exame é sugestivo de endometriose, embora os achados possam ser normais. O diagnóstico é mais provável, quando são encontrados nódulos nos ligamentos uterossacrais ou no fundo de saco de Douglas, e é confirmado pela visualização de lesões na vagina ou na cérvice. Estes nódulos podem ser mais evidentes, quando o exame é realizado durante a menstruação [12].

Exames não invasivos

Comparado à laparoscopia, a ultrassonografia transvaginal é um instrumento que pode ser usado para diagnosticar ou excluir endometriomas ovarianos, mas não tem valor para a doença peritoneal [13]. Alguns estudos alegam que a ressonância magnética por imagem possui > 90% de sensibilidade e especificidade para endometriomas, mas a evidência não foi avaliada em uma revisão sistemática. A mensuração de CA-125 (antígeno de câncer 125) não tem valor como instrumento diagnóstico para endometriose de Estágios I-II [14]. Os níveis sorológicos, geralmente, são elevados em mulheres com endometriose profunda e endometriomas, mas o teste raramente é utilizado, uma vez que o exame clínico e a ultrassonografia geralmente sejam suficientes. Vários outros biomarcadores circulantes foram estudados, mas nenhum ingressou na prática clínica [15].

Laparoscopia

A laparoscopia é o padrão ouro para propósitos diagnósticos, a menos que a doença esteja visível na vagina ou outro local. A confirmação histológica de, no mínimo, uma lesão peritoneal é ideal e obrigatória, quando uma endometriose profunda ou um endometrioma com um diâmetro maior do que 3 cm está presente. Toda a pelve deve ser inspecionada sistematicamente, e uma boa prática é a de documentar detalhadamente o tipo, localização e extensão de todas as lesões e aderências. Preferivelmente, os achados devem ser registrados. Dependendo da gravidade da doença encontrada, o melhor procedimento e remover/extirpar a endometriose simultaneamente, desde que o consentimento adequado tenha sido obtido.

QUESTÕES GERAIS DE TRATAMENTO

A participação da paciente no processo de tomada de decisão é essencial, visto que existem múltiplas opções, e a endometriose é potencialmente um problema crônico. A escolha do tratamento depende de vários fatores (Resumo Quadro 49.2). É difícil resumir como esses fatores influenciam a tomada de decisão, uma vez que cada paciente seja diferente e as decisões frequentemente sejam complexas.

> **Quadro 49.2 Resumo**
>
> Fatores que influenciam a escolha do tratamento:
> - Idade da mulher.
> - Condição de fertilidade.
> - Natureza dos sintomas.
> - Gravidade da doença.
> - Tratamentos anteriores.
> - Prioridades e atitudes.
> - Implicações dos recursos.
> - Custos e perfil dos efeitos colaterais.
> - Riscos do tratamento.
> - Outros fatores de infertilidade.
> - Duração pretendida do tratamento.
> - Melhor evidência disponível.

OBJETIVOS DO TRATAMENTO

Os objetivos do tratamento devem estar de acordo com os interesses da paciente (Quadro 49.3). Para cirurgia, os benefícios pretendidos e os principais riscos e complicações devem ser explicados e documentados em um formulário de consentimento informado. Quando o tratamento medicamentoso é iniciado, recomendam-se documentar no prontuário e/ou em uma carta ao paciente, quais opções foram discutidas, os motivos da decisão para realizar o tratamento e os objetivos do tratamento e efeitos colaterais/riscos.

> **Quadro 49.3 Resumo**
>
> Objetivos do tratamento:
> - O que você está tratando? (doença, sintomas ou ambos)?
> - Por que você está tratando?
>
> Razões possíveis para tratar:
> - Melhorar a fertilidade natural.
> - Aumentar as chances de sucesso na tecnologia reprodutiva assistida.
> - Alívio da dor, como alternativa à cirurgia.
> - Alívio da dor, enquanto aguarda a cirurgia.
> - Adjunto à cirurgia.
> - Profilaxia contra ocorrência de doença.
> - Recorrência de sintomas.

TRATAMENTO NÃO HORMONAL PARA ALÍVIO DA DOR

Médicos e grupos de autoajuda reconhecem que algumas mulheres podem controlar seus sintomas com o uso de analgésicos e/ou terapias alternativas, incluindo remédios herbais chineses, manipulação da dieta, acupuntura e suplementos de vitamina/mineral. Embora essas medidas possam melhorar a qualidade de vida e aliviar os sintomas, é importante fazer um aconselhamento, informando a ausência de evidências desses tratamentos para apoiar sua eficácia.

TRATAMENTOS HORMONAIS

Os tratamentos hormonais tradicionalmente tentam imitar a gestação ou a menopausa com base na impressão clínica de que a doença regride durante esses estados fisiológicos, mas nunca é erradicada. Os tratamentos disponíveis atualmente, como os anticoncepcionais orais combinados (COCs), progestágenos, danazol, gestrinona, agonistas do hormônio liberador de gonadotrofina (GnRH) e inibidores de aromatase foram submetidos à revisão extensa. Apesar dos diferentes modos de ação, todos parecem aliviar os sintomas, mesmo quando uma endometriose profunda ou endometriomas estão presentes. Alguns tratamentos mostraram induzir a atrofia e a decidualização de depósitos peritoneais de endométrio, suprimindo a função ovariana; entretanto, tais lesões frequentemente reaparecem com rapidez após a terapia. Os endometriomas raramente diminuem de tamanho, e as aderências não são afetadas.

Alívio da dor

Todos os tratamentos hormonais, mencionados anteriormente (com exceção da didrogesterona administrada na fase lútea), aliviam a dor associada à endometriose. Contudo, utilizar a dor de forma categórica (dismenorreia, dor não menstrual e dispareunia), como desfecho primário do resultado, inevitavelmente produz um resultado favorável, visto que

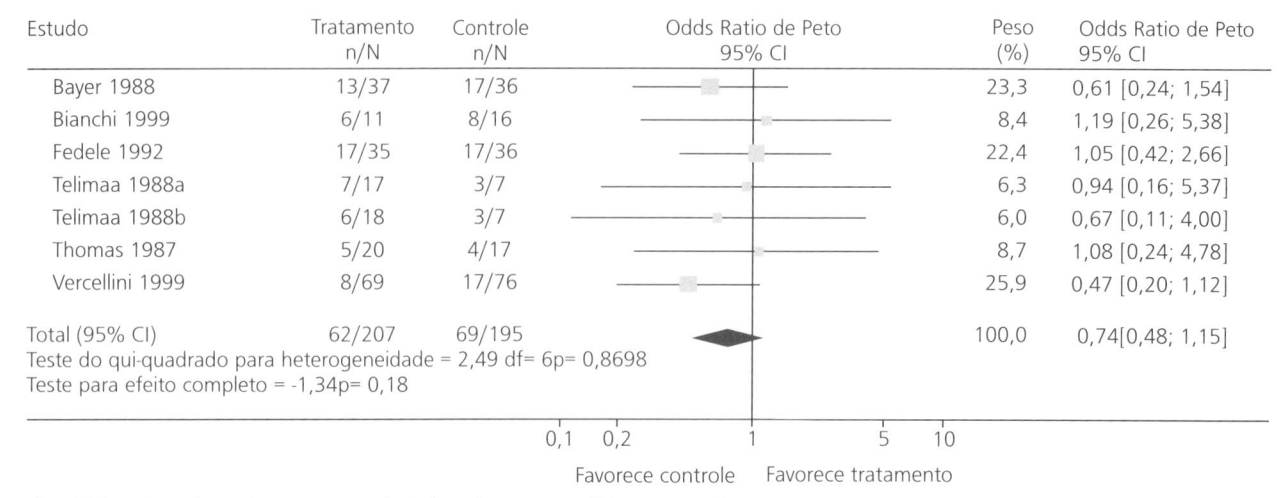

Estudo	Tratamento n/N	Controle n/N	Odds Ratio de Peto 95% CI	Peso (%)	Odds Ratio de Peto 95% CI
Bayer 1988	13/37	17/36		23,3	0,61 [0,24; 1,54]
Bianchi 1999	6/11	8/16		8,4	1,19 [0,26; 5,38]
Fedele 1992	17/35	17/36		22,4	1,05 [0,42; 2,66]
Telimaa 1988a	7/17	3/7		6,3	0,94 [0,16; 5,37]
Telimaa 1988b	6/18	3/7		6,0	0,67 [0,11; 4,00]
Thomas 1987	5/20	4/17		8,7	1,08 [0,24; 4,78]
Vercellini 1999	8/69	17/76		25,9	0,47 [0,20; 1,12]
Total (95% CI)	62/207	69/195		100,0	0,74 [0,48; 1,15]

Teste do qui-quadrado para heterogeneidade = 2,49 df= 6p= 0,8698
Teste para efeito completo = -1,34p= 0,18

0,1   0,2   1   5   10
Favorece controle   Favorece tratamento

Fig. 49.3 Revisão de Cochrane mostrando índices de gestação clínica em estudos que comparam a supressão de ovulação e placebo [24].

todos os tratamentos hormonais abolem a menstruação; os efeitos na dor não menstrual e na dispareunia são variáveis.

Quando administrados durante 6 meses, a maior parte dos fármacos é igualmente eficaz [16-19], mas seus perfis de efeitos colaterais e custos diferem. Essas análises incluem um ensaio clínico controlado e randomizado comparando um anticoncepcional oral combinado (COC) administrado de forma convencional a um agonista do hormônio liberador de gonadotrofina (GnRH): o COC foi menos efetivo no alívio da dismenorreia, mas não há diferenças significativas nos tratamentos do alívio da dispareunia ou da dor não menstrual [20]. É importante enfatizar que um efeito placebo de 30% é comum em estudos de endometriose; daí a necessidade de RCTs e controlados por placebo.

O tempo de uso do agonista de GnRH é limitado pela perda associada de densidade óssea, até 6% nos primeiros 6 meses, embora a perda seja recuperada quase completamente 2 anos após a interrupção do tratamento. Os sintomas hipoestrogênicos podem ser aliviados, e a perda óssea, prevenida, sem perda de eficácia, pela utilização da terapia de reposição com estrógenos, progestágenos ou tibolona. O tempo durante o qual esse regime pode ser seguramente continuado é obscuro, mas há evidência para sugerir que a densidade óssea pode ser mantida durante 2 anos com a terapia de *reposição* [21]. Entretanto, o uso de agonistas de GnRH com *reposição* em mulheres que podem não ter alcançado o máximo de sua densidade óssea deve ser considerado cuidadosamente [22]. Existem algumas evidências que sugerem eficácia com a liberação local de progestágenos: o sistema intrauterino com levonorgestrel (LNG-IUS) mostrou aliviar a dor em mulheres com endometriose, incluindo endometriose profunda e adenomiose, embora a experiência seja limitada e sejam necessários estudos de acompanhamento a longo prazo [23].

Infertilidade

O tratamento hormonal para infertilidade associada à endometriose não melhora as chances de concepção natural [24]. O índice de probabilidades para gestação após a supressão da ovulação *comparada ao* placebo ou a nenhum tratamento na metanálise foi de 0,79 (95% CI 0,54-1,14) e de 0,80 (95% CI 0,1-1,24), respectivamente (Fig. 49.3). Certamente, o tratamento pode causar mais malefício que benefício em razão da perda de oportunidade de conceber. Em uma doença mais avançada, não há evidências de um efeito na concepção natural, mas pode haver uma função do tratamento hormonal como um adjunto à concepção assistida. Uma metanálise envolvendo um pequeno número de indivíduos mostrou que a administração de um agonista de GnRH durante 3 a 6 meses antes da IVF em mulheres com endometriose aumentou as chances de gestação em quatro vezes [25]. Essa estratégia pode ser particularmente útil para uma mulher que também apresenta dor intensa para auxiliar no alívio de seus sintomas nos meses até o tratamento de IVF.

TRATAMENTO CIRÚRGICO

O objetivo da cirurgia é eliminar todas as lesões peritoneais visíveis, endometriomas, endometriose profunda e aderências associadas e restaurar a anatomia normal. Em razão da dificuldade para avaliar a profundidade da infiltração, a excisão ou vaporização é preferível para as lesões típicas. A excisão é o método preferido para endometriomas, decorrente dos altos índices de recorrência após a marsupialização e tratamento focal. Existem controvérsias em relação às indicações para a ressecção discoide conservadora ou para anastomose e ressecção de lesões maiores. A laparoscopia reduz a morbidade, a duração da hospitalização e o custo comparado à laparotomia, sendo o método preferencial. Mas não está claro se há redução das aderências pós-operatórias com a laparoscopia. Recomenda-se o encaminhamento a um centro especializado para oferecer todos os tratamentos disponíveis em um contexto multidisciplinar, incluindo cirurgia laparoscópica avançada e laparotomia. Isto se aplica particularmente quando há suspeita ou diagnóstico confirmado de uma endometriose profunda e/ou no estágio III ou IV.

Alívio da dor

Uma revisão de Cochrane concluiu que a cirurgia laparoscópica apresenta resultados com melhora da dor quando comparada à laparoscopia diagnóstica laparoscópica [26]; entretanto, não existe evidência de que a ablação da inervação uterina por via laparoscópica (LUNA) seja necessária, visto que a LUNA feita isoladamente não tem efeito na dismenorreia associada à endometriose [27]. Poucas mulheres com endometriose grave foram incluídas na metanálise, e nenhum RCT foi conduzido comparando a cirurgia para endometriose profunda ou endometriomas com a laparoscopia diagnóstica por razões éticas óbvias. Entretanto, vários estudos retrospectivos demonstraram que 80% das mulheres com sintomas graves ficam livres de dor depois da cirurgia para doença grave, este resultado excede qualquer efeito provável do placebo.

Infertilidade

Uma revisão de Cochrane concluiu que a ablação de lesões mais adesiólise na endometriose Estágio I ou II aumenta significativamente a fertilidade em comparação à laparoscopia diagnóstica apenas com um número necessário de tratamento (NNT) de 12 (95% CI 7-49), significando que 12 mulheres precisam ser submetidas à cirurgia para conseguir uma gestação [28]. Dois RCTs relevantes foram identificados (Fig. 49.4): o maior mostrou um aumento da chance de gestação e de progressão da gestação após 20 semanas, mas o estudo menor não encontrou nenhum benefício. Contudo, existem controvérsias em relação aos achados, pois as pacientes aparentemente não foram "cegadas" quanto ao tratamento usado em nenhum dos estudos. Além disso, o índice cumulativo de gestação de, aproximadamente, 30% no grupo tratado é comparável aos índices relatados anteriormente em mulheres com endometriose típica com manejo expectante. Não pode ser excluída a possibilidade de que o resultado de gestação no grupo não tratado seja decorrente do conhecimento da presença de endometriose.

Nenhum RCTs foi conduzido para determinar se a cirurgia para a doença de Estágios III-IV melhora os índices de gestação, possivelmente em razão da sintomatologia dolorosa que essas mulheres também apresentam. Entretanto, os índices cumulativos de gestação depois da cirurgia para endometriomas estão em torno de 60% na maior parte dos estudos retrospectivos, embora não esteja claro em que extensão a adesiólise e a ablação de outras lesões endometrióticas contribuem para o efeito.

Endometriomas ovarianos

A cistectomia para endometriomas é o tratamento de escolha, sendo preferível à coagulação focal ou vaporização a *laser* considerando-se a recorrência de cistos e sintomas e gestação espontânea subsequente em mulheres inférteis anteriormente [29]. Quando um endometrioma com diâmetro maior ou igual a 4 cm está presente antes da IVF, muitas autoridades recomendam a cistectomia para confirmar o diagnóstico histologicamente, reduzir o risco de infecção após a retirada do óvulo e melhorar o acesso aos folículos [20]. É possível que a cistectomia possa melhorar a resposta ovariana às gonadotrofinas e os índices de gestação; entretanto, uma metanálise recente não mostrou nenhum benefício [30]. Quando o endometrioma é grande, a cápsula ovariana é tão fina que a excisão ou coagulação quase sempre remove e destrói uma grande parte do tecido ovariano normal. Portanto, um procedimento realizado em duas etapas fazendo primeiro a marsupialização e lavagem seguida da terapia com agonista de GnRH por 3 meses e, depois, uma nova cirurgia, deve ser considerado quando é preciso conservar a fertilidade; se não for necessário conservar a fertilidade, pode-se realizar uma ooforectomia, que é tecnicamente mais fácil. As pacientes férteis devem receber aconselhamento com informações sobre os riscos de redução da função ovariana após a excisão do endometrioma e o risco de perda de um ovário. Embora a cistectomia seja considerada um procedimento laparoscópico de nível 1 pelo *Royal College of Obstetricians and Gynaecologists,* a cirurgia para endometriomas é tecnicamente difícil e prejudicial em razão dos riscos de lesão vascular e de dano ao tecido ovariano circunjacente.

Cirurgia para endometriose profunda

Quando existe evidência clínica de endometriose profunda, a possibilidade de envolvimento do intestino, bexiga e ureteres

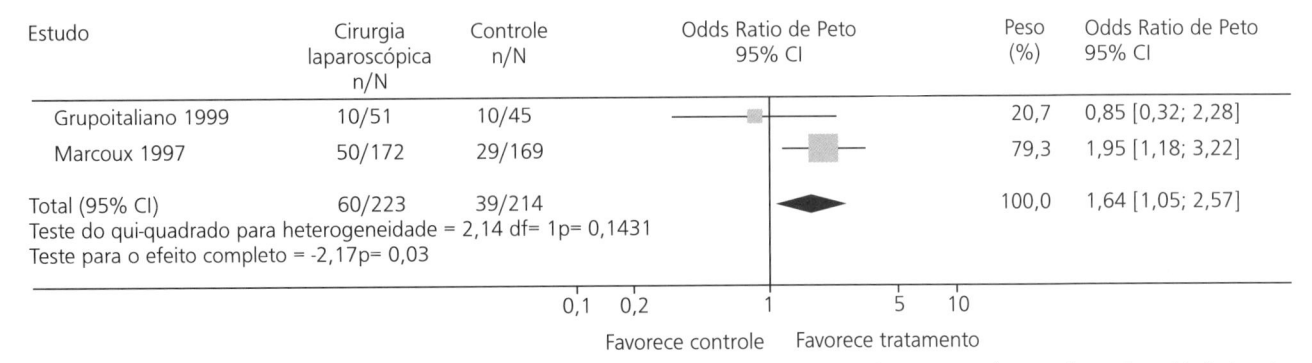

Estudo	Cirurgia laparoscópica n/N	Controle n/N	Odds Ratio de Peto 95% CI	Peso (%)	Odds Ratio de Peto 95% CI
Grupoitaliano 1999	10/51	10/45		20,7	0,85 [0,32; 2,28]
Marcoux 1997	50/172	29/169		79,3	1,95 [1,18; 3,22]
Total (95% CI)	60/223	39/214		100,0	1,64 [1,05; 2,57]

Teste do qui-quadrado para heterogeneidade = 2,14 df= 1p= 0,1431
Teste para o efeito completo = -2,17p= 0,03

Fig. 49.4 Revisão de Cochrane mostrando índices de gestação em andamento ou nascimento vivo em controles e mulher submetida à cirurgia laparoscópica [28].

deve ser considerada na avaliação pré-cirúrgica para determinar o melhor tratamento. A cirurgia precisa ser realizada cuidadosamente e por cirurgiões com treinamento apropriado e habilidades específicas, pois pode ser necessário fazer uma ressecção parcial da bexiga e/ou ureter, e das alças intestinais; ocasionalmente, uma ressecção de alças mais extensa (p. ex., reto e/ou sigmoide) é necessária. Nessas situações, muitos ginecologistas necessitam do aconselhamento e auxílio de cirurgiões em outras especialidades para o tratamento de uma doença com grau de comprometimento.

A avaliação pré-cirúrgica é importante, para prever com a maior precisão possível as dificuldades esperadas e quais especialistas devem estar disponíveis para evitar complicações desnecessárias e debelar a doença. A abordagem ideal deve incluir uma IVP para detectar estenoses ureterais e hidronefrose e um enema com contraste para diagnosticar um estreitamento no nível do reto ou sigmoide, que pode ser uma indicação para ressecção de cólon especialmente no nível do sigmoide. A colocação de um *stent* ureteral no preparo pré-cirúrgico é indispensável na presença de hidronefrose ou de nódulo vesical próximo ao ureter. A confiabilidade da ultrassonografia e da ressonância magnética depende muito da perícia local; não existem dados que indiquem como a imagem pré-cirúrgica pode influenciar a decisão de encaminhamento a um centro terciário.

Existem controvérsias em relação à extensão da cirurgia. Quando o princípio geral de remover toda a endometriose é adotado, então a ressecção do intestino com 2 cm de margem de segurança deve ser considerada, pois pequenos focos endometrióticos podem ser encontrados até 2 cm da lesão intestinal. Uma ressecção discoide conservadora, entretanto, é preferível para a maior parte das pacientes, pois está associada a menos complicações. Além disso, o índice de recorrência de apenas 1% lança dúvidas sobre a necessidade de remover grandes segmentos de intestino. Outra consideração importante na tomada de decisão é que os índices de complicação e morbidade a longo prazo associados à ressecção intestinal são muito mais baixos para o sigmoide que para o reto baixo.

TRATAMENTO HORMONAL PÓS-CIRÚRGICO

A necessidade de tratamento pós-cirúrgico varia com a extensão da excisão cirúrgica; se completa, geralmente há pouca necessidade. A comparação dos resultados entre o tratamento, apenas com a cirurgia ou com a cirurgia mais placebo, mostrou que o tratamento hormonal pós-cirúrgico não apresenta uma redução significativa na recorrência da dor após 12 ou 24 meses, e não apresenta efeito na recorrência da doença; semelhantemente, ele não apresenta efeito nos índices de gestação [31]. Prescrever uma terapia de reposição hormonal (HRT) após uma ooforectomia bilateral é aconselhável em mulheres jovens, mas o regime ideal está definido. Acrescentar um progestágeno após a histerectomia é desnecessário, a menos que uma endometriose profunda não tenha sido retirada, mas teoricamente deve proteger contra a ação do estrógeno sem oposição em qualquer doença residual, causando reativação ou, em circunstâncias raras, transformação maligna. Uma declaração da EMAS (*European Menopause and Andropause Society*) publicada recentemente sobre o assunto recomendou as duas formas de HRT para mulheres histerectomizadas e para as não histerectomizadas, considerando que o risco de recorrência e transformação maligna da endometriose residual pode ser reduzido [32]. Não há evidência para justificar o retardo do início da HRT.

REPRODUÇÃO ASSISTIDA

Em mulheres com endometriose Estágios I-II e tubas uterinas patentes, o tratamento com inseminação intrauterina (IUI) e estimulação ovariana melhora a fertilidade, porém não está determinado se a IUI não estimulada é efetiva. A fertilização *in vitro* (IVF) é o tratamento apropriado para todos os graus da doença, especialmente quando a função tubária se encontra comprometida ou existem outros problemas, como fator masculino de infertilidade [22]. Entretanto, uma revisão sistemática (Fig.49.5) mostrou que os índices de gestação na IVF são mais baixos em pacientes com endometriose, do que em pacientes com infertilidade tubária [33], embora estudos grandes de base de dados nacionais mostrem que a endometriose parece não afetar adversamente os índices de gestação [p. ex., *Society for Assisted Reproductive Technology* (SART) e *Human Fertilisation and Embryology Authority* (HFEA)]. Uma questão pouco avaliada é se a cirurgia deve ser considerada antes da IVF em mulheres com endometriomas para prevenir complicações (veja seção Endometriomas ovarianos). No caso de endometriose profunda, a cirurgia feita previamente pode ser aconselhável, pois a recuperação de oócito pode ser dolorosa e existe um risco maior de perfuração intestinal em razão das aderências associadas.

PROTOCOLO DO TRATAMENTO ALTERNATIVO

Um questionamento sobre a necessidade de realizar uma laparoscopia em todos os casos de suspeita de endometriose tem sido feito mais frequentemente. Considerando isso, foi feita a recomendação no *RCOG Green Top Guideline*:

Quando uma mulher deseja que os sintomas de dor sugestivos de endometriose sejam tratados sem um diagnóstico definitivo, um ensaio terapêutico com uso de um fármaco hormonal para reduzir o fluxo menstrual é apropriado.

Em outras palavras, existe uma indicação para um teste terapêutico com uso de COC (mensalmente ou em cada três ciclos) ou de um progestágeno para tratar os sintomas da dor sugestivos de endometriose sem realizar uma laparoscopia diagnóstica primeiramente.

Embora a recomendação reflita a prática comum de utilização de COC dessa maneira, ou mesmo continuamente, não existe evidência de que um método seja melhor que

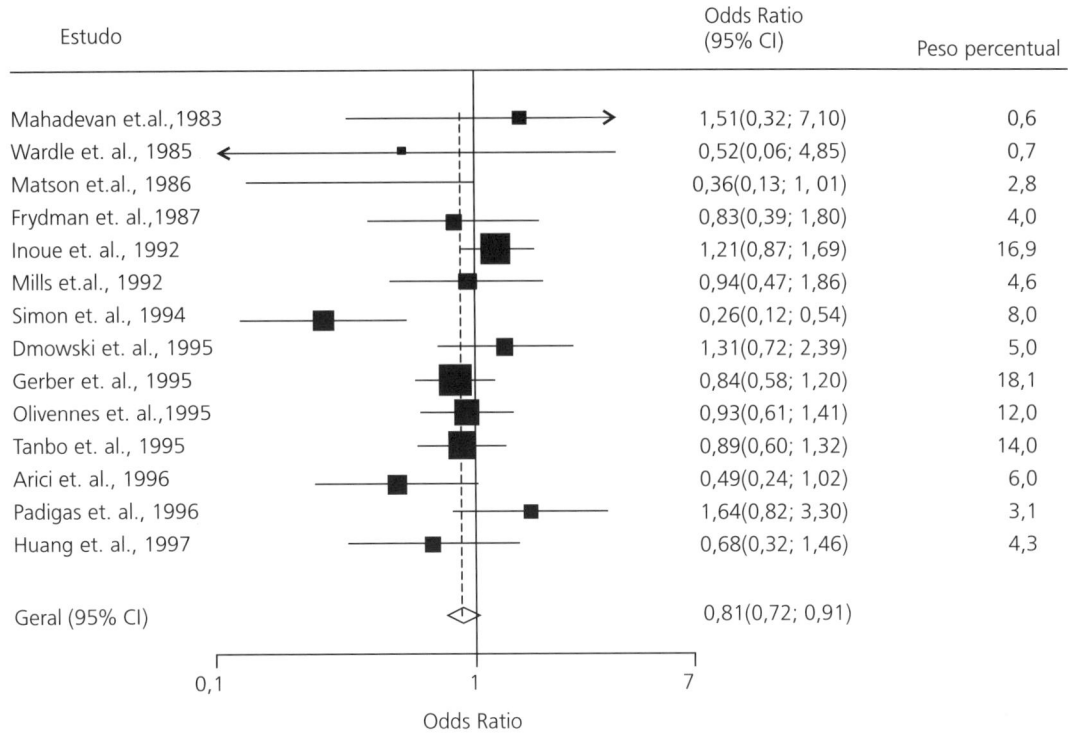

Estudo		Odds Ratio (95% CI)	Peso percentual
Mahadevan et.al., 1983		1,51(0,32; 7,10)	0,6
Wardle et. al., 1985		0,52(0,06; 4,85)	0,7
Matson et.al., 1986		0,36(0,13; 1,01)	2,8
Frydman et. al., 1987		0,83(0,39; 1,80)	4,0
Inoue et. al., 1992		1,21(0,87; 1,69)	16,9
Mills et.al., 1992		0,94(0,47; 1,86)	4,6
Simon et. al., 1994		0,26(0,12; 0,54)	8,0
Dmowski et. al., 1995		1,31(0,72; 2,39)	5,0
Gerber et. al., 1995		0,84(0,58; 1,20)	18,1
Olivennes et. al., 1995		0,93(0,61; 1,41)	12,0
Tanbo et. al., 1995		0,89(0,60; 1,32)	14,0
Arici et. al., 1996		0,49(0,24; 1,02)	6,0
Padigas et. al., 1996		1,64(0,82; 3,30)	3,1
Huang et. al., 1997		0,68(0,32; 1,46)	4,3
Geral (95% CI)		0,81(0,72; 0,91)	

Odds Ratio

Fig. 49.5 Metanálise não adaptada de chances de gestação em pacientes com endometriose *versus* controles com infertilidade tubária [33].

qualquer outro, ou que o COC seja melhor que outro. Desde então, outros protocolos de tratamento similares foram delineados por autores norte-americanos. Por exemplo, o guia de prática clínica da *Society of Obstetricians and Gynaecologists* dos estados do Canadá [35]:

A laparoscopia diagnóstica não é necessária antes do tratamento de todos os pacientes que apresentam dor pélvica. Embora a laparoscopia seja considerada um procedimento minimamente invasivo, ela apresenta os riscos da cirurgia, incluindo perfuração do intestino e da bexiga e lesão vascular.

Olive e Pritts [10] recomendam o uso de um fármaco anti-inflamatório não esteroide (NSAIDs) ou COC em uma primeira instância e, se o resultado não for bom, podem ser oferecidos a laparoscopia cirúrgica ou um teste terapêutico com um agonista de GnRH mais HRT. A laparoscopia cirúrgica também pode ser realizada quando o agonista de GnRH falha em aliviar os sintomas. As recomendações de Gamboneet al. [34] são semelhantes: tratamento de primeira linha com um NSAID ou COC, ou ambos, de acordo com a natureza da dor, presença de contraindicações e a necessidade de contracepção. Caso o tratamento de primeira linha falhe, as opções são a laparoscopia cirúrgica ou um teste terapêutico com danazol, um progestágeno, ou um agonista de GnRH com HRT durante 2 meses, continuando por 6 meses, se bem-sucedido. Ambos os protocolos informam o valor de continuidade da terapia de manutenção, quando o alívio adequado da dor é alcançado com um fármaco ou uma combinação desses. Deve-se admitir, entretanto, que esses protocolos foram, no mínimo, parcialmente inspirados por considerações econômicas, e talvez pela conscientização de que nem todas as mulheres com dor associada à endometriose possuem acesso a um tratamento cirúrgico adequado.

LEITURA RECOMENDADA

Berkley KJ, Rapkin AJ, Papka RE. The pains of endometriosis. *Science* 2005;308:1587-1589.

Giudice LC. Clinical practice. Endometriosis. *N Engl J Med* 2010;362:2389-2398.

Rogers PA, D'Hooghe TM, Fazleabas A *et al*. Priorities for endometriosis research: recommendations from an international consensus workshop. *Reprod Sci* 2009;16:335-346.

REFERÊNCIAS

1. Eskenazi B, Warner ML. Epidemiology of endometriosis. *Obstet Gynecol Clin North Am* 1997;24:235-258.
2. Koninckx PR. Is mild endometriosis a condition occurring intermittently in all women? *Hum Reprod* 1994;9:2202-2205.
3. Revised American Society for Reproductive Medicine classification of endometriosis: 1996. *Fertil Steril* 1997;67:817-821.
4. Koninckx PR, Barlow D, Kennedy S. Implantation versus infiltration: the Sampson versus the endometriotic disease theory. *Gynecol Obstet Invest* 1999;47(Suppl. 1):3-9.
5. Nisolle M, Donnez J. Peritoneal endometriosis, ovarian endometriosis, and adenomyotic nodules of the rectovaginal septum are three different entities. *Fertil Steril* 1997;68:585-596.
6. Donnez J, Nisolle M, Gillerot S, Smets M, Bassil S, Casanas RF. Rectovaginal septum adenomyotic nodules: a series of 500 cases. *Br J Obstet Gynaecol* 1997;104:1014-1018.
7. Koninckx PR, Martin DC. Deep endometriosis: a consequence of infiltration or retraction or possibly adenomyosis externa? *Fertil Steril* 1992;58:924-928.

8. Zondervan KT, Cardon LR, Kennedy SH. The genetic basis of endometriosis. *Curr Opin Obstet Gynecol* 2001;13:309-314.
9. Treloar SA, Wicks J, Nyholt DR et al. Genomewide linkage study in 1,176 affected sister pair families identifies a significant susceptibility locus for endometriosis on chromosome 10q26. *Am J Hum Genet* 2005;77:365-376.
10. Olive DL, Pritts EA. The treatment of endometriosis: a review of the evidence. *Ann NY Acad Sci* 2002;955:360-372.
11. Jones G, Kennedy S, Barnard A, Wong J, Jenkinson C. Development of an endometriosis quality-of-life instrument: The Endometriosis Health Profile-30. *Obstet Gynecol* 2001;98:258-264.
12. Koninckx PR, Meuleman C, Oosterlynck D, Cornillie FJ. Diagnosis of deep endometriosis by clinical examination during menstruation and plasma CA-125 concentration. *Fertil Steril* 1996;65:280-287.
13. Moore J, Copley S, Morris J, Lindsell D, Golding S, Kennedy S. A systematic review of the accuracy of ultrasound in the diagnosis of endometriosis. *Ultrasound Obstet Gynecol* 2002;20:630-634.
14. Mol BW, Bayram N, Lijmer JG et al. The performance of CA-125 measurement in the detection of endometriosis: a meta-analysis. *Fertil Steril* 1998;70:1101-1108.
15. May KE, Conduit-Hulbert SA, Villar J, Kirtley S, Kennedy SH, Becker CM. Peripheral biomarkers of endometriosis: a systematic review. *Hum Reprod Update* 2010;16:651-674.
16. Davis L, Kennedy SS, Moore J, Prentice A. Modern combined oral contraceptives for pain associated with endometriosis. *Cochrane Database Syst Rev* 2007;3:CD001019.
17. Prentice A, Deary AJ, Goldbeck WS, Farquhar C, Smith SK. Gonadotrophin-releasing hormone analogues for pain associated with endometriosis. In: *The Cochrane Library*, Issue 3. Chichester, UK: John Wiley & Sons, Ltd, 2004.
18. Prentice A, Deary AJ, Bland E. Progestagens and anti-progestagens for pain associated with endometriosis. In: *The Cochrane Library*, Issue 3. Chichester, UK: John Wiley & Sons, Ltd, 2004.
19. Selak V, Farquhar C, Prentice A, Singla A. Danazol for pelvic pain associated with endometriosis. *Cochrane Database Syst Rev* 2007;4:CD000068.
20. Vercellini P, Trespidi L, Colombo A, Vendola N, Marchini M, Crosignani PG. A gonadotropin-releasing hormone agonist versus a low-dose oral contraceptive for pelvic pain associated with endometriosis. *Fertil Steril* 1993;60:75-79.
21. Surrey ES, Hornstein MD. Prolonged GnRH agonist and add-back therapy for symptomatic endometriosis: long-term follow-up. *Obstet Gynecol* 2002;99:709-719.
22. Kennedy S, Bergqvist A, Chapron C et al. ESHRE guideline for the diagnosis and treatment of endometriosis. *Hum Reprod* 2005;20:2698-2704.
23. Bahamondes L, Petta CA, Fernandes A, Monteiro I. Use of the levonorgestrel-releasing intrauterine system in women with endometriosis, chronic pelvic pain and dysmenorrhoea. *Contraception* 2007;75(6 Suppl.):S134-S139.
24. Hughes E, Brown J, Collins JJ, Farquhar C, Fedorkow DM, Vandekerckhove P. Ovulation suppression for endometriosis. *Cochrane Database Syst Rev* 2007;3:CD000155.
25. Sallam HN, Garcia-Velasco JA, Dias S, Arici A. Long-term pituitary down-regulation before *in vitro* fertilisation (IVF) for women with endometriosis. *Cochrane Database Syst Rev* 2006;1:CD004635.
26. Jacobson TZ, Duffy JM, Barlow D, Koninckx PR, Garry R. Laparoscopic surgery for pelvic pain associated with endometriosis. *Cochrane Database Syst Rev* 2009;4:CD001300.
27. Vercellini P, Aimi G, Busacca M, Apolone G, Uglietti A, Crosignani PG. Laparoscopic uterosacral ligament resection for dysmenorrhoea associated with endometriosis: results of a randomised, controlled trial. *Fertil Steril* 2003;80:310-319.
28. Jacobson TZ, Duffy JM, Barlow D, Farquhar C, Koninckx PR, Olive D. Laparoscopic surgery for subfertility associated with endometriosis. *Cochrane Database Syst Rev* 2010;1:CD001398.
29. Hart RJ, Hickey M, Maouris P, Buckett W. Excisional surgery versus ablative surgery for ovarian endometriomata. *Cochrane Database Syst Rev* 008;2:CD004992.
30. Tsoumpou I, Kyrgiou M, Gelbaya TA, Nardo LG. The effect of surgical treatment for endometrioma on *in vitro* fertilisation outcomes: a systematic review and meta-analysis. *Fertil Steril* 2009;92:75-87.
31. Yap C, Furness S, Farquhar C. Pre and post operative medical therapy for endometriosis surgery. *Cochrane Database Syst Rev* 2004;3:CD003678.
32. Moen MH, Rees M, Brincat M et al. EMAS position statement: Managing the menopause in women with a past history of endometriosis. *Maturitas* 2010;67:94-97.
33. Barnhart K, Dunsmoor-Su R, Coutifaris C. Effect of endometriosis on *in vitro* fertilization. *Fertil Steril* 2002;77:1148-1155.
34. Gambone JC, Mittman BS, Munro MG, Scialli AR, Winkel CA, the Chronic Pelvic Pain/Endometriosis Working Group. Consensus statement for the management of chronic pelvic pain and endometriosis: proceedings of an expert-panel consensus. *Fertil Steril* 2002;78:961-972.
35. Society of Obstetricians and Gynaecologists of Canada. Clinical guideline. Endometriosis: diagnosis and management. *J Obstet Gynaecol Can* 2010;32:S1-S32.

PARTE 13

UROGINECOLOGIA

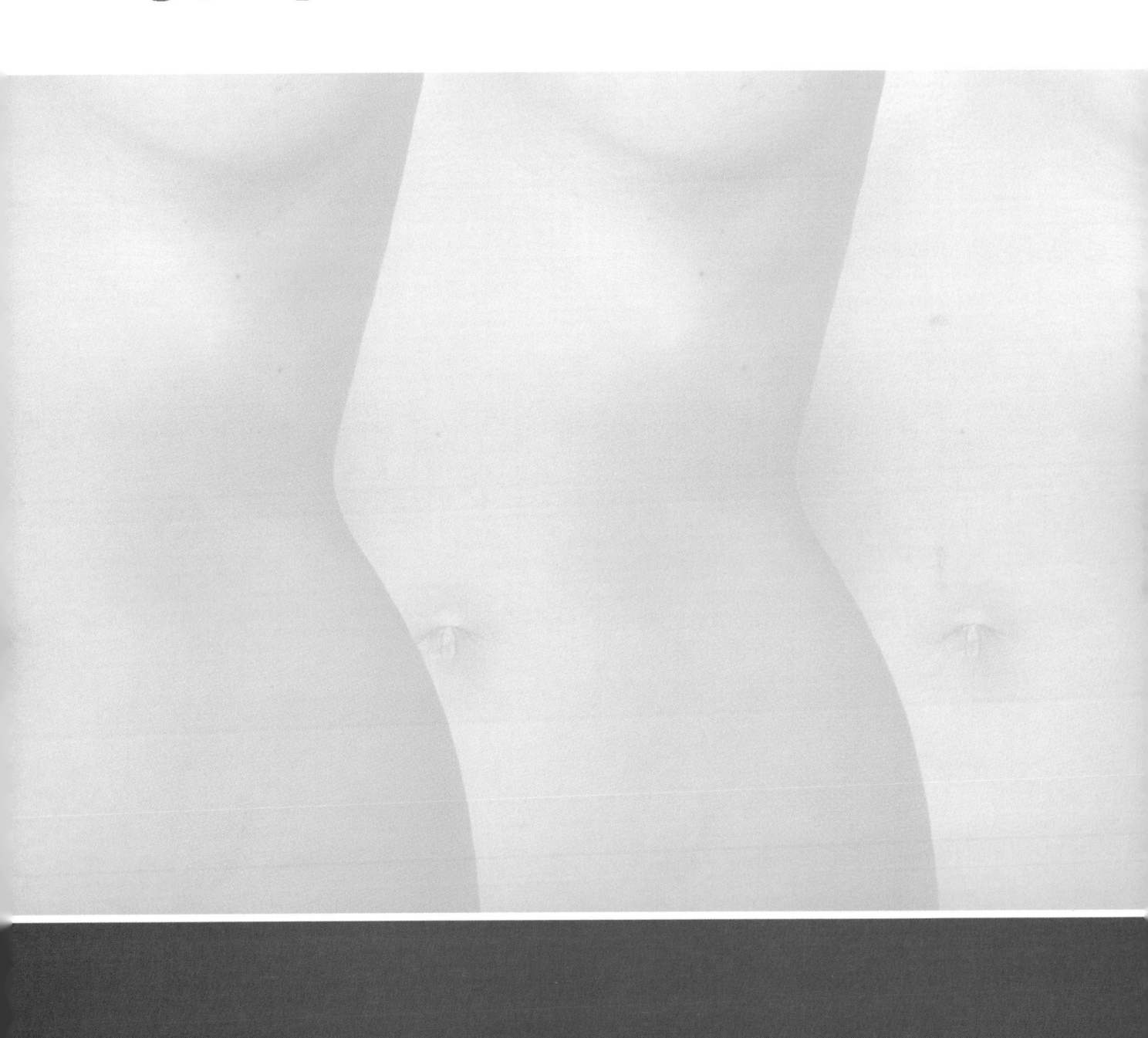

Capítulo 50

Prolapso Uterovaginal

Anthony R.B. Smith
The Warrell Unit, St Mary's Hospital, Manchester, UK

INTRODUÇÃO

Até metade da população feminina normal desenvolve prolapso uterovaginal durante sua vida. Vinte por cento dessas mulheres se apresentam sintomáticas e necessitam de tratamento [1]. Uma análise norte-americana atuarial revelou que uma mulher até a idade de 80 anos apresenta um risco de 11% da necessidade de uma cirurgia para fraqueza do assoalho pélvico. Além disso, se for submetida a uma cirurgia, ela apresenta 29% de risco de necessitar de uma cirurgia subsequente [2]. Esses dados sugerem que o tratamento atual da disfunção do assoalho pélvico é menos que ideal. A disfunção do assoalho pélvico aumenta com o avanço da idade. À medida que a faixa etária da população mundial aumenta, é provável que a prevalência de disfunção do assoalho pélvico aumente. Para a maior parte dos países os grupos com mais de 80 anos de idade representam o segmento da população de crescimento mais rápido, logo os ginecologistas precisam refinar o conhecimento referente à disfunção do assoalho pélvico e suas sequelas para melhorar os resultados do tratamento.

ESTRUTURA E FUNÇÃO DO ASSOALHO PÉLVICO

A função do assoalho pélvico é apoiar as vísceras abdominais e pélvicas e auxiliar na manutenção do controle de seus conteúdos. Ele possui dois componentes principais, que são interdependentes: o músculo e a fáscia.

▶ Músculo

O músculo elevador do ânus consiste nos músculos pubococcígeno, coccígeno e ileococcígeno de cada lado, que juntos formam um assoalho muscular para a pelve. O músculo estriado do elevador do ânus está sob controle voluntário, mas é o único músculo estriado que apresenta um tônus no repouso. Como com outros músculos estriados, sua resistência pode ser aumentada por exercícios, como fisioterapia do assoalho pélvico. A contração dos músculos resulta em elevação anterior do assoalho pélvico, importante em sua função de continência. Essa elevação anterior ajuda a aumentar a angulação entre a bexiga e a uretra anteriormente e entre o reto e o canal anal posteriormente. O aumento dessa angulação é um dos mecanismos fundamentais que auxiliam na continência. Portanto, o músculo saudável do assoalho pélvico, em repouso, proporciona apoio e assistência à continência. Quando a pressão intra-abdominal surge, os músculos elevadores do ânus se contraem e oferecem um apoio adicional e uma resistência de saída à bexiga e ao reto. Essa resposta reflexa ao surgimento da pressão intra-abdominal também requer uma inervação intacta, de modo que danos causados à inervação do músculo do assoalho pélvico provavelmente prejudicam a resposta muscular do assoalho pélvico tanto na velocidade, quanto na resistência.

▶ Fáscia

A fáscia envolve o elevador do ânus, fixa-o ao osso em sua origem e mantém os dois músculos juntos na linha mediana. A uretra, vagina e reto atravessam a fáscia na linha mediana. Portanto, as vísceras pélvicas são sustentadas pelo músculo elevador do ânus e pelas fixações fasciais que são condensadas em algumas áreas e frequentemente são denominadas ligamentos – os ligamentos uterossacrais, cardinais e redondos são exemplos. Por mais de um século, houve muitos debates sobre a estrutura e função da fáscia pélvica. Geralmente, se aceita que o assoalho pélvico evoluiu, à medida que o homem assumiu a posição ereta, e essa evolução envolveu o reposicionamento de alguns dos componentes musculares do assoalho pélvico com a fáscia para proporcionar uma resistência de sustentação adicional a fim de responder aos efeitos da gravidade. Assim sendo, qualquer fator que influencie a resistência ou integridade da fáscia do assoalho pélvico influencia a função do mesmo. Estes fatores podem ser congênitos (como a hiperelasticidade do componente colagenoso da fáscia) ou ambientais, como resistência ou estiramento da fáscia durante o nascimento ou levantamento de peso.

A fraqueza do assoalho pélvico, que pode resultar do prejuízo da função do músculo ou da fáscia, pode resultar em prolapso uterovaginal. O prolapso é provavelmente o resultado da perda de sustentação do assoalho pélvico, mas a fraqueza desse pode produzir outros sintomas em razão do deslocamento das vísceras pélvicas. A incontinência urinária ou fecal são exemplos comuns.

Uma compreensão da fisiopatologia da disfunção do assoalho pélvico auxilia no desenvolvimento de uma estratégia apropriada de tratamento.

FISIOPATOLOGIA DA DISFUNÇÃO DO ASSOALHO PÉLVICO

▶ Músculo

Os músculos estriados do assoalho pélvico apresentam em comum com outros músculos estriados do corpo, denervação gradual com a idade [3]. Essa denervação resulta no enfraquecimento muscular gradual com o tempo. Alguns efeitos do envelhecimento podem ser controlados pelo treinamento muscular, mas a denervação reduz o número de neurônios que podem estimular as fibras musculares a se contraírem. O parto vaginal aumenta a denervação dos músculos do assoalho pélvico, particularmente quando o segundo período ativo do trabalho de parto é prolongado [4].

A cesariana pode oferecer alguma proteção dessa lesão. Depois do nascimento, ocorre algum grau de reinervação, que resulta algum nível de reabilitação dos músculos. A reinervação resulta em mais fibras musculares, sendo inervadas por cada fibra nervosa remanescente. Isto torna os músculos do assoalho pélvico mais vulneráveis à denervação relacionada com a idade, pois a perda subsequente de inervação provoca uma perda mais acentuada da atividade da fibra muscular. Portanto, as lesões dos músculos do assoalho pélvico, que ocorrem durante o parto, frequentemente se tornam evidentes, apenas quando as alterações relacionadas com a idade são superpostas. A localização da denervação muscular do assoalho pélvico durante o nascimento é obscura. Sugeriu-se que o estiramento do nervo pudendo distal ao canal de Alcock na espinha isquiática resulta em lesão nervosa, mas o esmagamento do músculo na junção neuromuscular também é uma possibilidade.

Em doenças neurológicas, como esclerose múltipla, o músculo do assoalho pélvico pode comportar-se de modo imprevisível, variando de um relaxamento inapropriado que causa incontinência a espasmos que resultam em disfunção miccional.

Mulheres com extrofia da bexiga apresentam desenvolvimento incompleto do assoalho pélvico anteriormente. Isto as predispõe ao prolapso uterovaginal, que é um desafio cirúrgico adicional, em parte em razão de procedimentos cirúrgicos anteriores e, em parte decorrente da distorção anatômica proveniente da ausência de uma pelve anterior formada normalmente (osso e tecido mole).

▶ Fáscia

A fáscia é composta de vários componentes, incluindo colágeno, elastina e músculo liso inseridos em uma matriz de tecido conectivo. Cada um dos componentes pode influenciar as propriedades biomecânicas gerais da fáscia. Os seguintes fatores influenciam significativamente a sustentação do assoalho pélvico.

Congênito

As diferenças congênitas na atuação do colágeno são clinicamente evidentes em mulheres que apresentam elasticidade articular aumentada. Mulheres com articulações hiperextensíveis também apresentam estiramento adicional da fáscia pélvica, que pode se manifestar por prolapso uterovaginal em idade mais jovem. Estas mulheres frequentemente se sobressaem em esportes que requerem elasticidade articular elevada (como ginástica), e elas desenvolvem menos estrias durante a gestação em razão da elasticidade aumentada da pele. O trabalho de parto pode ser rápido em decorrência da redução do fator de tensão da fáscia do assoalho pélvico. Formas extremas são observadas na síndrome de Ehlers-Danlos, mas as formas mais discretas são mais frequentemente observadas (ver Fig. 50.1). É importante que os ginecologistas reconheçam as mulheres que apresentam estas características, pois seu tratamento pode ser diferente do realizado em mulheres com fraqueza do assoalho pélvico relacionada com a idade ou com o parto. O risco de recorrência após a cirurgia é mais provável, e o uso de materiais de sustentação protético pode ser aconselhável (veja Fig. 50.1).

Idade

Com o aumento da idade os tecidos da fáscia tornam-se mais rígidos e com maior probabilidade de ruptura. O adulto mais velho invariavelmente é mais rígido nos movimentos que a jovem criança. A fáscia do assoalho pélvico proporciona uma sustentação mais fraca com o avanço dos anos. Os ginecologistas que tratam do assoalho pélvico frequentemente observam os tecidos que apresentam maior fragilidade e vascularização insuficiente.

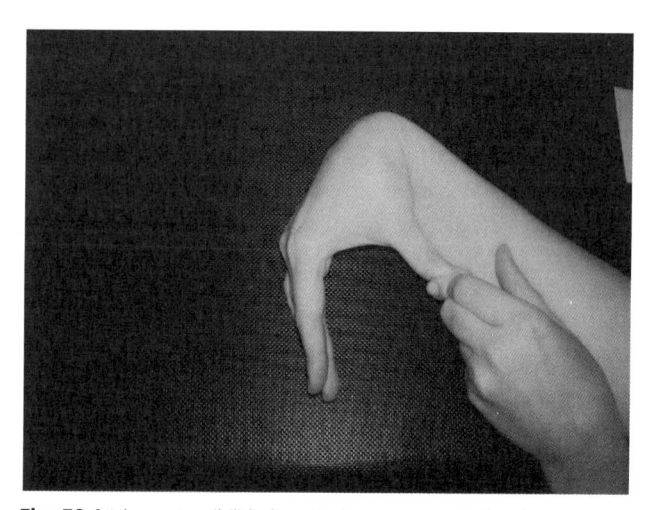

Fig. 50.1 Hiperextensibilidade articular como um índice de estiramento fascial.

O processo de cicatrização após a cirurgia apresenta menor resistência e se faz de forma mais lenta. A recorrência do prolapso, muito relatada após a cirurgia, deve de algum modo ser decorrente de uma deterioração da resistência fascial com a idade. Isto é apoiado pelo fato de que quanto mais longo o período de acompanhamento após o tratamento cirúrgico, maior o risco de recorrência.

Lesão de parto

Muitas mulheres reconhecem que seu assoalho pélvico muda depois do parto vaginal. De forma similar, a recuperação do tônus e forma da parede abdominal frequentemente é um desafio difícil. Estas alterações são decorrentes de uma combinação de mudanças muscular e fascial. Tem havido muita controvérsia e debates em relação ao risco de ocorrer laceração e ruptura da fáscia do assoalho pélvico decorrente do parto e gestação. Alguns autores acreditam que o estiramento ocorre e, por isso, o reparo do assoalho pélvico durante a cirurgia de prolapso deve envolver a plicatura fascial. Outros autores acreditam que a fáscia possa sofrer estiramento sem ruptura, e o reparo deve envolver a localização da área da lesão que deve ser reparada (reparo de sítio-específico – veja p. 500).

Endócrino

O ciclo menstrual, gestação e menopausa são os eventos endócrinos mais significativos que podem influenciar a fáscia do assoalho pélvico. As mulheres frequentemente declaram que os sintomas de prolapso são piores no período da menstruação. Considera-se que isto seja secundário a níveis mais elevados de progesterona que aumentam a elasticidade fascial. Estudos recentes mostraram que as mulheres examinadas no período menstrual apresentam um estágio mais alto de prolapso que em outros momentos do ciclo. Este fato possui implicações importantes na decisão do tratamento. Durante a gestação, os sintomas de prolapso são mais evidentes no primeiro trimestre, mas diminuem à medida que o útero aumenta expandindo-se além da pelve. Durante a gestação muitas mulheres desenvolvem incontinência urinária de estresse pela primeira vez. Pesquisas mostraram que a elasticidade fascial aumenta na gestação [5], e isto provavelmente reduz o efeito de sustentação do assoalho pélvico, ocorrendo uma tendência à incontinência por estresse. As mulheres que desenvolvem incontinência urinária por estresse durante a gestação apresentam uma probabilidade maior de experimentar o mesmo sintoma após o nascimento. A prevalência do prolapso uterovaginal aumenta depois da menopausa. Não está definido se o prolapso é secundário às alterações endócrinas e não às alterações relacionadas com a idade.

> ### Quadro 50.1 Resumo
>
> - A fraqueza do assoalho pélvico pode ser congênita ou adquirida.
> - Mulheres jovens (< 35 anos de idade) que apresentam prolapso possuem um risco significativo de hiperelasticidade fascial congênita. Elas possuem um risco maior de falha cirúrgica e recorrência.

PROLAPSO UTEROVAGINAL

Descrição

O prolapso normalmente é dividido em anterior, uterino/de cúpula e compartimentos posteriores. Embora o prolapso da parede vaginal anterior ainda seja comumente denominado cistocele, e um prolapso posterior rectocele ou enterocele, a utilização desses termos dificulta a realização de pesquisas, pois não representam variáveis descritivas reprodutíveis, e por isso foi desenvolvido um sistema de escore. O método validado mais frequentemente utilizado na literatura atual é o sistema denominado POPQ (Quantificação de Prolapso dos Órgãos Pélvicos) [6]. O sistema é demonstrado diagramaticamente na Fig. 50.2. Este sistema também pode ser utilizado para classificar o prolapso. Portanto, em um prolapso grau 2, a porção condutora do prolapso apresenta-se em algum lugar entre 1 cm acima e 1 cm abaixo do introito.

Sintomas

Classicamente, o prolapso produz uma sensação de preenchimento na vagina ou uma protuberância palpável no introito. Esta sensação é sempre dependente da postura, assim como são muitos sintomas de prolapso. Se os sintomas não aliviam na posição de decúbito dorsal, uma etiologia alternativa deve ser considerada. Algumas pesquisas têm mostrado que as mulheres não têm consciência do prolapso até que uma parte do órgão prolapsado apareça no introito vaginal. A dor lombar baixa é um sintoma comum, mas é frequentemente experimentada por mulheres que não apresentam prolapso. A atrofia vaginal, quando presente, exacerba muitos os sintomas de prolapso e deve ser tratada prioritariamente com estrógenos tópicos, a menos que sejam clinicamente contraindicados.

Sintomas urinários

O prolapso da parede vaginal anterior pode resultar em uma variedade de sintomas urinários.

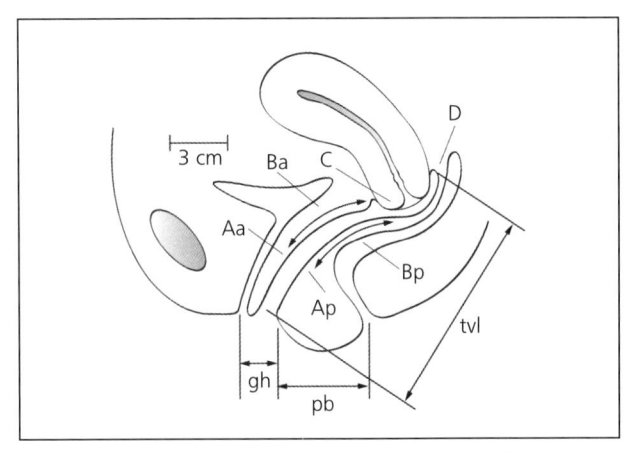

Fig. 50.2 Sistema POPQ. Aa, parede anterior; Ap, parede posterior; Ba, parede anterior; Bp, parede posterior; C, cérvice ou colo; D, fundo de saco posterior; gh, hiato genital; pb, corpo perineal; tvl, comprimento total da vagina.

As mulheres que apresentam prolapso anterior podem manifestar incontinência por estresse, especialmente se a uretra não estiver bem sustentada, mas elas também podem apresentar disfunção de micção secundária ao pinçamento da uretra. A disfunção da micção pode incluir aumento da frequência (decorrente do esvaziamento incompleto da bexiga), hesitação urinária e um fluxo urinário insuficiente. O esvaziamento incompleto da bexiga pode resultar em infecção urinária recorrente, acompanhada de frequência, urgência e incontinência de urgência. O prolapso da bexiga também pode ocasionar congestão da base da bexiga, causando sintomas de bexiga hiperativa. Entretanto, é importante observar que é improvável que o prolapso da parede vaginal anterior possa provocar hiperatividade do detrusor, o que pode sugerir uma patologia independente. O reparo cirúrgico da parede vaginal anterior nem sempre resolve os sintomas urinários. Quando ocorre compressão da uretra pelo prolapso anterior, pode não haver incontinência da urina de esforço. A correção cirúrgica com elevação da base da bexiga e endireitando o ângulo uretrovesical pode causar incontinência de esforço, deixando a paciente insatisfeita. Ocasionalmente, o prolapso da parede vaginal posterior, se associado à obstrução da evacuação, pode resultar em disfunção de micção.

Sintomas intestinais

O prolapso da parede vaginal posterior pode estar associado a uma variedade de sintomas intestinais, mas nem todas as mulheres com prolapso da parede vaginal posterior apresentam sintomas intestinais. É sempre difícil saber se os sintomas intestinais são causados pelo prolapso ou se estão associados à fraqueza fascial que também interfere com o funcionamento intestinal. O trânsito intestinal lento e a doença diverticular são os transtornos intestinais mais prevalentes em mulheres com fraqueza da fáscia. A constipação é um sintoma comum em mulheres e pode contribuir para a obstrução da evacuação. A presença do prolapso da parede vaginal posterior pode não ser a causa de obstrução da evacuação, mas apenas um sintoma da constipação. O prolapso da parede vaginal posterior normalmente não resulta em incontinência anorretal.

Sintomas na relação sexual

O prolapso uterovaginal, em todos os casos, exceto nos mais graves, retrai quando a mulher está deitada. O prolapso frequentemente não interfere com a atividade sexual normal. Entretanto, muitas mulheres se sentem infelizes com o desconforto vaginal experimentado durante o dia, e a presença do prolapso pode inibir a atividade sexual normal principalmente por razões estéticas, mas também em razão da preocupação com o risco de causar algum dano. Além disso, a preocupação com incontinência ou outros sintomas urinários e intestinais pode ser inibidora. Alguns casais acreditam que a perda de tônus na vagina leva à insatisfação sexual para ambas as partes. O aumento de interesse em cirurgia vaginal cosmética e fármacos para impotência masculina podem influenciar esse fenômeno.

> **Quadro 50.2 Resumo**
>
> - A história detalhada dos sintomas deve ser colhida em mulheres com prolapso.
> - Prolapso assintomático não necessita ser tratado.
> - Mulheres com prolapso podem apresentar sintomas de disfunções urinária, intestinal e sexual, que podem ser mais importantes para a paciente do que a percepção de uma protrusão.

Investigação dos sintomas de prolapso

Exame

O exame geral deve incluir a avaliação do condicionamento físico geral, incluindo o condicionamento para cirurgia. As condições respiratórias crônicas e a obesidade aumentam o risco de prolapso e quando possível devem ser tratadas antes que a cirurgia seja considerada. O exame abdominal deve ser realizado para excluir uma massa intra-abdominal. Um exame pélvico bimanual ou uma ultrassonografia deve ser realizado para excluir uma massa pélvica e delinear o tamanho do útero e ovário, quando presentes.

A paciente deve ser examinada na posição horizontal, convencionalmente na posição lateral esquerda com um espéculo de Sims. Quando o prolapso não é evidente, mesmo com a manobra de Valsalva, a paciente deve ser examinada na posição ereta. É importante reproduzir os sintomas e sinais que a paciente apresenta. Se isto não for possível, um exame subsequente pode ser necessário. Muitas mulheres apresentam sintomas somente após ficarem um longo período na posição ereta. Uma consulta clínica pela manhã pode prejudicar a detecção do prolapso. O exame deve ser realizado mais tarde no dia e na posição ereta para revelar um prolapso significativo. Alguns médicos examinam as mulheres na posição de litotomia. Isto possibilita uma inspeção mais aproximada dos tecidos de sustentação da vagina, favorecendo a visualização dos defeitos localizados da fáscia endopélvica. Um segundo instrumento de retração é necessário para visualizar os sulcos laterais.

O exame POPQ (veja Fig. 50.2) proporciona um registro objetivo do estágio do prolapso.

Estudos urodinâmicos

Quando não há sintomas urinários, estudos urodinâmicos não são justificados fora do ambiente de pesquisa. Se uma mulher apresentar sintomas urinários importantes, a urodinâmica pode auxiliar na definição da causa dos sintomas, permitindo que o ginecologista estabeleça um prognóstico para o tratamento. Dessa forma, se a urodinâmica indica obstrução da micção, existe um bom prognóstico de resolução da disfunção urinária com a correção cirúrgica da cistocele, mas se a urodinâmica sugere um diagnóstico de bexiga atônica, o prognóstico é menos favorável. Quando a urodinâmica indica que a bexiga se encontra hiperativa, é menos provável que a cirurgia melhore os sintomas urinários. Isto pode influenciar a decisão da mulher em relação ao tratamento cirúrgico.

O desenvolvimento da incontinência de esforço, depois da correção da parede vaginal anterior, é uma sequela muito incômoda em algumas mulheres. Alguns médicos realizam um teste de esforço urinário associado à redução digital ou com uso de uma pinça ou de um pessário para avaliarem o risco de incontinência depois da cirurgia, mas não há evidência de que essa técnica possar prever seguramente quais mulheres desenvolverão incontinência de esforço depois da cirurgia.

Proctografia

Uma rectocele anterior pode resultar em obstrução da evacuação. O prolapso da mucosa retal também pode resultar em obstrução da defecação e não é aparente no exame vaginal, embora possa ser sentido no exame retal. A proctografia possibilita o discernimento de fatores que podem estar contribuindo com a dificuldade em defecar e pode auxiliar na prevenção de cirurgias vaginais desnecessárias e inúteis. Caso a proctografia mostre um prolapso da mucosa retal significativo, uma retopexia pode ser indicada.

Ressonância magnética

A ressonância magnética é utilizada como instrumento de pesquisa para tentar identificar o prolapso não evidente clinicamente. Até o presente, não está demonstrado que possa auxiliar ou melhorar o resultado do tratamento.

▶ Tratamento

Conservador

Algumas mulheres preferem o tratamento não cirúrgico do prolapso, e as justificativas incluem:

- temor de um resultado adverso da cirurgia;
- indisponibilidade de tempo de trabalho;
- falta de preparo para a cirurgia; ou
- desejo de retardar o tratamento cirúrgico por outros motivos.

O tratamento conservador pode envolver:

- *Aconselhamento quanto ao estilo de vida* Isto pode incluir conselhos sobre dieta, perda de peso, incluindo evitar bebidas com cafeína, ingestão de água, fibras, utilização de laxantes e modificação nos programas de fármacos, p. ex., diuréticos. Evitar exercícios de impacto e levantamento de peso pode melhorar os sintomas.
- *Fisioterapia do assoalho pélvico* Não há estudos que avaliaram o valor da fisioterapia do assoalho pélvico para melhora dos sintomas de prolapso vaginal. É improvável que o prolapso grave possa ser melhorado por exercícios do assoalho pélvico, mas o prolapso em estágio inicial pode ser suficientemente melhorado para evitar uma intervenção subsequente.
- *Pessário vaginal* Os pessários vaginais estão disponíveis em algumas formas há 4.000 anos. Os primeiros pessários descritos foram cascas de pomegranate. Atualmente no Reino Unido o pessário, mais frequentemente utilizado é o anel pessário de polipropileno (Fig. 50.3). A configuração anatômica vaginal mais apropriada para o anel pessário não está definida, mas quando existe pouca ou nenhuma sustentação perineal posterior o anel pessário frequentemente não fica retido.

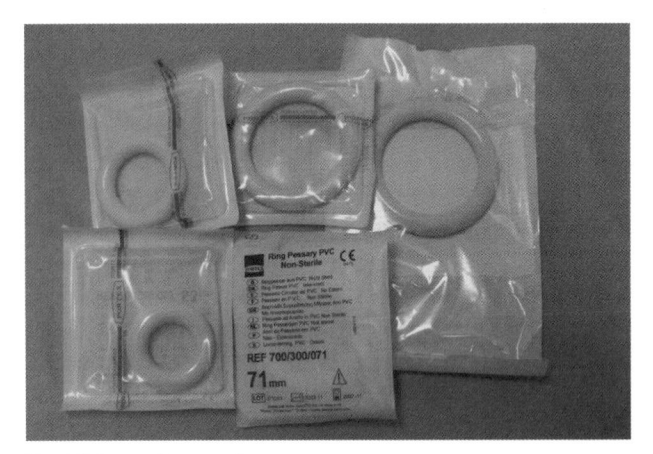

Fig. 50.3 Pessários, anel.

Geralmente, o tamanho ideal é o determinado por experimentação. O intervalo de tempo ideal para troca de pessários também não está definido, e a função dos estrógenos tópicos também não está clara. Uma variação mais ampla de pessários vaginais está disponível atualmente (veja, por exemplo, www.mediplus.co.uk). Algumas mulheres consideram que pessários mais macios de silicone são mais aceitáveis. Pessários, como o anel, podem permitir a relação sexual normalmente, sem problemas, embora algumas mulheres prefiram removê-lo. Pessários vaginais podem ser removidos e higienizados pela paciente, mas existem algumas evidências, sugerindo que isto não é necessário. Pessários que ocupam espaço, como os pessários em caixa, virtualmente impedem relações sexuais normais e, portanto, são inapropriados para mulheres sexualmente ativas. O pessário em concha pode ser particularmente útil para o prolapso da cúpula vaginal. O pessário em concha pode ser bastante difícil de ser trocado e pode ficar aderido à parede vaginal. Um exame cuidadoso a cada 6 meses, no mínimo, é aconselhável, e estrógenos tópicos podem reduzir o risco de ulceração e erosão.

Cirúrgico

Durante os últimos 100 anos, a cirurgia foi considerada o tratamento de escolha para o prolapso uterovaginal. As técnicas cirúrgicas empregadas até recentemente diferem pouco das descritas pelos ícones cirúrgicos de um século atrás. Vem sendo reconhecido, de modo crescente, que o resultado desejável deve incluir mais que um resultado anatômico satisfatório. O resultado funcional pode ser mais importante para a paciente que a aparência da vagina. Existem poucos estudos consistentes comparando as técnicas de cirurgia de prolapso que usam desfechos anatômicos e medidas de avaliação de impacto na qualidade de vida da paciente. As pesquisas futuras nesse campo são urgentemente necessárias.

Cirurgicamente, as questões mais importantes incluem:

1. Qual técnica produz o melhor resultado anatômico de longa duração?
2. O acesso abdominal é superior ao acesso vaginal?
3. Quando o prolapso uterino está presente, o útero deve ser removido ou conservado?
4. Como os resultados funcionais adversos podem ser evitados?
5. A correção pode ser melhorada com uso de implantes?
6. Existem comorbidades relevantes que devem influenciar o acesso da cirurgia?

PROLAPSO DA PAREDE VAGINAL ANTERIOR

Em 1909, White [7] descreveu a correção vaginal paravaginal de uma cistocele (Fig. 50.4). Quatro anos depois, Kelly [8] descreveu o reparo vaginal anterior com uma plicatura central da fáscia pubocervical (veja Fig. 50.4). A cirurgia de Kelly foi considerada o tratamento de escolha para prolapso anterior em razão da simplicidade do procedimento e parcialmente decorrente do conceito elevado de Kelly na comunidade cirúrgica.

Debates sobre os méritos relativos da correção do tipo Kelly e do reparo paravaginal continuam até o presente. Uma revisão de mais de 90 artigos, entre 1966 e 1995, por Weber e Walters [9] ilustrou as deficiências da literatura e descobriu que não havia diferença significativa no índice de sucesso entre o reparo paravaginal (índice de falha de 3-14%), se realizado via vaginal ou abdominal e o reparo de plicatura central (índice de falha de 0-20%). Beck *et al.* [1] revisaram 246 reparos anteriores e observaram que 5% das mulheres desenvolveram incontinência por estresse novamente, e 5% apresentaram hiperatividade do detrusor recorrente no pós-operatório.

Problemas de micção de longa duração ocorreram em menos de 1% dos casos. Pirexia pós-operatória ocorreu em 10% das mulheres, mas a morbidade geral pode ser descrita como baixa.

O reparo da parede vaginal anterior continua a ser a cirurgia de reparo de prolapso mais frequentemente realizada. A recorrência do prolapso é mais frequente nesse procedimento.

PROLAPSO DA PAREDE VAGINAL POSTERIOR

O reparo vaginal posterior clássico envolve não apenas a plicatura da fáscia subjacente ao epitélio vaginal, mas também a plicatura central da fáscia sobrejacente ao músculo pubococcígeo, incluindo o próprio músculo. Existem poucas dúvidas sobre a inclusão da fáscia e do músculo pubococcígeo para criar um reparo mais resistente, mas não está claro se o resultado funcional é melhor. Kahn e Stanton [10] acompanharam as pacientes que fizeram reparo vaginal convencional durante 2 anos (incluindo plicatura do elevador). Foi observado que uma em cada quatro mulheres apresentou prolapso posterior, e mais mulheres relataram mais problemas funcionais do intestino e dispareunia do que no pré-operatório. Alguns autores sugeriram que um acesso transanal para reparar a retocele poderia ser mais eficaz no tratamento de dificuldade de defecação, mas a escassez de literatura detalhada disponível não apoia esse fato [11]. Embora o reparo do defeito fascial de local específico seja considerado mais eficaz por alguns cirurgiões [12], não existe um estudo consistente e sistematizado para avaliação dos resultados.

A deiscência perineal é comumente observada no prolapso da parede vaginal posterior. Sua relevância clínica não é clara, mas em termos anatômicos ela indica que o períneo não é mais sustentado pelo assoalho pélvico ou existe fraqueza do assoalho pélvico como um todo. Isto pode ser um indicador da sustentação da cúpula vaginal ou útero e vagina.

PROLAPSO UTERINO

O manejo convencional atual para tratamento do prolapso uterino, quando a mulher não deseja ter filhos, é a histerectomia vaginal com correção adicional das paredes vaginais - quando apropriado. A cúpula vaginal é fixada aos ligamentos uterossacrais/cardinais com encurtamento dos ligamentos, se necessário. Podem ser feitas plicaturas nos ligamentos jun-

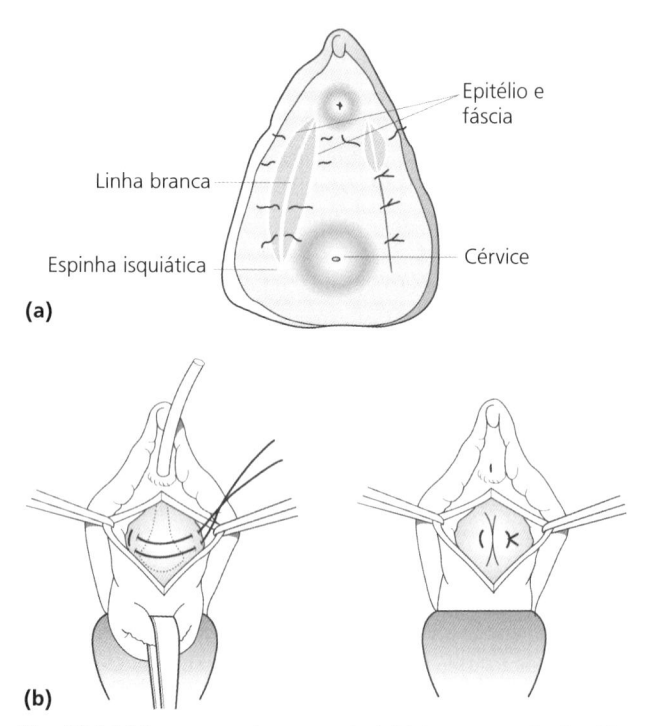

Fig. 50.4 (a) Reparo anterior paravaginal. (b) Reparo anterior fascial central.

to à linha média para prevenção da enterocele. Atualmente, o reparo de Manchester é menos popular, mas quando empregado os ligamentos cardinais são fixados anteriormente à cérvice que foi amputada na cirurgia. A utilização dos ligamentos uterossacrais/cardinais apresenta o problema fundamental, pois a fragilidade desses ligamentos contribuiu com o desenvolvimento do prolapso. A utilização desses tecidos frágeis causa uma preocupação com o risco de recorrência. Existe um interesse crescente em outros procedimentos de conservação uterina, como sacro-histeropexia laparoscópica ou abdominal, ou histeropexia sacroespinosa, mas até o presente não está claro se isto é um avanço real no tratamento. Não existe evidência de que a utilização rotineira da colpopexia sacroespinosa, realizada no momento da histerectomia, reduz o risco de prolapso da cúpula, embora a morbidade do procedimento provavelmente seja mais elevada.

Na ausência de evidência que assegure o benefício de outros procedimentos, recomenda-se a realização da histerectomia vaginal com fixação da cúpula vaginal aos ligamentos uterossacrais. Se os tecidos do ligamento uterossacral não estiverem bem-definidos ou ausentes, pode ser necessária uma colpopexia sacroespinosa ou sacrocolpopexia. Espera-se que estudos cirúrgicos enfoquem essa área no futuro próximo.

PROLAPSO DA CÚPULA VAGINAL

O prolapso da cúpula vaginal ocorre em, aproximadamente, 5% das mulheres após a histerectomia, embora graus menores de deficiência da sustentação da cúpula vaginal sejam mais comuns. A maior parte dos estudos mostra que o prolapso ocorre em uma proporção igual de mulheres submetidas à histerectomia vaginal ou abdominal, o que, considerando-se que a histerectomia abdominal é realizada com maior frequência que a vaginal, sugere que a histerectomia vaginal predispõe ao prolapso da cúpula. O prolapso da cúpula é sempre acompanhado por algum grau de prolapso vaginal anterior superior e posterior superior, o último geralmente sendo o componente predominante. Frequentemente ocorre uma distensão do epitélio vaginal em geral, na parede vaginal posterior (ver Fig. 50.5).

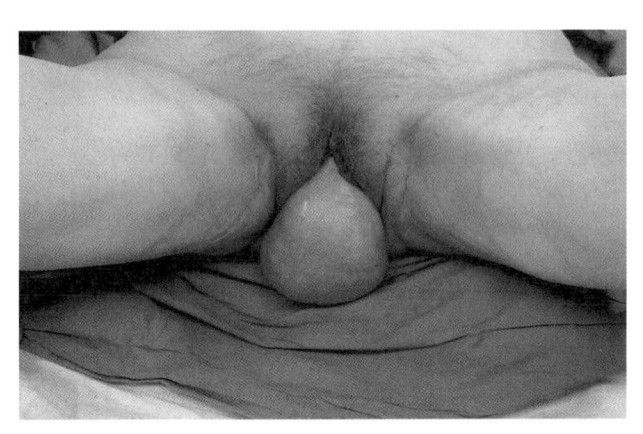

Fig. 50.5 Prolapso da cúpula vaginal.

A falha no tratamento do prolapso extenso da cúpula pode levar à ulceração e, menos comumente, extrusão intestinal.

O prolapso da cúpula vaginal pode ser tratado cirurgicamente por uma colpopexia sacroespinosa vaginal ou uma sacrocolpopexia abdominal (ou laparoscópica). Uma revisão de Cochrane [11] relatou que a sacrocolpopexia apresenta um índice de cura e recorrência mais elevado; quando isto ocorre, é mais rápido com uma colpopexia sacroespinosa. A dispareunia parece ocorrer mais frequentemente depois da colpopexia sacroespinosa.

Os dois procedimentos não mostram diferença em relação aos sintomas urinários e intestinais no pós-operatório. A sacrocolpopexia está associada a uma recuperação mais demorada (quando realizada como um procedimento aberto) e mais cara. Eventos adversos parecem ocorrer com frequência semelhante, e os índices de satisfação da paciente são similares. Ambos os procedimentos apresentam um risco de sangramento de grande volume (sacro para sacrocolpopexia, e vasos pudendos para colpopexia sacroespinosa). Existem controvérsias sobre qual procedimento produz um resultado anatômico mais favorável.

O espaço entre a vagina e o sacro pode ser fixada com um material de implante absorvível ou não absorvível. Existe alguma evidência na literatura, sugerindo que o material não absorvível proporciona uma sustentação de maior duração. A desvantagem dos materiais não absorvíveis é o risco de erosão do material na parede vaginal. Essa complicação ocorre em 5 a 10% dos casos. A erosão pode ser tratada em muitos casos simplesmente aparando o material, mas, ocasionalmente, a remoção abdominal pode ser necessária. A erosão pode ocorrer muitos anos depois da cirurgia e sempre deve ser considerada quando uma paciente apresenta um corrimento ou sangramento vaginal depois da sacrocolpopexia. A sacrocolpopexia laparoscópica atualmente está sendo realizada por um número crescente de cirurgiões. A morbidade reduzida e a recuperação mais rápida proporcionam vantagens óbvias para a paciente. A cirurgia laparoscópica robótica também está sendo empregada em alguns centros.

A colpocleise é uma técnica, em que o lúmen vaginal fica completamente ocluído, pode ser raramente utilizada em mulheres que não apresentam condições de saúde para realizar cirurgias maiores, e as medidas conservadoras não foram efetivas. São retiradas faixas de epitélio. Tiras de pele vaginal são removidas das paredes vaginais anterior e posterior, sendo feita a sutura das paredes (Placa 50.1).

MELHORAS DOS REPAROS VAGINAIS

O risco elevado de falha ou recorrência depois da cirurgia de reparo vaginal levou a uma utilização elevada de próteses nos últimos anos para complementar o reparo fascial. As próteses empregadas variam desde materiais absorvíveis até não absorvíveis e podem ser sintéticas ou retalhos de tecidos animais ou humanos. A preocupação com a transmissão de agentes infecciosos estimulou o uso de materiais sintéticos com mais frequência. Uma revisão da literatura sobre reparo de prolapso concluiu que as evidências são insuficientes para determinar se é apropriado empregar próteses para melhorar os reparos vaginais [13]. Existem algumas evidências de que o reforço com tela reduz o risco de recorrência do prolapso. Entretanto, também existem evidências de que a utilização de telas pode aumentar o risco de dispareunia após a cirurgia. Além disso, pode ocorrer erosão da tela em, aproximadamente, 10% dos casos, e, frequentemente, uma cirurgia subsequente é necessária para tratar a erosão. A vantagem de reduzir o risco de recorrência deve ser balanceada contra o risco de erosão ou dispareunia.

O desenho da tela mudou significativamente nos últimos 10 anos. As telas recomendadas atualmente para utilização em cirurgia vaginal são constituídas por material macroporoso de monofilamento de polipropileno com peso e densidade menor do que o empregado anteriormente. Os protagonistas da utilização da tela acreditam que essas mudanças podem reduzir os riscos de erosão e dispareunia. Atualmente estão sendo realizados estudos multicêntricos para determinar melhor em que situações a utilização da tela pode apresentar benefícios. Até que isto seja esclarecido, a utilização de telas tem sido evitada, sendo indicada em situações muito específicas em pacientes com prolapso recorrente.

> **Quadro 50.3 Resumo**
>
> - A paciente deve ser informada sobre todas as opções de tratamento não cirúrgico para o prolapso, antes do tratamento cirúrgico ser oferecido.

> **Quadro 50.4 Resumo**
>
> - O reparo do prolapso pode ser reforçado com uso de tela.
> - De acordo com as recomendações do *National Institute for Health and Clinical Excellence*, as pacientes consideradas adequadas para reforço do reparo do prolapso com tela devem receber informações completas e detalhadas sobre os riscos e benefícios potenciais do procedimento.
> - Os cirurgiões devem avaliar seus resultados.

CONCLUSÕES

A fraqueza do assoalho pélvico pode resultar em prolapso com sintomas mecânicos e funcionais. Uma compreensão melhor da etiologia do prolapso deve auxiliar no direcionamento do tratamento, incluindo métodos não cirúrgicos e cirúrgicos. Mais pesquisas são necessárias sobre o tratamento com avaliações de seus resultados para permitir um progresso da ginecologia nessa área. A análise dos resultados do tratamento cirúrgico do prolapso está sendo feita atualmente de modo mais crítico, e isto deve auxiliar a determinar se as novas técnicas, incluindo o uso de tela, produzem um benefício importante.

REFERÊNCIAS

1. Beck RP, McCormick S, Nordstrom L. A 25-year experience with 519 anterior colporrhaphy procedures. *Obstet Gynecol* 1991;78:1011-1018.
2. Olsen AL, Smith VJ, Bergstrom JO, Colling JC, Clark AL. Epidemiology of surgically managed pelvic organ prolapse and urinary incontinence. *Obstet Gynecol* 1997;89:501-506.
3. Smith AR, Hosker GL, Warrell DW. The role of partial denervation of the pelvic floor in the aetiology of genitourinary prolapse and stress incontinence of urine. A neurophysiological study. *Br J Obstet Gynaecol* 1989;96:24-28.
4. Allen RE, Hosher GL, Smith ARB, Warrell DW. Pelvic floor damage and childbirth: a neurophysiological study. *Br J Obstet Gynaecol* 1990;97:770-779.
5. Landon CR, Smith ARB, Crofts CD, Trowbridge EA. Mechanical properties of fascia in pregnancy: its possible relationship to the later development of stress incontinence of urine. *Contemp Rev Obstet Gynaecol* 1990;2:40-46.
6. Bump RC, Mattiason A, Bo K et al. The standardization of terminology of female pelvic organ prolapse. *Am J Obstet Gynecol* 1996;175:10-17.
7. White GR. Cystocele. *J Am Med Assoc* 1909;21:1707-1710.
8. Kelly HA. Incontinence of urine in women. *Urol Cutan Rev* 1913;17:291-293.
9. Weber AM, Walters MD. Anterior vaginal prolapse: review of anatomy and techniques of surgical repair. *Obstet Gynecol* 1997;89:311-318.
10. Kahn MA, Stanton SL. Posterior colporrhaphy: its effects on bowel and sexual function. *Br J Obstet Gynaecol* 1997;104:82-86.
11. Maher C, Baessler K, Glazener CMA, Adams EJ, Hagen S. Surgical management of pelvic organ prolapse in women (Review). *Cochrane Collaboration* 2005;4:CD004014.
12. Shull BL. Urologic surgical techniques. *Curr Opin Obstet Gynecol* 1991;3:534-540.
13. Jia X, Glazener C, Mowatt G et al. Efficacy and safety of using mesh or grafts in surgery for anterior and/or posterior vaginal wall prolapse: systematic review and meta-analysis. *BJOG* 2008;115:1350-1361.

Capítulo 51

Incontinência Urinária

Dudley Robinson e Linda Cardozo
King's College Hospital, London, UK

A incontinência urinária é uma condição angustiante que, embora raramente ameace a vida, afeta seriamente todos os aspectos da qualidade de vida de uma mulher. Em razão do desconhecimento, embaraço e crença de que a perda do controle urinário é um resultado normal do parto ou do envelhecimento, muitas mulheres sofrem durante anos antes de procurar por ajuda [1]. Isto é lamentável, porque podem ser realizadas uma investigação adequada apropriada e um diagnóstico preciso, e muitas mulheres podem ser curadas, muitas podem apresentar uma melhora, e todas podem-se beneficiar de algum modo por várias estratégias diferentes de tratamento.

A incontinência urinária pode ser definida pela queixa de qualquer perda involuntária de urina [2]. A continência é a capacidade de manter a urina no interior da bexiga o tempo todo, exceto durante a micção. Tanto a continência quanto a micção dependem do trato urinário inferior, consistindo em bexiga e uretra, que deve-se encontrar estrutural e funcionalmente normal. Para compreender a incontinência urinária feminina, é necessário possuir um conhecimento básico de embriologia, anatomia e fisiologia do trato urinário inferior.

ESTRUTURA DO TRATO URINÁRIO INFERIOR

▶ Embriologia

Os tratos genital e urinário inferior nas mulheres estão muito próximos. O tubo digestório é formado por uma invaginação do saco vitelínico, e a porção mais caudal (tubo digestório posterior) desenvolve um divertículo, o alantoide (Fig. 51.1a). A porção do tubo digestório posterior que se liga ao alantoide é a cloaca. Aproximadamente 28 dias após a fertilização, uma cunha de tecido mesenquimal, o septo urorretal, começa a migrar caudalmente e divide a cloaca em uma porção ventral, o sinus urogenital e uma parte dorsal, que será o canal anorretal (Fig. 51.1b). Os dois serão separados quando o septo se funde com a membrana da cloaca cerca de 10 dias mais tarde.

Ao mesmo tempo o pronefro se desenvolve no interior do mesoderma, porém sofre degeneração precoce. O mesonefro forma inicialmente um rim primitivo que drena para o ducto mesonéfrico em cada lado. Os túbulos sofrem degeneração, mas os ductos permanecem e crescem caudalmente para entrar na porção anterior da cloaca em cada lado. Isto divide o sinus urogenital em duas partes: a região localizada entre os ductos mesonéfricos, e o alantoide é o canal vesicouretral, e a região abaixo dos ductos mesonéfricos é o sinus urogenital (Fig. 51.1c). O broto ureteral se desenvolve a partir do ducto mesonéfrico por meio de proliferação de células. Ele cresce em direção à extremidade caudal da crista nefrogênica, e inicia-se o desenvolvimento do metanefro (mais tarde torna-se o rim) entre 30 e 37 dias após a fertilização.

A dilatação da porção craniana do canal vesicouretral leva ao desenvolvimento da bexiga. A região da bexiga é delimitada pelos orifícios uretéricos cranialmente, e os ductos mesonéfricos caudalmente dão origem ao trígono. A porção caudal do canal vesicouretral se estreita para formar a uretra superior. O sinus urogenital dá origem à porção distal da uretra e parte da vagina. Esses processos ocorrem aproximadamente nos primeiros 42 dias após a fertilização (Fig. 51.1d).

▶ Anatomia

A bexiga é um órgão muscular oco, situado normalmente atrás da sínfise púbica e recoberta superior e anteriormente pelo peritônio. A bexiga é composta por um sincício de fibras musculares lisas, conhecido como detrusor. A contração dessa malha de fibras resulta na redução simultânea da bexiga em todos os seus diâmetros. As células musculares lisas no interior do detrusor contêm quantias significativas de acetilcolinesterase, representando o suprimento do nervo parassimpático colinérgico dessas células.

O trígono é facilmente distinguível do restante da musculatura lisa da bexiga, pois é dividido em duas camadas. O músculo profundo do trígono é semelhante ao detrusor, enquanto o músculo superficial do trígono é fino, com pequenos feixes musculares; as células são desprovidas de

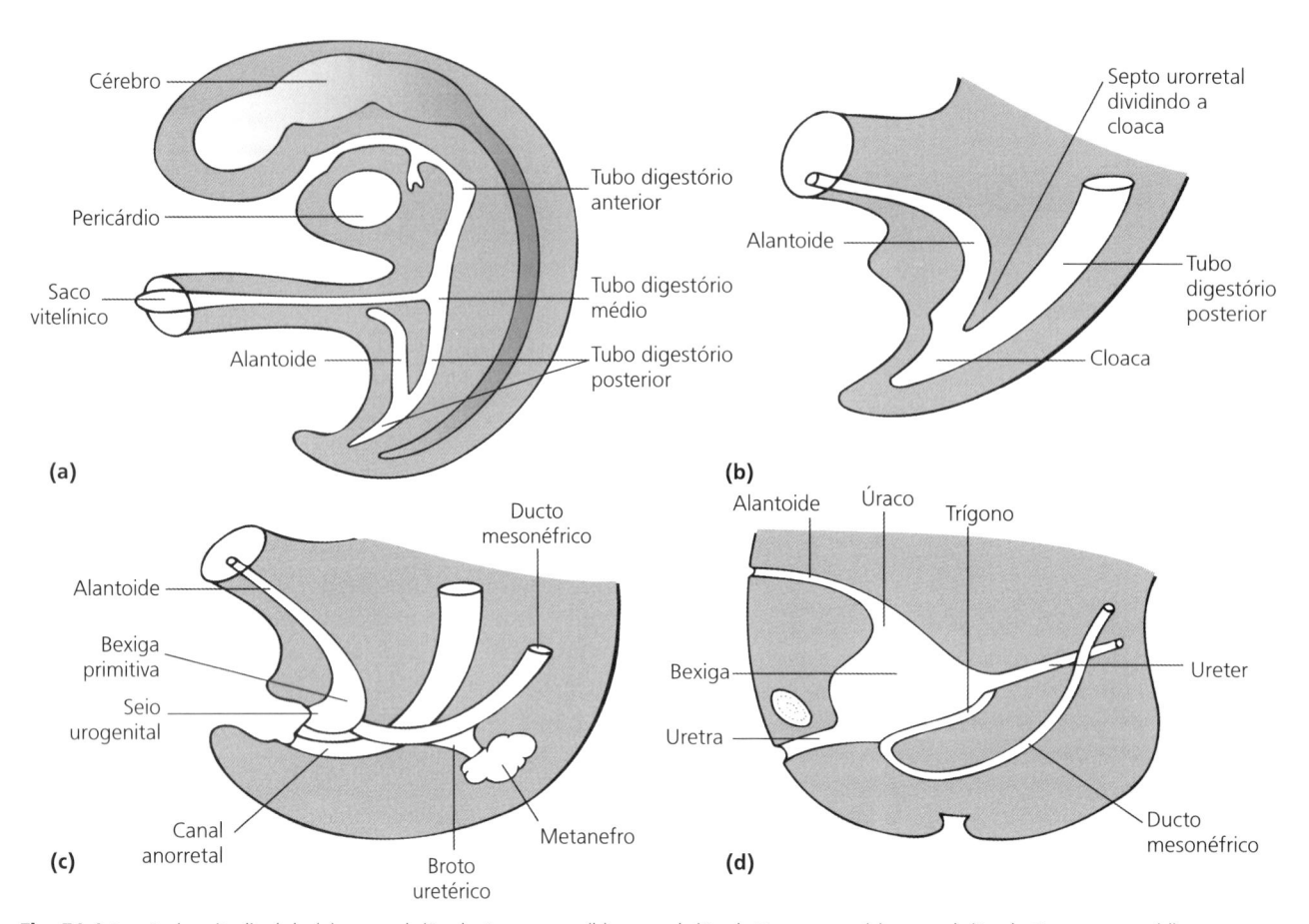

Fig. 51.1 Secção longitudinal de (a) um embrião de 4 semanas; (b) um embrião de 5 semanas; (c) um embrião de 6 semanas; e (d) um embrião de 8 semanas.

acetilcolinesterase e apresentam um suprimento nervoso colinérgico reduzido.

O músculo superficial do trígono se funde na uretra proximal e no músculo liso uretérico. Nas mulheres, a musculatura lisa do colo da bexiga também é diferente da do detrusor com orientação dos feixes musculares oblíqua ou longitudinalmente; eles não formam um esfíncter nas mulheres. As fibras musculares lisas do detrusor, trígono e uretra são embrionicamente distintas entre si. O urotélio que reveste a bexiga é composto de duas ou três camadas de células do epitélio de transição.

A uretra feminina adulta normal possui entre 3 e 5 cm de comprimento (Fig. 51.2). É uma estrutura tubular oca que conecta a bexiga ao exterior e está localizada sob a sínfise púbica, trespassando o diafragma pélvico anterior à vagina. Ela é revestida por epitélio celular de transição pseudoestratificado em sua metade proximal e, distalmente, por epitélio escamoso estratificado não ceratinizado. Abaixo desse, encontra-se um rico plexo vascular que contribui com até um terço da pressão uretral e que diminui com a idade. Abaixo, longitudinalmente orientado, existe músculo liso, que é morfologicamente contínuo com o detrusor, mas histoloquimicamente distinto. A contração dessa camada muscular leva ao encurtamento e à abertura da uretra. O principal feixe de músculo estriado está localizado no terço médio da uretra e está orientado em feixes de fibras arranjadas de modo circular, mais espesso anteriormente, afinando lateralmente e quase totalmente deficiente na porção posterior. Este é o rabdoesfíncter da uretra, e também foi denominado esfíncter externo ou o mecanismo do esfíncter intrínseco. As fibras musculares do rabdoesfíncter consistem em fibras de pequeno diâmetro, de contração lenta, que são ricas em adenosina trifosfatase miosínica acidoestável (ATPase) e possui várias mitocôndrias. Esta massa muscular é responsável pela oclusão uretral no repouso.

O mecanismo do esfíncter extrínseco consiste em músculo periuretral estriado (elevador do ânus), que não possui conexão direta com a uretra e está situado na junção dos terços médio e inferior da uretra. Este músculo consiste em fibras de grande diâmetro, a maior parte das quais é rica em ATPase miosínica alcalina estável, característica das fibras musculares de rápida contração. Esse mecanismo do esfíncter extrínseco contribui para aumentar a força de oclusão em momentos de esforço físico. Juntos, os mecanismos dos esfíncteres intrínseco e extrínseco da uretra produzem uma pressão maior no interior da uretra que na bexiga. Este fato é conhecido como pressão de oclusão positiva e é parcialmente responsável pela manutenção da continência.

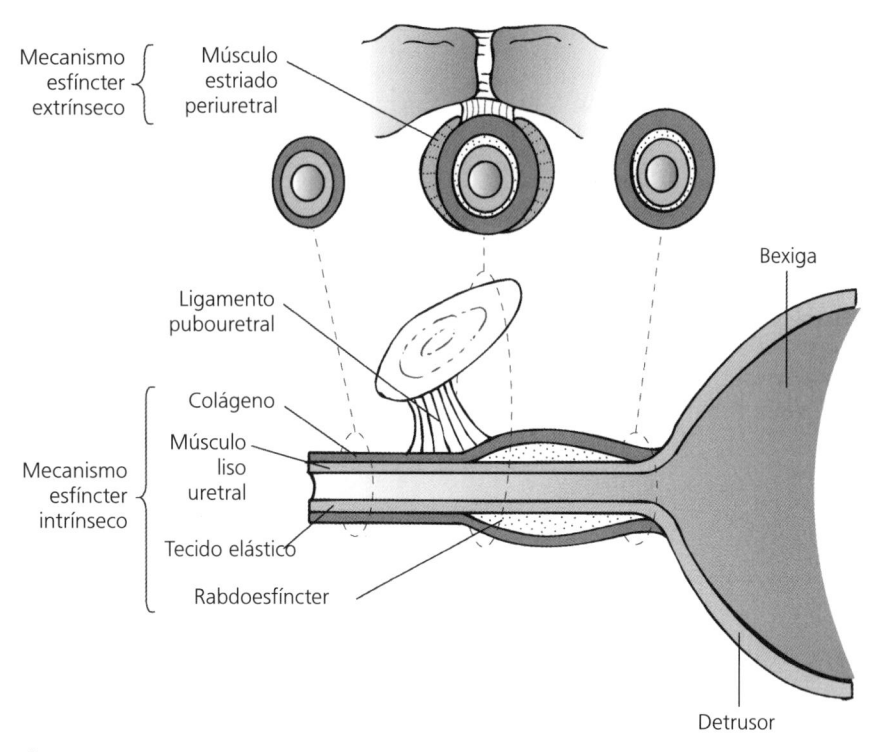

Fig. 51.2 Uretra feminina adulta.

A uretra proximal é sustentada pelos ligamentos pubouretrais, que fixam a uretra proximal ao aspecto posterior da sínfise púbica. Originalmente, esses ligamentos foram descritos por Zacharin [3] como consistindo em feixes paralelos de colágeno e tecido conectivo elástico. Entretanto, seu estudo foi com base em exames histológicos de cadáver, e Wilson et al. [4] demonstraram em espécimes cirúrgicos que esses ligamentos contêm um grande número em feixes de músculo liso. Gosling et al. [5] relataram que os ligamentos de suspensão pubouretral são histoquimicamente idênticos ao detrusor, com um suprimento abundante de fibras nervosas colinérgicas. Mas, Wilson et al. [4] não encontraram atividade acetilcolinesterase nessas fibras, e, assim sendo, suas origens permanecem obscuras. DeLancey [6] descreveu duas entidades distintas: o ligamento pubouretral, composto de colágeno, e um ligamento pubovesical, que contém fibras musculares.

▌ Inervação

O músculo detrusor é inervado primariamente pelos nervos parassimpáticos S2-S4 e recebe um rico suprimento eferente (Fig. 51.3). Os receptores adrenérgicos estão presentes no trato urinário inferior, com β receptores na cúpula da bexiga e colo da bexiga e α receptores no colo da bexiga e uretra [7].

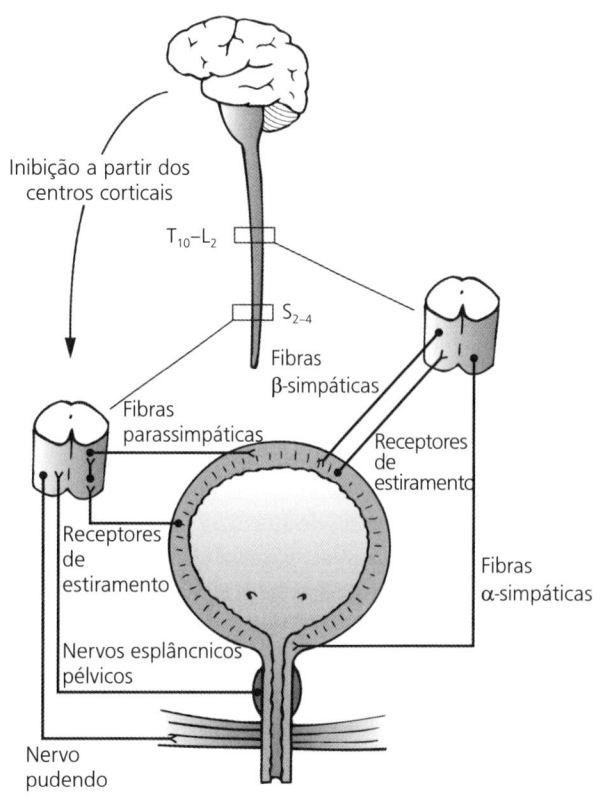

Fig. 51.3 Inervação do trato urinário inferior feminino adulto.

O fluxo simpático é de T10 a L2, mas permanece obscuro se ele atua diretamente nos β receptores da bexiga, causando relaxamento, ou se atua indiretamente via gânglios parassimpáticos, causando inibição do suprimento parassimpático excitatório. As fibras aferentes viscerais e os nervos eferentes sacrais e toracolombares passam juntos pelo mesmo trajeto e transmitem a sensação de distensão da bexiga.

O músculo liso uretral é inervado pelas fibras eferentes simpáticas; a estimulação colinérgica dessas fibras produz contração. O rabdoesfíncter da uretra é suprido por raízes nervosas sacrais (S2-S4), que correm com o esplâncnico pélvico para o músculo liso intrínseco da uretra. O elevador do ânus também é inervado pelas fibras motoras de origem S2-S4, mas essas fibras viajam através do nervo pudendo. Isso explica o fato de a atividade eletromiográfica do assoalho pélvico e a do esfíncter uretral não serem necessariamente a mesma.

O controle nervoso central da micção é complexo e requer um arco reflexo espinhal sacral controlado pelo córtex cerebral, o cerebelo e áreas subcorticais, incluindo o tálamo, gânglios basais, sistema límbico, hipotálamo e formação reticular pontina. Existem conexões parassimpáticas, simpáticas e somáticas aferentes e eferentes do tronco cerebral. Receptores de estiramento no interior da parede da bexiga passam impulsos através do plexo pélvico e via fibras aferentes viscerais que viajam com os nervos esplâncnicos pélvicos, finalizando em S2-S4 da medula espinal. Esse arco reflexo visceral é controlado pelo centro excitatório e pelo inibitório, que, sob circunstâncias normais, evita as contrações do detrusor e mantém o controle do esfíncter uretral, inibindo, assim, a micção.

FUNCIONAMENTO DO TRATO URINÁRIO INFERIOR

Fisiologia

A principal função da bexiga é armazenar a urina que é depositada continuamente, permitindo o esvaziamento intermitente conveniente. A bexiga deve atuar como um reservatório moderado eficiente de baixa pressão. A urina dos rins entra na bexiga pelos ureteres a uma velocidade de 0,5-5 mL/min. Normalmente, a primeira sensação de bexiga cheia é observada entre 150 e 250 mL de urina, e um forte desejo de urinar ocorre com aproximadamente 400-600 mL (capacidade da bexiga). Durante o enchimento da bexiga a pressão não deve subir mais de 10 cm de água para 300 mL ou 15 cm de água para 500 mL. Para manter a continência, a pressão uretral máxima deve sempre exceder a pressão da bexiga, exceto durante a micção. Portanto, para que a continência exista, não apenas é essencial que a pressão intravesical permaneça baixa, mas também que o lúmen uretral sele completamente. Três componentes essenciais da função uretral são necessários para alcançar a oclusão hermética: (i) maciez da parede interna uretral; (ii) compressão uretral interior; e (iii) tensão da parede externa. Essas três funções são dependentes de um urotélio intacto, juntamente a um componente principal do plexo vascular submucoso, do colágeno e tecido elástico no interior da uretra e dos músculos estriado e liso.

Fase de armazenamento

Durante esse período, a uretra permanece ocluída, como descrito anteriormente. Impulsos aferentes proprioceptivos dos receptores de estiramento dentro da parede da bexiga passam via nervos pélvicos para as raízes sacrais S2-S4. Esses impulsos ascendem à medula por meio dos tratos espinotalâmicos laterais, e a resposta motora do detrusor é inconscientemente inibida por impulsos descendentes dos gânglios basais. Gradualmente, com o aumento do volume da bexiga, impulsos aferentes subsequentes são enviados ao córtex cerebral, e a primeira sensação de desejo de urinar geralmente é sentida com aproximadamente metade da capacidade funcional da bexiga. A inibição da contração do detrusor é mediada corticalmente. À medida que a bexiga fica mais cheia, esses impulsos aferentes reforçam o desejo de urinar, e ocorre a inibição consciente da micção até o momento apropriado. Quando a capacidade funcional é atingida, ocorre a contração voluntária do assoalho pélvico para auxiliar na oclusão uretral. Isto pode resultar em variações acentuadas da pressão uretral, à medida que a sensação de urgência ocorre.

Fase de esvaziamento

No momento e local apropriados, a inibição cortical é liberada, e ocorre o relaxamento do assoalho pélvico, juntamente com o relaxamento do músculo estriado intrínseco da uretra. Isto resulta em queda da pressão uretral, que ocorre poucos segundos antes do aumento da pressão na bexiga. Poucos segundos depois, uma descarga rápida de impulsos parassimpáticos eferentes via nervo pélvico provoca a contração do detrusor, abertura do colo vesical e encurtamento da uretra. A pressão do detrusor sobe em nível variável, normalmente menos de 60 cm de água nas mulheres. Entretanto, pode subir, se a queda na resistência uretral for adequada, para que a pressão uretral seja menor que a pressão intravesical, de modo que a urina seja eliminada.

Quando a micção é iniciada, a pressão intravesical normalmente permanece constante. A eficiência da contração do detrusor aumenta, à medida que as fibras musculares do detrusor encurtam, diminuindo, dessa forma, as forças que são necessárias para manter a micção.

A interrupção da micção geralmente é alcançada pela contração do músculo estriado extrínseco do assoalho pélvico, associado a um aumento da pressão uretral para exceder a pressão intravesical e, assim, interromper o fluxo de urina. Visto que o detrusor é composto de músculo liso, seu relaxamento é muito mais lento, e a contração persiste contra o esfíncter ocluído; isto causa uma contração isométrica do detrusor, que, eventualmente, cede para uma pressão de pré-micção do detrusor.

Quando a bexiga se esvazia ao término da micção, o fluxo urinário cessa, o assoalho pélvico e o músculo estriado intrínseco da uretra se contraem, e qualquer urina restante na uretra proximal é drenada de volta à bexiga. No momento em que a uretra se oclui totalmente, a inibição inconsciente do centro de micção sacral é reinstituída, e a fase de armazenamento da bexiga tem início novamente.

Fisiopatologia da incontinência urinária

Sob circunstâncias normais, em uma mulher com trato urinário inferior saudável, a urina é eliminada da bexiga via uretra, apenas quando a pressão intravesical excede a pressão máxima uretral. Em termos gerais, e na maior parte dos casos de incontinência urinária, a pressão da bexiga excede a pressão uretral, porque o mecanismo do esfíncter uretral é fraco (incontinência por esforço urodinâmico) ou porque a pressão do detrusor é excessivamente alta (hiperatividade do detrusor; hiperatividade do detrusor neurogênico).

Na incontinência por esforço urodinâmico, os fatores que mantêm a pressão oclusiva uretral positiva no repouso podem ser insuficientes, quando há um aumento na pressão intra-abdominal. Isto pode ocorrer com maior probabilidade, quando o colo vesical e a uretra proximal estão fracamente sustentados ou houve descida através do assoalho pélvico, como em casos de cistouretrocele concomitante.

Uma pressão do detrusor anormalmente alta pode ocorrer na hiperatividade do detrusor quando não consegue inibir as contrações do detrusor. Em casos de uma baixa complacência, a incontinência pode ocorrer, quando há uma falha da bexiga em acomodar um grande volume de urina para um pequeno aumento na pressão.

EPIDEMIOLOGIA

Prevalência de incontinência urinária

A incontinência urinária é comum. A Tabela 51.1 mostra a prevalência de incontinência urinária em mulheres saudáveis, de acordo com um relato publicado pelo *Royal College of Physicians* [8]. Thomas *et al.* [9] demonstraram que um episódio de incontinência urinária ocorre duas vezes ou mais por mês em, no mínimo, um terço da população feminina na idade de 35 anos e, embora haja um pequeno aumento com o avanço da idade, esse é um problema muito comum em mulheres de todas as idades. A prevalência é maior entre as idosas e em alas hospitalares de psicogeriatria, onde até 90% das pacientes apresentam incontinência urinária.

Mais recentemente, um grande estudo epidemiológico sobre incontinência urinária, envolvendo 27.936 mulheres, foi publicado na Noruega [10]. No geral, 25% das mulheres relataram incontinência urinária, e 7% delas referiram como significativa, foi observado também o aumento da prevalência de incontinência com o avanço da idade. De acordo com o tipo de incontinência, 50% das mulheres queixaram-se de incontinência por esforço, 11% de urgência e 36% de incontinência mista.

Tabela 51.1 Prevalência da incontinência urinária

Idade (anos)	Incontinência (%)
Mulheres saudáveis no domicílio	
15-44	5-7
45-64	8-5
65+	10-20
Homens saudáveis no domicílio	
15-64	3
65+	7-10
Ambos os sexos morando em instituições	
Lares residenciais	25
Lares com serviços de enfermagem	40
Hospital	50-70

Dados de [8].

Análises posteriores também investigaram o efeito da idade e da paridade. A prevalência da incontinência urinária entre mulheres nulíparas variou de 8 a 32% e aumentou com a idade. Em geral, a paridade mostrou-se associada à incontinência, e o primeiro parto foi o mais significativo. Ao considerar o grupo entre 20 e 34 anos de idade o risco relativo foi de 2,7 (95% CI 2-3,5) para primíparas e 4 (95% CI 2,5-6,4) para multíparas. Houve uma associação semelhante para incontinência mista, embora não para incontinência por urgência [11].

Em um amplo estudo envolvendo pacientes de referência terciária, 60% das mulheres retardaram a busca de tratamento durante mais de um ano a partir do momento em que os sintomas se tornaram significativos. Dessas mulheres, 50% alegaram que isso foi decorrente do grande embaraço em discutir o problema com seus médicos, e 17% disseram que elas consideravam o problema normal para suas idades [1].

A carga financeira da incontinência também é considerável, com $26 bilhões sendo gastos por ano somente nos EUA. [12].

Idade

A incidência da incontinência urinária aumenta com o aumento da idade. Mulheres mais idosas apresentam um fluxo reduzido, aumento de resíduo urinário, pressões de preenchimento mais altas, capacidade reduzida da bexiga e pressão máxima de esvaziamento mais baixa. Em um grande estudo, envolvendo 842 mulheres com idade entre 17 e 64 anos, a prevalência da incontinência urinária aumentou progressivamente em sete coortes de nascimento (1900-1940) de 12 a 25%. Esses achados são similares aos encontrados em uma grande enquete realizada por telefone nos EUA que relatou uma prevalência de incontinência por urgência de 5% em idades entre 18 e 24 anos, subindo para 19% em mulheres com mais de 65 anos de idade [13]. Reciprocamente, à medida que a mobilidade e os exercícios físicos diminuem com o avanço da idade, a prevalência de incontinência urinária por esforço aumenta.

Raça

Vários estudos foram realizados examinando o impacto das diferenças raciais na prevalência da incontinência urinária em mulheres. Existem evidências mostrando uma incidência mais baixa da incontinência urinária e do prolapso urogenital em mulheres negras, e alguns estudos norte-americanos encontraram uma proporção maior de sintomas de incontinência de esforço entre mulheres brancas em comparação a afro-americanas (31% vs. 7%), e uma proporção maior apresentava incontinência de esforço demonstrada na avaliação objetiva (61% vs. 27%). As mulheres brancas apresentaram uma prevalência de incontinência de esforço urodinâmica 2,3 vezes mais altas que mulheres afro-americanas [14]. Embora a maior parte dos estudos confirme esses achados, existe pouca evidência quanto à prevalência de incontinência de urgência ou incontinência mista.

Gestação

A gestação é responsável por alterações acentuadas no trato urinário, e, consequentemente, os sintomas no trato urinário inferior são mais comuns, e muitos são simplesmente um reflexo de uma alteração fisiológica normal. A produção de urina aumenta na gestação em razão do aumento do desempenho cardíaco e a um aumento de 25% no índice de filtração glomerular e perfusão renal.

A frequência de micção é um dos sintomas mais precoces da gestação, acometendo, aproximadamente, 60% das mulheres no primeiro e segundo trimestres e 81% no último trimestre. Noctúria também é um sintoma comum, embora seja considerado um incômodo em apenas 4% dos casos. O aumento da frequência urinária ocorre em mais de 90% das gestantes.

Os sintomas de urgência e incontinência por urgência também estão aumentados na gestação. A incontinência por urgência apresenta um pico de incidência de 19% em mulheres multíparas, outros autores relataram um índice de incontinência por urgência de 10% e urgência de 60%. A incidência da hiperatividade do detrusor e a baixa complacência na gestação relatadas foram de 24 e 31% respectivamente. A causa da hiperatividade pode ser decorrente dos altos níveis de progesterona, enquanto a baixa complacência provavelmente é causada pela pressão exercida pelo útero gravídico.

A incontinência de esforço também foi relatada como sendo mais comum na gestação, com 28% das mulheres queixando-se de sintomas, embora apenas 12% permaneceram assintomáticas depois do parto. O prognóstico a longo prazo para esse grupo de mulheres não é conhecido. Mulheres continentes e parto vaginal foram comparadas às com cesariana. Embora tenha existido inicialmente uma diferença a favor da cesariana, esse efeito foi insignificante 3 meses depois da gestação [15].

Nascimento

O nascimento pode causar dano à musculatura do assoalho pélvico e lesão dos nervos pudendo e pélvico. A associação entre o aumento da paridade e a incontinência urinária foi relatada em vários estudos. Alguns autores encontraram uma relação linear, enquanto outros encontraram um ponto de corte no primeiro parto, e alguns observaram que a idade avançada no primeiro parto é importante. Um amplo estudo australiano demonstrou uma forte relação entre incontinência urinária e paridade em mulheres jovens (18-23 anos), na meia-idade (45-50 anos) a associação foi moderada, e nenhuma associação foi encontrada em mulheres mais velhas (70-75 anos) [16].

Fatores obstétricos por si só também podem apresentar um efeito direto na continência depois do parto. O risco de incontinência aumenta em, aproximadamente, 5,7 vezes em mulheres com parto vaginal prévio, embora uma cesária anterior não aumente o risco [17]. Além disso, um risco maior de incontinência urinária foi associado à exposição aumentada aos fármacos derivados de ocitocina, extração a vácuo, parto com fórceps e macrossomia fetal.

Menopausa

O trato urogenital e o trato urinário inferior são sensíveis aos efeitos do estrógeno e da progesterona por toda a fase adulta. Estudos epidemiológicos demonstraram a deficiência de estrógeno na etiologia dos sintomas do trato urinário inferior que ocorre após a menopausa, com 70% das mulheres relatando o início da incontinência urinária no período final da menstruação. Tem sido mostrado que os sintomas do trato urinário inferior são comuns na mulher após a menopausa, que se consulta em ambulatórios, com 20% queixando-se de urgência acentuada, e quase 50% queixando-se de incontinência por esforço. A incontinência por urgência em particular é mais prevalente após a menopausa, e a prevalência parece aumentar com o aumento dos anos de deficiência de estrógeno. Alguns estudos demonstraram um pico de incidência em mulheres perimenopáusicas, enquanto outros sugerem que muitas mulheres desenvolvem incontinência no mínimo 10 anos antes da interrupção da menstruação, com um número significativamente maior de mulheres na pré-menopausa afetadas em comparação às mulheres na pós-menopausa.

Qualidade de vida

A incontinência urinária é uma condição comum e angustiante conhecida por afetar negativamente a qualidade de vida (QoL) [18]. Frequentemente, as pesquisas se concentram na prevalência, na determinação da etiologia e no tratamento da incontinência urinária, e poucos estudos têm sido realizados para avaliar os efeitos dessa condição crônica ou seu tratamento, na QoL. O interesse na incorporação da avaliação do estado de saúde do paciente ou das medidas de QoL no manejo da incontinência urinária aumentou nas últimas décadas [19].

A visão dos médicos e dos pacientes quanto à QoL e aos efeitos dos tratamentos diferem consideravelmente. Consequentemente, está ocorrendo um reconhecimento maior da percepção do paciente ao avaliar novas intervenções no tratamento da disfunção do trato urinário inferior. A mensuração da QoL permite a quantificação da morbidade e a avaliação da eficácia do tratamento e também pode medir o modo como a vida é afetada pela adoção de novas estratégias. Estima-se que 20% das mulheres adultas sofrem de algum grau de perturbação em suas vidas secundária à disfunção do trato urinário inferior [20].

A Organização Mundial de Saúde definiu saúde como 'não meramente a ausência de doença, mas como bem-estares físico, mental e social completos' [21]. A QoL tem sido utilizada para compreender a avaliação da paciente feita por uma combinação de medidas de saúde, incluindo funções física e social, estado emocional ou mental, carga de sintomas e sentido de bem-estar [22]. A QoL tem sido definida pela inclusão:

dos atributos de valor para o paciente, incluindo os que resultam em conforto e sensação de bem-estar; com extensão à manutenção das funções física, emocional e intelectual em grau razoável; o grau em que os pacientes mantêm a habilidade de participar em atividades importantes na família e na comunidade [23].

Isto ajuda a enfatizar a natureza multidimensional da QoL e a importância de considerar as percepções dos pacientes dentro da sua própria situação a respeito dos aspectos de suas vidas que não estão relacionados com a saúde [24].

Embora a qualidade de vida seja muito subjetiva, sabe-se agora que ela é tão importante quanto o estado de doença física no tratamento de mulheres com disfunção no trato urinário inferior [25]. Consequentemente, o sucesso do tratamento não pode mais ser julgado apenas nos parâmetros clínicos, e a QoL precisa ser considerada tanto no cenário de pesquisa, quanto no clínico [26].

Avaliação da qualidade de vida

Existem muitos questionários validados disponíveis, embora todos tenham a mesma estrutura, consistindo em uma série de seções (domínios) projetados para coletar informações sobre aspectos particulares da saúde (Tabela 51.2). Há dois tipos de questionários sobre QoL: genérico e de doença ou condição específica.

Mais recentemente, a *International Consultation on Incontinence* (ICI) publicou níveis de recomendação para ambos os questionários: genérico e doença-específico [27] (Tabela 51.3).

Questionários genéricos de qualidade de vida

Os questionários genéricos são preparados como medidas gerais de QoL e são, portanto, aplicáveis a uma ampla gama de populações e condições clínicas.

Tabela 51.2 Domínios da qualidade de vida

Função física, p. ex., mobilidade, autocuidado, exercício
Função emocional, p. ex., depressão, ansiedade, preocupação
Função social, p. ex., intimidade, apoio social, contato social, atividades de lazer
Desempenho do papel, p. ex., trabalho, trabalho de casa, compras
Dor
Sono/náusea
Sintomas doença-específicos
Medidas de austeridade

Tabela 51.3 Critérios para recomendação de questionários

Grade de recomendação	Evidência exigida
Grau A: Altamente recomendado	Dados publicados que indicam que ele é válido, confiável e responsivo à alteração no teste psicométrico
Grau B: Recomendado	Dados publicados que indicam que ele é válido, confiável e responsivo à alteração no teste psicométrico
Grau C: Com potencial	Dados publicados (incluindo resumos) que indicam que ele é válido ou confiável ou responsivo à alteração no teste psicométrico

Tabela 51.4 Questionários genéricos de qualidade de vida

Questionários genéricos de qualidade de vida (Grau A)
Resumo 36 (SF-36) [28]
Questionários genéricos de qualidade de vida (Grau B)
Perfil do impacto da doença [29]
Perfil de saúde de Nottingham [30]
Qualidade de vida de Goteborg [31]

Muitos questionários genéricos validados diferentes foram desenvolvidos, embora nem todos sejam apropriados para a avaliação dos problemas do trato urinário inferior (Tabela 51.4). Eles não são específicos de uma doença específica, tratamento ou grupo etário, e, dessa forma, permitem que amplas comparações sejam realizadas. Consequentemente falta a eles sensibilidade quando aplicados a mulheres com sintomas no trato urinário inferior e podem ser incapazes de detectar uma melhora significativa clinicamente.

Questionários doença-específicos de qualidade de vida

Para melhorar a sensibilidade dos questionários de QoL, foram desenvolvidas ferramentas específicas para avaliar as condições médicas específicas com maior precisão e em maiores detalhes (Tabela 51.5). As questões são delineadas para identificar os fatores importantes associados aos sintomas do trato urinário inferior, e um sistema de escore é utilizado para detectar as alterações clinicamente importantes.

Tabela 51.5 Questionários doença-específicos de qualidade de vida (Grau A)

Inventário de angústia urogenital (UDI) [32]
Inventário de angústia urogenital – 6 (UDI-6) [33]
Urgência (UDI) [34]
Índice de gravidade da incontinência [35]
Qualidade de vida de indivíduos com incontinência urinária (I-QoL) [36]
Questionário king's health [18]
Questionário sobre impacto da incontinência (IIQ) [37]

Tabela 51.6 Causas da incontinência urinária feminina

Incontinência de esforço urodinâmico (incompetência do esfíncter uretral)
Hiperatividade do detrusor (hiperatividade do detrusor neurogênico)
Bexiga hiperativa
Retenção com perda
Fístulas – vesicovaginal, ureterovaginal, uretrovaginal, complexas
Anormalidades congênitas, p. ex., epispadias, ureter ectópico, espinha bífida oculta
Divertículo uretral
Temporário, p. ex., infecção do trato urinário, impactação fecal
Funcional, p. ex., imobilidade

Tabela 51.7 Causas da incontinência na velhice, muitas das quais podem ser transitórias

Infecção (p. ex., infecção do trato urinário)
Estados confusionais (p. ex., demência)
Impactação fecal
Deficiência de estrógeno
Mobilidade restrita
Depressão
Terapia por fármaco (p. ex., diuréticos)
Distúrbio endócrino (p. ex., diabetes)
Independência limitada

É possível que a melhor solução para avaliar as mulheres com incontinência urinária seja através da utilização associada de um questionário genérico e um específico para doença, ambos validados e utilizados previamente.

Classificação

A incontinência urinária é mais bem classificada de acordo com a etiologia, como mostrado na Tabela 51.6. Existem várias causas adicionais de incontinência urinária em mulheres idosas (Tabela 51.7), muitas das quais podem ser revertidas por meio de uma intervenção adequada.

Mais recentemente, o termo bexiga hiperativa (OAB) foi introduzido para descrever o sintoma complexo de urgência urinária, geralmente acompanhada por aumento da frequência e noctúria, com ou sem incontinência urinária por urgência, na ausência de infecção no trato urinário ou outra patologia evidente [2].

Estudos epidemiológicos recentes relataram uma prevalência geral da OAB em mulheres de 16,9%, sugerindo que pode haver 17,5 milhões de mulheres nos EUA que sofrem dessa condição. A prevalência aumenta com a idade: 4,8% em mulheres abaixo de 25 anos, aumentando para 30,9% em mulheres acima de 65 anos de idade [13]. Esses dados foram confirmados pela prevalência encontrada em uma pesquisa com base na população, realizada na Europa, envolvendo 16.776 entrevistas [38]. A prevalência geral da OAB em indivíduos com 40 anos ou mais foi de 16,6%, e aumentou com a idade. A frequência foi o sintoma mais comumente relatado (85%), 54% queixaram-se de urgência e 36% de incontinência por urgência. Considerando-se o tratamento, 60% tinham consultado um médico, embora apenas 27% estivessem recebendo tratamento no momento.

APRESENTAÇÃO CLÍNICA DA INCONTINÊNCIA URINÁRIA

Os sintomas da disfunção do trato urinário inferior se enquadram em três grupos principais: (i) incontinência; (ii) sintomas da OAB; e (iii) dificuldades de esvaziamento.

A incontinência de esforço é a queixa mais comum. Ela pode ser um sintoma ou um sinal, mas não é um diagnóstico. Além da incontinência de esforço, as mulheres podem-se queixar de incontinência por urgência, incontinência por gotejamento ou riso ou durante a relação sexual. A enurese noturna (molhar a cama) pode ocorrer isolada ou em conjunto com outras queixas. Os sintomas de dificuldade de esvaziamento incluem hesitação urinária, fluxo insuficiente, esforço para urinar e esvaziamento incompleto da bexiga.

Além dos sintomas de disfunção do trato urinário inferior, é importante obter uma história completa de todas as mulheres que apresentam incontinência urinária. Outros sintomas ginecológicos, como prolapso ou distúrbios menstruais, podem ser relevantes. Um útero miomatoso pode comprimir a bexiga e causar aumento da frequência e urgência urinária. Há uma incidência aumentada de incontinência de esforço entre mulheres que pariram bebês grandes, particularmente após o parto vaginal instrumentado, assim, uma história obstétrica pode ser útil. Informações relacionadas com outros problemas urológicos, como infecções recorrentes do trato urinário, episódios de retenção urinária aguda ou enurese infantil devem ser pesquisadas.

A incontinência urinária é algumas vezes a primeira manifestação de um problema neurológico (como esclerose múltipla), assim é importante questionar sobre sintomas neurológicos. Distúrbios endócrinos, como diabetes, podem ser responsáveis por sintomas de disfunção do trato urinário inferior e devem ser registrados.

Alguns fármacos afetam a função do trato urinário, especialmente os diuréticos, que aumentam a produção de urina. Em indivíduos mais velhos, eles podem causar incontinência urinária, quando antes existia somente urgência. Outros fármacos que afetam a função do detrusor incluem os antidepressivos tricíclicos, a maior parte dos tranquilizantes e bloqueadores α–adrenérgicos.

O exame clínico, em geral, é inútil nos casos de incontinência urinária feminina. O exame geral deve incluir o estado mental do indivíduo e mobilidade, assim como o aspecto dos tecidos locais. A presença de escoriações na vulva indica a gravidade do problema, e alterações atróficas podem revelar uma deficiência hormonal de longa duração. Um exame ginecológico/urológico deve ser realizado e, embora a incontinência de esforço possa ser evidenciada, isso apenas confirma o relato do paciente; na verdade ele não indica a causa. Quando há suspeita de uma lesão neurológica, os nervos cranianos e raízes do nervo sacral S2-S4 devem ser examinados.

A bexiga foi descrita como uma "testemunha não confiável". A correlação entre o diagnóstico clínico e o diagnóstico urodinâmico é fraca, não sendo usual fazer o diagnóstico acurado com base, não sendo usual apenas na história e exame. A incontinência de esforço urodinâmico é a causa mais comum de incontinência urinária em mulheres, e a hiperatividade do detrusor é a segunda causa mais comum. Esses dois diagnósticos são responsáveis por mais de 90% dos casos de incontinência urinária em mulheres. Uma vez que seu tratamento difere, é importante realizar um diagnóstico inicial acurado. Jarvis *et al.* [39] estudaram 41 mulheres com incontinência de esforço urodinâmica e 34 mulheres com hiperatividade do detrusor. Eles observaram que, embora 98% das mulheres com incontinência de esforço urodinâmico tivessem sintoma de incontinência de esforço, 25% das mulheres com hiperatividade do detrusor também se queixaram de incontinência de esforço. Além disso, 89% das mulheres com hiperatividade do detrusor queixaram-se de sintoma de incontinência por urgência, mas 37% com incontinência por esforço urodinâmico também se queixaram. Logo, é difícil separar essas duas condições comuns apenas com base na história. Um estudo feito por Jarvis *et al.* [39], comparando o diagnóstico clínico inicial ao diagnóstico urodinâmico acurado, observaram que 68% das mulheres com incontinência de esforço urodinâmico foram diagnosticadas corretamente, enquanto apenas 51% das mulheres com hiperatividade do detrusor foram diagnosticadas corretamente.

> **Quadro 51.1 Resumo**
>
> Incontinência urinária
> - Definida pela queixa de qualquer perda involuntária de urina.
> - Frequentemente subdiagnosticada e subtratada.
> - A incidência aumenta com a idade.
> - Conhecida por exercer um efeito significativo na qualidade de vida.
> - Incontinência urinária de esforço (SUI), bexiga hiperativa (OAB) (com ou sem incontinência) e incontinência mista são os tipos mais comuns de incontinência urinária.

Tabela 51.8 Investigações da incontinência urinária feminina

Clínico geral/paciente externo
Exame de fluxo médio da urina
Gráfico de frequência/volume
Teste do absorvente

Urodinâmica básica
Urofluxometria
Cistometria
Videocistouretrografia

Especializadas
Profilometria da pressão uretral
Cistouretroscopia
Ultrassonografia
Cistouretrografia
Urografia intravenosa
Eletromiografia
Urodinâmica ambulatorial

INVESTIGAÇÕES

As investigações variam muito, podendo ser muito simples ou altamente sofisticadas e complexas e estão descritas na Tabela 51.8.

▶ Amostra de urina de fluxo médio

Uma amostra de urina de fluxo médio (MSU) deve sempre ser enviada para cultura e teste de sensibilidade antes de outras investigações. Embora os sintomas da paciente provavelmente não tenham sido causados por uma infecção no trato urinário, eles podem ser alterados por ela, e a cateterização na presença de uma infecção poderá resultar em septicemia. Além disso, os resultados das investigações por si só podem ser imprecisos na presença de uma infecção.

▶ Gráficos de frequência-volume

Geralmente é útil solicitar às mulheres que completem uma tabela de frequência-volume ou seu diário urinário (Fig. 51.4). Isso é informativo ao médico, assim como ao paciente, e pode indicar ingestão excessiva de líquido ou hábitos inadequados como a causa dos sintomas do trato urinário inferior. Há uma tendência das pacientes de exagerarem seus sintomas urinários quando fornecem um histórico [40], e os relatos de episódios de incontinência podem não ser confiáveis. O gráfico frequência-volume (diário urinário ou vesical) proporciona uma avaliação objetiva da entrada de líquido da paciente e da produção de urina.

O número de micções e episódios de incontinência e o volume urinário médio durante um período de 24 h pode ser calculado, assim como os volumes diurno e noturno. Os gráficos de frequência-volume apresentam a vantagem de avaliar a gravidade dos sintomas na situação do dia a dia.

As técnicas de automonitoramento podem induzir uma mudança de comportamento, enquanto estão sendo avalia-

Horario	Dia 1			Dia 2			Dia 3			Dia 4			Dia 5		
	Entrada	Saída	Perda	Entrada	Saída	Perda	Entrada	Saída	Perda	Entrada	Saída	Perda	Entrada	Saída	Perda
6:00															
7:00							200	150						300	
8:00 / 8:30	200 / 200	350		200	250		200				350		200		
9:00										400	50		200	150	
10:00 / 10:45	200	50			75										
11:00								50		200					
12:00				200	60		200				50			50	
13:00	200	100						25					200		
14:00				200	60					200	100			175	
15:00	100				100			100							
16:00		75					200	100							
17:30	100			50	150		300	100							
18:15		150								100	40				
19:00		100			50									100	
20:00							200	175		200	150				
21:00		250			100					150			50	100	
22:00	200				50		200				100				
23:30		200 / 100						325			100			150	
0:00							100								
1:30		100		100	50						100				
2:00								50							
3:00		75													
4:00				150											
5:00											150			200	

Fig. 51.4 Gráfico de frequência-volume do King´s College Hospital. Exemplo de um gráfico de frequência-volume mostrando pequenos e frequentes volumes excretados.

das [41]. Entretanto, o relato da frequência das micções e do número de episódios de incontinência é altamente reproduzível em análises teste-reteste [42].

Existe uma discussão quanto à duração ideal para a realização do diário miccional. Certamente precisa haver um equilíbrio entre solicitar à paciente que complete um diário por um longo período de tempo (e, assim, aumentando a confiabilidade) e a inconveniência que isso causa. A prática atual é utilizar um diário de 5 dias, embora algumas autoridades sugiram apenas 3 dias. Um diário urinário curto de apenas 2 dias também foi avaliado em 151 mulheres assintomáticas com idade entre 19 e 81 anos [43]. Dessas mulheres, apenas 8% apresentaram uma frequência de micção de oito vezes ou mais em 24 h, com uma tendência de aumento no número de micções noturnas com o avanço da idade. Em mulheres sintomáticas não é possível distinguir com segurança as pacientes com incontinência de esforço urodinâmico das pacientes com outros diagnósticos urodinâmicos, utilizando somente um gráfico de frequência-volume [44].

▍Teste do absorvente

A incontinência pode ser confirmada (sem diagnosticar a causa) pela realização de um teste de pesagem do absorvente. Muitos tipos de teste do absorvente foram descritos. O seguinte é apenas um exemplo. Solicita-se à paciente que beba 500 mL de água. Ela, então, coloca o absorvente perineal pré-pesado (absorvente sanitário) em seu períneo e passa as próximas horas andando, realizando tarefas domésticas normais. Deve realizar uma série de exercícios, incluindo tossir, curvar-se, ajoelhando-se e lavar as mãos em água corrente antes que o absorvente seja repesado. Um ganho de peso de mais de 1 g em 1 h normalmente representa incontinência urinária. Os testes com absorventes caseiros de 24 e 48 horas foram descritos e, embora eles possam ser mais representativos, eles requerem maior complacência e motivação da paciente para ser realizado.

▍Urodinâmica

O termo estudos urodinâmicos descreve várias investigações que são empregadas para determinar a função da bexiga.

Urofluxometria

A urofluxometria, mensuração da velocidade de fluxo urinário, é um teste simples que pode excluir a presença de obstrução da saída do fluxo, ou a presença de um detrusor hipotônico, mas não diferencia os dois. Vários tipos diferentes de fluxômetro estão disponíveis e utilizam um transdutor de pesagem para medição de esforço, um *dipsitck* eletrônico, um disco rotativo ou ultrassom. Para se obter a velocidade de fluxo, a paciente é solicitada a urinar sobre o fluxômetro - quando sua bexiga estiver cheia. A velocidade máxima do fluxo e o volume expelido são registrados. Em mulheres, o registro normal é uma curva em forma de sino com um pico da velocidade de fluxo de, no mínimo, 15 mL/s para um volume de 150 mL de urina expelida (Fig. 51.5a). A velocidade de fluxo reduzido em uma mulher assintomática pode ser importante, se for realizada uma cirurgia de incontinência, pois existe um risco de desenvolver dificuldades de excreção no período pós-cirúrgico (Fig. 51.5b).

Cistometria

A cistometria mensura a relação pressão-volume no interior da bexiga. A cistometria pode diferenciar a incontinência de esforço urodinâmico da hiperatividade do detrusor na maior parte dos casos (Fig. 51.6). A cistometria simples é fácil de ser realizada e pode ser feita em todos os hospitais gerais distritais. A bexiga é preenchida com solução salina fisiológica por um dispositivo de transfusão de sangue e um cateter uretral (Fig. 51.7). Durante o enchimento da bexiga, a pressão intravesical (bexiga total) é mensurada com um manômetro de água de pressão venosa central. Este tipo de cistometria simples está sujeito a dois fatores de erros principais. Primeiro, a pressão intravesical não pode ser mensurada continuamente durante o enchimento da bexiga, portanto o enchimento sequencial da bexiga deve ser empregado.

Segundo, a mensuração da pressão intravesical nem sempre representa precisamente as alterações de pressão do detrusor. Uma vez que a bexiga seja um órgão intra-abdomi-

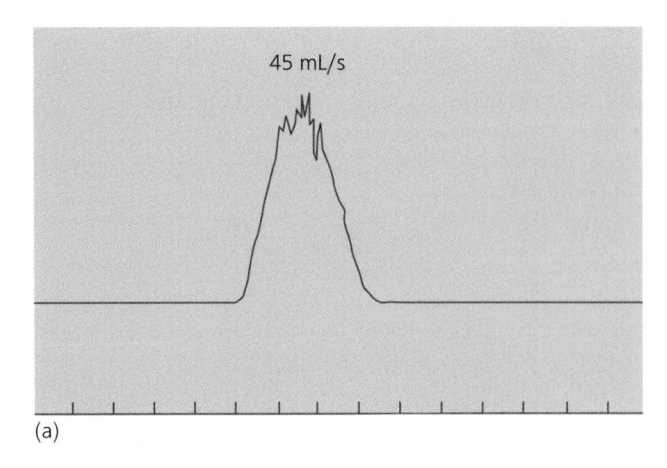

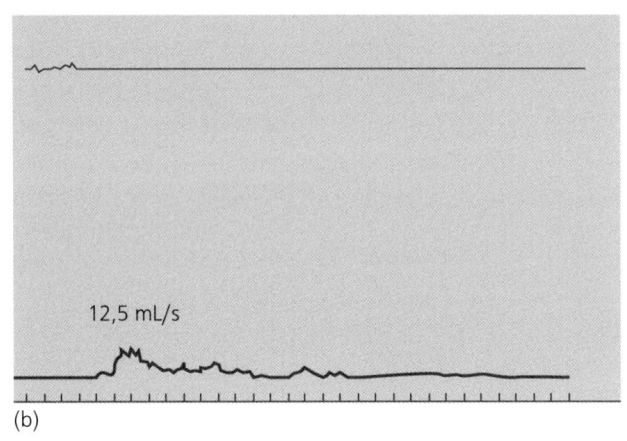

Fig. 51.5 (a) Urofluxometria normal (fluxo máximo 45 mL/s, volume esvaziado 330 mL); (b) taxa de fluxo reduzido (taxa de fluxo máximo 12,5 mL/s, volume esvaziado 225 mL)

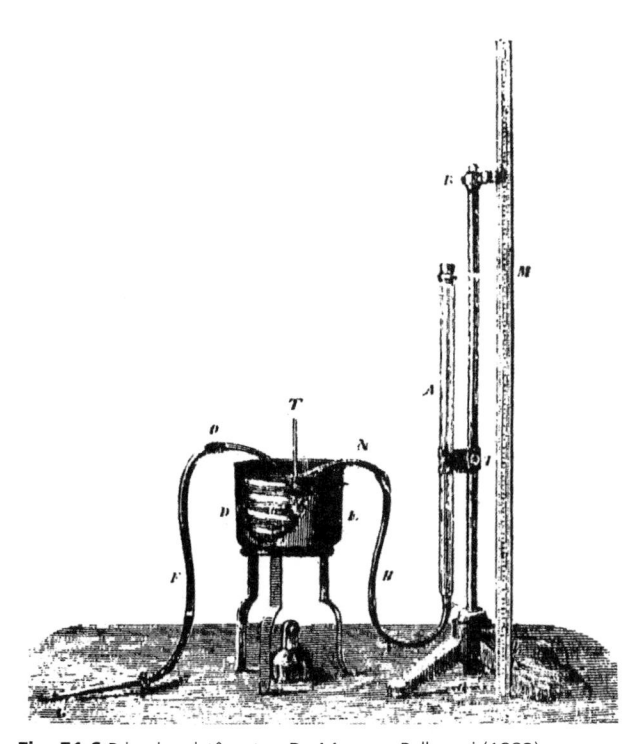

Fig. 51.6 Primeiro cistômetro. De Mosso e Pellacani (1882).

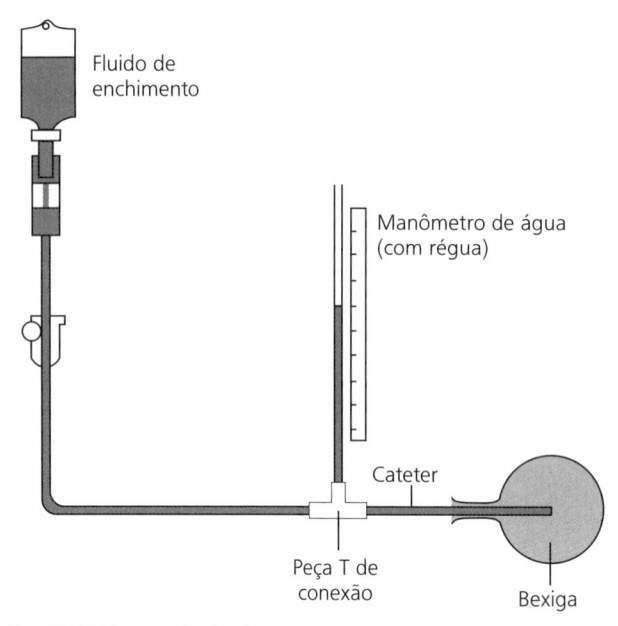

Fig. 51.7 Cistometria simples.

nal, o detrusor está sujeito a alterações na pressão intra-abdominal e, assim, a cistometria subtraída, que envolve a mensuração de ambas as pressões intravesical e intra-abdominal simultaneamente, é mais acurada.

Cistometria subtraída

Um cistometrograma subtraído pode ser realizado de formas diferentes, mas, no Reino Unido, a bexiga normalmente é preenchida com uma solução salina fisiológica à temperatura corporal, e a pressão é mensurada por meio de um cateter estreito, preenchido por líquido utilizando um grande transdutor de pressão externa. A pressão retal (ou vaginal) é registrada para representar a pressão intra-abdominal, e ela é subtraída da pressão vesical (intravesical) para fornecer a pressão do detrusor (Fig. 51.8). Os transdutores de pressão microtipo, estado-sólido, de cateter montado estão se tornando populares para fazer as mensurações de pressões vesical e retal. Eles são mais caros e menos duráveis que os grandes transdutores de pressão externa, mas apresentam a vantagem de reduzir o volume do equipamento urodinâmico.

A informação que pode ser obtida a partir de um cistometrograma subtraído inclui sensação, capacidade, contratilidade e complacência (Fig. 51.9). O volume residual urinário normal é menor que 50 mL, a primeira sensação de desejo de urinar ocorre normalmente em 150-250 mL, e a capacidade vesical cistométrica é normalmente de 400 – 600 mL. Sob circunstâncias normais, a pressão do detrusor não aumenta mais que aproximadamente 10 cm de água para um volume de 300 mL ou 15 cm de água para um volume de 500 mL, e não há contrações do detrusor durante o enchimento da bexiga. Quando a bexiga está cheia, a mulher é colocada em pé, e o cateter de preenchimento é removido. Solicita-se para tossir várias vezes e bater o calcanhar e se

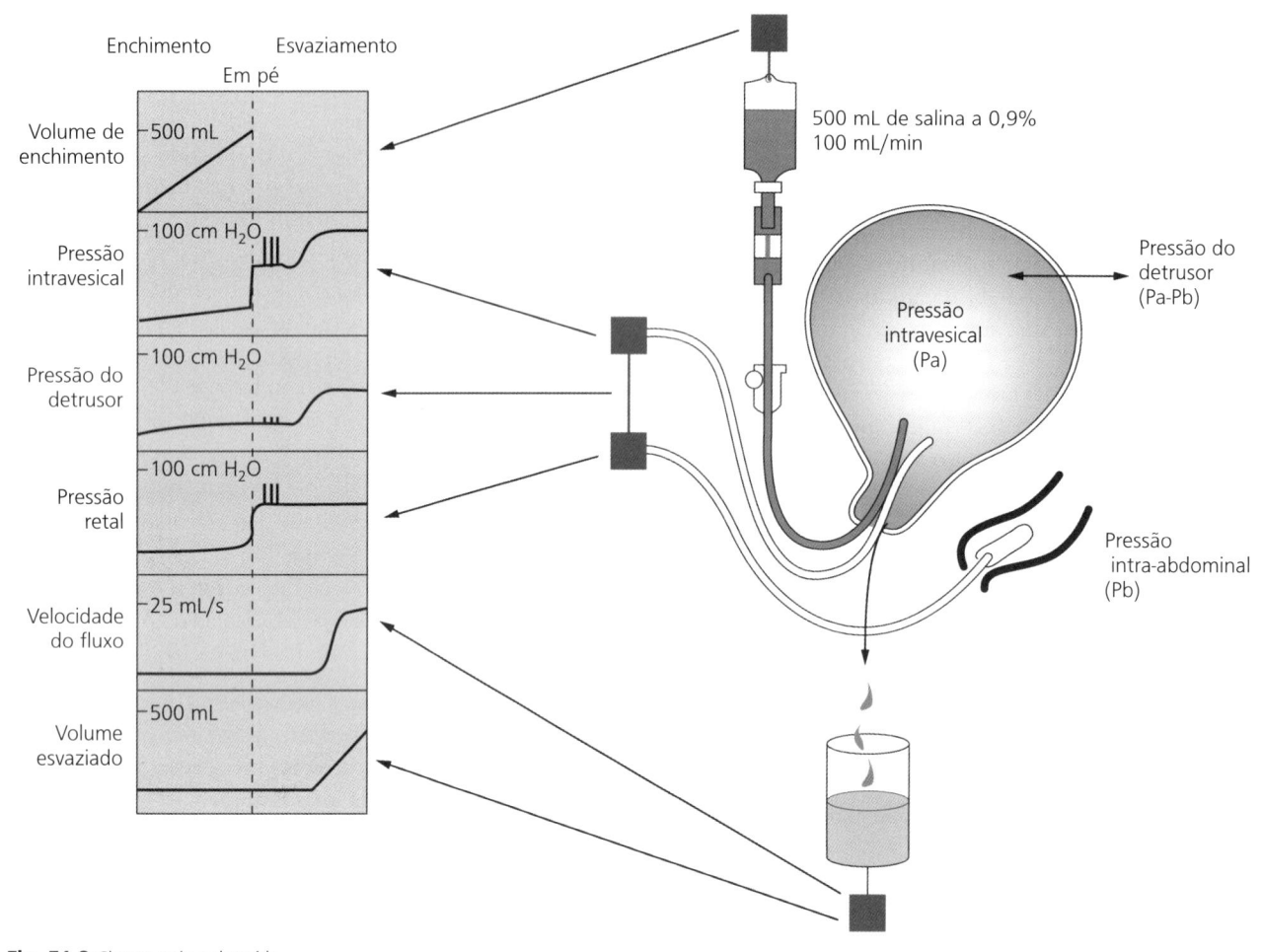

Fig. 51.8 Cistometria subtraída.

houve aumento na pressão do detrusor ou perda de urina pela uretra isto é registrado. Então, solicita-se para liberar a urina, e a pressão do detrusor é mensurada.

Durante a micção pede-se que ela que interrompa o esvaziamento urinário. O esfíncter uretral estriado e o assoalho pélvico se contraem imediatamente, mas o músculo liso do detrusor não relaxa instantaneamente, e o aumento resultante na pressão do detrusor é denominado de contração do detrusor isométrico. Quando a pressão do detrusor cai ao nível de pré-micção, solicita-se à paciente que esvazie sua bexiga completamente, e qualquer volume residual urinário pode ser observado. A pressão de micção máxima normal não é maior que 60 cm de água na mulher (Fig. 51.10).

Videocistouretrografia

A videocistouretrografia com estudos de pressão e fluxo, que combina cistometria, urofluxometria e exame radiológico da bexiga e uretra é a investigação mais informativa (Fig. 51.11). É um exame relativamente caro e demorado e está disponível apenas em centros de referência terciário. Um meio de contraste radiológico, como Urografin® (Bayer, Berkshire, Reino Unido) é utilizado para preencher a bexiga no lugar da solução salina, e um cistometrograma provocativo subtraído é realizado no trajeto normal. Após o preenchimento da bexiga, a paciente é colocada em posição ereta na mesa de exames de raios X, e a imagem intensificadora é utilizada para visualizar a bexiga e a uretra. Solicita-se à paciente que tussa com a bexiga cheia, e o grau de descida da base da bexiga e qualquer perda do meio de contraste são registrados. Durante a micção, a morfologia da bexiga anormal pode ser avaliada, assim como a presença de refluxo vesicouretérico, trabeculação ou divertículo. Ocasionalmente, um divertículo uretral ou uma fístula vesicovaginal pode ser identificado (Fig. 51.12). Além disso, anormalidades ósseas da pelve podem ocasionalmente ser observadas. A investigação completa pode ser registrada em uma fita de vídeo ou computador com um aviso sonoro para revisão imediata ou posterior, a fim de facilitar o diagnóstico, auditoria, armazenamento de dados, pesquisa e educação. Embora a videocistouretrografia não apresente vantagens em relação à cistometria subtraída na diferenciação entre incontinência por esforço urodinâmico e hiperatividade do detrusor, existem algumas ocasiões em que a videocistouretrografia é particularmente útil. Essas ocasiões incluem pacientes em que a cirurgia de incontinência prévia falhou, com sintomas mistos ou incomuns e distúrbios neurológicos (Fig. 51.13).

Capítulo 51 ■ Incontinência Urinária

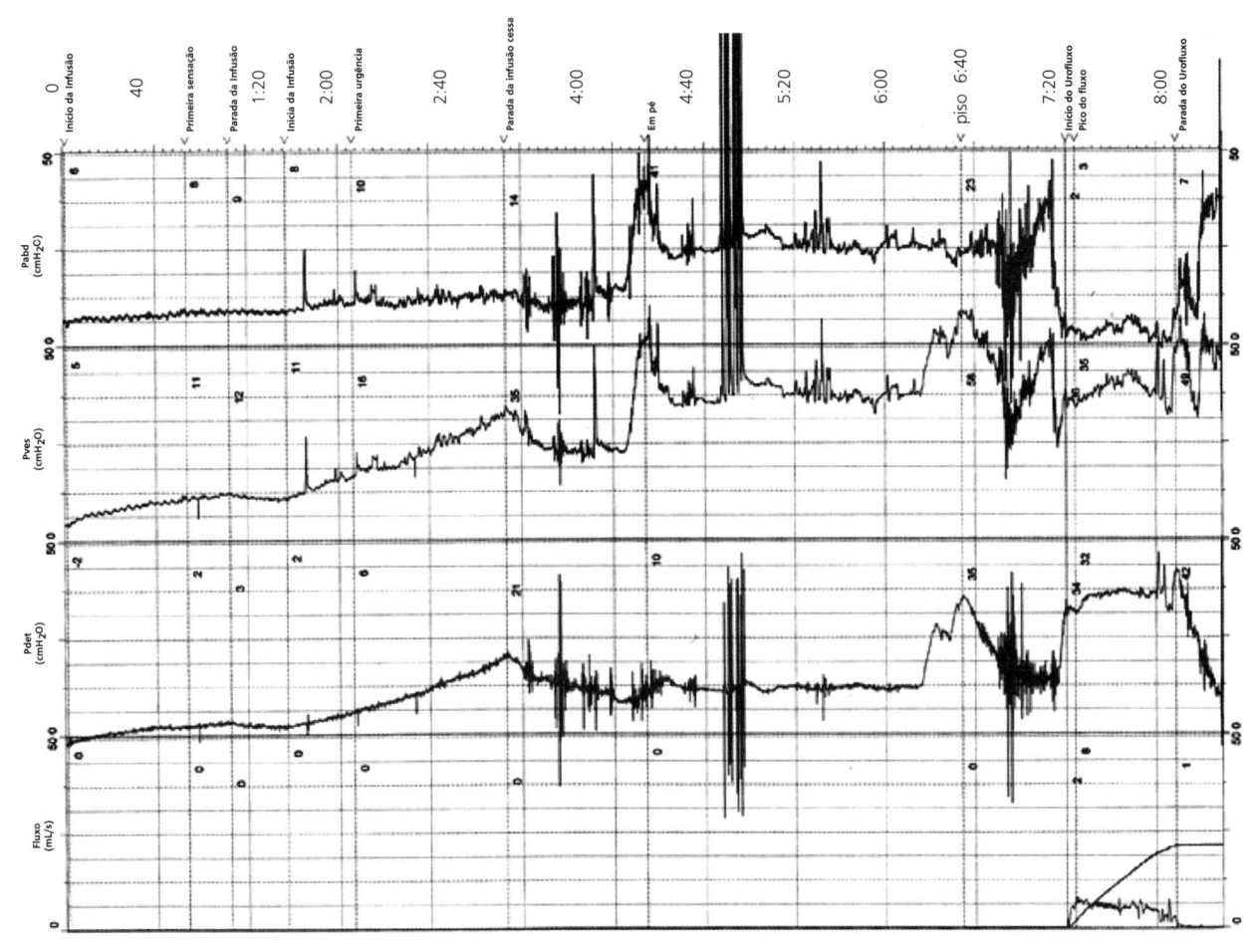

Fig. 51.9 Traçado de cistometrograma subtraído, mostrando complacência baixa.

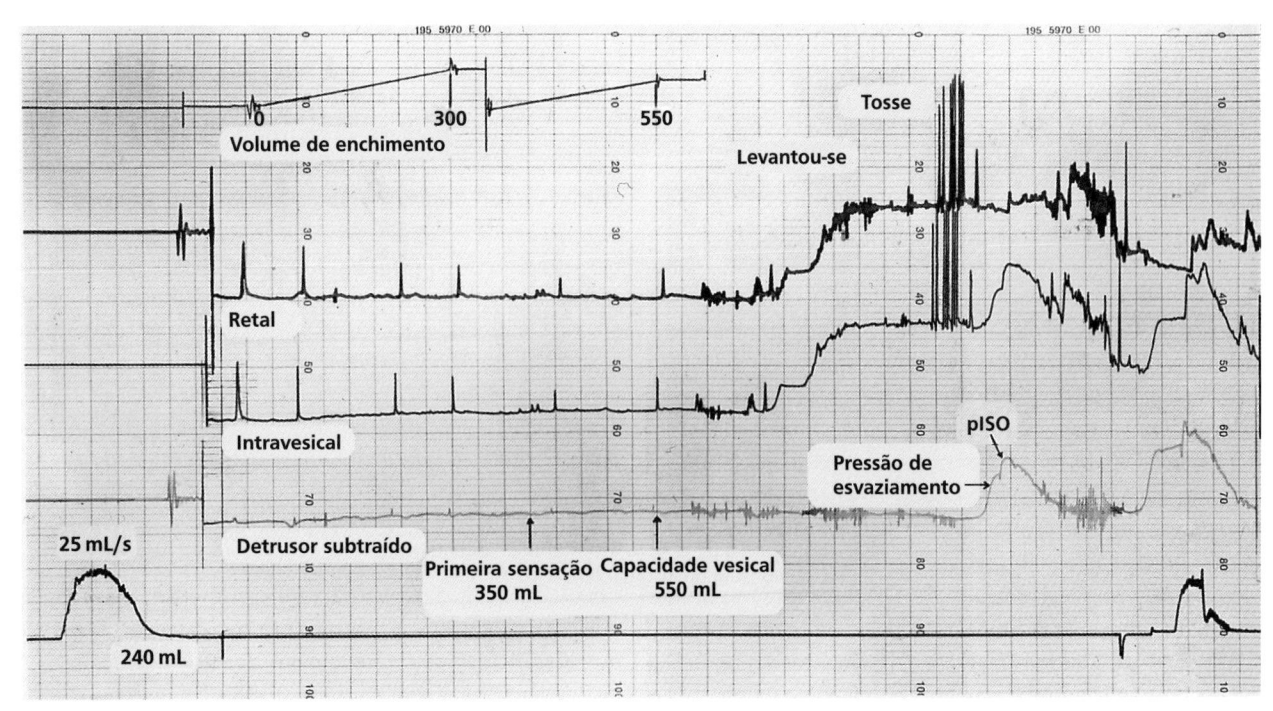

Fig. 51.10 Traçado de cistometrograma normal (a linha da base representa a velocidade de fluxo, que é normal).

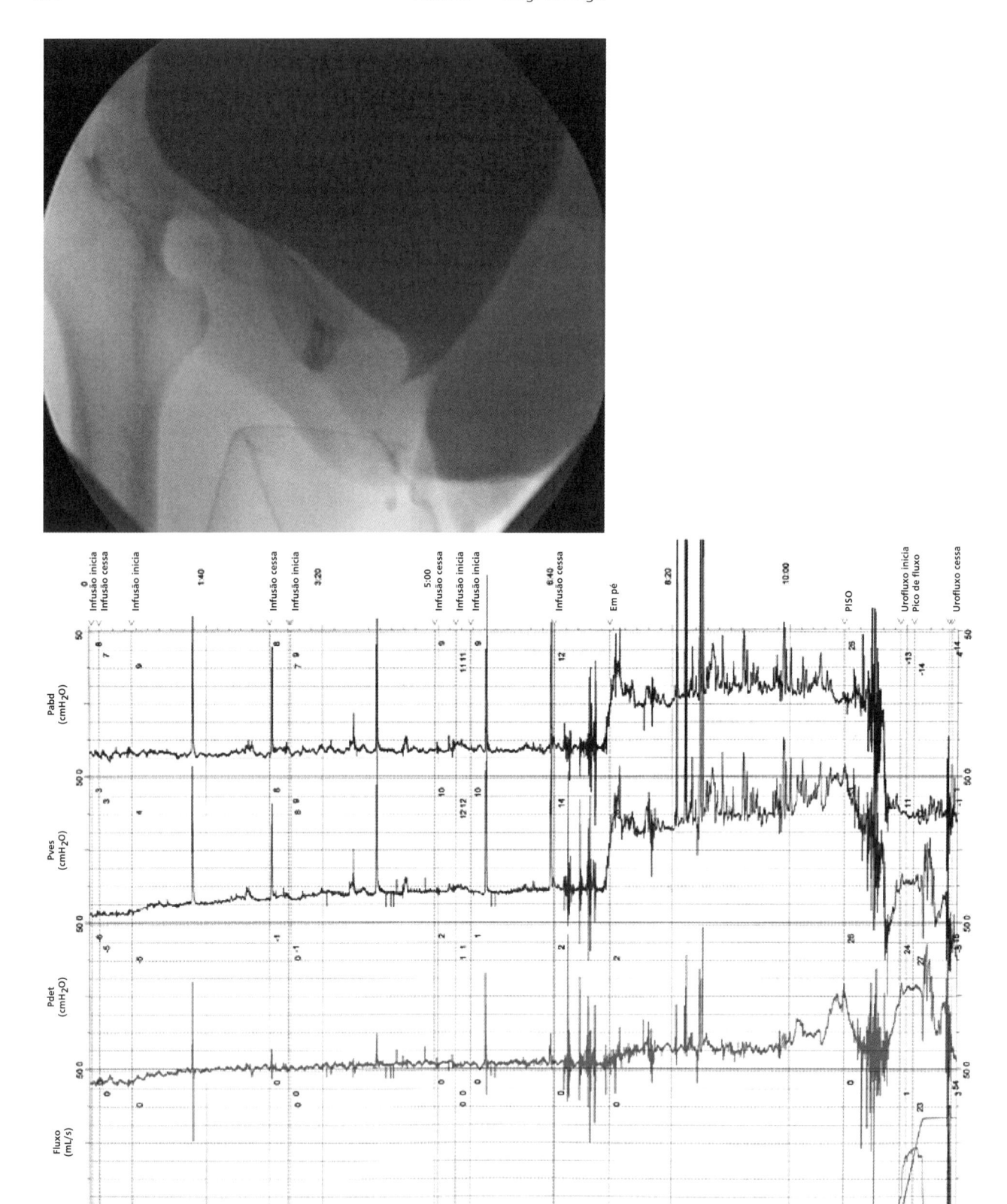

Fig. 51.11 Videocistouretrografia demonstrando incontinência de esforço urodinâmico. Cistometria subtraída de enchimento sem evidência de hiperatividade detrusora e rastreamento simultâneo, demonstrando incompetência do esfíncter uretral ao tossir.

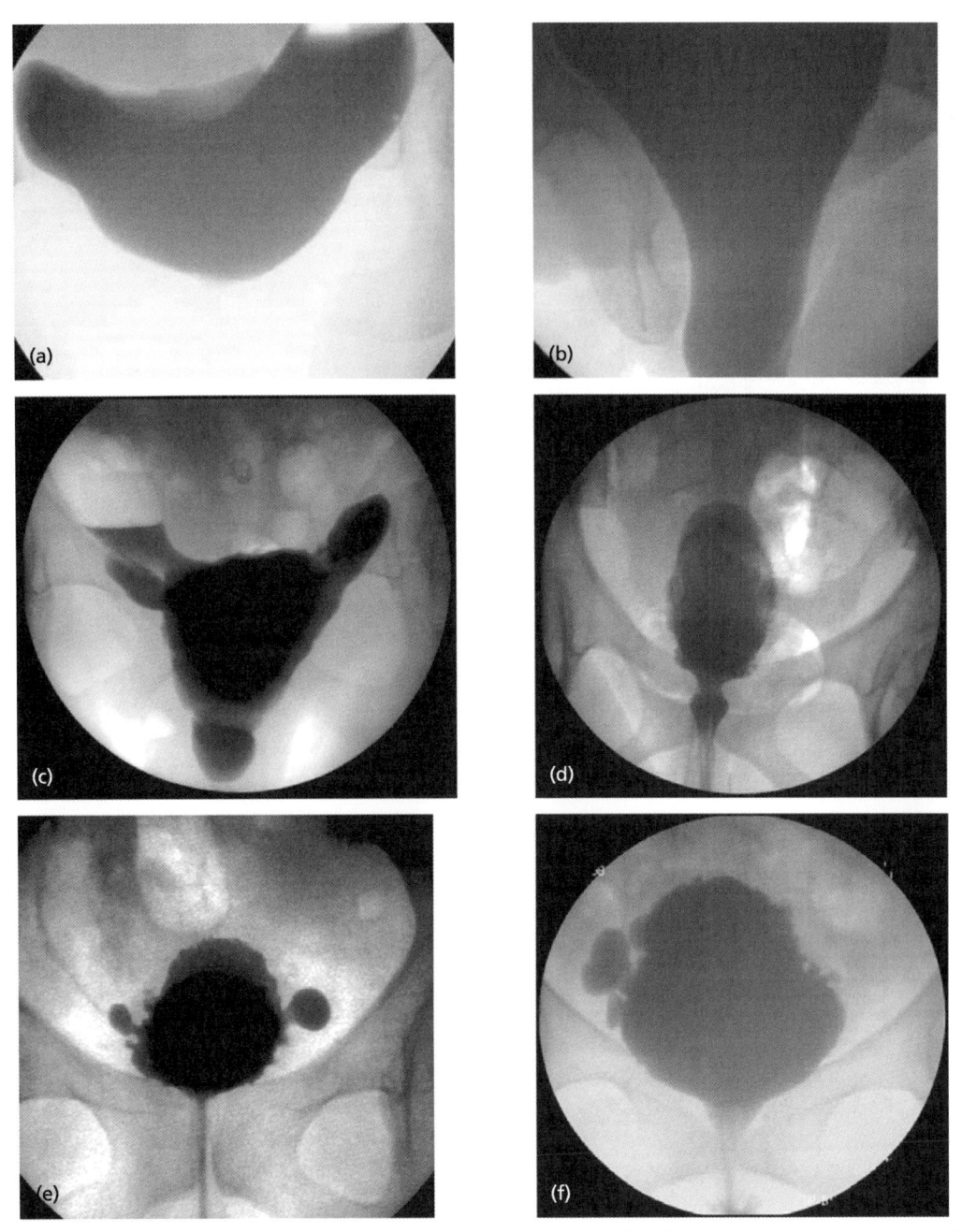

Fig. 51.12 Imagens da videocistouretrografia. (a) Compressão extrínseca da bexiga por fibroides miomas uterinos; (b) grande cistocele; (c) múltiplos divertículos vesicais; (d) bexiga neurogênica com contração do detrusor não inibida e associada a vazamento; (e) trabeculação da bexiga, divertículos e refluxo vesicouretérico do lado direito e (f) divertículos múltiplos, trabeculação da bexiga e uma contração não provocada com vazamento.

Cistometria de esvaziamento

Após completar a cistometria de preenchimento, o cateter de preenchimento é removido antes do esvaziamento para prevenir qualquer obstrução uretral desnecessária. As linhas de registro de pressões intravesical e retal são mantidas *in situ*, permitindo a mensuração simultânea da pressão do detrusor juntamente com a taxa de fluxo urinário (Fig. 51.14). Assim como na urofluxometria, solicita-se à paciente que urine sentada no fluxômetro.

Durante o esvaziamento normal, existe uma contração coordenada da bexiga e, ao mesmo tempo, relaxamento da uretra, que é mantido até que a bexiga se esvazie. Em geral, as mulheres iniciam a micção com a pressão do detrusor abaixo de 60 cm de água e um pico de fluxo > 15 mL/s para um volume de esvaziamento de, no mínimo, 150 mL [45] (Benness 1997). Algumas mulheres possuem um fluxo excelente de urina com pouco ou nenhum aumento na pressão do detrusor, que é simplesmente um reflexo de que a contração ocorreu na

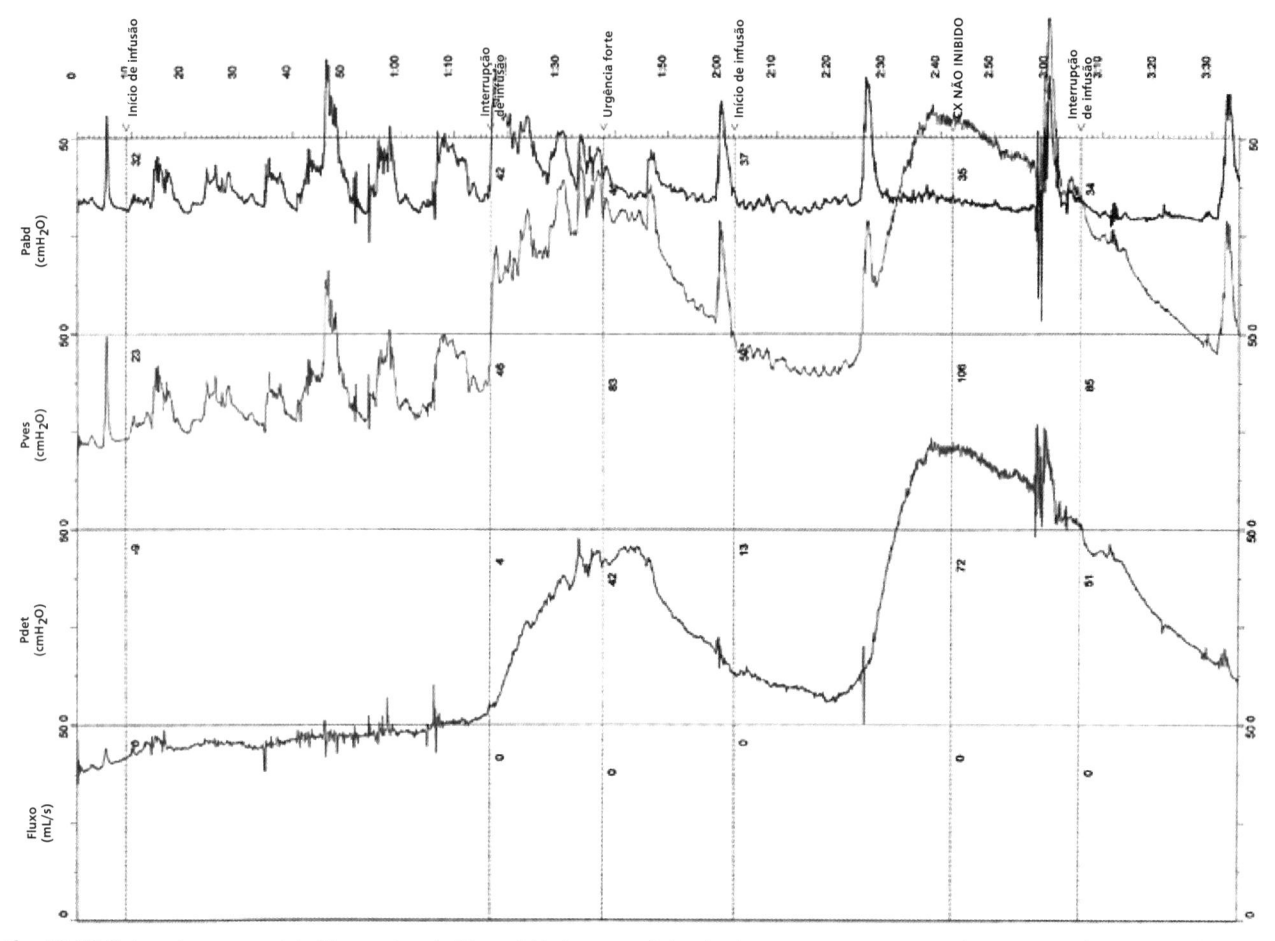

Fig. 51.13 Cistometrograma subtraído, mostrando hiperatividade neurogênica do detrusor grave em um paciente com esclerose múltipla.

presença de baixa resistência de saída. Entretanto, se ocorrer redução da pressão do detrusor durante o esvaziamento, com fluxo baixo e com resíduo pós-micção significativo, a paciente é classificada como apresentando dificuldade de esvaziamento. Nas mulheres, os problemas de esvaziamento são raramente decorrentes de obstrução do fluxo vesical e com mais frequência são secundários à deficiência de contratilidade do detrusor. A obstrução do fluxo vesical é caracterizada por uma taxa baixa de fluxo e pressão aumentada do detrusor durante o esvaziamento. A paciente pode utilizar esforço abdominal adicional para tentar melhorar a pressão intravesical.

Esta situação pode ser complicada pelo fato de que, em algumas mulheres com obstrução do fluxo de saída, pode ocorrer uma descompensação do detrusor, resultando em baixa pressão do detrusor e baixo fluxo de saída [44]. Em algumas mulheres, e particularmente aquelas com doença neurológica notória, uma contração patológica do esfíncter externo ocorre durante uma contração da bexiga. Isto é denominado dissinergia do esfíncter detrusor (DSD). Caracteristicamente, existe uma pressão elevada do detrusor durante o esvaziamento associada a uma taxa insatisfatória de fluxo. Em algumas mulheres, pode ocorrer retenção urinária e, portanto, a cateterização é necessária.

O relaxamento do esfíncter uretral e o início de esvaziamento estão sujeitos à influência cortical, assim, os resultados de investigação urodinâmica podem ser confundidos por constrangimento ou ambiente de teste não familiar. Muitas pacientes podem urinar no final da investigação, mas a inabilidade desse ato não necessariamente indica uma anormalidade funcional. Algumas mulheres subsequentemente apresentam avaliações de fluxo livre e de urina residual que indicam normalidade.

INVESTIGAÇÕES ESPECIAIS

Profilometria de pressão uretral

O perfil de pressão uretral de repouso (UPP) é um registro gráfico de pressão no interior da uretra em pontos sucessivos ao longo de seu comprimento. Várias medidas podem ser tomadas, permitindo uma comparação objetiva de função uretral antes e depois do tratamento. Embora o conceito de mensuração de perfil de pressão uretral pareça fisiológico, existe uma incerteza considerável quanto ao seu uso como uma medida de função uretral, e também como uma ferramenta prognóstica.

A profilometria de pressão uretral foi realizada por, no mínimo, 50 anos, inicialmente utilizando-se cateteres de balão e, subsequentemente, perfusão de líquido.

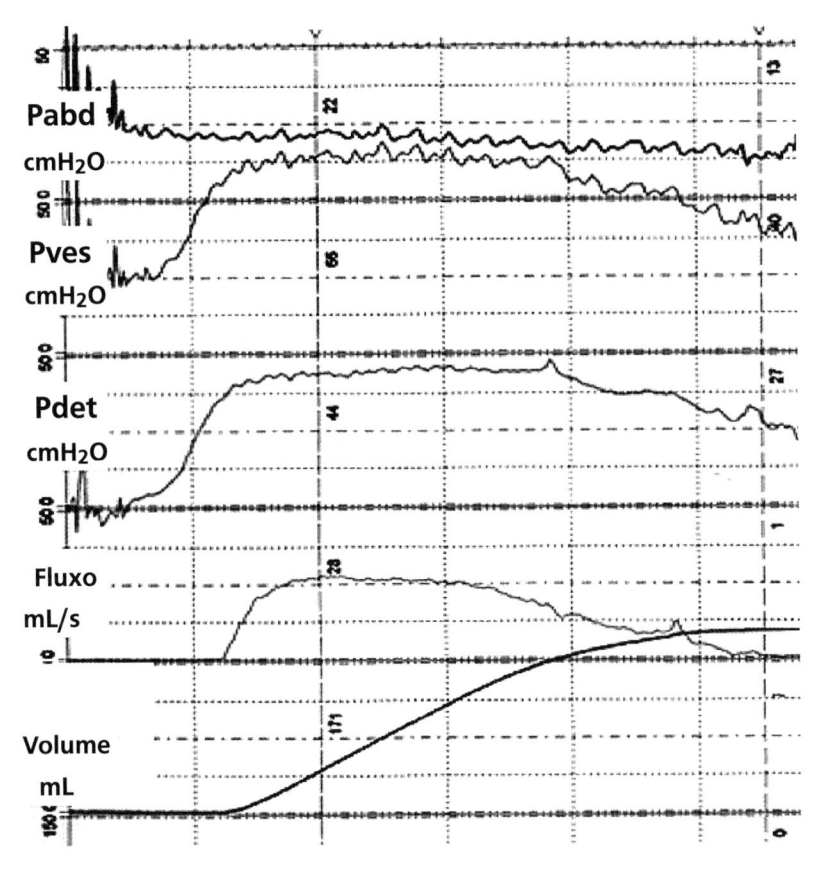

Fig. 51.14 Cistometria de esvaziamento.

Entretanto, ambos os métodos foram insatisfatórios, visto que eles possibilitam que as mensurações do perfil de pressão uretral sejam realizadas somente em repouso e não sob esforço. Cateteres microtransdutores de estado sólido não são empregados. Dois microtransdutores são colocados 6 cm separados em um cateter sólido revestido com silicone de tamanho 7 francês. Eles são retirados gradualmente da uretra em uma velocidade constante, permitindo o registro simultâneo das pressões intrauretral e intravesical. Muitos parâmetros diferentes podem ser mensurados [46]; de interesse particular são a pressão de oclusão uretral máxima e o comprimento uretral funcional (Figs. 51.15 e 51.16). Além disso, os perfis de pressão por esforço podem ser realizados, caso a paciente tussa repetidamente durante o procedimento. Isto permite que a razão de transmissão da pressão (o incremento na pressão uretral sob esforço, como uma porcentagem de incremento registrado simultaneamente na pressão intravesical) seja calculada. A instabilidade ou relaxamento uretral também podem ser identificados. Embora a profilometria de pressão uretral não seja útil no diagnóstico de incontinência por esforço urodinâmico [47, 48] ela é útil nas mulheres em que a cirurgia de incontinência falhou e também nas que apresentam dificuldades de esvaziamento.

▶ Cistouretroscopia

A cistouretroscopia é normalmente realizada sob anestesia geral, mas a anestesia local é adequada, quando um cistoscópio flexível é utilizado. A cistoscopia é particularmente útil quando há história de hematúria ou infecções recorrentes do trato urinário, ou quando não existe uma causa subjacente de urgência sensorial ou sintomas de frequência, urgência ou disúria nos resultados urodinâmicos normais. A cistoscopia pode revelar anormalidades do epitélio da bexiga, como inflamação sugestiva de infecção, hemorragias petequiais ou úlceras rasas em razão da cistite intersticial. Papilomas ou outros tumores podem ser observados. Biópsias podem ser realizadas para confirmar o diagnóstico subjacente, por exemplo, infiltração de mastócitos na cistite intersticial ou um possível carcinoma de células do epitélio de transição.

▶ Imagem do trato urinário inferior

A imagem do trato urinário inferior pode ser informativa e, embora a videouretrocistografia e a cistoscopia ainda sejam as técnicas mais comumente empregadas, outras formas de radiologia, ultrassonografia e, mais recentemente a imagem por ressonância magnética (MRI) estão frequentes e crescentemente sendo utilizadas.

A cistografia de micção vem sendo amplamente substituída pela videocistouretrografia, pois a informação morfológica que ela oferece é semelhante. Entretanto, ela pode ser utilizada para diagnosticar uma anormalidade anatômica, como uma fístula ou um divertículo, quando não há suspeita de disfunção do trato urinário.

Atualmente, a urografia intravenosa tem sido substituída pela ultrassonografia do trato urinário superior acentuadamente. Entretanto, é importante realizar um urograma

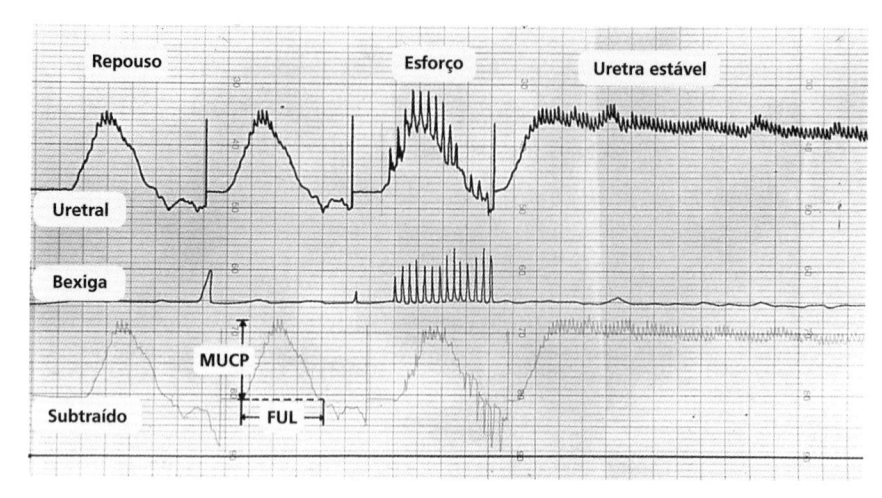

Fig. 51.15 Profilometria da pressão uretral – traçado normal.

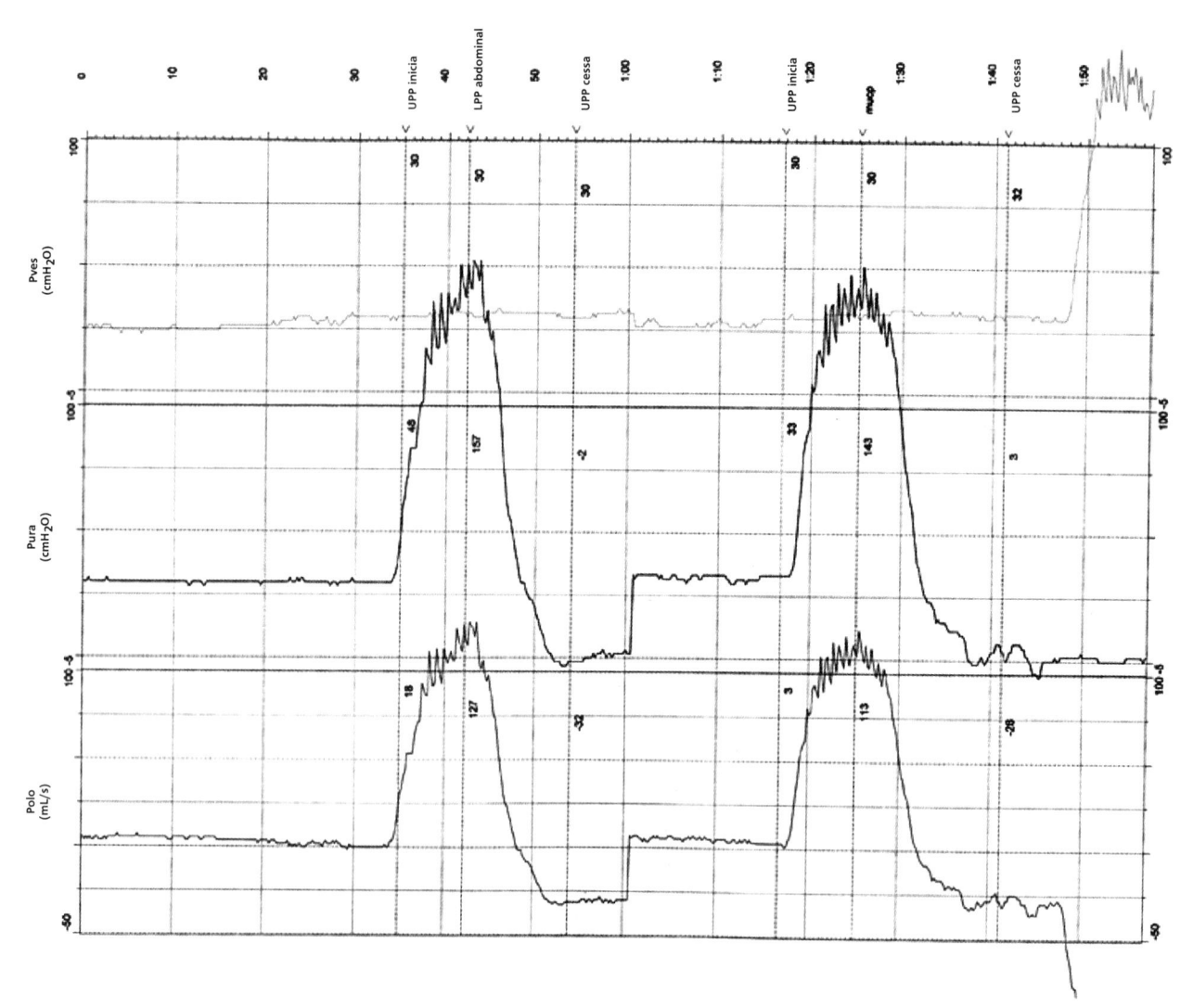

Fig. 51.16 Traçado do perfil da pressão normal uretral.

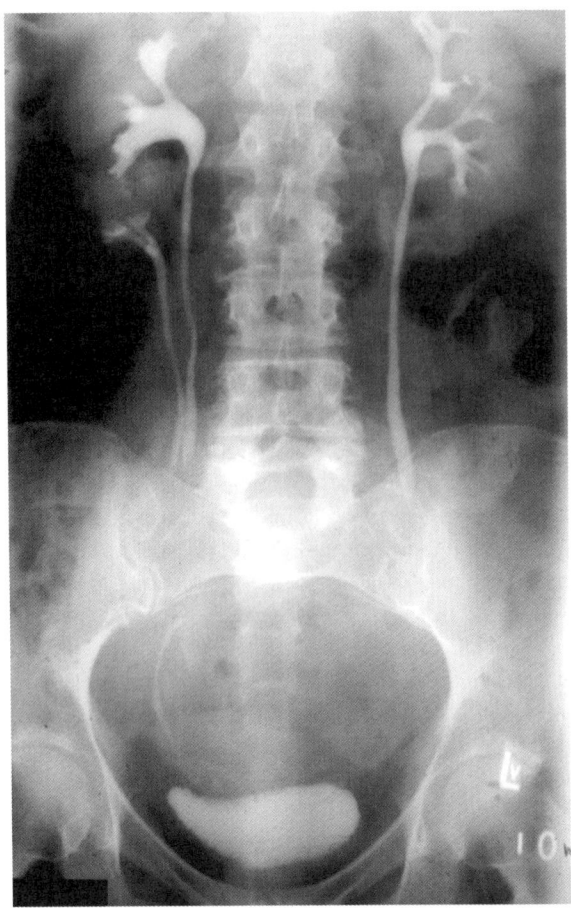

Fig. 51.17 Urografia intravenosa, mostrando um ureter duplo direito.

intravenoso em casos de hematúria, infecções recorrentes do trato urinário, dificuldades de esvaziamento ou refluxo vesicoureterico (Fig. 51.17). Uma patologia adicional pode ser diagnosticada, como a presença de uma fístula uretérica, um carcinoma de célula do epitélio de transição ou cálculos.

A ultrassonografia é utilizada de rotina para avaliar o volume vesical [49]. Todos os exames de ultrassonografia abdominal, vaginal, retal, perineal e introital são empregados e são úteis para estimar a capacidade da bexiga, o volume residual urinário e para avaliar o trato urinário superior. Entretanto, o papel da ultrassonografia no diagnóstico da disfunção do trato urinário inferior ainda se encontra sob avaliação. A ultrassonografia transvaginal não possibilita uma visualização clara da uretra e dos divertículos uretrais. A espessura da parede vesical da bexiga vazia pode ser mensurada transvaginalmente, sendo um método sensível e reprodutível de rastreamento de hiperatividade do detrusor (uma espessura média da parede da bexiga acima de 5 mm tem um valor preditivo de 94% para o diagnóstico de hiperatividade do detrusor) [50]. A mensuração da espessura da parede vesical da bexiga apresenta um valor com exame complementar, quando os sintomas do trato urinário não são explicados pelas investigações urodinâmicas convencionais [51].

A ultrassonografia retal [52] e a ultrassonografia perineal [53] têm sido empregadas para examinar a anatomia e a mobilidade do colo vesical e da uretra, mas é importante salientar que a ultrassonografia não pode ser utilizada no lugar das investigações urodinâmicas, que avaliam a função e não a morfologia do trato urinário inferior.

No momento, a ultrassonografia tridimensional está sendo utilizada principalmente como instrumento de pesquisa. Ela pode ser usada para estimar o volume de órgãos com formato irregular, como o rabdoesfíncter da uretra, que se apresenta menor em mulheres com incontinência de esforço urodinâmico em comparação às mulheres com hiperatividade do detrusor [54], e também mostrou correlação com a pressão de oclusão uretral máxima [55]. A ultrassonografia tridimensional também é utilizada para mensurar o hiato do elevador do ânus, que é significativamente maior em mulheres com prolapso do que nas que apresentam incontinência de esforço urodinâmico ou em mulheres assintomáticas [56].

A ressonância magnética é não invasiva e não ionizante e permite que os tecidos sejam visualizados com detalhes. A uretra, o colo vesical e o assoalho pélvico têm sido examinados [57], e um exame rápido de MRI pode ser utilizado para avaliar prolapsos [58]. A MRI também pode ser útil no diagnóstico de divertículo uretral e para visualizar os músculos do assoalho pélvico.

▌Eletromiografia

A eletromiografia pode ser utilizada para avaliar a integridade do suprimento nervoso muscular. Os impulsos elétricos a uma fibra muscular são mensurados após a estimulação nervosa. Dois tipos principais de eletromiografia são empregados na avaliação da disfunção do trato urinário inferior. Eletrodos de superfície podem ser colocados no períneo, vagina ou canal anal como um *plug* anal. O nervo pudendo é estimulado, e os potenciais são mensurados via eletrodo. Isto não é preciso, visto que a atividade muscular do elevador do ânus não necessariamente é representativa da atividade do rabdoesfíncter da uretra. A eletromiografia de fibra única é mais precisa, uma vez que avalia a latência nervosa no interior de fibras musculares individuais do rabdoesfíncter. Desse modo, a denervação de unidades motoras pode ser avaliada. Pesquisas de Manchester sugeriram que a ocorrência de incontinência de esforço urodinâmica pós-parto é decorrente da denervação parcial da musculatura do assoalho pélvico e rabdoesfíncter da uretra e é caracterizada pelo aumento de latência motora [59]. A eletromiografia não é útil em pacientes com incontinência urinária não complicada. Entretanto, ela pode ser útil na avaliação de mulheres com anormalidades neurológicas ou naquelas com dificuldades de esvaziamento e retenção de urina.

▌Urodinâmica ambulatorial

Todos os testes urodinâmicos são não fisiológicos, e a maior parte deles é invasiva. Vários autores sugeriram que o monitoramento ambulatorial a longo prazo pode ser mais fisiológico, visto que a avaliação ocorre durante um período prolongado de tempo e durante atividades diárias normais [60].

Estudos urodinâmicos ambulatoriais são definidos como um teste funcional do trato urinário inferior, utilizando um preenchimento natural e reproduzindo as atividades cotidianas da paciente [2]. Existem três componentes principais para o sistema urodinâmico ambulatorial: os transdutores, a unidade de gravação e o sistema de análise (Fig. 51.18). Os transdutores são sólidos e montados em cateteres retais ou vesicais tamanhos 5 francês e 7 francês. É nossa prática utilizar dois transdutores vesicais para reduzir o artefato. O sistema de gravação deve ser portátil para permitir liberdade de movimento com a memória digital auxiliando na compressão e expansão dos traços que são obtidos.

Um marcador de evento é fixado ao gravador, permitindo que a paciente marque episódios de urgência e também documente micções. Além disso, o gravador é fixado a uma almofada eletrônica (urilos) para documentar episódios de perda de líquido durante o estudo e deve ter o recurso para fixá-la a um fluxômetro de modo a registrar os estudos de esvaziamento de fluxo de pressão. O protocolo ambulatorial do *King's College Hospital* consiste em um período de 4 horas, tempo em que a paciente é solicitada a beber 200 mL de líquido a cada 30 minutos e também registrar um diário de eventos e sintomas (Fig. 51.19). Ao completar o teste, o resultado é, então, analisado com a paciente, utilizando-se um computador pessoal e o diário urinário. A hiperatividade do detrusor deve ser diagnosticada somente se houver uma contração do detrusor, observada em ambas as linhas vesicais na presença de sintomas (Fig. 51.20). A utilidade clínica da urodinâmica ambulatorial é limitada pela alta prevalência de contrações anormais do detrusor (38-69%) em voluntárias assintomáticas [61, 62]. O diagnóstico de hiperatividade do detrusor é altamente dependente da interpretação dos resultados; em um estudo prospectivo de 26 mulheres assintomáticas, a incidência de hiperatividade do detrusor variou de 11,5 a 76,9%, dependendo dos critérios utilizados [63]. Entretanto, se o critério para definir contrações anormais do detrusor for uma elevação simultânea da pressão nos dois cateteres vesicais associados aos sintomas de urgência ou de incontinência por urgência relatados pela paciente, os achados são normais em 90% das mulheres e são semelhantes aos relatados na urodinâmica laboratorial. Embora a urodinâmica ambulatorial ainda seja considerada principalmente uma ferramenta de pesquisa, não há dúvida que ela é sempre extremamente útil em casos em que os diagnósticos urodinâmicos clínicos e convencionais diferem, ou quando nenhuma anormalidade é encontrada na urodinâmica laboratorial [64]. A urodinâmica ambulatorial mostrou ser mais sensível que a urodinâmica laboratorial no diagnóstico de hiperatividade do detrusor, porém menos sensível no diagnóstico da incontinência urinária de esforço urodinâmica [65], embora o papel delas na prática clínica permaneça controverso [66].

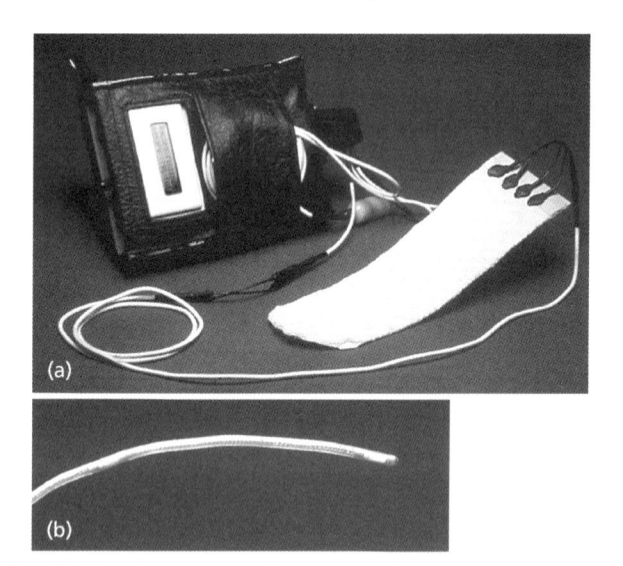

Fig. 51.18 Equipamento urodinâmico ambulatorial demonstrando (a) a unidade de registro digital e urilos pad e (b) transdutor de pressão com microtipo.

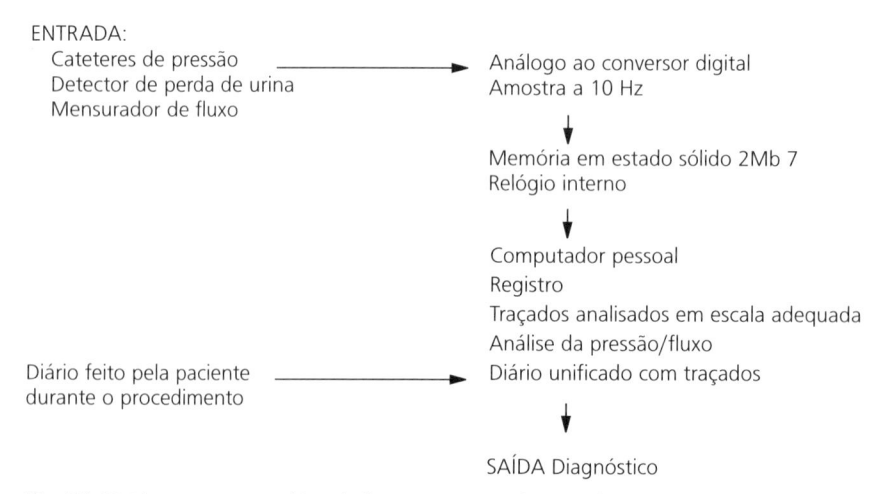

ENTRADA:
 Cateteres de pressão
 Detector de perda de urina
 Mensurador de fluxo
→ Análogo ao conversor digital
 Amostra a 10 Hz
↓
Memória em estado sólido 2Mb 7
Relógio interno
↓
Computador pessoal
Registro
Traçados analisados em escala adequada
Análise da pressão/fluxo

Diário feito pela paciente durante o procedimento → Diário unificado com traçados
↓
SAÍDA Diagnóstico

Fig. 51.19 Diagrama esquemático do fluxo representando a urodinâmica de ambulatório: teste de 4 horas, ingestão de líquido padronizada, folha de instrução.

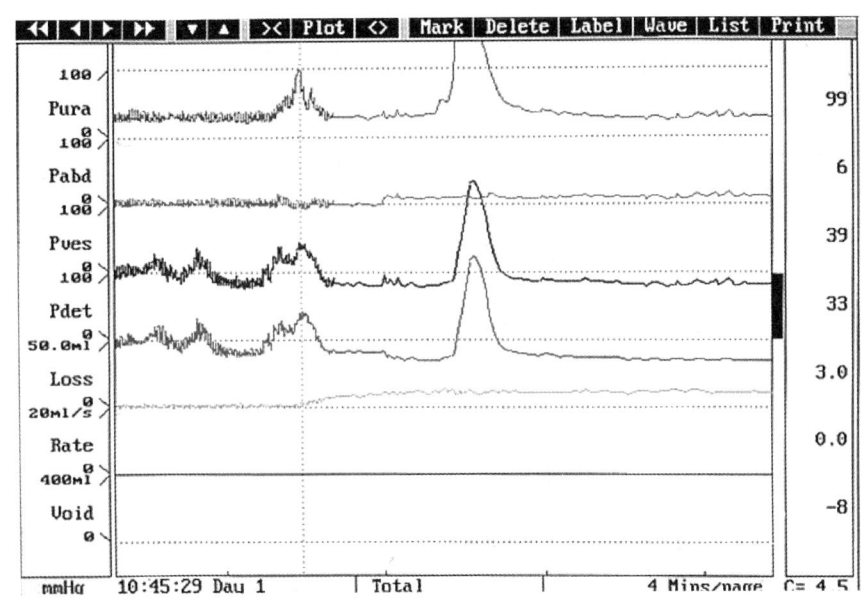

Fig. 51.20 Traçado urodinâmico ambulatorial, mostrando hiperatividade do detrusor, que está associada à perda de urina nos urilos pad.

Quadro 51.2 Resumo

Investigação da incontinência urinária:
- Diagnóstico pode ser com base em sintomas ou estudos urodinâmicos.
- Todas as mulheres devem relatar uma história completa e exame clínico.
- Gráficos de frequência de volume são úteis na realização do diagnóstico.
- Infecção e dificuldades de esvaziamento devem ser excluídas.
- Cistometria subtraída deve ser considerada nas pacientes para as quais a terapia conservadora falhou.
- Mulheres com incontinência recorrente ou com risco de problemas neurológicos devem ser investigadas por videocistouretrografia.
- Urodinâmica ambulatorial pode ser útil em mulheres com sintomas não explicados pela cistometria convencional.
- Todas as mulheres com hematúria e dor vesical necessitam de cistoscopia

Tabela 51.9 Causas de incontinência de esforço urodinâmico.

Hipermobilidade uretral
Prolapso urogenital

Lesão ou denervação do assoalho pélvico
Parto
Cirurgia pélvica
Menopausa

Cicatriz uretral
Cirurgia (uretral) vaginal
Cirurgia de incontinência
Uretrotomia ou dilatação uretral
Infecções do trato urinário recorrentes
Radioterapia

Pressão intra-abdominal elevada
Gestação
Tosse crônica (bronquite)
Massa abdominal/pélvica
Impactação fecal
Ascite
(Obesidade)

CAUSAS DA INCONTINÊNCIA URINÁRIA

A incontinência uretral ocorre sempre que a pressão intravesical involuntariamente excede a pressão intrauretral. Isto pode ser decorrente de um aumento na pressão intravesical (ou detrusor) ou uma redução na pressão uretral ou a combinação dos dois. Sendo assim, a falha que leva à incontinência pode estar na uretra ou na bexiga ou em ambas.

Incontinência por esforço urodinâmico

A incontinência de esforço urodinâmico é definida pela perda involuntária de urina durante o aumento da pressão abdominal na ausência de uma contração do detrusor [2]. Existem várias causas subjacentes diferentes que resultam na fraqueza de um ou mais dos componentes do mecanismo do esfíncter uretral (Tabela 51.9).

O colo vesical e a uretra proximal normalmente estão situados em posição intra-abdominal, acima do assoalho pélvico e são sustentados pelos ligamentos pubouretrais. Uma lesão dos ligamentos da musculatura do assoalho pélvico (elevador do ânus) ou pubouretrais pode resultar em descida da uretra proximal, deixando de ser um órgão intra-abdominal, e isto resulta na perda de urina pela uretra durante o esforço.

Tem sido postulado que o parto vaginal resulta em denervação do mecanismo do esfíncter uretral [59].

Snooks *et al.* [67] empregaram a eletromiografia para detectar a evidência de denervação do assoalho pélvico em mulheres que tiveram partos vaginais, mas não aquelas submetidas à cesariana. Posteriormente, eles compararam mulheres antes e pós-parto e confirmaram que o parto vaginal resulta em denervação do assoalho pélvico [68]. Em um estudo de 96 mulheres nulíparas com parto vaginal, Allen *et al.* [69] relataram evidências eletromiográficas de denervação do assoalho pélvico em mulheres pós-parto com incontinência urinária. Um segundo período ativo prolongado de trabalho de parto foi o único fator associado à lesão grave. Embora ocorra a recuperação da função do pudendo com o tempo [67, 70], existe uma deterioração progressiva com o envelhecimento e com partos vaginais subsequentes [71]. Em razão da incidência elevada de trauma do assoalho pélvico no parto vaginal, especialmente no parto instrumentado, propõe-se que a cesariana eletiva deva ser oferecida a mulheres que apresentam risco elevado [72].

Mais recentemente, a "teoria da uretra média" ou "teoria integral" foi descrita por Petros e Ulmsten [73]. Este conceito é fundamentado em estudos mais antigos que sugerem que as uretras média e distal exercem um papel importante no mecanismo de continência [74], e que a pressão de oclusão uretral máxima encontra-se no ponto da uretra média [75]. Esta teoria propõe que a lesão dos ligamentos pubouretrais, que sustentam a uretra, compromete a sustentação da parede vaginal anterior à uretra média e enfraquece a função dos músculos pubococcígeos que se inserem adjacentes à uretra e é responsável pela incontinência de esforço. A incontinência de esforço urodinâmica é a causa mais comum de incontinência urinária em mulheres e representa mais da metade dos casos que são encaminhados para consulta ginecológica. As mulheres geralmente se queixam do sintoma de incontinência de esforço com ou sem aumento da frequência, urgência, incontinência por urgência ou prolapso [76]. A incontinência de esforço pode ser demonstrada no exame clínico, mas isto apenas confirma a história da paciente e não diagnostica a causa da incontinência. Frequentemente, o diagnóstico de incontinência urinária de esforço é realizado por achados negativos, em vez de positivos. Quando a cistometria é normal, e a incontinência de esforço é observada, um diagnóstico de incontinência de esforço urodinâmico pode ser realizado. Caso a mulher se queixe de incontinência de esforço, como único sintoma, e a incontinência de esforço pode ser demonstrada ao tossir, existe uma chance de 95% de que o diagnóstico seja de incontinência de esforço urodinâmico. Entretanto, Haylen *et al.* [77] demonstraram que apenas 2% das mulheres que se apresentam para a avaliação urodinâmica caem nessa categoria.

Manejo conservador

Os tipos de tratamento conservador para a incontinência de esforço urodinâmico estão listados na Tabela 51.10. O tratamento conservador é indicado quando a incontinência é discreta, a paciente encontra-se clinicamente despreparada para a cirurgia ou não deseja submeter-se a ela, ou em mulheres que ainda não completaram sua família. Ele também pode ser útil

Tabela 51.10 Tratamento conservador para incontinência de esforço urodinâmico

Treinamento do músculo do assoalho pélvico (PFMT)
Perineometria
Cones vaginais
Estimulação elétrica máxima
Duloxetina

antes da cirurgia, quando o nome da paciente está em uma longa lista de espera. Entretanto, a cura completa por esses métodos conservadores para qualquer grau de incontinência de esforço urodinâmica, que não seja discreto, é incomum, e a maior parte das mulheres eventualmente requer a cirurgia [78].

Treinamento do músculo do assoalho pélvico

O treinamento do músculo do assoalho pélvico (PFMT) e a fisioterapia do assoalho pélvico são medidas conservadoras de primeira linha desde sua introdução em 1948 [79]. O PFMT parece trabalhar de várias formas:

- as mulheres aprendem a contrair conscientemente os músculos do assoalho pélvico antes e durante o aumento da pressão abdominal para evitar a perda urinária (destreza);
- o treinamento de força aumenta o volume muscular de longa duração e melhora a estrutura de sustentação, e
- o treinamento dos músculos abdominais indiretamente fortalece os músculos do assoalho pélvico [80].

Além disso, durante a contração a uretra também pode ser pressionada contra o aspecto posterior da sínfise púbica, produzindo uma elevação mecânica da pressão uretral [81]. Visto que até 30% das mulheres com incontinência de esforço são incapazes de contrair seu assoalho pélvico corretamente na primeira consulta [82], algumas pacientes precisam simplesmente reaprender a "destreza" para contrair os músculos apropriados no momento correto [83]. Foram relatados índices de cura, variando entre 21 e 84% [79, 84, 85]. O sucesso parece depender do tipo e da gravidade da incontinência tratada, das instruções e do acompanhamento oferecido, da adesão da paciente e das variáveis medidas para avaliar os resultados. Entretanto, a evidência sugere que o PFMT é mais efetivo, quando as pacientes recebem um programa estruturado para seguir e não simples instruções verbais [86].

O sucesso do PFMT pode ser melhorado subsequentemente pela utilização de *biofeedback* [87]. Essa técnica permite que as pacientes recebam um *feedback* visual ou auditivo relacionado com a contração de seu assoalho pélvico. O aparelho mais comumente utilizado na prática clínica é o perineômetro, que pode fornecer às mulheres uma ideia melhorada de uma contração do assoalho pélvico e oferece um estímulo eficaz para encorajar um esforço maior e continuado.

Perineometria

O perineômetro é um aparelho vaginal cilíndrico que pode ser utilizado para avaliar a força das contrações do assoalho pélvico. Ele pode ser usado para auxiliar uma mulher a contrair os músculos do assoalho pélvico apropriadamente e também é útil na detecção da melhora após os exercícios para o assoalho pélvico. Os perineômetros estão disponíveis tanto para uso hospitalar, quanto para o uso caseiro.

Cones vaginais pesados

Atualmente, esses cones estão disponíveis em jogos de cinco ou três [88], todos do mesmo formato e tamanho, porém com elevação de peso (20-90 g). Quando inserido na vagina, o cone estimula a contração do assoalho pélvico para evitar que ele caia, isso oferece um treinamento "vaginal com peso". Uma taxa de melhora de 60 a 70% foi relatada utilizando essa técnica [89], e dois estudos mostraram que os cones são tão eficazes quanto às formas mais convencionais de reeducação do assoalho pélvico e necessitam de menos supervisão [90, 91]. Entretanto, os estudos com prazo mais longo de acompanhamento sugerem que a melhora inicial pode não ser mantida [92], e sua eficácia no tratamento de incontinência de esforço urodinâmico é limitada. Um estudo clínico controlado e randomizado, avaliando tratamentos conservadores, mostrou que apenas 7,5% das mulheres relataram não perceber mais os problemas de incontinência depois da utilização de cones vaginais durante 6 meses. Além disso, não houve diferença na força do músculo pélvico quando comparado ao grupo-controle [84]. Houve alguns relatos de que os cones vaginais podem produzir contração isométrica prolongada dos músculos do assoalho pélvico e lesão muscular por uso excessivo [93].

Estimulação elétrica máxima

A estimulação elétrica máxima pode ser realizada, utilizando-se um aparelho caseiro com um eletrodo vaginal, através do qual uma corrente variável é passada. A própria mulher é capaz de ajustar a força do estímulo e é instruída a usar o aparelho durante 20 minutos diariamente no início por 1 mês. A estimulação elétrica máxima é empregada no tratamento da incontinência de esforço urodinâmico e na hiperatividade do detrusor, entretanto seu uso não se popularizou. Em um estudo multicêntrico, Sand et al. (1995) [94] mostraram que esse tipo de estimulador elétrico apresenta eficácia subjetiva e objetiva maior do (teste da pesagem do absorvente) que um aparelho *sham* no tratamento da incontinência por esforço urodinâmico. Além disso, uma metanálise mais recente mostrou que a estimulação elétrica é tão eficaz quanto o PFMT para o tratamento da incontinência de esforço urodinâmico [95].

Dispositivos vaginais

Há muitas mulheres que, por várias razões, não apresentam condições ou não desejam ser submetidas a um tratamento ativo de sua incontinência. Entretanto, elas realmente necessitam de algum tipo de "contenção" de sua perda urinária involuntária, e dispositivos vaginais podem ser adequados durante os exercícios a curto prazo.

Os tampões internos higiênicos estão facilmente disponíveis e reduzem a perda urinária, elevando o colo da bexiga e formando um degrau de obstrução ao fluxo. O *Conveen Continence Guard (CCG)* (Coloplast, Peterborough, Reino Unido) é um tampão vaginal de formato especial que foi avaliado em um estudo multicêntrico de 85 mulheres com incontinência de esforço urodinâmico com idades entre 31 e 65 anos. Ele foi utilizado diariamente por 4 semanas e avaliado subjetiva e objetivamente utilizando-se um teste de pesagem de absorvente [96]. No geral, 75% das mulheres melhoraram objetivamente, enquanto o aparelho estava *in situ*. Mais recentemente, o CCG foi comparado ao *Contrelle Continence Tampon* (CCT) (Codon, Lenshan, Alemanha), (Fig.51.21) em um estudo prospectivo de 94 mulheres com incontinência de esforço urodinâmico [97]. Os resultados mostraram que ambos os aparelhos reduziram de modo significativo a quantidade de vazamento urinário, porém foi significativamente maior no grupo CCT. Além disso, dois terços das mulheres preferiram o CCT ao CCG. Não houve efeitos adversos importantes e nenhuma associação a infecções vaginais ou do trato urinário inferior.

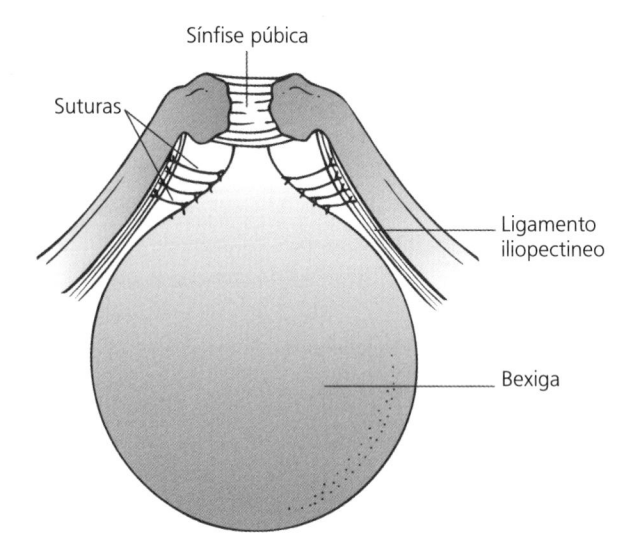

Figura 51.21 Dispositivos de continência vaginal. (a) Contrelle (CCT) e (b) Conveen (CCG).

▶ Terapia medicamentosa

Embora vários agentes, como agonistas α1-adrenoceptor, estrógenos e antidepressivos tricíclicos, tenham sido utilizados informalmente no passado para o tratamento de incontinência a esforço, a duloxetina é o primeiro fármaco que foi desenvolvido e licenciado especificamente para essa indicação.

A duloxetina é um inibidor potente e balanceado de recaptação de serotonina (5-hidroxitriptamina) e noradrenalina (SNRI) que aumenta a atividade do esfíncter estriado uretral por ação central [98]. A eficácia e segurança da duloxetina (20 mg, 40 mg, 80 mg) foi avaliada em um estudo duplo-cego, randomizado e controlado com placebo, de fase II realizado em 48 centros nos EUA, envolvendo 553 mulheres com incontinência de esforço [99]. A duloxetina foi associada à redução significativa e dose dependente da frequência de episódios de incontinência. A redução foi de 41%

para placebo e 54%, 59% e 64% para os grupos com 20 mg, 40 mg e 80 mg, respectivamente. Os índices de descontinuação também foram dose-dependentes: 5% para placebo e 9%, 12% e 15% para 20 mg, 40 mg e 80 mg respectivamente, sendo náusea o efeito adverso mais frequentemente relatado.

Um estudo global de fase III, realizado posteriormente, envolvendo 458 mulheres, também foi relatado [100]. Houve uma diminuição significativa na frequência de episódios de incontinência de esforço e melhora na QoL das mulheres que tomaram 40 mg de duloxetina uma vez ao dia, comparando-se ao placebo. Novamente, náusea foi o efeito adverso mais frequentemente relatado, ocorrendo em 25,1% das mulheres que receberam duloxetina comparando-se ao índice de 3,9% nas que receberam placebo. Entretanto, em aproximadamente 7 dias, a náusea cessou em 60% e em 86% em torno de 1 mês. Esses achados foram apoiados por um estudo posterior duplo-cego, placebo controlado, envolvendo 109 mulheres que aguardavam uma cirurgia para incontinência de esforço [101]. No geral, houve uma melhora significativa na frequência de episódios de incontinência e QoL nas mulheres que tomaram duloxetina, comparando-se ao placebo. Além disso, 20% das mulheres que estavam aguardando a cirurgia para incontinência mudaram de ideia, enquanto tomavam duloxetina. Mais recentemente, o papel da cirurgia associada a PFMT e duloxetina foi examinado em um estudo prospectivo de 201 mulheres com incontinência de esforço. As mulheres foram randomizadas para uma das quatro combinações de tratamento: duloxetina 40 mg duas vezes ao dia, PFMT, terapia combinada ou placebo. No geral, a duloxetina, com ou sem PFMT, mostrou-se superior ao placebo ou ao PFMT isoladamente, enquanto os resultados do teste do absorvente e a análise da QoL favoreceram a terapia de combinada sobre o tratamento único [102].

▶ Cirurgia

Em geral, a cirurgia é a forma mais eficaz de curar a incontinência de esforço urodinâmica, e um índice de cura de 90% pode ser esperado para um procedimento primário adequado, realizado apropriadamente. A cirurgia tradicional para incontinência de esforço urodinâmico tem como objetivo elevar o colo da bexiga e a uretra proximal para colocá-las em uma posição intra-abdominal, apoiar o colo da bexiga e alinhá-lo ao aspecto posterossuperior da sínfise púbica e, em alguns casos, aumentar a resistência de fluxo. Indubitavelmente, os resultados de cirurgias suprapúbicas, como a colpossuspensão de Burch ou o procedimento de Marshall-Marchetti-Krantz, são melhores que aqueles para colporrafia anterior, tradicional, com suporte do colo vesical [103]. Várias cirurgias foram descritas, e muitas ainda são realizadas atualmente. Cirurgias comuns para incontinência de esforço urodinâmico estão listadas na Tabela 51.11.

Colporrafia anterior

A colporrafia anterior é realizada apenas raramente para a incontinência de esforço urodinâmico. Embora geralmente seja a melhor cirurgia para uma cistouretrocele, as taxas de

Tabela 51.11 Cirurgias para incontinência de esforço urodinâmico

Vaginal
Colporrafia anterior ± sutura Kelly/Pacey
Uretrocliese
Agentes de volume uretral
Procedimentos com fita miduretral retropúbicos
Procedimentos com fita miduretral transobturatório

Abdominal
Procedimento de Marshall-Marchetti-Krantz
Colpossuspensão de Burch

Laparoscopia
Colpossuspensão

Combinada
Sling
Suspensão do colo da bexiga por endoscopia, p. ex., Stamey, Raz

Complexo
Neouretra
Esfíncter artificial
Desvio urinário

cura para incontinência de esforço urodinâmico são insatisfatórias comparando-se às dos procedimentos suprapúbicos [104]. Visto que o prolapso é relativamente mais fácil de ser curado que a incontinência de esforço, é apropriado realizar a melhor cirurgia para incontinência, quando as duas condições coexistem.

Procedimento Marshall-Marchetti-Krantz

O procedimento Marshall-Marchetti-Krantz é uma cirurgia suprapúbica em que o tecido parauretral ao nível do colo vesical é suturado ao periósteo e/ou pericôndrio do aspecto posterior da sínfise púbica. Esse procedimento eleva o colo vesical, mas não corrige uma cistocele concomitante. Ele vem sendo substituído pela colpossuspensão de Burch, visto que suas complicações incluem osteíte dos ossos púbicos em 2 a 7% dos casos.

Colpossuspensão

A colpossuspensão de Burch foi modificada por muitos autores desde sua descrição original [105]. Até recentemente, a colpossuspensão tem sido a cirurgia de escolha para incontinência de esforço urodinâmico primário, uma vez que ela corrige a incontinência de esforço e a cistocele. Pode não ser adequada quando a vagina apresenta cicatriz ou estreitamento em razão da cirurgia anterior. A cirurgia é realizada por meio de uma incisão suprapúbica transversa baixa. A bexiga, colo vesical e uretra proximal são dissecados medialmente fora da fáscia paravaginal subjacente e três ou quatro pares de suturas não absorvíveis, ou suturas de absorção lenta são realizados entre a fáscia e o ligamento iliopectíneo ipsolateral.

Após realizar a hemostasia, as suturas são amarradas, elevando, desse modo, o colo vesical e a base da bexiga (Fig. 51.22). A histerectomia simultânea não melhora os resulta-

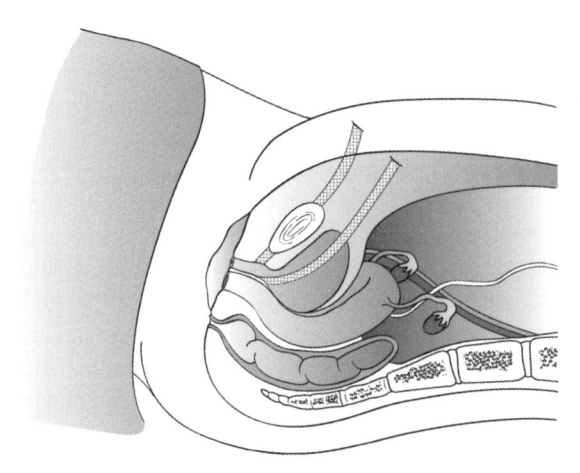

Fig. 51.22 Colpossuspensão de Burch modificada.

dos, mas caso haja patologia uterina (menorragia ou prolapso uterovaginal), então a histerectomia deve ser realizada ao mesmo tempo. Pós-cirurgicamente, um dreno de sucção é deixado no espaço retropúbico, e um cateter suprapúbico é inserido na bexiga. Antibióticos perioperatórios e/ou heparina subcutânea podem ser empregados. Em quase todas as séries relatadas comparando os resultados de uma colpossuspensão de Burch a qualquer outro procedimento realizado para curar incontinência de esforço urodinâmico, os resultados da colpossuspensão foram os melhores.

Embora a colpossuspensão seja agora bem reconhecida como um procedimento eficaz para incontinência de esforço, isto não ocorre sem complicações. A hiperatividade do detrusor pode ocorrer *de novo* ou pode ser revelada pelo procedimento [106], o que pode levar a sintomas urinários a longo prazo. Dificuldades de esvaziamento são comuns no pós-operatorio e, embora elas geralmente se resolvam em pouco tempo após a cirurgia, uma disfunção de esvaziamento a longo prazo pode ocorrer. Além disso, uma retoenterocele pode ser exacerbada pelo reposicionamento da vagina [107]. Entretanto, a colpossuspensão é a única cirurgia de incontinência para qual estão disponíveis dados de acompanhamento a longo prazo. Alcalay *et al.* [108] relataram uma série de 109 mulheres com taxa de cura total de 69% em um período médio de 13,8 anos.

Colpossuspensão laparoscópica

Cirurgias minimamente invasivas são atrativas, e essa tendência estendeu-se à cirurgia para incontinência de esforço. Embora muitos autores tenham relatado resultados excelentes subjetivos a curto prazo da colpossuspensão laparoscópica [109], estudos anteriores mostraram resultados inferiores ao procedimento aberto [110, 111].

Recentemente, dois grandes estudos prospectivos, randomizados e controlados, realizados na Austrália e no Reino Unido, relataram resultados comparando a colpossuspensão laparoscópica à cirurgia aberta. No estudo australiano, 200 mulheres com incontinência de esforço urodinâmico foram randomizadas para a colpossuspensão laparoscópica ou cirurgia aberta [112]. No geral, não houve diferença significativa nas medidas de cura objetivas e subjetivas ou na satisfação do paciente aos 6 meses, 24 meses ou 3 a 5 anos depois. Embora a abordagem laparoscópica tenha apresentado um tempo de duração mais alto (87 *vs.* 42 min; $P < 0,0001$) ela foi associada à menor perda de sangue ($P = 0,03$) e ao retorno mais rápido às atividades normais ($P = 0,01$).

Esses achados foram similares aos encontrados pelo estudo randomizado, controlado e multicêntrico de Reino Unido, envolvendo 291 mulheres com incontinência de esforço urodinâmico e comparando a colpossuspensão laparoscópica à cirurgia aberta [113]. Aos 24 meses, a análise por intenção de tratar não mostrou diferenças significativas nos índices de cura entre os procedimentos. Os índices de cura objetiva para colpossuspensão laparoscópica e aberta foram de 70,1 e 79,7%, respectivamente, e os índices de cura subjetiva foram de 54,6 e 54,9%, respectivamente.

Esses estudos confirmaram que a eficácia clínica das duas cirurgias é comparável, embora o custo benefício da colpossuspensão laparoscópica permaneça não comprovado. Uma análise de custo comparando a colpossuspensão laparoscópica à cirurgia aberta também foi realizada durante o estudo do Reino Unido [114]. A utilização do recurso de cuidados com a saúde durante os 6 meses do período de acompanhamento resultou em custos de £1805 para o grupo de laparoscopia *vs.* £1433 para o grupo de procedimento aberto.

É importante disponibilizar essa informação para as mulheres com indicação de cirurgia de incontinência, visto que a maior parte prefere que sua incontinência de esforço seja curada e não que sua estadia hospitalar seja reduzida. Além disso, está bem estabelecido que a primeira cirurgia apresenta maior probabilidade de sucesso, portanto, é desastroso quando um bom resultado é prejudicado por uma cirurgia inferior.

Procedimentos com fita

Os procedimentos com fita normalmente são realizados como cirurgias secundárias, quando existem cicatrizes ou estreitamento da vagina. O material da fita pode ser biológico (autólogo da fáscia do reto, derme de porcino, fáscia de cadáver) ou sintético (Prolene®, e Mersilene®, Ethicon, New Jersey, EUA). A fita pode ser inserida por via abdominal ou vaginalmente, ou por uma combinação das duas. Normalmente, a fita é utilizada para elevar e sustentar o colo vesical e a uretra proximal, mas não para obstruí-la intencionalmente. Os procedimentos com fita estão associados a uma alta incidência de efeitos e complicações colaterais. Frequentemente é difícil decidir o grau de tensão da fita. Se ela ficar muito frouxa, a incontinência vai persistir e, se ficar muito apertada, dificuldades de esvaziamento podem ser permanentes. Mulheres que serão submetidas à inserção de fita devem estar preparadas para a realização de uma autocateterização asséptica e intermitente pós-cirurgicamente. Além disso, há o risco de infecção, especialmente se for utilizado material inorgânico. A fita pode desgastar-se no interior da uretra ou vagina e, nesses casos, deve ser removida, e isto pode ser extremamente difícil.

PROCEDIMENTOS COM FITAS RETROPÚBICAS E MID-URETRAIS

▶ Fita vaginal livre de tensão

A fita vaginal livre de tensão (TVT, Gynecare®, New Jersey, EUA), descrita primeiramente por Ulmsten, em 1996 [115], é agora o procedimento mais comumente realizado para incontinência urinária de esforço no Reino Unido, e mais de dois milhões de procedimentos foram realizados no mundo. Uma fita de malha trabalhada de polipropileno com 11 mm × 40 cm é inserida transvaginalmente ao nível da uretra média, utilizando-se dois trocartes de 5 mm (Fig. 51.23). O procedimento pode ser realizado sob anestesia local, espinhal ou geral. A maior parte das mulheres pode voltar para casa no mesmo dia, embora algumas realmente necessitem de cateterização para dificuldades de esvaziamento a curto prazo (2,5-19,7%). Outras complicações incluem a perfuração da bexiga (2,7-5,8%), *recorrência da* urgência (0,2-15%) e sangramento (0,9-2,3%) [116]. Um estudo multicêntrico realizado em 6 centros na Suécia, relatou um índice de cura de 90% em 1 ano em mulheres, submetendo-se a sua primeira cirurgia para incontinência de esforço urodinâmico, sem quaisquer complicações importantes [117]. Resultados a longo prazo confirmam a durabilidade da técnica com taxas de sucesso de 86% em 3 anos [118], 84,7% em 5 anos [119], 81,3% em 7 anos [120] e 90% em 11 anos [121].

O TVT também foi comparado à colpossuspensão aberta em um estudo multicêntrico, prospectivo e randomizado, envolvendo 344 mulheres com incontinência de esforço urodinâmico [122]. No geral, não houve diferença significativa em termos de cura objetiva: 66% no grupo com TVT e 57% no grupo com colpossuspensão.

Entretanto, o tempo de cirurgia, internação pós-cirúrgica e retorno à atividade normal foram mais longos no procedimento de colpossuspensão. Análises dos resultados a longo prazo aos 24 meses, utilizando-se o teste do absorvente, avaliações de QoL e questionários sobre sintomas, mostraram uma taxa de cura objetiva de 63% no procedimento de TVT e 51% no procedimento de colpossuspensão [123]. Aos 5 anos não houve diferenças na cura subjetiva (63% no grupo de TVT e 70% no grupo de colpossuspensão), satisfação do paciente e avaliação da QoL. Entretanto, embora tenha ocorrido a redução significativa da cistocele em ambos os grupos, houve uma incidência mais alta de enterocele, rectocele e prolapso apical no grupo de colpossuspensão [124]. Além disso, uma análise de custo benefício também mostrou que aos 6 meses de acompanhamento o TVT resultou em uma economia média de £243 comparada à colpossuspensão [125].

Um estudo randomizado menor também comparou o TVT à colpossuspensão laparoscópica em 72 mulheres com incontinência de esforço urodinâmico. Em um acompanhamento médio de 20 meses, os índices de cura objetiva foram mais altos no grupo de TVT, quando comparadas às do grupo de colpossuspensão laparoscópica: 96,8% *vs.* 71,2%, respectivamente (P = 0,056) [126].

▶ SPARC™ – sistema *sling* de suspensão mid-uretral

O sistema *sling* SPARC™ (*American Medical Systems, Minnesota, EUA*) é um procedimento de inserção de *sling* minimamente invasivo, utilizando-se uma malha trabalhada de polipropileno de 10 mm de largura, que é colocada ao nível da uretra média, passando a agulha por via suprapúbica até a vagina (Fig. 51.24) [127]. O procedimento pode ser realizado sob anestesia local, regional ou geral. Um estudo prospectivo multicêntrico, realizado na França e envolvendo 104 mulheres com incontinência de esforço urodinâmico, relatou os resultados [128]. Em um acompanhamento médio de 11,9 meses, o índice de cura objetiva foi de 90,4%, e de cura subjetiva foi de 72%. Houve uma incidência de 10,5% de perfuração da bexiga, e 11,5% das mulheres se queixaram de *recorrência* de urgência depois do procedimento. Mais recentemente, o SPARC foi comparado ao TVT em um estudo randomizado, prospectivo, de 301 mulheres [129].

No acompanhamento a curto prazo, não houve diferenças significativas nos índices de cura, de perfuração da bexi-

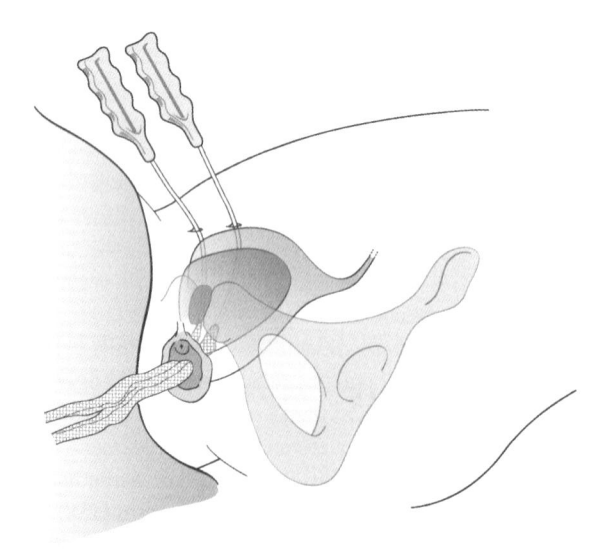

Fig.51.23 Fita vaginal livre de tensão (TVT)

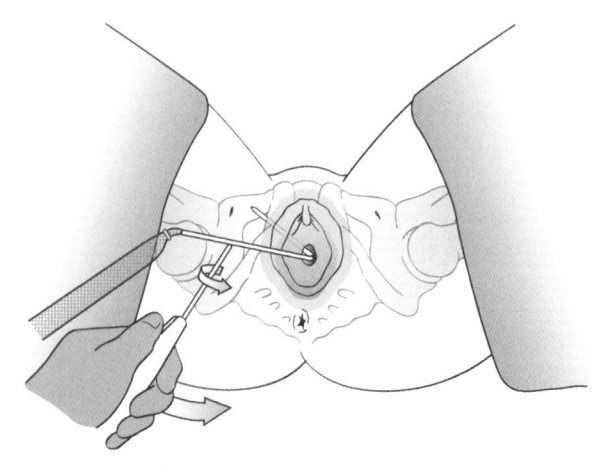

Fig.51.24 SPARC™ – sistema *sling* de suspensão mid-uretral.

ga e recorrência da urgência. Entretanto, houve uma incidência mais elevada de dificuldades de esvaziamento e erosões vaginais no grupo SPARC.

Procedimentos de *sling* mid-uretrais transobturatórios

A via transobturatória para a colocação de *slings* mid-uretrais sintéticos foi descrita, primeiramente, em 2001[130]. Como com os procedimentos com *slings* retropúbicos, as fitas transobturatórias podem ser colocadas sob anestesia local, regional ou geral e apresentam a vantagem teórica de eliminar algumas das complicações associadas à via retropúbica. Entretanto, a via transobturatória pode estar associada à lesão do nervo e vasos obturadores; em um modelo de dissecção anatômica, a fita passa 3,4-4,8 cm distante dos ramos anterior e posterior do nervo obturador, respectivamente, e 1,1 cm do ramo mais medial dos vasos obturadores [131]. Consequentemente, a lesão dos nervos e vasos, além da lesão vesical e erosão vaginal, permanece uma complicação do procedimento.

O procedimento transobturatório pode ser utilizado como uma técnica "de dentro para fora" (TVT-O™, Gynecare, Massachusetts, EUA) (Fig. 51.25) ou alternativamente uma técnica "de fora para dentro" (Monarc, *American Medical Systems*; Obtryx, Boston Scientific, Massachusetts, EUA). Estudos iniciais relataram taxas de cura e melhora de 80,5% e 7,5%, respectivamente, aos 7 meses [132] e 90,6% e 9,4%, respectivamente aos 17 meses [133].

Mais recentemente o acesso transobturatório (TVT-O) foi comparado ao acesso retropúbico (TVT) em um estudo italiano multicêntrico, randomizado e prospectivo, envolvendo 231 mulheres com incontinência de esforço urodinâmico [134]. Em acompanhamento médio de 9 meses, subjetivamente 92% das mulheres no grupo TVT estavam curadas, comparando-se aos 87% no grupo TVT-O. Objetivamente, no teste do absorvente, as taxas de cura foram de 92 e 89% respectivamente.

Não houve diferenças nas dificuldades de esvaziamento e tempo de internação, embora tenha havido mais perfurações no grupo de TVT; 4% *vs.* nenhum no grupo TVT-O. Um estudo multicêntrico, randomizado e prospectivo, comparando TVT e TVT-O da Finlândia, envolvendo 267 mulheres com queixa de incontinência urinária de esforço, foi recentemente relatado [135]. Os índices de cura objetiva em 9 semanas foram de 98,5% no grupo TVT e 95,4% no grupo TVT-O ($P = 0,1362$). Embora os índices de complicação fossem baixos e semelhantes em ambos os braços do estudo, houve uma incidência mais elevada de dor na virilha no grupo TVT-O (21 *vs.* 2; $P = 0,0001$).

Esses dados são confirmados por uma metanálise recente de cinco estudos randomizados, comparando TVT-O com TVT e seis estudos randomizados, comparando TOT com TVT [136]. No geral, os índices de cura subjetiva foram similares às vias retropúbica e transobturatória. Os efeitos adversos, como lesões da bexiga [razão de chances (OR) 0,12; intervalo de confiança (CI) 95% 0,05-0,33] e as dificuldades de esvaziamento (OR 0,55; 95% CI 0,31-0,98), foram menos frequentes, mas a dor na virilha (OR 8,28; 95% CI 2,7-25,4) e erosões vaginais (OR 1,96; 95% CI 0,87-4,39) foram mais comuns depois do acesso transobturatório. Resultados a longo prazo parecem apoiar a durabilidade e eficácia do acesso obturatório. Uma análise de acompanhamento de 3 anos de um estudo observacional, prospectivo, avaliando a utilização de TVT-O, foi relatada recentemente [137]. Das 102 pacientes recrutadas, 91 (89,2%) estavam disponíveis para acompanhamento de, no mínimo, 3 anos. A taxa de cura objetiva foi de 88,4%, com uma melhora em 9,3% dos casos e não houve diferença estatística no resultado ao serem comparados aos resultados relatados em 1 ano. Além disso, houve uma melhora significativa no resultado subjetivo, incluindo gravidade da incontinência e QoL. Embora quatro pacientes tenham apresentado necessidade de divisão com fita, não houve casos de erosão ou dor persistente.

Procedimentos com fita minimamente invasivos

Embora o desenvolvimento das fitas mid-uretrais retropúbicas e transobturatórias tenham transformado o acesso cirúrgico para incontinência urinária de esforço, oferecendo um procedimento ambulatorial minimamente invasivo, recentemente tem havido interesse no desenvolvimento de um novo tipo de "*mini-sling*", que possa oferecer um acesso em consultório verdadeiramente. O TVT Secur™ (Gynecare) é o primeiro desses "*mini slings*" a ser introduzido, embora existam vários outros dispositivos atualmente sob investigação e desenvolvimento (Fig. 51.26).

O TVT Secur foi lançado, em 2006, e, atualmente, existem poucos dados a longo prazo para validar o seu uso, embora vários estudos a curto prazo tenham sido relatados. A primeira série de casos publicada, envolvendo uma pequena amostra de 15 mulheres, relatou um índice de cura subjetiva geral de 93% em um acompanhamento de 1 a 3 meses [138]. Mais recentemente, foi relatado um estudo prospectivo multicêntrico, realizado na Itália, envolvendo 95 mulheres com incon-

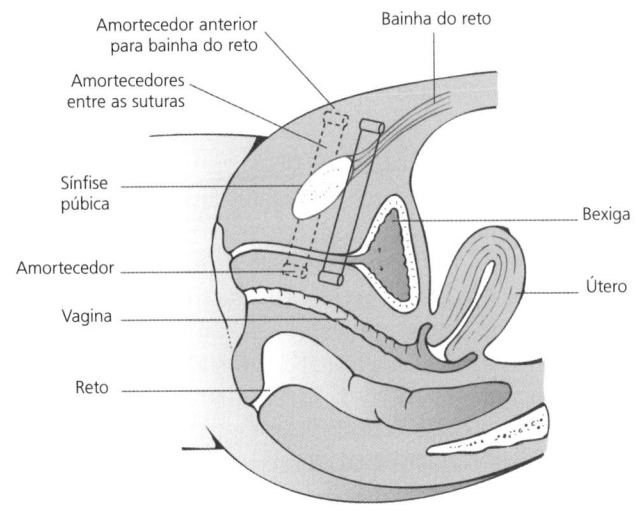

Fig. 51.25 Fita transobturatória – procedimento "de dentro para fora".

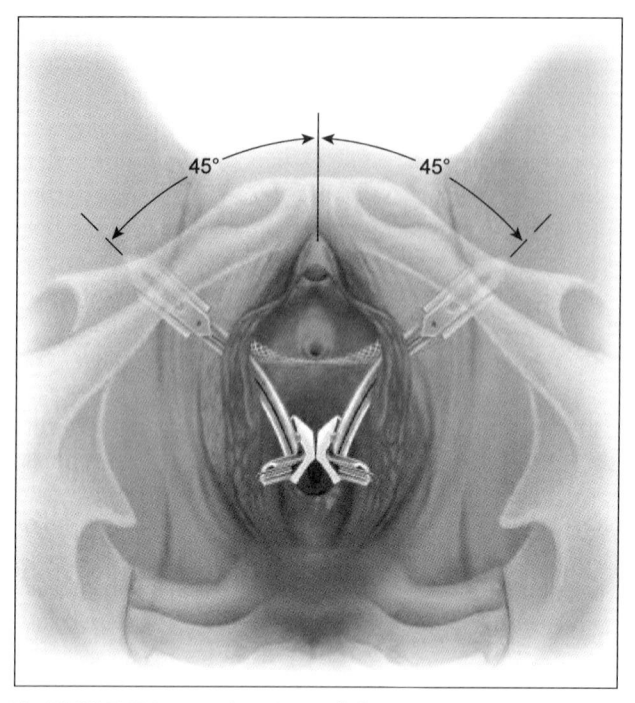

Fig.51.26 TVT Secur: colocação em "U"

Tabela 51.12	Agentes de volume uretral
Agente de volume uretral	Técnica de aplicação
Colágeno bovino de ligação cruzada de glutaraldeído (Contigen*)	Cistoscopia
Polidimetilsiloxana (Macroplastique†)	Cistoscopia
	Sistema de implantação MIS
Gotículas de óxido de zircônio revestido por carbono pirolítico em gel β glucan (Durasfere‡)	Cistoscopia
Copolímero de vinil de etileno em gel de sulfóxido dimetil (DMSO)	Cistoscopia
Hidroxilapatita de cálcio em gel de carboximetilcelulose (Coaptite§)	Cistoscopia
Copolímero de ácido hialurônico e dextranomer	Cistoscopia
	Sistema Implacer
Hidrogel de poliacrilamida (Bulkamid¶)	Cistoscopia

*Bard, Geórgia, EUA
†Uroplastia, Minessota, EUA
‡Coloplastia, Peterborough, Reino Unido
§Boston Scientific, Massachusetts, EUA
¶Gynecare, New Jersey, EUA

tinência de esforço primária que receberam um TVT Secur. O acompanhamento de 1 ano relatou índices de cura subjetiva e objetiva de 78 e 81%, respectivamente, enquanto 8% das mulheres queixaram-se de dificuldades de esvaziamento.

Além disso, houve dois casos de erosão da malha [139]. Esses dados foram confirmados por um estudo multicêntrico observacional e prospectivo realizado na França, envolvendo 150 pacientes com 1 ano de acompanhamento. Os índices de cura e melhora foram de 76,9% nas mulheres com incontinência de esforço pura, embora esses índices tenham caído para 60% em um grupo menor com deficiência do esfíncter intrínseco [140].

A evidência atual parece sugerir que os índices de eficácia da TVT Secur possam ser ligeiramente inferiores ao das fitas mid-uretrais retropúbicas [141], e a experiência atual sugere que o procedimento é tecnicamente diferente do manejo retropúbico ou obturatório. Os índices iniciais de sucesso foram decepcionantes em algumas séries, e o efeito da "curva de aprendizagem" foi claramente documentado com índices objetivos de sucesso, aumentando de 76,2 a 94,7%, dependendo da experiência do cirurgião [142].

Considerando as evidências clínicas disponíveis até o momento, o TVT Secur parece oferecer uma alternativa de acesso minimamente invasivo para o tratamento de incontinência urinária de esforço, embora sejam necessários mais estudos para documentar a eficácia e segurança a longo prazo.

Procedimentos de suspensão do colo da bexiga

As suspensões do colo vesical guiadas por endoscópio [143-145] são simples de serem realizadas, mas são menos eficazes que os procedimentos suprapúbicos abertos e hoje são raramente utilizadas. Em todas essas cirurgias, uma agulha longa é utilizada para inserir uma alça de náilon em cada lado do colo vesical; ela é fixada sobre a bainha do reto para elevar a junção uretrovesical.

Deve ser feita uma cistoscopia para confirmar a colocação adequada das suturas e para detectar qualquer dano à bexiga causado pela agulha ou pela sutura. No procedimento de Stamey, são utilizados tamponamentos para evitar que as suturas cortem os tecidos, e no procedimento de Raz, uma sutura helicoidal de prolene é inserida profundamente na fáscia endopélvica lateral do colo vesical para evitar a sua secção. A principal dificuldade dessas cirurgias é que elas dependem de duas suturas, e elas podem romper ou tracionar os tecidos. Entretanto, as suspensões do colo vesical guiadas por endoscópio são rápidas e fáceis de serem realizadas. Elas podem ser feitas sob bloqueio regional, e a recuperação pós-operatória é rápida. Dificuldades de esvaziamento temporárias são comuns após as suspensões com agulha longa, mas elas geralmente cessam, e há poucas outras complicações.

Agentes de volume uretral

Os agentes de volume uretral constituem um procedimento cirúrgico minimamente invasivo para o tratamento de incontinência de esforço urodinâmico e podem ser úteis em mulheres mais velhas e nas submetidas a cirurgias anteriores e que possuem uma uretra fibrosada cicatrizada e fixada.

Embora a substância injetada possa diferir, o princípio é o mesmo. Ela é injetada via peri ou transuretral em cada lado do colo vesical sob controle endoscópico com o intuito de "avolumar" o colo vesical e a uretra média a fim de interromper a abertura prematura do colo vesical sem causar obstrução de fluxo. Eles podem ser realizados sob anestesia

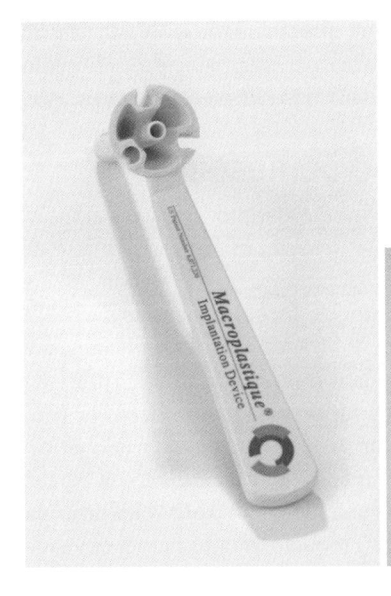

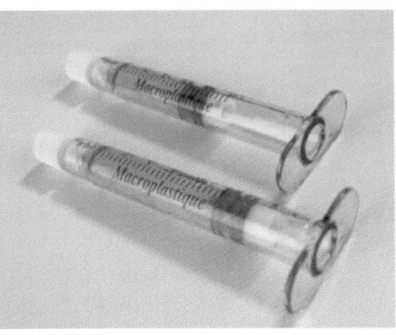

Fig. 51.27 Agente de volume uretral Macroplastique e dispositivo de implantação.

local, regional ou geral. Atualmente existem diferentes produtos disponíveis (Tabela 51.12). A utilização de sistemas de implantação minimamente invasivos (Fig. 51.27) também possibilitou a realização de alguns desses procedimentos no ambulatório sem a necessidade de cistoscopia.

Nas primeiras séries relatadas, 81% das 68 mulheres estavam secas após duas injeções com colágeno [146]. Foram feitos estudos de acompanhamento a longo prazo, e muitos mostraram um índice de cura objetiva acima de 50% em 2 anos e um índice de melhora subjetiva de, aproximadamente, 70% [147-149]. A macroplástica foi comparada a Contigen em um estudo recente norte-americano de 248 mulheres com incontinência de esforço urodinâmico. Os resultados foram avaliados objetivamente utilizando o teste do absorvente e subjetivamente em 12 meses. Índices gerais de melhora e cura objetiva favoreceram a Macroplástica em relação ao Contigen (74 vs. 65%; P = 0,13). Embora essa diferença não tenha sido significativa, os índices de cura subjetiva foram maiores no grupo com Macroplástica (41 vs. 29%; P = 0,07) [150].

Embora as taxas de sucesso com agentes de volume uretral sejam geralmente menores que as de cirurgia de incontinência convencional, elas são minimamente invasivas e apresentam índices de complicações menores, o que significa que elas permanecem uma alternativa útil em mulheres selecionadas.

Esfíncter urinário artificial

Um esfíncter artificial é um dispositivo que pode ser colocado quando a cirurgia convencional falha [151]. É um implante e consiste em um manguito inflável preenchido por líquido que é colocado cirurgicamente em torno do colo vesical. Um reservatório que contém líquido é colocado na cavidade peritoneal, e uma bomba operada pelo dedo mínimo é posicionada no lábio maior esquerdo. Os três componentes principais são conectados por meio de uma válvula de controle. Sob circunstâncias normais o manguito é inflado, obstruindo, assim, a uretra. Quando o esvaziamento é desejado, a bomba é utilizada para esvaziar o líquido no manguito, de volta ao balão do reservatório, permitindo o esvaziamento. O manguito, então, é preenchido novamente de forma gradual durante os próximos poucos minutos. Os esfíncteres artificiais estão associados a muitos problemas. Eles são caros, a cirurgia de inserção é complicada, e os tecidos próximos ao colo vesical após cirurgias anteriores malsucedidas podem estar friáveis para a implantação de um manguito. Além disso, pode ocorrer uma falha mecânica necessitando de cirurgia posterior. Entretanto, há indicações para esses dispositivos, e sua tecnologia provavelmente será melhorada no futuro.

CONCLUSÕES: INCONTINÊNCIA DE ESFORÇO

Existem poucas mulheres descontentes em quem nem as formas mais convencionais de cirurgia de incontinência, nem as mais recentes proporcionam uma cura efetiva. Para elas, um desvio urinário pode ser uma solução mais satisfatória a longo prazo do que o uso contínuo de métodos auxiliares para incontinência.

É importante lembrar que a primeira cirurgia para incontinência de esforço possui maior probabilidade de sucesso. A maior parte das cirurgias suprapúbicas realizadas atualmente apresenta um índice de cura superior a 85-90% em pacientes submetidas a sua primeira cirurgia para incontinência de esforço urodinâmico diagnosticada corretamente. A colpossuspensão é reconhecida há tempo como a primeira "melhor" cirurgia, embora os procedimentos de fita mid-uretral pareçam atualmente ser mais eficazes. Mais recentemente, o acesso transobturatório também demonstrou ser mais eficaz que o retropúbico, e pode ser útil em mulheres submetidas à cirurgia retropúbica anterior.

Refazer a cirurgia de continência é menos eficaz que a cirurgia primária, e a cirurgia subsequente pode ser realizada por via vaginal, que é menos móvel, e pode ocorrer fibroses da uretra. Nesses casos, um agente de volume uretral pode ser mais fácil de ser colocado e mais eficaz. Finalmente é importante que o procedimento cirúrgico realizado sob medida para adequar-se às necessidades da paciente.

> **Quadro 51.3 Resumo**
>
> Incontinência urinária de esforço:
> - Incontinência urinária de esforço (SUI) é um sintoma.
> - Incontinência de esforço urodinâmico é um diagnóstico urodinâmico.
> - SUI é a forma mais comum de incontinência em mulheres
> - Todas as mulheres devem ser tratadas de forma conservadora com treinamento da musculatura do assoalho pélvico (PFMT) inicialmente.
> - Duloxetina pode ser útil além do PFMT.
> - As mulheres que não apresentam melhoras com as medidas conservadoras podem ser candidatas à cirurgia.
> - Fitas mid-uretrais são atualmente a cirurgia de SUI mais comumente realizada.

Orientações do *National Institute for Health and Clinical Excellence*

O tratamento de incontinência urinária de esforço foi revisado recentemente pelo *National Institute for Health and Clinical Excellence* (NICE) [152]. Um estudo de PFMT supervisionado de, no mínimo, 3 meses de duração deve ser oferecido como tratamento de primeira linha a todas as mulheres com incontinência urinária de esforço ou mista. Procedimentos com fita mid-uretral retropúbica, utilizando uma abordagem de "suspensão da base" com malhas macroporosas de polipropileno (tipo 1), são recomendadas como opções de tratamento para a incontinência urinária de esforço em casos em que o tratamento convencional falhou.

Os procedimentos *sling* de colpossuspensão aberta e autólogo da fáscia do reto são alternativas recomendadas – quando clinicamente apropriadas.

Slings sintéticos que utilizam um material que não seja de malha macroporosa (tipo 1) não são recomendados para o tratamento da incontinência urinária de esforço.

Agentes de volume intramural [glutaraldeído de ligação cruzada do colágeno (GAX), silicone, esferas de zircônio revestidas de carbono] devem ser considerados para o tratamento de incontinência urinária de esforço, quando o tratamento conservador falha, embora as mulheres devam ser conscientizadas de que injeções repetidas podem ser necessárias, e que a eficácia diminui com o tempo e é inferior ao resultado da suspensão ou *sling*.

A colpossuspensão laparoscópica não é recomendada como um procedimento de rotina para o tratamento da incontinência urinária de esforço em mulheres e deve ser realizada apenas por um cirurgião laparoscópico especializado.

A colporrafia anterior, procedimentos de suspensão com agulha, reparo de defeitos paravaginais e procedimento de Marshall-Marchetti-Krantz não são recomendados.

HIPERATIVIDADE DO DETRUSOR

A hiperatividade do detrusor é definida pela observação urodinâmica de contrações involuntárias durante a fase de enchimento, que pode ser espontânea ou provocada [2]. É a segunda causa mais comum de incontinência urinária em mulheres e responde por 30-40% dos casos. A incidência é mais alta em idosas e após o fracasso de uma cirurgia de incontinência. A causa da hiperatividade do detrusor permanece incerta e, na maior parte dos casos, ela é idiopática, ocorrendo quando há uma falha de treinamento da bexiga adequado na infância ou quando o controle voluntário da bexiga falha na vida adulta. Frequentemente, fatores emocionais ou outros fatores psicossomáticos estão envolvidos. Em alguns casos, a hiperatividade do detrusor pode ser secundária a uma lesão neuromotora, especialmente esclerose múltipla. Em tais casos, ela é conhecida como hiperatividade do detrusor neurogênica. Em homens, a hiperatividade do detrusor pode ser secundária à obstrução de fluxo de saída e pode ser curada, quando a obstrução é aliviada. Entretanto a obstrução do fluxo de saída em mulheres é rara.

Diz-se que existe uma baixa complacência quando há uma elevação confirmada na pressão do detrusor sem contrações reais do detrusor durante o enchimento da bexiga. Existem várias causas, incluindo cirurgia pélvica radical, radioterapia, infecções recorrentes do trato urinário e cistite intersticial, mas os sintomas, associados à hiperatividade física do detrusor e à baixa complacência, podem ser indistinguíveis sem uma cistometria (Figs. 51.28 e 51.29).

Hiperatividade do detrusor e bexiga superativa

Os sintomas da OAB são decorrentes das contrações involuntárias do músculo detrusor durante a fase de enchimento do ciclo miccional. Essas contrações involuntárias são denominadas hiperatividade do detrusor e são mediadas pela estimulação induzida pela acetilcolina dos receptores muscarínicos da bexiga [153]. Contudo, a OAB não é sinônimo de hiperatividade do detrusor, OAB é um diagnóstico com base em sintoma, e o último é um diagnóstico urodinâmico. Estima-se que 64% das pacientes com OAB apresentam hiperatividade do detrusor provada urodinamicamente, e que 83% das pacientes com hiperatividade do detrusor apresentam sintomas sugestivos de OAB [154].

Receptores muscarínicos

Estudos de clonagem molecular revelaram cinco genes distintos para os receptores de acetilcolina muscarínicos em ratos e humanos, e foi demonstrado que cinco subtipos de receptores (M_1-M_5) correspondem a esses produtos gênicos

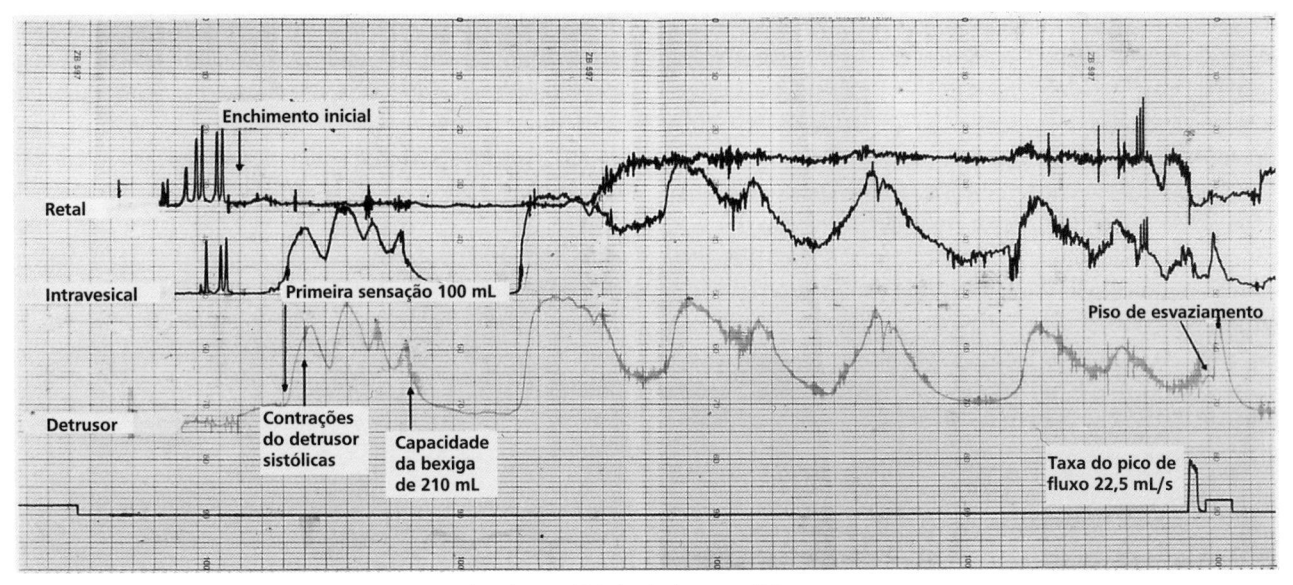

Fig. 51.28 Gravador de cistometrograma, mostrando a hiperatividade do detrusor fásica.

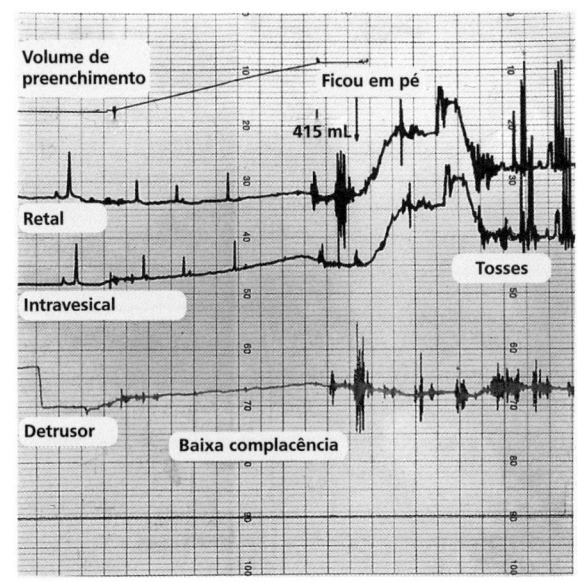

Fig. 51.29 Gravador de cistometrograma, mostrando baixa complacência.

[155]. Na bexiga humana, a ocorrência de mRNA codificando os subtipos M_2 e M^3 foi demonstrada, embora não para M_1 [156].

Considera-se que o receptor M^3 cause uma contração direta do músculo liso [157]. Embora o papel do receptor M_2 ainda não tenha sido esclarecido, ele pode opor o relaxamento do músculo liso mediado de modo simpático [158] ou resultar na ativação de um canal catiônico não específico e na inativação dos canais de potássio [159]. No geral, considera-se que o receptor M^3 seja responsável pela contração normal de micção, embora em alguns estados da doença, como disfunção neurogênica da bexiga, os receptores M_2 possam se tornar mais importantes na mediação das contrações do detrusor [160].

Fisiopatologia da hiperatividade do detrusor

Uma contração do detrusor é iniciada na ponte rostral. Trajetos eferentes emergem da medula espinal dorsal como os nervos parassimpáticos pélvicos (S2, S3, S4) e seguem adiante à bexiga. Embora a neurotransmissão pré-gangliônica seja predominantemente mediada pela acetilcolina que atua nos receptores nicotínicos, a transmissão também pode ser modulada por receptores adrenérgicos, muscarínicos, purinérgicos e pré-sinápticos peptidérgicos.

A acetilcolina é liberada pelos nervos pós-gangliônicos na junção neuromuscular e resulta em uma contração coordenada do detrusor, mediada por receptores muscarínicos. Entretanto, o trifosfato de adenosina (ATP) também possui um papel [16] mediado por receptores não adrenérgicos, não colinérgicos (NANC).

Contrariamente, a inervação simpática é proveniente dos nervos hipogástricos e pélvicos que atuam nos β–adrenorreceptores, causando relaxamento do músculo detrusor. Assim sendo, um equilíbrio entre a estimulação simpática e parassimpática é necessário para a função normal do detrusor.

Hipótese de osbtrução do fluxo de saída

A associação de hiperatividade do detrusor à obstrução do fluxo de saída é reconhecida há algum tempo [162], embora seja mais importante nos homens que nas mulheres.

A obstrução do fluxo de saída pode levar à denervação parcial, e estudos morfológicos demonstraram a redução na acetilcolinesterase, corando os nervos na bexiga humana obstruída [163]. Além disso, estudos farmacológicos demonstraram que feixes musculares de pacientes com hiperatividade do detrusor exibem hipersensibilidade à acetilcolina [164].

A obstrução de fluxo de saída pode alterar as propriedades de contração do músculo detrusor [165], levando a alterações na propagação de atividade elétrica célula a célula, e isso pode ocasionar uma incidência mais elevada de instabilidade do potencial de membrana [166]. Esses achados sugerem que as células individuais são mais irritáveis, quando a ativação sincrônica fica danificada.

A obstrução do fluxo de saída também pode ocasionar a facilitação do reflexo espinal [167] mediado pelas fibras-C com expressão aumentada do fator de crescimento do nervo (NGF) e taquicininas [168]. O último demonstrou apresentar um efeito nos controles espinal e supraespinal da bexiga por meio de receptores neurocininas [169].

Hipótese neurogênica

A fisiopatologia da hiperatividade do detrusor permanece obscura. Estudos *in vitro* demonstraram que o músculo detrusor, em casos de hiperatividade do detrusor idiopática, contrai mais que o músculo detrusor normal. Essas contrações do detrusor não são mediadas por nervo e podem ser inibidas pelo neuropeptídeo polipeptídeo intestinal vasoativo [170]. Outros estudos demonstraram que a atividade α–adrenérgica aumentada causa contratilidade elevada do detrusor [171].

Há evidências que sugerem que a fisiopatologia da OAB idiopática e obstrutiva é diferente. A partir de estudos em animais e humanos sobre hiperatividade obstrutiva, observou-se que o detrusor desenvolve hipersensibilidade pós-juncional possivelmente decorrente de denervação parcial [172] com sensibilidade reduzida ao estímulo elétrico, mas uma sensibilidade maior ao estímulo com acetilcolina [173]. Quando a obstrução de fluxo de saída é aliviada, o detrusor pode retornar ao seu comportamento normal, e a reinervação pode ocorrer [174].

Reflexo uretral

O relaxamento da uretra é conhecido por preceder a contração do detrusor em um número de mulheres com hiperatividade do detrusor [175]. Isto pode representar patologia primária da uretra que inicia uma contração do detrusor ou pode ser parte de uma sequência complexa de eventos que se origina em outro lugar. Foi postulado que a incompetência do colo da bexiga, permitindo a passagem da urina na uretra proximal, pode resultar em uma contração do detrusor não inibida. Entretanto, Sutherst e Brown [176] foram incapazes de provocar uma contração do detrusor em 50 mulheres pela infusão rápida de solução salina na uretra posterior, utilizando um equipamento urodinâmico modificado.

Hipótese miogênica

Brading e Turner [177] sugeriram que a característica comum em todos os casos de hiperatividade do detrusor é a denervação parcial do detrusor que pode ser responsável pela alteração das propriedades do músculo liso, ocasionando uma excitabilidade elevada e maior capacidade de difusão da atividade entre as células, resultando em contrações miogênicas coordenadas de todo o detrusor [178]. Eles discutem o conceito da hiperatividade do detrusor neurogênica, em razão de uma atividade motora aumentada como o mecanismo subjacente na hiperatividade do detrusor, propondo que existe uma anormalidade fundamental em nível da parede vesical, com evidências de atividade contrátil espontânea alterada consistente com acoplamento elétrico aumentado de células, uma denervação irregular do detrusor e uma hipersensibilidade ao potássio [179]. Charlton *et al.* [180] sugeriram que o defeito primário na bexiga idiopática e neuropática é uma perda da inervação acompanhada pela hipertrofia de células e uma produção aumentada de elastina e colágeno no interior das fascículas musculares.

Hipótese urotelial aferente

Mais recentemente, o papel da ativação aferente no urotélio e miofibroblastos suburoteliais foi investigado como um fator na fisiopatologia da hiperatividade do detrusor. Sabe-se que os aferentes da fibra-C possuem finalizações nervosas na camada suburotelial da parede da bexiga, bem como no urotélio. Estudos revelaram que a ATP é liberada a partir do urotélio pela distensão da bexiga [181], e isto pode levar à ativação de receptores purinérgicos nos terminais nervosos aferentes, que, por sua vez, evoca a descarga neuronal, levando à contração da bexiga.

Além disso, prostanoides [182] e óxido nítrico [183] são sintetizados localmente no urotélio e também são liberados pela distensão da bexiga. É provável que uma cascata de mediadores estimulatórios (ATP, prostanoides, taquicininas) e inibitórios (óxido nítrico) estejam envolvidos na ativação dos trajetos sensoriais durante o enchimento da bexiga [184]. O papel das fibras-C na fisiopatologia das contrações do detrusor também é apoiado pela utilização de vaniloides intravesicais (capsaicina e resiniferatoxina) em pacientes com hiperatividade do detrusor idiopática e distúrbios de hipersensibilidade [185].

▶ Sintomas clínicos

A maior parte das mulheres com uma BHA exibe uma multiplicidade de sintomas, incluindo urgência, incontinência por urgência, incontinência por esforço, enurese, aumento da frequência e, especialmente, noctúria e algumas vezes incontinência durante a relação sexual. Não há sinais clínicos específicos, e o diagnóstico pode apenas ser realizado urodinamicamente quando existe uma falha em inibir as contrações do detrusor durante a cistometria.

O tratamento para a hiperatividade do detrusor tem como objetivo reestabelecer o controle central ou alterar o controle periférico via inervação da bexiga (Tabela 51.13). Muitos tipos de tratamento estão disponíveis para essa condição, mostrando que nenhum é universalmente bem-sucedido. Várias intervenções comportamentais (retreinamento de hábitos) foram utilizadas com sucesso no tratamento da hiperatividade do detrusor idiopática e mostraram melhorar os sintomas em até 80% das mulheres [186, 187]. Infelizmente, esses tipos de terapia consomem tempo e requerem

Tabela 51.13 Tratamento da hiperatividade do detrusor

Psicoterapia
Exercícios vesicais
Biofeedback
Hipnoterapia
Acupuntura

Terapia por fármaco
Inibe contrações da bexiga
Agentes anticolinérgicos
Relaxantes musculotróficos
Antidepressivos tricíclicos
Melhora de tecidos locais
Estrógenos
Reduz a produção de urina
DDAVP (vasopressina sintética)

Terapia intravesical
Capsaicina
Resineferatoxina
Toxina butolínica

Neuromodulação
Estimulação do nervo tibial Posterior-Periférico (PTNS)
Sacroneuromodulação central (SNS)

Cistoplastia
Ileocistoplastia de aumento *clam*
Miectomia do detrusor

Outros
Estimulação elétrica máxima
Acupuntura

Tabela 51.14 Fármacos utilizados no manejo da hiperatividade do detrusor

	Nível de evidência	Grau de recomendação
Fármacos antimuscarínicos		
Tolterodina	1	A
Tróspio	1	A
Solifeniacina	1	A
Darifenacina	1	A
Fesoterodina	1	A
Propeantelina	2	B
Atropina, hioscamina	3	C
Fármacos que atuam nos canais da membrana		
Antagonistas do canal de cálcio	2	D
Abridores do canal de potássio	2	D
Fármacos com ações mistas		
Oxibutinina	1	A
Propiverina	1	A
Flavoxato	2	D
Alfa-antagonistas		
Alfuzosina	3	C
Doxasozina	3	C
Prazosina	3	C
Terazosina	3	C
Tamsulosina	3	C
Beta-agonistas		
Terbutalina	3	C
Salbutamol	3	C
Antidepressivos		
Imipramina	3	C
Duloxetina	2	C
Inibidores da síntese de prostaglandina		
Indometacina	2	C
Flurbiprofeno	2	C
Análogos da vasopressina		
Desmopressina	1	A
Outros fármacos		
Baclofen	3	C (Intratecal)
Capsaicina	2	C (Intravesical)
Resiniferatoxina	2	C (Intravesical)
Toxina butolínica (idiopática)	3	B (Intravesical)
Toxina butolínica (neurogênica)	2	A (Intravesical)

Tabela obtida de Andersson KE, Chapple CR, Cardozo L et al. Pharmacological treatment of urinary incontinence. Em: Abrams P, Cardozo L, Khoury S, Wein A (eds) Incontinence, 4ª edn. Paris, França: Health Publication Ltd, 2009: 631-700.

que a paciente esteja altamente motivada. Além disso, existe uma alta taxa de relapso, e as pacientes não parecem responder tão bem em uma segunda ocasião.

Entretanto, é sempre apropriado instruir as pacientes com hiperatividade do detrusor quanto à prática de exercícios para bexiga, frequentemente como adjunto da terapia por fármaco. O programa sugerido por Jarvis [188] é comumente empregado e é descrito como:

1 Excluir patologia.
2 Explicar a razão fundamental à paciente.
3 Instruir para que esvazie a bexiga a cada 1,5 h durante o dia; ela não deve urinar nesses ínterins, ela deve esperar ou sentir-se incontinente.
4 Aumentar o intervalo de micção em meia hora quando o objetivo inicial for alcançado e continuar com a micção a cada 2 horas e assim por diante.
5 Fornecer volumes normais de líquido.
6 Manter um gráfico de equilíbrio de líquidos.
7 Fornecer motivação.

▶ Terapia por fármaco

A terapia por fármaco é o tratamento mais amplamente empregado para a hiperatividade do detrusor (Tabela 51.14). A partir do número de preparações estudadas é obvio que não haja fármacos ideais e com muita frequência os resultados clínicos foram decepcionantes, sendo esse fato parcialmente decorrente da fraca eficácia e dos efeitos colaterais [189].

Fármacos que possuem uma ação mista

Oxibutinina

A oxibutinina é uma amina terciária que sofre um metabolismo extensivo de primeira passagem para um metabólito ativo, N-desmetil oxibutinina [190], que ocorre em altas concentrações [191] e é considerado responsável por uma parte significativa da ação do fármaco. Possui uma ação mista, consistindo em um efeito antimuscarínico e em um efeito relaxante muscular além de propriedades anestésicas locais. O último é importante quando administrado intravesicalmente, mas provavelmente não possui efeito quando administrado sistemicamente. A oxibutinina mostrou ter uma grande afinidade por receptores muscarínicos na bexiga [192] e possui uma afinidade maior por receptores M_1 e M_3 que para o M_2 [193].

A eficácia da oxibutinina no tratamento de pacientes com hiperatividade do detrusor é bem documentada. Um estudo duplo-cego, placebo controlado mostrou que a oxibutinina é significativamente melhor que o placebo na melhora dos sintomas do trato urinário inferior, embora 80% das pacientes tenham se queixado de efeitos adversos, principalmente boca seca ou pele seca [194]. Resultados semelhantes também foram demonstrados em estudos posteriores placebo controlados [195, 196].

Os efeitos adversos antimuscarínicos da oxibutinina são bem documentados e frequentemente são dose limitantes [197]. Utilizando uma via intravesical de administração, níveis locais mais altos de oxibutinina podem ser alcançados e limitam os efeitos adversos sistêmicos. Usando esse método, a oxibutinina mostrou aumentar a capacidade da bexiga e leva a uma melhora clínica significativa [198]. A administração retal também mostrou associação menor a efeitos adversos, comparando-se à administração oral [199].

Uma preparação de oxibutinina de liberação controlada utilizando-se de um sistema osmótico (OROS, Janssen Cilag, Buckinghamshire, Reino Unido) também foi desenvolvida e mostrou ter eficácia comparável, quando comparada à oxibutinina de liberação imediata e está associada a menos efeitos adversos [200].

Esses achados estão de acordo com um estudo posterior da oxibutinina de liberação controlada (Lyrinel XL®, Janssen Cilag), que relatou uma incidência de boca seca de moderada a grave de 23%, e apenas 1,6% das participantes interromperam a medicação em razão dos efeitos adversos [201].

Para maximizar a eficácia e minimizar os efeitos adversos, sistemas alternativos de administração estão sob avaliação atualmente. Um sistema de administração transdérmica da oxibutinina (Kentera®, Orion Pharma, Berkshire, Reino Unido) foi desenvolvido e comparado à tolterodina de liberação prolongada em 361 pacientes com incontinência urinária mista. Ambos os agentes reduziram significativamente os episódios de incontinência, volume expelido aumentado e levaram a uma melhora na QoL comparando-se ao placebo. O efeito adverso mais comum na utilização de oxibutinina adesiva foi o prurido causado no local da aplicação em 14%, embora a incidência de boca seca tenha reduzido a 4,1% comparando-se aos 7,3% na utilização de tolterodina [202]. Apesar de ser eficaz na redução do número de efeitos adversos relacionados com a terapia com antimuscarínicos, a oxibutinina transdérmica pode estar associada a reações significativas no local da pele. Mais recentemente, a utilização de oxibutinina gel de uso tópico foi investigada em um grande estudo multicêntrico, placebo controlado, randomizado da América do Norte de 789 pacientes com OAB [203]. No geral, a oxubutinina gel foi associada a uma importante diminuição dos episódios de incontinência por urgência e frequência urinária quando comparada ao placebo, com um aumento correspondente no volume expelido. O efeito de boca seca foi mais alto na utilização de oxibutinina que com a do placebo (6,9 vs. 2,8%), e as reações no local da pele (5,4 vs. 1%), embora pareçam ser menores que aqueles associados ao adesivo. Consequentemente, a formulação em gel pode fornecer uma combinação melhor para redução nos efeitos adversos locais e sistêmicos e é uma alternativa a preparações orais em mulheres que sofrem com efeitos adversos antimuscarínicos intoleráveis.

Propiverina

A propiverina (Detrumorm®, Amdipharm, Essex, Reino Unido) apresenta ações anticolinérgicas e bloqueadoras do canal de cálcio [204] e pode ser útil em mulheres que apresentam efeitos adversos acentuados com outros agentes antimuscarínico. Uma preparação de liberação prolongada também foi recentemente lançada. Estudos abertos em pacientes com hiperatividade do detrusor demonstraram um efeito benéfico [205], e em um estudo duplo-cego, placebo controlado de sua utilização na hiperatividade do detrusor neurogênica ela mostrou aumentar significativamente a capacidade e a complacência da bexiga em comparação ao placebo. O efeito de boca seca foi vivenciado por 37% no grupo de tratamento, opondo-se a 8% no grupo com placebo, com taxas de queda de 7 e 4,5% [206].

Fármacos antimuscarínicos

Tolterodina

A tolterodina é um antagonista competitivo dos receptores muscarínicos com seletividade funcional relativa para os receptores muscarínicos da bexiga [207] e, apesar de não mostrar especificidade para subtipos de receptores, ela parece atingir mais a bexiga que as glândulas salivares [208]. O fármaco é metabolizado no fígado para o derivado 5-hidroximetilado, que é um metabólito ativo, possuindo um perfil farmacocinético semelhante e considera-se que ele contribua significativamente com o efeito terapêutico [209].

Vários estudos randomizados, duplo-cegos, placebo controlados em pacientes com hiperatividade do detrusor idiopática ou com hiperatividade do detrusor neurogênica, demonstraram uma redução significativa nos episódios de incontinência e aumento da frequência de micção [210-212]. Estudos subsequentes confirmaram a segurança da tolterodina e na dose diária recomendada, a incidência de efeitos adversos não foi diferente do placebo [213].

Uma análise da segurança, eficácia e aceitação de tolterodina, realizada em 1.120 pacientes, agrupando quatro estudos multicêntricos, randomizados, duplo-cegos, paralelos, encontrou redução significativa dos episódios de incontinência com a tolterodina e com a oxibutinina, embora a tolterodina esteja associada a menos efeitos adversos, à menor necessidade de redução da dose e menos desistências do que com oxibutinina [214].

Tolterodina também foi desenvolvida em uma preparação para uso uma vez ao dia, de liberação prolongada, Detrusitol XL® (Pfizer, Kent, Reino Unido). Um estudo multicêntrico duplo-cego de 1.235 mulheres comparou a teltorodina de liberação prolongada com a de liberação imediata e placebo. Os resultados mostraram que ambas as formulações reduzem o número médio de episódios de incontinência por urgência por semana, mas a preparação de liberação prolongada mostrou ser significativamente mais eficaz [215]. Além da eficácia elevada, a tolterodina de liberação prolongada mostrou ser mais bem tolerada. Em um estudo duplo-cego, multicêntrico, randomizado, placebo controlado de 1.529 pacientes, concluiu-se que a tolterodina de liberação prolongada é 18% mais eficaz na redução dos episódios de incontinência por urgência, apresentando uma incidência de boca seca 23% mais baixa [216].

A oxibutinina de liberação prolongada e a tolterodina de liberação prolongada também foram comparadas no estudo OPERA (*Overactive bladder: performance of estended release agents*, ou seja, Bexiga hiperativa: desempenho de agentes de liberação prolongada), que envolveu 71 centros nos EUA. A melhora nos episódios de incontinência por urgência foi semelhante aos dois fármacos, embora a oxibutinina de liberação prolongada tenha se mostrado expressivamente mais eficaz que a tolterodina de liberação prolongada na redução da frequência de micção. Significativamente mais mulheres com administração de oxibutinina também se tornaram completamente secas (23% vs. 16,8%; $P = 0,03$), embora boca seca tenha sido muito mais comum no grupo com oxibutinina [217].

Tróspio

O cloreto de tróspio (*Specialty European Pharma, London, Reino Unido*) é um composto de amônia quaternário que é não seletivo para subtipos de receptores muscarínicos e mostra baixa disponibilidade biológica [218]. Ele cruza a barreira cerebral de forma limitada e parece possuir poucos efeitos cognitivos [219]. Em um estudo multicêntrico, placebo controlado, randomizado, duplo-cego, o cloreto de tróspio produziu melhoras expressivas na capacidade cistométrica máxima e volume da bexiga na primeira contração instável. A melhora clínica foi significativamente maior no grupo que recebeu tróspio, e a frequência dos efeitos adversos foi semelhante em ambos os grupos [220]. O cloreto de tróspio também foi comparado à oxibutinina em um estudo multicêntrico, duplo-cego, randomizado. Com ambos os agentes houve um aumento importante na capacidade da bexiga, uma diminuição na pressão máxima de esvaziamento do detrusor e um aumento significativo na complacência, embora sem diferença estatisticamente significativa nos dois grupos de tratamento. As pacientes com administração de tróspio apresentaram um índice mais baixo de boca seca (4% vs. 23%) e também menor probabilidade de abandono, (6% vs. 16%) quando comparadas ao grupo que recebeu oxibutinina [221]. Mais recentemente, foi investigada a utilização de cloreto de tróspio de liberação prolongada em um estudo placebo controlado amplo, de fase III, envolvendo 601 pacientes na América do Norte [222]. No geral, o cloreto de tróspio foi associado a uma melhora importante na frequência urinária, episódios de incontinência, gravidade de urgência e volume expelido, quando comparado ao placebo. O efeito colateral mais comum foram boca seca (tróspio 8,7% vs. placebo 3%) e constipação (tróspio 9,4% vs. placebo 1,3%). A eficácia e tolerabilidade do cloreto de tróspio uma vez ao dia também foram confirmadas em um amplo estudo subsequente de 564 pacientes com OAB [223] que mostrou exercer um grande impacto na QoL [224].

Solifenacina

A solifenacina (Astellas, Surrey, Reino Unido) é um antagonista potente dos receptores M_3 que possui maior seletividade para os receptores M_3 do que para os receptores M_2 e apresenta uma potência muito maior contra os receptores M_3 no músculo liso do que contra os receptores M_3 nas glândulas salivares [225].

A eficiência clínica de solifenacina foi avaliada em um estudo multicêntrico, randomizado, duplo-cego, placebo controlado de solifenacina 5 e 10 mg uma vez ao dia em pacientes com OAB [226]. A análise primária de eficiência mostrou uma redução estatisticamente significativa da frequência de micção após o tratamento com ambas as doses de 5 e 10 mg, quando comparadas ao placebo, embora o maior efeito tenha ocorrido com a dose mais alta. Além disso, a solifenicina mostrou ser superior ao placebo no que se refere às variáveis de eficácia secundária do volume médio expelido por micção, episódios de urgência em 24 h, número de episódios de incontinência e episódios de incontinência por urgência. Os efeitos adversos relatados com mais frequência que levam à interrupção da administração são boca seca e constipação. Esses efeitos também mostraram estar relacionados com a dose. Para avaliar a segurança e a eficácia da solifenacina (5 e 10 mg uma vez ao dia) a longo prazo, um estudo multicêntrico aberto de acompanhamento a longo prazo foi completado recentemente. Esse estudo foi essencialmente uma extensão de dois estudos anteriores duplo-cego, placebo controlado realizado com 1.637 pacientes [227]. No geral, a eficácia da solifenacina foi mantida no estudo de extensão com uma melhora comprovada nos sintomas de urgência, incontinência de urgência, frequência e noctúria durante o período de estudo de 12 meses. Os eventos adversos mais comumente relatados foram boca seca (20,5%), constipação (9,2%) e visão embaçada (6,6%) e foram a razão primária para descontinuidade em 4,7% dos pacientes.

Mais recentemente, solifenacina nas doses de 5 e 10 mg uma vez ao dia foi comparada à tolterodina de liberação prolongada 4 mg uma vez ao dia na solifenacina (dosagem flexível) uma vez ao dia e tolterodina de liberação prolongada 4 mg uma vez ao dia como droga de comparação em um estudo randomizado (STAR) [228]. Esse foi um estudo duplo-cego prospectivo, duplamente mascarado, de dois braços durante 12 meses, envolvendo 1.200 pacientes com objetivo primário de demonstrar a não inferioridade da solifenacina à tolterodina de liberação prolongada. A solifenacina não foi inferior à tolterodina de liberação prolongada em relação à alteração da linha base em um número médio de micções por 24 horas ($P = 0,004$). Além disso, solifenacina resultou em uma melhora estatisticamente significativa em urgência ($P = 0,035$), incontinência por urgência ($P = 0,001$) e incontinência geral, quando comparada à tolterodina de liberação prolongada. Ademais, 59% dos pacientes tratados com solifenacina que apresentavam incontinência no início do estudo tornaram-se continentes no final do estudo, comparado a 49% dos tratados com tolterodina de liberação prolongada ($P = 0,006$). Os efeitos adversos mais comumente relatados foram boca seca, constipação e visão embaçada e de gravidade leve à moderada. A quantidade de pacientes com abandono da medicação foi semelhante em ambos os braços do tratamento (3,5% no braço da solifenacina vs. 3% no da tolterodina).

A urgência, atualmente, é reconhecida pelos sintomas da síndrome da OAB [229]. Urgência leva aos sintomas diários de aumento da frequência e noctúria, reduzindo o intervalo entre as micções e causando incontinência de urgência. O primeiro estudo para investigar urgência como medida de resultado primário foi SUNRISE (estudo de eficácia duplo-cego controlado por placebo, randomizado e de dose elevada de solifenacina no tratamento dos sintomas de urgência de OAB) que foi realizado na Europa [230]. Esse foi um grande estudo multicêntrico de 16 semanas com uso de solifenacina nas doses de 5 e 10 mg em 863 pacientes com síndrome da OAB. Em geral, a solifenacina nas doses de 5 e 10 mg foi significativamente mais eficaz do que o placebo na redução do número médio de episódios de urgência grave com ou sem incontinência (-2,6 vs. -1,8; $P < 0,001$). Além disso, houve um efeito significativo acima do placebo com relação aos resultados secundários informados pelas pacientes, e uma melhora foi observada no máximo em 3 dias após o início do tratamento ativo. Interessantemente, a taxa de boca seca e constipação relatadas nessas foi menor que a previamente relatada (15,8 e 6,9%, respectivamente).

A evidência parece sugerir que a solifenacina pode oferecer eficácia superior a outros agentes antimuscarínicos disponíveis atualmente, e que a associação de tolterodina e solifenacina proporciona melhores taxas de eficácia [231]. Dados acurados obtidos a partir de estudos de fase III demonstraram eficácia igual em pacientes mais velhas [232], enquanto que estudos de fase IV apresentaram um pequeno efeito cognitivo [233], um efeito sinérgico com terapia conservadora [234] e melhora em QoL e resultado relatados pela paciente [235].

Darifenacina

Darifenacina (Warner Chicott, New Jersey, EUA) é uma amina terciária com lipofilicidade moderada e é um antagonista de receptor M_3 altamente seletivo, que mostrou ter uma afinidade cinco vezes mais alta para o receptor M_3 humano do que para o receptor M_1 [236].

Uma revisão dos dados agrupados de três estudos clínicos duplo-cego, mulcêntricos fase III de darifenacina, em 1.059 pacientes com OAB, foi recentemente relatada [237]. O uso de darifenacina mostrou uma redução significativa, dose-relacionada, do número médio de episódios de incontinência por semana. Ocorreu uma redução expressiva na frequência e gravidade da urgência, na frequência de micção e no número de episódios de incontinência, resultando em troca de roupa ou de absorventes associado a um aumento na capacidade da bexiga. A darifenacina foi bem tolerada. Os efeitos adversos mais comuns relacionadas com o tratamento foram boca seca e constipação, mas resultaram em um número pequeno de abandono do tratamento. A incidência de efeitos adversos nos sistemas nervoso central e cardiovascular foi comparável ao placebo.

Fesoterodina

A fesoterodina (Pfizer, Kent, Reino Unido) é um derivado novo e inovador da 3,3 difenil-propilamina, um agente antimuscarínico não seletivo, que foi recentemente desenvolvido para o tratamento de OAB. Ele é rapido e extensivamente convertido por estereases onipresentes em seu metabólito ativo, 5-hidroximetil tolterodina (5-HMT) [238]. O perfil farmacocinético da 5-HMT é proporcional à dose, em doses de até 12 mg, possibilitando, assim, uma dosagem flexível [239]. Embora a tolterodina também seja convertida em 5-HMT, isto ocorre primariamente no fígado via citocromo P450 (CYP) 2D6, e, desse modo, é mais dependente da metabolização da paciente. Consequentemente, o benefício potencial da fesoterodina em relação à tolterodina é que ela permite uma relação de dose-efeito mais previsível.

Um estudo de avaliação de dose, de fase II foi conduzido em 728 pacientes em 81 locais da Europa e África do Sul [240]. A fesoterodina de 4 mg, 8 mg e 12 mg mostraram uma redução significativamente maior na frequência da micção do que o placebo. O efeito colateral mais comumente relatado foi boca seca com uma incidência de 25% no grupo de 4 mg, subindo para 34% no grupo de 12 mg. Os índices de descontinuidade foram de 6 e 12%, respectivamente. Subsequentemente, um estudo placebo controlado, randomizado, de fase III, realizado em 150 locais, incluindo Austrália, Nova Zelândia, África do Sul e Europa, foi relatado comparando a fesoterodina de 4 mg e 8 mg com a tolterodina de liberação prolongada de 4 mg em 1.135 pacientes com queixa de OAB [241, 242]. Ambas as doses de fesoterodina demonstraram melhoras expressivas em relação ao placebo na redução da frequência diária e número de episódios de incontinência por urgência por dia e se mostraram superiores à tolterodina. Boca seca foi o efeito adverso mais comumente relatado em 22, 34 e 17% na fesoterodina de 4 mg, 8 mg e no braço da tolterodina, respectivamente. Estudos subsequentes também demonstraram uma melhora considerável na QoL em mulheres com OAB tratadas com fesoterodina de 4 mg e 8 mg [243].

Recentemente, um amplo estudo de 12 semanas randomizado, placebo controlado, duplo-cego e duplo simulado, envolvendo 1.590 pacientes, foi realizado para avaliar em cada caso a superioridade fesoterodina comparada à tolterodina [244]. No geral, a fesoterodina de 8 mg apresentou resultados expressivamente melhores nos episódios de incontinência urinária por urgência, quando comparada à tolterodina de liberação prolongada de 4 mg ($P = 0,017$) e placebo ($P < 0,001$). A fesoterodina também apresentou um resultado significativamente melhor do que a tolterodina no volume médio expelido ($P = 0,005$), e uma melhora considerável, com resultado superior ao placebo, em todas as variáveis diárias ($P < 0,001$), exceto nas perdas noturnas. O índice de absorvente secos em pacientes com incontinência por urgência na linha de base foi significativamente maior no braço de suo da fesoterodina, quando comparado ao braço da tolterodina (64 vs. 57%; $P < 0,001$). Os índices de boca seca e constipação foram de 28 e 5% no braço de fesoterodina comparado aos 16 e 4% no braço de tolterodina e 6 e 3% com placebo.

A evidência atual sugere que a fesoterodina possa oferecer vantagens sobre a tolterodina em termos de eficácia e programas de dosagem flexível.

Antidepressivos

Imipramina

Imipramina mostrou ter efeitos anticolinérgicos sistêmicos [245] e bloqueia a recaptação de setonina. Alguns estudiosos descobriram um efeito importante no tratamento de pacientes com hiperatividade do detrusor [246], embora outros relatem pouco efeito [247]. À luz dessa evidência e de efeitos adversos sérios associados a antidepressivos tricíclicos, seu papel na hiperatividade do detrusor permanece incerto, apesar de serem frequentemente úteis em pacientes que se queixam de noctúria ou dor na bexiga.

Inibidores de prostaglandina sintetase

Foi demonstrado que a mucosa vesical é capaz de sintetizar eicosanoides [248], mas não está definido qual é a contribuição na patogênese da inibição das contrações do detrusor. Podem ter um papel na sensibilização dos nervos sensoriais aferentes, postergando o aumento da pressão vesical produzida por um determinado volume da bexiga. Um estudo controlado duplo-cego de flurbiprofen, realizado em mulheres com hiperatividade do detrusor, foi efetivo, mas associado à alta incidência de efeitos adversos (43%), incluindo náusea, cefaleia e sintomas gastrointestinais [249]. Existem relatos demonstrando que a indometacina causa alívio sintomático, apesar da alta incidência de efeitos adversos (59%) [250]. Atualmente, essas evidências não apoiam seu uso para hiperatividade do detrusor.

Agentes antidiuréticos

Desmopressina

A desmopressina (1-desamino-8-D-arginina vasopressina; DDAVP) (*Ferring Pharmaceuticals, Copenhagen, Dinamarca*) é um análogo sintético de vasopressina. Tem fortes efeitos antidiuréticos sem alterar a pressão sanguínea. O fármaco foi utilizado primariamente no tratamento de noctúria e de enurese noturna em crianças [251] e adultos [252]. Mais recentemente, a desmopressina nasal foi descrita como um "fármaco *designer*" para a incontinência urinária durante o dia [253]. A desmopressina é segura para utilização a longo prazo; entretanto, o fármaco deve ser usado com cautela em indivíduos idosos em razão do risco de hiponatremia.

Terapia intravesical

Capsaicina

A capsaicina é um ingrediente picante encontrado em pimentas vermelhas e é uma neurotoxina de substância P que contém fibras nervosas C. Os pacientes com hiperatividade do detrusor neurogênica secundária à esclerose múltipla parecem apresentar inervação sensorial de fibra C do detrusor anormal, o que leva à ativação prematura do arco de reflexo durante o enchimento da bexiga [254]. A aplicação intravesical de capsaicina dissolvida em 30% de solução de álcool parece ser eficaz por 6 meses. Os efeitos são variáveis [255], e a eficácia clínica permanece indefinida.

Resiniferatoxina

É um diterpeno relacionado com o forbol isolado do cacto e é um potente análogo da capsaicina, que parece possuir uma eficácia semelhante, mas com menos efeitos colaterais de dor e queimação durante a instilação intravesical [256]. Ela é 1.000 vezes mais potente que a capsaicina na estimulação da atividade da bexiga [257]. Como com a capsaicina, a evidência disponível no momento não sustenta a utilização clínica rotineira desses agentes, embora eles possam apresentar um papel para preparação intravesical em pacientes neurológicos com hiperatividade do detrusor neurogênica.

Toxina botulínica

Em 1817, uma doença causada pela toxina do *Clostridium botulinum* foi registrada pela primeira vez, quando Justinus Kerner descreveu uma associação entre uma salsicha e uma doença neuroparalítica que afetou 230 indivíduos. Ele era um oficial da saúde distrital e tornou o botulismo (do latim botulus, significando salsicha) uma doença de notificação compulsória [258]. Em 1897, o microbiologista, Emile-Pierre van Ermengen, identificou uma bactéria anaeróbica Gram-positivo, formadora de esporos em um presunto de um restaurante belga que causou 23 casos de botulismo. Ele denominou a bactéria *Bacillus botulinus*; mais tarde foi redenominada *Clostridium botulinum* [259].

A bactéria produz seu efeito pela produção de uma neurotoxina – cepas diferentes produzem sete sorotipos distintos, designados de A a G. Todos os sete possuem uma estrutura e peso molecular semelhantes, consistindo em uma cadeia pesada (H) e uma leve (L), unida por uma ligação dissulfida [260]. Eles interferem com a transmissão neural, bloqueando a liberação dependente de cálcio da acetilcolina neurotransmissora, fazendo com que o músculo acometido se torne fraco e atrófico. Os nervos acometidos não sofrem degeneração, mas como o bloqueio é irreversível, somente o desenvolvimento de novos terminais nervosos e novas sinapses permitem a recuperação da função. A utilização da toxina botulínica C intravesical foi descrita primeiramente no tratamento da hiperatividade neurogênica do detrusor intratável em 31 pacientes com lesão traumática da medula espinal [261]. Subsequentemente, um estudo europeu maior relatou seu uso em 231 pacientes com hiperatividade neurogênica do detrusor [262]. Todos foram tratados com 300 unidades de toxina botulínica A, que foi injetada citoscopicamente no músculo detrusor em 30 locais diferentes do trígono. Em 12 e 36 semanas de acompanhamento houve um aumento significativo na capacidade cistométrica e complacência da bexiga. A satisfação das pacientes foi alta, a maior parte interrompeu a medicação com antimuscarínicos, e não houve complicações significativas. Mais recentemente, o primeiro estudo randomizado, placebo controlado, envolvendo 59 pacientes com hiperatividade neurogênica do detrusor, foi publicado [263]. Aos 6 meses houve uma redução significativa nos episódios de incontinência no grupo com botox comparado ao grupo com placebo e uma melhora correspondente na avaliação da QoL. Embora o papel da toxina botulínica tenha sido estabelecido no tratamento da hiperatividade neurogênica do detrusor, os dados sobre sua utilização na hiperatividade idiopática do detrusor intratável foram menos expressivos. Um estudo aberto, prospectivo, foi relatado recentemente, avaliando a utilização de toxina botulínica A na hiperatividade neurogênica do detrusor (300 unidades) e idiopática (200 unidades) em 75 pacientes [264]. Quando foram considerados os parâmetros de desfechos urodinâmicos, houve um aumento importante na capacidade cistométrica e diminuição na pressão máxima do detrusor durante o enchimento em ambos os grupos. Clinicamente, houve uma redução significativa na frequência e episódios de incontinência por urgência. Surpreendentemente, entretanto, 69% das pacientes com hiperatividade neurogênica do detrusor necessitaram de autocateterização após o tratamento comparando-se aos 19,3% das mulheres com hiperatividade do detrusor idiopática.

As evidências atuais sugerem que a administração intravesical de toxina botulínica possa ser uma alternativa à cirurgia nas mulheres com hiperatividade do detrusor intratável, embora o efeito seja apenas temporário e, no momento, existam poucos dados a respeito da eficácia e das complicações associadas a injeções repetidas [265].

▶ Neuromodulação

Neuromodulação periférica

A estimulação do nervo tibial posterior em pacientes com incontinência por urgência foi relatada primeiramente em 1983 [266], e a disfunção do assoalho pélvico também foi proposta [267]. O nervo tibial é um nervo misto que contém

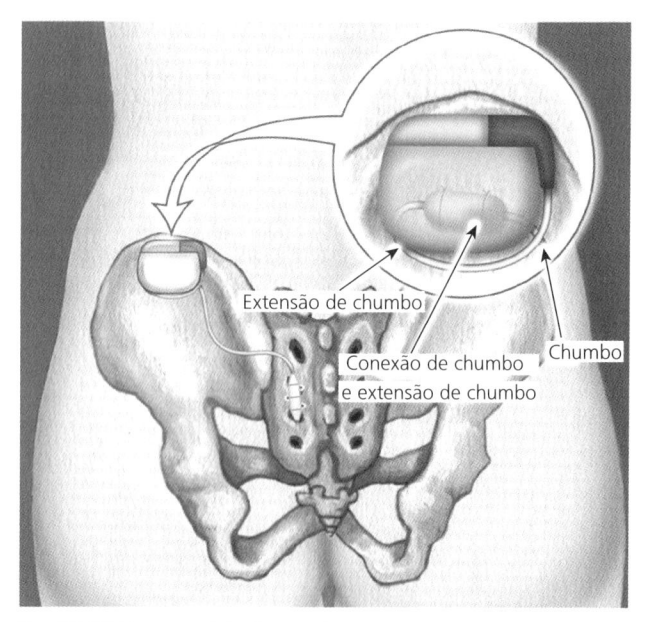

Fig. 51.30 Neuromodulação sacral.

fibras L4-S3 e se origina dos mesmos segmentos da medula espinal da inervação à bexiga e assoalho pélvico.

Consequentemente, a modulação neural periférica pode ter um papel no tratamento dos sintomas urinários (Prancha 51.1).

Um estudo multicêntrico prospectivo avaliou 35 pacientes com incontinência por urgência, que foram submetidas a 12 sessões semanais de estimulação do nervo tibial posterior (PTNS), com 70% das pacientes relatando uma redução acima de 50% nos sintomas urinários, e 46% relatando cura completa [268]. Recentemente, um estudo norte-americano multicêntrico, randomizado e prospectivo, foi relatado comparando a PTNS com tolterodina 4 mg de liberação prolongada em 100 pacientes. No geral, houve uma melhora em 75% das pacientes com PTNS comparando-se aos 55,8% com tolterodina de liberação prolongada, e houve uma melhora expressiva na QoL em ambos os grupos [269].

A neuromodulação periférica pode ser uma opção terapêutica alternativa para aquelas pacientes com OAB intratável, que falharam em responder à terapia medicamentosa, embora apresente uma relação custo-benefício menor do que o tratamento com agentes antimuscarínicos [270].

Neuromodulação sacral

A estimulação da raiz do nervo sacral dorsal, utilizando um dispositivo implantável permanente no forame da S3 sacral, foi desenvolvida para utilização em pacientes com hiperatividade do detrusor idiopática e neurogênica (Fig. 51.30). Os nervos sacrais contêm fibras nervosas dos sistemas parassimpáticos e simpáticos, que proporcionam inervação à bexiga, assim como fibras somáticas que proporcionam inervação aos músculos do assoalho pélvico. As últimas são maiores em diâmetro, portanto, elas apresentam um limiar mais baixo de ativação, o que significa que o assoalho pélvico pode ser estimulado seletivamente sem causar atividade da bexiga. Antes da implantação, a estimulação temporária do nervo sacral cutâneo é realizada para verificar a resposta e, caso seja bem-sucedida, um implante permanente é inserido sob anestesia geral. Estudos iniciais em pacientes com hiperatividade detrusora refratária à terapia medicamentosa e comportamental demonstraram que, após 3 anos, 59% das 41 pacientes com incontinência urinária por urgência mostraram uma redução acima de 50% nos episódios de incontinência, com 46% das pacientes apresentando-se completamente secas [271].

Recentemente, foi publicado um estudo multicêntrico mundial com duração de 5 anos com 163 pacientes (87% de mulheres) [272]. Após um teste de estimulação, 11 pacientes negaram a implantação e 152 se submeteram ao implante utilizando o InterStim® (American Medical Systems, Minnetonka, MN, EUA). Diários de esvaziamento foram coletados anualmente durante 5 anos, com sucesso definido acima de 50% de melhora nos sintomas. Depois de 5 anos de implantação, 68% das pacientes com incontinência por urgência, 56% com aumento da frequência e 71% com retenção apresentaram bons resultados, mas houve um índice de 42% de revisões, indicando que a neuromodulação sacral pode estar associada à morbidade considerável a longo prazo. A neuromodulação é um procedimento invasivo e caro, mas oferece uma alternativa útil às terapias medicamentosas e cirúrgicas em pacientes com hiperatividade detrusora grave e intratável.

▶ Cirurgia

Para as mulheres com hiperatividade detrusora grave que não podem ser manejadas com os tratamentos mais simples, a cirurgia pode ser empregada.

Cistoplastia de aumento

Na cistoplastia de aumento [273, 274] a bexiga é bisseccionada quase que completamente onde é colocado um retalho de intestino (geralmente do ílio) igual ao comprimento da circunferência da bexiga (aproximadamente 25 cm) (Fig. 51.31). Frequentemente esse procedimento cura os sintomas de hiperatividade detrusora [275], convertendo um sistema de alta pressão à um sistema de baixa pressão, embora possa ocorrer um esvaziamento ineficiente. As pacientes precisam aprender a se esforçarem para esvaziar a bexiga ou podem recorrer à autocateterização intermitente limpa, algumas vezes de modo permanente. A retenção de muco pode ser um problema, porém isso pode ser resolvido parcialmente pela ingestão de 200 mL de suco de oxicoco por dia [276], além de mucolíticos intravesicais, como a acetilcisteína. A exposição crônica da mucosa ileal à urina pode levar a uma alteração maligna [277]. Existe um risco de 5% de adenocarcinoma nas ureterossigmoidostomias, onde a mucosa colônica é exposta a N-nitrosaminas encontradas na urina e nas fezes, e um risco semelhante ocorre com a enterocistoplastia. As biópsias do segmento ileal colhidas de pacientes com cistoplastias "clam" mostram sinais de inflamação crônica das vilosidades atrofiadas e é comum a diarreia em razão da ruptura do ciclo de ácido biliar [278]. O tratamento nesses casos pode ser feito com colestiramina. Podem ocorrer distúrbios metabólicos, como acidose hiperclorêmica, deficiência de B_{12} e, ocasionalmente, osteoporose secundária à diminuição de mineralização óssea.

Desvio urinário

Como último recurso para aquelas mulheres com hiperatividade detrusora grave ou hiperatividade detrusora neurogênica, que não podem tratar com cateterização intermitente asséptica, pode ser mais apropriado realizar um desvio urinário. Geralmente, para esse procedimento utiliza-se um conduíte ileal para criar um estoma para o desvio urinário. Uma alternativa é formar um desvio urinário continente usando o apêndice (Mitrofanoff) ou íleo (bolsa de Koch), que pode, então, ser drenada usando-se a autocateterização.

Miectomia do detrusor

A miectomia do detrusor é uma alternativa à cistoplastia de aumento, pois aumenta a capacidade da bexiga sem as complicações de interposição do intestino. Nesse procedimento, a espessura total do músculo detrusor é excisada da cúpula vesical, criando um grande divertículo vesical sem contratilidade intrínseca [279]. Embora haja uma redução nos episódios de incontinência, ocorre pouca melhora na capacidade funcional, e a frequência permanece um problema [280, 281].

▶ Orientações da *National Institute for Health and Clinical Excellence*

O tratamento médico da OAB foi revisado recentemente pela NICE [9]. O manejo inicial deve ser o retreinamento vesical, por meio de um treinamento com duração mínima de 6 semanas, que deve ser oferecido a todas as mulheres com incontinência mista ou por urgência. Em mulheres que não apresentam um resultado satisfatório com o treinamento da bexiga, deve ser considerada a associação de agentes antimuscarínicos ao retreinamento vesical.

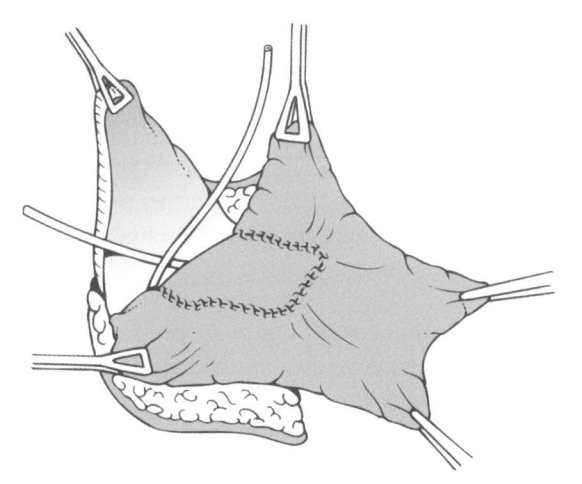

Fig. 51.31 Iliocistoplastia de aumento clam.

Ao optar pela terapia farmacológica, a oxibutinina de liberação imediata deve ser oferecida a mulheres com OAB ou incontinência urinária mista como um tratamento fármacológico de primeira linha, se o retreinamento da bexiga for ineficiente. Quando a oxibutinina de liberação imediata não é bem tolerada, darifenacina, solifenacina, tolterodina, tróspio ou formulação de oxibutinina transdérmica de liberação prolongada devem ser considerados como alternativas. As mulheres devem ser advertidas quanto aos efeitos adversos dos fármacos antimuscarínicos.

Propiverina deve ser considerada como uma opção para tratar o aumento da frequência da micção, mas não é recomendada para o tratamento de incontinência urinária. Flavoxato, propantelina and imipramina não devem ser utilizados para o tratamento de OAB. Embora a desmopressina possa ser considerada especificamente para a redução de noctúria em mulheres, atualmente não possui autorização de comercialização, portanto um consentimento informado deve ser obtido.

Ao considerar o papel dos estrógenos, a terapia de reposição hormonal sistêmica não deve ser recomendada, embora os estrógenos intravaginais sejam recomendados para o tratamento da OAB em mulheres na pós-menopausa com atrofia urogenital.

Quadro 51.4 Resumo

Bexiga hiperativa e detrusor hiperativo:
- OAB é um diagnóstico sintomático.
- Hiperatividade detrusora é um diagnóstico urodinâmico.
- Todas as mulheres se beneficiam de medidas conservadoras e do retreinamento da bexiga.
- Antimuscarínicos são os fármacos mais comumente utilizados.
- Pacientes refratárias à terapia por fármaco podem-se beneficiar da toxina butolínica.
- Neuromodulação pode ser útil em casos refratários.
- Cirurgia reconstrutiva deve ser considerada apenas quando todas as outras terapias falharam.

INCONTINÊNCIA MISTA

Uma grande proporção de mulheres apresenta queixas de incontinência de esforço e de incontinência por urgência, mas somente 5% sofrem de hiperatividade detrusora mista e incompetência do esfíncter uretral. Essas mulheres apresentam complicação de manejo difícil. Um estudo comparando um tratamento medicamentos a um cirúrgico mostrou que das 27 mulheres que se submeteram à colpossuspensão de Burch, 59% apresentaram cura, e 22% melhora, enquanto das 25 que receberam terapia farmacológica (oxibutinina, imipramina e estrógeno), 32% apresentaram cura, e 28% melhora. Os autores concluíram que a hiperatividade detrusora e a incontinência de esforço combinadas devem ser tratadas clinicamente no início, pois isto irá reduzir a necessidade de intervenção cirúrgica [282]. Nessa situação, nossa prática é tratar a hiperatividade detrusora com agentes antimuscarínicos e repetir a avaliação urodinâmica, enquanto a paciente está tomando a medicação.

Caso ela ainda apresente perda urinária sem atividade detrusora significativa, e sua queixa principal seja de incontinência de esforço, nós indicamos a cirurgia convencional do colo vesical. Entretanto, se a incontinência por urgência for predominante, a cirurgia pode agravar seus sintomas.

Tabela 51.15 Causas das dificuldades de esvaziamento que levam à incontinência do fluxo em mulheres

Neurológica
Lesão do neurônio motor inferior
Lesão do neurônio motor superior

Inflamação
Uretrite, p. ex., "cistite da lua de mel"
Vulvite, p. ex., herpes
Vaginite, p. ex., candidíase

Fármacos
Antidepressivos tricíclicos
Agentes antimuscarínicos
Bloqueadores ganglionares
Anestesia epidural
Analgesia controlada pela paciente

Obstrução
Estenose/estreitamento uretral
Edema após cirurgia ou parto
Fibrose decorrente de dilatação ou irritação repetida
Massa pélvica, p. ex., miomas, útero retrovertido, cisto ovariano, fezes
Distorção uretral decorrente de grande cistocele

Miogênica
Detrusor atônico decorrente de uma hiperdistensão

Funcional
Ansiedade

Retenção com extravasamento

Nas mulheres, a retenção crônica com incontinência por extravasamento resultante é incomum, e frequentemente nenhuma causa pode ser encontrada. Ela é uma manifestação da ampla variação de dificuldades de esvaziamento que podem ocorrer. As causas principais estão demonstradas na Tabela 51.15.

A apresentação clínica das mulheres com incontinência por extravasamento é variada. Elas podem-se queixar de gotejamento de urina ou de perda de pequenas quantidades de urina em intervalos frequentes, ou de incontinência de esforço. Pode haver infecções recorrentes no trato urinário. O diagnóstico geralmente é feito pelo achado de uma bexiga grande durante o exame. Isto pode ser confirmado por um exame ultrassonográfico após a micção para avaliar o volume residual de urina ou pela cateterização, que irá revelar um volume residual acima de 50% da capacidade de sua bexiga. Pode haver um índice reduzido do pico de fluxo abaixo de 15 mL/s. O exame clínico pode afastar algumas possíveis causas, como uma massa pélvica ou uma cistocele. É importante investigar os casos de retenção urinária para excluir qualquer patologia subjacente que possa ser tratada. Uma amostra de urina deve ser enviada para cultura e sensibilidade, *swabs* apropriados (uretral, vaginal e cervical) devem ser coletados. As investigações radiológicas devem incluir uma urografia intravenosa, raios X da espinha lombossacral e uma MRI, quando indicada. É muito importante identificar a presença de diabetes para iniciar o tratamento antes que ocorram danos permanentes. O tratamento para incontinência de estravasamento depende da patologia subjacente. Quando o detrusor é hipotônico, agentes colinérgicos, como betanecol 25 mg três vezes ao dia, podem ser úteis. Caso haja obstrução do fluxo de saída, uma dilatação uretral ou uretrotomia pode ser necessária. Quando nenhuma causa é identificada, a autocateterização asséptica é o melhor método de tratamento a longo prazo para essas pacientes.

Deve-se evitar a retenção urinária pela implementação de medidas profiláticas. A bexiga humana feminina, quando sofre uma hiperdistensão, pode não voltar a se contrair normalmente [283]. Quando a cirurgia do colo da bexiga para incontinência urinária ou cirurgia pélvica radical para doença maligna é realizada, a drenagem urinária adequada pós-operatória (preferivelmente com um cateter suprapúbico) deve ser empregada até que o esvaziamento normal pela uretra seja restabelecido. Caso a anestesia epidural seja utilizada para procedimentos cirúrgicos ou partos, um cateter de foley de demora deve ser deixado *in situ* por, no mínimo, 6 horas e provavelmente 12 horas até que a sensação normal dos membros inferiores esteja presente. As mulheres, que sabidamente apresentam esvaziamento ineficiente (uma taxa de fluxo baixa juntamente com uma baixa pressão máxima de esvaziamento), devem aprender a autocateterização intermitente asséptica, antes de qualquer intervenção cirúrgica para incontinência de esforço urodinâmico.

A retenção urinária aguda deve ser tratada como uma emergência. Um cateter uretral ou suprapúbico deve ser inserido imediatamente e deixado no local para drenagem livre. Não há necessidade de clampeamento intermitente do cateter, pois pode ocorrer hiperdistensão, e não há evidência de que a descompressão aguda da bexiga seja prejudicial. O volume de urina drenado deve ser registrado, e, caso esteja acima de um litro, o cateter deve ser deixado *in situ* em drenagem livre por uma ou duas semanas antes de iniciar o esvaziamento pela uretra. Este procedimento é mais fácil de ser realizado, com a inserção de um cateter suprapúbico. O resíduo urinário deve ser verificado regularmente, quando a micção espontânea é reiniciada, para garantir que a bexiga esteja sendo esvaziada adequadamente. Isto pode ser avaliado pela cateterização intermitente ou menos invasivamente pela ultrassonografia transabdominal.

Deve ser feita uma investigação da etiologia, desde que não haja uma causa óbvia. Se ocorrerem episódios subsequentes de retenção, é prudente ensinar à mulher a realização de autocateterização intermitente asséptica para evitar danos vesicais por hiperdistensão.

ESTRÓGENOS NO TRATAMENTO DE INCONTINÊNCIA

As preparações de estrógenos vêm sendo utilizadas há muitos anos no tratamento de incontinência urinária [284, 285], embora seu papel real permaneça controverso. Muitos dos estudos realizados envolvem séries de casos observacionais, não controlados que examinam a utilização de uma ampla gama de diferentes preparações, doses e vias de administração. A utilização inconsistente de progestógenos também é um fator de confusão subsequente, tornando difícil a interpretação dos resultados.

▶ Terapia estrogênica sistêmica

O papel da terapia estrogênica sistêmica na prevenção de doença cardíaca isquêmica foi avaliado em um estudo clínico randomizado com duração de 4 anos, o *Heart and Oestrogen/progestin Replacement Study* (HERS) [286], envolvendo 2.763 mulheres em pós-menopausa, com menos de 80 anos de idade, com útero intacto e doença cardíaca isquêmica. No estudo, 55% das mulheres relataram, no mínimo, um episódio de incontinência urinária por semana, e foram designadas aleatoriamente para uso diário de estrógeno conjugado e acetato de medroxiprogesterona ou placebo. A incontinência melhorou em 26% das mulheres designadas para o grupo com placebo, comparando-se aos 21% que receberam terapia de reposição hormonal (HRT), 27% do grupo com placebo queixaram-se de piora dos sintomas, comparadas a 39% do grupo de HRT ($P = 0,001$). A incidência de episódios de incontinência por semana aumentou em uma média de 0,7 no grupo de HRT e diminuiu em torno de 0,1 no grupo com placebo ($P < 0,001$). No geral, a HRT combinada foi associada à piora da incontinência de esforço e por urgência, embora sem diferença significativa na frequência diária, noturna ou número de infecções do trato urinário.

Esses achados também foram confirmados no *Nurse's Health Study* [287], que acompanhou 39.436 mulheres em pós-menopausa, com idades entre 50 e 75 anos durante um período de 4 anos. O risco de incontinência foi elevado nas mulheres com HRT, quando comparado ao das mulheres que nunca receberam HRT. Houve um risco elevado nas mulheres em uso oral de estrógeno (razão relativa (RR) 1,54; 95% CI 1,44-1,65], estrógeno transdérmico (RR 1,68; 95% CI 1,41-2,00), estrógeno oral e progesterona (RR 1,34; CI 95% 1,24-134) e estrógeno transdérmico e progesterona (RR 1,46; CI 1.16-1,84). Além disso, embora permanecesse um pequeno risco após a interrupção da HRT (RR 1,14; 95% CI 1,06-1,23), em 10 anos, o risco foi idêntico (RR 1,02; 95% 0,91-1,41) ao das mulheres que nunca receberam a HRT.

Esses resultados também foram confirmados pela publicação mais recente do grupo da *Women's Health Initiative* (WHI) [288]. No geral, 27.347 mulheres em pós-menopausa, com idades entre 50 e 79 anos, foram avaliadas em um estudo multicêntrico duplo-cego e placebo controlado. Nesse estudo, 23.296 mulheres apresentavam queixa de sintomas do trato urinário inferior na linha de base e em 1 ano de acompanhamento. As mulheres foram randomizadas de acordo com o estado de histerectomia para o tratamento ativo ou com placebo nos ensaios clínicos com estrógeno e progesterona ou somente com estrógeno. O estrógeno usado foi o estrogênio equino conjugado (CEE), e a progesterona foi o acetato de medroxiprogesterona (MPA). O desfecho principal foi a incidência de incontinência urinária em 1 ano entre mulheres que se apresentavam continentes na entrada do estudo e a gravidade de incontinência urinária em 1 ano nas mulheres que apresentavam incontinência na entrada do estudo.

No geral, ocorreu um aumento da incidência de todos os tipos de incontinência urinária em 1 ano, nas mulheres continentes na entrada do estudo no grupo de HRT. O risco foi mais elevado para incontinência de esforço [CEE + MPA: RR 1,87 (1,61-2,18); CEE somente: RR 2,15 (1,77-2,62)] seguido pela incontinência mista [CEE + MPA: RR 1,49 (1,10-2.01); CEE somente: RR 1,79 (1,26-2,53)]. Entretanto, o efeito na incontinência urinária por urgência não foi uniforme [CEE + MPA; RR 1,15 (0,99-1,34); CEE somente: RR 1,32 (1,10-l,58)].

Entre as mulheres sintomáticas na entrada do estudo a frequência urinária aumentou em ambos os braços [CEE + MPA: RR 1,38 (1,28-1,49); CEE somente: RR 1,47 (1,35-1,61)] e a incidência de incontinência urinária aumentou em 1 ano [CEE + MPA: RR 1,20 (1,06-1,36); CEE somente: RR 1,59 (1,39-1,82)]. Nenhuma avaliação da QoL formal foi feita, mas as mulheres que receberam HRT apresentaram maior probabilidade de relatar que a incontinência urinária limitou suas atividades diárias e as aborreceu e perturbou.

▶ Estrógeno no tratamento de incontinência urinária de esforço

Tem sido relatado que os estrógenos orais elevam a pressão máxima uretral e podem melhorar a sintomatologia em 65-70% das mulheres [289.290], embora outro trabalho não tenha confirmado esses dados [291.292]. Dois estudos placebo controlados foram realizados, examinando a utilização de estrógenos orais no tratamento de incontinência de esforço urodinâmico em mulheres na pós-menopausa. Não houve diferença significativa nos desfechos subjetivos ou objetivos com o uso de CEE associado ou não ao uso da MPA [293] [294]. Uma revisão de oito estudos prospectivos controlados e de 14 não controlados concluiu que a terapia com estrógeno não foi um tratamento eficaz para a incontinência urinária de esforço, mas pode ser útil para os sintomas de urgência e aumento da frequência [295].

A partir das evidências disponíveis, o uso de estrógeno isoladamente não parece ser um tratamento eficaz para incontinência urinária de esforço.

▶ Estrógenos no tratamento da bexiga hiperativa

Os estrógenos foram utilizados no tratamento da urgência urinária e na incontinência por urgência durante muitos anos, embora tenha havido poucos estudos controlados para confirmar sua eficácia. Um estudo duplo-cego placebo controlado, cruzado, utilizando estriol oral em 34 mulheres em pós-menopausa, mostrou uma melhora subjetiva em oito mulheres com incontinência mista e 12 com incontinência por urgência [296]. Entretanto, um estudo duplo-cego multicêntrico do uso de estriol (3 mg/dia) em mulheres na pós-menopausa, queixando-se de urgência, falhou em confirmar esses achados [297], mostrando melhora tanto subjetiva quanto objetiva, porém não significativamente melhor que o placebo. O estriol é um estrógeno natural, fraco e que apresenta pouco efeito no endométrio. Não previne a osteoporose, embora tenha sido utilizado no tratamento de atrofia urogenital. Consequentemente, é possível que a dosagem ou via de administração nesse estudo não seja apropriada no tratamento de sintomas urinários, e níveis sistêmicos mais elevados podem ser necessários.

O uso de comprimidos vaginais de 17β-estradiol (Vagifem®, Novo Nordisk, West Sussex, Reino Unido) também foi avaliado em mulheres na pós-menopausa com urgência e incontinência por urgência ou com um diagnóstico urodinâmico de urgência sensorial ou hiperatividade detrusora. Esses comprimidos vaginais são bem absorvidos pela vagina e induzem a maturação do epitélio vaginal em 14 dias [298]. Após um tratamento de 6 meses, a única diferença significativa entre o grupo de tratamento ativo e o com placebo foi uma melhora no sintoma de urgência nas mulheres com diagnóstico urodinâmico de urgência sensorial [299]. Um estudo subsequente duplo-cego, randomizado, placebo controlado, usando comprimidos vaginais de 17β-estradiol, mostrou que os sintomas do trato urinário inferior de aumento da frequência, urgência, incontinência por urgência e por esforço melhoraram significativamente, embora nenhuma avaliação urodinâmica objetiva tenha sido realizada [300]. Em ambos os estudos, a melhora subjetiva dos sintomas pode simplesmente representar a ação estrogênica local, revertendo a atrofia urogenital e não um efeito direto na função da bexiga.

Recentemente, um estudo randomizado, de grupo paralelo e controlado foi relatado comparando o anel vaginal que libera estradiol (Estring®, Pfizer) com pessários vaginais de estradiol no tratamento de mulheres na pós-menopausa com queixas do trato urinário inferior [301]. O uso de estradiol e estriol em baixa dose administrados vaginalmente mostrou eficácia similar no alívio dos sintomas de incontinência por urgência do trato urinário inferior (58 *vs.* 58%), incontinência de esforço (53 *vs.* 59%) e noctúria (51 *vs.* 54%), embora o anel vaginal tenha tido maior aceitação pela paciente.

Para esclarecer o papel da terapia com estrógeno no tratamento de mulheres com incontinência por urgência, uma metanálise da utilização de estrógenos em mulheres com sintomas de OAB foi realizada pelo comitê HUT [302]. Em uma revisão de 10 estudos clínicos controlados por placebo e randomizados foi demonstrado que o estrógeno foi superior ao placebo em relação aos sintomas de incontinência por urgência, aumento da frequência e noctúria, embora a administração de estrógeno vaginal tenha sido superior para os sintomas de urgência. Nas mulheres que receberam estrógeno, ocorreu um aumento significativo na primeira sensação e capacidade da bexiga, quando comparado a placebo.

▶ Terapia com estrógeno: Revisão de Cochrane

As mais recentes metanálises do efeito da terapia com estrógeno no trato urinário inferior foram realizadas pelo grupo da Cochrane [303]. No total, 33 estudos foram identificados, incluindo 19.313 mulheres com incontinência (1.262 envolvidas em estudos de administração local) das quais 9.417 receberam terapia com estrógeno.

Em geral, a administração sistêmica (de estrógenos orais sem oposição) resultou em piora da incontinência em comparação ao grupo com placebo (RR 1,32; 95% CI 1,17-1,48), embora esse resultado seja muito influenciado pelo peso do estudo WHI. Ao considerar a terapia de associação, houve uma piora no desfecho de incontinência, quando comparada ao placebo (RR 1,11; 95% CI 1,04-1,18). Houve alguma evidência, sugerindo que o uso de terapia com estrógeno local pode melhorar a incontinência (RR 0,74; 95% CI 0,64-0,86) e, em geral, houve uma ou duas perdas a menos em 24 horas e menor frequência e urgência.

Os autores concluíram que a terapia com estrógeno local para incontinência pode ser benéfica, embora exista pouca evidência de efeitos a longo prazo. A evidência sugere que a terapia de reposição hormonal sistêmica, utilizando estrógenos equinos conjugados, pode piorar a incontinência. Além disso, eles comentaram que os dados são insuficientes para comentar com segurança sobre a dose, tipo de estrógeno e via de administração.

▶ Fístulas

Fístulas urinárias podem ser ureterovaginais, vesicovaginais, uretrovaginais ou complexas e podem ocorrer após cirurgia pélvica e em casos de malignidade pélvica avançada, especialmente em casos de radioterapia. As variedades mais comuns no Reino Unido são fístulas de bexiga ou uretéricas inferiores, ocorrendo após uma histerectomia abdominal. Em países em desenvolvimento, a conduta obstétrica inadequada no trabalho de parto obstruído pode causar necrose isquêmica da base da bexiga, sendo uma causa provável de uma fístula vesicouretrovaginal.

As fístulas provocam uma incontinência contínua, ocorrendo dia e noite. Geralmente, elas são visíveis ao exame por espéculo, mas uma cistoscopia e urografia intravenosa podem ser necessárias para confirmar o diagnóstico.

O tratamento é cirúrgico. As fístulas ureterovaginais devem ser logo reparadas para evitar dano no trato urinário superior. As fístulas vesicovaginais geralmente são tratadas conservadoramente, inicialmente com drenagem da bexiga e antibióticos, durante algum tempo, aguardando o fechamento espontâneo. O reparo abdominal ou vaginal normalmente é realizado 2 ou 3 meses depois do aparecimento da lesão, embora, atualmente, exista uma tendência para realizar o reparo mais precocemente. Caso a fístula seja detectada em um curto período de tempo após a cirurgia inicial, ela pode, com frequência, ser ocluída imediatamente.

▶ Anormalidades congênitas

As anormalidades congênitas são incomuns e geralmente são diagnosticadas ao nascimento ou durante a infância. A anormalidade grosseira mais comum é a ectopia vesical, que requer reconstrução cirúrgica durante o período neonatal. Outras anormalidades congênitas menos notórias são a epispádia, que pode ser diagnosticada pelo clitóris bífido. Essa anormalidade é de difícil tratamento e pode necessitar reconstrução para formar uma neouretra. Um ureter ectópico pode se abrir na vagina e causar incontinência urinária que não é diagnosticada até a infância, e a espinha bífida oculta pode-se apresentar com sintomas urinários durante a fase de crescimento pré-puberal.

Divertículo uretral

Divertículos uretrais estão se tornando mais comuns, provavelmente em razão da incidência aumentada de doenças sexualmente transmissíveis. Eles são encontrados em mulheres de qualquer idade e levam a várias queixas, incluindo dor, particularmente após a micção, gotejamento pós-micção e dispareunia. O diagnóstico pode ser realizado pelos raios X no cistograma de micção ou videocistouretrograma ou pela uretroscopia. A MRI pode ser útil. O divertículo uretral deve ser tratado inicialmente de forma conservadora com cursos intermitentes de antibióticos, se necessário; mas, quando os sintomas são graves pode ser necessária a excisão cirúrgica do divertículo. É comum realizar uma diverticulectomia subtotal a fim de evitar a formação de uma estenose uretral, e depois do procedimento um cateter uretral é mantido no local por 2 semanas, atuando como um *stent* para permitir que a uretra cicatrize.

▶ Causas temporárias de incontinência urinária

As infecções do trato urinário inferior (cistite ou uretrite) eventualmente podem causar incontinência urinária, que é temporária e que cessa após o tratamento adequado com antibioticoterapia. Diuréticos, especialmente em mulheres mais velhas, também podem ser responsáveis por urgência, aumento da frequência e incontinência. Em indivíduos mais velhos, qualquer coisa que limite sua independência pode transformar uma urgência em incontinência de urgência. Isto se aplica particularmente aos casos de imobilidade e quando um indivíduo mais velho é incapaz de alcançar um toalete em um curto espaço de tempo. Assim, a provisão de instalações adequadas e iluminação apropriada podem aliviar o problema. A impactação fecal pode ocasionar incontinência urinária ou retenção de urina, que se resolve uma vez que laxantes ou enemas adequados sejam eficazes.

Incontinência funcional
Em uma proporção pequena de mulheres nenhuma causa orgânica pode ser encontrada para incontinência. Algumas delas apresentam estado de ansiedade que responde bem à psicoterapia ou aos fármacos psicotrópicos, como diazepam. A imobilidade pode impedir que uma mulher alcance o lavatório em tempo e, nessa situação, uma solução simples é providenciar um toalete no andar inferior ou a utilização de uma cadeira sanitária para evitar a perda urinária.

▶ Medidas conservadoras gerais
Todas as mulheres com incontinência se beneficiam de medidas simples, como a provisão de absorventes e calcinhas para incontinência. Mulheres com uma alta ingestão de líquido devem ser advertidas quanto à restrição de bebidas para um litro por dia, particularmente quando a frequência de micção é um problema. Bebidas contendo cafeína (como chás, café e cola) e álcool são irritantes vesicais e atuam como diuréticos e, dessa forma, devem ser evitadas quando possível. Qualquer coisa que aumente a pressão intra-abdominal agrava a incontinência, e pacientes com tosse crônica devem ser advertidas a pararem de fumar, e a constipação deve ser tratada adequadamente. Exercícios no assoalho pélvico devem ser particularmente úteis no puerpério ou depois da cirurgia pélvica. Para mulheres mais jovens, mulheres mais ativas que ainda não completaram sua família, um dispositivo ou tampão de esponja pode ser utilizado durante atividade de esforço, como esporte. A terapia de reposição com estrógeno para mulheres após a menopausa frequentemente é benéfica, pois melhora a qualidade de vida e auxilia nos sintomas da bexiga hiperativa. Os diuréticos, que frequentemente são administrados em indivíduos mais velhos por retenção de líquido ou hipertensão leve, podem levar à piora dos sintomas urinários e devem ser interrompidos, quando possível.

Mulheres com incontinência intensa de longa duração, especialmente as idosas, podem ser mais facilmente tratadas e com maior conforto com um cateter suprapúbico de demora trocado regularmente; e para as jovens deficientes, o desvio urinário pode ser considerado precocemente. Nem sempre é possível curar a incontinência urinária, mas, em geral, é possível auxiliar o indivíduo e, assim, melhorar sua qualidade de vida.

OUTROS DISTÚRBIOS DO TRATO URINÁRIO INFERIOR
▶ Lesões uretrais
Carúnculo uretral
Um carúnculo uretral é um pólipo vermelho benigno ou lesão coberta por epitélio de transição geralmente encontrada na face posterior do meato uretral. É comumente observado em mulheres depois da menopausa e, embora geralmente assintomático, pode causar dor, sangramento e disúria. A causa é desconhecida. O tratamento é a biópsia de excisão, seguida por estrógeno local ou sistêmico.

Prolapso da mucosa uretral
O prolapso da mucosa uretral também ocorre em mulher depois da menopausa, mas é observado algumas vezes em meninas (geralmente negras) entre 5 a 10 anos de idade. É uma lesão avermelhada que acompanha toda a circunferência do meato uretral externo, diferenciando-se, assim, da carúncula uretral. O prolapso da mucosa uretral não é doloroso, mas pode causar sangramento, disúria ou corrimento uretral. Ele pode ser tratado por excisão ou cauterização.

Estenose ou estreitamento uretral
A obstrução do fluxo de saída decorrente da estenose uretral ou por estreitamento é rara em mulheres. Estas lesões geralmente ocorrem depois da menopausa e são observadas na uretra distal. Elas frequentemente são o resultado de uretrite crônica ou podem ser seguidas de fibrose em razão das dilatações uretrais repetidas ou outra cirurgia da uretra. Os sintomas mais comuns são dificuldade de esvaziamento, mas infecções do trato urinário recorrentes podem ocorrer. O diagnóstico pode ser realizado, utilizando-se a urofluxometria associada à cistometria ou à videocistouretrografia. Profilometria de pressão uretral ou cistouretroscopia auxilia a localizar a lesão. Uretrotomia de Otis ou aberta é o tratamento de escolha, e terapia com estrógeno local pode ser útil em mulheres na pós-menopausa.

Carcinoma da uretra
O carcinoma uretral é raro e, geralmente, é um carcinoma de célula do epitélio de transição, localizado na uretra proximal. Metástases secundárias podem surgir do adenocarcinoma do endométrio, carcinoma celular transicional da bexiga ou carcinoma escamoso da vulva ou vagina. Os sintomas incluem hematúria, sangramento e corrimento vaginal, frequência de micção, disúria e infecções do trato urinário recorrentes. Uma massa pode ser palpável ou pode ser observada ao exame com espéculo. O diagnóstico pode ser confirmado pela biópsia guiada pela uretroscopia. O tratamento consiste em cirurgia radical, geralmente cistouretrectomia e dissecção de linfonodo seguidos por radioterapia.

▶ Urgência e frequência urinárias
Definições [2]
- *Frequência diurna* Queixa de que a micção ocorre mais frequentemente durante as horas caminhando do que observado previamente.
- *Noctúria* Queixa de interrupção do sono uma ou mais vezes decorrente da necessidade de urinar. Cada esvaziamento é precedido e seguido por sono.
- *Urgência* Queixa de um desejo compulsório e repentino de urina que é difícil de conter.

- *Incontinência de urgência* Queixa de perda involuntária de urina acompanhada por ou imediatamente precedida de urgência.

Prevalência

Frequência e urgência são sintomas comuns em mulheres de todas as idades. Elas frequentemente coexistem e podem ocorrer juntamente com outros sintomas como incontinência urinária ou disúria. É incomum a urgência ocorrer isoladamente, quase invariavelmente ocorre aumento da frequência para evitar a incontinência de urgência e para aliviar a sensação desagradável de dor. Bungay *et al.* [304] observaram em um grupo de 1.120 mulheres com idade entre 30 e 65 anos, que aproximadamente 20% admitiram frequência de micção, e 15% relataram urgência. Nesse estudo, não houve aumento específico na prevalência da urgência ou da frequência associada à idade ou à menopausa.

Acima da idade de aproximadamente 60 anos é comum as mulheres desenvolverem "noctúria". Os episódios de noctúria aumentam uma vez por década de vida, não sendo incomum uma mulher de 80 anos levantar quatro vezes durante a noite para urinar. Isto representa uma deficiência relativa na função cardiovascular e não uma anormalidade urológica.

Causas e avaliação

Existem muitas causas diferentes de frequência e urgência de micção; as mais comuns são demonstradas na Tabela 51.16.

O exame clínico exclui muitas causas. É importante antes que investigações dispendiosas e prolongadas sejam realizadas. Como uma das causas mais comuns de frequência de micção é uma infecção do trato urinário inferior, é importante fazer uma coleta de amostra de urina de jato médio para cultura e teste de sensibilidade. Quando não é possível obter uma amostra de urina de jato médio sem contaminação, a aspiração suprapúbica deve ser realizada. Quando a cultura de urina é repetidamente negativa na mulher com urgência, frequência e disúria, sem nenhuma outra causa identificada, a urina deve ser enviada para cultura de microrganismos exigentes, como *Mycoplasma hominis* e *Ureaplasma urealyticum*, que são observados com frequência aumentada em mulheres sintomáticas.

As mulheres que apresentam corrimento vaginal anormal, história de doenças sexualmente transmissíveis ou escoriação vulvar nítida devem fazer *swabs* vaginais, cervicais e uretrais para cultura. *Chlamydia trachomatis* pode ser o microrganismo causador que requer um meio de cultura especial para sua detecção. Quando há história de hematúria, dor lombar ou na região inguinal e uma infecção no trato urinário que não foi identificada, a urografia intravenosa e a cistoscopia devem ser realizadas, e a paciente deve ser encaminhada a um urologista.

Nos casos de deficiência na função renal, a concentração de eletrólitos na urina e osmolaridade devem ser estimadas. Uma radiografia do abdome (rins, ureter e bexiga) é útil no diagnóstico de cálculo, e se um volume residual urinário significativo for observado, um raio X da espinha lombossacral deve ser realizado.

As investigações realizadas devem ser planejadas de acordo com a sintomatologia da paciente. Entretanto, um diário de frequência-volume é frequentemente útil uma vez que possa identificar a ingestão de líquido excessiva, como causa da frequência urinária. Além disso, a cistouretroscopia pode revelar enfermidade subjacente no interior da bexiga ou uretra. Para mulheres com incontinência além de frequência com ou sem urgência, devem-se planejar estudos urodinâmicos antes da cistoscopia, pois a cistoscopia é desconfortável. A cistometria subtraída detecta hiperatividade do detrusor, que é a causa principal de urgência e frequência e também revela retenção crônica de urina com uma bexiga atônica, que pode ocasionar frequência ou infecções do trato urinários recor-

Tabela 51.16 Causas de aumento da frequência e urgência em mulheres

Urológica
Infecção do trato urinário
Síndrome uretral
Hiperatividade do detrusor
Tumor de bexiga
Cálculo de bexiga
Pequena capacidade vesical
Cistite intersticial
Cistite/fibrose de radiação
Retenção/residual crônica
Divertículo uretral

Ginecológica
Cistocele
Massa pélvica, p. ex., mioma, cisto ovariano
Cirurgia pélvica prévia

Genital
Uretrite (cistite "lua de mel")
Vulvovaginite
Carúnculo uretral
Herpes
Verrugas
Doenças sexualmente transmissíveis
Atrofia (hipoestrogenismo)

Médica
Lesão do neurônio motor superior
Função renal prejudicada
Diabetes melito
Diabetes insipidus
Hipotireoidismo
Insuficiência cardíaca congestiva
Terapia com diuréticos
Impactação fecal

Geral
Hábito de ingerir líquidos excessivamente
Ansiedade
Gestação

rentes. Para mulheres com frequência, urgência e disúria sem incontinência, a realização de uma cistouretroscopia pode ser mais útil que uma avaliação urodinâmica.

Em uma grande proporção de casos, nenhuma causa óbvia pode ser encontrada para os sintomas de frequência e urgência. Algumas pacientes com achados negativos urinam frequentemente por hábito, que geralmente desenvolvem depois de uma infecção no trato urinário aguda ou um episódio de incontinência. Alternativamente, hábitos inadequados podem ter início desde a infância, especialmente se os pais urinam frequentemente. É interessante que, frequentemente, vários membros da mesma família sofrem de queixas urinárias semelhantes.

Tratamento

O tratamento deve ser direcionado às causas subjacentes, caso tenham sido identificadas. As mulheres que consomem bebidas excessivamente devem ser advertidas a limitar sua ingestão de líquido entre 1 e 1,5 L/dia e evitar bebidas nos momentos em que o aumento da frequência causa mais constrangimento. Certas bebidas, como chás, café e cola (todas contendo cafeína) e álcool, aumentam a frequência, especialmente noctúria, em alguns indivíduos e devem, portanto, ser evitadas.

Retreinamento habitual (exercício da bexiga) é útil para mulheres sem doença orgânica e pode ser realizado pela paciente em casa [187]. Os exercícios da bexiga em regime hospitalar são mais eficazes, mas frequentemente impossibilitam a organização, e o programa descrito por Jarvis e Millar [186] é fácil de ser realizado e efetivamente melhora os sintomas em até 80% das mulheres no início. Infelizmente, a taxa de recaída é alta [305]. Isto ocorre principalmente em razão de fatores subjacentes no ambiente domiciliar que podem exacerbar os sintomas.

Algumas terapias com fármacos antimuscarínicos podem ser úteis. Caso a ansiedade ou noctúria seja um problema, então imipramina ou amitriptilina 50 mg toda a noite pode ser realizada. Desmopressina também pode ser útil em pacientes com queixa de noctúria isolada.

▶ Síndrome da dor uretral

Ela é definida como ocorrência de dor uretral episódica recorrente geralmente na micção com aumento da frequência diária e noctúria na ausência de infecção ou outra enfermidade óbvia [2]. A síndrome da dor uretral pode ocorrer em qualquer idade. Acredita-se que existam dois fatores básicos: um elemento bacteriano e um uretral. O elemento bacteriano é decorrente da migração de *Escherichia coli* pelo períneo e até a uretra e para essa situação Smith [306] recomendou higiene perineal, especialmente após o ato sexual. Nos casos de uma crise aguda, muitos autores sugerem uma ingestão elevada de líquidos combinada ao bicarbonato de sódio para alterar o pH da urina e administração curta de antibióticos como cotrimoxazola, nitrofurantoína ou, mais recentemente, norfloxacina. Quimioterapia de baixa dose prolongada é algumas vezes necessária para recorrência e casos crônicos. Norfloxacina na dose de 400 mg administrada à noite por 3 meses pode ser realizada. A *Chlamydia trachomatis* é um microrganismo causador possível [307], nesse caso doxiciclina 100 mg toda a noite por 3 meses é um antibiótico eficaz.

Diversas manobras cirúrgicas foram tentadas para casos resistentes de síndrome da dor uretral. A dilatação da uretra foi realizada, mas não há razão para sua utilização, pois é raro encontrar obstrução de fluxo nessas mulheres. Semelhantemente, uretrotomia é algumas vezes realizada. Entretanto, não é indicada e pode causar incontinência ou um estreitamento uretral. Rees *et al.* [308] observaram que menos de 8% de 156 mulheres com síndrome uretral apresentavam obstrução de fluxo e que os resultados da dilatação uretral ou uretrotomia interna não foram melhores que a medicação isolada.

▶ Síndrome da bexiga dolorosa

A síndrome da bexiga dolorosa é uma queixa de dor suprapúbica relacionada com o enchimento da bexiga acompanhado por outros sintomas, como frequências noturna e diurna aumentadas, na ausência de infecção urinária comprovada ou outra enfermidade óbvia [2]. Uma causa da síndrome da bexiga dolorosa em mulheres é a cistite intersticial.

Cistite intersticial

A cistite intersticial produz sintomas graves que incluem frequência, disúria, dor uretral e no abdome inferior. Ela acomete indivíduos de ambos os sexos, embora apenas aproximadamente 10% desses sejam homens. Embora o pico da idade seja de 30-50 anos [309], ela também pode ser observada em crianças [310]. A etiologia permanece obscura, mas a ausência de qualquer agente bacteriano ou fúngico detectável é um pré-requisito para o diagnóstico [311]. Há uma evidência em ascensão de que a cistite intersticial é uma doença autoimune. Alterações histológicas na biópsia da parede da bexiga são consistentes com um distúrbio de tecido conectivo. O marcador mais comum é a infiltração de mastócitos da camada muscular da bexiga. Isso foi primeiramente reconhecido, em 1958, por Simmons e Bruce e, embora não exista consenso no papel dos mastócitos e sua utilidade como critério diagnóstico, dois artigos investigaram a degranulação de mastócitos [312, 313], e ambos demonstraram degranulação aumentada em pacientes que sofriam de cistite intersticial. Parsons *et al.* [314] propuseram que há uma falha na função protetora da camada de glicosaminoglicanos da mucosa da bexiga, permitindo, assim, que agentes infecciosos ataquem o epitélio subjacente. Subsequentemente, eles postularam que pacientes com cistite intersticial apresentavam sensibilidade anormal ao potássio intravesical [315].

Diagnóstico

O diagnóstico de cistite intersticial pode ser difícil. A dor é a queixa mais comum e ocorre em 70% das pacientes. Ela é

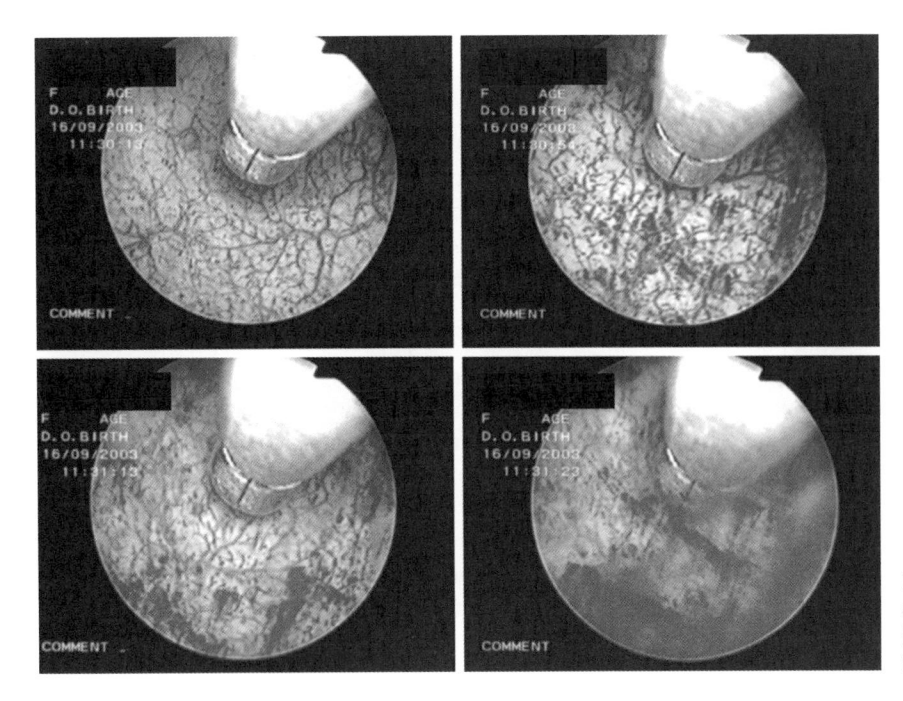

Fig. 51.32 Série de imagens cistoscópicas demonstrando cistodistensão gradual com hemorragia em uma mulher jovem com cistite intersticial.

geralmente suprapúbica, embora uretrite, dor lombar e dispareunia também sejam frequentemente encontradas. Um longo histórico de sintomas de hiperatividade urinária (frequência, urgência e disúria) na ausência de infecção comprovada é frequentemente presente. Outras queixas urinárias podem coexistir. Muitas mulheres foram submetidas previamente à histerectomia, apesar de ser difícil determinar se existe uma relação verdadeira ou se apenas reflete a tentativa desesperada por parte do médico de atenuar os sintomas da paciente.

O exame clínico geralmente não é agradável, e o diagnóstico frequentemente é fundamentado no achado de urgência sensorial (cateterização dolorosa, urgência e ausência de um aumento na pressão do detrusor e uma capacidade vesical menor que 300 mL) na cistometria subtraída de canal duplo. A cistoscopia precisa ser realizada sob anestesia geral para que seja obtida uma biópsia da bexiga de tamanho adequado. Hematúria terminal na investigação urodinâmica ou cistoscopia é sugestiva de cistite intersticial (Fig. 51.32). Caracteristicamente, os achados cistoscópicos incluem hemorragias petequiais na distensão, especialmente de segundo preenchimento, capacidade vesical reduzida e, classicamente embora incomum, ulceração. Ainda existe confusão decorrente da falta de uniformidade nos parâmetros diagnósticos comumente utilizados. A capacidade vesical em particular é uma questão controversa. Hanno [316] afirma que a capacidade da bexiga não deve exceder 350 mL, enquanto Messing e Stamey [317] demonstraram que a capacidade da bexiga difere significativamente entre cistoscopias realizadas sob anestesia local ou sem anestesia e as realizadas sob anestesia geral, concluindo que os volumes vesicais não são guias úteis no diagnóstico.

Gillespie [318] afirma que restringir a capacidade máxima da bexiga pode excluir pacientes que apresentam cistite intersticial precoce e poderiam se beneficiar do tratamento

Tabela 51.17 Critérios para a exclusão de um diagnóstico de cistite intersticial

Capacidade da bexiga de > 350 mL na cistometria em alerta
Ausência de um desejo intenso de urinar aos 150 mL durante cistometria preenchida pela metade (30-100 mL/min)
Demonstração de contrações involuntárias da bexiga fásicas na cistometria
Sintomatologia com < 9 meses de duração
Ausência de noctúria
Sintomas aliviados por uso de antimicrobianos, antissépticos urinários, antimuscarínicos ou antiespasmódicos
Frequência urinária diurna < 9 vezes
Diagnóstico de cistite bacteriana nos últimos 3 meses
Cálculo urinário
Herpes genital ativa
Doença maligna ginecológica
Divertículo uretral
Cistite química
Tuberculose
Cistite de radiação
Tumor na bexiga
Vaginite
Idade < 18 anos

antes que o diagnóstico feito com base nos parâmetros estabelecidos possa ser feito. A Tabela 51.17 lista os critérios para excluir o diagnóstico de cistite intersticial.

Tratamento

É provável que a condição conhecida como cistite intersticial seja o final de um processo de doença multifatorial, não sendo surpreendente que muitos tipos de tratamentos tenham sido propostos (nenhum provou ser completamente satisfatório). Ambos os anti-inflamatórios esteroides, e não esteroides, como azatioprina, cromogliconato de sódio e cloroquina, foram testados [319]. Pentosano polissulfato de sódio é conhecido por diminuir a permeabilidade da parede da bexiga, e vários índices de sucesso foram quotados, de 27 [320] a 83% [321]. Ele parece ser eficaz quando administrado intravesicalmente [322]. Heparina, que é conhecida por reduzir os cátions disponíveis e apresenta um efeito semelhante ao pentosano polissulfato de sódio, também foi utilizada [315].

Os que preferem uma hipótese de etiologia infecciosa usaram antibióticos a longo prazo. Norfloxacina pode ser administrada na dose de 400 mg à noite durante 3 meses, ou um antisséptico vesical, como hipurato de hexamina, pode ser utilizado.

Sulfóxido de dimetila (DMSO) também foi instilado no interior da bexiga com algum sucesso [323]. A administração desse fármaco pode promover um bom alívio dos sintomas a curto prazo, embora existam preocupações de que ele possa ser carcinogênico. Outros tratamentos foram testados, incluindo anestésicos locais, bloqueadores dos canais de cálcio e antidepressivos tricíclicos, que, provavelmente, devem ser administrados, associados a outros fármacos para alívio da dor [316].

Embora a distensão da bexiga tenha sido utilizada para o tratamento de distúrbios sensoriais da bexiga, não existem evidências que apoiem essa técnica na cistite intersticial. Benefícios a curto prazo podem ser sido relatados, mas as distensões repetidas podem levar a uma exacerbação dos sintomas. Ainda há espaço para a cistoplastia de substituição ou desvio urinário em pacientes gravemente afetados, mas acistoplastia de aumento, raramente é eficaz, e a dor continua a ser um problema. Muitos pacientes se beneficiam apenas com medidas de autoajuda [318] e evitando compostos contendo cafeína (chá, café e cola). Gillespie [324] tem escrito extensivamente sobre a função da dieta no manejo da cistite intersticial.

A maior parte das mulheres que sofre de cistite intersticial permanece assim por anos, até que elas encontrem formas de conviver com seus sintomas ou que, eventualmente, se submetam à cirurgia. Felizmente, os sintomas tendem a aumentar e diminuir e é frequentemente possível fornecer suporte e terapia intermitente até que ocorra remissão [325].

Problemas sexuais

Algumas mulheres desenvolvem um desejo urgente de urinar durante ou imediatamente após a relação sexual. Acredita-se que isso seja causado pela rigidez de um períneo de nulípara, que permite a irritação da parede posterior da bexiga durante a relação sexual [326]. A disúria pós-coito, comumente denominada "cistite lua de mel" pode ser seguida por uma infecção do trato urinário. A utilização de diafragmas contraceptivos pode levar à crise de aumento de frequência, urgência e disúria, assim como infecções do trato urinário recorrentes [327]. Um método alternativo de contracepção deve ser realizado. Sintomas de urgência e frequência seguidos de relação sexual podem ser manejados pela adoção simples de medidas de higiene perineal, alteração da técnica de coito e esvaziando a bexiga completa e rapidamente após a relação.

Para as mulheres após a menopausa, a falha de lubrificação adequada durante a relação sexual pode ser um problema, e um gel lubrificante ou preferivelmente com reposição de estrógeno deve ser prescrito [328]. Para essas mulheres com útero, que não desejam apresentar sangramento mensal, a terapia com estrógeno utilizando pessários de estriol, tabletes de 17-β-estradiol de liberação sustentada de baixa dose (Vagifem) ou um anel impregnado por estradiol de liberação sustentada (Estring) pode ser realizado.

Ocasionalmente, as mulheres com crises associadas à síndrome uretral na relação sexual apresentam um meato uretral situado atrás ao longo da parede vaginal anterior, ficando vulnerável ao traumatismo durante o coito. Os sintomas dessas mulheres podem ser aliviados pela uretrovaginoplastia com liberação e avanço da uretra ou uretrólise.

Para as mulheres na pré-menopausa que desenvolvem infecções do trato urinário recorrentes, associadas à relação sexual, a profilaxia com antibióticos pós-coito demonstrou ser altamente eficaz. Trimetoprim, nitrofurantoína ou cefalexina são todas bem empregadas, e a adição de um fármaco mais recente e altamente satisfatório é a norfloxacina 400 mg administrada no momento da relação sexual.

CONCLUSÃO

A incontinência urinária é comum e, embora não represente um risco a vida, é conhecida por apresentar um efeito QoL. A investigação e o manejo apropriados permitem um diagnóstico acurado e impedem um tratamento inadequado. Embora muitas formas de terapia conservadora possam ser iniciadas na assistência primária, a cirurgia de continência e a investigação de casos recorrentes e mais complexos de incontinência devem ser realizadas em unidades de referência secundárias e terciárias. Finalmente, uma ação integrada com a abordagem de uma equipe multidisciplinar, incluindo enfermeiras especializadas, orientadores de continência, fisioterapeutas, urologistas e cirurgiões colorretais, garante os melhores resultados possíveis de "cura" e satisfação da paciente.

APÊNDICE: NÍVEIS DE EVIDÊNCIA [329, 330]

I   Revisão sistemática de todos os estudos clínicos controlados e randomizados relevantes (RCTs).

IIA   Um RCT: baixa probabilidade de viéses e alta probabilidade de relação de causalidade.

IIB   Um RCT.

IIIA   Estudos clínicos controlados com bom delineamento (não randomizados).

IIIB   Estudos de coorte ou de caso-controle.

IIIC   Estudos de séries de casos ou de resultados dramáticos de experimentos não controlados.

IV   Opinião de um especialista (uso tradicional).

Graus de recomendações

A Uma revisão sistemática de RCTs ou um corpo de evidência consistindo principalmente em estudos classificados como I diretamente aplicável à população-alvo, demonstrando consistência geral de resultados.

B Um corpo de evidência, incluindo estudos classificados, como IIA, diretamente aplicável à população-alvo e demonstrando consistência geral dos resultados ou evidência extrapolada de estudos classificados como I.

C Um corpo de evidência, incluindo estudos classificados como IIB diretamente aplicável à população-alvo e demonstrando consistência geral dos resultados ou evidência extrapolada de estudos classificados como II.

D Nível de evidência III ou IV *ou* evidência extrapolada de estudos classificados como II.

REFERÊNCIAS

1. Norton P, MacDonald L, Sedgwick P, Stanton SL. Distress and delay associated with urinary incontinence, frequency and urgency in women. *Br Med J* 1988;297:1187-1189.
2. Haylen BT, de Ridder D, Freeman RM *et al*. An Interna-tional Urogynaecological Association (IUGA)/International Continence Society (ICS) joint report on the terminology for female pelvic floor dysfunction. *Int Urogynaecol J* 2010;21:5-26.
3. Zacharin R. The suspensory mechanism of the female urethra. *J Anat* 1963;97:423-427.
4. Wilson PD, Dixon JS, Brown ADG, Gosling JA. A study of the pubo-urethral ligament in normal and incontinent women. In: *Proceedings of the 9th International Continence Society Meeting.* Rome, 1979.
5. Gosling JA, Dixon JS, Humpherson JR. *Functional Anatomy of the Lower Urinary Tract.* London: Churchill Livingstone, 1983.
6. DeLancey JOL. Pubovesical ligament: a separate structure from the urethral supports ('pubo-urethral ligaments'). *Neurourol Urodyn* 1989;8:53-61.
7. Khanna OMP. Disorders of micturition: neurophysiological basis and results of drug therapy. *Urology* 1986;8:316-328.
8. Royal College of Physicians. *Incontinence: Causes, management and provision of services.* London, Royal College of Physicians, 1995.
9. Thomas TM, Plymat KR, Blannin J, Meade TW. Prevalence of urinary incontinence. *Br Med J* 1980;281:1243-1245.
10. Hannestad YS, Rortveit G, Sandvik H, Hunskar S. A community-based epidemiological survey of female urinary incontinence: The Norwegian EPINCONT Study. *Clin Epidem* 2000;53:1150-1157.
11. Rortveit G, Hannnestad YS, Daltveit AK, Hunskaar S. Age and type dependent effects of parity on urinary incontinence: the Norwegian EPINCONT study. *Obstet Gynaecol* 2001;98:1004-1010.

Department of Health (1998) Modernising Health and Social Services; National Priorities Guidance 1999/2000-2001/2002.

12. Smith CP, Chancellor MB. Genitourinary tract patent update. *Exp Opin Ther Patents* 2001;11:17-31.
13. Stewart WF, Corey R, Herzog AR *et al.* Prevalence of overactive bladder in women: results from the NOBLE program. *Int Urogynaecol J* 2001;12:S66.
14. Bump RC. Racial comparisons and contrasts in urinary incontinence and pelvic organ prolapse. *Obstet Gynaecol* 1993;81:421.
15. Viktrup L, Lose G, Rolff M, Farfoed K. The symptom of stress incontinence caused by pregnancy or delivery in primiparas. *Obstet Gynaecol* 1992;79:945.
16. Chairelli P, Brown W, Mcelduff P. Leaking urine: prevalence and associated factors in Australian women. *Neurourol Urodyn* 1999;18:567.
17. Hojerberg KE, Salvig JD, Winslow NA, Lose G, Secher NJ. Urinary incontinence; prevalence and risk factors at 16 weeks of gestation. *Br J Obstet Gynaecol* 1999;106:842.
18. Kelleher CJ, Cardozo LD, Khullar V, Salvatore S. A new questionnaire to assess the quality of life of urinary incontinent women. *Br J Obstet Gynaecol* 1997;104:1374-1379.
19. Fitzpatrick R, Fletcher A, Gore S, Jones D, Spiegelhalter D, Cox D. Quality of life measures in healthcare. 1: Applications and issues in assessment. *Br Med J* 1992;305:1075-1077.
20. Burgio KL, Matthews KA, Engel BT. Prevalence, incidence and correlates of urinary incontinence in healthy, middle-aged women. *J Urol* 1991;146:1255-1259.
21. World Health Organization. *Definition of health from preamble to the constitution of the WHO basic documents*, 28th edn. Geneva: WHO, 1978, p. 1.
22. Coulter A. Measuring quality of life. In: AL Kinmouth, R Jones (eds) *Critical Reading in General Practice.* Oxford: Oxford University Press, 1993.
23. Naughton MJ, Shumaker SA. Assessment of health related quality of life. In: CD Furberg, DL DeMets (eds) *Fundamentals of Clinical Trials*, 3rd edn. St Louis: Mosby Press, 1996, p. 185.
24. Gill TM, Feinstein AR. A critical appraisal of the quality of life measurements. *JAMA* 1974;272:619-626.
25. Murawaski BJ. Social support in health and illness; the concept and its measurement. *Ca Nurs* 1978;1:365-371.
26. Blavis JG, Appell RA, Fantl JA *et al.* Standards of efficacy for evaluation of treatment outcomes in urinary incontinence: recommendations of the urodynamics society. *Neurourol Urodynam* 1997;16:145-147.
27. Staskin D, Kelleher C, Avery K *et al.* Patient-reported outcome assessment. In: P Abrams, L Cardozo, S Khoury, A Wein (eds) *Incontinence*, 4th edn. Paris: Health Publication Ltd, Editions 21, 2009. pp. 363-412.
28. Lyons RA, Perry HM, Littlepage BNC. Evidence for the validity of the short form 36 questionnaire (SF-36) in an elderly population. *Age Ageing* 1994;23:182-184.
29. Hunskaar S, Vinsnes A. The quality of life in women with urinary incontinence as measured by the sickness impact profile. *J Am Geriatric Soc* 1991;39:378-382.
30. Grimby A, Milsom I, Molander U, Wiklund I, Ekelund P. The influence of urinary incontinence on the quality of life of elderly women. *Age Ageing* 1993;22:82-89.
31. Sullivan M, Karlsson J, Bengtsson C, Furunes B, Lapidus L, Lissner L. The Goteberg Quality of life instrument – a psychometric evaluation of assessments of symptoms and well being among women in a general population. *Scand J Prim Health Care* 1993;11:267-275.
32. Shumaker SA, Wyman JF, Uebersax JS, McClish D, Fantl JA. Health related quality of life measures for women with urinary incontinence: the Incontinence Impact Questionnaire and the urogenital distress inventory. *Qual Life Res* 1994;3:291-306.
33. Uebersax JS, Wyman JF, Shumaker SA, McClish DK, Fantl AJ. Short forms to assess life quality and symptom distress for urinary incontinence in women; The incontinence impact questionnaire and the urogenital distress inventory. *Neuourol Urodynam* 1995;14:131-139.

34. Lubeck DP, Prebil LA, Peebles P, Brown JS. A health related quality of life measure for use in patients with urge urinary incontinence: a validation study. *Qual Life Res* 1999;8:337-344.

35. Sandvik H, Hunskaar S, Seim A, Hermstad R, Vanik A, Bratt H. Validation of a severity index in female urinary incontinence and its implementation in an epidemiological survey. *J Epidemio Commun Health Med* 1993;47:497-499.

36. Wagner TH, Patrick DL, Bavendam TG, Martin ML, Buesching DP. Quality of life of persons with urinary incontinence: development of a new measure. *Urology* 1996;47:67-72.

37. Wyman JF, Harkins SW, Taylor JR, Fantl JA. Psychosocial impact of urinary incontinence in women. *Obstet Gynaecol* 1987;70:378-381.

38. Milsom I, Abrams P, Cardozo L, Roberts RG, Thuroff J, Wein AJ. How widespread are the symptoms of overactive bladder and how are they managed? A population-based prevalence study. *BJU Int* 2001;87:760-766.

39. Jarvis GJ, Hall S, Stamp S, Miller DR, Johnson A. An assessment of urodynamic examination in incontinent women. *Br J Obstet Gynaecol* 1980;87:893-896.

40. Cutner A. Uroflowmetry. In: Cardozo L (ed.) *Urogynaecology.* London: Churchill Livingstone 1997;109-116.

41. Verbrugge LM. Health diaries. *Med Care* 1980;18:73.

42. Larsson G, Victor A. Micturition patterns in a healthy female population studied with a frequency volume chart. *Scan J Urol Nephrol Suppl* 1988;4:53-57.

43. Barnick C. Frequency/volume charts. In: L Cardozo (ed.) *Urogynaecology.* London: Churchill Livingstone, 1997, pp. 101-107.

44. Cutner A. Uroflowmetry. In: L Cardozo (ed.) *Urogynaecology.* London: Churchill Livingstone, 1997, pp. 109-116.

45. Benness C. Cystometry. In: Cardozo L (ed.) *Urogynaecology.* London: Churchill Livingstone, 1997:117-134.

46. Hilton P, Stanton SL. Urethral pressure measurement by microtransducer: the results in symptom free women and in those with genuine stress incontinence. *Br J Obstet Gynaecol* 1983;90:919-933.

47. Versi E, Cardozo LD. Symptoms and urethral pressure profilometry for the diagnosis of genuine stress incontinence. *J Obstet Gynaecol* 1988;9:168-169.

48. Versi E. Discriminant analysis of urethral pressure profilometry data for the diagnosis of genuine stress incontinence. *Br J Obstet Gynaecol* 1990;97:251-259.

49. Haylen BT. Residual urine volumes in a normal female population: application of transvaginal ultrasound. *Br J Urol* 1989;64:347-349.

50. Khullar V, Salvatore S, Cardozo LD, Hill S, Kelleher CJ. Ultrasound bladder wall measurement: a non-invasive sensitive screening test for detrusor instability. *Neurourol Urodyn* 1994;13:461-462.

51. Robinson D, Anders K, Cardozo L, Bidmead J, Toozs-Hobson P, Khullar V. Can ultrasound replace ambulatory urodynamics when investigating women with irritative urinary symptoms? *Br J Obstet Gynaecol* 2002;109:145-148.

52. Richmond DH, Sutherst JR. Clinical application of transrectal ultrasound for the investigation of the incontinent patient. *Br J Urol* 1989;63:605-609.

53. Gordon D, Pearce M, Norton P, Stanton SL. Comparison of ultrasound and lateral chain urethrocystography in the determination of bladder neck descent. *Am J Obstet Gynecol* 1989;160:182-185.

54. Khullar V, Salvatore S, Cardozo LD, Hill S, Kelleher CJ. Three dimensional ultrasound of the urethra and urethral sphincter: a new diagnostic technique. *Neurourol Urodyn* 1994;13:352-354.

55. Robinson D, Toozs-Hobson P, Cardozo L, Digesu A. Correlating structure and function; three-dimensional ultrasound of the urethral sphincter. *Ultrasound Obstet Gynecol* 2004;23:272-276.

56. Athanasiou S, Hill S, Cardozo LD, Khullar V, Anders K. Three dimensional ultrasound of the urethra, peri-urethral tissues and pelvic floor. *Int Urogynecol J* 1995;6:239.

57. Klukte C, Golomb J, Barbaric Z, Raz S. The anatomy of stress incontinence; magnetic resonance imaging of the female bladder neck and urethra. *J Urol* 1990;143:563-566.

58. Yang A, Mostwin JL, Rosenheim NB, Zerhouni EA. Pelvic floor descent in women: dynamic evaluation with fast magnetic resonance imaging and cinematic display. *Radiology* 1991;179:25-33.

59. Smith ARB, Hosker GL, Warrell DW. The role of pudendal nerve damage in the aetiology of genuine stress incontinence in women. *Br J Obstet Gynaecol* 1989;96:29-32.

60. van Waalwijk van Doorn ESC, Zwiers W, Wetzels LLRH, Debruyne FMJ. A comparative study between standard and ambulatory urodynamics. *Neurourol Urodyn* 1987;6:159-160.

61. Heslington K, Hilton P. Ambulatory urodynamic monitoring. *Br J Obstet Gynaecol* 1996;103:393-399.

62. Robertson AS, Griffiths CJ, Ramsden PD, Neal DE. Bladder function in healthy volunteers: ambulatory monitoring and conventional urodynamic studies. *Br J Urol* 1994;73:242-249.

63. Salvatore S, Khullar V, Cardozo L, Anders K, Zocchi G, Soligo M. Evaluating ambulatory urodynamics: a prospective study in asymptomatic women. *Br J Obstet Gynaecol* 2001;108:107-111.

64. Cardozo LD, Khullar V, Anders K, Hill S. Ambulatory urodynamics: a useful urogynaecological service? *Proceedings of the 27th British Congress of Obstetrics and Gynaecology.* London: RCOG, 1995, p. 404.

65. Anders K, Khullar V, Cardozo L et al. Ambulatory urodynamic monitoring in clinical urogynaecological practice. *Neurourol Urodyn* 1997;5:510-512.

66. Gorton E, Stanton S. Ambulatory urodynamics: do they help clinical management? *Br J Obstet Gynaecol* 2000;107:316-319.

67. Snooks SJ, Swash M, Setchell M, Henry MM. Injury to innervation of the pelvic floor sphincter musculature in childbirth. *Lancet* 1984;ii:546-560.

68. Snooks SJ, Swash M, Henry MM, Setchell M. Risk factors in childbirth causing damage to the pelvic floor innervation. *Int J Colorect Dis* 1986;1:20-21.

69. Allen RE, Hosker GL, Smith ARB, Warrell DW. Pelvic floor damage and childbirth: a neurophysiological study. *Br J Obstet Gynaecol* 1990;97:770-779.

70. Tetzschuer T, Sorensen M, Lose G, Christiansen J. Pudendal nerve recovery after a non-instrumental vaginal delivery. *Int Urogynecol J* 1996;7:102-104.

71. Snooks SJ, Swash M, Mathers SE, Henry MM. Effects of vaginal delivery on the pelvic floor: a five year follow-up. *Br J Surg* 1990;77:1358-1360.

72. Sultan A, Stanton SL. Preserving the pelvic floor and perineum during childbirth – elective caesarean section? *Br J Obstet Gynaecol* 1996;103:731-734.

73. Petros P, Ulmsten U. An integral theory of female urinary incontinence. Experimental and clinical considerations. *Acta Obstet Gynaecol Scand* 1990;153(Suppl):7-31.

74. Ingelman-Sundberg A. Urinary incontinence in women, excluding fistulas. *Acta Obstet Gynaecol Scand* 1953;31:266-295.

75. Westbury M, Asmussen M, Ulmsten U. Location of maximal intraurethral pressure related to urogenital diaphragm in the female subject as studied by simultaneous urethra-cystometry and voiding urethrocystography. *Am J Obstet Gynecol* 1982;144:408-412.

76. Cardozo LD, Stanton SL. Genuine stress incontinence and detrusor instability – a review of 200 cases. *Br J Obstet Gynaecol* 1980;87:184-190.

77. Haylen BT, Sutherst JR, Frazer MI. Is the investigation of most stress incontinence really necessary? *Br J Urol* 1989;64:147-149.

78. Tapp A, Cardozo LD, Hills B, Barnick C. Who benefits from physiotherapy? *Neurourol Urodyn* 1988;7:259-261.

79. Kegel AH. Progressive resistance exercise in the functional restoration of the perineal muscles. *Am J Obstet Gynaecol* 1948;56:238-249.

80. Bo K. Pelvic floor muscle training is effective in treatment of female stress urinary incontinence, but how does it work? *Int Urogynaecol J Pelvic Floor Dysfunct* 2004;15:76-84.

81. DeLancey JOL. Anatomy and mechanics of structures around the vesical neck: how vesical position may affect its closure. *Neurourol Urodyn* 1988;7:161-162.

82. Bo K, Larsen S, Oseid S, Kvarstein B, Hagen RH. Knowledge about and ability to correct pelvic floor muscle exercises in women wit urinary stress incontinence. *Neurourol Urodyn* 1988;7:261-262.

83. Miller JM, Ashton Miller JA, DeLancey JOL. A pelvic muscle precontraction can reduce cough-related urine loss in selected women with mild SUI. *J Am Geriatric Soc* 1998;46:870-871.

84. Bo K, Talseth T, Holme I. Single blind, randomised controlled trial of pelvic floor muscles exercises, electrical stimulation, vaginal cones and no treatment in management of genuine stress incontinence in women. *Br Med J* 1999;318:487-493.

85. Bernstein IT. The pelvic floor muscles: muscle thickness in healthy and urinary incontinent women measured by perineal ultrasonography with reference to the effect of pelvic floor training. Oestrogen receptor studies. *Neurourol Urodyn* 1997;16:237-275.

86. Bo K, Hagen RH, Kvarstein B, Jorgensen J, Larsen S. Pelvic floor muscle exercise for the treatment of female stress urinary incontinence. III: Effects of two different degrees of pelvic floor muscle exercise. *Neurourol Urodyn* 1990;9:489-502.

87. Burgio KL, Robinson JC, Engel BT. The role of biofeedback in Kegel exercise training for stress urinary incontinence. *Am J Obstet Gynacol* 1986;154:58-63.

88. Plevnik S. New methods for testing and strengthening the pelvic floor muscles. In: *Proceedings of the 15th Annual Meeting of the International Continence Society*. London, 1985, pp. 267-268.

89. Peattie AB, Plevnik S, Stanton SL. Vaginal cones: a conservative method of treating genuine stress incontinence. *Br J Obstet Gynaecol* 1988;95:1049-1053.

90. Olah KS, Bridges N, Denning J, Farrar D. The conservative management of patients with symptoms of stress incontinence: a randomised prospective study comparing weighted vaginal cones and interferential therapy. *Am J Obstet Gynecol* 1990;162:87-92.

91. Haken J, Benness CJ, Cardozo LD, Cutner A. A randomised trial of vaginal cones and pelvic floor exercises in the management of genuine stress incontinence. *Neurourol Urodyn* 1991;10:393-394.

92. Kato K, Kondo A, Hasegalera S et al. Pelvic floor muscle training as treatment of stress incontinence. The effectiveness of vaginal cones. *Jpn J Urol* 1992;83:498-504.

93. Bo K. Vaginal weighted cones. Theoretical framework, effect on pelvic floor muscle strength and female stress urinary incontinence. *Acta Obstet Gynaecol Scand* 1995;74:87-92.

94. Sand PK, Richardson DA, Staskin DR et al. Pelvic floor stimulation in the treatment of geuine stress incontinence: a multicentre placebo controlled trial. *Neurorol Urodyn* 1994;13:356-357.

95. Berghmans LC, Hendricks HJ, Bo K, Hay-Smith EJ, de Bie RA, van Waalwijk van Doorn ES. Conservative treatment of stress incontinence in women. A systematic review of randomised review of randomised clinical trials. *Br J Urol* 1998;82:181-191.

96. Thyssen H, Lose G. Long term efficacy and safety of a vaginal device in the treatment of stress incontinence. *Neurourol Urodyn* 1996;15:394-395.

97. Thyssen H, Bidmead J, Lose G, Moller Bek K, Dwyer P, Cardozo L. A new intravaginal device for stress incontinence in women. *BJU Int* 2001;88:889-892.

98. Thor KB, Katofiasc MA. Effects of Duloxetine, a com-bined serotonin and norepinephrine reuptake inhibitor, on central neural control of lower urinary tract function in the chloralose-anesthetised female cat. *Pharmacol Exp Ther* 1995;74:1014-1024.

99. Norton PA, Zinner NR, Yalcin I, Bump RC, Duloxetine Urinary Incontinence Study Group. Duloxetine versus placebo in the treatment of stress urinary incontinence. *Am J Obstet Gynaecol* 2002;187:40-48.

100. Millard R, Moore K, Yalcin I, Bump R. Duloxetine vs. placebo in the treatment of stress urinary incontinence: a global phase III study. *Neurourol Urodynam* 2003;22:482-483.

101. Cardozo L, Drutz HP, Baygani SK, Bump RC. Pharmacological treatment of women awaiting surgery for stress urinary incontinence. *Obstet Gynaecol* 2004;104:511-519.

102. Ghoniem GM, Van Leeuwen JS, Elser DM, Freeman RM, Zhao YD, Yalcin I, Bump RC and Duloxetine/Pelvic Floor Muscle Training Clinical Trial Group. A randomised controlled trial of duloxetine alone, pelvic floor muscle training alone, combined treatment and no active treatment in women with stress urinary incontinence. *Urol* 2005;173:1453-1454.

103. Stanton SL, Tanagho E. *Surgery of Female Incontinence*, 2nd edn. Berlin: Springer-Verlag, 1986.

104. Hilton P. Which operation for which patient? In: J Drife, P Hilton, SL Stanton (eds) *Micturition*. Berlin: Springer-Verlag, 1990.

105. Burch J. Urethrovaginal fixation to Cooper's ligament for correction of stress incontinence, cystocele and prolapse. *Am J Obstet Gynaecol* 1961;81:281.

106. Cardozo LD, Stanton SL, Williams JE. Detrusor instability following surgery for stress incontinence. *Br J Urol* 1979;58:138-142.

107. Wiskind AK, Creighton SM, Stanton SL. The incidence of genital prolapse following the Burch colposuspension operation. *Neurourol Urodyn* 1991;10:453-454.

108. Alcalay M, Monga A, Stanton SL. Burch colposuspension: 10–20 year follow-up. *Br J Obstet Gynaecol* 1995;102:740-745.

109. Liu CY. Laparoscopic retropubic colposuspension (Burch procedure): a review of 58 cases. *J Reprod Med* 1993;38:526-530.

110. Burton G. A randomised comparison of laparoscopic and open colposuspension. *Neurourol Urodyn* 1994;13:497-498.

111. Su T, Wang K, Hsu C, Wei H, Hong B. Prospective comparison of laparoscopic and traditional colposuspension in the treatment of genuine stress incontinence. *Acta Obstet Gynecol Scand* 1997;76:576-582.

112. Carey MP, Goh JT, Rosamilia A et al. Laparoscopic versus open Burch colposuspension: a randomised controlled trial. *BJOG* 2006;113:999-1006.

113. Kitchener HC, Dunn G, Lawton V, Reid F, Nelson L, Smith ARB on behalf of the COLPO study group. Laparoscopic versus open colposuspension – results of a prospective randomised controlled trial. *BJOG* 2006;113:1007-1013.

114. Dumville JC, Manca A, Kitchener HC, Smith ARB, Nelson L, Torgerson DJ, on behalf of the COLPO study group. Cost effectiveness analysis of open colposuspension versus laparoscopic colposuspension in the treatment of urodynamic stress incontinence. *BJOG* 2006;113:1014-1022.

115. Ulmsten U, Henriksson L, Johnson P, Varhos G. An ambulatory surgical procedure under local anesthetic for treatment of female urinary incontinence. *Int Urogynaecol J* 1996;7:81-86.

116. Nilsson CG. Tension free vaginal tape procedure for treatment of female urinary stress incontinence. In: L Cardozo, D Staskin (eds)

Textbook of Female Urology and Urogynaecology. Informa Healthcare: Abingdon, UK, 2006:917-923.

117. Ulmsten U, Falconer C, Johnson P, Jones M *et al.* A multicentre study of Tension Free Vaginal Tape (TVT) for surgical treatment of stress urinary incontinence. *Int Urogynecol J* 1998;9:210-213.

118. Ulmsten U, Johnson P, Rezapour M. A three year follow up of tension free vaginal tape for surgical treatment of female stress urinary incontinence. *BJOG* 1999;106:345-350.

119. Nilsson CG, Kuuva N, Falconer C *et al.* Long term results of the tension free vaginal tape (TVT) procedure for surgical treatment of female stress urinary incontinence. *Int Urogynaecol J* 2001;12(Suppl):5-8.

120. Nilsson CG, Falconer C, Rezapour M. Seven year follow up of the tension free vaginal tape procedure for the treatment of urinary incontinence. *Obstet Gynaecol* 2004;104:1259-1262.

121. Nilsson CG, Palva K, Rezapour M, Falconer C. Eleven years prospective follow up of the tension free vaginal tape procedure for the treatment of stress urinary incontinence. *Int Urogynaecol J Pelvic Floor Dysfunct* 2008;19:1043-1047.

122. Ward K, Hilton P & United Kingdom and Ireland Tension Free Vaginal Tape Trial Group. Prospective multicentre randomized trial of tension free vaginal tape and colposuspen-sion as primary treatment for stress incontinence. *BMJ* 2002;325:67.

123. Ward KL, Hilton P and UK and Ireland TVT Trial Group. A prospective multicentre randomized trial of tension free vaginal tape and colposuspension for primary urodynamic stress incontinence: two-year follow up. *Am J Obstet Gyanecol* 2004;190:324-331.

124. Ward K, Hilton P. Multicentre randomized trial of tension free vaginal tape and colposuspension for primary urodynamic stress incontinence: five year follow up. *Neurourol Urodynam* 2006;6:568-569.

125. Manca A, Sculpher MJ, Ward K, Hilton P. A cost utility analysis of tension free vaginal tape versus colposuspension for primary urodynamic stress incontinence. *BJOG* 2003;110:255-262.

126. Paraiso MF, Walters MD, Karram MM, Barber MD (2004) Laparoscopic Burch colposuspension versus tension free vaginal tape: a randomised trial. *Obstet Gyanecol* 2004;104:1249-1258.

127. Staskin DR, Tyagi R. The SPARC sling system. *Atlas Urol Clinic* 2004;12:185-195.

128. Deval B, Levardon M, Samain E, Rafii A, Cortesse A, Amarenco G, Ciofu C, Haab F. A French multicentre clinical trial of SPARC for stress urinary incontinence. *Eur Urol* 2003;44:254-258.

129. Lord HE, Taylor JD, Finn JC, Tsokos N, Jeffery JT, Atherton MJ, Evans SF, Bremner AP, Elder GO, Holman CD. A randomised controlled equivalence trial of short term complications and efficacy of tension free vaginal tape and suprapubic urethral support sling for treating stress incontinence. *BJU Int* 2006;98:367-376.

130. Delorme E. [Transobturator urethral suspension: mini-invasive procedure in the treatment of stress urinary incontinence in women.] *Prog Urol* 2001;11:1306-1313.

131. Whiteside JL, Walters MD. Anatomy of the obturator region: relations to a transobturator sling. *Int Urogynaecol J Pelvic Floor Dysfunct* 2004;15:223-226.

132. Costa P, Grise P, Droupy S *et al.* Surgical treatment of female stress urinary incontinence with a transobturator tape (TOT). Uratape: short term results of a prospective multicentric study. *Eur Urol* 2004;46:102-106.

133. Delorme E, Droupy S, De Tayrac R *et al.* Transobturator tape (Uratape): a new minimally invasive procedure to treat female urinary incontinence. *Eur Urol* 2004;45:203-207.

134. Meschia M, Pifarotti P, Bernasconi F, Baccichet R, Magatti F, Cortese P, Caria M, Bertozzi R. Multicentre randomised trial of tension free vaginal tape (TVT) and transobturator tape in out technique (TVT-O) for the treatment of stress urinary incontinence. *Int Urogynaecol J Pelvic Floor Dysfunct* 2006;17:S92-S93.

135. Laurikainen EH, Valpas A, Kiiholma P *et al.* A prospective randomised trial comparing TVT and TVT-O procedures for treatment of SUI: immediate outcome and complications. *Int Urogynaecol J Pelvic Floor Dysfunct* 2006;17:S104-S105.

136. Latthe PM, Foon R, Toozs-Hobson P. Transobturator and retropubic tape procedures in stress urinary incontinence: a systematic review and meta-analysis of effectiveness and complications. *BJOG* 2007;114:522-531.

137. Waltregny D, Gaspar Y, Reul O, Hamida W, Bonnet P, de Leval J. TVT-O for the treatment of female stress urinary incontinence: results of a prospective study after a 3 year minimum follow up. *Eur Urol* 2008;53:401-408.

138. Martan A, Masata J, Svabik K. TVT-Secur system – tension free support of the urethra in women suffering from stress urinary incontinence – technique and initial experience. *Ceska Gynecol* 2007;72:42-49.

139. Meschia M, Barbacini P, Ambroqi V, Pifarotti P, Ricci L, Spreafico L. TVT-Secur: a minimally invasive procedure for the treatment of primary stress urinary incontinence. One year data from a multicentre prospective trial. *Int Urogynaecol J Pelvic Floor Dysfunct* 2009;20:313-317.

140. Debodinance P, Lagrange E, Amblard J, Yahi H, Lucot J, Cosson M, Villet R, Jacquetin B. TVT-Secur: Prospective study and follow up to 1 year about 150 patients. *Urogynecol J Pelvic Floor Dysfunct* 2008;19:S11-S12.

141. Molden SM, Lucente VR. New minimally invasive slings: TVT-Secur. *Curr Urol Rep* 2008;9:358-361.

142. Vervest H, van Dessel N, Lammerink E, Hinoul P, Roovers J. TVT-Secur: The learning curve. *Urogynecol J Pelvic Floor Dysfunct* 2008;19:S3-S4.

143. Pereyra A. A simplified surgical procedure for the correction of stress incontinence in women. *West J Surg* 1959;67:223.

144. Stamey T. Endoscopic suspension of the vesical neck for urinary incontinence. *Surg Gynecol Obstet* 1973;136:547-554.

145. Raz S. Modified bladder neck suspension for female stress incontinence. *Urology* 1981;17:82.

146. Appell RA. New developments: injectables for urethral incompetence in women. *Int Urogynaecol* 1990;1:117-119.

147. Harris DR, Iacovou JW, Lemberger RJ. Peri-urethral silicone micro implants (Macroplastiqie) for the treatment of genuine stress incontinence. *Br J Urol* 1996;78:722-728.

148. Khullar V, Cardozo LD, Abbot D, Anders K. GAX collagen in the treatment of urinary incontinence in elderly women: a 2 year follow-up. *Br J Obstet Gynaecol* 1997;104:96-99.

149. Stanton SL, Monga AK. Incontinence in elderly women: is periurethral collagen an advance? *Br J Obstet Gynaecol* 1997;104:154-157.

150. Ghoniem G, Bernhard P, Corcos J *et al.* Multicentre randomised controlled trial to evaluate Macroplastique urethral bulking agent for the treatment of female stress urinary incontinence. *Int Urogynaecol J* 2005;16:S129-S130.

151. Scott FB, Bradley WE, Tim G. Treatment of urinary incontinence by implantable prosthetic sphincter. *Urology* 1973;1:252.

152. NICE Guideline 40. *The Management of Urinary Incontinence in Women.* London: Department of Health, 2006. Available at: www.nice.org.uk.

153. Anderson KE. The overactive bladder: pharmacologic basis of drug treatment. *Urology* 1997;50:74-89.

154. Hashim H, Abrams P. Is the bladder a reliable witness for predicting detrusor overactivity? *J Urol* 2006;175:191-195.

155. Caulfield MP, Birdsall NJ. International Union of Pharmacology XVII. Classification of muscarinic acetylcholine receptors. *Pharmacol Rev* 1998;50:279.

156. Yamaguchi O, Shisida K, Tamura K et al. Evaluation of mRNAs encoding muscarinic receptor subtypes in human detrusor muscle. *J Urol* 1996;156:1208.

157. Harris DR, Marsh KA, Birmingham AT et al. Expression of muscarinic M^3 receptors coupled to inositol phospholipid hydrolysis in human detrusor cultured smooth muscle cells. *J Urol* 1995;154:1241.

158. Hedge SS, Chopin A, Bonhaus D et al. Functional role of M_2 and M^3 muscarinic receptors in the urinary bladder of rats *in vitro* and *in vivo*. *Br J Pharmacol* 1997;120:1409.

159. Hegde SS, Eglen RM. Muscarinic receptor subtypes modulating smooth muscle contractility in the urinary bladder. *Life Sci* 1999;64:419.

160. Braverman AS, Ruggieri MR. The M_2 receptor contributes to contraction of the denervated rat urinary bladder. *Am J Physiol* 1998;275:1654.

161. Burnstock G. Purinergic signaling in lower urinary tract. In: Abbracchio MP, Williams M (eds) *Purinergic and Pyrimidinergic Signalling I: Molecular, Nervous and Urogenital System Function.* Berlin: Springer, 2001:423-515.

162. Abrams P. Detrusor instability and bladder outlet obstruction. *Neurourol Urodyn* 1985;4:317.

163. Gosling JA. Decrease in the autonomic innervation of human detrusor muscle in outflow obstruction. *J Urol* 1986;136:501-504.

164. Harrison SC, Hunnam GR, Farman P et al. Bladder instability and denervation in patients with bladder outflow obstruction. *Br J Urol* 1987;60:519-522.

165. Van Koeveringe GA, Mostwin JL, van Mastrigt R et al. Effect of partial urethral obstruction on force development of the guinea pig bladder. *Neurourol Urodyn* 1993;12:555-556.

166. Seki N, Karim OM, Mostwin JL. The effect of experimental urethral obstruction and its reversal on changes in passive electrical properties of detrusor muscle. *J Urol* 1992;148:1957-1961.

167. Steers WD, De Groat WC. Effect of bladder outlet obstruction on micturition reflex pathways in the rat. *J Urol* 1988;140:864-871.

168. Steers WD, Kolbeck S, Creedon D et al. Nerve growth factor in the urinary bladder of the adult regulates neuronal form and function. *J Clin Invest* 1991;88:1709-1715.

169. Ishizuka O, Igawa Y, Lecci A et al. Role of intrathecal tachykinins for micturition in unanaesthetised rats with and without bladder outlet obstruction. *Br J Pharmacol* 1994;113:111-116.

170. Kinder RB, Mundy AR. Pathophysiology of idiopathic overactive bladder and detrusor hyperreflexia – an *in vitro* study of human detrusor muscle. *Br J Urol* 1987;60:509-515.

171. Eaton AC, Bates CP. An *in vitro* physiological study of normal and unstable human detrusor muscle. *Br J Urol* 1982;54:653-657.

172. Sibley GN. Developments in our understanding of overactive bladder. *Br J Urol* 1997;80:54-61.

173. Sibley GNA. An experimental model of overactive bladder in the obstructed pig. *Br J Urol* 1985;57:292-298.

174. Speakman MJ, Brading AF, Gilpin CJ, Dixon JS, Gilpin SA, Gosling JA. Bladder outflow obstruction – cause of denervation supersensitivity. *J Urol* 1987;183:1461-1466.

175. Wise BG, Cardozo LD, Cutner A, Benness CJ, Burton G. The prevalence and significance of urethral instability in women with overactive bladder. *Br J Urol* 1993;72:26-29.

176. Sutherst JR, Brown M. The effect on the bladder pressure of sudden entry of fluid into the posterior urethra. *Br J Urol* 1978;50:406-409.

177. Brading AF, Turner WH. The unstable bladder: towards a common mechanism. *Br J Urol* 1994;73:3-8.

178. Brading AF. A myogenic basis for the overactive bladder. *Urology* 1997;50:57-67.

179. Mills IW, Greenland JE, McMurray G, et al. 2000 Studies of the pathophysiology of idiopathic overactive bladder: the physiological properties of the detrusor smooth muscle and its pattern of innervation. *J Urol* 2000;163:646-651.

180. Charlton RG, Morley AR, Chambers P, Gillespie JI. Focal changes in nerve, muscle and connective tissue in normal and unstable human bladder. *BJU Int* 1999;84:953-960.

181. Ferguson DR, Kennedy I, Burton TJ. ATP is released from rabbit urinary bladder epithelial cells by hydrostatic pressure changes – a possible sensory mechanism? *J Physiol* 1997;505:503-511.

182. Maggi CA. Prostanoids as local modulators of reflex micturition. *Pharmacol Res* 1992;25:13-20.

183. Birder LA. Adrenergic and capsaicin evoked nitric oxide release from urothelium and afferent nerves in urinary bladder. *Am J Physiol* 1998;275:F226-F229.

184. Andersson KE. Bladder activation: afferent mechanisms. *Urology* 2002;59:43-50.

185. Silva C, Ribero MJ, Cruz F. The effect of intravesical Resiniferatoxin in patients with idiopathic detrusor instability suggests that involuntary detrusor contractions are triggered by C-fibre input. *J Urol* 2002;168:575-579.

186. Jarvis GJ, Millar DR. Controlled trial of bladder drill for detrusor instability. *Br Med J* 1980;281:1322-1323.

187. Frewen WK. Bladder training in general practice. *Practitioner* 1982;266:1874-1879.

188. Jarvis GJ. The management of urinary incontinence due to vesical sensory urgency by bladder drill. In: *Proceedings of the 11th Annual Meeting of the International Continence Society.* Lund, 1981, pp. 123-124.

189. Kelleher CJ, Cardozo LD, Khullar V, Salvatore S. A medium-term analysis of the subjective efficency of treatment for women with detrusor instability and low bladder compliance. *Br J Obstet Gynaecol* 1997;104:988-993.

190. Waldeck K, Larsson B, Andersson KE. Comparison of oxybutynin and it's active metabolite, N-desmethyl-oxybutynin, in the human detrusor and parotid gland. *J Urol* 1997;157:1093-1097.

191. Hughes KM, Lang JCT, Lazare R et al. Measurement of oxybutynin and its N-desethyl meatbolite in plasma, and its application to pharmacokinetic studies in young, elderly and frail elderly volunteers. *Xenobiotica* 1992;22:859-869.

192. Nilvebrant L, Andersson KE, Mattiasson A. Characterization of the muscarinic cholinoreceptors in the human detrusor. *J Urol* 1985;134:418-423.

193. Nilvebrant L, Sparf B. Dicyclomine, benzhexol and oxybutynin distinguish between subclasses of muscarinic binding sites. *Eur J Pharmacol* 1986;123:133-143.

194. Cardozo LD, Cooper D, Versi E. Oxybutynin chloride in the management of idiopathic detrusor instability. *Neurourol Urodyn* 1987;6:256-257.

195. Moore KH, Hay DM, Imrie AE, Watson A, Goldstein M. Oxybutynin hydrochloride (3?mg) in the treatment of women with idiopathic detrusor instability. *Br J Urol* 1990;66:479-485.

196. Tapp AJS, Cardozo LD, Versi E, Cooper D. The treatment of detrusor instability in post menopausal women with oxybutynin chloride: a double blind placebo-controlled study. *Br J Obstet Gynaecol* 1990;97:479-485.

197. Baigrie RJ, Kelleher JP, Fawcett DP, Pengelly AW. Oxybutynin: is it safe? *Br J Urol* 1988;62:319-322.

198. Weese DL, Roskamp DA, Leach GE, Zimmern PE. Intravesical oxybutynin chloride: experience with 42 patients. *Urology* 1993;41:527-530.

199. Collas D, Malone-Lee JG. The pharmacokinetic properties of rectal oxybutynin – a possible alternative to intravesical administration. *Neurourol Urodyn* 1997;16:533-542.

200. Anderson RU, Mobley D, Blank B, Saltzstein D, Susset J, Brown JS. Once daily controlled versus immediate release oxybutynin chloride for urge urinary incontinence. OROS Oxybutynin Study Group. *J Urol* 1999;161:1809-1812.

201. Gleason DM, Susset J, White C, Munoz DR, Sand PK. Evaluation of a new once-daily formulation of oxybutynin for the treatment of urinary urge incontinence. Ditropan XL Study Group. *Urology* 1999;54:420-423.

202. Dmochowski RR, Sand PK, Zinner NR, Gittelman MC, Davila GW, Sanders SW, Transdermal Oxybutynin Study Group. Comparative efficacy and safety of transdermal oxybutynin and oral tolterodine versus placebo in previously treated patients with urge and mixed urinary incontinence. *Urology* 2003;62:237-242.

203. Staskin DR, Dmochowski RR, Sand PK et al. Efficacy and safety of oxybutynin chloride topical gel for overactive bladder: a randomised, double blind, placebo controlled, multicentre study. *J Urol* 2009;181:1764-1772.

204. Haruno A, Yamasaki Y, Miyoshi K et al. (1989) Effects of propiverine hydrochloride and its metabolites on iso-lated guinea pig urinary bladder. *Folia Pharmacol Jpn* 94:145-150.

205. Mazur D, Wehnert J, Dorschner W, Schubert G, Herfurth G, Alken RG. Clinical and urodynamic effects of propiverine in patients suffering from urgency and urge incontinence. *Scand J Urol Nephrol* 1995;29:289-294.

206. Stoher M, Madersbacher H, Richter R, Wehnert J, Dreikorn K. Efficacy and safety of propiverine in SCI-patients suffer-ing from detrusor hyperreflexia: a double-blind, placebo-controlled clinical trial. *Spinal Cord* 1999;37:196-200.

207. Ruscin JM, Morgenstern NE. Tolterodine use for symptoms of overactive bladder. *Ann Pharmacother* 1999;33:1073-1082.

208. Nilvebrant L, Andersson K-E, Gillberg P-G, Stahl M, Sparf B. Tolterodine – a new bladder selective antimuscarinic agent. *Eur J Pharmacol* 1997;327:195-207.

209. Nilvebrant L, Hallen B, Larsson G. Tolterodine – a new bladder selective muscarinic receptor antagonist: preclinical pharmacological and clinical data. *Life Sci* 1997;60:1129-1136.

210. Hills CJ, Winter SA, Balfour JA. Tolterodine. *Drugs* 1998;55:813-820.

211. Jonas U, Hofner K, Madesbacher H, Holmdahl TH. Efficacy and safety of two doses of tolterodine versus placebo in patients with detrusor overactivity and symptoms of frequency, urge incontinence, and urgency: urodynamic evaluation. *World J Urol* 1997;15:144-151.

212. Millard R, Tuttle J, Moore K et al. Clinical efficacy and safety of tolterodine compared to placebo in detrusor overactivity. *J Urol* 1999;161:1551-1555.

213. Rentzhog L. Stanton SL, Cardozo LD, Nelson E, Fall M, Abrams P. Efficacy and safety of tolterodine in patients with detrusor instability: a dose ranging study. *Br J Urol* 1998;81:42-48.

214. Appell RA. Clinical efficacy and safety of tolterodine in the treatment of overactive bladder: a pooled analysis. *Urology* 1997;50:90-96.

215. Swift S, Garely A, Dimpfl T, Payne C and Tolterodine Study Group. A new once daily formulation of tolterodine provides superior efficacy and is well tolerated in women with overactive bladder. *Int J Pelvic Floor Dysfunct* 2003;14:50-54.

216. Van Kerrebroeck P, Kreder K, Jonas U, Zinner N, Wein A and Tolterodine Study Group. Tolterodine once-daily: superior efficacy and tolerability in the treatment of overactive bladder. *Urology* 2001;57:414-421.

217. Diokno AC, Appell RA, Sand PK, Dmochowski RR, Gburek BM, Klimberg IW, Kell SH and OPERA Study Group. Prospective, randomised, double blind study of the efficacy and tolerability of the extended-release formulations of oxybutynin and tolterodine for overactive bladder: results of the OPERA trial. *Mayo Clin Proc* 2003;78:687-695.

218. Schladitz-Keil G, Spahn H, Mutschler E. Determination of bioavailability of the quaternary ammonium compound trospium chloride in man from urinary excretion data. *Arzneimittel Forsch/Drug Res* 1986;36:984-987.

219. Fusgen I, Hauri D. Trospium chloride: an effective option for medical treatment of bladder overactivity. *Int J Clin Pharmacol Ther* 2000;38:223-234.

220. Cardozo LD, Chapple CR, Toozs-Hobson P et al. Efficacy of trospium chloride in patients with detrusor instability: a placebo-controlled, randomized, double-blind, multicentre clinical trial. *BJU Int* 2000;85:659-664.

221. Madersbacher H, Stoher M, Richter R, Burgdorfer H, Hachen HJ, Murtz G. Trospium choride versus oxybutynin: a randomised, double-blind, multicentre trial in the treatment of detrusor hyperreflexia. *Br J Urol* 1995;75:452-456.

222. Staskin DR, Sand P, Zinner N, Dmochowski R; Trospium Study Group. Once daily trospium chloride is effective and well tolerated for the treatment of overactive bladder; results from a multicentre phase III trial. *J Urol* 2007;178:978-983.

223. Dmochowski RR, Sand PK, Zinner NR, Staskin DR. Trospium 60?mg once daily (QD) for overactive bladder syndrome: results from a placebo controlled interventional study. *Urology* 2008;71:449-454.

224. Dmochowski RR, Rosenberg MT, Zinner NR, Staskin DR, Sand PK. Extended release trospium chloride improves quality of life in overactive bladder. *Value Health* 2010;13:251-257.

225. Robinson D, Cardozo L. Solifenacin: pharmacology and clinical efficacy. *Expert Rev Clin Pharmacol* 2009;2:239-253.

226. Cardozo L, Lisec M, Millard R et al. Randomised, double blind placebo controlled trial of the once daily antimuscarinic agent solifenacin succinate in patients with overactive bladder. *J Urol* 2004;172:1919-1924.

227. Haab F, Cardozo L, Chapple C, Ridder AM and Solifenacin Study Group. Long-term open label solifenacin treatment associated with persistence with therapy in patients with overactive bladder syndrome. *Eur Urol* 2005;47:376-384.

228. Chapple CR, Martinez-Garcia R, Selvaggi L, Toozs-Hobson P, Warnack W, Drogendijk T, Wright DM, Bolodeoku J; for the STAR study group. A comparison of the efficacy and tolerability of solifenacin succinate and extended release tolterodine at treating overactive bladder syndrome: results of the STAR trial. *Eur Urol* 2005;48:464-470.

229. Chapple CR, Artibani W, Cardozo LD, Castro-Diaz D, Craggs M, Haab F, Khullar V, Versi E. The role of urinary urgency and its measurement in the overactive bladder syndrome: current concepts and future prospects. *BJU Int* 2005;95:335-340.

230. Cardozo L, Hebdorfer E, Milani R et al. for the SUNRISE study group. Solifenacin in the treatment of urgency and other symptoms of overactive bladder; results from a randomised, double-blind, placebo-controlled, rising dose trial. *BJU Int* 2008;102:1120-1127.

231. Karram MM, Chancellor M. Solifenacin treatment reduces symptoms of overactive bladder in patients with residual urgency on tolterodine treatment: results of the VERSUS study. *Int Urogynaecol J* 2006;17 (Suppl 3):S441.

232. Wagg A, Wyndaele JJ, Sieber P. Efficacy and tolerability of solifenacin in elderly subjects with overactive bladder syndrome: a pooled analysis. *Am J Geriatr Pharmacother* 2006;4:14-24.

233. Wesnes K, Edgar C, Tretter R, Patel H, Bolodeoku J. Solifenacin is not associated with cognitive impairment or sedation in the elderly; the randomised double-blind SCOPE study. Poster

Presentation. *38th Annual Meeting of the International Continence Society, Cairo, Egypt,* 2008.

234. Mattiasson A, Morton R, Bolodeoku J. Solifenacin alone and with simplified bladder retraining in overactive bladder syndrome: the prospective randomised SOLAR study. Poster Presentation. *38th Annual Meeting of the International Continence Society, Cairo, Egypt.* 2008.

235. Garley AD, Kaufman JM, Sand PK, Smith N, Andoh M. Symptom bother and health-related quality of life outcomes following solifenacin treatment for overactive bladder: the Vesicare Open Label Trial. *Clin Ther* 2006;28:1935-1946.

236. Alabaster VA. Discovery and development of selective M^3 antagonists for clinical use. *Life Sci* 1997;60:1053-1060.

237. Chapple CR. Darifenacin is well tolerated and provides significant improvement in the symptoms of overactive bladder: a pooled analysis of phase III studies. *Urol* 2004;171(Suppl):130 (abstract 487).

238. Michel MC. Fesoterodine: a novel muscarinic receptor antagonist for the treatment of overactive bladder syndrome. *Expert Opin Pharmacother* 2008;9:1787-1796.

239. Malhotra BK, Guan Z, Wood N, Gandelman K. Pharmacokinetic profile of fesoterodine. *Int J Clin Pharmacol Ther* 2008;46:556-563.

240. Chapple C. Fesoterodine: a new effective and well tolerated antimuscarinic for the treatment of urgency-frequency syndrome: results of a phase II controlled study. *Neurourol Urodyn* 2004;23:598-599.

241. Chapple C, Van Kerrebroeck P, Tubaro A, Millard R. Fesoterodine in non-neurogenic voiding dysfunction – results on efficacy and safety in a phase III trial. *Eur Urol* 2006;5(Suppl):117.

242. Chapple CR, Van Kerrebroeck PE, Junemann KP, Wang JT, Brodsky M. Comparison of fesoterodine and tolterodine in patients with overactive bladder. *BJU Int* 2008;102:1128-1132.

243. Kelleher CJ, Tubaro A, Wang JT, Kopp Z. Impact of fesoterodine on quality of life: pooled data from two randomised trials. *BJU Int* 2008;102:56-61.

244. Herschorn S, Swift S, Guan Z, *et al.* Comparison of fesoterodine and tolterodine extended release for the treatment of overactive bladder: a head to head placebo controlled trial. *BJU Int* 2009;105:58-66.

245. Baldessarini KJ. Drugs in the treatment of psychiatric disorders. In: Goodman LS, Gilman A, Goodman Gilman A *et al.* (eds) *The Pharmacological Basis of Therapeutics,* 7th edn. New York: MacMillan Publishing Company, 1985:387-445.

246. Castleden CM, Duffin HM, Gulati RS. Double-blind study of imipramine and placebo for incontinence due to bladder instability. *Age Ageing* 1986;15:299-303.

247. Diokno AC, Hyndman CW, Hardy DA, Lapides J. Comparison of action of imipramine (Tofranil) and propantheline (Proban-thine) on detrusor contraction. *Urol* 1972;107:42-43.

248. Jeremy JY, Tsang V, Mikhailidis DP, Rogers H, Morgan RJ, Dandona P. Eicosanoid synthesis by human urinary bladder mucosa: pathological implications. *Br J Urol* 1987;59:36-39.

249. Cardozo LD, Stanton SL, Robinson H, Hole D. Evaluation on flurbiprofen in detrusor instability. *Br Med J* 1980;280:281-282.

250. Cardozo LD, Stanton SL. A comparison between bromocriptine and indomethacin in the treatment of detrusor instability. *J Urol* 1980;123:399-401.

251. Norgaard JP, Rillig S, Djurhuus JC. Nocturnal enuresis: an approach to treatment based on pathogenesis. *Pediatr* 1989;114:705-709.

252. Mattiasson A, Abrams P, Van Kerrebroeck P, Walter S, Weiss J. Efficacy of desmopressin in the treatment of nocturia: a double blind placebo controlled studying men. *BJU Int* 2002;89:855-862.

253. Robinson D, Cardozo L, Akeson M, Hvistendahl G, Riis A, Norgaard J. Anti-diuresis – a new concept in the management of daytime urinary incontinence. *BJU Int* 2004;93:996-1000.

254. Fowler CJ, Jewkes D, McDonald WI, Lynn B, DeGroat WC. Intravesical capsaicin for neurogenic bladder dysfunction. *Lancet* 1992;339:1239.

255. Chandiramani VA, Peterson T, Beck RO, Fowler CJ. Lessons learnt from 44 intravestial instillations of capsaicin. *Neurourol Urodynam* 1994;13:348-349.

256. Kim DY, Chancellor MB. Intravesical neuromodulatory drugs: capsaicin and resiniferatoxin to treat the overactive bladder. *J Endourol* 2000;14:97-103.

257. Ishizuka O, Mattiasson A, Andersson K-E. Urodynamic effects of intravesical resiniferatoxin and capsaicin in conscious rats wth and without outflow obstruction. *J Urol* 1995;154:611-616.

258. Kerner J. Vergiftung durch verdobene *Würste. Tübinger Blätt Naturwißenschaften Arzenykunde* 1817;3:1-25.

259. van Ermenegen E. Uber einen neuen anaeroben Bacillus und seine Beziehungen zum Botulismus. *Z Hyg Infektionskrankh* 1897;26:1-56.

260. Dolly JO. Therapeutic and research exploitation of Botulinum neurotoxins. *Eur J Neurol* 1997;4(Suppl 2):S5-S10.

261. Schurch B, Stohrer M, Kramer G, Schmid DM, Gaul G, Hauri D. Botulinum-A toxin for treating detrusor hyperreflexia in spinal cord injured pateints: a new alternative to anticholinergic drugs? Preliminary results. *Urol* 2000;164:692-697.

262. Reitz A, Stroher M, Kramer G *et al.* European experience of 200 cases treated with botulinum-A toxin injections into the detrusor muscle for urinary incontinence due to neurogenic detrusor overactivity. *Eur Urol* 2004;45:510-515.

263. Schurch B, de Seze M, Denys P *et al.* Botulinum toxin type A is a safe and effective treatment for neurogenic urinary incontinence: results of a single treatment, randomized, placebo controlled 6-month study. Botox Detrusor Hyperreflexia Study Team. *J Urol* 2005;174:196-200.

264. Popat R, Apostolidis A, Kalsi V, Gonzales G, Fowler CJ, Dasgupta P. A comparison between the response of patients with idiopathic detrusor overactivity and neurogenic detrusor overactivity to the first intradetrusor injection of Botulinum-A toxin. *J Urol* 2005;174:984-989.

265. Grosse J, Kramer G, Stoher M. Success of repeat detrusor injections of Botulinum-A toxin in patients with severe neurogenic detrusor overactivity and incontinence. *Eur Urol* 2005;47:653-659.

266. McGuire EJ, Shi-Chun Z, Horwinski ER *et al.* Treatment of motor and sensory detrusor instability by electrical stimulation. *J Urol* 1983;129:78.

267. Stoller ML. Afferent nerve stimulation for pelvic floor dysfunction. *Eur Urol* 1999;135:32.

268. Vandoninick V, van Balken MR, Finazzi Agro E, Petta F, Caltragirone C, Heesakkers JPFA, Kierneney LALM, Debruyne FMJ, Bernelmans BLH. Posterior tibial nerve stimulation in the treatment of urge incontinence. *Neurourol Urodyn* 2003;22:17-23.

269. Peters KM, Leong FC, Shoberi SA, MacDiarmid SA, Rovner ES, Wooldridge LS, Siegel SW, Tate SS, Jarnagin BK, Rosenblatt PL, Feagins BA. A randomised multicentre study comparing percutaneous tibial nerve stimulation with pharmaceutical therapy for the treatment of overactive bladder. Poster presentation. AUA, Orlando, Florida, 2008.

270. Robinson D, Jacklin P, Cardozo L. Is cost the Achilles heal of posterior tibial nerve stimulation: a cost minimisation comparison with antimuscarinic therapy. *Neurourol Urodyn* 2009;28:879-881.

271. Seigel SW, Cantanzaro F, Dijkema HE *et al.* Long term results of a multicentre study on sacral nerve stimulation for treatment of urinary urge incontinence, urgency-frequency and retention. *Urology* 2000;56:87-91.

272. van Kerrebroeck PE, van Voskuilen AC, Heesakkers JP et al. Results of sacral neuromodulation therapy for urinary voiding dysfunction: outcomes of a prospective, worldwide clinical study. *J Urol* 2007;178:2029-2034.

273. Mast P, Hoebeke, Wyndale JJ, Oosterlinck W, Everaert K. Experience with clam cystoplasty. A review. *Paraplegia* 1995;33:560-564.

274. Bramble FJ. The clam cystoplasty. *Br J Urol* 1990;66:337-341.

275. McRae P, Murray KH, Nurse DE, Stephenson JP, Mundy AR. Clam entero-cystoplasty in the neuropathic bladder. *Br J Urol* 1987;60:523-525.

276. Rosenbaum TP, Shah PJR, Rose GA, Lloyd-Davies RW. Cranberry juice helps the problem of mucus production in enterouroplastics. *Neurourol Urodynam* 1989;8:344-345.

277. Harzmann R, Weckerman D. Problem of secondary malignancy after urinary diversion and enterocystoplasty. *Scand J Urol Nephrol* 1992;142(Suppl):56.

278. Barrington JW, Fern Davies H, Adams RJ, Evans WD, Woodcock JP, Stephenson TP. Bile acid dysfunction after clam enterocystoplasty. *Br J Urol* 1995;76:169-171.

279. Cartwright PC, Snow BW. Bladder autoaugmentation: partial detrusor excision to augment the bladder without use of bowel. *J Urol* 1989;142:1050-1053.

280. Snow BW, Cartwright PC. Bladder autoaugmentation. *Urol Clin N Am* 1996;23:323-331.

281. Kennelly MJ, Gormley EA, McGuire EJ. Early clinical experience with adult bladder autoaugmentation. *J Urol* 1994;152:303-306.

282. Karram MM, Bhatia NN. Management of co-existent stress and urge incontinence. *Br J Urol* 1989;57:641-646.

283. Shah PJR. Pathophysiology of voiding disorders. In: J Drife, P Hilton, S Stanton (eds) *Micturition*. London: Springer-Verlag, 1990.

284. Salmon UL, Walter RI, Gast SH. The use of oestrogen in the treatment of dysuria and incontinence in postmenopausal women. *Am J Obstet Gynaecol* 1941;14:23-31.

285. Youngblood VH, Tomlin EM, Davis JB. Senile urethritis in women. *J Urol* 1957;78:150-152.

286. Grady D, Brown JS, Vittinghoff E, Applegate W, Varner E, Synder T. Postmenopausal hormones and incontinence: the Heart and Oestrogen/progestin Replacement Study. *Obstet Gynecol* 2001;97:116-120.

287. Grodstein F, Lifford K, Resnick NM, Curhan GC. Postmen-opausal hormone therapy and risk of developing urinary incontinence. *Obstet Gynecol* 2004;103:254-260.

288. Hendrix SL, Cochrane BR, Nygaard IE et al. Effects of oestrogen with and without progestin on urinary incontinence. *JAMA* 2005;293:935-948.

289. Caine M, Raz S. The role of female hormones in stress incontinence. In: *Proceedings of the 16th Congress of the International Society of Urology*, Amsterdam, The Netherlands, 1985.

290. Rud T. The effects of oestrogens and gestagens on the urethral pressure profile in urinary continent and stress incontinent women. *Acta Obstet Gynaecol Scand* 1980;59:265-270.

291. Wilson PD, Faragher B, Butler B, Bullock D, Robinson EL, Brown ADG. Treatment with oral piperazine oestrone sulphate for genuine stress incontinence in postmenopausal women. *Br J Obstet Gynaecol* 1987;94:568-574.

292. Walter S, Wolf H, Barlebo H, Jansen H. Urinary incontinence in postmenopausal women treated with oestrogens: a double-blind clinical trial. *J Urol* 1978;33:135-143.

293. Fantl JA, Bump RC, Robinson D et al. Efficacy of oestrogen supplementation in the treatment of urinary incontinence. *Obstet Gynecol* 1996;88:745-749.

294. Jackson S, Shepherd A, Brookes S, Abrams P. The effect of oestrogen supplementation on post-menopausal urinary stress incontinence: a double-blind, placebo controlled trial. *Br J Obstet Gynaecol* 1999;106:711-718.

295. Sultana CJ, Walters MD. Oestrogen and urinary incontinence in women. *Maturitas* 1995;20:129-138.

296. Samsicoe G, Jansson I, Mellstrom D, Svanberg A. Urinary incontinence in 75 year old women. Effects of oestriol. *Acta Obstet Gynaecol Scand* 1985;93:57.

297. Cardozo LD, Rekers H, Tapp A et al. Oestriol in the treatment of postmenopausal urgency: a multicentre study. *Maturitas* 1993;18:47-53.

298. Nilsson K, Heimer G. Low dose oestradiol in the treatment of urogenital oestrogen deficiency – a pharmacokinetic and pharmacodynamic study. *Maturitas* 1992;15:121-127.

299. Benness C, Wise BG, Cutner A, Cardozo LD. Does low dose vaginal oestradiol improve frequency and urgency in postmenopausal women. *Int Urogynaecol J* 1992;3:281.

300. Eriksen PS, Rasmussen H. Low dose 17β-oestradiol vaginal tablets in the treatment of atrophic vaginitis: a double-blind placebo controlled study. *Eur J Obstet Gynaecol Reprod Biol* 1992;44:137-144.

301. Lose G, Englev E. Oestradiol-releasing vaginal ring versus oes-triol vaginal pessaries in the treatment of bothersome lower uri-nary tract symptoms. *Br J Obstet Gynaecol* 2000;107:1029-1034.

302. Cardozo L, Lose G, McClish D, Versi E. Oestrogen treatment for symptoms of an overactive bladder, results of a meta analysis. *Int J Urogynaecol* 2001;12:v.

303. Cody JD, Richardson K, Moehrer B, Hextall A, Glazener CMA. Oestrogen therapy for urinary incontinence in post-menopausal women. *Cochrane Database Syst Rev* 2009;4:CD001405.

304. Bungay G, Vessey MP, McPherson CK. Study of symptoms in middle life with special reference to the menopause. *Br Med J* 1980;281:181-183.

305. Holmes DM, Stone AR, Barry PR, Richards CJ, Stephenson TP. Bladder training – 3 years on. *Br J Urol* 1983;55:660-664.

306. Smith PJ. The urethral syndrome. In: AM Fisher, H Gordon (eds) *Gynaecological Enigmata*. London: WB Saunders, 1981:161-172.

307. Stamm WE, Running K, McKevitt M, Counts GW, Turck M, Holmes KK. Treatment of the acute urethral syndrome. *N Engl J Med* 1981;304:956-958.

308. Rees DL, Whitfield HN, Islam AK. Urodynamic findings in the adult female with frequency and dysuria. *Br J Urol* 1975;47:853-860.

309. Oravisto KJ. Interstitial cystitis as an autoimmune disease. *Eur Urol* 1980;6:10-13.

310. Geist RW, Antolak SJ. Interstitial cystitis in children. *J Urol* 1970;138:508-512.

311. Parivar F, Bradbrook RA. Interstitial cystitis. *Br J Urol* 1986;58:239-244.

312. Lynes WL, Flynn LD, Shortliffe ML, Zipser R, Roberts J, Stamey TA. Mast cell involvement in interstital cystitis. *J Urol* 1987;138:746-752.

313. Christmas TJ, Rode J. Characteristics of mast cells in normal bladder, bacterial cystitis and interstitial cystitis. *Br J Urol* 1991;68:473-478.

314. Parsons CL, Stanffer C, Schmidt JD. Bladder surface glycosaminoglycans. An efficient mechanism of environmental adaptation. *Science* 1980;208:605-607.

315. Parsons CL, Stein PC, Bidair M, Lebow D. Abnormal sensitivity to intravesical potassium in interstitial cystitis. *Neurourol Urodyn* 1994;13:515-520.

316. Hanno PM. Amitriptyline in the treatment of interstitial cystitis. *Urol Clin N Am* 1994;21:89-91.

317. Messing ED, Staney TA. Interstitial cystitis: early diagnosis, pathology and treatment. *Urology* 1978;12:381-391.
318. Gillespie L. *You Don't Have To Live With Cystitis!* New York: Avon Books, 1986.
319. Badenoch AW. Chronic interstitial cystitis. *Br J Urol* 1971;43:718-721.
320. Mulholland SG, Hanno P, Parsons CL, Sant GR, Staskin DR. Pentosan polysulfate sodium for therapy of interstitial cystitis. A double blind placebo-controlled clinical study. *Urology* 1990;35:552-558.
321. Parsons CL, Schmidt JD, Pollen JY. Successful treatment of interstitial cystitis with sodium pentosanpolysulphate. *J Urol* 1983;130:51-53.
322. Bade JJ, Laseur M, Nieuwenburg L, van der Weele Th, Mensink HJA. A placebo-controlled study of intravesical pentosanpolysulphate for the treatment of interstitial cystitis. *Br J Urol* 1997;79:168-171.
323. Childs SJ. Dimethyl sulfone (DMSO) in the treatment of interstitial cystitis. *Urol Clin N Am* 1994;21:85-88.
324. Gillespie L. *My Body, My Diet*. Beverley Hills, CA: American Foundation for Pain Research, 1992.
325. Whitmore KE. Self care regimens for patients with interstitial cystitis. *Urol Clin N Am* 1994;21:121-130.
326. Masters WH, Johnson VE. *Human Sexual Response*. London: Churchill Livingstone, 1966.
327. Vessey MP, Metcalf MA, McPherson K, Yeates D. Urinary tract infection in relation to diaphragm use and obesity. *Int J Epidemiol* 1987;16:1-4.
328. Cardozo LD. Sex and the bladder. *Br Med J* 1988;296:587-588.
329. Hadorn DC, Baker D, Hodges JS, Hicks N. Rating the quality of evidence for clinical practice guidelines. *Clin Epidemiol* 1996;49:749-754.
330. Harbour R, Miller J. A new system for grading recommendations in evidence based guidelines. *BMJ* 2001;323:334-336.

PARTE 14

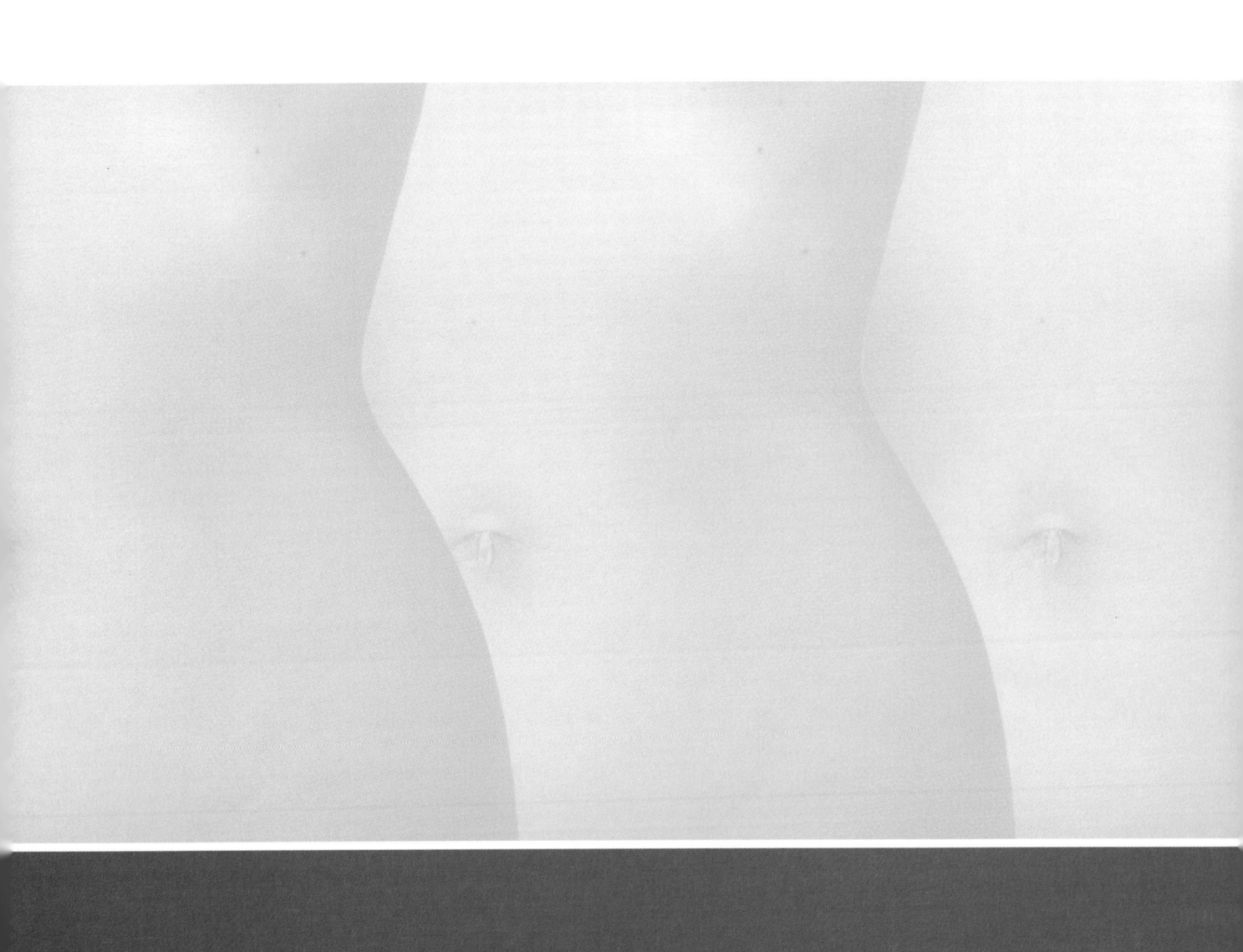

DOENÇA GINECOLÓGICA BENIGNA

Capítulo 52

Doenças Benignas da Vulva

Fiona M. Lewis[1,2] *e Sallie M. Neill*[2]
[1]Wexham Park Hospital, Slough, UK
[2]St John's Institute of Dermatology, St Thoma's Hospital, London, UK

INTRODUÇÃO

A maior parte das mulheres que apresentam sintomas vulvares possui um problema dermatológico e não uma queixa ginecológica ou de infecção. Entretanto, como muitas dessas pacientes são encaminhadas a clínicas ginecológicas, é muito importante que os ginecologistas aprendam a reconhecer as condições normais da pele que acometem a vulva e as encaminhem à consulta e tratamento dermatológicos de modo apropriado. Muitas clínicas com uma equipe multidisciplinar se estabeleceram para oferecer um serviço específico a mulheres com transtornos vulvares [1], e é vital que elas incluam um dermatologista.

Este capítulo fornece uma visão geral de problemas cutâneos comuns que acometem a vulva e os princípios básicos de tratamento.

HISTÓRIA

A importância de uma boa história é vital para a realização de um diagnóstico acurado em qualquer paciente que se apresenta com sintomas vulvares. Um método objetivo para colher a história deve ser utilizado, e um roteiro esquemático pode garantir que as áreas principais sejam avaliadas.

A entrevista deve ocorrer em um ambiente amigável e é útil questionar inicialmente sobre a história dermatológica, geral, antes das questões pessoais relacionadas com a doença vulvar.

As áreas importantes a serem analisadas são:

- Sintomas presentes – existe prurido ou dor? As pacientes podem relatar irritação, mas isto sempre deve ser qualificado. É útil perguntar se elas desejam coçar para aliviar os sintomas. O prurido é constante ou intermitente e existe algum fator desencadeante?
- Tratamentos anteriores – o que foi utilizado (prescrito e medicação sem prescrição) e quais foram as respostas?
- Histórico dermatológico – perguntar sobre a história pessoal e familiar de atopia e psoríase. Perguntar sobre quaisquer outros problemas cutâneos, no presente ou passado, e também especificamente sobre sintomas orais e oculares. Eles apresentam alguma alergia?
- História ginecológica – existe alguma relação com a menstruação? Houve problemas para engravidar e se já esteve grávida, houve algum problema cutâneo? Os partos foram fáceis ou complicados, houve algum traumatismo de vulva? A história relacionada com esfregaços cervicais e quaisquer anormalidades ou tratamento é importante, particularmente em pacientes com neoplasia intraepitelial vulvar, onde uma neoplasia intraepitelial cervical pode estar associada.
- História sexual – há história de infecções sexualmente transmissíveis, corrimento vaginal ou dispareunia? Quando apropriado, indagar sobre fatores de risco de infecção pelo vírus da imunodeficiência humana (HIV). A perda de libido é comum em qualquer condição dermatológica da vulva.
- História médica geral – condições médicas subjacentes podem ser relevantes em algumas condições de vulva, como a doença intestinal inflamatória e outras condições autoimunes.
- Medicação.
- História social – detalhes sobre história de tabagismo, ingestão de álcool e história de viagens, quando apropriado.

EXAME

O exame sempre deve ser realizado com um acompanhante treinado presente. A boa iluminação e a magnificação adequada são essenciais. A vulva pode ser adequadamente examinada com a paciente na posição dorsal, lateral esquerda. Novamente, o exame deve ser feito, obedecendo a um roteiro sistematizado. Primeiramente faz-se a inspeção geral da vulva, e os grandes lábios precisam ser afastados para permitir a visualização adequada de muitas das estruturas.

Visão geral
- Pelos
- Cor da pele, textura e superfície

Áreas específicas a serem inspecionadas
- Monte pubiano
- Grandes lábios
- Pequenos lábios
- Sulcos interlabiais
- Clitóris
- Vestíbulo
- Pele perianal

A vagina e a cérvice devem ser examinadas em todas as doenças mucocutâneas e na neoplasia intraepitelial vulvar e nas pacientes com queixas de corrimento vaginal. Um exame da pele em locais extravaginais, frequentemente, fornece informações diagnósticas valiosas, e a inspeção da mucosa oral, olhos, couro cabeludo, unhas e outros locais de flexão pode ser importante.

VARIANTES NORMAIS
Existem algumas variantes normais muito comuns e importantes, observadas no exame da vulva. Devem ser reconhecidas, e a paciente deve ser tranquilizada. Existem alterações fisiológicas associadas à idade e estado hormonal.

Angioceratomas
São comuns e geralmente são observados nos grandes lábios. Frequentemente são múltiplos e se parecem com pequenas lesões vasculares vermelhas ou roxas com hiperceratose sobrejacente (Prancha 52.1).

Linha de Hart
Esta linha demarca a junção do epitélio ceratinizado com o não ceratinizado dos pequenos lábios e vestíbulo respectivamente (Prancha 52.2). Ela pode ser muito proeminente em algumas mulheres.

Papilas vestibulares
Um achado comum é a presença de projeções filiformes minúsculas na porção interna dos pequenos lábios e vestíbulo (Prancha 52.3). Originalmente, pensou-se que essas projeções estivessem associadas ao papilomavírus humano (HPV), mas há boas evidências de que essa associação não existe. Eles são uma variante normal e não requerem qualquer tratamento.

Grânulos de Fordyce
São pequenas pápulas sebáceas, encontradas no interior da superfície dos pequenos lábios (Prancha 52.4). Elas podem ser muito proeminentes em algumas mulheres e podem ser observadas na mucosa oral.

ALTERAÇÕES FISIOLÓGICAS NORMAIS

Infância
Nas primeiras semanas de vida, a vulva está sob influência dos hormônios maternos. O capuz clitoriano e os pequenos lábios encontram-se relativamente proeminentes e podem ser observados sem o afastamento dos grandes lábios. A coalescência dos pequenos lábios é comum e geralmente desaparece com o uso de estrógenos tópicos.

Puberdade
Os depósitos de gordura aumentam o tamanho dos grandes lábios e do monte pubiano, e os pelos públicos aparecem. Os pequenos lábios podem-se tornar pigmentados. Ocorre o aumento do clitóris, e as glândulas vestibulares se tornam ativas.

Gestação
Pode ocorrer o ingurgitamento da vulva, e as varicosidades são comuns. A hiperpigmentação pode ser significativa.

Pós-menopausa
Os grandes lábios se tornam menos arredondados, e há uma redução do crescimento de pelos.

Investigações
Em alguns casos, um diagnóstico pode ser realizado com, apenas, a avaliação clínica, mas pode ser necessário o emprego de uma variedade de investigações para confirmar os achados.

Biópsia
Este é um procedimento muito simples, que pode ser realizado em ambulatório sob anestesia local. Uma biópsia por punção de 6 mm pode ser realizada, após a infiltração da área com lidocaína. A aplicação tópica de EMLA® (lidocaína a 2,5%, prilocaína a 2,5%, Asbra Zeneca, Londres, Reino Unido) pode ser feita antes de injetar a lidocaína, mas pode ocorrer uma clivagem subepidérmica que pode ser induzida por EMLA, e a interpretação dos achados histológicos deve ser feita com cautela [2]. Uma boa correlação clinicopatológica é vital em todos os casos de dermatoses vulvares.

Investigação microbiológica
Swabs apropriados e meio de transporte para cultura bacteriana, de levedura e viral podem ser necessários. Quando existe suspeita de infecção sexualmente transmitida, a paciente deve ser encaminhada para investigação em uma clínica especializada.

Raspados de pele para investigação de fungos podem ser obtidos na clínica, e o exame sob lâmpada de Wood pode ser útil. Este último exame é relevante em casos de eritrasma, em que a pele acometida se torna rosa fluorescente.

Teste de sensibilidade

Este teste é realizado quando há possibilidade de dermatite de contato alérgica, como problema primário ou quando é um fenômeno secundário, causado por uma alergia ao tratamento. Para realização desses testes, as pacientes precisam ser encaminhadas ao dermatologista.

DOENÇAS INFLAMATÓRIAS DA VULVA

Líquen escleroso

O líquen escleroso é uma dermatose inflamatória com prevalência na região anogenital. Ela é significativamente mais comum em mulheres do que em homens. As lesões extragenitais podem ser observadas em, aproximadamente, 10% das mulheres com envolvimento genital. Apresentam-se como placas de cor branco marfim, frequentemente em locais de traumatismo ou fricção (Placa 52.5).

Quadro 52.1 Resumo

Líquen escleroso:
- O líquen escleroso é uma dermatose autoimune associada, que geralmente acomete o tecido anogenital.
- Existem dois picos de apresentação: meninas na pré-puberdade e mulheres na pós-menopausa.
- Ele se apresenta com lesões atróficas, brancas, pruriginosas, frequentemente com equimose e edema.
- Quando não tratado, formam-se cicatrizes.
- Um esteroide tópico ultrapotente é o tratamento de primeira linha.
- As pacientes necessitam de tratamento a longo prazo, visto que existe um pequeno risco de desenvolvimento de malignidade.
- Quaisquer áreas resistentes, úlceras ou lesões hipercinéticas devem ser submetidas à biópsia.

Etiologia

A etiologia permanece obscura, mas considera-se que ela seja mediada por uma reação linfocítica. As alterações imuno-histoquímicas da epiderme e derme apoiam uma causa autoimune [3], e anticorpos da imunoglobulina G circulante (IgG) para a proteína de matriz extracelular foram demonstrados [4]. A paciente e seus parentes de primeiro grau apresentam uma associação a outras doenças autoimunes, especialmente distúrbios da tireoide [5].

Fatores clínicos

Existem dois picos de apresentação – na infância e próximo ou após a menopausa. O sintoma predominante é o prurido, mas dor e dispareunia são experimentadas na presença de úlceras, erosões e fissuras. Em crianças, a constipação é uma característica frequente, quando a região perianal é acometida.

As lesões iniciais se apresentam como pápulas de cor marfim, que podem coalescer para formar placas. A equimose decorrente da ruptura dos vasos dérmicos é comum, assim como o edema (Placa 52.6). A equimose é comum em crianças e, frequentemente, leva ao diagnóstico errôneo de abuso sexual. A extensão da doença em torno da região perianal se apresenta em forma de um "oito". À medida que a doença progride, ocorre um apagamento com perda das bordas dos pequenos lábios, que se tornam unidos aos grandes lábios. O capuz clitoriano pode selar-se sobre o clitóris, que pode ser encoberto (Prancha 52.7). A vagina não é afetada no líquen escleroso, pois as membranas mucosas não são atingidas, e isto pode ser uma característica útil para diferenciar do líquen plano (LP).

A histologia mostra uma epiderme fina sobrejacente a uma faixa homogeneizada de colágeno na derme superior. Existe um infiltrado celular inflamatório linfocítico na derme, sob a faixa de colágeno homogeneizado (Prancha 52.8).

LÍQUEN ESCLEROSO E MALIGNIDADE

O carcinoma de células escamosas (SCC) é uma complicação rara do líquen escleroso, que afeta 4 a 6% das pacientes [6]. Pode-se apresentar como uma pequena úlcera ou erosão persistente, como uma região hiperceratótica, ou como um nódulo ou pápula friável (Prancha 52.9). As lesões suspeitas devem ser biopsiadas. Quando existe uma neoplasia intraepitelial vulvar (VIN), associada a um líquen escleroso, em geral é uma neoplasia diferenciada, com atipia basal e com maturação normal da epiderme. É menos comum a ocorrência de VIN não diferenciada.

Tratamento

O tratamento do líquen escleroso em adultos e crianças é feito com a utilização de um esteroide tópico potente, como uma pomada de propianato de clobetasol a 0,05%. Deve ser aplicada uma vez ao dia durante um mês, em dias alternados no segundo mês e, então, duas vezes por semana durante o terceiro mês. Emolientes são utilizados como substitutos do sabonete. Após tal procedimento, a pomada de esteroide tópico pode ser utilizada, quando necessário, se houver recorrência dos sintomas.

Não existe indicação para o uso de testosterona tópica. A cirurgia é necessária apenas para tratar complicações da coalescência ou quando há alterações neoplásicas ou pré-neoplásicas. Outras terapias têm sido usadas [7]. Os inibidores de calcineurina tópicos estão se tornando populares, mas não devem ser utilizados como tratamento de primeira linha, pois a sua segurança a longo prazo, em relação ao desenvolvimento de malignidade, não está definida.

Em pacientes com sintomas persistentes, deve-se excluir a dermatite de contato alérgica, a dermatite irritativa decorrente da incontinência urinária ou um problema adicional, como herpes simples ou candidíase. Uma proporção de pacientes desenvolve uma disestesia secundária, por exemplo, vulvodinia, após o controle do líquen escleroso. O tratamento deve ser orientado para essa complicação, em vez de prolongar o uso de esteroides tópicos. As pacientes com dificuldade de controlar a doença ou aquelas com história de VIN ou SCC necessitam de acompanhamento em clínicas especializadas.

> **Quadro 52.2 Resumo**
>
> Líquen plano
> - O líquen plano pode acometer a pele e as mucosas oral e genital, mas também o couro cabeludo e as unhas.
> - O subtipo erosivo, síndrome vulvovaginal-gengival (VVG), também pode envolver os ductos lacrimais, esôfago e meato auditivo externo. Esses locais devem ser examinados.
> - A cicatrização pode ocorrer com sequelas funcionais acentuadas.
> - O tratamento deve ser multidisciplinar e é muito importante envolver precocemente outras especialidades, p. ex., para o envolvimento do esôfago.
> - O tratamento de primeira linha é um esteroide tópico ultrapotente.
> - Há um pequeno risco de SCC nos tipos clássico e hipertrófico.

LÍQUEN PLANO VULVAR

O líquen plano é um distúrbio inflamatório que pode afetar a pele e a mucosa. As lesões cutâneas características se apresentam como pequenas pápulas violáceas que podem exibir um aspecto reticulado, conhecido como "estrias de Wickhman". Elas também podem ser observadas em lesões de mucosas. Em geral, as pápulas ocorrem nas superfícies de flexão e podem manifestar o fenômeno de Koebner nos locais de trauma. As unhas podem exibir formação de pterígio, e as lesões do couro cabeludo podem resultar em uma alopecia cicatrizante.

A histologia mostra uma acantose irregular com um padrão em "dente de serra", degeneração celular basal e um infiltrado linfocítico em faixa. Frequentemente existe incontinência pigmentar, que é responsável pela hiperpigmentação acentuada, observada algumas vezes clinicamente (Prancha 52.10).

Etiologia

A causa é desconhecida, mas é provável que seja uma resposta imune mediada pelo linfócito T a alguma forma de insulto antigênico. As erupções liquenoides podem ser observadas na doença do enxerto *versus* hospedeiro e secundária a fármacos, como anti-inflamatórios não esteroides. Existem evidências de uma associação entre a infecção da hepatite C e o LP em algumas populações. Não é relevante no norte da Europa [8]. Existe uma associação do LP e outros distúrbios autoimunes.

São descritos três padrões clínicos principais de LP que acometem a pele anogenital, o erosivo, o clássico e o hipertrófico. Eles podem ocorrer isoladamente, sem a presença de doença em outros locais.

Líquen plano erosivo

O líquen plano erosivo é a forma mais comum de apresentação que afeta a região genital. Existe um subtipo específico de LP mucoso erosivo, a síndrome de VVG, que acomete a vulva, vagina e gengivas [9]. Foi demonstrado que essa síndrome está associada ao alelo HLA-DQB1*0201 [10]. O ducto lacrimal, meado auditivo externo e esôfago também podem ser envolvidos, e o manejo nesses casos deve ser feito por uma abordagem multidisciplinar.

As lesões vulvares afetam principalmente a face interna dos pequenos lábios e o vestíbulo e se manifestam por eritema e erosões (Prancha 52.11). Uma margem branca reticulada pode ser observada, e este é o melhor local para uma biópsia confirmatória (Prancha 52.12). Pode haver uma cicatrização acentuada com alteração significativa da arquitetura e pode ser impossível fazer a diferenciação do líquen escleroso. Sintomaticamente, a condição é pruríginosa e dolorosa, e a dispareunia é uma característica comum. Quando existe envolvimento vaginal, pode haver corrimento sanguinolento e episódios de sangramento pós-coito. É importante reconhecer a doença vaginal, pois a cicatrização nesse local pode resultar em uma estenose vaginal completa. Podem ocorrer eritema vitrificado e erosões nas gengivas (Prancha 52.13), mucosa bucal e também na língua.

A doença tende a apresentar flutuações com um padrão de recaída e recorrência.

Líquen plano clássico

As pápulas são muito semelhantes às lesões cutâneas e são encontradas na vulva (Prancha 52.14) e região perianal. Elas podem ser assintomáticas em mais de 50% das pacientes [11,12]. As estrias de Wickham também podem ser observadas em associação a essas lesões. A hiperpigmentação das áreas de flexão pode ser significativa mesmo depois de muitos meses da resolução da doença.

Líquen plano hipertrófico

As lesões hipertróficas são menos comuns e acometem principalmente o períneo e região perianal. Podem-se tornar ulceradas e dolorosas. Elas podem ser resistentes ao tratamento tópico.

Líquen plano e malignidade

O carcinoma de célula escamosa [13] e SCC *in situ* [14] foi relatado nos tipos clássico e hipertrófico, mas não na síndrome VVG. Em estudos de pacientes com doença maligna de vulva, o LP foi observado no epitélio circunjacente [15].

Tratamento

O principal tratamento é a utilização de pomada de esteroide tópico. Em geral, o propionato de clobetazol a 0,05% é utilizado diariamente durante o primeiro mês e após seu uso é reduzido, sendo usado depois, se necessário. Emolientes suaves podem ser úteis como substitutos do sabonete. Sintomaticamente a geleia de petróleo, utilizada como barreira de proteção, é útil. Para a doença vaginal, algumas preparações utilizadas na doença intestinal inflamatória podem ser empregadas, p. ex., acetato de hidrocortisona. Deve ser inserido no interior da vagina por meio de um aplicador à noite. Dilatadores também podem ser necessários para manter a vagina patente.

Existe interesse nos novos moduladores tópicos de calcineurina, tacrolimus e pimecrolimus, para tratamento do LP. Existem pequenas séries de casos que apoiam sua utilização, mas existe uma incerteza em relação à segurança a longo prazo, especialmente no que se refere ao desenvolvimento de doença maligna. Portanto, recomenda-se que não sejam utilizados como tratamento de primeira linha, mas apenas por curtos períodos de tempo em pacientes que não respondem aos esteroides tópicos.

Vários tratamentos sistêmicos foram utilizados no LP, mas não existem estudos controlados [16].

Eczema

Os termos eczema e dermatite são utilizados como sinônimos para uma inflamação da epiderme que apresenta muitas formas. Ela é caracterizada histologicamente pela espongiose, em que os ceratinócitos perdem a coesão e podem-se formar vesículas. A derme é infiltrada por muitas células inflamatórias diferentes. A pele torna-se ressecada em razão da paraceratose, e um líquido seroso é secretado e pode-se formar. Em casos crônicos, a pele torna-se espessa e liquenificada. Vários processos eczematosos podem afetar a vulva.

Eczema seborreico

Este é um tipo comum de eczema, com picos de ocorrência na infância e no início da fase adulta. Existem evidências de que seja causada pela levedura *Pityrosporum ovale*. As lesões são eritematosas com uma descamação gordurosa e afetam particularmente as dobras nasolabiais, sobrancelhas, testa, couro cabeludo e atrás das orelhas. A região anogenital pode estar envolvida juntamente com outros locais de flexão, incluindo dobras inguinais e fissuras glúteas. A pele pode mostrar eritema e um agregado de detritos ceratinosos.

É sempre difícil distinguir o eczema seborreico da psoríase das áreas de flexão. A presença de lesões características em outros locais pode ajudar para fazer o diagnóstico diferencial, e a histologia pode ser semelhante. O tratamento do eczema seborreico é o mesmo do tratamento da psoríase.

Eczema irritante

A região anogenital é muito suscetível a um eczema irritante, pois é um local que permanece ocluído e frequentemente exposto a muitas substâncias irritantes. Apresenta-se como um eritema difuso, com fissuras, e a pele pode-se tornar espessa e macerada em algumas regiões. Desodorantes, banhos de espuma, sabonetes e tratamentos tópicos irritantes, por exemplo, preparações para tratamento de verrugas, são causas comuns. É uma complicação frequente nos indivíduos que sofrem de incontinência urinária ou fecal.

Dermatite de contato alérgica

A dermatite de contato é uma reação retardada de hipersensibilidade tipo IV. A sua ocorrência é muito mais provável na região perianal do que na vulva [17]. Os testes de sensibilidade podem apresentar reações positivas relevantes, e os responsáveis mais comuns são medicamentos tópicos, anestésicos locais, cosméticos e fragrâncias.

Devem ser consideradas as orientações dermatológicas sobre testes de sensibilidade. Além dos testes de sensibilidade padrão, a realização de outros testes frequentemente é necessária para encontrar o alérgeno.

Líquen simples

Liquenificação é um termo utilizado para descrever um espessamento da pele com acentuação de suas linhas. É uma resposta ao ato crônico de coçar e esfregar a pele, e geralmente é observado em antecedentes de eczema ou psoríase. Líquen simples é um termo utilizado para descrever uma região isolada de liquenificação sem um antecedente óbvio de dermatite. É comum em áreas onde o paciente pode alcançar facilmente. As placas espessas podem ser hipo ou hiperpigmentadas, e os locais comuns são a face externa dos grandes lábios e o monte pubiano. Também pode haver perda de pelo decorrente da fricção (Prancha 52.15). O líquen simples é considerado um problema sensorial, e o tratamento necessita interromper o ciclo de coçar.

Tratamento do eczema vulvar

O tratamento de todos os processos eczematosos é semelhante. Todos os irritantes potenciais e alérgenos devem ser interrompidos. Emolientes suaves, por exemplo, pomada emulsificante, são utilizados como substitutos do sabonete. Um esteroide tópico, combinado com um agente antimicrobiano, quando apropriado, pode ser utilizado inicialmente uma vez ao dia e quando necessário, à medida que o problema melhora. Caso o eczema seja agudo e a pele apresente secreção e esteja úmida, soluções à base de permanganato de potássio (diluição de 1:10.000) são úteis. Uma gaze é embebida na solução e aplicada nas regiões afetadas por 15 minutos uma vez ou duas vezes ao dia. As pacientes com líquen simples podem necessitar de um esteroide tópico potente para o controle de seus sintomas. A frequência da aplicação pode lentamente ser reduzida, à medida que a liquenificação é solucionada. Os anti-histamínicos podem ser úteis à noite para redução do prurido.

Psoríase

A psoríase é uma das condições de pele mais comuns, afetando aproximadamente 2% da população. As lesões características se apresentam como placas ressecadas, brancas-prateadas na face extensora dos membros, mas a doença pode ser generalizada com envolvimento do couro cabeludo e unhas. A etiologia é desconhecida, mas existe uma predisposição genética, e a doença pode ser desencadeada por infecção estreptocócica e traumatismos (fenômeno de Koebner). A psoríase também pode ser exacerbada por alguns fármacos, por exemplo, os bloqueadores beta, lítio e cloroquina.

A histologia mostra um espessamento acentuado da epiderme (acantose), com cristas epidérmicas profundas que se projetam na derme. Espongiose da epiderme com infiltrado de neutrófilos pode ser observado.

A psoríase da região genital é comum e pode ocorrer isoladamente. Há um pequeno ressecamento decorrente do ambiente úmido ocluído do epitélio anogenital. As lesões ocorrem na face interna e externa dos grandes lábios e se manifestam por eritema bem demarcado ou por placas de cor rosa-salmão e geralmente são simétricas (Prancha 52.16). As pregas genitocrural e inguinal também podem ser afetadas. O envolvimento perianal é comum com extensão à região interglútea (Prancha 52.17). Prurido e queimação são sintomas comuns, mas pode haver queixas de dor em razão da maceração e presença de fissuras. É importante examinar o restante da pele em busca de outros sinais – o couro cabeludo pode apresentar ressecamento, e as unhas na psoríase mostram depressões em dedal, onicólise e hiperceratose subungueal.

A utilização de um emoliente, como substituto do sabonete, é útil. Os tratamentos tradicionais para psoríase, por exemplo, tar, ditranol e calcipotriol, geralmente são irritantes demais para serem utilizados em regiões de flexão e, portanto, um esteroide tópico de ação moderada é utilizado. Pode ser aplicado uma vez ao dia e depois de a frequência do uso puder ser reduzida, sendo utilizado quando necessário. Em pacientes com doença grave o tratamento sistêmico pode ser necessário, mas esses pacientes devem estar sob supervisão dermatológica especializada. A terapia oral com metotrexato, ciclosporina e acitretina pode ser utilizada, e novas terapias biológicas podem ser consideradas em casos resistentes e muito extensos.

A doença de Reiter é uma resposta inflamatória à infecção do trato genital inferior ou entérica com artrite, uveíte e lesões de pele que são muito semelhantes à psoríase. A vulva pode ser acometida com uma vulvite ulcerativa circinato, semelhante ao balanite, que ocorre comumente em homens com essa síndrome [18]. A histologia é semelhante à da psoríase pustular.

Hidradenite supurativa

A hidradenite supurativa é um distúrbio inflamatório que acomete áreas onde as glândulas apócrinas estão presentes. A patologia básica não se encontra na própria glândula, mas no epitélio folicular, [19] onde uma inflamação infundibular, possivelmente desencadeada por peptídeos antimicrobianos produzidos depois da lesão [20], leva à formação de abscesso e trajeto fistuloso profundo.

O envolvimento anogenital é comum com nódulos dolorosos, fístulas e cicatrizes (Prancha 52.18). Comedões abertos são característicos. SCC foi relatado na doença crônica.

O tratamento dessa condição pode ser difícil. Antibióticos tópicos podem ser utilizados na doença leve, associados a outras medidas, como parar de fumar e redução de peso. Na doença moderada à grave, a primeira linha de tratamento consiste na administração de tetraciclina oral por longo período. Clindamicina oral foi utilizada em alguns casos com sucesso. Uma segunda linha de tratamento inclui cirurgia, terapias antiandróginas e, mais recentemente, os novos biológicos [21].

DOENÇAS BOLHOSAS

Causas genéticas

Epidermólise bolhosa

O termo epidermólise bolhosa é utilizado para descrever um grupo de condições hereditárias (dominantes ou recessivas) que são caracterizadas pela fragilidade da pele e por bolhas. Os tipos juncional e distrófico afetam a vulva e podem resultar em cicatrizes. Crianças acometidas devem ser tratadas em centros especializados com acesso a cuidados de enfermagem de ponta.

Pênfigo benigno crônico familiar (doença de Hailey-Hailey)

Esta é uma condição dominante autossômica rara em que se desenvolvem placas vermelhas úmidas nas regiões de dobras e regiões genitais, nas segundas e quartas décadas. O atrito agrava a situação, e as placas podem apresentar fissuras e se tornarem secundariamente infectadas. A histologia mostra um acantólise intraepidermal extensa descrita como uma "parede de tijolo dilapidada". O tratamento não é satisfatório, mas os esteroides tópicos e o atendimento rápido de qualquer processo infeccioso podem auxiliar. A terapia protodinâmica apresentou sucesso limitado em alguns pacientes.

Erupções bolhosas por fármacos

Erupção fixa por fármaco

Erupções por fármaco ocorrem na mesma localização cutânea ou na mucosa cada vez que o fármaco causador é ingerido. O envolvimento vulvar geralmente se apresenta com tumefação e pode formar bolhas e erosar. A erupção é intermitente e frequentemente não está associada à medicação, e testes de terapêuticos podem ser necessários. Há muitos fármacos que podem causar esse problema. Os mais relevantes para a vulva são a ceptrina, fluconazol, aciclovir e fármacos anti-inflamatórios não esteroides. A resolução frequentemente resulta em hiperpigmentação pós-inflamatória.

Eritema multiforme

O eritema multiforme é um padrão de reação aguda em que ocorrem erosões da mucosa e úlceras, frequentemente com lesões cutâneas "alvo". A síndrome de Stevens-Johnson é uma forma grave de eritema multiforme em que ocorrem lesões bolhosas, que podem causar cicatrizes. O envolvimento vaginal pode ocasionar estenose e é importante realizar um exame vaginal e tratar o local afetado, pois a estenose permanente pode ser uma sequela pós-inflamatória. O eritema multiforme e a síndrome de Stevens-Johnson podem ser induzidas por infecção por herpes simples ou medicamentos, especialmente antibióticos e agentes anti-inflamatórios não esteroides. Entretanto, nenhuma causa é encontrada em até 50% dos casos.

Necrólise epidérmica tóxica (síndrome de Lyell)

Esta é uma emergência dermatológica em que ocorre perdas epidérmicas disseminada e grave. Isto ocasiona uma mortalidade muito importante. A hipersensibilidade a fármacos é a causa comum (mais comumente antiepiléticos, anti-inflamatórios não esteroides e antibióticos), mas casos idiopáticos podem ser observados.

O início é súbito com aparecimento de áreas dolorosas de eritema que rapidamente se tornam erosadas ou bolhosas e atingem geralmente a genitália, boca e olhos. Cicatrizes e estenose vulvovaginal podem ocorrer, à medida que as erosões curam. O fármaco causador deve ser interrompido e a paciente transferida a um centro de dermatologia especializado ou a uma unidade de queimaduras especializada no tratamento desses casos. O tratamento é principalmente de suporte, e a ação dos esteroides e das imunoglobulinas ainda não está definida. Nos estágios iniciais, deve ser feito o diagnóstico diferencial com pele escaldada estafilocócica. Nessa última condição, existe uma descamação muito superficial causada por exotoxinas estafilocócicas e o tratamento é feito com doses elevadas de antibióticos, como flucloxacilina.

▶ Distúrbios bolhosos autoimunes

Penfigoide bolhoso

O penfigoide bolhoso é o distúrbio bolhoso autoimune mais comum e afeta principalmente indivíduos mais velhos, embora tenham sido relatados casos em crianças. Os anticorpos IgG são dirigidos contra a membrana basal, e isto foi demonstrado em estudos de imunofluorescência direta. Os anticorpos IgG circulantes podem ser encontrados. A histologia mostra bolhas subepidérmicas. A membrana mucosa pode estar envolvida, com bolhas tensas que se rompem e formam erosões superficiais.

Essas pacientes necessitam ser tratadas por um dermatologista. Esteroides tópicos potentes podem ser utilizados, mas esteroides sistêmicos e fármacos imunossupressores geralmente são necessários.

Penfigoide da membrana mucosa (pênfigo cicatricial)

Este é um distúrbio bolhoso autoimune raro, mas o envolvimento mucoso é proeminente com a vulva, vagina, olhos, boca e laringe sendo afetados. A cicatriz é comum e pode causar problemas na vulva e nos olhos. Em geral, afeta mulheres mais velhas. Os achados histológicos e de imunofluorescência são semelhantes aos de pênfigo bolhoso, mas frequentemente há um menor número de eosinófilos. O tratamento pode ser difícil, mas esteroides, mucofenolato e outras terapias imunossupressivas são utilizados [22]. Essas pacientes apresentam risco de complicações oftalmológicas e esofágicas, e o tratamento deve envolver dermatologistas e quaisquer outros especialistas relevantes. As pacientes compartilham muitos fatores clínicos da forma vulvovaginal gengival de LP (ver anteriormente).

Pênfigo

Pênfigo vulgar é um distúrbio bolhoso raro que acomete a pele e as membranas mucosas. Anticorpos IgG são direcionados contra ceratinócitos. As bolhas são flácidas, e erosões são mais comumente observadas. As pacientes frequentemente são mais jovens, e foram relatados casos em crianças. A histologia mostra bolhas intraepidérmicas. O IgG é observado nos espaços intracelulares sob imunofluorescência direta, e anticorpos IgG circulantes são observados.

Essa doença apresenta um grau elevado de morbidade, e as pacientes devem sempre estar sob cuidados de um dermatologista. O tratamento inclui esteroides sistêmicos em doses elevadas, azatioprina, ciclofosfamida e micofenolato mofetil.

▶ Ulceração vulvar

Úlceras aftosas

As aftas orais são comuns, mas lesões semelhantes podem ocorrer na vulva e frequentemente são confundidas com infecções por herpes-vírus. As úlceras vulvares medem poucos milímetros e possuem uma base amarela circundada por borda eritematosa. A histologia é inespecífica. O tratamento é difícil, mas esteroides tópicos, tetraciclinas e agentes anestésicos locais podem ser úteis.

Úlceras agudas associadas à infecção

Lipschutz [23] descreveu as úlceras dolorosas agudas em mulheres jovens, em 1913 [23]. Atualmente, sabe-se que representam uma reação à infecção sistêmica e foram relatadas mais comumente em associação à infecção por Epstein-Barr [24]. Elas tipicamente ocorrem em adolescentes e se apresentam como úlceras dolorosas que se estendem rapidamente e se apresentam com disposição em "espelho", Elas geralmente não deixam cicatriz após poucas semanas, mas um tempo curto de administração de prednisolona pode acelerar a resolução. Podem ocorrer alguns episódios de recaída no ano subsequente.

▶ Manifestações de doença subjacente

Doença intestinal inflamatória

Embora as lesões anogenitais possam ocorrer na colite ulcerativa, elas são raras. Elas são mais comuns na doença de Crohn, acometendo até 30% das pacientes, e eles podem preceder o início da doença intestinal em alguns anos. Essas lesões são denominadas metastáticas, considerando que não há continuidade com a doença intestinal ou que elas ocorrem em locais distantes, e a maior parte das lesões vulvares é desse tipo. A apresentação típica inclui edema unilateral ou bilateral (Prancha 52.19), linfangiectasia e fissuras clássicas tipo "corte de faca" nos sulcos interlabiais (Prancha 52.20). Trajetos sinuosos e fístulas também podem ocorrer. Ulceração perianal ou pontos edematosos também estão frequentemente presentes.

A histologia pode mostrar inflamação granulomatosa, mas frequentemente inespecífica. O principal diagnóstico diferencial é a hidradenite supurativa, e as duas podem coexistir.

O tratamento pode ser desafiador e idealmente deve envolver uma equipe multidisciplinar. Os esteroides tópicos potentes podem ser úteis, mas o tratamento sistêmico é frequentemente necessário, e pode incluir esteroides, agentes imunossupressivos e antibióticos, principalmente o metronidazol. Existem atualmente diversos relatos de que a utilização de bloqueadores de fator alfa de necrose tumoral (TNF-α) como infliximab melhora a condição [25,26].

Pioderma gangrenoso

O pioderma gangrenoso é um distúrbio ulcerativo agressivo de etiologia desconhecida, mas com uma associação forte à doença inflamatória subjacente, como artrite reumatoide, doença intestinal inflamatória e distúrbios mieloproliferativos.

Úlceras purulentas, com uma borda violácea proeminente, são mais comumente observadas no membro inferior, mas a vulva pode estar envolvida. A lesão inicial algumas vezes é pustular e, então, ulcera rapidamente para formar úlceras simples ou múltiplas com uma borda endurecida.

A histologia é inflamatória, mas inespecífica, e o diagnóstico geralmente é clínico. O reconhecimento precoce é importante, uma vez que frequentemente exista uma resposta rápida aos esteroides sistêmicos ou ciclosporina [27]. Outros agentes, como dapsona, azatioprina ou minociclina, podem ser necessários. A cirurgia deve ser evitada, pois as lesões podem apresentar o fenômeno de Koerbner, e o desbridamento frequentemente é seguido de progressão da doença.

Síndrome de Behçet

A descrição original de Behçet foi uma tríade de ulceração oral e genital com uveíte. Atualmente é conhecida como um distúrbio multissistêmico, e os critérios diagnósticos foram refinados, em 1990. O diagnóstico é realizado quando uma paciente apresenta ulceração oral recorrente com, no mínimo, duas das seguintes manifestações: ulceração genital recorrente, lesões oculares, lesões cutâneas (eritema nodoso, foliculite, placas piodermatosas) e um teste de patergia positivo (onde as pústulas ocorrem no local de menos traumatismo cutâneo, como venopunção).

Ela geralmente se inicia antes dos 50 anos de idade. As úlceras orais são semelhantes às aftas comuns, mas as úlceras vulvares geralmente são maiores, mais dolorosas e tendem a formar cicatrizes. Os pequenos lábios são mais comumente afetados (Prancha 52.21). A histologia é inespecífica, mas arteríolas trombosadas podem ser observadas.

O tratamento dessas pacientes deve ser multidisciplinar, uma vez que vários órgãos sistêmicos possam estar envolvidos. Complicações neurológicas e oftálmicas podem ser graves e devem ser tratadas ativamente. Vários fármacos são utilizados, incluindo esteroides, colchicina, dapsona e talidomida. Esteroides tópicos podem ser utilizados para úlceras genitais. Pode haver alguma indicação para a utilização de agentes biológicos [28].

Eritema migratório necrolítico (síndrome do glucagonoma)

É uma síndrome rara de causa desconhecida em que alterações cutâneas são observadas secundárias ao tumor de célula da ilhota pancreática. A erupção é erosiva e pode migrar com uma borda serpiginosa extensa. O períneo é mais gravemente acometido, mas lesões periorais também podem ser observadas. Glossite e diabetes geralmente estão associadas. O diagnóstico é realizado pelo achado de elevação de glucagon. A erupção frequentemente responde bem à remoção cirúrgica do tumor primário.

Acrodermatite enteropática

Esta condição está relacionada com a deficiência de zinco e pode ser hereditária, como uma condição recessiva autossômica ou adquirida secundária à nutrição parenteral, má absorção, distúrbios graves de alimentação ou penicilamina. As lesões eritematosas e pustulares acometem a genitália e também a pele perioral. O diagnóstico é realizado pelo achado de um baixo nível de zinco, e o tratamento é feito pela suplementação oral.

DISTÚRBIOS DE PIGMENTAÇÃO

A pigmentação da pele da vulva pode variar amplamente com a etnia e estado hormonal. Áreas escuras podem ser resultados de depósito de hemossiderina ou melanina. A pigmentação por hemossiderina tende a ser vermelho-acastanhada e ocorre após uma dermatose inflamatória como LP. A pigmentação por melanina geralmente é marrom mais escura ou preta, e quaisquer novas áreas pigmentadas em que o diagnóstico não é clinicamente óbvio deve ser biopsiada.

▶ Hiperpigmentação

A causa mais comum de placas pigmentadas na pele vulvar é a hiperpigmentação pós-inflamatória. Ela ocorre mais frequentemente após o LP, mas também pode ser observada depois de outra dermatose inflamatória e erupções fixas por fármaco.

Melanose vulvar

As áreas de pigmentação podem ser observadas sem qualquer histórico precedente de inflamação (Prancha 52.22). Elas podem ser muito irregulares e devem sempre ser biopsiadas para confirmar sua natureza benigna. A histologia mostra um número aumentado de melanócitos e alguma incontinência pigmentar. Lesões semelhantes podem ser encontradas na cavidade oral, e não há evidências de que elas se tornem malignas em qualquer dos dois locais.

Acantose nigricans

Placas aveludadas, espessas e hiperpigmentadas são observadas simetricamente espalhadas a partir dos pequenos lábios até as pregas inguinais e podem-se estender até o períneo. Lesões semelhantes podem ser observadas no pescoço e nas axilas. Pólipos cutâneos múltiplos frequentemente são observados na superfície das placas. A condição é observada com mais frequência em indivíduos com sobrepeso e está associada à resistência à insulina. Alguns casos, particularmente os de início abrupto e em pacientes magros, podem estar associados a uma malignidade subjacente, e investigações apropriadas devem ser realizadas.

▶ Hipopigmentação

A hipopigmentação pode ocorrer como uma alteração pós-inflamatória e é mais bem observada em peles mais escuras. Ela cessa espontaneamente após o tratamento da inflamação.

VITILIGO

Esse é um distúrbio autoimune, em que ocorre a despigmentação completa da pele. Ele é irregular, mas locais simétricos e periorifícios, incluindo a genitália, são frequentemente envolvidos. O diagnóstico diferencial é com o líquen escleroso; as duas doenças podem coexistir. Entretanto, no vitiligo, não há presença de equimose ou alteração da arquitetura, e a textura da pele é normal (Prancha 52.23). Não existe um tratamento eficaz.

▶ Lesões pigmentadas

Lesões pigmentadas benignas podem ocorrer na vulva. Entretanto, qualquer lesão pigmentada deve ser submetida ao exame histológico para excluir variações pigmentadas de neoplasia intraepitelial vulvar ou melanoma maligno da vulva.

Ceratoses seborreicas

Podem ser muito pigmentadas e apresentam uma aparência "de adesão". Geralmente são encontradas na face externa dos grandes lábios e na região inguinal. Normalmente, nenhum tratamento é necessário, mas a crioterapia ou curetagem e cauterização são eficazes, quando provocam desconforto. Caso haja suspeita de infecção por HPV ou neoplasia intraepitelial cervical, as lesões devem ser biopsiadas para excluir VIN não diferenciada.

Nevo melanocítico

Os nevos melanocíticos vulvares não são comuns. Alguns apresentam características atípicas e são considerados nevos genitais atípicos [29] e não variantes de nevo "displásico". O patologista pode relatar, equivocadamente, um melanoma maligno, em razão da presença de atipias citológicas, mas as lesões são simétricas com maturação celular normal. Os nevos observados no líquen escleroso também podem imitar clínica e histologicamente o melanoma maligno [30], mas existem relatos de casos de melanoma maligno que se desenvolvem com o líquen escleroso [31].

TUMORES BENIGNOS

▶ Pólipos cutâneos (acrocordia)

Estas pequenas lesões são muito comuns, particularmente, em locais de flexão e fricção, como axilas, pálpebras e virilha. Nenhum tratamento é necessário, mas eles podem ser removidos por crioterapia ou cauterização quando aumentam e se tornam dolorosos.

▶ Cistos

Cistos epidermoides são o tipo mais comum de cisto encontrado na vulva e são observados nos grandes lábios. Eles se apresentam como pequenas protuberâncias amarelas e dolorosas. Nenhum tratamento é necessário, mas a excisão cirúrgica é eficaz quando eles se tornam sintomáticos (Prancha 52.24).

Os cistos de Bartholin ocorrem em decorrência de uma obstrução nos ductos de Bartholin e são observados no terço inferior da porção interna dos grandes lábios. Podem-se tornar infectados, e a enucleação é o tratamento de escolha. Raramente, um carcinoma das glândulas de Bartholin pode se apresentar como cisto, e quaisquer lesões recorrentes devem ser excisadas para excluí-lo.

▶ Hidradenoma papilífero

Surgem de glândulas anogenitais semelhantes às mamárias e, portanto, são geralmente encontrados no sulco interlabial ou no períneo. Eles são indolores, mas a excisão é necessária para exame histológico.

▶ Siringomas

São tumores dos ductos écrinos mais comumente encontrados na face. Estão presentes como pequenas pápulas na genitália, podendo causar prurido. Eles ocorrem com maior frequência nos grandes lábios, mas os pequenos lábios também podem ser envolvidos. O tratamento é insatisfatório, mas a ablação a *laser* é utilizada em indivíduos altamente sintomáticos.

LESÕES VASCULARES

▌ Angioqueratoma (ver variantes normais)

Hemangiomas

Os hemangiomas capilares estão presentes no nascimento e não desaparecem. Eles são assintomáticos e não causam problemas funcionais. Embora o tratamento a *laser* possa ser utilizado, isto é feito apenas para melhorar a aparência cosmética.

Hemangiomas cavernosos (nevo em morango) se desenvolvem nas primeiras semanas de vida e podem crescer rapidamente. Quando presentes na vulva, os grandes lábios são os locais mais frequentemente envolvidos, mas a região perianal e nádegas também podem ser acometidas. Ocasionalmente, eles se rompem e podem provocar áreas dolorosas de ulceração que frequentemente se tornam infectadas. A avaliação precoce por um dermatologista pediatra é importante, visto que o propranolol ou prednisolona podem ser necessários para diminuir as lesões. Os hemangiomas podem-se resolver espontaneamente em um período de anos, porém se apresentarem complicações, pode ser necessário fazer o tratamento ablativo, como *laser* ou excisão.

Varicosidades

As varicosidades vulvares são comuns durante a gestação e algumas formam trombos, espontaneamente depois do parto. Geralmente, estão associadas às varicosidades dos membros inferiores, mas quando isoladas na genitália, a paciente deve ser investigada para excluir uma lesão pélvica obstrutiva.

DISTÚRBIOS LINFÁTICOS

▌ Linfoedema agudo

Em doenças como candidíase ou eczema agudo pode haver tumefação, que é resolvida rapidamente com o tratamento apropriado da condição. A urticária e o angiodema podem envolver a vulva, a história é de tumefação aguda, algumas vezes relacionada com a relação sexual, uma vez que possa ser induzida por pressão.

Reações de urticária de contato por hipersensibilidade tipo I ao látex são complicações crescentes. Pode haver tumefação imediata dos lábios vulvares após o uso de preservativos de látex, podendo ocorrer também com o uso de luvas de látex pelos profissionais de saúde durante o exame. Em casos graves, pode haver risco vida, se houver uma reação de anafilaxia. A urticária de contato por líquido seminal também foi descrita, mas é rara. Os sintomas são completamente abolidos quando os preservativos são usados. Uma dessensibilização pode ser bem-sucedida [32], e uma gestação de sucesso pode ser alcançada por inseminação artificial após remover os componentes alergênicos do líquido seminal [33].

▌ Linfoedema crônico

O linfoedema pode acompanhar uma inflamação crônica (como hidradenite supurativa ou doença de Crohn), infecção, malignidade, cirurgia ou radioterapia. A vulva torna-se espessa e endurecida, e pode estar mais propensa a ataques de celulite. Pode ser necessária a utilização de penicilina profilática.

▌ Linfangiectasia

Pequenas vesículas linfáticas (linfangiectasia) podem-se desenvolver, quando há um antecedente de linfoedema crônico. Elas podem ser primárias, em razão de um defeito hereditário, ou secundárias, decorrente da doença de Crohn, ou depois de radioterapia para tratamento de câncer cervical ou vaginal. As lesões apresentam uma aparência verrucosa que frequentemente são diagnosticadas de modo errôneo, como verrugas virais.

O tratamento com *laser* de dióxido de carbono pode ser utilizado em casos sintomáticos em que há perda de linfa. Lesões congênitas podem requerer estudos por imagens para identificar se existem anormalidades linfáticas profundas.

REFERÊNCIAS

1. Bauer A, Grief C, Vollandt R et al. Vulvar diseases need an interdisciplinary approach. *Dermatology* 1999;199:223-226.
2. Cazes A, Prost-Squarcioni C, Boedemer C et al. Histologic cutaneous modifications after the use of EMLA cream, a diagnostic pitfall: review of 13 cases. *Arch Dermatol* 2007;143:1074-1076.
3. Farrell AM, Marren P, Dean D, Wojnarowska F. Lichen sclerosus: evidence that immunological changes occur at all levels of the skin. *Br J Dermatol* 1999;140:1087-1092.
4. Chan I, Oyama N, Neill SM et al. Characterization of IgG autoantibodies to extracellular matrix protein 1 in lichen sclerosus. *Clin Exp Dermatol* 2004;29:499-504.
5. Meyrick Thomas RH, Ridley CM, McGibbon DH, Black MM. Lichen sclerosus and autoimmunity – a study of 350 women. *Br J Dermatol* 1988;118:41-46.
6. Wallace HJ. Lichen sclerosus et atrophicus. *Trans St John's Dermatol Soc* 1971;57:9-30.
7. Neill SM, Lewis FM, Tatnall FM, Cox NH. British Association of Dermatologists' guidelines for the management of lichen sclerosus 2010. *Br J Dermatol* 2010;163:672-682.
8. Carrozzo M, Pellicano R. Lichen planus and hepatitis C virus infection: an updated critical review. *Minerva Gastroenterol Dietol* 2008;54:65-74.
9. Pelisse M, Leibowitch M, Sedel D, Hewitt J. Un nouveau syndrome vulvo-vagino-gingival. Lichen plan érosif plurimuqueux. *Ann Dermatol Vénéréol* 1982;110:797-798.
10. Setterfield JA, Neill S, Shirlaw P et al. The vulvo-vaginal-gingival syndrome: a severe sub-group of lichen planus with characteristic clinical features and a novel association with the class II HLA DQB1*0201 allele. *J Am Acad Dermatol* 2006;55:98-113.
11. Lewis FM, Shah M, Harrington CI. Vulval involvement in lichen planus: a study of 37 women. *Br J Dermatol* 1996;135:89-91.
12. Belfiore P, de Fede O, Cabibi D et al. Prevalence of vulval lichen planus in a cohort of women with oral lichen planus; an interdisciplinary study. *Br J Dermatol* 2006;155:994-998.

13. Lewis FM, Harrington CI. Squamous cell carcinoma arising in vulval lichen planus. *Br J Dermatol* 1994;131:703-705.
14. Franck JM, Young AW. Squamous cell carcinoma in situ arising within lichen planus of the vulva. *Dermatol Surg* 1995;21:890-894.
15. Derrick EK, Ridley CM, Kobza-Black A *et al.* A clinical study of 23 cases of female anogenital carcinoma. *Br J Dermatol* 2000;143:1217-1223.
16. Cooper SM, Haefner HK, Abrahams-Gessel S, Margesson LJ. Vulvo-vaginal lichen planus treatment: a survey of current practices. *Arch Dermatol* 2008;144:1520-1521.
17. Goldsmith PC, Rycroft RJ, White IR *et al.* Contact sensitivity in women with anogenital dermatoses. *Contact Dermatitis* 1997;36:174-175.
18. Edwards L Hansen R. Reiter's syndrome of the vulva. *Arch Dermatol* 1992;128:811-814.
19. Boer J, Weltevreden EF. Hidradenitis suppurativa or acne inversa. A clinico-pathological study of early lesions. *Br J Dermatol* 1996;135:721-725.
20. Bardan A, Nizet V, Gallo RL. Antimicrobial peptides and the skin. *Exp Opin Biol Ther* 2004;4:53-59.
21. Alikhan A, Lynch PJ, Eisen DR. Hidradenitis suppurativa: a comprehensive review. *J Am Acad Dermatol* 2009;60:539-561.
22. Bruch-Gerharz D, Hertl M, Ruzicka T. Mucous membrane pemphigoid: clinical aspects, immunopathological features and therapy. *Eur J Dermatol* 2007;17:191-200.
23. Lipschutz B. Uber eine eigenartige Geshwursform des weiblichen Genitales (ulcus vulvae acutum). *Arch Dermatol Res* 1913;114:363-396.
24. Halverson JA, Brevig T, Aas T *et al.* Genital ulcers as initial manifestation of Epstein Barr virus infection: two new cases and review of the literature. *Acta Dermato-venereologica* 2006;86:439-442.
25. Preston PW, Hudson NH, Lewis FM. Treatment of vulval Crohn's disease with infliximab. *Clin Exp Dermatol* 2006;31:378-380.
26. Makhija S, Trotter M, Wagner E *et al.* Refractory Crohn's disease of the vulva treated with infliximab: a case report. *Can J Gastroenterol* 2007;21:835-837.
27. Vidal D, Puig L, Gilaberte M, Alomar A. review of 26 cases of classical pyoderma gangrenosum: clinical and therapeutic features. *J Dermatol Treatment* 2004;15:146-152.
28. Alpsoy E, Akman A. Behcet's disease: an algorithmic approach to its treatment. *Arch Dermatol Res* 2009;301:693-702.
29. Gleason BC, Hirsch MS, Nucci MR *et al.* Atypical genital naevi. A clinicopathological analysis of 56 cases. *Am J Surg Pathol* 2008;32:51-57.
30. Carlson JA, Mu XC, Slominski A *et al.* Melanocytic proliferations associated with lichen sclerosus. *Arch Dermatol* 2002;138:77-87.
31. Rosamilia LL, Schwartz JL, Lowe L *et al.* Vulvar melanoma in a 10-year-old girl in association with lichen sclerosus *J Am Acad Dermatol* 2006;54:S52-53
32. Lee Wong M, Collins JS, Nozad C, Resnick DJ. The diagnosis and treatment of human seminal plasma hypersensitivity. *Obstet Gynaecol* 2008;111:538-539.
33. Feer-Ybarz L, Basagana M, Coroleu B, Bartolome B, Cistero-Bahima A. Human seminal plasma allergy and successful pregnancy. *J Invest Allergy Clin Immunol* 2006;16:314-316.

Capítulo 53

Doenças Benignas da Vagina, Cérvice e Ovário

D. Keith Edmonds
Queen Charlotte's & Chelsea Hospital, London, UK

VAGINA

A vagina é a parte mais inferior do trato genital interno da mulher. Frequentemente, é ignorada pelos médicos, uma vez que meramente permite a passagem do feto a partir do útero para o meio externo, ou para a introdução do espéculo e dos dedos para atingir a cérvice e útero durante o exame pélvico.

A vagina consiste em uma camada de epitélio escamoso não ceratinizado, sustentado por tecido conectivo circundado por revestimentos de musculaturas circular e longitudinal. O revestimento muscular é fixado superiormente às fibras da cérvice uterina e inferior e lateralmente ao pubococcígeo, bulboesponjoso e períneo. A extremidade inferior do epitélio junta-se, próximo ao hímen, aos componentes da mucosa do vestíbulo e superiormente se estende sobre a cérvice uterina até a junção escamocolunar. O epitélio da vagina possui uma coluna longitudinal nas paredes anterior e posterior, e a partir de cada coluna existem várias saliências transversas ou rugas que se estendem lateralmente em cada lado. O epitélio escamoso durante os anos reprodutivos é espesso e rico em glicogênio. Não existem mudanças significativas durante o ciclo menstrual, embora haja um pequeno aumento no glicogênio na fase lútea e uma redução imediatamente pré-menstrual. O epitélio pré-púbere ou pós-menopausa é fino ou atrófico.

A vagina possui uma variedade de microbiota bacteriana na mulher estrogenizada, e reconhecer o que é normal e anormal é importante para determinar uma infecção. Os principais microrganismos estão listados na Tabela 53.1.

▶ Infecção vaginal

Entre a puberdade e menopausa os lactobacilos vaginais mantêm o nível de pH entre 3,8 e 4,2. Esse pH protege contra infecção. Antes da puberdade e após a menopausa, o nível mais elevado do pH e a contaminação urinária e fecal aumentam o risco de infecção. Os outros momentos, em que a atrofia vaginal é observada, ocorrem no período pós-parto e estão associados também à lactação. Um corrimento vaginal fisiológico normal consiste em um transudato a partir da parede da vagina, de escamas contendo glicogênio, polimorfos, lactobacilos, muco cervical e líquido menstrual residual e das glândulas vestibulares maiores e menores. O corrimento vaginal varia de acordo com o nível de estrógeno durante o ciclo menstrual e é de ocorrência fisiológica normal. O corrimento vaginal raramente apresenta um odor desagradável e, quando ele ocorre juntamente com alteração na aparência de abundância, pode representar infecção. Vaginite não específica pode estar associada ao traumatismo sexual, alergia aos desodorantes ou contraceptivos e irritação química proveniente do tratamento com antibiótico tópico. A infecção não específica pode ser posteriormente provocada pela presença de corpos estranhos, por exemplo, anel pessário, uso contínuo de tampões e a presença de um dispositivo contraceptivo intrauterino.

Vaginose bacteriana

A vaginose bacteriana foi previamente associada aos microrganismos das espécies *Corynebacterium* ou *Haemophilus* e mais recentemente com o microrganismo *Gardnerella vaginalis*. Acredita-se que ela seja decorrente de um *Vibrio* ou microrganismo em forma de vírgula, denominado *Mobiluncus*. Há a hipótese de que esses microrganismos sejam transmitidos sexualmente. Em geral, a vagina não apresenta uma inflamação e, portanto, o termo vaginose é utilizado em vez de vaginite. Aproximadamente metade das pacientes infectadas não apresenta sintomas [1]. O exame revela um corrimento fino, cinza-esbranquiçado e um nível de pH vaginal aumentado, acima de 5, e uma cepa Gram de material colhido apresenta "*clue-cells*" que consistem em células epiteliais vaginais envoltas por microrganismos e ausência de lactobacilos. O diagnóstico também pode ser confirmado, adicionando-se uma gota da secreção vaginal à solução salina na lâmina e adicionando-se uma gota de hidróxido de potássio 10%. Isto libera um odor característico de amina do peixe.

A vaginose bacteriana pode estar associada ao risco aumentado de parto pré-termo [2], doença inflamatória pélvi-

Tabela 53.1 Frequência normal			
	100%	50%	<5%
Staphylococcus epidermidis	+	–	–
Lactobaccilus	+	–	–
Staphylococcus aureus	–	+	–
Staphylococcus mitis	–	+	–
Enterococcus faecalis	–	+	–
Streptococcus pneumoniae	–	–	+
Streptococcus pyogenes	–	–	+
Neisseria sp.	–	+	–
Neisseria meningitidis	–	+	–
Escherichia coli	–	+	–
Proteus sp.	–	+	–
Bacteroides sp.	–	–	+
Corynebacterium	–	+	–
Mycoplasma	–	+	–
Candida albicans	–	–	+

ca e infecção pélvica pós-operatória [3,4]. O tratamento da vaginose bacteriana é com metronidazol 200 mg três vezes ao dia por 7 dias ou uma dose única de 2 g. Alternativamente, clindamicina pode ser utilizada em forma de creme vaginal.

Tricomoníase

A tricomoníase é uma doença sexualmente transmissível, causada pelo parasita *Trichomonas vaginalis*. Os sintomas geralmente aparecem de 5-28 dias após a exposição e incluem um corrimento vaginal amarelo-esverdeado, frequentemente espumoso, com um odor forte, dispareunia e irritação vaginal. Dez por cento das mulheres infectadas também manifestam uma cérvice em aspecto de "morango" ao exame (Prancha 53.1). *T. vaginalis* é um microrganismo flagelado que pode lesionar o epitélio da vagina, aumentando a suscetibilidade da mulher à infecção pelo vírus da imunodeficiência humana (HIV). Ela é causada pela lise das células epiteliais. O tratamento é com metronidazol 400 mg três vezes ao dia por 7 dias ou tinidazol 2 mg em dose única. Como é uma doença sexualmente transmissível, o diagnóstico indica a necessidade de encaminhar a paciente a uma clínica de medicina de infecção genital para fazer o rastreamento do parceiro.

Candidíase vaginal

É uma infecção fúngica comumente conhecida por "afta". É causada por qualquer microrganismo das espécies de *Candida*, entre as quais *Candida albicans* é a mais comum. É uma infecção que causa irritação vaginal e vaginite, que leva à coceira, queimação, irritação e um clássico corrimento esbranquiçado ou branco-acinzentado parecido com um queijo *cottage*. A irritação e a inflamação se espalham por toda a vulva. Isto também pode envolver a pele perineal. *Candida* pode ser transmitida a um parceiro sexual em quem pode causar escoriações avermelhadas próximas à cabeça do pênis ou no prepúcio, causando uma sensação de prurido e queimação graves. *C. albicans* geralmente causa infecção,

quando a produção de lactobacilos ou ácido láctico é interferida com o microrganismo, resultando em alteração no nível de pH vaginal e subsequente crescimento de *Candida*. Diabéticos e pacientes que utilizam antibióticos para outras infecções apresentam uma incidência elevada de candidíase. Isto, juntamente com outros tratamentos, p. ex., esteroides ou condições incluindo HIV, ocasiona uma fragilidade no sistema imune, permitindo que *Candida* se dissemine. *Candida* é encontrada na vagina com pouca frequência, mas, em geral, é parte da microbiota intestinal. O diagnóstico geralmente é realizado pela inspeção, mas um *swab* da área infectada confirma o diagnóstico na cultura. O tratamento da candidíase vaginal é feito primariamente com óvulos antifúngicos ou cremes inseridos no fundo da vagina. Preparações de dose única apresentam a vantagem de adesão, e fármacos, como os imidazólicos (clortrimazol, econazol), são eficazes em cursos curtos de tratamento de 1 a 4 dias, de acordo com a preparação. Medicação oral também está disponível na forma de fluconazol ou intraconazol, e esses tratamentos geralmente são extremamente eficazes na erradicação da enfermidade. Aproximadamente 10% das mulheres que contraem candidíase desenvolvem doença recorrente, que é particularmente provável quando existem fatores predisponentes, como gestação, diabetes e uso de contraceptivos orais. É importante considerar o tratamento do parceiro nas mulheres que são resistentes a duas administrações de imidazólicos. Quando a confirmação bacteriológica de doença recorrente é realizada, diversos tratamentos a longo prazo podem ser prescritos. Eles incluem fluconazol 100 mg por semana durante 6 meses, por via oral, óvulos de clotrimazol 500 mg por semana, durante 6 meses ou itraconazol 400 mg a cada mês durante 6 meses. Existem extensas alternativas medicamentosas na literatura sobre o tratamento de *Candida*, mas existem poucas evidências científicas para provar sua eficácia.

> **Quadro 53.1 Resumo**
>
> Infecção vaginal:
> - É importante diferenciar entre infecção e microbiota normal no diagnóstico de infecção vaginal.
> - Vaginose bacteriana pode estar associada ao parto pré-termo.
> - A candidíase vaginal recorrente necessita de investigação sistêmica antes do tratamento a longo prazo.

Lesão sifilítica da vagina

A sífilis é incomum entre as mulheres do Reino Unido. Entretanto, lesões vaginais incomuns devem ser consideradas, particularmente quando a paciente ou parceiro foram viajar recentemente.

A lesão primária pode ser na vagina, vulva ou cérvice. Geralmente é uma única úlcera dolorosa e bem delimitada com bordas endurecidas, associadas à linfoadenopatia. Lesões secundárias incluem condiloma lata, *placas mucosas* e úlceras com trajeto serpentiforme.

O diagnóstico é com base na identificação do agente causal, *Treponema pallidum*, ou por microscopia de campo escuro ou por sorologia para sífilis, por exemplo, teste imunoenzimático (ELISA). Para maiores detalhes ou detalhes do tratamento com bicilina (*i. e.*, penicilina procaína com benzil-penicilina sódica) (veja Capítulo 47) [5].

Vaginite gonocócica

A gonorreia pode infectar a cérvice ou a glândula de Bartholin, mas não o epitélio vaginal, exceto em meninas pré-puberes ou mulheres na pós-menopausa. Caso suspeite-se de abuso sexual em uma criança jovem com corrimento vaginal, um *swab* para cultura em busca de *Neisseria gonorrhoeae* (veja Capítulo 47) deve ser realizado.

Infecções virais

Lesões decorrentes de papilomavírus humano e vírus da herpes simples podem ser observadas na vagina. Maiores informações foram apresentadas no Capítulo 47.

▶ Síndrome do choque tóxico

Este tópico foi incluído, pois foi associado à utilização de tampões vaginais durante a menstruação ou menos frequentemente durante o puerpério [6]. Embora exista relação entre essa síndrome e alguns microrganismos encontrados no interior da vagina de mulheres afetadas, não é uma infecção vaginal.

A síndrome foi primeiramente descrita por Todd *et al.* [7] em sete crianças e adolescentes (idade de 8-17 anos) com manifestações multissistêmicas específicas e similares a outras condições produzidas pelas toxinas estafilocócicas. O aparecimento súbito, no início da década de 1980, de um grande número de casos semelhantes em mulheres jovens levou a uma investigação epidemiológica com o achado resultante de que 92% dos casos relatados estavam associados à menstruação, e 99% dessas eram usuárias de tampões [8]. A maior parte dos casos foi observada nos EUA, mas também ocasionalmente no Reino Unido e outros lugares.

As características da síndrome são de um início abrupto de pirexia igual ou acima de 38,9 ºC, mialgia, *rash* de pele difuso com edema e eritema esbranquiçado, como queimadura de sol e subsequente (1-2 semanas depois) descamação das palmas das mãos e solas dos pés. Menos comumente observam-se vômito e diarreia e sintomas de hipotensão. Resultados laboratoriais incluem leucocitose, trombocitopenia e bilirrubina sérica, enzimas hepáticas e creatina fosfoquinase aumentadas. O *Staphylococcus aureus* pode ser identificado, frequentemente, na vagina, mas culturas de sangue geralmente são negativas. Acredita-se que a síndrome seja decorrente de características sistêmicas de uma toxina (TSST-1; toxina da síndrome do choque tóxico) e subsequente liberação de bradicinina, fator de necrose tumoral ou outros mediadores de resposta biológica. Estreptococo β-hemolítico do grupo A também foi implicado, uma vez que ele possa liberar uma toxina semelhante (toxina eritrogênica A) [9].

Um estudo inicial [6] pode observar a ausência de associação à marca do tampão utilizada, grau de absorvência, como firmado na embalagem, frequência de troca de tampão, frequência de coito ou coito durante a menstruação, ou tipo de contracepção. Uma avaliação subsequente sugeriu que a inclusão de materiais superabsorventes sintéticos em algumas marcas de tampões era o responsável. A remoção dessas marcas no mercado nos EUA reduziu a frequência da síndrome de 17 por 100.000 mulheres que menstruam para apenas 1 por 100.000. Entretanto, essa redução também coincidiu com o aumento da educação pública e maior cautela na utilização de tampões, incluindo a inserção.

Os índices de mortalidade da síndrome foram inicialmente relatadas e atingiram um máximo de 15%, mas caíram para 3% em 1981 [8]. Provavelmente, o alto índice de mortalidade foi em razão de sub-relatos iniciais de casos menos graves, porém a mortalidade caiu com o aumento da conscientização do diagnóstico e com o tratamento eficaz precoce da hipervolemia em casos graves. O tratamento recomendado é similar ao tratamento de qualquer septicemia, incluindo líquidos intravenosos e, quando necessário, apoio inotrópico. Se possível, a causa deve ser eliminada, e uma penicilina β lactamase resistente deve ser administrada de modo parenteral. Pode haver recorrência na menstruação subsequente e recomenda-se que não sejam utilizados tampões até que o *Staphylococcus aureus* seja erradicado da vagina. A recorrência foi descrita no puerpério [10].

▶ Atrofia vaginal

Isto é observado não apenas após a menopausa, mas também antes da puberdade e durante a lactação. O exame mostra perda de pregas rugosas e vasos subepiteliais proeminentes, algumas vezes com equimose adjacente. A paciente pode apresentar-se com sangramento vaginal, corrimento vaginal ou secura e dispareunia vaginais. Uma infecção artificial com *coccus* Gram-positivos e bacilos Gram-negativos pode estar associada.

O tratamento requer estrógeno para restaurar o epitélio vaginal e o nível de pH. Geralmente, ele é realizado com creme estrogênico tópico, e parte do estrógeno é absorvido sistemicamente. A segurança endometrial do uso a longo prazo é incerta. As preparações variam na duração de tempo do tratamento recomendado, mas geralmente, ele é administrado durante 3 meses, e, então, o efeito é avaliado. Com o tempo, aplicações repetidas podem ser necessárias, dependendo do retorno dos sintomas. Alternativamente, em mulheres na pós-menopausa a terapia de reposição hormonal pode ser utilizada.

▶ Trauma vaginal

Pode ocorrer depois do coito, com lesão do epitélio ou, menos frequentemente, com a parede muscular vaginal, ou rompimento de aderências na cúpula depois de uma cirurgia vaginal (Prancha 53.2). Ele pode estar associado à parturição ou ser iatrogênico, por exemplo, ulceração associada à utilização de um pessário em anel. O trauma pode estar associado a uma hemorragia significativa e, ocasionalmente, deixa fístulas vesicais ou retais.

Fístula

Uma fístula pode resultar de um trauma, como descrito anteriormente, ou pode ser decorrente de um carcinoma ou doença de Crohn. Atualmente, a fístula da parede anterior em associação ao nascimento é incomum, mas a fístula retovaginal pode seguir uma laceração obstétrica ou extensão de uma episiotomia, ou em razão de um reparo incompleto ou inadequado. As fístulas que envolvem o ureter, a bexiga ou o reto podem ocorrer após uma cirurgia ginecológica.

Endometriose

Ocasionalmente, depósitos de endometriose podem ser encontrados abaixo do epitélio vaginal depois de uma cirurgia ou episiotomia. Eles podem causar sangramento ou dor vaginal anormais. Eles são mais facilmente identificados durante a menstruação, mas apresentam uma aparência azulada em outras ocasiões. O tratamento pode ser por vaporização ou excisão a *laser* ou com terapia por fármaco, como para endometriose em outro local.

Neoplasia intraepitelial vaginal

A neoplasia intraepitelial vaginal (VAIN) é observada em 1-6% das pacientes com neoplasia intraepitelial cervical (CIN) (Prancha 53.3). Quase sempre ocorre na porção superior vaginal e confluente com a lesão cervical [11]. É incomum encontrar (VAIN) na presença de uma cérvice normal, mas Lenehan *et al.* [12] relataram que 43% de suas pacientes com VAIN depois da histerectomia apresentaram um histórico de esfregaços cervicais negativos e enfermidade cervical benigna. Imrie *et al.* [13] relataram a ocorrência de VAIN em uma vagina artificial em uma mulher com ausência congênita de vagina e cérvice. A VAIN pode estar presente na cúpula vaginal ou linha da sutura após a histerectomia (Prancha 53.4) (essa pode ser residual após o tratamento de uma CIN) ou pode estar distante da cúpula e associada à neoplasia intraepitelial multicêntrica. Hummer *et al.* [14] relataram um grupo de 66 pacientes com VAIN e mostraram que um terço dos casos se desenvolveu em 2 anos depois de a lesão cervical anterior ser tratada. O tempo de intervalo mais longo entre o diagnóstico de CIN e VAIN foi de 17 anos; a idade das pacientes com VAIN nesse grupo variou de 24 a 74 anos, com uma idade média de 52 anos.

A etiologia da VAIN é provavelmente semelhante à da CIN. A extensão da zona de transformação nos fórnices parece ser responsável, muito embora nenhuma anormalidade tenha sido reconhecida quando a lesão cervical foi tratada. Uma incidência mais elevada de VAIN foi observada em pacientes sob quimioterapia ou terapia imunossupressora. O papel da radioterapia para carcinoma da cérvice, realizada 10-15 anos antes do desenvolvimento da VAIN, foi observado, particularmente quando uma lesão subsequente foi encontrada na porção inferior da vagina. Existe uma hipótese, que considera que uma dose sub-letal de radiação possa induzir a transformação tumoral, e que a VAIN ou um sarcoma vaginal possam ocorrer como resultado.

Quanto às lesões cervicais, a VAIN I é equivalente à displasia leve, a VAIN II à displasia moderada e a VAIN III à displasia grave ou carcinoma *in situ*. A doença é normalmente reconhecida pelo resultado de citologia anormal observada na amostra de esfregaço da cúpula vaginal. Townsend [15] recomendou que os esfregaços da cúpula devem ser realizados anualmente para mulheres depois da histerectomia realizada decorrente da CIN, e a cada 3 anos quando a histerectomia foi para uma doença benigna. Os ensinamentos modernos desencorajam a necessidade de quaisquer esfregaços subsequentes nesse último grupo, mas recomenda-se um acompanhamento das pacientes histerectomizadas em decorrência de lesões cervicais. Gemmell *et al.* [16] recomendam que esfregaços da cúpula devem ser obtidos aos 6 meses, 12 meses e 2 anos após a histerectomia; a paciente deve, então, retornar ao exame a cada 5 anos.

A avaliação colposcópica de pacientes com esfregaços anormais da cúpula delineia áreas de epitélio acetobranco. O pontilhado pode ser aparente em mais de 50% dos casos, e áreas de anormalidade frequentemente não se coram após a aplicação de solução de Lugol (Prancha 53.5). Entretanto, alterações atróficas no interior da vagina podem-se apresentar como áreas extensas com ausência de coloração com Lugol e dificuldade de definição dos limites das lesões. Uma administração preliminar de creme estrogênico por 2 semanas para corrigir a deficiência de estrógeno seguido de exame colposcópico 2 semanas depois melhora a definição das lesões. Podem ser encontrados problemas de interpretação ou de acesso a áreas de alteração que desapareçam em ângulos ou linha de sutura vaginais pós-histerectomia. Biópsias da cúpula geralmente podem ser obtidas sem anestesia, mas, ocasionalmente, o acesso difícil a ângulos vaginais pode implicar na necessidade de anestesia geral e espéculos vaginais apropriados.

Nenhum estudo adequado sobre a progressão da VAIN para doença invasiva foi relatado. Entre a série de pacientes relatadas por McIndoe *et al.* [17] encontram-se pacientes que apresentaram esfregaços anormais após a histerectomia; algumas dessas pacientes foram acompanhadas por quase 20 anos, antes de desenvolverem um carcinoma invasivo, enquanto outras progrediram mais rapidamente.

Existe uma ampla variedade de tratamento para VAIN. Eles incluem biópsia excisional das lesões menores e 5-fluorouracil creme, ou vaporização a *laser* para lesões mais extensas [18-20]. Há menos experiências com a utilização de

5-fluorouracil no Reino Unido do que nos EUA. Caglar *et al.* [21] postulam que a desnudação subsequente foi específica apenas para epitélio normal. Entretanto, algumas vezes a ulceração epitelial é extensa, acompanhada por queimação vaginal intensa, e a cicatrização posterior pode levar vários meses. A falha do tratamento é comum. A utilização de *laser* de dióxido de carbono apresenta maior probabilidade de sucesso no tratamento de mulheres que não se submeteram à histerectomia, e quando a extensão completa da lesão pode ser demarcada. Deve-se observar que a parede vaginal pode ser fina em mulheres na pós-menopausa, e a bexiga e mucosa retal estão distantes menos de 5 mm. A vantagem do *laser* de dióxido de carbono sobre outras formas de ablação seletiva, por exemplo, a diatermia ou excisão em alça, é que pode haver maior controle da área e da profundidade da vaporização a *laser*. Técnicas que utilizam densidade de alta potência e movimento rápido de feixe de luz minimizam a carbonização e a necrose térmica adjacente, permitindo o reconhecimento da arquitetura tecidual com remoção da lesão epitelial ao longo do estroma subjacente, reduzindo, desse modo, o risco de lesão da bexiga ou intestino.

O paciente difícil de tratar é aquele que já se submeteu à histerectomia em razão de uma lesão cervical e retorna com uma área de anormalidade na linha de sutura. Não está comprovado, se deixando a cúpula aberta por ocasião da histerectomia é possível evitar o sequestro da mucosa vaginal acima da linha de sutura usual. Ireland and Monaghan [22] observaram que 9 de suas 32 pacientes com VAIN apresentaram carcinoma invasivo na área da linha de sutura, e eles enfatizaram a dificuldade de avaliação da cúpula vaginal e a necessidade de se obter tecido adequado para exame histológico. Assim sendo, eles defendem a vaginectomia parcial sempre que o epitélio anormal é observado nos ângulos ou na linha de sutura da cúpula. Esse procedimento [23] requer uma abordagem abdominal, após o tamponamento da cúpula vaginal e envolve a mobilização dos ureteres ao longo de sua inserção na bexiga, dissecção da bexiga e reto da vagina e mobilização suficiente para permitir a remoção da porção superior 1-2 do topo da vagina. A definição exata de quanto deve ser removido pode ser feita melhor iniciando a dissecção da mucosa a partir de baixo antes do tamponamento da vagina. Ocasionalmente, uma doença mais extensiva requer uma vaginectomia total, seguida por enxerto de pele ou mobilização de uma alça de intestino para reconstruir a neovagina. Alguns estudos defendem a abordagem vaginal [24], porém o acesso pode não ser fácil, e, ocasionalmente, um sangramento intenso das artérias vaginais pode ser encontrado [25]. A outra opção é utilizar a radioterapia pelo acesso intravaginal [26,27]. A preocupação com o risco de ocorrer um estreitamento vaginal, interferindo no coito decorrente da radioterapia, não foi confirmada, mas algumas mulheres mais jovens desenvolvem menopausa induzida pela radiação e necessitam de terapia de reposição hormonal. Os últimos autores relataram que todas as suas pacientes permaneceram citologicamente normais e livres da doença no acompanhamento de mais de 2 anos; a colposcopia depois da radioterapia podem ser complexa (Prancha 53.6). Soutter [25] sugeriu que o tratamento da VAIN depois da histerectomia em mulheres jovens é melhor pela abordagem cirúrgica e recomendou radioterapia a mulheres com mais idade. Tal tratamento pode não ser simples, e o encaminhamento a um centro especializado em oncologia ginecológica é necessário.

Dietilestilbestrol e lesões vaginais relacionadas

Dietilestilbestrol (DES) foi utilizado a partir de meados da década de 1940 para o tratamento de aborto recorrente ou para ameaça de aborto e para perda fetal não explicada na gestação adiantada, predominantemente nos estados do nordeste dos EUA (onde estima-se que 2 milhões de mulheres foram tratadas) e também Canadá, México, Oeste da Austrália e Oeste da Europa.

> **Quadro 53.2 Resumo**
> - VAIN coexiste em até 6% das pacientes com CIN.
> - Avaliação colposcópica e acompanhamento são obrigatórios.
> - O tratamento é feito por excisão ou terapia com ablação local.

Herbst e Scully [28] relataram 7 casos de adenocarcinoma de células claras da vagina diagnosticadas e tratadas no Hospital Geral de Massachusetts, Boston, em mulheres jovens com idade entre 14 e 22 anos. Um estudo retrospectivo realizado por eles associou esses carcinomas à exposição intrauterina das pacientes ao DES administrado a suas mães durante a gestação. Uma pesquisa mais extensiva [29] observou 346 casos de adenocarcinoma de células claras da cérvice e vagina. A avaliação da história materna de 317 pacientes mostrou que dois terços das pacientes tinham sido expostas *in utero* ao DES ou a um estrógeno não esteroide semelhante administrado a suas mães durante a gestação. Em mais de 10%, fármacos de origem duvidosa foram administrados, mas em 25% nenhuma história de terapia hormonal materna pode ser obtida. Eles mostraram que a idade de incidência do adenocarcinoma de células claras da vagina em mulheres jovens começou aos 14 anos com pico aos 19 anos de idade e, subsequentemente, declinou. Eles estimaram que o risco provável de desenvolvimento de carcinoma de células claras em mulheres expostas ao DES *in utero* é de 0,14-1,4 por 1.000 mulheres. O DES produziu várias outras lesões vaginais e cervicais. A adenose vaginal frequentemente foi vista em combinação à eversão cervical ou ectrópio. As pacientes, em geral, apresentavam uma crista entre a vagina e o tecido cervical, denominada colarinho, uma borda ou uma "cérvice em crista de galo". Essas aparências ocorreram em 25% das pacientes expostas. A adenose pode acometer as paredes vaginais anterior e posterior e os fórnices vaginais, mas geralmente está restrito ao terço superior da vagina. Algumas vezes, existem anormalidades citológicas, metaplasia imatura extensa e CIN. Originalmente, foi recomendado às mulheres expostas ao DES *in utero* a realização de exames citológico e colposcópico a partir dos 14 anos de idade. A exposição ao DES foi incomum no Reino Unido e as alterações vaginais associadas não são observadas com frequência. Estas pacientes devem ser avaliadas anualmente com citologias vaginal e cervical e avaliação colposcópica. Ainda é desconhecido se o risco de adenocarcinoma persiste, por exemplo, depois da menopausa.

▶ Tumores vaginais benignos

São incomuns e ocorrem no interior da parede vaginal e incluem miomas, fibromiomas, neurofibromas, papilomas, mixomas e adenomiomas.

Lesões císticas podem ser encontradas no interior da vagina, em geral, lateralmente, e ocasionalmente se estendem do fórnice até o introito. É comum que essas lesões se originem do ducto de Gartner ou Wolffiano. Eles podem aumentar de tamanho e podem interferir no coito ou no uso de tampão vaginal. Geralmente podem ser tratados por marsupialização, mas deve ser feito com cuidado para evitar os grandes vasos uterinos e vesicais.

CÉRVICE

▶ Lesões benignas

Posição da junção escamocolunar e alterações na zona de transformação

Sabe-se que a cérvice uterina aumenta de tamanho em resposta aos estrógenos; visto que a cérvice é ancorada aos fórnices, o resultado final de qualquer aumento é a eversão expondo o epitélio do canal endocervical. Isto ocorre acentuadamente no neonato e sob influência dos estrógenos maternos, na puberdade sob influência da elevação dos níveis de estrógeno, durante o uso de anticoncepcionais orais combinados e durante a primeira gestação (Prancha 53.7). Ectopia é o termo preferido para essa exibição de epitélio colunar (em vez de "erosão"); o exame colposcópico demonstra a formação de dobra do epitélio em vilos (Prancha 53.8). Com a supressão do estrógeno, por exemplo, no puerpério ou na menopausa, a junção escamocolunar se aproxima dos orifícios externos e certamente pode ser encontrada no interior do canal cervical.

Em aproximadamente 5% das mulheres existe extensão da junção escamocolunar para os fundos de saco anterior e posterior, de modo que, no exame, uma área extensa de alteração é notada, sendo denominada de zona de transformação congênita. Sua presença pode não ser aparente a olho nu, mas pode ser demonstrada após a aplicação da solução de Lugol. A biópsia não mostrará evidência de neoplasia intraepitelial, mas de metaplasia inicial ou imatura.

Metaplasia cervical

A exposição do epitélio colunar a um pH baixo, como encontrado no interior da vagina, promove uma série de alterações fisiológicas, conhecidas como metaplasia. Acredita-se que as células de reserva localizadas no interior da monocamada de epitélio colunar proliferam, resultando em um epitélio de multicamadas com as células colunares situadas na superfície (Prancha 53.9). Inicialmente, essas células parecem imaturas e não diferenciadas, mas com o passar do tempo mostram a diferenciação usual para epitélio escamoso com glicogenação das células escamosas superficiais. Esse processo ocorre na junção escamocolunar, ou zona de transformação, iniciando no neonato e continuando até depois da menopausa. O exame da endocérvice mostra uma série de cristas longitudinais, com células colunares, revestindo o topo das cristas e estendendo-se profundamente ou criptas (Prancha 53.10). Em geral, a metaplasia ocorre inicialmente nas cristas e pode estender-se em ponte sobre elas, promovendo a cobertura por epitélio escamos e com epitélio colunar dentro das criptas. Caso a cripta não possa expelir o muco produzido do epitélio colunar, um cisto de retenção ou folículo de Naboth pode-se formar (Prancha 53.11); algumas vezes, esses folículos são grandes e extensos na zona de transformação. São totalmente benignos e não estão associados à infecção, *i. e.*, não são um sinal de cervicite.

Pólipos endocervicais

O reconhecimento de pólipos endocervicais no momento da coleta de um esfregaço cervical é comum e geralmente aumenta com a idade até a menopausa (Pranchas 53.12 e 53.13). Ocasionalmente, esses pólipos são sintomáticos, produzindo um corrimento vaginal intenso ou sangramento depois do coito. A histologia desses pólipos mostra que eles consistem em epitélio colunar, algumas vezes com epitélio escamoso metaplásico. A alteração maligna é rara. Entretanto, caso esses pólipos sejam removidos, por exemplo, por polipectomia, o tecido deve ser enviado para exame histológico, reconhecendo-se que em torno de 15% dos tumores uterinos são polipoides e, ocasionalmente, se extrusam por orifício cervical externo.

Cervicite crônica

Houve um entusiasmo inicial pelo tratamento por cauterização ou diatermia de pacientes que se queixavam de corrimento vaginal aquoso crônico e com diagnóstico de "erosão". Como explicado anteriormente, essas áreas de ectopia ou epitélio colunar evertido não são patológicas, e o termo cervicite não é apropriado. Entretanto, algumas mulheres com *Chlamydia trachomatis* (e raramente com *Neisseria gonorrhoeae*) se apresentam com sintomas de corrimento, e uma cérvice anormal é observada. Brunham *et al.* [30] descreveram a "cervicite mucopurulenta" em associação à *Chamydia*, e Hare *et al.* [31] descreveram as aparências na colposcopia de "cervicite folicular". Certificando-se de que esses microrganismos tenham sido excluídos pela microbiologia apropriada, a "cervicite" não requer tratamento, exceto pelo aumento da acidez vaginal que pode promover metaplasia escamosa.

OVÁRIOS

▶ Distúrbios Benignos

Anatomia

Os ovários são fixados às paredes laterais da pelve lateral pelo ligamento suspensor que contém os vasos ovarianos, e à região cornual do útero por uma condensação ligamentosa do ligamento amplo. Cada ovário possui o tamanho de 3 × 2 × 1 cm no estado de repouso ou inativo, mas aumenta de tamanho durante estímulos fisiológicos; eles diminuem depois da menopausa.

> **Quadro 53.3 Resumo**
>
> Doença cervical
> - A junção escamocolunar pode ser encontrada em vários locais da cérvice e, ocasionalmente, atinge a cúpula da vagina.
> - A metaplasia cervical é um fenômeno normal.
> - Pólipos endocervicais podem ser removidos em um ambiente ambulatorial.
> - A cervicite crônica "não requer tratamento".

A superfície é revestida por uma monocamada achatada de células epiteliais, e abaixo dessa encontram-se os folículos ovarianos, com oócito, camada das células de granulosa e teca circunjacente. Abaixo dessa camada cortical estão uma medula estromal e um hilo, onde os vasos entram através do mesovário. Os acontecimentos que estão associados ao desenvolvimento folicular e à ovulação estão descritos no Capítulo 39. O tamanho e a posição dos ovários variam entre a puberdade e a menopausa – o volume médio, avaliado pela ultrassonografia transvaginal de um ovário na pré-menopausa, é de 6,8 cm^3 (limite superior do normal 18 cm^3) comparado ao tamanho médio de pós-menopausa de 3 cm^3 (limite superior 8 cm^3) [32].

Aumento ovariano

O aumento ovariano ocorre em resposta aos hormônios luteinizantes e folículo estimulante. Cistos foliculares e luteínicos podem ocorrer, e cistos luteínicos de células da teca de até 15 cm de tamanho se desenvolvem em resposta a níveis muito altos de gonadotrofina coriônica, como observado na doença trofoblástica. A síndrome da hiperestimulação pode ocorrer, com aumento maciço dos ovários e desenvolvimento de ascite, em resposta às doses de injeções de gonadotrofina durante o tratamento de fertilidade.

Doença policística

O aumento policístico dos ovários foi descrito sob várias denominações. Stein e Leventhal [33] descreveram sete casos de amenorreia ou menstruação irregular com ovários policísticos aumentados, demonstrados pela "pneumoroentgenografia" com restauração da função fisiológica normal após a ressecção em cunha. Judd et al. [34] demonstraram que os níveis androgênicos discretamente elevados encontrados nessa síndrome eram de origem ovariana. As alterações nos índices de gonadotrofina e níveis androgênicos nem sempre são consistentes com a aparência dos ovários, e o diagnóstico de doença ovariana policística está com base em achados ultrassonográficos de distribuição periférica de 10 ou mais folículos de 2-8 mm de diâmetro, com volume ovariano aumentado (Capítulo 41).

Gestação ovariana

A gestação ectópica ovariana é incomum, com uma incidência estimada de 1 por 25.000 de todas as gestações, embora Grimes et al. [35] tenham relatado uma incidência de 1 por 7.000 partos em suas séries de Chicago. Parece haver uma associação ao uso do dispositivo contraceptivo intrauterino [36] ou enfermidade tubária e infertilidade [35]. Geralmente, as pacientes se apresentam com características de uma gestação extrauterina ou sangramento a partir de um corpo lúteo. Os critérios de Spiegelberg [37] para preencher o diagnóstico são os seguintes:

1. que a tuba uterina, incluindo a fímbria, esteja intacta e separada do ovário;
2. que o saco gestacional ocupe definitivamente a posição normal do ovário;
3. que o saco esteja conectado ao útero pelo ligamento ovariano; e
4. que o tecido ovariano seja demonstrado de forma inquestionável nas paredes do saco.

O tratamento é cirúrgico, o que pode levar à necessidade de remoção do ovário. Geralmente, isto pode ser feito laparoscopicamente.

Endometriose ovariana

O aumento ovariano pode ser secundário à endometriose, nos endometriomas. Os endometriomas com mais de 10 cm de diâmetro não respondem ao tratamento médico apenas e requerem uma laparotomia, com o risco eventual de uma ooforectomia ou aspiração laparoscópica do cisto, ou tratamento de 3 meses com hormônio luteinizante, liberando hormônio análogo e, então, dissecção laparoscópica do revestimento cístico ou destruição com, por exemplo, *laser* de KTP (potássio-titanilfosfato) [38] (Capítulo 49).

Tumores ovarianos

Existe uma grande lista de tumores ovarianos benignos (cístico, sólido ou um misto) contida no *World Health Organization Committee* sobre a Classificação da Nomenclatura e Terminologia do Tumor Ovariano. Os tumores benignos comuns incluem os teratomas císticos maduros (Prancha 53.14), cistadenoma epitelial (seroso ou mucinoso) e vários tumores de tecido mole não específicos do ovário, por exemplo, mioma (Prancha 53.15).

Corpo lúteo

O corpo lúteo é um desenvolvimento fisiológico depois da ovulação e pode alcançar 3 cm de diâmetro em um ciclo menstrual normal. Ocasionalmente, o corpo lúteo pode persistir na ausência de gestação e pode aumentar de tamanho, chegando até 5 cm de diâmetro. É comum, nesse ponto, que ocorra a regressão, e que o cisto de corpo lúteo desapareça. Frequentemente, esses cistos são observados incidentalmente na ultrassonografia em mulheres assintomáticas ou em mulheres que apresentam discreta dor abdominal. O tratamento é conservador. Em 95% dos casos, a repetição do exame de ultrassonografia no prazo de 6-8 semanas mostrará que a estrutura desapareceu, e que a função ovariana normal continua. É extremamente importante que uma abordagem conservadora seja adotada nessas circunstâncias, e que esses cistos somente necessitam ser removidos laparoscopicamente, quando persistirem ou aumentarem de tamanho.

Teratomas císticos maduros (cistos dermoides)

Cistos dermoides são teratomas císticos que contêm elementos de ectoderma que podem incluir pele, folículos pilosos e glândulas sudoríparas, e ocasionalmente, os pelos podem ser bastante prolíficos. Pode haver também bolsas de sebo, sangue, gordura, osso, unhas, dentes e cartilagem e, ocasionalmente, tecidos tireóideos. Os cistos dermoides geralmente se apresentam com desconforto abdominal ou dor em mulheres com idade entre 18 e 25 anos. O diagnóstico pode ser realizado com ultrassonografia, que apresenta características clássicas, e caso haja alguma dúvida quanto à etiologia, um exame de ressonância magnética pode ser realizado, embora raramente seja necessário. Os cistos dermoides podem variar, quanto ao tamanho, e podem crescer após o diagnóstico. Ocasionalmente, cistos dermoides podem ser diagnosticados pela primeira vez durante a gestação, e, nesses casos, a decisão clínica, entre a abordagem conservadora com tratamento do cisto depois do parto ou intervencionista, deve ser tomada com base nos sintomas clínicos e tamanho. Os cistos dermoides podem ser bilaterais.

O tratamento dos cistos dermoides é a remoção, visto que eles crescem e causam aumento de sintomas com o tempo. É difícil dizer se os cistos dermoides possuem potencial maligno, uma vez que sua remoção é uma prática normal em todas as pacientes em quem eles são diagnosticados. A remoção cirúrgica pode ser por meio de laparotomia ou laparoscopia, mas é essencial que todo o tecido seja removido para prevenir a recorrência. Também é imperativo garantir que cistos dermoides bilaterais não estejam presentes durante a cirurgia. Quase sempre é possível preservar o ovário no momento da cirurgia.

Cistadenoma seroso

Esses respondem por, aproximadamente, 25% de todos os neoplasmas ovarianos benignos, e suas incidências de pico estão na quarta e quinta décadas de vida. Os sintomas geralmente são inespecíficos, mas podem incluir dor ou desconforto pélvico, ou ocasionalmente uma massa pélvica descoberta no exame de rotina. Aproximadamente 20% dos cistadenomas são bilaterais, e eles são benignos, e o tratamento é por salpingoforectomia ou cistectomia ovariana, dependendo das circunstâncias. A recorrência é extremamente rara.

Cistadenoma mucinoso

Estes compreendem 50% dos neoplasmas epiteliais ovarianos benignos e tendem a ocorrer com maior frequência na terceira e sexta décadas de vida, com uma idade média de 50 anos. Pequenos tumores frequentemente são encontrados incidentalmente, enquanto os tumores maiores se apresentam como uma massa pélvica ou abdominal nítida. Raramente são bilaterais. O tratamento é pela ooforectomia, que pode ser realizada laparoscopicamente ou por laparotomia.

Acidentes com cistos ovarianos

Os cistos ovarianos podem-se apresentar em uma situação aguda, e nesse caso, a dor pode ser aguda seguida de ruptura ou hemorragia no cisto. A hemorragia pode ser grave, e o sangramento intenso pode causar hipovolemia e um hematoperitônio. As pacientes se apresentam em estado de choque, e o diagnóstico diferencial frequentemente é o de uma gestação ectópica rota. O tratamento é por laparotomia de emergência para interromper o sangramento, e a preservação do ovário pode ocorrer, quando possível. A torção de um cisto ovariano se apresenta com dor abdominal aguda intermitente, geralmente na fossa ilíaca associada ao ovário. A natureza da dor é de cólica, e a dor pode ser referida à articulação ilíaca sacral ou à porção superomedial da coxa. Episódios de torção podem ocorrer repetidamente por períodos de tempo muito longos e é importante que o clínico reconheça o padrão dos sintomas da apresentação aguda, para evitar torção múltipla que pode resultar em isquemia ovariana. Infelizmente, a falha no reconhecimento dessa sequência de eventos pode levar a uma situação aguda e cirurgia, resultando em salpingooforectomia, visto que a preservação do ovário não é possível. Entretanto, com um diagnóstico prudente, uma remoção laparoscópica do cisto ovariano e plicatura do ligamento infundíbulo-pélvico podem salvar o ovário e prevenir uma nova torção.

Quadro 53.4 Resumo

Doença benigna do ovário:
- Cistos do corpo lúteo devem ser monitorados e resolvem-se espontaneamente em 95% dos casos.
- Teratomas císticos maduros devem ser removidos cirurgicamente.
- Acidentes com cistos são comuns e um diagnóstico e tratamento cuidadosos evitam a perda de um ovário.

REFERÊNCIAS

1. Thomason JL, Gelbart SM, Anderson RJ, Watt AK, Osypowski PJ, Broekhuizen FF. Statistical evaluation of diagnostic criteria for bacterial vaginosis. *Am J Obstet Gynecol* 1990;162:155-160.
2. McDonald HM, O'Loughlin JA, Jolley P *et al*. Vaginal infection and preterm labour. *Br J Obstet Gynaecol* 1991;98:427-435.
3. Paavonen J, Teisala K, Heinonen PK *et al*. Microbiological and histopathological findings in acute pelvic inflammatory disease. *Br J Obstet Gynaecol* 1987;94:454-460.
4. Eschenbach DA, Hillier S, Critchlow C, Stevens C, De Rouen T, Holmes KK. Diagnosis and clinical manifestations of bacterial vaginosis. *Am J Obstet Gynecol* 1988;158:819-828.
5. Roberts J. Genitourinary medicine and the obstetrician and gynaecologist. In: MacLean AB (ed.) *Clinical Infection in Obstetrics and Gynaecology*. Oxford: Blackwell Scientific Publications 1990;237-254.
6. Shands KN, Schmid GP, Dan BB *et al*. Toxic shock syndrome in menstruating women. Association with tampon use and *Staphylococcus aureus* and clinical features in 52 cases. *N Engl J Med* 1980;303:1436-1442.
7. Todd J, Fishant M, Kapral F, Welch T. Toxic shock syndrome associated with phage-group-1 staphylococci. *Lancet* 1978;ii:1116-1118.
8. Reingold AL, Hargreett NT, Shands KN *et al*. Toxic shock syndrome surveillance in the United States, 1980 to 1981. *Ann Int Med* 1982;96:875-880.
9. Sanderson P. Do streptococci cause toxic shock? *Br Med J* 1990;301:1006-1007.
10. Tweardy DJ. Relapsing toxic shock syndrome in the puerperium. *J Am Med Assoc* 1985;253:3249-3350.
11. Nwabineli NJ, Monaghan JM. Vaginal epithelial abnormalities in patients with CIN: clinical and pathological features and management. *Br J Obstet Gynaecol* 1991;98:25-29.
12. Lenehan PM, Meffe F, Lickrish GM. Vaginal intraepithelial neoplasia: biologic aspects and management. *Obstet Gynecol* 1986;68:333-337.
13. Imrie JEA, Kennedy JH, Holmes JD, McGrouther DA. Intraepithelial neoplasia arising in an artificial vagina. Case report. *Br J Obstet Gynaecol* 1986;93:886-888.
14. Hummer WA, Mussey E, Decker DC, Docherty MB. Carcinoma *in situ* of the vagina. *Am J Obstet Gynecol* 1970;108:1109-1116.
15. Townsend DE. Intraepithelial neoplasia of vagina. In: Coppleson M (ed) *Gynaecologic Oncology*. Edinburgh: Churchill Livingstone 1981;339-344.
16. Gemmell J, Holmes DM, Duncan ID. How frequently need vaginal smears be taken after hysterectomy for cervical intraepithelial neoplasia? *Br J Obstet Gynaecol* 1990;97:58-61.
17. McIndoe WA, McLean MR, Jones RW, Mullins PR. The invasive potential of carcinoma *in situ* of the cervix. *Obstet Gynecol* 1984;64:451-458.
18. Petrilli ES, Townsend DE, Morrow CP, Nakao CY. Vaginal intraepithelial neoplasia: biologic aspects and treatment with topical 5-fluorouracil and the carbon dioxide LASER. *Am J Obstet Gynecol* 1980;138:321-328.
19. Woodman CBJ, Jordan JA, Wade-Evans T. The management of vaginal intraepithelial neoplasia after hysterectomy. *Br J Obstet Gynaecol* 1984;91:707-717.
20. Stuart GCE, Flagler EA, Nation JG, Duggan M, Robertson DI. Laser vaporization of vaginal intraepithelial neoplasia. *Am J Obstet Gynecol* 1988;158:240-243.
21. Caglar H, Hertzog RW, Hreschchyshyn MM. Topical 5-fluorouracil treatment in vaginal intraepithelial neoplasia. *Obstet Gynecol* 1981;58:580-583.
22. Ireland D, Monaghan JM. The management of the patient with abnormal vaginal cytology following hysterectomy. *Br J Obstet Gynaecol* 1988;95:973-975.
23. Monaghan JM. Operations on the vagina. In: Monaghan JM (ed) *Bonney's Gynaecological Surgery*. London: Baillière Tindall, 1986:138-142.
24. Curtis EP, Shepherd JH, Lowe DG, Jobling T. The role of partial colpectomy in the management of persistent vaginal neoplasia after primary treatment. *Br J Obstet Gynaecol* 1992;99:587-589.
25. Soutter WP. The treatment of vaginal intraepithelial neoplasia after hysterectomy. *Br J Obstet Gynaecol* 1988;95:961-962.
26. Hernandez-Linares W, Puthawala A, Nolan JF, Jernstrom PB, Morrow CP. Carcinoma *in situ* of the vagina: past and present management. *Obstet Gynecol* 1980;56:356-360.
27. Woodman CB, Mould JJ, Jordan JA. Radiotherapy in the management of vaginal intraepithelial neoplasia after hysterectomy. *Br J Obstet Gynaecol* 1988;95:976-979.
28. Herbst AL, Scully RE. Adenocarcinoma of the vagina in adolescence; a report of seven cases including six clear cell carcinomas (so-called mesonephromas). *Cancer* 1970;25:745-757.
29. Herbst AL, Norvsis MJ, Rosenow PJ *et al*. An analysis of 346 cases of clear cell adenocarcinoma of the vagina and cervix with emphasis on recurrence and survival. *Gynecol Oncol* 1979;7:111-122.
30. Brunham RC, Paavonen J, Stevens CE *et al*. Muco-purulent cervicitis: the ignored counterpart in women of urethritis in men. *N Engl J Med* 1984;311:1-6.
31. Hare MJ, Toone E, Taylor-Robinson D *et al*. Follicular cervicitis – colposcopic appearances in association with *Chlamydia trachomatis*. *Br J Obstet Gynaecol* 1981;88:174-180.
32. van Nagell JR, Higgins RV, Donaldson ES *et al*. Transvaginal sonography as a screening method for ovarian cancer. *Cancer* 1990;65:573-577.
33. Stein IF, Leventhal ML. Amenorrhea associated with bilateral polycystic ovaries. *Am J Obstet Gynecol* 1935;29:181-191.
34. Judd HL, Barnes AB, Kliman B. Long-term effect of wedge resection on androgen production in a case of polycystic ovarian disease. *Am J Obstet Gynecol* 1971;110:1061-1065.
35. Grimes HG, Nosal RA, Gallagher JC. Ovarian pregnancy: a series of 24 cases. *Obstet Gynecol* 1983;61:174-180.
36. Majumdar DN, Ledward RS. Primary ovarian pregnancy in association with an intra-uterine conceptive device *in situ*. *J Obstet Gynaecol* 1982;3:131-132.
37. Novak ER, Woodruff JD. Ovarian pregnancy. In: Novak ER (ed.) *Novak's Gynecologic and Obstetric Pathology*, 8th edn. Philadelphia: Saunders, 1979:556-560.
38. Sutton CJG. Minimally invasive surgical approach to endometriosis and adhesiolysis. In: Studd S, Jardine Brown C (eds) *Yearbook of the Royal College of Obstetricians and Gynaecologists*. London: RCOG Press, 1993:117-125.

Capítulo 54

Doença Benigna do Útero

Aradhana Khaund[1] e Mary Ann Lumsden[2]
[1]Department of Obstetrics and Gynaecology, Southern General Hospital, South Glasgow University Hospitals, Glasgow, UK
[2]University of Glasgow, Royal infirmary, Glasgow, UK

INTRODUÇÃO

A doença benigna do útero é um problema significativo para muitas mulheres e seus ginecologistas. Os miomas uterinos são a condição mais comum nessa categoria, mas adenomiose e pólipos uterinos também são importantes. Tanto os miomas quanto os pólipos endometriais ocorrem com frequência, e embora muitas mulheres com essas enfermidades se apresentem assintomáticas, eles podem causar morbidade considerável.

Este capítulo discute cada uma dessas condições e considera sua etiologia, patogênese, sintomas presentes, diagnóstico e tratamento com inclusão de novos conhecimentos, particularmente no tratamento de miomas sintomáticos.

ADENOMIOSE

▶ Definição

A adenomiose é definida como a invasão benigna do endométrio no miométrio. Tanto as glândulas quanto o estroma endometriais devem estar presentes, e alguns patologistas também consideram que eles devam estar circundados pela musculatura hiperplásica hipertrófica. Tais traços caracteristicamente resultam em aumento uterino significativo. Visto que a borda endomiometrial seja irregular, a definição geralmente inclui uma profundidade de penetração entre 2,5 e 5 mm. Alternativamente, ela pode ser determinada por campos de microscópio com um campo de potência baixa, sendo equivalente a 1 cm [1]. Uma vez que os sintomas pareçam estar relacionados a profundidade de penetração, seria razoável incluir apenas os sintomas com maior grau de invasão. O resultado é um útero aumentado em que a adenomiose pode apresentar-se difusa ou presente em depósitos focais ou adenomiomas.

▶ Incidência

Em razão das dificuldades na definição, a incidência de adenomiose relatada na literatura varia consideravelmente entre 8 e 61%, sendo o diagnóstico pré-operatório inferior a 10%. Portanto, predominantemente ela é diagnosticada depois da histerectomia (em 15-30%), e alguma discrepância possivelmente resulte de metodologias diagnósticas variáveis, utilizadas por patologistas diferentes.

▶ Etiologia

O endométrio ectópico é responsivo aos hormônios esteroidais. Além disso, polimorfismos genéticos foram identificados no receptor de estrógeno com mutações de receptor de estrógeno alfa [2]. Esse tecido ectópico pode responder a alterações hormonais cíclicas do ciclo menstrual, contribuindo com os sintomas de sangramento menstrual intenso (HMB) e dismenorreia. Também ocorre uma produção anormal de prostaglandina, e isto pode exacerbar a dor pélvica e sangramento intenso. Esses sintomas estão associados ao aumento progressivo do útero, um achado que é improvável de ser detectado clinicamente, a menos que sejam realizados exames vaginais periódicos.

▶ Apresentação clínica

A apresentação mais comum é a do HMB associado à dismenorreia importante, que é mais intensa, quando existe uma doença infiltrativa profunda [3]. A condição é característica de quinta década de vida, com idade de apresentação mais comum aos 45 anos. É muito rara em mulheres nulíparas [4] e ocorre com menos frequência em fumantes.

▶ Diagnóstico

O diagnóstico é normalmente realizado no exame histológico do útero depois da histerectomia. Entretanto, a ressonância magnética (MRI) tem-se mostrado mais precisa que a ultrassonografia no diagnóstico de adenomiose (Fig. 54.1) [5]. Essa modalidade permite ao médico distinguir a adenomiose de outras enfermidades, como miomas uterinos, que

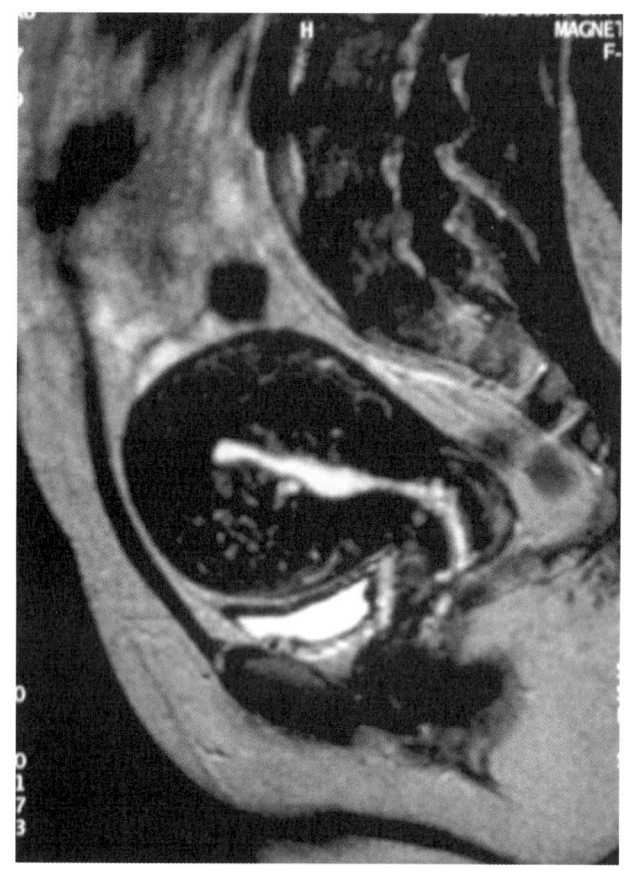

Fig. 54.1 Adenomiose difusa do útero. Com gentil permissão do Dr. Nigel McMillan, Consultant Radiologist, The Western Infirmary, Glasgow, UK.

também podem estar presentes em um útero aumentado. Mais frequentemente, entretanto, a ultrassonografia transvaginal (TVS) é utilizada como o único instrumento investigativo primário em mulheres com suspeita de adenomiose. O diagnóstico precoce pode causar um impacto significativo na escolha do tratamento oferecido a uma paciente.

Tratamento

Várias técnicas cirúrgicas menores e medicamentosas mostraram algum benefício a curto prazo. Fármacos antifibrinolíticos, anti-inflamatórios não esteroides, anticoncepcionais orais e progesterona em altas doses devem ser considerados como um método de tratamento de primeira linha, como ocorre no tratamento de menorragia e dismenorreia. O sistema intrauterino de liberação de levonorgestrel (Mirena IUS; Bayer Schering Pharma, Berkshire, UK) mostrou sua eficácia na redução do volume uterino e alívio dos sintomas relacionados com a adenomiose em 1 ano, mas a eficiência desse dispositivo diminui com o tempo [6]. A ablação endometrial não é utilizada como um tratamento de primeira linha de adenomiose, visto que ela falha em remover glândulas endometriais profundamente infiltrantes. Em algumas mulheres, pode melhorar a menorragia e a dismenorreia, e as mulheres com doença superficial tiveram bons resultados com essa opção de tratamento. As mulheres com doença profundamente infiltrante, entretanto, tendem a apresentar sintomas persistentes, e idealmente deve-se preferir uma histerectomia a ablações repetidas [7].

A técnica radiológica minimamente invasiva de embolização da artéria uterina (UAE) é utilizada em alguns centros para o tratamento de adenomiose sintomática. Ela mostrou ser eficaz a curto prazo, porém existe uma taxa elevada de recorrência dos sintomas depois de 2 anos de tratamento [8].

O tratamento ideal de adenomiose é a histerectomia, uma vez que esse é o único método de cura definitiva. A menos que seja indicada, a ooforectomia simultânea não é necessária.

> **Quadro 54.1 Resumo**
>
> - Adenomiose é uma causa de menorragia, dismenorreia e aumento uterino.
> - Sua prevalência verdadeira é desconhecida, mas está presente em 15-30% de espécimes de histerectomia.
> - TVS é a ferramenta diagnóstica primária, mas a MRI, frequentemente, é superior na diferenciação de adenomiose e outras enfermidades, como miomas.
> - O tratamento de primeira linha deve ser medicamentoso (incluindo o IUS Mirena).
> - Ablação endometrial também é útil, porém menos na presença de doença infiltrante profunda.
> - Histerectomia é o tratamento definitivo.

PÓLIPOS ENDOMETRIAIS

Definição

Pólipos endometriais são proliferações discretas do endométrio, que contêm uma quantidade variável de tecido glandular, estroma e vasos sanguíneos. Eles estão presos ao endométrio por um pedículo e podem ser pediculados ou sésseis. Parecem ser relativamente insensíveis às alterações hormonais cíclicas e, assim, não descamam no período menstrual. Podem conter focos hiperplásicos, particularmente em mulheres que são sintomáticas, quanto ao seu padrão de sangramento.

Epidemiologia

A presença de pólipos endometriais vem sendo reconhecida de forma crescente desde a ampla adoção da ultrassonografia transvaginal e da histeroscopia em paciente ambulatorial. É provável que eles estejam presentes em 25% das mulheres com sangramento vaginal anormal, embora, no mínimo, 10% de mulheres assintomáticas provavelmente também possuam pólipos. Eles são particularmente comuns em mulheres em terapia de reposição hormonal (HRT) ou que recebem preparações como tamoxifeno, que possui ambos os efeitos, agonista do receptor de estrógeno (endométrio) e antagonista (mamas).

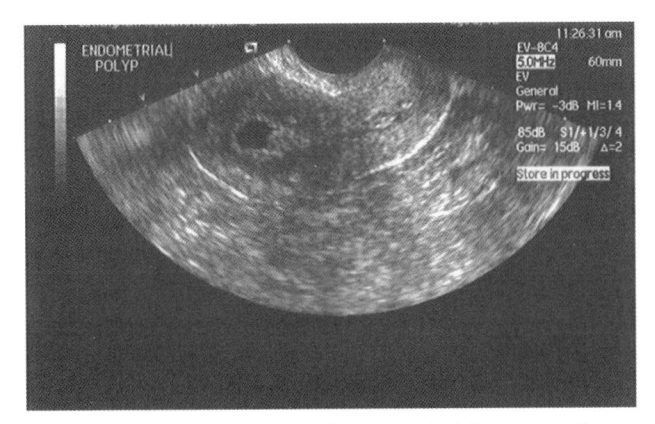

Fig. 54.2 Exame de ultrassonografia transvaginal demonstrando um pólipo endometrial. Com gentil permissão do Dr. Justine Clark, Consultant Gynaecologist, Birmingham Women´s Hospital, UK.

> **Quadro 54.2 Resumo**
>
> - Pólipos endometriais ocorrem em ~25% das mulheres que apresentam sangramentos vaginais irregulares.
> - Eles são mais comuns em mulheres com HRT ou terapia com tamoxifeno.
> - O diagnóstico geralmente é feito utilizando-se a TVS (pode ser melhorado com o uso de solução salina), histeroscopia ou amostragem endometrial cega.
> - O tratamento envolve excisão sob visão direta (utilizando histeroscopia) com ou sem o uso de instrumentos para diatermia.

Apresentação

Sangramento vaginal não esperado ou manchas de sangue é a apresentação mais comum de pólipos endometriais. Em mulheres que tomam tamoxifeno, a superfície endometrial total pode encontrar-se polipoide.

Diagnóstico

Pólipos endometriais, frequentemente, passam despercebidos na biópsia endometrial cega. Os exames de imagem uterina são mais sensíveis para diagnosticar essas lesões focais, particularmente o TVS, que pode identificá-los isoladamente ou como parte de um endométrio espessado de modo anormal (Fig. 54.2). Entretanto, estudos têm demonstrado uma variação significativa interobservador na interpretação das imagens de ultrassonografia. Uma injeção intrauterina de solução salina pode aumentar significativamente a eficácia do diagnóstico por ultrassonografia transvaginal.

Características histeroscópicas

O melhor método para diagnosticar pólipos é a histeroscopia, que também facilita o tratamento simultâneo (Prancha 54.1). Os pólipos podem ser pediculados, sésseis, únicos ou múltiplos. Eles podem ser distinguidos de miomas pediculados por apresentarem menos vasos em sua superfície. Os pólipos malignos apresentam uma probabilidade maior de serem irregulares, vasculares e/ou friáveis. Biópsia e análise patológica devem ser realizadas para confirmar o diagnóstico, pois a aparência visual isoladamente é insuficiente.

Tratamento

Em mulheres sintomáticas, o tratamento pode ser realizado sob anestesia geral ou em ambulatório com ou sem anestesia local. A última abordagem vem se tornando crescentemente popular, embora a seleção de paciente seja de importância vital para o sucesso desse ambiente de tratamento [9]. O tratamento envolve a remoção sob visão direta ou a excisão com a utilização de instrumentos histeroscópicos especialmente desenvolvidos.

LEIOMIOMAS (MIOMAS) UTERINOS

Definição

Esses são os tumores benignos mais comuns do trato genital feminino. Embora possam se desenvolver em vários locais no interior do corpo, eles acometem mais frequentemente o miométrio uterino, surgindo de uma transformação neoplásica de células únicas de músculo liso. Geralmente, aparecem como tumores firmes, bem delineados, com uma aparência característica de círculos brancos na secção cruzada. Os miomas são mais descorados que o miométrio circunjacente e, geralmente, há uma linha de demarcação muito acentuada entre o tumor e o músculo uterino normal (Prancha 54.2).

Histologicamente, eles são tipicamente compostos de várias porções de células fusiformes de músculo liso e fibroblastos. O tamanho dos miomas varia grandemente, e o aumento uterino se equipara ao de um útero gestante. Entretanto, em geral apresenta-se irregular quanto à forma, diferente do útero gravídico. Miomas podem ser únicos, mas é comum serem múltiplos e podem então ser classificados de acordo com sua localização. A vasta maioria é encontrada no *corpo* do útero, e pode ser subseroso, intramural ou submucoso. Esses crescimentos benignos também podem ocorrer na cérvice, ligamentos uterinos e ovário (Fig.54.3). Uma classificação descritiva posterior inclui miomas pediculados, onde o mioma está preso ao miométrio normal do útero por um pedículo, e os raros miomas parasitas, que ocorrem quando o mioma desenvolve um suprimento sanguíneo alternativo separando-se do útero e tornando-se preso a outra estrutura na pelve.

Incidência

A verdadeira incidência de miomas é incerta, pois muitas mulheres com esses tumores são assintomáticas. A prevalência, em geral, é com base nas taxas de diagnóstico de indivíduos sintomáticos e depois de avaliações patológicas de amostras de histerectomia. Embora tais estimativas representem a morbidade associada aos miomas, é provável que tenhamos subestimado significativamente a verdadeira prevalência dessas lesões uterinas.

Entretanto, estamos conscientes de que esses tumores comuns são clinicamente aparentes em 20-30% das mulheres,

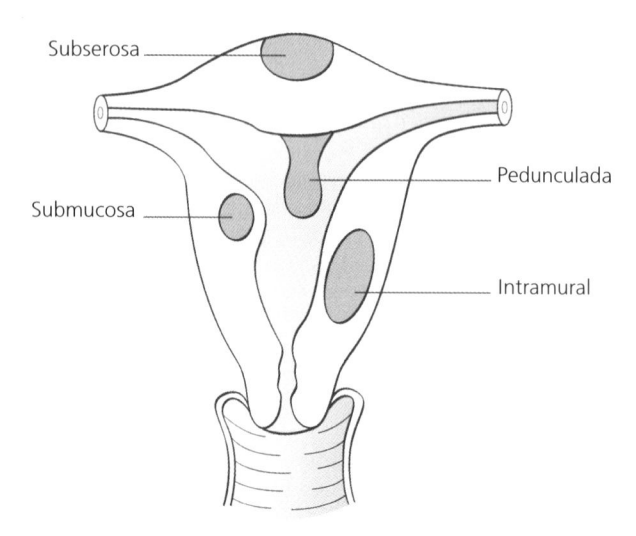

Fig. 54.3 Posição de miomas no útero.

durante a vida reprodutiva e podem estar presentes em 70% dos úteros removidos no momento da histerectomia [4].

Há diferenças raciais significativas na incidência de miomas, as mulheres afro-caribenhas apresentam um risco duas a nove vezes mais elevado de desenvolver miomas. Além disso, elas tendem a apresentar essa condição em uma idade mais jovem comparadas às mulheres caucasianas e apresentam miomas múltiplos, peso uterino mais elevado e maior propensão à anemia e dor pélvica grave [10, 11]. Essas características raciais podem ser decorrentes de uma predisposição genética.

Fatores reprodutivos também influenciam o risco de miomas, com uma redução na incidência associada ao aumento de paridade (mais de 24 semanas de gestação) e a utilização prolongada de anticoncepcionais orais durante a adolescência [11, 12], um efeito que é diretamente proporcional à duração do uso da pílula.

Fatores ambientais também influenciam o risco de desenvolvimento de miomas. Independente do índice de massa corporal, o tabagismo parece diminuir o risco de desenvolvimento de miomas [13, 14].

Etiologia

A fisiopatologia dos miomas permanece pouco conhecida. Estudos de clonalidade, utilizando a homozigosidade de formas glicose-6-fosfato desidrogenase, demonstram que tumores múltiplos no mesmo útero são derivados a partir de células miometriais individuais e não ocorrem por meio de processo metastático. Esse fato, juntamente à sua alta prevalência, sugere que o desenvolvimento inicial comece de um evento frequente, cuja natureza é atualmente desconhecida. O crescimento dos miomas é parcialmente dependente dos esteroides ovarianos (discutido mais adiante), que atuam nos receptores presentes em ambas as células miomatosas e miometriais. É provável que o controle do crescimento seja decorrente, em parte, de alterações na apoptose. Bcl-2, um inibidor de apoptose está significativamente aumentado em cultura de células de leiomioma. Ele também é influenciado pela presença do hormônio esteroide.

Anormalidades citogenéticas ocorrem em 40% dos miomas uterinos. Mais comumente, elas envolvem translocação interna ou deleção de cromossoma 7, translocações de cromossomas 12 e 14 e, ocasionalmente, aberrações estruturais de cromossoma 6 [15]. Essas anormalidades citogenéticas não são observadas em tecido miometrial normal e podem não ser observadas em todos os miomas em um único útero [16]. Além disso, as mutações no gene que codificam fumarato hidratase (uma enzima do ciclo do ácido tricarboxílico) demonstraram uma predisposição das mulheres às síndromes hereditárias, envolvendo a presença de miomas uterinos múltiplos em associação ao leiomioma cutâneo e carcinoma de célula renal [17]. Este é um exemplo interessante de uma mutação em um gene com uma função geral, causando doença em uma extensão altamente restrita de tecido. Entretanto, a incidência dessa mutação não parece estar aumentada em miomas uterinos.

A malignidade em miomas uterinos é extremamente incomum. Leiomiossarcoma é uma doença de grande ocorrência na sétima década de vida, enquanto que os miomas tendem a ocorrer em mulheres de 20 a 30 anos mais jovens. O perfil citogenético é completamente diferente entre as doenças benigna e maligna e existe a possibilidade de suas origens serem separadas. Contudo, ginecologistas com interesse nessa área podem ter exemplos aleatórios de doença maligna e ocorrendo em mulheres mais jovens; logo, a possibilidade de um sarcoma deve ser considerada em mulheres com miomas que diferem do padrão característico da apresentação clínica ou de resposta ao tratamento.

Miométrio e miomas consistem em células fusiformes arranjadas em fascículos com citoplasma eosinofílico abundante e núcleo uniforme. Contrariamente, um leiomiossarcoma maligno é hipercelular e consiste em células de musculatura lisa atípicas com hipercromatina e núcleo aumentado. Figuras mitóticas aumentadas e necrose também ocorrem comumente. Entretanto, miomas benignos também podem apresentar uma ou mais dessas características, tornando a predição de potencial maligno algumas vezes extremamente difícil [17].

Anormalidades nos vasos sanguíneos uterinos e fatores de crescimento angiogênicos também estão envolvidos na fisiopatologia dos miomas uterinos. O útero miomatoso apresenta aumento das arteríolas e vênulas e também está associado à ectasia ou dilatação da vênula. Acredita-se que a última seja decorrente da pressão desses grandes tumores, mas também pode simplesmente ser decorrente da presença do número aumentado de vasos. Notou-se que não há vasos maduros no interior dos miomas uterinos, apesar de apresentarem um suprimento sanguíneo bem desenvolvido (Fig. 54.4, pré-embolização). Esse fator deve ser útil na tentativa de distinguir clinicamente entre lesões benignas e malignas.

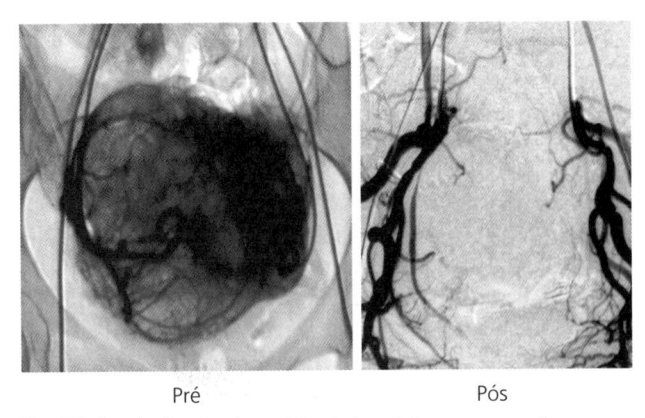

Fig. 54.4 Embolização da artéria uterina. A imagem na mão esquerda apresenta um angiograma das artérias uterinas ilustrando a vascularização do mioma. A imagem da mão direita é pós-embolização da artéria uterina, e pouco fluxo é observado.

Tipicamente, um sarcoma pode apresentar grandes vasos no seu interior que podem ser identificados por meio de uma ultrassonografia com Doppler colorido.

Controle do crescimento

Existem mais informações disponíveis sobre o controle do crescimento do mioma uterino, do que sobre a etiologia desses tumores benignos. Fatores de crescimento são de importância no controle do crescimento de miomas e sua composição. Concentrações mais elevadas do fator de crescimento de fibroblasto angiogênico foram mais encontradas em miomas do que no miométrio subjacente. Além disso, as funções de transformação do fator de crescimento β, fator estimulante de colônia granulócito-macrófago e fator de crescimento epidermal (EGF) entre outros mostraram diferir entre mioma e tecido miometrial normal [16].

Como os miomas não foram identificados em meninas pré-púberes e geralmente diminuem na menopausa, sugere-se que essas lesões sejam dependentes da presença de esteroides sexuais, estrógeno e progesterona. Muitas pesquisas relacionadas com os miomas foram realizadas nessa área e exploraram propostas de desenvolvimento de novos tratamentos médicos para esses tumores.

Os esteroides sexuais atuam por meio de receptores. O esteroide se combina com o receptor que é, então, translocado para o núcleo da célula. Estudos identificaram que os receptores de esteroide estão presentes em concentrações mais elevadas nos miomas do que no miométrio subjacente, e que a concentração dos receptores é acentuadamente alterada pela administração de agentes que mudam a concentração de estradiol circulante. Trabalhos posteriores enfocaram a relação entre hormônios esteroides e fatores de crescimento como EGF e fator de crescimento semelhante à insulina, fatores que parecem ser importantes como mediadores da ação do estrógeno. Entretanto, o papel da progesterona é pouco elucidado. A quantidade de receptores de progesterona é maior em miomas do que no miométrio subjacente. Similar ao estrógeno, ela apresenta um impacto no conteúdo do receptor EGF e também suprime a apoptose. Estudos utilizando antiprogestinas, moduladores do receptor de progesterona e a administração de progestógenos às mulheres hipoestrogênicas sugeriram que a progesterona pode estimular o crescimento do mioma. A contribuição relativa do estrógeno e progesterona para esse crescimento, contudo, permanece obscura.

Sintomas associados aos miomas uterinos

Estima-se que apenas 20-50% das mulheres com um ou mais miomas apresentem sintomas, que estão diretamente atribuídos a eles. Entretanto, nem sempre está claro o motivo de alguns sintomas ocorrerem e outros não [4]. No caso de miomas pequenos, a suposição de que apenas os que atingem a cavidade uterina causem sintomas é frequentemente considerada. Contudo, dados sugerem que mesmo tumores na subserosa podem levar a problemas menstruais.

Sintomas associados aos miomas podem ser diversos, variando de leve a grave, causando desconforto e afetando significativamente a qualidade de vida (QoL) relacionada com a saúde. As mulheres comumente apresentam problemas menstruais, particularmente sangramento menstrual excessivo [18]. Em mulheres com sangramento uterino disfuncional, no mínimo, a metade das que se queixam de perda menstrual excessiva apresenta um sangramento dentro do normal depois de uma avaliação objetiva da perda de sangue menstrual. A grande maioria de mulheres com miomas uterinos, entretanto, apresenta menorragia confirmada de forma objetiva, algumas vezes com mais de um litro de sangue sendo perdido em cada ciclo menstrual. Não é de se surpreender que isso esteja associado à anemia e que tenha um efeito negativo na QoL. A dismenorreia pode ser um problema adicional, levando a um impacto negativo na saúde da mulher. A menorragia não está restrita apenas às mulheres com miomas submucosos, mas também pode estar associada aos tumores na subserosa, como mencionado anteriormente. Entretanto, é provável que as mulheres com miomas intracavitários apresentem maior probabilidade de sangramento irregular e menorragia. Isto pode ser resultado da presença de vasos superficiais no mioma e da área de superfície aumentada da cavidade uterina. Tem havido muita especulação quanto à razão da ocorrência de perda sanguínea excessiva, e as anormalidades da função endometrial também são consideradas como prováveis fatores de contribuição [4, 11].

Nem todas as mulheres apresentarão um problema menstrual. Algumas apresentam sintomas relacionados apenas com o tamanho do mioma. Pode haver uma sensação de peso ou de pressão na pelve, inchaço abdominal ou sintomas urinários. Outras mulheres podem ser identificadas como portadoras acidentais de miomas durante uma coleta de amostra cervical de rotina ou avaliação ginecológica por qualquer razão, ou simplesmente durante a gestação.

Tabela 54.1 Sintomas presentes nos miomas uterinos

Desconforto menstrual – menorragia e/ou dismenorreia
Desconforto abdominal
Sensação de pressão pélvica ou dor lombar
Distensão abdominal
Frequência urinária, dificuldade na micção, esvaziamento incompleto da bexiga ou incontinência
Problemas intestinais, como constipação
Disfunção reprodutiva – dificuldade de conceber, perda de gestação, hemorragia pós-parto

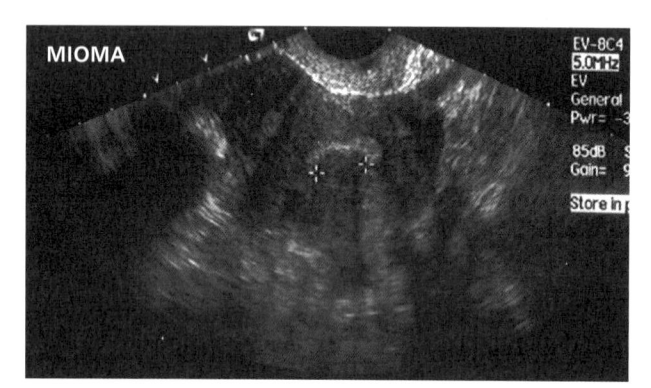

Fig. 54.5 Um exame de ultrassonografia mostrando um mioma intrauterino. Com gentil permissão do Dr. Justine Clark, Consultant Gynaecologist, Birmingham Women's Hospital, UK.

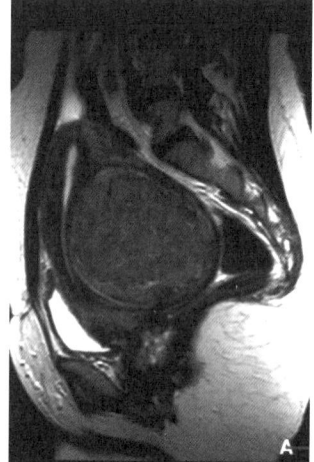

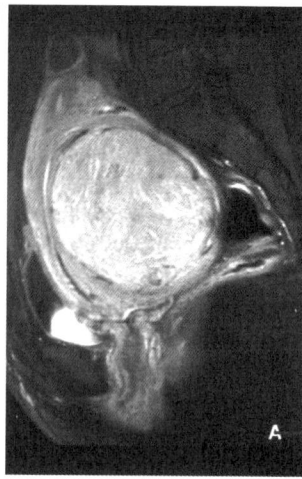

Fig. 54.6 Ressonância magnética de um mioma uterino. O mioma está aumentado na imagem da mão direita utilizando gadolínio que promove uma indicação da vascularização da lesão. Com gentil permissão do Dr. Alan Reid, Consultant Radiologist, Glasgow Royal Infirmary, Glasgow, UK.

A relação entre miomas e fertilidade foi discutida nos Capítulos 45 e 46.

Em mulheres que desejam preservar sua fertilidade e conceber no futuro, a ideia de uma histerectomia, que causa infertilidade, provoca uma angústia significativa.

Consequentemente, opções não cirúrgicas para o tratamento de miomas foram desenvolvidas, como será discutido adiante, e seu impacto na fertilidade é discutido por Olive et al. [19].

A Tabela 54.1 destaca os sintomas comumente encontrados associados aos miomas.

Diagnóstico

O diagnóstico frequentemente é feito pelos exames vaginal e abdominal com identificação do aumento uterino ou pela presença de uma massa pélvica (geralmente central e móvel). Entretanto, pode ser difícil distinguir entre um útero aumentado e uma massa ovariana, sendo assim um exame por imagem subsequente é obrigatório. A ultrassonografia, especialmente a transvaginal, é muito útil como primeira linha de avaliação (Fig. 54.5) a menos que o útero se encontre muito aumentado ou distorcido, levando a dificuldades de visualização dos ovários e de avaliação da localização de miomas. Sob essas circunstâncias, um exame de MRI pode fornecer uma visualização excelente do útero e ovários. Além disso, o uso de gadolínio fornece uma avaliação da vascularização do útero e dos miomas (Fig. 54.6).

Tratamento de miomas uterinos

O tratamento de miomas depende muito dos sintomas que eles causam e seus efeitos, caso haja algum, na saúde geral e estilo de vida.

O tratamento desses tumores benignos é historicamente cirúrgico, denominado histerectomia e, menos comumente, miomectomia. Entretanto, com uma mudança na prática ginecológica com o desenvolvimento de técnicas menos invasivas e com os achados de pesquisas dos últimos 20 ou 30 anos, várias opções medicamentosas e técnicas não cirúrgicas ganharam popularidade. Os tratamentos medicamentosos não erradicam os miomas, mas são programados para proporcionar alívio sintomático.

Tratamento medicamentoso de miomas uterinos

Agonistas do hormônio de liberação de gonadotrofina

A opção médica mais estabelecida é a administração de um agonista de hormônio de liberação de gonadotrofina (GnRH). Esses fármacos levam à retrorregulação negativa dos receptores hipofisários, que resultam inicialmente na estimulação de liberação de gonadotrofina, seguido pela redução da produção de gonadotrofina e consequente redução na produção de esteroide ovariano dentro de 2-3 semanas após o início do tratamento. A produção diminuída de esteroides ovarianos permanece durante o tratamento. Esses análogos geralmente são administrados em 1 ou 3 injeções de depósito mensais de acordo com a opção mais conveniente, embora outros métodos de administração, como *sprays* nasais, estejam disponíveis. A diminuição do mioma ocorre rapidamente nos primeiros 3 meses, mas depois ocorre uma redução lenta. A razão para isso provavelmente está relacionada com a relação do suprimento sanguíneo uterino que ocorre com a administração de agonista de GnRH. A maior parte dos estudos sugere uma redução no volume do mioma de 40% [20]. O volume calculado utilizando a equação de elipse prolato, onde D_1, D_2 e D_3 são as medidas dos eixos transversal, oblíquo e vertical do mioma. É importante notar que uma grande redução de volume de um grande mioma pode estar associada apenas a uma diminuição pequena no diâmetro. As desvantagens principais da administração do análogo de GnRH são que os miomas voltam a crescer, quando o tratamento é interrompido. Além disso, eles estão associados aos efeitos colaterais da pós-menopausa. O último consiste em ondas de calor e secura vaginal, mas o mais importante a partir da perspectiva de saúde pública é a perda óssea significativa que ocorre com a utilização prolongada. É possível contra-atacar esses efeitos colaterais com a administração de uma terapia de reposição hormonal em dose baixa (HRT). Os miomas parecem não crescer novamente, os sintomas são aliviados, e os efeitos colaterais são interrompidos. Entretanto, os agonistas de GnRH são liberados para uso durante 6 meses e no máximo 1 ano, com terapia simultânea HRT ou de "reposição". A opção deve sempre ser considerada em mulheres com contraindicação para cirurgia, em razão de múltiplas cirurgias abdominais anteriores, problemas médicos ou obesidade mórbida.

Esses agonistas também são úteis antes da cirurgia [21, 22] e apresentam liberação para uso no Reino Unido em mulheres com anemia grave. Sua administração resulta em amenorreia que está associada a um aumento significativo da hemoglobina. Eles também possibilitam que outros procedimentos possam ser realizados via vaginal, com ou sem assistência laparoscópica. A perda de sangue intraoperatória, independente da técnica cirúrgica principal utilizada, é reduzida com a utilização pré-operatória dessa medicação, conforme ficou demonstrado. Consequentemente, elas são utilizadas no pré-operatório com frequência nos casos de grandes miomas ou nos associados a uma posição complicada. Os agonistas de GnRH também podem ser úteis antes da miomectomia por razões semelhantes, embora a chance de recorrência dos miomas depois da cirurgia seja aumentada. Contudo, é importante observar que o plano de clivagem entre o fibroide e o miométrio subjacente pode ser mascarado com a utilização pré-operatória, tornando a cirurgia significativamente mais difícil.

Apesar das vantagens expressivas, os agonistas de GnRH não oferecem custo benefício [23] e, portanto, devem ser utilizados apenas em algumas mulheres.

Moduladores do receptor de progesterona

Embora as antiprogesteronas tenham demonstrado redução dos miomas uterinos, elas não são amplamente utilizadas na prática clínica. Contudo, o desenvolvimento de novas preparações que influenciem os receptores de progesterona levou à realização de testes dos moduladores de receptor de progesterona (PRMs). Esses fármacos ainda estão em pesquisa, mas potencialmente podem-se tornar uma opção de tratamento importante para os miomas uterinos. Causam amenorreia na grande maioria dos casos sem causar anovulação. Essencialmente, eles causam um efeito direto no endométrio, e acredita-se que o principal sítio de ação seja a vascularização endometrial. Dados preliminares sugerem que a diminuição do mioma ocorre com o uso desses fármacos associados a uma diminuição significativa no sangramento vaginal. A administração a curto prazo parece ser segura, e essas preparações podem apresentar um efeito profundo na forma de tratamento utilizada para os miomas sintomáticos no futuro [24]. Asoprisnil, um PRM seletivo oral, demonstrou, a curto prazo, diminuir moderadamente o fluxo sanguíneo da artéria uterina, reduzir o sangramento uterino e melhorar a QoL relacionada com a saúde em mulheres com miomas sintomáticos antes da histerectomia [25].

Sistema intrauterino de secreção de levonorgestrel (IUS Mirena)

O dispositivo revolucionou o tratamento de sangramento uterino disfuncional, e evidências sugerem que ele possa ser uma das razões do declínio dos índices de histerectomia dos últimos anos. Entretanto, a utilização desse sistema em mulheres com miomas não foi amplamente estudada, uma vez que alguns médicos considerem os miomas uma contraindicação relativa. Isto está justificado pela probabilidade de o dispositivo ser expelido durante uma menstruação muito intensa. Uma cavidade uterina muito distorcida, que ocorre em alguns úteros com miomas, pode tornar impossível a inserção do dispositivo.

Intuitivamente, quando a cavidade é normal e não especialmente aumentada, uma tentativa de inserção do IUS Mirena pode ser apropriada. Contudo, a colocação do dispositivo deve ser avaliada depois de uma menstruação muito intensa. É de amplo conhecimento que o IUS Mirena esteja associado ao sangramento irregular por 3-4 meses, depois da colocação, em muitas mulheres. Entretanto, não se sabe se esse problema piora em mulheres com miomas.

Outros tratamentos médicos utilizados na terapia de miomas uterinos tendem a envolver a indução de amenorreia ou, no mínimo, uma redução significativa no sangramento menstrual. As mulheres que optaram pelo último podem estar satisfeitas apenas com o alívio dos sintomas menstruais, apesar do fato de que os miomas por si só, na verdade, não diminuíram em tamanho. Dados estão disponíveis para apoiar esse sistema em relação à administração de progesteronas e anticoncepcionais orais.

▶ Tratamento cirúrgico de miomas uterinos

A histerectomia ainda é mais popular e a opção de tratamento cirúrgico mais comum para miomas uterinos. Ela garante resolução imediata para o distúrbio menstrual e outros sintomas associados, e remoção permanente dos miomas. Contudo, também ocasiona infertilidade, que pode não ser uma opção apropriada para algumas mulheres e está associada a uma morbidade significativa, uma permanência hospitalar relativamente longa e um período de recuperação prolongado. Complicações mais importantes ocorrem com a histerectomia, e dados provenientes de uma grande auditoria do Reino Unido (a auditoria VALUE) sugerem que as complicações são todas exacerbadas na presença de miomas uterinos [26].

Em mulheres que desejam permanecer férteis, opções de preservação uterina devem ser consideradas. A primeira dessas é a miomectomia, que envolve apenas a remoção dos miomas com conservação do tecido miometrial normal. Ela pode ser realizada com uma abordagem aberta/abdominal, laparoscópica ou histeroscópica. Pequenos miomas intracavitários pediculados podem ser removidos por histeroscopia, e isto foi documentado como sendo associado a uma perda de sangue diminuída e melhora de fertilidade, embora estejam faltando dados randomizados nessa área. Geralmente, a ressecção histeroscópica dos miomas submucosos (e menos comumente intramural) está restrita às lesões menores que 5 cm de diâmetro e nas lesões onde mais de 50% do mioma está situado dentro da cavidade endometrial. As complicações que devem ser consideradas com esse método de miomectomia incluem perfuração uterina, e o potencial associado de lesão visceral, hemorragia, infecção e sobrecarga de líquido.

Um dos problemas na miomectomia é que os miomas frequentemente são múltiplos, tornando a remoção cirúrgica de todos eles extremamente difícil. A perda de sangue intraoperatória também pode ser excessiva e, em poucos casos, uma histerectomia de emergência pode ser necessária para controlar o sangramento. É muito difícil atingir a hemostasia perfeita depois da miomectomia, e a formação de aderências pós-operatórias também pode ser o principal problema em algumas mulheres, comprometendo o potencial reprodutivo futuro. Algumas dessas questões provavelmente são mais importantes, quando a miomectomia laparoscópica é realizada. A ruptura do útero no parto também é um risco depois da miomectomia, caso a cavidade seja rompida durante a miomectomia. Isto ocorre muito menos frequentemente na cesariana de segmento inferior. A miomectomia não é, portanto, a solução perfeita para mulheres que desejam manter sua fertilidade e, não surpreendentemente, outras modalidades que preservam o útero foram solicitadas.

A ablação do endométrio é uma técnica cirúrgica de menor, que pode ser realizada ambulatorialmente. É uma opção popular de primeira linha para as mulheres com HMB (sangramento menstrual excessivo) que completaram sua família [27]. Um bom resultado é obtido em aproximadamente 75% das mulheres. Vários estudos que avaliaram a ablação incluíram mulheres com miomas pequenos de 3 cm ou menos de diâmetro, mas frequentemente, a presença de miomas pode não ser toda documentada. Consequentemente, é impossível separar os dados relacionados com os miomas, daqueles de mulheres com útero normal, embora haja uma probabilidade de que a ablação seja menos efetiva na presença de miomas. Em geral, com a certeza de que a cavidade uterina não está tão larga ou distorcida, a ablação parece ser uma opção adequada. Parece que a ablação endometrial de micro-ondas (MEA) pode ser a melhor técnica de segunda geração, embora, novamente, dados randomizados sobre miomas em particular não estão disponíveis. Pelos motivos já mencionados, a sua utilização pode ser justificada em mulheres com miomas pequenos. A ablação do endométrio pode ser realizada com ou sem miomectomia e está associada a uma taxa elevada de amenorreia.

Embolização da artéria uterina

A embolização da artéria uterina (UAE) é uma técnica radiológica minimamente invasiva que é oferecida a mulheres com miomas sintomáticos em unidades especializadas durante os últimos 15 anos. A embolização arterial pélvica foi utilizada no tratamento de hemorragia obstétrica intensa por mais de três décadas, mas somente com a publicação de um artigo de um ginecologista francês, Ravina [28], referindo-se a ela como alternativa para miomas, que seu uso se tornou sensatamente disseminado. Sob sedação consciente, a UAE envolve a canulação da artéria femoral com um cateter de plástico pequeno que é alimentado ao redor do arco aórtico através dos vasos ilíacos, e depois passando pela artéria ilíaca interna contralateral até artéria uterina correspondente. O material particulado múltiplo (geralmente na forma de álcool polivinil) é, então, injetado na circulação para efeito de embolização, cessando, assim, o fluxo além do nível da artéria uterina. A visualização dessa última é facilitada pelo uso de um meio de contraste e fluoroscopia digital. A embolização é, então, realizada no lado oposto. A maior parte dos procedimentos demora aproximadamente 45 minutos e pode ser realizada com ou sem internação hospitalar. A analgesia por opioide geralmente é necessária por até 24 horas depois do tratamento, e a maior parte das mulheres é tratada com analgesia oral, retornando às atividades normais em 2 semanas.

Por razões pouco compreendidas, o suprimento sanguíneo do miométrio normal se renova pela rica circulação colateral pélvica, com contribuição das artérias ovariana e vaginal. Entretanto, os miomas geralmente não são revascularizados significativamente. Isto leva a uma diminuição dos miomas e subsequente alívio dos sintomas relacionados com eles. De forma diferente daquela que ocorre com o uso dos agonistas GnRH, em que a diminuição dos miomas é mantida apenas durante o tratamento, a embolização resulta na manutenção da redução do tamanho dos miomas por algum tempo depois do tratamento.

Existem muitas discussões na literatura relacionadas com os prós e contras da embolização da artéria uterina (UAE) [29]. Estudos observacionais sugerem que há um efeito benéfico importante na perda sanguínea menstrual e nos sintomas relacionados com o volume, com relatos de séries de caso mostrando bons resultados a curto e médio prazos [30, 31]. Os índices de satisfação da paciente depois

Fig. 54.7 Estas imagens de ressonância magnética foram realizadas antes (imagem da mão esquerda), 3 meses (imagem central) e 12 meses depois da embolização da artéria uterina. A diminuição do mioma é contínua até 1 ano. Com gentil permissão do Dr. Nigel McMillan, Consultant Radiologist, The Western Infirmary, Glasgow, UK.

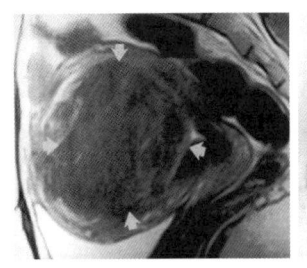

Pré-embolização
(GAD aumentado)

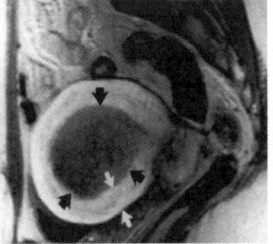

3 meses depois da embolização
(GAD aumentado)
71% volume reduzido

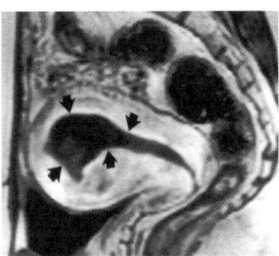

1 ano depois da embolização
(GAD aumentado)
88% volume reduzido

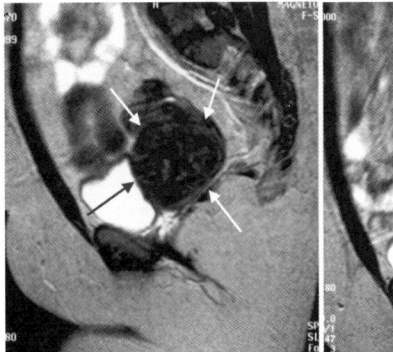

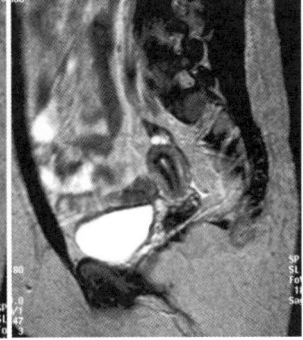

Fig. 54.8 Esta imagem ilustra um mioma cervical que foi retirado depois da embolização da artéria uterina, deixando um útero normal. Com gentil permissão do Dr. Nigel McMillan, Consultant Radiologist, The Western Infirmary, Glasgow, UK.

Tabela 54.2	As complicações da embolização da artéria uterina
Lesão na região inguinal como hematoma-infecção	
Alergia do contraste	
Exposição de radiação aos ovários	
Embolização errada ou sem direcionamento – ovário, intestino ou bexiga	
Expulsão do mioma	
Corrimento vaginal persistente	
Amenorreia – secundária à falha ovariana prematura, atrofia endometrial ou aderências intrauterinas	
Falha ovariana	
Síndrome da pós-embolização	
Infecção	
Sepse – requerendo histerectomia de emergência (ocorre < 1%)	
Óbito (raro)	
Falha no tratamento – canulação malsucedida – revascularização ou recrescimento dos miomas	

do procedimento também são elevados e comparáveis aos encontrados depois da histerectomia. Dados mais recentes sugerem que além do menor tempo de permanência hospitalar e de recuperação associadas à UAE, ocorreu melhora na QoL, que se manteve a longo prazo após UAE [32]. Outro benefício importante da embolização é a conservação uterina e a preservação da fertilidade.

A média de redução uterina é de 40%, embora em alguns casos ela possa ser maior (Fig. 54.7). Um mioma cervical ou submucoso também pode ser retirado via vaginal nas semanas ou meses depois do tratamento, resultando em um útero anatomicamente normal (Fig. 54.8).

A recorrência de miomas após embolização foi relatada de forma similar à da miomectomia [33]. Diferente da histerectomia, o procedimento não pode eliminar todos os sintomas menstruais, e a revascularização com recrescimento posterior de miomas ocorre em algumas mulheres. Contudo, a maior parte das séries de casos relatadas refere melhora de 85-88% do HMB em 1 ano [33]. Recentemente, dados de estudos clínicos randomizados com prazos mais longos foram publicados, afirmando que medidas da QoL relacionadas com a saúde melhoram significativamente e permanecem estáveis na avaliação de acompanhamento após 5 anos [34].

Algumas mulheres podem necessitar de tratamento futuro com histerectomia, miomectomia, ablação endometrial ou uma embolização de repetição. Com o aumento do tempo de acompanhamento a longo prazo, parece que a incidência das intervenções associadas à UAE é maior do que as previamente sugeridas, com índices de 28% sendo relatados em 5 anos [34].

Várias complicações (Tabela 54.2) podem estar associadas à embolização e podem ser graves, particularmente quando ocorre sepse.

Em aproximadamente 10% das mulheres, a síndrome pós-embolização ocorre 7-10 dias depois do procedimento. Ela se apresenta como uma enfermidade semelhante à gripe e é caracterizada por um mal-estar geral e dor pélvica em associação a uma pirexia leve e contagem de células brancas aumentadas.

Isto não é o resultado de infecção, mas acredita-se ser decorrente da liberação de citocinas em razão da necrose do mioma. A síndrome é frequentemente muito difícil de ser distinguida de um processo infeccioso e é tratada com analgesia, hidratação adequada, antibióticos profiláticos e tranquilização da paciente.

Outro problema importante resultante da embolização é a infecção. A maior parte das mulheres necessita apenas de tratamento com antibióticos, mas a sepse, raramente, pode ocorrer, sendo uma complicação que leva ao óbito de pelo menos uma mulher depois do tratamento.

Existe um dano aos ovários associado à radiação que ocorre durante a fluoroscopia digital ou na embolização não direcionada. Isto, em combinação à interrupção do fluxo sanguíneo, pode aumentar a chance de falência ovariana em algumas mulheres depois do procedimento. Os índices de falência ovariana são maiores em mulheres acima de 45 anos de idade. Entretanto, estudos recentes não têm demonstrado evidências de um declínio acelerado na função ovariana 1 ano depois do tratamento, quando comparada à cirurgia independentemente da idade [35, 36]. Contudo, a questão da falência ovariana é uma área importante e deve ser discutida com as mulheres que desejam conceber no futuro.

Existem alguns estudos na literatura com relatos de gestações. Os resultados são controversos, alguns estudos sugerem que o resultado não é adversamente alterado [37], mas outros relatam índices aumentados de aborto, restrição de crescimento intrauterino, parto pré-termo, apresentação anômala e hemorragia pós-parto depois da embolização [38].

Poucos estudos clínicos não randomizados avaliaram a UAE *versus* miomectomia [39], e um estudo clínico randomizado sugeriu que entre as duas opções de tratamento, a miomectomia está associada a resultados reprodutivos superiores nos primeiros 2 anos depois do tratamento em relação ao aborto, gestação e índices de parto. Os resultados perinatais são semelhantes [40].

O custo benefício da UAE *versus* cirurgia foi avaliado. Os resultados a curto prazo mostraram que a embolização apresenta o melhor custo benefício em 1 ano [41], mas estudos não publicados recentes sugerem que isto se deve à reintervenção e visitas repetidas ao hospital após a UAE, ambas a embolização e a cirurgia apresentam custo neutro a longo prazo.

Parece que a embolização deve ser oferecida rotineiramente a todas as mulheres com miomas sintomáticos. Entretanto, é óbvio que estudos devem ser realizados avaliando a durabilidade e os resultados a longo prazo do procedimento. Em particular, mais estudos clínicos randomizados são necessários para permitir a comparação adequada entre embolização e outras técnicas de preservação uterina disponíveis para o tratamento de miomas sintomáticos.

▶ Outras técnicas radiológicas

A ablação por *laser* de miomas pode ser realizada na cirurgia, utilizando-se histeroscópio ou laparoscópio, dependendo da posição dos miomas. O *laser* também pode ser utilizado guiado por MRI ou ultrassonografia.

Essas técnicas permitem um tratamento direcionado e levam à redução significativa do mioma e redução na perda sanguínea menstrual [42]. O tratamento por *laser* guiado por MRI requer uma máquina de MRI aberta e poucas estão disponíveis no Reino Unido. Entretanto, a ultrassonografia focada de alta intensidade não necessita de equipamento sofisticado e é uma opção disponível em alguns centros. Esse tratamento induz a termocoagulação e dano mecânico do tecido fibroide, mas diferente da UAE, não está associado a uma síndrome semelhante ao infarto. Classificações de gravidade de sintomas de QoL são semelhantes aos associados à UAE, mas o impacto do tratamento no HMB é menor que na embolização [43]. Essa modalidade não é apropriada para grandes miomas, nem para um grande número de miomas, e seu impacto na taxa de recorrência desses tumores benignos é desconhecido.

Alternativamente, a MRI pode ser utilizada para direcionar a ultrassonografia e induzir a necrose do mioma sem resultados adversos significativos.

> ### Quadro 54.3 Resumo
>
> - Miomas ocorrem em 25% das mulheres durante a vida reprodutiva.
> - A etiologia é pouco conhecida.
> - Sintomas incluem menorragia, problemas relacionados com o volume e disfunção reprodutiva.
> - O diagnóstico é pelo exame clínico e TVS.
> - A ultrassonografia abdominal e a MRI podem ser de valor complementar nos casos de miomas maiores ou quando há dúvidas sobre a natureza da massa uterina.
> - MRI com gadolínio aumentado é utilizado antes da UAE.
> - O tratamento médico é a primeira linha de terapia nas mulheres que apresentam distúrbio menstrual.
> - Análogos de GnRH com terapia de reposição podem ser usados a curto prazo ou como um auxílio útil à cirurgia na presença de grandes miomas ou com anemia associada.
> - O IUS Mirena ou ablação endometrial podem ser considerados na presença de um útero miomatoso, com tamanho menor do que 14 semanas e na ausência de distorção acentuada da cavidade uterina.
> - A miomectomia permite a conservação uterina, mas está associada ao recrescimento do mioma e subsequente formação de aderências.
> - A histerectomia permanece como uma boa opção de tratamento para algumas mulheres, mas está associada à morbidade significativa, a internação hospitalar e período mais longo de recuperação e induz a infertilidade.
> - UAE parece ser uma alternativa promissora à cirurgia para miomas sintomáticos.
> - Outras modalidades de preservação uterina requerem avaliação futura.

CONCLUSÕES

A doença ginecológica benigna é comum e pode causar às mulheres muitos problemas, que podem ocasionar um impacto importante na QoL. Embora os tratamentos médicos para adenomiose e pólipos endometriais sejam escassos, novas modalidades estão sendo investigadas para miomas uterinos. Isto, juntamente a estudos sobre a etiologia e patogênese desses tumores benignos, deve levar ao progresso e desenvolvimento de novas opções de tratamento.

REFERÊNCIAS

1. McElin T, Bird C. Adenomyosis of the uterus. *Obstet Gynaecol Ann* 1974;3:425-441.
2. Villanova FE, Andrade PM, Otsuka AY *et al*. Estrogen receptor alpha polymorphism and susceptibility to uterine leiomyoma. *Steroids* 2006;71:960-965.

3. Bird C, McElin T, Manalo-Estella F. The elusive adenomyosis of the uterus – revisited. *Am J Obstet Gynecol* 1972;112:583-593.
4. Buttram VC Jr, Reiter RC. Uterine leiomyomata: etiology, symptomatology, and management. *Fertil Steril* 1981;36:433-445.
5. Ascher SM, Jha RC, Reinhold C. Benign myometrial conditions: leiomyomas and adenomyosis. *Top Magn Reson Imag* 2003;14:281-304.
6. Cho S, Nam A, Kim H et al. Clinical effects of the levonorgestrel-releasing intrauterine device in patients with adenomyosis. *Am J Obstet Gynecol* 2008;198:373.e1-7.
7. McCausland V, McCausland A. The response of adenomyosis to endometrial ablation/resection. *Hum Reprod Update* 1998;4:350-359.
8. Bratby MJ, Walker WJ. Uterine artery embolization for symptomatic adenomyosis – midterm results. *Eur J Radiol* 2009;70:128-132.
9. Marsh FA, Rogerson LJ, Duffy SRG. A randomized controlled trial comparing outpatient versus daycase endometrial polypectomy. *BJOG Int J Obstet Gynaecol* 2006;113:896-901.
10. Kjerulff KH, Langenberg P, Seidman JD, Stolley PD, Guzinski GM. Uterine leiomyomas. Racial differences in severity, symptoms and age at diagnosis. *J Reprod Med* 1996;41:483-490.
11. Stewart EA, Nowak RA. Leiomyoma-related bleeding: a classic hypothesis updated for the molecular era. *Hum Reprod Update* 1996;2:295-306.
12. Marshall LM, Spiegelman D, Goldman MB et al. A prospective study of reproductive factors and oral contraceptive use in relation to the risk of uterine leiomyomata. *Fertil Steril* 1998;70:432-439.
13. Parazzini F, Negri E, La Vecchia C et al. Uterine myomas and smoking. Results from an Italian study. *J Reprod Med* 1996;41:316-320.
14. Schwartz SM. Epidemiology of uterine leiomyomata. *Clin Obstet Gynaecol* 2001;44:316-326.
15. Andersen J. Factors in fibroid growth. *Baillieres Clin Obstet Gynaecol* 1998;12:225-243.
16. Brosens I, Deprest J, Dal Cin P, Van den BH. Clinical significance of cytogenetic abnormalities in uterine myomas. *Fertil Steril* 1998;69:232-235.
17. Stewart EA. Uterine fibroids. *Lancet* 2001;357:293-298.
18. Lumsden MA, Wallace EM. Clinical presentation of uterine fibroids. *Baillieres Clin Obstet Gynaecol* 1998;12:177-195.
19. Olive DL, Lindheim SR, Pritts EA. Non-surgical management of leiomyoma: impact on fertility. *Curr Opin Obstet Gynecol* 2004;16:239-243.
20. West CP, Lumsden MA, Lawson S, Williamson J, Baird DT. Shrinkage of uterine fibroids during therapy with goserelin (Zoladex): a luteinising hormone-releasing hormone agonist administered as a monthly subcutaneous depot. *Fertil Steril* 1987;48:45-51.
21. Lumsden MA, West CP, Thomas E et al. Treatment with the gonadotrophin releasing hormone-agonistgoserelin before hysterectomy for uterine fibroids. *Br J Obstet Gynaecol* 1994;101:438-442.
22. Lethaby A, Vollenhoven B, Sowter M. Efficacy of pre-operative gonadotrophin hormone releasing analogues for women with uterine fibroids undergoing hysterectomy or myomectomy: a systematic review. *Br J Obstet Gynaecol* 2002;109:1097-1108.
23. Farquhar C, Brown PM, Furness S. Cost effectiveness of pre-operative gonadotrophin releasing analogues for women with uterine fibroids undergoing hysterectomy or myomectomy. *Br J Obstet Gynaecol* 2002;109:1273-1280.
24. Chwalisz K, DeManno D, Garg R, Larsen L, Mattia-Goldberg C. Therapeutic potential for the selective progesterone receptor modulator asoprisnil in the treatment of leiomyomata. *Semin Reprod Med* 2004;22:113-119.
25. Wilkens J, Chwalisz K, Han C et al. Effects of the selective progesterone receptor modulator asoprisnil on uterine artery blood flow, ovarian activity, and clinical symptoms in patients with uterine leiomyomata scheduled for hysterectomy. *J Clin Endocrinol Metabol* 2008;93:4664-4671.
26. McPherson K, Metcalfe MA, Herbert A et al. Severe complications of hysterectomy: the VALUE study. *Br J Obstet Gynaecol* 2004;111:688-694.
27. National Institute for Health and Clinical Excellence. *Heavy Menstrual Bleeding*. London: NICE, 2007. Clinical guideline 44.
28. Ravina JH, Herbreteau D, Ciraru-Vigneron N et al. Arterial Embolization to treat uterine myomata. *Lancet* 1995;346:671-672.
29. Lumsden MA. Embolization versus myomectomy versus hysterectomy: which is best, when? *Hum Reprod* 2002;17:253-259.
30. Khaund A, Moss JG, McMillan N, Lumsden MA. Evaluation of the effect of uterine artery embolization on menstrual blood loss and uterine volume. *BJOG Int J Obstet Gynaecol* 2004;111:700-705.
31. Walker WJ, Pelage JP. Uterine artery embolization for symptomatic fibroids: clinical results in 400 women with imaging follow up. *Br J Obstet Gynaecol* 2002;109:1262-1272.
32. Goodwin SC, Spies JB, Worthington-Kirsch R et al. Fibroid Registry for Outcomes Data (FIBROID) Registry Steering Committee and Core Site Investigators. Uterine artery embolization for treatment of leiomyomata: long-term outcomes from the FIBROID Registry. *Obstet Gynecol* 2008;111:22-33.
33. Kim MD, Lee HS, Lee MH, Kim HJ, Cho JH, Cha SH. Long-term results of symptomatic fibroids treated with uterine artery embolization: in conjunction with MR evaluation. *Eur J Radiol* 2010;73:339-344
34. van der Kooij SM, Hehenkamp WJK, Volkers NA, Birnie E, Ankum WM, Reekers JA. Uterine artery embolisation vs hysterectomy in the treatment of symptomatic uterine fibroids: 5-year outcome from the randomized EMMY trial. *Am J Obstet Gynecol* 2010;105:e1-105.e13.
35. Tropeano G, Di Stasi C, Litwicka K, Romano D, Draisci G, Mancuso S. Uterine artery embolisation for fibroids does not have adverse effects on ovarian reserve in regularly cycling women younger than 40 years. *Fertil Steril* 2004;81:1055-1061.
36. Rashid S, Khaund A, Murray LS et al. The effects of uterine artery embolization and surgical treatment on ovarian function in woman with uterine fibroids. *BJOG Int J Obstet Gynaecol* 2010;117:985-989.
37. Goldberg J, Pereira L, Berghella V et al. Pregnancy outcomes after treatment for fibromyomata: uterine artery embolisation versus laparoscopic myomectomy. *Am J Obstet Gynecol* 2004;191:18-21.
38. Holob Z, Mara M, Kuzel D, Jabor A, Maskova J, Eim J. Pregnancy outcomes after uterine artery occlusion: prospective multicentric study. *Fertil Steril* 2008;90:1886-1891.
39. Broder MS, Goodwin S, Chen G et al. Comparison of long-term outcomes of myomectomy and uterine artery embolisation. *Obstet Gynecol* 2002;1005:864-868.
40. Mara M, Maskova J, Fucikova Z, Kuzel D, Belsan T, Sosna O. Midterm clinical and first reproductive results of a randomized controlled trial comparing uterine fibroid embolisation and myomectomy. *CardioVascular Interventional Radiol* 2008;31:73-85.
41. Beinfeld MT, Bosch JL, Isaacson KB, Gazelle GS. Cost-effectiveness of uterine artery embolisation and hysterectomy for uterine fibroids. *Radiology* 2004;230:207-213.
42. Law P, Gedroyc WM, Regan L. Magnetic-resonance-guided percutaneous laser ablation of uterine fibroids. *Lancet* 1999;354:2049-2050.
43. Hindley J, Gedroyc WM, Regan L et al. MRI guidance of focused ultrasound therapy of uterine fibroids: early results. *AJR* 2004;183:1713-1719.

PARTE 15

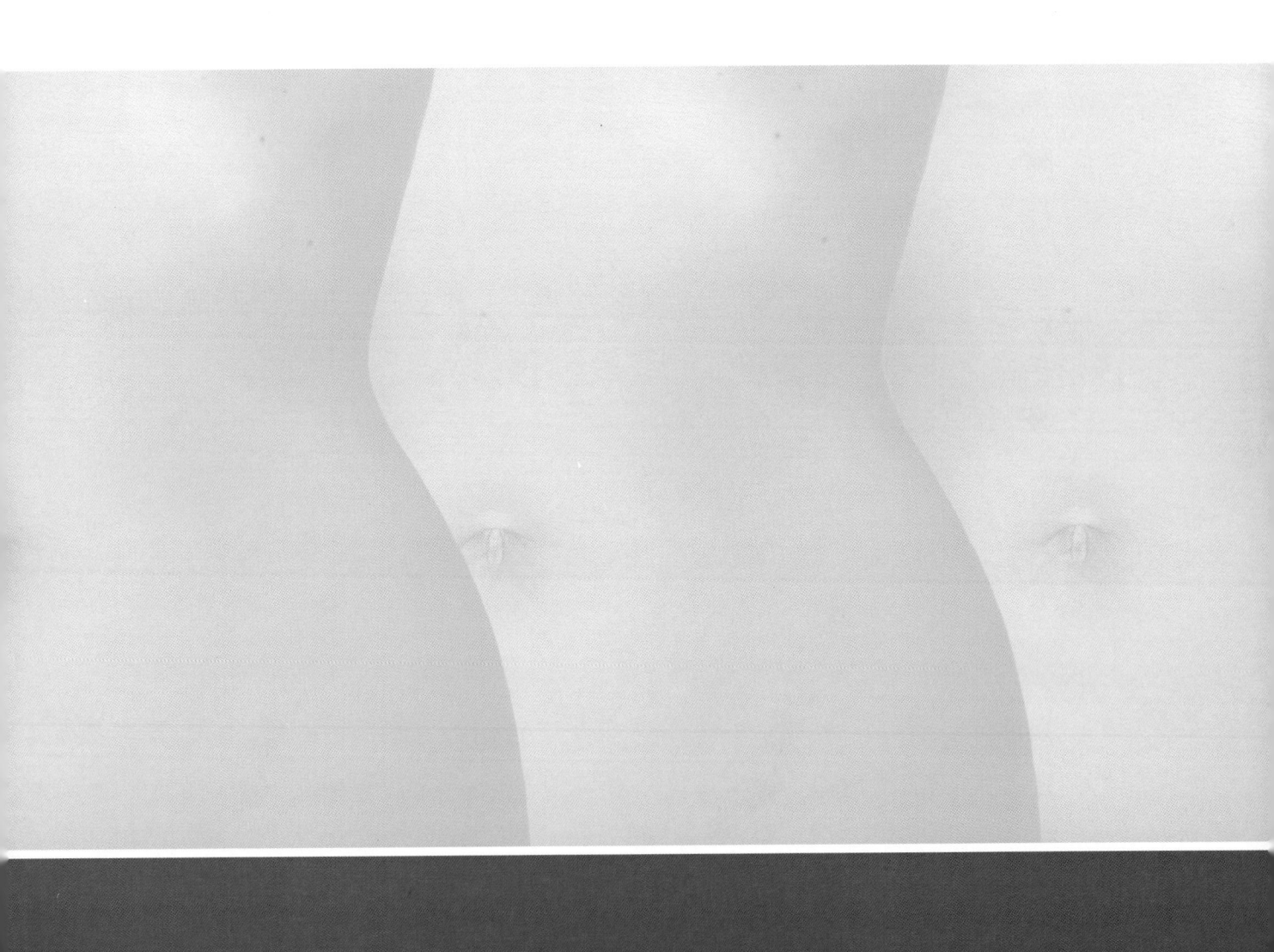

ONCOLOGIA GINECOLÓGICA

Capítulo 55

Doença Maligna da Vulva e da Vagina

David M. Luesley
University of Birmingham, Birmingham, UK

HISTÓRICO

O câncer da vulva é raro e, juntamente com o câncer de vagina, responde por menos de 1% de todos os cânceres e 7% de todos os cânceres ginecológicos diagnosticados em mulheres no Reino Unido. O risco de desenvolver câncer vulvar durante a vida é de 1 em 316 para mulheres britânicas. Este é o cálculo mais recente (2009), utilizando dados de incidência e mortalidade de 2001 a 2005 [1-4].

Em 2006, 1.063 novos casos de câncer vulvar foram diagnosticados (Tabela 55.1) [1-4]. A taxa de incidência europeia padronizada pela idade de câncer vulvar no Reino Unido está em torno de 2,4 por 100.000 da população feminina.

A maior parte dos cânceres vulvares ocorre depois da menopausa, com o pico de incidência entre as idades de 65 e 75 anos. As taxas estão em torno de 1 por 100.000 entre mulheres entre 25 e 44 anos, subindo para aproximadamente 3 por 100.000 em mulheres entre 45 e 64 anos de idade, e o pico de 13,2 por 100.000 em mulheres com 65 anos de idade ou mais (Fig. 55.1). Tem havido um aumento significativo nas taxas de câncer vulvar em mulheres mais jovens. A proporção de casos diagnosticados em mulheres abaixo de 50 anos de idade subiu de 6%, em 1975, para 15%, em 2000 [1-4]. Uma tendência semelhante foi documentada em outros países [5, 6]. Esses tumores parecem estar mais frequentemente associados à neoplasia intraepitelial vulvar, infecção por papilomavírus humano (HPV) e imunossupressão. Em mulheres mais idosas, eles estão associados mais frequentemente a distúrbios epiteliais não neoplásicos, como líquen escleroso. Isto sugere que existem, no mínimo, dois caminhos oncogênicos para o desenvolvimento desse câncer.

O aumento geral do câncer vulvar pode ser explicado pela elevação da média de idade da população feminina e possivelmente em razão de um aumento de infecção por HPV em mulheres mais jovens.

Atualmente, ocorrem 300 a 400 óbitos resultantes de câncer vulvar a cada ano (2003-2007) para todos os grupos etários, conferindo uma incidência de óbito de 1,2 por 100.000 mulheres (0,6/10^5 indivíduos) e classificando esse tipo de câncer na décima nona causa mais comum de morte por câncer em mulheres. A taxa de óbito padronizada pela idade vem caindo desde o início da década de 1970. Entre 1971 e 2007, a taxa de óbito caiu para mais que a metade (52%), de 1,3 por 100.000 da população feminina para 0,6 por 100.000, respectivamente. A queda mais acentuada foi observada em mulheres entre 45 e 64 anos de idade, onde uma redução de mortalidade de 70% foi registrada.

FATORES DE RISCO

Os fatores de risco de desenvolvimento de câncer vulvar reconhecidos são os seguintes:

- Líquen escleroso (4-7% de risco de desenvolvimento de câncer) [7,8];
- Neoplasia intraepitelial vulvar (VIN) e doença multifocal (5-90%) [9, 10];
- Doença de Paget [11];
- Melanoma, *in situ* [12, 13];
- Tabagismo [14];
- Imunossupressão;
- Idade avançada e
- Histórico de neoplasia cervical [15].

ETIOLOGIA

A etiologia do câncer vulvar permanece desconhecida. Os HPVs oncogênicos estão fortemente associados a alguns cânceres vulvares [16], e os distúrbios epiteliais não neoplásicos, como o líquen escleroso entre outros, também apresentam uma associação. Atualmente, os dados disponíveis sugerem duas hipóteses. Primeiramente a clássica apresentação pela primeira vez da neoplasia em mulheres mais idosas, que é frequentemente observada em associação a condições, como líquen escleroso (mas ainda não há evidência de uma causa direta). O segundo tipo está mais frequentemente associado à VIN, particularmente a doença multifocal e a doença em

Tabela 55.1 Casos novos e incidência de câncer vulvar no Reino Unido					
	Inglaterra	País de Gales	Escócia	Irlanda do Norte	Reino Unido
Casos	862	76	103	22	1.063
Taxa por 100.000	3,3	5	3,9	2,5	3,4
Taxa padronizada pela idade por 100.000	2,3 (2,2-2,5)	3,3 (2,6-4,1)	2,9 (2,3-3,4)	1,9 (1,1-2,7)	2,4 (2,3-2,6)

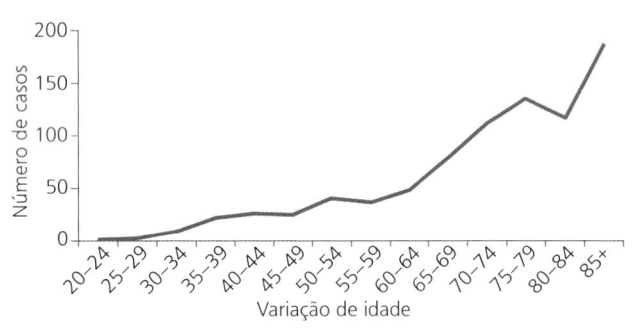

Fig. 55.1 Distribuição de câncer vulvar por idade: número de casos na Inglaterra, em 2000.

outra região do trato genital inferior. Presume-se que esse tipo semelhante à infecção esteja ligado ao HPV [17].

Recentemente, sugeriu-se que a VIN não HPV ou VIN diferenciada pudesse ser a lesão precursora associada ao líquen escleroso e, portanto, aos cânceres de células escamosas não HPV.

Anteriormente, considerava-se que a VIN fosse encontrada apenas em associação a cânceres estabelecidos, porém agora está claro que esse tipo de VIN pode, e realmente ocorre, sem cânceres contemporâneos, mas geralmente com líquen escleroso. Esta observação oferece apoio adicional para as duas hipóteses de caminhos oncogênicos [18].

HISTOLOGIA

A maior parte dos cânceres vulvares é escamosa na origem. Os vários histotipos incluem:

- Carcinomas de células escamosas (SCCs);
- Melanoma maligno;
- Doença de Paget;
- Carcinoma da glândula de Bartholin;
- Adenocarcinomas;
- Sarcomas (dermatofibrossarcoma protuberantes, sarcoma de Kaposi) e
- Doença maligna metastática e linfomas.

O câncer verrucoso e o câncer de célula basal são variantes de SCCs. Os cânceres não escamosos da vulva respondem por 10% de todos os cânceres vulvares. A histologia certamente é importante no tratamento, em razão do risco de metástases linfáticas e predileção por disseminação a distância (Fig. 55.2; Tabela 55.2).

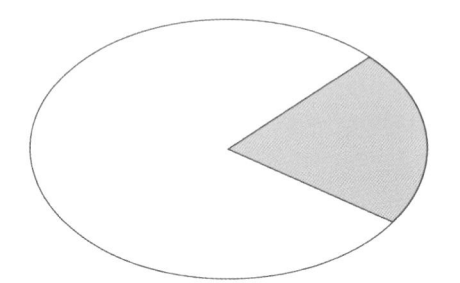

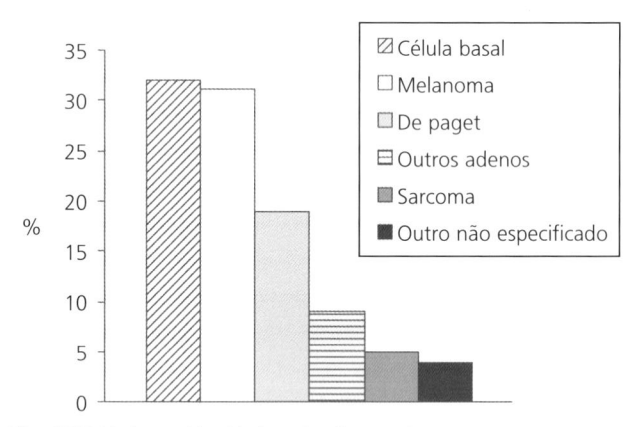

Fig. 55.2 Variantes histológicas de câncer vulvar.

Quadro 55.1 Resumo

- O carcinoma vulvar é um tumor incomum que é mais frequente em mulheres mais idosas.
- Existe evidência sugerindo aumento gradual no número de mulheres mais jovens com essa doença.
- Provavelmente existem dois processos carcinogênicos distintos, um ligado ao papilomavírus oncogênico e o outro a condições, como líquen escamoso.
- A maior parte dos cânceres vulvares é escamosa.

APRESENTAÇÃO

A maior parte dos cânceres escamosos envolve primariamente os aspectos mediais dos lábios maiores, com os lábios menores sendo envolvidos apenas em um terço dos casos. Outros locais de predileção incluem as áreas clitoriana e periuretral.

Pequenas lesões podem ser assintomáticas e passam despercebidas pela paciente, e mesmo agora, o diagnóstico para algumas mulheres parece ser excessivamente retardado. Uma

Tabela 55.2	Tipos histológicos de câncer vulvar
Histotipo	**Comentários**
Carcinomas de células escamosas	Respondem por 90% dos neoplasmas vulvares malignos
	Metastatiza para linfonodos locais, primeiramente linfonodos inguinais superficiais e profundos e depois pode haver envolvimento bilateral
	O risco para doença linfonodal varia com a localização e grau de invasão
	Geralmente se apresenta como um nódulo ou úlcera e pode causar prurido ou irritação e dor. Sangramento e um forte odor podem estar presentes em lesões maiores
Carcinomas de células basais e verrucoso	Variantes escamosas e raramente, ou nunca, metastatizam locorregionalmente
	Carcinomas verrucosos se apresentam como lesões maciças de crescimento lento, com uma tendência de recorrência local depois da excisão
	Carcinomas de células basais geralmente se apresentam como um nódulo ulcerado nos lábios. Eles não metastatizam e podem ser tratados por excisão local ou radiação. Até 20% de recorrência local depois do tratamento
Melanoma maligno	Apresenta um prognóstico ruim e geralmente é tratado como os melanomas cutâneos em outros locais
	A sobrevida geral em 5 anos varia entre 8 e 50% e parece ser pior no caso de melanomas cutâneos em outros locais
	Três padrões de melanoma vulvar são identificados – lentigioso de mucosa (mais comum), disseminações superficial e nodular. Espessura de Breslow de invasão (a invasão maior que 1,75 mm apresenta um alto risco de recorrência), ulceração e amelanose são fatores prognósticos importantes. A excisão cirúrgica da lesão com margens amplas permanece o fator principal do tratamento
Adenocarcinomas	Extremamente raro e são mais prováveis de representarem metástases de outros locais. Há uma associação à doença de Paget vulvar
Carcinoma da glândula de Bartholin	Também raro e pode ser escamoso, adenocarcinoma ou um carcinoma cístico adenoide. Eles ocorrem mais frequentemente em mulheres mais jovens, na pré-menopausa e, em geral, apresentam uma taxa de sobrevida de, aproximadamente, 35% em 5 anos
	Eles geralmente se apresentam como uma massa sólida na região da glândula de Bartholin com a pele subjacente intacta. O tratamento cirúrgico é semelhante ao do carcinoma de células escamosas
Sarcomas	Muito incomuns e, em geral, são biologicamente semelhantes aos carcinomas de tecidos moles em outros locais. Geralmente apresentam um prognóstico ruim depois do aparecimento de recidiva regional ou distante. A excisão local ampla parece oferecer a melhor chance de prevenir a recorrência local. O tratamento eletivo dos nódulos regionais não é indicado, e não há vantagens em ressecar nódulos metastáticos. O papel da radiação e quimiorradiação coadjuvantes não foi amplamente avaliado, em razão de sua raridade
Tumores metastáticos	Raros e responsáveis por, aproximadamente, 8% de todos os neoplasmas vulvares. Carcinomas de cérvice, endométrio e renais foram os locais primários mais frequentemente documentados
Doença de Paget	Apresenta-se como uma área crostosa, eritematosa de eczema de coloração rosa/vermelho escuro e "brilhante". É uma doença maligna intraepitelial em 90%. Até 10-15% da doença de Paget vulvar está associada ao adenocarcinoma subjacente que pode ser de mamas, estômago, intestino e bexiga. Um corante de fluoresceína foi utilizado para detectar a extensão lateral da disseminação da doença. Uma ampla excisão local com oclusão de grandes defeitos com retalhos de avanço é necessária para tratar essa condição

revisão recente de dados de consulta clínicas em West Midlands sugere que até um terço das pacientes pode relatar sintomas por mais de um ano. Isto pode refletir as atitudes das pacientes em buscar atendimento médico ou, como sugerido por Stroup et al. [19], uma falta de conscientização da doença em ambos, pacientes e médicos. Esse estudo também sugeriu que pacientes mais velhas têm maior probabilidade de diagnóstico na fase avançada da doença. Como o SCCs vulvar, com frequência, progride lentamente, a apresentação precoce deve ser possível e pode garantir que o diagnóstico seja realizado no estágio menos avançado. Ambos, idade da paciente mais jovem e estágio precoce da doença estão associados ao resultado favorável da doença [10, 12]. Entretanto, é importante se dedicar à melhora da conscientização da paciente e do cuidado primário. Essa observação não é recente – Monagham relatou que 32 de 335 pacientes deixaram de procurar assistência médica por mais de 24 meses, e que apenas 35 das 335 se apresentaram depois de 3 meses dos sintomas observáveis [20]. Atrasos similares, variando de 1 a 36 meses, com uma média de 10 meses foram observados por Hacker et al. [21]. Não se sabe se isso é decorrente do medo ou ignorância por parte das pacientes, ou do atraso do exame clínico por seu primeiro médico. As razões para a consulta foram analisadas por Podratz et al. [22] (Tabela 55.3).

Tabela 55.3 Sintomas presentes no carcinoma vulvar	
Sintomas	Frequência (%)
Prurido	71
Edema ou inchaço vulvar	58
Ulceração vulvar	28
Sangramento	26
Dor ou irritação	23
Sintomas do trato urinário	14
Corrimento	13

AVALIAÇÃO

Há duas fases de investigação. Primeiramente, o diagnóstico e a extensão da doença (estágio) precisam ser confirmados. Segundo, a condição física da paciente precisa ser avaliada, assim como a possibilidade de doenças simultâneas que podem influenciar o tratamento.

EXAME

A avaliação clínica da doença maligna vulvar deve documentar o tamanho e a(s) localização(ões) de todas as lesões e as características da pele adjacente. Devem-se utilizar de cautela, ao avaliar qualquer envolvimento da vagina, uretra, base da bexiga ou ânus. A palpação é importante em grandes tumores para identificar se o tumor for infiltrante e profundo até o osso púbis e ísquio. A integridade do esfíncter anal somente pode ser avaliada, de forma confiável, por um exame retal e vaginal combinados.

O desconforto e a sensibilidade estão frequentemente associados aos tumores grandes, necessitando de exame sob anestesia geral. A presença ou ausência de linfadenopatia na região inguinal ou metástases discretas de pele também são observadas.

DIAGNÓSTICO

O diagnóstico é com base em uma biópsia representativa do tumor, que deve incluir uma área onde existe uma transição de tecido normal a maligno. As biópsias devem ser de tamanho suficiente para permitirem a diferenciação entre tumores superficial e invasivos e orientadas para possibilitar a interpretação patológica de qualidade. Ocasionalmente, uma estratégia alternativa deve ser considerada. Em algumas situações em que o diagnóstico clínico é aparente, e a paciente é muito sintomática, com sangramento excessivo e/ou dor, a cirurgia definitiva da lesão vulvar pode ser realizada. Entretanto, a biópsia com secção de congelamento é recomendada antes de realizar qualquer procedimento radical.

Em razão do potencial de outras neoplasias malignas do trato genital, a vagina e cérvice também devem ser completamente avaliadas e biopsiadas, quando necessário.

DISSEMINAÇÃO

O tumor se dissemina localmente e via linfática aos linfonodos regionais. A disseminação local pode envolver a vagina, períneo e canal retal, uretra, clitóris e, na doença antiga, pode ocorrer envolvimento ósseo. Os locais e extensão de disseminação, assim como o envolvimento das estruturas em que a função pode ser prejudicada (esfíncter anal, uretra, clitóris etc.), são de extrema importância no planejamento do tratamento. A pele por trás da vulva também pode ser envolvida (Prancha 55.1), particularmente sobre o monte púbico na parede abdominal inferior e lateralmente, envolvendo o epitélio das pernas. A drenagem linfática da vulva se faz inicialmente para os linfonodos inguinais superficiais e depois para a cadeia inguinofemoral profunda e para os gânglios pélvicos (ilíacos). Em geral, as estruturas centrais vulvares drenam bilateralmente, enquanto as estruturas laterais drenam primariamente para os gânglios ipsolaterais. O envolvimento dos gânglios pélvicos profundos na ausência de doença em gânglio inguinal é raro. Em geral, aproximadamente 30% das pacientes operáveis apresentam disseminação ganglionar, 10-15% com tumores de estágios I e II e maior para estágios mais elevados, de acordo com a Federação Internacional de Ginecologia e Obstetrícia (FIGO) [23-28].

A disseminação hematógena também pode ocorrer, mas é incomum e tende a estar associada aos tumores grandes que já envolveram os gânglios regionais.

A alteração pré-maligna e maligna na vagina e cérvice não é frequentemente observada em associação aos cânceres vulvares. Isto não é necessariamente um processo metastático, mas pode indicar um evento etiológico comum, como infecção por HPV oncogênico, que pode acometer todo o trato genital inferior vulnerável à transformação neoplásica.

ESTADIAMENTO

O câncer vulvar é estadiado cirúrgico-patologicamente utilizando o sistema de estadiamento da FIGO, com última atualização em 2009 [29]. O estadiamento da FIGO utiliza as quatro categorias conhecidas com subestágios, mas agora considera o número de gânglios positivos e tipo de positividade ganglionar. Ela também reconhece que o tamanho do tumor por si só apresenta pouco valor discriminatório em termos de sobrevida, grandes tumores linfonodo-negativos apresentam resultados quase tão bons quanto os pequenos tumores linfonodo-negativos (Tabela 55.4). Uma alternativa é o emprego do sistema de metástase do linfonodo tumoral (TNM), que é composta por tumor primário, linfonodo e estado metastático. Ambos os sistemas utilizam estado de linfonodos para alocar o estágio.

FATORES PROGNÓSTICOS

A sobrevida de 5 anos em casos sem envolvimento de linfonodos excede 80%, caindo para menos de 50%, quando os

Tabela 55.4	Estadiamento da Federação Internacional de Ginecologia e Obstetrícia (FIGO) de câncer vulvar (2009)
Estágio I	Tumor confinado à vulva
Ia	Lesões ≤ 2 cm de tamanho, confinadas à vulva ou períneo e com invasão no estroma ≤ 1 mm. Sem metástase linfonodal
Ib	Lesões > 2 cm de tamanho ou com invasão no estroma > 1 mm confinadas à vulva e períneo. Sem metástase linfonodal
Estágio II	Tumor de qualquer tamanho com extensão para estruturas perineais adjacentes (terço inferior da uretra; terço inferior da vagina; ânus) com linfonodos negativos
Estágio III	Tumor de qualquer tamanho com ou sem extensão para estruturas perineais adjacentes (terço inferior da uretra; terço inferior da vagina; ânus) com linfonodos inguinofemorais positivos
IIIa	Com uma metástase em linfonodo (≥ 5 mm) ou uma ou duas metástase(s) em linfonodo (< 5 mm)
IIIb	Com duas ou mais metástases em linfonodo (≥ 5 mm) ou três ou mais metástases em linfonodo (< 5 mm)
IIIc	Com linfonodos positivos com disseminação extracapsular
Estágio IV	Tumor invade outras estruturas regionais (dois terços superiores da uretra; dois terços superiores da vagina) ou distantes
IVa	Tumor invade qualquer dos seguintes: uretra superior ou mucosa vaginal; mucosa da bexiga; mucosa retal ou fixado ao osso pélvico; ou linfonodos inguinofemorais ulcerados ou fixados
IVb	Qualquer metástase distante incluindo linfonodos pélvicos

Tabela 55.5	Relação de profundidade da invasão e risco de doença nodular [28]
Profundidade da invasão (mm)	Porcentagem de nódulos positivos
< 1	00
1,1-2	07,7
2,1-3	08,3
3,1-5	26,7
> 5	34,2

gânglios inguinais estão envolvidos, e 10-15% quando os gânglios ilíacos, ou outros gânglios pélvicos estão envolvidos. O estado do linfonodo e o diâmetro da lesão primária, quando considerados em conjunto, são as únicas variáveis associadas ao prognóstico [30]. Vários outros fatores também podem causar impacto no resultado e provocar a necessidade de serem levados em consideração durante a formulação de um plano de tratamento.

Local do tumor

Tumores centrais localizados próximos às estruturas da linha média, como o clitóris, uretra, vagina e ânus, apresentam maior risco de disseminação inguinal bilateral, do que tumores localizados na superfície lateral. Na prática, a distância da linha média é arbitrária, embora quando a margem de incisão ao redor do tumor é planejada em 2 cm e cruza a linha média, então, ele é definido como um tumor localizado centralmente. A dissecção bilateral de linfonodos inguinais é necessária para tumores invasivos, enquanto a dissecção de linfonodos inguinais unilateral é necessária para tumores laterais.

Tamanho do tumor

Tumores maiores que 2 cm de diâmetro possuem uma chance maior de serem realmente invasivos e metastatizantes para linfonodos.

Profundidade da invasão

Uma invasão de menos de 1 mm de profundidade (superficialmente invasivo ou estágio Ia) está associada a um risco insignificante de envolvimento de linfonodos, mas esse risco aumenta para 8% na profundidade de 1-2 mm, 11% para 2-3 mm e acima de 25% para lesões com profundidade maior que 3 mm (Tabela 55.5) [28].

Envolvimento do espaço linfovascular

Embora o envolvimento do espaço linfovascular não esteja incluído no estadiamento cirúrgico-patológico do câncer vulvar, ele está associado a um risco aumentado de metástase, pois é um tumor de padrão limítrofe (infiltrante *versus* invasivo) e com invasão perineural [31, 32].

Envolvimento de linfonodos

O envolvimento de linfonodos é uma das variáveis prognósticas mais importantes. O número de linfonodos envolvidos e o tipo do envolvimento também influenciam o prognóstico. A metástase em mais que um linfonodo, envolvimento de múltiplos locais ganglionares e a disseminação extracapsular da metástase influenciam o prognóstico adversamente.

ESTADO DOS LINFONODOS

A característica mais importante do câncer vulvar, e que mais afeta o resultado é o estado histológico dos linfonodos. A sobrevida geral para todos os casos de câncer vulvar com linfonodos inguinais negativos comprovados histologicamente é de, aproximadamente, 70-90% e com linfonodos positivos é de 25 a 40%. Indivíduos com linfonodos pélvicos positivos raramente sobrevivem. Além disso, a recorrência inguinal é quase sempre fatal, enquanto a recorrência vulvar local frequentemente pode ser tratável com cirurgia ou sem cirurgia

(Prancha 52.2). Portanto, é muito importante avaliar o risco de doença ganglionar adequadamente no início.

É bem reconhecido que a dissecção dos linfonodos inguinais está associada a uma morbidade significativa. Quase 50% das pacientes submetidas à dissecção de linfonodos inguinais enfrentam complicações pós-operatórias, mais comumente associadas à infecção da ferida, deiscência da ferida e linfedema [33]. Por esse motivo, uma investigação que possa identificar os casos que apresentam risco menor pode ter um benefício terapêutico significativo. A avaliação pela palpação clínica da inguinal é inadequada; entre os pacientes com linfonodos normais clinicamente, 16 a 24% possuem metástases, enquanto 24 a 41% com nódulos suspeitos clinicamente são negativos quando examinados histologicamente [34/35]. Embora a maior parte dos cânceres de vulva seja avaliada clinicamente, existe um interesse crescente na utilização adicional de estudos de imagem, particularmente dos grupos ganglionares regionais.

AVALIAÇÃO DOS LINFONODOS INGUINAIS

Ressonância magnética

A ressonância magnética (MRI) possibilita a clara delineação dos planos teciduais, avaliação anatômica detalhada e avaliação da profundidade da extensão do tumor, assim como permite visualizar com clareza o envolvimento das estruturas pélvicas adjacentes (p. ex., uretra, bexiga, vagina e esfíncter anal). A MRI também permite a avaliação do envolvimento ganglionar [36] e tem uma alta especificidade de 97-100%, mas baixa sensibilidade de 40-50%. Esses achados podem ajudar no estadiamento pré-operatório do câncer vulvar. A identificação do envolvimento ganglionar é importante no pré-operatório, pois identifica claramente um grupo de pacientes que pode-se beneficiar de uma linfadenectomia inguinal. A MRI também é importante na doença recorrente para excluir metástases distantes antes de qualquer procedimento radical, como a exanteração.

Linfografia por ressonância magnética

Nessa técnica, partículas de peróxido de óxido de ferro ultrapequenas revestidas com dextrano são administradas intravenosamente. Essas partículas são captadas por macrófagos nos linfonodos e reduzem efetivamente a intensidade do sinal em imagens em T1 e T2. Em linfonodos metastáticos, entretanto, em que células malignas substituíram os macrófagos, a intensidade do sinal não é alterada. Essa técnica melhorou a sensibilidade para detectar os linfonodos envolvidos de 55 para 89% [37].

Ultrassonografia

A ultrassonografia está relativamente acessível e amplamente disponível [38, 39]. Esse método também demonstrou ser útil na avaliação de linfonodos inguinais. As características ultrassonográficas suspeitas incluem:

- Tamanho maior do que 1 cm em;
- Perda do formato oval;
- Córtex hipoecoico;
- Perda da ecogenicidade de gordura do seio hilar;
- Margem irregular e
- Aumenta a baixa atenuação do córtex
- Vascularização periférica aumentada no Doppler colorido (em vez de perfusão hilar em linfonodos reativos).

A avaliação ultrassonográfica dos linfonodos pode ser combinada com citologia de aspiração por agulha fina (FNAC), mas apresenta uma baixa sensibilidade de 58%, decorrente de erro amostral. Ela também está associada a uma falha na obtenção de uma amostra analisável [38], histologia falso-negativa [40] e um risco potencial de disseminação metastática.

Tomografia computadorizada

A tomografia computadorizada (CT) possui um papel limitado na avaliação de câncer vulvar. A utilização da CT apresenta algum valor para determinar se existe ou não aumento de volume dos linfonodos pélvicos ou para-aórtico, embora seja incomum a detecção de aumento de volume nesses grupos de linfonodos, sem evidência de doença ganglionar mais proximal.

Tomografia por emissão de pósitrons

A tomografia por emissão de pósitrons (PET) é útil na detecção de doença extralinfonodal. Esse método é dispendioso e de disponibilidade limitada; portanto não é rotineiramente utilizado. Em uma avaliação prospectiva dessa técnica não invasiva foram encontrados índices de acurácia relativamente ruins [41], tornando-a impraticável para utilização rotineira. As razões para isso são desconhecidas, mas podem estar relacionadas com uma redução na atividade metabólica associada à necrose do tumor. Nenhum estudo consistente relacionado com o desempenho de PET-CT em detectar metástases nodais no câncer vulvar ainda foi publicado.

Linfocintilografia do linfonodo sentinela

O linfonodo sentinela é definido como o primeiro linfonodo na cadeia linfática drenando uma área anatômica. Caso o linfonodo sentinela da lesão suspeita seja negativo para a doença, então o restante dos linfonodos também deve estar livre da doença (Fig. 55.3). O linfonodo sentinela para lesões vulvares pode ser identificado pela injeção de corante azul de metileno na borda do tumor e/ou pela utilização de imunocintilografia, em que um marcador radiomarcado (tecnécio-99) é injetado dentro e ao redor das margens da lesão. Uma câmera gama segura pela mão é utilizada para identificar a captação do traçador radioativo nos linfonodos regionais [42,43]. A identificação durante a cirurgia é magnificada pelo uso do corante azul que juntamente com a contagem do aumento de radiação permite que o linfonodo sentinela seja

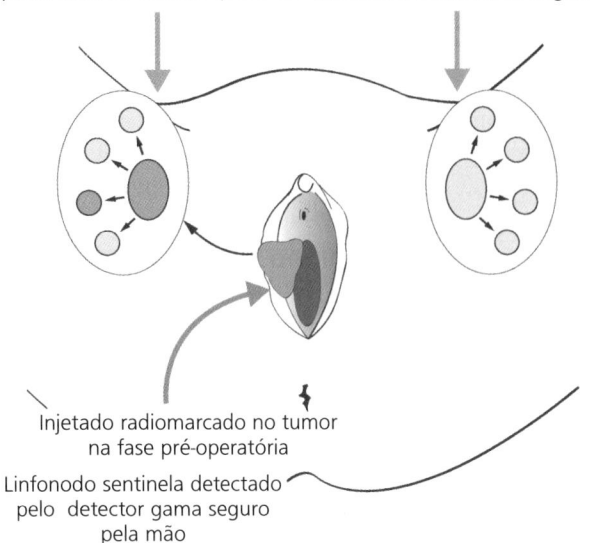

Fig. 55.3 Esquematização de coleta de amostra de linfonodo sentinela.

Linfonodo sentinela positivo: linfonodos secundários possivelmente também positivos

Linfonodo sentinela negativo: linfonodos secundários negativos

Injetado radiomarcado no tumor na fase pré-operatória

Linfonodo sentinela detectado pelo detector gama seguro pela mão

> **Quadro 55.2 Resumo**
>
> - A maior parte dos cânceres vulvares se apresenta com irritação, prurido ou presença de uma massa ou úlcera.
> - Todas as lesões suspeitas devem ser submetidas a uma biópsia diagnóstica.
> - A disseminação primária é local e para os linfonodos inguinofemorais.
> - O estado dos linfonodos apresenta um papel principal no resultado clínico.
> - Invasão > 1 mm em profundidade está associada a taxas crescentes de envolvimento de linfonodo.
> - O exame clínico dos linfonodos não é confiável.
> - O estadiamento do câncer vulvar é cirúrgico e clínico.
> - A coleta de amostra dos linfonodos sentinelas é comprovadamente o método mais acurado de avaliação da disseminação para linfonodo.

claramente observado (Prancha 55.2). Essa técnica ganhou popularidade nos últimos 5 anos.

O primeiro estudo clínico observacional e multicêntrico utilizando a técnica combinada foi publicado, em 2008 [44]. Durante mais de 6 anos, 403 pacientes foram incluídas e avaliadas e foram analisadas 623 regiões inguinais. Apenas lesões inferiores a 4 cm de diâmetro foram incluídas. O protocolo determinou que no caso de linfonodos sentinelas negativos, nenhuma dissecção posterior da região inguinal seria necessária. Em 259 pacientes com doença vulvar unifocal e linfonodos sentinelas negativos, seis recorrências de região inguinal (2,3%) foram diagnosticadas. A morbidade relacionada com o tratamento foi significativamente melhorada, quando comparada à dissecção completa da região inguinal. Os autores concluíram que a técnica do linfonodo sentinela, realizada dentro do contexto de qualidade controlada, com uma equipe mutidisciplinar (MDT), pode-se tornar a abordagem padrão em pacientes selecionados com câncer vulvar no estágio precoce.

▮ Comparações de avaliação de linfonodos

Existe uma metanálise publicada, que foi realizada com a finalidade de comparar o desempenho das técnicas acima [45]. A análise incluiu cinco exames diagnósticos em 29 estudos (961 regiões inguinais). A acurácia para excluir a metástase linfonodal foi definida como o parâmetro de desempenho mais importante e, portanto, a sensibilidade total foi definida como a capacidade de excluir doença, quando o teste for negativo.

Como é de se esperar, a coleta de amostra do linfonodo sentinela foi mais bem realizada que qualquer outra. Isto deve ser considerado, quando se avalia o menor grau de invasão relativa da técnica (Tabela 55.6).

Tabela 55.6 Estudos diagnósticos de linfonodo inguinal

Teste	Sensibilidade total
Linfonodos sentinelas (tecnécio)	97% (91-100)
Linfonodos sentinelas (corante azul)	95% (82-99)
Ultrassonografia (+FNA)	72% (56-85)
Ultrassonografia	45% (35-85)
MRI	86% (57-98)
PET CT	71% (50-86)

FNA, aspiração por agulha fina; MRI, imagem de ressonância magnética; PET CT, tomografia por emissão de pósitrons tomografia computadorizada.

TRATAMENTO DO CÂNCER VULVAR

▮ Tratando a lesão vulvar

Os objetivos de tratar a lesão vulvar primária são remover o câncer, minimizar o risco de recorrência local e preservar a função tanto quanto possível. Esses objetivos foram buscados pelas modificações da abordagem cirúrgica e mais recentemente pela introdução do tratamento combinado, especialmente as combinações de cirurgia, radioterapia e quimiorradiação.

▮ Tratamento cirúrgico da lesão vulvar primária

O local, tamanho e relação da lesão com as estruturas funcionais importantes determinam o método mais apropriado para tratamento da lesão vulvar. Semelhantemente, a presença clínica ou ausência de doença em linfonodos ou a distância influenciam as estratégias planejadas para o tratamento de doença não vulvar e para os casos de extensão vulvar. É, por exemplo, ilógico realizar um tratamento local radical para o câncer primário na presença de metástases distantes intratáveis, a menos que não exista outra forma adequada para o manejo. Duas categorias amplas de paciente podem ser identificadas no início:

- As mulheres que apresentam lesões vulvares unifocais pequenas, sem evidência clínica de envolvimento de linfonodos.
- As pacientes com doença vulvar mais avançada e/ou que apresentam evidência clínica de envolvimento de linfonodos.

Para as discussões futuras, essas serão denominadas doenças precoces e tardias, respectivamente.

Tratamento cirúrgico de câncer vulvar precoce

A vulvectomia radical é um tratamento exagerado para a maior parte dos casos de cânceres unifocal e precoce. A excisão local ampla geralmente é suficiente para a maior parte das lesões entre 1 e 10 mm de profundidade. O fator mais importante que determina a recorrência local é a margem de excisão. O risco de recorrência aumenta, à medida que as margens livres de doença diminuem (≥ 8 mm, 0%; 8-4,8 mm, 8%; < 4,8 mm, 54%) [31,46]. Em razão da destruição tecidual associada à fixação, essa margem deve ser aumentada. A excisão cirúrgica deve, portanto, ser de, pelo menos, 15 mm em todas as dimensões do tumor. A excisão deve ser realizada profunda na fáscia lata, que é coplanar, com a fáscia do diafragma urogenital. As margens laterais não devem ser comprometidas mesmo na necessidade de excisão de uma estrutura de linha média funcional, como ânus, clitóris ou uretra. Nas situações em que isso ocorre, por exemplo, no câncer precoce, mas de linha média, a radioterapia pode apresentar um papel importante para permitir o controle local, sem perda de função. Mesmo quando a excisão ampla é realizada, podem existir outras variáveis identificadas depois do exame da amostra que indicam um risco elevado de recidiva, de acordo com alguns autores. Elas incluem a espessura do tumor (ou invasividade) e o envolvimento do espaço dos capilares linfáticos (CLS), mas essa proposição necessita confirmação. O epitélio adjacente pode refletir o processo oncogênico subjacente e pode influenciar a recorrência. A VIN diferenciada parece apresentar uma taxa mais elevada de recorrência, do que a VIN tipo basaloide ou verrucoso, embora isto seja com base em um pequeno número de casos [47].

Os índices de recorrência local com a excisão ampla local apresentam resultados favoráveis, comparada à vulvectomia radical. Hacker e Van der Velden [46] confrontaram os resultados de 12 séries de casos publicados, incluindo 530 pacientes, das quais 165 foram tratadas pela excisão local radical e 365 por vulvectomia radical. O índice de recorrência local foi de 7,2 e 6,3%, respectivamente.

Embora a técnica possa ser apropriada, existem evidências de que a excisão mais conservadora pode resultar em soluções menos que adequadas, mesmo em centros especializados com ginecologistas oncologistas. Uma auditoria sobre o impacto de melhorar as orientações conduzida no sudoeste da Inglaterra encontrou margens adequadas em apenas 49% dos casos [48].

Tratamento cirúrgico de lesões vulvares avançadas

O leitor deve considerar que "avançado" em termos vulvares significa que a excisão local ampla deve ser a vulvectomia radical e/ou o comprometimento funcional. Os princípios aplicados aqui são os mesmos das lesões unifocais menores, e o objetivo é fazer a remoção com 15 mm de margens livres. Nessa situação, é importante considerar os tratamentos adjuntos, pois a função e a cosmética provavelmente podem ser alteradas. O plano de tratamento deve considerar a mulher e seus sentimentos. A mulher mais velha com doença extensa ou multifocal e com um distúrbio epitelial não neoplásico sintomático associado, como líquen escleroso, pode ser beneficiada pela vulvectomia radical com subsequente enxerto. De forma oposta, a mulher jovem com um câncer no clitóris pode ser tratada inicialmente pela radioterapia, reservando a cirurgia para controle local. Esses tipos de casos formam a base para o tratamento local de lesões vulvares avançadas. O primeiro objetivo é maximizar o controle local, imediatamente seguido pela consideração das funções futuras e cosmética na mulher.

Doença dos linfonodos

As pacientes com câncer vulvar invasivo superficial apresentam risco mínimo de doença nos linfonodos (Tabela 55.5). O câncer invasivo superficial é definido pela profundidade de invasão menor que 1 mm. A profundidade de invasão está diretamente relacionada com o risco de doença nos linfonodos. Ela deve ser mensurada a partir da papila dérmica mais superficial adjacente ao tumor.

Aproximadamente 30% dos cânceres vulvares apresentam doença metastática linfonodal inguinofemoral, e aproximadamente um quinto desses apresenta linfonodos pélvicos positivos (aproximadamente 5% no geral). É reconhecido há vários anos que os linfonodos pélvicos raramente estão envolvidos, quando os linfonodos inguinais são negativos. A baixa frequência do envolvimento dos linfonodos pélvicos e as dúvidas quanto à possibilidade de controle cirúrgico da doença nesse local levaram à conclusão de que a dissecção do linfonodo pélvico de rotina em câncer vulvar deve ser descontinuada.

Os seguintes fatores clínicos podem predizer a presença de doença nos linfonodos, embora o exame clínico dos linfonodos por si só não seja confiável:

- Tamanho da lesão;
- Presença de linfonodos clinicamente suspeitos ou não e
- Doença que envolve os lábios menor e maior apresenta 50% de chance de envolvimento de linfonodos e quando apenas uma dessas estruturas está envolvida, o risco é de, aproximadamente, 20%. Steheman *et al.* [49] sugeriram que a localização em clitóris ou perineal representa um risco aumentado de doença nos linfonodos.

Outros fatores de risco dependem da avaliação histopatológica da lesão primária e são similares aos fatores prognósticos gerais. Eles incluem:

- Classificação do tumor;
- Envolvimento do espaço intercapilar dos linfáticos;
- Grau de invasão (espessura do tumor) e
- Invasão perineural.

MANEJO DOS LINFONODOS

Tipos de dissecção dos linfonodos

A drenagem linfática primária da vulva e da porção distal da vagina é feita para os linfonodos inguinais (femoral superficial) e para os linfonodos localizados ao longo da veia femoral. Os vasos eferentes a partir dos linfonodos inguinais superficiais drenam para os linfonodos inguinais profundos e femorais. O linfonodo femoral mais cefálico é o de Cloquet. Este não é um achado anatômico constante, e sua ausência foi notada em 54% de cadáveres. Os linfonodos femorais também recebem alguns aferentes diretos, particularmente do clitóris e vulva anterior, explicando, assim, a observação de linfonodos femorais envolvidos e linfonodos inguinais não envolvidos. Um estudo prospectivo [50] sugeriu que a linfadenectomia superficial isolada pode estar associada a um risco mais elevado de recidiva inguinal, embora um índice de recidiva relativamente baixo em doença precoce não permita uma conclusão de certeza.

Lateralidade

O cruzamento extenso dos canais linfáticos da vulva pode resultar em envolvimento de linfonodos da virilha contralateral. Em razão disso, a dissecção inguinal bilateral de linfonodos geralmente é necessária. Entretanto, nos tumores laterais pequenos (< 2 cm), pode ser realizada, inicialmente, apenas uma dissecção de linfonodo ipsolateral. Uma lesão lateral é definida por consenso como uma lesão em que a excisão ampla, com margem de pelo menos 1 cm além da borda visível do tumor não alcança uma estrutura da linha média [Recomendação do consenso da Organização Europeia para Pesquisa e Tratamento do Câncer (EORTC)]. Se os linfonodos ipsolaterais forem positivos para câncer, os linfonodos contralaterias também devem ser excisados ou irradiados, pois, nesse cenário, é mais provável que sejam positivos.

Andrews *et al.* [51] encontraram os mesmos achados em lesões classificadas como T2, apesar do índice de positividade ipsolateral relativamente elevada de 34%. Exceções, contudo, foram relatadas. Para lesões maiores lateralizadas o cenário é mais confuso, e até que dados futuros tornarem-se disponíveis, a dissecção do linfonodo bilateral é recomendável.

Linfadenectomia

A necessidade de remoção em bloco dos linfonodos recebeu muita atenção, principalmente porque este tipo de procedimento apresenta uma morbidade significativa (Prancha 55.3), e a técnica que emprega incisões separadas de virilha (Prancha 55.4) apresenta um melhor resultado cosmético. A técnica de incisão tripla foi primeiramente descrita, em 1965, embora tenha se tornado popular apenas na década de 1980. Os autores não encontraram desvantagens em termos de sobrevida ou recidiva local para carcinomas no estágio precoce e observaram uma melhora significativa da morbidade.

A preocupação em relação à incisão tripla é a possibilidade de recidiva na ponte de tecido deixada entre a vulvectomia ou excisão local e os linfonodos inguinais. Esse tecido contém canais linfáticos, mas o mecanismo de disseminação da metástase linfática é incerto e pode ocorrer como um evento intermitente ou embólico ou um evento contínuo. Certamente quando os canais linfáticos contêm células malignas durante a ressecção, a recorrência é uma possibilidade real.

Um consenso atual sugere que a dissecção em bloco dos linfonodos é provavelmente melhor para as lesões vulvares grandes e em situações onde exista envolvimento expressivo dos linfonodos inguinais (Prancha 55.5).

Tratamento de linfonodos envolvidos

A ressecção dos linfonodos da virilha proporciona informação prognóstica e também pode conferir algum benefício na sobrevida. Há graus variados de positividade, desde depósitos microscópicos em um de muitos linfonodos até a disseminação extracapsular em todo o grupo de linfonodo. Como no estadiamento geral, esse espectro de variação está associado ao espectro de desfechos (Tabela 55.7) e requer diferentes abordagens de tratamento. A variável mais importante que influencia a sobrevida é a disseminação extracapsular a partir de linfonodos, e para pacientes em que apenas um linfonodo está envolvido, o fator prognóstico mais importante é a maior dimensão da metástase dentro do linfonodo (Tabela 55.8).

Essas observações explicam e confirmam as revisões recentes de estadiamento da FIGO.

No passado, a linfadenectomia pélvica foi considerada apropriada, quando havia envolvimento dos linfonodos inguinofemorais. Esta prática se tornou menos frequente

Tabela 55.7	Sobrevida em relação ao estado linfonodal e tamanho da lesão vulvar [30]	
Estado do linfonodo	Tamanho primário	Sobrevida (%)
Negativo (N = 385)	≤ 2 cm	97,9
	2-3 cm	90,5
	> 3 cm	75-80
	Todos	90,9
Positivo (N = 203)	Todos	57,2
1 ou 2 linfonodos positivos	–	75
3 ou 4	–	36
5 ou 6	–	24
7 ou mais	–	0

Tabela 55.8 Tratamento em relação ao estado do linfonodo

Linfonodos inguinais negativos	Sem tratamento posterior
Linfonodos inguinais positivos depois da cirurgia	–
Apenas um linfonodo envolvido*	Apenas observação
Dois ou mais linfonodos envolvidos	Radiações inguinal e pélvica
Clinicamente positivo antes da cirurgia	Ressecção seguida pela radiação
	Radiação seguida pela ressecção
	Radiação apenas

* Na situação em que há apenas um linfonodo envolvido, mas o linfonodo é completamente substituído pelo tumor ou exista disseminação extracapsular, o autor acredita que a radioterapia coadjuvante é justificável.

Tabela 55.9 Complicações da cirurgia

Dissecção da virilha
Deiscência da ferida/celulite
Linfocele
Linfedema

Ressecção vulvar
Deiscência da ferida/celulite
Rectocele
Problemas urinários
Psicológico

---

com a publicação do protocolo 37 do Grupo de Ginecologia e Oncologia (GOG) [52], demonstrando que, nessa situação, a radiação pélvica confere um melhor resultado que a dissecção do linfonodo pélvico. A diferença de sobrevida parece refletir melhor o controle da doença na virilha do que na região pélvica ou a distância.

Uma observação final em relação aos linfonodos é que todos os resultados disponíveis estão fundamentados na avaliação patológica considerada padrão, dos linfonodos da virilha (secções-padrão coradas com hematoxilina e eosina). Em outros sistemas de tumor, tem sido possível definir um grupo de pacientes com micrometástases, usando cortes seriados completos e imuno-histoquímica (IHC). Esses linfonodos micrometástase-positivos foram negativos na avaliação padrão. Ainda não existem estudos disponíveis que indiquem qual a importância clínica de tais achados no câncer vulvar, mas essa questão está sendo discutida no estudo GROINS V2 em andamento.

COMPLICAÇÕES DO TRATAMENTO CIRÚRGICO

As complicações das cirurgias vulvar e inguinal estão listadas na Tabela 55.9. Os procedimentos relativos ao câncer apresentam riscos imediatos de morbidade, como hemorragia, tromboembolismo e infecção, e os procedimentos vulvares não são uma exceção. As estratégias antiembólicas profiláticas são valiosas e devem ser utilizadas em todos os casos. A redução do tempo de hospitalização e a mobilização precoce, associadas à modificação da abordagem radical, melhoram indiretamente a profilaxia.

A dissecção radical em bloco (vulvectomia radical e dissecção de linfonodo bilateral) pode causar linfedema entre 8 a 69% dos casos.

A deiscência da ferida é muito comum, ocorrendo em, aproximadamente, 27 e 85% dos casos, e pode-se tornar secundariamente infectada, resultando em celulite. A média de permanência no hospital para esse procedimento radical varia de 17 a 33 dias. A técnica da incisão tripla produziu melhoras significativas quanto à perda de sangue intraoperatória e tempo de permanência, embora taxas elevadas continuem a ser relatadas (22-52%) [53,54]. A ocorrência de linfocele (Placa 55.5) e linfedema não é significativamente menor que na técnica radical em bloco. A dissecção unilateral da virilha parece diminuir a incidência de morbidade, mas não há diferença significativa da morbidade, quando a dissecção de linfonodo inguinal superficial é comparada à profunda. Van der Zee *et al.* relataram reduções expressivas de deiscência da ferida operatória, celulite, permanência hospitalar e linfedema, quando a técnica de linfonodo sentinela é comparada à linfadenectomia inguinofemoral [44].

Abordagens menos radicais da vulva certamente melhoram a cosmética e subsequente função. Outras modificações cirúrgicas [55] para reduzir a morbidade são a preservação da veia safena no momento da cirurgia, reduzindo complicações da ferida operatória e dos membros inferiores, embora os resultados em relação a linfedema sejam inconclusivos [56,57]. Tem sido sugerido que os tecidos mais laterais na virilha não necessitam de ressecção. A transposição do sartório para revestir os vasos femorais em pacientes magras e edemaciadas também auxilia a reduzir a morbidade associada à ferida operatória [57]. As complicações da ferida operatória podem ser minimizadas, evitando-se a lesão das bordas da pele, realizando suturas livres de tensão, realizando-se drenagem da ferida e administrando antibióticos profiláticos. Recentemente, cirurgiões têm usado técnicas de enxertia no momento da cirurgia inicial ou como procedimento de segundo estágio. Os enxertos utilizados de forma bem-sucedida foram os retalhos miocutâneos dos músculos grácil e reto e retalhos de pele de rotação de espessura total retirados da face interna da coxa ou nádega (Prancha 55.6). A utilização desses retalhos para corrigir defeitos e uma incisão mais conservadora resulta em uma cicatriz menor e vulva mais funcional. Não está demonstrado se esses cuidados representam uma melhora no bem-estar psicológico, mas o trauma psicológico da excisão radical sem reconstrução está bem documentado [58].

TRATAMENTO DAS COMPLICAÇÕES

Para o manejo do linfedema, são prescritas roupas íntimas compressivas, repouso e exercícios, evitar os traumas (cuidado da pele), drenagem simples por gravidade e drenagem linfática manual (MLD). Para linfocele, uma abordagem conservadora é adotada, e drenagem e antibióticos são recomendados somente nos casos sintomáticos, mas eles tendem a melhorar.

A cicatrização da ferida pode ser promovida com curativos de mel de manuka [59]. Recentemente, houve relatos aleatórios de utilização de selante de tecido para promover a cicatrização das feridas na virilha que sofreram deiscência [60].

Radioterapia e quimioterapia

O papel da radioterapia e quimioterapia no tratamento de câncer vulvar está menos definido. Existem dados que indicam com muita clareza que o câncer vulvar escamoso seja sensível à radio e quimioterapia.

O câncer de células basais é radiossensível, e a radioterapia pode ser o tratamento de escolha, quando a cirurgia pode causar um prejuízo funcional ou cosmético. Os melanomas não respondem à radioterapia, e existem relatos mostrando que o câncer verrucoso se torna mais agressivo depois da radioterapia.

Radioterapia adjuvante

Os fatores que influenciam a necessidade de uma radioterapia adjuvante são:

- Margens cirúrgicas e
- Positividade do linfonodo inguinal.

Existe pouca evidência para recomendar uma terapia local adjuvante rotineiramente em pacientes com margens cirúrgicas abaixo do ideal (< 8 mm). O tratamento adjuvante para margens positivas está associado à melhora da sobrevida, quando comparado à observação isoladamente [61].

A radioterapia adjuvante deve ser considerada quando dois ou mais linfonodos estão envolvidos na doença metastática microscópica ou quando não houver margem de segurança adequada e/ou disseminação extracapsular em qualquer linfonodo [50, 62, 63]. O tratamento deve ser direcionado às virilhas e aos linfonodos pélvicos, embora não exista evidência para mostrar se o tratamento deve ser voltado a ambos os lados ou apenas ao lado envolvido. A utilização crescente da técnica do linfonodo sentinela pode requerer uma reavaliação dessa estratégia. O protocolo do estudo GROIN V 2 atual determina que as pacientes devem receber a terapia de radiação adjuvante, quando o linfonodo sentinela é positivo. Isto pode representar um tratamento exagerado, pois o linfonodo sentinela pode ser o único linfonodo positivo e não necessita de tratamento adjuvante se todos os outros linfonodos estiverem negativos. O que o protocolo GROIN V 2 atual não pode responder é se o efeito da radioterapia adjuvante das virilhas é adjuvante da ressecção cirúrgica. O resultado em indivíduos com linfonodos sentinelas positivos e tratados com radiação está sendo aguardado e espera-se que seja comparado favoravelmente (em termos de controle da doença) às pacientes que recebem radiação adjuvante depois de uma linfadenectomia completa.

Tratamento primário

A radioterapia com ou sem quimioterapia simultânea ou sequencial vem sendo utilizada com maior frequência no tratamento do câncer vulvar avançado. A radioterapia pode, em algumas circunstâncias, ser o único tratamento, mas é mais utilizada no pré-operatório com o objetivo de preservar o esfíncter. A radioterapia também pode ser útil para tratamento dos linfonodos da virilha envolvidos com comprovação histológica. Não está definido se é preciso fazer a remoção dos linfonodos irradiados.

Programas de radioterapia e quimioterapia

A maior parte das programações está com base nos protocolos desenvolvidos pelo Grupo de Toronto [64]. O tamanho fracionado é importante, com 1,7 Gy próximo da tolerância, embora se reconheça que alguns centros possam utilizar frações discretamente maiores (1,8 Gy). As doses precisam ser reduzidas para o tratamento radical, quando são empregadas frações maiores que 1,7 Gy.

O tratamento radical geralmente requer que a dose profilática (45-50 Gy) seja administrada aos locais primários, e uma segunda fase de tratamento é dirigida aos linfonodos e tumor, utilizando elétrons, radioterapia conformacional ou braquiterapia a uma dose total de 65 Gy. O total da dose prescrita é determinado pelo contexto clínico.

Uma revisão de Cochrane não encontrou evidências que indiquem que a irradiação profilática da virilha deva ser utilizada no lugar da cirurgia [65]. Não existem dados prospectivos expressivos em relação à utilização da quimioterapia e radiação. Alguns estudos clínicos retrospectivos pequenos sugeriram que possa haver alguma melhora no controle local com programas que utilizam cisplatina e 5-flourouracil, Mitomicina C e 5-flourouracil e 5-flourouracil isolado.

Na ausência de uma doença macroscópica nítida, o único objetivo é o tratamento adjuvante, a dose total é de 45-50 Gy sem quimioterapia simultânea.

Complicações da radioterapia

A razão para a aplicação limitada da radioterapia nessa doença se deve à insuficiência dos registros de tolerância e aos altos níveis de complicações em séries de pacientes mais idosas. Isto quase certamente se relaciona com o tipo de tratamentos e técnicas disponíveis nesses grupos. Equipamentos mais modernos e uma compreensão maior de seu potencial e aplicações resultaram em melhora na tolerância e na morbidade.

A maior parte das mulheres apresenta eritema e alguma descamação úmida, como resultado da radioterapia. Com cuidado de higiene adequado, essas complicações raramente ocasionam uma descontinuação prematura do tratamento. A cistite induzida pela radiação requer irrigação da bexiga e tratamento das infecções. A proctite é tratada com esteroide [Predfoam (predinisolona)], normacol e loperamida.

Efeitos colaterais mais graves incluem necrose do osso (sínfise e cabeças femorais) e formação de fístula. O planejamento cuidadoso de tamanhos de campo, dose e fracionamento minimizam tais riscos.

Doença recorrente

Entre 15 e 30% dos casos desenvolvem recorrência. O local mais comum é a vulva residual (70%), seguido pelos linfonodos da virilha responsáveis por quase 20% e o restante das recidivas, ocorrendo na pelve ou como metástases distantes [66].

Até 80% das recorrências acontecem 2 anos depois do tratamento primário, e a revisão deve ser feita a cada 3 meses nos primeiros 2 anos, depois deve ser feita a cada 6 meses durante 2-3 anos e, então, anualmente [67]. Além disso, as pacientes são encorajadas à autoinspeção e devem relatar os sintomas de dor, sangramento e corrimento. Essa programação para acompanhamento é empírica e não baseada em evidência.

A sobrevida é ruim após a recidiva regional, e todos os esforços para preveni-la devem ser feitos no início. Recorrência da ponte da pele foi relatada como ocorrência mais provável em pacientes com linfonodos positivos [68].

Tratamento

O tratamento da doença recidivante depende do local e extensão da recorrência [66]. A excisão ampla de recorrências locais pode resultar em taxa de sobrevida de 5 anos de 56%, quando os linfonodos inguinais são negativos [69]. Quando a excisão causa risco à função do esfíncter, a radioterapia deve ser considerada como primeira escolha. Se a radioterapia já tiver sido realizada em dose máxima, a excisão deve ser considerada.

A recorrência na virilha possui um prognóstico pior e é de difícil tratamento. Em pacientes que não foram tratados previamente com irradiação na virilha, a radioterapia (com ou sem cirurgia associada) deve ser a opção preferida. As opções são mais limitadas nas pacientes que já foram irradiadas, e um método paliativo, que pode incluir cirurgia, deve ser considerado. Não há quimioterapia padrão ou outro tratamento sistêmico eficaz em pacientes com doença metastática.

Quadro 55.3 Resumo

- Excisão radical da(s) lesão(ões) primária(s) deve ter como objetivo atingir margens da doença livre de, pelo menos, 8 mm depois da fixação.
- Todas as lesões com invasão maior que 1 mm são uma indicação para dissecção de linfonodo ipsolateral ou bilateral.
- Radioterapia coadjuvante ou reexcisão deve ser considerada, caso as margens de excisão estejam abaixo do ideal.
- Um linfonodo acometido ou rompido por um tumor ou dois com depósitos microscópicos são indicação para radioterapia coadjuvante imediata.
- Tumores avançados ou tumores em que a excisão pode causar comprometimento funcional devem ser tratados de forma individual (cirurgia, radioterapia e quimioterapia) para maximizar a cura e minimizar o comprometimento funcional.
- A recorrência local pode ser tratada pela reexcisão ou radioterapia, que sempre deve estar associada ao menor comprometimento funcional.
- As recorrências na virilha são de difícil tratamento, e o resultado é ruim.

CÂNCER DE VAGINA

História

O câncer de vagina é raro e compõe apenas 1-2% de todas as malignidades ginecológicas. Eles surgem como cânceres escamosos primários ou são o resultado da extensão da cérvice ou vulva. A maior parte dos autores relata uma ampla faixa etária (18-95 anos), com um pico de incidência na sexta década de vida e uma média de idade de aproximadamente 60-65 anos. Parece não haver relação com raça ou paridade.

Etiologia

A causa do câncer vaginal é desconhecida, embora vários fatores predisponentes e associados tenham sido observados. Estes incluem:

- Neoplasia intraepitelial do trato genital inferior prévia e neoplasia [principalmente neoplasia intraepitelial cervical (CIN) e/ou carcinoma cervical];
- Infecção por HPV (subtipos oncogênicos) e
- Malignidade ginecológica prévia.

Vários autores relatam que aproximadamente uma de quatro ou, no máximo, uma de três pacientes apresentou uma malignidade ginecológica prévia. Grandes estudos clínicos caso-controles não confirmaram os seguintes fatores causais: radioterapia pélvica, histerectomia prévia, utilização de pessário vaginal por longo período e prolapso uretrovaginal crônico.

Apresentação

Os sintomas na apresentação dependem do estágio do tumor. As características presentes mais comuns são:

- Sangramento vaginal, ocorrendo em mais de 50% das apresentações;
- Corrimento vaginal;
- Sintomas urinários;
- Massa abdominal ou dor e
- Assintomático – aproximadamente 10% dos tumores são assintomáticos no momento do diagnóstico.

Os tumores vaginais podem ser negligenciados durante o exame vaginal, particularmente quando um espéculo bivalvar é utilizado. A inspeção cuidadosa das paredes vaginais, enquanto se retira o espéculo, é necessária, por outro lado, as lâminas do espéculo podem impedir a visualização de um tumor sob as paredes vaginais anterior e posterior.

Patologia

Oitenta a noventa por cento dos tumores são escamosos. Outros tipos de carcinomas incluem os adenocarcinomas, os carcinomas adenoescamosos e os adenocarcinomas de células claras. Outros cânceres vaginais primários mais raros são discutidos separadamente.

Local e tamanho

Os tumores podem ocorrer em qualquer local na vagina. O terço superior da vagina é o local mais frequentemente envolvido, junto ou isoladamente ao terço médio em aproximadamente dois de cada três casos. Aproximadamente, um em cada seis casos envolve a extensão total da vagina. Não há predileção por qualquer parede da vagina. A Prancha 55.7 demonstra uma lesão bem localizada na porção inferior da vagina que não se originou na vulva.

O tamanho do tumor mostra uma grande variação de apresentação, variando de úlceras pequenas menores que 1 cm de diâmetro a grandes massas pélvicas, embora a maior parte dos tumores possua um máximo de 2-4 cm de diâmetro.

Estadiamento e avaliação

Qualquer tumor classificado como um carcinoma primário de vagina não deve envolver a cérvice uterina. Não deve haver evidência clínica de que o tumor represente uma doença metastática ou recorrente. O estadiamento deve ser realizado de acordo com a classificação FIGO. Esta classificação está resumida na Tabela 55.10.

O processo de estadiamento apresenta problemas, pois pode ser difícil diferenciar um estágio de outro. Isto se aplica particularmente à doença de estágios I e II, onde pode ser difícil a diferenciação clínica e de modo semelhante é difícil diferenciar os estágios IIa e IIb somente pela avaliação clínica. Existem diferenças na interpretação da importância dos linfonodos inguinais positivos e seu efeito no estadiamento. O estadiamento atual não indica em qual grupo tais pacientes devem ser colocadas, e alguns autores atribuem essas pacientes ao estágio III com outros preferindo o IVa ou IVb.

Tabela 55.10 Estadiamento clínico da Federação Internacional de Ginecologia e Obstetrícia (FIGO) de carcinoma vaginal primário

FIGO Estágio	Definição
0	Neoplasia intraepitelial vaginal III (carcinoma *in situ*)
I	Carcinoma invasivo limitado à parede vaginal
IIa	Carcinoma envolve o tecido subvaginal, mas não se estende ao paramétrio
IIb	Carcinoma envolve o paramétrio, mas não se estende à parede do lado pélvico
III	Carcinoma se estende à parede do lado pélvico
IVa	Envolvimento da mucosa da bexiga ou reto (edema bolhoso não qualificado para estágio IV) ou extensão direta além da pelve verdadeira
IVb	Disseminação aos grandes órgãos

A maioria dos estudos de séries de casos relata que a doença no estágio II é a mais comumente encontrada na primeira consulta (aproximadamente 50% de todos os casos). Estágios I e II combinados consistentemente são responsáveis por 70-80% dos casos.

Avaliação

A avaliação é mais bem realizada sob anestesia geral.

- O local e os limites do tumor podem ser acuradamente determinados, e uma biópsia de espessura total realizada para análise histológica.
- Exames retal e vaginal combinados são úteis para determinar se existe qualquer extensão do tumor além da vagina e a extensão de qualquer disseminação.
- Citoscopia e sigmoidoscopia são necessárias para excluir ou confirmar o envolvimento da bexiga ou reto.
- Raios X de tórax e urogramas intravenosos podem ser utilizados para a avaliação.
- Investigações radiológicas mais complexas, como ultrassonografia retal ou MRI, podem ser úteis em casos selecionados para definir as dimensões e extensão do tumor.

Tratamento

A maior parte dos casos de carcinoma vaginal é tratada utilizando radioterapia pélvica, embora a excisão cirúrgica seja uma forma apropriada de tratamento em alguns casos. Programas de quimioterapia experimental estão sendo desenvolvidos isolados ou associados à radioterapia para casos avançados ou de doença recorrente.

Radioterapia

A proximidade da bexiga e reto significa que, exceto em casos iniciais, preservar a função normal da bexiga e reto só pode ser alcançada pela utilização de técnicas de radioterapia. A radioterapia é certamente eficaz no tratamento do câncer vaginal, e os índices de sobrevida melhoraram, juntamente com o desenvolvimento e aprimoramento das técnicas. As técnicas utilizadas devem incluir:

- Radioterapia de fonte externa (teleterapia);
- Braquiterapia (p. ex., implantes intersticiais, cilindros intravaginais ou ovoides vaginais) e
- Uma combinação das duas.

Existe um pequeno espaço para a utilização da terapia de fonte externa isolada, e a maior parte dos tumores deve ser tratada em combinação com braquiterapia, e os pequenos tumores de estágio inicial têm indicação de braquiterapia somente. A dose ideal permanece incerta, mas a dose do tumor médio deve ser, no mínimo, de 75 Gy. Acima dessa dose qualquer benefício na sobrevida deve ser avaliado contra a toxicidade aumentada da terapia, e doses de 98 Gy ou mais causam uma incidência mais elevada de efeitos adversos graves. Taxas de complicação relatadas para radioterapia variam de acordo com a dose e técnicas utilizadas e para sistemas de graduação diferentes, utilizados por diversos autores. As complicações mais relatadas ocorrem em 10-20% das pacientes. Complicações que ameaçam a vida ocorrem em 6% das mulheres com radioterapia para malignidades ginecológicas, e o carcinoma vaginal não é exceção.

As complicações agudas incluem:

- Proctite;
- Cistite de radiação e
- Escoriação ou ulceração vulvar e até mesmo necrose vaginal.

Complicações importantes a longo prazo relatadas incluem:

- Fístulas vesicovaginais ou retovaginais;
- Estenose retal e
- Estenose vaginal.

Em mulheres mais jovens, a estenose vaginal pode ser uma complicação a longo prazo de grande importância.

▶ Cirurgia

Existem poucos relatos da utilização de cirurgia no câncer vaginal. Há três situações gerais em que a cirurgia deve ser considerada como tratamento de primeira linha. São elas:

1 pacientes que se apresentam com um tumor no estágio I no terço superior da vagina, particularmente na parede posterior em que a ressecção pode ser tecnicamente direta. Essas pacientes podem ser tratadas com histerectomia radical (caso útero *in situ*), linfadenectomia pélvica e vaginectomia;
2 pacientes com pequenos tumores móveis de estágio I, em situação baixa na vagina, que podem ser tratados pela vulvectomia com linfadenectomia inguinal e
3 lesões maiores, que são improváveis de serem curadas pela radioterapia primária, podem ser consideradas para exenteração em casos cuidadosamente selecionados.

Sem dúvida, é possível, em muitos casos, remover um carcinoma vaginal por meios cirúrgicos e há poucas evidências, sugerindo que a sobrevida é melhor com qualquer uma das modalidades de tratamento. A escolha do tratamento depende da toxicidade potencial do tratamento proposto em relação a uma paciente individual e um tumor específico. A cirurgia é problema nesse aspecto, pois para atingir margens adequadas ao redor do tumor, estruturas importantes (p. ex., bexiga ou reto) podem ser comprometidas.

A linfadenectomia parece importante, conforme o estudo de Stock *et al.* [70] que relatou que 10 (34%) de 29 pacientes submetidas à dissecção de linfonodo pélvico e todas as três de suas pacientes submetidas à linfadenectomia inguinal apresentaram linfonodos positivos. Índices elevados de metástases nos linfonodos inguinais a partir de tumores do terço inferior da vagina foram observados. Relatos iniciais sugeriram que a morbidade depois do tratamento cirúrgico do câncer vaginal foi frequente e grave.

Entretanto, a maior parte das complicações é notada em pacientes submetidas ao tratamento cirúrgico de recorrência pós-radiação ou depois de uma cirurgia de exenteração para doença avançada. As complicações graves incluem problemas urinários (incontinência por esforço e/ou urgência) e fístulas. Finalmente, qualquer procedimento que necessite de remoção total da vagina deixa a paciente com apareunia, embora graus menores de excisão vaginal geralmente possibilitem a função sexual subsequente.

▶ Quimioterapia

Existe pouco trabalho publicado relacionado com a utilização de quimioterapia no câncer vaginal. Os relatos que existem consideram a quimiorradiação combinada, como o tratamento de primeira linha da doença avançada e a utilização paliativa de quimioterapia para a doença recorrente. No câncer vaginal escamoso o uso de quimioterapia deve ser considerado como experimental.

▶ Sobrevida

A sobrevida de 5 anos atualmente é de 50%, com taxas relatadas variando entre 39-66%. A sobrevida é muito mais elevada na doença em estágio inicial. Contudo, existe alguma inconsistência na alocação de casos nos estágios I e II. As taxas de sobrevida para doença de estágio I são relatadas consistentemente entre 70 e 80%.

▶ Fatores prognósticos

Estágio, tamanho, local, grau histológico e tipo foram todos propostos como fatores que podem influenciar a sobrevida. Somente o estágio e local do tumor, entretanto, são consistentemente relatados como estando diretamente relacionados com a sobrevida.

▶ Recorrência

A recorrência ocorre localmente ou no interior da pelve na maior parte dos casos, com aproximadamente 20% de recidiva com metástases distantes. A maior parte das recidivas ocorre logo após a terapia primária. Stock *et al.* [70] encontraram um tempo médio de recidiva de 0,7 ano. O prognóstico depois da falha da terapia primária é ruim, e, na maioria dos casos, o tratamento subsequente provavelmente não será bem-sucedido. Como no câncer cervical, as pacientes com recorrência pélvica podem fazer uma cirurgia de recuperação pelas exenterações anterior e posterior.

TUMORES VAGINAIS INCOMUNS

Sarcomas

Os leiomiossarcomas são mais frequentemente diagnosticados, com outros tipos de tumores, incluindo adenossarcomas e angiossarcomas. A terapia primária é a cirurgia com ampla excisão local do tumor com margens livres. A radioterapia coadjuvante foi defendida para tumores de grau elevado ou na doença recorrente. A quimioterapia coadjuvante foi utilizada por alguns autores, mas não demonstrou conferir uma vantagem na sobrevida em sarcomas de tecidos moles de extremidades. A maior parte das mulheres apresenta desconforto ou sangramento.

Rabdomiossarcoma (sarcoma de botrioides)

Os rabdomiossarcomas compõem < 2% dos sarcomas vaginais. Ele é o tumor de tecidos moles mais comum no trato geniturinário durante a infância. Aproximadamente 90% dos casos ocorrem em crianças com menos de 3 anos de idade e quase dois em cada três casos ocorrem nos primeiros 2 anos de vida, embora casos raros sejam relatados em mulheres mais velhas. A apresentação é classicamente de uma massa vaginal composta por vesículas "semelhantes à uva" e moles, mas outras mulheres podem apresentar sangramento vaginal, corrimento, um pólipo único e pequeno ou, ocasionalmente, uma massa hemorrágica negra.

O tratamento envolve cirurgia conservadora (com o objetivo de preservar a função dos órgãos pélvicos femininos), mas depende grandemente da combinação da quimioterapia utilizando vincristina, actinomicina-D e ciclofosfamida. A cirurgia coadjuvante ou radioterapia pode ser adicionada, dependendo da resposta à quimioterapia. A sobrevida foi amplamente melhorada pelo advento de quimioterapia combinada, e a sobrevida é de até 90% depois do tratamento.

Adenocarcinoma de células claras

Como sugerido por seu nome, ele exibe fatores histológicos característicos que incluem a presença de camadas de células claras ou de túbulos e cistos revestidos por células em cabeça de prego. A idade média no diagnóstico é de 19 anos (variando de 7-42 anos) e aproximadamente 61% das pacientes apresentam exposição intrauterina documentada à dietilestilbestrol (DES) ou a estrógeno não esteroidal. Embora o risco de desenvolvimento de um adenocarcinoma de células claras após a exposição a tais fármacos *in utero* fosse considerado importante, atualmente o risco é muito baixo entre 0,014-0,14%. Riscos mais elevados estão associados à exposição que ocorre no início da gestação, o risco após a exposição nas primeiras 12 semanas de gestação é três vezes maior que depois da 13ª semana. A maior parte dos tumores ocorre no terço superior da parede vaginal anterior. O tratamento é realizado por cirurgia radical ou radioterapia, dependendo do estágio, de modo semelhante ao tratamento do carcinoma cervical.

O pico de incidência do carcinoma de células claras associado ao DES nos EUA ocorreu, em 1975, mas um relato recente sugere que pode haver o desenvolvimento de adenocarcinoma de células não claras em mulheres mais velhas expostas ao DES [71].

Melanoma

O melanoma maligno primário da vagina é uma neoplasia maligna ginecológica rara e agressiva. Menos de 200 casos foram relatados no mundo até hoje, mas sabe-se que essa doença possui o pior prognóstico de todas as doenças malignas ginecológicas. O melanoma maligno da vagina é 100 vezes menos comum que o melanoma cutâneo não genital. O comportamento desse tumor também difere de outros melanomas encontrados em outros locais em relação à maior agressividade que os melanomas cutâneos (incluindo melanoma vulvar) e não há diferença de incidência entre raças diferentes ou tipos de pele. A idade média na apresentação é de aproximadamente, 66 anos, e a incidência aumenta com o avanço da idade. A queixa mais comum é de sangramento vaginal, mas a apresentação também pode ser de uma massa pélvica, corrimento vaginal ou dispareunia. A forma ideal de tratamento não está definida, mas qualquer que seja o método utilizado, a previsão é desanimadora. Os fatores prognósticos que foram propostos incluem idade, estágio, profundidade de invasão, diâmetro do tumor e índice mitótico. Como no carcinoma vaginal escamoso, a escolha do tratamento encontra-se entre cirurgia, radioterapia ou uma abordagem combinada. Vários artigos recentes apoiam a utilização da cirurgia radical como uma abordagem primária [72]. A cirurgia radical é a exenteração anterior ou completa, e, embora a sobrevida de 5 anos não seja necessariamente aumentada por tais medidas, a sobrevida média e livre da doença pode ser prolongada.

Tumor do seio endodérmico

Os tumores do seio endodérmico, que surgem mais comumente nos ovários ou testículos de crianças, também ocorrem na vagina de muitas mulheres jovens. Aproximadamente 50 casos foram relatados e nenhum caso em paciente com idade superior a 3 anos. A apresentação geralmente acompanha um episódio de sangramento vaginal ou corrimento em uma menina, que durante o exame apresenta um tumor exofítico polipoide friável.

A imuno-histoquímica revela coloração positiva para alfafetoproteína (αFP), e, em alguns casos, os níveis séricos de αFP encontram-se elevados.

O comportamento do tumor é localmente agressivo, e as metástases ocorrem via disseminação hematógena ou linfática. A maior parte dos tumores surge na parede vaginal posterior e, quando não tratada, as pacientes vêm a óbito dentro de 2-4 meses do diagnóstico.

A ênfase tem sido para o tratamento cirúrgico, cirurgia de excisão limitada combinada com quimioterapia pré- ou pós-operatória. A quimioterapia com multiagentes é utilizada e é a mesma para o tratamento de sucesso do tumor do seio endodérmico ovariano.

> **Quadro 55.4 Resumo**
>
> - O câncer vaginal é raro, e a maior parte dos cânceres é escamosa.
> - A doença superficial no terço superior pode ser tratada do modo semelhante ao câncer cervical.
> - A doença superficial no terço inferior pode ser tratada como para o câncer vulvar.
> - A doença profundamente invasiva e qualquer doença cuja excisão resulte em comprometimento funcional devem ser tratadas primeiramente com radioterapia com ou sem quimioterapia.
> - O estágio e o local do tumor são as variáveis prognósticas mais importantes.

CONCLUSÕES

A raridade do câncer vaginal significa que muitas questões relacionadas com o seu tratamento permanecem sem resposta. Muitos casos são responsivos ao tratamento por mais que um método com resultados comparáveis em termos de sobrevida. A escolha do tratamento pode, entretanto, ser frequentemente realizada em relação às toxicidades potenciais de tratamentos diferentes e deve ser personalizada a cada paciente em particular.

REFERÊNCIAS

1. ISD Scotland Online Cancer Registrations in Scotland, 2009.
2. Cancer Registrations in Northern Ireland. Northern Ireland Cancer Registry, 2009.
3. Cancer Registrations in England. Office for National Statistics, 2009.
4. Cancer Registrations in Wales. Welsh Cancer Intelligence and Surveillance Unit, 2009.
5. Jones RW, Baranyai J, Stables S. Trends in squamous cell carcinoma of the vulva: the influence of vulvar intraepithelial neoplasia. *Obstet Gynecol* 1997;90:448-452.
6. Joura EA, Lösch A, Haider-Angeler MG, Breitenecker G, Leodalter S. Trends in vulvar neoplasia. Increasing incidence of vulvar intraepithelial neoplasia and squamous cell carcinoma of the vulva in young women. *J Reprod Med* 2000;45:613-615.
7. MacLean AB, Buckley CH, Luesley D et al. Squamous cell carcinoma of the vulva: the importance of non-neoplastic epithelial disorders. *Int J Gynecol Cancer* 1995;5:70.
8. Meffert JJ, Davis BM, Grimwood RE. Lichen sclerosus. *J Am Acad Dermatol* 1995;32:393-416.
9. Jones RW, Baranyai J, Stables S. Trends in squamous cell carcinoma of the vulva: the influence of vulvar intraepithelial neoplasia. *Obstet Gynecol* 1997;90:448-452.
10. Herod JJO, Shafl MI, Rollason TP, Jordan JA, Luesley DM. Vulvar intraepithelial neoplasia: long term follow up of treated and untreated women. *Br J Obstet Gynaecol* 1996;103:446-452.
11. Fishman DA, Chambers SK, Shwartz PE, Kohorn EL, Chambers JT. Extramammary Paget's disease of the vulva. *Gynecol Oncol* 1995;56:266-270.
12. Ragnarssonolding B, Johanson H, Rutgvist LE, Ringborg U. Malignant melanoma of the vulva and vagina: trends in incidence, age distribution and long term survival among 245 consecutive cases in Sweden 1960-1984. *Cancer* 1993;71:1893-1897.
13. Bradgate M, Rollason TP, McConkey CC, Powe UJ. Malignant melanoma of the vulva: a clinico-pathological study of 50 cases. *Br J Obstet Gynaecol* 1990;97:124-133.
14. Daling JR, Sherman KJ, Hislop TG et al. Cigarette smoking and the risk of anogenital cancer. *Am J Epidemiol* 1992;135:180-189.
15. Ansink AC, Heintz AP. Epidemiology and etiology of squamous cell carcinoma of the vulva. *Eur J Obstet Gynecol Reprod Biol* 1993;48:111-115.
16. Tate JE, Mutter GL, Prasad CJ, Berkowitz R, Goodman H, Crum CP. Analysis of HPV-positive and -negative vulvar carcinomas for alterations in c-myc, Ha-, Ki-, and N-ras genes. *Gynecol Oncol* 1994;53:78-83.
17. Crum CP, McLachlin CM, Tate JE, Mutter GL. Pathobiology of vulvar squamous neoplasia. *Curr Opin Obstet Gynecol* 1997;9:63-69.
18. Eva LJ, Ganesan R, Chan KK, Honest H, Luesley DM. Differentiated-type vulval intraepithelial neoplasia has a high risk association with vulval squamous cell carcinoma. *Int J Gynecol Cancer* 2009;19:741-744.
19. Stroup AM, Harlan LC, Trimble EL. Demographic, clinical and treatment trends among women diagnosed with vulvar cancer in the United States. *Gynecol Oncol* 2008;108:577-583.
20. Monagham JM. Management of vulval carcinoma. In: Shepherd JH, Monaghan JM (eds) *Clinical Gynaecological Oncology.* Oxford: Blackwell Scientific Publications, 1990:145.
21. Hacker NF, Leucher RS, Berek JS, Casaldo TW, Lagasse LD. Radical vulvectomy and inguinal lymphadenectomy through separate groin incisions. *Obstet Gynecol* 1981;58:574-579.
22. Podratz KC, Symmonds RE, Taylor WF, Williams TJ. Carcinoma of the vulva: analysis of treatment and survival. *Obstet Gynecol* 1983;61:63-74.
23. Ross M, Ehrmann RL. Histologic prognosticators in stage I squamous cell carcinoma of the vulva. *Obstet Gynecol* 1987;70:774-784.
24. Parker RT, Duncan I, Rampone J, Creasman W. Operative management of early epidermoid carcinoma of the vulva. *Am J Obstet Gynecol* 1975;123:349-355.
25. Magrina JF, Webb MJ, Gaffey TA, Symmonds RE. Stage I squamous cell cancer of the vulva. *Am J Obstet Gynecol* 1979;134:453-459.
26. Iversen T, Abeler V, Aalders J. Individualised treatment of stage I carcinoma of the vulva. *Obstet Gynecol* 1981;57:85-89.
27. Boyce J, Fruchter RG, Kasambilides E, Nicastri AD, Sedlis A, Remy JC. Prognostic factors in carcinoma of the vulva. *Gynecol Oncol* 1985;20:364-377.
28. Hacker NF, Berek JS, Lagasse LD, Leuchter RS, Moore JG. Management of regional lymph nodes and their prognostic influence in vulvar cancer. *Obstet Gynecol* 1983;61:408-412.

29. Pecorelli S. Revised FIGO staging for carcinoma of the vulva, cervix and endometrium. *Int J Gynecol Obstet* 2009;105:103-104.

30. Homesley HD, Bundy BN, Sedlis A *et al.* Assessment of current International Federation of Gynaecology and Obstetrics staging of vulvar carcinoma relative to prognostic factors for survival (a Gynecologic Oncology Group study). *Am J Obstet Gynecol* 1991;164:997-1003; discussion 1003-1004.

31. Heaps JM, Fu YS, Montz FJ, Hacker NF, Berek JS. Surgical–pathologic variables predictive of local recurrence in squamous cell carcinoma of the vulva. *Gynecol Oncol* 1990;38:309-314.

32. Hopkins MP, Reid GC, Vettrano I, Morley GW. Squamous cell carcinoma of the vulva: prognostic factors influencing survival. *Gynecol Oncol* 1991;43:113-117.

33. Gaarenstroom KN, Kenter CG, Trimbos JB *et al.* Postoperative complications after vulvectomy and inguinofemoral lymphadenectomy using separate groin incisions. *Int J Gynecol Cancer* 2003;13:522-527.

34. Sedlis A, Homesley H, Bundy B. Positive groin lymph nodes in superficial squamous vulvar cancer. *Am J Obstet Gynecol* 1987;156:1159-1164.

35. Homesley H, Bundy B, Sedlis A. Prognostic factors for groin node metastasis in squamous cell carcinoma of the vulva. *Gynecol Oncol* 1993;49:279-83.

36. Barton DP, Shepherd JH, Moskovic EC, Sohaib SA. Identification of inguinal lymph node metastases from vulval carcinoma by magnetic resonance imaging: an initial report. *Clin Radiol* 2003;58:409.

37. Sohaib SA, Moskovic EC. Imaging in vulval cancer. *Best Pract Res Clin Obstet Gynaecol* 2003;17:543-556.

38. Hall TB, Barton DP, Trott PA *et al.* The role of ultrasound-guided cytology of groin lymph nodes in the management of squamous cell carcinoma of the vulva:5-year experience in 44 patients. *Clin Radiol* 2003;58:367-371.

39. Mohammad DKA, Uberoi R, Lopes ADB, Monaghan JM. Inguinal node status by ultrasound in vulval cancer. *Gynecol Oncol* 2000;77:93-96

40. Moskovic EC, Shepherd JH, Barton DP, Trott PA, Nasiri N, Thomas JM. The role of high resolution ultrasound with guided cytology of groin lymph nodes in the management of squamous cell carcinoma of the vulva: a pilot study. *Br J Obstet Gynaecol* 1999;106:863-867

41. Cohn DE, Dehdashti F, Gibb RK *et al.* Prospective evaluation of positron emission tomography for the detection of groin node metastases from vulvar cancer. *Gynecol Oncol* 2002;85:179-184.

42. Boran N, Kayikcioglu F, Kir M. Sentinel lymph node procedure in early vulvar cancer. *Gynecol Oncol* 2003;90:492-493.

43. Hullu JA, van der Zee AG. Groin surgery and the sentinel lymph node. *Best Pract Res Clin Obstet Gynaecol* 2003;17:571-589.

44. Van Der Zee AGJ, Oonk MH, De Hullu JA *et al.* Sentinel node dissection is safe in the treatment of early stage vulvar cancer. *J Clin Oncol* 2008;26:884-889.

45. Selman TJ, Luesley DM, Acheson N, Khan KS, Mann CH. A systematic review of the accuracy of diagnostic tests for inguinal lymph node status in vulvar cancer. *Gynecol Oncol* 2005;99:206-214

46. Hacker, NF, Van der Velden, J. Conservative management of early vulvar cancer. *Cancer* 1993;71(Suppl 4):1673-1677.

47. Yang B, Hart WR. Vulvar intraepithelial neoplasia of the simplex (differentiated) type: a clinicopathological study including analysis of HPV and p53 expression. *Am J Surg Pathol* 2000;24:429-441.

48. Falconer AD, Hirschowitz L, Weeks J, Murdoch J: Southwest Gynaecology Tumour Panel. The impact of improving outcomes guidance on surgical management of vulval squamous cell cancer in Southwest England. *BJOG* 2007;114:391-397.

49. Stehman FB, Look KY. Carcinoma of the vulva. *Obstet Gynecol* 2006;107:719-733

50. Stehman FB, Ali S, DiSaia PJ. Node count and groin recurrence in early vulvar cancer: A Gynecologic Oncology Group study. *Gynecol Oncol.* 2009;113:52-56.

51. Andrews SJ, Williams BT, DePriest PD *et al.* Therapeutic implications of lymph nodal spread in lateral T1 and T2 squamous cell carcinoma of the vulva. *Gynecol Oncol* 1994;55:41-46.

52. Homesley HD, Bundy BN, Sedlis A, Adcock L. Radiation therapy versus pelvic node resection for carcinoma of the vulva with positive groin nodes. *Obstet Gynecol* 1986;68:733-740.

53. Berman M, Soper J, Creasman W, Olt G, DiSaia P. Conservative surgical management of superficially invasive stage I vulval carcinoma. *Gynecol Oncol* 1989;35:352-357.

54. Burke T, Stringer A, Gershenson D, Edwards C, Morris M, Wharton J. Radical wide excision and selective inguinal node dissection for squamous cell carcinoma of the vulva. *Gynecol Oncol* 1990;38:328-332.

55. Rouzier R, Haddad B, Dubernard G, Dubois P, Paniel BJ. Inguinofemoral dissection for carcinoma of the vulva: effect of modifications of extent and technique on morbidity and survival. *J Am Coll Surg* 2003;196:442-450.

56. Lin JY, DuBeschter B, Angel C, Dvoretsky PM. Morbidity and recurrence with modifications of radical vulvectomy and groin dissection. *Gynecol Oncol* 1992;47:80-86.

57. Paley PJ, Johnson PR, Adcock LL *et al.* The effect of sartorius transposition on wound morbidity following inguinal femoral lymphadenectomy. *Gynecol Oncol* 1997;64:237-241.

58. Andersen BL. Sexuality and quality of life for women with vulvar cancer. In: Luesley DM (ed) *Cancer and Pre-cancer of the Vulva.* London: Arnold, 2000: 202-206.

59. Barton DP. The prevention and management of treatment related morbidity in vulval cancer. *Best Pract Res Clin Obstet Gynaecol* 2003;17:683-701.

60. Han LY, Schimp V, Oh JC, Ramirez PT. A gelatin matrix-thrombin tissue sealant (FloSeal®) application in the management of groin breakdown after inguinal lymphadenectomy for vulvar cancer. *Int J Gynecol Oncol* 2004;14:621-624.

61. Faul CM, Mirmow D, Huang Q *et al.* Adjuvant radiation for vulvar carcinoma: improved local control. *Int J Radiat Oncol Biol Phys* 1997;38:381.

62. Paladini D, Cross P, Lopes A, Monaghan JM. Prognostic significance of lymph node variables insquamous cell carcinoma of the vulva. *Cancer* 1994;74:2491-2496.

63. van der Velden J, van Lindert ACM, Lammes FB *et al.* Extracapsular growth of lymph node metastases in squamous cell carcinoma of the vulva. The impact on recurrence and survival. *Cancer* 1995;75:2885-2890.

64. Thomas G, Dembo A, DePetrillo A *et al.* Concurrent radiation and chemotherapy in vulvar carcinoma. *Gynecol Oncol* 1989;34:263-267.

65. van Der Velden J, Ansink A. Primary groin irradiation vs primary groin surgery for early vulvar cancer [Update in *Cochrane Database Syst Rev* 2001;4:CD002?224; PMID:116?87151]. *Cochrane Database Syst Rev* 2000:2001;3:CD002?224.

66. Piura B, Masotina A, Murdoch J, Lopes A, Morgan P, Monaghan J. Recurrent squamous cell carcinoma of the vulva: a study of 73 cases. *Gynecol Oncol* 1993;48:189-95.
67. Oonk MH, de Hullu JA, Hollema H *et al.* The value of routine follow-up in patients treated for carcinoma of the vulva. *Cancer* 2003;98:2624-2629.
68. Rose PG. Skin bridge recurrences in vulvar cancer: frequency and management. *Int J Gynecol Cancer* 1999;9:508-511.
69. Hopkins MP, Reid GC, Morley GW. The surgical management of recurrent squamous cell carcinoma of the vulva. *Obstet Gynecol* 1990;75:1001-1005.
70. Stock RG, Chen ASJ, Seski JA. 30-year experience in the management of primary carcinoma of the vagina: Analysis of prognostic factors and treatment modalities. *Gynecol Oncol* 1995;56:45-52.
71. Hatch E, Herbst A, Hoover R *et al.* Incidence of squamous neoplasia of the cervix and vagina in des-exposed daughters. *Ann Epidemiol* 2000;10:467.
72. Miner TJ, Delgado R, Zeisler J *et al.* Primary vaginal melanoma: a critical analysis of therapy. *Ann Surg Oncol* 2004;11:34-39.

Capítulo 56

Doença Pré-Maligna e Maligna do Colo do Útero

Mahmood I. Shafi
Addenbrookes Hospital, Cambridge, UK

INTRODUÇÃO

O carcinoma do colo do útero é o segundo câncer mais comum entre as mulheres no mundo todo, só perdendo para o câncer de mama. Em todo o mundo, o câncer cervical é responsável por cerca de 500.000 diagnósticos novos e por 273.000 óbitos por ano. Dos casos novos, 80% ocorrem nos países emergentes, e, em alguns desses países, o câncer cervical é o mais comum nas mulheres. Esta situação tem dois componentes: nos países emergentes, 75% das pacientes afetadas se apresentam com a doença em estágio avançado, em oposição ao que acontece nos países desenvolvidos, onde 75% das mulheres atingidas se apresentam precocemente, e a cura pode ser esperada realisticamente. O câncer cervical contribui, mundialmente, com mais de 2,7 milhões de anos de vida perdidos para as mulheres entre 25 e 64 anos de idade, dos quais 2,4 milhões ocorrem nos países emergentes, e apenas 0,3 milhão nos países desenvolvidos. Isto se deve, em parte, à educação e à ampliação de poderes e ações das mulheres, de modo que nos países desenvolvidos elas se apresentam precocemente, por causa do reconhecimento dos sintomas ou como parte de programas de triagem para câncer cervical. Existe ainda disparidade entre a privação e o risco desse tipo de câncer (Fig. 56.1).

Embora a história natural do câncer de mama ainda seja mal compreendida, o câncer cervical é um quadro evitável, e esforços consideráveis têm sido dedicados à detecção e tratamento da doença pré-invasiva, principalmente nos países desenvolvidos. Esse esforço deverá afetar diretamente a incidência e a mortalidade desse quadro.

O *National Health Service Cervical Screening Programme* (NHSCSP, nos EUA), estabelecido, em 1988, tem feito progresso significativo na redução de ocorrências de câncer cervical no Reino Unido. As taxas de incidência desse tipo de câncer caíram quase pela metade nos últimos 20 anos. Em 2006, ocorreram 2.873 novos casos de câncer cervical no Reino Unido, e o risco de uma mulher desenvolver câncer cervical em toda a sua vida é de 1 em 136 casos. Em 2006, a taxa de incidência anual (europeia) de câncer cervical padronizada por idade era de 8,5 por 100.000 mulheres no Reino Unido. O câncer cervical é o segundo tipo de câncer mais comum, depois do câncer de mama, em mulheres com menos de 35 anos, com 686 novos casos diagnosticados, em 2006. Cerca de 940 pacientes femininas vão a óbito por causa desse câncer por ano no Reino Unido, e quase 80% dos óbitos ocorrem em mulheres com 45 anos ou mais. Acredita-se que a incidência e a mortalidade decrescentes devem continuar, mas várias áreas do programa de triagem poderão ser refinadas ainda mais (Fig. 56.2).

Uma das ações que mais contribuiu para o sucesso geral do programa foi a ampla cobertura da população em risco. Na Inglaterra e no País de Gales, mulheres entre 25 e 64 anos passavam por triagem citológica cervical a cada 3 a 5 anos (Tabela 56.1) [1]. Antes da introdução do programa nacional, a cobertura da idade-alvo era de 42%, foi aumentada para 82% em 1989 e, desde então, caiu para 79% durante 2008/9. Taxas de cobertura maiores são vitais em uma estratégia de prevenção para câncer de colo de útero.

A introdução de vacinas contra o papilomavírus humano (HPV), o agente causal em câncer cervical, foi o principal avanço na prevenção desse câncer. Essas vacinas foram introduzidas amplamente nos países desenvolvidos, com a mais alta cobertura ocorrida no Reino Unido.

> **Quadro 56.1 Resumo**
>
> Com a aplicação de programas bem organizados de triagem cervical é possível reduzir significativamente a incidência e a mortalidade por câncer cervical.

PERSPECTIVA HISTÓRICA

As lesões pré-invasivas do colo do útero já são conhecidas há mais de 100 anos. Em 1886, Sir John Williams apresentou nas

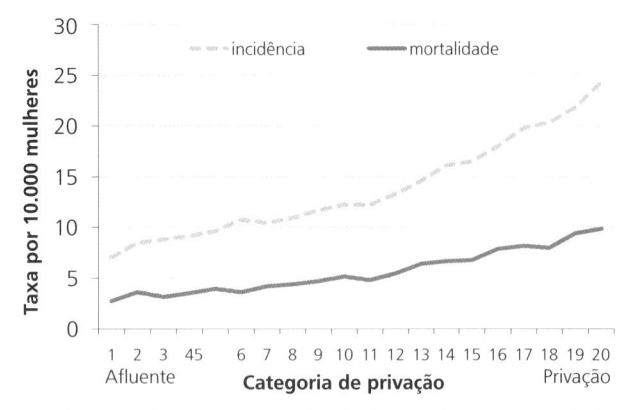

Fig. 56.1 Incidência europeia padronizada por idade, e mortalidade de câncer cervical por categoria de privação; England e Wales, 1990-93.

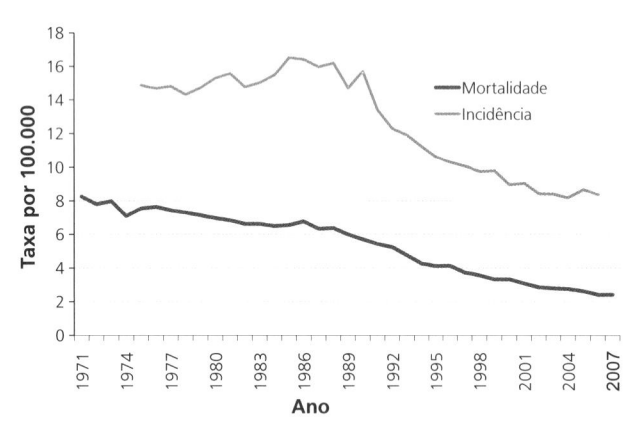

Fig. 56.2 Incidência europeia padronizada por idade, e mortalidade de câncer cervical; Reino Unido, 1971-2007.

Tabela 56.1	Intervalos de triagem para o programa nacional de triagem cervical [11]
Grupo etário (anos)	Frequência da triagem
25	Primeiro convite
25-49	Cada 3 anos
50-64	Cada 5 anos
65+	Apenas as pacientes que não passaram por triagem desde os 50 anos ou aquelas que apresentaram testes anormais recentes

Harveian Lectures, em Nova York, EUA, a descrição de 8 casos de câncer cervical, um dos quais era equivalente a um carcinoma *in situ* ou neoplasia intraepitelial cervical (CIN, para *cervical intraepithelial neoplasia*) 3 [2]. Em sua exposição, ele declarou: "Este é o quadro mais precoce de câncer confirmado do *portio vaginalis* que encontrei, e é o quadro mais precoce identificável como câncer. Ele se apresentou sem sintomas distintos e foi descoberto por acaso."

Em meados da década de 1920, os princípios básicos da colposcopia foram descritos por Hinselmann [3], com o desenvolvimento de um sistema de ampliação de baixa força e iluminação do colo do útero. Hinselmann esperava que, com esse sistema, ele pudesse reconhecer mais precocemente as lesões do colo do útero que fossem invisíveis a olho nu. Schiller [4] descreveu o teste de iodo de Schiller, alguns anos depois. Quando aplicada ao colo do útero, a solução de iodo de Schiller manchava o epitélio escamoso normal rico em glicogênio, mas falhava na coloração do epitélio colunar e do epitélio anormal, que continha pouco ou nenhum glicogênio. A técnica colposcópica foi mais desenvolvida ainda com a introdução de um filtro verde, que realçava o reconhecimento de padrões vasculares. A colposcopia caiu em declínio, quando a citologia cervical foi descrita pela primeira vez para a triagem e detecção de lesões pré-malignas do colo do útero [5]. A constatação de que as técnicas eram complementares, em vez de competitivas, levou ao reaparecimento da colposcopia e de sua ampla e disseminada introdução em todo o mundo.

CLASSIFICAÇÃO DE CITOLOGIA CERVICAL

O NHSCSP desenvolveu uma orientação sobre as informações de laboratório para citologia cervical [6]. O relatório deve conter a descrição concisa das células em termos citológicos precisamente definidos e geralmente aceitos, seguido, se apropriado, de um prognóstico da condição histológica com base no cenário geral, devendo incluir também uma recomendação para tratamento complementar da paciente. Na América do Norte e em muitos outros países, foi adotado o sistema de informações Bethesda [7]. A classificação consiste em uma declaração de suficiência, categorização geral (normal, anormalidade das células epiteliais ou outra) e diagnósticos descritivos (organismos, outros). A classificação usa o termo "lesão intraepitelial escamosa" (SIL), para abranger todos os graus de CIN e SIL, sendo ainda subdividida em duas categorias – baixo grau, o que inclui alterações celulares associadas à infecção por HPV e CIN 1, e alto grau, que inclui CINs 2 e 3. As células escamosas atípicas têm duas subcategorias – células escamosas atípicas de significado indeterminado (ASC-US, para *atypical squamous cells of undetermined significance*) e células escamosas atípicas que não podem excluir SIL de alto grau (ASC-H).

TRATAMENTO DE ESFREGAÇOS CERVICAIS ANORMAIS

O ideal seria que todas as mulheres com citologia cervical anormal tivessem uma avaliação colposcópica (Fig. 56.3). O objetivo da colposcopia é primeiro excluir um processo invasivo e, posteriormente, identificar a extensão da anormalidade e seu grau, permitindo a abordagem mais conservadora do tratamento. Para que a colposcopia seja satisfatória, toda a zona de transformação (TZ, ou *transformation zone*) precisa

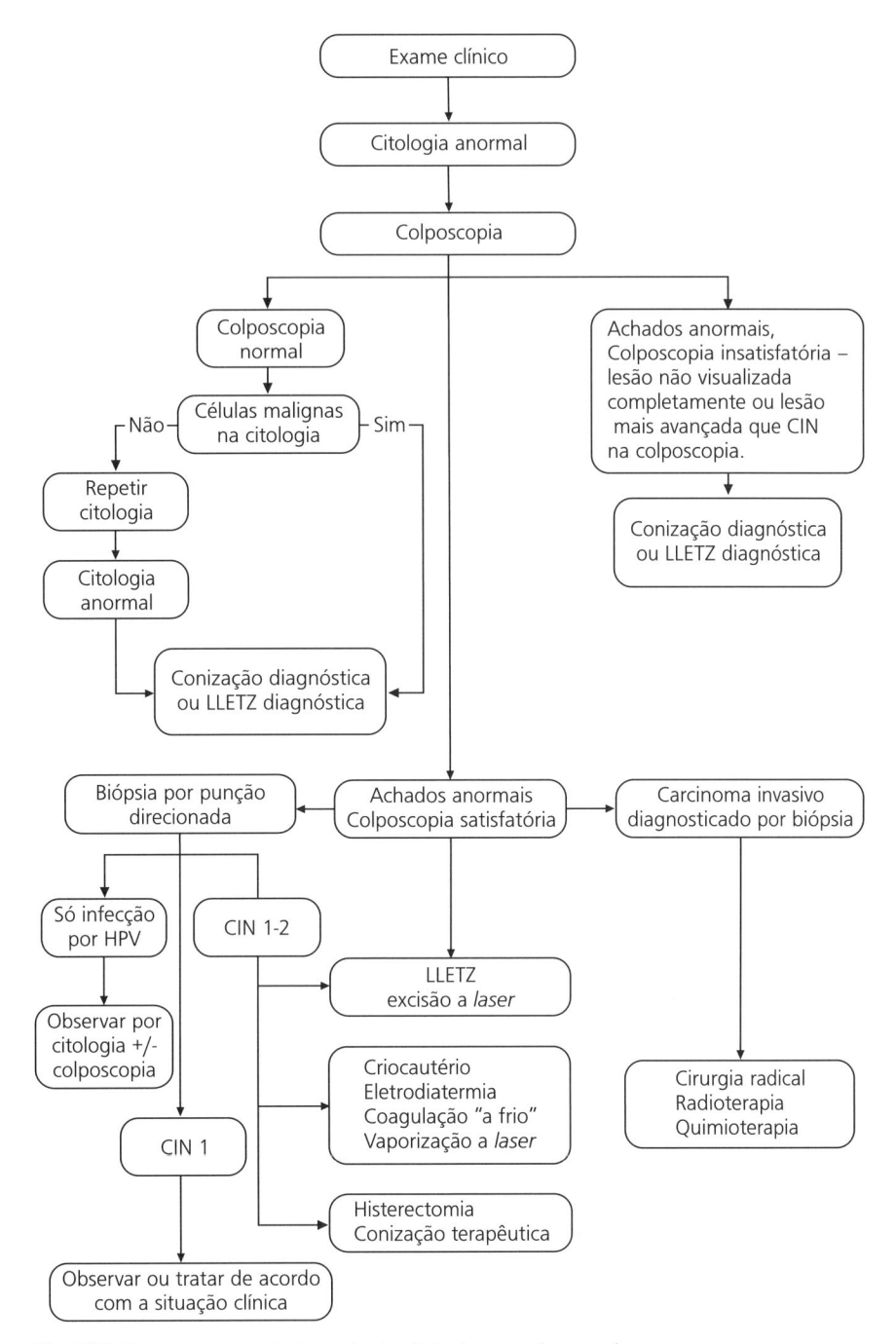

Fig. 56.3 Fluxograma para tratamento de citologia cervical anormal.

ser visualizada. Se isto não ocorrer, a colposcopia será considerada insatisfatória. Essa inabilidade de visualizar a junção escamocolunar (SCJ, para *squamocolumnar junction*) pode ser indicativa de biópsia de exérese da zona de transformação cervical.

CLASSIFICAÇÃO DE CIN

A classificação de CIN praticamente substituiu universalmente a classificação da Organização Mundial de Saúde (WHO), com CINs 1, 2 e 3 correspondendo, respectivamente, a displasia/carcinoma *in situ* leve, moderado e grave. Uma classificação revisada foi introduzida com lesões de alto grau (CINs 2 e 3) que têm a possibilidade de se comportarem como precursoras de câncer e lesões de baixo grau (CIN 1 e alterações associadas ao HPV) com potencial desconhecido, mas de progressão lenta [8]. Qualquer que seja a classificação usada, existe variação intra e interobservadores na apresentação do relatório histopatológico.

POTENCIAL DE PROGRESSÃO DE NEOPLASIA INTRAEPITELIAL CERVICAL

O potencial de progressão de lesões de alto grau ou CIN 3 não é questionado [9]. Esse potencial de progressão tem sido calculado em 18% com 10 anos e em 36% com 20 anos. As mulheres com citologia continuamente anormal depois do tratamento inicial de carcinoma *in situ* do colo do útero tiveram quase 25 vezes mais probabilidade de desenvolverem carcinoma invasivo que aquelas com citologia de acompanhamento normal. E quando comparadas à população em geral, as chances de as mulheres com citologia de acompanhamento normal desenvolverem carcinoma cervical invasivo ou da cúpula vaginal aumentam 3 vezes em relação àquelas que nunca desenvolveram carcinoma *in situ* do colo do útero. Como resultado, parece haver unanimidade completa para o tratamento imediato de lesões CIN 3 assim que diagnosticadas.

COLPOSCOPIA

Vários parâmetros da avaliação colposcópica são estudados incluindo: padrões vasculares, grau de epitélio acetobranco, as características da borda, o padrão da superfície e a área de superfície da lesão sob estudo. Com essas variáveis, a avaliação da provável natureza da lesão poderá ser medida. Há vários sistemas de graduação defendidos, e um deles foi desenvolvido [10], usando parâmetros clínicos e colposcópicos (Tabela 56.2). O uso do índice clínico-colposcópico (CCI) para determinar um escore para cada paciente individualmente ajuda a prognosticar a anormalidade histológica e orientar as opções de tratamento. O CCI leva em consideração fatores prognósticos importantes e para cada paciente pode-se chegar a um escore máximo de 10. As pacientes classificadas entre 0 e 2 nessa escala apresentam, invariavelmente, lesões insignificantes. As classificadas entre 6 e 10 nessa escala geralmente apresentam a doença em alto grau. As classificadas entre 3 e 5 apresentam padrão histológico misto com tendência de a lesão abranger CIN 1 ou 2.

Se a TZ for completamente visualizada, a biópsia do epitélio atípico mais alterado poderá ser realizada. Os métodos de exérese, como *laser* ou por alça diatérmica, fornecem material consideravelmente melhor para o exame histopatológico que a biópsia por punção. Se essa zona não puder ser visualizada, então a colposcopia será considerada insatisfatória, tornando impossível a biópsia por punção da área alterada orientada por colposcopia. Nessa situação, recomenda-se recorrer à biópsia cônica ou ao procedimento com alça diatérmica estendida.

> **Quadro 56.2 Resumo**
>
> A avaliação colposcópica de mulheres com citologia cervical anormal deverá ser feita antes de qualquer tratamento.

Se a mulher estiver grávida à época da avaliação colposcópica, recomenda-se, geralmente, uma abordagem conservadora, e o tratamento é feito depois do parto. Se houver suspeita de câncer, então será feita uma biópsia extensa, geralmente com alça diatérmica de tamanho apropriado, em sala de cirurgia com recurso para técnicas hemostáticas, pois pode haver risco de hemorragia significativa.

TRATAMENTO DE NEOPLASIA INTRAEPITELIAL CERVICAL

O ideal seria que todas as mulheres com lesões pré-malignas destinadas a desenvolver câncer pudessem ser selecionadas e tratadas com uma técnica simples, rápida, não mórbida e eficaz no consultório. Os dois métodos principais de tratamento são a ablação e as técnicas de exérese (Tabela 56.3). As taxas de cura para ambas essas técnicas superam os 90% [11]. Recentemente, as tendências se voltam para os métodos de exérese. Isto permite melhor interpretação da amostra excisada e, em certas circunstâncias, permite uma estratégia de "ver e tratar", se a avaliação colposcópica for consistente com uma lesão que exija tratamento local, e a paciente concordar com o tratamento mediante anestesia local na consulta inicial. Essa política pode levar ao tratamento exagerado de lesões insignificantes [12] e, com essa interpretação, uma estratégia de "selecionar e tratar" é empregada na maioria das unidades de colposcopia. O sistema de classificação CCI descrito é um recurso útil nessa estratégia de tratamento.

Tabela 56.2 Índice Clínico-Colposcópico (CCI) – Shafi e Nazeer [9] – escore máximo = 10

Variável	Escore		
	Zero ponto	**Um ponto**	**Dois pontos**
Citologia do índice	Baixo grau	–	Alto grau
Situação tabagismo	Não	–	Sim
Idade	30 anos	> 30 anos	–
Acetobranqueamento	Leve	Acentuado	–
Área de superfície da lesão	1 cm² (lesão pequena)	> 1 cm² (lesão grande)	–
Distância intercapilar	350 μm (fina/sem mosaico ou pontilhado)	> 350 μm (grosseira, mosaico ou pontilhado)	–
Foco da lesão	Unifocal ou multifocal	Anular	–
Padrão de superfície	Uniforme	Irregular	–

Tabela 56.3 Métodos de tratamento de neoplasia intraepitelial cervical (CIN)	
Métodos de exérese	Métodos de ablação
LLETZ/LEEP	Criocautério
NETZ/SWETZ	Electrodiatermia
Exérese a *laser* TZ	Coagulação a frio
Biópsia cônica a frio	*Laser* de dióxido de carbono
Biópsia cônica a *laser*	–
Biópsia cônica com alça	–
Histerectomia	–

LLETZ = grande exérese da zona de transformação por alça; LEEP = procedimento de exérese eletrocirúrgica por alça; NETZ = exérese da zona de transformação por agulha; SWETZ = exérese da zona de transformação por fio reto; TZ – zona de transformação.

O método de tratamento usado é influenciado subjetivamente. Um aspecto importante é a profundidade da destruição com qualquer modalidade de tratamento local. Estudos para avaliar a profundidade do envolvimento das criptas com a CIN sugerem que uma profundidade de destruição de 3,8 mm erradicaria a doença pré-maligna em 99,7% dos casos. Entretanto, algumas criptas glandulares com envolvimento por CIN de até 5 mm de profundidade já foram observadas, e, portanto, é necessária uma profundidade superior a essa de destruição. A ablação com profundidade de 5 a 8 mm foi recomendada. Se a profundidade de destruição não for suficiente, então esse componente profundo poderá ser fonte de doença residual ou recorrente. Metanálises de métodos de tratamento não mostram superioridade superior para eliminação de lesões pré-cancerosas entre os procedimentos. Entretanto, o criocautério foi associado a uma taxa um pouco mais alta de falha, quando comparada a outros métodos, especialmente com lesões maiores e com grau mais alto.

TÉCNICAS DE ABLAÇÃO

O criocautério destrói o tecido por congelamento, por meio de sondas de várias formas e tamanhos e é, provavelmente, reservado para lesões pequenas. Embora o tamanho da lesão seja importante para determinar o sucesso ou a falha no uso de qualquer modalidade de tratamento [13], ele é especialmente importante com o criocautério. Ao usar esse dispositivo, defende-se a técnica dupla de congelar-descongelar-congelar para minimizar as taxas de falha. Com lesões maiores, podem ser necessárias aplicações múltiplas. A profundidade da destruição é de, aproximadamente, 4 mm, e isto pode não ser suficiente para algumas lesões da CIN. Essa profundidade de destruição não pode ser medida com precisão, e a erradicação incompleta da lesão pode levar o epitélio em regeneração a cobrir a doença residual.

Embora a eletrodiatermia destrua o tecido mais efetivamente que o criocautério, ela exige anestesias geral, regional ou local. Mediante controle colposcópico, é possível destruir a uma profundidade de até 1 cm, usando-se a combinação de agulha e eletrodos esféricos. A extensão dessa técnica usando-se uma alça em fio permite que a eletrodiatermia seja aplicada em modo de exérese.

Coagulação a frio foi um termo criado por Kurt Semm, o inventor do instrumento, em 1966. O calor é aplicado ao tecido por meio de termossom revestido com Teflon. Com aplicações sobrepostas do dispositivo por 20 segundos a 100ºC, a TZ pode ser tratada como um todo. O procedimento geralmente não requer anestesia. A mensuração da profundidade de destruição é difícil. Essa profundidade é de, aproximadamente, 2,5 – 4 mm ou mais depois do tratamento a 100ºC por 30 segundos e sempre excede 4 mm depois do tratamento a 120ºC durante 30 segundos.

Laser é um acrônimo para *light amplification by stimulated emission of radiation*, ou amplificação da luz por emissão estimulada de radiação. Um micromanipulador anexo ao colposcópio é usado para manipular o *laser*, e o tratamento é conduzido mediante visão direta. Uma vez que a técnica seja precisa, ela permite bom controle da profundidade da destruição, hemostasia satisfatória e cicatrização excelente, pois o dano térmico é mínimo para o tecido adjacente. A técnica é particularmente útil para tratamento de doença pré-maligna com envolvimento vaginal. Como não há criptas glandulares no epitélio vaginal, a destruição até 2-3 mm de profundidade é adequada para o envolvimento vaginal.

MÉTODOS DE EXÉRESE

A exérese da zona de transformação foi desenvolvida como técnica conservadora de exérese. Tanto o *laser* quanto a alça diatérmica têm sido usados para essa finalidade. A exérese por *laser* é tecnicamente mais exigente que a vaporização e exige feixe de densidade de alta voltagem com lâmpada pequena que pode funcionar em modo de corte. Os dois métodos também podem ser usados para biópsias cônicas do colo do útero. A exérese com alça diatérmica usando aparelho com voltagem baixa é hoje aplicada amplamente [14]. A técnica é conhecida como exérese da zona de transformação por grande alça (LLETZ, para *large loop excision of transformation zone*) na Europa e como procedimento de exérese eletrocirúrgica por alça (LEEP, para *loop electrosurgical excision procedure*) na América do Norte. Por meio dessa técnica, pode ser adotada a estratégia de tratamento "ver e tratar" para mulheres com esfregaços cervicais anormais, em que as mulheres são tratadas na primeira consulta clínica de colposcopia. Diretrizes estritas precisam ser obedecidas, pois essa política levará, sem dúvida, ao tratamento exagerado em algumas pacientes e resultará também em uma carga de trabalho histopatológico aumentada, em comparação ao processamento de biópsias por punção. Embora ocorra um aumento da carga de histopatologia, isto também resulta em mais material para avaliação e interpretação mais confiável. A exérese com agulha ou fio reto da zona de transformação (NETZ/SWETZ) é uma modificação recente que usa um fio reto em vez de uma alça. Essa técnica permite a individualização do procedimento e visa erradicar a lesão sem remover tecido cervical sadio e redundante.

As taxas de sucesso depois das técnicas de exérese local são semelhantes àquelas identificadas para ablação a *laser* e coagulação pelo frio. Parece não haver reação adversa sobre a fertilidade.

Pode ser necessário realizar a biópsia cônica e a histerectomia, se a CIN estiver presente em uma mulher com outras condições ginecológicas, como miomas, menorragia ou prolapso. Antes da operação, a colposcopia identificará a extensão da lesão e evitará a exérese incompleta, que pode resultar em neoplasia intraepitelial vaginal (VAIN, para *vaginal intraepithelial neoplasia*). Se a lesão for visualizada estendendo-se para a vagina, ela poderá ser excisada como parte do procedimento de histerectomia. Como alternativa, pode-se fazer a ablação da extensão vaginal da CIN (por meio de *laser* ou diatermia) e, então, prosseguir para a exérese ou histerectomia, conforme indicado.

O tamanho e a forma da biópsia cônica são orientados pelos achados colposcópicos. Grande parte do orifício interno e do canal cervical deve ser deixada intacta até onde possível dentro dos objetivos da erradicação da doença. Isto limita a morbidade hemorrágica, e a fertilidade será pouco comprometida.

A exérese histológica incompleta durante a biópsia cônica representa um dilema de tratamento. A citologia cervical pode, de fato, ser um guia prognóstico mais útil à doença residual que as margens da biópsia cônica. O risco de doença invasiva depois da exérese incompleta está relacionado com a presença de anormalidade citológica depois do tratamento. A anormalidade citológica persistente depois da biópsia cônica é um bom indicador de doença residual; essas pacientes justificam tratamento complementar.

> **Quadro 56.3 Resumo**
>
> - Qualquer que seja o método usado para tratamento, a profundidade da destruição deverá ser de, pelo menos, 5 a 8 mm, pois as criptas glandulares podem estar envolvidas com CIN.
> - As taxas de sucesso para as técnicas locais de ablação e de exérese são semelhantes depois de um episódio de tratamento único (90-95%).

IMPLICAÇÕES OBSTÉTRICAS

Metanálises recentes e grandes estudos de associação revelam que os métodos de tratamento por exérese, denominados de biópsia cônica a frio, conização a *laser* e LLETZ, estão associados a um risco aumentado de parto pré-termo e baixo peso [do bebê] ao nascer [15,16]. A LLETZ também foi substancialmente associada ao maior risco de rompimento prematuro das membranas. A conização a *laser* e a conização a frio também foram associadas ao aumento do risco de mortalidade perinatal e prematuridade extrema. A ablação a *laser* e outras técnicas destrutivas não apresentam reações adversas. Os resultados adversos estão provavelmente relacionados com a proporção do volume cervical e com o canal endocervical que é removido melhor do que a profundidade real da exérese ou do método de tratamento individual. Recomenda-se todo o cuidado no tratamento de mulheres jovens com anormalidades cervicais leves, e essas pacientes deverão ser aconselhadas de acordo com os riscos. Todos os esforços devem ser feitos para erradicar a lesão sem remover em excesso o tecido cervical sadio.

> **Quadro 56.4 Resumo**
>
> Embora os métodos de tratamento tenham eficácia semelhante na erradicação de lesões pré-cancerosas, ênfase crescente tem sido dada à minimização da morbidade associada aos métodos de tratamento.

FALHAS DE TRATAMENTO

O objetivo primário de tratamento de pacientes com CIN é o de prevenir o câncer cervical invasivo. Caso a doença invasiva se desenvolva ou se houver CIN residual comprovada, o tratamento inicial será considerado como falho.

As pacientes que se submeteram ao tratamento da CIN permanecem em alto risco de doença cervical invasiva. Essas mulheres com citologia cervical anormal depois do tratamento estão em risco muito maior, se comparadas àquelas com citologia normal depois do tratamento [9]. Portanto, pacientes tratadas para CIN precisam de acompanhamento a longo prazo. As publicações com relatórios de doença invasiva depois da terapia de destruição local foram revisadas, e muitos carcinomas invasivos, embora nem todos, resultaram da seleção inadequada do tratamento e da falha em identificação precoce da doença invasiva na avaliação inicial. A doença invasiva depois da exérese da TZ também já foi relatada. Sugere-se que os procedimentos excisionais deveriam reduzir ainda mais o pequeno risco de desenvolvimento de carcinoma invasivo depois do tratamento para CIN. A anormalidade citológica depois do tratamento, independentemente de ser uma alteração menor, deverá ser interpretada como indicação para reavaliação colposcópica.

A avaliação colposcópica é tecnicamente mais difícil nas pacientes submetidas a tratamento anterior, e ilhas de CIN e a doença invasiva podem estar escondidas sob um epitélio de superfície aparentemente normal. Para as falhas de tratamento inicial, geralmente se recomenda um tratamento excisional, preferencialmente técnicas de ablação.

> **Quadro 56.5 Resumo**
>
> Após o tratamento local para CIN, as mulheres permanecem em risco mais alto de desenvolvimento de doença invasiva que a população em geral. As pacientes que apresentam citologia cervical continuadamente anormal depois do tratamento estão em risco máximo de desenvolverem uma lesão invasiva.

PAPILOMAVÍRUS HUMANO

O câncer cervical é uma consequência rara da infecção por HPV. O HPV é o vírus causador de uma infecção comum transmitida principalmente por via sexual e pode ser encontrado em quase todos os casos de câncer cervical. Entretanto, a maioria das infecções por HPV não evoluirá para CIN ou para câncer. A doença invasiva não se desenvolve a menos que haja persistência do DNA do HPV, e isto tem sido proposto como a primeira "causa necessária" identificada de um câncer humano. Dos 80 genótipos de HPV conhecidos, sabe-se que 30 infectam o trato genital. Desses, 20 foram identificados como carcinogênicos, com os tipos 16 e 18 considerados os mais comuns em lesões malignas.

Os tipos comuns são classificados conforme seu potencial oncogênico, a saber:

- Baixo risco: 6, 11, 41 e 44;
- Risco intermediário: 31, 33, 35; e
- Alto risco: 16, 18, 45 e 56.

Após o reconhecimento de que a infecção por HPV é uma causa necessária de câncer cervical, um teste de DNA de HPV foi desenvolvido visando detectar o genoma viral. Existem três aplicações clínicas em potencial da verificação de DNA do HPV:

1 Em triagem primária: A evidência parece mostrar que a verificação de HPV com ou sem citologia é significativamente mais sensível, mas também significativamente menos específica que a citologia na triagem primária. Talvez restringindo-se o uso a pacientes femininas com mais de 30 anos de idade, e aumentando-se o intervalo de triagem, essa verificação pudesse atingir melhor especificidade de maneira mais econômica. A evidência atual resultante de grandes estudos clínicos randomizados, incluindo o estudo ARTISTIC, no Reino Unido, sugere que a combinação do teste de HPV com a citologia permite detecção mais precoce de lesões de alto grau [17].

2 Na triagem de anormalidades citológicas menores: Mulheres com esfregaços classificados como células escamosas atípicas de significância não determinada (ASCUS) ou como lesão intraepitelial escamosa de baixo grau (LSIL) ou com sua terminologia britânica equivalente à discariose limítrofe leve constituem, grosseiramente, 7% de todos os esfregaços colhidos no Reino Unido por ano. Essas anormalidades menores são mais comuns em mulheres mais jovens e representam um problema difícil em relação ao tratamento, com implicações importantes, pois consomem um volume desproporcional de recursos clínicos e de saúde por seu significado ainda passível de debates. Entretanto, apesar do fenótipo citológico de baixo grau, uma proporção considerável dessa população de pacientes apresenta lesão subjacente de alto grau, e o teste de HPV parece ser importante na triagem dessas mulheres que precisam de encaminhamento à colposcopia. Na literatura, a evidência relata sensibilidade significativamente melhor e especificidade similar ao teste de HPV em comparação à citologia de repetição para a detecção de lesões de alto-grau em casos de citologia ASCUS/limítrofe (55% de positividade). Entretanto, isso não parece ser verdadeiro para lesões de discariose de baixo grau/leves, pois a taxa de alta positividade de HPV nesse grupo (85%) não permite sua indicação como ferramenta de triagem. As opções de tratamento de esfregaços com discariose leve permanecem sendo o encaminhamento imediato à colposcopia ou à vigilância citológica com esfregaços repetidos. O estudo TOMBOLA no Reino Unido mostrou que, em comparação à vigilância citológica, uma política de colposcopia imediata detecta mais lesões de alto grau, mas pode levar ao excesso de tratamento [18]. Para reduzir esse problema, os autores sugerem que uma política de biópsia de punção e tratamento subsequente para CINs 2 e 3 e vigilância citológica para CIN 1, ou menos, fornece o melhor equilíbrio entre os benefícios e os riscos para o tratamento dessas mulheres; a exérese imediata por alça resulta em excesso de tratamento e mais efeitos adversos, e não deverá ser recomendada.

3 No acompanhamento depois do tratamento: Dados de estudos clínicos, mas também os dados acumulados e criticamente avaliados em uma série de revisões sistemáticas e metanálises relatam que a verificação por HPV com ou sem citologia tem o potencial de melhorar a detecção de falhas de tratamento. O teste do DNA do HPV pode predizer a CIN residual ou recorrente com sensibilidade mais alta que a citologia ou a histologia das margens de ressecção e pode descobrir uma falha de tratamento mais cedo e pode ser usada como "teste de cura". Um grande estudo prospectivo relatado recentemente do Reino Unido mostrou que a combinação do teste de HPV com a citologia tem alto valor prognóstico negativo, e as mulheres com resultado negativo para ambos aos 6 meses de acompanhamento podem voltar seguramente para exames a cada 3 anos [19].

VACINAÇÃO PARA PAPILOMAVÍRUS HUMANO

Dos mais de 100 subtipos, o HPV 16 e o 18 são responsáveis por até 72% dos cânceres cervicais, enquanto o HPV 6 e o 11 causam 90% das verrugas anogenitais. Até hoje, duas vacinas foram desenvolvidas e clinicamente avaliadas: a quadrivalente (HPV 16/18/6/11 – Gardasil® e a bivalente (HPV 16/18 – Cervarix®). Os resultados dos estudos clínicos indicam que a vacina é segura, bem tolerada e altamente eficaz em mulheres nunca antes contaminadas pelo HPV [20-22]. A idade-alvo ideal é a fase pré-puberdade, antes da primeira relação sexual, e permanece como decisão individual para mulheres mais velhas. A vacinação e a triagem são estratégias complementares, e será necessária a sinergia de maneira eficaz em termos de custo para as próximas décadas. O programa de imunização contra o HPV no Reino Unido foi iniciado no Serviço Nacional de Saúde (NHS) com a vacina bivalente a partir de setembro de 2008.

> **Quadro 56.6 Resumo**
>
> A vacinação contra o papilomavírus humano, idealmente antes da primeira relação sexual, fornece oportunidade de atuar sobre o câncer cervical e precisa ser introduzida com ampla cobertura, especialmente nos países, onde o risco é mais alto.

MANEJO CONSERVADOR E COLPOSCOPIA SERIADA

O potencial progressivo de lesões de baixo grau é desconhecido e não pode ser prognosticado a partir de critérios citológicos, colposcópicos ou histológicos. Muitas dessas lesões de baixo grau deverão regredir, mas outras deverão persistir ou progredir. As recomendações nacionais para o Reino Unido permitem que as lesões de CIN 1 sejam tratadas e mantidas sob vigilância estrita [12]. Entretanto, algumas mulheres não aceitam até um baixo risco de malignidade e vão preferir o tratamento. Além disso, na população transitória, a intervenção precoce pode ser a opção preferida, pois as mulheres não apresentam boa adesão a um programa de vigilância. O uso da colposcopia digital e da videocolposcopia permite essa vigilância estrita, e a colposcopia seriada pode ser realizada, permitindo a comparação das imagens colposcópicas obtidas [23,24].

APRESENTAÇÃO DO CÂNCER CERVICAL

As mulheres podem ser assintomáticas, quando a doença é detectada em uma citologia cervical anormal. Em lesões mais avançadas, geralmente há sintomas que indicam a possibilidade de câncer cervical como, sangramento depois da relação sexual, sangramento pós-menopausa e corrimento vaginal intenso manchado de sangue. Em caso de sangramento anormal durante a gestação, a lesão cervical precisa ser excluída. Em algumas mulheres que se apresentam com doença tardia, pode haver sintomas de dor nas costas, dor/edema nas pernas, hematúria, alterações intestinais, mal-estar e perda de peso.

DIAGNÓSTICO

A história completa e o exame clínico devem ser realizados. Se o encaminhamento foi feito decorrente da citologia cervical com suspeita de invasão, o exame colposcópico deverá ser realizado. Os aspectos suspeitos na colposcopia incluem: acetobranqueamento intenso, vasos atípicos, superfície elevada/ulcerada, sangramento por contato e consistência atípica ao exame bimanual. O diagnóstico se baseia em histologia e biópsias apropriadas. Esta biópsia deverá ser em cunha ou cônica para obtenção de material suficiente para avaliação histológica. Uma vez diagnosticado o câncer, é importante realizar o estadiamento da doença, para planejamento apropriado do tratamento. Esse estadiamento fornecerá também uma ideia de prognóstico e facilitará a troca de informações entre os centros de tratamento.

ESTADIAMENTO

O estadiamento deverá incluir uma avaliação da extensão da doença e os sítios de disseminação (Tabela 56.4). O estadiamento do câncer cervical é clínico, embora cânceres precoces sejam estadiados de acordo com a amostra cirúrgica. Todas as mulheres com câncer em estágio Ib ou mais grave deverão se submeter a uma radiografia do tórax (CXR) e a um urograma venoso (IVU) para excluir metástases a distância e para completar o processo de estadiamento e identificar uropatia obstrutiva e extensão da doença para a parede lateral da pelve.

Tabela 56.4 Estadiamento FIGO de câncer cervical (2009)

Estádio	Descrição
0	Carcinoma *in situ*, carcinoma intraepitelial.
I	O carcinoma está estritamente confinado ao colo do útero (a extensão para o corpo deverá ser desconsiderada).
IA	Carcinoma invasivo que pode ser identificado somente por microscopia, com invasão mais profunda ≤ 5 mm e extensão maior ≤ 7 mm.
IA1	Invasão do estroma ≤ 3 mm em profundidade e extensão ≤ 7 mm.
IA2	Invasão do estroma > 3 mm e não > 5 mm com extensão não > 7 mm.
IB	Lesões clinicamente visíveis limitadas ao colo do útero ou cânceres pré-clínicos maiores que IA.
IB1	Lesão clinicamente visível ≤ 4 cm na dimensão maior.
IB2	Lesão clinicamente visível > 4 cm na dimensão maior.
II	Carcinoma cervical invadindo além do útero, mas não para a parede pélvica ou para o terço inferior da vagina.
IIA	Sem invasão parametrial.
IIA1	Lesão clinicamente visível ≤ 4 cm na dimensão maior.
IIA2	Lesão clinicamente visível > 4 cm na dimensão maior.
IIB	Com invasão parametrial óbvia.
III	O tumor se estende para a parede pélvica e/ou envolve o terço inferior da vagina e/ou causa hidronefrose ou rim sem função.
IIIA	O tumor envolve o terço inferior da vagina, sem extensão para a parede pélvica.
IIIB	Extensão para a parede pélvica e/ou hidronefrose ou rim sem função.
IV	O carcinoma se estendeu para além da pelve verdadeira ou envolveu (comprovado por biópsia) a mucosa da bexiga ou do reto. Um edema bolhoso, como esse, não permite que o caso seja classificado no estádio IV.
IVA	Disseminação do crescimento para órgãos adjacentes.
IVB	Disseminação para órgãos distantes.

O estadiamento deverá incluir:

- exame sob anestesia, que deverá incluir uma avaliação retovaginal combinada;
- biópsia da área suspeita. Essa área deverá ser suficientemente grande para permitir o diagnóstico definitivo;
- cistoscopia deverá ser considerada;
- sigmoidoscopia deverá ser considerada;
- CXR e IVU e
- outras investigações por imagem, conforme indicado e de acordo com as instalações disponíveis. Esses exames poderão incluir: tomografia axial computadorizada (CT) e imagem por ressonância magnética (MRI).

No Reino Unido, é prática comum a omissão da IVU e a maior confiabilidade na avaliação por MRI.

SOBREVIDA

A sobrevida depende do estádio, e estádios avançados estão associados a resultados piores. O índice de sobrevida relativa em 1 ano, padronizado por idade, foi de 83% para o período de 2004-6. Esse índice em 5 anos de sobrevida relativa padronizada por idade foi de 64% para o período de 2001-6 [25].

HISTOLOGIA

A maioria dos cânceres cervicais é do tipo escamoso (80-85%), e os restantes possuem um elemento de adenocarcinoma. A proporção de casos contendo esses elementos vem aumentando. Os tipos histológicos mais raros incluem: células claras, linfomas e sarcomas.

TRATAMENTO

As opções de tratamento a serem consideradas incluem: cirurgia, radioterapia, quimioterapia e combinações dessas modalidades (Fig. 56.4). A idade, por si só, não constitui barreira para a avaliação completa e o tratamento definitivo. As mulheres deverão ser separadas em dois grupos: aquelas em que o tratamento é curativo, e aquelas em que o tratamento é paliativo. Para as pacientes com câncer cervical em estádio precoce, a intenção de cura com cirurgia ou radioterapia precisa ser contemplada. Naquelas pacientes com doença mais avançada, a quimiorradioterapia é o melhor método de tratamento, mas a cirurgia pode ser importante no cenário paliativo.

> **Quadro 56.7 Resumo**
>
> A sobrevida para câncer cervical depende do estádio, e o volume da doença exerce influência substancial nas consequências.

ESTÁDIO IA

A doença no estádio Ia apresenta um paradoxo, pois ela viola a membrana basal e, entretanto, está raramente associada à metástase. Atualmente, considera-se apropriado que esses

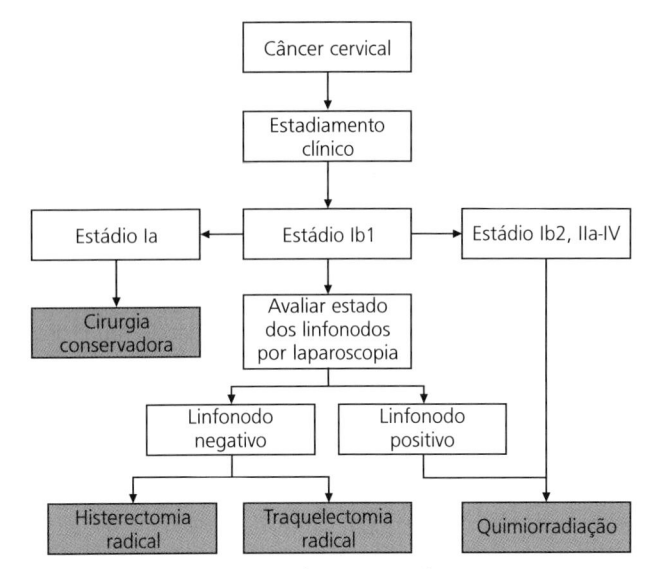

Fig. 56.4 Fluxograma mostrando as opções de tratamento disponíveis com suspeita de câncer cervical incorporando a cirurgia minimamente invasiva.

casos sejam tratados por histerectomia simples ou até por biópsia de cone na maioria dos casos. Esse dilema é pertinente apenas às mulheres jovens que desejam manter a fertilidade. Uma biópsia de cone adequadamente planejada pode ser tanto diagnóstica quanto terapêutica. A anormalidade como um todo deve ser obrigatoriamente incluída na amostra patológica. Se as margens dessa biópsia forem positivas para CIN ou para doença invasiva, esse é um fator de risco significativo para doença invasiva residual na amostra da reexcisão. O risco de disseminação distante é inferior a 1% no estádio Ia1 e inferior a 5% na doença do estádio Ia2. Algumas autoridades recomendam um procedimento cirúrgico mais agressivo com a dissecção dos linfonodos pélvicos e histerectomia radical modificada, dependendo do volume do tumor. Tumores com menos de 420 mm^3 não apresentam quase risco de metástases. Lesões que invadem mais de 5 mm de profundidade deverão ser consideradas como carcinomas em estádio Ib e exigem cirurgia radical ou radioterapia.

Não existe definição aceita para adenocarcinoma microinvasivo. No momento, o termo preferido para um adenocarcinoma invasivo pequeno é "adenocarcinoma invasivo precoce". É muito difícil diferenciar uma neoplasia intraepitelial glandular cervical de alto grau (CGIN, para *cervical glandular intraepithelial neoplasia*) de uma doença invasiva precoce, de modo que os casos limítrofes deverão ser tratados como invasivos.

ESTÁDIO IB1

Para as pacientes com doença em estádio Ib1 as opções ficam entre a cirurgia radical (histerectomia radical com linfadenectomia pélvica bilateral com ou sem ooforectomia) ou radioterapia radical. A cirurgia radical pode ser classificada (Tabela 56.5) de acordo com a extensão da cirurgia realizada

Tabela 56.5 Classificação de Querleu e Morrow de histerectomia radical [25]. Esta classificação pode ser aplicada para a cirurgia com preservação da fertilidade e pode ser adaptada para a cirurgia robótica ou laparoscópica aberta da vagina

Tipo	Descrição
A	Ressecção mínima da paracérvice – esta é uma histerectomia extrafascial. A paracérvice é cortada transversa em sentido do ureter, mas lateral ao colo do útero. Os ligamentos uterossacral e vesicouterino não são cortados distantes do útero. A ressecção vaginal é geralmente mínima, rotineiramente inferior a 10 mm, sem remoção da parte vaginal da paracérvice (paracolpos).
B	Transecção da paracérvice no ureter – ressecção parcial dos ligamentos uterossacral e vesicouterino; o ureter é dissecado e girado lateralmente, permitindo a transecção da paracérvice ao nível do túnel ureteral. Pelo menos 10 mm da vagina desde o colo do útero ou do tumor são ressecados.
C	Transecção da paracérvice na junção com o sistema ilíaco interno – transecção do ligamento uterossacral no reto e do ligamento vesicouterino na bexiga. O ureter é completamente mobilizado. Rotineiramente são ressecados 15-20 mm da vagina, desde o tumor ou colo do útero e o paracolpo correspondente, dependendo das extensões vaginal e paracervical.
D	Ressecção lateralmente estendida – raras operações exigem procedimentos adicionais ultrarradicais. O mais radical corresponde ao procedimento de ressecção endopélvica com extensão lateral (LEER).

Dissecção de linfonodos

Nível	Descrição
1	Ilíaca externa e interna
2	Ilíaca comum (incluindo pré-sacral)
3	Aórtica inframesentérica
4	Aórtica infrarrenal

fatores podem comprometer a realização do programa de radioterapia (p. ex., a obesidade). A radioterapia radical visa controlar o tumor primário e também tratar qualquer disseminação linfática. Geralmente se aplica à combinação das terapias intracavitária (para tratamento do tumor primário) e de feixe externo (para tratar linfonodos pélvicos). As combinações planejadas de radioterapia e cirurgia não são defendidas, pois aumentam a morbidade sem ganho na cura ou nas taxas de sobrevida para a paciente. Como regra geral, a braquiterapia intracavitária é realizada com a adição da terapia com feixe externo. O uso de técnicas modernas pós-carga com regimes de alta dose (HDR) reduz tanto a morbidade do paciente, quanto a exposição do pessoal.

A quimiorradioterapia adjuvante não é recomendada rotineiramente, mas deverá ser oferecida para as pacientes com disseminação para os linfonodos pélvicos, tumor nas margens de exérese e outros fatores de risco que tornam prováveis a recidiva. Nem a taxa total de resposta nem a taxa de resposta completa melhoraram a reprodutibilidade com a adição de outras drogas à cisplatina. A morbidade da paciente é mais alta, quando a cirurgia for combinada com a quimiorradioterapia.

Enquanto a incidência de envolvimento ovariano é inferior a 1% nos cânceres de células escamosas, ela aumenta para 5 a 10% nos adenocarcinomas. Neste último, a salpingooforectomia bilateral deverá ser discutida, se a opção cirúrgica for escolhida.

> **Quadro 56.8 Resumo**
>
> - É preciso haver cooperação íntima entre os oncologistas clínicos e cirúrgicos para a elaboração de planos de tratamento apropriados para mulheres com câncer cervical. O tratamento precisa ser realizado por indivíduos e centros com experiência e especializados com estruturas de suporte necessárias.
> - Para a doença invasiva em estádio precoce (Ib1) parece não haver diferença em resultados de sobrevida entre a cirurgia radical e a radioterapia radical.

[26]. A melhor terapia é aquela que apresentar as taxas de cura mais altas com a menor morbidade associada. Para mulheres jovens, a cirurgia também oferece a oportunidade de preservar os ovários, reduzir o risco de disfunção sexual e não estar associada às sequelas tardias observadas com a radioterapia. O risco pequeno, mas definitivo, de carcinogênese por radiação também é evitado. A condição dos linfonodos afeta a sobrevida a longo prazo – a taxa de sobrevida de 5 anos é aproximadamente duas vezes melhor em pacientes linfonodo-negativas (90%) que nas linfonodo-positivas (46%). Se o tratamento cirúrgico for oferecido às pacientes, ele deverá ser realizado por médicos apropriadamente treinados no contexto de serviços de suporte completo.

A radioterapia radical é preferida nos centros onde não há *experiência e treinamento* cirúrgico especializado ou para as pacientes que não se ajustam clinicamente à cirurgia. As contraindicações para a cirurgia são relativas, e alguns dos

ESTÁDIO IB2-IVA

Para as pacientes com a doença em estádio Ib2-IVa é preferível a quimiorradioterapia [27]. Vários estudos indicam uma vantagem geral de sobrevida para a quimioterapia com base na cisplatina em conjunto com a radioterapia.

A radioterapia pode ser aplicada em cenário radical ou paliativo. A radioterapia radical é administrada com a intenção de cura, enquanto a paliativa não prolonga a sobrevida, mas pode controlar os sintomas, especialmente a dor.

> **Quadro 56.9 Resumo**
>
> Para cânceres cervicais localmente avançados (Ib2-IVa), a quimiorradioterapia é o tratamento preferido.

ESTÁDIO IVB

Não há protocolo terapêutico "padrão" aplicável. O tratamento é individualizado de acordo com a localização e a extensão da doença.

CIRURGIA MINIMAMENTE INVASIVA

Um fator importante no resultado das pacientes com câncer cervical é a confirmação da disseminação linfática à época do diagnóstico. Isto tem efeito significativo nos dados de sobrevida, e as modalidades atuais de investigação por imagens não conseguem identificar precisamente os indivíduos com doença metastática para linfonodos. Vários centros cirúrgicos hoje avaliam rotineira e cirurgicamente os linfonodos antes de planejar o tratamento. Isto pode ser feito ou por meio da cirurgia minimamente invasiva ou por abordagem extraperitoneal. O resultado dos linfonodos na laparoscopia é certamente equivalente ao da abordagem aberta. Os linfonodos removidos são submetidos à avaliação histológica e imuno-histoquímica, com planejamento de tratamento complementar. Nas pacientes com linfonodos negativos, a cura cirúrgica é viável, e essas pacientes prosseguem com a cirurgia radical ou com preservação da fertilidade. Nas pacientes com doença metastática, a cura pela cirurgia não é possível, e essas mulheres recebem a quimiorradioterapia como a melhor opção para chegar à cura (Fig. 56.4).

Os procedimentos radicais, incluindo a histerectomia radical, podem ser realizados por meio da cirurgia minimamente invasiva. Esses procedimentos podem ser realizados ou por laparoscopia ou pela cirurgia robótica.

CIRURGIA COM PRESERVAÇÃO DA FERTILIDADE

Nas mulheres que desejam preservar a fertilidade, a traquelectomia é uma opção cirúrgica. Essa técnica evoluiu da histerectomia vaginal radical e envolve a remoção do colo do útero, do paramétrio e do terço superior da vagina nas pacientes histologicamente negativas para linfonodos pélvicos [28]. A cerclagem cervical com sutura não absorvível é inserida no fim do procedimento cirúrgico para manter o fechamento do istmo uterino em caso de futura gestação. Para o parto recomenda-se a operação cesariana.

A traquelectomia não é apropriada para as pacientes que já completaram a família, pois dados a longo prazo ainda estão sendo reunidos. As mulheres com tumores de 2 cm de profundidade são as mais adequadas para este tratamento. Naquelas que engravidam, o parto pré-termo é um fator de risco significativo [29]. Alguns centros preferem realizar a traquelectomia, usando a abordagem abdominal.

CÂNCER CERVICAL RECORRENTE

As mulheres com câncer cervical recorrente deverão ser encaminhadas aos profissionais com *experiência* no tratamento dessa situação, podendo envolver o oncologista clínico, ginecológico ou radioterapeuta (Fig. 56.5). Se for planejado um tratamento complementar, este deverá ser conduzido em centros suficientemente equipados e com instalações de suporte apropriadas, incluindo uma unidade de terapia intensiva.

Casos de recorrência pélvica têm indicação para uma modalidade de tratamento que ainda não tenha sido usada. A recorrência após a cirurgia é tratada, em geral, com radioterapia (alguns protocolos incluem também a quimioterapia). Nas falhas pós-radiação, quando a doença está confinada à pelve, a exenteração é oferecida às pacientes que sejam candidatas cirúrgicas. Esse procedimento só deverá ser realizado por profissionais com treinamento apropriado em oncologia ginecológica cirúrgica, que trabalhem em centros com equipes multidisciplinares. A tomografia computadorizada com emissão de pósitrons (PET-CT) pode ser útil na exclusão de doença metastática distante.

Não existe um protocolo único de tratamento para doença recorrente além da pelve para mulheres em que a

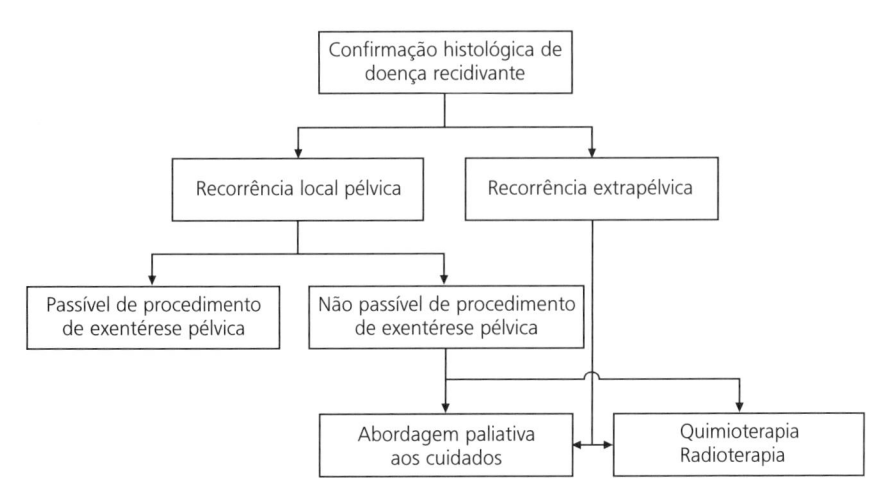

Fig. 56.5 Fluxograma das opções de tratamento com recorrência de câncer cervical.

radioterapia não apresentou resultado positivo e que não sejam candidatas à cirurgia complementar. Nas pacientes passíveis de tratamento paliativo, o envolvimento precoce de médicos especializados em cuidados paliativos e as enfermeiras Mcmillan podem ser extremamente benéficos não só para a paciente, mas também para a família.

CÂNCER CERVICAL NA GESTAÇÃO

Em geral, o sintoma é um sangramento anormal, embora 20% dos casos sejam assintomáticos. Os dados de sobrevida são, estádio por estádio, os mesmos que aqueles para pacientes não grávidas. Acredita-se que o tipo de parto afete a sobrevida final em 5 anos.

A biópsia cônica pode resultar em sangramento excessivo e aborto espontâneo. As indicações absolutas para a biópsia cônica incluem um esfregaço de Papanicolaou (Pap) suspeito de câncer invasivo sem comprovação colposcópica e suspeita colposcópica ou biópsia direta, indicando lesão invasiva.

Antes da 24ª quarta semana de gestação, o tratamento recomendado é o mesmo para mulheres não grávidas. Se o tratamento for a radioterapia, as pacientes no primeiro trimestre [de gestação] geralmente abortam durante a terapia com feixe externo. No segundo trimestre, o aborto espontâneo não é frequente, e o feto precisa ser cirurgicamente retirado antes da radiação.

A histerectomia radical e a linfadenectomia pélvica podem ser realizadas em qualquer idade gestacional. Quando o câncer é detectado à época de viabilidade do feto, a histerectomia radical por cesariana pode ser oferecida, ou então, o parto é realizado, e a terapia é instituída mais tarde. A via de parto tem sido, tradicionalmente, a cesariana, embora isto esteja mais relacionado com a possibilidade de aumento de sangramento, do que relacionado com o risco de disseminação da doença, caso a via vaginal seja a escolhida.

As pacientes diagnosticadas algumas semanas antes da viabilidade fetal, ou aquelas que recusam o aborto com base em pontos de vista morais ou religiosos representam um grande desafio. Nesses casos, com o aconselhamento adequado, o feto é mantido até a viabilidade mais precoce, e a terapia é realizada posteriormente. Os esteroides antenatais podem ser usados para ajudar a maturidade do pulmão fetal.

REFERÊNCIAS

1. Sasieni P, Adams J, Cuzick J. Benefits of cervical screening at different ages: evidence from the UK audit of screening histories. *Br J Cancer* 2003;89:88-93.
2. Williams J. *Cancer of the Uterus. Harveian Lectures for 1886.* London: HK Lewis, 1886.
3. Hinselmann H. Verbesserung der inspektionsmoglichkeit von vulva, vagina und portio. *Munchener Medizinische Wochenschrift* 1925;77:1733.
4. Schiller W. Early diagnosis of carcinoma of the cervix. *Surg Gynaecol Obstet* 1933;56:210-222.
5. Papanicolaou GN, Traut HF. The diagnostic value of vaginal smears in carcinoma of the uterus. *Am J Obstet Gynecol* 1941;42:193-206.
6. Johnson J, Patnick J. *Achievable Standards, Benchmark for Reporting, and Criteria for Evaluating Cervical Cytopathology*, 2nd edn. NHSCSP publication no. 1. London: Stationery Office, London, 2000.
7. Solomon D, Davey D, Kurman R et al. The Forum Group Members & The Bethesda 2001 Workshop. The 2001 Bethesda System: terminology for reporting results of cervical cytology. *JAMA* 2002;287:2114-2119.
8. Richart RM. A modified terminology for cervical intraepithelial neoplasia. *Obstet Gynecol* 1990;75:131-133.
9. McIndoe WA, McLean MR, Jones RW, Mullins PR. The invasive potential of carcinoma in situ of the cervix. *Obstet Gynecol* 1984;64:451-458.
10. Shafi MI, Nazeer S. Grading system for abnormal colposcopic findings. In: Bosze P, Luesley D (eds) *EAGC Course Book on Colposcopy*. Budapest: Primed-X Press, 2004.
11. Martin-Hirsch PL, Parakevaidis E, Kitchener H. Surgery for cervical intraepithelial neoplasia. *Cochrane Database Syst Rev* 2000;2:CD001318.
12. Luesley DM, Leeson S. *Colposcopy and Programme Management: Guidelines for the NHS Cervical Screening Programme.* NHSCSP publication no. 20. London: Stationery Office, London, 2004.
13. Shafi MI, Dunn JA, Buxton EJ, Finn CB, Jordan JA, Luesley DM. Abnormal cervical cytology following large loop excision of the transformation zone: a case controlled study. *Br J Obstet Gynaecol* 1993;100:145-148.
14. Prendiville W, Davies R, Berry PJ. A low voltage diathermy loop for taking cervical biopsies: a qualitative comparison with punch biopsy forceps. *Br J Obstet Gynaecol* 1986;93:773-6.
15. Kyrgiou M, Kolioupoulos G, Martin-Hirsch P, Arbyn M, Prendiville W, Paraskevaidis E. Obstetric outcomes after conservative treatment for intra-epithelial or early invasive cervical lesions: a systematic review. *Lancet* 2006;367:489-498.
16. Arbyn M, Kyrgiou M, Simoens C et al. Perinatal mortality and other severe adverse pregnancy outcomes associated with treatment of cervical intraepithelial neoplasia: meta-analysis. *BMJ* 2008;337:1284-1295.
17. Kitchener HC, Almonte M, Wheeler P et al. HPV testing in routine cervical screening: cross sectional data from the ARTISTIC trial. *Br J Cancer* 2006;95:56-61.
18. Tombola Group. Options for managing low grade cervical abnormalities detected at screening: cost effectiveness study. *BMJ* 2009;339:2549-2556.
19. Kitchener HC, Walker PG, Nelson L et al. HPV testing as an adjunct to cytology in the follow up of women treated for cervical intraepithelial neoplasia. *BJOG* 2008;115:1001-1007.
20. Koutsky LA, Ault KA, Wheeler CM et al. Proof of Principle Study Investigators. A controlled trial of a human papillomavirus type 16 vaccine. *N Engl J Med* 2004;347:1645-1651.
21. Harper DM, Franco EL, Wheeler C et al., GlaxoSmithKline HPV Vaccine Study Group. Efficacy of a bivalent L1 virus-like particle vaccine in prevention of infection with human papillomavirus types 16 and 18 in young women: a randomized controlled trial. *Lancet* 2004;364:1757-1765.
22. Harper DM. Currently approved prophylactic HPV vaccines. *Exp Rev Vaccines* 2009;8:1663-1679.
23. Shafi MI, Dunn JA, Chenoy R, Buxton EJ, Williams C, Luesley DM. Digital imaging colposcopy, image analysis and quantification of the colposcopic image. *Br J Obstet Gynaecol* 1994;101:234-238.
24. Etherington IJ, Dunn J, Shafi MI, Smith T, Luesley DM. Video colpography: a new technique for secondary cervical screening. *Br J Obstet Gynaecol* 1997;104:150-153.

25. Cancer Research UK, 2010. Available at: www.cancerresearchuk.org.
26. Querleu D, Morrow CP. Classification of radical hysterectomy. *Lancet Oncol* 2008;9:297-303.
27. Thomas GM. Improved treatment for cervical cancer – concurrent chemotherapy and radiotherapy. *N Engl J Med* 1999;340:1198-1200.
28. Dargent D, Brun JL, Roy M, Mathevet P, Remy I. La Trachelectomie Elargie (TE). Une alternative a l'hysterectomie radicale dans le traitement de cancers infiltrants developpes sur la face externe du col uterin. *J Obstet Gynaecol* 1994;2:285-292.
29. Gien LT, Covens A. Fertility-sparing options for early stage cervical cancer. *Gynecol Oncol* 2010;117:350-357.

LEITURA ADICIONAL

Shafi MI, Earl H, Tan LT. *Gynaecological Oncology.* Cambridge: Cambridge University Press, 2009.

Shafi MI, Nazeer S. *Colposcopy – A Practical Guide.* Salisburg, Fivepin Publishing Ltd, 2006.

Luesley DM, Leeson S. Colposcopy and Programme Management: Guidelines for the NHS Cervical Screening Programme. NHSCSP publication no. 20, 2004.

http://bethesda2001.cancer.gov/

www.cancerresearchuk.org/

www.cancerscreening.nhs.uk/cervical

www.nci.nih.gov/

Capítulo 57

Câncer Epitelial de Ovário

Hani Gabra e Sarah Blagden
Ovarian Cancer Action Research Centre, Imperial College London Hammersmith Campus, London, UK

O câncer epitelial de ovário (EOC) é a segunda principal causa de óbito por câncer ginecológico e é o quinto tipo mais comum de câncer em mulheres. É uma doença grave, particularmente nos estágios* avançados, evoluindo com recorrências frequentes e com impacto negativo na qualidade e duração da vida.

A progressão da doença ocorre, principalmente, por disseminação locorregional peritoneal e suas complicações associadas, e não em razão da doença metastática visceral. É comum o desenvolvimento de ascite recorrente e obstrução intestinal.

A cura pode ser completa, mesmo nos casos de câncer de ovário avançado, com o tratamento combinado multimodal de primeira linha, e existe um grande interesse nas pesquisas para reduzir a incidência da recidiva e melhorar o prognóstico da doença.

ETIOLOGIA, EPIDEMIOLOGIA E GENÉTICA

O risco de uma mulher desenvolver câncer de ovário é de cerca de 1 caso para cada 70 mulheres, com incidência de aproximadamente 22 casos em uma população de 100.000 pessoas. O câncer epitelial de ovário é uma doença das mulheres mais velhas, com o pico de incidência aos 67 anos de idade [1,2].

No Reino Unido, são diagnosticados cerca de 7.000 novos casos de câncer de ovário por ano, com aproximadamente 4.370 óbitos, e, na maioria dos centros, a sobrevida geral em 5 anos fica em torno de 40%. Acredita-se que a ovulação incessante seja um fator de risco importante, e os estudos de caso-controle mostraram que os fatores que interferem na ovulação afetam a incidência desse tipo de câncer [3]. Em alguns estudos [4], o uso da pílula contraceptiva oral foi associado a 40% de redução no risco de câncer de ovário. Outros fatores de proteção incluem: menarca precoce, menopausa tardia, gravidez, parto e amamentação materna. No Reino Unido, a taxa de sobrevida em 5 anos está melhorando, e a incidência de câncer de ovário começou a cair recentemente, talvez refletindo a melhora do tratamento e o impacto de fatores, como o uso disseminado do contraceptivo oral [5]. Esses fatos são contrabalançados pelos fatores associados ao estilo de vida que aumentam o risco da doença, como a opção da mulher em engravidar mais tarde na vida e a opção pelo menor número de filhos. Outros fatores etiológicos também podem contribuir em menor extensão, como a obesidade e o uso da terapia de reposição hormonal (HRT) [6,7].

Existe uma variação geográfica na incidência do câncer de ovário. A doença é mais comum no norte da Europa e nos EUA e menos comum nos países emergentes e no Japão [8]. Por outro lado, observa-se uma redução do risco de apresentar a doença associada à esterilização cirúrgica e à histerectomia e aumento do risco associado a condições inflamatórias, como a doença inflamatória pélvica (PID) e a endometriose [9]. Isto sugere que a inflamação crônica tem papel importante na etiologia do câncer de ovário, através da produção de citocinas e das vias de sinalização inflamatória [10,11].

No câncer de ovário, os fatores genéticos também são importantes. Cerca de 5 a 10% dos cânceres de ovário estão associados à síndrome autossômica dominante em que existe um defeito hereditário em um dos três genes conhecidos: BRCA1 e BRCA2 associados à síndrome específica de câncer ovariano e a síndrome de câncer de mama e ovário e nos genes do sistema MMR (mismatch) de reparo do DNA, identificados na síndrome de Lynch tipo II ou no câncer colorretal não poliposo hereditário (HNPCC) [12]. É provável que outras mutações genéticas hereditárias sejam identificadas no futuro. Recentemente, tem sido demonstrado que uma proporção significativa, talvez até a maioria, das pacientes com câncer de ovário esporádico, do tipo seroso de alto grau, sem herança de uma mutação genética, possui uma alteração somática em um dos genes BRCA ou em suas vias, descrito como "BRCAness", significando uma disfunção dos genes BRCA 1 e 2, como, por exemplo, mutações somáticas de genes envolvidos na via de reparo do DNA, metilação somática ou outros mecanismos epigenéticos, assim como alterações descendentes da via [13,14]. As drogas projetadas para combater a deficiência do BRCA (herdada ou

---

*No Brasil, usa-se "estágio", que significa fase e não o estadiamento formal. (Nota da RT).

somática), conhecidas como inibidores da poli (ADP-ribose) polimerase (PARP), demonstraram resultados encorajadores em ensaios clínicos iniciais e devem ser lançadas para tratamento de rotina do câncer de ovário hereditário [15,16]. Recentemente, os estudos com inibidores PARP incluíram o uso de citotóxicos associados e estão sendo avaliados em pacientes com câncer de ovário somático. Os resultados estão sendo esperados.

O câncer de ovário esporádico tem sido cada vez mais descrito como um grupo variável e não como uma doença única, e sua classificação tem sido feita cada vez mais por seu perfil molecular, em vez de histológico. O câncer de ovário de tipo I compreende os carcinomas serosos de baixo grau, os endometrioides de baixo grau, os tumores de células claras, os tumores mucinosos e os carcinomas de transição. Com exceção do câncer mucinoso e de células claras, esses tumores se comportam de maneira indolente, não possuem mutações TP53, se apresentam confinados ao ovário e são relativamente estáveis em termos genéticos. Acredita-se que eles se originem de uma lesão benigna, como a endometriose ou um neoplasma de um cisto ovariano e algumas vezes através de um tumor limítrofe. Os tumores do tipo II compreendem os tumores serosos de alto grau, mesodérmicos mistos não diferenciados e malignos (carcinossarcomas). Estes se mostram altamente agressivos e geralmente se apresentam em estágio avançado, com alta frequência de mutações P53. Foi proposto que o câncer seroso de ovário poderia se desenvolver a partir da implantação de células de adenocarcinoma, surgindo da tuba uterina adjacente. Essa suposição está com base no achado de mutações P53 encontradas no tumor e nas lesões intraepiteliais da tuba uterina [17].

TRIAGEM E OOFORECTOMIA PROFILÁTICA

Como mais de 75% dos casos de câncer de ovário se apresentam com a doença em estágio avançado, quando as taxas de cura são inferiores a 30%, continua-se buscando um método de triagem que permita identificar a doença em seu estágio inicial, quando as taxas de cura são mais altas. Entretanto, ainda não foram encontrados métodos efetivos de triagem, embora vários ensaios clínicos estejam em andamento.

De acordo com os critérios da Organização Mundial de Saúde (WHO), os programas de triagem devem levar à redução da mortalidade na população submetida a esse processo, em comparação à população não examinada; além disso, as ferramentas de triagem usadas devem ter, obrigatoriamente, alta sensibilidade e especificidade, com valor prognóstico positivo alto, definido pelo número de positivos verdadeiros divididos pela soma de verdadeiro e falso-positivos. A sensibilidade alta maximiza o potencial para identificar a doença, enquanto a especificidade alta reduz as chances de falso-positivos que resultam em intervenções desnecessárias. O câncer de ovário é um quadro relativamente raro, por isso, é necessária uma especificidade de cerca de 99,6% para detectar um caso da doença em cada 10 mulheres com teste positivo (valor prognóstico positivo de 10%) [18].

Estudo UKCTOCS

O estudo denominado Triagem de Câncer de Ovário do Ensaio Colaborativo do Reino Unido (UKCTOCS) é um estudo de base populacional e recrutou cerca de 200.000 mulheres na pós-menopausa em diversos centros no Reino Unido. As pacientes foram randomizadas para um grupo sem tratamento, com acompanhamento com CA-125 anual e ultrassonografia transvaginal subsequente (TVU) ou só TVU anual. O algoritmo bayesiano de risco de CA-125 foi incorporado ao estudo, cada CA-125 foi comparado aos valores anteriores da paciente e à probabilidade de que o perfil de CA-125 refletisse aquele do câncer de ovário, mesmo que dentro da faixa de referência. Esse algoritmo tinha o objetivo de melhorar o valor prognóstico positivo do CA-125, particularmente na detecção da doença em estágio precoce. Para pacientes com resultado anormal, a combinação de CA-125 e TVU foi realizada dentro de 8 semanas e, se o resultado permanecesse anormal, a paciente era encaminhada ao oncologista ginecológico. O desfecho primário desse estudo foi a mortalidade por câncer de ovário, e os desfechos secundários medidos foram os custos psicossocial, físico e econômico da triagem para câncer de ovário. O ensaio clínico encerrou o recrutamento, e os resultados iniciais foram publicados em 2009 [19]. Esses resultados foram encorajadores no braço de CA-125 mais TVU ou "triagem multimodal" do ensaio clínico, com valores de sensibilidade, especificidade e valor prognóstico positivo de 89,5, 99,8 e 43,3%, respectivamente. Dos 32 cânceres de ovário invasivos identificados nesse braço, 47% apresentavam doença no estádio* inicial, embora não necessariamente no Ia. Os dados finais incluindo a mortalidade em comparação ao grupo-controle estarão disponíveis depois da conclusão do ensaio, em 2014.

Limitando a triagem a pacientes com risco mais alto de câncer de ovário (como aquelas com história familiar significativa para a doença), deve ocorrer, teoricamente, o aumento da especificidade. Para mulheres com risco mais alto de câncer de ovário genético, o Estudo de Triagem de Câncer de Ovário Familiar do Reino Unido (UKFOCSS, para *UK Familial Ovarian Cancer Screening Study*) está avaliando o CA-125 a cada 4 meses e a TVU anualmente. O estudo visa a recrutar um total de 5.000 mulheres [20]. Os resultados finais desse estudo de Triagem de Câncer de Próstata, Pulmão, Colorretal e de Ovário dos EUA (PLCO, *para Prostate, Lung, Colorectal and Ovarian*) estão sendo aguardados. Nesse ensaio clínico, 150.000 pacientes foram recrutadas em todo o território dos EUA e submetidas a testes anuais de CA-125 e TVU [21]. Atualmente, a triagem para câncer de ovário não é prática rotineira nem nos EUA nem no Reino Unido.

Para pacientes com mutações na linha germinativa de BRCA1 ou BRCA2, a ooforectomia profilática reduz a incidência do câncer subsequente de ovário e de mama em 96 e 53%, respectivamente [22]. Para muitas mulheres perten-

---
*Aqui se refere especificamente ao estadiamento considerado para tratamento e acompanhamento e deve ser mantido estádio. (Nota da RT).

centes a famílias com mutação de BRCA, esta é a abordagem preferida. Em geral, quando existe uma recomendação de profilaxia, a salpingo-oforectomia bilateral profilática é realizada após o parto, e a HRT é iniciada em seguida, até chegar à época da menopausa natural, ou seja, por volta dos 50 anos de idade [23].

> **Quadro 57.1 Resumo**
>
> Critérios de triagem da WHO:
> - O quadro deverá representar um problema de saúde importante.
> - Deve haver tratamento disponível para a condição.
> - Deve haver instalações disponíveis para diagnóstico e tratamento.
> - A doença deverá apresentar estágio latente.
> - Deverá haver um teste ou exame para a condição.
> - O teste deverá ser aceitável para a população.
> - A história natural da doença deverá ser adequadamente compreendida.
> - Deverá haver uma terapia aceita sobre quem deve ser tratado.
> - O custo total de se descobrir um caso deve ser contrabalançado com as despesas clínicas como um todo.
> - A descoberta de casos deverá ser um processo contínuo, não apenas um projeto "de uma vez por todas".

APRESENTAÇÃO CLÍNICA

O câncer epitelial de ovário tem sido descrito, frequentemente, como "assassino silencioso", e 75% das pacientes são diagnosticadas com doença avançada nos estádios (III e IV), e a sobrevida em 5 anos é de 30 a 40%, enquanto no estádio I a sobrevida é de 84 a 94%. Isto se deve, substancialmente, ao fato de que os sintomas do câncer de ovário em estágio precoce são sutis ou mesmo ausentes, e as pacientes não têm certeza de que devem buscar ajuda. Além disso, mesmo que as pacientes busquem essa ajuda, o diagnóstico da doença é difícil nesse estágio, pois os sintomas são inespecíficos. Entretanto, Goff et al.[24] demonstraram que os sintomas de câncer epitelial de ovário estão presentes em 90% das mulheres afetadas na fase inicial da doença, mas frequentemente, esses sintomas não são valorizados e ocorre um atraso de, pelo menos, 6 meses, desde a apresentação dos sintomas até o diagnóstico efetivo em 37% das mulheres. Esses investigadores desenvolveram um "índice de sintomas", que inclui a ocorrência de mais de 12 episódios de, pelo menos, um dos sintomas a seguir: dor abdominal ou pélvica, urgência ou aumento da frequência urinária ou dificuldade de se alimentar e sensação de saciedade precoce presente a menos de 1 ano. Com o emprego desse índice aplicado em combinação com marcadores séricos de tumor, eles demonstraram que é possível fazer a predição com acurácia da presença de câncer de ovário [25]. O câncer de ovário também pode causar dor pélvica decorrente da torção ou hemorragia do ovário e sintomas intestinais do retossigmoide, como constipação ou diarreia.

Os sinais incluem distensão abdominal gasosa, massa pélvica, sons intestinais anormais, ascite, massas abdominais palpáveis, linfadenopatia, efusão pleural, massa umbilical (nódulo de *Sister Joseph*) e, raramente, organomegalia intra-abdominal.

O reconhecimento e valorização dos sintomas precoces do câncer de ovário entre as mulheres e os prestadores de cuidados de saúde na rede primária de assistência podem levar ao diagnóstico mais rápido do câncer epitelial de ovário, com redução subsequente na morbidade relacionada com o tratamento e, possivelmente, aumento da sobrevida.

PATOLOGIA DO CÂNCER DE CÉLULAS EPITELIAIS DE OVÁRIO

A maioria dos cânceres de ovário apresenta histologia serosa remanescente originária das tubas uterinas, frequentemente com corpos de psamoma característicos. Os adenocarcinomas endometrioides e os carcinomas de células claras são o tipo histológico seguinte mais comum, e os carcinomas mucinosos são menos comuns ainda. Em casos raros, os carcinossarcomas ovarianos se apresentam como tumores epiteliais com diferenciação sarcomatosa. Há evidências de que o câncer ovariano de células claras e os tumores mucinosos respondam menos satisfatoriamente à quimioterapia do que o câncer seroso de ovário e os endometrioides. Um aspecto importante de classificação histológica é o grau do câncer, que varia de bem diferenciado (grau 1), para moderadamente diferenciado (grau 2) e para mal diferenciado (grau 3). Os tumores limítrofes não são considerados câncer e, em geral, apresentam prognóstico excelente.

Tabela 57.1 Estadiamento da Federação Internacional de Ginecologia e Obstetrícia (FIGO) para câncer de ovário

Estádio	
I	Crescimento limitado aos ovários.
Ia	Tumor em um ovário, sem ascite, cápsula intacta, sem tumor na superfície.
Ib	Igual a Ia, mas com tumor em ambos os ovários.
Ic	Tumor como Ia ou Ib, mas ascite com células cancerosas, ou cápsula rompida ou tumor na superfície, ou lavagens peritoneais positivas.
II	Crescimento em um ou ambos os ovários com implantes peritoneais na pelve.
IIa	Extensão ou metástases para o útero ou para as tubas uterinas.
IIb	Extensão para outros órgãos da pelve.
IIc	Tumor como em IIa ou IIb, mas com achados como em Ic.
III	Tumor em um ou ambos os ovários com implantes peritoneais fora da pelve, ou metástases de linfonodos retroperitoneais.
IIIa	Tumor limitado à pelve verdadeira; linfonodos negativos, mas implantes microscópicos nas superfícies peritoneais do abdome.
IIIb	Como em IIIa, mas os implantes abdominais são inferiores a 2 cm de diâmetro.
IIIc	Implantes abdominais superiores a 2 cm ou metástases aos linfonodos retroperitoneais.
IV	Tumor envolvendo um ou ambos os ovários com metástases distantes, p. ex. fluido pleural maligno, metástases ao parênquima hepático.

PADRÕES DE DISSEMINAÇÃO DO CÂNCER DE OVÁRIO

A classificação da Federação Internacional de Ginecologia e Obstetrícia (FIGO) para câncer de ovário é apresentada na Tabela 57.1 e se baseia em estadiamento cirúrgico. Como as outras neoplasias malignas, o câncer de ovário pode-se disseminar por vias locorregional, linfática e sanguínea. Entretanto, há padrões de disseminação característicos desse tipo de câncer e também padrões característicos de subtipos histológicos de câncer de ovário.

Nos carcinomas ovarianos serosos comuns, o padrão dominante é o da disseminação locorregional transperitoneal que resulta, com frequência, em doença intra-abdominal volumosa, envolvendo especialmente o omento, bem como outras superfícies peritoneais. Esse processo é frequentemente acompanhado de ascite maligna. Com exceção da efusão pleural unilateral ou bilateral maligna e do envolvimento do umbigo decorrente da disseminação do tumor ao longo da reminiscência da veia umbilical (nódulo de *Sister Joseph*), não é comum a apresentação com doença metastática visceral, como as metástases hepáticas, pulmonares, cerebrais ou ósseas, que são muito comuns em outros tumores ginecológicos como câncer de mama ou cervical. O envolvimento de linfonodos (que estadia a paciente como IIIc) é relativamente comum. Uma exceção a essa situação são os cânceres ovarianos familiares BRCA1/2 que possuem alta incidência (73%) de doença metastática visceral [26].

DIAGNÓSTICO

O diagnóstico de câncer de ovário é histopatológico, e a maioria dos grandes centros exige análise histopatológica detalhada para tratar a paciente de maneira racional. O tipo histopatológico, o grau do tumor e o estadiamento da FIGO são todos determinados por biópsia obtida com orientação radiológica ou laparoscópica ou durante a laparotomia formal de estadiamento. Outros marcadores, como a situação do receptor de estrogênio, podem fornecer informações úteis para o tratamento posterior da paciente. O diagnóstico citológico, a partir de uma amostra de ascite, é considerado inadequado para diagnóstico e tratamento.

O CA-125 é um marcador sérico de glicoproteína para câncer de ovário. Como teste isolado, ele não é suficiente nem para diagnóstico, nem para triagem, pois se mostra elevado em várias condições benignas e malignas. Além disso, o CA-125 encontra-se elevado em apenas 80% dos casos de câncer de ovário conhecido e em 50% das pacientes com doença em estágio precoce. Nas pacientes com CA-125 elevado na época do diagnóstico, a mensuração seriada de CA-125 é um meio de avaliar a resposta ao tratamento quimioterapêutico subsequente. Pacientes com queda inicial do CA-125 durante a quimioterapia de primeira linha demonstraram resposta mais duradoura ao tratamento [27]. A avaliação de rotina de CA-125 (naquelas que expressam esse marcador) é feita também nas pacientes depois da conclusão do tratamento para identificar a recidiva, embora os resultados dos ensaios clínicos relatados pelo Medical Research Council (MRC) OVO5/*European Organization for Research and Treatment of Cancer* (EORTC)55955 sugiram que a dosagem de CA-125 rotineira e sequencial após o término da terapia possa ser desnecessária, pois a espera até o desenvolvimento dos sintomas não traz desvantagem na sobrevida, em comparação ao tratamento precoce, orientado pelo aumento do marcador [28]. Portanto, não há qualquer desvantagem clínica, se as mulheres com câncer epitelial de ovário recusarem a avaliação de CA-125 seriada.

> ### Quadro 57.2 Resumo
>
> Ensaio MRC-OVO5/EORTC 55955:
> - De 1.442 mulheres registradas, 529 apresentaram aumento em CA-125 após remissão sorológica completa depois da quimioterapia de primeira linha.
> - Um total de 254 mulheres foi aleatoriamente designado ao retratamento imediato com quimioterapia, enquanto 233 foram designadas ao tratamento cego continuado de CA-125 e, portanto, retratadas somente mediante recidiva sintomática.
> - As pacientes randomizadas para receber intervenção precoce iniciaram o tratamento de segunda linha na média de 4,8 meses antes, e o tratamento de terceira linha em 4,6 meses mais cedo que o grupo com tratamento postergado.
> - No ponto de corte de 2 anos, não houve diferença na sobrevida total entre os dois grupos (proporção de risco [HR] de 1,00, intervalo de confiança [CI] de 0,82-1,22, $P = 0,98$) ou na qualidade de vida.
> - Embora dados finais sejam esperados, isto sugere que o rastreamento de rotina de CA-125 em pacientes que concluíram a quimioterapia junto com a intervenção precoce pode não conferir vantagem na sobrevida em relação ao retratamento no momento da recidiva sintomática.

FATORES PROGNÓSTICOS

Infelizmente, a maioria das pacientes com câncer de ovário sofrerá recidiva e irá finalmente a óbito por causa da doença. Embora o prognóstico no câncer de ovário em estádio I seja excelente, com um índice de cura superior a 90%, o prognóstico geral, apesar das evidências recentes de melhoria, ainda é reservado, e a taxa de sobrevida em1 ano é de 71%, em 5 anos é de 40%, e 33% em 10 anos (*website* CRUK) [29].

Os principais fatores prognósticos para sobrevida incluem o estadiamento da doença de acordo com a FIGO, o grau do tumor, o grau de citorredução cirúrgica, o subtipo histológico e a sensibilidade da doença à quimioterapia à base de platina. As pesquisas atuais em andamento utilizam a análise completa do perfil molecular do genoma, assim como objetivos individuais moleculares específicos para refinamento dos modelos preditivos e prognósticos.

TRATAMENTO DE CÂNCER DE OVÁRIO DE DIAGNÓSTICO RECENTE

O tratamento padrão do câncer epitelial de ovário com estadiamento entre Ic e IV é a realização da cirurgia de citorredução primária com objetivo explícito de retirada de toda massa tumoral com excisão macroscópica máxima e de realização do estadiamento cirúrgico completo. Segue-se a quimioterapia adjuvante com carboplatina para todas as pacientes, exceto naquelas com tumores de baixo grau de acordo com o estadiamento Ia e Ib da FIGO, para as quais a cirurgia é suficiente, e a quimioterapia pode ser omitida [30]. A cirurgia secundária, após três ciclos de quimioterapia, pode melhorar a sobrevida em pacientes com citorredução subótima, quando a cirurgia inicial não é realizada por um cirurgião de oncologia ginecológica [31]. Recentemente, tem havido muito debate sobre o uso de quimioterapia neoadjuvante seguida de cirurgia primária posterior [32]. Dados recentes sugerem que no contexto de uma cirurgia de alta qualidade, não há desvantagem em relação à quimioterapia neoadjuvante seguida de cirurgia primária posterior [33]. A quimioterapia de primeira linha compreende ou só a carboplatina ou esse agente em combinação com paclitaxel. Esses padrões de cuidados foram definidos por ensaios clínicos randomizados internacionais [*Gynecologic Oncology Group* (GOG)111[34], OV-10 [35], GOG132 [36] e ICON3 [37].

CUIDADOS MULTIDISCIPLINARES INTEGRADOS DE CÂNCER DE OVÁRIO

O melhor tratamento para o câncer de ovário é aquele realizado por uma equipe multidisciplinar em centros especializados. Está demonstrado que essa abordagem melhora os resultados da doença. Em geral, a equipe consiste em um oncologista cirúrgico, um oncologista não cirúrgico, um radiologista e um patologista especializado em tratamento de câncer de ovário. É fundamental que a equipe também tenha uma enfermeira especialista que atua na inter-relação entre a paciente e a equipe multidisciplinar e que deve estar disponível durante todo o tratamento. Um especialista em cuidados paliativos pode ser necessário em todas as fases da doença. Cada vez mais, os cuidados com a paciente têm sido realizados pelas equipes multidisciplinares integrando os serviços hospitalares e comunitário sem uma só estrutura. Recentemente, os programas de acompanhamento de sobrevida estão sendo integrados aos cuidados padronizados.

CIRURGIA

O objetivo da cirurgia é a citorredução macroscópica do tumor, pois o volume de doença residual que permanece após esse procedimento se correlaciona inversamente com a sobrevida [38]. O GOG que define a citorredução ideal, definida pelo GOG, é a redução de doença residual inferior a 1 cm no diâmetro máximo. A citorredução completa é definida pela ausência de doença residual ou excisão macroscópica total. A possibilidade da extensão da citorredução é variável de acordo com os esforços no procedimento cirúrgico e com a experiência do cirurgião e depende da etiologia do tumor. A proporção de pacientes com citorredução ideal em vários estudos quimioterápicos varia de 30% (ICON3) até 85%, com morbidade operatória aparentemente aceitável. A retirada total do tumor é um dos fatores prognósticos mais importantes. A citorredução completa oferece a melhor chance de sobrevida, quando se compara a citorredução ideal (remoção da doença para menos de 1 cm no diâmetro máximo), com a citorredução subótima (doença residual superior a 1 cm no diâmetro máximo)[39].

Quando o cirurgião considera possível a cirurgia de citorredução para uma paciente, a incisão cirúrgica deve ser mediana longitudinal. Após a avaliação, o cirurgião executa a salpingo-oforectomia bilateral, a histerectomia abdominal total e a omentectomia, removendo também todos os depósitos visíveis de implante tumoral. Se a citorredução macroscópica completa não for possível, deve ser feita a citorredução ideal.

▶ A cirurgia é importante?

Não existe ensaio clínico randomizado comparando o tratamento com e sem. Entretanto, a sobrevida de pacientes com câncer de ovário avançado e não operadas na era pré-quimioterapia ficou entre 12 e 14%. A significância da cirurgia foi avaliada no ensaio clínico denominado *Scottish Randomised Trial in Ovarian Cancer* (SCOTROC1) de quimioterapia. Nesse estudo, todas as pacientes receberam carboplatina no pós-operatório e foram randomizadas para paclitaxel ou docetaxel, com sobrevida livre de progressão da doença como desfecho final. Os resultados cirúrgicos desse ensaio clínico foram coletados, e foram envolvidas duas de três pacientes do Reino Unido e uma de três pacientes de centros fora do Reino Unido. Isso permitiu comparar a prática cirúrgica e a relação entre a cirurgia e os desfechos, pois as variáveis de cada caso e a quimioterapia utilizada foi similar em todos os países. No Reino Unido, os índices de histerectomia abdominal total, de salpingo-oforectomia e omentectomia realizadas foram similares, mas houve significativamente menos procedimentos de ressecção intestinal e de linfadenectomia para-aórtica/pélvica, do que nos países fora do Reino Unido, especialmente naquelas pacientes com citorredução ideal. Além disso, o Reino Unido apresentou tempo cirúrgico substancialmente menor e menos taxas de citorredução completa, em comparação aos países fora do Reino Unido. A doença residual (> 2 cm) é uma variável independente de prognóstico de sobrevida sem progressão da doença e apresenta uma razão de risco de 1.6; entretanto, isso depende da extensão da doença pré-cirúrgica. Na doença menos extensa, a citorredução ideal esteve associada à melhora na sobrevida, mas na doença mais extensa o benefício foi menor. Entretanto, as pacientes do Reino Unido cuja citorredução foi completa (em oposição à ideal) apresentaram um resultado pior do que aquelas que realizaram a citorredução completa nos países fora do Reino Unido (HR2). Porém, nas pacientes com citorredução ideal, o risco relativo de ser operada no Reino Unido foi reduzido [40].

▶ Linfadenectomia em câncer de ovário

A linfadenectomia realizada de forma sistemática (SL) durante a cirurgia primária de citorredução compreende a ressecção dos linfonodos pélvicos e para-aórticos. Embora exista uma associação entre o envolvimento dos linfonodos pélvicos ou para-aórticos e prognóstico adverso, o benefício em relação à sobrevida com a SL realizada em pacientes com câncer de ovário permanece controverso. Em alguns centros do Reino Unido, a SL é realizada rotineiramente para câncer de ovário em fase inicial, mas não para a doença avançada.

Linfadenectomia em câncer de ovário em fase inicial

Embora a SL apresente um risco maior de morbidade para a paciente, nos EUA, Austrália e Europa a regra é realizar a SL somente nas pacientes com doença em fase inicial. Dessa forma, o estadiamento pode ser feito de forma mais detalhada e foi demonstrado, em três estudos, uma melhora na sobrevida geral [41-43]. Nos estudos ICON1/ ACTION sobre a administração de carboplatina imediata em comparação ao uso postergado para tratamento do câncer de ovário em estágio precoce, ficou demonstrado que todos os grupos apresentaram benefício com a quimioterapia; a interpretação inicial desses dados levou à indicação de quimioterapia para todas as pacientes independentemente do estadiamento da doença, tornando, assim, a SL um procedimento supérfluo e desnecessário [44]. Entretanto, a quimioterapia apresenta uma morbidade significativa, além do risco de mortalidade. Na análise de subgrupos do estudo denominado *Adjuvant ChemoTherapy in Ovarian Neoplasm* (ACTION), que foi um estudo europeu paralelo ao estudo *International Collaborative Ovarian Neoplasm* (ICON1), não foi demonstrado benefício da quimioterapia para as pacientes com citorredução completa, incluindo SL [45]. Portanto, pode-se argumentar que as pacientes com câncer epitelial de ovário com estadiamento cirúrgico completo de baixo grau entre Ia e Ib incluindo a SL podem ser poupadas da quimioterapia.

Linfadenectomia em câncer de ovário avançado

A realização de SL para câncer de ovário avançado é um tema mais controverso, embora alguns estudos de metanálise tenham demonstrado uma vantagem na sobrevida proporcional ao número de linfonodos removidos [41]. Em 2005, foram publicados os resultados de um estudo clínico prospectivo, onde as pacientes com doença avançada foram tratadas com citorredução cirúrgica ideal mais SL ou amostragem de linfonodos. Embora tenha sido observada melhora na sobrevida sem progressão da doença no grupo submetido à SL de 31,2% em comparação a 21,6%, respectivamente, não houve alteração na sobrevida total [46].

Cirurgia posterior de citorredução primária

Em pacientes que não apresentam condições para a cirurgia, a cirurgia de citorredução primária é realizada após a realização completa de três ciclos de quimioterapia adjuvante. Vários estudos retrospectivos avaliaram a cirurgia primária em comparação à quimioterapia primária, mas os resultados são discordantes [47-50]. Dois estudos clínicos prospectivos de fase III trataram essa questão: quimioterapia ou cirurgia direta (*Chemotherapy Or Upfront Surgery* – CHORUS) e EORTC 55971. Esses estudos mostraram sobrevida similar geral e sem progressão da doença em pacientes tratadas com quimioterapia inicial ou postergada, embora houvesse menos óbitos e menor morbidade pós-operatória entre as pacientes no grupo do estudo de citorredução cirúrgica primária postergada [51]. Os resultados finais do estudo CHORUS são aguardados.

Cirurgia secundária de citorredução

Nas pacientes que sofreram citorredução subótima na cirurgia primária, um segundo procedimento pode ser executado visando melhorar a sobrevida, desde que a paciente tenha recebido três ciclos de quimioterapia. Isso foi investigado em três ensaios clínicos prospectivos e randomizados [52-54], e só um deles demonstrou vantagem de sobrevida no braço de citorredução secundária [54]. Entretanto, as pacientes nesse ensaio clínico não receberam quimioterapia com paclitaxel, e a primeira cirurgia não foi realizada por um oncologista ginecológico especializado. Está demonstrado que a cirurgia realizada por um oncologista ginecológico aumenta a chance de sobrevida [55] e, portanto, é provável que com uma equipe especializada assumindo a cirurgia primária, o procedimento secundário de citorredução não será necessário [56].

CÂNCER DE OVÁRIO AVANÇADO

Quimioterapia de primeira linha pós-cirúrgica: benefícios e toxicidade

Vários estudos clínicos têm demonstrado que os agentes de platina sistêmicos administrados depois da cirurgia são as melhores drogas e mais importantes no tratamento do câncer de ovário, usadas isoladamente ou em combinação. A terapia sistêmica com carboplatina e paclitaxel, como regime de quimioterapia, é tão boa, senão marginalmente melhor que a carboplatina isolada, e a adição de um terceiro citotóxico administrado junto com a carboplatina, e o paclitaxel não apresentou vantagens. Resultados preliminares do estudo clínico GOG218 que está avaliando o papel de bevacizumabe, um anticorpo do fator de crescimento endotelial vascular (VEGF), administrado juntamente com a quimioterapia de primeira linha e mantido subsequentemente, foram recentemente divulgados [57]. Esse trabalho mostrou melhora de 3,8 meses na sobrevida sem a doença em pacientes tratadas com a combinação seguida de bevacizumabe de manutenção, em comparação àquelas recebendo só a quimioterapia ou quimioterapia combinada, mas sem bevacizumabe de manutenção, mas nenhuma diferença na sobrevida em geral. Dados consistentes do estudo GOG218 são esperados, junto com os resultados de um estudo similar europeu, ICON7.

> **Quadro 57.3 Resumo**
>
> Os resultados preliminares do estudo GOG218 mostram melhora de 3,8 meses na sobrevida sem a doença (HR 0,7; CI 95%, 0,62-0,82; $P < 0,0001$) em pacientes recebendo tratamento concorrente de carboplatina e paclitaxel com bevacizumabe seguido de bevacizumabe de manutenção em comparação a braços de controle (carboplatina + paclitaxel) ou de controle mais bevacizumabe concorrente.
>
> Entretanto, não foi observada diferença na sobrevida em geral (HR 0,9; CI 95% 0,73-1,15; $P = 0,252$) no braço concorrente mais bevacizumabe de manutenção quando comparado aos outros dois braços.
>
> Isto reflete os resultados obtidos de estudos clínicos com bevacizumabe adjuvante conduzidos em outros tipos de câncer e sugerindo que os inibidores de angiogênese retardam, mas não previnem a recidiva da doença.
>
> Esta descoberta pode refletir diferenças no desenho do estudo clínico ou na interpretação de dados, mas pode ser explicada pela biologia do tumor; os tumores podem sofrer crescimento acelerado depois da remoção de estresse hipóxico causado pela exposição a agentes angiogênicos ou aqueles que usam vias pró-angiogênicas alternativas depois da inibição do VEGF.
>
> Os resultados do ICON7 e dos estudos conduzidos usando terapias de manutenção concorrentes e/ou de primeira linha de inibidores de multicinase (como nos estudos AGO-OVAR12 e 16) serão informativos no tratamento destas questões.

Carboplatina e paclitaxel como terapia de primeira linha

Após a cirurgia, o tratamento utilizando a combinação de carboplatina e paclitaxel durante seis ciclos de 3 semanas é a quimioterapia mais frequentemente recomendada atualmente. As evidências que embasam esta conduta são decorrentes de vários estudos de referência. Os estudos GOG111 e OV10 demonstraram que a cisplatina em combinação com ciclofosfamida mostrou-se inferior à combinação de cisplatina com paclitaxel [34-35]. O estudo GOG132 mostrou não haver diferença na sobrevida com a cisplatina administrada isoladamente, em comparação à cisplatina administrada junto com paclitaxel [36], e no estudo clínico ICON3, a combinação de cisplatina com paclitaxel foi comparada às opções de tratamento padrão até agora existentes de carboplatina isolada ou CAP (ciclofosfamida, doxorrubicina e cisplatina) [37]. Embora o estudo ICON3 não tenha mostrado diferença na sobrevida livre de doença e na sobrevida em geral comparando o grupo que usou carboplatina como agente único e o grupo de carboplatina/paclitaxel, essa última combinação tem sido amplamente adotada para as pacientes em bom estado geral e sem comorbidades, especialmente as que podem ser exacerbadas pelo tratamento ou por terapias coadjuvantes e que podem suportar a quimioterapia combinada. Mais recentemente, o *Japanese Gynecologic Oncology Group* (JGOG) conduziu um estudo clínico randomizado, onde foi acrescentado o uso a cada 3 semanas ou semanalmente de paclitaxel no esquema conhecido como *dose-dense* à terapia padrão com carboplatina em um ciclo de 3 semanas. Nesse estudo clínico, foi observada uma melhora significativa de 11 meses na sobrevida livre de doença no grupo com o esquema *dose-dense* e o aumento significativo na sobrevida em geral [58]. A repetição desse estudo é esperada e, se confirmada, resultará em mudança no padrão de cuidados.

É importante salientar que existem diferenças na resposta entre os diferentes tipos histológicos. No câncer de ovário seroso e nos endometrioides, as taxas de resposta são relativamente altas (70-80%) com carboplatina e paclitaxel. Entretanto, no câncer avançado de células claras e nos tumores mucinosos, o índice de resposta à terapia com carboplatina-paclitaxel é menor com resposta de 22 e 14%, respectivamente [59,60]. Nesses dois tipos de câncer, a resposta ao agente de platina isolado também é considerada inferior e, portanto, o tratamento combinado é o preferido nos casos que apresentam essa histologia pouco frequente e de prognóstico pior na doença avançada.

Toxicidade da quimioterapia de combinação com carboplatina-paclitaxel

Essa combinação padrão apresenta toxicidades significativas.

A *alopecia* ocorre precocemente e é inevitável, embora reversível. Algumas pacientes conseguem evitar a queda dos cabelos usando o que se conhece por "*cold cap*"* antes da quimioterapia para reduzir a temperatura do couro cabeludo, reduzindo o suprimento sanguíneo aos folículos pilosos.

A *sepse neutropênica* também representa risco significativo dessa quimioterapia de combinação. A contagem de neutrófilos pode chegar ao nível mais baixo nos dias 10-14 depois do tratamento. O fator de estimulação da colônia de granulócitos (GCSF) pode ser administrado a pacientes neutropênicas para reduzir a duração do episódio. Nos casos em que ocorre pirexia após o tratamento existe indicação para assistência imediata, e as pacientes devem ser aconselhadas a buscar ajuda, e a maioria dos hospitais tem protocolos assistenciais padronizados para o manejo da "sepse neutropênica", recomendando a administração de antibióticos intravenosos (i.v.) (geralmente tazocin e gentamicina) para pacientes com pirexia e contagem de neutrófilos inferior a $1 \times 10^9/L$. Nas pacientes afetadas, o uso profilático de GCSF e/ou a redução da dose da quimioterapia podem ser introduzidos para os ciclos subsequentes do tratamento.

A *hipersensibilidade* devida ao veículo Cremophor® usado como diluente do paclitaxel exige o uso de dexametasona, com o risco de causar ganho de peso significativo em razão do uso de esteroide e de agravar o controle do diabetes, nos casos em que seja uma comorbidade concorrente, com consequências graves, quando associado ao risco de sepse neutropênica.

A *neurotoxicidade* associada ao uso de paclitaxel envolve principalmente a neuropatia sensorial periférica nos

---
*Touca fria. (NT)

dedos das mãos e dos pés e pode ocorrer em cerca de um terço das pacientes; entretanto, trata-se de um quadro geralmente leve e que se resolve após o término da quimioterapia. Nas pacientes que desenvolvem sinais persistentes de neuropatia durante o tratamento, recomenda-se a omissão ou redução da dose do paclitaxel. Em uma pequena proporção de pacientes, a neurotoxicidade é grave e pode interferir substancialmente com a função. Algumas vezes pode não ocorrer a resolução do quadro de neuropatia, e o problema se torna permanente.

A *síndrome da dor articular* ocorre tipicamente 3 dias depois da administração de paclitaxel e persiste por cerca de 3 dias. Isto afeta geralmente as articulações do joelho, assim como as pequenas articulações das mãos e dos pés. Às vezes, o quadro é intenso e pode durar mais de 3 dias. A intensidade do quadro pode exigir o uso antecipado de analgésicos, como paracetamol e ibuprofeno em dose plena ou exigir a redução da dose da quimioterapia subsequente.

A *êmese* não é comum com este regime, embora a *náusea* possa ser uma complicação, especialmente para pacientes mais jovens. O uso profilático e o aumento rápido da dose (se necessário) dos antieméticos, como metoclopramida, domperidona, ciclizina, dexametasona e ondansetron, podem minimizar essa reação adversa desagradável.

Outras toxicidades incluem: ototoxicidade, prejuízo renal e alterações nos hábitos intestinais.

▶ Doses mais altas ou mais ciclos de quimioterapia são melhores que o tratamento padrão?

Vários estudos foram conduzidos usando o regime convencional comparando um número maior a um número menor de ciclos de quimioterapia (dose total maior) e comparando o uso de doses mais altas e mais baixas (intensidade maior da dose), e, em geral, esses estudos não demonstraram nenhum benefício tanto com dose total maior ou intensidade maior da dose. Em termos de dose total, Bertelsen *et al.* [61] demonstraram não haver diferença nos desfechos entre 6 e 12 ciclos, e Lambert *et al.* demonstraram, em 1997 [62], não haver diferença entre 5 e 8 ciclos. Mais recentemente, um estudo comparando 6 cursos complementares de paclitaxel como agente único (*vs.* controle), em pacientes em remissão completa depois da terapia de primeira linha de paclitaxel mais carboplatina, não demonstrou vantagem do tratamento prolongado [63]. Em relação à intensidade da dose, 7 estudos clínicos compararam diferentes intensidades de dose da quimioterapia de primeira linha, todos eles compararam essencialmente uma intensidade de dose ao dobro dessa intensidade, e com exceção de dois estudos, não houve diferença na sobrevida [64-69]. Os achados do estudo clínico, denominado JCOG (descrito anteriormente) e a resposta ao tratamento "dose dense" em casos de recidiva da doença, sugerem que essa questão não está totalmente resolvida. A quimioterapia de alta dose com transplante de células-tronco também foi investigada em câncer de ovário. Dados desses estudos mostram pouca diferença na sobrevida para a quimioterapia padrão *em comparação à* de alta dose [70-72].

▶ Quimioterapia neoadjuvante

O padrão ouro para o tratamento do câncer de ovário tem sido há muito tempo a cirurgia. Entretanto, existe ainda alguma controvérsia em relação ao melhor momento para realizar essa cirurgia e em relação ao uso de quimioterapia adjuvante realizada antes da primária para tornar o procedimento mais fácil e permitir uma cirurgia com retirada mais completa do câncer. Esse é, atualmente, o tema dos estudos clínicos CHORUS e EORTC (já mencionados anteriormente). Entretanto, recomenda-se cuidado, pois a adoção indiscriminada da quimioterapia adjuvante não deverá ser feita até que esses estudos publiquem seus relatórios finais. Existem considerações teóricas de que essa quimioterapia neoadjuvante poderá selecionar uma doença resistente em um ambiente de carga tumoral maior, necessitando de uma abordagem de alta qualidade cirúrgica para o procedimento de citorredução primária postergada. E, por outro lado, a citorredução cirúrgica primária poderia melhorar o resultado da quimioterapia ao realizar a citorredução de clones resistentes em estágio precoce. Todas essas questões potenciais precisam ser consideradas [73].

▶ Quimioterapia intraperitoneal

O câncer de ovário é uma doença que se caracteriza principalmente pela disseminação peritoneal locorregional na cavidade abdominal. O controle da disseminação locorregional é a prioridade principal para o controle de câncer de ovário avançado. A quimioterapia intraperitoneal (i.p.) não é uma novidade, e vem sendo realizada há pelo menos 30 anos ou mais. Nos últimos 20 anos, sete estudos clínicos randomizados compararam a quimioterapia intraperitoneal à quimioterapia IV no tratamento de primeira linha de pacientes com câncer de ovário em estádio III (revisado na referência 74). O fator comum nesses estudos foi a inclusão do uso de platina em todos esses ensaios clínicos, e muitos acrescentaram uma segunda droga. O estudo de metanálise desses ensaios clínicos mostrou uma redução de risco de 0,88, com IC de 0,81-0,95 e aumento no tempo de sobrevida (nos três estudos de maior porte) de 8, 11 e 16 meses, acima dos 4 anos de sobrevida média esperada para pacientes que realizaram cirurgia de citorredução ideal no grupo de quimioterapia [74].

O mais recente desses três estudos, o GOG172 [75], mostrou a maior diferença entre os ensaios clínicos randomizados de câncer de ovário, com um tempo de sobrevida geral média de 67 meses em comparação ao grupo-controle de quimioterapia IV de 49 meses, um aumento de 17,4 meses com HR de 0,71. Esse regime utilizou paclitaxel IV no dia 1, cisplatina IP no dia 2, e taxol IP no dia 8 em um ciclo de 21 dias, repetidos durante seis ciclos. Entretanto, a quimioterapia IP esteve associada à maior toxicidade, incluindo: neuropatia, toxicidade gastrointestinal e mielotoxicidade. Apesar das recomendações feitas pelo *National Cancer Institute* (NCI) encorajando a adoção da quimioterapia IP como padrão no manejo das pacientes com câncer de ovário, essas medidas não têm sido adotadas na prática, pois aguarda-se o resultado de outros ensaios clínicos randomizados, e existe a preocupação com a inserção e manutenção de cateteres IP e com o risco da toxicidade excessiva [76].

CÂNCER DE OVÁRIO RECORRENTE

O câncer de ovário recorrente é uma situação clínica sem cura, embora a sobrevida possa ser melhorada com a quimioterapia apropriada e com os cuidados gerais e clínicos multidisciplinares. O tratamento paliativo e a otimização da qualidade de vida são considerações importantes nesse cenário clínico, pois incluem o tratamento agressivo dos sintomas, quimioterapia, radioterapia e cirurgia. Os cuidados paliativos na comunidade e a disponibilização de casas de repouso são componentes importantes nessa fase da doença. A seleção do tratamento com toxicidade mínima é um dos principais objetivos nesse cenário clínico.

O momento para fazer a reintrodução da terapia foi avaliado nos estudos clínicos MRC-OVO5/EORTC 55955 [28]. Como descrito anteriormente, as pacientes em remissão completa e CA-125 normal, depois do tratamento primário, foram monitoradas, em relação aos níveis desse agente, e os resultados foram mascarados para elas e para os médicos. Quando os níveis de CA-125 atingiram duas vezes o limite superior do normal, as pacientes foram randomizadas para o tratamento imediato, informando os médicos ou para nenhum tratamento, até que a recidiva clínica demandasse o tratamento de novo. Os resultados do estudo clínico confirmaram que a intervenção precoce não apresentou nenhum benefício para as pacientes (resumo Quadro 57.2). A conduta atual é evitar o tratamento até que ocorra o aparecimento de sintomas precoces da progressão da doença, mas isto exige uma espera vigilante intensiva e pode gerar ansiedade considerável às pacientes. Ocorrendo sintomas precoces de progressão ou havendo evidências de recorrência que possam causar dano anatômico significativo, o tratamento paliativo pode ser instituído e consiste tipicamente em quimioterapia, embora, às vezes, possa ser necessário incluir a cirurgia ou radioterapia.

▶ Quimioterapia

Dependendo do intervalo de tempo entre o tratamento primário à base de platina e a recidiva, o câncer de ovário recorrente pode ser considerado como refratário, resistente ou potencialmente sensível à platina. A doença que recidivou após mais de 12 meses é definida como sensível à platina, entre 6 e 12 meses como parcialmente sensível à platina e em menos de 6 meses ou durante o tratamento como resistente ou refratária à platina. O câncer de ovário refratário à platina representa uma falha primária de resposta à quimioterapia e implica na probabilidade de falha de resposta aos outros agentes de quimioterapia padronizados. Com frequência, essas pacientes apresentam uma doença agressiva com mau prognóstico. Uma possibilidade que pode ser considerada para essas pacientes é a sua inclusão em ensaios clínicos de fase I e de fase II se apresentarem as condições necessárias.

▶ Recidiva sensível à platina

A recorrência sensível à platina tem várias definições. Uma definição pragmática é a recidiva do câncer de ovário que exige tratamento e que ocorre mais de 6 meses após o último ciclo de quimioterapia. Essas pacientes são potencialmente sensíveis à platina, e a probabilidade de resposta geral ao novo desafio com quimioterapia à base de platina depende do tempo. Conforme foi demonstrado por Blackledge [77], a recidiva que ocorre mais de 18 meses depois da quimioterapia anterior tem até 94% de chance de resposta com a terapia subsequente à base de platina, em comparação à taxa de resposta de 10% nas pacientes com recidiva no período de 6 meses após o último ciclo de terapia com platina.

Eisenhauer *et al.* [78] avaliaram os fatores preditivos de resposta à quimioterapia subsequente em câncer de ovário tratado previamente com platina. Analisaram os dados de 13 ensaios clínicos randomizados com o uso de seis agentes quimioterápicos e não somente com platina. Eles demonstraram que a histologia serosa, o volume do tumor (< 5 cm) e o número de sítios da doença (< 3) eram fatores preditivos significativos, e o intervalo livre de tratamento não mostrou valor preditivo nas análises iniciais, diferentemente dos achados de Blackledge. Esses fatores prognósticos biológicos foram os principais determinantes da resposta subsequente, e o intervalo livre de tratamento apresentou correlação com o tamanho do tumor.

Um estudo clínico randomizado, o MRC ICON4, foi conduzido em pacientes que apresentaram recidiva mais de 6 meses depois do último ciclo de quimioterapia, exigindo quimioterapia complementar. A questão de estudo foi se havia aumento da sobrevida com a adição de paclitaxel à carboplatina na doença resistente à platina. Esse estudo foi extremamente importante, porque o estudo MRC ICON3 não tinha demonstrado qualquer melhora na sobrevida com carboplatina e paclitaxel como quimioterapia de primeira linha em câncer de ovário avançado. No estudo clínico ICON4, a adição de paclitaxel melhorou significativamente a sobrevida em câncer de ovário recorrente sensível à platina, com HR de 0,82 e mostrou um aumento absoluto no tempo de sobrevida em 2 anos de 7% e melhora na sobrevida média de 5 meses; em outras palavras, um benefício de magnitude similar à adição de platina à quimioterapia de primeira linha para câncer de ovário. Não houve diferença na toxicidade percebida pela paciente e não há motivo para se evitar o paclitaxel em razão da neuropatia prévia grave, comorbidade clínica e, em especial, decorrente do diabetes avançado. Essa droga pode ser recomendada para pacientes com recidiva que ocorre mais de 12 meses depois do último ciclo de quimioterapia [79].

Fora do ambiente de estudo clínico, a estratégia atual é oferecer a quimioterapia combinada a todas as pacientes que apresentam recidiva e são sensíveis à platina, quando não existem contraindicações clínicas. As pacientes recebem novo tratamento só com platina ou em combinação com paclitaxel. As pacientes com doença parcialmente sensível à platina recebem novo tratamento com platina e paclitaxel ou com cloridrato de doxorrubicina lipossômica peguilada (PLDH). As pacientes alérgicas à platina recebem PLDH como agente único, topotecan ou quimioterapia semanal com paclitaxel, embora novas estratégias com substituição da platina por citotóxicos novos em combinação com esses agentes levaram a resultados promissores [80].

Recidiva resistente à platina

Há várias definições de recidiva resistente à platina; entretanto, uma definição pragmática é a da doença recorrente, exigindo tratamento dentro de 6 meses do término do último ciclo de quimioterapia. Essas pacientes parecem se beneficiar ou não se beneficiar igualmente com o uso de todos os agentes quimioterápicos convencionalmente dosados e programados. Todas essas monoterapias apresentam um índice geral de resposta de 10 a 20%. Os agentes que podem ser considerados nessa indicação incluem: PLDH, topotecan, etoposida oral, paclitaxel e gencitabina. Entretanto, nesse cenário clínico, o tratamento "dose-dense" com aplicações semanais de paclitaxel e carboplatina demonstrou melhorar os índices de resposta em pacientes resistentes à platina. Estudos de quimioterapia combinada, usando carboplatina e paclitaxel têm sido explorados em ensaios clínicos não randomizados, com resultados expressivos. Isto inclui o regime de Rotterdam com o emprego de dois cursos cada um de 28 dias de paclitaxel, na dose de 90 mg/m² semanal e carboplatina administrada nos dias 1, 8 e 15, seguido de seis cursos de 3 semanas de paclitaxel na dose de 175 mg/m² e carboplatina (AUC6)] [81] e o regime de Leuven com o emprego de seis cursos de paclitaxel na dose de 90 mg/m² e carboplatina (AUC4) nos dias 1 e 8 a cada 3 semanas] [82]. Esses regimes foram bem tolerados com toxicidade hematológica baixa, mas estudos clínicos prospectivos randomizados comparando esses regimes ao tratamento padrão estão sendo esperados.

Cirurgia e radioterapia

A cirurgia secundária em câncer de ovário recorrente é um tema controverso e não tem evidências de base sólida. Em geral, as pacientes com obstrução intestinal maligna não deverão receber quimioterapia, embora possam se beneficiar de um procedimento cirúrgico paliativo para corrigir essa obstrução e permitir que elas possam manter a quimioterapia. Nos casos de recidiva em que ocorre uma recorrência isolada, eventualmente, pode ser realizada uma ressecção completa, e os resultados individuais podem ser satisfatórios. O grupo alemão AGO validou um modelo de três fatores, os Critérios DESKTOP I, que definem o prognóstico de uma citorredução secundária bem-sucedida: bom estado de saúde (ECOG 0), ressecção completa na cirurgia primária ou o estadiamento inicial da FIGO na época do primeiro diagnóstico e ausência de ascite. Nas pacientes que apresentaram esses três critérios, a ressecção completa foi possível em 79%, conferindo um tempo de sobrevida média de 45,2 meses em comparação a 19,7 meses naquelas que não sofreram ressecção completa [83]. No estudo clínico DESKTOP II em andamento, esse escore prognóstico está sendo validado em pacientes sensíveis à platina, que são submetidas à cirurgia, e no estudo DESKTOP III as pacientes serão prospectivamente randomizadas para realizar a cirurgia ou não com base em seus escores. Esses ensaios clínicos visam responder definitivamente a questão sobre o benefício ou não da cirurgia de repetição para as pacientes com doença recidivante.

Em geral, a radioterapia é reservada para alívio da doença sintomática, particularmente para a recorrência pélvica sintomática e para a doença cutânea ou intracerebral.

TIPOS MAIS RAROS DE CÂNCER

Tumores de células da granulosa do adulto

Os tumores de células da granulosa (GCTs) são tumores do cordão sexual/estroma e representam 5% de todas as malignidades do ovário. Eles surgem de células do estroma ao redor dos oócitos e se apresentam, tipicamente, em pacientes com idade média entre 50 e 52 anos. Os aspectos visíveis podem simular aqueles do câncer epitelial do ovário: timpanismo abdominal, dor abdominal, perda de peso e sangramento pós-menopausa decorrente de hiperplasia endometrial concorrente ou adenocarcinoma endometrial e ocorrem em 5 a 10% dos casos. A ruptura do ovário pode ocorrer em 10 a 35% dos casos, provocando dor abdominal aguda e intensa. Os tumores de células da granulosa têm baixo potencial maligno, a maioria (60 a 90%) se apresenta em estágio inicial com 90% de sobrevida em 5 anos (para a doença em estádio I). Para os tumores que se apresentam em estágio mais avançado, o prognóstico é pior, e os índices de sobrevida em 5 anos para os tumores com estadiamentos II e III/IV variam entre 55 e 75% e entre 22 e 50%, respectivamente [84]. O estadiamento cirúrgico é similar ao realizado para o câncer epitelial. A única diferença é que nas pacientes jovens com tumores unilaterais em fase inicial a cirurgia com preservação da fertilidade é mais frequentemente considerada, em razão de seu prognóstico mais favorável. O benefício da terapia adjuvante é controverso, e a quimioterapia pós-operatória fica frequentemente restrita àqueles casos de doença avançada em estádio IV ou não operável ou para os casos em que a cirurgia ou a radioterapia estão contraindicadas. Geralmente, a quimioterapia é à base de platina, como PVB (cisplatina/vimblastina/bleomicina) ou a mais bem tolerada BEP (bleomicina, etoposida e cisplatina). A resposta geral à BEP, incluindo a resposta completa e a resposta parcial avaliada em uma série de três estudos de pequeno porte foi de aproximadamente 80% [85-87]. Os taxanos também foram usados com sucesso em um pequeno número de pacientes, com eficácia similar ao BEP, sugerindo que a carboplatina e o paclitaxel representam uma alternativa quimioterápica viável.

Os tumores de células da granulosa produzem estradiol, especialmente quando confinados ao ovário, de modo que o estradiol e a substância de inibição do hormônio estimulador de folículos (FSH), a inibina B, podem atuar como marcadores tumorais. Entretanto, estão sendo procurados marcadores mais confiáveis, como a substância de inibição mülleriana [88]. A recidiva tardia pode ocorrer em pacientes com tumores de células da granulosa, às vezes até 25 anos depois do diagnóstico inicial. Fatores histológicos em tumores primários e que prognosticam a recidiva são: atipia nuclear, índice mitótico elevado com um índice maior ou igual a 4 mitoses por 10 campos de alta força e a aneuploidia do tumor, que é um fator controverso. Quando possível, a doença recorrente é tratada cirurgicamente ou com radioterapia. A quimioterapia com BEP pode ser administrada para doença recorrente não operável ou a terapia hormonal compreendendo tamoxifeno ou análogos do hormônio liberador de gonadotrofina, GnRH.

▶ Carcinossarcoma/tumores müllerianos malignos mistos do ovário

O carcinossarcoma, conhecido como tumor mülleriano maligno misto (MMMT) do ovário representa 1 a 5% de todos os tumores de ovário, a maioria se apresentando em mulheres na pós-menopausa com idade entre 50 e 70 anos. O estadiamento da FIGO para esses tumores adota o mesmo usado para tumores epiteliais de ovário (Tabela 57.1). Os carcinossarcomas são compostos de tecido tumoral misto: um componente epitelial, como o carcinoma seroso, endometrioide, não diferenciado ou raramente de células claras ou de células escamosas e um elemento sarcomatoso. Se o componente sarcomatoso parece ser nativo do ovário, ele é descrito como homólogo, ou seja, sarcoma do estroma endometrial, fibrossarcoma ou leiomiossarcoma; os exemplos heterogêneos incluem: rabdomiossarcoma, condrossarcoma ou osteossarcoma.

Existe ainda muita discussão sobre se ambos os elementos apresentam a mesma origem ou a partir de duas fontes diferentes [89-91]. Sood *et al.* encontraram evidências de que cânceres com elementos sarcomatosos homólogos apresentavam resultados melhores que aqueles com elementos heterólogos [91] e que os tumores com predominância dos elementos sarcomatosos apresentavam pior resultado em termos de sobrevida [92]. Outros índices de prognóstico negativo incluem o estágio avançado do tumor na apresentação, citorredução subótima e idade avançada. As pacientes se apresentam, tipicamente, com distensão abdominal e timpanismo, e mais de 75% das pacientes apresentam doença em estádio III ou IV na apresentação.

De modo geral, o prognóstico de acordo com o estadiamento é pior do que o do câncer epitelial de ovário, com índices de recorrência de 50, 100, 90 e 100% nos estadiamentos I, II, III e IV, respectivamente e a sobrevida média de 75 no estádio I e menos de 10 meses nos estádios II a IV [93,94]. De acordo com os resultados de estudos retrospectivos de pequeno porte, a citorredução ideal seguida de quimioterapia com platina apresenta melhora da sobrevida sem progressão da doença. A quimioterapia com carboplatina em combinação com paclitaxel ou cisplatina mais ifosfamida é administrada depois da cirurgia, este último regime apresenta a melhor taxa de sobrevida total, embora com maior toxicidade [95]. Em razão da resposta geralmente ruim à quimioterapia, alternativas estão sendo pesquisadas como a trabectadina, que já está licenciada para uso em sarcomas de partes moles em estágio avançado.

▶ Câncer *borderline* de ovário

Os tumores limítrofes de ovário respondem por cerca de 10 a 15% de todos os tumores de ovário, ocorrem em pacientes com idade entre 50 e 60 anos e estão confinados ao ovário, estádio I, em 50 a 80% dos casos. O estágio inicial na apresentação e as características celulares dos tumores limítrofes de ovário, que não apresentam crescimento destrutivo infiltrativo ou invasão do estroma, dão a esses tumores um prognóstico excelente. O tipo histológico mais comum é o seroso, representando 50% dos casos, seguido do tipo mucinoso, 46% dos casos e os tumores mistos, endometrioides, de células claras ou de Brenner que representam 3,9% dos casos. O estadiamento da FIGO para tumores epiteliais do ovário é adotado para os tumores limítrofes de ovário. O estadiamento tem sido feito pela cirurgia de maneira similar àquela empregada para o câncer epitelial de ovário com a adição da apendectomia em casos de tumores limítrofes do tipo mucinoso. Os tumores límitrofes do tipo seroso são bilaterais em 30% dos casos e estão associados a lesões extraovarianas ("implantes") em 35% dos casos.

Os implantes são definidos como tumores limítrofes do tipo seroso não invasivos quando apresentam estrutura papilar ou invasivos quando apresentam estrutura similar àquela de um adenocarcinoma bem diferenciado. Os implantes não invasivos apresentam índices menores de recidiva e de mortalidade de 18 e 6%, respectivamente. Os tumores com implantes invasivos apresentam índices maiores de 36 e 25%, respectivamente. Os tumores limítrofes de tipo mucinoso são classificados como intestinais em 85% dos casos ou endocervicais/müllerianos em 15% dos casos, dependendo das características histológicas das células do epitélio cístico. Em 10% dos casos, os tumores limítrofes de tipo mucinoso podem estar associados à presença de pseudomioxomas do peritônio, necessitando de uma investigação completa do trato gastrointestinal e do apêndice como fonte de tumor primário.

A sobrevida de 5 anos para tumores limítrofes de tipo seroso e mucinoso é de 98,4 ± 1,1% e de 97 ± 1,5%, respectivamente. Para a doença em estágio avançado, nos estádios III e IV a sobrevida é de 92,3 ± 3% e de 85,5 ± 9% para tumores límitrofes de ovário serosos e mucinosos, respectivamente [96]. Esses tumores têm sido tradicionalmente tratados com cirurgia, de maneira semelhante ao câncer epitelial de ovário, com histerectomia abdominal total, salpingo-oforectomia bilateral, omentectomia infracólica, ressecção das lesões macroscópicas, biópsias peritoneais e apendicetomia, se a histologia for mucinosa. A linfadenectomia sistemática é hoje amplamente evitada, em razão das evidências que mostram resultados similares para pacientes com ou sem envolvimento de linfonodos [97,98]. Em decorrência do bom prognóstico das pacientes com doença em estádio I, a opção por uma cirurgia mais conservadora preservando a fertilidade em pacientes mais jovens tem sido adotada e inclui a salpingo-oforectomia unilateral, omentectomia infracólica, biópsias peritoneais e citologia.

Não há benefício comprovado para a radioterapia ou quimioterapia adjunta após a cirurgia de tumores limítrofes de ovário, mesmo no caso de doença avançada. Os fatores de risco para a recidiva incluem: ploidia de DNA, estadiamento, tipo histológico e idade. A recorrência ocorre em um tempo médio de 3,1 anos, o tratamento é cirúrgico. A cirurgia conservadora pode ser considerada em pacientes que desejam preservar a fertilidade. Nas pacientes que sofrem recidiva na presença de implantes invasivos, a cirurgia extensiva deverá ser realizada com o objetivo de citorredução ideal ou completa do tumor. Uma pequena porcentagem de pacientes com diagnóstico inicial de tumor limítrofe de ovário desenvolve câncer de ovário invasivo/peritoneal primário depois de um tempo médio de 8,3 anos. É provável que isso represente um novo câncer primário, e não uma recorrência. A incidência de malignidade invasiva fica entre 1 e 7% [99-102], embora um estudo envolvendo uma proporção alta de pacientes com doença em estágio avançado ou com doença não estadiada tenha relatado uma incidência de 73% de recidiva [103]. Essas pacientes deverão ser tratadas com uma combinação de cirurgia e quimioterapia, similar ao câncer de ovário invasivo primário.

DESENVOLVIMENTO FUTURO

Desenvolvimentos em quimioterapia

O desenvolvimento e o refinamento de pesquisas de quimioterapia citotóxica combinada estão em evolução. Vários estudos avaliaram o benefício da adição de mais uma droga ao tratamento padrão de primeira linha de carboplatina e paclitaxel. Até o momento, nenhum deles demonstrou resultados superiores. O estudo GOG182/ICON5, um ensaio clínico randomizado de fase III envolvendo cinco grupos, em que o tratamento com paclitaxel e carboplatina foi comparado a essas duas drogas administradas junto com gencitabina, PLDH ou topotecan em pacientes com doença em estágio avançado. A sobrevida sem a doença e a sobrevida total foi semelhante em todos os grupos, sugerindo que a adição de outro agente citotóxico não justifica a toxicidade extra observada [104].

A heterogeneidade histológica do câncer de ovário tem importância terapêutica cada vez mais evidente, e a resposta observada no carcinoma de células claras e mucinosa do ovário é significativamente inferior. O mesmo é verdadeiro para carcinossarcoma do ovário. O JCOG iniciou um estudo clínico de fase III comparando a cisplatina e o irinotecan a paclitaxel-carboplatina para o tratamento de carcinoma avançado de células claras do ovário. O estudo clínico mEOC de quimioterapia do *Gynecologic Cancer Intergroup* (GCIG) para tratamento de primeira linha de carcinoma mucinoso do ovário está em andamento usando uma quimioterapia do tipo de câncer intestinal de oxaliplatina em combinação com capecitabina em um estudo randomizado em comparação a paclitaxel-carboplatina.

O estudo MITO-2 avaliou a eficácia da carboplatina e PLDH em comparação à carboplatina-paclitaxel como quimioterapia de primeira linha para o câncer de ovário e não encontrou superioridade entre os dois regimes em termos de sobrevida sem progressão da doença e sobrevida total [105]. O estudo CALYPSO examinou a combinação de PLDH-carboplatina *em relação à* carboplatina-paclitaxel em pacientes com recidiva sensível à platina. Os resultados preliminares mostraram que o grupo que usou a combinação PLDH-carboplatina apresentou um índice terapêutico superior, considerando a proporção risco/benefício em comparação à carboplatina-paclitaxel. Embora os resultados finais ainda sejam esperados, esse estudo clínico sugere que agentes diferentes do paclitaxel possam ser usados junto à carboplatina na recidiva sensível à platina, o que é especialmente relevante para pacientes que apresentam neurotoxicidade induzida pelo paclitaxel [106].

Novos agentes citotóxicos demonstraram eficácia em câncer de ovário recorrente, como trabectedina, usada no estudo clínico OVA-301 em combinação com PLDH *ou* PLDH isolado em pacientes que sofreram progressão ou recorrência da doença após a quimioterapia de primeira linha [80]. É interessante notar que as pacientes mais beneficiadas pela combinação de trabectedina apresentavam no período de 6 a 12 meses, o que é considerado um grupo altamente resistente ao tratamento [107]. Embora tenha sido observada maior mielotoxicidade e toxicidade hepática no grupo contendo trabectedina, esse estudo clínico demonstra que um regime sem platina pode ser usado em pacientes que se mostrem parcialmente sensíveis à platina. Isto também levanta questões interessantes sobre a atividade biológica dessa substância de derivação natural, particularmente porque as pacientes tratadas com trabectedina demonstraram resposta mais durável à carboplatina em relapso subsequente.

Metas bioterapêuticas

Via da P13 cinase

A via de sinalização celular da fosfatidilinositol 3´-cinase (P13K) parece ser altamente relevante em câncer de ovário. A mutação ou as amplificações em *PIK3CA*, o gene codificador de P13K, são encontradas em cerca de 30% dos cânceres de ovário. Além disso, o gene supressor de tumor e inibidor P13K, a fosfatase e o homólogo de tensina (PTEN) demonstraram sofrer mutação em 20% dos cânceres endometrioides de ovário, resultando em ativação da via P13K via fosforilação de uma proteína efetora, Akt/proteína cinase B (PKB). Como resultado, essa via representa um meio para o tratamento de câncer de ovário, particularmente em casos de resistência à quimioterapia [108]. Como resultado, ensaios clínicos precoces estão atualmente em andamento, usando inibidores de Akt e P13K em pacientes com câncer de ovário recidivante.

Inibidores de angiogênese

Embora o estudo GOG218 tenha demonstrado que a adição de bevacizumabe apresentou vantagem apenas moderada de sobrevida livre de progressão [57], outros agentes antiangiogênicos estão atualmente sendo avaliados, como o inibidor triplo [VEGF, fator de crescimento de fibroblasto (FGF) e fator de crescimento derivado de plaquetas (PDGF)] da angiocinase BIBF1120 (Vargatef™). No estudo AGO-OVAR12, o BIBF1120 é administrado em paralelo e após o uso de carboplatina e o paclitaxel no tratamento de primeira linha para câncer de ovário. No estudo ICON 6, o inibidor de VEGF cediranibe é administrado em paralelo e depois da quimioterapia para pacientes com relapso sensível à platina e, no estudo AGO-OVAR 16, o uso de manutenção do inibidor da multitirosina cinase pazopanibe é investigado experimentalmente depois da terapia de primeira linha. Junto com os resultados do ICON7, esses estudos clínicos deverão de alguma forma definir o papel dos inibidores da angiogênese no tratamento de câncer de ovário.

Outros alvos terapêuticos

A atividade impressionante do inibidor de PARP olaparibe em pacientes com câncer de ovário seroso de alto grau incentivou a realização de vários estudos, usando esse e outros inibidores de PARP, ou como agentes únicos ou em combinação com citotóxicos [16].

Outros alvos terapêuticos estão surgindo, como o receptor alfa de folato, que é expresso em excesso na maioria das pacientes com câncer de ovário avançado. O farletuzumabe, um anticorpo monoclonal contra esse receptor, demonstrou atividade impressionante em estudos clínicos de fase II e estudos de fase III, que estão em andamento [109]. Os inibidores de Src, uma proteína de sarcoma, a primeira tirosina cinase a ser identificada, também demonstraram atividade pré-clínica impressionante em câncer de ovário, e estudos clínicos, usando o inibidor de Src de molécula pequena, o dasatinibe (Sprycel™), estão atualmente em andamento [110]. Outras estratégias-alvo para superar mecanismos de antiapoptose em câncer de ovário também estão sendo investigadas, como a apoptose-induzida via fator de necrose tumoral (*tumor necrosis factor-related apoptosis-inducing ligand* -TRAIL) (revisado na referência 111).

RESUMO

O tratamento do câncer de ovário é complexo em razão de sua apresentação insidiosa, histologia heterogênea e desenvolvimento frequentemente rápido de mecanismos de resistência à quimioterapia. Apesar disso, nos últimos 20 anos, melhorias têm sido feitas na sobrevida em 5 anos, refletindo vantagens na técnica cirúrgica e no emprego de tratamentos quimioterápicos mais efetivos, inicial e na recidiva. Entretanto, o câncer de ovário ainda permanece como o mais letal de todos os cânceres ginecológicos, justificando, assim, a exploração de novas estratégias terapêuticas. Essas abordagens incluem a personalização do tratamento de acordo com a histologia e o perfil genético, como o *status* do BRCA e o uso de novos agentes citotóxicos e terapias-alvo. O suporte a esses e aos futuros desenvolvimentos é o compromisso contínuo de elucidar a biologia celular básica do câncer de ovário. Só então as terapias poderão ser desenhadas ou melhoradas racionalmente para exercer impacto significativo nas consequências desse que é um dos cânceres mais mortais conhecidos.

REFERÊNCIAS

1. Boyle P, Ferlay J. Cancer incidence and mortality in Europe, 2004. *Ann Oncol* 2005;16:481-488.
2. Parkin DM, Bray F, Ferlay J, Pisani P. Global cancer statistics, 2002. *CA Cancer J Clin* 2005;55:74-108.
3. Fathalla MF. Incessant ovulation – a factor in ovarian neoplasia? *Lancet* 1971;27716:163.
4. Berchuck A, Schildkraut J. Oral contraceptive pills. Preven-tion of ovarian cancer and other benefits. *N C Med J* 1997;58:404-407.
5. CRUK website, 2010. Available at: http://info.cancerresearchuk.org/.
6. Beral V; Million Women Study Collaborators, Bull D, Green J, Reeves G. Ovarian cancer and hormone replacement therapy in the Million Women Study. *Lancet* 2007;369:1703-1710.
7. Reeves GK, Pirie K, Beral V, Green J, Spencer E, Bull D; Million Women Study Collaboration. Cancer incidence and mortality in relation to body mass index in the Million Women Study: cohort study. *BMJ* 2007;335:1134.
8. Parazzini F, Franceschi S, La Vecchia C, Fasoli M. The epidemiology of ovarian cancer. *Gynecol Oncol* 1991;43:9-23.
9. Ness RB. Endometriosis and ovarian cancer: thoughts on shared pathophysiology. *Am J Obstet Gynecol* 2003;189:280-294.
10. Quirk JT, Kupinski JM. Chronic infection, inflammation, and epithelial ovarian cancer. *Med Hypotheses* 2001;57:426-428.
11. Ness RB, Cottreau C. Possible role of ovarian epithelial inflammation in ovarian cancer. *J Natl Cancer Inst* 1999;91:1459-1467.
12. Sogaard M, Kjaer SK, Gayther S. Ovarian cancer and genetic susceptibility in relation to the BRCA1 and BRCA2 genes.

Occurrence, clinical importance and intervention. *Acta Obstet Gynecol Scand* 2006;85:93-105.

13. Turner N, Tutt A, Ashworth A. Hallmarks of 'BRCAness' in sporadic cancers. *Nat Rev Cancer* 2004;4:814-819.
14. Press JZ, De Luca A, Boyd N et al. Ovarian carcinomas with genetic and epigenetic BRCA1 loss have distinct molecular abnormalities. *BMC Cancer* 2008;22:17.
15. Fong PC, Yap TA, Boss DS et al. Poly(ADP)-ribose polymerase inhibition: frequent durable responses in BRCA carrier ovarian cancer correlating with platinum-free interval. *J Clin Oncol* 2010;28:2512-2519.
16. Audeh MW, Carmichael J, Penson RT et al. Oral poly(ADP-ribose) polymerase inhibitor olaparib in patients with BRCA1 or BRCA2 mutations and recurrent ovarian cancer: a proof-of-concept trial. *Lancet* 2010;376:245-251.
17. Kurman RJ, Shih IEM. The origin and pathogenesis of epithelial ovarian cancer: a proposed unifying theory. *Am J Surg Pathol* 2010;34:433-443.
18. Guidozzi F. Screening for ovarian cancer. *Obstet Gynecol Surv* 1996;51:696-701.
19. Menon U, Gentry-Maharaj A, Hallet R et al. Sensitivity and specificity of multimodal and ultrasound screening for ovarian cancer, and stage distribution of detected cancers: results of the prevalence screen of the UK Collaborative Trial of Ovarian Cancer Screening (UKCTOCS). *Lancet Oncol* 2009;10:327-340.
20. Rosenthal A, Jacobs I. Familial ovarian cancer screening. *Best Pract Res Clin Obstet Gynaecol* 2006;20:321-338.
21. Grubb RL 3rd, Pinsky PF, Greenlee RT et al. Prostate cancer screening in the Prostate, Lung, Colorectal and Ovarian cancer screening trial: update on findings from the initial four rounds of screening in a randomized trial. *BJU Int* 2008;102:1524-1530.
22. Olopade OI, Artioli G. Efficacy of risk-reducing salpingo-oophorectomy in women with BRCA-1 and BRCA-2 mutations. *Breast J* 2004;10(Suppl 1):S5-S9.
23. Armstrong K, Schwartz JS, Randall T, Rubin SC, Weber B. Hormone replacement therapy and life expectancy after prophylactic oophorectomy in women with BRCA1/2 mutations: a decision analysis. *J Clin Oncol* 2004;22:1045-1054.
24. Goff BA, Mandel LS, Melancon CH, Muntz, HG. Frequency of symptoms of ovarian cancer in women presenting to primary care clinics. *JAMA* 2004;291:2705-2712.
25. Andersen MR, Goff BA, Lowe KA et al. Use of a Symptom Index, CA125:and HE4 to predict ovarian cancer. *Gynecol Oncol* 2010;116:378-383.
26. Gourley C, Michie CC, Roxburgh P et al. Increased incidence of visceral metastases in Scottish patients with BRCA1/2-defective ovarian cancer: an extension of the ovarian BRCAness phenotype. *J Clin Oncol* 2010;28:2505-2511.
27. Rocconi RP, Matthews KS, Kemper MK, Hoskins KE, Hih WK, Straughn JM Jr. The timing of normalization of CA-125 levels during primary chemotherapy is predictive of survival in patients with epithelial ovarian cancer. *Gynecol Oncol* 2009;11:242-245.
28. Rustin GJ, van der Burg ME, on behalf of MRC and EORTC collaborators. A randomized trial in ovarian cancer (OC) of early treatment of relapse based on CA125 level alone versus delayed treatment based on conventional clinical indicators (MRC OV05/EORTC. 55955 trials). *J Clin Oncol* 2009;27(Suppl):18s, Abstract 1.
29. CRUK website 2010; CancerStats: Key Facts Ovarian Cancer. Available at: http://info.cancerresearchuk.org/cancerstats/types/ovary/.
30. Junor EJ, Hole DJ, McNulty L, Mason M, Young J. Specialist gynaecologists and survival outcome in ovarian cancer: a Scottish national study of 1866 patients. *Br J Obstet Gynaecol* 1999;106:1130-1136.
31. van der Burg ME, Vergote I. The role of interval debulking surgery in ovarian cancer. *Curr Oncol Rep* 2003;5:473-481.
32. Dewdney SB, Rimel BJ, Reinhart AJ et al. The role of neoadjuvant chemotherapy in the management of patients with advanced stage ovarian cancer: Survey results from members of the Society of Gynecologic Oncologists. *Gynecol Oncol* 2010 [Epub ahead of print].
33. Van Gorp T, Amant F, Neven P, Berteloot P, Leunen K, Vergote I. The position of neoadjuvant chemotherapy within the treatment of ovarian cancer. *Minerva Ginecol* 2006;58:393-403.
34. McGuire WP, Hoskins WJ, Brady MF et al. Cyclophosphamide and cisplatin compared with paclitaxel and cisplatin in patients with stage III and stage IV ovarian cancer. *N Engl J Med* 1996;334:1-6.
35. Piccart MJ, Bertelsen K, James K et al. Randomized intergroup trial of cisplatin-paclitaxel versus cisplatin-cyclophosphamide in women with advanced epithelial ovarian cancer: three-year results. *J Natl Cancer Inst* 2000;92:699-708.
36. Muggia FM, Braly PS, Brady MF et al. Phase III randomized study of cisplatin versus paclitaxel versus cisplatin and paclitaxel in patients with suboptimal stage III or IV ovarian cancer: a Gynecologic Oncology Group study. *J Clin Oncol* 2000;18:106-115.
37. The International Collaborative Ovarian Neoplasm (ICON) Group. Paclitaxel plus carboplatin versus standard chemotherapy with either single-agent carboplatin or cyclophosphamide, doxorubicin, and cisplatin in women with ovarian cancer: the ICON3 randomized trial. *Lancet* 2002;360:505-515.
38. Bristow RE, Tomacruz RS, Armstrong DK, Trimble EL, Montz FJ. Survival effect of maximal cytoreductive surgery for advanced ovarian carcinoma during the platinum era: a meta-analysis. *J Clin Oncol* 2002;20:1248-1259.
39. du Bois A, Reuss A, Pujade-Lauraine E, Harter P, Ray-Coquard I, Pfisterer J. Role of surgical outcome as prognostic factor in advanced epithelial ovarian cancer: a combined exploratory analysis of 3 prospectively randomized phase 3 multicenter trials: by the Arbeitsgemeinschaft Gynaekologische Onkologie Studiengruppe Ovarialkarzinom (AGO-OVAR) and the Groupe d'Investigateurs Nationaux Pour les Etudes des Cancers de l'Ovaire (GINECO). *Cancer* 2009;115:1234-1244.
40. Crawford SC, Vasey PA, Paul J, Hay A, Davis JA, Kaye SB et al. Does aggressive surgery only benefit patients with less advanced ovarian cancer? Results from an international comparison within the SCOTROC-1 Trial. *J Clin Oncol* 2005;23:8802-8811.
41. Chan JK, Urban R, Hu JM et al. The potential therapeutic role of lymph node resection in epithelial ovarian cancer: a study of 13918 patients. *Br J Cancer* 2007;96:1817-1822.
42. Maggioni A, Benedetti Panici P, Dell'Anna T et al. Randomised study of systematic lymphadenectomy in patients with epithelial ovarian cancer macroscopically confined to the pelvis. *Br J Cancer* 2006;95:699-704.
43. Suzuki S, Kajiyama H, Shibata K et al. Is there any association between retroperitoneal lymphadenectomy and survival benefit in ovarian clear cell carcinoma patients? *Ann Oncol* 2008;19:1284-1287.
44. Trimbos JB, Parmer M, Vergote I et al. International Col-laborative Ovarian Neoplasm trial 1 and Adjuvant Chemo-therapy In Ovarian Neoplasm trial: two parallel randomized phase III trials of adjuvant chemotherapy in patients with early-stage ovarian carcinoma. *J Natl Cancer Inst* 2003;95:105-112.
45. Trimbos B, Timmers P, Pecorelli S et al. Surgical staging and treatment of early ovarian cancer: long-term analysis from a randomized trial. *J Natl Cancer Inst* 2010;102:982-987.
46. Panici PB, Maggioni A, Hacker N et al. Systematic aortic and pelvic lymphadenectomy versus resection of bulky nodes only in optimally debulked advanced ovarian cancer: a randomized clinical trial. *J Natl Cancer Inst* 2005;97:560-566.

47. Colombo PE, Mourregot A, Fabbro M et al. Aggressive surgical strategies in advanced ovarian cancer: a monocentric study of 203 stage IIIC and IV patients. *Eur J Surg Oncol* 2009;35:135-143.
48. Le T, Faught W, Hopkins L, Fung-Kee-Fung M. Can surgical debulking reverse platinum resistance in patients with metastatic epithelial ovarian cancer? *J Obstet Gynaecol Can* 2009;31:42-47.
49. Rafii A, Deval B, Geay JF et al. Treatment of FIGO stage IV ovarian carcinoma: results of primary surgery or interval surgery after neoadjuvant chemotherapy: a retrospective study. *Int J Gynecol Cancer* 2007;17:777-783.
50. Vergote IB, De Wever I, Decloedt J, Tjalma W, Van Gramberen M, van Dam P. Neoadjuvant chemotherapy versus primary debulking surgery in advanced ovarian cancer. *Semin Oncol* 2000;27(3 Suppl 7):31-36.
51. Vergote IB, Tropé CG, Amant F et al. EORTC-GCG/NCIC-CTG Randomized trial comparing primary debulking surgery with neoadjuvant chemotherapy in stage IIIC-IV ovarian, fallopian tube and peritoneal cancer (OVCA). *IGCS* 2008; Abstract 1767
52. Rose PG, Nerenstone S, Brady MF et al. Gynecologic Oncology Group. Secondary surgical cytoreduction for advanced ovarian carcinoma. *N Engl J Med* 2004;351:2489-2497.
53. Redman CW, Warwick J, Luesley DM, Varma R, Lawton FG, Blackledge GR. Intervention debulking surgery in advanced epithelial ovarian cancer. *Br J Obstet Gynaecol* 1994;101:142-146.
54. van der Burg ME, van Lent M, Buyse M et al. The effect of debulking surgery after induction chemotherapy on the prognosis in advanced epithelial ovarian cancer. Gynaecological Cancer Cooperative Group of the European Organisation for Research and Treatment of Cancer. *N Engl J Med* 1995;332:629-634.
55. Kehoe S, Powell J, Wilson S, Woodman C. The influence of the operating surgeon's specialization on patient survival in ovarian carcinoma. *Br J Cancer*. 1994;70:1014-1017.
56. Martinek IE, Kehoe S. When should surgical cytoreduction in advanced ovarian cancer take place? *J Oncol* 2010.
57. Burger R, Brady MF, Bookman JL et al. Phase III trial of bevacizumab (BEV) in the primary treatment of advanced epithelial ovarian cancer (EOC), primary peritoneal cancer (PPC), or fallopian tube cancer (FTC):A Gynecologic Oncology Group study. *J Clin Oncol* 2010;28:18s.
58. Katsumata N, Yasuda M, Takahashi F et al. Japanese Gyne-cologic Oncology Group. Dose-dense paclitaxel once a week in combination with carboplatin every 3 weeks for advanced ovarian cancer: a phase 3, open-label, randomized controlled trial. *Lancet* 2009;374:1331-1338.
59. Hess V, A'Hern R, Nasiri N et al. Mucinous epithelial ovarian cancer: a separate entity requiring specific treatment. *J Clin Oncol* 2004;22:1040-1044.
60. Sirichaisutdhikorn D, Suprasert P, Khunamornpong S. Clinical outcome of the ovarian clear cell carcinoma compared to other epithelial ovarian cancers when treated with paclitaxel and carboplatin. *Asian Pac J Cancer Prev* 2009;10:1041-1045.
61. Bertelsen K, Jakobsen A, Strøyer J et al. A prospective randomized comparison of 6 and 12 cycles of cyclophosphamide, adriamycin, and cisplatin in advanced epithelial ovarian cancer: a Danish Ovarian Study Group trial (DACOVA). *Gynecol Oncol* 1993;49:30-36.
62. Lambert HE, Rustin GJ, Gregory WM, Nelstrop AE. A randomized trial of five versus eight courses of cisplatin or carboplatin in advanced ovarian carcinoma. A North Thames Ovary Group Study. *Ann Oncol* 1997;8:327-333.
63. Pecorelli S, Favalli G, Gadducci A et al. After 6 Italian Cooperative Group. Phase III trial of observation versus six courses of paclitaxel in patients with advanced epithelial ovarian cancer in complete response after six courses of paclitaxel/platinum-based chemotherapy: final results of the After-6 protocol 1. *J Clin Oncol* 2009;27:4642-4648.
64. McGuire WP, Hoskins WJ, Brady MF et al. Assessment of dose-intensive therapy in suboptimally debulked ovarian cancer: a Gynecologic Oncology Group study. *J Clin Oncol* 1995;13:1589-1599.
65. Kaye SB, Paul J, Cassidy J et al. Mature results of a randomized trial of two doses of cisplatin for the treatment of ovarian cancer. Scottish Gynaecology Cancer Trials Group. *J Clin Oncol* 1996;14:2113-2119.
66. Jakobsen A, Bertelsen K, Andersen JE et al. Dose-effect study of carboplatin in ovarian cancer: a Danish Ovarian Cancer Group study. *J Clin Oncol*. 1997;15:193-198.
67. Gore M, Mainwaring P, A'Hern R et al. Randomized trial of dose-intensity with single-agent carboplatin in patients with epithelial ovarian cancer. London Gynaecological Oncology Group. *J Clin Oncol* 1998;16:2426-2434.
68. Cocconi G, Bella M, Lottici R et al. Mature results of a prospective randomized trial comparing a three-weekly with an accelerated weekly schedule of cisplatin in advanced ovarian carcinoma. *Am J Clin Oncol* 1999;22:559-567.
69. Conte PF, Bruzzone M, Carnino F et al. High-dose versus low-dose cisplatin in combination with cyclophosphamide and epidoxorubicin in suboptimal ovarian cancer: a randomized study of the Gruppo Oncologico Nord-Ovest. *J Clin Oncol* 1996;14:351-356.
70. Cure H, Legros M, Fleury J et al. High-dose chemotherapy and autologous stem cell transplantation in advanced epithelial ovarian cancer. *Bone Marrow Transplant* 1996;18(Suppl 1):S34-S35.
71. Ledermann JA, Herd R, Maraninchi D et al. High-dose chemotherapy for ovarian carcinoma: long-term results from the Solid Tumour Registry of the European Group for Blood and Marrow Transplantation (EBMT). *Ann Oncol* 2001;12:693-699.
72. Legros M, Dauplat J, Fleury J et al. High-dose chemotherapy with haematopoietic rescue in patients with stage III to IV ovar-ian cancer: long-term results. *J Clin Oncol* 1997;15:1302-1308.
73. Lim MC, Song YJ, Seo SS, Yoo CW, Kang S, Park SY. Residual cancer stem cells after interval cytoreductive surgery fol-lowing neoadjuvant chemotherapy could result in poor treatment outcomes for ovarian cancer. *Onkologie* 2010;33:324-330.
74. Elit L, Oliver TK, Covens A et al. Intraperitoneal chemotherapy in the first-line treatment of women with stage III epithelial ovarian cancer: a systematic review with metaanalyses. *Cancer* 2007;109:692-702.
75. Armstrong DK, Bundy B, Wenzel L et al. Gynecologic Oncology Group. Intraperitoneal cisplatin and paclitaxel in ovarian cancer. *N Engl J Med* 2006;354:34-43.
76. Rowan K. Intraperitoneal therapy for ovarian cancer: why has it not become standard? *J Natl Cancer Inst* 2009;101:775-777.
77. Blackledge G, Lawton F, Redman C, Kelly K. Response of patients in phase II studies of chemotherapy in ovarian cancer: implications for patient treatment and the design of phase II trials. *Br J Cancer*. 1989;59:650-653.
78. Eisenhauer EA, Vermorken JB, van Glabbeke M. Predictors of response to subsequent chemotherapy in platinum pretreated ovarian cancer: a multivariate analysis of 704 patients. *Ann Oncol* 1997;8:963-968.
79. Parmar MK, Ledermann JA, Colombo N et al. ICON and AGO Collaborators. Paclitaxel plus platinum-based chemotherapy versus conventional platinum-based chemotherapy in women with relapsed ovarian cancer: the ICON4/AGO-OVAR-2.2 trial. *Lancet*. 2003;361:2099-2106.
80. Kaye SB, Colombo N, Monk BJ et al. Trabectedin plus pegylated liposomal doxorubicin in relapsed ovarian cancer delays third-line chemotherapy and prolongs the platinum-free interval. *Ann Oncol* 2010 [Epub ahead of print].

81. van der Burg ME, van der Gaast A, Vergote I et al. What is the role of dose-dense therapy? *Int J Gynecol Cancer* 2005;15(Suppl 3):233-240.
82. Cadron I, Leunen K, Amant F, Van Gorp T, Neven P, Vergote I. The 'Leuven' dose-dense paclitaxel/carboplatin regimen in patients with recurrent ovarian cancer. *Gynecol Oncol* 2007;106:354-361.
83. Harter P, du Bois, Hahmann M et al. Arbeitsgemein-schaft Gynaekologische Onkologie Ovarian Committee; AGO Ovarian Cancer Study Group. Surgery in recurrent ovarian cancer: the Arbeitsgemeinschaft Gynaekologische Onkol-ogie (AGO) DESKTOP OVAR trial. *Ann Surg Oncol* 2006;13:1702-1710.
84. Pectasides D, Pectasides E, Psyrri A. Granulosa cell tumour of the ovary. *Cancer Treat Rev* 2008;34:1-12.
85. Savage P, Costenla D, Fisher C et al. Granulosa cell tumours of the ovary: demographics, survival and the management of advanced disease. *Clin Oncol (R Coll Radiol)* 1998;10:242-245.
86. Pectasides D, Alevizakos N, Athanassiou AE. Cisplatin-containing regimen in advanced or recurrent granulosa cell tumours of the ovary. *Ann Oncol* 1992;3(4):316-318.
87. Colombo N, Sessa C, Landoni F, Sartori E, Pecorelli S, Mangioni C. Cisplatin, vinblastine, and bleomycin combination chemotherapy in metastatic granulosa cell tumour of the ovary. *Obstet Gynecol* 1986;67:265-268.
88. La Marca A, Volpe A. The anti-Müllerian hormone and ovarian cancer. *Hum Reprod Update* 2007;13:265-273.
89. Jin Z, Ogata S, Tamura G et al. Carcinosarcomas (malignant mullerian mixed tumours) of the uterus and ovary: a genetic study with special reference to histogenesis. *Int J Gynecol Pathol* 2003;22:368-373.
90. Schipf A, Mayr D, Kirchner T, Diebold J. Molecular genetic aberrations of ovarian and uterine carcinosarcomas – a CGH and FISH study. *Virchows Arch* 2008;452:259-268.
91. Sood AK, Sorosky JI, Gelder MS et al. Primary ovarian sarcoma: analysis of prognostic variables and the role of surgical cytoreduction. *Cancer* 1998;82:1731-1737.
92. Nayha V, Stenback F. Angiogenesis and expression of angiogenic agents in uterine and ovarian carcinosarcomas. *APMIS* 2008;116:107-117.
93. Cantrell LA, Van Le L. Carcinosarcoma of the ovary a review. *Obstet Gynecol Surv* 2009;64:673-680.
94. Brown E, Stewart M, Rye T et al. Carcinosarcoma of the ovary: 19 years of prospective data from a single centre. *Cancer* 2004;100:2148-2153.
95. Rutledge TL, Gold MA, McMeekin DS et al. Carcinosarcoma of the ovary – a case series. *Gynecol Oncol* 2006;100:128-132.
96. Cadron I, Leunen K, Van G pT, Amant F, Neven P, Vergote I. Management of borderline ovarian neoplasms. *J Clin Oncol* 2007;25:2928-37.
97. Camatte S, Morice P, Thoury A et al. Impact of surgical staging in patients with macroscopic 'stage I' ovarian borderline tumours: analysis of a continuous series of 101 cases. *Eur J Cancer* 2004;40:1842-1849.
98. Desfeux P, Camatte S, Chantallier G, Blanc B, Querleu D, Lécuru F. Impact of surgical approach on the management of macroscopic early ovarian borderline tumors. *Gynecol Oncol* 2005;98:390-395.
99. Silva EG, Tornos C, Zhuang Z, Merino MJ, Gershenson DM. Tumour recurrence in stage I ovarian serous neoplasms of low malignant potential. *Int J Gynecol Pathol* 1998;17:1-6.
100. Camatte S, Morice P, Atallah D et al. Clinical outcome after laparoscopic pure management of borderline ovarian tumours: results of a series of 34 patients. *Ann Oncol* 2004;15:605-609.
101. Crispens MA, Bordurka D, Deavers M, Lu K, Silva EG, Gershenson D. Response and survival in patients with progressive or recurrent serous ovarian tumors of low malignant potential. *Obstet Gynecol* 2002;99:3-10.
102. Kehoe S, Powell J. Long-term follow-up of women with borderline ovarian tumours. *Int J Gynaecol Obstet* 1996;53:139-143.
103. Zanetta G, Rota S, Chiari S, Bonazzi C, Bratina G, Mangioni C. Behavior of borderline tumors with particular interest to persistence, recurrence, and progression to invasive carcinoma: a prospective study. *J Clin Oncol* 2001;19:2658-2664.
104. Bookman MA. GOG0182-ICON5: 5-arm phase III randomized trial of paclitaxel (P) and carboplatin (C) vs combinations with gemcitabine (G), PEG-liposomosal doxorubicin (D), or topotecan (T) in patients (pts) with advanced-stage epithelial ovarian (EOC) or primary peritoneal (PPC) carcinoma. *J Clin Oncol* 2006;24:No. 18S, Abstract 5002
105. Pignata S, Scambia G, Savarese A et al. Carboplatin and pegylated liposomal doxorubicin for advanced ovarian cancer: preliminary activity results of the MITO-2 phase III trial. *Oncology* 2009;76:49-54.
106. Pujade-Lauraine E, Mahner S, Kaern J et al. A randomized, phase III study of carboplatin and pegylated liposomal doxorubicin versus carboplatin and paclitaxel in relapsed platinum-sensitive ovarian cancer (OC):CALYPSO study of the Gynecologic Cancer Intergroup (GCIG). *J Clin Oncol* 2009;27:18s.
107. Poveda A, Vergote I, Tjulandin S et al. Trabectedin plus pegylated liposomal doxorubicin in relapsed ovarian cancer: outcomes in the partially platinum-sensitive (platinum-free interval 6–12 months) subpopulation of OVA-301 phase III randomized trial. *Ann Oncol* 2011;22:39-48.
108. Dent P, Grant S, Fisher PB, Curiel DT. PI3K: A rational target for ovarian cancer therapy? *Cancer Biol Ther* 2009;8:27-30.
109. White AJ, Coleman RL, Armstrong DK et al. Efficacy and safety of farletuzumab, a humanised monoclonal antibody to folate receptor alpha, in platinum-sensitive relapsed ovarian cancer subjects: Final data from a multicenter phase II study. *J Clin Oncol* 2010;28:15s.
110. Le XF, Mao W, Lu Z, Carter BZ, Bast RC Jr. Dasatinib induces autophagic cell death in human ovarian cancer. *Cancer* 2010;116:4980-4990.
111. Bevis KS, Buchsbaum DJ, Straughn JM Jr. Overcoming TRAIL resistance in ovarian carcinoma. *Gynecol Oncol* 2010;119:157-163.

Capítulo 58

Câncer do Endométrio

Sean Kehoe
Oxford Gynaecological Cancer Centre, Churchill Hospital, Oxford, UK

INTRODUÇÃO

O câncer do endométrio está se tornando a mais comum das malignidades ginecológicas no mundo desenvolvido (Fig. 58.1). No Reino Unido, as indicações evidenciam que, nos próximos 2 a 3 anos, os índices de casos excederão àqueles relacionados com o câncer ovariano. Algumas explicações plausíveis incluem o aumento geral da expectativa de vida, a obesidade e também a redução nas taxas de óbitos por outras malignidades relacionadas – de um modo especial o câncer de mama. Embora a doença afete principalmente as mulheres na pós-menopausa, aproximadamente 20% dos casos ocorrem nas mulheres na pré-menopausa. Considerando esses fatores, tem havido um direcionamento maior da atenção para o câncer do endométrio, e nos últimos anos têm sido relatados ensaios clínicos, controlados e randomizados nas abordagens cirúrgicas e não cirúrgicas para o tratamento. Outro evento significativo foi a revisão e atualização do estadiamento da *International Federation of Gynecology and Obstetrics* (FIGO), que foi publicado, no final de 2009 [1], e que exigiu inevitavelmente um período de transição para a adaptação à prática clínica, enquanto as informações de ensaios clínicos utilizando o estadiamento antigo eram transferidas para o novo sistema. Este capítulo fará o possível para apresentar a visão geral dos cuidados com base em evidências atuais, e os possíveis desafios futuros.

ETIOLOGIA

Existem fatores de riscos reconhecidos para o câncer do endométrio, conforme é demonstrado na Tabela 58.1. Além desses, existem outros fatores ambientais que influenciam esse tipo de câncer, conforme é sugerido pela variação na doença em diferentes países (Fig. 58.2). A principal relação de risco é o excesso de exposição do endométrio ao estrogênio – que apresenta associação direta à obesidade e ao diabetes. Os outros fatores, como idade mais avançada e hipertensão, estão inter-relacionados com os fatores citados anteriormente. A idade permanece como o principal fator de risco, com a maioria dos casos, ocorrendo em mulheres com mais de 50 anos.

Genética

Existe apenas uma condição identificada especificamente com relação genética hereditária ao desenvolvimento do carcinoma endometrial, conhecida como carcinoma colônico não poliposo hereditário, ou síndrome de Lynch tipo II, que é uma condição autossômica dominante. A principal malignidade primária associada é o carcinoma de cólon, desenvolvendo-se normalmente em mulheres com menos de 40 anos. Os critérios de Amsterdam são usados para definir aquelas famílias em conformidade com o conceito dessa condição, com o diagnóstico final, definindo geneticamente várias mutações, das quais MSH2 e MLH1 são as mais comuns [2].

Nessas famílias, o risco de desenvolvimento de carcinoma endometrial é de cerca de 40%, e é importante salientar o fato de que o risco de desenvolver câncer ovariano é de 12%, aproximadamente 10 vezes o índice de risco da população em geral. Nessas mulheres, o papel da triagem permanece desconhecido. Um número reduzido de mulheres com essa característica foi submetido a rastreamentos anuais e amostragem endometrial, com a conclusão final, de que essa abordagem parecia detectar cânceres mais precocemente, sugerindo que a triagem poderia ser benéfica. Todavia, a escassez de casos torna esse fato muito mais uma suposição, embora essa abordagem seja uma maneira aceitável de avaliar essas pacientes, quando existe desejo de conservar a função reprodutiva. Uma estratégia alternativa é utilizar modalidades profiláticas. Uma alternativa possível sob avaliação é o efeito protetor potencial das progesteronas, através do sistema intrauterino Mirena [3,4]. Essa alternativa está inserida no contexto de ensaios clínicos, e os resultados são aguardados com interesse. Quando houver um consenso de que a família da paciente está completa, a mulher poderá optar pela histerectomia, que é uma via razoável de ação. Esse procedimento remove qualquer necessidade de realizar a triagem para detectar o câncer do endométrio. O aumento de risco de câncer ovariano pode justificar também a remoção dos ovários, embora cada situação deva ser analisada de acordo com a situação e as necessidades da paciente.

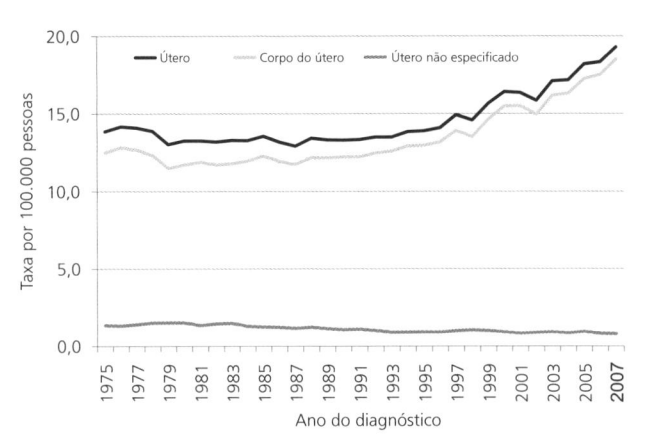

Fig.58.1 Índices de incidência (europeia) padronizados por idade, câncer de útero, por gênero, Reino Unido, 1975-2007.

Tabela 58.1	Fatores de risco para o câncer do endométrio

Níveis elevados de estrogênio/hiperplasia do endométrio
Obesidade/hipertensão/diabetes
Síndrome do ovário policístico [3]
Nuliparidade (nunca ter desenvolvido uma gravidez)
Uso do tamoxifeno/câncer de mama
Pós-menopausa
Carcinoma de cólon não poliposo hereditário

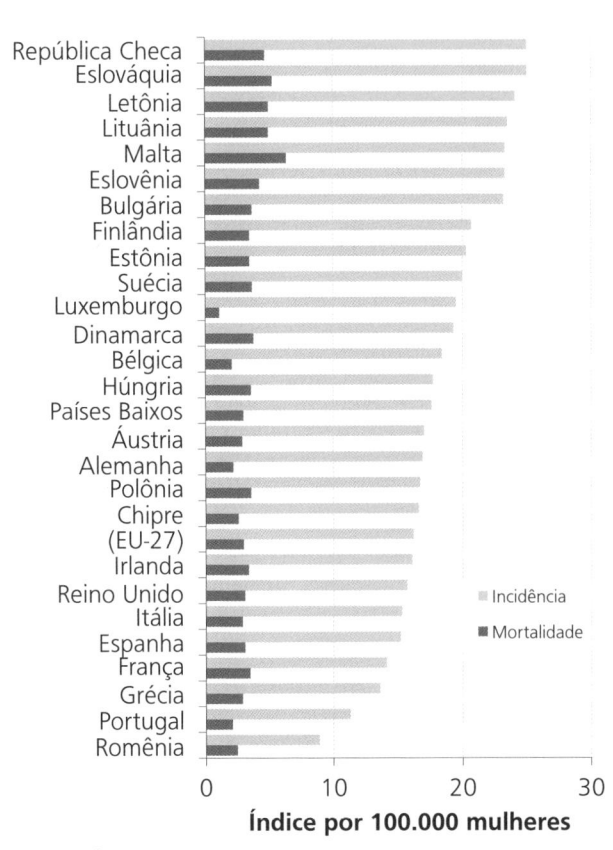

Fig. 58.2 Índices de mortalidade e de incidência (europeia) padronizados por idade, câncer do corpo uterino, 27 países da União Europeia (EU-27), estimativas de 2008.

Nuliparidade

A nuliparidade está associada ao risco de câncer do endométrio. Todavia, isto pode ser também um elemento multifatorial e ter alguma relação com o perfil hormonal individual durante a vida. As mulheres nulíparas apresentam aumento significativo do número de menstruações durante suas vidas, comparadas às mulheres multíparas. No câncer de ovário, a associação direta do número de ciclos ovulatórios durante a vida e o risco de câncer ovariano (maior número de ciclos ovulatórios maior o risco) pode ser considerada também para o risco de câncer do endométrio. A fase folicular do ciclo menstrual, aumentando a proliferação (que aumenta a probabilidade de desenvolvimento celular anormal) e as estratégias que reduzem esse processo, pode proteger contra a mitose anormal. Embora essa referência ainda seja uma teoria a ser comprovada no câncer do endométrio, podemos dizer que ela é uma hipótese razoável. Certamente, o uso do contraceptivo oral combinado – mesmo com menstruação – proporciona alguma proteção a longo prazo (redução de risco de 50%), oferecendo suporte para essa teoria.

Obesidade

A obesidade é considerada um fator relacionado com o desenvolvimento de cerca de 30% dos cânceres humanos. Nas mulheres obesas, o excesso de estrogênio é produzido pela conversão de androgênios no tecido adiposo e, desse modo, o tecido endometrial está mais exposto a estrona. Isto é especialmente pertinente, considerando-se o aumento da incidência de obesidade no mundo ocidental e a elevação concomitante dos índices de câncer do endométrio.

Hiperplasia endometrial

A hiperplasia é definida como a proliferação excessiva de células normais. Existem três tipos de hiperplasia – simples, complexa e atípica. Tanto a hiperplasia simples, como a complexa são condições pré-malignas, e o índice de desenvolvimento de malignidade invasiva é inferior a 3%. A hiperplasia atípica é um risco maior. Em muitos casos, o risco de malignidade subjacente tem-se apresentado de forma mais acentuada que o esperado. Um estudo do Grupo de Oncologia Ginecológica (GOG) de 348 mulheres diagnosticadas com hiperplasia atípica, conforme amostragem, encontrou malignidade evidente em 46,8% dos casos. As amostras obtidas ao redor do mundo foram centralizadas, com avaliações das amostras endometriais e de histerectomia realizadas de forma independente por histopatologistas especializados. Desse modo, é preferível considerar essas pacientes como portadoras de câncer do endométrio, e com base nesse critério apressar o processo cirúrgico.

APRESENTAÇÃO CLÍNICA

A maioria das mulheres com câncer do endométrio apresenta sangramento no período pós-menopausa, sendo esse o sintoma clínico inicial. Até 10% dessas mulheres terão um diagnóstico de câncer do endométrio, e, desse modo, o acesso a esse diagnóstico deve ser considerado urgente. O diagnóstico final é confirmado pela histologia. Com base nas diretrizes do NICE (*National Institute of Clinical Evidence*) do Reino Unido (UK), todas as mulheres que apresentam sangramento no período pós-menopausa devem realizar a ultrassonografia transvaginal, e uma espessura endometrial superior a 5 mm deve ser submetida para análise do endométrio. Todavia, muitos usam o limite de 4 mm com base nos índices de detecção e de custo-benefício. A amostragem pode ser realizada por três vias, através do Sistema Pipelle, histeroscopia ambulatorial e histeroscopia e curetagem sob anestesia geral. Todos os métodos de amostragem deixarão de detectar alguns tipos de cânceres, porém o índice de falhas não é significativamente diferente entre a amostragem ambulatorial e a histerectomia. Naturalmente, evitar a anestesia geral é preferível sempre que for possível.

Na ocorrência de sangramento anormal nas mulheres em pré-menopausa, especialmente o sangramento intermenstrual naquelas com idade superior a 45 anos, a amostragem endometrial deverá ser realizada imediatamente. Embora a incidência global de malignidade nesse grupo seja pequena, cerca de 20 a 25% de todos os cânceres endometriais ocorrem nessa faixa etária.

Tabela 58.2 Tipos de câncer do endométrio

Tipo I	Mulheres na pré- e perimenopausa
	História de exposição ao estrogênio sem resistência
	Hiperplasia endometrial
	Minimamente invasivo
	Tumor endometrioide de baixo grau
Tipo II	Mulheres na pós-menopausa
	Não associado ao aumento da exposição a estrogênios
	Tumores de alto grau
	Prognóstico menos favorável
	Prognóstico bom

Tabela 58.3 Subtipos histológicos no câncer do endométrio

Tipos	% de casos
Adenocarcinoma endometrioide	50-60
Adenoescamoso	6-8
Papilar seroso	18
Sarcomas/leiomiossarcomas	3-5
Carcinossarcomas	2-3
Células claras	1-6

> **Quadro 58.1 Resumo**
>
> - O câncer do endométrio é essencialmente uma doença de mulheres na pós-menopausa, apresentando-se normalmente com sangramento vaginal.
> - Um total de 20-25% dos cânceres ocorrerá na população em pré-menopausa, apresentando-se geralmente com sangramento vaginal irregular.
> - A ultrassonografia transvaginal é obrigatória para avaliar a espessura do endométrio e triagem das pacientes para a amostragem endometrial.
> - As pacientes com hiperplasia endometrial têm cerca de 50% de probabilidade de malignidade subjacente.

TIPOS DE CÂNCER DO ENDOMÉTRIO

Recentemente, os cânceres endometriais foram categorizados em duas coortes – doença de tipos I e II. Os fatores associados a essa classificação são apresentados na Tabela 58.2.

Os principais subtipos histológicos estão especificados na Tabela 58.3, e algumas dessas condições podem estar relacionadas com certos agentes. De um modo especial, o uso de tamoxifeno adjuvante no câncer de mama tem sido considerado como associado a alguns dos tumores mais raros, como os tumores müllerianos mistos – agora denominados carcinossarcomas. Não existem indicadores específicos relativos a outros subtipos. Os leiomiossarcomas são normalmente uma constatação inesperada após a remoção de um mioma uterino. A atividade mitótica desses tumores relaciona-se com o potencial metastático dos mesmos, com contagens mitóticas de < 5 por campo de alta potência, associado a um resultado muito bom, e quando a contagem é >10 por campo de alta potência, o prognóstico se agrava. Outros subtipos reconhecidos como mais agressivos incluem os tumores de células claras e os papilares serosos, representando 10 a 15% de todos os tipos de tumores. Na maioria dos casos, as terapias adjuvantes, depois da cirurgia devem ser consideradas.

Em alguns casos raros de sarcomas, o diagnóstico pré-operatório pode ser suspeitado pelo achado de metástases com aspecto de bala de canhão em amostra, endometrial, ou por apresentar evidência de doença metastática na radiografia torácica no pré-operatório. A diferenciação da doença é também importante, pois o grau associado a outros fatores vai influenciar a recomendação da terapia adjuvante.

TRATAMENTO

Investigações pré-operatórias

O estadiamento da FIGO para câncer do endométrio é apresentado na Tabela 58.4. Essa classificação foi redefinida, em 2009, como citologia positiva, previamente considerada como doença no estágio III, agora abandonada como parte do processo de estadiamento. É, todavia, recomendado prosseguir a coleta de lavagens peritoneais para a avaliação citológica. Em relação ao estadiamento, há concordância sobre as investigações pré-operatórias que devem ser realizadas. A radiografia torácica é obrigatória. Exames por imagens de ressonância magnética e tomografia computadorizada (MRI/CT) podem ser realizados e, em algumas situações, podem ser úteis para averiguar qualquer doença extrauterina. O valor da MRI para avaliar a profundidade de invasão

Tabela 58.4 Carcinoma do endométrio, Federação Internacional de Ginecologia e Obstetrícia (FIGO) estadiamento de 2010		
Estádio	Descrição	Sobrevida de 5 anos
IA	Tumor limitado ao útero, nenhuma ou invasão miometrial < ½	80-90% (I)
IB	Tumor limitado ao útero invasão miometrial > ½	–
II	Invasão do estroma cervical, mas sem extensão além do útero	60-70% (II)
IIIA	Invasão da camada serosa ou de anexos	50-60% (III)
IIIB	Envolvimento vaginal e/ou parametrial	–
IIIC1	Envolvimento dos linfonodos pélvicos	–
IIIC2	Envolvimento para-aórtico	–
IVA	Invasão tumoral da bexiga e/ou da mucosa intestinal	10-20% (IV)
IVB	Metástases distantes incluindo metástases abdominais e/ou linfonodos inguinais	–

Tabela 58.5 Metástases em linfonodos no câncer do endométrio	
Variável	Doença linfonodal pélvica/para-aórtica (%)
< 50% de invasão uterina e grau 1	0-3
< 50% de invasão uterina e graus II/III	2-6
< 50% de invasão uterina e grau 1	15-18
< 50% de invasão uterina e graus II/III	Até 30

do tumor tem sido estudado (poderia ser uma informação útil referente à necessidade de esvaziar os gânglios linfáticos), mas não existem evidências suficientes para ser considerado com validade clínica.

Além dessas investigações, a citoscopia, a sigmoidoscopia e um exame sob anestesia são todos permitidos como procedimentos de estadiamento. Deve-se notar que o câncer do endométrio pode ser estadiado clínica e cirurgicamente, e o estadiamento cirúrgico é o mais comum.

INTERVENÇÕES CIRÚRGICAS

A cirurgia é a principal intervenção primária no câncer do endométrio. Embora a radioterapia seja uma alternativa, os estudos retrospectivos de caso-controle mostram melhores resultados com a cirurgia em termos de sobrevida. É pouco provável a realização de um ensaio clínico, controlado e randomizado (RCT) comparando a radioterapia primária e a cirurgia, e essas análises permanecerão como a base de tratamento.

A remoção do útero e (normalmente) dos ovários é o procedimento cirúrgico básico recomendado. Esse procedimento pode ser realizado por laparotomia aberta ou por abordagem laparoscópica. Estudos têm demonstrado as vantagens referentes à recuperação a curto e longo prazos, quando a abordagem laparoscópica é realizada, que pode implicar ou em histerectomia vaginal assistida por laparoscopia ou em histerectomia laparoscópica total [5,6]. Recomenda-se não inserir instrumentos na cavidade uterina durante a cirurgia. Além disso, o clampeamento ou a laqueadura das tubas uterinas no início da cirurgia é considerado uma ação razoável para prevenir qualquer disseminação da doença ao mobilizar ou manipular o útero.

Em algumas circunstâncias, o procedimento pode ser realizado por via vaginal, e, na realidade, esse procedimento é aceitável, desde que os ovários possam ser removidos, e amostras de lavado peritoneal podem ser obtidas. Todavia, a abordagem apenas vaginal não permitirá o acesso aos vasos linfáticos pélvicos, limitando, desse modo, esse tipo de cirurgia a pacientes selecionadas.

▶ Linfadenectomia em câncer do endométrio

O risco de disseminação linfática no câncer do endométrio é influenciado pelo grau do tumor e pelo tipo e profundidade de invasão para o interior da parede uterina (Tabela 58.5). O conhecimento da doença linfática constitui parte do processo de estadiamento e pode influenciar a terapia adjuvante. Entretanto, a discussão ainda envolve o valor do exame ginecológico de rotina e a linfadenectomia para-aórtica, e são necessários ensaios clínicos randomizados para resolver essa questão.

Existe apenas um ensaio clínico randomizado prospectivo relatado sobre a linfadenectomia em câncer do endométrio. Este estudo, denominado Ensaio Cirúrgico em Câncer do Endométrio (ASTEC, para *A Surgical Trial in Endometrial Cancer*), envolveu mais de 1.400 mulheres clinicamente diagnosticadas com a doença no estágio inicial [7]. O estudo incluiu duas partes: (i) pacientes randomizadas ou não para linfadenectomia pélvica e (ii) pacientes randomizadas para radioterapia pélvica adjuvante ou não em casos de alto risco. O uso da braquiterapia [8] foi permitido, e a decisão sobre a utilização desse procedimento foi feita localmente. A coorte de pacientes recebendo radioterapia não foi representada necessariamente por aquelas pacientes recrutadas pelas características cirúrgicas do estudo. As conclusões mostraram que a linfadenectomia não altera as taxas de sobrevida, e foi sugerido que esse procedimento pode ter um impacto negativo no resultado, por razões ainda não esclarecidas. Além disso, o número de linfonodos avaliados não influenciou o resultado. Apesar de o estudo ter incluído apenas pacientes com doença localizada no útero (conforme investigações por imagens e exames clínicos em alguns casos), pode-se concluir que a linfadenectomia não deve ser realizada nesse grupo de pacientes.

▶ Linfadenectomia e estudos não randomizados

Existem muitos relatos de estudos clínicos não randomizados sobre o papel das linfadenectomias para-aórtica e pélvica de linfonodos no câncer do endométrio. Todos esses estudos naturalmente são afetados pela ausência de ensaios clínicos controlados e randomizados. Conforme alguns grupos, a proposta é de que a excisão dos linfonodos para-aórticos apresenta, de modo especial, um efeito terapêutico, com base no fato de que as pacientes submetidas a essa terapia evidenciam sobrevida mais longa e redução notável na recidiva da doença, afetando as regiões para-aórticas [9]. Além disso, essa ressecção permite evitar a radioterapia adjuvante, em alguns casos, e identificar outros casos em que o campo da radioterapia pode ser estendido para incorporar a região para-aórtica. O principal problema com essas discussões continua sendo a falta de base apropriada de evidência de alto nível de que essa linfadenectomia tenha efeito terapêutico real em relação à sobrevida, e que de fato a extensão do campo de radioterapia melhore também a sobrevida. Sem dúvida, ambos os procedimentos acarretarão aumento da morbidade. Existe a necessidade urgente de avaliar essa questão e garantir que as pacientes sejam tratadas de modo que a morbidade da intervenção possa ser justificada pelo avanço na melhoria dos resultados. Pode-se antecipar que tais ensaios clínicos serão realizados em um futuro próximo.

Citorredução na doença avançada

Quando a doença apresenta disseminação macroscópica evidente além do útero ou da pelve, é necessária a terapia multimodal, e a cirurgia pode aliviar os sintomas seguidos à radioterapia, com ou sem quimioterapia. A combinação de quimiorradioterapia aumenta a morbidade e no câncer do endométrio isso representa um desafio maior, pois muitas pacientes apresentam outras comorbidades onde essa combinação pode ser considerada inadequada. A cirurgia de citorredução, uma abordagem realizada no câncer de ovário durante algumas décadas, tem sido relatada em um número pequeno de casos no câncer do endométrio, com a hipótese de que uma carga tumoral residual menor está correlacionada com um melhor resultado na sobrevida. Essa constatação está baseada, principalmente, em estudos retrospectivos ou em pequenos estudos de caso-controle, e as evidências para esses dados são muito reduzidas. No momento, não existe concordância de que esse conceito deve ser considerado na terapia para o câncer do endométrio. Entretanto, mesmo na doença avançada, a remoção do útero pode produzir o alívio imediato dos sintomas, como o sangramento vaginal persistente, que poderia justificar a intervenção.

> ### Quadro 58.2 Resumo
>
> - O estadiamento FIGO foi revisado recentemente [1].
> - A cirurgia permanece como a principal intervenção primária no estádio inicial do câncer do endométrio.
> - A linfadenectomia pélvica de rotina no estádio inicial do câncer do endométrio não altera o resultado [7].
> - A cirurgia de preservação da fertilidade é viável em um grupo de pacientes altamente selecionadas com doença em grau 1 no estádio inicial.

Cirurgia de preservação da fertilidade

Como as mulheres estão cada vez mais postergando o momento de ter filhos, a questão relativa às opções de preservação da fertilidade tem-se tornado mais comum, e isso é pertinente para muitas outras malignidades. Existem publicações limitadas referentes a esse tratamento, e o número de casos é pequeno; dessa forma torna-se difícil retirar conclusões concretas a esse respeito. Os resultados a longo prazo são igualmente insuficientes e, dessa forma, antes de adotar essa opção terapêutica, é indispensável oferecer à paciente a orientação completa sobre esse assunto e sobre os riscos não conhecidos, considerando-se particularmente que esse procedimento é um desvio da intervenção normal indicada, que poderia potencialmente excluir a paciente da terapia curativa recomendada.

Nos casos que foram relatados, a doença foi sempre bem diferenciada e, nas avaliações clínicas e de imagens, foi restrita ao útero, que é o estádio I da classificação da FIGO. As mulheres foram então expostas a vários agentes progestagênicos, com avaliação cuidadosa da resposta pela curetagem, em 6 semanas, 3 meses e 6 meses, a partir do início da terapia [10]. As evidências de falta de resposta resultaram em cirurgia imediata, e naquelas pacientes com resposta foram relatados alguns casos de gravidez. A histerectomia foi realizada normalmente depois da gestação bem-sucedida.

Radioterapia

Primária

A radioterapia pode ser usada tanto na terapia primária, como na adjuvante. Na terapia primária, esse procedimento é usado no local onde a doença está disseminada, tornando a cirurgia impossível ou inadequada. A radioterapia não é considerada superior à intervenção cirúrgica, com redução estimada de 5% na sobrevida em 5 anos, quando comparada à cirurgia no estágio inicial da doença, embora esses dados sejam com base em casos retrospectivos.

Adjuvante

O uso da radioterapia em um tratamento adjuvante continua a ser modificado. Estudos originais indicaram que o uso da braquiterapia com radioterapia pélvica de feixe externo pode ser benéfico para aquelas pacientes com doença de alto grau. Esse estudo original realizado nos anos de 1980 por Aalders *et al.* [11] randomizou 540 pacientes com doença no estágio inicial para receber braquiterapia *versus* braquiterapia e terapia de radiação com feixe externo, após terem sido submetidas à cirurgia. Os índices de recidiva no último grupo foram reduzidos, embora a sobrevida geral em 5 anos tenha sido equivalente em ambos os grupos. Análises complementares sugeriram que as pacientes com tumores de grau III, infiltrando-se em mais de 50%

do miométrio, poderiam se beneficiar do procedimento adicional de radioterapia pélvica.

Dois ensaios clínicos recentes: a Radioterapia Pós-operatória no Câncer do Endométrio (PORTEC, para *Postoperative Radiotherapy in Endometrial Cancer*) e os ensaios clínicos ASTEC, têm modificado o papel da radioterapia adjuvante [8,12]. No estudo PORTEC, 715 das mulheres com doença de estádio I foram recrutadas e randomizadas para a radioterapia pélvica ou nenhum tratamento após terem sido submetidas a uma histerectomia e salpingo-oforectomia bilateral. Os índices de sobrevida em 5 anos foram de 81 e 85%, respectivamente. Os índices mais baixos de recorrência da doença foram observados nos grupos de radioterapia (4% *versus* 14%), porém naqueles com recidiva ou recebendo radioterapia, a sobrevida foi a mesma. As análises demonstraram que a radioterapia não foi necessária em mulheres com câncer do endométrio no estádio I, com menos de 60 anos com tumores de Grau I ou II, e com menos de 50% de invasão miometrial.

O estudo ASTEC tinha duas partes: as pacientes foram randomizadas e, a seguir, receberam a terapia de radiação com feixe externo para a pelve. Todas tinham sido submetidas à cirurgia consistindo em, pelo menos, uma histerectomia total e uma salpingo-oforectomia bilateral. Concluiu-se que o uso rotineiro de radiação com feixe externo com braquiterapia reduziu a incidência de doença recorrente e aumentou a sobrevida livre de doença, porém não teve qualquer impacto positivo na sobrevida em geral. Os autores sugeriram também que pode ser possível um benefício de sobrevida naquelas pacientes com doença de alto risco.

Quimioterapia

Quando a doença metastática distante estiver presente, o tratamento sistêmico será necessário. Para o câncer do endométrio são usados os agentes quimioterápicos ou as terapias hormonais. A cisplatina e a doxorrubina são os citotóxicos mais comuns usados, com a medroxiprogesterona representando a terapia hormonal mais usada [13-15]. Muitos ensaios clínicos relatando terapias sistêmicas são estudos pequenos de fase II, e os índices de respostas globais variam de 7 a 69%, dependendo do estudo. Conforme mencionado anteriormente, as comorbidades nessa coorte de pacientes muitas vezes significam que a terapia hormonal é a melhor opção decorrente da facilidade de administração e ausência de efeitos colaterais adversos.

Muitos estudos menores têm sugerido que a combinação de radioterapia com quimioterapia pode melhorar os resultados pela redução das recorrências pélvicas locais e de recidiva da doença extrapélvica. Esses efeitos têm sido demonstrados na quimiorradioterapia, quando usada em tumores cervicais. PORTEC 3 é um ensaio clínico em andamento, randomizado e prospectivo que compara a radioterapia padrão ao tratamento de combinação, e os resultados devem oferecer orientações para escolher a melhor opção.

> **Quadro 58.3 Resumo**
> - A radioterapia após cirurgia em pacientes de alto risco é considerada para melhorar os resultados [11].
> - Em pacientes com idade inferior a 60 anos, com tumor de grau I ou II e < 50% de invasão miometrial, não é necessária a radioterapia adjuvante [12].
> - A radioterapia após cirurgia reduz os índices de recorrência, porém não reduz os índices de sobrevida em geral.
> - A combinação de quimioterapia com radioterapia pode melhorar os resultados, embora ensaios clínicos estejam avaliando esta abordagem.

RECIDIVA DE CÂNCER DO ENDOMÉTRIO

As principais questões referentes à decisão da melhor terapia para a paciente com recidiva de câncer do endométrio são as seguintes: (i) exposição anterior a intervenções não cirúrgicas, (ii) o sítio de recidiva da doença, se localizado ou em sítios múltiplos e (iii) a condição física das pacientes. Desse modo, as investigações usadas são semelhantes àquelas do sistema de estadiamento, embora se houver disponibilidade, o rastreamento por PET (Tomografia por Emissão de Pósitrons) possa ser útil em situações selecionadas.

O sítio mais comum de recidiva é a cúpula vaginal, e se a doença estiver localizada e a área for virgem de tratamento radioterápico, a radiação será a primeira etapa de intervenção. Se a doença estiver localizada, mas tiver sido submetida à radiação seguida de exérese cirúrgica, a vaginectomia parcial poderá ser realizada. Se houver metástases distantes, então será necessária a terapia sistêmica e, dependendo da condição física da paciente, podem ser usadas a quimioterapia ou as terapias hormonais. Os índices de respostas são variáveis, porém nunca muito elevados, e o efeito é mais reduzido para a recidiva da doença dentro de um campo de radioterapia.

A cirurgia exenterativa [16], com exérese da bexiga, vagina e reto, é realizada somente em pacientes cuidadosamente selecionadas, e algumas vezes podem ser justificáveis como um procedimento paliativo. Em geral, muitas pacientes apresentam comorbidades, e esse tipo de cirurgia é geralmente considerado inadequado.

> **Quadro 58.4 Resumo**
> - A recorrência da doença no estádio inicial é de 14%, porém naquelas pacientes que estão recebendo a radioterapia adjuvante essa recorrência é de apenas 4% [8].
> - A recidiva da doença ocorre geralmente na cúpula vaginal.
> - A recidiva dentro do campo da radioterapia prévia é de difícil tratamento.
> - A cirurgia exenterativa tem um papel limitado no tratamento da recidiva da doença.

CONCLUSÃO

O câncer do endométrio é uma doença com prognóstico razoavelmente bom, com incidência crescente. A intervenção primária é principalmente de natureza cirúrgica, com pacientes selecionadas para terapias adjuvantes. Os avanços nas técnicas cirúrgicas continuam a reduzir a morbidade associada a procedimentos cirúrgicos. Igualmente, os ensaios clínicos randomizados estão redefinindo o papel das terapias adjuvantes. A prevenção é inevitavelmente o objetivo final, que pode ser alcançado parcialmente por políticas educacionais de saúde para reduzir a incidência de obesidade. A triagem é outra ferramenta que pode detectar a pré-malignidade e pode detectar a doença pré-maligna e permitir um diagnóstico mais precoce, e, desse modo, pode melhorar os índices de sobrevida. De qualquer forma, essa questão necessita ainda de investigação mais profunda, e de modalidades ideais para serem utilizadas. Inevitavelmente, o futuro incluirá também o entendimento maior da doença, e a individualização mais ampla da terapia direcionada para os fatores biológicos da doença, em vez de basear-se exclusivamente no estádio da doença e no subtipo histológico.

REFERÊNCIAS

1. Pecorelli S. Revised FIGO staging for carcinoma of the vulva, cervix, and endometrium. *Int J Gynaecol Obstet* 2009;105:103-104.
2. Lynch HT, Lynch PM, Lanspa SJ, Snyder CL, Lynch JF, Boland CR. Review of the Lynch syndrome: history, molecular genetics, screening, differential diagnosis, and medicolegal ramifications. *Clin Genet* 2009;76:1-18.
3. Rice LW. Hormone prevention strategies for breast, endometrial and ovarian cancers. *Gynecol Oncol* 2010;118:202-207.
4. Chin J, Konje JC, Hickey M. Levonorgestrel intrauterine system for endometrial protection in women with breast cancer on adjuvant tamoxifen. *Cochrane Database Syst Rev* 2009;4:CD007245.
5. Mourits MJ, Bijen CB, Arts HJ *et al.* Safety of laparoscopy versus laparotomy in early-stage endometrial cancer: a randomised trial. *Lancet Oncol* 2010;11:763-771
6. de la Orden SG, Reza MM, Blasco JA, Andradas E, Callejo D, Pérez T. Laparoscopic hysterectomy in the treatment of endometrial cancer: a systematic review. *J Minim Invasive Gynecol* 2008;15:395-401
7. Kitchener H, Swart AM, Qian Q, Amos C, Parmar MK. Efficacy of systematic pelvic lymphadenectomy in endometrial cancer (MRC ASTEC trial): a randomised study. *Lancet* 2009;373:125-136.
8. Blake P, Swart AM, Orton J *et al.* Adjuvant external beam radiotherapy in the treatment of endometrial cancer (MRC ASTEC and NCIC CTG EN.5 randomised trials): pooled trial results, systematic review, and meta-analysis. *Lancet* 2009;373:137-146.
9. Todo Y, Kato H, Kaneuchi M, Watari H, Takeda M, Sakuragi N. Survival effect of para-aortic lymphadenectomy in endometrial cancer (SEPAL study): a retrospective cohort analysis. *Lancet* 2010;375:1165-1172.
10. Gadducci A, Spirito N, Baroni E, Tana R, Genazzani AR. The fertility-sparing treatment in patients with endometrial atypical hyperplasia and early endometrial cancer: a debated therapeutic option. *Gynecol Endocrinol* 2009;25:683-691.
11. Aalders J, Abeler V, Kolstad P, Onsrud M. Postoperative external irradiation and prognostic parameters in stage I endometrial carcinoma: clinical and histopathologic study of 540 patients. *Obstet Gynecol* 1980;56:419-427.
12. Creutzberg CL, van Putten WL, Koper PC *et al.* Surgery and postoperative radiotherapy versus surgery alone for patients with stage-1 endometrial carcinoma: multicentre randomised trial. PORTEC Study Group. Post Operative Radiation Therapy in Endometrial Carcinoma. *Lancet*. 2000;355:1404-1411.
13. Kokka F, Brockbank E, Oram D, Gallagher C, Bryant A. Hormonal therapy in advanced or recurrent endometrial cancer. *Cochrane Database Syst Rev* 2010;12:CD007926.
14. Brown J, Smith JA, Ramondetta LM *et al.* Combination of gemcitabine and cisplatin is highly active in women with endometrial carcinoma: results of a prospective phase 2 trial. *Cancer* 2010;116:4973-4979.
15. Geller MA, Ivy JJ, Ghebre R *et al.* A phase II trial of carboplatin and docetaxel followed by radiotherapy given in a 'Sandwich' method for stage III, IV, and recurrent endometrial cancer. *Gynecol Oncol* 2011;121:112-117.
16. Awtrey CS, Cadungog MG, Leitao MM *et al.* Surgical resection of recurrent endometrial carcinoma. *Gynecol Oncol* 2006;102:480-488.

PARTE 16

TÓPICOS DIVERSOS

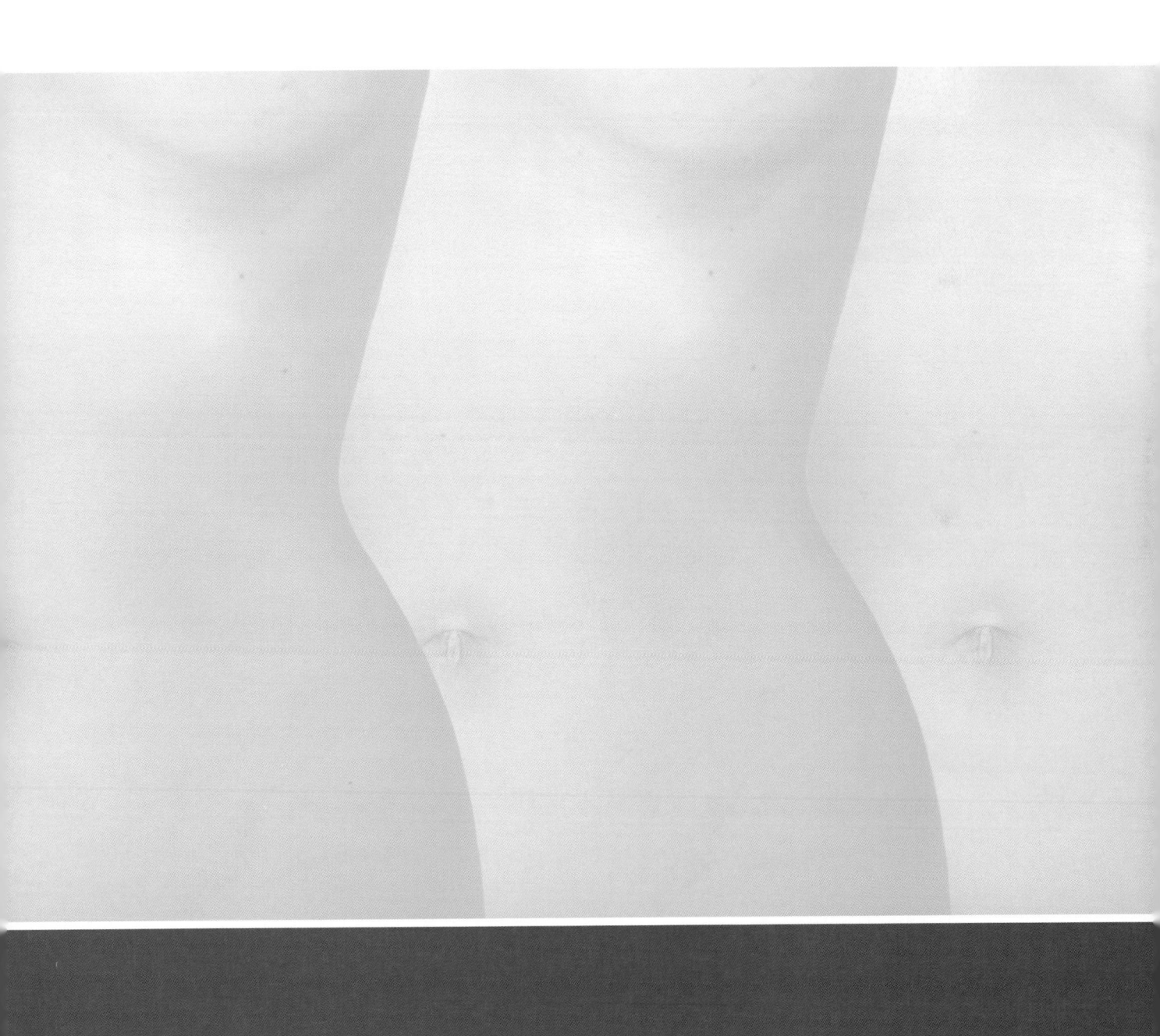

Capítulo 59

Disfunção Sexual

Claudine Domoney
Institute of Psychosexual Medicine, Chelsea and Westminster Hospital, London, UK

INTRODUÇÃO

As mudanças que ocorreram na sociedade e o controle da fertilidade aumentaram os poderes social e econômico das mulheres, despertando expectativas de 'um estado de bem-estares físico, emocional, mental e social em relação à sexualidade... e não somente de ausência de doença, disfunção ou enfermidade', mas também de 'experiências sexuais prazerosas e seguras, livre de coerção, discriminação e violência' [1]. A sexologia se tornou uma disciplina acadêmica, com um entendimento mais abrangente das diferenças e semelhanças entre a sexualidade masculina e a feminina. Isso permitiu a melhor compreensão da atividade psicossomática sexual e o entendimento da disfunção ou das dificuldades sexuais. Todavia, a abordagem dessas dificuldades a partir de uma perspectiva simplesmente física ou psicológica, provavelmente, não apresentará um bom resultado. A visão geral da sexualidade feminina, o impacto dos eventos da vida e a introdução das intervenções terapêuticas sexuais proporcionarão a base estrutural para o entendimento do impacto da sexualidade na qualidade de vida. Nossos pacientes necessitam de mais competência dos profissionais de saúde, pois possuem expectativas mais amplas de suas vidas sexuais.

SEXUALIDADE FEMININA

A sexualidade feminina é uma interação complexa de fatores físicos, psicológicos e interpessoais. O entendimento da sexualidade requer uma visão abrangente dos padrões de comportamento sexual masculino e feminino, considerando-se que existem algumas diferenças importantes entre ambos os sexos. Um modelo mais antigo de sexualidade humana, apresentado por Masters e Johnson [2], nos anos de 1960, introduziu um conceito de progressão linear gradual da excitação sexual até desencadear o orgasmo e um período de resolução (Fig. 59.1). Eles mostraram que o orgasmo é uma resposta importante para as mulheres e que algumas têm a capacidade de apresentar orgasmos múltiplos, enquanto outras não conseguem alcançá-lo. Disfunções específicas podem-se originar nessas fases. Kaplan [3] revisou esses conceitos e incluiu o desejo sexual. O modelo mais recente de sexualidade feminina, conforme a *International Consensus Conference* [4], permite o melhor entendimento dos diferentes aspectos motivadores da atividade e responsividade sexuais (Fig. 59.2). Sensações de excitação podem desencadear sensações de desejo e ocorrer concorrentemente, mais do que o desejo ser a característica motivadora da atividade sexual (comparado ao homem, em que é mais provável que a excitação seja precedida pelo desejo). Os fatores motivadores são provavelmente mais importantes nas intimidades física e emocional do que o desejo em um relacionamento estável mais longo.

DISFUNÇÃO SEXUAL FEMININA

▶ Consulta em obstetrícia e ginecologia

As mulheres podem apresentar problemas sexuais evidentes ou ocultos na clínica obstétrica ou ginecológica. Um estudo mostrou que 90% das mulheres em consulta ginecológica apresentam pelo menos um problema sexual [5]. Nesse estudo, até 40% das mulheres descreveram coerção sexual durante suas vidas. Outro estudo relatou disfunção sexual em até 40% [6]. Não se sabe qual proporção desses problemas é de natureza física, psicológica, interpessoal ou uma associação, mas indica alta prevalência entre essa população.

As mulheres muitas vezes são relutantes em abordar assuntos sexuais em consultas e, por esse motivo, é importante que o médico seja hábil para introduzir essa linha de questionamento. As pacientes apresentam maior probabilidade de responder a um médico que se apresente de forma tranquila, e esteja preocupado com um procedimento profissional [7,8]. O questionamento direto aumenta significativamente o relato de dificuldades sexuais, de 3 a 16% em uma clínica ginecológica [9].

Embora algumas mulheres possam mencionar problemas sexuais relacionados diretamente com elas, outras podem revelar suas dificuldades em algum outro ponto durante a consulta com um profissional de saúde observador. A coleta de esfregaço, a dificuldade com o exame, histórias difíceis, sinais e sintomas vagos podem ser denominados todos de "evidências de alerta" (*calling cards*). Quando não ficar claro qual a queixa da paciente, um questionamento relevante pode ser feito em outro momento durante a consulta. O reconhecimento dessas questões provavelmente apresenta um impacto significativo no sucesso terapêutico, e uma redução nas investigações desnecessárias, como o diagnóstico laparoscópico para a dor pélvica.

▌ Prevalência

Estudos epidemiológicos mostram uma prevalência de disfunção sexual feminina entre 30 e 55% [10,11]. Um artigo citado com frequência [12] nos Estados Unidos, referente a homens e mulheres com idade entre 18 e 59 anos, mostrou um índice de disfunção sexual de 43% em mulheres e 31% em homens. Existe muita discussão sobre a duração e o grau de sofrimentos necessários para considerar esses problemas sexuais como uma disfunção. Existe também uma sobreposição significativa desses distúrbios com um amplo espectro de funcionamento normal. Estudos britânicos indicaram que a prevalência de problemas sexuais nos cuidados primários é elevada, com 22% de homens e 40% de mulheres tendo um diagnóstico de disfunção sexual, embora esses dados tenham sido reconhecidos ou documentados de forma insuficiente, ou seja, somente 3 a 4% foram registrados em suas observações médicas [13]. Outros estudos relataram que 54% das mulheres apresentavam um problema sexual com duração de pelo menos 1 (um) mês, durante um período de dois anos [11]. Entretanto como John Bancroft [14] argumenta, muitos desses eventos podem ser respostas de adaptação a outros fatores de estresse da vida e representam um comportamentos típico.

A perda da libido é a queixa mais comum de mulheres mais jovens ou mais idosas, sendo provavelmente o caminho comum final de muitos transtornos sexuais, com estimativas variando de 30 a 45%, dependendo da população amostrada e aumentando no grupo de mulheres na pós-menopausa [15]. O grau de sofrimento associado a essa situação pode ser mínimo. Transtornos de excitação são constatados em aproximadamente 20% dos casos, aumentando naquelas mulheres com deficiências hormonais [16]. Transtornos do orgasmo são relatados em um quarto das mulheres em idade reprodutiva e em até 45% na pós-menopausa [17]. Os transtornos de dor sexual são comuns, com dois terços de um grupo de mulheres na casa dos 30 anos queixando-se de dispareunia, metade delas relatou o transtorno como de natureza crônica [18]. O grupo mais idoso reclamou com menor frequência da dispareunia e relatou de modo mais acentuado as dificuldades específicas com a lubrificação e a sensibilidade [19]. A síndrome da dor vulvar pode ocorrer em 2 a 10% das mulheres [20]. A prevalência verdadeira do vaginismo é difícil de comprovar, em razão de sua subjetividade e confiança no exame físico. A frequência dos problemas sexuais em grupos específicos será discutida posteriormente.

CLASSIFICAÇÃO DOS TRANSTORNOS SEXUAIS FEMININOS

A quarta edição do Manual Diagnóstico e Estatístico de Transtornos Mentais (DSM-IV) da Associação Americana

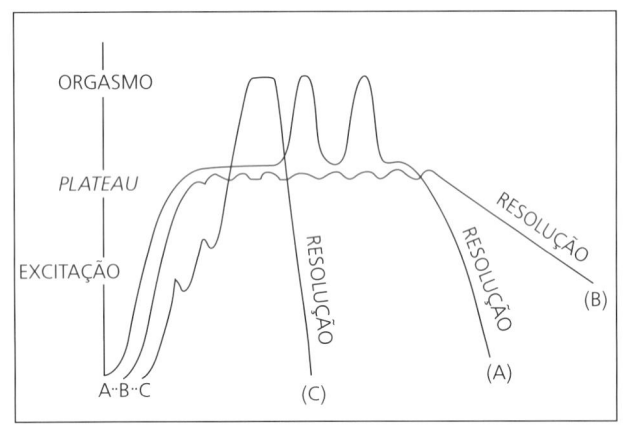

Fig. 59.1 Modelo de Masters e Johnson da sexualidade humana [2].

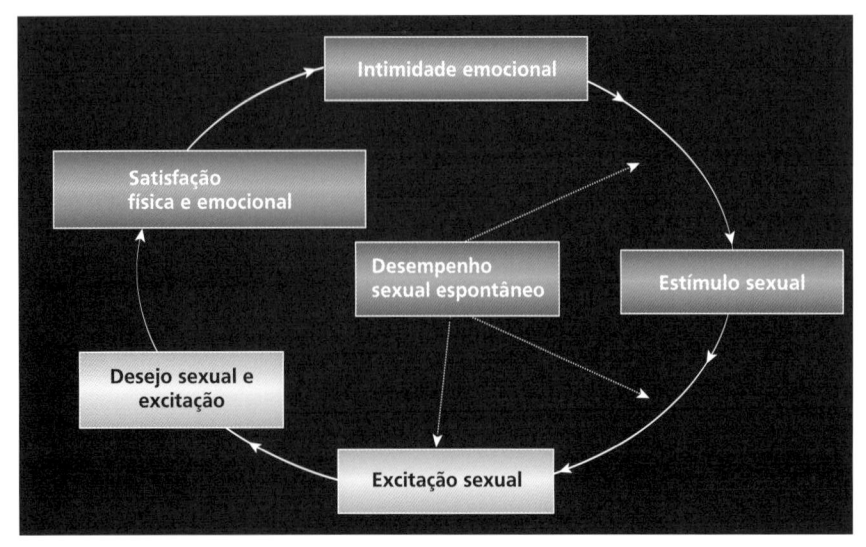

Fig. 59.2 Consenso Internacional – Modelo [4]. (Com autorização de Wiley).

de Psiquiatria [21] classificou a disfunção sexual feminina a partir da perspectiva psiquiátrica, porém reflete o modelo mais novo de Basson do ciclo de resposta sexual feminina, quando comparado à Classificação Internacional de Doenças da Organização Mundial de Saúde (WHO) (ICD-10) [22]. Essa classificação é apresentada no Resumo 59.1 e será descrita a seguir. Na maioria dos transtornos sexuais, existe uma sobreposição com áreas de disfunção, considerando-se que esses transtornos não ocorrem de forma isolada. Este é, geralmente, o caso para todos os transtornos de dor sexual, onde a falta de desejo e a de excitação podem ser mecanismos comuns de defesa, seja a dor física, psicológica ou uma associação de ambas. A DSM-V pode reclassificar os transtornos de dor sexual, considerando-os como um transtorno de dor e não um transtorno sexual [23].

A definição atual da DSM classifica como disfunção os transtornos que causam 'angústia acentuada e dificuldade interpessoal' como uma disfunção. A DSM-V pode estabelecer o critério de duração de, pelo menos, 6 meses, para que ela seja classificada como distúrbio [24]. Atualmente, essas situações são classificadas de forma complementar como crônicas ou adquiridas e generalizadas ou situacionais.

> **Quadro 59.1 Resumo**
>
> Categorias da DSM-IV de transtornos do desejo sexual feminino (FSD [21]):
> - Transtorno do desejo sexual hipoativo (HSDD).
> - Transtorno da aversão sexual.
> - Transtorno da excitação sexual feminina.
> - Transtorno da excitação persistente.
> - Transtorno orgásmico feminino.
> - Transtorno da dor sexual.
> - Dispareunia.
> - Vaginismo.
> - Transtornos da dor sexual sem coito.
> - Disfunção sexual decorrente de um quadro clínico geral.
> - Disfunção sexual induzida por substância.
> - Disfunção sexual não especificada de outra maneira.
> - Parafilias.
> - Transtornos de identidade de sexo ou transexualismo.

DEFINIÇÕES DOS PRINCIPAIS TRANSTORNOS SEXUAIS NAS MULHERES

Transtornos de desejo sexual

O transtorno do desejo sexual hipoativo (HSDD) é a deficiência recorrente ou persistente ou a ausência de desejo sexual ou de pensamentos ou fantasias sexuais, e/ou o desejo ou a receptividade para a atividade sexual, que causa angústia. A ênfase em causar angústia e o foco nos pensamentos sexuais permitem flexibilidade da definição para incluir os pacientes que não têm um relacionamento, ou perderam seu relacionamento depois do aparecimento do HSDD. O transtorno de aversão sexual é a persistência da aversão fóbica para o ato sexual e evitar a atividade sexual, levando à angústia pessoal.

O transtorno da excitação sexual é definido como a incapacidade recorrente ou persistente de alcançar ou manter a excitação sexual, causando angústia pessoal, que pode ser descrita como sensações subjetivas e/ou ausência de alterações físicas. Considerando-se a falta de correlação entre a excitação genital e a subjetiva nas mulheres, essas condições estão separadas em transtornos de excitação genital, subjetiva ou combinada. A síndrome da excitação sexual persistente é uma congestão genital involuntária que persiste na ausência de desejo sexual e que não é aliviada pelo orgasmo.

O transtorno do orgasmo é definido como a dificuldade persistente ou recorrente ou a incapacidade de alcançar o orgasmo depois da excitação ou a estimulação sexual suficiente. Ele pode ocorrer por causa de transtornos de excitação ou de desejo sexual, ou ser realmente independente. Esse transtorno pode ser primário ou secundário, ou seja, a incapacidade de alcançar o clímax sob quaisquer circunstâncias ou apenas com a relação sexual, respectivamente.

Os transtornos de dor sexual intensa incluem a dispareunia, definida como a dor genital recorrente ou persistente associada à relação sexual. Esses transtornos podem ser físicos e/ou psicológicos, de natureza psicossomática. É importante não desvalorizar esses transtornos e considerar como dor não orgânica sem uma avaliação adequada, embora nem sempre sejam necessárias investigações físicas. O vaginismo tem sido descrito pelo Grupo de Consenso Internacional como o espasmo involuntário persistente ou recorrente da musculatura pélvica, que interfere na relação sexual. O vaginismo pode ser situacional, ocorrendo somente com determinados parceiros ou apenas no exame com espéculo. Isto deve ser interpretado como um sinal e não com um sintoma pélvico, e não deve ser considerado como um diagnóstico isolado.

Os transtornos de dor sexual sem coito são transtornos de dor genital induzida por estímulo não sexual e denominados como transtornos de dor vulvar. Esses transtornos causam frequentemente dificuldades secundárias de desejo e de excitação sexual, ou apareunia, resultando em um impacto significativo nos relacionamentos e na autoestima.

A disfunção sexual decorrente de uma condição clínica geral e a disfunção sexual induzida por substância são referidas como resultado direto dos efeitos físicos da condição clínica a partir da história, dos exames ou dos achados laboratoriais.

A dependência sexual é rara entre as mulheres.

DISFUNÇÃO SEXUAL MASCULINA

É evidente que a disfunção sexual masculina é a causa mais provável de redução da atividade sexual em casais mais idosos [25], considerando que as parceiras femininas podem ser coniventes com seus parceiros, desenvolvendo seus próprios problemas sexuais para protegê-los. Todavia, o uso de inibidores da fosfodiesterase tem prolongado a potência dos homens e modificado o tratamento da disfunção sexual masculina de forma significativa. A disfunção erétil é o problema mais comum (evidenciada em 20% da população masculina na idade entre 40 e 70 anos), embora os transtornos de desejo e de ejaculação sejam também prevalentes [26]. A perda de ereções no início da manhã indica uma provável etiologia orgânica. O transtorno erétil pode indicar o início de doença cardiovascular e, dessa forma, é necessária e importante a avaliação da pressão arterial, pulso, peso, exame da próstata e genital em complementação aos exames laboratoriais para verificar os níveis séricos de lipídios, glicose e os níveis matinais de testosterona. A identificação dos fatores de comorbidade pode otimizar o tratamento, a educação sexual e abordar as questões de estilo de vida, que são etapas importantes no tratamento de problemas sexuais masculinos. Em complementação aos inibidores da fosfodiesterase, existem outras intervenções disponíveis, incluindo a testosterona, prostaglandinas por vias injetável e uretral, apomorfina, bombas penianas e próteses. O componente psicossexual das dificuldades sexuais masculinas deve ser avaliado, apesar do sucesso das terapias físicas.

TRATAMENTO

Consulta

As questões mais básicas a serem incorporadas em uma consulta ginecológica geral relativa à função sexual devem ser uma variação dos seguintes aspectos:

- Você tem um parceiro? Você mantém uma relação sexual?
- Você tem quaisquer dificuldades? Você sente dor durante a relação sexual?
- Essas dificuldades são um problema para você?

Um trabalho anterior mostrou que três questões (relativas ao desejo, desconforto e satisfação) foram consideradas eficazes para a triagem em uma entrevista terapêutica de 30 minutos [27]. A consulta deve abordar as histórias clínica, cirúrgica, psicológica, obstétrica e ginecológica, e social. Essas questões são direcionadas para ajudar a paciente a entender melhor o seu problema sexual, sua origem, seus fatores de manutenção e sua vontade de submeter-se ao tratamento. As técnicas da medicina psicossexual usam a consulta como um evento terapêutico. As questões devem ser abertas e não dirigidas, com pausa para reflexão. Os problemas sexuais são, frequentemente, a manifestação de dor e angústia que podem ser exploradas com segurança em uma consulta de apoio. A paciente é a especialista em seus sintomas, e no conjunto de circunstâncias que possibilitaram o desenvolvimento dos mesmos. O conhecimento de seu histórico sexual nem sempre é necessário, mas o entendimento de quando o problema se desenvolveu e o motivo pelo qual se apresenta agora será importante na avaliação geral. As características da história que podem ser importantes estão especificadas no Quadro 59.2 Resumo, a seguir.

> **Quadro 59.2 Resumo**
>
> História sexual – componentes principais:
> - Sensações sobre os órgãos genitais e anormalidades observadas.
> - Medos.
> - Efeito da queixa clínica.
> - Efeito do tratamento.
> - Sentimentos sobre o corpo.
> - Conhecimento da condição e de seu tratamento.
> - Problemas psicossexuais, exacerbando os sintomas físicos.
> - Experiências anteriores.
> - Principais eventos.
> - Entendimento da 'agenda oculta'.
> - Problemas e sentimentos do parceiro.

A linguagem usada para a anatomia e as práticas sexuais é diversificada, e é necessário ter cuidado para se comunicar com os pacientes. Essa conduta inclui não fazer suposições sobre o sexo dos parceiros. Uma tentativa de tornar obscuro algum detalhe pode indicar que essa área necessita de uma exploração complementar. A escuta ativa – observando o que não é dito e o que é dito – é mais produtiva do que uma lista de questões, que não abordam os receios e as fantasias do paciente.

Existe discordância entre muitos profissionais de saúde que atendem mulheres com problemas sexuais, sobre quando a terapia de casal é essencial. A atividade sexual reflete a interação de ambas as partes, mas a sexualidade e a receptividade feminina podem estar relacionadas com os seus sentimentos sobre si mesmas, com os seus órgãos genitais e com o seu relacionamento. Nas clínicas ginecológicas, é mais provável avaliar as mulheres desacompanhadas, paciente traz seu parceiro, é provável que ela queira compartilhar a consulta com ele (ou com ela). Frequentemente, as mulheres admitem possuir mais sentimentos negativos que causam impactos em suas vidas sexuais, quando o parceiro não está presente. Às vezes fica evidente que a questão sexual é um reflexo das dificuldades de relacionamento e deve-se providenciar o encaminhamento para setores ou terapeutas mais adequados. Averiguar o motivo pelo qual o paciente foi a uma clínica para consulta é o mais importante, pois se isso for negligenciado poderá reforçar os sentimentos do paciente de inutilidade e falta de solução.

Questionários

Os questionários podem ser úteis na prática clínica, considerando-se que eles introduzem o assunto de sexo para aqueles que o consideram desconfortável - o clínico e/ou o paciente. Os questionários podem extrair informações em um tempo eficaz, e de uma forma mais reprodutível para a atividade de pesquisa. O uso de questionários indica para o paciente que os clínicos estão interessados nas questões sexuais e podem estar aptos a oferecer ajuda e orientação. Entretanto, muitos questionários são ferramentas de difícil manejo, são elaborados por psicólogos e para algumas pessoas podem ser inoportunos e intrusivos – existem aqueles com até 35 'itens' ou questões para muitos objetivos práticos. Os questionários simplificados têm sido validados para uso clínico. Dentro de um cenário de pesquisa, eles podem ser úteis também para monitorar os efeitos de novas intervenções em uma população, em vez de avaliar casos individuais.

Os questionários podem ser genéricos ou específicos a doenças ou condições. Os questionários genéricos, como o Índice da Função Sexual Feminina (FSFI), são aceitos pela maioria dos pacientes [28] e podem ser baixados pela internet, incluindo as instruções de análise. Um exemplo de questionário de doença específica é o Questionário Sexual de Incontinência Urinária e de Prolapso Genital (PISQ) [29], que é apresentado completo ou simplificado. Os instrumentos específicos para condições comuns mais usados investigam o desejo sexual, como o Perfil da Função Sexual Feminina [30]. Existem pontos positivos e negativos de cada questionário, e é importante saber em qual população eles foram validados.

Alguns pontos não são sensíveis o suficiente para abordar as dificuldades dos pacientes que não são sexualmente ativos. Este fato pode ter implicações clínicas, dependendo do motivo pelo qual os pacientes estão enquadrados nessa condição, se é secundária às suas próprias dificuldades, ao estado da doença ou da saúde, e suas preferências pessoais ou dos parceiros. Nas mulheres não sexualmente ativas, em razão de outros processos, a Escala de Angústia Sexual pode ser útil [31]. Os questionários que podem ser úteis na pesquisa ou prática clínica em obstetrícia e ginecologia estão especificados no Quadro 59.3 Resumo.

Exames Clínicos

A atenção para a forma como a paciente se apresenta pode refletir muitos sentimentos sobre seu corpo e vida sexual: sua confiança, aparência e o modo de comunicação verbal e não verbal. A imagem do corpo tem um impacto significativo sobre a sexualidade, e a avaliação de rotina do índice de massa corporal pode ser útil. Os exames gerais podem revelar outras condições, que contribuem para o funcionamento sexual, incluindo os sistemas neurológico e musculoesquelético. Os exames genitais revelam não apenas as anormalidades físicas, mas também o impacto psicológico que os órgãos genitais podem causar na paciente. A constatação de sentimentos, como desgosto, medo e distanciamento dos órgãos genitais demonstrados pela paciente, pode ser uma representação de atitudes para sexo – o corpo da paciente pode estar expressando sentimentos que ela não pode manifestar verbalmente.

O exame pélvico deve prosseguir de acordo com a tolerância da paciente. Ela pode não estar disposta a permitir o exame vaginal em uma primeira consulta, especialmente no

Quadro 59.3 Resumo

Questionários/medidas de resultados relatados por pacientes para a avaliação da função sexual:

Resultado relatado pelo paciente	N itens (N questões em forma simplificada de questionário)	Domínios	Forma simplificada disponível para uso clínico	Uso de Diagnóstico
Índice Simplificado do Funcionamento Sexual para as Mulheres (BISF-W)	22	Desejo, excitação, frequência da atividade sexual, receptividade, prazer, satisfação, problemas sexuais	Não	Não
Alterações no Questionário de Funcionamento Sexual (CSFQ)	35 (14)	Desejo - frequência, desejo - interesse, prazer, excitação, orgasmo	Sim	Sim
Índice da Função Sexual Feminina (FSFI)	19	Desejo, excitação, lubrificação, orgasmo, dor, satisfação	Não	Sim
Questionário Simplificado de Experiências Pessoais (SPEQ)	9	Desejo, excitação, dispareunia, problemas sexuais do parceiro	Sim	Sim
Questionário da Função Sexual (SFQ)	28	Desejo, excitação - lubrificação, excitação - cognitiva, excitação - sensação, orgasmo, dor, satisfação, parceiro	Sim	Sim
Perfil da Função Sexual Feminina (PFSF)	37	Desejo, excitação, orgasmo, autoimagem, preocupações, receptividade, prazer	Sim	Não
Questionário de Satisfação Sexual Feminina de Monash (MFSSQ)	12	Receptividade, excitação, lubrificação, orgasmo, prazer sexual, satisfação sexual	Não	Sim (apenas pontuação total)
Questionário Sexual de Incontinência Urinária e Prolapso Genital (PISQ 31 ou 12)	31 (12)	Comportamental - emotivo, físico, relacionado com o parceiro	Sim	Não
Escala de Angústia Sexual	12	Angústia	Não	Não

caso de já ter sofrido abuso ou estupro sexual. Inicialmente, é realizado um exame cuidadoso da pele para a verificação de dermatoses, e o teste com cotonetes para o mapeamento da dor na síndrome da dor vulvar. A atrofia é muito comum em lactantes e nas mulheres na perimenopausa e na pós-menopausa – isto deve ser excluído como causa de dor ou verificada a sua contribuição. O exame digital pode ser mais valioso do que os exames com espéculo, considerando que ele possibilita avaliar o tônus do assoalho pélvico e a posição do assoalho pélvico ao comando de contração e de relaxamento. Os testes de esfregaços e de pH também podem ser importantes. A palpação para verificar a dor e a reprodução de desconforto durante o ato sexual podem indicar a necessidade de realizar investigações adicionais, como a laparoscopia diagnóstica. As áreas de pontos sensíveis podem ser mais indicadoras de um problema físico específico. A incontinência urinária e o prolapso genital podem exigir um exame na posição de decúbito lateral esquerdo, porém algumas mulheres consideram essa posição muito vulnerável, e podem apresentar relutância em submeter-se a esse exame. As mudanças pós-operatórias ou pós-parto devem ser abordadas e incorporadas para que a mulher conheça as alterações ocorridas em seus órgãos genitais. A palpação do períneo deve ser feita para avaliar a presença de edema, verificar a sutura e detectar dor e reação a esse procedimento. Os exames neurológicos são importantes também, porém a queixa de falta de sensibilidade é, provavelmente, uma defesa contra a dor sexual ou outras questões profundamente enraizadas.

Os exames físicos devem excluir as anormalidades físicas, embora o vaginismo e o espasmo do músculo adutor possam impedir o exame completo. Qualquer preocupação quanto à presença de uma anormalidade física associada ao quadro de não consumação poderia ser uma evidência para um exame sob anestesia (Estados Unidos), em outras situações é pouco provável que esse procedimento seja útil.

Investigações

Poucas investigações são necessárias na ampla maioria de mulheres. Os testes de referência basal que podem ser considerados estão especificados no Quadro 59.4 Resumo.

> **Quadro 59.4 Resumo**
>
> - Hormônio folículo-estimulante.
> - Hormônio luteinizante.
> - Estradiol
> - Perfil androgênico
> - Testosterona e hormônio sexual ligados à globulina (SHBG) para calcular o índice androgênico livre (FAI): um reflexo da testosterona biologicamente ativa
> - FAI = TT (em nmol/L) × 100 (ng/L)
> - SHBG (em nmol/L): variação normal 0,4-0,8 ng/L
> - Prolactina
> - Açúcar sanguíneo

Na prática, os níveis de hormônios têm pouco valor, considerando-se que não estão diretamente correlacionados com a função ou atividade sexual. Nas mulheres em idade reprodutiva, os níveis de hormônios flutuam rapidamente e, desse modo, qualquer amostra poderia refletir apenas uma reação momentânea. Não existem evidências de que as reações sexuais das mulheres sejam diferentes nos diversos períodos do ciclo menstrual. Entretanto, uma mulher jovem com insuficiência ovariana prematura pode apresentar índice androgênico baixo, refletido na baixa libido ou em outros sintomas da menopausa. Frequentemente, as mulheres na perimenopausa podem apresentar níveis androgênicos variando entre baixos e normais; porém, de modo geral, não existe qualquer correlação significativa de importância para o uso clínico [32]. A medição dos níveis hormonais pode ser útil para as pacientes, que estão recebendo terapia estrogênica e/ou androgênica com efeito terapêutico reduzido. É importante medir a globulina ligadora de hormônios sexuais (SHBG, para *sex hormone-binding globulin*), considerando que essa substância altera os níveis livres de outros esteroides sexuais. Apenas 1 a 2% de testosterona está livre na circulação: 66% estão ligados à SHBG e 31% à albumina (que está também biodisponível). A conversão periférica ocorre nos tecidos muscular e adiposo. Os androgênios caem até 50% depois da menopausa, metade entre a terceira e a quinta década de vida, e uma redução mais drástica ocorre depois da ooforectomia bilateral, podendo causar sintomas significativos de disfunção sexual nas mulheres que já estão na menopausa. Os sintomas da síndrome da deficiência androgênica feminina se apresentam como redução na energia e libido. A SHBG é alterada por outras intervenções e pode causar impacto nos níveis circulantes de androgênios livres e, desse modo, na resposta sexual feminina. O mais importante, no contexto ginecológico, é a terapia de reposição hormonal por via oral (HRT) e a pílula contraceptiva oral combinada (COCP), que aumentam a SHBG e, desse modo, reduzem os níveis de testosterona livre. Alguns progestogênios na formulação da pílula contraceptiva oral combinada, nas pílulas contendo apenas progestogênio ou no sistema intrauterino liberador de levonorgestrel também causam impacto negativo no humor e na libido.

Um exame de ultrassonografia pode detectar anormalidades físicas ou excluir malformações congênitas do trato genital, se houver preocupação, especialmente nas mulheres que apresentam o quadro de não consumação sexual.

Tratamento

Existem muitas abordagens diferentes para o tratamento de problemas sexuais. Todas elas devem envolver o reconhecimento do efeito poderoso da mente sobre o corpo, e que é tão marcante na sexualidade. O reconhecimento do sexo, como uma atividade biopsicossocial, encorajou muitos terapeutas a oferecer opções de tratamento baseadas em seus treinamentos particulares. Muitos terapeutas usarão técnicas cog-

Etapa 1. Carícias das partes não genitais – desempenhos ativos e passivos ao menos duas vezes por semana, durante 45 minutos.

Etapa 2. Carícias do corpo incluindo partes genitais – desempenhos ativos e passivos ao menos duas vezes por semana, durante 45 minutos.

Etapa 3. Estimulação manual para proporcionar sensação e excitação.

Etapa 4. A mulher permite a introdução do pênis na vagina.

Etapa 5. Proporcionar estímulos sexuais e movimento.

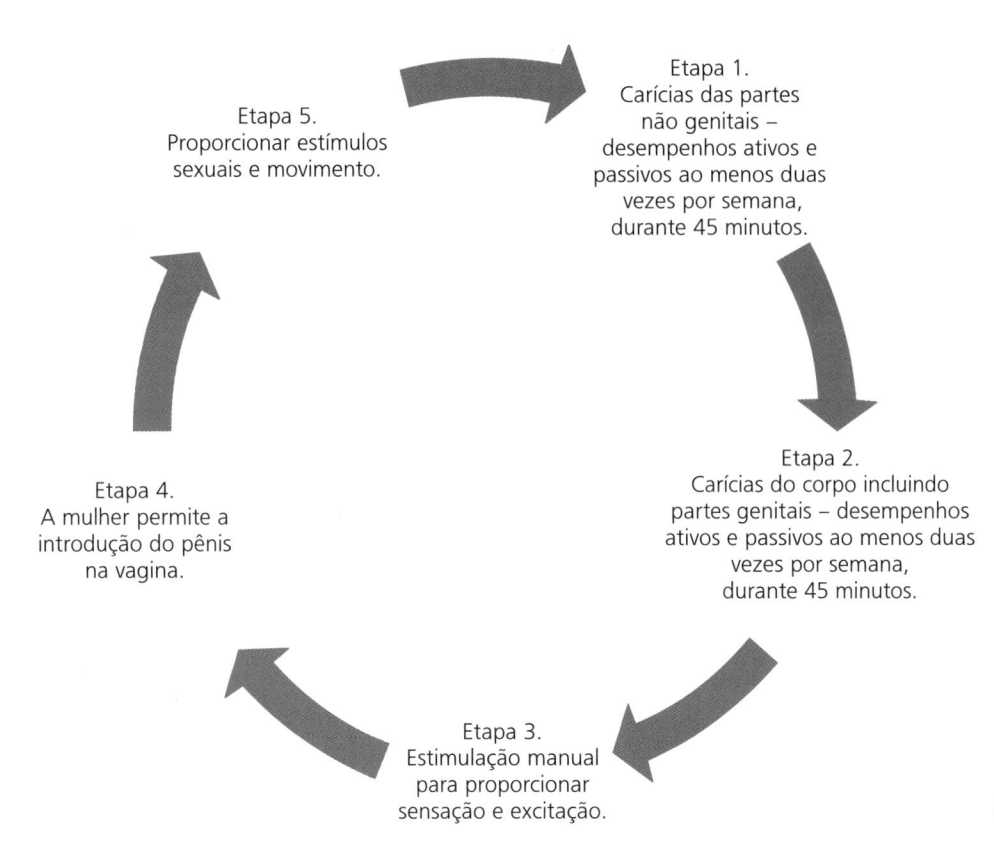

Fig. 59.3 Plano de tratamento de foco sensível.

nitivas de comportamento direcionadas aos problemas sexuais. Esses procedimentos envolvem técnicas, como o foco sensível (Fig. 59.3) e a dessensibilização, usando dilatadores ou dispositivos para o ajuste vaginal. Outros terapeutas usarão abordagens psicológicas. É raro que uma terapia psicoanalítica prolongada seja necessária, embora possa existir espaço para as questões persistentes, quando elas se refletem nos problemas sexuais.

A vantagem dos médicos, especialmente os ginecologistas, é o exame genital para detectar anormalidades físicas, mas também o exame psicossexual, que pode atuar como o "momento da verdade", quando a reação da paciente relativa aos seus órgãos genitais é testemunhada. Isto deve ser usado como parte principal da consulta, e pode ser um evento terapêutico. Diversas intervenções, incluindo os tratamentos com drogas e a cirurgia, podem ser valiosas para algumas mulheres e serão detalhadas a seguir.

MEDICINA PSICOSSEXUAL

Muitas pacientes são resistentes à avaliação psicossexual até que a ligação corpo-mente seja explicada. Existe sempre uma reação psicológica à doença física, e na arena da sexualidade, os problemas físicos podem ser acentuados pelas consequências psicológicas. A somatização reversa de problemas psicológicos dentro dos problemas físicos e sexuais é uma sequência muito poderosa de processos. Isto esclarece, em parte, a falta de sucesso do tratamento naqueles que se recusam a admitir um componente psicológico. Nesse contexto, pacientes que apresentam o antecedente de não consumação sexual podem ter questões profundamente enraizadas que têm sido reprimidas. A existência dessa não consumação sexual pode apresentar, nessas circunstâncias, uma característica protetora, e um exame sob anestesia (EUA, para *examination under anesthesia*) não proporcionará a cura dessas dificuldades.

Os terapeutas comportamentais podem trabalhar de modo individual ou com casais. Muitos preferem trabalhar com casais, considerando que o problema pode estar entre os dois parceiros. Aqueles terapeutas envolvidos nos cuidados de saúde das mulheres podem encontrar problemas sexuais em pacientes que não estão envolvidas em um relacionamento, e é importante abordar esses problemas, à medida que eles se apresentam. O esteio dos ginecologistas que são treinados em medicina psicossexual é a análise da relação médico-paciente, refletindo a dinâmica dos relacionamentos sexuais da paciente. Os princípios básicos da consulta psicossexual estão especificados no Quadro 59.5 Resumo.

💡 Quadro 59.5 Resumo

Princípios da medicina psicossexual:
- **Ouvir** a história da paciente e a visão do problema.
- **Observar** o impacto da paciente e sua apresentação ao médico, e entender a linguagem corporal da paciente.
- **Sentir** o impacto das perguntas e das intervenções do médico sobre a paciente.
- **Refletir** sobre os sentimentos produzidos durante a consulta e/ou exames.
- **Interpretar** as observações anteriores da vida sexual da paciente.

A paciente é a parte central do processo – ela é a 'especialista' – e o clínico auxilia a desvendar os fatores causadores e de manutenção do problema, o entendimento dos mesmos e, desse modo, facilitar a mudança e as boas perspectivas de melhora. As consultas empáticas podem possibilitar a exposição de fantasias e sentimentos do subconsciente como reflexo dos sintomas físicos e dos problemas sexuais. A medicina psicossexual utiliza a consulta, o aconselhamento e as habilidades psicodinâmicas em complementação ao exame psicossomático para tratar essas dificuldades. As consultas devem ser sempre sensíveis ao humor da paciente, embora possam ser feitas observações para refletir os sentimentos de ansiedade, de agressão e de atitude defensiva etc. Esse procedimento pode ser uma comunicação não verbal ao invés da verbal, porém faz parte da representação dessa paciente. As conexões podem ser feitas com essas comunicações e as dificuldades no comportamento sexual. Os transtornos primários ou crônicos apresentam maior probabilidade de necessitarem de terapias de longa duração do que os problemas adquiridos. As revelações de abuso sexual podem necessitar de abordagens alternativas, eventualmente por um psicoterapeuta, dependendo do nível de perturbação geral.

Uma das partes mais importantes da consulta é o exame dos órgãos genitais. Essa parte tem sido descrita como 'o momento da verdade', revelando com frequência os sentimentos mantidos de forma oculta até essa ocasião. Ele pode espelhar a vulnerabilidade sexual. Muitas mulheres reservadas, que demonstram um controle perfeito e que consultam em razão de uma queixa ginecológica não específica, como a dor pélvica, podem ficar muito ansiosas durante o exame genital. Podem apresentar uma contração involuntária dos músculos adutores da coxa, o vaginismo, e a mulher pode-se mostrar, metaforicamente, como uma 'garotinha', tentando escapar do sofá, essas manifestações revelam os seus sentimentos sexuais. Quando a mulher se desconecta durante o exame pélvico, pode estar também 'desligada' do sexo sem aptidão para sentir ou reagir ao desejo ou à excitação sexual. Ela pode ter sido submetida a muitos exames, reforçando sua percepção de que seus órgãos genitais não pertencem a ela. A mulher com secreção vaginal persistente, que relata ao clínico o quão terrível são suas ocupações, está refletindo sua repugnância ao seu trato genital. A sua secreção vaginal é fisiológica? Os pedidos para a redução dos pequenos lábios vaginais estão se tornando mais comuns, isso pode ser decorrente da moda da depilação radical, que deixa mais expostos os pequenos lábios da mulher adulta, ou representa a insatisfação com genitália "anormal"? Muitas fantasias comuns, como a de vagina muito pequena e dolorosa com a penetração, de vagina bloqueada e que não pode tolerar nada em seu interior, ou a vagina estreita que pode causar uma lesão peniana durante a penetração são argumentações que precisam ser compreendidas para permitir a percepção prazerosa dos genitais.

A abordagem, geralmente, empregada pelos terapeutas sexuais inclui o emprego de técnicas comportamentais cognitivas com o objetivo de modificar os fatores subjacentes e de estratégias para melhorar as intimidades física e emocional, complementando técnicas eróticas. O modelo PLISSIT (permissão, informação limitada, sugestões específicas e terapia intensiva) de aconselhamento sexual [33] tem como objetivo dar permissão à paciente para discutir o problema, dar informações limitadas e iniciar a terapia com orientações mais específicas antes de finalmente iniciar a terapia intensiva com um especialista.

Muitos terapeutas usam os recursos de livros de educação e ajuda para auxiliar as pacientes com problemas sexuais em algum momento do relacionamento terapêutico, a paciente precisa tornar-se 'adulta', dominando sua própria vida sexual e usando as técnicas e o conhecimento que ela obteve. A confiança excessiva na orientação pode impedir a capacidade da paciente de realizar essa transição.

▶ Terapia Física

Existem diversas terapias físicas disponíveis para os ginecologistas. As mais simples e ainda as mais disseminadas são os lubrificantes. Os lubrificantes íntimos à base de água usados para exames clínicos não são úteis para as relações sexuais, pois seus efeitos não são duradouros e podem aumentar a fricção. Existem diversos produtos disponíveis comercialmente (à base de óleo ou silicone) que podem ser úteis, ou o uso de óleos vegetais pode ser aceitável (a compatibilidade de óleos com preservativos deve ser verificada). O óleo de amêndoa é uma boa opção.

Os dilatadores ou treinadores vaginais são usados frequentemente pelos médicos e terapeutas. Entretanto, estimular a mulher a usar seus dedos, tampões e vibradores pode proporcionar um melhor controle da sua pelve. O aumento gradual do tamanho do dilatador (ou o uso de um número maior de dedos) pode orientar a mulher com vaginismo a aceitar a penetração peniana na vagina. Os dilatadores podem ser imprescindíveis para mulheres no período pós-radioterapia e eventualmente depois da cirurgia vaginal, para manter a capacidade vaginal para as relações sexuais. Os fisioterapeutas usam o treinamento da musculatura do assoalho pélvico para auxiliar a terapia das disfunções sexuais e facilitar as adaptações comportamentais.

Outros dispositivos podem ser úteis para algumas mulheres. Um dispositivo de sucção a vácuo para sucção do clitóris está licenciado nos Estados Unidos, e os resultados têm sido satisfatórios. A preocupação de que os vibradores podem reduzir a sensibilidade não foi comprovada.

▶ Terapia Farmacológica

O sucesso dos inibidores da fosfodiesterase para o transtorno erétil masculino incentivou a pesquisa de medicações equivalentes para tratar os transtornos sexuais femininos. Entretanto, a complexidade do ciclo de resposta sexual feminino e a sobreposição das áreas de disfunção tornam muito difíceis uma poção ou pílula universal para o tratamento da mulher. Um debate político de alcance mais amplo está surgindo em relação à 'medicalização' da disfunção sexual feminina e 'mercantilização da doença' para manipular populações que apresentam condições dentro do espectro normalidade e não necessitam ser medicadas [34]. A definição da disfunção sexual feminina é controversa, e isto explica a grande variação dos relatos de prevalência. Por essa razão, as autoridades reguladoras de medicamentos têm demonstrado uma abordagem inconsistente no licenciamento ou registro de produtos para essa indicação.

Terapia Hormonal

As evidências referentes ao uso de estrogênio, progesterona e androgênio nas mulheres em idade reprodutiva e em estado hormonal normal são limitadas. A terapia de reposição de estrogênio em mulheres com deficiência desse hormônio pode melhorar a capacidade da excitação sexual e responsividade do tecido genital. A testosterona está ligada ao desejo sexual e a capacidade para o orgasmo. Existem dados convincentes para a reposição de estrogênio e testosterona em mulheres que foram histerectomizadas e ooforectomizadas [35]. A licença atual no Reino Unido relativa aos adesivos transdérmicos para a reposição de testosterona destina-se àquelas mulheres com um diagnóstico de transtorno do desejo sexual hipoativo (HSDD) que estão recebendo a reposição de estrogênio adequada (300 mg duas vezes por semana). As formas de reposição de testosterona em gel são ainda uma alternativa não licenciada (um quinto da dose masculina, 10 mg por dia). Mais recentemente, foi apresentado um trabalho sugerindo um benefício da testosterona para mulheres na pré-menopausa [36] e para mulheres na pós-menopausa que não estavam fazendo reposição com estrogênio [37]. Essas doses eram mais fisiológicas que farmacológicas. O estudo demonstrou um impacto benéfico na atividade sexual, com algumas mulheres referindo uma melhora modesta na função sexual, mas pode ter ocorrido um efeito placebo pelo envolvimento em um ensaio clínico. Um estudo dos participantes do ensaio clínico relatou que 53% deles apresentaram melhora clinicamente significativa [38]. As doses farmacológicas de estrogênio e testosterona sob a forma de implantes apresentam risco mais elevado de efeitos colaterais, e não existe comprovação de vantagens sobre as doses fisiológicas.

É importante entender que os estrogênios orais podem aumentar os níveis de SHBG e por essa razão reduzir a testosterona livre. Portanto, as terapias transdérmicas de estrogênio podem ser mais valiosas. A falta de dados de segurança a longo prazo do uso da testosterona em relação à doença cardiovascular e ao câncer hormônio-sensível tem limitado a licença desses produtos em muitos países. A diidroepiandrostenediona (DHEA), um pró-hormônio não licenciado, pode ter efeito benéfico no desempenho sexual, na excitação e no potencial orgásmico da mulher, porém até o momento os dados não são conclusivos.

A terapia estrogênica tópica na forma de pessários vaginais, cremes ou anéis é muito importante. As mudanças na mucosa genital decorrente da deficiência de estrogênio depois da menopausa, ou no período pós-parto durante o aleitamento, ocasionam redução da lubrificação, aumento da irritação vaginal e dor. A vaginite atrófica pode levar ao sangramento na pós-menopausa, que pode também ter impacto na função sexual em razão do medo da associação ao câncer. Cerca de até um quarto das mulheres que usam HRT sistêmica podem apresentar sintomas locais residuais [39]. O uso de agentes tópicos deve ser aceitável para a maioria das mulheres e profissionais de saúde e uma nova forma de pessário de baixa dose, que libera apenas 1,4 mg de estradiol durante um ano, quando usado duas vezes por semana. O uso desses pessários deve ser considerado para as mulheres que tiveram cânceres hormônio-sensíveis. As preparações tópicas atuais não estimulam o endométrio e podem ser usadas a longo prazo. Um lubrificante ou hidratante vaginal (Replens MD®) usado em padrão de dosagem semelhante ao dos estrogênios vaginais pode ser efetivo para as mulheres que querem evitar os hormônios.

Terapia não hormonal

Existem poucas evidências de que o uso de inibidores da fosfodiesterase apresente algum benefício para as disfunções sexuais femininas. Existem alguns relatos de que o aumento do ingurgitamento genital pode ser benéfico para as mulheres com transtorno da excitação genital [40], embora os dados de ensaios clínicos também sejam contraditórios [41]. Alguns relatos sugerem uma possibilidade de seu uso para mulheres com lesões medulares espinais e para aquelas que usam inibidores seletivos de recaptação da serotonina para o tratamento de depressão (apesar de esse transtorno psiquiátrico apresentar seu próprio efeito direto na função sexual).

Os transtornos de dor, associados a uma etiologia de natureza física, necessitam de intervenções para tratar a patologia mais provável. Os transtornos da dor vulvar são tratados frequentemente com medicamentos para o tratamento das dores crônicas, como: amitriptilina, gabapentina e injeções de anestésicos locais ou os bloqueios de gânglios/nervos. As injeções de anestésicos e esteroides para os pontos sensíveis desempenham um papel importante, principalmente nos eventos pós-cirúrgicos ou pós-parto. Existem estudos que defendem o uso de toxina botulínica para o espasmo do músculo elevador do ânus e para vaginismo. Os géis anestésicos específicos para a região genital podem ser úteis para reduzir a sensibilidade, e podem ser importantes para algumas mulheres. Entretanto, é fundamental reconhecer a possibilidade de que a dor possa ser a somatização de um sofrimento profundo, que protege o indivíduo. Nessas circunstâncias, as terapias físicas isoladas serão limitadas.

Há muitas outras drogas sob investigação, incluindo a arginina sublingual, as protaglandinas tópicas, a fentolamina e, mais recentemente, a flibanserina, que podem afetar a satisfação e o número de episódios de satisfação sexual de modo similar àquele produzido pela reposição de testosterona para a disfunção sexual feminina ou o transtorno do desejo sexual hipoativo. Até o momento, nenhuma dessas drogas está licenciada para essas indicações no Reino Unido ou nos EUA.

PROBLEMAS SEXUAIS NA OBSTETRÍCIA E GINECOLOGIA EM GERAL

Os problemas sexuais são apresentados, de modo geral, no cenário clínico ginecológico (Tabela 59.1), e algumas das dificuldades mais frequentes e suas associações estão detalhadas na referida tabela.

Infância e adolescência

A infância é um período influente na formação dos relacionamentos, com muitas teorias de laços afetivos evadindo-se para o estabelecimento de relacionamentos íntimos e saudáveis na vida futura. Eventos da infância podem suscitar fortes reações emocionais, que causam impactos nas respostas sexuais na vida futura. A adolescência é um período de alterações hormonais profundas, sob a pressão do grupo de colegas e envolvendo a autorrealização. A educação prévia referente à função genital, ciclos menstruais, comportamento sexual, contracepção e os relacionamentos funcionais é muito importante durante todo esse período, em complementação às atitudes familiares relativas ao sexo. Existe um campo para as pesquisas complementares dentro do âmbito da sexualidade de crianças e adolescentes.

Gravidez e parto

Durante a gravidez, as pesquisas relatam que, de modo geral, ocorre redução da libido e da frequência das relações sexuais no primeiro e terceiro trimestres, com leve melhora no segundo trimestre [42]. A ausência de informações adequadas e os medos da gravidez têm sido citados como razões para essa redução na gravidez, porém para algumas mulheres existe aumento na sensibilização, possivelmente relacionada com os efeitos induzidos pela oxitocina no orgasmo e nos laços afetivos. Se houver redução da libido, esse sintoma pode persistir durante 3-6 meses depois do parto, e está parcialmente relacionado com os problemas do assoalho pélvico no período pós-parto, incluindo a dor perineal, aleitamento e problemas associados à deficiência de estrogênio.

Tabela 59.1 Apresentações comuns de problemas sexuais nas clínicas ginecológicas	
Apresentações evidentes	Apresentações ocultas
Perda da libido	Dor pélvica
Perda de sensibilidade	Sintomas de prolapso genital
Não consumação	Dor vulvar
Vaginismo	Vaginismo
Incontinência urinária durante o coito	Dificuldade na coleta de esfregaços cervicais
Ressecamento vaginal	Solicitação de redução de pequenos lábios
Dispareunia	Dispareunia

A gravidez e o parto prenunciam as principais mudanças na vida de um casal, com seus papéis primários de parceiros e amantes sendo alterados para incluir as novas atribuições de mãe e pai. Não existem evidências de boa qualidade que possam sugerir que o parto vaginal diminui a saúde sexual pós-parto, comparando-se à cesariana [43], apesar das reivindicações ao contrário. A episiotomia, entretanto, aumenta realmente a persistência da dispareunia superficial. Em um estudo, mulheres que amamentavam seus bebês demonstraram interesse muito menor em sexo do que aquelas que alimentavam os bebês com mamadeiras, independente do cansaço ou depressão, mas isso não persistiu a longo prazo [44]. Após 6 semanas do período pós-parto, 30 a 60% das mulheres reiniciaram sua atividade sexual, houve um aumento para 80% após 6 meses, e os problemas sexuais variaram entre 20 e 86%. A assistência a essas mulheres pode ser feita no nível primário de atendimento, sendo fundamental estabelecer um diálogo aberto às consequências negativas mais duradouras.

Contracepção e interrupção da gravidez

A insatisfação com a contracepção é uma "evidência de alerta" (calling card) para as questões sexuais em uma consulta. Além do componente psicossexual de controle da fertilidade, existem diversos estudos que ligam os problemas sexuais diretamente com os métodos específicos de contracepção. Um relato recente de estudantes de medicina constatou que o risco de disfunção foi mais elevado com a contracepção hormonal não oral, seguido pela contracepção hormonal oral. O risco mais baixo ocorreu nas mulheres usando a contracepção não hormonal [45]. Os progestogênios sintéticos podem apresentar um impacto negativo na atividade sexual, e mesmo as doses baixas em mulheres sensíveis podem ser prejudiciais.

É surpreendente que poucas pesquisas tenham sido direcionadas para o impacto da interrupção da gravidez sobre a sexualidade. Uma revisão relatou que um estudo de grupo-controle, prospectivo não constatou diferença nos efeitos psicossexuais negativos um ano depois da interrupção da gravidez; porém outros estudos de observação relataram até 30% de disfunção, com um quarto de todos os casais chegando à separação [46]. Esses resultados justificam investigações complementares.

Infecções sexualmente transmitidas

Existe uma taxa elevada de problemas sexuais associada à aquisição de infecções sexualmente transmissíveis (IST) (até 55% em mulheres) [47], porém ainda não existem dados suficientes para compreender as interações.

Infertilidade

A função sexual nos casais com subfertilidade e infertilidade apresenta importância tão significativa que a maioria das clínicas de fertilidade usam aconselhadores com experiência no trabalho psicossexual. Não é incomum encontrar casais que não estão tendo relações sexuais com penetração, conscientemente ou não. A necessidade de realizar as relações sexuais em datas específicas do ciclo menstrual, e manter o celibato em outras ocasiões é prejudicial aos casais. O sexo torna-se orientado para o objetivo da fertilidade, e a espontaneidade pode desaparecer. Os impactos financeiro, físico e psicológico da fertilidade alteram o relacionamento entre o casal, e para alguns levantam questões sobre a motivação e o desejo em desacordo àqueles manifestados anteriormente.

Menopausa

O período da menopausa e a etapa subsequente envolvem uma fase de alterações físicas e psicológicas. Um estudo clínico prospectivo longitudinal de mulheres australianas, incluindo mulheres a partir da menopausa inicial até a pós-menopausa, demonstrou alteração nos índices de disfunção sexual feminina de 42 a 88% [48]. Um trabalho mais recente, medindo o grau de hormônio sexual ligado à globulina (SHBG) sofrimento associado ao baixo desempenho sexual, encontrou um índice de 17% de disfunção sexual feminina entre mulheres na idade de 56 a 67 anos [49].

Essas alterações foram correlacionadas com o estradiol, porém não com os níveis de androgênios, e o sofrimento foi associado aos sentimentos atuais e prévios negativos em relação ao parceiro. A continuidade da atividade sexual foi dependente do desempenho positivo do parceiro e aumentou com o uso da terapia hormonal. Outro trabalho desse grupo indicou que a responsividade sexual está relacionada com o envelhecimento, porém a libido, a frequência das relações sexuais e a dispareunia estão associadas à deficiência de estrogênio. Outro estudo relatou que 32% das mulheres na idade de 60 anos eram sexualmente ativas, 56% das quais eram mulheres casadas [50]. A atividade varia de acordo com a população estudada, e existem evidências de que as taxas estão aumentando na população idosa, à medida que as expectativas se alteram, e a saúde seja preservada [51].

Medidas simples podem melhorar as sequelas físicas da deficiência hormonal e do envelhecimento dos tecidos, como o uso de estrogênio tópico, de hidratante vaginal não hormonal e de lubrificantes adequados. Esses procedimentos podem ser complementados por uma abordagem psicossexual dessas questões.

Cirurgia ginecológica: histerectomia, incontinência urinária e prolapso genital

A associação entre a cirurgia e disfunção sexual para uma ampla variedade de condições ginecológicas ainda não está bem esclarecida. A histerectomia foi considerada previamente como causadora de efeito adverso no prazer sexual, especialmente quando o colo do útero era removido [52]; todavia um outro trabalho realizado nas duas últimas décadas relatou que essa alegação não é verdadeira. Um ensaio clínico prospectivo e amplo, que acompanhou 1.101 mulheres, no período pós-operatório até 24 meses, que foram submetidas a histerectomias, demonstrou melhora no desempenho sexual [53], e outro estudo comparando a histerectomia total e a subtotal (com a conservação do colo do útero) não mostrou diferença entre os dois grupos no período pré-operatório, no que diz respeito à dor, orgasmo ou pontuações de satisfação, e os dois grupos apresentaram melhora na percepção do desempenho sexual depois da operação [54]. A ooforectomia e o estrogênio inadequado com ou sem a reposição de testosterona podem ser responsáveis pelas discrepâncias encontradas nos primeiros estudos. De modo geral, as mulheres identificadas adequadamente para a cirurgia e tratadas com terapia de reposição hormonal adequada aumentaram a pontuação de saúde sexual e geral, em razão do alívio dos sintomas depois da cirurgia, sem impacto anatômico significativo de remoção das partes reprodutivas. Entretanto, aquelas que tiveram problemas sexuais pré-operatórios ou depressão podem relatar uma piora dos sintomas.

A incontinência urinária e o prolapso genital são queixas comuns entre as mulheres, principalmente depois do parto, com até 50% das mulheres recorrendo aos cuidados de especialistas e apresentando manifestações de impacto sexual negativo [55]. Os sintomas de bexiga hiperativa apresentam maior probabilidade de causar o agravamento dos problemas sexuais, e os graus mais elevados de prolapso genital estão associados à atividade sexual reduzida [56]. A associação entre incontinência urinária e prolapso genital pode apresentar um efeito negativo ainda maior [57]. Entretanto, a correção cirúrgica da incontinência urinária de esforço e do prolápso genital pode não melhorar em todas as áreas da função do assoalho pélvico, incluindo o desempenho sexual. Mais estudos estão em andamento para detectar uma ferramenta sensível o suficiente para medir essas alterações e reavaliar as cirurgias oferecidas atualmente para a disfunção do assoalho pélvico.

Colposcopia e câncer

Um esfregaço cervical anormal e as investigações necessárias podem causar ansiedade significativa e se as informações e esclarecimentos não forem adequados, as pacientes podem apresentar sentimentos de culpa e vergonha. Existem evidências de que os resultados de esfregaços anormais causam um impacto negativo nas respostas sexuais e nos sentimentos relacionados com os parceiros [58]. As questões mal-entendidas em relação à função do papilomavírus humano, como um agente causador das alterações intraepiteliais cervicais, através da transmissão sexual também aumenta os problemas psicossexuais. Isto reforça a necessidade do aconselhamento com boas informações no momento da triagem cervical, antes de relatar um resultado anormal.

O câncer ginecológico aumenta de forma significativa a morbidade psicossexual, em complementação aos efeitos físicos diretos da cirurgia, quimioterapia e terapia de radiação. A 'castração' envolvida no tratamento de muitos cânceres diminui a autoestima e a sexualidade de muitas pacientes submetidas a esse procedimento. Qualquer sintoma genital pode ser considerado como temor de um indício de recorrência, especialmente quando houver sangramento. A função do parceiro como cuidador não se ajusta com o papel de parceiro sexual. Um estudo clínico transversal de cânceres ginecológicos mistos constatou que, apesar da atividade sexual ter continuado em metade das mulheres, houve redução do desejo sexual em 75%, e a ocorrência de dispareunia em um percentual de 40% [59]. A cirurgia pélvica radical causou problemas sexuais em 66% das mulheres, seis meses depois da cirurgia, e esse percentual aumentou para 82% em mulheres que receberam radioterapia. Esse resultado foi pior no grupo de mulheres mais jovens, especialmente entre as mulheres solteiras, quando o relacionamento apresenta a tendência de ser protetor [60]. Dados complementares confirmam o impacto físico e psicossexual em mulheres que tiveram carcinoma cervical, com alterações vaginais e dispareunia, agravando a diminuição do desejo sexual, da excitação, e resultando em qualidade de vida mais baixa [61,62]. O apoio de enfermeiros especializados e profissionais de saúde treinados na medicina sexual é fundamental para manter a qualidade de vida dessas pacientes.

CONCLUSÃO

A sexualidade feminina é complexa, com ampla variação do desempenho normal. A disfunção pode ser difícil de classificar e pode ser uma variação adaptativa normal, que depende muitas vezes do parceiro sexual. As alterações durante o ciclo de vida das mulheres estão associadas a alterações da função sexual, e é importante para todos os profissionais de saúde estarem cientes desses fatores e das intervenções, que podem ajudar no alívio dos sofrimentos que eventualmente possam surgir.

REFERÊNCIAS

1. Declaration of Alma-Ata. International Conference of Primary Healthcare, Alma-Ata, USSR, 1978. Available at: http://www.who.int/hpr/archive/docs/almaata.html.
2. Masters WH, Johnson VE. *Human Sexual Response*. Boston: Little Brown, 1966.
3. Kaplan HS. *The Sexual Desire Disorders*. New York: Brunner-Routledge, 1995.
4. Basson R, Althof S, Davis S *et al.* Summary of the recommendations on sexual dysfunctions in women. *J Sex Med* 2004;1:24.
5. Nusbaum MR, Gamble G, Skinner B *et al.* The high prevalence of sexual concerns among women seeking routine gynaecologic care. *J Fam Pract* 2000;49:229-232.
6. Rosen RC, Taylor JF, Leiblum SR *et al.* Prevalence of sexual dysfunction in women: results of a survey study of 329 women in an outpatient gynaecological clinic. *J Sex Marital Ther* 1993;19:171-188.
7. Nusbaum MM, Helton MR, Ray N. The changing nature of women's sexual health concerns through the midlife years. *Maturitas* 2004;49:283-291.
8. Berman L, Berman J, Felder S *et al.* Seeking help for sexual function complaints: what gynaecologists need to know about the female patient's experience. *Fertil Steril* 2003;79:572-576.
9. Bachmann GA, Leiblum SR, Grill J. Brief sexual inquiry in gynecologic practice. *Obstet Gynecol* 1989;73:425-427.
10. Laumann EO, Nicolosi A, Glasser DB *et al.* GSSAB Investigators Group. Sexual problems among women and men aged 40–80 y: prevalence and correlates identified in the Global Study of Sexual Attitudes and Behaviours. *Int J Impot Res* 2005;17:39-57.
11. Mercer CH, Fenton KA, Johnson AM *et al.* Sexual function problems and help seeking behaviour in Britain: national probability sample survey. *BMJ* 2003;327:426-427.
12. Laumann E, Paik A, Rosen R. Sexual dysfunction in the United States: prevalence and predictors. *JAMA* 1999;281:537-544.
13. Nazareth I, Boynton P, King M. Problems with sexual function in people attending London general practitioners: cross sectional study. *BMJ* 2003;327:423-426.
14. Bancroft J, Loftus J, Long JS. Distress about sex: a national survey of women in heterosexual relationships. *Arch Sex Behav* 2003;32:193-208.
15. Hayes RD, Bennett CM, Fairley CK, Dennerstein L. What can prevalence studies tell us about female sexual difficulty and dysfunction? *J Sex Med* 2006;3:589-595.
16. Lewis RW, Fugl-Meyer KS, Corona G *et al.* Definitions/epidemiology/risk factors for sexual dysfunction. *J Sex Med* 2010;7:1598-1607.
17. Sarrel PM, Whitehead MI. Sex and menopause: defining the issues. *Maturitas* 1985;7:217-224.
18. Glatt AE, Zinner SH, McCormack WM. The prevalence of dyspareunia. *Obstet Gynecol* 1990;75:433-436.
19. Sarrel PM. Sexuality and menopause. *Obstet Gynecol* 1990;75:26s-30s.
20. Munday P, Green J, Randall C *et al.* Vulval vestibulitis: a common cause of dyspareunia? *BJOG* 2005;112:500-503.
21. American Psychiatric Association. *Diagnostic and Statistical Manual of Mental Disorders*, 4th edn. Washington DC: American Psychiatric Association, 2000.
22. The ICD-10 Classification of Mental and Behavioural Disorders. Clinical descriptions and diagnostic guidelines. Geneva: World Health Organization, 1992.
23. Binik YM. Should dyspareunia be retained as a sexual dysfunction in DSM-V? A painful classification. *Arch Sex Behav* 2005;34:11-21.
24. Balon R, Segraves RT, Clayton A. Issues for DSM-V: sexual dysfunction, disorder, or variation along normal distribution: towards rethinking DSM criteria of sexual dysfunctions. *Am J Psych* 2007;164:198-200.
25. Kleinplatz PJ. Sexuality and older people. *BMJ* 2008;337:121-122.
26. Saigal CS, Wessels H, Pace J, Schonlau M, Wilt T. Urologic Diseases in America Project. Predictors and prevalence of erectile dysfunction in a racially diverse population. *Arch Intern Med* 2006;166:207-212.
27. Plouffe L. Screening for sexual problems through a simple questionnaire. *Am J Obstet Gynecol* 1985;151:166-169.
28. Rosen R, Brown C, Heiman J, Leiblum S. 'The Female Sexual Function Index (FSFI): a multidimensional self-report instrument for the assessment of female sexual function.' *J Sex Marital Ther* 2000;26:191-208.
29. Rogers RG, Kammerer-Doak D, Villarreal A, Coates K, Qualls C. A new instrument to measure sexual function in women with urinary incontinence and pelvic organ prolapse. *Am J Obstet Gynecol* 2001;184:552-558.
30. McHorney CA, Rust J, Golombok S *et al.* 'Profile of Female Sexual Function: a patient-based, international, psychometric instrument for the assessment of hypoactive sexual desire in oophorectomized women.' *Menopause* 2004;11:474-483.

31. Derogatis LR, Rosen R, Leiblum S, Burnett A, Heiman J. The Female Sexual Distress Scale (FSDS): Initial validation of a standardised scale for assessment of sexually related personal distress in women. *J Sex Mar Ther* 2002;28:4317-4330.
32. Wierman ME, Basson R, Davis SR et al. Androgen therapy in women: an Endocrine Society Clinical Practice guideline. *J Clin Endocrinol Metab* 2006;91:3697.
33. Annon JS. The PLISSIT model: a proposed conceptual scheme for the behavioural treatment of sexual problems. *J Sex Educ Ther* 1976;2:1-15.
34. Moynihan R. Merging of marketing and medical science: female sexual dysfunction. *BMJ* 2010;341:c5050.
35. Somboonporn W, Davis S, Seif MW, Bell R. Testosterone for peri- and postmenopausal women. *Cochrane Database Syst Rev* 2005;4:CD004509.
36. Davis S, Papalia MA, Norman RJ et al. Safety and efficacy of a testosterone metered-dose transdermal spray for treating decreased sexual satisfaction in premenopausal women: a randomized trial. *Ann Intern Med* 2008;148:569-577.
37. Panay N, Al-Azzawi F, Bouchard C et al. Testosterone treatment of HSDD in naturally menopausal women: the ADORE study. *Climacteric* 2010;13:121-231.
38. Kingsberg S, Shifren J, Wekselman K, Rodenberg C, Koochaki P, Derogatis L. Evaluation of the clinical relevance of benefits associated with transdermal testosterone treatment in postmenopausal women with hypoactive sexual desire disorder. *J Sex Med* 2007;4:1001-1008.
39. Suckling J, Lethaby A, Kennedy R. Local oestrogen for vaginal atrophy in postmenopausal women. *Cochrane Database Syst Rev* 2006;18:CD001500.
40. Kaplan SA, Reis RB, Kohn IJ et al. Safety and efficacy of sildenafil in postmenopausal women with sexual dysfunction. *Urology* 1999;53:481-486.
41. Basson R, McInnes R, Smith MD et al. Efficacy and safety of sildenafil citrate in women with sexual dysfunction associated with female sexual arousal disorder. *J Womens Health Gend Based Med* 2002;11:367-377.
42. Serati M, Salvatore S, Siesto G et al. Female sexual function during pregnancy and after childbirth. *J Sex Med* 2010;7:2782-2790.
43. Barrett G, Peacock J, Victor CR, Manyonda I. Cesarean section and postnatal sexual health. *Birth* 2005;32:306-311.
44. Glazener CM. Sexual function after childbirth: women's experiences, persistent morbidity and lack of professional recognition. *Br J Obstet Gynaecol* 1997;104:330-335.
45. Wallwiener CW, Wallwiener LM, Harald Seeger H, Muck AO, Bitzer J, Wallwiener M. Prevalence of sexual dysfunction and impact of contraception in female German medical students. *J Sex Med* 2010;7:2139-2148.
46. Bianchi-Demichelli F, Kulier R, Perrin E, Campana A. Induced abortion and psychosexuality. *J Psychosom Obstet Gynaecol* 2000;21:213-217.
47. Sadeghi-Nejad H, Wasserman M, Weidner W, Richardson D, Goldmeier D. Sexually transmitted infection and sexual function. *J Sex Med* 2010;7:389-413.
48. Dennerstein L, Alexander JL, Kotz K. The menopause and sexual functioning: a review of the population-based studies. *Ann Rev Sex Res* 2003;14:64-82.
49. Dennerstein L, Guthrie JR, Hayes RD, DeRogatis LR, Lehert P. Sexual function, dysfunction, and sexual distress in a prospective, population-based sample of mid-aged, Australian-born women. *J Sex Med* 2008;5:2291-2299.
50. Diokno AC, Brown MB, Herzog AR. Sexual function in the elderly. *Arch Int Med* 1990;150:197-200.
51. Beckman N, Waern M, Gustafson D, Skoog I. Secular trends in seld reported sexual activity and satisfaction in Swedish 70 year olds: cross sectional survey of four populations, 1971-2001. *BMJ* 2008;337:151-154.
52. Kilkku P, Grönroos M, Hirvonen T, Rauramo L. Supravaginal uterine amputation vs. hysterectomy. Effects on libido and orgasm. *Acta Obstet Gynecol Scand* 1983;62:147-152.
53. Rhodes JC, Kjerulff KH, Langenberg PW, Guzinski GM. Hysterectomy and sexual functioning. *JAMA* 1999;282:1934-1941.
54. Thakar R, Ayers S, Clarkson P, Stanton S, Manyonda I. Outcomes after total versus subtotal abdominal hysterectomy. *N Engl J Med* 2002;347:1318-1325.
55. Geiss IM, Umek WH, Dungl A et al. Prevalence of female sexual dysfunction in gynecologic and urogynecologic patients according to the international consensus classification. *Urology* 2003;62:514-518.
56. Novi JM, Jeronis S, Morgan MA et al. Sexual function in women with pelvic organ prolapse and those without pelvic organ prolapse. *J Urol* 2005;173:1669-1672.
57. Ozel B, White T, Urwitz-lane R et al. The impact of pelvic organ prolapse on sexual function in women with urinary incontinence. *Int J Urogynecol J Pelvic Floor Dysfunct* 2006;17:14-17.
58. Campion MJ, Brown JR, McCance DJ et al. Psychosexual trauma of an abnormal smear. *Br J Obstet Gynaecol* 1998;95:175-181.
59. Thranov I, Klee M. Sexuality among gynaecologic cancer patients- a cross sectional study. *Gynecol Oncol* 1994:52:14-19.
60. Corney RH, Crowther ME, Everett H, Howells A, Shepherd JH. Psychosexual dysfunction in women with gynaecological cancers following radical pelvic surgery *Br J Obstet Gynaecol* 1993;100:73-78.
61. Bergmark K, Avall-Lundquist E, Dickman PW et al. Vaginal changes and sexuality in women with a history of cervical cancer. *N Engl J Med* 1999;340:1383-1389.
62. Jensen PT, Groenveld M, Klee MC et al. Early stage cervical carcinoma, radical hysterectomy and sexual function. *Cancer* 2004;100:97-106.

Capítulo 60

Violências Doméstica e Sexual

Maureen Dalton
Royal Devlon and Exeter Hospital, Exeter, UK

Os efeitos da violência doméstica, do estupro e do abuso sexual de crianças são vistos diariamente nas clínicas obstétrica e ginecológica. Por isso, é importante conhecer o problema e estar informado sobre os cuidados corretos que devem ser prestados às vítimas.

ABUSO DOMÉSTICO

É melhor considerar a violência doméstica como abuso doméstico, pois a situação não envolve somente a violência física. A ameaça dos controles financeiro e psicológico também é uma forma de violência doméstica [1]. O abuso doméstico é a causa principal de mortalidade e morbidade maternas, e uma em cada quatro mulheres é vítima dessa violência [2]. As consequências desse ato não são vistas somente nos serviços de emergência (A&E), hoje já se reconhece que as consequências do abuso doméstico são vistas frequentemente em clínicas de obstetrícia e ginecologia. Nem sempre é possível identificar a vítima, mas é importante procurar os sinais.

IDENTIFICAÇÃO

O primeiro passo para identificação de uma vítima é estar alerta sobre a possibilidade de ela ter sofrido abuso. No passado, os profissionais ou não estavam informados sobre o problema ou acreditavam que o abuso doméstico não era problema deles, devendo ficar no âmbito da paciente e seu parceiro ou a família. Entretanto, as consequências do abuso doméstico afetam a saúde, e, se o abuso subjacente passar despercebido, a vítima poderá voltar repetidas vezes, sendo investigada e tratada de forma inadequada. Por isso, o abuso doméstico se tornou parte do "diagnóstico" da medicina.

Esse tipo de abuso pode ocorrer em qualquer classe social e afeta pessoas de todos os níveis de formação educacional. Entretanto, aquelas em situação socioeconômica mais inferior, geralmente, não possuem tantas oportunidades de saírem por conta própria da situação e, assim, têm mais probabilidade de voltar a beber ou usar drogas para aliviar a dor.

A importância do abuso doméstico foi destaque no último relatório, denominado *Saving Mothers' Lives* (Salvando a Vida das Mães), emitido pela entidade denominada Confidential *Enquires into Maternal and Child Health* (CEMACE) [3] e na publicação *Violence Against Women* (Violência contra Mulheres) [1] do Royal *College of Obstetrician and Gynaecologists* (RCOG).

A mulher abusada geralmente apresenta autoconfiança e autoestima muito baixas. Ela sente vergonha da situação e tem dificuldade de pedir ajuda. Durante os cuidados médicos, todas devem ter a oportunidade de, pelo menos, uma consulta privada, sem a presença do parceiro, de amigos ou de parentes, para que possam ser feitas perguntas sobre o abuso doméstico. Na prática, conseguir uma consulta a sós pode ser muito difícil. Existem questionários padronizados que podem ser entregues às mulheres, mas estes devem ser entregues, preenchidos e recolhidos quando elas estiverem sozinhas.

Outra maneira simples, mas eficaz, de ajudar as vítimas de abuso é o sistema de "sinal vermelho". Cartazes devem ser colocados nos banheiros femininos nas clínicas e enfermarias como exibido no Quadro 60.1 resumo.

> **Quadro 60.1 Resumo**
>
> Você está com medo? Você não está só. Uma em cada 4 mulheres vive em clima de abuso doméstico. Se você quiser conversar com alguém sobre sua situação coloque um sinal vermelho em sua amostra de urina e nós encontraremos uma maneira de conversar com você confidencialmente sobre isso.

Sacos plásticos e adesivos com alguns sinais vermelhos também podem ser distribuídos. É pouco provável que alguém acompanhando a paciente perceba que esse sinal vermelho não estava na amostra antes. A equipe de saúde deve ter disponibilidade para se encontrar com a mulher a sós e ajudá-la.

As vítimas precisam responder perguntas específicas e não generalizações do tipo "está tudo bem em casa?". As mulheres podem estar desesperadas para revelar o que está acontecendo, mas somente revelam quando questionadas diretamente e com privacidade. A consulta deve ser feita em um ambiente privado, em uma sala com janelas e portas fechadas, sem a presença de parentes ou amigos. Os intérpretes podem fazer parte da mesma comunidade, mesmo que não sejam membros da família, e podem inibir as revelações. O uso de um serviço de tradução e interpretação por telefone pode ser útil.

Cortinas fechadas ao redor da cama em uma enfermaria não é, definitivamente, uma forma de criar privacidade. A evidência sugere que perguntas repetidas ajudam; portanto, não importa se alguém já perguntou sobre abuso doméstico.

O *Government Equalities Office* (Departamento de Igualdades no Reino Unido) publicou recentemente um guia de orientações para a boa comunicação com vítimas de violência [4].

AÇÃO DIANTE DA REVELAÇÃO DE ABUSO DOMÉSTICO

- Reconhecer com está sendo difícil para a mulher contar para outra pessoa o que lhe aconteceu.
- Reassegurar que o que foi feito com ela é absolutamente errado e que ela "não merecia".
- Reassegurar a confidencialidade sobre quem saberá e o quanto saberá e mostrar o que foi escrito nas anotações e concordar como ela demonstra a confiança. Lembre-se de que a vítima tem o direito de acesso a essas anotações, mas que, na verdade, no ambiente hospitalar muitas outras pessoas têm acesso a esses registros. É possível que alguém ligado ao responsável pelo abuso possa ter acesso às anotações.
- Perguntar à vítima o que ela quer fazer. A Figura 60.1 mostra uma possível forma de conduzir a situação, quando a vítima revela o abuso doméstico. Ela pode querer voltar para casa apesar do que está acontecendo. Ela pode ficar preocupada com os filhos ou com medo do parceiro ou ela pode esperar que ele mude.
- A mulher *não* deverá ser forçada a abandonar o lar, pois essa seria outra maneira de opressão, controlando o comportamento e contribuiria para o abuso.
- A recomendação para que ela abandone o parceiro deverá ser feita, se ela deseja receber essa orientação, devem ser fornecidos os telefones das linhas nacionais de ajuda e do abrigo local para mulheres, os nomes dos advogados locais interessados em legislação familiar. Assegurar que agora a polícia cuida seriamente dos casos de abuso doméstico e que mudanças na legislação reforçaram o que a polícia pode fazer.
- *Registrar anotações cuidadosas por escrito.*

> ### Quadro 60.2 Resumo
>
> - Uma em cada quatro mulheres é vítima de abuso doméstico.
> - O abuso doméstico é a principal causa de morbidade e mortalidade maternas.
> - Filhos de mães que sofreram abuso também têm a probabilidade de sofrerem abuso.
> - Toda e qualquer oportunidade precisa ser usada para perguntar às mulheres que consultam em setores de obstetrícia e ginecologia se elas são vítimas de violência. Isto precisa ser feito quando a paciente estiver sozinha.
> - Perguntas repetidas ajudam a revelação.

QUESTÕES SOBRE A PROTEÇÃO DA CRIANÇA

Se houver crianças envolvidas, existe a obrigação legal de avaliar se existe risco para elas. Se houver essa suspeita, o desejo da mulher poderá ser negado. Com frequência, as mulheres concordam com alguma forma de comprometimento, quando existem questões significativas sobre a proteção das crianças. Nesse ponto, é vital obedecer aos protocolos de consenso sobre proteção infantil da localidade. O pediatra de plantão deve ser consultado (protocolo de segurança). O departamento de assistência social dos hospitais também devem ser comunicados para realizar o aconselhamento. Não é apropriado ou necessário obedecer a protocolos de segurança infantil em todos os casos de abuso doméstico, mas a possibilidade deverá sempre ser considerada.

SUPORTE PARA EQUIPE

A equipe envolvida deve ser reconhecida pelas ações bem-sucedidas e pela habilidade de comunicação, quando uma situação de abuso é revelada. A mulher confiou neles o

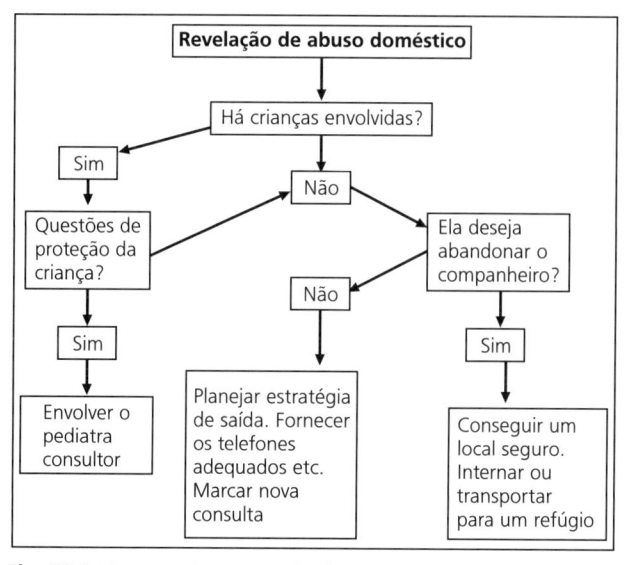

Fig. 60.1 Diagrama do manejo de abuso doméstico.

suficiente para contar a situação e recebeu uma opção. A equipe poderá descobrir que ela voltou para o criminoso, que foi seriamente ferida ou mesmo assassinada, mas *isso não foi culpa da equipe*. Pelo menos a mulher teve a chance de conversar sobre possibilidade de mudar a situação. Por outro lado, nunca perguntar sobre abuso doméstico e nunca oferecer à vítima a oportunidade de revelar o que estava acontecendo, seria uma falha definitiva.

CONSEQUÊNCIAS PARA A SAÚDE

Nessa área, a pesquisa é difícil. Não é possível conduzir estudos clínicos de caso-controle randomizados e duplo-cegos, e os estudos de coortes nessa área podem incluir na coorte de "não abusados" os indivíduos, que podem ter sofrido abuso e estão assustados demais para revelar sua condição. O número de vezes que uma mulher é vista pelo pesquisador, em condições de privacidade, aumenta a chance de que ela revele o abuso doméstico. Portanto, existem fatores de confusão que interferem nos desfechos. As seguintes generalizações provavelmente podem ser feitas.

Obstetrícia

A gravidez acaba ocorrendo, quando o abuso começa ou aumenta, conforme apresentado na Tabela 60.1, e o risco é mais elevado entre as adolescentes. Existe uma associação ao aumento do risco de:

- aborto espontâneo;
- peso baixo ao nascer;
- gravidez não desejada e aumento nos pedidos de aborto (TOP);
- parto prematuro e
- corioamnionite.

O relatório denominado *Saving Mothers' Lives* [3] confirma a tendência das mulheres que foram posteriormente assassinadas, de apresentação tardia, ou de frequentemente, não comparecerem às consultas. Deve-se lembrar que esse grupo vulnerável pode não ser capaz de comparecer às consultas no hospital, porque não tem permissão para isso. É importante considerar por que a mulher faltou à consulta e conceder a ela outras oportunidades adicionais. A política do "uma falta e você está fora" só complicará ainda mais a situação das mulheres que possam estar sofrendo abuso.

Com frequência, os parceiros violentos estão sempre com as vítimas, exercendo controle visível e em atitude de domínio.

Quadro 60.3 Resumo

- As consequências a longo prazo do abuso doméstico vão afetar as consultas da mulher ao obstetra e ao ginecologista.
- A falha recorrente em comparecer às consultas pode refletir abuso anterior ou atual em vez de negligência.

Ginecologia (Tabela)

Hoje já se reconhece que as consequências do abuso doméstico são frequentemente vistas nas consultas de ginecologia e de obstetrícia. As mulheres vítimas de abuso doméstico têm uma probabilidade maior de apresentar as seguintes queixas:

- dor pélvica;
- transtornos menstruais;
- dispareunia;
- corrimento vaginal;
- esterilização;
- pedidos de aborto (TOP) e
- doença inflamatória da pelve (PID).

A lista é similar àquela vista em uma clínica ginecológica de rotina, mas essas pacientes também têm mais probabilidade de apresentar os seguintes quadros:

- problemas psiquiátricos;
- síndrome do intestino irritável (IBS);
- asma;
- dor no tórax;
- cefaleia e
- problemas com abuso de álcool e drogas.

VIOLÊNCIA SEXUAL

Qualquer paciente que consulta um ginecologista ou um obstetra ginecologista pode ter sido vítima de violência sexual (Fig. 60.2). Um estudo britânico sobre esse crime (*British Crime Survey*) [5] mostrou que 1 em cada 20 mulheres sofreu violência sexual. Isto significa que a mulher tem uma probabilidade maior de ser a vítima de violência sexual, do que desenvolver diabetes ou sofrer um AVE [6]. Após a violência, as mulheres estão mais propensas a se sentir doentes ou com

Tabela 60.1 Apresentação do quadro de abuso doméstico

Obstetrícia
Aborto espontâneo
Peso baixo da criança ao nascer
Gravidez não planejada e aumento nos pedidos de aborto
Parto pré-termo
Corioamnionite

Ginecologia
Dor pélvica
Transtornos menstruais
Dispareunia
Corrimento vaginal
Esterilização
Pedidos de aborto (TOP)
Doença inflamatória da pelve

Gerais
Transtornos psiquiátricos
Síndrome do intestino irritável
Asma
Dor no tórax
Cefaleia

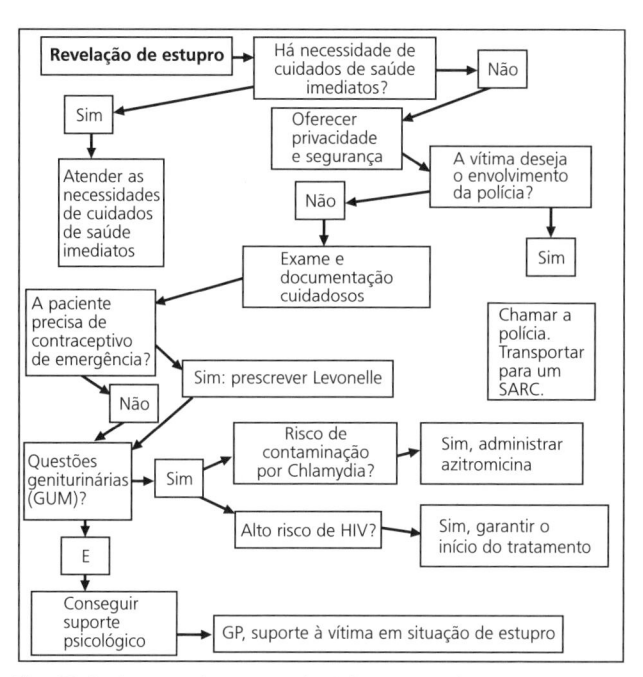

Fig. 60.2 Diagrama do manejo de violência sexual agudo. SARC: Centro de Encaminhamento para Violência Sexual; GUM: Serviço médico de infeções genitais; HIV: vírus da imunodeficiência adquirida; GP: clínico geral.

Tabela 60.2	Manejo de vítimas de violência sexual
Manejo da vítima de estupro	
Avaliar as necessidades imediatas de cuidados de saúde.	
Oferecer privacidade.	
Perguntar se a vítima (ele ou ela) deseja o envolvimento da polícia	
Obter o consentimento para o exame.	
Exame físico completo.	
Documentação cuidadosa.	
Usar *cotonetes para coleta de material* se apropriado.	
Contracepção de emergência.	
Profilaxia contra infecção.	
Suporte psicológico.	

menos saúde. Elas passam a usar mais os serviços de saúde, apresentando-se com mais frequência queixas de corrimento vaginal, problemas psiquiátricos, transtornos menstruais, dispareunia, dor abdominal, síndrome do intestino irritável (IBS) e cefaleia. É importante fornecer cuidados iniciais de boa qualidade às vítimas, que não envolvem necessariamente a assistência policial, para ajudá-las no tratamento a longo prazo. Isto precisa ser feito com sensibilidade e precisão para maximizar as possíveis evidências forenses.

Com frequência, elas não vão à polícia por muitas razões, incluindo:

- medo de a polícia não acreditar nelas;
- medo de processos judiciais;
- medo do violentador (especialmente se este for conhecido da vítima) e
- vergonha e medo de exames complementares.

O desenvolvimento de transtornos de estresse pós-traumático e o medo dos danos decorrentes da violência resultam em consultas frequentes.

Ação inicial após a revelação de violência sexual grave

A vítima pode revelar, durante uma consulta supostamente por outro problema, que ela sofreu uma violência sexual recente.

As necessidades imediatas de saúde devem ser obviamente verificadas em primeiro lugar. Se houver sangramento intenso, ela pode precisar de um acesso venoso e de reanimação. Após a estabilização, ela deve ser transferida para um quarto, onde deve ter certa privacidade e, então, deve ser consultada sobre o desejo de envolver a polícia. Uma amostra de urina deve ser reservada para triagem do uso de drogas, se for solicitado.

Deve-se verificar se houve sexo oral forçado. Se houve, a vítima não deverá ingerir qualquer líquido até que a polícia possa fornecer um teste para evidenciar a presença de esperma na amostra oral.

Centros de referência para violência sexual

Em todo o Reino Unido, as forças policiais estão sendo incentivadas a colaborar com os serviços de saúde para o desenvolvimento de Centros de Referência para Violência Sexual (SARC), como os centros permanentes no St. Mary em Manchester e REACH no nordeste da Inglaterra.* A vítima também pode comparecer a um SARC para exame, onde o aconselhamento e as medidas de suporte também podem ser feitas. A maioria dos SARC não exige que a vítima tenha feito contato com a polícia. A Tabela 60.2 mostra o manejo nessas situações.

Ao dar entrada em um SARC, o médico precisa considerar, em primeiro lugar, se a vítima concorda com o exame. Se ela estiver drogada ou bêbada, ela poderá precisar de mais tempo antes da realização do exame. É preciso, inicialmente, obter a história clínica, incluindo perguntas sobre sangramento e problemas psiquiátricos. O médico não é um detetive que deve decidir se a paciente foi ou não estuprada. O médico deve demonstrar que acredita na vítima para o bem de sua recuperação a longo prazo, *mas* se for necessária uma declaração por escrito para fins de um processo judicial, este deverá ser independente e *não* escrito em nome dela ou do acusado.

O médico deverá examinar a vítima antes de ela ter fornecido qualquer declaração à polícia e, assim, não deverá fazer muitas perguntas sobre o incidente, para evitar sugestões descuidadas que possam afetar as lembranças do ocorrido.

---

*No Brasil, desde agosto de 2013, os serviços públicos hospitalares devem prestar atendimento às vítimas de violência sexual, através do funcionamento dos Serviços de Atenção Integral às Pessoas em situação de Violência Sexual. (Nota da RT).

Avaliação

A vantagem da avaliação em um SARC é que esses locais são especialmente projetados para minimizar a contaminação do DNA. Se não houver alternativa, e o exame precisar ser feito em um ambulatório ou pronto-socorro, qualquer contato humano antes do exame deverá ser limitado ao mínimo. Vestuário ou aventais cirúrgicos deverão ser usados, pois estão menos contaminados que o vestuário comum. Deve-se conduzir um exame minucioso em busca de contusões, arranhões e escoriações. As amostras são colhidas com cotonetes embebidos em água esterilizada, das regiões onde o assaltante colocou os lábios, como a face e os mamilos, e mesmo de regiões onde ele agarrou a vítima, se obtidas logo após o ataque podem revelar o DNA.

Mais frequentemente, as vítimas sexualmente ativas não apresentam lesões genitais, mas mostram outras, p. ex., quando são forçadas a se abaixar. A documentação cuidadosa e precisa é uma das partes mais importantes do exame; o uso de diagramas do corpo é útil para mostrar onde estão as lesões. É preciso registrar o tamanho, o formato e a coloração das contusões, mas a idade dessas lesões é difícil de avaliar com precisão.

O tamanho e a forma das abrasões (arranhões e escoriações) também precisam ser registrados. Com frequência, é possível saber a direção da força em um arranhão e se ele for fresco, haverá alças da pele, que desaparecem quando ressecadas.

A partir de abril de 2004, as diretrizes do *Royal College of Paediatrics e da Child Health & Association of Forensic Physicians* (RCPCH&AFP) [7] para exame de vítimas de violência sexual com menos de 18 anos de idade recomendam o uso de um colposcópio para o exame genital. Essa ainda deve ser considerada a melhor conduta para todas as vítimas femininas, pois as lesões podem ser mais bem visualizadas. Todos os exames em crianças devem ser completamente registrados, mas para os adultos, quando a maioria não apresenta lesões genitais, é suficiente usar o exame para registrar as lesões para que possam ser discutidas com outro especialista clínico. O colposcópio também permite o exame interno, sem invadir demais o espaço pessoal da vítima ao examinar e colher amostras com *swabs*. O uso de uma lente de ampliação e a iluminação próxima, entre os joelhos da vítima, é considerado como invasivo por elas. Além disso, o colposcópio tem a capacidade de identificar um número maior de lesões.

É necessário que a vítima dê o consentimento para a obtenção de fotografias ou vídeos, e o acesso a esse material deverá ser restrito. Ele se tornará parte dos registros clínicos e não de anotações da polícia. As fotografias relacionadas com a violência só deverão ser reveladas a um especialista clínico, que deve confirmar que esse material não será mostrado a ninguém mais sem a permissão da vítima, a não ser mediante ordem judicial.

Infelizmente, tem havido casos em que esse material vai para as mãos erradas e se não for tomado o devido cuidado, as mulheres não permitirão que esses dados valiosos sejam colhidos.

Amostras com cotonetes devem ser obtidas durante o exame genital, fazendo a coleta de fora para dentro, isto é, começando pela vulva (incluindo o períneo), a seguir a vagina inferior (incluindo o introito) a vagina superior e, então, o colo do útero.

O tempo decorrido desde a violência e os detalhes do ataque são importantes para decidir quais *coletas* devem ser feitas (Tabela 60.3).

Cuidados posteriores

Uma vez concluído o exame, a mulher poderá tomar banho de chuveiro ou banheira, pois ela provavelmente vai se sentir suja.

Há, porém, outras questões em discussão:

- contracepção de emergência, se apropriado;
- infecção – a vítima deverá receber azitromicina, se houver qualquer possibilidade de infecção por *Chlamydia*.
- profilaxia para o vírus da imunodeficiência humana (HIV) – o assaltante tem a possibilidade de ter esse vírus? Ele é usuário de drogas injetáveis ou é originário de uma área de alto risco para HIV? Houve vários assaltantes, relação sexual anal ou muitas lesões com sangramento? Se positivo, a profilaxia para HIV pode ser indicada, e a maioria dos hospitais possui um protocolo para acesso ao início do tratamento fora do horário normal, de modo que ele possa ser iniciado o mais rápido possível. Devem-se incentivar as vítimas a consultarem a clínica de medicina geniturinária local nos dias seguintes ao ataque, onde o risco para HIV e a vacinação contra hepatite poderão ser discutidos com mais detalhes e
- apoio psicológico – se o SARC local não tiver acesso a serviços de aconselhamento, o envolvimento precoce do clínico geral deverá ser estimulado, pois o tratamento inicial cuidadoso reduz os riscos à saúde a longo prazo e esse profissional estará na linha de frente, quando esses problemas aparecerem.

Todos se beneficiam da ajuda inicial à vítima.

Os sentimentos de culpa fazem parte da resposta psicológica da vítima, de modo que é valioso reforçar o fato de que ela não fez nada de errado – a culpa e a vergonha ficam com o assaltante.

Tabela 60.3	Persistência do esperma
Persistência do esperma	**Duração**
Vagina	7 dias
Canal anal/reto	3 dias
Boca	Geralmente 6 h a 2 dias
Colo do útero	7 – 10 dias
Pele/cabelo	Desconhecido, mas pode persistir após lavagem

A declaração

É obrigatória a apresentação de um relatório à Justiça, mesmo que solicitado pela polícia. Se for descoberto que o médico omitiu evidências ou relatórios, essa atitude será considerada seriamente pelo Conselho Geral de Medicina.

Um relatório "profissional" deve esclarecer à polícia, ao *Crown Prosecution Service* (Ministério Público no Reino Unido) e, se necessário, ao juiz que o médico agiu como um profissional sem a experiência para interpretar as lesões.

A visão de um especialista considera a causa, mas deve lembrar-se de todas as causas alternativas possíveis e razoáveis para cada lesão. A certeza da causa pode ser expressa em uma escala de 1 a 5, onde 1 representa "sem sugestão de que a lesão seja explicada por (ou se relacione com) qualquer causa em especial" e 5 representa a certeza da causa da lesão. Qualquer relatório deve ser preciso e profissional. As qualificações e a experiência devem ser declaradas. As conclusões devem considerar a causa e a coerência com a história.

O relatório deverá terminar com uma frase como "com base nas informações fornecidas a mim até esta data", pois novas informações poderão surgir, significando que as conclusões poderão ser revistas. A ajuda e o aconselhamento para elaborar o relatório poderão vir da enfermeira ou do médico designado para a proteção da criança em seu hospital ou área de atuação.

ABUSO SEXUAL DE CRIANÇAS

Muitas mulheres que frequentam clínicas ginecológicas sofreram abuso sexual na infância. Como as vítimas de estupro, elas se apresentam, frequentemente, com mais problemas ginecológicos que as mulheres que não sofreram esse abuso. Elas podem sentir enorme desconforto com o exame pélvico, sendo valioso permitir que a mulher se sinta no controle. Ela pode achar mais fácil colocar o espéculo ela mesma. Ela pode considerar um médico (homem) mais ameaçador e ter lembranças de cenas do abuso anterior. Isto pode resultar em sua sensação de estar sendo violada e dificultar seu retorno para o tratamento complementar. Ela pode não estar preparada para fazer procedimentos de ambulatório, de modo que a internação em hospital-dia e o uso de anestesia podem ser a melhor opção.

Existem evidências de que o abuso sexual de crianças (CSA) é outra área mal diagnosticada atualmente. Quando um ginecologista examina uma criança, é apropriado considerar a possibilidade de CSA. É lógico que isso não significa que toda criança examinada pelo profissional tenha sofrido abuso, mas muitas das queixas são semelhantes, e o quadro, com frequência, faz parte do diagnóstico diferencial. A criança examinada no pronto-socorro realmente caiu da bicicleta ou a lesão é resultado de abuso sexual? E a criança com corrimento vaginal?

Uma criança com idade suficiente para conversar pode falar sobre a situação se sentir que está em um ambiente seguro e que tem autorização de usar seus próprios termos para fornecer uma história relevante. Com frequência, a privacidade correta para a divulgação não é oferecida. Diferentemente do abuso físico de uma criança, o abuso sexual raramente se apresenta de forma acentuada, e os achados do exame clínico são geralmente apenas uma pequena parte da evidência que indica se uma criança sofreu abuso sexual. Com frequência, o exame não apresenta sinais claros de abuso.

> **Quadro 60.4 Resumo**
>
> Todos os exames de crianças com possibilidade de terem sofrido abuso sexual devem ser combinados com um pediatra e envolver dois médicos.

Se o ginecologista suspeitar da possibilidade de abuso sexual, é essencial discutir essa questão com um pediatra com experiência na área ou com o consultor pediátrico de plantão. O exame em conjunto com um pediatra é a melhor conduta [7], de modo a haver duas pessoas avaliando as lesões de modo independente uma da outra.

O exame inicial deve ser o mesmo daquele para fins forenses. É obrigatório um exame completo em busca de contusões, arranhões e outras lesões que possam dar suporte à alegação de abuso. O estágio da puberdade deve sempre ser observado.

Se a genitália de uma criança com história de possível abuso precisar ser examinada, o exame deverá ser conjunto, e o uso do colposcópio é a melhor prática recomendada para registrar as descobertas.

Uma criança pequena poderá se sentir mais segura ficando no colo da mãe. É difícil interpretar um hímen normal. Pequenas fissuras ou inchaços podem ser normais e pregas redundantes do hímen podem esconder lacerações significativas. O hímen deve ser inspecionado gentilmente e por completo. A tração posterolateral dos lábios e a umidificação do hímen com soro fisiológico ou água morna podem melhorar a visualização. Passar um cateter pequeno pela vagina, a seguir inflar o balão e retrair gentilmente também permitirá a visualização completa do hímen. Atualmente, sabemos que o tamanho do orifício do hímen varia consideravelmente, especialmente em crianças obesas, e assim não se deve depositar grande significado nas medições do tamanho desse orifício.

O exame da região anal deve ser feito de forma cuidadosa evitando uma pressão excessiva por tempo prolongado, pois pode ocorrer derrame venoso na região da lesão.

Muitas crianças vítimas de abuso sexual não apresentam anormalidades, mesmo quando o assaltante tenha admitido penetração total. Como acontece no abuso de adultos, a descoberta de ausência de lesão não significa que não tenha acontecido nada.

RESUMO

O ginecologista poderá ver várias mulheres que sofreram abuso sexual na infância ou na vida adulta, e isto deve ser considerado, pois tem influência significativa nas queixas e no exame e tratamento da paciente. O abuso doméstico é comum, e as vítimas podem não comparecer à clínica, mas são pacientes de alto risco, que não deverão ser dispensadas rapidamente. Quando estão grávidas, estarão em risco mais alto de complicações e de óbito materno.

REFERÊNCIAS

1. Bewley S, Friend J, Mezey G (eds) *Violence against Women*. London: RCOG Press, 1997.
2. Dalton M (ed) *Forensic Gynaecology*. London: RCOG Press, 2004.
3. Lewis G. Deaths apparently unrelated to pregnancy from coincidental and late causes including domestic abuse in Centre for Maternal and Child Enquiries (CMACE). Saving Mothers' Lives: reviewing maternal deaths to make motherhood safer: 2006-2008. The eighth report on confidential enquiries into maternal deaths in the United Kingdom. *BJOG* 2011;118(Suppl 1):1-203.
4. Government Equalities Office. Tackling Violence against Women and Girls – A Guide to Good Practice Communications. Available at: http://www.equalities.gov.uk/pdf/297847%20Tackling%20Violence%20women%20hyperlinked_V3.pdf.
5. Walby S, Allen J. Domestic violence, sexual assault and stalking: findings from the British Crime Survey. Home Office, 2004.
6. Alberti G, responding to violence against women and children – the role of the NHS. Available at: www.dh.gov.uk/prod_consum_dh/groups/dh_digitalassets/@dh/@en/@ps/documents/digitalasset/dh_113824.pdf.
7. The Royal College of Paediatrics & Child Health and the Faculty of Forensic and Legal Medicine. Guidelines on Paediatric Forensic Examinations in Relation to Possible Child Sex Abuse. Available at: https://fflm.ac.uk/upload/documents/1233931978.pdf.

Capítulo 61

Dilemas Éticos em Obstetrícia e Ginecologia

Sheila McLean
Institute of Law and Ethics in Medicine, University of Glasgow, Glasgow, UK

INTRODUÇÃO

Provavelmente, não é exagerado dizer que a obstetrícia e a ginecologia estão entre as áreas mais complexas da medicina em termos de ética e, às vezes, em termos legais. A habilidade de criar, monitorar, manipular e dar à luz novas vidas é por si só suficiente para explicar porque essa disciplina é tão desafiadora. Os avanços na medicina fetal contribuíram para a gama de decisões vitais, às vezes muito delicadas, que os profissionais devem estar aptos e algumas vezes exigidos a tomar regularmente.

No centro dessas decisões está a relação entre profissionais de assistência à saúde e aqueles a quem eles prestam esses serviços – mais notadamente as pacientes grávidas. Embora toda boa relação entre médico e paciente exija confiança, o que está em jogo aqui exige um nível de confiança extremamente intensificado pelas consequências de uma relação ruim ou falha. As mulheres que querem engravidar, aquelas que enfrentam a decisão de continuar ou não com a gestação e aquelas confrontadas com as escolhas sobre o bem-estar do embrião ou feto estão peculiarmente precisando do melhor aconselhamento e tratamento possível; portanto, a relação firmemente com base na confiança com aqueles que cuidam delas é essencial para a proteção dessas mulheres. Entretanto, mesmo quando existe esse tipo de relação, às vezes, podem surgir sérias tensões entre os interesses próprios dessas pacientes e aqueles do embrião/feto que elas carregam ou esperam carregar e não se consegue chegar a nenhum consenso.

Apesar das muitas áreas que podem ser o foco deste capítulo, não somente as de reprodução assistida e a interrupção da gestação, os problemas associados às decisões na gravidez ou no parto são aqueles mais difíceis e menos regulamentados e serão, portanto, o foco do texto a seguir. Embora a legislação envolva as atividades relacionadas com a reprodução assistida, e o término da gestação esteja limitado por exigências legislativas, as decisões sobre o manejo da gestação e do parto devem ser negociadas somente com base na lei comum e naturalmente na ética. Especialmente quando as mulheres não aceitam o aconselhamento médico, a lealdade e as obrigações dos médicos com suas pacientes grávidas podem entrar em conflito direto com seus esforços para alcançar um resultado ideal para a "criança" que ainda não nasceu.

O vasto progresso na tecnologia e nas opções disponíveis aos médicos nessa especialidade trouxe algumas consequências que são, sem dúvida, universalmente bem-vindas. A habilidade de visualizar o feto no ventre, por exemplo, mudou a relação entre os médicos e suas pacientes. Squier diz que hoje em dia "...os diferentes estágios da vida embrionária/fetal são cada vez mais intermediados e idealizados por exames de ultrassonografia e por outros desenvolvimentos tecnológicos de visualização fetal..." [1]. Annas também alerta contra as consequências em potencial da investigação fetal por imagens, argumentando que "...uma das principais consequências do diagnóstico antenatal do feto foi considerá-lo como paciente, geralmente denominado como o segundo paciente do médico..."[2].

> **Quadro 61.1 Resumo**
>
> Os avanços na tecnologia alteraram a percepção de gravidez; estes avanços afetam as decisões das mulheres grávidas e a equipe de cuidados de saúde envolvida com essas pacientes.

Talvez por essa razão, mas provavelmente não é a única, alguns médicos passaram a considerar suas responsabilidades como mais amplas. A paciente grávida não é hoje sua única paciente, mas moralmente e talvez legalmente, a habilidade de ver o que antes estava escondido, combinada com a habilidade (embora relativamente limitada) de intervir intraútero desafia os médicos a priorizar seus comprometimentos. Por essa razão, a relação entre o profissional de saúde e a gestante pode ser desconfortavelmente pesada e especialmente importante.

A visualização do feto e a aceitação das responsabilidades percebidas em relação a ele têm consequências que vão além da relação clínica. Ikenotos [3] já dizia:

"Nos últimos anos, o estado começou a intervir para reforçar a ideia de que a mulher deverá agir de maneira especial e por razões particulares durante a gestação. A mensagem usada para justificar a intervenção estatal é a de que a gestante é uma mãe que deverá pensar e agir primeiro, e o mais importante, para proteger a saúde do feto que ela carrega."

Embora não haja discussão de que o estado, assim como a maioria das gestantes e, naturalmente, seus médicos, tenha interesse em assegurar o melhor resultado possível da gestação, atingindo um equilíbrio entre esse interesse e outros fatores competidores e definindo onde esse equilíbrio é eticamente problemático e foi, por algum tempo, obscuro. Como veremos a seguir, embora a legislação possa atualmente estar razoavelmente definida, pelos menos no Reino Unido, isto não resolve os dilemas éticos sofridos por aqueles que devem introduzir as regras. Podemos concordar com Purdy [4] que "...o respeito por nosso direito, como agentes morais, de controlar nossos corpos é um marco da sociedade liberal...", mas outros autores sugerem que essa afirmação de domínio da autonomia individual é difícil na gestação porque "a relação de gestação não se encaixa facilmente nas conceituações liberais de individualidade e separação... Enquanto gestação diz respeito à associação, a linguagem de direitos e autonomia diz respeito à separação..."[5].

Nessa visão, a reivindicação tradicional de ter o direito de tomar as próprias decisões deve ser temperada com nossa necessidade de tomar conta daqueles que serão afetados por nossas escolhas, e uma decisão realmente autônoma só pode ser conquistada quando nos reconhecemos envolvidos em uma comunidade (independente de ser grande ou pequena) e não apenas como atores independentes atomizados. O que fica claro é que à medida que a medicina continua a progredir, a maneira como tratamos os problemas que podem surgir da interação dos direitos e interesses das mulheres em relação ao feto vão adquirindo um significado crescente para a autonomia das mulheres grávidas e o destino dos embriões/fetos que elas carregam. Como Robertson e Shulman [6] dizem:

"Os desenvolvimentos em obstetrícia, genética, medicina fetal e doenças infecciosas continuarão a fornecer conhecimento e tecnologia que permitirão evitar o nascimento de fetos malformados. Embora a maioria das mulheres receba essa informação de modo muito positivo e atuará com satisfação em função dele, outras pacientes não o farão. Os aspectos ético, legal e de políticas dessa situação exigem um equilíbrio cuidadoso do bem-estar da prole e dos interesses da mulher grávida na liberdade e na integridade corporal."

As respostas éticas e legais a essa necessidade para um "equilíbrio cuidadoso" serão consideradas mais profundamente a seguir.

O FETO, A LEI E A MORAL/ÉTICA

Embora os termos "moral" e "ética" tenham sido usados no cabeçalho desta seção do capítulo, deve-se fazer a distinção entre eles, o que é muito importante para esta discussão, embora contenciosa. Entretanto, mesmo que essa distinção não seja recomendada para o leitor, não é inadequado fazer a análise que se segue. "Moral" é aqui considerada como significando aquilo em que acreditamos inerente e pessoalmente. Ela pode ser modelada pela maneira como somos educados, nossas experiências de vida, nossa fé e assim por diante. "Ética", por outro lado, é a estrutura em que tomamos nossas decisões. Embora os dois termos coincidam com frequência, eles também podem ser divergentes. Por exemplo, se minha ética estabelece que as decisões de terceiros merecem respeito, isso pode ser conflitante com minha intuição moral de que o que eles escolheram fazer é fundamentalmente "errado"; a questão é: qual das duas - moral ou ética - deverá orientar meu comportamento?" Como veremos, essa é, sem dúvida, uma questão inútil que já confrontou médicos e tribunais em várias ocasiões.

Uma das questões fundamentais que precisa ser tratada precocemente nesta discussão é, sem dúvida, a condição a ser acordado entre as partes mais intimamente envolvidas aqui – o embrião/feto e a mulher grávida. A segunda parte é mais facilmente resolvida, mas a primeira é sujeita a visões divergentes e, às vezes, polarizada. Para alguns, o embrião/feto, independente de seu estágio de desenvolvimento, não é totalmente relevante em termos de moral; para outros, trata-se de uma pessoa (ou talvez uma pessoa em potencial) e, portanto, com direito total à condição e aos direitos envolvidos com isso. Obviamente, não é possível resolver essa questão aqui e isso será concedido por McCullogh e Chevernak [7]:

"Todas as considerações sobre se o feto possui condição moral independente cometem um erro comum: elas buscam encontrar ou rejeitar um período, antes do ou à época do parto, durante o qual o feto possui alguma característica intrínseca que, por sua vez, gera uma condição moral independente. Essa questão é infinitamente disputada porque... ela é infinitamente disputável."

Para os objetivos deste capítulo, vamos adotar a abordagem assumida pelo Relatório do Comitê de Investigação sobre Fertilização e Embriologia Humana (o Relatório Warnock) [8] pela qual "o embrião da espécie humana deve ter uma condição especial...", e que "embora o embrião humano tenha direito a alguma medida complementar de respeito, além daquela acordada para outras espécies animais, esse respeito não pode ser absoluto..."[8]. Essa posição, conhecida como "abordagem gradualista", também requer que o respeito acordado para o embrião aumente à medida que ele amadurece até o nascimento. Entretanto, isso implica que, embora o respeito decorrente do feto seja maior que aquele em razão do embrião precoce, ele não é equivalente àquele dedicado a uma pessoa depois do nascimento.

> **Quadro 61.2 Resumo**
>
> A condição moral e/ou ética do embrião/feto é passível de debates consideráveis e é difícil de ser resolvida com certeza. Apesar disso, é amplamente aceito que algum respeito é devido ao embrião, respeito esse que, às vezes, é considerado maior à medida que o embrião se desenvolve no ventre.

Embora eticamente a condição do embrião/feto seja, com frequência, assunto de debate, a posição legal é um pouco mais clara, embora, como veremos, ela nem sempre tenha sido aplicada de modo inequívoco nas decisões judiciais. Entretanto, agora parece estar definido por lei que o embrião/feto não tem situação legal até que tenha nascido vivo.* Essa posição tem sido claramente declarada em vários casos. Por exemplo, no caso de *Paton vs. Trustees of BPAS* [9] o tribunal declarou: "o feto não pode, na legislação inglesa... ter qualquer direito por si só até que tenha nascido e tenha existência separada de sua mãe" [9, p. 989]. Neste caso, a Comissão Europeia de Direitos Humanos foi por fim solicitada a considerar se a lei do aborto existente na Inglaterra e no País de Gales violava os direitos sob os Artigos 2 (o direito à vida) e 8 (o direito à vida privada e em família) da Convenção Europeia sobre Direitos Humanos.** A primeira questão, portanto, era sobre se um feto tinha o direito à vida mediante o Artigo 2. A Comissão rejeitou o argumento de que o Artigo 2 confere um direito "sólido" à vida em um feto. As outras opções abertas eram ou se o Artigo 2 não cobria um feto de maneira nenhuma ou se conferia um direito "fraco" à vida do feto, direito esse que, nos estágios iniciais da gravidez, cede o lugar aos interesses da gestante. Embora a Comissão declinasse escolher entre essas duas opções, fica claro que o feto não tem direitos acordados sob o Artigo 2 e, consequentemente, não é interpretado como sendo "outro" para fins do Artigo 8.

No caso posterior de *Re MB* [10] o tribunal declarou que:

"Até o momento do nascimento, o feto não tem nenhum interesse separado, que deve ser considerado, quando o tribunal tem de analisar um pedido de declaração sobre uma cesariana. O tribunal não tem jurisdição para declarar que essa intervenção médica é legal para proteger os interesses da criança ainda não nascida, mesmo no momento do parto."[11].

Lorde Mustill, na Câmara do Lordes britânica, aventurou-se no que pode ser visto como uma proposta de compromisso declarando:

"A mãe e o feto foram dois organismos distintos vivendo em simbiose, e não um organismo único com duas faces... Eu gostaria, portanto, de rejeitar o raciocínio que assume que uma vez que (aos olhos da legislação inglesa) o feto não possui os atributos que o tornam uma "pessoa" ele deve ser um adjunto da mãe. Evitando todo o debate religioso e político, eu diria que o feto não é nenhum nem outro. Ele é um organismo único. Assim, aplicar a esse organismo os princípios de uma lei relativa ao direito da autonomia leva à enganação"[12].

Embora esses julgamentos resolvam a posição legal, eles deixam intocada a posição moral de vários indivíduos, incluindo alguns profissionais de cuidados de saúde, e a posição adotada pela lei não se recomendará a eles como abordagem apropriada. Além disso, pode ser muito desgastante, para os profissionais de saúde, ficar confrontado com uma situação em que o feto poderia ser salvo, ainda que a gestante se recusasse a agir de acordo com as recomendações clínicas. O problema é que, enquanto os fetos não tiverem direitos legais acordados, prevalecerão os direitos da gestante e, gostando ou não, há boas razões para essa situação. Primeiro, a liberdade de reprodução é um direito pelo qual mulheres (e homens) lutaram por muitos anos, durante períodos de esterilizações eugênicas compulsórias e negação do acesso à contracepção, para nos referirmos a duas invasões a essa liberdade. Como diz Mary Anne Warren [13]: "... o direito individual das mulheres e dos homens de tomarem suas próprias decisões sobre um tema altamente pessoal que é a reprodução, é particularmente vulnerável e deve ser defendido com cuidado especial."

Segundo, se os embriões e fetos possuem direitos acordados, as restrições sobre (especialmente) o estilo de vida das mulheres seriam incalculáveis, relegando-as ao estado mais de uma carregadora fetal, que de uma cidadã completa, com direitos iguais aos dos demais. Isto não só seria política e socialmente inaceitável, como também entraria em conflito com os direitos que as mulheres têm elaborado por acordos internacionais e, no caso do Reino Unido, especificamente pela Convenção Europeia sobre Direitos Humanos. Mais especialmente, o Artigo 8 dessa Convenção protege o direito à vida privada e familiar, referido com frequência como o artigo "da autonomia". Embora haja algumas depreciações desse direito permitidas pelo Artigo 8(2), essas não incluem a gravidez. E como vimos, embora o Artigo 2 da Convenção faça referência ao direito à vida, ele nunca foi interpretado como se aplicando à vida de uma entidade que ainda não nasceu [14].

Artigos complementares dessa Convenção também podem ser usados como suporte aos direitos das mulheres de tomar decisões, mesmo que possam prejudicar seus embriões/fetos. O Artigo 3 oferece proteção contra o tratamento desumano ou degradante e estabelece que: "ninguém deverá ser passível de tortura ou de um tratamento ou punição desumano ou degradante". No caso de *Herczegfalvy vs. Áustria* [15], a paciente, entre outras coisas, suportou a injeção intramuscular forçada de sedativos, o uso de algemas e de um leito de segurança, O tribunal manteve a decisão de que:

"Medidas tomadas em caso de necessidade terapêutica não podem ser consideradas como tratamento desumano ou degra-

---

*Este é o caso amplamente difundido nas jurisdições ocidentais, embora haja algumas exceções a essa regra geral; por exemplo em Eire.

**Totalmente absorvida na legislação do Reino Unido pelo Human Rights Act 1998.

dante. Entretanto, a corte precisa certificar-se com base em evidências de que a necessidade médica tenha sido necessária de maneira convincente [15]".

O tratamento sem o consentimento da paciente pode, portanto, ser permissível onde exista uma "necessidade terapêutica" provável, mas no caso de gravidez e parto exigiria duas peças de evidência para ser estabelecido. Primeiro, teria de ser demonstrado que a intervenção proposta acima sob protestos da gestante é, na verdade, terapêutica. Dado que a intervenção recomendada pode, de fato, ser terapêutica para o embrião/feto em vez de para a mulher, e dado que o feto não está coberto pela Convenção, seria extremamente difícil estabelecer esse fato. Segundo, mesmo que o tratamento proposto seja para salvar a vida da gestante, e se poderia dizer, portanto, que ele seria "terapêutico", a lei é clara no sentido de que quando um indivíduo é competente, ele poderá rejeitar mesmo as melhores recomendações de tratamento. No caso de *Denmark, Norway, Sweden and the Netherlands vs. Greece* [16], o Tribunal Europeu de Direitos Humanos (ECHR) declarou que "o tratamento ou a punição de um indivíduo pode ser considerado degradante se humilhar esse indivíduo de modo grosseiro perante terceiros ou se levar esse indivíduo a agir contra sua vontade ou consciência" [16, p. 186]. Sendo forçada a se submeter, por exemplo, a uma intervenção cesariana, seria certamente qualificar esse tratamento como degradante nesses termos, mesmo que esse ponto em particular não tenha sido diretamente considerado no Tribunal Europeu de Direitos Humanos.

O caso de *R (sobre o pedido de W) VS Broadmoor Hospital* [17] fornece uma visão sobre a maneira como os tribunais do Reino Unido trataram a aplicação do Artigo 3. Nesse caso, W era um paciente psiquiátrico que fez um apelo contra a recusa de seu pedido para que testemunhas médicas participassem de um exame cruzado em uma revisão judicial de processos, que ele tinha feito em relação à decisão de administrar tratamento não consensual com o uso da força. Ele argumentou que esse tratamento forçado infringiu seus direitos humanos, conforme estabelecido nos Artigos 2, 3 e 8 do ECHR. Tendo considerado essa reivindicação, Lorde Justice Brown declarou que:

...a injeção forçada aplicada a um paciente não disposto a receber esse tratamento deve constituir, no mínimo, um tratamento degradante e, se o apelante pode ser considerado como capacitado, isso viola claramente seus direitos fundamentais à autonomia e inviolabilidade corporal. Mesmo que não haja violação do Artigo 3, diz o argumento, o Artigo 8 o faz, e não há justificativa suficiente sob o Artigo 8.2 para fundamentar tal invasão da autonomia e da inviolabilidade do apelante, ingredientes básicos de seu direito à privacidade[10].

Lady Justice Hale também se referiu à orientação que poderia ser obtida do caso *Herczegfalvy*, mencionado anteriormente, concluindo que: "...medidas forçadas impostas a um paciente incapacitado e que não são uma necessidade médica podem, na verdade, ser consideradas desumanas ou degradantes. O mesmo deve ser aplicado a medidas forçadas impostas a um paciente capacitado"[18].

A posição legal pode, portanto, ser resumida a saber:

[um] paciente mentalmente competente tem o direito absoluto de recusar ou consentir em um tratamento clínico por qualquer razão, racional ou irracional, ou por nenhum motivo, mesmo onde essa decisão possa levar esse ou essa paciente à própria morte... [19].

Isso inclui também a morte de um feto, mesmo que viável. Como se pronunciou o tribunal no caso *Re F (in utero)* [20], se essa posição se alterasse, seria necessária a iniciativa do Parlamento – juízes não devem alterar a lei. Pode parecer contraintuitivo, ou mesmo desagradável, que um feto em desenvolvimento ou viável não receba proteção contra os riscos assumidos pela gestante com a vida desse feto (e talvez com a dela própria), mas essa é uma posição moral mais que uma posição legal. Como disse o Juiz LJ no caso *St.George's Healthcare N.H.S. Trust vs. S* [21]:

"Quando a vida humana está em jogo, a pressão para fornecer uma resposta afirmativa autorizando uma intervenção médica não desejada é muito poderosa. Apesar disso, a autonomia de cada indivíduo exige proteção contínua mesmo, talvez especialmente, quando o motivo para a interferência seja prontamente compreensível, e, na verdade, para muitos ele pareceria recomendável" [21].

Uma coisa é ser ofendido por, ou desaprovar, as decisões de uma gestante, mas outra coisa bem diferente é forçá-la a decidir de maneira diferente usando o veículo da lei.

> **Quadro 61.3 Resumo**
>
> O embrião/feto não tem uma condição legal até o nascimento vivo.
> A mulher gestante tem o direito legal de rejeitar qualquer intervenção médica, mesmo que coloque o embrião ou feto em risco de lesão ou mesmo de óbito.

TRATAMENTO DA GESTAÇÃO E DO PARTO

Como já mencionado:

Mesmo que todos nós estejamos de acordo que um embrião ou feto deva ter o melhor início possível nos caminhos que levam ao nascimento e mesmo se não quisermos rebaixá-lo a uma mera massa de células sem importância e moralmente neutras, há muitas boas e fortes razões para nos preocuparmos com o desenvolvimento dos direitos do feto [22].

O impacto potencialmente negativo de desenvolver direitos fetais é mais claramente demonstrado pelo que aconteceu – e continua a acontecer – nos EUA, onde um lobby "pró-vida" poderoso tem tido influência considerável sobre os elaboradores de políticas e tribunais semelhantes. A preocupação com o embrião/feto em desenvolvimento levou à instauração de processos contra mulheres por causa de seu comportamento durante a gravidez, especialmente, embora não exclusivamente, onde elas estivessem usando drogas – lícitas ou ilícitas. O custo humano desse comportamento é indubitável. De fato, foi estimado que "mais de 11% dos bebês nascidos nos EUA (375.000 por ano) são filhos de mães usuárias de drogas ilícitas durante a gestação... A síndrome do álcool fetal, em que os bebês podem sofrer retardo de crescimento, microcefalia, anormalidades faciais e malformações dos membros e órgãos, aparece uma vez em cada 1.000 nascimentos naquele país" [23]. Esse tipo de evidência levou a "uma nova tendência de acusação" que considerava processar as mulheres que davam à luz bebês que tinham sido expostos às drogas durante a gestação [24]. Isto não só desafia diretamente os direitos das mulheres de atuarem de maneira autodeterminante, mas tem também eficácia duvidosa. Não há evidência de que a gestante processada por causa de um problema com drogas, especialmente se viciada, evite esse comportamento no futuro. Além disso, programas para ajudar essas mulheres e livrá-las das drogas (ou do álcool) são poucos e raros. Negar acesso ao tratamento e depois punir pelo comportamento que é difícil, se não impossível, de mudar sem ajuda é abandonar a responsabilidade social. Na verdade, pode até ser contraproducente, pois as pesquisas sugerem que "quando as gestantes temem ser processadas por causa do uso de drogas, elas não procuram os cuidados pré-natais e até poderão decidir dar à luz em casa" [25].

A face perigosa da compulsão é nitidamente desenhada no que se segue:

Nos EUA, em nome dos direitos do feto, as mulheres têm sido arrancadas sangrando dos hospitais e enviadas às células da prisão horas depois do parto, acusadas de homicídio depois do parto de um natimorto; ou então presas a leitos hospitalares e forçadas a uma cirurgia cesariana contra a vontade; ou tendo os filhos retirados delas já no parto após um simples teste positivo para abuso de álcool ou drogas. Desde meados dos anos de 1970, cerca de 300 mulheres foram presas por transgressão, e 30 estados têm agora legislação própria para homicídio fetal [26].

E não são só as mulheres usuárias de drogas e/ou de álcool durante a gestação que têm sido afetadas pelo reconhecimento dos direitos do feto. Algumas delas foram presas primariamente por apresentarem comportamento não recomendado por seus médicos [27]. Além disso, em um caso, "um tribunal de pequenas causas ordenou a costura do colo do útero de uma gestante, contra a vontade dela, para evitar um possível aborto" [28]. Embora a suprema corte do estado por fim tenha revogado essa ordem, o simples fato de ela ter sido apoiada por *qualquer* tribunal é assustador. Esse não é um incidente isolado – há outros exemplos igualmente resistentes às reivindicações das mulheres e que seguem ativamente a agenda de direitos fetais, em detrimento da pessoa viva [29].

Além disso, pela autoridade da lei, e, às vezes, pela iniciativa dos médicos que cuidam da gestante, surgiu um padrão de intervenções obstétricas forçadas. Embora esse seja um problema surgido mais frequentemente nos EUA, ele não é, de modo algum, ignorado no Reino Unido. Entretanto, por causa da natureza particularmente notória da prática nos EUA, a situação deve ser brevemente ponderada antes de se considerar a posição do Reino Unido. Em 1987, ao investigarem partos cesarianos forçados nos EUA, Kolder *et al.* [30] relataram que ordens judiciais tinham sido obtidas para esses procedimentos em 11 estados, para detenções hospitalares em dois estados e para transfusões intrauterinas em um estado. Entre 21 casos para os quais foram solicitadas ordens judiciais, elas foram concedidas para 86%. Em 88% desses casos, as ordens tinham sido emitidas dentro do prazo de 6 horas. Em outro exemplo, relatado pela CBS News, uma mulher fora inicialmente acusada de assassinato, após se recusar, repetidas vezes, a se submeter a uma operação cesariana e, posteriormente, sentenciada a 18 meses de prisão por ter colocado a criança em perigo [31]. Da mesma forma, no caso *Jefferson vs Griffin Spaulding County Hospital Auth.*[32] o tribunal manteve o direito dos médicos de realizar um parto cesariano sem consentimento, como o fizeram no caso *Re Madyyun* [33]. No caso *Taft vs. Taft* [28], por outro lado, o tribunal reverteu uma ordem judicial anterior que forçava uma mulher a se submeter a um procedimento cirúrgico para prevenir a possibilidade de aborto. Entretanto, neste caso, parece que o fator crítico era o feto ser pré-viável; em outras palavras, ele não poderia ser salvo em nenhuma hipótese.

Talvez o exemplo mais conhecido e considerado como o mais angustiante nos EUA seja o caso de Angela Carder [34]. Ela teve câncer em duas ocasiões anteriores, mas em remissão. Quando estava na 26ª semana de gestação, foi descoberto que o câncer tinha voltado e que sua morte era iminente. Ela concordou com um regime de tratamento que deu a ela a melhor chance de sobrevivência até que o feto tivesse também a melhor chance de sobreviver, mas por fim o quadro piorou significativamente. Os administradores do hospital solicitaram uma ordem judicial para terem a autoridade de realizar a cesariana, contra a vontade da Sra. Carder. Quando ela foi informada de que a ordem judicial tinha sido concedida, ela continuou a protestar. Seu advogado tentou bloquear essa ordem mesmo enquanto ela estava sendo preparada para a cirurgia, mas o Tribunal de Apelações de Washington D.C. manteve a ordem inicial, e a operação foi realizada. O bebê foi a óbito algumas horas após o parto, e a Sra. Carder sobreviveu por dois dias (a cirurgia cesariana foi mencionada no atestado de óbito como causa que contribuiu para o desfecho fatal). A *American Civil Liberties Union* descreve esse caso da seguinte forma: "[e]m Washington, DC, uma jovem gestante, portadora de câncer grave, várias vezes mencionou as palavras "Eu não quero que isso seja feito" ao ser informada de que o tribunal ordenara que ela fosse submetida à cesariana e que ela provavelmente não sobreviveria à operação"[35]. Embora as decisões do tribunal tivessem sido apeladas com sucesso [36], isso veio tarde demais para a Sra. Carder, cujas emoções e desgaste nos últimos dias de vida podem ser imaginados.

Casos semelhantes também surgiram no Reino Unido, embora talvez nenhum nas circunstâncias tão dramáticas envolvendo Angela Carder [36]. O primeiro caso relatado é o de uma recusa de tratamento médico em *Re S (adult: refusal of medical treatment)*[37], em que um juiz inglês autorizou uma cirurgia cesariana forçada em uma mulher que recusara o procedimento com base em motivos religiosos. O caso foi atendido como uma emergência, e o julgamento foi liberado em cerca de 20 minutos. O juiz levou em conta os interesses tanto da mulher, quanto do feto, mas está claro que os interesses do feto receberam ponderação considerável.

Em um caso anterior, Lord Donaldson tinha declarado que "[u]m paciente adulto que...sem qualquer incapacidade mental tem o direito absoluto de decidir se consente ou não com um tratamento clínico, de recusá-lo ou de escolher outro processo diferente dos tratamentos sendo oferecidos"[37]. Entretanto, ao final dessa declaração, ele inseriu uma qualificação, a qual é particularmente relevante para essa discussão, dizendo: "[a] única qualificação possível é o caso no qual a escolha pode levar à morte de um feto viável" [37]. Discutivelmente, é essa advertência que encorajou a dúvida sobre a condição das gestantes e respectivos fetos em julgamentos subsequentes. Na verdade, no caso *Re F* [20], uma autoridade local tentou manter um feto sob custódia para protegê-lo do comportamento da mãe. Esse pedido foi recusado com base no conceito de que "até que a criança tenha nascido realmente, haverá incompatibilidade inerente entre qualquer exercício projetado sobre a jurisdição de custódia e os direitos e bem-estar da mãe"[38]. No caso *D (um menor) vs. Berkshire County Council* [39], foi mantida a competência de se aplicar uma ordem de cuidados a uma criança que nascera sofrendo de dependência de drogas. Ao fazê-lo, o tribunal se sentiu capaz de levar em conta as condições existentes durante a gravidez e as condições depois do parto, mas deve ser mencionado que não teria sido possível agir *antes* do parto. A lei foi finalmente esclarecida por Butler-Sloss [40] no caso *Re MB*, onde ele restabeleceu que uma mulher competente tem o direito absoluto de tomar suas próprias decisões, mesmo colocando em risco fatal sua vida e a de seu feto.

No Reino Unido, talvez o caso mais importante seja o *St George's Healthcare N.H.S. Trust vs. S* [21]. Sua importância se fundamenta no fato de que ele pareceu reverter a tendência de intervenções obstétricas forçadas. Esse caso definiu diretrizes, antecipando o que se seguiria no futuro. Em bases amplas, essas diretrizes definiram que toda pessoa é competente para tomar decisões médicas, a menos que se possa provar o contrário, e uma mulher competente pode tomar suas próprias decisões, mesmo que elas resultem na própria morte ou na morte do feto. Isto coloca a legislação nessa área em sintonia com aquela em outras áreas da lei. Por exemplo, no caso *NHS Trust A vs. M, NHS Trust B vs. H* [41], Butler-Sloss deixou claro que "o Artigo 8 protege o direito à autonomia pessoal, descrita de outra maneira como o direito à integridade física e corporal. Ele protege o direito de uma pessoa à autodeterminação, e uma intrusão à integridade corporal precisa ser justificada mediante o Artigo 8(2)" [41, p.136].

> **Quadro 61.4 Resumo**
>
> O desenvolvimento dos chamados direitos fetais tem ameaçado historicamente e, em alguns casos, contemporaneamente os direitos das mulheres tomarem suas próprias decisões.
>
> Os tribunais e os profissionais de cuidados de saúde, às vezes, unem-se na busca do uso da lei para reforçar suas posições morais.

COMPETÊNCIA/CAPACIDADE

Tudo o que foi dito antes diz respeito, naturalmente, a uma pessoa adulta e competente. No caso *Airedale NHS Trust vs. Bland*, Lorde Mustill colocou a posição da lei nos seguintes termos [42]:

"Se um paciente é capaz de tomar uma decisão sobre permitir ou não um tratamento e decide não permitir, sua escolha deve ser obedecida, mesmo se, em qualquer visão objetiva, essa escolha seja contrária aos seus melhores interesses. O médico não tem o direito de proceder diante de uma objeção, mesmo que esteja claro a todos, incluindo o paciente, que consequências adversas e mesmo o óbito deverão ou poderão acontecer [42, p. 136]."

Entretanto, nem toda gestante pode ser legalmente competente, embora seja preciso ter em mente que rejeição de aconselhamento médico não é o mesmo que ser incompetente. Nem a dor associada ao parto nega, necessariamente, a competência, mesmo se a mulher mudar de ideia, por exemplo, sobre alívio da dor à medida que o parto se desenvolve. Obviamente, a boa comunicação entre paciente e médico na discussão sobre o processo do parto e uma relação entre médico e paciente boa e confiável podem servir para evitar problemas desse tipo. Apesar disso, fora essas situações, as gestantes podem, às vezes, não ter a competência para tomar decisões próprias sobre elas mesmas ou sobre seus fetos.

Alguns casos destacam uma questão diferente quanto à competência de gestantes. No caso *Tameside and Glossop Acute Services Trust vs. CH* [43], por exemplo, uma paciente esquizofrênica foi considerada incapaz de compreender que o feto que ela queria que sobrevivesse iria morrer sem a intervenção. O parto cesariano foi aprovado. É interessante notar que essa decisão tinha sido considerada estranha, pois parece sugerir que: "...a realização de uma cesariana em uma mulher esquizofrênica poderia ser "tratamento" de seu transtorno mental conforme os termos do Mental Health Act 1983" [38]. Da mesma forma, como sabemos do caso *Re C* [44], a presença de doença mental diagnosticada não impede por si mesma, que alguém seja legalmente competente.

No caso *Norfolk and Norwich Healthcare (NHS) Trust vs. W* [45], a paciente chegou ao hospital em trabalho de parto, embora continuasse a negar que estivesse grávida. Embora o psiquiatra tivesse afirmado que ela não estava sofrendo de transtorno mental, não foi possível, aparentemente, dizer se ela era ou não capaz de se submeter aos testes usuais de competência – por exemplo, se ela podia compreender e reter informações sobre o tratamento proposto e ser capaz de acreditar nesse tratamento e fazer uso dele [46]. Nas circunstâncias de sua recusa indubitavelmente estranha de aceitar que estava grávida, o tribunal considerou a paciente como não competente e concordou que, se necessário, a intervenção cirúrgica poderia ter continuidade.

Esses dois casos podem, de certa forma, ser considerados como perfeitos, pois havia alguma razão para duvidar da competência das mulheres envolvidas. Por fim, os tribunais assumiram a decisão sobre quais seriam os melhores interesses das mulheres (e, por implicação, dos fetos) em cada um desses casos.

Um tópico final para consideração aqui diz respeito à recusa de tratamento por motivos religiosos. Como vimos, a paciente no caso *Re S* recusou a intervenção cirúrgica por motivos religiosos. Ela e o marido foram descritos como "Cristãos nascidos de novo", embora não esteja claro qual ramo do Cristianismo realmente proíbe a cirurgia. Entretanto, uma religião que pode causar recusa de certos tipos de tratamento é aquela das Testemunhas de Jeová. Para esses indivíduos, uma doutrina central de fé derivada, dizem eles, diretamente de certas passagens bíblicas, é a de que eles devem se privar de sangue – inclusive por transfusão. Sem qualquer surpresa, tem havido atividade legal considerável sobre esse tema nos EUA [47], mas é impossível fornecer um cenário claro da posição dos EUA, dado que as decisões sobre esses assuntos são geralmente tomadas em nível estadual e a atitude de cada estado em relação aos direitos de gestantes e de fetos pode ser diferente.*

O que fica claro, entretanto, é que para uns, se não para todos, os adeptos das Testemunhas de Jeová, sua fé é definitiva. Nenhuma preocupação pessoal pode ou deve se intrometer na proibição da transfusão, que é fundamental para a fé desses indivíduos. Assim, por exemplo, em 2007, uma mulher de 22 anos precisava de uma transfusão de sangue para salvar sua vida, depois do parto de gêmeos. Ela recusou a transfusão e foi a óbito logo depois do parto, com o marido e os pais, todos Testemunhas de Jeová em total concordância com a decisão da jovem [47]. Em 2010, um jovem de 15 anos também Testemunha de Jeová, Joshua McAuley, foi a óbito após recusar conscientemente uma transfusão de sangue depois de um acidente automotivo[48].

No Reino Unido, o caso mais importante sobre recusa de transfusão de sangue com base na religião talvez seja o *Re T (adult) (refusal of medical treatment)* [49]. Neste caso, uma gestante foi envolvida em um acidente automobilístico e depois de falar com a mãe, que era Testemunha de Jeová, assinou um formulário de "recusa de sangue". Após a operação cesariana, seu quadro piorou, e a transfusão era necessária. O tribunal autorizou a transfusão, que foi mantida mesmo diante da apelação. Dois fundamentos foram usados para superar essa escolha aparente, primeiro, que "se houvesse dúvida sobre como a paciente estava exercendo seu direito de autodeterminação, essa dúvida deveria ser resolvida em favor da preservação da vida" [50]. Segundo, a questão sobre se a recusa da paciente era voluntária. A paciente não era adepta das Testemunhas de Jeová e pareceu que sua mãe havia exercido influência nítida sobre a decisão de recusa. Como vimos, se a capacidade de decisão ou a vontade da paciente deixa dúvida, então existe razão para questionar se uma decisão realmente autônoma foi tomada. Entretanto, *Re T* não oferece uma orientação ampla sobre como a lei deve responder, quando uma paciente não está sendo influenciada indevidamente por terceiros e quando não existem dúvidas sobre a capacidade da paciente, isto levanta questões fascinantes sobre o papel da religião.

Não há dúvida de que a fé religiosa tem influência profunda nas decisões das pessoas, mas é provavelmente um passo além do razoável considerar que essa influência seja "indevida". Deve ser aceito que a religião influencia a escolha individual, mas não que ela torne as decisões baseadas na fé em não voluntárias ou não autônomas. E mais, a liberdade religiosa e o direito de expressá-la estão claramente cobertos pelo Artigo 9 da Convenção Europeia de Direitos Humanos, significando que: "quando...a decisão de recusar consentimento é consequência das crenças religiosas do paciente, podem surgir questões quanto ao Artigo 9" [51]. Wicks sugere que a decisão no caso de *Hoffman vs. Austria* [52] poderia permitir a conclusão de que a recusa de receber sangue por uma Testemunha de Jeová seria coberta pelas proteções oferecidas pelo Artigo 9. Entretanto, ela observa que o caso anterior de *Arrowsmith vs. U.K.* [53] deixou claro que "o termo 'prática religiosa' não cobre todos os atos motivados ou influenciados por uma religião" [51]. Entretanto, ela também sugere que "a recusa no consentimento de transfusões de sangue é tão fundamental às crenças das Testemunhas de Jeová que fica difícil considerar essa recusa como qualquer outra coisa que não a manifestação de sua religião" [51].

Como a maioria dos artigos dessa Convenção, o detrimento é permissível pelo Artigo 9, mas somente "se estabelecido que as limitações são prescritas por lei e necessárias em uma sociedade democrática para um de quatro objetivos legítimos: segurança pública, ordem pública, saúde e moral, ou os direitos de terceiros" [54]. E uma vez que embriões e fetos não são "terceiros" para os fins da Convenção, nenhum detrimento do Artigo 9 para proteger o feto seria permissível. Na falta de um caso inteiramente em foco, pode-se seguramente deduzir que a recusa por uma pessoa competente, que seja verdadeira com os princípios de sua fé não deverá ser ignorada. Independente de outras considerações, no

---

*Por exemplo, no caso *In re Fetus Brown*, 689 N.E.2d 397 (Ill.App. Ct.1997) o direito de uma gestante de recusar a transfusão de sangue foi mantido, mesmo que tenha sido indicado para salvar a vida dela e a do feto. Em outros estados, porém, determinações para o bem-estar da criança foram ampliadas para cobrir e proteger os fetos.

caso das Testemunhas de Jeová, as consequências para a mulher que recebe uma transfusão de sangue forçada podem ser profundas e incluir sua exclusão da Comunidade, a perda dos amigos, da família e das redes sociais. Essas não são, de maneira alguma, questões triviais ou inconsequentes.

CONCLUSÃO

Existem interesses importantes em jogo quando as mulheres e os profissionais de cuidados de saúde que as atendem não chegam a um acordo sobre como a gestação e/ou o trabalho de parto será tratado. Como vimos, alguns comentaristas argumentam que essas questões surgiram, em parte, talvez paradoxalmente como resultado do progresso que a medicina tem feito. Esse progresso resultou em uma situação em que os médicos se deparam com dois pacientes, o feto e a gestante, em vez de apenas um, a mulher em si mesma. A habilidade de identificar o feto visualmente, de acordo com Zechmeister, significa que "o foco da vigilância estará menos na mãe, mas cada vez mais no feto. Para a profissão, ele se torna "*seu*" paciente em vez do "*bebê da mãe*" [55].

Naturalmente, com ou sem as técnicas modernas e a tecnologia, é normal que mulheres, médicos e o estado tenham interesse nos embriões e fetos que venham a nascer. A questão é: como os conflitos entre os interesses desses indivíduos e grupos serão tratados? Entretanto, não é necessário descartar inteiramente o feto para compreender por que o desenvolvimento de "direitos" fetais é problemático. No curso da gestação, e tendo em mente que a abordagem gradualista do embrião/feto é a mais frequentemente adotada; os interesses do embrião e até do feto desenvolvido, embora dignos de respeito, não podem prevalecer sobre os direitos da gestante. Há várias razões para isso e não é preciso ser uma feminista radical para compreendê-las. Em primeiro lugar, é a questão do respeito pelas pessoas em um princípio ético, que precisa ser tratado acima das intuições morais contrárias? Esse conceito de respeito pelas pessoas, embora seja expresso, é um aspecto constante nas declarações de direitos humanos e um pilar de base das democracias liberais do ocidente. Segundo, a discriminação, em qualquer base, é amplamente considerada como inaceitável. Quando mulheres são tratadas como se sua capacidade de reprodução as colocasse em uma posição mais fraca (ou diferente) nas escalas de direitos humanos, então essa posição institucionaliza e legitima a discriminação contra elas [56]. Nas palavras de Johnsen [57]: "conceder direitos aos fetos de maneira a criar conflitos com a autonomia das mulheres reforça a tradição de desvantagem para elas com base em sua capacidade de reprodução."

Terceiro, "Policiar a gestação" penalizando as mulheres por seu comportamento no curso da gravidez é discriminatório e contraproducente. O imperativo percebido de proteger o bem-estar de embriões e fetos, embora compreensível, é altamente problemático. Tomemos, por exemplo, o caso das mulheres que usam incorretamente substâncias legais ou ilegais durante a gravidez, substâncias (entre outras) que podem prejudicar o embrião em desenvolvimento. Marcellus [18] menciona que: "a questão de uso de substâncias perinatais destaca a dificuldade dos elaboradores de políticas diante da tentativa de equilibrar a autonomia e integridade corporal das gestantes com o interesse da sociedade na garantia de nascimento de crianças sadias." Embora isso possa ser difícil, os direitos do indivíduo de autodeterminação devem prevalecer. A alternativa é: para evitar a atribuição de responsabilidade legal, todas as mulheres sexualmente ativas e em idade reprodutiva deverão agir sempre como se pudessem engravidar, algo que seria certamente insustentável.

Por fim, parece pouco provável que ameaçar as mulheres com privação da liberdade ou com qualquer outra punição alegadamente no interesse de seus embriões/fetos desencorajaria essas mulheres a procurar assistência e cuidados pré-natais. Paradoxalmente, as medidas alegadamente designadas para proteger o embrião/feto poderiam desencorajar as mulheres, mesmo aquelas que tentam se comportar com responsabilidade, a buscar cuidados apropriados, especialmente quando os tipos de eventos que desencadeiam a intervenção possam ser tão triviais, quanto não fazer o devido repouso [27].

Como vimos, quando em trabalho de parto, as mulheres também podem se sentir ameaçadas – dessa vez com intervenções cirúrgicas forçadas. Annas [58] diz que: "os casos de cesariana forçada... ilustram o "lado negro" potencial da tecnologia. A lição que esses casos nos ensinam é a de que a tecnologia não temperada por direitos humanos pode levar à desumanização brutal das gestantes." Só é preciso refletir brevemente sobre o destino de Angela Carder para compreender precisamente o que ele quer dizer. E mais, nós mantemos a autonomia, o direito de tomar as próprias decisões, como sendo de importância vital. E mesmo que estar grávida signifique que a mulher é amplamente responsável pelo destino de seu embrião/feto, como Jackson [59] diz: "...reconhecer a intimidade sem paralelo da gestação não necessariamente torna o conceito de autonomia redundante ou sem significado". Vale a pena refletir sobre uma verdade complementar, ao justificar a imposição da cesariana em mulheres não dispostas a isso, nós também estamos mantendo essas pacientes em um padrão mais alto do que seria esperado delas se a criança já tivesse nascido (e tivesse se tornado então uma pessoa legal com a gama total de direitos humanos). Em outras palavras:

"Nenhuma mulher jamais foi solicitada legalmente a se submeter a uma cirurgia ou anestesia geral... para salvar sua vida ou a de sua criança em curso de óbito. Seria irônico e injusto se ela pudesse ser forçada a se submeter a procedimentos cirúrgicos mais invasivos pelo bem de seu feto que de sua criança" [60].

A moral, a ética e a lei estão todas em jogo quando compelimos as mulheres a aceitarem tratamento em situações como aquelas descritas neste capítulo. Para aqueles cuja moralidade respeita o embrião da espécie humana como uma pessoa (ou pessoa em potencial) desde o momento da concepção, algumas das decisões que foram criticadas aqui parecerão ou corretas ou, pelo menos, um mal necessário. Aqueles cuja ética demanda respeito por terceiros e pelas decisões dessas pessoas podem-se esforçar no conceito de que eles deveriam respeitar as escolhas das mulheres que colocam suas futuras crianças em risco. Para a lei, uma abordagem um pouco esquizofrênica pode ser identificada à medida que ela se esforçou para iludir interesses, direitos e desaprovação antiga e satisfatória. Resolver as tensões entre a urgência de proteger o feto ao mesmo tempo em que se respeitam as mulheres é, obviamente, difícil, não menos porque "os conflitos entre as necessidades de uma mulher e aquelas do feto são incômodos, pois opõem normas culturais poderosas umas contra as outras; o ideal de autonomia e o ideal de autossacrifício materno" [61]. A lei do Reino Unido agora esclarecida deve ser bem-vinda, mesmo que não aprovemos algumas das decisões das mulheres. Nas palavras de Draper [62]: "uma coisa é mostrar o que uma mulher deve fazer em relação à sua criança não nascida e outra coisa bem diferente é dizer que essa obrigação deve ser forçada."

A ambivalência legal identificada nessa discussão pode ser o reflexo da tentativa legal de acomodar pontos de vista morais em particular, mas isso não é papel apropriado para a lei, que tem uma tarefa bem maior. Ela deve assegurar que os direitos humanos sejam respeitados sem prejuízo ou discriminação. Sem dúvida, muitos lamentarão que esses direitos não se estendam ao embrião/feto, mas, com exceção de alguns estados, outros não. Quando a lei conspira para subjugar direitos das mulheres aos futuros direitos de suas crianças em potencial, eu sugeriria que "isso é um equívoco monumental do conceito de respeito e uma interpretação perversa do valor dos direitos humanos " [63].

REFERÊNCIAS

1. Squier S. Fetal subjects and maternal subjects: reproductive technology and the new fetal/maternal relation. *J Med Phil* 1996;21:515-535.
2. Annas GJ. The impact of medical technology on the pregnant woman's right to privacy. *Am J Law Med* 1987;13:213-232.
3. Ikenotos LC. Code of perfect pregnancy. 1992;53:1205-1306.
4. Purdy LM. Are pregnant women fetal containers? *Bioethics* 1990;4:273-291.
5. Bennett B. *Health Law's Kaleidoscope: Health Law Rights in a Global Age*. Aldershot: Ashgate, 2008.
6. Robertson J, Shulman J. Pregnancy and prenatal harm to offspring: the case of mothers with PKU. *Hastings Centre Rep* 1987;17:23.
7. McCullogh LB, Chervenak FA. *Ethics in Obstetrics and Gynaecology*. Oxford: Oxford University Press, 1994:100-101.
8. Report of the Committee of Inquiry into Human Fertilisation and Embryology (Warnock Report). London: Her Majesty's Stationer's Office, 1984.
9. Paton v Trustees of BPAS, 2 All ER 987 (1978); see also the case of Vo v France, 40 EHRR 12 (2005). Also available at: http://www.moznostvolby.sk/Vo%20v%20France%20written%20comments.pdf [accessed on 12 September 2008].
10. Re MB, 8 Med L R 217 (1997).
11. per Butler-Sloss, at *p.* 227.
12. A-G's Reference (No 3 of 1994), 3 All ER 936 943 (1997).
13. Warren MA. *Gendercide: The Implications of Sex Selection*. New Jersey: Rowman & Allanheld, 1985:179-180
14. Plomer A. A foetal right to life? The case of *Vo v France*. *Human Rights Law Rev* 2005;5:311-338
15. Herczegfalvy v Austria, 15 EHRR 437 (1992).
16. Denmark, Norway, Sweden and the Netherlands v Greece, 12 YB 1 (1969).
17. R (on the application of W) v Broadmoor Hospital, EWCA Civ 1545 (2001).
18. Marcellus L. Feminist ethics must inform practice: interventions with perinatal substance users. *Health Women Int* 2004;25:730-742.
19. Re MB, 38 BMLR 175 182 (1997).
20. Re F (in utero), 2 All ER 193 (1998).
21. St. George's Healthcare NHS Trust v S, 3 All ER 673 (1998).
22. McLean SAM. *Old Law, New Medicine*. London: RiversOram/Pandora, 1999: 49.
23. Coutts MC. 'Maternal-Fetal Conflict: Legal and Ethical Issues', ScopeNote 1990. Available at: http://bioethics.georgetown.edu [Accessed on 02 September 2008].
24. McGinnis DM. Prosecution of mothers of drug-exposed babies: constitutional and criminal theory. *U Pa L Rev* 1990;139:505-539.
25. American Civil Liberties Union, 'Policing Pregnancy: Ferguson v City of Charleston' 11 January 2000. Available at: http://www.aclu.org/reproductiverights/lowincome/12511res20001101.html [Accessed on 12 September 2008].
26. Taylor D. 'The Guardian', Friday April 23 2004. Available at: http://www.guardian.co.uk/society/2004/apr/23/health.gendersissues [Accessed on 12 September 2008]; see also Advocates for Pregnant Women paper. Available at: http://www.arcc-cdac.ca/action/LessonsfromUS.pdf [Accessed on 12 September 2008].
27. For example, see People v Stewart (Docket No. M508197). California, San Diego: Municipal Court (1987).
28. Taft v Taft, 446 NE 2d 395:396:397 (Mass 1983).
29. For further examples, see American Civil Liberties Union, 'Policing Pregnancy: Ferguson v City of Charleston' 11/1/2000. Available at: http://www.aclu.org/reproductiverights/lowincome/12511res20001101.html [Accessed on 12 September 2008]; see also, Paltrow L. Pregnant drug users, fetal persons, and the threat to *Roe v Wade*. *Albany Law Rev* 1999;62:999–1054; Paltrow LM. *Criminal Prosecutions Against Pregnant Women National Update And Overview April 1992*. Available at: http://advocatesforpregnantwomen.org/file/1992%20State-by-State%20Case%20Summary.pdf [Accessed on 16 September 2008].
30. Kolder VE, Gallagher J, Parsons MT. Court-ordered obstetrical interventions. *New Engl J Med* 1987;316:1192-1196.
31. CBC News 'Woman who refused C-section sentenced to 18 months', 29 April 2004. Available at: http://www.cbc.ca/world/story/2004/04/29/csect040429.html [Accessed on 12 September 2008].
32. Jefferson v Griffin Spaulding County Hospital Auth., 274 SE 2d 457 (Ga 1981).
33. Re Madyyan, 114 Daily Wash L 2233 (DC Super Ct 1986).
34. Re AC, 573 A.2d 1235:1241 (DC 1990).
35. The American Civil Liberties Union. Available at: http://www.aclu.org/reproductiverights/gen/16529res19970930.html [Accessed on 17 September 2008].
36. McLean SAM, Ramsey J. Human rights, reproductive freedom, medicine and the law. *Med Law Int* 2002;5:239-258.
37. Re T (adult: refusal of medical treatment) 9 BMLR 46 50 69 (1992).
38. Mason JK, Laurie GT. *Mason and McCall Smith's Law and Medical Ethics* (7th edn). Oxford: Oxford University Press, 2006.
39. D (a minor) v Berkshire County Council, 1 All ER 20 (1987).

40. 8 Med L R 217 (1997).
41. NHS Trust A v M, NHS Trust B v H, 2 WLR 942 (2001).
42. Airedale NHS Trust v Bland, 12 BMLR 64 (1993).
43. Tameside and Glossop Acute Services Trust V CH, 31 BMLR 93 (1996).
44. Re C (adult: refusal of medical treatment), 1 All ER 819 (1994).
45. Norfolk and Norwich Healthcare (NHS) Trust v W, 34 BMLR 16 (1996).
46. Levy JK. Jehovah's Witnesses, pregnancy, and blood transfusions: a paradigm for the autonomy rights of all pregnant women. *J Law Med Ethics* 1999; 27:171-189.
47. Britten N. 'Mother Dies after refusing blood transfusion'. *The Telegraph*, 06 September 2007.
48. 'Jehovah's Witness teenager dies after refusing blood transfusion'. *The Guardian*, 18 May 2010.
49. Re T (adult: refusal of medical treatment), 9 BMLR 46 (Court of Appeal 1992).
50. Mason JK, Laurie GT. *Mason and McCall Smith's Law and Medical Ethics* (7th edn). Oxford: Oxford University Press, 2006.
51. Wicks E. The right to refuse medical treatment under the European Convention on Human Rights. *Med Law Rev* 2001;9:17-40.
52. Hoffman v Austria, Series A, No. 255 (1993).
53. Arrowsmith v UK, 19 DR 5 (1978).
54. Wicks E. Religion, law and medicine: legislating on birth and death in a Christian state. *Med Law Rev* 2009;17:410-437.
55. Zechmeister I. Foetal images: the power of visual technology in antenatal care and the implications for women's reproductive freedom. *Health Anal* 2001;9:387-400.
56. For further discussion see Meredith S. *Policing Pregnancy: The Law and Ethics of Obstetric Conflict*. Aldershot: Ashgate, 2005.
57. Johnsen DE. The creation of fetal rights: conflicts with women's constitutional rights to liberty, privacy, and equal protection. *Yale Law J* 1986;95:599-625.
58. Annas GJ. The impact of medical technology on the pregnant woman's right to privacy. *Am J Law Med* 1987;13:213-232.
59. Jackson E. *Regulating Reproduction: Law, Technology and Autonomy*. Oxford: Hart Publishing, 2001:3.
60. Annas G. *Judging Medicine*. New York: Humana Press, 1988:122.
61. Lew JB. Terminally ill and pregnant: state denial of a woman's right to refuse a Caesarean section. *Buffalo Law Rev* 1990;38:621-622.
62. Draper H. Women, Forced Caesareans and Antenatal Responsibilities, Working Paper no 1, Feminist Legal Research Unit, University of Liverpool, 1992;1:13.
63. McLean SAM. *Old Law, New Medicine*. London: RiversOram/Pandora, 1999: 69.Summary box 61.1

Capítulo 62

O Obstetra, o Ginecologista e a Lei

Bertie Leigh
Hempsons, London, UK

Uma abordagem plausível para a situação difícil da lei no manejo das expectativas da sociedade sobre sua profissão é a de considerá-la como um produto para o sucesso clínico. As conquistas da obstetrícia nos últimos 60 anos foram notáveis. O declínio na mortalidade materna e da criança teria deixado nossos avôs admirados. A eliminação virtual da mortalidade em razão da anestesia e a conquista de remédios seguros e previsíveis para uma ampla faixa de doenças ginecológicas trouxe naturalmente com ela um processo de ajuste. Antes o médico se abrigava atrás da ameaça de uma doença e oferecia uma ponte possível, porém não segura, para passar sobre águas cirúrgicas problemáticas, hoje a ameaça da doença e as águas problemáticas foram amplamente eliminadas e é inevitável uma reavaliação do médico. Paradoxalmente, a oferta de um serviço seguro e previsível tem sido associada à redução da confiança no provedor. Quando é possível produzir a excelência clínica segura e previsível, o agente humano falível, que presta esse serviço é mais frequentemente colocado na balança e mais regularmente considerado como insuficiente.

O AUMENTO DA AUTONOMIA

Uma vez que a expectativa geral seja a prestação de um serviço seguro e previsível, a sociedade também exige que esse serviço seja prestado nos termos do próprio paciente. Quando a sobrevivência da mãe e da criança for uma questão de risco, o médico responsável pelo parto pode insistir na realização do procedimento em seus termos e em local e circunstâncias que ele determinar. A paciente que se recusa a receber o aconselhamento médico costumava ser considerada excêntrica; embora seja seguro e fácil dar à luz uma criança, isso passou a ser visto como "escolha de estilo de vida", em que o prazer que possa surgir dessa ocasião assume prioridade maior que a redução de um risco modesto. Embora a sociedade esteja mais receosa dos riscos como nunca esteve antes, ela também está predisposta a duvidar dos riscos descritos pelos especialistas. A primeira geração a abraçar a medicina com base em evidências e a limitar a competência dos médicos de introduzir novas terapias que não tenham sido investigadas em estudos clínicos duplo-cegos está singularmente mais disposta agora do que no passado a adotar a medicina alternativa e a defender o direito da mulher de ter o parto em casa, quando nada foi submetido à avaliação de risco com base em tal evidência.

Quando, em 2010, uma metanálise com base em mais de 550.000 partos informou que os partos em casa envolveram um aumento significativo no risco de mortalidade do bebê, o editorial *The Lancet* [1] sugeriu que "as mulheres têm o direito de escolher como e onde dar à luz, mas elas não têm o direito de colocar seu bebê em risco"[2].

Ainda não está exatamente esclarecido se o "direito" em questão era legal ou ético. Na legislação, a mulher realmente tem o direito, em geral, de fazer o que quiser a esse respeito, pois a criança não nascida não tem direitos legalmente executáveis, pelo menos na Inglaterra. Em termos de ética, a distinção entre o direito de a mãe fazer o que quiser antes do nascimento e a obrigação de agir no melhor interesse de seu bebê é, certamente, menos definida, pois ela tem a mesma obrigação de agir no melhor interesse de seu bebê, independente de a criança ter direitos separados e legalmente executáveis ou não. Entretanto, o ético também reconhece o direito da mãe e o dever de tomar várias decisões em nome de seu bebê, e a aceitação de certos riscos faz parte desse dever. Por isso, a mãe tem a permissão, na ética e na lei, de assumir riscos razoáveis em nome da criança e, consequentemente, os pais parecem ter o direito, por exemplo, de colocar seus filhos em um pequeno bote à vela, desde que eles não se afastem muito da terra, desde que não haja tempestade e que eles tenham um colete salva-vidas. É uma questão de nível, mas existe, claramente, certo grau de risco permissível.

A metanálise mostrou que o risco de mortalidade do parto em casa aumentou de 0,09% para 0,2%, e a questão ignorada pelo editorial *The Lancet* foi saber se o risco aumentado de aproximadamente 0,11% era razoável ou não. Várias questões surgiram e precisam ser resolvidas: quanto pode ser válida uma metanálise com base em eventos de seis países diferentes, sem nenhuma relação entre eles no que diz respeito à organização da assistência, que não é padronizada? Considerando que 88% dos partos foram feitos nos Países Baixos, onde um terço deles começou em casa, e 40% das primigrávidas foram transferidas para o hospital durante o primeiro período, isto se parece mais teste da segurança da decisão de tentar o parto em casa em um ambiente compacto rústico com transferência em caso de dificuldade. Na verdade, ao se acrescentar vários estudos clínicos menores a um estudo de grande porte, o valor do estudo original da experiência holandesa acabou sendo enfraquecido, sem adicionar nada de valor sobre outros países. Apesar disso, a incidência real de risco aumentado provavelmente não é menor, pois o sistema holandês é muito bem estruturado e rápido para a transferência.

O que pode levantar questões éticas mais problemáticas é a demanda associada para aumentar o compartilhamento de recursos escassos. Nós já enfrentamos a falta de parteiras no Reino Unido, quando entramos na era da austeridade crescente no Serviço Nacional de Saúde (NHS). Até onde é ético para uma mulher exercer sua autonomia à custa de seus pares, que tem de ser tratadas por parteiras cada vez mais escassas no hospital? Até onde as vantagens do parto em casa referida pelo editorial *The Lancet,* tempo menor de recuperação, menos lacerações, hemorragias pós-parto, retenção da placenta e infecções podem ser atribuídos aos cuidados 1:1 ou mesmo 2:1 mais intensivos prestados por parteiras mais experientes em um esforço para tornar o parto em casa mais seguro?

Esse desenvolvimento vai além da obstetrícia e da ginecologia. A maioria dos aspectos da medicina se tornou mais segura e mais previsível e, como consequência, a importância relativa de diferentes obrigações éticas sobre o médico também mudou. Há 30 anos, quando a ética médica foi reconhecida pela primeira vez como tendo implicações práticas para os objetivos clínicos, foi aceito que havia quatro obrigações éticas diferentes que o médico precisava ponderar. A obrigação primária era fazer bem, e essa obrigação preocupava os pensamentos dos médicos da década de 1970. Eles poderiam dizer "em primeiro lugar, não prejudicar", mas, na verdade, isto frequentemente significava tomar cuidados razoáveis e a aspiração à não maleficência vinha em segundo plano, pois parecia ter menos importância prática na maioria dos casos. Em terceiro lugar, vinha a obrigação de atuar com justiça, pois isso era crucial nos casos em que os médicos eram mais responsáveis pela gestão do NHS e, portanto, pela alocação de recursos. O leitor moderno de um livro-texto, como *Practical Obstetric Problems* de Ian Donald (1976), ficará surpreso com a extensão do aconselhamento sobre como gerir a sala de parto de maneira efetiva. Essa obrigação podia fazer o obstetra hesitar antes de deixar a sala de parto como parte do que foi, então, chamado de *Flying Squad* (ou Rádio-Patrulha). A ideia de que a autonomia da paciente deveria ser respeitada veio em quarto lugar.

Ela foi considerada como parte importante das boas maneiras, mas dificilmente como aspiração fundamental do serviço prestado pelo médico. Na década de 1970, as mulheres iam ao médico mais para o tratamento de uma doença que para o exercício de sua autonomia.

Hoje, o respeito pela autonomia do paciente cresceu como um cuco no ninho e ameaça orientar todas as demais considerações para uma posição secundária. Uma ilustração nítida dessa tendência foi observada no caso de *Chester vs. Afshar*, envolvendo cirurgia da coluna vertebral e que chegou à Câmara dos Lordes, em 2004 [3]. O tribunal descobriu que a Srta. Chester não tinha sido informada de que haveria um risco de 1% de morbidade significativa associada à cirurgia da coluna vertebral. A defesa argumentou que todo cirurgião racional teria alertado [o paciente] para esse risco, o que em si mesmo é uma mudança notável desde que o caso *Sidaway vs. Bethlem Royal Hospital's Governors* [4] falhou precisamente nessa questão, em 1985. A Srta. Chester declarou que se ela tivesse sido informada do risco, ela poderia ter se submetido à cirurgia de qualquer maneira e muito provavelmente nas mãos do mesmo cirurgião, mas só após ter obtido uma segunda opinião. Em uma análise convencional, isso significou que a paciente não pode provar que seu médico havia causado qualquer dano a ela. Entretanto, a Câmara dos Lordes entendeu que, nessas circunstâncias, o significado pleno do idioma Inglês precisava de um pequeno ajuste. E o fez em base dupla.

Primeiro, o respeito pela autonomia da Srta. Chester era de vital importância e nas circunstâncias em que ela estava considerando uma cirurgia da coluna vertebral, isso exigia que ela fosse informada de todos os riscos para os quais ela estava se expondo, caso contrário estaria sendo despojada de sua dignidade como ser humano ao ser internada. Segundo, se o médico responsável, pela não comunicação do risco, não fosse considerado o segurador do prejuízo da paciente, o dever perderia seu conteúdo. A lei não estaria sustentando o dever. Portanto, para reforçar o dever, a lei deveria sustentar que, nessas circunstâncias, o médico causara dano à paciente. Alguns entenderam que haveria mais lógica sobre isso se a Câmara dos Lordes tivesse inventado um novo delito de Demonstração de Desrespeito, ou *Dis* na gíria de hoje, e afirmado que, nessas circunstâncias, eles ordenariam que o cirurgião compensasse a paciente pelo delito de não ter dado as informações completas e tratado com desrespeito; isso teria a vantagem de forçar o cirurgião a compensar a paciente pelo insulto, independente de a paciente ter ou não a má sorte de sofrer uma complicação com danos. Uma indenização de £500 sustentaria o dever e refletiria a avaliação real da sociedade para o insulto. Como ele realmente não causou a complicação parece ilógico alegar que a lei está impondo um dever de informar, que é igualmente importante, independentemente de haver complicações ou não.

Outra singularidade do caso foi o fato de que a Srta. Chester não correria menor risco se tivesse optado pela terapia conservadora. A evidência era conflitante, mas alguns especialistas acreditaram que ela corria risco maior de deficiência a longo prazo se não se submetesse à cirurgia. Como ela sentia muita dor antes da operação, ela precisava persuadir o tribunal de que ela teria se submetido à cirurgia ou se recuperado espontaneamente para recuperar toda a compensação quando seu *quantum* fosse avaliado.

A controvérsia em torno do julgamento no caso *Chester vs. Afshar* não tinha diminuído um mês depois, quando a Câmara dos Lordes precisou lidar com um membro da Ordem dos Advogados, que falhara ao não mencionar que havia 50% de chance de que um pedido para examinar um relatório médico poderia ter sido rejeitado. Jacqueline Perry [5] aconselhou um requerente, em um caso de negligência médica, a rejeitar uma oferta de danos porque pensou que tinha 50% de chance de persuadir o tribunal a admitir um relatório médico importante, mas negligentemente atrasado, como evidência; ela pensou que ele poderia provavelmente acionar seus advogados posteriormente, caso ela falhasse, ou seja, se ele pudesse conseguir recursos e estômago para mais um surto de litígio. Ela não o incomodou com esses detalhes, simplesmente aconselhando-o a rejeitar o pagamento no tribunal. A Câmara disse que já havia um consenso respeitável, que dizia que uma paciente ainda pagara um advogado para aconselhamento e opinião em vez de para suas dúvidas, que seria um dia ruim se um advogado no calor da batalha tivesse que proteger suas costas. Isso demonstra como um membro da Ordem é ainda visto como oferecendo serviço incerto, que não está com base em evidência. Nos casos subsequentes, a lei manteve que a doutrina que beneficiou a Srta. Chester não está disponível para aqueles aconselhados por outros profissionais, como advogados ou consultores financeiros. Ainda está pendente a questão de se os médicos que prescrevem pílulas serão responsáveis por complicações que eles deveriam ter mencionado, mas que não teriam afetado a decisão do paciente. O ponto crucial da questão é o fato de que o respeito ao direito de o indivíduo decidir o que é feito ao seu corpo diminui a flexibilidade acordada com o médico.

O problema é mais agudo para obstetras e ginecologistas do que para outras especialidades, por várias razões. Em ginecologia, fora o câncer, a maioria dos procedimentos é proposta basicamente para aumentar o conforto da paciente ou suas escolhas de reprodução. Tratam-se de procedimentos realmente eletivos, que a mulher tem liberdade de aceitar ou rejeitar em seus próprios termos. Em obstetrícia, a redução da mortalidade materna e a redução da mortalidade infantil se refletiu no sentimento de maior poder da mulher. Entretanto, é no aborto que as questões atingiram a situação mais infeliz.

ABORTO

Os médicos têm estado na linha de frente do controle legal do aborto desde o caso *R vs. Bourne*, em 1938 [6]. Eles têm sido forçados a desempenhar papel duplo, pois são considerados como servindo a lei e as suas pacientes. Até a aprovação da Lei do Aborto (*Abortion Act*), em 1967, o médico que realizasse um aborto estaria cometendo, na maioria das circunstâncias, uma ofensa profissional, assim como um crime, e seria preso. No dia em que a Lei entrou em vigor, o aborto clínico deixou de ser criminoso, e os processos perante o *General Medical Council* (GMC) foram abruptamente cancelados. Ninguém ficou chocado, pois a lei tinha sido alterada pela Rainha no Parlamento e, se os abortos tivessem de ser realizados dentro da lei, seria preciso uma autorização do GMC. A ofensa profissional tinha sido a de violar a lei. A mudança na política do GMC, como resultado da mudança na lei, serviu para enfatizar o fato de que o GMC não impunha qualquer ética médica ou código de comportamento distintos; ela refletiu simplesmente a lei. Nesse aspecto não houve, pelo menos, qualquer corrente separada de legislação feita pelos médicos que controlam a profissão. O Juramento de Hipócrates pode proibir o aborto, mas está subordinado à lei geral da terra, talvez um teste decisivo para muitas outras coisas que aconteceram na medicina nos últimos 70 anos desde o caso *R. vs. Bourne*.

Até agora, a mudança na lei do aborto foi bem além do que o prognosticado pelo Parlamento. Quando essa instituição decidiu que deveria ser legal realizar um aborto, quando o médico acreditasse que a manutenção da gestação poderia ser mais perigosa para a saúde da mãe ou de outras crianças na família que o término da gravidez, poucos se deram conta de que isso, na verdade, legalizava o aborto mediante solicitação, já que um número suficiente de médicos acreditava honestamente que a continuação da gestação seria sempre mais perigosa. Nenhum médico tinha sido acusado, antes do GMC, por explorar os limites desse invólucro.

A situação difícil em que o médico é colocado, quando solicitado a tratar uma mulher para uma gravidez não desejada, ficou mais complicada, em 1990. Em resumo, os Membros do Parlamento [Reino Unido] enfrentaram uma dúvida disseminada sobre o bom-senso da lei existente, quando o novo Ato sobre Fertilização Humana e Embriologia começou a ser discutido. Um grupo considerável de Membros queria derrubar o limite superior para o aborto, que à época era o momento em que o feto seria capaz de nascer vivo. Outros tomaram posição mais liberal. O compromisso acordado foi o de que até que a gestação ultrapassasse a 24ª semana, o aborto deveria estar disponível mediante os critérios existentes, o que significava, efetivamente, aborto mediante solicitação. Uma vez que as mulheres não engravidam antes de ovularem, o que, na média, não ocorre antes do 14º dia do ciclo menstrual, isso significa que um médico que acredita, de boa fé, que a base social está satisfeita, pode legalmente terminar uma gestação até 26 semanas a partir do último período menstrual. Eu reforço que isso não é testado no tribunal e que a visão convencional na medicina é a de que o limite foi determinado na 24ª semana. Após esse limite, menos quando é necessário salvar a vida ou a saúde da mãe, o aborto só será legal quando o médico acreditar na existência de risco substancial de que o bebê, se nascido, pode apresentar uma deficiência grave. O significado de nem "substancial" nem "grave" foi definido pelo Ato. Em resumo, os Membros do Parlamento, que não conseguiram fazer um acordo entre eles mesmos decidiram deixar o assunto para os médicos e para as mulheres. O médico recebeu o poder de decidir, em uma consulta com a paciente, quando seria apropriado realizar o aborto. De modo geral, um risco substancial é considerado como algo real, a ser levado em conta na organização dos próprios assuntos. Geralmente, isso significa menos que a balança das probabilidades. Se isso estivesse correto, seria legal abortar, em qualquer ponto da gestação e até o parto, um feto que, na balança das probabilidades, nasceria saudável.

O Parlamento não considerou as questões como, se a criança teria de ser anormal ao nascer ou destinada a ser permanentemente incapaz. Assim, não sabemos se é legal terminar uma gestação no caso da coreia de Huntington, que nem sempre atinge uma pessoa até a quarta década de vida, ou de uma pessoa com uma lesão cirurgicamente reparável.

Os anos de intervenção não favoreceram um comprometimento com base na deferência ao julgamento de um médico individual. Com o aumento da autonomia pessoal e declínio da autoridade médica, o médico tem papel secundário na decisão do que é melhor para sua paciente e papel menor ainda para dizer a essa paciente o que deve e não deve fazer. Se houver serviço médico disponível, assume-se que o médico deverá fornecer esse serviço mediante solicitação da paciente, e isto é clinicamente apropriado. Um ponto crítico foi atingido, em 2004, quando um Pároco da Igreja da Inglaterra reconheceu, nas estatísticas publicadas pelo Ministério da Saúde, que uma gestação tinha sido abortada com 26 semanas com a indicação de fenda palatina. Se a lesão era parte de uma síndrome mais ampla, isto não aparecia nessas estatísticas. O Pároco deu queixa à Polícia, que buscou orientação do *Royal College of Obstetricians and Gynaecologists* (RCOG). A Polícia decidiu não investigar mais, e um pedido foi submetido para Revisão Judicial daquela decisão. A Polícia concordou em reconsiderar as questões e realmente fez a investigação visando à instauração de um processo. Por fim, eles decidiram que a evidência disponível não os capacitava a concluir que um processo teria chance melhor que 50% de persuadir um corpo de jurados de que os médicos não tiveram a crença, de boa fé, de que as circunstâncias do Ato tinham sido satisfeitas.

Entretanto, o caso desencadeou um debate sobre várias questões. A primeira é quando o compromisso da decisão pelo Parlamento foi mais liberal do que pode ser defendido, considerando as intervenções médicas. Quando os avanços da ultrassonografia tornaram possível ver a criança não nascida mais claramente do que nunca, a dificuldade em defender uma decisão de terminar a gestação com base na existência de uma fenda labial e palatina é difícil de justificar. Como os avanços na neonatologia trouxeram a idade de viabilidade para mais cedo ainda, o feto que está sendo assassinado tem mais capacidade de nascer vivo e sobreviver que nunca antes.

Esse campo é algo sobre o qual os obstetras podem oferecer aconselhamento especializado à legislatura, mas devem permanecer absolutamente neutros. Não é papel do RCOG, nem de nenhum outro corpo profissional, adiantar uma visão corporativa em relação às circunstâncias em que seria legal realizar um aborto. Os médicos podem expressar visões individuais como cidadãos e têm o direito estatutário de decidir se estão preparados para serem envolvidos nesse trabalho, mas a visão corporativa, que a sociedade busca da profissão, deverá ser mantida em termos profissionais neutros, simplesmente explicando o que é e o que não é prático e ajudando o restante da sociedade a compreender as implicações de uma determinada decisão. Por isso, o RCOG publicou os chamados *Reports of Working Parties* sobre até onde um feto pode sentir dor [8] e forneceu orientação sobre o término da gestação para casos de anormalidade fetal [9]; entretanto, em nenhum caso esse órgão está articulando uma visão moral para seus pares e membros nos moldes pelos quais o Juramento de Hipócrates vincula todos os médicos a não buscar o aborto, como até recentemente se comparava.

Existe um segundo debate subjacente sobre o papel do médico. É esperado que o médico exerça um julgamento sobre se o procedimento visa os melhores interesses da paciente? Se afirmativo, em quais bases? Se a indicação para o procedimento for uma escolha, como pode ou deve o médico criticar a paciente? Quando o Parlamento decidiu que a decisão deveria ser tomada pelos médicos e pacientes em conjunto, isso significou que a paciente deveria ter liberdade total para decidir, se o médico acreditasse que a criança não nascida poderia sofrer de alguma deficiência reconhecível? Até onde é apropriado esperar que os obstetras sejam colocados na posição de juízes nessas circunstâncias? A avaliação do grau de deficiência deverá ser definida por profissionais adequadamente treinados para essa finalidade. Com frequência, esses profissionais farão parte de outra especialidade: em algumas localidades, essas pacientes são encaminhadas a cirurgiões pediátricos para aconselhamento, e o Partido Trabalhista do RCOG [9] sugeriu, em 2010, encaminhar a paciente a um pediatra com experiência em crianças afetadas. Eu imagino se não avançaremos um pouco mais no futuro: às vezes, a avaliação de uma deficiência a longo prazo pode ser reforçada por uma avaliação multidisciplinar, envolvendo especialistas em deficiência neurológica, fisioterapeutas, fonoaudiólogos ou terapeutas ocupacionais. O efeito de uma determinada lesão física variará muito de caso para caso, dependendo da personalidade da vítima e dos recursos disponíveis, assim como da gravidade da lesão. A dificuldade como organizar essa avaliação com rapidez suficiente, enquanto a gestação avança.

Aqui a lei precisa equilibrar o interesse da sociedade em proteger a autonomia da gestante e assegurar que ela não seja forçada a carregar até o parto um bebê que ela não quer. O direito precisa ser equilibrado com os direitos da criança não nascida. Poucos consideram apropriado dar à mulher um direito não qualificado de pedir a destruição de um feto normal no terceiro trimestre. A necessidade de equilibrar essas questões exige avaliações política e judicial. Embora os médicos tenham sido colocados na linha de frente, é cada vez mais difícil compreender que papel a sociedade dá a eles ou como ela espera que eles desempenhem sua tarefa. Em algumas outras áreas da medicina, os médicos são solicitados a legislar entre interesses conflitantes dessa forma; e onde eles têm uma ampla margem para arbitrar até agora, como nas decisões envolvendo o fim da vida, essa flexibilidade está sendo reduzida.

Nessas circunstâncias, o médico deve, como indivíduo, ficar alerta para as obrigações conflitantes impostas pela lei e as demandas dos pacientes. Hoje, minha própria recomendação é a de que, até onde possível, os obstetras deverão assegurar que registraram por escrito o aconselhamento objetivo de especialistas apropriados em que basearam suas decisões. Em casos contenciosos, eu suspeito que iremos, em breve, aconselhar os obstetras a transferirem a decisão para onde ela deverá ser apropriadamente decidida – O Judiciário de Sua Majestade. Pelo menos dessa maneira obteremos algumas diretrizes. Será muito desastroso, se a primeira vez que qualquer diretriz de como a lei deve avaliar o significado de risco substancial ou deficiência grave vier a ser decidida no contexto de um processo criminal. De acordo com a lei, até 1990, a relutância da Polícia em intervir era decorrente do não entendimento do significado de "capaz de nascer vivo" entre a legalização, em 1929, [10] e o advento de uma ação de negligência quanto à falha de um obstetra de informar a mulher sobre a falha de um teste de alfafetoproteína (AFP). O tribunal se esquivou da questão então, mas foi forçado a determiná-la, em 1989, quando um radiologista foi processado por causa de sua falha em reconhecer um quadro de espinha bífida [11]. Só então foi estabelecido que "capaz de nascer vivo" significa "capaz de manter a vida" por meio da própria respiração, tendo que se passado 60 anos desde que o Ato foi aprovado.

Enquanto isso, eu recomendo aos obstetras para se protegerem buscando suporte às suas decisões por meio da obtenção de um tipo de evidência por escrito que um tribunal possa exigir. Essa evidência deverá, explicitamente, responder às perguntas estatutárias: o risco é substancial e a deficiência será grave? O RCOG reiterou recentemente sua recomendação de 1996, e até que tenhamos orientação de um tribunal sobre o significado da palavra "substancial" nesse Ato, eu seria inteligente para ficar do lado da cautela [9]. A maneira como um tribunal interpretaria o significado de "substancial" bem poderia determinar o contexto em que a questão foi colocada. Nós poderíamos não receber quase nenhuma resposta de 20% - com base no fato de que um risco substancial é aquele que pessoas sensíveis levariam em consideração ao organizar seus assuntos - além da dúvida razoável, com base no fato de que um feto maduro não deveria ser assassinado a menos que se tivesse certeza absoluta de que ele nasceria deficiente. Essa última visão é, talvez, extrema e pouco provável, mas o tribunal poderia facilmente determinar a balança das probabilidades.

DISCIPLINA PROFISSIONAL

Outro aspecto do cenário sobre o qual os médicos precisam ficar em alerta é a mudança do GMC. Depois que a profissão recebeu golpes dessa instituição na estima do público por causa de vários escândalos, nos anos de 1990, o GMC foi reformado para torná-lo ainda mais duro em relação ao médico de baixo desempenho. O padrão de prova foi reduzido do criminal para o civil; foi enfatizado que o padrão civil não significa simplesmente a balança de probabilidades, mas que os painéis tendem a assumir uma abordagem confiante às questões de fato. As inovações foram cercadas com palavras adocicadas sobre reforma e reabilitação, mas, na prática, esses médicos identificados como de baixo desempenho por meio de processos do GMC raramente retornaram à prática clínica. O chamado *National Clinical Assessment Service* (Serviço Nacional de Avaliação Clínica) também luta com o problema do médico de baixo desempenho, mas seu nível de sucesso em recolocar esses médicos na prática clínica, uma vez identificados como de baixo desempenho, não tem sido satisfatório. Esses processos geralmente levam ao fim da carreira desses profissionais. Hoje o GMC tem uma minoria de médicos em seus painéis, e as pessoas que lá estão às vezes possuem uma visão crítica da profissão.

Foi também acordado pela profissão que ela deveria ter algum sistema formal de revalidação. A continuação da educação profissional foi instigada, nos anos de 1990, em resposta ao furor da cirurgia minimamente invasiva e como resultado o RCOG foi o primeiro Colégio a instigar um sistema de educação profissional contínua, formalmente registrado no Reino Unido. Foi acordado que a revalidação precisava ser algo mais, envolvendo não só a evidência de aprendizagem, mas também a evidência de habilidade contínua, mas os programas mais ambiciosos de revalidação parecem, à época dessa escrita, em 2010, ter caído no solo pedregoso do indisponível.

TREINAMENTO DO PÓS-GRADUADO

Outra questão preocupante para o futuro da profissão surge dos desenvolvimentos em treinamento profissional nos últimos 15 anos. A introdução da chamada *Working Time Directive* (Orientação de Tempo de Trabalho) no Reino Unido dividiu o número de horas que o médico em residência trabalha no hospital por semana. A introdução das Reformas de Calman e do *Specialist Registrar Grade* (SpR) reduziu o número de anos de experiência para graus de treinamento, em proporção similar, que um médico recentemente formado precisa atingir. Como resultado, o médico recentemente formado adquirirá cerca de 20% das horas de experiência clínica de seu predecessor de 20 anos atrás.

Ao lidar com médicos em residência no hospital nos últimos 30 anos, sente-se que a profissão dissipou uma tradição monástica de devoção e aprendizagem. O *BMJ* (antes conhecido como *The British Medical Journal*), por exemplo, relata que *trainees* cirúrgicos residentes são incapazes de amarrar nós, uma habilidade básica que costumava ser adquirida por estudantes de medicina [12]. Como resultado, não se pode confiar nos estagiários, mesmo sob supervisão, para realizar procedimentos mais simples que seus predecessores podiam executar sozinhos. Os mais velhos relatam ocasiões em que os assistentes saíam do hospital impreterivelmente às 17 horas, embora a cirurgia tivesse atingido um ponto crítico. O consenso é o de que os médicos estão lá para fazer um trabalho dentro das horas pelas quais são pagos, em vez de para assumirem um compromisso com os pacientes durante todo o curso clínico.

Como resultado, observa-se um declínio na continuidade dos cuidados e uma atitude de "entrega", que depende de registros escritos em vez da comunicação real com outro médico que aceitará a mesma responsabilidade. Muito mais tempo é dedicado à entrega, de modo que a proporção de tempo disponível do residente para o tratamento do paciente diminuiu ainda mais.

E o pior de tudo, a exposição do médico residente em cada hora de experiência ganha é acentuadamente reduzida. Nós compreendemos a necessidade de proteger os pacientes e assegurar que o serviço que eles recebem é seguro e coerente, mas os efeitos têm sido extremos. Um novo médico recém-nomeado, dos anos de 1970, teria provavelmente indicado a realização de mais procedimentos cirúrgicos isolados, com complicações significativas mais frequentes que as do médico de hoje, recentemente formado. Esses episódios não são bons nem para o paciente nem para o médico. A ênfase dada às horas de treinamento tem o melhor dos propósitos, no sentido de que os residentes são bem ensinados em relação a um procedimento específico. Entretanto, não há meio de adquirir compreensão da história natural da doença no homem, ou da flexibilidade em se reconhecer quando as coisas vão mal.

No momento, a posição ainda está sendo aliviada pela presença de médicos seniores que se beneficiaram do modelo antigo de treinamento. Estamos "andando para trás" para proteger os pacientes atuais à custa da experiência dos médicos do próximo ano; por isso, os últimos estudos de caso do NCEPOD (*National Confidential Enquiry into Perioperative Outcome and Death*) recomendaram que todas as internações de casos graves deveriam ser examinadas por um médico dentro de 12 horas.

A cada ano esses médicos se aposentam e são substituídos por colegas, que simplesmente não possuem o mesmo tipo de treinamento. Até certo ponto, os problemas podem ser atenuados em cirurgia eletiva pelo aumento das subespecialidades e em treinamentos mais amplos em cursos depois da admissão como médicos, mas estamos encontrando um mundo novo e corajoso em mais e mais hospitais em que não há médicos que se beneficiaram do tipo de treinamento antigo. A ideia de que os médicos residentes vão adquirir a experiência e o treinamento que precisam no curso de seus primeiros anos, como médicos, supera o fato de que eles não estão em um nível de treinamento e que, cada vez mais, não há ninguém nesses hospitais para treiná-los, caso eles tenham a modéstia de pedir ajuda e orientação.

Durante algum tempo parecia que os jovens médicos recém-nomeados adotariam as atitudes de seus preceptores, quando contratados e aceitariam a noção de uma responsabilidade de 24 horas, necessária para oferecer a continuidade dos cuidados para aqueles que eles consideravam como seus pacientes. O NHS decidiu, em 2003, aparentemente sem saber do fato de que a maioria dos médicos ainda mantinha os mesmos padrões de dedicação que tinha adquirido como residentes e que trabalhavam além do horário para o qual eles eram pagos, que pagaria os médicos pelas horas que eles trabalhassem. O resultado foi uma fatura enorme que ameaçou muitos Fundos e foi necessário haver uma negociação firme. Essa alteração representou o momento de mudança: os médicos mais velhos continuaram a fornecer os serviços que seus pacientes precisam apesar do fato nominal de que eles não estão sendo pagos para isso, mas suas atitudes já aparecem antiquadas e estão sendo substituídas por um novo respeito a um equilíbrio apropriado entre vida e trabalho. Há uma nova geração a caminho, moldada no modelo imaginado pelos gerentes do serviço, no lugar dos preceptores clínicos.

▶ O conflito entre a falta de treinamento e o ambiente hostil

A combinação dessa crise do treinamento profissional e do ambiente profissional menos complacente em que os médicos trabalham significa que as perspectivas para o médico como indivíduo estão mais obscuras. A premissa básica das reformas propostas pelo Shipman Inquiry (Inquérito Shipman) é a de que existe oferta suficiente de novos médicos para substituir aqueles considerados como não tendo mantido suas habilidades profissionais atualizadas. Essa premissa está profundamente errada, e a tentativa inescrupulosa de aliciar os médicos dos países mais pobres não pode fornecer uma solução sustentável. Ao defender os médicos perante o GMC, nós já encontramos uma atmosfera irreconciliável e a assertiva de que alguém deve ter feito alguma coisa errada sempre que um paciente tenha ido a óbito. A noção de ser justo com o médico que responde a uma acusação é fato concreto em um conjunto de prioridades encabeçado pela certeza de que o serviço é "seguro" e pela satisfação dada a alguém simplesmente porque houve essa acusação. Fora dos portões do GMC o sistema de acusações nos hospitais foi reformado e se tornou similarmente mais hostil à profissão. O conselho que se dá aos profissionais nessas circunstâncias é quase o mesmo que sempre foi dado – passar algum tempo com as pacientes, conversar com elas e ouvi-las. Explicar detalhadamente a proposta; reconhecer que o propósito da consulta é colocar seu conhecimento à disposição da paciente para que ela possa tomar sua decisão sobre o que ela quer fazer. Isto envolve, explicitamente, a aceitação da proposição de que, às vezes, as pacientes tomarão decisões que o médico considera surpreendentes, se não profundamente mal interpretadas. A paciente tem o direito irrestrito de recusar a cirurgia por uma boa razão, por um motivo ruim ou por motivo nenhum. O médico precisa assegurar que os riscos da falta de ação sejam ditos tão claramente, quanto os riscos da intervenção em questão. O papel do médico é o de aconselhar e reconhecer que, embora suas habilidades sejam para suas pacientes, suas anotações são para eles mesmos e para a própria proteção. Elaborar registros detalhados do que é dito para e pela paciente são tão importantes quanto elaborar registros da história clínica levantada e dos sinais encontrados.

É preciso reconhecer também que o direito da paciente de escolher deve, algumas vezes, significar o direito de exigir terapia, que o médico considera contraindicada. Essa é uma questão com a qual a profissão e o NHS está começando a lutar. Ela encontrou sua primeira expressão nas diretrizes do *National Institute for Health and Clinical Excellence* (NICE) sobre a cirurgia cesariana [13]. A paciente que solicita um compartilhamento injusto de recursos na forma de um parto cesariano, que o médico considera não indicado clinicamente, não está na mesma posição da mulher que insiste no parto em casa contra o aconselhamento médico. Ambos os casos estão pedindo um compartilhamento de recursos médicos, que parece exceder a indicação clínica sob o ponto de vista clínico, mas a mulher que solicita uma operação está pedindo que seu médico faça algo que parece não ser apropriado. Ela deveria receber a oferta de um encaminhamento a um colega onde fosse viável, mas o médico nunca deveria estar realizando uma operação que ele acredita ser contrária aos melhores interesses da paciente.

Em outras áreas, o Serviço opera com base na premissa de que as pacientes não pedirão a cirurgia que não seja do interesse delas. Não se sabe até onde essa premissa é bem fundamentada. Temos alguma experiência de profissionais sendo processados por procedimentos desnecessários no contexto da dentística. Existe uma linha de casos estabelecidos há muito tempo em que os pacientes solicitaram a restauração conservadora e extravagante dos dentes cujas raízes não eram adequadas. O sorriso pode ser atraente à primeira vista, mas a expectativa de vida da ponte é curta. O mesmo acontece mais frequentemente em cirurgia cosmética. Os tribunais quase que invariavelmente criticam o dentista ou o cirurgião plástico por terem realizado um procedimento contrário aos melhores interesses do paciente, sob o ponto de vista do profissional. O aconselhamento convencional a um profissional é o de que quando o paciente solicita um procedimento que parece ser contrário ao melhor interesse desse paciente, o profissional deverá se recusar a realizá-lo e oferecer encaminhamento a outro profissional. Esse aconselhamento deve ainda se manter válido, em 2005, mas à medida que a autonomia profissional avança, surge a questão: o direito do paciente de escolher cedo ou tarde o habilitará a pedir uma cirurgia considerada como contraindicada pelo médico com a mesma liberdade que um garçom deverá aceitar o pedido de uma combinação de pratos não adequada? Se a autonomia do paciente for fundamental e o campo de ação do conhecimento das implicações de procedimentos clínicos se torna cada vez mais nivelada, é difícil compreender como preservar o *status quo* indefinidamente.

PARALISIA CEREBRAL

Tudo isso está bem distante do centro das questões que estavam na linha de frente de interesse profissional, quando o primeiro predecessor deste capítulo foi escrito em 1999. Então, a preocupação do obstetra com a lei era como tinha sido desde 1980, quando a Câmara dos Lordes no caso *Jordan vs. Whitehouse* [14] deu julgamento ao caso em que os médicos envolvidos seriam processados pelas crianças sofrendo de paralisia cerebral, que atribuíam sua incapacidade ao médico. Embora o caso do Sr. Jordan resultasse em vitória para a defesa, a experiência das organizações de Defesa foi a de que o público se lembrou somente de que uma reivindicação tinha surgido a respeito de uma criança com lesão cerebral, não que o processo tivesse sido perdido. Embora a testemunha da Defesa demonstrasse que o dano não poderia ter sido causado pelas ações que serviram de base para o processo, o Professor Ronald Illingworth viu sua evidência rejeitada no julgamento. Posteriormente, ele escreveu um artigo influente no *BMJ*: "*Why Blame the Obstetrician?*" [15], com base no trabalho que estava sendo desenvolvido por neonatologistas na América e, nos 30 anos seguintes, nos acostumamos a usar uma avaliação da causalidade nessas situações.

Até esta data, ainda é verdade que dois terços dos gastos da Autoridade de Litígios do NHS, que trata dos processos contra esse Serviço, são dedicados a casos desse tipo. É também verdade que o número de crianças na população portadoras de paralisia cerebral permanece quase constante, apesar das melhorias na obstetrícia e na pediatria, que transformaram as taxas de mortalidade infantil e os prognósticos de sobrevida da criança depois do parto. Isto se deve, provavelmente, à idade aumentada da parturiente desde a introdução da fertilização *in vitro*: isso tem sido associado aos índices aumentados de obesidade materna, diabetes e complicações associadas. O EPICure II [16] mostrou que os avanços em neonatologia trouxeram mais sobreviventes dos extremos da pré-maturidade, mas muitos ainda sofrem da incapacidade associada. É também verdade que as expectativas sociais para um resultado perfeito tornaram difícil para nós a defesa desses casos, mesmo quando a extremidade da pré-maturidade torna claro que a sobrevida é surpreendente.

Agora o problema não está mais na linha de frente do pensamento profissional. Há várias razões para isso. Primeiro e mais importante, o advento da indenização do NHS, em 1990, tirou a carga financeira desse tipo de casos de cima dos ombros da profissão médica. As reclamações foram centralizadas sob uma entidade específica – *Clinical Negligence Scheme for NHS Trusts*, em 2002, e a experiência dos Fundos de Custódia (Trusts) não afetam mais o prêmio que os hospitais pagam para serem membros desse esquema, de modo que existe um nível adicional de isolamento entre o médico individual e o dano. A gestão de risco e a gestão clínica demandam padrões cada vez mais altos e mais intolerantes, mas o impacto puramente financeiro dessas reclamações é bem removido dos serviços prestados no Fundo individual. Houve um período em que um processo de muitos milhões de libras contra o Fundo poderia ou causaria problemas de fluxo de caixa, que enviava o Diretor Principal com "o chapéu na mão" para o Escritório Regional do Departamento de Saúde. Isto, pelo menos, não existe mais.

REFERÊNCIAS

1. *Lancet* 2010;376:303.
2. Wax JR, Lucas FL, Lamont M *et al*. Maternal and newborn outcomes in planned home birth vs planned hospital births: a metaanalysis. *Am J Obstet Gynecol* 2010;203:x.ex–x.ex.
3. Chester vs. Afshar [2004] UKHL. 41.
4. Sidaway vs. Board of Governors of Bethlem Royal Hospital and Maudsley Hospital [1985] AC. 871.
5. Moy vs. Pettman Smith [2005] UKHL. 7; [2005].
6. R vs. Bourne [1938].
7. RCOG Website Fetal Awareness – Review of Research and Recommendations for Practice (Pdf). Available at: http://www.rcog.org.uk/fetal-awareness-review-research-and-recommendations-practice.
8. RCOG Website Termination of Pregnancy for Fetal Abnormality in England, Scotland and Wales (pdf). Available at: http://www.rcog.org.uk/termination-pregnancy-fetal-abnormality-england-scotland-and-wales.
9. Infant Life Preservation Act 1929.
10. Rance vs. Storr [1993] 4 Med LR l17 CA.
11. Chikwe J, de Souza AC, Pepper JR. No time to train the surgeons. *BMJ* 2004;328:418-419; doi:10.1136/bmj.328.7437.418.
12. See NICE Website: Caesarean Section Clinical Guideline 13 April 2004. Available at: http://www.nice.org.uk/nicemedia/live/10940/29331/29331.pdf.
13. [1981] 1 All ER. 261.
14. Illingworth R. Why blame the obstetrician? *Br Med J* 1979;797-801.
15. Hall D. Birth asphyxia and cerebral palsy. *Br Med J* 299:279-83.
16. EPICure II. Available at: www.epicure.ac.uk.

Índice Remissivo

Entradas acompanhadas pelas letras *f* e *t* em itálico indicam Figuras e Tabelas, respectivamente.

A

46XX
   criança, 433*f*
      genitália externa de, 433*f*
   distúrbios, 426
      agenesia mülleriana, 426
      manejo não cirúrgico, 427
      técnicas cirúrgicas, 427
46XY
   distúrbios, 425
      androgênio(s), 426
         síndromes de insensibilidade aos, 426
         transtornos da síntese de, 426
      do desenvolvimento gonadal, 425
      testicular, 425
AABR (Audiometria de Tronco Cerebral Automatizada), 380
Abdome
   quadrantes do, 414*f*
Abertura
   ectópica, 431
      do ânus, 431
      na fúrcula vulvar, 431
Ablação
   endometrial, 539
   fetoscópica, 238*f*
   a *laser*, 238*f*
Aborto Espontâneo
   classificação do, 61*t*
   de repetição, 60-64
      definição, 60
      epidemiologia, 60
      fatores, 60-63
         anatômicos, 61
         associados, 60
         endocrinológicos, 63
         genéticos estruturais, 61
         imunológicos, 63
         protrombóticos, 62
      idiopático, 63
      tratamento, 60
   risco de, 39*t*
      e idade materna, 39*t*
Aborto, 817
   espontâneo, 233
      na gestação múltipla, 233
   induzido, 88-97
      a lei e o, 88
      acompanhamento após, 97
      aconselhamento para, 89
      cirúrgico, 94
         após o primeiro trimestre, 95
         preparo cervical para, 94
         realizando o, 95
      com uso de medicamentos, 92
         até 9 semanas, 92
         necessidades de anestesia, 93
         no final do terceiro trimestre, 93
         no primeiro trimestre, 92
         no segundo trimestre, 93
      complicações, 96
      escolhendo o método, 90, 91*f*
         pela idade gestacional, 91*f*
      orientações para o futuro, 95
      pré-avaliação para, 89
      problemas, 96
Abuso(s)
   CPP e, 608
   físico, 608
   sexual, 608
   doméstico, 798, 799
      apresentação do quadro de, 800*t*
      diagrama do manejo de, 799*f*
      revelação de, 799
   ação diante de, 799
   sexual, 803
      de crianças, 803
Acantose
   nigricans, 703
ACC (Agenesia do Corpo Caloso), 221
ACE (Enzima Conversora da Angiotensina), 38, 118, 123, 173
Acidente(s)
   com cistos, 713
Acidose
   metabólica, 327
Acolhimento
   no aborto espontâneo, 63
      de repetição, 63
      idiopático, 63
Acompanhamento
   dos nascidos vivos, 384*t*, 385*t*
      deficiência, 384*t*
      estudo de, 384*t*
      neurocognitivo, 385*t*
Aconselhamento
   antes da concepção, 35-41
   doenças específicas, 40
      cardiopatia, 40
      diabetes, 40
      hipertensão, 40
      insuficiência renal, 40
      pré-eclâmpsia, 40
   época para, 36
   finalidade do, 35
   genético, 40
   geral 36
      álcool, 37
      dieta, 36
      peso corporal, 37
      suplementos, 37
      tabagismo, 37
   gravidez não recomendada, 40
   idade materna, 39
   mau obstétrico passado, 41
      histórico de, 41
   profissionais de saúde, 36
   quem precisa de, 35
   sobre medicamentos, 38
   após morte perinatal, 370
   para esterilização, 510
      feminina, 510*t*
      masculina, 510*t*
   para o aborto, 89
   preconcepção, 123
      no diabetes, 123
   pré-natal, 378
      e cariótipo tardio, 378
   sobre fertilidade, 511
   sobre prevenção, 126
      de hipoglicemia, 126
      no primeiro trimestre, 126
Acoplamento
   eletrofisiológico, 253
      na geração de contratilidade, 253
      uterina, 253
ACR *(American College of Radiologists)*, 443
Acrodermatite
   enteropática, 702
ACTH (Hormônio Adrenocorticotrófico), 13
   tumores secretores de, 132
Actinomyces
   PID por, 599
Adaptação
   pós-natal, 379
      nascimento e, 379
      reanimação neonatal, 379
Adenocarcinoma
   de células claras, 743
Adenomiose
   apresentação clínica, 715
   definição, 715
   diagnóstico, 715
   difusa, 716*f*
      do útero, 716*f*
   etiologia, 715
   incidência,. 715
   tratamento, 716

Adolescência, 469-484
   distúrbios ginecológicos na, 480-484
      hirsutismo, 483
      problemas menstruais, 482
         dismenorreia primária, 483
         hipermenorreia, 482
         síndrome pré-menstrual, 483
   puberdade, 471-478
      distúrbios da, 471-478
ADRB2 (Receptores b_2-adrenérgicos)
   agonistas, 259
      como relaxante uterino, 259
         exógeno, 259
      na regulação, 256
         da contratilidade mimetrial, 256
Adrenarca
   precoce, 472
Adrenomedulina
   como relaxante uterino, 258
Adulto
   jovem, 122t
      influência sobre, 122t
         da hiperglicemia materna, 122t
AFC (Contagem de Folículos Antrais), 573
AFI (Índice de Líquido Amniótico), 277
AFLP (Esteatose Hepática Aguda da Gravidez), 178
AFP (Alfafetoproteína), 104, 186
AGA (Adequado para a Idade Gestacional), 201
Agenesia
   gonadal, 476
      e amenorreia primária, 476
   mülleriana, 426
      46XX, 426
   renal, 224
Agente(s)
   de volume uretral, 662, 663f
   para preparo cervical, 94t
      para aborto cirúrgico, 94t
   sensibilizadores, 525
      da insulina, 525
      de metformina, 525
AIS (Síndrome da Insensibilidade Androgênica), 516
Álcool
   e concepção, 37
ALD (Aldosterona), 6f
Aleitamento
   materno, 365-375, 392t
      alimentação do bebê, 370
         tendências em, 373
         vantagens do, 370
      drogas e, 392t
      e câncer de mama, 372
      e desenvolvimento neurológico, 371
      e doenças, 372
         ao longo da vida, 372
         atópicas, 372
      e fertilidade, 372
      e obesidade, 372
      fármacos no, 370
      fisiologia do, 373
         produção de leite, 373
         reflexo de ejeção do leite, 373
         volume do leite, 375
      manejo do, 375
      prevalência de, 373t
         do nascimento até 9 meses, 373t
      sucesso do, 375t
         dez passos para o, 375t
      seio em, 373f
         estrutura do, 373f
Alimentação
   do bebê, 370
      vantagens do, 370
         aspectos nutricionais, 370

   infantil, 373
      tendências em, 373
Alimento(s)
   que podem causar prejuízo ao feto, 36t
      da gravidez, 36t
      na fase inicial, 36t
Aloimunização
   das células vermelhas, 213
      complicações da IUT, 215
      Kell, 215
      monitoração, 214
         Doppler da MCA, 214
      resultados, 215
      tratamento, 214
         IUT, 214
ALSO (Advanced Life Support in Obstetrics), 297
ALT (Alanina Transferase), 178
Alteração(ões)
   associadas à gravidez, 7f, 8f, 9f
      hemodinâmicas, 7f
      nas vias de coagulação, 9f
      no volume pulmonar, 8f
      na zona de transformação, 711
Amamentação
   e receptoras de transplante, 148
      de rim, 148
Ambiente
   intrauterino, 202
      adverso, 202
         resposta fisiológica fetal ao, 202
Amenorreia
   lactacional, 372
      mecanismos da, 372
   primária, 474
      classificação de, 474t
      etiologia de, 474
         avaliação, 477
         características sexuais secundárias, 474, 475, 576
            ausência de, 475, 476
            normais, 474
         desenvolvimento heterossexual, 477
         tratamento, 477, 478
   secundária, 513-532
      causas de, 526, 527, 530, 532
         hipofisárias, 527
         hipotalâmicas, 530
         iatrogênicas, 532
         ovarianas, 526
      classificação da, 515t
      definindo a, 513
      estresse psicológico, 531
      etiologia da, 526t
      pacientes com, 513
         exame de, 513
         investigação de, 513
      por distúrbios sistêmicos, 530
      relacionada, 531
         com exercícios físicos, 531
         com peso, 531
      tratamento, 526
         anormalidades do trato genital, 526
AMH (Hormônio Antimülleriano), 487, 516
Amniocentese
   no resultado positivo, 187
      do rastreamento, 187
      da anomalia fetal, 187
Amostra
   do sangue fetal, 333
      classificação das, 334t
      dilemas associados à, 334
      FBS, 334
         interpretação dos resultados, 334
AN (Acantose Nigrans), 514, 515f

Analgesia, 356-361
   dor, 356
   no trabalho de parto, 356, 357
      não regional, 356
      regional, 357
         contraindicações para, 357t
         indicações de, 358t
      técnica espinhal de administração, 357t
         combinada espinhal-peridural, 357t
         peridural, 357t
         única, 357t
Anatomia Clínica
   da pelve, 413-420
      e do aparelho reprodutor, 413-420
         assoalho pélvico, 415
         bacia pélvica, 415
         clitóris, 415
         de superfície, 413
         epitélio do, 413
         órgãos pélvicos, 417
         parede abdominal anterior, 413
         peritônio, 414
         umbigo, 413
         vulva, 414
Andrógênio(s)
   falhas na produção de, 432
      mulheres XY, 432
         ausência anatômica de testículo, 432
         falha testicular enzimática, 432
   insensibilidade aos, 426
      síndromes de, 426
   síntese de, 426
      transtornos da, 426
   tumores secretores de, 477
      e amenorreia primária, 477
Anemia
   fetal, 213
      aloimunização, 213
         das células vermelhas, 213
      parvovírus, 215
   materna, 44
   na gravidez, 151
      deficiência hematínica, 151
         diagnóstico da, 151
         efeitos da, 151
         hematínicos, 151
            necessidade de, 151
         profilaxia, 152
         tratamento, 152
   no pré-natal, 144
      de pacientes em diálise, 144
Anestesia, 356-361
   dor, 356
   para cesariana, 359
   para histeroscopia, 456t
Angioceratoma(s)
   na vulva, 696
Angioqueratoma
   hemangiomas, 704
   varicosidades, 704
Anomalia(s)
   anatômicas, 428
      de fusão, 428
      do ducto wolffiano, 431
      hímen imperfurado, 429
      na vulva, 430
      no trato renal, 431
      septo vaginal, 429, 430
         longitudinal, 430
         transversal, 429
      ureter ectópico, 431
   congênitas, 391
      cardíaca, 391
         choque, 391
         cianose, 391

desconforto cardiorrespiratório, 391
    insuficiência cardíaca, 391
    sopro assintomático, 391
  defeitos nas paredes, 391
    abdominal, 391
    gastrointestinal, 391
    respiratória, 391
    hérnia diafragmática, 391
cromossômicas, 125
  triagem das, 125
    no primeiro trimestre, 125
estruturais, 46
  fetais, 46
    rastreamento das, 46
fetal, 186, 219-229
  diagnóstico da, 186
  em sistemas de órgãos específicos, 220
    cardiovascular, 220
    defeitos na parede abdominal, 223
    do CNS, 221
    do trato gastrointestinal, 223
    esquelético, 226
    na cabeça, 225
    no pescoço, 225
    torácicas, 226
    tumores fetais, 227
    urinário, 224
  hidropisia fetal, 228
  malformações, 219
    desenvolvimento de, 219
    momento de, 219
uterina, 61, 62
  adquirida, 62
  congênita, 61
Anorexia
  e amenorreia primária, 475
Anormalidade
  congênitas, 126
    triagem para, 126
      no segundo trimestre, 126
  cromossômica, 61
    fetal, 61
    parental, 61
  no metabolismo, 63
    da glicose, 63
    e distúrbios da tireoide, 63
ANP (Peptídeo Natriurético Atrial), 10
Antagonista(s)
  de OTR, 259
    como relaxante uterino, 259
    exógeno, 259
Antibiótico(s)
  na prevenção, 352
    do parto pré-termo, 352
Anticoncepcionai(s), 502
  contendo só PROG, 502
    contraindicações, 503
    efeitos colaterais, 503
      graves, 505
      menores, 503
    eficácia, 503
    indicações, 503
    mecanismos de ação, 503
    métodos, 502
      injetáveis, 502
      intrauterino, 502
      oral, 502
      subdérmico, 502
  de baixa dose hormonal, 501t
    interações com, 502t
      de drogas, 502t
  métodos, 496t, 497
    benefícios dos, 497
    eficácia de, 496t
    hormonais, 497t
      benefícios não contraceptivos dos, 497t
  uso atual de, 496t

Anticorpo(s)
  antiteroide, 63
    e aborto espontâneo, 63
      de repetição, 63
  contra hemácias, 193
    rastreamento de, 193
    resultado positivo, 193
Antifibrinolítico(s), 537
Ânus
  abertura ectópica do, 431
    na fúrcula vulvar, 431
AOAE (Emissão Otoacústica Automática), 380
Aorta
  coarctação da, 113
Aparelho Reprodutor
  anatomia clínica do, 413-420
    aparelho genital, 413
      epitélio do, 413
    assoalho pélvico, 415
    bacia pélvica, 415
    clitóris, 415
    órgãos pélvicos, 417
      bexiga, 419
      ovários, 419
      reto, 420
      tubas uterinas, 419
      ureteres, 419
      uretra, 419
      útero, 418
      vagina, 417
    parede abdominal anterior, 413
    peritônio, 414
    umbigo, 413
    vulva, 414
Aparelho
  genital, 413
    epitélio do, 413
      anatomia clínica do, 413
Apresentação
  córmica, 316
  de face, 315, 316f
  de fronte, 315
  pélvica, 311
    manejo, 313
      intraparto, 313
      pré-natal, 313
    tipos de, 312
APS (Síndrome Antifosfolipídio), 177
  aborto espontâneo por, 62
    de repetição, 62
Arritmia(s) Cardíaca(s)
  fetais, 210
    bradicardia, 211
    frequência cardíaca fetal, 210
      irregular, 210
    taquicardia, 210
Arritmia(s)
  na gravidez, 119
ART (Tecnologia da Reprodução Assistida), 39, 61
Artéria(s)
  espiraladas, 19
    fechamento das, 19
Artrite
  reumatóide, 177
Ascite
  hidropisia grave com, 228f
ASD (Defeito do Septo Atrial), 113
Asherman
  síndrome de, 526
Asma, 174
Aspiração
  do mecônio, 388
Aspirina
  e aborto espontâneo, 63
    de repetição, 63
    idiopático, 63

ASRM (American Society for Reproductive Medicine), 517
Assinclitismo
  posterior, 312f
Assoalho
  pélvico, 415, 417f, 627
    anatomia clínica do, 415
    disfunção do, 628
      fisiopatologia da, 628
    estrutura do, 627
      fáscia, 627
      músculo, 627
    função do, 627
    músculos do, 417f
AST (Aspartato Transaminase), 178
AT III (Antitrombina III), 9t
Ativação Decidual
  e início, 250
    do trabalho de parto, 250
Ativação
  cardiovascular, 6f
    inicial, 6f
      fluxograma da provável sequência da, 6f
Atividade
  uterina, 329
    hipertônica, 329
Atraso
  constitucional, 475
    e amenorreia primária, 475
Atresia
  duodenal, 223
  esofágica, 391
Atrofia
  vaginal, 708
Auscultação
  intermitente, 332, 333t
    monitoração eletrônica e, 333t
      ensaios clínicos que comparam a, 333t
    na monitoração da FHR, 332
Ausência
  anatômica, 432
    de testículo, 432
      em mulheres XY, 432
  de inibidor mülleriano, 477
    e amenorreia primária, 477
Autotransfusão
  na PPH maciça, 304
Avaliação
  cardíaca, 112
    na gravidez, 112
  do bem-estar fetal, 200-207
  do líquido amniótico, 277
    por ultrassonografia, 277
      na gravidez pós-termo, 277

B

Bacia
  pélvica, 415, 416f
    anatomia clínica da, 415
Barreira
  materno-fetal, 16
Batimento(s) Cardíaco(s)
  fetais, 332t
    anormalidades dos, 332t
      ação necessária com, 332t
    características dos, 332f
    classificação do NICE das, 332f
BBT (Temperatura Corporal Basal), 270
Bebê
  alimentação do, 370
    tendências em, 373
    vantagens do, 370
      aspectos nutricionais, 370
Behçet
  síndrome de, 702

Bem-estar
 fetal, 47
  rastreamento das, 46
b-hCCG (Gonadotrofina Coriônica Humana tipo Beta), 56
Bexiga, 419f
 anatomia clínica da, 419
Biometria
 ultrassonográfica, 205
  do crescimento fetal, 205
Bishop
 índice de, 288t
  modificação de Calder do, 288t
Blastocisto, 587f
 implantação do, 18f
Bloqueador (es)
 de canais de cálcio, 259
  como relaxante uterino, 259
  exógeno, 259
Bloqueio
 regional, 358t
  complicações sérias do, 358t
B-Lynch
 sutura de compressão, 303f
  no sangramento, 303f
  por atonia uterina, 303f
BMA *(British Medical Association)*, 89
BMD (Densidade Mineral Óssea), 516
 anticoncepcionais e, 505
 contendo só PROG, 505
BMI (Índice de Massa Corporal), 11, 36, 45, 173, 471
BMPs (Proteínas Fotogenéticas da Medula Óssea), 487
BP (Pressão Arterial Sistêmica), 6f, 7f
BPD (Diâmetro Biparietal), 27
BPD (Displasia Broncopulmonar), 384, 388
BPI (Inventário Breve de Dor), 608
Bradicardia
 CAVB, 211

C

Cabeça
 anomalias na, 225
  fenda palatina, 225
  lábio leporino, 225
 compressão da, 328
Cabelo
 perda de, 367
  no puerpério, 367
CAH (Hiperplasia Suprarrenal Congênita), 188, 472, 522
 e amenorreia primária, 477
 manejo, 210
  orientações para, 210
Cálcio
 bloqueadores de canais de, 259
  como relaxante uterino, 259
  exógeno, 259
 homeostase do, 253
  na geração de contratilidade, 253
   uterina, 253
 metabolismo do, 13
Calder
 modificação de, 288t
  do índice de Bishop, 288t
Camada(s)
 das membranas fetais, 22f
 do córion, 22
 liso, 22
Canal(is)
 de cálcio, 259
  bloqueadores de, 259
   como relaxante uterino exógeno, 259
Câncer
 cervical, 754, 757
  apresentação do, 754

 estadiamento de, 754t
  FIGO, 754f
 na gestação, 758
 recorrente, 757
 de mama, 372
  aleitamento materno e, 372
 de vagina, 740
  apresentação, 740
  avaliação, 741
  cirurgia, 742
  estadiamento, 741
  etiologia, 740
  fatores prognósticos, 742
  história, 740
  local, 741
  patologia, 741
  quimioterapia, 742
  radioterapia, 741
  recorrência, 742
  sobrevida, 742
  tamanho, 741
  tratamento, 741
 do endométrio, 776-782
  apresentação clínica, 777
  etiologia, 776
   genética, 776
   hiperplasia endometrial, 777
   nuliparidade, 777
   obesidade, 777
  fatores de risco, 777t
  intervenções cirúrgicas, 779
   citorredução na doença avançada, 780
   linfadenectomia em, 779
    e estudo não randomizados, 779
   preservação da fertilidade, 780
   quimioterapia, 781
   radioterapia, 780
  recidiva de, 781
  tipos de, 778
  tratamento, 778
   investigações pré-operatórias, 778
 e contracepção hormonal, 501
  combinada, 501
   cervical, 501
   de cólon, 501
   de mama, 501
   de ovário, 501
   endometrial, 501
 e PCOS, 521
  de endométrio, 521
  de mama, 521
  de ovário, 522
 vulvar, 730t
  casos novos de, 730t
  distribuição de, 730f
  incidência de, 730t
  tipos histológicos de, 731t
  tratamento do, 735
  variantes histológicas, 730f
Candidíase
 vaginal, 707
Capuz
 cervical, 510
Carcinoma
 da uretra, 678
 ovariano, 439f
  limítrofe, 439f
 vulvar, 732t
  sintomas presentes no, 732t
Cardiomiopatia
 periparto, 118
Cardiopatia
 concepção e, 40
Cariótipo
 tardio, 378

Carúnculo
 uretral, 678
Cascata
 do trabalho de parto, 248-249f
 proposição da, 248-249f
CAVB (Bloqueio Atrioventricular), 211
Cavidade
 uterina, 80f, 83f, 536, 581
  avaliação da, 536
   no HMB, 536
  distendida, 80f
  e infertilidade, 581
   HSG, 581
   histeroscopia, 581
   laparoscopia, 581
   sono-histerossalpingografia, 581
  vazia, 83f
CCAM (Malformação Adenomatoide Cística Congênita), 227
Célula(s)
 NK, 63
  e aborto espontâneo, 63
  de repetição, 63
 trofoblásticas, 18
  colunas de, 18
 vermelhas, 215
  aloimunização das, 213
   complicações da IUT, 215
   Kell, 215
   monitoração, 214
    Doppler da MCA, 214
   resultados, 215
   tratamento, 214
    IUT, 214
Ceratose(s)
 seborreicas, 703
Cerclagem
 cervical, 346
  de emergência, 347
  de salvamento, 347
  na prevenção, 346
   do parto pré-termo, 346
Cérvice
 doenças benignas da, 706-713
  lesões, 711
   alterações na zona de transformação, 711
   cervicite crônica, 711
   metaplasia cervical, 711
   pólipos endocervicais, 711
   posição da SCJ, 711
Cervicite
 crônica, 711
Cesariana
 complicações associadas à, 322
 indicações, 321
 taxa padronizada de, 396f
  variação da, 396f
 tipos de, 322
  incisão, 322
   no segmento inferior do útero, 322
   vertical mediana, 322
CFF DNA (DNA Fetal Livre de Células), 188
CG (Clínico Geral), 35
CGRP (Peptídeo Relacionado com o Gene de Calcitonina)
 como relaxante uterino, 258
CHD (Cardiopatia Congênita), 189, 211
Chlamydia trachomatis
 PID por, 598, 604
  exame para, 604
  programa de, 604
Choque, 391
 causas obstétricas de, 304
  eclâmpsia, 304
  inversão uterina, 304
  ruptura uterina, 304

Índice Remissivo

complicações nas vias aéreas, 300
na paciente obstétrica, 299t
  características, 299t
  causas do, 299t
  tratamento inicial do, 299t
parada cardíaca, 298
problemas, 300
  circulatórios, 300
  respiratórios, 300
tóxico, 708
  síndrome do, 708
Cianose, 391
Cicatriz
  de cesariana, 84
  gravidez na, 84
Ciclo Menstrual, 487-493
  eventos endócrinos no, 490f
    alterações séricas dos, 490f
  primeiro passo, 487
    assegurar uma única ovulação, 487
      fase folicular, 487
      formação folicular, 487
  segundo passo, 491
    manutenção da gravidez inicial, 491
      desenvolvimento endometrial, 492
        no ciclo menstrual, 492
        no início da gravidez, 492
      menstruação, 493
      ovulação, 491
      pico de LH, 491
Ciclo(s)
  endometrial, 492f
    histologia do, 492f
  ovarianos, 490f, 549
    e endometrial, 490f
      sincronicidade dos, 490f
    supressão do, 549
      na PMS, 549
Ciência Básica, 3-32
  crescimento fetal, 26-31
    normal, 26-31
  fisiologia materna, 5-14
  membranas fetais, 16-24
  placenta, 16-24
CIN (Neoplasia Intraepitelial Cervical), 342, 414, 709
  classificação de, 749
  progressão de, 750
    potencial de, 750
    tratamento de, 750
      métodos de, 751t
Cirurgia
  cervical, 343
    e parto pré-termo, 343
  endoscópica, 464
    treinamento para, 464
  laparoscópica, 464t
    complicações da, 464t
  na gravidez ectópica, 78, 81
    diagnóstico da, 78
    tratamento da, 81
  na PMS, 549
    ooforectomia bilateral, 549
  para endometriose, 621
    profunda, 621
  pélvica, 604
    PID após, 604
Cistite
  intersticial, 680, 681f
    diagnóstico, 680
      exclusão de, 681t
    tratamento, 681
Cisto(s), 703
  acidentes com, 713
  dermoides, 439, 713f
    com ecos refringentes, 439f

endometrióticos, 582
  e infertilidade, 582
lúteo, 440f
  hemorrágico, 440f
ovarianos, 440, 441t
  dor pélvica por, 440
  marcadores ultrassonográficos nos, 441t
Cistoadenoma
  mucinoso, 713
  seroso, 713
Cistometria
  de esvaziamento, 649, 651f
  simples, 645f
  subtraída, 645, 646f, 648f
Cistômetro, 645f
Cistometrograma
  traçado de, 647f, 650f
  normal, 647f
  subtraído, 647f, 650f
Cistouretroscopia, 651
Citorredução
  na doença avançada, 780
Citotrofoblasto
  viloso, 20
CKD (Doença Renal Crônica), 137
  considerações na, 138t
    pré-gravídicas, 138t
  diálise temporária, 139
  e gravidez, 140t, 142
    efeitos a longo prazo da, 142
  estágios da, 142t
    pela NKF, 142t
  insuficiência renal, 138
    e gravidez, 138
      evolução após, 138
      perspectivas da, 138
  na gravidez, 142
    implicações na, 142
      avaliação da função renal e, 142
  pacientes com, 139t, 140t
    função renal em, 139t, 140t
    pré-gravídica, 139t, 140t
  pré-natal, 141
    estratégia no, 141
    tomada de decisões no, 141
  S_{cr} na, 145t
Clínica Obstétrica
  multidisciplinar, 124
    com assistência combinada, 124
      ao diabetes, 124
      ao pré-natal, 124
Clitóris
  anatomia clínica do, 415
CMO (Chief Medical Office), 88
CMV (Citomegalovírus), 223
CNS (Sistema Nervoso Central), 70, 220
  anomalias do, 221
    ACC, 221
    defeitos, 223
      do tubo neural, 223
    HPE, 222
    malformação, 222
      de Dandy-Walker, 222
    ventriculomegalia, 222
CNST (Clinical Negligence Scheme for Trusts), 298
CO (Débito Cardíaco), 6f
  aumento no, 8t
    na gravidez, 8t
    de repouso, 8t
    na ventilação minuto, 8t
CO (Monóxido de Carbono), 102
Coagulação
  materna, 9
  sistema de, 366
    no puerpério, 366
      alterações do, 366t

variáveis da, 9t
  em mulheres pós-parto, 9t
vias de, 9f
  alterações nas, 9f
  associadas à gravidez, 9f
Coagulopatia
  HMB por, 534
Coarctação
  da aorta, 113
COCP (Pílula Contraceptiva Oral Combinada), 538
Collin
  espéculo de, 456f
Colo do Útero
  doença maligna do, 747-758
    apresentação do câncer cervical, 754
    CIN, 749, 750
      classificação de, 749
      potencial de progressão, 750
      tratamento de, 750
    classificação de citologia, 748
    colposcopia, 750, 754
      seriada, 754
    diagnóstico, 754
    estadiamento, 754
    falhas de tratamento, 752
    HPV, 753
      vacinação para, 753
    implicações obstétricas, 752
    manejo conservador, 754
    métodos de exérese, 751
    perspectiva histórica, 747
    técnicas de ablação, 751
    tratamento de esfregaços cervicais, 748
  doença pré-maligna do, 747-758
    apresentação do câncer cervical, 754
    CIN, 749, 750
      classificação de, 749
      potencial de progressão, 750
      tratamento de, 750
    classificação de citologia, 748
    colposcopia, 750, 754
      seriada, 754
    diagnóstico, 754
    estadiamento, 754
    falhas de tratamento, 752
    HPV, 753
      vacinação para, 753
    implicações obstétricas, 752
    manejo conservador, 754
    métodos de exérese, 751
    perspectiva histórica, 747
    técnicas de ablação, 751
    tratamento de esfregaços cervicais, 748
Colo
  uterino, 344
    mensuração do comprimento do, 344
      por ultrassonografia, 344
      e parto pré-termo, 344
Cólon
  câncer de, 501
    e contracepção hormonal, 501
      combinada, 501
Colporrafia
  anterior, 658
    procedimento, 658
      Marshall-Marchetti-Krantz, 658
Colpossuspensão, 658
  de Burch modificada, 659f
  laparoscópica, 659
Coluna(s)
  de células, 18
    trofoblásticas, 18
Complicação(ões)
  abdominais, 178

da gemelaridade monocoriônica, 237
    FFTS, 238
    gêmeos monoamnióticos, 239
    transfusão feto-fetal aguda, 237
    TRAP, 239
da pré-eclâmpsia, 108
    hepáticas, 108
    neurológicas, 109
    renais, 108
    tratamento pós-natal, 109
do início da gravidez, 51-98
    aborto, 60-64, 88-97
        espontâneo de repetição, 60-64
        induzido, 88-97
    ectópica, 76-85
    GTT, 66-74
    perda gestacional espontânea, 53-59
do puerpério, 367
    embolia, 368
    hemorragia pós-parto, 369
        tardia, 369
    incontinência fecal, 369
    infecção puerperal, 368
        do trato urinário, 368
        no trato genital, 368
        outras causas, 368
    transtornos psicológicos no, 369
        aconselhamento após morte perinatal, 370
        psicose pós-parto, 370
    trombose, 368
    urinárias, 369
        incontinência, 369
nas vias aéreas, 300
    de paciente obstétrica, 300
obstétricas médicas, 126
    controle das, 126
        no segundo trimestre, 126
rastreamento de, 44, 46
    fetais, 46
        da síndrome de Down, 46
        de anomalias estruturais, 46
        do bem-estar fetal, 47
        viabilidade fetal, 46
    maternas, 44
        anemia, 44
        diabetes gestacional, 45
        doença, 45, 46
            hipertensiva, 45
            psiquiátrica, 46
        grupo sanguíneo, 44
        hemoglobinopatias, 45
        infecção, 45
        placenta prévia, 46
    sérias, 358t
        do bloqueio regional, 358t
triagem de, 125
    do diabetes, 125
        no primeiro trimestre, 125
Compressão
    aórtica, 301
        na PPH maciça, 301
    da cabeça, 328
    do cordão, 329
    sutura de, 301, 303f
Comprometimento
    fetal, 326, 332f
        sinais suspeitos de, 332f
Concepção
    aconselhamento antes da, 35-41
        doenças específicas, 40
            cardiopatia, 40
            diabetes, 40
            hipertensão, 40
            insuficiência renal, 40
            pré-eclâmpsia, 40

época para, 36
finalidade do, 35
genético, 40
geral 36
    álcool, 37
    dieta, 36
    peso corporal, 37
    suplementos, 37
    tabagismo, 37
gravidez não recomendada, 40
idade materna, 39
mau obstétrico passado, 41
    histórico de, 41
profissionais de saúde, 36
quem precisa de, 35
sobre medicamentos, 38
assistida, 578, 580
    abreviaturas da, 581t
    complicações da, 593
        da TVOR, 594
        gravidez ectópica, 594
        nascimentos múltiplos, 593
        OHHS, 593
    conhecimentos decorrentes da, 578
    investigações anteriores à, 580
        feminino, 580
        masculino, 581
        ovários policísticos, 582
        patologias coexistentes, 582
    tipos de, 583
        congelamento de óvulo, 591
        doação de óvulos, 590
        espermatozoide, 592
            doação de, 592
            recuperação cirúrgica do, 592
        FERC, 590
        gestação por substituição, 591
        GIFT, 589
        ICSI, 588
        IUI, 583
        IVF, 584
        pré-implantação, 592
            diagnóstico genético, 592
            rastreamento genético de, 592
distúrbios da, 565-594
    infertilidade, 567-578
    reprodução assistida, 580-594
Condição(ões) Médica(s)
    fetais, 208-217
        arritmias cardíacas, 210
        CAH, 210
        FNAIT, 212
        função da tireoide, 208
Cone(s)
    vaginais, 657
        pesados, 657
Conn
    síndrome de, 133
Contração(ões)
    muscular, 252f
        mecanismo da, 251f
    uterinas, 253, 328
        geração de, 253
            acoplamento eletrofisiológico, 253
            homeostase do cálcio, 253
        número de, 328f
Contracepção, 495-511
    adesão, 496
    anticoncepcionais, 502
        contendo só PROG, 502
        contraindicações, 503
        efeitos colaterais, 503
        eficácia, 503
        indicações, 503
        mecanismos de ação, 503
        métodos, 502

contraindicações, 497
de emergência, 507
    efeitos colaterais, 508
    eficácia, 508
    mecanismo de ação, 507
    uso da, 508
descontinuação, 496
e prevenção da PID, 604
efetividade, 495
eficácia, 495
em receptoras de transplante, 148
    de rim, 148
fertilidade, 511
    aconselhamento sobre, 511
hormonal combinada, 497
    contraindicações, 499
    efeitos colaterais, 499
        graves, 499
        menores, 499
    eficácia, 499
    métodos, 497
        transdérmico, 498
        vaginal, 498
    modo de ação, 498
    prescrição na prática clínica, 501
    riscos, 499
IUDs, 506
    contraindicações, 506
    efeitos colaterais, 506
        dismenorreia, 506
        distúrbios menstruais, 506
        gravidez ectópica, 506
        infecção pélvica, 506
    eficácia, 506
    inserção, 506
        perfuração, 507
    mecanismo de ação, 506
    remoção, 506
        expulsão, 507
LAM, 511
métodos anticoncepcionais, 497
    benefícios dos, 497
métodos de barreira, 510
    capuz cervical, 510
    diafragma, 510
    preservativos, 510
        femininos, 510
        masculinos, 510
motivação, 496
NFP, 511
observância, 496
Contratilidade
    miometrial, 251, 254, 257t
        base fisiológica da, 254f
        contrações uterinas, 253
            geração de, 253
        fatores que afetam a, 257t
            endógenos, 257t
            exógenos, 257t
        regulação da, 254
            proteínas de junção, 257
            receptores da superfície celular, 255
    uterina, 251
        base fisiológica da, 251
Controle
    endócrino, 248
        do trabalho de parto, 248
    glicêmico, 125, 126, 127
        no primeiro trimestre, 125
        otimização do, 126, 127
        no segundo trimestre, 126
        no terceiro trimestre, 127
Convulsão(ões), 390
Coração
    direito, 221
        hipoplasia do, 221
        síndrome de, 221

Cordão
  compressão do, 329
    desacelerações associadas à, 329f
      variáveis, 329f
    prolapso de, 305, 309f, 330
Corioadenoa
  destrutivo, 68
Coriocarcinoma, 68
  insuficiência secundária ao, 72f
    respiratória, 72f
Córion
  liso, 22
    camadas do, 22
    características do, 23
Corionicidade
  determinação da, 231, 232f
    com ultrassonografia, 232f
      no primeiro trimestre, 232f
    ultrassônica, 231
Corpo
  estranho, 481
    em crianças, 481
      pré-púbere, 481
  lúteo, 492f, 713
    histologia do, 492f
Corticosteroide
  administração pré-natal de, 350f
    efeito nos resultados neonatais, 350f
      metanálise do, 350f
  terapia com, 352
    na prevenção, 352
      do parto pré-termo, 352
CP (Placa Coriônica), 24f
CPA (Dopplerfluxometria em Cores), 23
CPP (Dor Pélvica Crônica), 607-613
  avaliação clínica, 608
    abusos, 608
      físico, 608
      sexual, 608
    distúrbio do humor, 608
    exame físico, 609
    história da dor, 608
    investigações, 610
    QoL, 608
      impacto na, 608
    revisão dos sistemas, 609
  causas, 608t
    classificação das, 608t
  epidemiologia, 607
  tratamentos específicos, 611, 612
    duvidas no, 612
    em clínicas de dor, 611f
    indicadores da literatura, 612
    multidisciplinar, 611
    RCTs, 611
    reforço fotográfico, 612
    terapia, 611
      magnética estática, 611
      medicamentosa, 611
      pela escrita, 612
Crescimento Fetal
  avaliação do, 126, 127, 205
    clínica, 205
    no segundo trimestre, 126
    no terceiro trimestre, 127
  curva(s) do, 29f, 30f, 31f
    personalizadas, 31f
    proporcionalidade da, 30f, 31f
  distúrbios do, 200-207
    ambiente intrauterino adverso, 202
      resposta fisiológica fetal ao, 202
    consequências do, 202
    definição do, 201
    epidemiologia do, 201
    impressão genômica e, 200

investigação do, 204
  avaliação biofísica, 206
  biometria ultrassonográfica, 205
  CTG, 206
  Doppler fetal, 205
regulação do, 200
  endócrina, 200
  placentária, 200
tratamento do, 204
  indicação do parto, 206
intrauterino, 202t
  restrição de, 202t
    associações epidemiológicas à, 202t
normal, 26-31
  duração da gravidez, 26
  ganho de peso fetal, 29
  idade gestacional, 26
    determinação da, 26
  IUGR, 28
  SGA, 28
restrito, 203t, 204
  avaliação biofísica do, 203t
    base fisiológica da, 203t
  previsão do, 204
Crescimento
  na puberdade, 472
    dos pelos, 472
      axilares, 472
      públicos, 472
CRH (Hormonio de Liberação de Corticotrofina)
  papel do, 341
    no trabalho de parto, 341
      pré-termo, 341
CRL (Comprimento Cabeça-Nádega), 27, 269
Cromossoma
  sexual, 425
    distúrbios do, 425
CTG (Cardiotocografia), 206
  na admissão, 333
  na monitoração da FHR, 333
  na gravidez pós-termo, 278
Cuidado(s)
  neonatais para obstetras, 377-393
    adaptação pós-natal, 379
    aleitamento materno, 392
    comunicação pré-natal, 377
      após óbito neonatal, 379
    nascimento, 379
      reanimação neonatal, 379
    neonatologia, 386
      condições clínicas importantes em, 386
    níveis de, 377
    organização dos serviços, 379
      redes perinatais, 379
      transporte neonatal, 379
    planejamento dos, 377
      aconselhamento pré-natal, 378
      cariótipo tardio, 378
      documentação, 378
      hora do parto, 378
      humanizados, 378
      paliativos, 378
      reanimação para partos de alto risco, 378
    previsão de, 377
    rastreamento, 379
      do recém-nascido, 379
      pré-natal, 379
    resultados neonatais, 380
      morbidade na infância, 384
      prematuridade, 380
      sobrevida, 381
  pós-natais, 363-408
    aleitamento materno, 365-375
    estatística em obstetrícia, 394-408
    neonatais, 377-393
      para obstetras, 377-393

puerpério, 365-375
pré-natal, 47
  organização do, 47
    documentação da, 47
    frequência das consultas, 48
    quem deve realizar, 47
Cúpula
  vaginal, 633
    prolapso da, 633
Curva
  da dilatação cervical média, 260f
    no trabalho de parto, 260f
    em nulíparas, 260f
CVS (Biópsia de Vilo Corial), 154, 210, 233
  no resultado positivo, 188
    do rastreamento, 188
    da anomalia fetal, 188

D

D+C (Dilatação e Curetagem), 91
Danazol
  na PMS, 549
Dandy-Walker
  malformação de, 222
Deambulação
  no puerpério, 367
Defeito(s)
  do septo, 221
    atrioventricular, 221
  do tubo neural, 223
  nas paredes, 391
    abdominal, 223, 391, 392
      gastrosquise, 224
      obstrução intestinal, 392
      onfalocele, 223
    gastrointestinal, 391
      atresia esofágica, 391
      fístula traqueoesofágica, 391
      obstrução intestinal, 392
Deficiência(s)
  após nascimento pré-termo, 340
    auditiva, 340
    visual, 340
  causas de, 152t
    de ferro, 152t
    de folato, 152t
    de vitamina B_{12}, 152t
  de 5a-reductase, 477
    e amenorreia primária, 477
  de surfactante, 387
  de vitamina D, 134
  hematínica, 151
    na gravidez, 151
      diagnóstico da, 151
      efeitos da, 151
Dequitação
  da placenta, 262
  de membranas fetais, 262
Dermatite
  de contato, 699
    alérgica, 699
Dermatose(s)
  da gravidez, 179
Derrame(s)
  pleurais, 227
DES (Dietilsestilbestrol)
  e lesões vaginais relacionadas, 710
Desafio(s)
  do trabalho de parto, 328, 329
    anormal, 329
      atividade uterina hipertônica, 329
      descolamento de placenta, 330
      infecção, 329
      prolapso de cordão, 330
      ruptura uterina, 330
      trabalho prolongado, 329

normal, 328
    compressão, 328, 329
    da cabeça, 328
    do córdão, 329
    contrações uterinas, 328
Desconforto
  cardiorrespiratório, 391
Desenvolvimento
  de folículo, 488f
  do fluxo sanguíneo, 24f
    placentário, 24f
  do trato genital, 421-433
    anormal, 421-433
      DSD, 424
      anomalias anatômicas, 428
      mulheres XY, 432
    normal, 421-433
      dos órgãos genitais, 421
  embrionário, 19f
    e tecidos circundantes, 19f
    representação do, 19f
  endometrial, 492
    no ciclo menstrual, 492
    no inicio da gravidez, 492
  folicular, 490f
    em paciente hipogonadotrófica, 490f
      com síndrome de Kallmann, 490f
  gonadal, 425
    distúrbios dos, 425
      testicular, 425
  heterossexual, 477
    e amenorreia primária, 477
      ausência de inibidor mülleriano, 477
      CAH, 477
      deficiência de 5a-reductase, 477
      hermafroditismo verdadeiro, 477
      tumores secretores de androgênios, 477
  mamário, 472
    na puberdade, 472
  neurológico, 371
    aleitamento materno e, 371
  placentário, 18
    artérias espiraladas, 19
      fechamento das, 19
    células trofoblásticas, 18
      colunas de, 18
    etapa, 18
      lacunar, 18
      pré-lacunar, 18
    fluxo de sangue materno, 20
      início do, 20
    linhagem trofoblástica, 18
    trofoblasto extraviloso, 19
      subtipos do, 19
    vilosidades, 18
      estágio precoce das, 18
  viloso, 21
    oxigênio como regulador do, 21
Desproporção
  cefalopélvica, 311-324
Detrusor
  hiperatividade do, 664
    cirurgia, 673
      cistoplastia de aumento, 673
      desvio urinário, 673
      miectomia do detrusor, 673
      orientações da NICE, 673
    e OAB, 664
    fisiopatologia da, 665
      miogênica, 666
      neurogênica, 666
      obstrução do fluxo de saída, 665
      reflexo uretral, 666
      urotelial aferente, 666
    neuromodulação, 672
      periférica, 672
      sacral, 672
    receptores muscarínicos, 664
    sintomas clínicos, 666
    terapia por fármaco, 667
      agentes antidiuréticos, 671
      antidepressivos, 671
      antimuscarínicos, 668
      com ação mista, 667
      inibidores de PG sintetase, 671
      intravesical, 671
      tratamento, 667t
Diabetes
  concepção e, 40
  insípido, 133
  na gravidez, 121-134
    aconselhamento, 123, 126
      preconcepção, 123
      prevenção de hipoglicemia, 126
    consequências da, 129
      a longo prazo, 129
      neonatais, 129
    GDM, 128
      fatores de risco, 129t
      tratamento, 128
      triagem, 128
    manejo do, 123t
      abordagem sistematizada do, 123t
    nascimento, 127, 128
      após o, 128
      uso de insulina no, 127
    primeiro trimestre, 124
      avaliação, 125
      controle glicêmico, 125
      encaminhamento, 124
      exames de ultrassonografia, 124
      triagem, 125
        das anomalias cromossômicas, 125
        de comorbidades maternas, 125
        de complicações, 125
    segundo trimestre, 126
      avaliação do crescimento fetal, 126
      controle, 126
        das complicações obstétricas médica, 126
        glicêmico, 126
      triagem para anormalidades congênitas, 126
    terceiro trimestre, 127
      avaliação do crescimento fetal, 127
      controle glicêmico, 127
      parto, 127
        modo do, 127
        momento do, 127
    tratamento, 121
      princípios gerais para o, 121
  principais categorias de, 122t
    encontradas na prática obstétrica, 122t
  tipo 2, 122f
    gravidez e, 122f
    maus resultados de, 122f
Diafragma, 510
Diálise
  pacientes em, 143
    assistência pré-natal, 143
      estratégias de, 143
    perspectivas, 143
      após a gravidez, 143
      de gravidez, 143
      tomadas de decisões, 143
Dieta
  e concepção, 36
Dilatador (es)
  graduados, 429f
  de vidro, 429f

Dilema(s) Ético(s)
  em ginecologia, 805-813
    a lei, 806
    a moral/ética, 806
    capacidade, 810
    competência, 810
    o feto, 806
    tratamento, 808
      da gestação, 808
      tratamento, 808
    do parto, 808
  em obstetrícia, 805-813
    a lei, 806
    a moral/ética, 806
    capacidade, 810
    competência, 810
    o feto, 806
    tratamento, 808
      da gestação, 808
      do parto, 808
Disfunção Sexual, 785-796
  feminina, 785
    consulta, 785
      em ginecologia, 785
      em obstetrícia, 785
    prevalência, 786
  masculina, 787
  medicina psicossexual, 791
    terapia, 792
      farmacológica, 792
      física, 792
      hormonal, 793
      não hormonal, 793
  na ginecologia, 794
    adolescência, 794
    cirurgia ginecológica, 795
      histerectomia, 795
      incontinência urinária, 795
      prolapso genital, 795
    colposcopia, 795
      e câncer, 795
    contracepção, 794
    gravidez, 794
    infância, 794
    infertilidade, 794
    interrupção da gravidez, 794
    IST, 794
    menopausa, 795
    parto, 794
  na obstetrícia, 794
    adolescência, 794
    contracepção, 794
    gravidez, 794
    infância, 794
    infertilidade, 794
    interrupção da gravidez, 794
    IST, 794
    menopausa, 795
    parto, 794
  sexualidade feminina, 785
  transtornos sexuais, 786, 787
    femininos, 786
      classificação dos, 786
      definições dos principais, 787
    tratamento, 788
      consulta, 788
      exames clínicos, 789
      investigações, 790
      questionários, 788
      tratamento, 790
Disgenesia
  das gônadas, 476
    e amenorreia primária, 476
Dismenorreia
  IUD e, 506

primária, 483, 534-541
    na adolescência, 483
Dispositivo(s)
  de continência vaginal, 657f
  vaginais, 657
Distocia
  de ombro, 293, 304, 308f
    prevenção da, 293
Distúrbio(s) Ginecológico(s)
  na adolescência, 480-484
    hirsutismo, 483
    problemas menstruais, 482
      dismenorreia primária, 483
      hipermenorreia, 482
      síndrome pré-menstrual, 483
  na infância, 480-484
    criança pré-púbere, 480
      corpo estranho, 481
      sangramento vaginal, 481
      sinéquias dos lábios vaginais, 482
      vulvovaginite, 480
Distúrbio(s)
  bolhosos, 701
    autoimunes, 701
  da concepção, 565-594
    infertilidade, 567-578
    reprodução assistida, 580-594
  da ovulação, 571, 572t
    classificação de, 572t
    da WHO, 572t
  da puberdade, 471-478
    etiologia de amenorreia primária, 474
      avaliação, 477
      características sexuais secundárias, 474, 475, 576
        ausência de, 475, 476
        normais, 474
      desenvolvimento heterosexual, 477
      tratamento, 477, 478
    precoce, 472
      avaliação, 473
      diagnóstico diferencial da, 472
      tratamento, 473
    tardia, 473
  da tireoide, 63
    metabolismo da glicose e, 63
    anormalidades no, 63
  de pigmentação, 702
    hiperpigmentação, 702
      acantose nigricans, 703
      melanose vulvar, 703
    hipopigmentação, 703
  do crescimento fetal, 200-207
    ambiente intrauterino adverso, 202
      resposta fisiológica fetal ao, 202
    consequências do, 202
    definição do, 201
    epidemiologia do, 201
    impressão genômica e, 200
    investigação do, 204
    regulação do, 200
      endócrina, 200
      placentária, 200
    tratamento do, 204
  do cromossoma sexual, 425
  do humor, 608
    CPP e, 608
  hemorrágicos hereditários, 165
    hemofilias, 165
      A, 165
      B, 165
      C, 167
    vWD, 167
  hipertensivos, 101-109
    complicações, 108
      hepáticas, 108

      neurológicas, 109
      renais, 108
      tratamento pós-natal, 109
    eclâmpsia, 107
      prevenção da, 107
      tratamento da, 107
    fisiopatologia, 101
    hipertensão, 105
      controlada isolada, 106
      crônica, 105
      gestacional, 105
      tratamento da, 107
    medindo na gravidez, 102
      pressão arterial, 102
      proteinúria, 102
    na gravidez, 102
      definindo a, 103
    pré-eclâmpsia, 102, 104t, 106, 107
      grave, 107
      leve, 106
      planejando o parto, 106
      risco de desenvolvimento de, 104t
    risco, 103
      avaliação de, 103
      redução de, 103
  linfáticos, 704
    linfangiectasia, 704
    linfoedema, 704
      agudo, 704
      crônico, 704
  médicos diversos, 173-181
    complicações abdominais, 178
    dermatoses da gravidez, 179
    doença, 175, 178, 180
      inflamatória intestinal, 178
      maligna, 180
      neurológicas, 175
        enxaqueca, 176
        epilepsia, 175
        trombose venosa cerebral, 176
        vascular cerebral, 176
    hepáticos, 177
    hiperêmese, 178
    HIV, 179
    psiquiátricos, 179
      no período pré-natal, 179
    respiratórios, 174
      asma, 174
      fibrose cística, 175
      insuficiência respiratória, 175
        após o parto, 175
      pneumonia, 174
      tuberculose, 175
    reumatologia, 177
      APS, 177
      artrite reumatoide, 177
      SLE, 177
  menstruais, 506
    IUD e, 506
  sistêmicos, 530
    amenorréia secundária por, 530
DM (Diabetes Melito)
  em receptoras de transplante, 147
  de rim, 147
  tipo 1, 121
  tipo 2, 121
DMPA (Acetato de Medroxiprogesterona de Depósito), 502
Doação
  de espermatozoide, 592
    indicações, 593
    uso, 592
  de óvulos, 590
    benefícios, 591
    indicações, 591

    problemas, 591
    procedimento, 590
Doença(s)
  aleitamento materno e, 372
    ao longo da vida, 372
    atópicas, 372
  cardíaca, 113, 114, 115
    congênita, 113, 114
      acianótica, 113
      após a cirurgia, 114
      cianótica, 114
    reumática, 115
  cardiovasculares, 499, 505
    anticoncepcionais e, 505
      contendo só PROG, 505
    e contracepção hormonal, 499, 501
      combinada, 499, 501
  da tireoide, 130, 534
    função tireóidea, 130
      na gravidez normal, 130
    hipertireoidismo, 130
    hipotireoidismo, 130
    HMB por, 534
    tireoidite pós-parto, 131
  de Hailey-Hailey, 700
  específicas, 39t, 40
    da gestação, 39t, 40
      cardiopatia, 40
      diabetes, 40
      hipertensão, 40
      idade materna e risco de, 39t
      insuficiência renal, 40
      pré-eclâmpsia, 40
  ginecológica benigna, 693-725
    da cérvice, 706-713
      lesões, 711
    da vagina, 706-713
      DES, 710
        lesões relacionadas, 710
      endometriose, 709
      fístula, 709
      infecção, 706
      síndrome do choque tóxico, 708
      trauma vaginal, 708
      tumores, 711
      vaginite gonocócica, 708
    da vulva, 695-704
      alterações fisiológicas, 696
      bolhosas, 700
      distúrbios linfáticos, 704
      exame, 695
      história, 695
      inflamatórias, 697
      lesões vasculares, 704
      líquen escleroso, 697
        e malignidade, 697
      LP, 698
      tumores, 703
      variantes normais, 696
      vitiligo, 703
    do ovário, 706-713
      acidentes com cistos, 713
      cistoadenoma, 713
        mucinoso, 713
        seroso, 713
      cistos dermoides, 713
      corpo lúteo, 713
      distúrbios benignos, 712
      teratomas císticos maduros, 713
    do útero, 715-724
      adenomiose, 715
      leiomiomas uterinos, 717
      miomas uterinos, 717
      pólipos endometriais, 716

hemolítica, 155
  do recém-nascido, 155
    anticorpos não RhD, 156
    comprometimento fetal, 155
    diagnóstico pré-natal, 155
    monitoramento da incompatibilidade RhD, 155
    prevenção, 156
    tratamento intrauterino, 155
inflamatória, 178
  intestinal, 178
intestinal, 701
  inflamatória, 701
malignas, 180, 501, 505, 729-744, 747-758
  da vulva, 729-744
    apresentação, 730
    avaliação, 732, 734
      dos linfonodos inguinais, 734
    complicações do tratamento cirúrgico, 738
    diagnóstico, 732
    disseminação, 732
    estadiamento, 732
    estado dos linfonodos, 733
    etiologia, 729
    exame, 732
    fatores, 729, 732
      de risco, 729
      prognósticos, 732
    histologia, 730
    histórico, 729
    manejo dos linfonodos, 737
    tratamento, 735, 739
      das complicações, 739
      do câncer, 735
  da vagina, 729-744
    câncer de, 740
    tumores incomuns, 743
  do colo do útero, 747-758
    apresentação do câncer cervical, 754
    CIN, 749, 750
      classificação de, 749
      potencial de progressão, 750
      tratamento de, 750
    cirurgia, 757
      com preservação da fertilidade, 757
      minimamente invasiva, 757
    classificação de citologia, 748
    colposcopia, 750, 754
      seriada, 754
    diagnóstico, 754
    estadiamento, 754
    estádio, 755
      IA, 755
      IB1, 755
      IB2-IVA, 756
      IVB, 757
    falhas de tratamento, 752
    histologia, 755
    HPV, 753
      vacinação para, 753
    implicações obstétricas, 752
    manejo conservador, 754
    métodos de exérese, 751
    perspectiva histórica, 747
    sobrevida, 755
    técnicas de ablação, 751
    tratamento, 748, 755
      de esfregaços cervicais, 748
materna, 45, 46
  hipertensiva, 45
  psiquiátrica, 46
na gravidez, 102, 111-119, 121-134, 154
  cardíaca, 111-119
    adaptações fisiológicas, 111
    arritmias, 119

avaliação cardíaca na, 112
cardiomiopatia periparto, 118
doença arterial coronariana, 117
gestantes com, 112
HCM, 117
parada cardíaca, 119
parto, 111
patologias cardíacas, 113
profilaxia da endocardite, 119
trabalho de parto, 111
valvas cardíacas mecânicas, 116
endócrina, 121-134
  da tireoide, 121
  deficiência de vitamina D, 134
  hipofisária, 132
  paratireóidea, 134
  suprarrenal, 133
falciforme, 154
hipertensiva, 102
  definindo a, 102
neurológicas, 175
  enxaqueca, 176
  epilepsia, 175
  trombose venosa cerebral, 176
  vascular cerebral, 176
pré-maligna, 747-758
  do colo do útero, 747-758
    apresentação do câncer cervical, 754
    CIN, 749, 750
      classificação de, 749
      potencial de progressão, 750
      tratamento de, 750
    cirurgia, 757
      com preservação da fertilidade, 757
      minimamente invasiva, 757
    classificação de citologia, 748
    colposcopia, 750, 754
      seriada, 754
    diagnóstico, 754
    estadiamento, 754
    estádio, 755
      IA, 755
      IB1, 755
      IB2-IVA, 756
      IVB, 757
    falhas de tratamento, 752
    histologia, 755
    HPV, 753
      vacinação para, 753
    implicações obstétricas, 752
    manejo conservador, 754
    métodos de exérese, 751
    perspectiva histórica, 747
    sobrevida, 755
    técnicas de ablação, 751
    tratamento, 748, 755
      de esfregaços cervicais, 748
pulmonar, 388
  crônica, 388
  da prematuridade, 388
renal, 137-149
  avaliação prévia, 137
  à gravidez, 137
  CKD, 138
  gravidez normal, 138
  pacientes em diálise, 143
  transplante de rim, 144
    receptores de, 144
trofoblástica, 69
  hCG na, 69
    no diagnóstico, 69
    no tratamento, 69
valvar, 115, 116
  adquirida, 115
  regurgitante, 116

Doppler
  colorido, 23
  do ducto venoso, 206f
  fetal, 205
    arterial, 205
    venoso, 205
Dor
  pélvica, 440, 595-624
    CPP, 603, 607-613
    endometriose, 615-623
    infecção pélvica, 597-605
    ultrassonografia na investigação de, 440
      cistos ovarianos, 440
      doença inflamatória pélvica, 441
      endometriose, 440
Douglas
  saco de, 444f
    fundo de, 444f
      coleção de sangue no, 444f
Down
  síndrome de, 39t, 46, 186
    rastreamento da, 46, 186
      no pré-natal, 46, 186
    risco de, 39t
      e idade materna, 39t
DRC, ver CKD
Droga(s)
  e aleitamento materno, 392
  imunossupressoras, 147t
    informações de segurança de, 147t
    na gravidez, 147t
DRSP (Registro Diário da Gravidade dos Problemas), 546f
DSD (Dissinergia do Esfíncter Detrusor), 650
DSD (Distúrbios do Desenvolvimento Sexual), 424
  46XX, 426
  46XY, 425
  anomalias anatômicas, 428
    de fusão, 428
    do ducto wolffiano, 431
    hímen imperfurado, 429
    na vulva, 430
    no trato renal, 431
    septo vaginal, 429, 430
      longitudinal, 430
      transversal, 429
    ureter ectópico, 431
  classificação dos, 425t
  do cromossoma sexual, 425
  mulheres XY, 432
    produção de androgênio, 432
      falhas na, 432
DUB (Sangramento Uterino Disfuncional), 535
Ducto(s)
  wolffiano, 431
    anomalias do, 431t
  patente, 113
    VSD e, 113
  paramesonéfricos, 422f
    emparelhados, 422f
      projetando-se no seio urogenital, 422f
DVT (Trombose Venosa Profunda), 158
  na gravidez, 161
    diagnóstico, 161
    pesquisa de, 162t

E

ECG
  fetal, 334
    não invasivo, 335
    segmento ST, 334
      análise do, 334
Eclâmpsia, 102, 305f
  choque por, 304
  prevenção da, 107
  tratamento da, 107

Ecografia
  morfológica fetal, 190t
ECV (Versão Cefálica Externa), 313
Eczema
  irritante, 699
  seborreico, 699
  vuvlar, 699
    tratamento do, 699
EDD (Data Provável do Parto), 26
Edema
  hidropisia grave com, 228f
EDF (Fluxo Diastólico Final), 23
Educação
  pré-natal, 42
    estilo de vida, 42
      orientação sobre, 42
    informação, 42
EFW (Peso Fetal Estimado), 235
EGF (Fator de Crescimento Epidermal)
  como estimulante uterino, 258
eGFR (Taxa de Filtração Glomerular Estimada)
  versus S$_{cr}$, 142
Eisenmenger
  síndrome de, 114
Eixo(s)
  do útero, 418f
  hipotalâmico-hipofisário-suprarrenal, 250
    fetal, 250
  HPO, 531
Ejeção
  do leite, 373
    reflexo de, 373
Eletromiografia, 653
Eliminação
  de mecônio, 330
EMA/CO (Combinação de Etoposida, Metotrexato, Actinomicina D, Ciclofosfamida e Vincristina), 70
  quimioterapia com, 70f, 71t
Embolia
  no puerpério, 368
Embrião
  humano, 586f
  transferência de, 585
    na IVF, 585
  vivo, 79f
Embriopatia
  varfarínica, 163t
    características da, 163t
Emergência
  contracepção de, 507
    efeitos colaterais, 508
    eficácia, 508
    mecanismo de ação, 507
    uso da, 508
Emergência(s) Obstétrica(s), 296-309
  choque, 298, 304
    causas obstétricas de, 304
      eclâmpsia, 304
      inversão uterina, 304
      ruptura uterina, 304
    complicações nas vias aéreas, 300
    parada cardíaca, 298
    problemas, 300
      circulatórios, 300
      respiratórios, 300
  consequências adversas, 296
    minimização das, 296
      comunicação, 297
      documentação, 297
      manejo de risco, 297
      trabalho em equipe, 297
      treinamento em, 297
  distocia de ombro, 304
  minimização do risco de, 296
    princípios gerais para, 296
    assistência ao parto, 296
    boa saúde pré-natal, 296
    triagem, 296
  parto de, 304
  PPH, 300
    maciça, 301
      medidas de salvamento, 301
      técnicas avançadas para controle da, 301
    prolapso de cordão, 305
Encefalopatia
  neonatal, 389
Endocardite
  profilaxia da, 119
Endométrio
  avaliação histológica do, 536
  no HMB, 534
  câncer de, 521, 776-782
    apresentação clínica, 777
    e PCOS, 521
    etiologia, 776
      genética, 776
      hiperplasia endometrial, 777
      nuliparidade, 777
      obesidade, 777
    fatores de risco, 777t
    intervenções cirúrgicas, 779
      citorredução na doença avançada, 780
      linfadenectomia em, 779
        e estudo não randomizados, 779
      preservação da fertilidade, 780
      quimioterapia, 781
      radioterapia, 780
    metástases no, 779t
      em linfonodos, 779t
    recidiva de, 781
    tipos de, 778
    tratamento, 778
      investigações pré-operatórias, 778
    carcinoma do, 779t
Endometrioma(s), 617
  bilaterais, 441f
  ovarianos, 621
Endometriose, 615-623
  associada à infertilidade, 618
  diagnóstico, 618
    exame clínico, 618
    exames não invasivos, 618
    história, 618
    laparoscopia, 619
  dor pélvica por, 440
  e infertilidade, 576
  etiologia, 616
    endometriomas, 617
    ovariana cística, 617
    peritoneal, 617
    profunda, 617
  fatores de risco, 617
  grave, 441f
  ovariana, 712
  prevalência, 615
  profundamente infiltrativa, 617f
    tipos de, 617f
  reprodução assistida, 622
  sintomas associados à, 618
    de dor, 618
  sistemas de classificação, 616
  tratamento, 619
    alternativo, 622
      protocolo do, 622
    cirúrgico, 620
      alívio da dor, 621
      infertilidade, 621
      para endometriose profunda, 621
    hormonal, 619, 622
      alívio da dor, 619
      infertilidade, 620
      pós-cirúrgico, 622
    não hormonal, 619
      para alívio da dor, 619
    objetivos do, 619
    questões gerais de, 619
  VAIN, 709
Endoscopia
  consentimento para, 464
  equipamentos para, 448
  instrumentos para, 448
  treinamento para, 464
Endotelina
  como estimulante uterino, 257
Endotélio, 13
Enterocolite
  necrosante, 391
Enxaqueca, 176
EOC (Câncer Epitelial de Ovário), 760-772
  apresentação clínica, 762
  avançado, 765
    quimioterapia, 765, 767
      de primeira linha, 765
      pós-cirúrgica, 765
      intraperitoneal, 767
      neoadjuvante, 767
    terapia de primeira linha, 766
      carboplatina como, 766
      paclitaxel como, 766
      toxicidade da quimioterapia, 766
      de combinação com carboplatina-paclitaxel, 766
  cirurgia, 764
  cuidados multidisciplinares, 764
    integrados, 764
  desenvolvimento futuro, 771
    em quimioterapia, 771
    metas bioterapêuticas, 772
  diagnóstico, 763
  epidemiologia, 760
  etiologia, 760
  fatores prognósticos, 763
  genética, 760
  ooforectomia profilática, 761
  padrões de disseminação, 763
  patologia do, 762
  recorrente, 768
    cirurgia, 769
    quimioterapia, 768
    radioterapia, 769
    recidiva, 768, 769
      resistente à platina, 769
      sensível à platina, 768
  tipos raros de, 769
    borderline, 770
    carcinossarcoma, 770
    GCTS, 769
      do adulto, 769
    MMMT, 770
  tratamento de, 763
    de diagnóstico recente, 763
  triagem, 761
    estudo UKCTOCS, 761
Epidermólise
  bolhosa, 700
Epilepsia, 175
Episiorrafia, 323
Episiotomia, 323
Epitélio
  do aparelho genital, 413
    anatomia clínica do, 413
Equipamento(s)
  para endoscopia, 448

para histeroscopia, 449, 451
  cabos de luz, 449
  distensão uterina, 451
  documentação, 450
    de vídeo, 450
    fotográfica, 450
  elementos de trabalhos, 451
mecânicos, 451
  fonte de luz, 449
  geradores eletrocirúrgicos, 449
  histeroscópios, 451, 452
    a *laser*, 452
  lasers, 450
  monitor, 449
  morcelador intrauterino, 452
  ressectoscópio, 451
  sistema de câmera, 449
  versapoint, 452
para laparoscopia, 449, 452
  agulha de Veress, 452
  bomba, 453
    de irrigação, 453
    de sucção, 453
  cabos de luz, 449
  cânulas, 452
  cirurgia laparoscópica, 453
    robótica, 453
  documentação, 450
    de vídeo, 450
    fotográfica, 450
  fonte de luz, 449
  geradores eletrocirúrgicos, 449
  instrumentos auxiliares, 453
  insuflador laparoscópico, 453
  laparoscópios, 452
  lasers, 450
  monitor, 449
  sistema de câmera, 449
  trocartes, 452
ERPF (Fluxo Plasmático Renal Efetivo), 10
Erupção(ões)
  bolhosas, 700
    por fármacos, 700
      fixa, 700
      multiforme, 700
Esfíncter
  urinário, 663
    artificial, 663
Esforço
  urodinâmico, 655, 663
    incontinência por, 655, 663
      causas de, 655*t*
      cirurgia, 658
        manejo conservador, 656
        terapia medicamentosa, 657
        tratamento conservador, 656*t*
ESHRE *(European Society for Human Reproduction and Embriology)*, 517
Espéculo
  de Collin, 456*f*
Espermatozoide(s)
  doação de, 592
    indicações, 593
    uso, 592
  recuperação cirúrgica do, 592
Estágio
  precoce, 18
    das vilosidades, 18
Estatística
  em obstetrícia, 394-408
    como se usa, 408
    comparação, 398
      exemplo prático, 400
      hipótese nula, 399
      significância estatística, 399

testes estatísticos, 399
descritiva, 404
  comparação, 405, 406
    de populações assimétricas, 406
    dos grupos de amostra, 405
  correlação, 407
  dependência, 407
  distribuição normal, 404, 405*f*
  inferência Bayesiana, 407
  o que é normal, 404
metanálise, 402
significância estatística, 401
teste de predição, 403
tipos de estudos, 401
tudo está nos números, 394
  fator de estudo, 394
  incidência, 397
  índices, 395
    de Pearl, 398
  população, 394
  prevalência, 397
Estenose
  aórtica, 113, 220
  cervical, 526
  mitral, 115, 116*f*
  pulmonar, 113, 220
  uretral, 678
Esterilização, 495-511
  aconselhamento para, 510
    feminina, 510*t*
    masculina, 510*t*
  feminina, 508
    eficácia, 509
    quando realizar, 509
    reversão da, 510
  vasectomia, 509
    eficácia, 509
    complicações, 509
Estilo de Vida
  orientação sobre, 42
  no pré-natal, 42
Estimulação
  elétrica, 657
  máxima, 657
Estimulante(s)
  uterinos, 257
    OT, 257
    EGF, 258
    endotelina, 257
    PGs, 257
Estreitamento
  uretral, 678
Estresse
  psicológico, 531
    amenorreia secundária e, 531
Estrogênio
  na PMS, 549
Estroma
  viloso, 21
Etapa
  do desenvolvimento, 18
    placentário, 18
      lacunar, 18
      pré-lacunar, 18
Exame
  na perda gestacional, 55
    espontânea, 55
    geral, 55
    palpação abdominal, 55
    vaginal, 55
Exercício(s)
  excesso de, 476
    e amenorreia primária, 476
  físicos, 531
    amenorréia relacionada com, 531

F
FAI (Índice de Androgênio Livre), 514
Falência
  ovariana, 476
    e amenorreia primária, 476
Falha
  testicular, 432, 433*f*
    enzimática, 432, 433*f*
      em mulheres XY, 432
Fallot
  tetralogia de, 221
Fármaco(s)
  no aleitamento materno, 370
  NSAIDs, 348
    na prevenção, 348
      do parto pré-termo, 348
FASTER *(First and Second Trimester Evaluation for Aneuploidy Trial)*, 270
Fator Rh
  e perda gestacional, 58
    espontânea, 58
      ameaça de, 58
Fator VII
  recombinante, 304
    ativado, 304
      na PPH maciça, 304
FBS (Análise Seriada do Sangue), 333
  interpretação dos resultados, 334
Fenda
  palatina, 225
FERC (Ciclo de Recolocação de Embrião Congelado)
  ciclo, 590
    natural, 590
    suprimido, 590
    transferência de, 590
Ferro
  deficiência de, 152*t*
    causas, 152*t*
    preparações orais de, 152*t*
      ferro elementar em, 152*t*
Fertilidade
  aconselhamento sobre, 511
  aleitamento materno e, 372
  após gravidez ectópica, 83
    tubária, 83
  subsequente a quimioterapia, 73
Feto(s)
  influência sobre, 122*t*
    da hiperglicemia materna, 122*t*
  prejuízo ao, 36*t*
    na fase inicial da gravidez, 36*t*
      alimentos que podem causar, 36*t*
  sobreviventes, 339*f*
    nascidos antes de 26 semanas de gestação, 339*f*
    resultados dos, 339*f*
FEV_1 (Volume Expiratório Forçado em 1s), 7
FFP (Plasma Fresco Congelado), 158
FFTS (Síndrome de Transfusão Feto-Fetal Crônica)
  de gêmeos monocoriônicos, 238*t*
    sistema de estadiamento para, 238*t*
  na gemelaridade monocoriônica, 238
FGR (Restrição do Crescimento Fetal), 105
FGS (Esclerose Glomerular Focal), 140*t*
FHR (Frequência Cardíaca), 6*f*, 7*f*, 314*f*
  técnicas de monitoração da, 332
    auscultação intermitente, 332
    CTG, 333
      na admissão, 333
Fibrinólise
  variáveis da, 9*t*
    em mulheres pós-parto, 9*t*

Fibronectina
    fetal, 349
        teste da, 349
Fibrose
    cística, 175
FIGO (Federação Internacional de Ginecologia e Obstetrícia/*International Federation of Gynecology and Obstetrics*), 69, 732
    estadiamento da, 733*t*
        de câncer vulvar, 733*t*
    sistema da, 69*t*
        de escores prognósticos, 69*t*
            para tratamento com quimioterapia, 69*t*
FISH (Hibridização *in situ* Fluorescente), 187
Fisiologia
    fetal, 326
        acidose metabólica, 327
        comprometimento fetal, 326
        morte, 327
            patologia neonatal, 327
        normal, 326
    materna, 5-14
        coagulação, 9
        hematologia, 8
        imunologia, 5
        lipídios, 11
        necessidade calórica, 11
        o útero, 5
        resposta materna, 5
            à gravidez, 5
        sistemas, 6, 7, 10, 11, 12
            cardiovascular, 6
            endócrinos, 12
            gastrointestinal, 11
            renal, 10
            respiratório, 7
Fístula, 709
    traqueoesofágica, 391
Fita
    procedimento com, 659
        mid-uretrais, 660
            SPARC™, 660
            minimamente invasivos, 661
            transobturatórios, 661
            retropúbicas, 660
            TVT, 660
Fitz-Hugh-Curtis
    síndrome de, 599
FIV (Fertilização *in vitro*), 103
Fluxo
    de sangue, 20
        materno, 20
            início do, 20
        sanguíneo, 24*f*
            placentário, 24*f*
                desenvolvimento do, 24*f*
Fluxograma
    da provável sequência, 6*f*
        da ativação cardiovascular, 6*f*
            inicial, 6*f*
        do efeito, 8*f*
            da hiperventilação, 8*f*
FMH (Hemorragia Materno-Fetal), 155
FNAIT (Trombocitopenia Aloimune Fetal e Neonatal)
    anemia fetal, 213
        aloimunização, 213
            das células vermelhas, 213
        parvovírus, 215
        manejo, 212
Folato
    deficiência de, 152*t*
        causas, 152*t*
Folículo
    desenvolvimento de, 488*f*

no ovário, 425*f*
    cístico, 425*f*
    de Graafian, 425*f*
    maduro, 425*f*
FOQ (Fator de Risco Familiar), 192
Fórceps
    parto a, 319
        complicações do, 320
    de Keilland, 319
Fordyce
    grânulos de, 696
Formato(s)
    da placenta, 16
    pélvicos, 316*f*
        diferentes, 316*f*
Frequência Cardíaca
    fetal, 210
        irregular, 210
Frequência
    urinária, 678
        avaliação, 679
        causas, 679
            de aumento da, 679*t*
        definição, 678
        prevalência, 679
        tratamento, 680
FSH (Hormônio Foliculoestimulante), 132, 471, 516
    ação do, 490*f*
        combinado com LH, 490*f*
        isolado, 490*f*
    estrutura molecular do, 489*f*
FSRH (*Faculty of Sexual and Reproductive Healthcare*), 497
FT4 (T4 Livre e Total), 208
Função
    cervical, 342
        e parto pré-termo, 342
    no puerpério, 366, 367
        ovariana, 366
        tireoidiana, 367
    ovariana, 488*t*
        efeitos na, 488*t*
            da inativação de genes específicos, 488*t*
            em ratos, 488*t*
    tireóidea, 130
        na gravidez normal, 130
        variações normais dos testes de, 130*t*
Fúrcula
    vulvar, 431
        abertura ectópica na, 431
        do ânus, 431
Fusão
    anomalias de, 428
        da vagina, 428*f*
        do útero, 428*f*

G

Galactosemia
    e amenorreia primária, 476
Gastrosquise, 224
GBS (*Streptococcus* do grupo B)
    infecção por, 388
        em recém-nascido, 388
    rastreamento pré-natal, 197
GCM1 (*Glial Cell Missing-1*), 20
G-CSF (Fator Estimulador de Granulócitos), 71
GDF-9 (Fatores de Crescimento Diferenciados), 487
GDM (Diabetes Gestacional), 45, 121
    fatores de risco, 129*t*
    tratamento, 128
    triagem, 128
Gemelaridade
    monocoriônica, 237
        complicações da, 237
            FFTS, 238

gêmeos monoamnióticos, 239
transfusão feto-fetal aguda, 237
TRAP, 239
Gêmeo(s)
    monoamnióticos, 239
        sistema de estadiamento de, 238*t*
            para FFTS/TTTS, 238*t*
        parto de, 240
        trabalho de parto de, 240
        TRAP em, 239
Genitália
    externa, 423, 433*f*
        de criança 46XY, 433*f*
        desenvolvimento da, 423
Gestação(ões)
    ectópica, 603
        PID e, 603
    múltiplas, 188, 230-242
        aborto espontâneo, 233
        corionicidade, 231, 232*f*
            determinação da, 231, 232*f*
        de ordem superior, 241
            conceito de clínica especializada em, 241
        diagnóstico pré-natal, 233
            procedimentos invasivos, 233
        gemelaridade monocoriônica, 237
            complicações da, 237
        incidência, 230
        IUGR, 234
        morte perinatal, 231
        no resultado positivo, 188
            do rastreamento, 188
                da anomalia fetal, 188
        respostas homeostáticas, 234
            maternas, 234
        trabalho de parto, 235, 240
            de gêmeos, 240
            prematuro, 235
        zigosidade, 231, 232*f*
            determinação de, 232
    ovariana, 712
        PID e, 603
    por substituição, 591
    Rh sensibilizadas, 213*f*
        tratamento das, 213*f*
            algoritmo para, 213*f*
Gestante(s)
    com doença cardíaca, 112
        considerações gerais em, 112
    resposta da, 12*f*
        ao teste de tolerância, 12*f*
            de glicose oral, 12*f*
GFR (Taxa de Filtração Glomerular), 10, 138
GH (Hormônio do Crescimento), 132, 200
GIFT (Transferência Intrafalopiana de Gameta), 583
    desvantagens, 589
    índice de sucesso, 590
    vantagens, 589
Ginecologia
    anatomia clínica, 413-420
        da pelve, 413-420
        do aparelho reprodutor, 413-420
    dilemas éticos em, 805-813
        a lei, 806
        a moral/ética, 806
        capacidade, 810
        competência, 810
        o feto, 806
        tratamento, 808
            da gestação, 808
            do parto, 808
    e a Lei, 815-822
        aborto, 817
        aumento da autonomia, 815
        disciplina profissional, 819

    paralisia cerebral, 821
    treinamento, 819
    do pós-graduado, 819
histeroscopia, 448-464
laparoscopia, 448-464
trato genital, 421-433
    desenvolvimentos do, 421-433
        anormal, 421-433
        normal, 421-433
    ultrassonografia na, 435-445
        na gravidez precoce, 443
            aborto espontâneo, 443
            de localização desconhecida, 444
            ectópica, 443
            normal, 443
        paciente não grávida, 437
            dor pélvica, 440
            infertilidade, 442
            sangramento uterino anormal, 441
            tumores pélvicos, 437
        técnicas da, 435
            SIS, 436
            transabdominal, 436
            transvaginal, 436
Glândula
    hipofisária, 374f
        posterior, 374f
            via de liberação de OT pela, 374f
Glândula
    suprarrenal, 13
Glicose
    oral, 12f
        teste de tolerância de, 12f, 517
        resposta da gestante ao, 12f
Glucagonoma
    síndrome do, 702
Eritema
    migratório, 702
        necrolítico, 702
GMC (General Medical Council), 89
GnRH (Hormônio Liberador de Honadotrofina)
    agonistas do, 549, 720
        na PMS, 549
        no tratamento de miomas, 720
            uterinos, 720
    deficiência isolada de, 475
        e amenorreia primária, 475
    secreção de, 471, 489
GnRHa (Análogos do Hormônio Liberador de Honadotrofina), 538
Gônada(s)
    desenvolvimento da, 424
Gônada(s)
    disgenesia das, 476
        e amenorreia primária, 476
Grânulo(s)
    de Fordyce, 696
Gravidez
    alterações associadas à, 7f, 8f, 9f
        hemodinâmicas, 7f
        nas vias de coagulação, 9f
        no volume pulmonar, 8f
    aumento na, 8t
        no CO, 8t
            de repouso, 8t
            na ventilação minuto, 8t
    complicações do início da, 51-98
        aborto, 60-64, 88-97
            espontâneo de repetição, 60-64
            induzido, 88-97
        GTT, 66-74
        perda gestacional espontânea, 53-59
    cuidado na, 48t
        especializado, 48t
            adicional, 48t

dermatoses da, 179
diabetes na, 121-134
    aconselhamento, 123, 126
        preconcepção, 123
        prevenção de hipoglicemia, 126
    GDM, 128
        fatores de risco, 129t
        tratamento, 128
        triagem, 128
    manejo do, 123t
        abordagem sistematizada do, 123t
    nascimento, 127, 128
        após o, 128
        uso de insulina no, 127
    primeiro trimestre, 124
        avaliação, 125
        controle glicêmico, 125
        encaminhamento, 124
        exames de ultrassonografia, 124
        triagem, 125
            das anomalias cromossômicas, 125
            de comorbidades maternas, 125
            de complicações, 125
    segundo trimestre, 126
        avaliação do crescimento fetal, 126
        controle, 126
            das complicações obstétricas
                médicas, 126
            glicêmico, 126
        triagem para anormalidades congênitas, 126
    terceiro trimestre, 127
        avaliação do crescimento fetal, 127
        controle glicêmico, 127
        parto, 127
            modo do, 127
            momento do, 127
    tratamento, 121
        princípios gerais para o, 121
diabética, 129
    consequências da, 129
        a longo prazo, 129
        neonatais, 129
doença na, 111-119, 121-134
    cardíaca, 111-119
        adaptações fisiológicas, 111
        arritmias, 119
        avaliação cardíaca na, 112
        cardiomiopatia periparto, 118
        doença arterial coronariana, 117
        gestantes com, 112
        HCM, 117
        parada cardíaca, 119
        parto, 111
        patologias cardíacas, 113
        profilaxia da endocardite, 119
        trabalho de parto, 111
        valvas cardíacas mecânicas, 116
    endócrina, 121-134
        da tireoide, 121
        deficiência de vitamina D, 134
        hipofisária, 132
        paratireóidea, 134
        suprarrenal, 133
    hipertensiva, 102
        definindo a, 102
doenças específicas da, 39t
    risco de, 39t
        e idade materna, 39t
    duração da, 26
    ectópica, 76-85, 506, 594
        apresentação clínica, 77
        diagnóstico, 78
            cirurgia, 78
            medidas bioquímicas, 80
            ultrassonografia, 78

        epidemiologia, 76
        etiologia, 76
        fisiopatologia, 77
        IUD e, 506
        mortalidade, 77
        na concepção assistida, 594
        não tubária, 83
            intersticial, 83
                abaixo do orifício cervical interno, 84
                cervical, 84
                na cicatriz de cesariana, 84
                ovariana, 84
                abdominal, 85
        tratamento, 81
            cirurgia, 81
            expectante, 82
            médico, 81
        tubária, 77t, 79f, 80f, 82t, 83
            fatores de risco, 77t
            fertilidade após, 83
            tratamento conservador, 82t
            vista laparoscópica da, 79f
    em receptoras de transplante, 148
        de rim, 148
            acompanhamento materno após, 148
    exame cardiovascular na, 112
        achados normais, 112
    fase inicial da, 36t
        prejuízo ao feto na, 36t
            alimentos que podem causar, 36t
    função renal na, 10f
        mudanças na, 10f
    influência da, 8t
        em variáveis respiratórias, 8t
    intersticial, 83f
    intrauterina, 80f
        inicial, 80f
    medicamentos na, 38t
        segurança de, 38t
    molar, 67t
        completa, 67f
            estrutura da, 67f
            origem genética de, 67f
        parcial, 67f
            estrutura da, 67f
            origem genética de, 67f
        risco de, 67t
    não recomendada, 40
        condições, 40
    normal, 33-50
        concepção, 35-41
            aconselhamento antes da, 35-41
        pré-natal, 42-48
            atenção à saúde no, 42-48
    pós-termo, 269-283
        definições, 269
            incidência, 269
        e parto domiciliar, 281
        epidemiologia, 271
        etiologia, 270
        indução na, 279, 281
            do trabalho de parto, 279
            visão das mulheres, 281
        manejo, 275, 282, 283
            diretrizes clínicas, 282
        prevenção da, 278
        testes pré-natais, 275
        riscos associados à, 271
            efeito da paridade, 275
            morbidade perinatal, 274
            mortalidade perinatal, 271
            paralisia cerebral, 275
            peso ao nascimento, 275
    precoce, 443
        ultrassonografia na, 443
            aborto espontâneo, 443

de localização desconhecida, 444
ectópica, 443
normal, 443
problemas hematológicos na, 151-169
anemia, 151
distúrbios hemorrágicos, 165
hereditários, 165
doença, 154, 155
falciforme, 154
hemolítica do recém-nascido, 155
talassemias, 153
trombocitopenia, 156
VTE, 158
resposta materna à, 5
sintomas comuns na, 43
teste de, 588
na IVF, 588
variação percentual na, 7t
das variáveis cardiovasculares, 7t
GRIT (Intervenção da Restrição do Crescimento), 206
GROW *(Gestation Related Optimal Weight software)*, 30, 31f
Grupo
sanguíneo, 44
e complicações maternas, 44
GTP (Proteína G)
receptores acoplados à, 255t
no miométrio, 255t
vias sinalizadoras, 255t
GTT (Neoplasia Trofoblástica Gestacional), 66-74
características demográficas, 66
classificação, 66
fatores, 66, 69
de risco, 66
prognósticos, 69
e grupos de tratamento, 69
patologia, 66
maligna, 68
e apresentação, 68
pré-maligna, 66
e apresentação, 66
questões, 73
pessoais, 73
psicológicas, 73
GTT (Teste Oral de Tolerância à Glicose)
níveis de tolerância após, 517t

H

Hailey-Hailey
doença de, 700
HAPO *(Hyperglycemia and Adverse Pregnancy Outcome)*, 128
Hart
linha de, 696
Hb (Hemoglobina)
variantes da, 192
HBPM (Heparina de Baixo Peso Molecular), 62, 114
HBV (Vírus da hepatite B), 194
HC (Circunferência da Cabeça), 27
hCG (Gonadotrofina Coriônica Humana), 10, 26, 44
como método diagnóstico, 56
da perda gestacional, 56
espontânea, 56
estrutura molecular do, 489f
injeção de, 585
na IVF, 585
no aborto espontâneo, 64
de repetição, 64
idiopático, 64
no diagnóstico, 69
e tratamento, 69
da doença trofoblástica, 69
sérica, 80

hCGR (Receptores da Gonadotrofina Coriônica Humana)
na regulação, 256
da contratilidade mimetrial, 256
HCM (Cardiomiopatia Hipertrófica), 117
HCO_3 (Bicarbonato), 8f
HDL (Lipoproteínas de Alta Densidade), 12
HDN (Doença Hemolítica Perinatal), 193, 213
anticorpos não RhD, 156
comprometimento fetal, 155
diagnóstico pré-natal, 155
monitoramento da incompatibilidade RhD, 155
prevenção, 156
tratamento intrauterino, 155
HELLP (Hemólise, Enzimas Hepáticas Elevadas, Plaquetas Baixas)
síndrome de, 102, 178
Hemangioma(s), 704
Hematínico(s)
necessidade de, 151
na gravidez, 151
Hematocolpo(s), 429f, 430f
Hematologia
materna, 8
Hemofilia(s)
A e B, 165
diagnóstico pré-natal, 166
portadores da, 165, 166
detecção de, 165
tratamento antes do parto, 166
tratamento, 166
do parto, 166
do puerpério, 166
C, 167
tratamento na gravidez, 167 L
Hemoglobinopatia(s)
maternmas, 45
rastreamento da, 192
resultado positivo, 193
testes de, 192
variantes da Hb, 192
Hemorragia
anteparto, 302f
maciça, 302f
e parto pré-termo, 343
intraventricular, 339
matriz germinal e, 339
após nascimento pré-termo, 339
pós-parto, 369
tardia, 369
Heparina
e instrumentação neuraxial, 164t
Hepatite
B, 194
rastreamento pré-natal, 194
de contato, 194
notificação, 195
resultado positivo, 194
C, 197
rastreamento pré-natal, 197
Hermafroditismo
verdadeiro, 477
e amenorreia primária, 477
Hérnia
diafragmática, 226, 391
HFEA (Conselho de Embriologia e Fertilização Humanas), 586
HH (Hipogonadismo Hipogonadotrófico), 530
Hidradenite
supurativa, 700
Hidradenoma
papilífero, 703
Hidropisia
fetal, 228
grave, 228f
com ascite, 228f

com edema, 228f
Hidrossalpinge(s)
e infertilidade, 582
Hidrotubação
e infertilidade, 575
HIE (Encefalopatia Hipóxico-Isquêmica), 327
perinatal, 389
hipotermia para, 389
moderada, 389
resultados da, 328
tratamento da, 328
Higroma
cístico, 225
Hímen
imperfurado, 429, 474
e amenorreia primária, 474
Hiperandrogenismo
e tratamento da PCOS, 522
Hiperatividade
do detrusor, 664
cirurgia, 673
cistoplastia de aumento, 673
desvio urinário, 673
miectomia do detrusor, 673
orientações da NICE, 673
e OAB, 664
fisiopatologia da, 665
miogênica, 666
neurogênica, 666
obstrução do fluxo de saída, 665
reflexo uretral, 666
urotelial aferente, 666
neuromodulação, 672
periférica, 672
sacral, 672
receptores muscarínicos, 664
sintomas clínicos, 666
terapia por fármaco, 667
agentes antidiuréticos, 671
antidepressivos, 671
antimuscarínicos, 668
com ação mista, 667
inibidores de PG sintetase, 671
intravesical, 671
tratamento, 667t
Hiperêmese, 178
Hiperglicemia
materna, 122t
influência sobre, 122t
adulto jovem, 122t
feto, 122t
mãe, 122t
recém-nascido, 122t
Hipermenorreia
na adolescência, 482
Hiperpigmentação
acantose nigricans, 703
melanose vulvar, 703
Hiperplasia
suprarrenal, 134
congênita, 134
Hiperprolactinemia
e amenorreia primária, 476
tratamento medicamentoso da, 528t
Hipertensão
concepção e, 40
controlada isolada, 106
planejando o parto, 106
crônica, 102, 105
gestacional, 102, 105
grave, 102
leve, 102
moderada, 102
no pré-natal, 144
de pacientes em diálise, 144

de receptoras de transplante, 147
  de rim, 147
 pulmonar, 114
 tratamento da, 107
Hipertermia
 pós-natal, 368t
  causas de, 368t
Hipertireoidismo, 130
 fetal, 208
  características, 208
  gestações em risco, 208
  manejo, 209
  tratamento, 209
Hiperventilação
 efeito da, 8f
  fluxograma do, 8f
Hipoadrenalismo, 134
Hipófise, 13
 linfocítica, 133
 microadenoma de, 529f
Hipoglicemia
 e cuidados neonatais, 387
 prevenção de, 126
  aconselhamento sobre. 126
  no primeiro trimestre, 126
Hipopigmentação, 703
Hipotálamo, 13
Hipotireoidismo, 130
 fetal, 209
  características, 209
  causas do, 209t
  manejo, 209
  neonatal, 209t
  causas do, 209t
Hipóxia Fetal
 detectando a, 330
  eliminação de mecônio, 330
  líquido amniótico, 330
  monitoração no trabalho de parto, 331
   amostra do sangue fetal, 333
   ECG fetal, 334
   ritmo cardíaco, 331
  reconhecendo o risco, 330
Hirsutismo
 e tratamento da PCOS, 522
  sistema de pontuação para, 523f
   de Ferriman-Gallwey, 523f
 na adolescência, 483
  causas de, 483t
  diagnóstico diferencial, 483
Histerectomia
 abdominal, 540
 complicações da, 540
 laparoscópica, 540
 vaginal, 540
Histeroscopia, 448-464
 anestesia para, 456t
 cirúrgica, 458
  complicações, 459
  resultados, 459
  técnica, 458
   com ressectoscópio, 458
 diagnóstica, 455
  contraindicações, 455t
  indicações, 455t
  técnica, 455
   bióspia sem toque, 456
   complicações, 458
   convencional, 456
   resultados, 457
   sem toque, 456
   vaginoscópica, 456
 e infertilidade, 575, 581
 endoscopia, 448, 464
  consentimento para, 464

equipamentos para, 448
instrumentos para, 448
treinamento para, 464
equipamentos para, 449, 451
 cabos de luz, 449
 distensão uterina, 451
 documentação, 450
  de vídeo, 450
  fotográfica, 450
 elementos de trabalhos, 451
  mecânicos, 451
 fonte de luz, 449
 geradores eletrocirúrgicos, 449
 histeroscópios, 451, 452
  a *laser*, 452
 lasers, 450
 monitor, 449
 morcelador intrauterino, 452
 ressectoscópio, 451
 sistema de câmera, 449
 versapoint, 452
operatória, 459t
 complicações da, 459t
 posição da paciente para, 456f
sala cirúrgica, 454
 organização da, 454
História Obstétrica
 passada, 344
  e parto pré-termo, 344
  risco relativo, 344t
HIV (Vírus de Imunodeficiência Humana), 90, 179
 PID e, 604
 rastreamento pré-natal, 195
 resultado positivo, 195
HIVAN (Vírus da Imunodeficiência Humana com Nefropatia Associada), 140t
HLHS (Síndrome de Hipoplasia do Coração Esquerdo), 220, 221
HMB (Sangramento Menstrual Anormal), 715
 agudo, 541
 avaliação clínica, 536
 causa do, 534
  AVM, 535
  coagulopatia, 534
  doença da tireoide, 535
  iatrogênica, 535
  infecção pélvica, 535
  malignidade, 535
  miomas, 534
  origem endometrial, 535
  pólipos, 534
 definição, 534
 impacto, 534
 intenso grave, 541
 manejo do, 537
 prevalência, 534
 queixa de, 536t
 investigação da, 536t
HMG (Gonadotrofina Humana da Menopausa), 489, 530
HO (Hemoxidase), 102
Homeostase
 do cálcio, 253
  na geração de contratilidade, 253
  uterina, 253
Hormônio(s)
 placentários, 12
 renais, 13
HPA (Antígenos Plaquetários Humanos), 212
HPE (Holoprosencefalia), 222
HPO (Hipotalâmico-Hipofisário-Ovariano)
 eixo, 531
HPV (Papilomavírus Humano), 729
 vacinação para, 753

HRT (Terapia de Reposição Hormonal), 513, 538
 na PMS, 549
HSG (Histerossalpingografia), 516, 517f
 e infertilidade, 574, 581
HUS (Síndrome Urêmica Hemolítica)
 na gravidez, 157
  causas da, 157t
  diagnóstico, 158
  tratamento, 158
HyCoSy (Sono-Histerossalpingografia com Contraste), 575

I
IADPSG (*International Association of Diabetes in Pregnancy Study Groups*), 128
IBS (Síndrome do Cólon Irritável), 609
ICH (Hemorragia Intracraniana), 212
ICSI (Injeção Intracitoplasmática de Espermatozoide), 571
 indicações, 588
 micromanipulador para, 589f
 resultados, 589
 segurança, 589
Icterícia
 e cuidados neonatais, 387
Idade
 gestacional, 26, 27f, 279, 339t
  determinação da, 26
  entre 23 e 34 semanas, 339t
   índices de sobrevivência de, 339t
   percentis de, 339t
  no nascimento, 27f
   distribuição da frequência da, 27f
  precisa, 279
   ultrassonografia para estabelecer a, 279
 materna, 39
  e concepção, 39
   aconselhamento relacionado com, 39
  risco com, 39t
   de aborto espontâneo, 39t
   de doenças específicas da gravidez, 39t
   de infertilidade, 39t
   de síndrome de Down, 39t
   de trissomia 21, 39t
IE (Endocardite Infecciosa), 119
IGFBP (Proteínas de Ligação de IGF), 200
IGFs (Fatores de Crescimento semelhantes à Insulina), 200
IGT (Intolerância à Glicose), 128
IHD (Doença Cardíaca Isquêmica), 520
IHD (Morte por Cardiopatia Isquêmica), 203
ILCOR (*Internationl Liaison Committee on Resuscitation*), 378
Íleo
 meconial, 223
Implantação
 do blastocisto, 18f
Imunologia
 materna, 5
Incontinência
 no puerpério, 369
  fecal, 369
  urinária, 369
 urinária, 635-683
  apresentação clínica da, 642
  causas da, 655
   esforço urodinâmico, 655
  cirurgia, 658
   agentes de volume uretral, 662, 663f
   colporrafia anterior, 658
   colpossuspensão, 658
    laparoscópica, 659
   esfíncter urinário artificial, 663
  de esforço, 663
   orientações do NICE, 664

epidemiologia, 639
    gestação, 640
    idade, 639
    menopausa, 640
    nascimento, 640
    prevalência de, 639
    QoL, 640, 641
    raça, 640
feminina, 642t
    causas da, 642t
    investigações da, 643t
fisiopatologia da, 639
hiperatividade do detrusor, 664
investigações especiais, 650
    UPP, 650
    cistouretroscopia, 651
    eletromiografia, 653
    imagem do trato urinário, 651
    urodinâmica ambulatorial, 653
investigações, 643
    gráficos de frequência-volume, 643
    MSU, 643
    teste do absorvente, 644
    urodinâmica, 644
mista, 674
    retenção com extravasamento, 674
na velhice, 642t
    causas da, 642t
procedimentos com fita, 659, 660
    mid-uretrais, 660
    retropúbicas, 660
terapia medicamentosa, 657
tratamento de, 675
    estrógenos no, 675
trato urinário inferior, 635, 678
    estrutura do, 635
    funcionamento do, 638
    outros distúrbios do, 678
Índice(s)
    de Pearl, 398
Indução
    do trabalho de parto, 279, 280, 287-294
        aceleração do, 290
            amniotomia, 290
        cenários na, 291
        complicações da, 291
            hiperestimulação, 291
        contraindicações da, 287
        definição, 287
        desfechos associados à, 292t
        indicações para, 287, 288t
        índices de, 288f
        métodos da, 288, 289f
            farmacológicos, 288
            mecânicos, 288
        monitoração na, 291
        no termo, 291
            benefícios, 291
            com cesariana prévia, 293
            gravidez pós-termo, 291
            morte fetal intrauterina, 293
            pré-eclâmpsia, 293
            prevenção da distocia de ombro, 293
            riscos, 291
            ruptura das membranas pré-termo, 292
            solicitação materna, 292
        predição do sucesso da, 287
Infância, 469-484
    distúrbios ginecológicos na, 480-484
        criança pré-púbere, 480
            corpo estranho, 481
            sangramento vaginal, 481
            sinéquias dos lábios vaginais, 482
            vulvovaginite, 480

Infecção(ões)
    congênita, 476
        e amenorreia primária, 476
    do trato genital, 343
        e parto pré-termo, 343
    em recém-nascidos, 388
        cutânea, 389
        meningite, 388
        ocular, 389
        por GBS, 388
        septicemia, 388
        tétano, 389
        tuberculose, 389
    em receptoras de transplante, 147
        de rim, 147
    materna, 45
    no trabalho de parto, 329
    pélvica, 506, 534, 597-605
        apresentação clínica, 599
            diagnóstico diferencial, 599
            fatores clínicos, 599
            síndrome de Fitz-Hugh-Curtis, 599
        circunstâncias especiais, 603
            gestação, 603
            HIV, 604
            pós-cirurgia, 604
        diagnosticando a, 599f
        e IUCD, 604
        epidemiologia, 597
        fatores de risco, 597
        HMB por, 534
        investigação, 600
            cirúrgica, 601
            histologia, 601
            patologia, 601
            radiológicas, 601
            testes microbiológicos, 600
        IUD e, 506
        microbiologia, 598
            anaeróbios, 598
            Chlamydia trachomatis, 598
            Mycoplasma genitalium, 598
            Neisseria gonorrhoeae, 598
            vírus, 599
        prevenção, 604
            contracepção, 604
            instrumentação do útero, 604
            programa de exame para *Chlamydia*, 604
        prognóstico, 603
            CPP, 603
            gestação ectópica, 603
            subfertilidade, 603
        tratamento, 602
            antibióticos, 602
            de parceiros, 602
            intervenção cirúrgica, 603
    proteção contra, 371
        aleitamento materno, 371
    puerperal, 368
        no trato, 368
            genital, 368
            urinário, 368
        outras causas, 368
        respiratória, 368
    rastreamento de, 194
        GBS, 197
        hepatite, 194, 197
            B, 194
            C, 197
        HIV, 195
        rubéola, 196
        sífilis, 196
        toxoplasmose, 197
    vaginal, 706
        candidíase vaginal, 707

lesão sifilítica da, 707
tricomoníase, 707
vaginite gonocócica, 708
vaginose bacteriana, 706
virais, 708
Inferência
    Bayesiana, 407
Infertilidade(s), 567-578
    avaliação inicial, 568, 569t
        do casal infértil, 568
        feminina, 569t
            exame, 569t
            história, 569t
        investigação apropriada, 568
        masculina, 569-570t
            exame, 569-570t
            história, 569-570t
    concepção assistida, 578
        conhecimentos decorrentes da, 578
    distúrbios da ovulação, 571, 572t
        classificação de, 572t
            da WHO, 572t
        e tratamento da PCOS, 523
    endometriose, 576, 618
        tratamento, 620
    epidemiologia, 567
    fator(es), 575, 576
        tubário da, 574
            HSG, 574
            avaliação dos exames diagnósticos, 575
            hidrotubação, 575
            histeroscopia, 575
            HyCoSy, 575
            laparoscopia, 575
        uterinos, 576
    investigação de, 442
        ultrassonografia básica, 442
    masculina, 570
        fatores de, 570
    miomas, 576
    não explicada, 577
        causas supostas de, 577t
    primária, 568t
        distribuição de casais com, 568t
        categorias diagnósticas e, 568t
    risco de, 39t
        e idade materna, 39t
    secundária, 568t
        distribuição de casais com, 568t
        categorias diagnósticas e, 568t
Influência(s)
    genéticas, 248
        no momento, 248
            do trabalho de parto, 248
Infusão
    de líquidos, 108
        controle de, 108
        na pré-eclâmpsia, 108
Inibidor
    mülleriano, 477
        ausência de, 477
        e amenorreia primária, 477
Instrumento(s)
    para endoscopia, 448
Insuficiência
    cardíaca, 391
    istmocervical, 62
        aborto espontâneo por, 62
            de repetição, 62
    renal, 40
        concepção e, 40
    respiratória, 72f, 175
        após o parto, 175
        secundária ao coriocarcinoma, 72f
Insulina
    agentes sensibilizadores da, 525

Interdigitação(ões)
  materno-fetais, 16
Intróito
  vaginal, 429f
    em caso de hematocolpo, 429f
    membrana imperfurada obstruindo o, 429f
Inversão
  uterina, 304, 306f
    choque por, 304
IOTA (International Ovarian Tumor Analysis), 438
IR (Resistencia à Insulina), 514
Irregularidade
  menstrual, 522
    e tratamento da PCOS, 522
ITP (Púrpura Trombocitopênica Imunológica)
  na gravidez, 156
    causas da, 157t
    manejo do parto, 157
    tratamento, 157
IUCD, ver IUD
IUD (Dispositivo Intrauterino), 77, 145
  contraindicações, 506
  efeitos colaterais, 506
    dismenorreia, 506
    distúrbios menstruais, 506
    gravidez ectópica, 506
    infecção pélvica, 506
  eficácia, 506
  infecção pélvica e, 604
  inserção, 506
    perfuração, 507
  mecanismo de ação, 506
  remoção, 506
    expulsão, 507
IUGR (Restrição de Crescimento Intrauterino), 21, 28, 200, 231
  na gestação múltipla, 234
IUI (Inseminação Intrauterina)
  complicações, 583
  desvantagens, 584
  indicações, 584
  monitoramento, 583
  protocolos, 583
  vantagens, 583
IUT (Transfusão Intrauterina), 214
  complicações da, 215
  resultados, 215
IVC (Veia Cava Inferior), 111
IVD (Parto Vaginal Instrumentado), 317
  escolha dos instrumentos, 318
    fórceps, 318, 319
    vácuo extrator, 318, 320
  prova de, 321
IVF (Fertilização in vitro), 230, 491, 516
  ciclos agonistas, 584
    indicações, 584
    antagonistas, 584
  índice de sucesso de, 588t
  injeção de hCG, 585
  LPS, 587
  monitoramento, 585
  protocolos, 584
  recuperação de oócito, 585
  resultados, 588
  teste de gravidez, 588
  transferência do embrião, 585
  últimas tendências na, 588t
IVIG (Imuoglobulina Intravenosa), 62, 212

K

Kallman
  síndrome de, 475, 490f
    e amenorreia primária, 475
    paciente hipogonadotrófica com, 490f
      desenvolvimento folicular em, 490f

Kell
  aloimunização, 215
KIRs (Receptores Killer do tipo Imunoglobulina), 5

L

Lábio(s)
  leporino, 225
  vaginais, 482
    em crianças pré-púbere, 482
    sinéquias dos, 482
Laceração(ões)
  perineais, 323
    de quarto grau, 324
    de terceiro grau, 324
LAM (Método da Lactação e Amenorreia), 511
Laparoscopia, 448-464
  aberta, 462
    complicações, 462
    resultados, 462
    técnica, 462
      examinando a pelve, 462
      e o abdome, 462
      finalizando o procedimento, 462
      inserção de portas de entrada auxiliares, 462
  diagnóstica, 460
    contraindicações, 460t
    indicações, 460t
    técnica, 460
      insuflação, 460, 461
      subumbilical, 460
      via ponto de Palmer, 461
  e infertilidade, 575, 581
  endoscopia, 448, 464
    consentimento para, 464
    equipamentos para, 448
    instrumentos para, 448
    treinamento para, 464
  equipamentos para, 449, 452
    agulha de Veress, 452
    bomba, 453
      de irrigação, 453
      de sucção, 453
    cabos de luz, 449
    cânulas, 452
    cirurgia laparoscópica, 453
      robótica, 453
    documentação, 450
      de vídeo, 450
      fotográfica, 450
    fonte de luz, 449
    geradores eletrocirúrgicos, 449
    instrumentos auxiliares, 453
    insuflador laparoscópico, 453
    laparoscópios, 452
    lasers, 450
    monitor, 449
    sistema de câmera, 449
    trocartes, 452
  hemostasia na, 454t
    métodos de, 454t
  na endometriose, 619
  operatória, 462
    complicações, 463
    resultados, 463
    técnica, 463
      dissecção de tecidos, 463
      eletrocirurgia segura, 463
      hidrodissecção de tecidos, 463
      portas de entrada auxiliares, 463
        posicionamento de, 463
      sutura laparoscópica, 463
  posição do paciente, 461f
  sala cirúrgica, 455
    organização da, 455
      diagramas para, 455f

LARC (Long Acting Reversible Contraceptives), 495
Laser
  ablação fetoscópica a, 238f
LDA (Baixas Doses de Aspirina), 62
Lei
  e o aborto, 88
  o ginecologista e a, 815-822
    aborto, 817
    aumento da autonomia, 815
    disciplina profissional, 819
    paralisia cerebral, 821
    treinamento, 819
      do pós-graduado, 819
  o obstetra e a, 815-822
    aborto, 817
    aumento da autonomia, 815
    disciplina profissional, 819
    paralisia cerebral, 821
    treinamento, 819
      do pós-graduado, 819
Leiomioma(s)
  uterinos, 717
    controle do crescimento, 719
    definição, 717
    etiologia, 718
    incidência, 717
Leite
  humano, 371t
    e de vaca, 371t
      comparação dos, 371t
  materno, 370, 371f, 373
    aspectos nutricionais do, 370
    ejeção do, 373
      reflexo de, 373
    produção de, 373
    secreção de anticorpos IgA no, 371f
      vias envolvidas na, 371f
    volume do, 375
Lesão(ões)
  benignas, 711
    da cérvice, 711
      alterações na zona de transformação, 711
      cervicite crônica, 711
      metaplasia cervical, 711
      pólipos endocervicais, 711
      posição da SCJ, 711
  cerebral, 3980
    em recém-nascidos, 390
      prematuros, 390
  do plexo braquial, 390
  pigmentadas, 703
    ceratoses seborreicas, 703
    nevo melanocítico, 703
  sifilítica, 707
    da vagina, 707
  uretrais, 678
    carcinoma, 678
    carúnculo, 678
    estenose, 678
    estreitamento, 678
    prolapso da mucosa, 678
  vasculares, 704
    angioqueratoma, 704
    hemangiomas, 704
    varicosidades, 704
  vulvar, 735
    tratamento da, 735, 736
      cirúrgico, 735, 736
    tratando a, 735
Leucomalacia
  periventricular, 340
    após nascimento pré-termo, 340
LGA (Grande para a Idade Gestacional), 201
LH (Hormônio Luteinizante), 132, 471, 487, 516
  estrutura molecular do, 489f

FSH combinado com, 490f
  ação do, 490f
  pico de, 491
  e ovulação, 491
Liberação
  de OT, 374f
    padrão em resposta de, 374f
      à sucção, 374f
      ao choro do bebê, 374f
Linfadenectomia
  em câncer do endométrio, 779
    e estudo não randomizados, 779
Linfangiectasia, 704
Linfangioma, 225
Linfoedema
  agudo, 704
  crônico, 704
Linfonodo(s)
  doença dos, 736
  estado dos, 733, 738t
    tratamento em relação ao, 738t
  inguinais, 734
    avaliação dos, 734
      MRI, 734
      comparações de, 735
      CT, 734
      linfocintilografia do linfonodo sentinela, 734
      linfografia por MRI, 734
      PET, 734
      ultrassonografia, 734
    estudos diagnósticos de, 735t
  manejo dos, 737
    envolvidos, 737
      tratamento de, 737
    lateralidade, 737
    linfadenectomia, 737
    tipo de dissecção, 737
Linha
  de Hart, 696
Linhagem
  trofoblástica, 18
Lipídio(s)
  na gravidez, 11
Líquen
  escleroso, 697
    e malignidade, 697
      tratamento, 697
  simples, 699
Líquido
  amniótico, 277
    avaliação por ultrassonografia, 277
    na gravidez pós-termo, 277
LMP (Último Período Menstrual), 27, 53
LMWH, ver HBPM
LNG-IUS (Sistema de Liberação Intrauterino de Levogenestrel), 538
LOD (Diatermia Ovariana Laparoscópica), 524
LP (Líquen Plano)
  vulvar, 698
    clássico, 698
    e malignidade, 698
    erosivo, 698
    etiologia, 698
    hipertrófico, 698
    tratamento, 698
LPM (Data da Última Menstruação), 269
LPS (Suplementação da Fase Lútea)
  na IVF, 587
Lyell
  síndrome de, 701

M

Má Apresentação, 311-324
  definições, 311
  no trabalho de parto, 311
    córmica, 311, 316
    de face, 311, 315
    de fronte, 311, 315
    pélvica, 311
Má Posição, 311-324
  definições, 311
Mãe
  influência sobre, 122t
    da hiperglicemia materna, 122t
Magnésio
  como relaxante uterino, 258
Malformação(ões)
  de Dandy-Walker, 222
  fetais, 219
    desenvolvimento de, 219
    momento de, 219
Mama
  câncer de, 372, 501, 521
    aleitamento materno e, 372
    e contracepção hormonal, 501
      combinada, 501
    e PCOS, 521
Marfan
  síndrome de, 114
Marshall-Marchetti-Krantz
  procedimento, 658
Mau Obstétrico
  passado, 41
    histórico de, 41
      concepção e, 41
MAV (Malformação Arteriovenosa)
  HMB por, 534
MCA (Artéria Cerebral Média)
  Doppler da, 214, 278
  PSV da, 214f
    mensuração do, 214f
MCDK (Rim Discplásico Multicístico), 225
MCH (Hemoglobina Corpuscular Média), 153, 192
MCHC (Concentração de Hemoglobina Corpuscular Média), 153
MCV (Volume Corpuscular Médio), 192
  aumentado, 152t
    diagnóstico diferencial do, 152t
  das hemácias, 151
MDI (Índice de Desenvolvimento Mental), 389
MDRD (Modificação da Dieta na Doença Renal), 142
Mecanismo(s)
  da amenorreia lactacional, 372
  da contração muscular, 252f
  do trabalho de parto, 247-263
    normal, 247-263
      a termo, 259
    alterações morfológicas no útero, 247
    cascata do, 248-249f
    contratilidade miometrial, 251, 254
      regulação da, 254
    diagnóstico do, 247
    estimulantes uterinos, 257
    manejo do, 261
    momento do, 248
    não complicado, 261
    relaxantes uterinos, 257
Mecônio
  aspiração do, 388
  eliminação de, 330
Medicamento(s)
  aborto com uso de, 92
    até 9 semanas, 92
    necessidades de anestesia, 93
    no final do terceiro trimestre, 93
    no primeiro trimestre, 92
    no segundo trimestre, 93
  aconselhamento sobre, 38
    concepção e, 38
  antiarrítimicos, 211t
    para tratamento da taquicardia, 211t
      fetal, 211t
  na gravidez, 38t
    segurança de, 38t
  uso materno de, 390
    efeitos do, 390
Medicina Fetal, 183-243
  anomalias, 219-229
  avaliação do bem-estar, 200-207
  condições médicas, 208-217
  distúrbios do crescimento, 200-207
  gestação múltipla, 230-242
  rastreamento pré-natal, 185-197
Medicina Materna, 99-181
  distúrbios, 101-109, 173-181
    hipertensivos, 101-109
    médicos diversos, 173-181
  doença, 111-119, 121-134, 137-149
    diabetes, 121-134
    na gravidez, 111-119, 121-134
      cardíaca, 111-119
      endócrina, 121-134
    problemas hematológicos, 151-169
      na gravidez, 151-169
    renal, 137-149
Medida(s)
  bioquímicas, 80
    hCG sérica, 80
    PROG, 81
  da placenta, 16
    a termo, 16
Melanoma, 743
Melanose
  vulvar, 703
Membrana(s)
  fetais, 16-24, 262
    camadas da, 22f
    córion liso, 22
      camadas do, 22
      características do, 23
      CPA, 23
    dequitação da, 262
    ultrassonografia, 23
      Doppler, 23
  imperfurada, 429f
    obstruindo o introito vaginal, 429f
      em caso de hematocolpo, 429f
  mucosa, 701
    penfigoide da, 701
Meningite
  em recém-nascido, 388
Menopausa, 553-562
  avaliação da paciente, 555
  consequências da, 553
    cardiovascular, 554
    CNS, 554
    etiologia, 553
      da sudorese, 553
      das ondas de calor, 553
    lipídios, 554
    lipoproteínas, 554
    longo prazo, 554
      osteoporose, 554
    sintomas, 554
      intermediários, 554
      precoces, 554
  disfunção, 553
  futuras pesquisas, 562
  intervenções, 555
    alternativas, 560
      farmacológicas, 560
      não farmacológicas, 560
    HRT, 556
      alternativas à, 560

androgênios, 558
   com hormônios bioidênticos, 558
   contraindicações à, 559
   duração, 560
   estrogênios, 556
   PROG, 557
   progestógenos, 557
   recomendações oficiais, 560
   riscos da, 559
   terapias complementares, 560
   medidas de estilo de vida, 555
   terapias complementares, 561
      fitoestrogênios, 561
   monitoramento contínuo, 555
   POF, 553
   predição da, 554
   sangramento na, 441
      ultrassonografia e, 441
Menorragia
   ultrassonografia e, 441
      pólipos endometriais, 441
Menstruação, 485-564
   amenorreia secundária, 513-532
   ciclo menstrual, 487-493
   contracepção, 495-511
   esterilização, 495-511
   menopausa, 553-562
   PCOS, 513-532
   PMS, 544-551
   pós-menopausa, 553-562
      mulher na, 553-562
   problemas da, 534-541
      dismenorreia primária, 534-541
      HMB, 534-541
Mensuração
   do comprimento do colo uterino, 344, 346t
      por ultrassonografia, 344
      e parto pré-termo, 344
      risco de parto pré-termo após, 346t
         em mulheres assintomáticas, 346t
      transvaginal, 346f
         do comprimento cervical, 346f
MEOWS (*Modified Early Obstetric Warning System*), 394
MESA (Aspiração Microepididimal de Espermatozoide), 588, 592
Metabolismo
   do cálcio, 13
Metaplasia
   cervical, 711
Metformina
   agentes sensibilizadores de, 525
Método
   de aborto, 90, 91f
      escolhendo o, 90, 91f
      pela idade gestacional, 91f
MHRA (*Medicines and Healthcare Products Regulatory Agency*), 132
Microadenoma
   de hipófise, 529f
MIDIRS (Serviço de Recursos e Informação para Parteiras), 42
Mioma(s)
   e infertilidade, 576, 582
   HMB por, 534
   pediculado, 438f
      útero com, 438f
         corte sagital de, 438f
   uterinos, 717
      controle do crescimento, 719
      definição, 717
      diagnóstico, 720
      etiologia, 718
      incidência, 717
      posição de, 718f

      sintomas associados aos, 719, 720t
      tratamento, 720
         cirúrgico, 721
         medicamentoso, 720
         UAE, 722
Miomectomia, 539
Miométrio
   receptores no, 255t
      acoplados à GTP, 255t
      vias sinalizadoras, 255t
MMF (Micofenolato Mofetil), 147
MMR (Razão de Mortalidade Materna), 395
   em diferentes países, 395t
MOET (*Managing Obstetric Emergencies and Trauma*), 297
Mola
   completa, 67
   invasiva, 68
   parcial, 66
Monitoração Fetal
   eletrônica, 333t
      e auscultação intermitente, 333t
         ensaios clínicos que comparam a, 333t
   no trabalho de parto, 326-335
      amostra de sangue, 333
      desafios do, 328, 329
         anormal, 329
         normal, 328
      ECG, 334
      fisiologia fetal, 326
         acidose metabólica, 327
         comprometimento fetal, 326
         morte, 327
         normal, 326
      hipóxia fetal, 330
         detectando a, 330
      o futuro, 335
      ritmo cardíaco, 331
Monitoração
   Doppler da MCA, 214
Morbidade
   na infância, 384
      área, 385
         da comunicação, 385
         do desenvolvimento, 385
         neuromotora, 385
         sensorial, 385
      conquistas acadêmicas, 386
      desfechos, 386
         em adolescentes, 386
         em adultos, 386
      necessidade de recursos para cuidados, 386
         com saúde, 386
         educacionais, 386
         sociais, 386
      outras, 386
         complicações respiratórias, 386
         crescimento, 386
         efeito na família, 386
         sequelas, 386
         comportamentais, 386
         psiquiátricas, 386
   perinatal, 274
      e gravidez pós-termo, 274
   precoce, 384
Mortalidade
   fetal, 54f
      por semanas de gestação, 54
      taxas de, 54f
   mães após parto com, 367t
      percentagem de, 367t
         intermediária, 367t
         maior, 367t
         menor, 367t
   neonatal, 384

   perinatal, 271, 272t
      a termo, 272t
         versus gestações pós-termo, 272t
      e gravidez pós-termo, 271
Morte(s)
   patologia neonatal, 327
      HIE, 327
   perinatal, 231, 370
      aconselhamento após, 370
      na gestação múltipla, 231
   por PE, 368t
   por sepse, 368t
   puerperal, 368t
Mórula, 587f
MOSES (*Multidisciplinary Obstetric Simulated Emergency Scenarios*), 297
Movimento(s)
   cardinais, 261, 262f
      no trabalho de parto, 261, 262f
         do feto, 262f
   fetais, 276
      contagem dos, 276
      na gravidez pós-termo, 276
MRKH (Síndrome de Mayer-Rokitansky-Küster-Hauser), 426, 475
MSD (Diâmetro Médio de Saco Gestacional), 443
MSU (Amostra de Urina de Fluxo Médio), 643
MTHFR (Metileno Tetra-Hidrofolato Redutase), 223
Mucosa
   uretral, 678
      prolapso da, 678
Mulher (es)
   na pós-menopausa, 553-562
   XY, 432, 475
      produção de androgênio, 432
         falhas na, 432
      e amenorreia primária, 475
Müller
   tubérculo de, 422f
MVA (Aspiração Manual a Vácuo), 91
Mycobacterium tuberculosis Actinomyces
   PID por, 599
Mycoplasma genitalium
   PID por, 598

N

Na$^+$ (Sódio), 8f
Nascimento, 245-361
   analgesia, 356-361
   anestesia, 356-361
   com idades gestacionais, 339t
      entre 23 e 34 semanas, 339t
      índices de sobrevivência de, 339t
      percentis de, 339t
   desproporção cefalopélvica, 311-324
   e adaptação pós-natal, 379
      reanimação neonatal, 379
   emergências obstétricas, 296-309
   gravidez pós-termo, 269-283
   má apresentação, 311-324
   má posição, 311-324
   múltiplo, 231f, 593
      incidência de, 231f
         mudanças na, 231f
      na concepção assistida, 593
   parto pré-termo, 338-354
   pré-termo, 339
      resultados neonatais após, 339
         deficiências, 340
            auditiva, 340
            visual, 340
         leucomalacia periventricular, 340
         matriz germinal, 339
            e hemorragia intraventricular, 339
   procedimentos obstétricos, 311-324

ressuscitação, 356-361
trabalho de parto, 247-263, 287-294, 326-335
   correção do, 287-294
   indução do, 287-294
   monitoração fetal no, 326-335
   normal, 247-263
     mecanismo do, 247-263
Natimorto(s)
  taxas ajustadas de, 395f
Necessidade Calórica
  materna, 11
    carboidratos, 11
      resistência à insulina, 11
Necrólise
  epidérmica, 701
    tóxica, 701
Neisseria gonorrhoeae
  PID por, 598
Neonatologia
  condições clínicas importantes em, 386
    anomalias congênitas, 391
      cardíaca, 391
      defeitos nas paredes, 391
        abdominal, 391
          gastrointestinal, 391
          respiratória, 391
      gastrointestinais, 391
        enterocolite necrosante, 391
    infecções, 388
      cutânea, 389
      meningite, 388
      ocular, 389
      por *Streptococcus do* grupo B, 388
      septicemia, 388
      tétano, 389
      tuberculose, 389
    neurológicas, 389
      convulsões, 390
      encefalopatia neonatal, 389
      lesão, 390
        cerebral em prematuros, 390
        do plexo braquial, 390
      paralisia cerebral, 390
      uso materno de medicamentos, 390
    problemas comuns, 386
      hipoglicemia, 387
      icterícia, 387
      prematuridade, 386
    respiratórias, 387
      aspiração de mecônio, 388
      BPD, 388
      deficiência de surfactante, 387
      desconforto respiratório, 387
        síndrome do, 387
      doença pulmonar crônica da prematuridade, 388
      pneumonia congênita, 387
      taquipneia transitória do recém-nascido, 388
Nevo
  melanocítico, 703
NFP (Planejamento Familiar Natural), 511
NHS *(National Health Service)*, 379
  programa de triagem neonatal, 380t
    em amostra de sangue, 380t
    triagem neonatal, 380t
    sistemática, 380t
NHSCSP *(National Health Service Cervical Screening Programme)*, 747
NHSP *(Newborn Hearing Screening Programme)*, 379
NICE *(National Institute for Health and Clinical Excellence)*, 35, 40, 45, 186, 230
  resumo da classificação do, 332t
    das características, 332t
    dos batimentos cardíacos fetais, 332t

NIDDM (Diabetes Melito Não Dependente de Insulina), 518
NIPE *(Newborn and Infant Physical Examination)*, 379
Nível(is)
  de fibronectina, 9t
  em mulheres pós-parto, 9t
NK *(Natural Killer)*
  células, 63
    e aborto espontâneo, 63
    de repetição, 63
NKF *(US National Kidney Foundation)*, 142
  estágios da CKD pela, 142t
NO (Óxido Nítrico)
  como relaxante uterino, 258
Normalidade
  endócrina, 514t
  intervalos de, 514t
NSAID (Anti-Inflamatório Não Esteroides)
  fármacos, 348
    na prevenção, 348
      do parto pré-termo, 348
NSC *(National Screening Committee)*, 185
NTDs (Defeitos do Tubo Neural), 37, 43
Nutrição
  no pré-natal, 144
  de pacientes em diálise, 144
NYHA *(New York Heart Association)*, 112

O

OA (Occipitoanterior)
  posição, 311, 312f
OAB (Bexiga Hiperativa), 642
  hiperatividade e, 664
    do destrusor, 664
  tratamento da, 676
    estrógeno no, 676
Obesidade
  aleitamento materno e, 372
  e infertilidade, 583
  e tratamento da PCOS, 522
  riscos de, 38t
    para a mãe, 38t
    e sua prole, 38t
Óbito
  neonatal, 379
    comunicação após, 379
Obstetra(s)
  cuidados neonatais para, 377-393
    adaptação pós-natal, 379
    aleitamento materno, 392
    comunicação pré-natal, 377
      após óbito neonatal, 379
    nascimento, 379
      reanimação neonatal, 379
    neonatologia, 386
      condições clínicas importantes em, 386
    níveis de, 377
    organização dos serviços, 379
      redes perinatais, 379
      transporte neonatal, 379
    planejamento dos, 377
      aconselhamento pré-natal, 378
      cariótipo tardio, 378
      documentação, 378
      hora do parto, 378
      humanizados, 378
      paliativos, 378
      reanimação para partos de alto risco, 378
    previsão de, 377
    rastreamento, 379
      do recém-nascido, 379
      pré-natal, 379
    resultados neonatais, 380
      morbidade na infância, 384

      prematuridade, 380
      sobrevida, 381
  e a Lei, 815-822
    aborto, 817
    aumento da autonomia, 815
    disciplina profissional, 819
    paralisia cerebral, 821
    treinamento, 819
      do pós-graduado, 819
  o ginecologista e, 815-822
Obstetrícia
  dilemas éticos em, 805-813
    a lei, 806
    a moral/ética, 806
    capacidade, 810
    competência, 810
    o feto, 806
    tratamento, 808
      da gestação, 808
      do parto, 808
  estatística em, 394-408
    como se usa, 408
    comparação, 398
      exemplo prático, 400
      hipótese nula, 399
      significância estatística, 399
      testes estatísticos, 399
    descritiva, 404
      comparação, 405, 406
        de populações assimétricas, 406
        dos grupos de amostra, 405
      correlação, 407
      dependência, 407
      distribuição normal, 404, 405f
      inferência Bayesiana, 407
      o que é normal, 404
    metanálise, 402
    significância estatística, 401
    teste de predição, 403
    tipos de estudos, 401
    tudo está nos números, 394
      fator de estudo, 394
      incidência, 397
      índices, 395
        de Pearl, 398
      população, 394
      prevalência, 397
Obstrução
  do sistema urinário, 225
    inferior, 225
  intestinal, 392
OCS (Sinal do Ovário Crescente), 439
OGTT (Teste de Tolerância à Glicose Oral), 128
OHHS (Síndrome da Hiperestimulação Ovariana), 524, 580
  na concepção assistida, 593
Ombro
  distocia de, 293, 304, 308f
  prevenção da, 293
Oncologia
  ginecológica, 727-782
    câncer, 776-782
      do endométrio, 776-782
    doença maligna, 729-744, 747-758
      da vagina, 729-744
      da vulva, 729-744
      do colo do útero, 747-758
    doença pré-maligna, 747-758
      do colo do útero, 747-758
    EOC, 760-772
Onfalocele, 223
Oócito
  humano, 586f
    com células *cumulus*, 586f

Ooforectomia
  bilateral, 549
    na PMS, 549
Organização
  do cuidado pré-natal, 47
    documentação da, 47
    frequência das consultas, 48
    quem deve realizar, 47
  tecidual, 17
    da placenta, 16
      a termo, 16
Órgão(s)
  genitais, 421
    desenvolvimento dos, 421
      genitália externa, 423
      gônadas, 424
      tubas uterinas, 422
      útero, 422
      vagina, 423
  pélvicos, 415f, 417
    anatomia clínica dos, 417
      bexiga, 419
      ovários, 419
      reto, 420
      tubas uterinas, 419
      ureteres, 419
      uretra, 419
      útero, 418
      vagina, 417
    visão transversal dos, 415f
OT (Ocitocina)
  como estimulante uterino, 257
  papel da, 341
    no trabalho de parto, 341
      pré-termo, 341
  vias de liberação de, 374f
    pela glândula hipofisária, 374f
  posterior, 374f
  padrão de liberação de, 374f
    em resposta, 374f
      à sucção, 374f
      ao choro do bebê, 374f
OTR (Receptores de Ocitocina)
  antagonistas de, 259
    como relaxante uterino, 259
    exógeno, 259
  na regulação, 256
    da contratilidade mimetrial, 256
Ovário(s)
  câncer de, 501, 522
    e contracepção hormonal, 501
      combinada, 501
    e PCOS, 522
  desenvolvimento precoce no, 424f
  doenças benignas do, 706-713
    acidentes com cistos, 713
    cistoadenoma, 713
      mucinoso, 713
      seroso, 713
    cistos dermoides, 713
    corpo lúteo, 713
    distúrbios benignos, 712
      anatomia, 712
      aumento ovariano, 712
      doença policística, 712
      endometriose, 712
      gestação ovariana, 712
      tumores, 712
    teratomas císticos maduros, 713
  folículo no, 425f
    cístico, 425f
    de Graafian, 425f
      maduro, 425f
    imaturo, 424f

normal, 518f
  ultrassonografia de, 518f
    transabdominal, 518f
policístico, 63, 525f, 582
  desenvolvimento unifolicular em, 525f
  ultrassonografia transvaginal do, 525f
    e infertilidade, 582
  cistos endometrióticos, 582
    e infertilidade, 582
  obesidade, 583
    e infertilidade, 582
  tabagismo, 583
    PCOS, 63
      e aborto espontâneo de repetição, 63
      anatomia clínica dos, 419
resistente, 475
  síndrome do, 475
    e amenorreia primária, 475
tumores de, 438
  ultrassonografia na investigação de, 438
Ovulação
  distúrbios da, 571, 572t
    classificação de, 572t
    da WHO, 572t
  pico de LH e, 491
  única, 487
    fase folicular, 487
    formação folicular, 487
Óvulo(s)
  congelamento de, 591
  doação de, 590
    benefícios, 591
    indicações, 591
    problemas, 591
    procedimento, 590
Oxigênio
  como regulador, 21
  do desenvolvimento viloso, 21

P

Paciente
  inconsciente, 298f
    suporte básico de vida, 298f
      abordagem da, 298f
      tratamento da, 298f
PAI-2 (Inibidor do Ativador do Plasminogênio tipo Placentário), 9t
Palpação
  abdominal, 55
    na perda gestacional, 55
    espontânea, 55
Pâncreas, 13
Papila(s)
  vestibulares, 696
PAPPA (Proteína Plasmática A Associada à Gravidez), 26, 104, 186, 200
Parada
  cardíaca, 119, 298
    na gravidez, 119
    na paciente grávida, 298
Paralisia
  cerebral, 275, 390, 821
    e gravidez pós-termo, 275
Paratireóides, 13
Parede(s)
  abdominal, 223, 413, 414f
    anterior, 413, 414f
      anatomia clínica da, 413
      camadas da, 414f
    defeitos na, 223
      gastrosquise, 224
      onfalocele, 223
  defeitos nas, 391
    abdominal, 391, 392
    gastrointestinal, 391
      atresia esofágica, 391

fístula traqueoesofágica, 391
obstrução intestinal, 392
vaginal, 632
  prolapso de, 632
    anterior, 632
    posterior, 632
Paridade
  efeito da, 275
  e gravidez pós-termo, 275
Parto
  a fórceps, 319
    complicações do, 320
    de Keilland, 319
  cefálico, 315f
  com vácuo extrator, 320
    posicionamentos possíveis, 320f
  das pernas estendidas, 314f
  de alto risco, 378
    plano de reanimação para, 378
  de gêmeos, 240
  de gestações múltiplas, 240
  do braço, 315f
    através de rotação do corpo, 315f
  domiciliar, 281
    gravidez pós-termo e, 281
  hora do, 378
  indicação do, 206
    nos distúrbios, 206
      do crescimento fetal, 206
  insuficiência respiratória após, 175
  manejo do, 157
    da ITP, 157
  modo do, 127
    de pacientes, 127
      com diabetes, 127
  momento do, 127, 144, 147
    de pacientes, 127, 144
      com diabetes, 127
      em diálise, 144
    de receptoras de transplante, 147
      de rim, 147
  não complicado, 261
    assistência clínica no, 261
    no VTE agudo, 164
  obstétrico, 304
    de emergência, 304
  planejando o, 106
    na hipertensão, 106
      controlada isolada, 106
    na pré-eclâmpsia, 106
    leve, 106
  prematuro, 236f
    em gêmeos, 236f
    risco de, 236f
  pré-termo, 338-354
    agudo, 349
      manejo do, 349
    bioquímica do, 340
    causas de, 342
      cirurgia cervical, 343
      função cervical, 342
      hemorragia, 343
      infecções do trato genital, 343
      sofrimentos, 343
        fetal, 343
        materno, 343
    endocrinologia do, 340
    epidemiologia, 338
      definições, 338
      incidência, 338
      resultados neonatais após o, 339
    fármacos NSAIDs, 348
      PROG, 348
    PPROM, 353
    predição de, 344
      história obstétrica passada, 344

mensuração do colo uterino, 344
  por ultrassonografia, 344
  VB, 344
 prevenção do, 346
  cerclagem cervical, 346
  de emergência, 347
  de salvamento, 347
 síndrome do, 342f
  inter-relação de causas, 342f
 tratamento após, 148
  da doença renal, 148
   acompanhamento materno, 148
   amamentação, 148
   avaliação a longo prazo, 148
   contracepção, 148
   pediátrico, 148
   problemas ginecológicos, 149
  uso de insulina no, 127
  protocolos para, 127
 variáveis após, 9t
  em mulheres, 9t
   da coagulação, 9t
   da fibrinólise, 9t
Parvovírus, 215
 infecção por, 216f
  tratamento da, 216f
   algoritmo para, 216f
 manejo, 216
PCA (Analgesia Controlada pela Paciente), 357
Pco₂ (Tensão de Dióxido de Carbono), 8f
PCOS (Síndrome do Ovário Policístico), 513-532
 amenorréia secundária por, 526
 câncer, 521
  de endométrio, 521
  de mama, 521
  de ovário, 522
 consequências à saúde da, 520
 definindo a, 513
 em mulheres mais jovens, 521
 expressão da, 519
  diferenças raciais na, 519
 fatores genéticos na, 519
 fisiopatologia da, 519
 heterogeneidade da, 519
 pacientes com, 513
  exame de, 513
   excluir gravidez, 513
  investigação de, 513
   cariótipo, 516
   outros testes, 516
 sinais da, 520t
 sintomas da, 520t
 tratamento da, 522
  agentes sensibilizadores, 525
   da insulina, 525
   de metformina, 525
  hiperandrogenismo, 522
  hirsutismo, 522
  infertilidade, 523
  irregularidade menstrual, 522
  obesidade, 522
PCR (Reação em Cadeia da Polimerase), 223
PCT (Teste Pós-Coital), 570
PD (Diálise Peritoneal), 144
PDE (Fosfodiesterase)
 como relaxante uterino, 259
PDI (Índice de Desenvolvimento Psicomotor), 389
PE (Embolia Pulmonar)
 massiva, 164
  com grave risco de vida, 164
   tratamento da, 164
 mortes por, 368f
 na gravidez, 161
  diagnóstico, 161
   pesquisa de, 162t

Pearl
 índices de, 398
Pelo(s)
 crescimento dos, 472
  na puberdade, 472
   axilares, 472
   públicos, 472
Pelve
 anatomia clínica da, 413-420
  assoalho pélvico, 415
  bacia pélvica, 415
  clitóris, 415
  de superfície, 413
  órgãos pélvicos, 417
   bexiga, 419
   ovários, 419
   reto, 420
   tubas uterinas, 419
   ureteres, 419
   uretra, 419
   útero, 418
   vagina, 417
  parede abdominal anterior, 413
  peritônio, 414
  umbigo, 413
  vulva, 414
 MRI da, 417f
Pênfigo
 benigno, 700
 crônico, 700
  familiar, 700
 cicatricial, 701
Penfigoide
 bolhoso, 701
 da membrana mucosa, 701
Perda Gestacional
 espontânea, 53-59
  definição, 53
  diagnóstico, 55
   diferencial, 55, 56t
   exame, 55
   histórico, 55
   métodos, 56
  etiologia, 54
   de primeiro trimestre, 54
   de segundo trimestre, 55
  fator Rh, 58
   ameaça de, 58
  psicologia, 58
   e aconselhamento, 58
  taxas de mortalidade fetal, 54f
   por semanas de gestação, 54f
  terminologia, 53
   definição dos, 54t
   termos recomendados, 54t
  tratamento, 57
   cirúrgico, 57
   expectante, 57
   médico, 57
Perda
 de cabelo, 367
  no puerpério, 367
 de peso, 366, 475
  e amenorreia primária, 475
  no puerpério, 366
Perfil
 biofísico, 278
  na gravidez pós-termo, 278
Peridural
 administração, 357t
  técnica espinhal de, 357t
 móvel, 358t
  seguro, 358t
  requisitos para, 358t
Perineometria, 656
Peritônio
 anatomia clínica do, 414

Peritonite
 meconial, 223
Permeabilidade
 tubária, 581
  e infertilidade, 581
   HSG, 581
   histeroscopia, 581
   laparoscopia, 581
   sono-histerossalpingografia, 581
PESA (Aspiração Percutânea Epididimal de Espermatozoide), 588, 592
Pescoço
 anomalias no, 225
  higroma cístico, 225
  linfangioma, 225
Peso
 amenorreia relacionada com, 531
 ao nascer, 201f
  medidas do primeiro trimestre e, 201f
 ao nascimento, 275
  e gravidez pós-termo, 275
 corporal, 37
  e concepção, 37
 fetal, 29
  ganho de, 29
 perda de, 366, 475
  no puerpério, 366
  e amenorreia primária, 475
PFMT (Treinamento do Músculo do Assoalho Pélvico), 656
PG (Prostaglandinas), 535
 como estimulante uterino, 257
 inibidores da síntese de, 259, 537
 como relaxante uterino, 259
  exógeno, 259
PGD (Diagnóstico Genético Pré-Implantação), 61, 583
 indicações, 592
 procedimento, 592
PGF (Fator de Crescimento Placentário), 101
PGS (Exame Genético Minucioso Pré-Implantacional), 583
PID (Doença Inflamatória Pélvica), 597
 anterior, 581
 apresentação clínica, 599
  diagnóstico diferencial, 599, 600t
  fatores clínicos, 599
  síndrome de Fitz-Hugh-Curtis, 599
 circunstâncias especiais, 603
  gestação, 603
  HIV, 604
  pós-cirurgia, 604
 e IUCD, 604
 investigação, 600
  cirúrgica, 601
  histologia, 601
  patologia, 601
  radiológicas, 601
  testes microbiológicos, 600
 microbiologia, 598
  anaeróbios, 598
   Actinomyces, 599
   Mycobacterium tuberculosis, 599
   Chlamydia trachomatis, 598
   Mycoplasma genitalium, 598
   Neisseria gonorrhoeae, 598
   vírus, 599
 microrganismos associados à, 598t
 prevenção, 604
  programa de exame para Chlamydia, 604
  instrumentação do útero, 604
  contracepção, 604
 prognóstico, 603
  CPP, 603
  gestação ectópica, 603
  subfertilidade, 603

tratamento da, 598, 602
   antibióticos, 602
     ambulatoriais, 602t
     internados, 602t
   custo do, 598
   de parceiros, 602
   intervenção cirúrgica, 603
Pigmentação
   distúrbios de, 702
     hiperpigmentação, 702
Pinça(s)
   de preensão, 454f
     laparoscópicas, 454f
Pioderma
   gangrenoso, 702
Pipelle H
   em biópsia, 457f
     após histeroscopia, 457f
     sem toque, 457f
     vaginoscópica, 457f
Placenta, 16-24
   a termo, 16
     características macroscópicas da, 16
       medidas, 16
       organização tecidual, 17
     características estruturais da, 16
       apresentação esquemática das, 17f
       barreira materno-fetal, 16
       formato, 16
       interdigitações materno-fetais, 16
       vascularização, 16
   CPA, 23
   dequitação da, 262
   descolamento de, 330
   desenvolvimento placentário, 18
     artérias espiraladas, 19
       fechamento das, 19
     células trofoblásticas, 18
       colunas de, 18
     etapa, 18
       lacunar, 18
       pré-lacunar, 18
     fluxo de sangue materno, 20
       início do, 20
     linhagem trofoblástica, 18
     trofoblasto extraviloso, 19
       subtipos do, 19
     vilosidades, 18
       estágio precoce das, 18
   prévia, 46
   ultrassonografia, 23
     Doppler, 23
   vilosidades, 20
     estruturas básicas das, 20
       trofoblasto, 20, 21
         liberação do, 21
         renovação do, 21
         viloso, 20
       sinciciotrofoblasto, 21
       estroma viloso, 21
       desenvolvimento viloso, 21
         oxigênio como regulador do, 21
       citotrofoblasto viloso, 20
PMR (Taxa de Mortalidade Perinatal), 28f
PMS (Síndrome Pré-Menstrual), 544-551
   definições, 544
   diagnóstico, 545, 550f
     agonistas de GnRH, 545
     DRSP, 546f
     fluxograma para, 550f
   etiologia, 547
     neurotransmissores, 547
     ovulação, 547
     e PROG, 547
   sintomas, 544

   tratamento, 548
     terapias, 548
       medicamentosas, 548
       não medicamentosas, 548
Pneumonia, 174
   congenita, 387
POF (Falência Ovariana Prematura), 516, 526
Polipectomia, 539
Pólipo(s)
   acrocordia, 703
   cutâneos, 703
   endocervicais, 711
   endometriais, 441
     apresentação, 717
     características histeroscópicas, 717
     definição, 716
     diagnóstico, 717
     epidemiologia, 716
     tratamento, 717
   HMB por, 534
POPQ (Quantificação de Prolapso dos Órgãos Pélvicos)
   sistema, 629
PPARg (Receptor-g Ativado por Proliferadores de Peroxissoma Gama)
PPH (Hemorragia Pós-Parto), 300, 302f
   maciça, 301, 303f
     medidas de salvamento, 301
     técnicas avançadas para controle da, 301
       autotransfusão, 304
       compressão aórtica, 301
       fator VII recombinante ativado, 304
       radiologia intervencionista, 304
       sutura de compressão, 301, 303f
       tamponamento uterino, 301
PPROM (Ruptura Prematura das Membranas no Pré-Parto), 353
Pré-Avaliação
   para o aborto, 89
Pré-Eclâmpsia, 102, 103
   concepção e, 40
   desenvolvimento de, 104t
     risco relativo para, 104t
   em receptoras de transplante, 147
     de rim, 147
   grave, 102, 107
   mulheres com risco de, 103t
     aumentado, 103t
     identificação das, 103t
   planejando o parto, 106
     anestesia, 108
       questões relativas à, 108
     infusão de líquidos, 108
       controle de, 108
     pré-eclâmpsia leve, 106
   risco de, 103
     avaliação de, 103
     redução de, 103
Prematuridade
   e cuidados neonatais, 380, 386
Pré-Natal
   atenção à saúde no, 42-48
     objetivos do, 42
       educação pré-natal, 42
     organização do cuidado, 47
       documentação da, 47
       frequência das consultas, 48
       quem deve realizar, 47
     rastreamento de complicações, 44, 46
       fetais, 46
       maternas, 44
     sintomas comuns, 43
       na gravidez, 43
   estratégia no, 141
     na doença renal, 141
     pacientes em diálise, 143

     receptoras de transplante, 145
       de rim, 145
   período, 179
     distúrbios no, 179
       psiquiátricos, 179
   rastreamento, 185-197
     anticorpos contra hemácias, 193
       resultado positivo, 193
     da hemoglobinopatia, 192
       resultado positivo, 193
       testes de, 192
       variantes da Hb, 192
     de infecções, 194
       GBS, 197
       hepatite B, 194
       hepatite C, 197
       HIV, 195
       rubéola, 196
       sífilis, 196
       toxoplasmose, 197
     diagnóstico da anomalia fetal, 186
       por ultrassonografia, 189
       resultado positivo, 187, 189
         confirmatório, 189
       síndrome de Down, 186
   tomada de decisões no, 141
     na doença renal, 141
     pacientes em diálise, 143
     receptoras de transplante, 145
       de rim, 145
Preservativo(s)
   femininos, 510
   masculinos, 510
Pressão
   arterial, 103
     na gravidez, 103
     medindo, 103
Prevenção
   da gravidez pós-termo, 278
Primeiro Trimestre
   perda gestacional de, 54
     espontânea, 54
Problema(s) Menstrual(is)
   na adolescência, 482
     dismenorreia primária, 483
     hipermenorreia, 482
     síndrome pré-menstrual, 483
Problema(s)
   da menstruação, 534-541
     dismenorreia primária, 534-541
     HMB, 534-541
       agudo, 541
       avaliação clínica, 536
       causa do, 534
       definição, 534
       impacto, 534
       intenso grave, 541
       investigação de, 536t
       manejo do, 537
       prevalência, 534
   ginecológicos, 149
     em receptoras de transplante, 149
     de rim, 149
   hematológicos na gravidez, 151-169
     anemia, 151
     distúrbios hemorrágicos, 165
       hereditários, 165
     doença, 154, 155
       falciforme, 154
       hemolítica do recém-nascido, 155
     talassemias, 153
     trombocitopenia, 156
     VTE, 158
   na paciente obstétrica, 300
     circulatórios, 300
     respiratórios, 300

sexuais, 682
    incontinência urinária e, 682
Procedimento(s) Obstétrico(s)
  cesariana, 321
    complicações associadas à, 322
    indicações, 321
    tipos de, 322
  desproporção cefalopélvica, 311-324
  episiotomia, 323
    episiorrafia, 323
  IVD, 317
    escolha dos instrumentos, 318
      fórceps, 318, 319
      vácuo extrator, 318, 320
    prova de, 321
  lacerações perineais, 323
    de quarto grau, 324
    de terceiro grau, 324
  má apresentação, 311-324
    definições, 311
    no trabalho de parto, 311
      córmica, 311, 316
      de face, 311, 315
      de fronte, 311, 315
      pélvica, 311
  má posição, 311-324
    definições, 311
Procedimento(s)
  com fita, 659, 660
    mid-uretrais, 660
      minimamente invasivos, 661
      SPARC^TM, 660
      transobturatórios, 661
      retropúbicas, 660
      TVT, 660
  de suspensão, 662
    do colo da bexiga, 662
  histeroscópicos, 458t
    operatórios, 458t
  invasivos, 233
    no diagnóstico pré-natal, 233
      da gestação múltipla, 233
  laparoscópicos, 463t
    classificação de, 463t
    do RCOG, 463t
  Marshall-Marchetti-Krantz, 658
Produção
  de leite, 373
PROG (Progesterona), 6f, 8f, 81
  anticoncepcionais contendo só, 502
    contraindicações, 503
    efeitos colaterais, 503
      graves, 505
      menores, 503
    eficácia, 503
    indicações, 503
    mecanismos de ação, 503
    métodos, 502
      injetáveis, 502
      intrauterino, 502
      oral, 502
      subdérmico, 502
  como método diagnóstico, 56
    da perda gestacional, 56
      espontânea, 56
  de depósito, 538
  e aborto espontâneo, 63
    de repetição, 63
    idiopático, 63
  injetáveis, 538
  na prevenção, 348
    do parto pré-termo, 348
  orais, 538
  papel da, 341
    no trabalho de parto, 341
      pré-termo, 341

Prolactina
  vias de liberação de, 374f
    pela hipofisária anterior, 374f
Prolactinoma(s), 132
Prolapso
  da cúpula vaginal, 633
  da mucosa, 678
    uretral, 678
  da parede vaginal, 632
    anterior, 632
    posterior, 632
  de cordão, 305, 309f, 330
  de valva mitral, 115
  sintomas de, 630
    investigação dos, 630
      estudos urodinâmicos, 630
      exame, 630
      proctografia, 631
      ressonância magnética, 631
  uterino, 632
  uterovaginal, 627-634
    assoalho pélvico, 627
      disfunção do, 628
        fisiopatologia da, 628
      estrutura do, 627
      função do, 627
    descrição, 629
    reparos vaginais, 633
      melhoras dos, 633
    sintomas, 629
      intestinais, 630
      na relação sexual, 630
      urinários, 629
    tratamento, 631
      cirúrgico, 631
      conservador, 631
Proteína(s)
  de junção, 257
    papel das, 257
      na regulação da contratilidade
      mimetrial, 257
Proteinúria
  na gravidez, 103
    medindo, 103
    significativa, 102
Pseudosaco, 80f
  diagnóstico diferencial, 80t
Psicologia
  e aconselhamento, 58
    na perda gestacional, 58
      espontânea, 58
Psicose
  pós-parto, 370
Psicotrópico(s)
  na PMS, 548
    SSRIs, 548
Psoríase, 699
PSTT (Tumor Trofoblástico de Sítio Placentário), 66, 69
  recidiva, 72
    risco de, 72
  tratamento da, 72
    complicações tardias do, 72
PSV (Pico de Velocidade Sistólica)
  da MCA, 214f
    mensuração do, 214f
PTH (Hormônio da Paratireoide), 13
PTHrP (Proteína Liberadora de Hormônio da Paratireoide), 13
  como relaxante uterino, 258
Puberdade
  e distúrbios da, 471-478
    etiologia de amenorreia primária, 474
    avaliação, 477

características sexuais secundárias, 474, 475, 576
  ausência de, 475, 476
  normais, 474
  desenvolvimento heterossexual, 477
    tratamento, 477, 478
  precoce, 472
    avaliação, 473
    diagnóstico diferencial da, 472
    tratamento, 473
  tardia, 473
  início da, 471
  mudanças físicas da, 472
    crescimento de pelos, 472
      axilares, 472
      púbicos, 472
    crescimento, 472
    desenvolvimento mamário, 472
Puerpério, 365-375
  complicações do, 367
    embolia, 368
    hemorragia pós-parto, 369
      tardia, 369
    incontinência fecal, 369
    infecção puerperal, 368
      do trato urinário, 368
      no trato genital, 368
      outras causas, 368
    transtornos psicológicos no, 369
      aconselhamento após morte perinatal, 370
      psicose pós-parto, 370
    trombose, 368
    urinárias, 369
      incontinência, 369
  fisiologia do, 365
    função, 366, 367
      ovariana, 366
      tireoidiana, 367
    perda, 366, 367
      de cabelo, 367
      de peso, 366
    sistemas, 366
      cardiovascular, 366
      de coagulação, 366
      trato urinário, 366
    útero, 365
  manejo do, 367
    deambulação no, 367
    observações de rotina, 367
PUL (Gestação sem Identificação da Localização), 444
PV (Volume Plasmático), 6f

Q

QoL (Qualidade de Vida)
  avaliação da, 641
  domínios de, 641t
  impacto na, 608
    CPP e, 608
  questionários de, 641
    doença-específicos de, 641, 642t
    genéricos, 641
Quimioterapia, 781
  com EMA/CO, 70f, 71t
  fertilidade subsequente, 73
  toxicidades, 73
    a longo prazo, 73
  tratamento com, 69t, 70t
    inicial, 69t
      escores da FIGO para, 69t
    regime de, 70t
      com ácido folínico, 70t
      com metotrexato, 70t

R

Rabdomiossarcoma, 743
Radiologia
　intervencionista, 304
　　na PPH maciça, 304
Radioterapia
　adjuvante, 780
　primária, 780
RAS (Sistema Renina-Angiotensina), 6f
Rastreamento
　do recém-nascido, 379
　genético, 592
　　pré-implantação, 592
　pré-natal, 185-197, 379
　　anticorpos contra hemácias, 193
　　　resultado positivo, 193
　　da hemoglobinopatia, 192
　　　resultado positivo, 193
　　　testes de, 192
　　　variantes da Hb, 192
　　de infecções, 194
　　　GBS, 197
　　　hepatite B, 194
　　　hepatite C, 197
　　　HIV, 195
　　　rubéola, 196
　　　sífilis, 196
　　　toxoplasmose, 197
　　diagnóstico da anomalia fetal, 186
　　　por ultrassonografia, 189
　　　resultado positivo, 187, 189
　　　　confirmatório, 189
　　　síndrome de Down, 186
RCM *(Royal College of Midwives)*, 379
RCOG *(Royal College of Obstetricians and Gyneacologists)*, 42, 53, 89, 191, 230, 379
　classificação do, 463t
　　de procedimentos laparoscópicos, 463t
RCPCH *(Royal College of Paediatrics and Child Health)*, 379
RCTs (Ensaios Clínicos Randomizados)
　evidência de, 611
　　no tratamento específico, 611
　　para CPP, 611
RDS (Desconforto Respiratório Neonatal), 339, 387
　síndrome do, 387
Reanimação
　neonatal, 379
Recém-Nascido
　influência sobre, 122t
　　da hiperglicemia materna, 122t
　　taquicardia do, 388
　　transitória, 388
Receptor (es)
　acoplados à GTP, 255t
　　no miométrio, 255t
　　　vias sinalizadoras, 255t
　da superfície celular, 255
　　papel dos, 255
　　　miometrial, 255
　　　　na regulação da contratilidade, 255
　de transplante de rim, 144
　　assistência pré-natal, 145
　　　estratégias de, 145
　　perspectivas, 144
　　após a gravidez, 144
　　de gravidez, 144
　　resumo do tratamento, 146t
　　tomadas de decisões, 145
Rede(s)
　perinatais, 379
Reflexo
　de ejeção, 373
　　do leite, 373

Regulação
　do crescimento fetal, 200
　endócrina, 200
　placentária, 200
Relaxante(s)
　uterinos, 257
　　adrenomedulina, 258
　　CGRP, 258
　　exógenos, 259
　　　agonistas ADRB2, 259
　　　antagonistas de OTR, 259
　　　bloqueadores de canais de cálcio, 259
　　　inibidores da síntese de PG, 259
　　magnésio, 258
　　NO, 258
　　PDE, 259
　　PTHrP, 258
　　relaxina, 258
Relaxina
　como relaxante uterino, 258
Reparo
　anterior, 632f
　　fascial central, 632f
　　paravaginal, 632f
　vaginais, 633
　　melhoras dos, 633
Reprodução Assistida, 580-594
　complicações da concepção, 593
　　gravidez ectópica, 594
　　nascimentos múltiplos, 593
　　OHHS, 593
　　TVOR, 594
　endometriose e, 622
　investigações anteriores à, 580
　　feminino, 580
　　masculino, 581
　　ovários policísticos, 582
　　patologias coexistentes, 582
　tipos de concepção, 583
　　congelamento de óvulo, 591
　　doação de óvulos, 590
　　espermatozoide, 592
　　　doação de, 592
　　　recuperação cirúrgica do, 592
　　FERC, 590
　　gestação por substituição, 591
　　GIFT, 589
　　ICSI, 588
　　IUI, 583
　　IVF, 584
　　PGD, 592
　　pré-implantação, 592
　　　rastreamento genético de, 592
Resposta(s)
　da gestante, 12f
　　ao teste de tolerância, 12f
　　de glicose oral, 12f
　fisiológica, 202
　fetal, 202
　　ao ambiente intrauterino adverso, 202
　homeostáticas, 234
　maternas, 234
　　na gestação múltipla, 234
　materna, 5
　　à gravidez, 5
Ressuscitação, 356-361
　cardiopulmonar, 359
　e cuidados intensivos, 359
　na paciente grávida, 360t
　intrauterina, 359t
Resultado(s)
　neonatais, 380
　　morbidade na infância, 384
　　prematuridade, 380
　　sobrevida, 381

Reto
　anatomia clínica do, 420
Reumatologia
　APS, 177
　artrite reumatóide, 177
　SLE, 177
Reversão
　da esterilização, 510
Rh (Sistema Rhesus), 193
RhD, 155
　anticorpos não, 156
　incompatibilidade, 155
　　monitoramento da, 155
　sensibilização do, 155t
　　potenciais eventos de, 155t
Ritmo Cardíaco
　fetal, 331
　　técnicas de monitoração, 332
　　　ausculta intermitente, 332
　　　CTG, 333
Rubéola
　rastreamento pré-natal, 196
　　resultado positivo, 196
Ruptura
　das membranas pré-termo, 292
　　antes do trabalho de parto, 292
　　na indução do, 292
　uterina, 304, 307f, 330
　　choque por, 304

S

Saco
　de Douglas, 444f
　　fundo de, 444f
　　　coleção de sangue no, 444f
　gestacional, 79f, 80t, 84f
　　ectópico tubário, 79f
　　ultrassonografia de, 79f
　　herniado, 84f
　　intrauterino inicial, 80t
　　　diagnóstico diferencial, 80t
　vitelino, 79f
Sala Cirúrgica
　organização da, 454, 455
　　histeroscopia, 454
　　laparoscopia, 455
　para cirurgia, 454f, 455f
　　histeroscópica, 454f
　　laparoscópica, 455f
Sangramento(s)
　anticoncepcionais e, 503
　　contendo só PROG, 503
　menstrual intenso, 537, 541
　　agudo, 541
　　grave, 541
　　manejo do, 537
　　tratamento, 537, 538, 539
　　　cirúrgicos, 539
　　　hormonais, 538
　　　não hormonais, 537
　por atonia uterina, 303f
　　sutura de compressão no, 303f
　　　B-Lynch, 303f
　uterino, 441
　　anormal, 441
　　　ultrassonografia e, 441
　　menorragia, 441
　　pólipos endometriais, 441
　　na menopausa, 441
　vaginal, 481
　　em crianças, 481
　　pré-púbere, 481
Sangue
　fetal, 333
　　amostra do, 333
　　　classificação das, 334t

dilemas associados à, 334
materno, 20
início do fluxo de, 20
SARC (Centros de Referência para Violência Sexual), 801
Sarcoma(s)
de botrioides, 743
SCC (Carcinoma de Células Escamosas), 697, 730
SCJ (Junção Escamocolunar)
posição da, 711
Scr (Função Renal Pré-gravídica)
eGFR *versus*, 142
em pacientes com CKD, 139*t*, 140*t*
associação, 139*t*, 140*t*
a complicações obstétricas, 140*t*
a resultados perinatais, 140*t*
ao resultado obstétrico, 139*t*
e perda de função renal, 139*t*, 140*t*
na CKD, 145*t*
em receptoras, 145*t*
de transplante renal, 145*t*
SDT (Posição Transversa com Sacro orientado para Direita), 314
Segundo Trimestre
perda gestacional de, 55
espontânea, 55
Seio
em aleitamento, 373*f*
estrutura do, 373*f*
endodérmico, 743
tumor do, 743
urogenital, 422*f*
ductos projetando-se no, 422*f*
paramesonéfricos emparelhados, 422*f*
Sela Vazia
síndrome da, 477
e amenorreia primária, 477
Sêmen
características do, 570*t*
variação de, 570*t*
referências laboratoriais da, 570*t*
Sepse
puerperal, 368*t*
mortes por, 368*t*
Septicemia
em recém-nascidos, 388
Septo
atrioventricular, 221
defeito do, 221
vaginal, 429, 430, 474
longitudinal, 430
transversal, 429
transverso, 474
e amenorreia primária, 474
Serviço(s) Neonatal(is)
organização dos, 379
redes perinatais, 379
transporte neonatal, 379
SET (Posição Transversa com Sacro orientado para Esquerda), 314
SFH (Sínfise Púbica até Fundo Uterino), 205
SGA pers (Pequeno para a Idade Gestacional Personalizados), 28*f*
SGA (Pequeno para a Idade Gestacional), 28, 201
SGApop (Pequeno para a Idade Gestacional Populacionais), 28*f*
SHBG (Globulina Ligadora dos Hormônios Sexuais), 514, 522, 580
Sheehan
síndrome de, 133
Sífilis
rastreamento pré-natal, 196
resultado positivo, 196
Simp NS (Sistema Nervoso Simpático), 6*f*
Sinciciotrofoblasto, 21

Síndrome(s)
da bexiga dolorosa, 680
cistite intersticial, 680
da dor uretral, 680
da morte súbita infantil, 203*f*
risco da, 203*f*
peso ao nascer e, 203*f*
da sela vazia, 477
e amenorreia primária, 477
de Asherman, 526
de Behçet, 702
de Conn, 133
de Down, 39*t*, 46, 186
rastreamento da, 46, 186
no pré-natal, 46, 186
risco de, 39*t*
e idade materna, 39*t*
de Eisenmenger, 114
de Fitz-Hugh-Curtis, 599
de hipoplasia, 221
do coração direito, 221
de insensibilidade, 426
aos androgênios, 426
de Kallman, 475, 490*f*
paciente hipogonadotrófica com, 490*f*
desenvolvimento folicular em, 490*f*
de Lyell, 701
de Marfan, 114
de Sheehan, 133
de Turner, 477
e amenorreia primária, 477
do choque tóxico, 708
do desconforto respiratório, 387
do glucagonoma, 702
do ovário, 63, 475
policístico, 63
e aborto espontâneo de repetição, 63
resistente, 475
e amenorreia primária, 475
HELLP, 102, 178
olfatogenital, 475
pré-menstrual, 483
na adolescência, 483
Sinéquias
dos lábios vaginais, 482
em crianças, 482
pré-púbere, 482
Siringoma(s), 703
SIS (Infusão de Solução Salina)
ultrassonografia com, 436
Sistema(s)
de Ferriman-Gallwey, 523*f*
para pontuação, 523*f*
de hirsutismo, 523*f*
de órgãos específicos, 220
anomalias fetais em, 220
cardiovascular, 220
defeitos na parede abdominal, 223
do CNS, 221
do trato gastrointestinal, 223
esquelético, 226
na cabeça, 225
no pescoço, 225
torácicas, 226
tumores fetais, 227
urinário, 224
materno, 6, 7, 10, 11, 12
cardiovascular, 6
endócrinos, 12
endotélio, 13
glândula suprarrenal, 13
hipófise, 13
hipotálamo, 13
hormônios, 12, 13
placentários, 12
renais, 13

metabolismo do cálcio, 13
pâncreas, 13
paratireóides, 13
tireóide, 13
gastrointestinal, 11
renal, 10
respiratório, 7
no puerpério, 366
cardiovascular, 366
alterações do, 366*t*
de coagulação, 366
alterações do, 366*t*
POPQ, 629
SLE (Lúpus Eritematoso Sistêmico), 177
Sobrevida
cuidados perinatais, 381
ativos, 381
de nascidos vivos, 382*t*, 383*t*, 384*t*
todos, 382*t*
morbidade precoce, 384
mortalidade neonatal, 384
neonatal, 387*f*
entre nascidos vivos, 387*f*
Sofrimento(s)
e parto pré-termo, 343
fetal, 343
materno, 343
SOGC (*Society of Obstetricians and Gynaecologists of Canada*), 282
Sono-Histerossalpingografia
e infertilidade, 581
Sopro
assintomático, 391
SSRIs (Inibidores Seletivos de Reabsorção de Serotonina)
na PMS, 548
STIs (Infecções Sexualmente Transmissíveis), 90, 567
STOPPIT (*Study Of Progesterone for the Prevention of Preterm Birth in Twins*), 236
STV (Variabilidade a Curto Prazo), 206
Subfertilidade
PID e, 603
Superfície Celular
papel dos receptores da, 255
na regulação da contratilidade, 255
miometrial, 255
Suplemento(s)
e concepção, 37
álcool, 37
peso corporal, 37
tabagismo, 37
Suporte Básico de Vida
paciente inconsciente, 298*f*
abordagem da, 298*f*
tratamento da, 298*f*
Surfactante
deficiência de, 387
pulmonar, 250
fetal, 250
SURUSS (*Serum, Urine and Ultrasound Screening Study*)
de desempenho do rastreamento, 186*t*
Sutura
de compressão, 301, 303*f*
B-Lynch, 303*f*
no sangramento por atonia uterina, 303*f*
na PPH maciça, 301
SV (Volume Sistólico), 7*f*
SVT (Taquicardia Supraventricular), 210

T

T3 (Tri-Iodotironina), 13, 130, 208
T4 (Tiroxina), 13, 130, 208
Tabagismo
e concepção, 37
e infertilidade, 583

Talassemia(s)
  na gravidez, 153
    alfa, 153
    beta, 153
    rastreamento da, 154
Tamponamento
  uterino, 301
    na PPH maciça, 301
Taquicardia
  fetal, 210, 211t
    atrial, 210
    AV, 210
    opções de manejo, 211
    SVT, 210
    tratamento da, 211t
      medicamentos antiarrítimicos para, 211t
  transitória, 388
    do recém-nascido, 388
TAT III (Complexo Trombina-Antitrombina III), 9t
Taxa(s)
  de cesariana, 396f, 397t
    padronizada, 396f
      variação da, 396f
    grupos de Robson, 397t
  de mortalidade fetal, 54f
    por semanas de gestação, 54f
Telarca
  precoce, 472
Terapia
  anticoagulante, 163
    na gravidez, 163
      riscos da, 163
  imunossupressora, 147
Teratoma(s), 227
  císticos, 713
    maduros, 713
TESE (Extração de Espermatozoide Testicular), 588, 592
Teste Genético
  não invasivo, 188
    no resultado positivo, 188
      do rastreamento, 188
        da anomalia fetal, 188
Teste(s)
  da fibronectina fetal, 349
  de gravidez, 588
    na IVF, 588
  de tolerância, 12f
    de glicose oral, 12f
      resposta da gestante ao, 12f
  pré-natais, 275
    CTG, 278
    líquido amniótico, 277
      avaliação por ultrassonografia, 277
    movimentos fetais, 276
      contagem dos, 276
    perfil biofísico, 278
    velocimetria Doppler, 278
Testículo
  ausência anatômica de, 432
    em mulheres XY, 432
Tétano
  em recém-nascido, 389
Tetralogia
  de Fallot, 221
TIBC (Capacidade Total de Ligação do Ferro), 151
Tireoide, 13
  doença da, 130, 534
    função tireóidea, 130
      na gravidez normal, 130
    hipertireoidismo, 130
    hipotireoidismo, 130
    HMB por, 534
    tireoidite pós-parto, 131

  fetal, 208
    função da, 208
      hipertireoidismo, 208
      hipotireoidismo, 209
Tireoidite
  pós-parto, 131
TNF (Fator de Necrose Tumoral), 101, 177
TOBY (*Treatment of Perinatal Asphyxial Encephalopathy*), 389
Tocólise
  aguda, 349
    antagonistas da OT, 350
    bloqueadores, 351
      dos canais de cálcio, 351
    NSAID, 350
    simpatomiméticos, 350
    sulfato de magnésio, 350
Tolerância
  de glicose oral, 12f
    teste de, 12f
      resposta da gestante ao, 12f
Tópico(s) Diverso(s), 783-822
  a Lei, 815-822
    o ginecologista e, 815-822
    o obstetra e, 815-822
  dilemas éticos, 805-813
    em ginecologia, 805-813
    em obstetrícia, 805-813
  disfunção sexual, 785-796
  violência, 798-804
    doméstica, 798-804
    sexual, 798-804
Toxicidade(s)
  a longo prazo, 73
    da quimioterapia, 73
Toxoplasmose
  rastreamento pré-natal, 197
t-PA (Antígeno Ativador do Plasminogênio do tipo Tecidual), 9t
TPR (Resistência Periférica Total), 6f
TPVR (Resistência Vascular Periférica Total), 7f
Trabalho de Parto, 111
  analgesia no, 356, 357
    não regional, 356
    regional, 357
      contraindicações para, 357t
      indicações de, 358t
  bioquímica do, 340
    como processo inflamatório, 340
    CRH, 341
    OT, 341
    PROG no, 341
  correção do, 287-294
  de gêmeos, 240
  em nulíparas, 260f
    dilatação cervical média no, 260f
      características da curva da, 260f
  endocrinologia do, 340
    como processo inflamatório, 340
  espontâneo, 261t
    a termo, 261t
      progressão do, 261t
  indução do, 279, 280, 287-294
    aceleração do, 290
    amniotomia, 290
    cenários na, 291
    complicações da, 291
      hiperestimulação, 291
    contraindicações da, 287
    definição, 287
    desfechos associados à, 292t
    indicações para, 287, 288t
    índices de, 288f
    métodos da, 288, 289f
      farmacológicos, 288
      mecânicos, 288

  monitoração na, 291
  na gravidez pós-termo, 279
    às 40 semanas, 280
    às 41 semanas, 280
    e morbidade perinatal, 280
    e mortalidade perinatal, 280
    risco por cesariana, 281
    visão das mulheres da, 281
  no termo, 291
    benefícios, 291
    com cesariana prévia, 293
    gravidez pós-termo, 291
    morte fetal intrauterina, 293
    pré-eclâmpsia, 293
    prevenção da distocia de ombro, 293
    riscos, 291
    ruptura das membranas pré-termo, 292
    solicitação materna, 292
  predição do sucesso da, 287
  momento do, 248
    controle endócrino do, 248
    eixo hipotalâmico-hipofisário-suprarrenal, 250
      fetal, 250
    influências genéticas no, 248
    início do, 250
      ativação decidual e, 250
      fatores bioquímicos locais, 250
    surfactante pulmonar, 250
      fetal, 250
  monitoração fetal no, 326-335
    amostra de sangue, 333
    desafios do, 328, 329
      anormal, 329
      normal, 328
    ECG, 334
    fisiologia fetal, 326
      acidose metabólica, 327
      comprometimento fetal, 326
      morte, 327
      normal, 326
    hipóxia fetal, 330
      detectando a, 330
    o futuro, 335
    ritmo cardíaco, 331
  movimentos cardinais no, 261, 262f
  na gestação múltipla, 235, 240
    prematuro, 235
      predição, 235
      prevenção, 236
      tratamento, 237
  no VTE agudo, 164
  normal, 247-263
    mecanismo do, 247-263
      a termo, 259
      alterações morfológicas no útero, 247
      cascata do, 248-249f
      contratilidade miometrial, 251, 254
        regulação da, 254
      diagnóstico do, 247
      estimulantes uterinos, 257
      manejo do, 261
      não complicado, 261
      relaxantes uterinos, 257
  períodos do, 261
  pré-termo agudo, 349
    manejo do, 349
      antibióticos, 352
      conduta no, 353
      diagnóstico, 349
      terapia com corticosteróide, 352
      tocólise aguda, 349
  prolongado, 329
  uso de insulina no, 127
    protocolos para, 127
TRAbs (Anticorpos Antirreceptores do TSH), 208

Transfusão
 feto-fetal, 237, 238
  na gemelaridade monocoriônica, 237, 238
   aguda, 237
   crônica, 238
Transplante
 de rim, 144
  receptores de, 144
   após gravidez, 144
   perspectivas de gravidez, 144
  drogas imunossupressoras, 147t
   informações de segurança de, 147t
   na gravidez, 147t
  função de, 145
  rejeição de, 146
  renal, 145t, 146t
   receptoras de, 145t
    considerações pré-gravídicas em, 145t
    tratamento da paciente de, 146t
    resumo do, 146t
Transporte
 neonatal, 379
Transtorno(s)
 da síntese, 426
  de androgênio, 426
 psicológicos, 369
  no puerpério, 369
   aconselhamento após morte perinatal, 370
   psicose pós-parto, 370
TRAP (Sequência de Perfusão Arterial Gemelar Reversa)
 em gêmeos, 239, f
 na gemelaridade monocoriônica, 238
Trato Genital
 anormalidades do, 526
  estenose cervical, 526
  síndrome de Asherman, 526
 desenvolvimentos do, 421-433
  anormal, 421-433
   DSD, 424
   anomalias anatômicas, 428
   mulheres XY, 432
  inferior, 423f
  normal, 421-433
   dos órgãos genitais, 421
   representação do, 422f
 gastrointestinal, 223
  anomalias do, 223
   atresia duodenal, 223
   íleo meconial, 223
   peritonite meconial, 223
 infecções do, 343, 366
  e parto pré-termo, 343
  no puerpério, 366
 renal, 431
  anomalidades no, 431
 urinário inferior, 635
  distúrbios do, 678
   frequência urinária, 678
   lesões uretrais, 678
   problemas sexuais, 682
   síndrome, 680
    da bexiga dolorosa, 680
    da dor uretral, 680
   urgência urinária, 678
  estrutura do, 635
   anatomia, 635
   embriologia, 635
   inervação, 637
   feminino, 637f
    inervação do, 637f
    funcionamento do, 638
    fisiologia, 638
    imagem do, 651
 urinário, 366
  no puerpério, 366

Trauma
 e amenorreia primária, 477
 vaginal, 708
Treinamento
 em emergência, 297
  ALSO, 297
  MOET, 297
  MOSES, 297
Triagem
 no primeiro trimestre, 125
  das anomalias cromossômicas, 125
  de comorbidades maternas, 125
   não associadas ao diabetes, 125
  de complicações, 125
  do diabetes, 125
Tricomoníase, 707
Trissomia 21
 risco de, 39t
 e idade materna, 39t
Trofoblasto
 diferenciação do, 20f
 e subtipos, 20f
 extraviloso, 19
  subtipos do, 19
 liberação do, 21
 renovação do, 21
 viloso, 20
Trombocitopenia
 na gravidez, 156
  HUS, 157
  ITP, 156
  TTP, 157
  pesquisa da, 156t
Trombofilia
 aborto espontâneo por, 62
 de repetição, 62
Trombose
 no puerpério, 368
 venosa, 176
 cerebral, 176
TSH (Hormônio Tireoestimulante/Hormônio Estimulante da Tireoide), 13, 130, 208
 receptor do, 131f
  anticorpos estimulantes do, 131f
   passagem transplacentária dos, 131f
TTP (Púrpura Trombocitopênica Trombótica)
 na gravidez, 157
  causas da, 157t
  diagnóstico, 158
  tratamento, 158
TTTS (Síndrome de Transfusão Gêmeo-Gemelar), 238
 de gêmeos monocoriônicos, 238t
 sistema de estadiamento para, 238t
Tuba(s)
 uterinas, 418f, 419, 422
  anatomia clínica das, 419
  desenvolvimento das, 422
Tubérculo
 de Müller, 422f
Tuberculose, 175
 em recém-nascido, 389
Tubo
 neural, 223
  defeitos do, 223
Tumor (es)
 fetais, 227
  pélvicos, 437
  teratomas, 227
 investigação dos, 437
  ultrassonografia na, 437
 de ovário, 438
  regras para identificar, 439t
  benignos, 439t
  malignos, 439t

trofoblástico, 68t, 70f, 71f
 gestacional, 68t, 70f, 71f
 níveis de hCG, 70f, 71f
 tratamento quimioterápico, 68t
hipofisários, 132
 outros, 133
 prolactinomas, 132
 secretores de ACTH, 132
suprarrenais, 133
secretores de androgênios, 477
 e amenorreia primária, 477
benignos, 703, 711
 cistos, 703
 cutâneos, 703
 hidradenoma papilífero, 703
 ovarianos, 712
 pólipos acrocordia, 703
 siringomas, 703
 vaginais, 711
vaginais incomuns, 743
 adenocarcinoma de células claras, 743
 do seio endodérmico, 743
 melanoma, 743
 rabdomiossarcoma, 743
 sarcomas, 743
Turner
 síndrome de, 477
 e amenorreia primária, 477
TVOR (Recuperação de Oócito Via Transvaginal), 581
 na IVF, 585
 complicações da, 594
TVS (Ultrassonografia Transvaginal)
 do desenvolvimento unifolicular, 525f
 em um ovário policístico, 525f

U

UAE (Embolização da Artéria Uterina), 539, 716, 722
 complicações da, 723t
UEA, ver UAE
UFH (Heparina Não Fracionada), 163
UKCTOCS (Triagem de Câncer de Ovário do Ensaio Colaborativo do Reino Unido), 761
Úlcera(s)
 aftosas, 701
 agudas, 701
 associadas à infecção, 701
Ulceração
 vulvar, 701
Ultrassonografia
 avaliação por, 277
  do líquido amniótico, 277
   na gravidez pós-termo, 277
 como método diagnóstico, 56
  da perda gestacional, 56
   espontânea, 56
 de saco gestacional, 79f
  ectópico, 79f
  tubário, 79f
 determinação com, 232f
  da corionicidade, 232f
   no primeiro trimestre, 232f
 Doppler, 23
 e infertilidade, 581
  feminina, 581
 exames de, 124
  períodos dos, 124
   no primeiro trimestre, 124
 na ginecologia, 435-445
  na gravidez precoce, 443
   aborto espontâneo, 443
   de localização desconhecida, 444
   ectópica, 443
   normal, 443

paciente não grávida, 437
  dor pélvica, 440
  infertilidade, 442
  sangramento uterino anormal, 441
  tumores pélvicos, 437
técnicas da, 435
  SIS, 436
  transabdominal, 436
  transvaginal, 436
no diagnóstico, 78
  da gravidez ectópica, 78
para estabelecer a idade gestacional, 279
  precisa, 279
para resolucionar um problema clínico, 436f
rastreamento por, 189
  para as anomalias fetais, 189
    marcadores no segundo trimestre, 190
    opções de tratamento, 191
    protocolo cardíaco, 189
transabdominal, 518f
  de ovário normal, 518f
tridimensional, 442f
  junção na, 442f
    endométrio-miometrial, 442f
    plano coronal na, 442f
    zona de junção no, 442f
Umbigo
  anatomia clínica da, 413
  e vasculatura subjacente, 414f
U_{Na} (Excreção Urinária de Sódio) 6f
Unidade
  de atendimento intensivo, 360t
    transferência para, 360t
    indicações para, 360t
UPP (Profilometria de Pressão Uretral), 650
  traçado normal, 652f
Ureter
  anatomia clínica do, 419
  ectópico, 431
Uretra
  anatomia clínica da, 419
  carcinoma da, 678
  feminina, 637f
    adulta, 637f
Urgência
  urinária, 678
    avaliação, 679
    causas, 679
      de aumento da, 679t
    definição, 678
    prevalência, 679
    tratamento, 680
Urodinâmica
  ambulatorial, 653, 654f
  cistometria, 644, 645, 646f, 649
    de esvaziamento, 649
    simples, 645f
    subtraída, 645, 646f
  urofluxometria, 644, 645f
  videocistouretrografia, 646, 648f, 649f
Urofluxometria, 644
  normal, 645f
Uroginecologia, 625-691
  incontinência urinária, 635-683
  prolapso uterovaginal, 627-634
Urografia
  intravenosa, 653f
Útero, 5, 418f
  alterações no, 247
    morfológicas, 247
  anatomia clínica do, 418
  com mioma pediculado, 438f
    corte sagital de, 438f
  como inserir no, 457f
    um histeroscópio oblíquo, 457f

desenvolvimento do, 422
eixos do, 418f
fusão do, 428f
  anormalidades de, 428f
instrumentação do, 604
  e prevenção da PID, 604
não funcional, 475
  e amenorreia primária, 475
no puerpério, 365
patologias de, 437
  ultrassonografia na investigação de, 437
perfuração do, 507
  na inserção do IUD, 507
UTI (Infecção do Trato Urinário), 141
UW (Parede Uterina), 24f

V
Vagina
  anatomia clínica da, 417
  ausência de, 429f, 431f, 475
    aparência da vulva na, 429f
    e amenorreia primária, 475
  câncer de, 740
    apresentação, 740
    avaliação, 741
    cirurgia, 742
    estadiamento, 741
    etiologia, 740
    fatores prognósticos, 742
    história, 740
    local, 741
    patologia, 741
    quimioterapia, 742
    radioterapia, 741
    recorrência, 742
    sobrevida, 742
    tamanho, 741
    tratamento, 741
  desenvolvimento da, 423
  doença maligna da, 729-744
    câncer de, 740
    tumores incomuns, 743
  doenças benignas da, 706-713
    DES, 710
      lesões relacionadas, 710
    endometriose, 709
    fístula, 709
    infecção, 706
    síndrome do choque tóxico, 708
    trauma vaginal, 708
    tumores, 711
    vaginite gonocócica, 708
  fusão da, 428f
    anormalidades de, 428f
  imperfurada, 431f
  lesão da, 707
    sifilítica, 707
Vaginite
  gonocócica, 708
Vaginose
  bacteriana, 706
VAIN (Neoplasia Intraepitelial Vaginal), 709
Valva(s)
  cardíacas, 116
    mecânicas, 116
  mitral, 115
    prolapso de, 115
Variável(is)
  cardiovasculares, 7t
    variação percentual das, 7t
      na gravidez, 7t
  em mulheres pós-parto, 9t
    da coagulação, 9t
    da fibrinólise, 9t

respiratórias, 8t
  influência em, 8t
  da gravidez, 8t
Varicosidade(s), 704
Vascularização
  da placenta, 16
Vasectomia
  complicações, 509
  eficácia, 509
VB (Vaginose Bacteriana)
  e parto pré-termo, 344
  identificação de, 345t
VEGF (Fator de Crescimento Vascular Endotelial), 12, 492
VEGFR (Variante do Receptor do Fator de Crescimento do Endotélio Vascular), 101
Velocimetria
  Doppler, 278
  na gravidez pós-termo, 278
Venografia
  ovariana, 613f
  direita, 613f
Ventriculomegalia, 222
Via(s)
  aéreas, 300
    complicação nas, 300
      de paciente obstétrica, 300
  de coagulação, 9f
    alterações nas, 9f
      associadas à gravidez, 9f
  de liberação, 374f
    de OT, 374f
      pela glândula hipofisária posterior, 374f
    de prolactina, 374f
      pela hipofisária anterior, 374f
Videocistouretrografia, 646, 648f, 649f
Vigilância
  fetal, 127, 144, 147
    de pacientes, 127, 144
      com diabetes, 127
      em diálise, 144
    de receptoras de transplante, 147
    de rim, 147
Vilosidade(s)
  estágio precoce das, 18
  estruturas básicas das, 20
    citotrofoblasto viloso, 20
    desenvolvimento viloso, 21
      oxigênio como regulador do, 21
    estroma viloso, 21
    sinciciotrofoblasto, 21
    trofoblasto, 20, 21
      liberação do, 21
      renovação do, 21
    viloso, 20
VIN (Neoplasia Intraepitelial Vulvar), 729
Violência
  doméstica, 798, 799
    abuso, 798, 799
      ação diante de, 799
      apresentação do quadro de, 800t
      diagrama do manejo de, 799f
    consequências para a saúde, 800
      ginecologia, 800
      obstetrícia, 800
    identificação, 798
    proteção da criança, 799
    questões sobre, 799
    suporte para equipe, 799
  sexual, 798-804
    a declaração, 803
    abuso de crianças, 803
    agudo, 801f
      Diagrama do manejo de, 801f

avaliação, 802
cuidados posteriores, 802
grave, 801
    ação inicial após revelação de, 801
SARC, 801
vítimas de, 801t
    manejo de, 801t
Vírus
  PID por, 599
Vitamina
  B_{12}, 152t
    deficiência de, 152t
      causas, 152t
  D, 134
    deficiência de, 134
Vitiligo, 703
VLDL (Lipoproteínas de Muito Baixa Densidade), 11
Volume
  do leite, 375
  pulmonar, 8f
    alterações no, 8f
      associadas à gravidez, 8f
VSD (Defeito do Septo Ventricular)
  e ducto patente, 113
VTE (Tromboembolismo Venoso)
  na gravidez, 158
    agudo, 161
      diagnóstico, 161
      parto, 164
      riscos da terapia anticoagulante, 163
      trabalho de parto, 164
      tratamento, 162
    fatores de risco para, 159
    mudanças fisiológicas na, 158
    trombofilia, 159
      e complicações, 159

tromboprofilaxia na, 160
  e o puerpério, 160
risco do, 159t
  associado à gravidez, 159t
  com trombofilia subjacente, 159t
sinais de, 161t
sintomas de, 161t
testes diagnósticos, 162t
  dose de radiação fetal nos, 162t
  estimativas da, 162t
Vulva
  anatomia da, 414, 415f
    clínica, 414
    de superfície, 415f
  anomalias na, 430
  aparência da, 429f
    na ausência de vagina, 429f
  doença maligna da, 729-744
    apresentação, 730
    avaliação, 732
    avaliação dos linfonodos inguinais, 734
    complicações do tratamento cirúrgico, 738
    diagnóstico, 732
    disseminação, 732
    estadiamento, 732
    estado dos linfonodos, 733
    etiologia, 729
    exame, 732
    fatores de risco, 729
    fatores prognósticos, 732
    histologia, 730
    histórico, 729
    manejo dos linfonodos, 737
    tratamento, 735, 739
      das complicações, 739
      do câncer, 735

doenças benignas da, 695-704
  alterações fisiológicas, 696
    normais, 696
  exame, 695
    áreas a serem inspecionadas, 696
    visão geral, 696
  história, 695
  inflamatórias, 697
    bolhosas, 700
    distúrbios linfáticos, 704
    lesões vasculares, 704
    líquen escleroso, 697
      e malignidade, 697
    LP, 698
    tumores, 703
    vitiligo, 703
  variantes normais, 696
tecidos profundos da, 416f
Vulvovaginite
  em crianças, 480, 481t
    causas de, 481t
    pré-púbere, 480
      procedimentos diagnósticos, 481
      tratamento, 481
vWD (Doença de von Willebrand), 165
  tratamento, 168

W

WHO (Organização Mundial de Saúde), 93

Z

Zigosidade, 231, 232f
  determinação de, 232
Zona
  de transformação, 711
    alterações na, 711